Handbuch der mikroskopischen Anatomie des Menschen

Begründet von Wilhelm von Möllendorff

Fortgeführt von

Wolfgang Bargmann

4. Band

Nervensystem

9. Teil

Allocortex

Bearbeitet von

Heinz Stephan

Mit 465 zum Teil farbigen Abbildungen

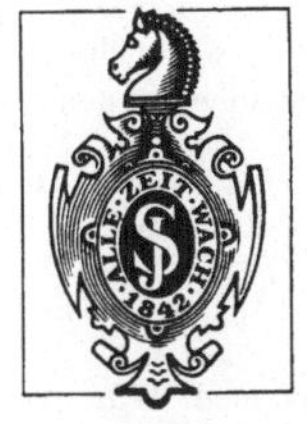

Springer-Verlag Berlin Heidelberg New York 1975

Professor Dr. Drs. h. c. Wolfgang Bargmann
Anatomisches Institut der Universität, 2300 Kiel, Neue Universität

Dr. Heinz Stephan
Max-Planck-Institut für Hirnforschung, Neurobiologische Abteilung,
6000 Frankfurt (M)-Niederrad, Deutschordenstr. 46

ISBN-13:978-3-642-80891-3 e-ISBN-13:978-3-642-80890-6
DOI: 10.1007/978-3-642-80890-6

Library of Congress Cataloging in Publication Data. Main entry under title: Handbuch der mikroskopischen Anatomie des Menschen. Later volumes (1954—1969): Begründet von Wilhelm v. Möllendorff; fortgeführt von Wolfgang Bargmann. Vol. 5, pt. 4 has title: Verdauungsapparat, Atmungsapparat. Includes bibliographies. Contents: 1. Bd. Die lebendige Masse. T. 1. — 2. Bd. Die Gewebe. T. 1. — 3. Bd. Haut und Sinnesorgane. T. 1. — 4. Bd. Nervensystem. T. 1. [etc.]. 1. Histology. I. Möllendorff, Wilhelm Hermann Wichard von, 1887 (ed.). II. Bargmann, Wolfgang, 1906 (ed.) [DNLM: 1. Histology. QS504 H236] QM551.H15. 611'.018. 55-37658.

Softcover reprint of the hardcover 1st edition 1975

Inhaltsverzeichnis

1. Einleitung*

Die Oberfläche des Großhirns, die Großhirnrinde, wird in *Isocortex* und *Allocortex* untergliedert. Der Isocortex (=*Neocortex*) nimmt dabei, grob umrissen, das Gebiet des Pallium oder Großhirnmantels ein, der Allocortex die restlichen „*anderen*" Gebiete. Auf ähnlichen negativen Aussagen beruht die übliche Kurzdefinition des Allocortex aufgrund histologischer Merkmale: allocortical sind alle jene Strukturen der Großhirnrinde, die *nicht* die typische 6- oder 7-Schichtung des Isocortex aufweisen oder diese durchlaufen. Auch die häufig gebrauchten Bezeichnungen „Cortex rudimentarius", „Cortex primitivus" oder „defekte Rinde" sind nur in bezug auf den Isocortex zu verstehen. Der so umrissene Allocortex ist nicht einheitlich, sondern besteht aus mehreren Rindenkomplexen. Diese entstehen phylogenetisch zu verschiedenen Zeiten, ontogenetisch auf verschiedene Weise und sind auch in fertigem Zustand von ganz verschiedener Grundstruktur. Der Begriff „Allocortex" ist deswegen in erster Linie zu verstehen als Sammelbezeichnung für das heterogene und heteromorphe Gebiet des „Nicht-Isocortex".

Auch funktionell ist der Allocortex, entgegen einer auch heute noch recht allgemein verbreiteten Auffassung, nicht einheitlich. Sein Gesamtgebiet wird, oft noch unter Einschluß subcorticaler Strukturen, allgemein zum „Rhinencephalon" (Nasenhirn, Riechhirn) zusammengefaßt. Diese Bezeichnung hat beinahe zwangsläufig zur Folge, daß alle in ihr zusammengefaßten Gebiete mit Riechfunktionen belegt werden, d. h. zum olfactorischen System gerechnet werden. Indes ist nur ein (überwiegend) rostral gelegener Teil des „Rhinencephalon" wirklich olfactorisch. Der nicht olfactorische Rest des „Rhinencephalon" (überwiegend caudal gelegen) kann im „Limbischen System" (MAC LEAN, 1952) zusammengefaßt werden.

---

*) *Danksagungen.* Allen Freunden und Mitarbeitern, die am Entstehen dieses Beitrages beteiligt waren, möchte ich herzlichen Dank sagen. Besonderen Dank schulde ich den Mitarbeiterinnen der Neurobiologischen Abteilung des Max-Planck-Instituts für Hirnforschung CLARA ROBERG, HERMINE KEINER, MONIKA MARTIN, INGE MÄTTIG und ARNIKA REHBEIN für die Herstellung der Schnitte, HELGA GROBECKER für die Vielzahl der anfallenden photographischen Arbeiten, HELMA LEHMANN, SYLVIA HÜBNER und DÖRTE HUPFER für das Schreiben der Texte, INGE SCHRÖTER für die Beschaffung der Literatur und Herrn JOHANNES KAMPE für die Herstellung einiger der Diagramme und Zeichnungen. — Für ausdauernde Hilfe bei den Korrekturarbeiten danke ich meinem Sohn ROLAND STEPHAN. Für wissenschaftliche Beratungen und Unterstützungen habe ich zu danken den Freunden und Kollegen des Instituts, besonders den Herren Prof. Dr. Dr. h. c. ROLF HASSLER für allgemeine Beratung und Durchsicht einiger Passagen, Dr. WOLFGANG HIRSCHBERGER und Dr. WOLFBERNHARD SPATZ für wertvolle Informationen über Untersuchungsmethoden, und Prof. Dr. NICOLAUS SEILER und Prof. Dr. EKKEHARD THOMAS für Unterstützung in Fragen der Histochemie. Herrn Prof. Dr. WALTER KIRSCHE (Berlin) danke ich für wertvolle Hinweise in Nomenklaturfragen, die ich leider nur noch teilweise berücksichtigen konnte. Mein abschließender Dank gilt Herrn Prof. Dr. Drs. h. c. WOLFGANG BARGMANN, dem Herausgeber, für sein Verständnis und die übergroße Geduld, die er dem Verfasser gegenüber aufgebracht hat.

In der menschlichen Hirnrinde überwiegt bei weitem der Isocortex, während der Allocortex ein vergleichweise kleines Gebiet einnimmt. Dies ist nicht bei allen Säugern so, sondern bei den niederen Insectivoren nimmt der Allocortex den weitaus größeren Teil der Oberfläche des Endhirns ein, während der Isocortex auf einen kleinen Bezirk der dorsalen Konvexität begrenzt ist. In der aufsteigenden Primatenreihe vergrößert sich der Isocortex zunehmend, wobei er den Allocortex mehr und mehr auf einen um Balken und Hilus der Hemisphären gelegenen Ring zurückdrängt. Durch die in der Phylogenese auftretende Verlagerung des Schwerpunkts vom Allocortex auf den Isocortex entsteht der Eindruck einer starken Reduktion des Allocortex, die beim Menschen besonders ausgeprägt zu sein scheint.

Durch Messungen und allometrische Vergleiche läßt sich aber zeigen, daß diese Reduktion nur für die Zentren des olfactorischen Systems wirklich zutrifft, nicht hingegen für die Strukturen des limbischen Systems, die absolut deutlich größer werden und höhere Differenzierungsgrade erreichen. Das *relative* Zurücktreten auch dieser Strukturen ist eine Folge der sehr viel stärkeren Vergrößerung des Isocortex.

Die beim Menschen besonders starke Vergrößerung des Isocortex ist sicherlich eine der wesentlichsten Voraussetzungen für die *Menschwerdung*. Diese beruht nicht zuletzt auf der Möglichkeit, Erfahrungen aus dem individuellen Leben durch Sprache, Schrift und neuerdings auch durch technische Hilfsmittel weiterzugeben und zu kumulieren. Für das Sammeln von Erfahrungen, für Lern- und Gedächtnisvorgänge scheint aber gerade der Allocortex, insbesondere das limbische System, von größter Bedeutung zu sein, und Störungen in diesem System versagen selbst dem großen und intakten Isocortex eine adäquate Wirkungsmöglichkeit.

Bei der Erforschung der spezifischen Funktionen der Hirnsysteme spielen neben den Ergebnissen aus der klinischen Forschung experimentell-anatomische und elektrophysiologische Methoden die wesentlichste Rolle. Besonders bezüglich des limbischen Systems sind solche Forschungen sehr aktuell und eine abgeschlossene Darstellung ist nicht möglich. Auf dem Gebiet der morphologischen und mikroskopisch-anatomischen Grundlagenforschung, die hier ja im Mittelpunkt der Erörterungen steht, sind moderne Beiträge viel seltener, leider jedoch nicht, weil die bisherigen Kenntnisse umfassend sind, sondern weil diese Forschungszweige infolge anderer moderner Trends vernachlässigt werden. Die Erfahrung lehrt aber, daß viele neurophysiologische und auch experimentell-anatomische Befunde nicht optimal ausgewertet werden können, weil die morphologischen Grundlagen nicht genügend bekannt sind.

Bei weitem die meisten der über den Allocortex vorliegenden Untersuchungen wurden nicht beim Menschen, sondern bei nichtmenschlichen Säugern durchgeführt. Dies gilt nicht nur für fast alle elektrophysiologischen und experimentell-anatomischen Untersuchungen, die man ja beim Menschen nicht durchführen kann (Ansätze hierzu mitunter im Zusammenhang mit Hirnoperationen), sondern auch für normalanatomische Untersuchungen, wie etwa für die wichtigen Untersuchungen von Cajal über die Morphologie der Bauelemente (Golgi-Methoden). Um die bei niederen, meist makrosmatischen Säugern gewonnenen Befunde über Feinbau, Faserverbindungen usw. möglichst gut fundiert auch für den Menschen nutzbar machen zu können, muß der Versuch gemacht werden, zu klären, welche Gebiete einander homolog sind. Die hier bestehenden Schwierigkeiten liegen nicht nur im Bereich der reduzierten olfactorischen Strukturen, wo infolge starker Größenänderungen und Verlagerungen die bei niederen Makrosmatikern einfachen und übersichtlichen Verhältnisse beim Menschen stark kompliziert, unübersichtlich und schwer verständlich werden, sondern auch im Bereich der beim Menschen gut entwickelten limbischen Strukturen. Sie treten hier besonders dann auf, wenn sich aus histologischen, histochemischen und experimentell-anatomischen Untersuchungen Hinweise auf intraareale Unterschiede ergeben (die hier auf funktionelle Unterschiede hindeuten), die es auf den Menschen zu übertragen gilt. Wir haben diese Schwierigkeiten durch vergleichend-anatomische Untersuchungen an ausgewählten Stadien einer „*Aufsteigenden Primatenreihe*" zu überbrücken versucht.

Viele der aufschlußreichen Untersuchungen sind an Nagern durchgeführt worden. Obwohl Nager in der aufsteigenden Primatenreihe nicht enthalten sind, ist eine Homologisierung ihrer allocorticalen Strukturen mit jenen bei Insectivoren und Halbaffen (sie bilden die unteren Stufen der aufsteigenden Primatenreihe, an deren oberem Ende der Mensch steht) allgemein ohne Schwierigkeiten möglich. Die größeren Schwierigkeiten bestehen zumeist im oberen Bereich der Reihe, insbesondere im Übergang von den tierischen Primaten zum Menschen. In diesem oberen Bereich haben wir die Zahl der untersuchten Stadien mitunter erhöhen müssen. Aus den genannten Gründen hat der vorliegende Beitrag einen stark vergleichend-anatomischen Akzent, der aber notwendig ist, um die im wesentlichen an niederen Arten gewonnenen Ergebnisse möglichst gut fundiert für den Menschen nutzbar machen zu können.

1.1. Terminologie, Bildorientierung

Terminologie. Es wurden, soweit irgendwie möglich, die Bezeichnungen der Nomina anatomica (Excerpta Medica Foundation, 1966) übernommen. Die dort aufgeführten Begriffe sind jedoch nicht in jeder Hinsicht ausreichend und mußten erweitert werden. Hierbei wurde, wo immer möglich, auf bewährte und bereits eingeführte Bezeichnungen zurückgegriffen.

Bezüglich der histologischen Terminologie liegen Nomina histologica (Moskau, 1970) vor, die aber nicht mehr in allen Einzelheiten in diesen Artikel übernommen werden konnten. Wir haben uns, soweit irgend möglich, an die dort gegebenen Richtlinien gehalten, soweit nicht mehr durchführbar, auf sie hingewiesen.

Schließlich liegen Nomina anatomica veterinaria vom Juli 1967 vor, an denen ich selbst mitgearbeitet habe und in die einige der im vorliegenden Beitrag vertretenen Auffassungen eingebracht werden konnten.

Bildorientierung. In allen Ansichten des Gehirns von der Seite und in den Sagittalschnitten ist rostral stets links, caudal stets rechts. In Querschnitten und in Horizontalschnitten ist medial rechts und lateral links, doch gibt es hiervon einige Ausnahmen.

1.2. Abkürzungen

A. bas	*Arteria basilaris*
A. car. int	*Arteria carotis interna*
A. cer. ant	*Arteria cerebri anterior*
A. cer. med	*Arteria cerebri media*
A. cer. post	*Arteria cerebri posterior*
A. chor. ant	*Arteria chorioidea anterior*
A. comm. ant	*Arteria communicans anterior*
A. comm. post	*Arteria communicans posterior*
Alv	*Alveus*
Ang. olf	*Angulus gyri olfactorii lateralis*
A. olf. lat	*Arteria olfactoria lateralis*
A. olf. med	*Arteria olfactoria medialis*
Ar. subc	*Area subcallosa*
Ar. trap	*Area trapezoides*, Trapezfeld, Trapezplatte
Bac	*Bulbus accessorius*
Bol	*Bulbus olfactorius*
Brach. post	*Brachium posterius*
CA	*Cornu ammonis*
CA inv	*Cornu ammonis inversum*
Cav. sept. pell	*Cavum septi pellucidi*
Cereb	*Cerebellum*
Ch. opt	*Chiasma opticum*
C. I	Callejasche Insel
Cl	*Claustrum*
Coll. gangl	*Colliculus ganglionaris*, Ganglienhügel
Comm. ant	*Commissura anterior*
Comm. hipp	*Commissura hippocampi*
Comm. med	*Commissura media*
Commpl	Commissurenplatte
Comm. post	*Commissura posterior*
Corp. amygd	*Corpus amygdaloideum*
Corp. big. ant	*Corpus bigeminum anterius*
Corp. big. post	*Corpus bigeminum posterius*
Corp. call	*Corpus callosum*
Corp. call (Anl)	*Corpus callosum* Anlage, Balkenanlage
Corp. forn	*Corpus fornicis*
Corp. mam	*Corpus mamillare*
Corp. parat	*Corpus paraterminale*
Crus forn	*Crus fornicis*
Diag	*Regio diagonalis*, Diagonales Band BROCAS
Dienc	*Diencephalon*
Div. unci	*Diverticulum unci*
E	*Regio entorhinalis*
Ep (Anl)	Epiphysenanlage
Epd	Ependym
Ep. olf	Riechepithel
Fasc. cin	*Fasciola cinerea*
FD	*Fascia dentata*
Fi	*Fimbria*
Fila olf	*Fila olfactoria*, Riechnervenfasern
Fiss. chor	*Fissura chorioidea*
Fiss. long	*Fissura longitudinalis cerebri*
Flocc	*Flocculus*
Fo. intped	*Fossa interpeduncularis*
Fo. lat	*Fossa lateralis cerebri (Sylvii)*
For. int	*Foramen interventriculare (Monroi)*
Fx	*Fornix*
G. amb	*Gyrus ambiens*
G. And. Retz	*Gyri Andreae Retzii*
G. cing	*Gyrus cinguli*
G. dent	*Gyrus dentatus*
G. diag	*Gyrus diagonalis*
G. fasc	*Gyrus fasciolaris*
G. forn	*Gyrus fornicatus*
G. fusif	*Gyrus fusiformis*
G. gen	*Gyrus geniculi*
G. ilimb	*Gyrus intralimbicus*
G. imed	*Gyrus intermedius*
G. ling	*Gyrus lingualis*
G. lun	*Gyrus lunaris*
G. occ.-temp. lat	*Gyrus occipito-temporalis lateralis*
G. occ.-temp. med	*Gyrus occipito-temporalis medialis*
G. olf. lat	*Gyrus olfactorius lateralis*
G. olf. med	*Gyrus olfactorius medialis*
G. parahipp	*Gyrus parahippocampalis*
G. parat	*Gyrus paraterminalis*
G. rect	*Gyrus rectus*
G. sem	*Gyrus semilunaris*
G. supcall	*Gyrus supracallosus*
G. temp. inf	*Gyrus temporalis inferior*
G. unc	*Gyrus uncinatus*
H	*Hippocampus*
Hp	*Hippocampus praecommissuralis*
Hr	*Hippocampus retrocommissuralis*
Hs	*Hippocampus supracommissuralis*
Hst	Hirnstamm
Hyph	Hypophyse
Hyth	Hypothalamus
I. g. cing	*Isthmus gyri cinguli*
Inc. unci	*Incisura unci*
Inf	*Infundibulum*
Ins	*Insula*, Insel
Isoc	*Isocortex*
Lam. infchor	*Lamina infrachorioidea*
Lam. term	*Lamina terminalis*
Lam. term. cin	*Lamina terminalis cinerea*
Li. Giac	*Limbus Giacomini*
Limb. supchor	*Limbus suprachorioideus*
Lim. ins	*Limen insulae*
L. limb	*Lobus limbicus*
L. opt	*Lobus opticus*

L. pir	*Lobus piriformis*
L. pir. ant	*Lobus piriformis, pars anterior*
L. pir. post	*Lobus piriformis, pars posterior*
M. dent	*Margo denticulatus*
N. ac	*Nucleus accumbens*
N. c	*Nucleus caudatus*
Neop	*Neopallium*
N. fac	*Nervus facialis*
N. ocmot	*Nervus oculomotorius*
N. olf	*Nervus olfactorius*
N. opt	*Nervus opticus*
N. term	*Nervus terminalis*
N. trig	*Nervus trigeminus*
N. trochl	*Nervus trochlearis*
N. vn	*Nervus vomeronasalis*
Obl	*Medulla oblongata*
Palaeoc	*Palaeocortex*
Parsub	*Regio parasubicularis*
Ped. olf	*Pedunculus olfactorius*
Pes ped	*Pes pedunculi,* Hirnschenkelfuß
Pol. temp	*Polus temporalis,* Schläfenpol
Pons	*Pons Varoli,* Brücke
Prh	*Regio perirhinalis*
Prpi	*Regio praepiriformis*
Prsub	*Regio praesubicularis*
Ps. vent	*Psalterium ventrale*
Put	*Putamen*
Rb	*Regio retrobulbaris*
Rb. c	*Area retrobulbaris caudalis*
Rb. dm	*Area retrobulbaris dorsomedialis*
Rb. l	*Area retrobulbaris lateralis*
Rb. r	*Area retrobulbaris rostralis*
Rb. v	*Area retrobulbaris ventralis*
Rec. infmam	*Recessus inframamillaris*
Rec. lat. vent. IV	*Recessus lateralis ventriculi IV*
Rec. opt	*Recessus opticus*
Rec. pin	*Recessus pinealis*
Rec. sacc	*Recessus saccularis*
Rec. supcomm	*Recessus supracommissuralis*
Rec. suppin	*Recessus suprapinealis*
Rpl	Rindenplatte
R. rec	*Ramus recurrens arteriae cerebri anterioris,* Heubnersche Arterie
Rspl	*Regio retrosplenialis*
S. acc	*Sulcus accessorius*
S. calc	*Sulcus calcarinus*
S. cent	*Sulcus centralis*
S. cing	*Sulcus cinguli*
S. circ	*Sulcus circularis*
S. coll	*Sulcus collateralis*
S. corp. call	*Sulcus corporis callosi*
S. dent.-amm	*Sulcus dentato-ammonis*
S. endorh	*Sulcus endorhinalis*
Sept	*Septum verum*
Sept. pell	*Septum pellucidum*
S. fimb.-amm	*Sulcus fimbrio-ammonis*
S. fimb.-dent	*Sulcus fimbrio-dentatus*
Sg	*Area subgenualis*
S. hem	*Sulcus hemisphaericus*
S. hipp	*Sulcus hippocampi*
S. lat	*Sulcus lateralis cerebri (Sylvii)*
S. lim. b. olf	*Sulcus limitans bulbi olfactorii*
S. lim. trig. olf	*Sulcus limitans trigoni olfactorii*
S. med. ext. rhomb	*Sulcus medianus externus rhombencephali*
S. Monroi	*Sulcus Monroi*
S. occ.-temp	*Sulcus occipito-temporalis*
S. olf	*Sulcus olfactorius*
S. orb	*Sulcus orbitalis*
S. parac	*Sulcus paracalcarinus*
S. par.-occ	*Sulcus parieto-occipitalis*
S. parolf. ant	*Sulcus parolfactorius anterior*
S. parolf. post	*Sulcus parolfactorius posterior*
Spl	*Splenium corporis callosi*
S. retroc	*Sulcus retrocalcarinus*
S. rh	*Sulcus rhinalis lateralis*
S. rh. ant	*Sulcus rhinalis lateralis, pars anterior*
S. rh. post	*Sulcus rhinalis lateralis, pars posterior*
S. rh. inf	*Sulcus rhinencephali inferior*
S. rh. vent	*Sulcus rhinalis ventralis*
S. rost	*Sulcus rostralis*
S. sem	*Sulcus semiannularis*
S. temp. inf	*Sulcus temporalis inferior*
Str. fibr	*Stratum fibrosum*
Sub	*Subiculum*
Su. perf. ant	*Substantia perforata anterior*
Su. ret. alba	*Substantia reticularis alba*
Telenc	Telencephalon
Th	Thalamus
T. hipp	*Tuberculum hippocampi*
T. intped	*Tuberculum interpedunculare*
T. mam	*Tuberculum mamillare,* Mamillarhöcker
Tol	*Tuberculum olfactorium*
Trig. olf	*Trigonum olfactorium*
Tr. olf. int	*Tractus olfactorius internus*
Tr. olf. lat	*Tractus olfactorius lateralis*
Tr. olf. med	*Tractus olfactorius medialis*
Tr. opt	*Tractus opticus*
Unc	*Uncus*
Val. lat	*Vallecula lateralis cerebri (Sylvii)*
Vel. term	*Velum terminale (Aeby)*
V. II	*Ventriculus secundus*
V. III	*Ventriculus tertius*

Liste der in quantitativen Untersuchungen verwendeten Arten (zu Abb. 51, 161, 192, 370 und 371).

A Basale Insectivoren

Ae	*Aethechinus algirus*
Co	*Crocidura occidentalis*
Cr	*Crocidura russula*
Er	*Erinaceus europaeus*
Et	*Echinops telfairi*
He	*Hemicentetes semispinosus*
Sa	*Sorex araneus*
Se	*Setifer setosus*
Sm	*Sorex minutus*
Su	*Suncus murinus*
Te	*Tenrec ecaudatus*

B Progressive Insectivoren

Ct	*Chlorotalpa stuhlmanni*
De	*Desmana moschata*
El	*Elephantulus fuscipes*
Gm	*Galemys pyrenaicus*
Li	*Limnogale mergulus*
Ne	*Neomys fodiens*
Nt	*Nesogale talazaci*
Po	*Potamogale velox*
Rh	*Rhynchocyon stuhlmanni*
So	*Solenodon paradoxus*
Ta	*Talpa europaea*

C Prosimier

Al	*Avahi laniger*
Cm	*Cheirogaleus major*
Cs	*Cheirogaleus medius*
Dm	*Daubentonia madagascariensis*
Ga	*Galago senegalensis*
Gc	*Galago crassicaudatus*
Gg	*Galago demidovii*
Hs	*Hapalemur simus*
In	*Indri indri*
Lf	*Lemur fulvus*
Lg	*Loris gracilis*
Ls	*Lepilemur ruficaudatus*
Lv	*Lemur variegatus*
Mm	*Microcebus murinus*
Nc	*Nycticebus cougang*
Pe	*Perodicticus potto*
Pv	*Propithecus verreauxi*
Ts	*Tarsius syrichta*
Tu	*Tupaia glis*
Ue	*Urogale everetti*

D Simier

Aa	*Alouatta seniculus*
As	*Aotes trivirgatus*
At	*Ateles paniscus*
Ca	*Cercopithecus ascanius*
Cb	*Colobus badius*
Ce	*Cercopithecus mitis*
Cf	*Cebus albifrons*
Cg	*Cercocebus albigena*
Cl	*Callicebus moloch*
Cn	*Cercopithecus (Miopithecus) talapoin*
Cu	*Cebus sp.*
Go	*Gorilla gorilla*
Hj	*Callithrix jacchus*
Ho	*Homo sapiens*
Ll	*Lagothrix lagotricha*
Lo	*Leontocebus oedipus*
Ma	*Macaca mulatta*
Pa	*Pan troglodytes*
Pm	*Pithecia monacha*
Sc	*Saimiri sciureus*
Tt	*Saguinus tamarin*

2. Begriffsdefinition, Umgrenzung und Grundgliederung

Eine einheitliche, allgemein anerkannte Umgrenzung des Allocortex gibt es nicht. Unterschiedliche Auffassungen bei der Abgrenzung gegenüber den nichtcorticalen Strukturen beruhen auf dem Fehlen einer einheitlichen Cortexdefinition. Schwierigkeiten bei der Abgrenzung gegenüber dem Isocortex entstehen durch Übergangsgebiete, die Merkmale beider corticaler Grundtypen haben. Die Zusammenfassung dieser Übergangsgebiete in *intermediären Cortexzonen* löst zwar nicht alle Probleme, weil an den neuen Grenzen wiederum Unsicherheiten in der Zuordnung vorhanden sein können, hat sich aber insgesamt als zweckmäßig erwiesen. Die dem engeren Allocortex (den wir als *Allocortex primitivus* bezeichnen) benachbarte und ihm im weiteren Sinne zugehörige Zone wird als *Periallocortex* (Filimonoff, 1947) bezeichnet. Zwischen diesem und dem eigentlichen Isocortex wird eine weitere Zone abgegliedert, die von Sanides (1962) in Anlehnung an einen Terminus von C. u. O. Vogt (1956) als *Proisocortex* bezeichnet wird und die zum Isocortex sensu lato gehört.

Die Existenz eines intermediären Gürtels ergibt sich nicht nur aus mikroskopisch-anatomischen Gliederungsversuchen, sondern auch aus phylogenetischen und ontogenetischen Untersuchungen, ohne daß es hier immer möglich ist, *zwei* Intermediärzonen zu unterscheiden. Es ist deswegen zweckmäßig, auch eine Bezeichnung für das Gesamtgebiet der intermediären Rinde zu haben. Wir haben hierfür den von M. Rose (1927a) geprägten Begriff des „*Mesocortex*" gewählt (s. S. 16).

Unsere *Grundgliederung*[1]) des Cortex ist damit folgende:

Allocortex	Allocortex primitivus[2])	
	Periallocortex	Mesocortex
Isocortex (sensu lato)	Proisocortex	Mesocortex
	Isocortex maturus	

Gegenstand des vorliegenden Beitrages ist der Allocortex im weiteren Sinne, d. h. einschließlich des Periallocortex. Die diesen Rindengebieten morphologisch und funktionell eng assoziierten Strukturen, wie Septum und Mandelkernkomplex, werden ebenfalls kurz erörtert.

---

[1]) Der Bulbus olfactorius ist in dieser Grundgliederung nicht berücksichtigt. — Die vorliegende Grundgliederung läßt sich mit der durch die Nomina histologica (Moskau, 1970) vorgeschlagenen Gliederung in Palaeocortex, Mesopalaeocortex, Archicortex, Mesoarchicortex und Neocortex vereinbaren. Palaeocortex und Archicortex sind Teile unseres Allocortex primitivus, Mesopalaeocortex und Mesoarchicortex Teile unseres Mesocortex. In ihm entsprechen sie wahrscheinlich der periallocorticalen Stufe, während eine proisocorticale Stufe offenbar nicht abgegliedert wurde und wahrscheinlich im Neocortex enthalten ist (Neocortex = Isocortex). — Eine vergleichende Gegenüberstellung verschiedener Terminologien findet sich bei Kirsche (1972, 1974).

[2]) Nicht zu verwechseln mit dem Cortex primitivus von Brodmann (s. S. 14), der wesentlich enger begrenzt ist.

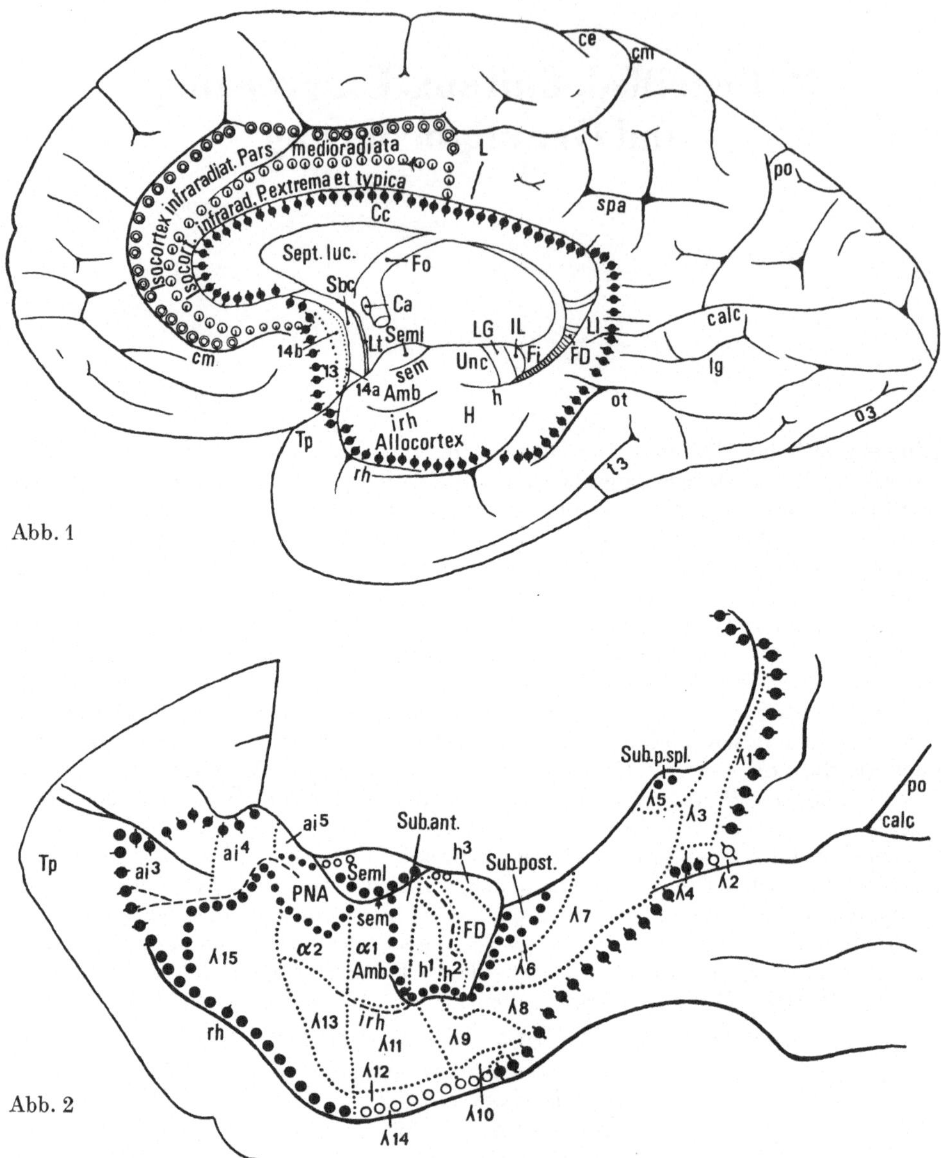

Abb. 1—4. Begrenzung und Gliederung des Allocortex nach C. u. O. Vogt (1919). Umgezeichnet. Originaltext:

Abb. 1: Medianseite einer menschlichen Hemisphäre mit etwas herabgezogenem Temporallappen nach Fortnahme aller nicht zum Großhirn gehörenden Partien unter der caudalen Hälfte des Corpus callosum. Das von ♦ umgrenzte Gebiet gehört zum *Allocortex*. Das von ⊙ und von ◎ begrenzte Gebiet stellt den *Isocortex infraradiatus* dar, und zwar bildet der zwischen dem Sulcus corporis callosi und ⊙ gelegene Teil die *Partes extrema* et *typica*. Der zwischen ⊙ und dem Sulcus calloso-marginalis (cinguli, *cm*) sich erstreckende Abschnitt ist die *Pars medioradiata*. *Amb* Gyrus ambiens von Retzius, *Ca* Commissura anterior, *Cc* Corpus callosum, *FD* Fascia dentata, *Fi* Fimbria, *Fo* Fornix, *H* Gyrus hippocampi, *IL* Gyrus intralimbicus von Retzius, *L* Gyrus limbicus (= cinguli), *LG* Limbus Giacominii, *Lt* Lamina terminalis, *LI* Isthmus gyri limbici (= cinguli), *Sbc* Gyrus subcallosus, *Seml* Gyrus semilunaris, *Sept. luc.* Septum lucidum, *Tp* Polus lobi temporalis, *Unc* Uncus, *calc* Sulcus calcarinus, *ce* Sulcus centralis, *cm* Sulcus calloso-marginalis (= cinguli), *h* Sulcus hippocampi, *irh* Sulcus inferior rhinencephali von Retzius, *lg* Sulcus lingualis, o^3 Sulcus occipitalis tertius, *ot* Sulcus occipito-temporalis, *po* Sulcus parieto-occipitalis, *rh* Sulcus rhinalis, *sem* Sulcus semiannularis von Retzius, *spa* Sulcus subparietalis, t^3 Sulcus temporalis tertius

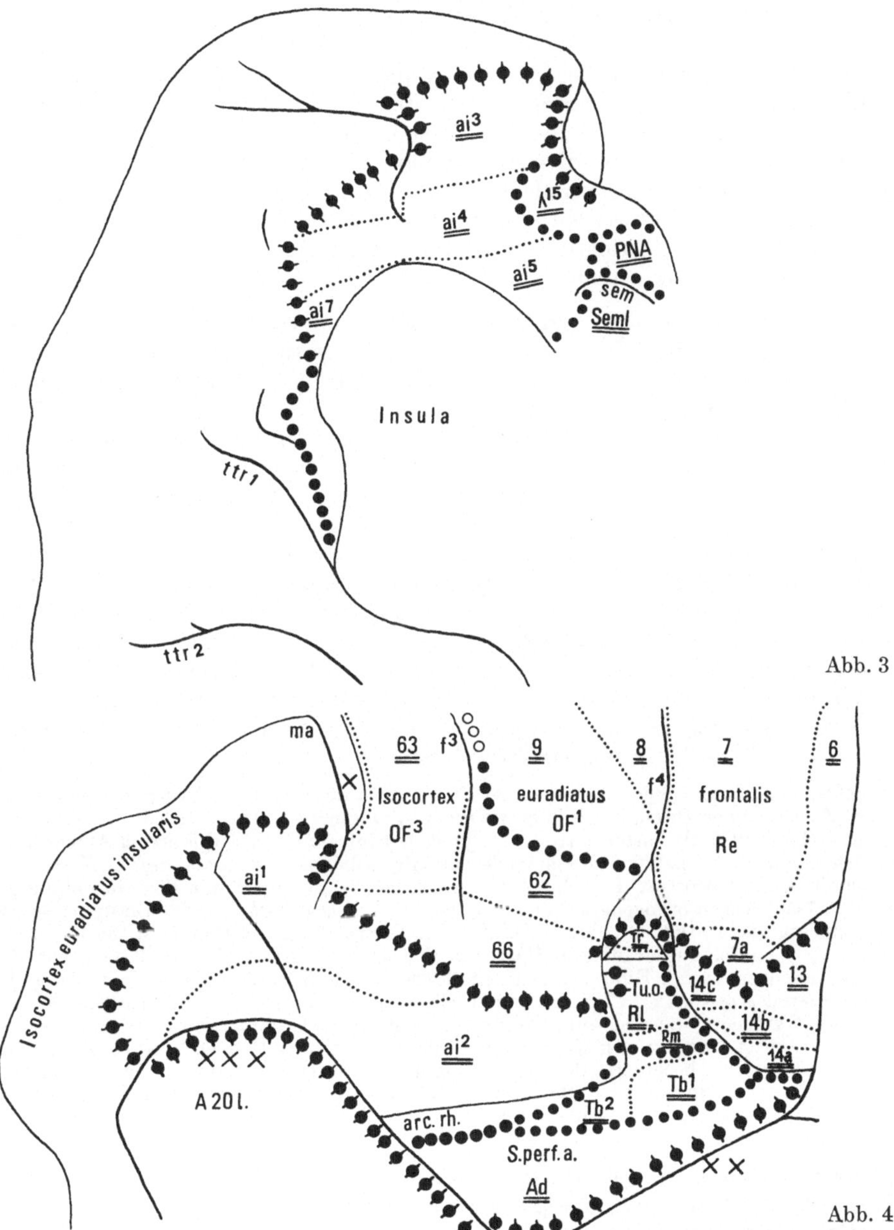

Abb. 2: Die Felder des Allocortex im Gyrus hippocampi und seiner Umgebung nach einer Rekonstruktion einer Frontalserie (A 20 l). Erklärungen der Abkürzungen für die Bezeichnungen der makroskopischen äußeren Morphologie: *Amb* Gyrus ambiens von RETZIUS, *Seml* Gyrus semilunaris von RETZIUS, *Tp* Polus lobi temporalis, *calc* Sulcus calcarinus, *irh* Sulcus rhinalis inferior, *po* Sulcus parieto-occipitalis, *rh* Sulcus rhinalis (= vordere Partie des Sulcus collateralis), *sem* Sulcus semiannularis von RETZIUS

Abb. 3: Der die ventrale Lippe des Sulcus sylvii posterior bildende Teil des Gyrus temporalis superior mit Einzeichnung der zum Allocortex gehörenden Felder

Abb. 4: Caudalster Teil des Stirnlappens sowie Insel und Substantia perforata anterior bei einer stärkeren Vergrößerung nach einer Rekonstruktion aus einer Frontalserie (A 20 l). Zur Freilegung der Insel sind bei × × × der Temporalpol und bei × die Felder 64 und 65 ····· fortgenommen. Ebenso ist bei × × das Chiasma fortgeschnitten. Die durch ⧫ angegebenen Grenzen sind die des Allocortex, wobei das zum Isocortex euradiatus gerechnete Feld 66 sowie die dem Allocortex zugezählten Felder 14c und 13 architektonisch zwischen dem Isocortex euradiatus und dem Isocortex supraradiatus vermitteln

Bevor eine Definition des Allocortex primitivus und Periallocortex gegeben wird, soll zunächst einmal untersucht werden, wie die mannigfachen Oberflächengebiete des Endhirns am zweckmäßigsten in diese Grundtypen eingeordnet werden können. Hierfür werden die Ergebnisse der verschiedenen mikroskopisch-anatomischen Gliederungsversuche (BRODMANN, VOGT, ROSE, FILIMONOFF u. a.) zu Rate gezogen. Wir werden also nicht, wie es für eine klar begrenzte und gegliederte Struktur folgerichtiger wäre, mit der Erörterung der Makromorphologie und der Entwicklung beginnen.

Die Begriffe *Allocortex* und *Isocortex* stammen von O. VOGT. Sie tauchen in einer Veröffentlichung in französischer Sprache erstmals 1910 (a) auf. In dieser Veröffentlichung gibt VOGT auch eine kurze Übersicht über die Gliederung des Allocortex. Im deutschen Schrifttum erwähnt er diese Begriffe erstmalig 1911/12, aber erst 1919 in den „Allgemeineren Ergebnissen unserer Hirnforschung" wird die Ausdehnung des Allocortex von C. u. O. VOGT eingehender beschrieben. VOGT prägte diese Begriffe aufgrund tiefgehender *myeloarchitektonischer* Unterschiede. Er bezeichnet als Allocortex jene Rinde, welche entweder weitgehend „rudimentär" ist oder in welcher die Bündel der *Radiärfasern*[3]) bis in die erste Rindenschicht vordringen. Letztere stellt er als *supraradiäre* Rinde zwei anderen Rindentypen, nämlich dem *euradiären* Typus, bei dem die Radiärfasern bis in die dritte Schicht vordringen, und dem *infraradiären* Typus, in dem sie nur bis in die fünfte Schicht gehen, gegenüber. Euradiäre und infraradiäre Rinde werden von VOGT ursprünglich zum Isocortex zusammengefaßt, doch betont VOGT von Anfang an, daß es sich bei den balkennahen, ausgesprochen infraradiären Gebieten des vorderen Gyrus cinguli um Übergangsstrukturen handelt.

Diese cingulären Gebiete haben in der Folge selbst durch C. u. O. VOGT eine sehr wechselhafte Zuordnung erfahren. So rechnen sie die ursprünglich (bis 1919) dem Isocortex zugeordneten Gebiete 1927 als Partes extrema et typica der infraradiären Region zum Allocortex und stellen nur noch die balkenferneren Teile der infraradiären Region als *medioradiären* Unterabschnitt zum Isocortex. Den Isocortex möchten sie nunmehr mit der Ausdehnung des 6- bzw. 7schichtigen ontogenetischen Grundtypus *(homogenetische Rinde)* BRODMANNS (1909) identifiziert wissen. 1936 gliedern sie dann unter Verwendung von Befunden BRODMANNS und ROSES „... in den supraradiären *Allocortex*, den nach ROSES ... Feststellungen mit BRODMANNS homogenetischer Rinde zusammenfallenden eu- und medioradiären *Isocortex* und den infraradiären *Mesocortex*". C. u. O. VOGT stellen nun das umstrittene balkennahe Gebiet des vorderen Gyrus cinguli weder zum Iso- noch zum Allocortex, sondern mit ROSE in eine besondere Übergangsformation, den Mesocortex. 1956 endlich ordnen C. u. O. VOGT die infraradiären Felder des oralen Abschnittes des Gyrus cinguli als *Proisocortex* zum Isocortex und kehren damit zu ihrer ursprünglichen Position zurück. Die wechselnde Zuordnung dieser Gebiete durch die gleichen Autoren bringt ihren Charakter als Übergangsstrukturen besonders deutlich zum Ausdruck.

Bereits C. u. O. VOGT hatten erkannt und hervorgehoben, daß der Allocortex *heterogen* ist und sich aus einer ganzen Anzahl verschiedenartiger und verschiedenwertiger Gebiete zusammensetzt.

1919 haben C. u. O. VOGT eingehend dargelegt, welche *Oberflächengebiete der menschlichen Großhirnhemisphären* allocorticale Rindenstrukturen beherbergen (Abb. 1—4). Es sind dies:

1. *Bulbus* und *Tractus*[4]) *olfactorius.*

2. *Tuber olfactorium,* worunter C. u. O. VOGT das Gebiet zwischen dem Ansatz des Tractus olfactorius an das Gehirn und dem Beginn des Tuberculum olfactorium verstehen.

---

[3]) Radiärfasern sind jene auf- und absteigenden Fasern, die mit dem Mark in Verbindung stehen und etwa senkrecht auf die Oberfläche zulaufen, im Gegensatz zu den Horizontal- bzw. Tangentialfasern, die der Oberfläche etwa parallel laufen.

[4]) = Pedunculus olfactorius unserer Definition (s. dort).

3. *Substantia perforata anterior* und *Gyrus subcallosus*[5]). C. u. O. VOGT unterscheiden mit RETZIUS in der Substantia perforata anterior 3 Partien: das *Tuberculum olfactorium*, die *eigentliche Substantia perforata* und die *Area diagonalis*. Letztere setzt sich nach medial im Gyrus subcallosus[5]) fort. Im Tuberculum olfactorium unterscheiden sie 2 Unterfelder: TB 1 und TB 2.

4. *Gyrus olfactorius medialis*[6]), vor dem Gyrus subcallosus liegend und etwa bis zum Balkenrostrum reichend. Architektonisch enthält dieses Gebiet VOGTS Rindenareale 13 und 14, wobei 14 in 3 Unterfelder gegliedert wird. Davon sollen 14a und b ausgesprochen supraradiär sein, 14c und 13 hingegen Übergangsgebiete zum Cortex euradiatus darstellen.

5. *Septum lucidum* (Area lucida)[7]).

6. *Gyrus olfactorius lateralis*, dessen vorderer Teil (Pars anterior) lateral vom Tuber und dem Tuberculum olfactorium liegt, den caudalsten Abschnitt der Orbitalfläche des Stirnhirns bildet und embryonal gegen den sich rostral anschließenden Isocortex durch eine mehr oder weniger deutliche Trennungsfurche abgegrenzt ist. Nach caudal ist dieser Gyrus durch den *Sulcus arcuatus rhinencephali*[8]) von der Substantia perforata anterior abgegrenzt; lateral reicht er bis an die Insel im engeren Sinne. Dieses Gebiet enthält die architektonischen Felder ai 1 und ai 2, die nach VOGT *allocorticale Inselfelder* darstellen. Die sich caudal anschließende Pars posterior enthält ebenfalls allocorticale Inselfelder (ai 3 bis ai 7). Diese sollen ebenso wie ai 1 und ai 2 ein Claustrum haben[9]). Die Pars posterior des Gyrus olfactorius lateralis geht caudal in den *Gyrus hippocampi*[10]) und in die beiden von RETZIUS besonders abgegrenzten Gyri semilunaris (= lunaris) und ambiens über.

7. *Regio hippocampica. Sie umfaßt Cornu ammonis, Fascia dentata, Indusium corporis callosi (= griseum)* und (im Gegensatz zu G. E. SMITH und RETZIUS, aber übereinstimmend mit BRODMANN) den ganzen *Uncus*. Darin gibt es nach VOGT 7 architektonische Felder.

8. *Gyrus semilunaris* von RETZIUS.

9. *Gyrus ambiens* von RETZIUS, der auch einen Teil der Oberfläche des Mandelkerns einschließt.

10. Fast der ganze *Gyrus hippocampi* (= *parahippocampalis*) mit 10 Feldern und caudal davon die vordere Partie des *Isthmus gyri limbici*[11]) mit 5 Feldern.

Damit waren Inhalt und Begrenzung des Allocortex zunächst einmal umrissen, und es zeigte sich, daß die Teilung in Allocortex und Isocortex eigentlich nicht neu war. Sie deckte sich recht genau mit BRODMANNS (1908a, 1909) genetisch fundierter cytoarchitektonischer Gliederung (Abb. 6) in *heterogenetische* und *homo-*

---

[5]) Nach den Nomina Anatomica Parisiensia (NAP) von 1955 und den Nomina Anatomica von 1961 ist der Terminus Gyrus subcallosus durch Gyrus paraterminalis zu ersetzen (s. Def.).

[6]) Das von VOGT unter Gyrus olfactorius medialis verstandene Gebiet ist wesentlich umfassender als das von uns definierte (s. Def.).

[7]) = Septum telencephali (s. Def. Septum).

[8]) = Sulcus endorhinalis (s. Def.).

[9]) Der Gyrus olfactorius lateralis wird damit, wie schon der Gyrus olfactorius medialis, von VOGT weiter gefaßt als von anderen Autoren und als es vom vergleichend-anatomischen Standpunkt her gerechtfertigt erscheint (s. Def.). BROCKHAUS (1940b) hat gezeigt, daß nur die Felder ai 2 und ai 5 zum engeren Allocortex gehören und die übrigen ai-Felder besser als mesocortical zu bezeichnen sind. Die ihnen entsprechenden Felder liegen außerhalb des Gyrus olfactorius lateralis bzw. seiner homologen Bildungen.

[10]) = Gyrus parahippocampalis (s. Def.).

[11]) = Isthmus gyri cinguli (s. Def.).

Ar. praecent.
B
A
Ar. postcent.
Ar. front. sup.
Ar. front. sup. ant.
Ar. front. A
Ar. fr. D
Ar. callosa B
Ar. callosa A
Ar. par. sup. B
Ar. callosa C
Ar. paraspl.
Ar. par. sup. A
Septum lucidum
Vestigia hippocampi
Ar. parastr.
Ar. praefront. B
Ar. call. D
Area praecomm.
Subic. hip.
N.A.
Ar. str.
Ar. praefront.
Ar. pyriform.
Ar. paradent.
Ar. paratemp.
Fiss. rhin.
Ar. temp. polar.

Abb. 5

4
1
3
2
5
6
7
8
9
32
31
24
23
19
33
18
10
26
29
30
27
17
34
35
11
25
28
36
18
19
38
37
20

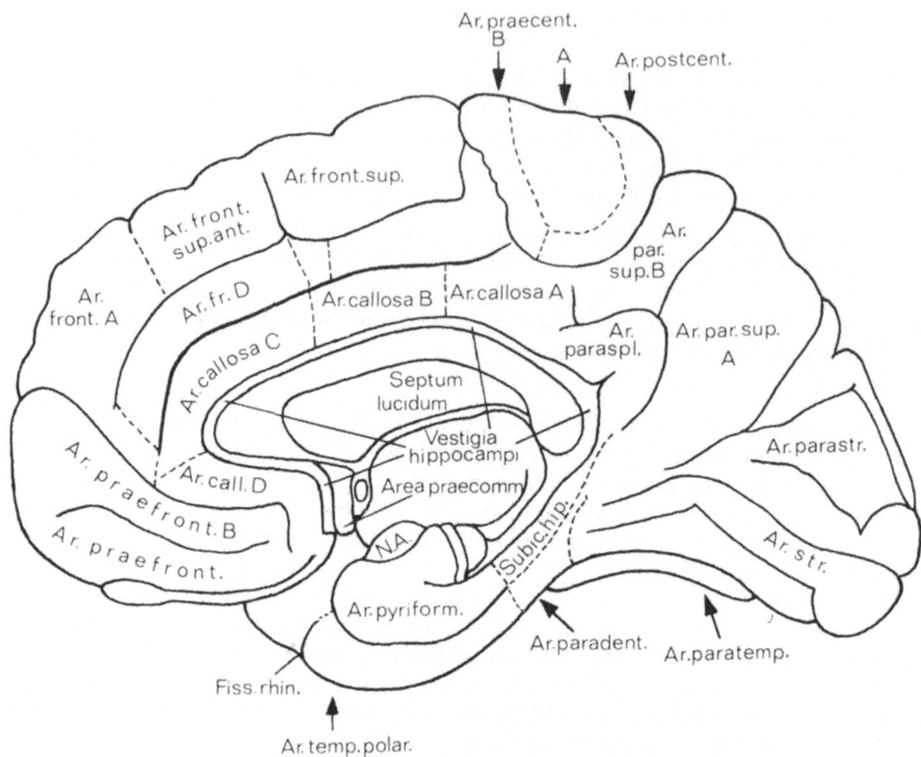

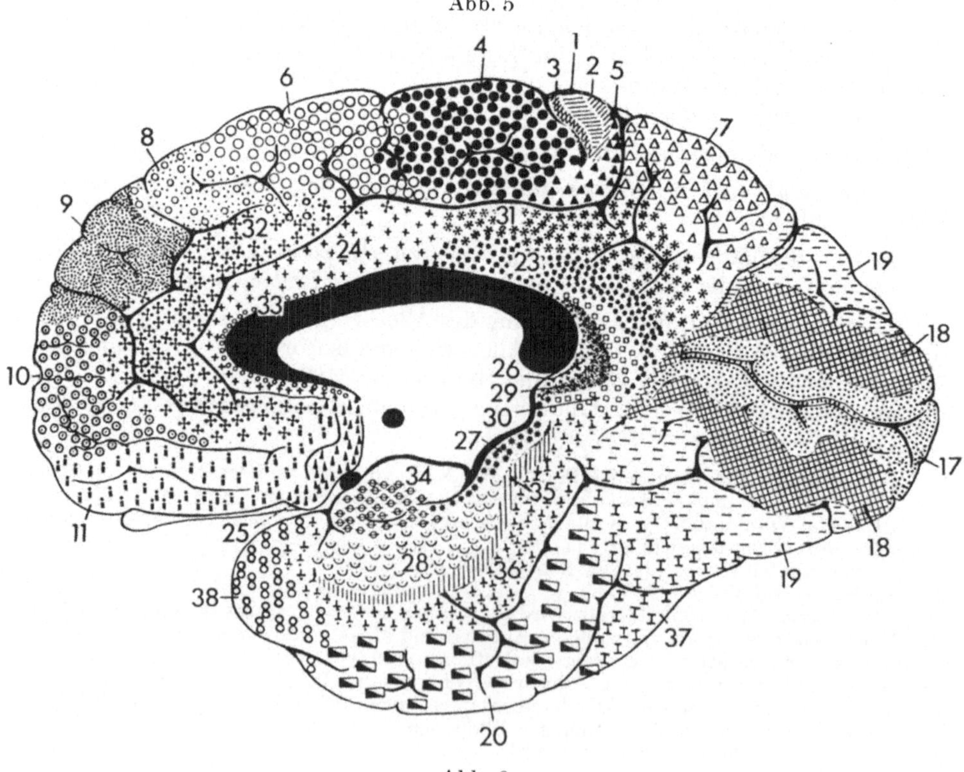

Abb. 6

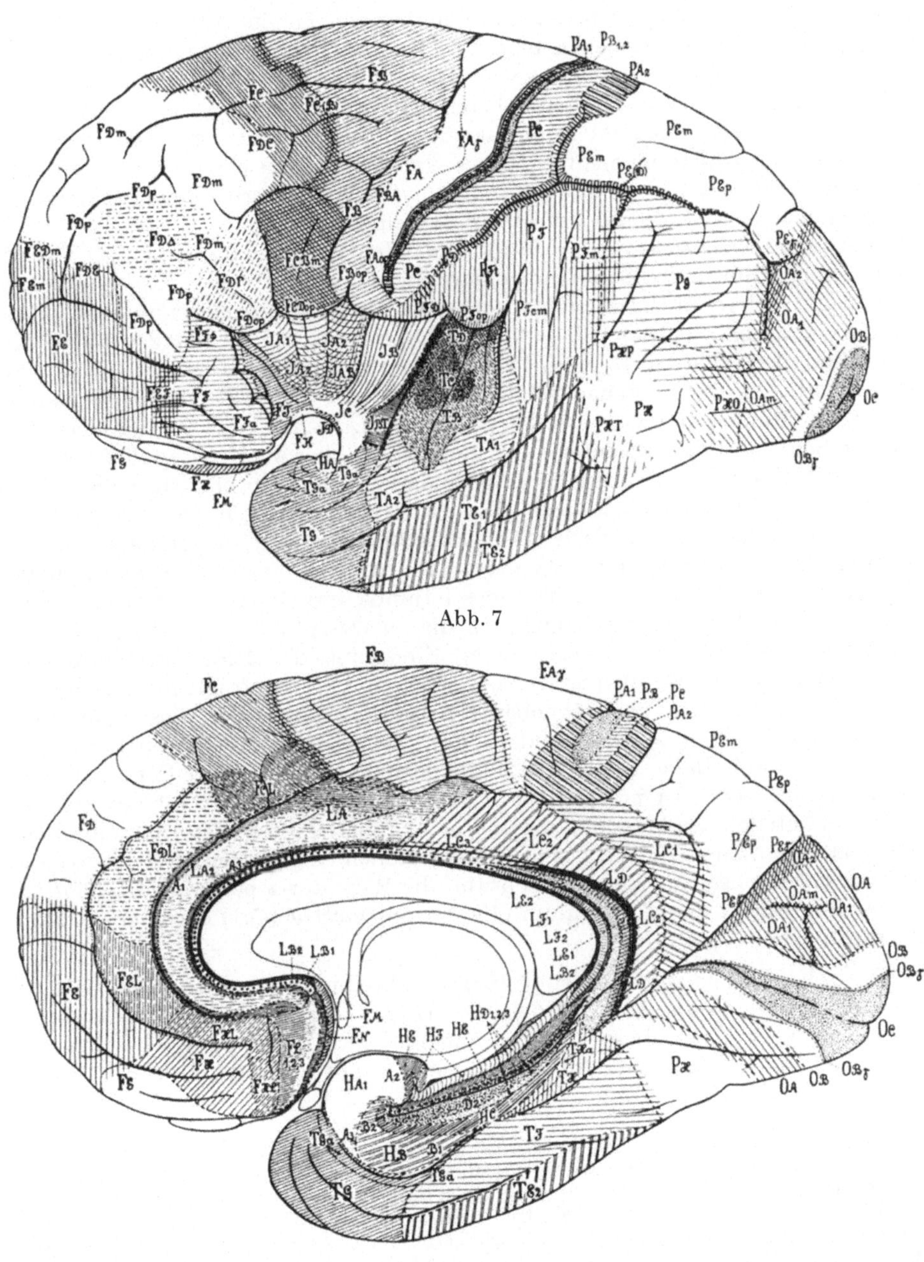

Abb. 7

Abb. 8

Abb. 7—8. Cytoarchitektonische Cortexgliederung nach ECONOMO u. KOSKINAS (1925). Abb. 7: Lateralansicht; Abb. 8: Medialansicht

---

Abb. 5. Cortexgliederung an dicken Schnitten nach G. E. SMITH (1907). Vom Original seitenverkehrt umgezeichnet; neu beschriftet. Medialansicht

Abb. 6. Cytoarchitektonische Cortexgliederung nach BRODMANN (1908a). Medialansicht

genetische Rinde[12]). Diese Übereinstimmung wurde bereits 1912 von M. ROSE hervorgehoben. Im wesentlichen fehlen in BRODMANNS heterogenetischer Rinde nur die meisten ai-Felder des Vogtschen Allocortex.

BRODMANN untergliederte seine heterogenetische Rinde 1. in einen *Cortex primitivus*, der gar keine Schichtung haben soll, sondern nur eine mehr regellose Anhäufung von Zellen ohne subcorticales Marklager, 2. in einen *Cortex rudimentarius*, mit einer zwar nicht sehr ausgeprägten, aber schon vorhandenen Schichtung und 3. in einen *Cortex striatus* mit mehreren Schichten.

Zum *Cortex primitivus* rechnet BRODMANN den Bulbus olfactorius, das Tuberculum olfactorium und die periamygdaläre Rinde; zum *Cortex rudimentarius* die Ammonsformation mit Cornu ammonis, Fascia dentata, Subiculum und Indusium griseum sowie das Septum pellucidum und die Area praeterminalis (25)[13]), die weitgehend den Feldern 13 und 14 VOGTS entspricht. Während beim Cortex rudimentarius die vorhandenen Schichten nur der I. und VI. Schicht der homogenetischen Rinde entsprechen sollen, weist der *Cortex striatus* eine größere Anzahl von Schichten auf, mitunter sogar mehr als 6. Aber auch diese sollen nur den Schichten I, V und VI entsprechen[14]). Die anderen Schichten sollen durch Spaltung in Unterschichten entstehen. Zum Cortex striatus gehören nach BRODMANN (Abb. 6) die Area praesubicularis (27), parasubicularis (49), entorhinalis (28 und 34), perirhinalis (35) und retrosubicularis (48) (die den Feldern des Gyrus parahippocampalis und des vorderen Teils des Isthmus gyri cinguli von VOGT entsprechen) sowie die Area praepiriformis (51), die im wesentlichen mit dem Feld ai 5 von VOGT übereinstimmt. Neben dieser Einteilung der Rinde in tektonische Haupttypen ordnete BRODMANN seine Felder zu 11 Hauptregionen zusammen, die jeweils benachbarte, ähnlich gebaute Areale umfassen. Von diesen enthalten zwei, nämlich die *Regio olfactoria* und die *Regio hippocampica* nur heterogenetische, also allocorticale Gebiete. In der Regio hippocampica ist der ganze Cortex striatus mit Ausnahme der Area praepiriformis (51) enthalten. Letztere faßt er mit den corticalen Anteilen des Mandelkerns und dem Tuberculum olfactorium zur Regio olfactoria zusammen. Nicht in seine Hauptregionen eingegliedert hat BRODMANN die ganze Ammonsformation, das Septum, die Substantia perforata anterior (zu der bei BRODMANN das Tuberculum olfactorium *nicht* gehört) sowie den Bulbus olfactorius.

Eine sehr eingehende Gliederung und Beschreibung der menschlichen Großhirnrinde haben ECONOMO u. KOSKINAS (1925) vorgelegt. Im Gegensatz zu BRODMANN verwenden diese Autoren nicht Ziffern, sondern Buchstaben zur Kennzeichnung der Rindenfelder (Abb. 7—8). Damit konnten sie in der Tat die Zugehörigkeit der Felder zu den verschiedenen Lobi deutlich zum Ausdruck brin-

---

[12]) Von den noch älteren Gliederungen ist vor allem die von MEYNERT (1868a, b, 1872) interessant. MEYNERT erkannte zwei oberflächlich unterscheidbare Rindentypen: mit grauer und weißer Oberfläche. Zur weißen Rinde zählte er das Ammonshorn mit dem Uncus, Septum pellucidum und den „Riechlappen". Alle diese Gebiete gehören zum Allocortex. Auch ECONOMO u. KOSKINAS (1925) heben die deutliche Übereinstimmung zwischen weißer Rinde und Allocortex hervor. — Die ersten reicher gegliederten Hirnkarten haben CAMPBELL (1905) und G. E. SMITH (1907) vorgelegt. Es ergeben sich aus diesen noch keine Anhaltspunkte für die grundsätzliche Unterscheidung von Isocortex und Allocortex. Vor allem SMITH, der mit dem unbewaffneten Auge an dicken Schnitten gliederte, gibt aber einige erstaunliche Details, etwa über die Ausdehnung der Hippocampusrudimente (supra- und präcommissuraler Hippocampus), die an Genauigkeit die meisten späteren Darstellungen weit übertreffen (Abb. 5).

[13]) Im Gegensatz zu seiner homogenetischen Rinde (Isocortex) hat BRODMANN im Cortex primitivus und rudimentarius seiner heterogenetischen Rinde (Allocortex) nur dieses eine Feld mit einer Ziffer versehen. In seinem Cortex striatus hingegen haben alle Felder Ziffern.

[14]) Diese Homologisierung der Schichten ist sehr umstritten. Darüber später ausführlicher (s. S. 194 und 205).

gen, aber besonders im Allocortex bekommen histologisch und funktionell eng zusammengehörige Gebiete ganz verschiedene Bezeichnungen. So wird z. B. die präpiriforme Rinde zerschnitten in einen zum Frontallappen gehörigen Abschnitt (F_K), einen zur Insel gehörigen (I_D) und einen zum Temporallappen gehörigen (T_J). Ein zusammenhängender Überblick über den Allocortex wird dadurch sehr erschwert, was ECONOMO u. KOSKINAS durchaus auch zugestehen. Auch für den Gebrauch in der vergleichenden Anatomie sind neutrale Bezeichnungen wie die Brodmannsche Numerierung, die nicht ausschließlich auf die Verhältnisse beim Menschen zugeschnitten sind, vorzuziehen. Bei niederen Säugern gibt es vielfach keine ausgesprochenen Hirnlappen.

Wir schließen uns aus diesen Gründen der von ECONOMO u. KOSKINAS eingeführten Kennzeichnung der Felder nicht an [die u. a. von PFEIFER (1930, 1940) für angioarchitektonische und von CRINIS (1932 a, b) für cytodendrogenetische Untersuchungen übernommen wurde], werden jedoch (wo möglich) auf die Homologien hinweisen und auch bei der Beschreibung der mikroskopischen Anatomie der Einzelfelder häufig auf die übersichtliche und detaillierte Darstellung dieser Autoren zurückgreifen. Für Fragen der groben Einteilung des Cortex ergeben sich aus ihrer Darstellung keine neuen Gesichtspunkte. Die Autoren übernehmen von VOGT die Begriffe Iso- und Allocortex und von BRODMANN die grobe Gliederung des Allocortex in Cortex striatus, rudimentarius und primitivus. Interessant ist aber ihr wiederholter Hinweis auf die Undurchführbarkeit einer ganz eindeutigen Grenzziehung in den Übergangsgebieten (1925, S. 203 u. 204) und die Ansicht, daß zum Allocortex auch die dem Corpus callosum zugewendete Innenwand des ganzen Gyrus limbicus superior (= Gyrus cinguli) einschließlich der retrosplenialen Rinde gerechnet werden könnte. Der Allocortex bildet nach ECONOMO u. KOSKINAS einen *geschlossenen Ring um Balken und Hirnstamm*, der wiederum vollständig von *heterotypischem* Isocortex umgeben ist. Nur auf dem mittleren Balkenrücken soll der Allocortex direkt an den homotypischen Isocortex grenzen, doch widerspricht die Farbgebung der Abb. 57 (unsere Abb. 9) von ECONOMO u. KOSKINAS selbst dieser Aussage, da hier ebenfalls ein schmaler heterotypischer Isocortex eingetragen ist[15]). In diesen Ansichten und Befunden von ECONOMO u. KOSKINAS sind damit bereits deutliche Hinweise auf geschlossene gürtelartige Übergangszonen enthalten, ein Gesichtspunkt, der bei BRODMANN noch fehlt.

M. ROSE schließt sich in seinen ersten Untersuchungen des Cortex kleiner Säugetiere (1912) noch voll der Brodmannschen Auffassung der Cortexgliederung an. 1926 legt er dann ein eigenes *histogenetisches Prinzip* der Gliederung der Hirnrinde vor, weil, wie er sagt, die Brodmannsche Definition der heterogenetischen Rinde, also des Allocortex, rein negativ sei. Sie besagt, daß dieser Typus weder im reifen Zustand noch während der ontogenetischen Entwicklung eine Sechsschichtung aufweist. ROSE hat versucht, auch den Allocortex positiv zu definieren. Er gliedert den Cortex nach in der Ontogenese auftretenden Unterschieden in der Rindenplattenbildung in einen *Cortex semiparietinus* oder *striatalis* (kurz *Semicortex*) und in einen *Cortex totoparietinus* (kurz *Totocortex*). Letzterer soll allein aus einem Matrixabschnitt hervorgegangen sein, ersterer nur aus einem Teil der Matrix, deren Rest zu Teilen des Striatum bzw. anderer subcorticaler Strukturen wird. Im Totocortex unterscheidet ROSE einen durch doppelte Matrixauswanderung entstehenden *Schizocortex (Cortex totoparietinus schizoprotoptychos)* und den

---

[15]) Die Darstellung in dieser Abbildung von ECONOMO u. KOSKINAS ist von ROSE (1928 a) bestätigt worden. Rose hat gezeigt, daß die infraradiäre Rinde des vorderen Gyrus cinguli vermittels eines schmalen balkennahen Streifens tatsächlich mit der caudalen retrosplenialen Rinde Kontakt bekommt.

Holocortex, dem eine mehr gleichmäßige Matrixauswanderung zugrunde liegt. Letzterer wird je nach der sich bildenden Schichtenzahl von ROSE weiter untergliedert in *Holocortex bi-, quinque- und septemstratificatus* (Abb. 10).

Nach ROSE entspricht nur der Holocortex septemstratificatus dem Isocortex euradiatus VOGTS bzw. der homogenetischen Rinde BRODMANNS. Der Holocortex quinquestratificatus hat nach ROSE „nie eine Sechs- bzw. Siebenschichtung durchgemacht und gehört demnach nicht zum Isocortex. Infolge seiner relativ weit fortgeschrittenen Schichtendifferenzierung können wir ihn jedoch auch nicht zum Allocortex einreihen. Er bildet eine Zwischenstufe ... weshalb wir ihn als *Mesocortex* bezeichnen" (ROSE, 1927a, S. 22).

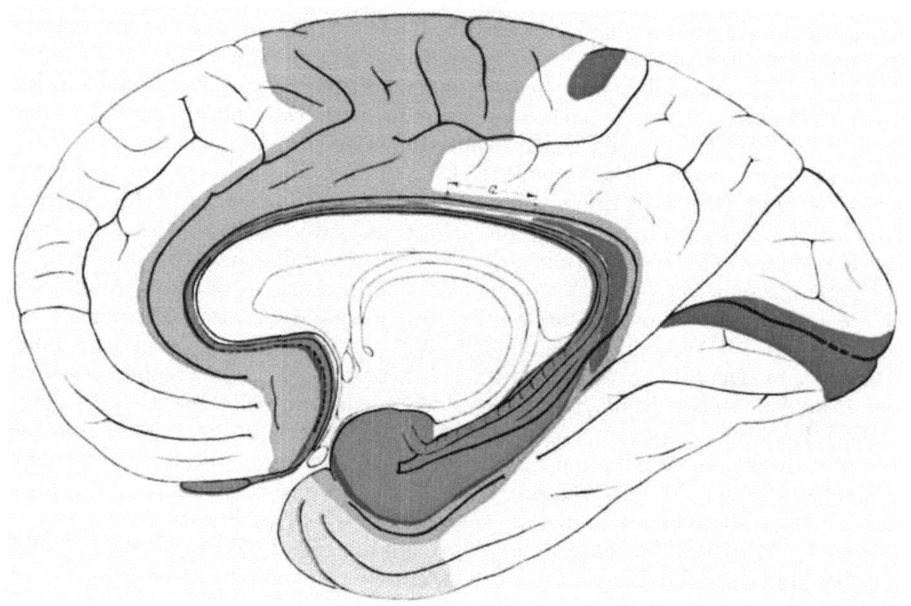

Abb. 9. Grundgliederung des Cortex nach ECONOMO u. KOSKINAS (1925). Medialansicht. Rot = Allocortex, hellblau = agranulärer heterotypischer Isocortex, dunkelblau = Koniocortex. Der Allocortex nimmt nach ECONOMO u. KOSKINAS kaum $^1/_{11}$ der Rindenoberfläche ein

Zu diesem Mesocortex rechnet ROSE (von caudal nach rostral) die das Balkensplenium umgebenden retrosplenialen Felder (Regio retrosplenialis granularis = 29 BRODMANN und Regio retrosplenialis agranularis = 30 BRODMANN) sowie seine Area limbica anterior (später Regio infraradiata; = 24 und 33, Area cingularis anterior und praegenualis nach BRODMANN). Die vordere cinguläre Rinde entspricht jenem ausgesprochen infraradiären Gebiet, welches bei VOGT eine so wechselvolle Zuordnung erfuhr. Nur bei den höheren Primaten und beim Menschen gliedert ROSE (1928a) noch eine mesocorticale Regio subgenualis ab, die dem Feld 25 BRODMANNS entspricht. BRODMANN hat im Gegensatz zu ROSE dieses Feld auch bei den niederen Säugern gefunden.

Alle übrigen Gebiete, also Semicortex, Schizocortex und Holocortex bistratificatus bilden zusammen den Allocortex. Bereits VOGT hatte ja darauf hingewiesen, daß der Allocortex genetisch nicht einheitlich ist.

Die wesentlichsten genetischen Unterschiede bestehen nach M. ROSE nicht zwischen Allocortex und Isocortex, sondern zwischen Semicortex und Totocortex[16]). Diese Trennungslinie geht mitten durch den Allocortex hindurch. Teile des Allocortex, wie etwa das Ammonshorn, sind nach ROSE enger mit dem Isocortex als mit dem restlichen Allocortex verwandt. Trotzdem hielt ROSE an dem Begriff „*Allocortex*" fest und gerade er war es, der als erster eine umfassende und vergleichend-anatomisch breit fundierte Darstellung des sehr heterogenen Allocortex gegeben hat.

Während die Rosesche Gliederung und ein Teil seiner Nomenklatur allgemeinere Anerkennung gefunden hat und, wenn auch mit erheblichen Modifika-

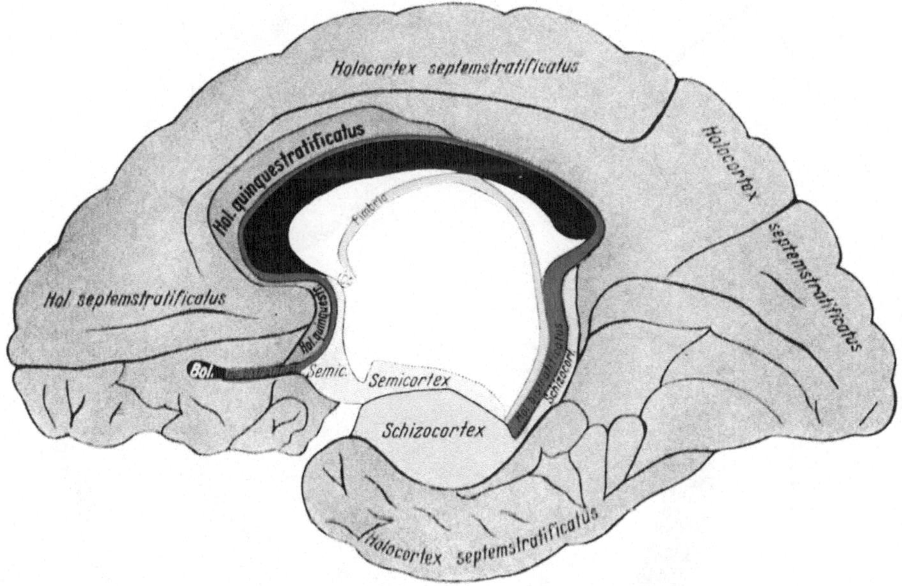

Abb. 10. Histogenetische Grundgliederung des Cortex nach M. ROSE (1935). Medialansicht

tionen, für die vorliegende Arbeit übernommen wird, sind die seinen Definitionen der großen Cortexgebiete zugrunde liegenden genetischen Befunde in der Folge stark angezweifelt worden. Vor allem BECK (1940) hat dagegen Stellung genommen, leider nicht immer ohne Polemik. Wir werden im Kapitel über die ontogenetische Entwicklung des Allocortex darauf zurückkommen (Kap. 7). — Im einzelnen setzt sich der Allocortex nach ROSE wie folgt zusammen (Abb. 11):

Semicortex

Regio praepiriformis (Prpy)
Regio periamygdalaris (Pam)
Tuberculum olfactorium (Tol)

[16]) Schon vor ROSE war KUHLENBECK (1924 b, 1929) aufgrund vergleichend-anatomischer (phylogenetischer) Untersuchungen zu ganz entsprechenden Ergebnissen gekommen. Nach KUHLENBECK (1929) verbraucht schon bei den Reptilien die im dorsalen Gebiet zur Entwicklung kommende Rindenschicht die ganze Matrix, während ventral, also im Bereich der basalen Rinde, auch noch die nichtoberflächlichen grauen Kerne daraus entstehen. Auf dieser gegensätzlichen Art der Entwicklung beruht bei den Reptilien und Säugern, wie KUHLENBECK schon 1924 (b) betonte, der wesentlichste Unterschied in der morphologischen Wertigkeit der dorsalen Rinde (Cortex pallii) und der basalen Rinde (Cortex basalis).

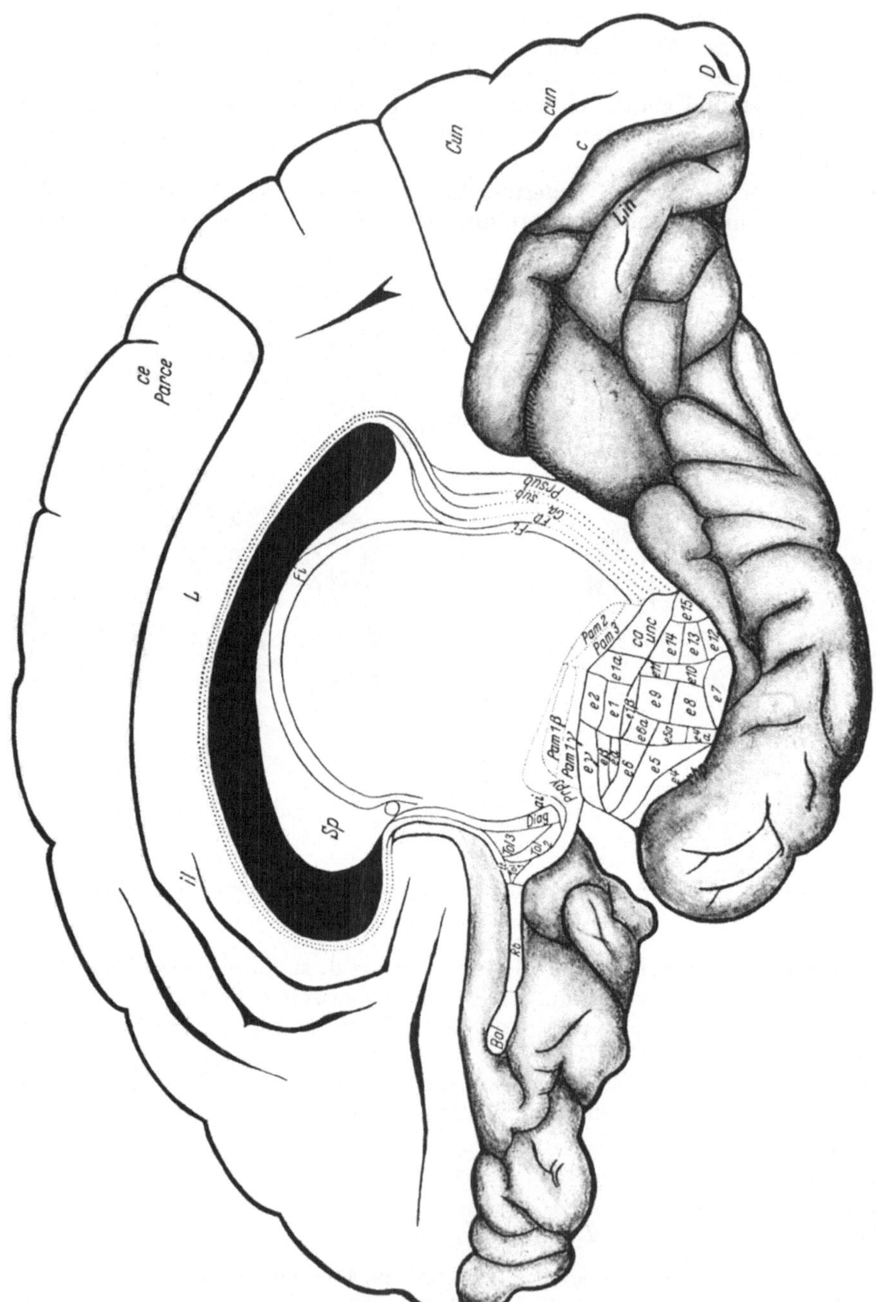

Abb. 11. Gliederung des Allocortex nach M. Rose (1935). Medialansicht. Nicht frei sichtbare Teile punktiert

Septum pellucidum (Sp, Spell)
Area diagonalis (Diag)

Schizocortex
Regio entorhinalis (e)
Area perirhinalis (Prh)
Area praesubicularis (Prsub)
Area parasubicularis (Parsub)

Holocortex bistratificatus
Cornu ammonis mit Subiculum (CA + Sub)
Fascia dentata (FD)
Taenia tecta (Tt)
Area retrobulbaris (Rb)

Im Vergleich zur ursprünglichen Begrenzung des Allocortex durch VOGT schließt ROSE (1926, 1927 a, b) die Mehrzahl der ai-Felder aus dem Allocortex aus, darin mit BRODMANN übereinstimmend und, im Gegensatz zu BRODMANN, auch die unterhalb des Balkenknies gelegenen Felder 13 und 14 VOGTS. Die letzteren, die etwa dem Feld 25 von BRODMANN (Area praeterminalis oder subgenualis) entsprechen, wurden später (1928a, 1935) von ROSE als Regio subgenualis in seinen Mesocortex eingegliedert, nicht aber die ai-Felder. Nach BROCKHAUS (1940b) müssen aber auch Teile der Inselrinde, nämlich die Felder ai 1, 3, 4 und 6 VOGTS, die im wesentlichen der Insula ventralis (15) und Insula olfactoria (16) BRODMANNS entsprechen, zum Mesocortex gerechnet werden. VOGTS ai 2 und ai 5 werden von BROCKHAUS hingegen zum Allocortex gestellt, wobei ai 5 weitgehend mit der Area praepiriformis (51) BRODMANNS identisch sein soll. BROCKHAUS schlägt vor, den Begriff *Mesocortex* auf alle jene Gebiete anzuwenden, die im reifen Zustand strukturell eine Zwischenstellung zwischen allo- und isocorticalen Gebieten einnehmen. Wir haben uns dieser Auffassung angeschlossen.

FILIMONOFF (1947) hat eine solche Dreiteilung vorgelegt, wobei er sich auf eine frühere Veröffentlichung (SARKISSOW, S. A., FILIMONOFF, I. N.: Les travaux de l'Institute du cerveau, Moscow, Izdanie Gosudastvennogo Institute Mozga, 1938, Vol. III—IV) beruft. FILIMONOFF hat wie BRODMANN und ROSE seine Gliederung auf Unterschiede im Entwicklungsprozeß des Cortex begründet. Er hebt hervor, daß je früher gewisse Merkmale erscheinen, um so größer ihre Bedeutung für eine Unterteilung des Cortex sein wird.

FILIMONOFF faßt die Übergangsstrukturen in einem *Cortex intermedius* oder *Periallocortex* zusammen und führt aus, daß dieser den Allocortex ganz umgibt und ihn überall vom Isocortex abtrennt. Neben dem Cortex intermedius gibt es bei FILIMONOFF einen *Cortex completus*, der dem *Isocortex* entspricht und einen *Cortex incompletus* oder *Allocortex im engeren Sinne*. Letzterer wird weiter untergliedert in einen *Semicortex* (später *Palaeocortex*) und einen *Archicortex*[17]) (Abb. 12). Der Semicortex wird anders als bei ROSE als ein Cortex definiert, in dem eine nur unvollständige Trennung der Rinde von den periventrikulären Zellmassen erreicht wird (*Cortex semiseparatus* statt *semiparietinus*). Er wird von FILIMONOFF ganz in der gleichen Weise wie von ROSE in 5 Regionen bzw. Felder gegliedert. Der Archi-

[17]) Die Begriffe *Palaeocortex* und *Archicortex* sind aus entwicklungsgeschichtlichen Untersuchungen abgeleitet (s. Def. Pallium). Ihre Verwendung in einer architektonischen Gliederung erfolgte bereits durch TILNEY (1933/34), der die Großhirnrinde in bulbäre Rinde, Palaeocortex, Archicortex und Neocortex gliederte, jedoch keine intermediäre Rinde abgrenzte. Die meisten Regionen des Periarchicortex sind bei TILNEY im Archicortex enthalten, die entorhinale Rinde im Palaeocortex.

cortex entspricht der Ammonsformation (ROSES Holocortex bistratificatus unter Abzug der Area retrobulbaris).

Dem Allocortex entsprechend gliedert FILIMONOFF auch den Periallocortex in Übergangsgebiete zwischen Semicortex und Isocortex [*perisemicorticale* Zone, später (1955, 1964) *peripalaeocorticale* Zone] und in solche zwischen Archicortex und Isocortex (*periarchicorticale* Zone) (Abb. 12). Die peripalaeocorticale Zone enthält die vermittelnden insulären Formationen (insulärer Mesocortex von BROCKHAUS), die periarchicorticale Zone hauptsächlich die entorhinalen und präsubikulären Felder (letztere im weiteren Sinne). Zwischen beiden Zonen bestehen nach FILIMONOFF Ähnlichkeiten, die eine Zusammenfassung zum Peri*allo*cortex

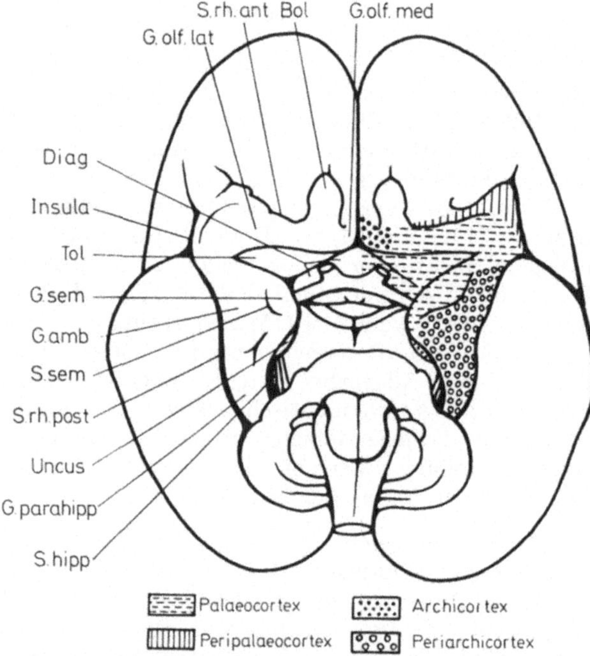

Abb. 12. Grundgliederung des Allocortex beim menschlichen Embryo nach FILIMONOFF (aus SARKISSOW *et al.*, 1955). Leicht verändert. Ventralansicht. Abkürzungen s. S. 4

rechtfertigen. Tatsächlich gibt es Übergänge zwischen ihnen, die nach HASSLER (1948) C. u. O. VOGT veranlaßten, die auf dem Temporallappen gelegenen Felder der mesocorticalen Insel (MT-Felder von BROCKHAUS, ai 3 und 4 VOGTS) trotz ihrer teilweisen Unterlagerung durch das Claustrum als mesocorticale Übergangsgebiete der entorhinalen Rinde aufzufassen. Sie würden dann nicht der peripalaeocorticalen, sondern der periarchicorticalen Zone im Sinne FILIMONOFFS zuzurechnen sein. Auch FILIMONOFF (1947, 1955) berichtet von einem entorhinal-insulären Übergangsfeld.

Die innere Zone des periarchicorticalen Ringes ist eine präsubikuläre Zone, die in unmittelbarer Nachbarschaft zum Archicortex liegt. Diese Zone soll nicht nur durch temporale Anteile, sondern auch durch retrospleniale, supracallosale und subgenuale Teile repräsentiert werden[18]). Die typische Struktur soll jedoch nur in den temporalen Teilen erhalten bleiben, während die supracallosalen und

[18]) Eine solche Zusammenfassung unter der Bezeichnung „presubicular area" findet sich bereits bei TILNEY (1939).

subgenualen Abschnitte, die dem kaum differenzierten supra- und präcommissuralen Archicortex („Taenia tecta" bei ROSE) anliegen, stark modifiziert sind. Zur äußeren Zone gehört die im temporalen Bereich liegende entorhinale Region.

Aus den Ausführungen FILIMONOFFS (1947) lassen sich die genauen äußeren Grenzen des Periarchicortex im supra- und präcommissuralen Bereich nicht entnehmen. Dem russischen Atlas von SARKISSOW *et al.* (1955), in dem FILIMONOFF das Kapitel über den Allocortex und BLINKOW das Kapitel über die limbische Region (Gyrus cinguli) bearbeitet haben, kann man entnehmen, daß zum Cortex intermedius (unserem Mesocortex) neben der retrosplenialen Region nur ein ganz schmaler Rindenstreifen gerechnet wird, der im supracommissuralen Bereich ganz in der oberen Wand des Sulcus corporis callosi verborgen ist und nur im präcommissuralen Bereich als schmaler Saum vor dem präcommissuralen Hippocampus hervortritt. Dieser Streifen entspricht damit vollkommen jener Zone, der schon ECONOMO u. KOSKINAS (1925) enge Beziehungen zum Allocortex zusprachen (s. S. 15), ist aber wesentlich weniger ausgedehnt als der Mesocortex von ROSE. Er enthält von diesem nur jene Teile, die dem prä- und supracommissuralen Hippocampus unmittelbar benachbart sind, und die von ROSE als Area infraradiata ventralis (IRa; 33 bei BRODMANN) und Area subgenualis posterior (Sbgp; caudale 25 bei BRODMANN, 14b bei VOGT) bezeichnet werden. Der übrige Mesocortex ROSES wird von FILIMONOFF u. BLINKOW nicht zum intermediären Cortex gerechnet, sondern dem eigentlichen Isocortex zugeordnet.

Neben der Abgrenzung einer umfassenden intermediären Gürtelzone, wie sie bereits bei ECONOMO u. KOSKINAS anklang und von BROCKHAUS gefordert worden war, ist in der Gliederung von FILIMONOFF wirklich neu, daß erstmalig auch die Regio entorhinalis mit ihren Nachbargebieten (Regio hippocampica BRODMANNS, λ-Felder VOGTS, Schizocortex ROSES) aus dem Allocortex im engeren Sinne, also unserem Allocortex primitivus herausgenommen und dem Periallocortex zugesellt wurde. Nach ihrer vom Allocortex primitivus stark abweichenden schichtenreichen Struktur erscheint dies berechtigt. Vom ursprünglichen Allocortex VOGTS wurden dem Periallocortex ein Teil der subgenualen Felder (14b) und fast alle ai-Felder, d. h. die mesocorticale Insel, zugeordnet.

Schon vor FILIMONOFF hatte LOO (1931) beim Opossum darauf hingewiesen, daß es Übergangsgebiete zwischen Archicortex und Neo-(= Iso)cortex einerseits (Area cingularis, Area retrosplenialis[19]), Area subicularis und praesubicularis) und zwischen Palaeocortex und Neocortex andererseits gibt (Area piriformis dorsalis, Area perirhinalis und Area piriformis posterior[20]). ABBIE (1940, 1942) geht in seiner Gliederung des Cortex der Monotremen (Abb. 13

[19]) Auch aus vergleichend-anatomischer (phylogenetischer) Sicht wurde die Rinde des Gyrus cinguli einschl. der Regio retrosplenialis wiederholt als Übergangsrinde angesprochen, u. a. von KAPPERS (1921 = neocorticale Übergangsrinde; 1934 = archi-neocorticales Übergangsgebiet) und KUHLENBECK (1927 = Parahippocampus; in Anlehnung an G. E. SMITH, 1919a).

[20]) Die Area piriformis posterior entspricht unserer Regio entorhinalis. Von TILNEY (1933/34) wurde sie als Feld P 7 („postpiriform area") zum Palaeocortex gestellt. Nach GRAY (1924) ist sie beim Opossum ein noch recht undifferenziertes Feld, welches einen graduellen Übergang in die Rinde des übrigen (vorderen) Lobus piriformis zeigt, deren Schichtungstypus aber bereits dem des Neocortex ähnelt. Auch LOO (1931) und ABBIE (1940) haben die Regio entorhinalis als Übergangszone zwischen dem *Palaeo*cortex und Neocortex angesehen. Im Gegensatz dazu wird sie von FILIMONOFF als Peri*archi*cortex (= parahippocampaler Cortex) betrachtet. Wir schließen uns dieser Auffassung voll an und werden in der Folge noch eine ganze Reihe von Anhaltspunkten hierfür anführen. Die Zugehörigkeit dieser Rinde zur archi-neocorticalen Übergangszone ist offenbar durch ihre Lage auf dem sonst palaeocorticalen Lobus piriformis von LOO und ABBIE nicht richtig erkannt worden. Daß diese Rinde auf dem Lobus piriformis aber eine Sonderstellung einnimmt, wußten bereits REICHERT (1859) und MINOT (1892), denn diese schließen nach G. E. SMITH (1901) das Gebiet der Entorhinalis mit in das Pallium (s. Def.) ein, im Gegensatz zu den übrigen Teilen des Lobus piriformis, die zum Stammlappen REICHERTS gehören. In der Tat sind stets die Rindenstrukturen in den caudalen Teilen des Lobus piriformis (in einer Ausdehnung, die recht genau dem entorhinalen Gebiet entspricht) nicht mit den subcorticalen Ganglien verwachsen, sondern vom Ventrikel unterlagert.

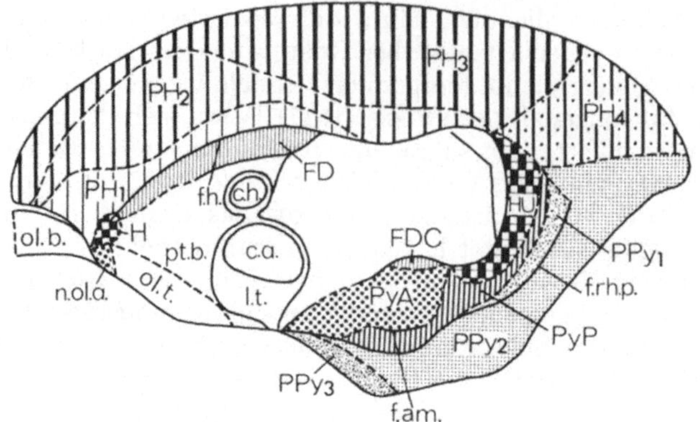

Abb. 13

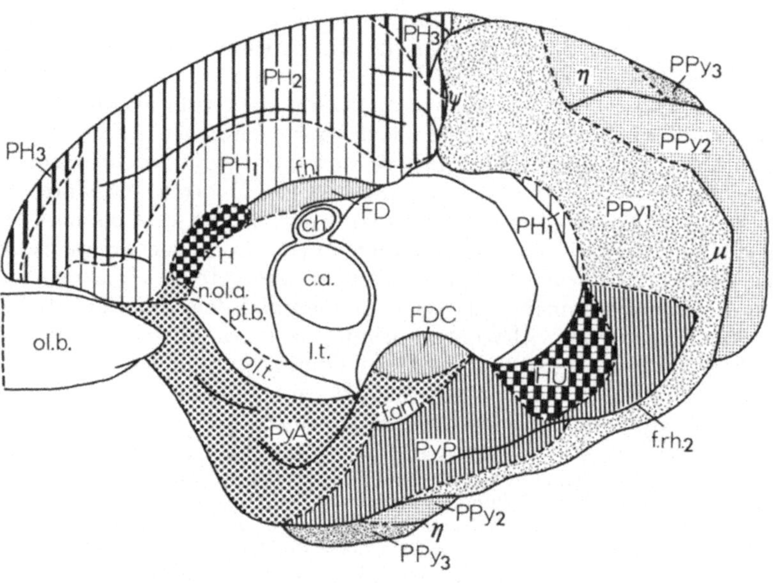

Abb. 14

Abb. 13—14. Cortexgliederung bei Monotremata nach ABBIE (1940). Medialansichten; umgezeichnet. Abb. 13: Schnabeltier *(Ornithorhynchus)*; Abb. 14: Ameisenigel *(Tachyglossus)*

u. 14) noch einen Schritt weiter und grenzt nicht nur diese beiden Übergangszonen ab, sondern gliedert auch den ganzen Isocortex in einen parapiriformen und einen parahippocampalen Abschnitt[21]). Ausgehend von den beiden allocorticalen Formationen sollen graduelle Veränderungen von einem Untergebiet zum nächsten vorhanden sein. Dort, wo die beiden Formationen zusammentreffen, soll hingegen eine sehr deutliche Grenze liegen. Eines der wesentlichen Merkmale der sukzessiven Differenzierung ist die Zunahme der Körnerzellen. Die agranulären Formationen, die als primitiv zu gelten haben, gehen zunehmend in granuläre über.

[21]) Diese von uns zunächst mit Skepsis aufgenommene Zweiteilung des Isocortex wurde von SANIDES (1962, 1970) weiter untermauert. Sie wurzelt in den Untersuchungen über die Gefäßversorgung von SHELLSHEAR (1920, 1927, 1929, 1931, 1933) und ABBIE (1933 a, b, 1934) und erhält auch durch eine Gliederung von DART (1934/35) bei Reptilien eine Stütze.

Für ein Teilgebiet des Cortex, und zwar für die Insel, wurden von Brockhaus (1940 b) beim Menschen ganz entsprechende, vom Allocortex claustralis (= Regio praepiriformis) ausgehende graduelle Veränderungen gefunden. Im Anschluß an Vogt bezeichnete Brockhaus diese als Gradationen und hob gewisse „Differenzierungsrichtungen" hervor. Gradationen sind eingehend von Sanides (1962) für das menschliche Stirnhirn beschrieben worden.

Vom Allocortex ausgehende, graduelle und gerichtete Veränderungen scheinen danach ganz allgemein den Aufbau der Übergangsgebiete und des Isocortex zu bestimmen. Sanides hat sie in *Gradationen* und *Gradienten* unterteilt, wobei er unter Gradationen eine stufenweise Veränderung, unter Gradienten fließende Übergänge versteht. Gradienten fand Sanides nicht im engeren Isocortex, sondern nur in den Übergangsgebieten. Da in diesen aber sehr starke Veränderungen auf engem Raum stattfinden (Übergang vom schmalen, schichtenarmen Allocortex in den breiten, schichtenreichen Isocortex) wäre denkbar, daß sehr eng aufeinanderfolgende Gradationen ein fließendes Aussehen im Sinne eines Gradienten von Sanides bekommen. Ein prinzipieller Unterschied bestände dann nicht. Auch wurden für manche Übergangsgebiete, z. B. für die Regio infraradiata und die Regio subgenualis, wiederholt parallel zum Balken liegende, architektonisch unterscheidbare, gürtelartige Zonen beschrieben (Vogt, 1910 c; Economo u. Koskinas, 1925; Rose, 1928 a; Filimonoff, 1955), die von Pfeifer (1940) auch angiarchitektonisch belegt sind. Aber auch Pfeifer betont, daß die Übergänge der Felder innerhalb der limbischen Region allmählicher erfolgen, als an den meisten anderen Stellen der Rinde.

Diesen graduellen Übergängen (seien es Gradationen oder Gradienten) stehen nun deutliche Merkmalsänderungen gegenüber, die eine oder mehrere Schichten gleichzeitig betreffen. Diese erlauben unter Berücksichtigung wesentlicher gemeinsamer Merkmale eine Zusammenfassung der Differenzierungsstufen zu Feldern und der Felder zu Regionen. Keiner der zitierten Autoren hat auf diese Zusammengliederung verzichtet und alle (abgesehen vielleicht von Abbie) akzeptieren einen intermediären Gürtel zwischen Allocortex und Isocortex, der sich nach beiden Seiten hin mehr oder weniger gut abgrenzen läßt.

Gastaut u. Lammers (1961) haben die Grundgliederung von Filimonoff in Allocortex, Periallocortex und Isocortex übernommen, unterscheiden mit Bailey u. Bonin (1951) daneben aber noch einen Juxtallocortex[22]), der wiederum

---

22) Der Juxtallocortex wird von Bailey u. Bonin (1951) nun aber nicht, wie man nach seinem Namen erwarten könnte, dem Allocortex zugeordnet, sondern gehört nach der Originalarbeit zum Isocortex. Diese Veröffentlichung, die sich vorwiegend mit dem Isocortex befaßt, enthält nun, zumindest was den Allocortex betrifft, auf wenigen Seiten so viele Unklarheiten und Fehler, daß eine Klarstellung zweckmäßig erscheint, u. a. auch deswegen, weil sich Bailey u. Bonin sehr kritisch über die Befunde früherer Autoren äußern.

Aus ihrer farbigen Haupttafel über den Cortex des Menschen sind folgende Gebiete für uns von Interesse:

1. Ein blaues, welches als *Allocortex* bezeichnet wird und offenbar unseren Semicortex, Archicortex und Schizocortex sowie die Regio retrosplenialis umfaßt.

2. Ein grünes, welches als *Mesocortex* bezeichnet wird und das vordere limbische, bis unter das Balkenknie reichende Gebiet enthält.

3. Ein violettes, welches als *Juxtallocortex* bezeichnet wird und den beiden obengenannten außen anliegt.

Im Text (S. 74) hingegen wird der Begriff des Mesocortex abgelehnt und das grüne Gebiet mit in den Juxtallocortex (Isocortex agranularis juxtallocorticalis limbicus) einbezogen. Daneben gibt es noch einen Isocortex juxtallocorticalis temporalis. Es bleibt dem Leser vorbehalten zu entscheiden, ob nun ein Mesocortex akzeptiert wird oder nicht. Der Allocortex wird von Bailey u. Bonin in eine präpiriforme und in eine hippocampale Region untergliedert. In der letzteren ist auch die entorhinale Rinde enthalten. Die einzige von den Autoren gegebene Abbildung eines allocorticalen Gebietes zeigt nun deutlich eine entorhinale Rinde, wird aber von den Autoren als präpiriform bezeichnet [s. auch Hassler, R.: Zbl. ges. Neurol. Psychiat. **117**, 272 (1952)]. Mit der präpiriformen Rinde ist dieses Gebiet aber bei einiger Sachkenntnis kaum zu verwechseln. Weiterhin werden in der gleichen Abbildung die im Bereich des Tuberculum olfactorium, also einer ganz anderen Region, liegenden Callejaschen Inseln von den Autoren in die II. Schicht der entorhinalen Rinde verlagert. Auch dies setzt einen bedenklichen Mangel an Kenntnis der anatomischen Grundlagen voraus.

Insgesamt bedeuten die Ausführungen von Bailey u. Bonin, soweit sie die Differenziertheit der corticalen Gliederungen betreffen, einen erheblichen Rückschritt gegenüber älteren Veröffentlichungen.

weitgehend den Periallocortex umgibt. Sie kommen damit zu einer Gliederung in 4 Cortexzonen (Abb. 15).

Der Periallocortex wird von GASTAUT u. LAMMERS teilweise anders gefaßt als von FILIMONOFF. Übereinstimmend sind Regio entorhinalis und praesubicularis in ihn einzubeziehen, die Regio retrosplenialis wird hingegen dem Juxtallocortex zugeordnet und die ganze Breite der Regio infraradiata und subgenualis ROSES (Area limbica anterior und parolfactoria bei GASTAUT u. LAMMERS) in den Periallocortex einbezogen.

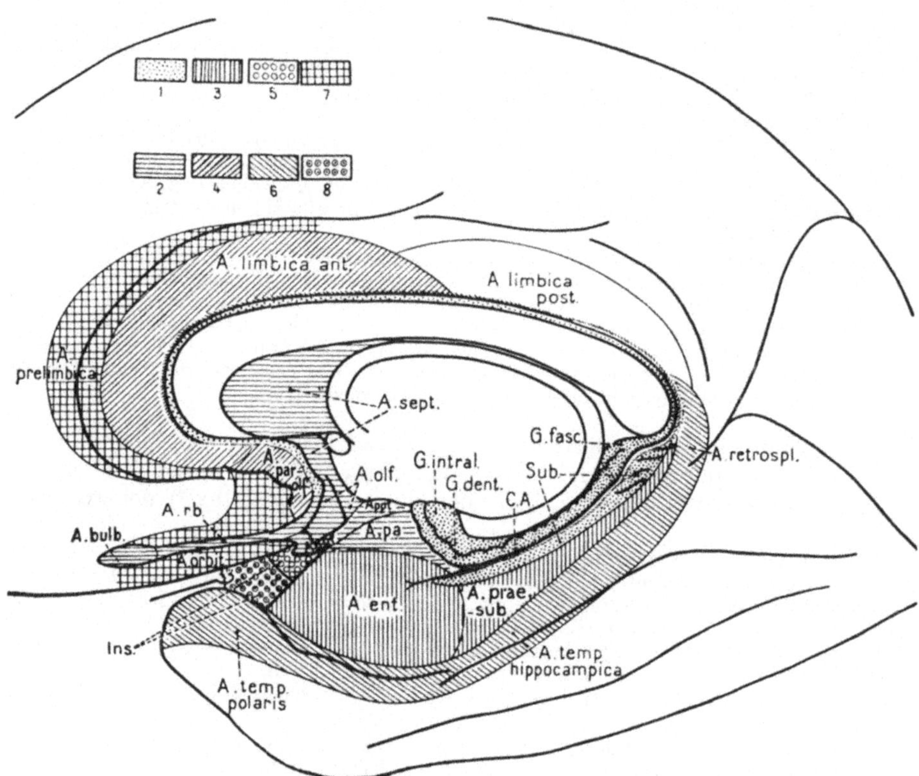

Abb. 15. Grundgliederung des Allocortex nach GASTAUT u. LAMMERS (1961). Medialansicht. *1* Archicortex, *2* Palaeocortex, *3* Periarchicortex (Pars ventralis), *4* Periarchicortex (Pars dorsalis), *5* Peripalaeocortex, *6* Juxtarchicortex (Pars ventralis), *7* Juxtarchicortex (Pars dorsalis), *8* Juxtapalaeocortex

Wir haben uns der Gliederung in zwei Cortex-Haupttypen und zwei Übergangszonen angeschlossen, aber mit SANIDES den u. E. unzweckmäßigen Begriff des *Juxtallocortex* durch den Vogtschen Terminus *Proisocortex* ersetzt (STEPHAN, 1963, 1964; STEPHAN u. ANDY, 1970)[23]. Die so gekennzeichnete Zone zeigt sehr viele Anklänge an den engeren Isocortex und wird von uns mit diesem zum Isocortex

[23]) Von KIRSCHE (1972) bei Reptilien als *Neocortex primitivus* bezeichnet mit der bei Säugern möglichen Untergliederung in Neocortex primitivus palaeocorticalis und N. p. archicorticalis. In Anlehnung an die Nomina histologica ersetzt KIRSCHE (1974) für Säuger den Begriff Neocortex primitivus durch *Mesoneocortex* (Mesoneocortex palaeocorticalis und M. archicorticalis).

(im weiteren Sinne) zusammengefaßt. Der Periallocortex hingegen unterscheidet sich deutlicher vom Isocortex[24]). Er liegt dem Allocortex primitivus unmittelbar benachbart und wird von uns mit diesem zum Allocortex (im weiteren Sinne) zusammengefaßt.

Als gemeinsamen Begriff für beide Übergangszonen verwenden wir aus eingangs erwähnten Gründen den Roseschen Terminus „*Mesocortex*" in der von BROCKHAUS vorgeschlagenen erweiterten Form (Grundgliederung s. S. 7).

Bei der Umgrenzung und Gliederung des *Allocortex* halten wir uns im wesentlichen an FILIMONOFF, weichen jedoch in zwei wichtigen Punkten von seiner Auffassung ab.

Der erste Punkt betrifft die Umgrenzung des Gebietes. Im Gegensatz zu FILIMONOFF, aber in Übereinstimmung mit vielen anderen Autoren, beziehen wir Bulbus olfactorius und Bulbus olfactorius accessorius mit in den Allocortex ein. Dies hat überwiegend praktische Gründe: Wenn man für den Bulbus olfactorius überhaupt eine Rindenstruktur anerkennt[25]) und die Grundgliederung nicht um einen weiteren Grundtypus erweitern will, kann man ihn nur beim Allocortex eingliedern. Innerhalb des Allocortex sollte ihm aber (ähnlich wie bei TILNEY, 1933/34) eine Sonderstellung eingeräumt werden, weil er sich in seiner Struktur sehr deutlich vom übrigen Allocortex abhebt. In Anlehnung an die Bezeichnung Cortex bulbi olfactorii der Nomina histologica (Moskau, 1970) bezeichnen wir seine Rinde als Allocortex bulbi olfactorii.

Unter Einschluß des Bulbus olfactorius umfaßt unser Gesamtcortex *alle* an der Oberfläche liegenden und von den weichen Häuten bedeckten Zellgebiete des Endhirns. Die gemeinsamen Merkmale eines so weit gefaßten Cortex sind: 1. seine oberflächliche Ausdehnung in begrenzter Dicke und seine Lage peripher zu mindestens einem Teil seiner Leitungsbahnen (KUHLENBECK, 1929), und 2. das Vorhandensein einer zellarmen Oberflächenschicht (Molekular- oder Zonalschicht), die nach POLIAKOV (1961) phylogenetisch und ontogenetisch sehr früh auftritt und nach ROSE (1926) die stabilste Rindenschicht darstellt.

Eine Zonalschicht findet sich allerdings nicht im Bulbus olfactorius, weil auf dessen Oberfläche die (hirnfremde) Schicht olfactorischer Nervenfasern aufgelagert ist. Auch KOELLIKER (1896, S. 693) faßt den Bulbus olfactorius als eigentümlich umgestalteten Teil der Hirnrinde auf, bei dem die von außen zutretenden Fila olfactoria die Stelle der Zonalschicht einnehmen sollen.

Der zweite Punkt, in dem wir von FILIMONOFF, vielen der älteren Autoren und auch von eigenen Veröffentlichungen (STEPHAN, 1963, 1964; STEPHAN u. ANDY, 1970) abweichen, betrifft die Gliederung des herkömmlichen Palaeocortex. Hierbei geht es um die Bewertung der Unterschiede, die zwischen der Regio praepiriformis einerseits und dem Rest dieses heterogenen Komplexes andererseits bestehen. Die präpiriforme Rinde nimmt eine Sonderstellung ein, die sowohl in

---

[24]) SANIDES (1972) neigt neuerdings dazu, auch den Periallocortex in den Isocortex einzubeziehen und betrachtet ihn als dessen ersten Wachstumsring. Der Isocortex besteht bei SANIDES danach aus drei Stufen: Periallocortex, Proisocortex und Isocortex maturus. Als Begründung für die Einbeziehung des Periallocortex werden seine thalamischen Verbindungen genannt. Da solche offenbar aber auch für Teile des Allocortex primitivus bekannt sind (u. a. MACCHI, 1968), ist diese Argumentation nicht stichhaltig.

[25]) Unter anderem sprechen die entwicklungsgeschichtlichen Untersuchungen von TILNEY (1933/34), HUMPHREY (1940), FEREMUTSCH (1952) und LAISSUE (1963) für seine Rindenzugehörigkeit. Hingegen wenden sich andere Autoren, z. B. ROSE, eindeutig gegen eine solche Zuordnung. CAJAL (1911) verglich die Körnerzellen des Bulbus mit den amakrinen (= axonlosen) Zellen der Retina. PIGACHE (1970) sieht hierin ein Argument *gegen* die Rindenzugehörigkeit des Bulbus, weil diese Zellen in der Rinde der Säuger selten sein sollen oder ganz fehlen.

vergleichend-anatomischen als auch in phylogenetischen und ontogenetischen Untersuchungen zum Ausdruck kommt und neuerdings wieder bei KIRSCHE (1972) anklingt.

Bereits BRODMANN (1909) rechnet die präpiriforme Rinde nicht zum Cortex primitivus (wie Bulbus olfactorius, Tuberculum olfactorium und periamygdaläre Rinde), sondern zum höher differenzierten Cortex striatus. KUHLENBECK (1924 b, 1929) leitet sie ebenso wie die höheren Rindenformationen von seiner dorsalen oder „pallialen" Grundzone der niederen Wirbeltiere ab, im Gegensatz zu allen anderen Strukturen des üblichen Palaeocortex, die seiner ventralen oder „basalen" Grundzone entstammen[26]). Ganz entsprechend fanden FEREMUTSCH (1952, 1962), LAISSUE (1963) und KAHLE (1969) in ontogenetischen Studien, daß von den Strukturen des üblichen Palaeocortex nur die präpiriforme Rinde über eine Rindenplatte gebildet wird, die anderen hingegen nicht.

Diese deutlichen Unterschiede veranlaßten BLACKSTAD (1967) und PIGACHE (1970) unter Zugrundelegung einer strengeren Cortexdefinition, bei der nicht nur eine horizontale (tangentiale), sondern auch eine klare vertikale (radiale) Organisation der Rinde gefordert wird, vom Palaeocortex überhaupt nur die Regio praepiriformis als Rinde anzuerkennen. Wir schließen uns dieser Auffassung aus mehreren Gründen nicht an:

1. Bei dem überwiegenden Teil der Strukturen des ventralen Palaeocortex handelt es sich um deutlich rindenartig entfaltete Oberflächenstrukturen.

2. Es gibt zwischen der präpiriformen Rinde einerseits und der Regio retrobulbaris und periamygdalaris andererseits Übergänge, die eine klare Grenzziehung erschweren, und die es kaum vertretbar erscheinen lassen, die eine Struktur als cortical, die andere als nichtcortical anzusprechen. Diese Schwierigkeiten lassen sich nicht durch eine strengere Definition des Begriffes „Cortex" beheben. Letzteres gilt auch für die Phylogenese, in der sich ja die corticalen Strukturen aus nichtcorticalen, periventrikulären Zellmassen entwickeln. Der Begriff „Palaeocortex" wurde bei den niederen Wirbeltieren nicht zuletzt für jene Gebiete geprägt, die nach BLACKSTAD und PIGACHE nun ausgeschlossen werden sollen.

3. Unsere weite Umgrenzung des Palaeocortex (und damit auch des Allocortex) hat großen praktischen Wert. Sie paßt sich gut in die einfache Grundgliederung des Endhirns in Rhinencephalon[27]), Neopallium und Striatum, wie in den Nomina anatomica veterinaria (= NAV, Paris, 1967) vorgenommen, ein. Die Oberflächen des Rhinencephalon sind Allocortex, die des Neopallium Isocortex; das Striatum hat keine freien Oberflächen.

Wir befürworten eine klare Trennung der Regio praepiriformis von den übrigen Gebieten des herkömmlichen Palaeocortex, aber keine Herausnahme der letzteren aus dem Cortex überhaupt. Für große Teile des wenig differenzierten Palaeocortex wäre wohl die Bezeichnung rindenartig oder „corticoid" (YAKOVLEV, 1959) am zutreffendsten. Auch der Begriff „Semicortex" von ROSE und FILIMONOFF bringt zum Ausdruck, daß die in ihm zusammengefaßten Strukturen als Cortices nicht vollwertig sind, sondern eher „Halbcortices" darstellen. Einer Änderung der Bezeichnungen stehen aber entwicklungsgeschichtliche Arbeiten entgegen. Hier ist der Terminus „Palaeocortex" sowohl für die corticoiden Gebiete als auch für die

[26]) Hingegen liegt nach KIRSCHE (1972, 1974) die Grenze zwischen den Abkömmlingen der Zona germinativa dorsalis und der Zona germinativa ventralis zwischen dem Peripalaeocortex und der präpiriformen Rinde, so daß die letztere zusammen mit dem übrigen Palaeocortex ein Abkömmling der ventralen Zone ist.

[27]) Der Terminus „Rhinencephalon" findet keine ungeteilte Zustimmung, doch fehlen brauchbare Alternativen. Bedenken werden vor allem deswegen geltend gemacht, weil die Bezeichnung „Rhinencephalon" beinahe zwangsläufig zur Folge hat, daß alle in ihr zusammengefaßten Gebiete mit Riechfunktionen belegt werden, eine Unkorrektheit, deren Spuren sich bis in moderne Lehrbücher hinein verfolgen lassen. Nur ein Teil des „Rhinencephalon" ist wirklich olfactorisch. Wir haben diese Zentren im *„olfactorischen System"* zusammengefaßt und dem Rest des „Rhinencephalon", dem *„limbischen System"* (MAC LEAN, 1952) gegenübergestellt. Die phylogenetische Entwicklung der morphologischen Substrate dieser beiden Systeme ist ganz verschieden (STEPHAN, 1960 a, 1961, 1964; STEPHAN u. ANDY, 1964 a, 1970).

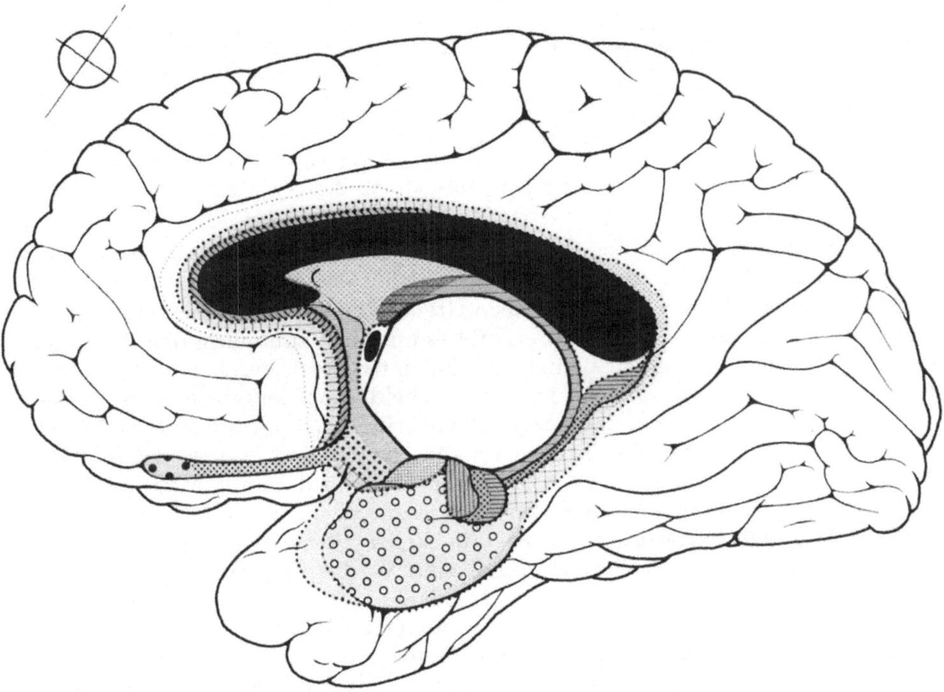

Abb. 16. Eigene Gliederung des Allocortex beim Menschen. Medialansicht, etwas von unten. Gelb = Allocortex bulbi olfactorii und Palaeocortex, blau = Archicortex, hellgelb = Peripalaeocortex, hellblau = Periarchicortex

Vorläufer der präpiriformen Rinde fest verankert. Ein neuer Terminus würde zur weiteren Konfusion beitragen und hätte kaum Aussicht, sich durchzusetzen. Wir behalten deswegen die Bezeichnung Palaeocortex bei und bezeichnen die corticoiden Strukturen als Palaeocortex I und die präpiriforme Rinde als Palaeocortex II. Als weitere, mehr differenzierende Termini wären Semicortex für P I und Eupalaeocortex für P II geeignet. Diese Bezeichnungen erlauben es, die Bezeichnung Peripalaeocortex für das Nachbargebiet beizubehalten.

In der „Wertigkeit“ der Cortices würde der Eupalaeocortex P II etwa auf einer Stufe mit dem Archicortex stehen, der Semicortex P I aber darunter. Letzterer stellt einen Komplex dar, der alle Halbcortices enthält, d. h. auch solche, deren Beziehungen zum Archicortex enger sind als zum Eupalaeocortex. Vor allem JOHNSTON (1913) hat auf die engen entwicklungsgeschichtlichen, morphologischen und funktionellen Zusammenhänge des Septum mit dem Hippocampus (Archicortex) hingewiesen. Die Einbeziehung der Oberflächenstrukturen des Septum und des Diagonalen Bandes in den Palaeocortex ist insgesamt unbefriedigend, wurde jedoch beibehalten, um einer weiteren Aufspaltung der Grundgliederung entgegenzuwirken.

Wir haben schon darauf hingewiesen, daß die Einführung intermediärer Cortextypen nicht völlig über die Schwierigkeiten bei der Begrenzung der großen Cortexzonen hinweghilft, weil immer neue Grenzprobleme auftreten. Die Gliederung in Allocortex und Periallocortex erlaubt es uns aber, zumindest den *Allocortex primitivus* als einen Cortex zu definieren, der entweder weitgehend rudimentär oder aber schmal und sehr arm an klar unterscheidbaren Zellschichten ist[28]) und dessen Radiärfasern bis in die erste Schicht vordringen (supraradiär nach VOGT). Die übrigen Cortices (Periallo-, Proiso- und Isocortex) sind breiter, haben mehr unterscheidbare Zellschichten und sind (abgesehen von der supraradiären Regio entorhinalis) im Sinne VOGTS entweder infraradiär oder euradiär. Der *Periallocortex* ist stets dem Allocortex i. e. S. unmittelbar benachbart und hat nach SANIDES (1970) als gemeinsames Merkmal eine Verdichtung mittelgroßer polymorpher Zellen (Büschelzellen) an der Oberfläche der zellführenden Schichten. Diese Art der Zellverdichtung hat einen ganz anderen Charakter als die Lamina II des Isocortex, welche aus kleinen, meist pyramidenartigen Zellen aufgebaut ist. Im Golgi-Bild ist der Periallocortex nach SANIDES durch das Fehlen echter Sternzellen charakterisiert.

Ein weiterer und recht allgemein vorhandener Unterschied gegenüber Proiso- und Isocortex ist das Vorhandensein einer geschlossenen oberflächlichen Schicht markhaltiger Fasern[29]). Diese ist beschränkt auf das Gebiet des Allocortex primitivus und Periallocortex[30]) und kommt im Proisocortex und Isocortex nicht oder nur schwach ausgeprägt vor. Auch BROCKHAUS (1940 b) weist darauf hin, daß im Bereich der Insel die mesocorticalen Regionen (unser Peripalaeocortex) wesentlich faserreicher als die isocorticalen sind. Unter einer vielschichtigen Rinde mit deutlich ausgeprägter oberflächlicher Markschicht kann deswegen generell ein Periallocortex vermutet werden. Umgekehrt kann aber für eine Rinde ohne oberflächliche Markschicht ihre Zugehörigkeit zum Periallocortex nicht ausgeschlossen werden. Es gibt periallocorticale Gebiete ohne diese Zone bzw. mit nur sehr schwacher Ausprägung (z. B. große Teile der Regio entorhinalis[31]).

Weitere Merkmale des Periallocortex können sein: eine oder mehrere fast zellfreie Schichten (z. B. Lamina dissecans in der Regio entorhinalis); starke Verkörnelung der Außenschichten (Regio praesubicularis, retrosplenialis); sehr kurze

[28]) Dieser Definition stand bei den älteren Gliederungen die Einbeziehung des schichtenreichen Schizocortex ROSES (Regio entorhinalis und Nachbarfelder) entgegen.

[29]) Diese Besonderheit veranlaßte MEYNERT (1868a, b, 1872) zur Unterscheidung einer weißen und einer grauen Rinde (s. auch Fußnote 12, S. 14).

[30]) Im Allocortex primitivus wird dieser Belag von den Fasern des Tractus olfactorius lateralis gebildet, der Teile der Regio praepiriformis, Regio retrobulbaris, Regio periamygdalaris und des Tuberculum olfactorium bedeckt. Im Archicortex und im benachbarten Periarchicortex treten oberflächliche Markfasern besonders dicht im Subiculum, dem Cornu ammonis, der Regio praesubicularis und der Regio retrosplenialis hervor. — Axodendritische Synapsen in der Molekularschicht sind nach SANIDES (1972) typisch für den primitiven Allocortex und für den Periallocortex.

[31]) In der Phylogenese scheint in diesen Gebieten der Reichtum an solchen oberflächlichen Markfasern eher zuzunehmen. Wir fanden sie beim Menschen am besten ausgeprägt, auch in der Regio entorhinalis, wo sie bei niederen Säugern nur schwer dargestellt werden können.

radiäre Markfasern und/oder fast fehlende Schichtung (Regio cingularis periarchicorticalis, Area subgenualis). Stark vereinfacht kann man den Periallocortex als jene Rinde definieren, die dem Allocortex benachbart ist, unter der Zonalschicht eine dichte Schicht von Büschelzellen hat und von dem von BRODMANN und VOGT herausgearbeiteten Grundtypus des Isocortex deutlich verschieden ist. Der Proisocortex hingegen klingt stark an den isocorticalen Grundtypus an.

Unsere aus der Synthese der Ergebnisse vieler Autoren resultierende Grundgliederung des Allocortex basiert fast ausschließlich auf *cyto-* und *myeloarchitektonischen* Untersuchungen[32]) und es bleibt noch zu prüfen, ob es weitere Metho-

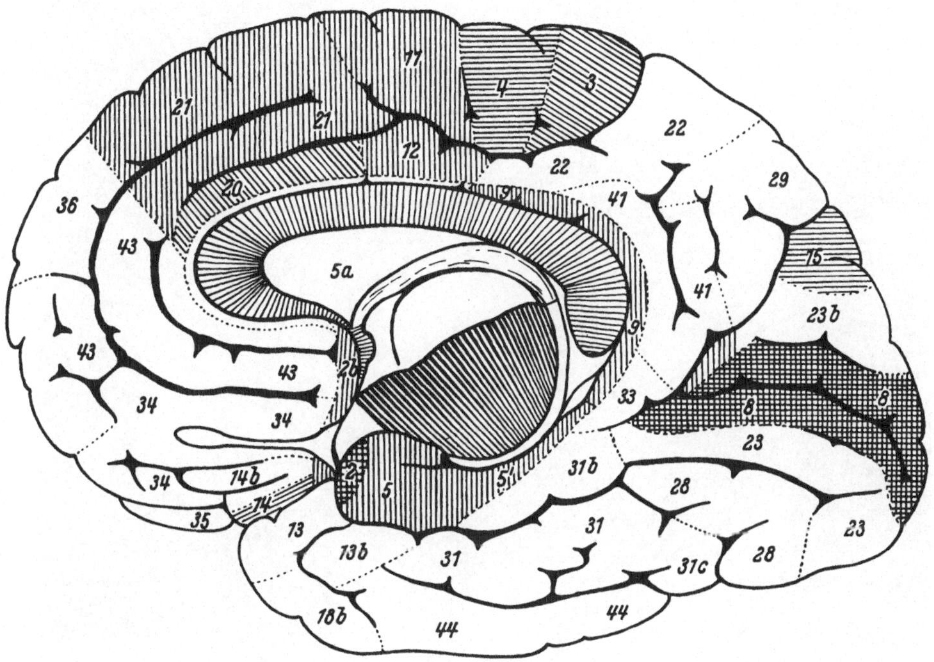

Abb. 17. Myelogenetische Gliederung des Cortex nach FLECHSIG (aus M. ROSE, 1935). Medialansicht. „Primordiärgebiete" schraffiert. Die Zahlenfolge gibt die Reihenfolge der Markreifung an

den gibt, die hierzu wesentliche Beiträge liefern können. Vom *myelogenetischen* Einteilungsprinzip (Abb. 17) sagt VOGT (1903, 1906) mit Recht, daß es an Feinheit und Schärfe hinter dem myeloarchitektonischen zurückbleibt. Die Markumhüllung findet nach VOGT nicht, wie FLECHSIG annahm, streng felderweise statt, sondern dehnt sich von einigen Zentren allmählich nach allen Seiten hin aus. Aber auch bei Anerkennung dieser Einschränkung (die Schärfe der Gliederung betreffend) könnte die zeitlich verschiedene Markreifung, auf die SPATZ (1962, 1966) als das „Prinzip der Heterochronie der Teile" immer wieder hingewiesen hat, für die Grundgliederung des Cortex von wesentlicher Bedeutung sein. Die Erwartung,

[32]) BRAAK (1972a, b) hat neuerdings mit gutem Erfolg eine *Pigmentarchitektonik* eingeführt (Darstellung der Neurolipofuscine), die in Details der Cytoarchitektonik überlegen ist (s. auch 8.11.1.1.).

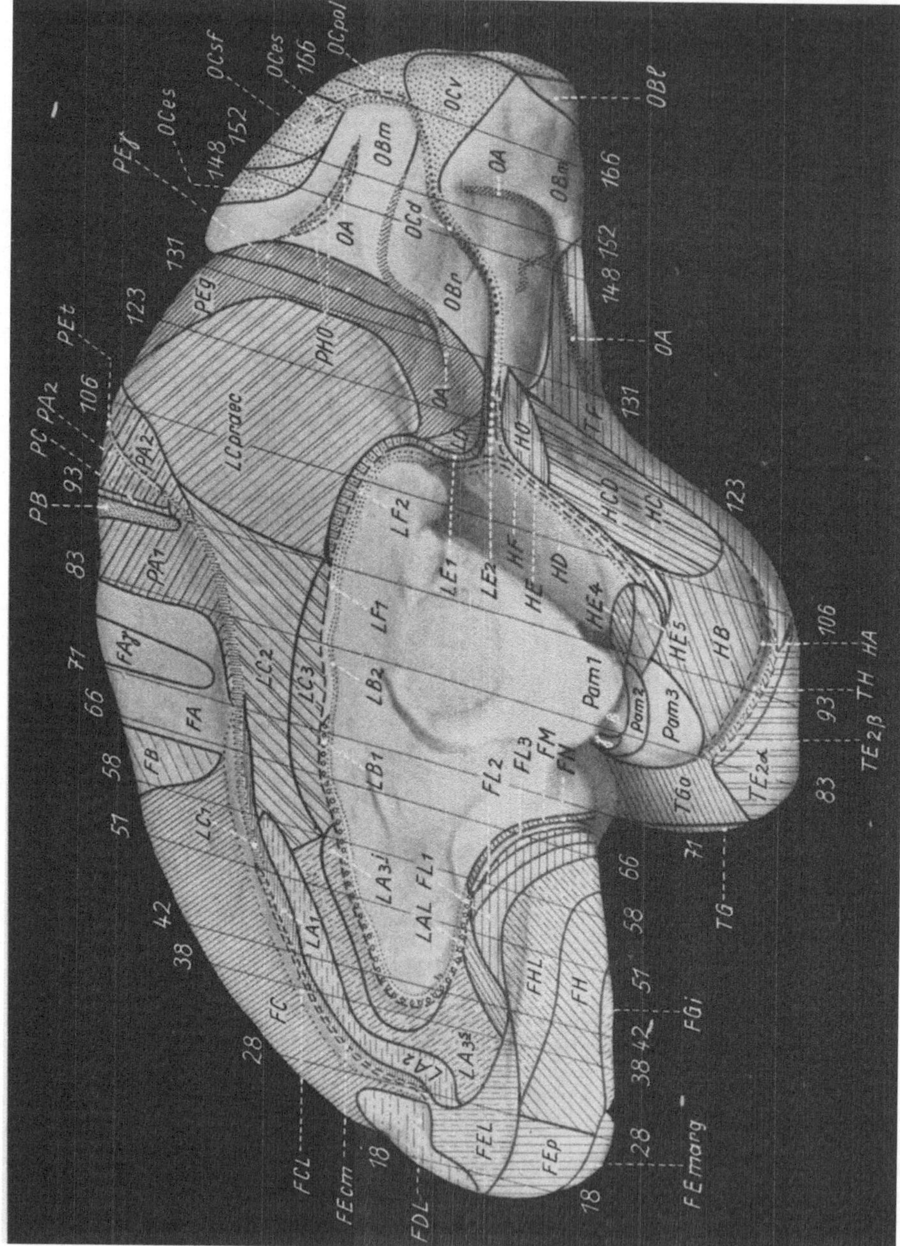

Abb. 18—19. Angioarchitektonische Gliederung des Cortex bei *Macaca* nach PFEIFER (1940). Abb. 18: Medialansicht

daß zuerst die primitive Rinde des Allocortex, dann der Periallocortex und zuletzt der Proiso- und Isocortex markreif würden, bestätigt sich in dieser Eindeutigkeit indes nicht. Große Gebiete des Isocortex, vor allem der vorderen und hinteren Zentralwindung werden deutlich vor dem periallocorticalen, ja selbst vor manchen allocorticalen Gebieten markreif. Ein Blick auf die Hirnkarte von FLECHSIG

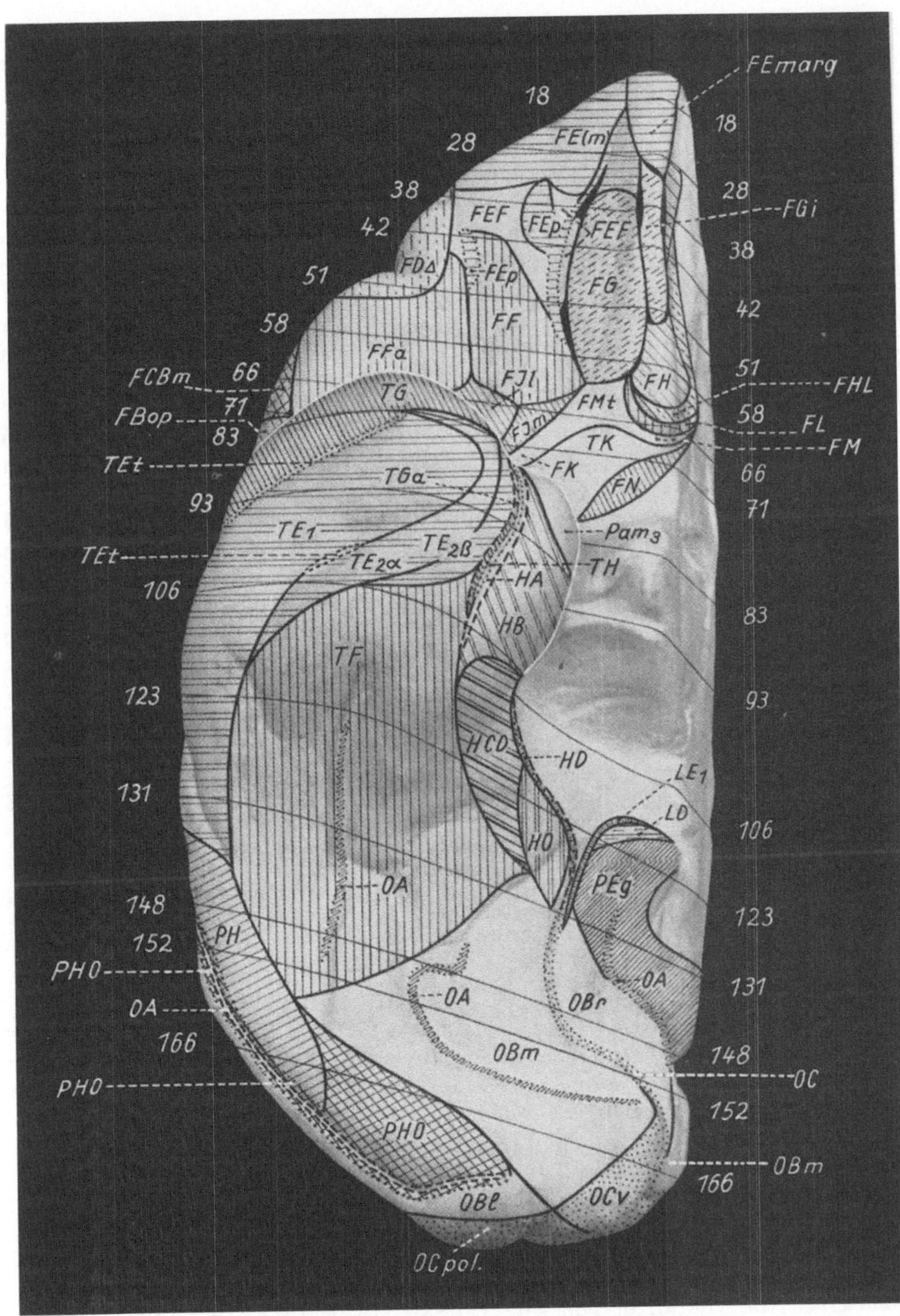

Abb. 19: Ventralansicht

(1920), in der die Zahlenfolge die Reihenfolge der Markreifung angibt, veranschaulicht dies (Abb. 17). Die zeitlich verschiedene Markreifung gibt somit keine eindeutigen Anhaltspunkte für die architektonische Grundgliederung des Cortex.

Die gleiche Einschränkung ist für die *Cytodendrogenese* von CRINIS (1932 a, b) zu erwarten. Nach den Aussagen dieses Autors ergeben sich für den Isocortex gewisse Übereinstimmungen mit den Ergebnissen FLECHSIGS. Untersuchungen über den Allo- und Periallocortex liegen offenbar nicht vor.

Neben der Cyto- und Myeloarchitektonik haben wir aber in der *Angioarchitektonik* eine Methode, die nach den Angaben PFEIFERS (1930, 1940) in einigen Gebieten eine noch klarere Untergliederung des Cortex ermöglicht, als die vorstehenden Methoden. Leider wird diese technisch etwas schwierige Methode nur wenig angewandt, und nur PFEIFER, der als ihr eigentlicher Begründer zu gelten hat, hat sie zur Gliederung des Cortex herangezogen (Abb. 18 u. 19). In den Ausführungen PFEIFERS finden sich mannigfache Hinweise auf Übergangsgebiete zwischen Allo- und Isocortex, aber PFEIFER hat diese nicht zu Gürtelzonen, im Sinne des Mesocortex, Periallo- oder Proisocortex zusammengefaßt. Er hat sich offenbar noch nicht von der üblichen Zweiteilung nach VOGT und ECONOMO u. KOSKINAS lösen können. Man kann ,,von einigen Rinden mit Sicherheit sagen, daß sie allokortisch sind, von anderen ebenso sicher, daß sie isokortisch sind, aber ein Rest bleibt doch zweifelhaft" (1940, S. 164). Bei diesem Rest handelt es sich wahrscheinlich zu einem erheblichen Teil um jene Gebiete, die wir im Mesocortex zusammengefaßt haben. Mit Sicherheit gilt dies von der Regio retrosplenialis, deren Ähnlichkeit mit allocorticalen Rindengebieten PFEIFER besonders hervorgehoben hat.

Die angioarchitektonischen Eigenheiten der „heterotypischen" Gebiete werden von PFEIFER (1940, S. 163/164) wie folgt zusammengefaßt: „Sicher allokortische Rinden, zweifelhaft allokortische Rinden oder isokortische Rinden in unmittelbarer Nachbarschaft des Allocortex zeigen Abweichungen von der isokortischen Gefäßstruktur, die anderswo nicht vorkommen. Die Dichte der Durchblutung bietet keinen durchgreifenden Unterschied." „Weiten sich aber die allokortischen Gefäßstrukturen zu einem wenn auch defekten Rindenband aus, dann sind sie immer lichter im Vergleich zu benachbarten isokortischen Rinden." Die Gefäße des Allokortex sind mehr ungeordnet; sie liegen „wild und sperrig durcheinander. Das hat seine Ursache einmal darin, daß schon die von der Pia aus eintretenden Gefäße nicht den streng radiären Verlauf wie im Isokortex innehalten." „Zum anderen hat der Allokortex als Defektrinde mit mangelnder Schichtung eine gewisse Regellosigkeit des Verzweigungswinkels der Gefäße zur Folge ...".

LAZORTHES u. AMARAL-GOMES (1961) geben für den Archicortex feine, lange parallele und gleichförmige Arterien an, die einen sehr einfachen Typus der Vascularisation darstellen. Die Arterien des (Eu- ?)Palaeocortex verzweigen sich kelch- oder leuchterförmig in zwei Etagen, die des Isocortex mit kurzen, mittellangen und langen Gefäßen in drei Etagen. Ein Teil dieser angioarchitektonischen Merkmale kann möglicherweise zur Präzisierung der Übergangszonen beitragen. Systematische Untersuchungen stehen aber noch aus.

Im Zusammenhang mit der Angioarchitektonik sei auf eine weitere Gefäßmethode hingewiesen, mit deren Hilfe eine Unterteilung der Hirnrinde versucht worden ist. Es handelt sich um die Registrierung der *Versorgungsgebiete feinerer Hirnarterien*, die vor allem von SHELLSHEAR (1920, 1927, 1931, 1933), ABBIE (1933 a, b, 1934) und SCHEPERS (1948) durchgeführt wurde. Nach SHELLSHEAR

Abb. 20—21. Versorgungsgebiete feinerer Arterien in der Hirnrinde nach RUBINO (1933). Abb. 20: Medialansicht; Abb. 21: Ventralansicht

25
26
27
28
29
24
30
34
23
35
1
31
32
33

Abb. 20

23
23
20
19
19
20
22
22
18
1
1
2
21
31
32
2
33
32
33

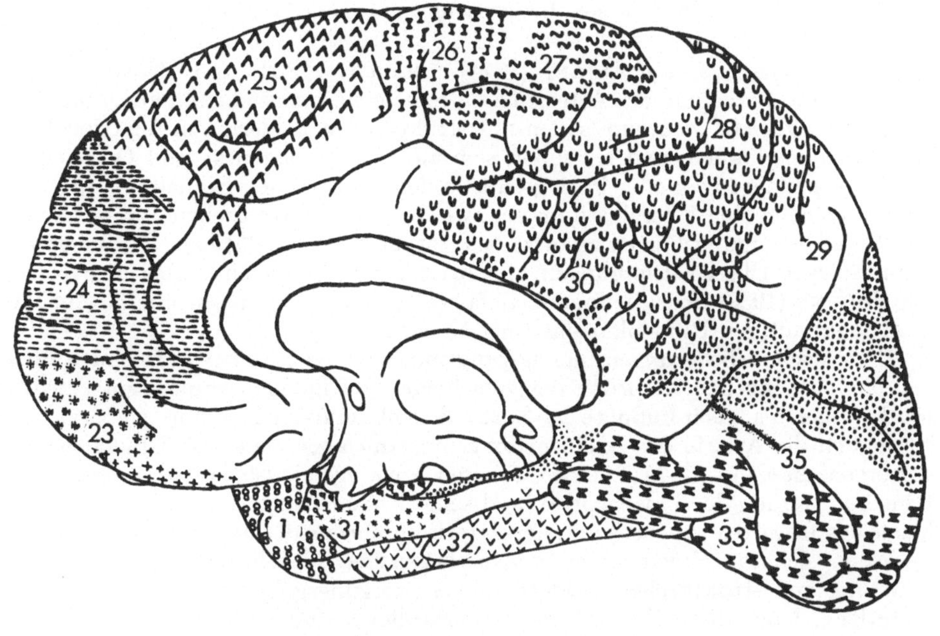

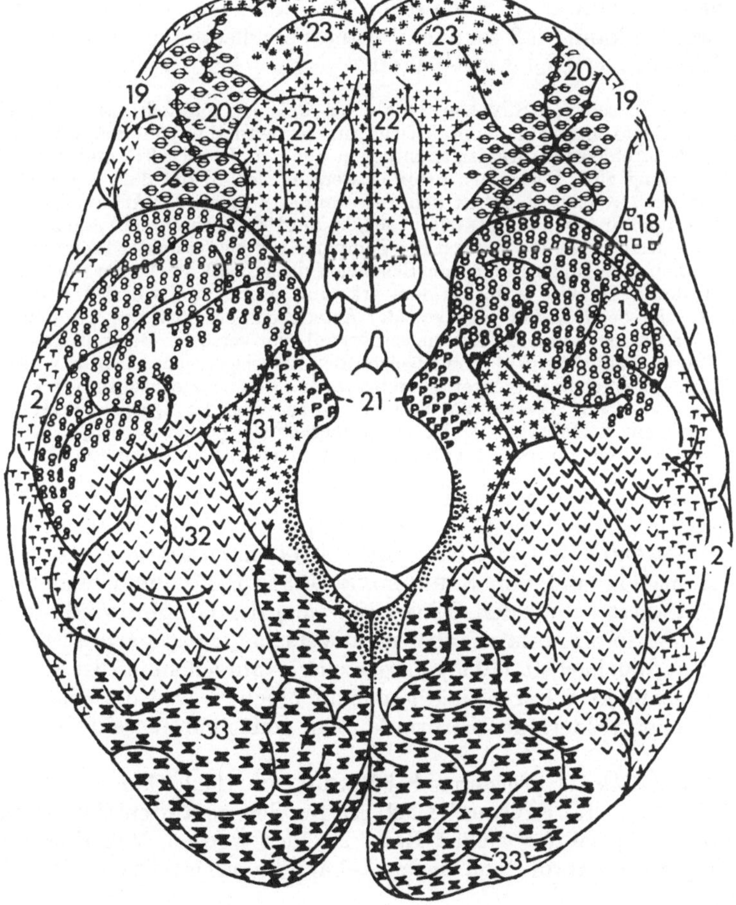

Abb. 21

(1929), der sich u. a. auf DURET (1874), CHARCOT (1883) und HILTON (1880) deruft, ist die Beziehung der Arterien zu ihren Versorgungsgebieten konstant. Die Versorgungsgebiete wiederum sollen mit strukturellen Feldern von funktionellem Wert übereinstimmen, und sie sollen sich auch in Phylogenese und Ontogenese ben Größenänderungen oder Verlagerungen der strukturellen Einheiten anpassen. Es ist demnach eine Übereinstimmung zwischen architektonischen Rindenkarten und Gefäßversorgungskarten zu erwarten. SHELLSHEAR (1933) hat auf eine ganze Reihe solcher Übereinstimmungen hingewiesen und vergleicht dabei eine Karte von RUBINO (1933) über die feinere Gefäßverteilung in der Hirnrinde (s. Abb. 20 u. 21) u. a. mit den Rindenkarten von BRODMANN.

Über solche Gliederungen hinaus kann nun nach SHELLSHEAR aber auch über den phylogenetischen Ursprung der verschiedenen Rindenabschnitte entschieden werden (hierzu s. auch Fußnote 21, S. 22). So soll die Arteria cerebri posterior ursprünglich die Arterie des Archicortex sein, dann aber auch alle Rindengebiete versorgen, die sich vom Archicortex ableiten, vorwiegend also den Periarchicortex. Hingegen werden der Palaeocortex und seine Abkömmlinge (hierzu soll auch die Masse des Isocortex gehören) von der Arteria cerebri media und anterior versorgt.

Wenn sich die Erwartungen von SHELLSHEAR hinsichtlich der engen Verknüpfung von strukturellen Feldern und Versorgungsgebieten feinerer Arterien bestätigen, kann diese Methode noch wertvolle Beiträge für eine „natürliche“ Grundgliederung des Cortex geben, wie wir sie als Synthese aus phylogenetischen, ontogenetischen und rein architektonischen Ergebnissen anstreben. Ob sie indes so verfeinert werden kann, daß sie auch für die Feingliederung des Cortex herangezogen werden kann, erscheint zweifelhaft.

Wenden wir die Thesen von SHELLSHEAR auf ein Beispiel, nämlich auf die umstrittene Zugehörigkeit der Regio entorhinalis praktisch an, so wird die von uns vorgenommene Zuordnung zum Periarchicortex bestätigt, entgegen der von LOO (1931) und ABBIE (1940) postulierten Zuordnung zum Peripalaeocortex. Es ergibt sich in der Tat eine erstaunliche Übereinstimmung der Grenzen zwischen den Versorgungsgebieten der Arteria cerebri media und posterior (den Ausführungen von BEEVOR 1907/08 und 1909 entnommen) und zwischen Palaeocortex und Periarchicortex im Bereich des Temporallappens (caudaler Lobus piriformis).

Es gibt aber auch eine ganze Reihe von Beispielen dafür, daß die Versorgung homologer Gebiete wechseln kann. So wird z. B. ein dem prä- und supracommissuralen Hippocampus entsprechendes Gebiet bei *Echidna* noch von der Arteria cerebri posterior, bei den höheren Säugern mit Balken hingegen von der Arteria cerebri anterior versorgt. Der Bulbus olfactorius wird bei den höheren Primaten ganz von Zweigen der Arteria cerebri anterior versorgt, bei den niederen auch von solchen der Arteria cerebri media. Solche Wechsel in der Versorgung sind nach ABBIE (1934) auf das Prinzip von der Anpassung der Quelle zurückzuführen, welches besagt, daß ein Verteilerkanal, der von seiner Quelle getrennt wird, sein Blut von einer näheren Quelle durch Vergrößerung bestehender Anastomosen bekommt.

Weitere Methoden, die theoretisch für die Untergliederung des Cortex herangezogen werden könnten, sind die Glia-, Fibrillo- und Chemoarchitektonik.

Die *Gliaarchitektonik* ist von ACHUCARRO (1914; nach SCHROEDER, 1935) für die Ammonsformation und von SCHROEDER (1931, 1935) umfassender für die Großhirnrinde dargestellt worden. Eine *Gliederung* der Großhirnrinde mit Hilfe dieser Methode hat SCHROEDER offenbar nicht versucht, sonst hätte er sie zweifellos in seiner Handbucharbeit (1935) dargestellt. Wahrscheinlich ist eine solche Gliederung in detaillierter Form auch gar nicht möglich, weil die Gliaverteilung in den verschiedenen Feldern der Hirnrinde nicht genügend charakteristisch bzw. spezifisch ist.

Die *Fibrilloarchitektonik* (Terminus bei BRODMANN, 1909; C. u. O. VOGT, 1928; M. ROSE, 1935; W. u. K. KIRSCHE, 1962) ist für den gesamten Cortex nur von VAZ FERREIRA (1951) bei der weißen Ratte studiert worden. VAZ FERREIRA beschränkt sich jedoch darauf, von schon bekannten architektonischen Feldern

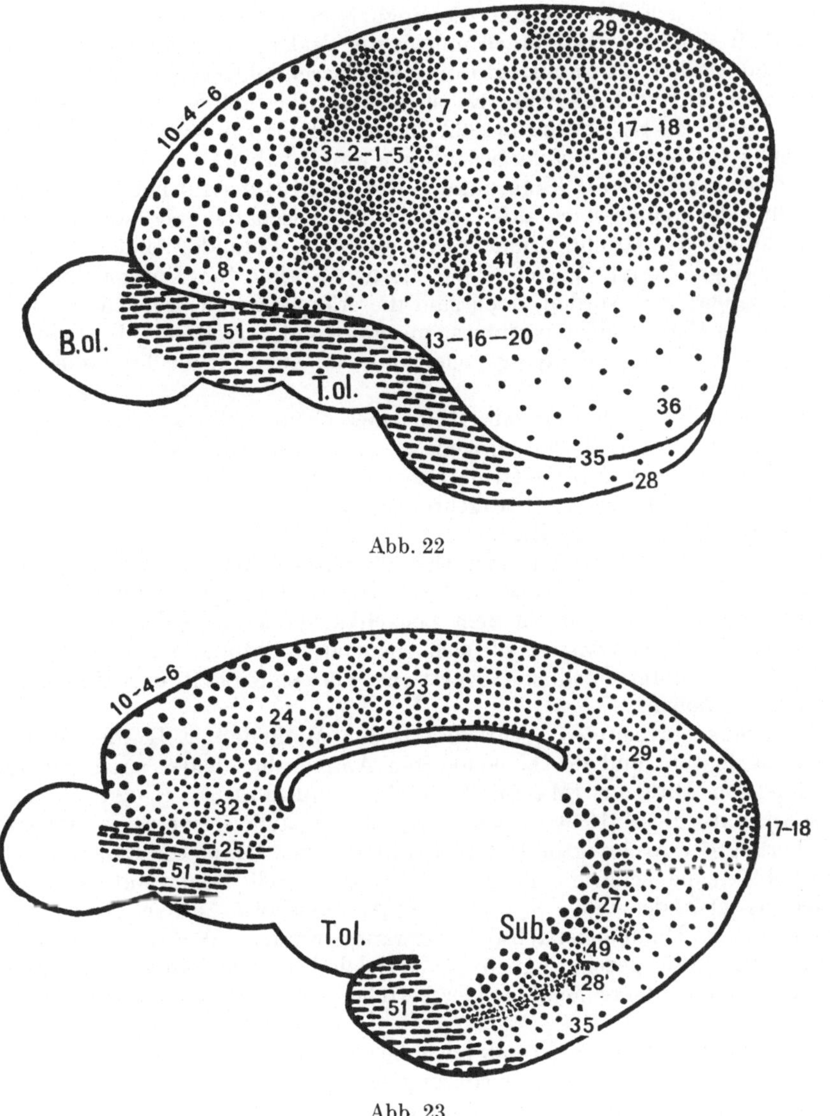

Abb. 22—23. Karte der histochemischen Verteilung der Succinat-Dehydrogenase-Aktivität in der Hirnrinde beim Meerschweinchen nach FRIEDE (1960a). Abb. 22: Lateralansicht; Abb. 23: Medialansicht

fibrilloarchitektonische Charakteristika herauszuarbeiten und gibt keine Rindenkarte. Der Autor teilt offenbar die Bedenken von ISENSCHMID (1911), den er folgendermaßen zitiert: „Auch die Fibrillenfärbungsmethoden nach CAJAL und nach BIELSCHOWSKY können in ihrem vollen Wert erst dann zur Geltung kommen, wenn die regionären Unterschiede im Bau der Rinde ermittelt sind. Die Fibrillenmethoden selbst eignen sich zu der Feststellung dieser Unterschiede zunächst nur wenig, weil sie nicht ganz konstante Ergebnisse liefern."

Wir glauben jedoch nicht, daß die Möglichkeiten der Methode wirklich schon ausgeschöpft sind, denn es können mit ihr die Feldergrenzen teilweise klarer hervorgehoben werden, als es mit cyto- und myeloarchitektonischen Methoden möglich ist (auch Blackstad, 1956). Es ist deswegen besonders zu begrüßen, daß in neuerer Zeit W. u. K. Kirsche (1962) diese Methode zur Untersuchung isocorticaler Felder bei *Macaca mulatta* erneut angewandt haben.

Die *Chemoarchitektonik* (Scharrer u. Sinden, 1949) steht noch in den Anfängen, stellt jedoch einen stark aufstrebenden Wissenschaftszweig dar, der auch für die Gliederung der Großhirnrinde nicht nur neue Befunde, sondern auch neue Aspekte bringen kann. Verschiedene Methoden sind für Untersuchungen am Cortex herangezogen worden, doch sind die erkennbaren Unterschiede zwischen verschiedenen Cortexgebieten zumeist unscharf und verwaschen. Dies gilt sowohl für die Trennung der Schichten gegeneinander als auch für die Trennung benachbarter Felder.

Eine corticale Gliederung mit Hilfe einer chemoarchitektonischen Methode (Darstellung der Succinat-Dehydrogenase) wurde von Friede (1960 a) am Meerschweinchen versucht. Auf die Grundgliederung des Cortex, wie sie sich aus cyto- und myeloarchitektonischen Strukturunterschieden darstellt, gibt seine Hirnkarte (Abb. 22 u. 23) keine Hinweise. So hebt sich z. B. die periarchicorticale entorhinale Rinde in ihrer Succinat-Dehydrogenase-Aktivität von den besonders gut charakterisierten, ebenfalls periarchicorticalen prä- und parasubikulären Rinden sehr deutlich ab, während sie dem benachbarten isocorticalen Feld 36 stark ähnelt. Es bleibt abzuwarten, ob sich chemoarchitektonische Methoden finden lassen, die die unterschiedliche genetische Verwandtschaft der Rindengebiete stärker hervorheben.

Die bereits erarbeiteten, sehr spezifischen Methoden, z. B. die Rotfärbung der Fascia dentata und des benachbarten Ammonshornfeldes nach intravitaler Injektion von Dithizon (Maske, 1955; Fleischhauer u. Horstmann, 1957; Fleischhauer, 1958, 1959; Timm, 1958; u. a.), stellen eine ganz wesentliche Bereicherung der Architektonik dar, denn mit ihnen kann, wie Ortmann (1961) hervorhebt, „eine scharfe Trennung von strukturell wenig unterschiedlichen Arealen, wie etwa der Felder h_2 und h_3 des Ammonshorns“ erreicht werden. Auch können sie als Homologienachweis verwandt werden. Wie Fleischhauer u. Horstmann (1957) gezeigt haben, färben sich bei allen Säugetieren homologe Strukturen ganz entsprechend. Leider bestehen solche Methoden bisher erst vereinzelt.

Weder die Fibrilloarchitektonik noch die Chemoarchitektonik vermögen bisher Anhaltspunkte für eine Grundgliederung des Cortex zu geben, was nicht ausschließt, daß diese Methoden künftig dazu durchaus noch in der Lage sein können. Schon jetzt sind sie für die Charakterisierung einzelner Felder von großem Wert. Im mikroskopischen Teil werden die mit diesen Methoden gewonnenen Ergebnisse angemessen berücksichtigt werden.

3. Makromorphologie der Oberflächenstrukturen

Bevor wir auf die phylogenetische und ontogenetische Entwicklung des Allocortex und seiner Teilgebiete eingehen, soll zunächst präzisiert werden, welche Oberflächenstrukturen des Endhirns Rindengebiete des Allocortex beherbergen, und inwieweit diese Gebiete durch makromorphologische Markierungen (Furchen, Windungen, Erhebungen usw.) klar gekennzeichnet sind. Spätere Kapitel bauen auf dieser Kenntnis auf.

Die Gebiete des Allocortex, die sich durch oberflächliche Markierungen eindeutig als solche kennzeichnen und auch begrenzen lassen, sind nicht zahlreich. Hierher gehören u. a. der Bulbus olfactorius und mit Einschränkung auch der Lobus piriformis, der vor allem bei den niederen Säugern klar begrenzt ist, bei den höheren Primaten und beim Menschen hingegen nur noch abschnittsweise. Der Lobus piriformis enthält jedoch ganz verschiedene Strukturgebiete des Allocortex (Palaeocortex, Periarchicortex und Randgebiete des Archicortex), die sich makroskopisch nicht voneinander trennen lassen. Die Entscheidung über die äußeren Grenzen der allocorticalen Oberflächen und über die gegenseitigen Grenzen der verschiedenen Strukturgebiete läßt sich häufig nur nach eingehender mikroskopisch-architektonischer Untersuchung treffen. Den folgenden Beschreibungen und Abbildungen (Abb. 24—30) liegen Oberflächenrekonstruktionen zugrunde, die anhand mikroskopischer Schnittserien hergestellt wurden.

Die Makromorphologie der Oberfläche des Allocortex hat bei den höheren Primaten und beim Menschen durch die starke Rückbildung der olfactorischen Zentren und durch erhebliche Verlagerungen im Bereich des Temporallappens sehr an Übersichtlichkeit verloren. Wir nehmen deswegen eine kurze Darstellung der Gebiete des Allocortex bei einigen makrosmatischen Säugern vorweg, und zwar beim primitiven Igel *(Erinaceus europaeus)* und beim Demidoff-Galago *(Galago demidovii)*, einem Halbaffen mittlerer Differenzierungshöhe, bevor wir zu den höheren Primaten, vertreten durch eine Meerkatze *(Cercopithecus ascanius)* und schließlich zum Menschen übergehen. Um den Beitrag vergleichend-anatomisch nicht zu stark zu belasten, beschränken wir uns auf diese wenigen, für ihren Typus repräsentativen Arten[33]). Wir haben die Auswahl so getroffen, daß später daran auch die phylogenetische Entwicklung der allocorticalen Regionen demonstriert werden kann.

Einen Überblick über die Oberflächenstrukturen des Allocortex bei den niederen Säugern einerseits und den höheren Primaten und Menschen andererseits vermittelt die folgende Zusammenstellung.

---

[33]) Breitere vergleichende Darstellungen über Insectivoren- und Halbaffengehirne finden sich u. a. bei SMITH (1903b), CLARK (1932), STEPHAN (1956a) und STEPHAN u. SPATZ (1962).

Oberflächenstrukturen des Allocortex

Bei Säugern niederer und mittlerer Differenzierungshöhe	Bei höheren Primaten und beim Menschen
1. Bulbus olfactorius mit Bulbus accessorius	1. dto.
2. Pedunculus olfactorius	2. dto.
3. Tuberculum olfactorium	3. dto. (3.–4.: Substantia perforata anterior)
4. Diagonales Band BROCAS (Gyrus diagonalis)	4. dto. (4.–5.: Corpus paraterminale)
5. Septum (teilweise)	5. dto.
6.—7. Lobus piriformis darin enthalten: Gyrus intermedius Gyrus lunaris (Homologon zu Gyrus semilunaris)	6. Gyrus olfactorius lateralis mit Gyrus semilunaris 7. Gyrus parahippocampalis mit Gyrus ambiens
8. Teile des Gyrus cinguli (balkennahe Abschnitte in wechselnder Breite)	8. dto. + Gebiet des Isthmus gyri cinguli + Area subcallosa
9. Hippocampus retrocommissuralis mit a) Tuberculum hippocampi	9. dto. mit a) Uncus
10. Hippocampus supracommissuralis (Indusium griseum + Striae longitudinales; kann als Gyrus supracallosus hervortreten)	10. dto.
11. Hippocampus praecommissuralis (Gyrus olfactorius medialis, oberer Abschnitt als Gyrus geniculi; meist makroskopisch nicht scharf umrissen)	11. dto.
12. Teile der Insel (dem vorderen Lobus piriformis benachbarte Abschnitte)	12. dto. (dem Gyrus olfactorius lateralis und dem vorderen Gyrus parahippocampalis benachbarte Abschnitte)

3, 4 und 5 = parolfactorische Region (BECCARI).

Die unter 2—6 aufgeführten Gebiete beherbergen den Palaeocortex, 7—8 den Periarchicortex, 9—11 den Archicortex und 12 den Peripalaeocortex. Gebiete mit gleichen Ziffern und Buchstaben sind homolog.

Die meisten der verwendeten Termini sind in einem besonderen Abschnitt (s. Definitionen) näher erläutert worden.

3.1. Igel *(Erinaceus europaeus)* (Abb. 24—26)

Der den Lobus piriformis begrenzende *Sulcus rhinalis* tritt in der Seitenansicht (Abb. 24) deutlich hervor. Er verläuft etwas oberhalb der Mitte horizontal und biegt caudal nach oben, um kurz vor dem caudalen Hemisphärenrand zu verflachen. Im vorderen Abschnitt dieses Sulcus werden dessen Wände fast ganz von der Rinde des Peripalaeocortex (mesocorticale Insel, hellgelb) eingenommen. Dorsal vom Sulcus tritt diese Rinde frei an die Oberfläche. Sie reicht nach vorn bis zum Frontalpol, nach caudal bis etwas über die halbe Hemisphärenlänge hinaus. Über die Breite des peripalaeocorticalen Bandes besteht bei den verschiedenen Autoren keine Übereinstimmung. Am größten wird sie bei ROSE (1929a) angegeben, bei dem diese Rinde auch den ganzen Frontalpol einnimmt. Bei BRODMANN (1909) ist sie frontal mehr auf die ventralen Abschnitte begrenzt und bei FLORES (1911) ist das Gebiet noch mehr eingeschränkt, und zwar auf einen schmalen Streifen über dem Sulcus rhinalis, der den Frontalpol nicht erreicht. Bezüglich der Ausdehnung nach caudal hin herrscht hingegen Übereinstimmung. Eine makroskopisch erkennbare dorsale Grenze des Peripalaeocortex gibt es nicht.

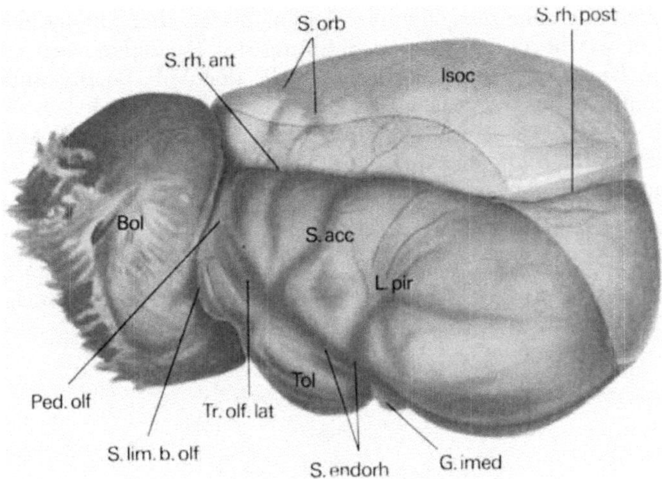

Abb. 24. Lateralansicht

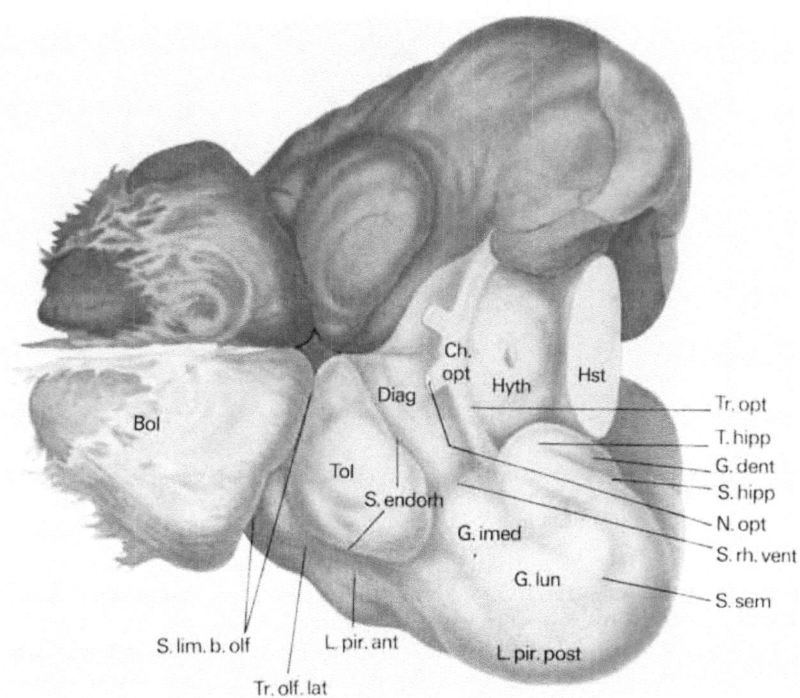

Abb. 25. Ventralansicht

Abb. 24—31. Endhirne von Igel, Galago, Meerkatze und Mensch mit der Ausbreitung der corticalen Haupttypen. Gelb = Allocortex bulbi olfactorii und Palaeocortex, blau = Archicortex, hellgelb = Peripalaeocortex, hellblau = Periarchicortex. Hellblau gestreift = balkenferne Abschnitte der Regio infraradiata, die wegen ihrer starken Anklänge an den Isocortex dem Proisocortex zugerechnet werden. Abkürzungen s. Seite 4

Abb. 24—26. Endhirn des Igels *(Erinaceus europaeus)*

Bei ROSE reicht die sehr ausgedehnte Region bis an den Sulcus orbitalis hinan, doch tendieren wir bezüglich der Ausdehnung des Peripalaeocortex mehr zu der intermediären BRODMANNschen Auffassung, die der Abb. 24 zugrunde liegt.

Die Birnenform des ventral vom Sulcus rhinalis liegenden *Lobus piriformis* umfaßt nach G. E. SMITH (1895a, 1901) nicht nur den kugelförmigen caudalen Abschnitt, wie vielfach angenommen wird, sondern auch den schmaleren rostralen (s. Def. Lobus piriformis).

Der so häufig gebrauchte Ausdruck „*piriforme Rinde*" ist in keinem Fall, weder bei der weiteren, noch bei der engeren Umgrenzung des Lobus piriformis eindeutig und sollte deswegen ganz vermieden werden. Zur „piriformen Rinde" gehören: 1. die vorwiegend rostral liegende Regio praepiriformis[34]), die aber weit auf den caudalen, kugelförmigen Abschnitt des Lobus

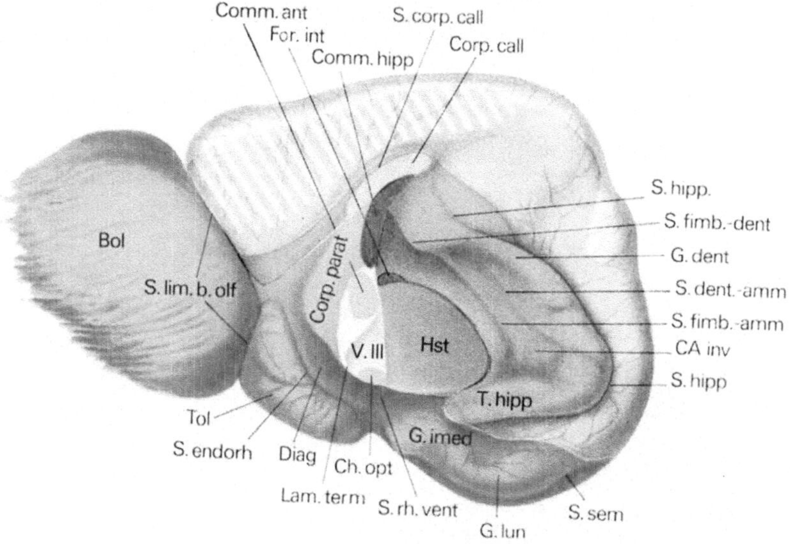

Abb. 26. Medialansicht

piriformis übergreift, 2. die caudomedial gelegene Regio periamygdalaris und 3. die caudal gelegene Regio entorhinalis. Während 1 und 2 dem Palaeocortex zugehören, gehört die Entorhinalis zu einem morphologisch und funktionell ganz anderen Typus, dem Periarchicortex.

Der Lobus piriformis enthält in seinem vorderen Abschnitt 2—4 seichte akzessorische Furchen, die meist vom Sulcus rhinalis ausgehend nach ventral laufen und teilweise bis zum Tractus olfactorius lateralis reichen. Vorn geht der Lobus piriformis ohne scharfe Grenze in den *Pedunculus olfactorius* über. Der *Bulbus olfactorius* ist beim Igel groß, breit und knollig. Der Pedunculus ist sehr dick und kurz und wird fast in seiner ganzen Ausdehnung vom Tractus olfactorius lateralis bedeckt. Letzterer konzentriert sich ventrolateral und zieht dann an der Grenze zwischen Lobus piriformis und *Tuberculum olfactorium* nach caudal.

[34]) Die Bezeichnung Regio praepiriformis ist nicht ganz zutreffend, weil die so bezeichnete Rinde nicht *vor*, sondern *auf* dem Lobus piriformis liegt. Wir werden den Ausdruck trotz dieses Mangels beibehalten. Die häufig geübte Schreibweise praep*y*riformis ist unrichtig, da mit dem Namen zweifellos auf die Birnenform hingewiesen werden soll (auch WALDEYER, 1898).

Dabei bedeckt er von jeder dieser beiden Strukturen die Grenzgebiete, überwiegend die präpiriforme Rinde. Oberflächlich ist die Grenze zwischen dem Tractus olfactorius lateralis und dem Tuberculum olfactorium durch den flachen *Sulcus endorhinalis* markiert. Dieser Sulcus ist beim Igel um das ganze Tuberculum olfactorium herum mehr oder weniger deutlich ausgeprägt. Das Tuberculum olfactorium springt deutlich hervor. Hinter ihm liegt ein kleiner Höcker, zu dem der Tractus olfactorius lateralis hinzieht, und der den Nucleus tractus olfactorii lateralis beherbergt. Dieser Höcker, von RETZIUS (1898a) als *Gyrus olfactorius intermedius* bezeichnet, gehört architektonisch zur periamygdalären Rinde. Das übrige periamygdaläre Gebiet schließt sich caudal an. Es wird nach lateral teilweise durch eine flache Senke, die von RETZIUS (1896, 1898a) als *Sulcus semiannularis* bezeichnet wird, gegen den übrigen Lobus piriformis begrenzt (Abb. 25), doch greifen vor allem caudolateral die periamygdalären Gebiete oft über diesen Sulcus hinüber. Die durch den Sulcus semiannularis begrenzte leichte Erhebung wird von RETZIUS (1898a) als *Gyrus lunaris* bezeichnet. Beide Gyri, intermedius und lunaris, sind Teile des Lobus piriformis.

Der caudalste Abschnitt des Lobus piriformis wird von Gebieten des Periarchicortex, hauptsächlich von der Regio entorhinalis, eingenommen. Ihre Grenze gegen die periamygdalären Gebiete des Gyrus lunaris kann durch den sehr schwachen Sulcus semiannularis (s.o.) markiert sein; gegen die präpiriforme Rinde ist keinerlei makroskopisch erkennbare Grenze vorhanden.

Medial vom Gyrus lunaris schließt sich an der Hirnbasis (Abb. 25) eine schmale, nach medial vorspringende Zunge an, die von G. E. SMITH (1898) treffend als *Tuberculum hippocampi* bezeichnet wurde. Sie enthält lateral Rindenteile des Ammonshorns und medial solche der Fascia dentata, die voneinander durch den hier flach auslaufenden *Sulcus hippocampi* getrennt sind. Diese wichtige und im übrigen stets deutliche Furche ist in ihrer ganzen Ausdehnung auf der Medialansicht (Abb. 26) zu erkennen. Sie verläuft in einem weiten Bogen zuerst nach caudal, dann nach lateral und schließlich nach dorsal und endet unterhalb des caudalen Balkens, ohne diesen ganz zu erreichen. In ihrem ganzen Verlauf bildet sie die oberflächliche caudale Grenze der Fascia dentata. Letztere tritt beim Igel als breiter, mehr oder weniger deutlicher Wulst hervor *(Gyrus dentatus)*, der den größten Abschnitt des frei liegenden Archicortex ausmacht. In seinem dorsalen, unterhalb des Balkens bis an das Septum heranreichenden Ausläufer ist dieser Wulst von der Fimbria durch eine deutliche Furche, den *Sulcus fimbrio-dentatus*, getrennt. Mehr ventral schiebt sich zwischen Fimbria und Gyrus dentatus ein an die Oberfläche vortretender Abschnitt des Ammonshorns. Das bemerkenswerte an dieser Rinde ist, daß sie mit ihrer tiefsten Schicht, dem Alveus, frei an der Oberfläche liegt. Sie wurde deswegen von G. E. SMITH (1898) Hippocampus inversus genannt. Wir bezeichnen sie als Cornu ammonis inversum[35]), da sie sich stets auf das Ammonshorn beschränkt. Der Sulcus fimbrio-dentatus wird durch das Cornu ammonis inversum in zwei Äste gespalten. Diese begrenzen das inverse Ammonshorn nach beiden Seiten und wir nennen sie *Sulcus fimbrio-ammonis* (fimbrio-dentatus secondaire bei GASTAUT u. LAMMERS, 1961) und *Sulcus dentato-ammonis* (Sulcus fimbrio-dentatus première bei GASTAUT u. LAMMERS).

Auf der äußeren Seite des Sulcus hippocampi liegen an beiden Enden schmale Abschnitte der Rinde des Ammonshorns frei an der Oberfläche. Der ventrale wurde im Zusammenhang mit dem Tuberculum hippocampi bereits erwähnt. Der dorsale Abschnitt liegt unter dem Balkensplenium und steht mit dem supracommissuralen Archicortex in Verbindung. Beide Abschnitte liegen, im Gegensatz

[35]) s. Def.

zum Cornu ammonis inversum, mit ihrer Molekularschicht oberflächlich, sind also nicht invers. Ihre äußere Grenze kann durch ganz seichte Abdrücke markiert sein. Ihr Hervortreten an beiden Enden des Sulcus hippocampi hängt möglicherweise mit dem Verflachen dieses Sulcus zusammen. In seinem mittleren Verlauf ist der Sulcus tiefer und das Ammonshorn ist ganz in seiner Tiefe verborgen. Der äußere Furchenrand wird hier von der periarchicorticalen Regio praesubicularis eingenommen. Ihre äußere Grenze gegen die Nachbarfelder (Entorhinalis, Retrosplenialis) ist makroskopisch nicht markiert. Das retrospleniale Gebiet schließt sich dorsal an und greift mit einem schmalen Zipfel dorsal über das Balkensplenium hinüber (Abb. 55). Während seine Grenze gegen das Ammonshorn unterhalb des Balkenspleniums durch den bereits erwähnten ganz seichten Abdruck (möglicherweise einen Ausläufer des Sulcus corporis callosi) markiert sein kann, ist es von anderen Nachbarstrukturen makroskopisch nicht abgrenzbar.

Entsprechend der Kleinheit des Balkens ist auch der supracommissurale Hippocampus sehr kurz. Er liegt dem Balken auf und dringt in die Tiefe des *Sulcus corporis callosi* ein, dessen untere Wand von dieser Rinde eingenommen wird. Der Sulcus corporis callosi ist beim Igel teilweise oberflächlich nicht zu erkennen, sondern nur als „*subzonaler Sulcus*“ (Clark, 1932) vorhanden, d. h. als Sulcus, bei dem sich die zellführenden Schichten deutlich einsenken, während sich die oberflächliche Zonalschicht (Molekularschicht) in gleichem Maße verdickt. Ein deutlicher *Gyrus geniculi* (zwischen Balken und Sulcus corporis callosi) konnte an den von uns untersuchten Igelgehirnen nicht festgestellt werden. Dieser Gyrus ist innerartlich sehr variabel.

Caudal steht der supracommissurale Hippocampus mit dem unter dem Balkensplenium liegenden retrocommissuralen Hippocampus in Verbindung. Die Verhältnisse beim Igel lassen keine Stellungnahme zu der Frage zu, ob der supracommissurale Hippocampus in das Ammonshorn oder die Fascia dentata oder in beide übergeht. Die Abb. 55 deutet auf einen direkten Übergang in das Ammonshorn hin, doch wird dessen Endabschnitt unterhalb des Balkenspleniums durch einen schmalen Streifen einer stark reduzierten Rinde gebildet, von der nicht mit Sicherheit gesagt werden kann, zu welchem Typus der hippocampalen Rinde sie gehört. Dieser undifferenzierte Streifen erstreckt sich unter dem Balkensplenium nach rostral bis zur Fascia dentata.

Am Balkenknie geht der supracommissurale Hippocampus in den präcommissuralen Hippocampus über. Die Grenze zwischen beiden ist nicht durch deutliche Strukturänderungen gekennzeichnet. Vom Balkenknie aus verläuft der präcommissurale Hippocampus schräg nach rostrobasal, dringt in den Sulcus limitans bulbi olfactorii ein und bekommt Kontakt mit der Regio retrobulbaris des Pedunculus olfactorius. Die ventrale Grenze gegen das Septum kann makroskopisch durch einen flachen Sulcus markiert sein, der von Hallerstein (1934) bei niederen Säugern als *Fissura (Sulcus) septopallialis* oder auch *septocorticalis* bezeichnet wurde und der dem Sulcus parolfactorius posterior der höheren Primaten und des Menschen gleichzusetzen ist. Die dorsale Grenze gegen den vorderen Abschnitt des Gyrus cinguli kann caudal durch einen Ausläufer des Sulcus corporis callosi markiert sein; rostral hingegen gibt es keine makroskopische Grenze. Auch die äußere Grenze der periarchicorticalen Area infraradiata ventralis sowie der relativ sehr ausgedehnten übrigen infraradiären Gebiete des Gyrus cinguli ist makroskopisch nicht markiert.

Der ganze aus Archicortex und Periarchicortex bestehende Komplex stellt beim Igel einen großen nach rostroventral offenen Bogen dar. Dieser bei allen Säugern in mehr oder weniger modifizierter Form auftretende Bogen stellt einen Teil des Lobus limbicus (*grand lobe limbique*, Broca, 1878) dar und kann mit His

(1904) als Limbus corticalis im weiteren Sinne bezeichnet werden. (Die Terminologie ist nicht einheitlich; s. Def. Rhinencephalon.) In diesen Limbus corticalis schiebt sich aus der Commissurenplatte der Balken hinein, ihn nach dorsocaudal ausbuchtend. Der Einfluß des Balkens auf Lage und Struktur des Archicortex wird noch eingehender erörtert (s. S. 89).

Ventral wird die *Commissurenplatte* zunehmend dünner und geht unterhalb der Commissura anterior schließlich in die *Lamina terminalis* im engeren Sinne (wie bei Hochstetter, 1919) über. Auf die rostralen Abschnitte dieser Gebiete greifen benachbarte, der Fissura longitudinalis cerebri anliegende Strukturen über, die wir, soweit sie ein Stratum moleculare haben, zum Palaeocortex rechnen. Es handelt sich dorsal um das Septum und ventral um das Diagonale Band Brocas. Beide Gebiete verlieren beim Übergang von der interhemisphären Spalte in die Commissurenplatte ihre Molekularschicht nur allmählich, so daß auch die vorderen Randgebiete dieser Platte hier mit zum Cortex gerechnet werden. In die Abb. 26 ist die ganze Ausdehnung des Septum und des Diagonalen Bandes eingetragen. Eine makroskopisch erkennbare Grenze zwischen Septum und Diagonalem Band existiert nicht, ihre Grenzen gegen andere Gebiete wurden bereits besprochen.

3.2. Demidoff-Galago *(Galago demidovii)* (Abb. 27—29)

Beim Galago beschränken sich die Gebiete des Allocortex in der Ansicht von der Seite auf ein relativ kleines rostroventrales Areal. Der *Sulcus rhinalis* verläuft in seiner Pars anterior etwa horizontal, knickt dann aber an der Stelle, wo der Sulcus lateralis (Sylvii) abzweigt, scharf nach ventral ab und bildet eine Pars posterior. Vor dem Erreichen der caudalen Hemisphärenkante verflacht er. Der Pars anterior, und zwar ihrem caudalen Abschnitt, liegt dorsal das Gebiet des Peripalaeocortex an (die mesocorticale Insel). Ihre Grenzen sind makroskopisch nicht markiert. Nach den mikroskopischen Untersuchungen von Brodmann (1908b, 1909) und Rose (1929a) reicht ihr dorsaler Abschnitt etwas weiter nach frontal als der in unmittelbarer Nähe des Sulcus rhinalis gelegene. Der Isocortex umgreift die Insel vorn und schiebt sich über dem Pedunculus olfactorius nach caudal (Abb. 27)[36]. Das Gebiet der mesocorticalen Insel wird caudal zunehmend schmaler und dringt mit einer schmalen, dem Sulcus rhinalis benachbarten Zone in die Tiefe des Sulcus lateralis ein. Ein kleiner caudaler Abschnitt wird von Teilen des temporalen Isocortex überdeckt.

Der ventral vom Sulcus rhinalis liegende *Lobus piriformis* ist durch eine tiefe Einsenkung deutlich in zwei Abschnitte gegliedert, und zwar in eine Pars anterior und eine Pars posterior lobi piriformis. Lateral wird die Grenze zwischen den beiden Abschnitten durch einen Knick des Sulcus rhinalis („*Rhinalisknick*", Stephan, 1951) gekennzeichnet; medial liegt sie am hinteren Ende des Tuberculum olfactorium. Die Einsenkung wird als *Vallecula lateralis cerebri*[37]) bezeichnet.

Die Pars anterior lobi piriformis geht vorn ohne makroskopische Grenze in den Pedunculus olfactorius über. Die Regio retrobulbaris tritt beim Galago stärker als beim Igel frei an die Oberfläche. An den Bulbus treten die Fila olfactoria hauptsächlich von ventral heran; dorsal wird der Bulbus teilweise vom isocorticalen Frontallappen überlagert. — Das *Tuberculum olfactorium* ist flach und makroskopisch nicht deutlich von seiner Umgebung abgegrenzt (s. Abb. 27), aus-

---

[36]) Dieser Prozeß, der mit entgegengesetzter Richtung auch für den Temporallappen gilt, ist besonders von Jakob (1911) und Spatz (1949, 1951, 1955, 1966) hervorgehoben und als „*Rotation*" bezeichnet worden. Bei den höheren Primaten tritt er noch deutlicher hervor.

[37]) s. Def.

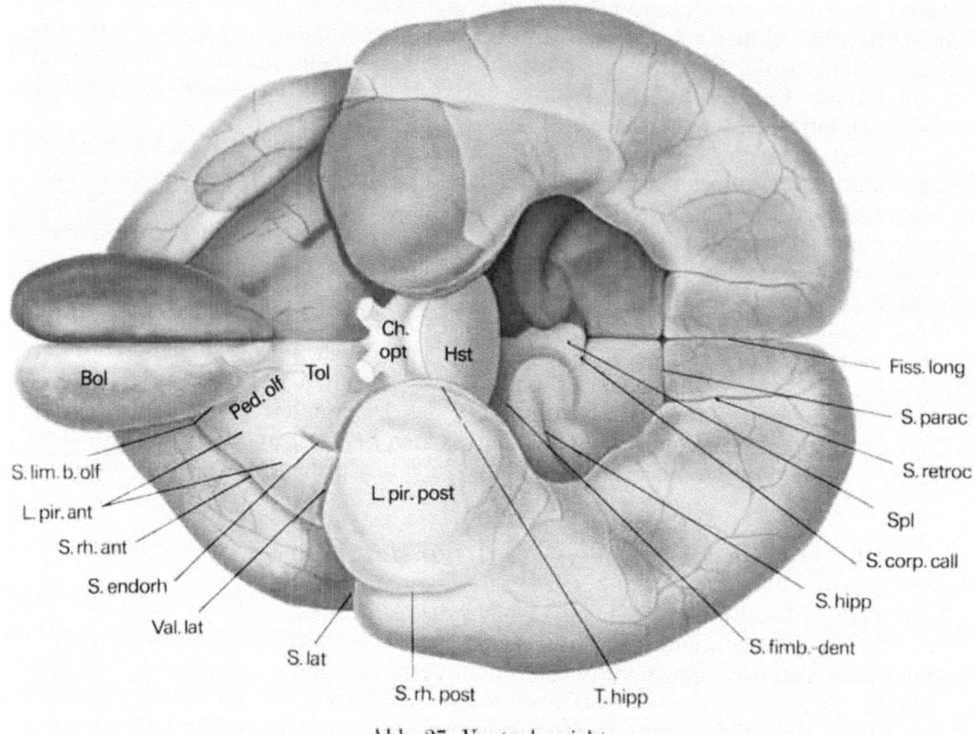

Abb. 27. Ventralansicht

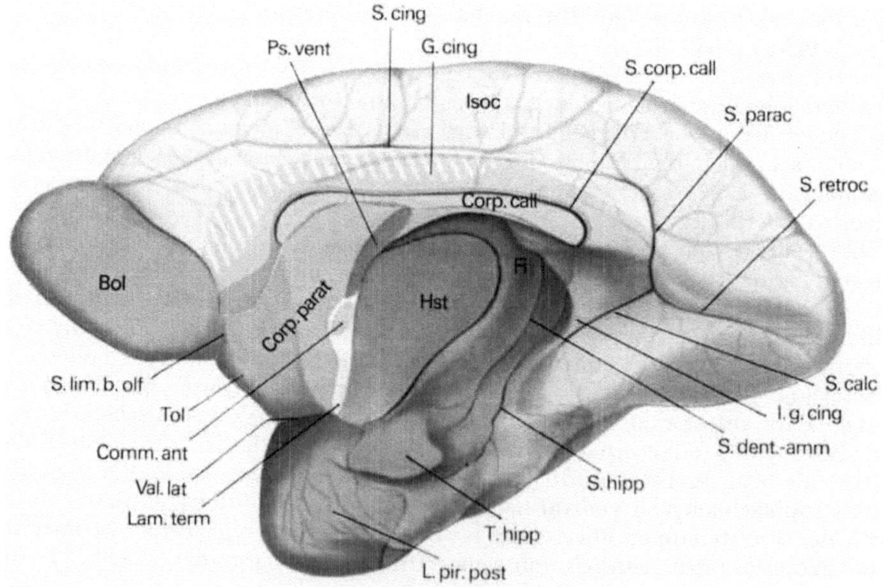

Abb. 28. Medialansicht

Abb. 27—29. Endhirn des Demidoff-Galagos *(Galago demidovii)* (Erklärung zu den Farben siehe Sammellegende auf S. 39)

genommen caudal, wo gegen die Pars posterior lobi piriformis hin ein Sulcus endorhinalis existiert.

Auf der Pars posterior lobi piriformis treten weder ein Gyrus lunaris noch ein Gyrus intermedius makroskopisch hervor, obwohl Mandelkern und insbesondere auch der Nucleus tractus olfactorii lateralis sehr gut entwickelt sind. Die nach medial und ventromedial gerichteten Flächen werden von der periamygdalären Rinde eingenommen, die nach frontal und ventrolateral gerichteten Flächen von der präpiriformen Rinde und die nach ventrocaudal gerichtete Fläche von der Regio entorhinalis. Die Grenzen zwischen diesen 3 Regionen sind makroskopisch nicht gekennzeichnet. Wie beim Igel setzt an der caudomedialen Grenze der periamygdalären Rinde das Tuberculum hippocampi an.

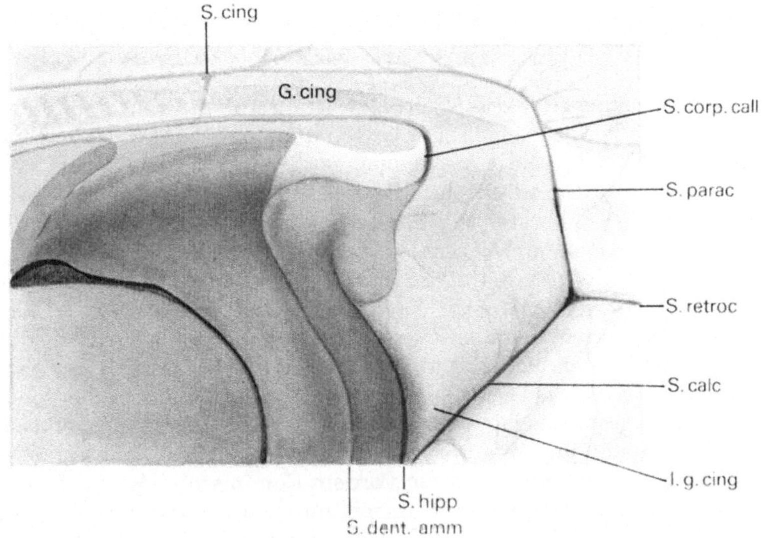

Abb. 29. Gebiet um das Splenium corporis callosi schräg von unten

Die Medialansicht (Abb. 28) zeigt, daß sich die Lagebeziehungen der einzelnen Cortexgebiete zueinander und zu den bestehenden Furchen im Vergleich mit dem Igel nicht verändert haben, weswegen wir sie nicht im einzelnen zu wiederholen brauchen. Auch die Beziehungen des Hippocampus zum Balkensplenium haben keine prinzipiellen Veränderungen erfahren (Abb. 29). Hingegen sind einige grobe Gesamtverschiebungen zu verzeichnen. So hat sich der Anteil des dorsal und caudal liegenden Isocortex beim Galago erheblich vergrößert. Der temporale Abschnitt des Allocortex ist nach vorn geschoben worden. Im Zusammenhang damit und mit der starken Entwicklung des Balkens ist die Längsachse des *retrocommissuralen Hippocampus* vom Balkensplenium aus nicht mehr nach hinten unten, sondern nunmehr nach vorn unten gerichtet.

An Details sei noch vermerkt, daß der *Sulcus hippocampi* ventral weniger weit nach vorn reicht als beim Igel; daß auf dem Tuberculum hippocampi dorsal die Teile des Cornu ammonis inversum stärker hervortreten (was für die Bildung des Gyrus intralimbicus des Uncus von Interesse werden wird); daß durch den Sulcus calcarinus ein *Isthmus gyri cinguli* entstanden ist, der von präsubikulärer und retrosplenialer Rinde eingenommen wird; daß der Sulcus calcarinus und Teile des

Sulcus paracalcarinus nunmehr die Regio retrosplenialis des Periarchicortex ventral und caudal begrenzen (Abb. 29) und daß der nunmehr bestehende (beim Igel noch fehlende) Sulcus cinguli nicht die infraradiäre Rinde begrenzt (im Gegensatz zu der Darstellung von BRODMANN und in Übereinstimmung mit ROSE bei *Lemur*). Der eigentliche Periarchicortex (Area infraradiata ventralis) bedeckt den Gyrus cinguli nur etwa zu einem Fünftel.

3.3. Weißnasen-Meerkatze *(Cercopithecus ascanius)* (Abb. 30)

Die Verhältnisse bei *Cercopithecus* leiten bereits stark zu jenen beim Menschen über und sollen deswegen etwas eingehender betrachtet werden. Wir können uns dabei auf eine einzige Abbildung schräg von innen und unten beschränken, weil auf einer solchen der ganze oberflächlich freiliegende Allocortex zu überblicken ist. Bereits dies weist darauf hin, daß die *relative* Ausdehnung dieses Gebietes weiter abgenommen hat.

Der kleine, dreieckige *Bulbus olfactorius* liegt unter dem Frontalpol und ist mit dem übrigen Allocortex durch einen sehr langen und dünnen *Pedunculus olfactorius* verbunden. Der Pedunculus liegt mit seinem caudalen Abschnitt einem verborgenen *Sulcus olfactorius* auf und enthält die Reste der stark rückgebildeten Regio retrobulbaris. Im übrigen besteht er nur noch aus Fasern der diversen Tractus olfactorii, die bei den Arten mit kurzem und dickem Pedunculus getrennt verlaufen, weil hier die ausgedehnte retrobulbäre Rinde zwischen ihnen liegt[38]). Prinzipielle Unterschiede bestehen jedoch nicht. Nach dem Ansetzen des Pedunculus olfactorius an die Hemisphären zieht bei *Cercopithecus* der *Tractus olfactorius lateralis* gut erkennbar schräg nach caudolateral, einem Gyrus olfactorius lateralis aufliegend. Der *Tractus olfactorius internus*, der schon im Pedunculus in der Tiefe (dem Sulcus olfactorius zugewandt) lag, tritt nicht an die freie Oberfläche, sondern zieht bereits vor dem Tuberculum olfactorium in die Hemisphäre hinein und gewinnt als kleines Bündelchen Anschluß an die vordere Commissur. Der mediale Ansatz des Pedunculus olfactorius an die Hemisphären kann etwas hervortreten und wird häufig als *Gyrus olfactorius medialis* bezeichnet. Der Gyrus geht in den präcommissuralen Hippocampus über. Zwischen Gyrus olfactorius lateralis und medialis liegt eine kleine dreieckige Zone, die caudal durch das Tuberculum olfactorium begrenzt wird und als *Trigonum olfactorium*[39]) bezeichnet wird. Die Zugehörigkeit der darin enthaltenen Rinde ist umstritten. MACCHI (1951) rechnet sie zur Regio praepiriformis, ROSE (1926) und CROSBY u. HUMPHREY (1941) zum Tuberculum olfactorium. Wir selbst neigen aus vergleichend-anatomischen Erwägungen dazu, sie als retrobulbäre Rinde anzusprechen. Das sich caudal anschließende *Tuberculum olfactorium* hebt sich mehr oder weniger deutlich von den benachbarten Strukturen ab. Es greift etwas auf die Medialfläche über und wird in seiner ganzen Ausdehnung von einem *Sulcus endorhinalis* umgeben. Caudal schließt sich (bei *Cercopithecus* deutlich abgesetzt) das Diagonale Band BROCAS an.

Der Tractus olfactorius lateralis bedeckt den caudomedialen Abschnitt der Pars anterior lobi piriformis und nur ein schmaler rostrolateraler Streifen dieser Formation liegt oberflächlich frei. Die Pars anterior lobi piriformis enthält präpiriforme Rinde und wird beim Menschen und den höheren Primaten als *Gyrus olfactorius lateralis* bezeichnet, bzw. bildet dessen bis zum Angulus gyri olfactorii lateralis reichenden vorderen Teil. Ein Sulcus rhinalis fehlt in diesem vorderen

[38]) s. Def. Tractus olfactorius lateralis.
[39]) s. Def.

Bereich ganz, so daß die Ausdehnung des Gyrus olfactorius lateralis und seine Grenze gegen den sich anschließenden Peripalaeocortex nur mikroskopisch sicher festgestellt werden können. Auch die äußere Grenze des Peripalaeocortex ist makroskopisch nicht markiert. Sie beginnt etwa am Ansatz des Pedunculus an die Hemisphären, und verläuft in einem Bogen nach lateral, um schließlich in den Sulcus lateralis (Sylvii) einzutauchen. Bis auf einen caudolateralen Zipfel liegt der Peripalaeocortex, also die mesocorticale Insel, bei *Cercopithecus* frei an der Oberfläche. Die isocorticale Insel ist verdeckt.

In der *Fossa lateralis cerebri*[40]) biegen Gyrus und Tractus olfactorius lateralis nach ventromedial um (Angulus gyri olfactorii lateralis) und gehen auf die Pars posterior lobi piriformis über. Der Tractus ist hier bis zum Nucleus tractus olfactorii lateralis zu verfolgen. Diese Struktur ist wesentlich schwächer ausgeprägt als bei *Erinaceus* und *Galago* und auch mikroskopisch nur noch schwer zu identifizieren. Einen diesen Nucleus markierenden Gyrus intermedius gibt es nicht. Das Gebiet des Nucleus tractus olfactorii lateralis liegt zusammen mit anderen Teilen der periamygdalären Rinde auf einer Erhebung, die von Retzius (1896) beim Menschen als *Gyrus semilunaris* bezeichnet wurde und die dem Gyrus lunaris der niederen Säuger entspricht. Hier, bei *Cercopithecus*, ist dieser Gyrus bereits halbmondförmig. Er wird rostroventral durch den *Sulcus semiannularis* gegen die sich anschließende präpiriforme Rinde begrenzt; caudoventral (zwischen der präpiriformen und der entorhinalen Rinde) geht die periamygdaläre Rinde etwas über diesen Sulcus hinaus. Die Frontalfläche der Pars posterior lobi piriformis wird lateral von präpiriformer Rinde eingenommen. Diese Rinde wird durch den *Sulcus rhinalis* (Pars posterior) eindeutig begrenzt, doch wird der Sulcus dort, wo er sich dem Sulcus lateralis (Sylvii) nähert, also in seinem vordersten Abschnitt, bemerkenswert flach, eine Tendenz, die sich zum Menschen hin noch fortsetzt.

Wenn wir uns der beim Menschen gebräuchlichen Bezeichnungsweise anschließen, müssen wir diese präpiriformen und periamygdalären Gebiete der Pars posterior lobi piriformis ebenfalls mit in den Gyrus olfactorius lateralis einbeziehen. Die Knickstelle dieses Gyrus in der Fossa lateralis, die bei *Cercopithecus* noch ohne weitere Präparation gut zu übersehen ist, wird als *Angulus gyri olfactorii lateralis* oder kurz als Angulus olfactorius bezeichnet.

Die sich caudal an den Gyrus olfactorius lateralis anschließenden Gebiete des Periarchicortex sind makroskopisch von ersterem nicht zu trennen. Sie bedecken, wie auch bei Igel und Galago, den caudalen Teil der Pars posterior lobi piriformis, der bei den höheren Primaten und beim Menschen allgemein als *Gyrus parahippocampalis* bezeichnet wird. Ventrolateral ist dieser Gyrus durch einen sehr deutlichen tiefen Abschnitt des Sulcus rhinalis begrenzt, doch verflacht dieser Sulcus noch im caudalen Bereich dieser Rinde. Er läßt dort die sonst in seiner Tiefe verborgene Regio perirhinalis des Periarchicortex frei an die Oberfläche treten. Nach caudal ist der Gyrus parahippocampalis makroskopisch nicht begrenzt.

Bezüglich des *Uncus* und des Archicortex wird, um unnötige Wiederholungen zu vermeiden, auf die Darstellung beim Menschen verwiesen. Mit wenigen Abweichungen entsprechen die Verhältnisse einander. Bemerkenswerte Unterschiede bestehen nur darin, daß der Uncus bei *Cercopithecus* vorwiegend dem Gyrus semilunaris nach caudal anhängt, beim Menschen hingegen dem Gyrus ambiens; daß der Gyrus uncinatus bei *Cercopithecus* relativ ausgedehnter ist, und daß schließlich der Gyrus dentatus[41]) mit einem Margo denticulatus stärker frei hervortritt und weniger gezähnt ist.

---

[40]) s. Def.
[41]) s. Def.

Der *Sulcus fimbrio-dentatus*, der in enger Nachbarschaft zum Sulcus hippocampi und parallel zu diesem nach caudodorsal zieht, entfaltet sich auf der Unterseite des Balkens vor dem Splenium fächerförmig und verflacht. Er trennt in diesem Endstück nicht mehr Fimbria und Fascia dentata voneinander, sondern das Crus fornicis von den Fasern des *Psalterium dorsale*[42]). Letztere wechseln direkt unter dem Balkensplenium in die andere Hemisphäre über. Das Psalterium dorsale geht bei Annäherung an das Balkensplenium bis an den Sulcus hippocampi heran und verdrängt die Gebiete der Fascia dentata von der Oberfläche. Letztere bilden in ihrem dorsalsten freiliegenden Abschnitt ein breites flaches Areal, welches der *Fasciola cinerea*[41]) des Menschen entspricht. Insgesamt treten die Rindengebiete des Archicortex, vom Uncus abgesehen, bei *Cercopithecus* kaum noch an die Oberfläche.

Der Sulcus hippocampi geht direkt in den *Sulcus corporis callosi* über. Der gut entwickelte retrocommissurale Hippocampus geht in der Tiefe dieser Furchen in den sehr schwachen supracommissuralen Hippocampus über. Rostral kann sich der Sulcus corporis callosi etwas vom Balken abheben und zwischen beiden tritt dann der supracommissurale Archicortex in Form eines schmalen *Gyrus supracallosus* hervor. Dieser kann sich als *Gyrus geniculi* auch um das Balkenknie herum fortsetzen und liegt dann der ventralen Oberfläche des Balkens und dem Balkenrostrum an, in den präcommissuralen Hippocampus übergehend. Letzterer zieht dann, ohne sich an makroskopisch vorhandene Niveauunterschiede zu halten, schräg nach rostroventral weiter und gewinnt Anschluß an die vor dem Tuberculum olfactorium liegende Regio retrobulbaris. Das Endstück dieses absteigenden Schenkels („Gyrus olfactorius medialis") wird nicht allgemein als Archicortex anerkannt[43]. Macchi (1951) und Gastaut u. Lammers (1961) stellen es zum Palaeocortex. Wir sind mit M. Rose (1926, 1927a, b) und Filimonoff (1955) aufgrund vergleichend-anatomischer Befunde der Überzeugung, daß es sich bei diesem ventralen Streifen, trotz gewisser bei den höheren Primaten auftretender struktureller Unterschiede (gegenüber dem mehr dorsalen Anteil), um ein Gebiet des präcommissuralen Hippocampus handelt.

Die sich nach außen vom prä- bzw. supracommissuralen Hippocampus anschließenden Gebiete des Periarchicortex liegen im Gegensatz zu Igel und Galago durch die stärkere Ausdehnung des Balkens und die bereits erwähnte „*Rotation*" (s. S. 43) nun teilweise auch unter dem Balkenknie. Die dem präcommissuralen Hippocampus benachbarte architektonische Area subgenualis, die dem Periarchicortex zugehört, hat Rose (1928a) bei niederen Säugern nicht abgegrenzt, sondern beschreibt diese nur bei den höheren Primaten. Brodmann (1908a) bezeichnet das der Regio subgenualis entsprechende Gebiet beim Menschen als Area 25 und fand es im Gegensatz zu Rose auch bei den niederen Säugern, z. B. bei Halbaffen in ganz entsprechender Lage. Bei *Cercopithecus* hingegen rechnet er das entsprechende Gebiet zur Area 24 (die im übrigen weitgehend mit der Regio infraradiata Roses in Deckung gebracht werden kann) und bezeichnet als Area 25 ein größeres Gebiet *vor* der Area 24. Die mit gleichen Ziffern belegten Gebiete können in diesem Fall zweifellos *nicht* miteinander homologisiert werden (s. auch 8.14.1.1.). Auch Mauss (1908) gliedert (offenbar in Anlehnung an Brodmann) bei *Cercopithecus* kein der Area 25 des Menschen und der Halbaffen entsprechendes Gebiet ab. Seine dorsocaudal vom Feld 24 gelegene breite Area 33 gehört zweifellos zumindest teilweise zum Allocortex im engeren Sinne (Septum, Diagonales Band, präcommissuraler Hippocampus).

---

[42]) s. Def. Commissura hippocampi.
[43]) s. Def. Gyrus olfactorius medialis.

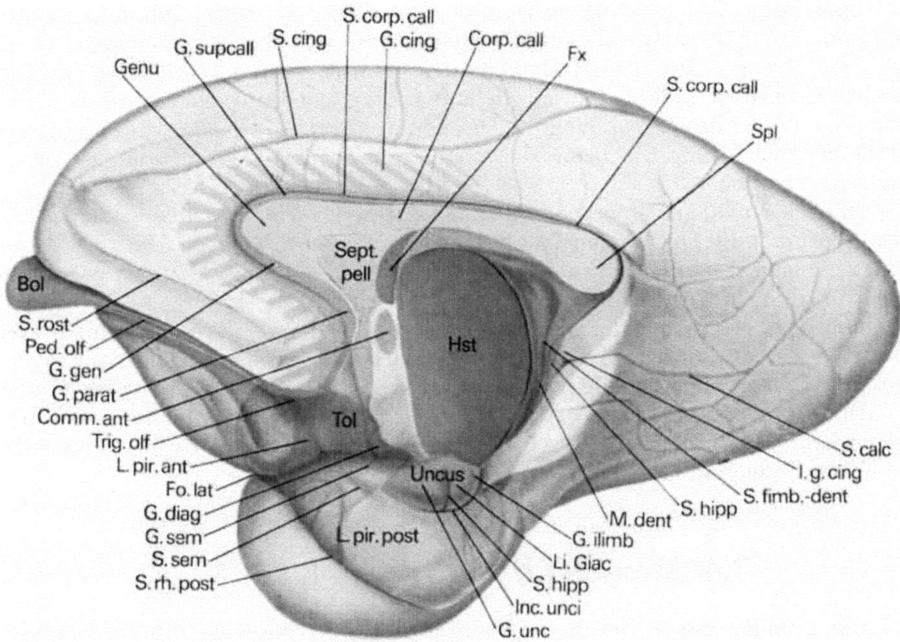

Abb. 30. Endhirn der Weißnasen-Meerkatze *(Cercopithecus ascanius)*. Medialansicht

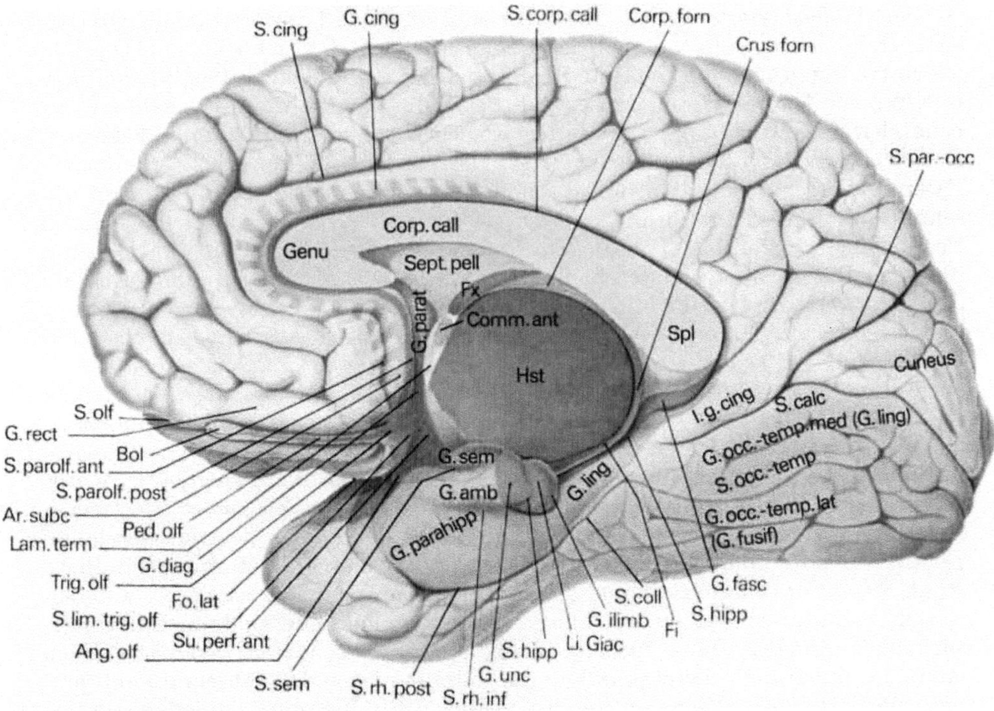

Abb. 31. Endhirn des Menschen. Medialansicht. (Erklärung zu den Farben siehe Sammellegende auf S. 39)

Eine eigene Überprüfung horizontaler Schnittserien zeigte, daß eine der Area subgenualis (25) entsprechende Übergangsformation bei *Cercopithecus* in der gleichen Art wie bei den Halbaffen und beim Menschen vorhanden ist. Ihre äußere Grenze ist makroskopisch nicht markiert, ebensowenig wie die der infraradiären Rinde des Gyrus cinguli. Die periarchicorticale Area infraradiata ventralis ist noch nicht, wie beim Menschen, ganz in der Tiefe des Sulcus corporis callosi verborgen.

Die sich caudal an den präcommissuralen Hippocampus anschließenden Gebiete des Septum und Diagonalen Bandes liegen wiederum teilweise in der Fissura longitudinalis cerebri frei an der Oberfläche, teilweise in der Commissurenplatte. Ventral, d. h. hinter dem Tuberculum olfactorium, besteht ein deutlich gekennzeichneter *Gyrus diagonalis*. Hingegen ist das Diagonale Band in seinem mehr dorsalen Verlauf auf der Medianfläche der Hemisphäre makroskopisch nicht mehr gekennzeichnet, ebensowenig wie der davor liegende schmale Streifen des Septum.

Die Verhältnisse bei *Cercopithecus* gleichen in vielen Einzelheiten jenen beim Menschen. Wir haben dies durch die Heranziehung einiger der beim Menschen üblichen Bezeichnungen bereits zum Ausdruck gebracht.

3.4. Mensch *(Homo sapiens)* (Abb. 31—35)

Die grundlegenden Arbeiten über die Makromorphologie des menschlichen „*Rhinencephalon*“ bzw. des Allocortex oder von Teilen desselben stammen von BROCA (1878), SCHWALBE (1881), ZUCKERKANDL (1877, 1887), TURNER (1891), RETZIUS (1896) und KLINGLER (1948).

Der *Bulbus olfactorius* ist klein, meist oval und dorsoventral abgeplattet. Seine freie, ventrale Fläche liegt der Lamina cribrosa des Siebbeins auf. Die Fila olfactoria treten nur von basal und frontal in ihn ein, die stärksten Bündel nach RETZIUS von frontal. Größe und Gestalt der Bulbi können variieren, häufig sogar beim gleichen Individuum. Der Bulbus ist gegen den sich caudal anschließenden *Pedunculus olfactorius* deutlich abgesetzt. Die durch den Pedunculus verlaufenden Fasern verlassen den Bulbus dorsal schon sehr früh und liegen dem caudalen Abschnitt des Bulbus firstförmig auf. Dieser Grat, der häufig durch den ganzen Pedunculus erhalten bleibt, liegt dem *Sulcus olfactorius* an, der sich nach rostral über den Bulbus hinaus erstreckt und frei an die Oberfläche tritt (im Gegensatz zu *Cercopithecus*). Der Pedunculus olfactorius, der wie bei *Cercopithecus* ganz überwiegend aus Fasern besteht, und deswegen meist als *Tractus olfactorius* bezeichnet wird[44]), kann in Form und Länge variieren. Zwischen den Fasern eingestreut liegen rostrale Zellgruppen der Regio retrobulbaris. Der Verlauf der Faserbündel nach dem Ansatz des Pedunculus olfactorius an die Hemisphäre entspricht vollkommen den Verhältnissen bei *Cercopithecus* (s. S. 46). Zwischen dem deutlichen Tractus olfactorius lateralis und dem sehr unscheinbaren Gyrus olfactorius medialis liegt ein kleines dreieckiges Feld, das *Trigonum olfactorium*, welches von der Basis her sichtbar nach caudal hin in die tiefer liegende *Substantia perforata anterior* abfällt (Abb. 31 u. 32). Die im Trigonum olfactorium befindliche Rinde ist wenig differenziert und schwierig einzuordnen. Bei solchen undifferenzierten Strukturen können am ehesten noch vergleichend-anatomische Untersuchungen Anhaltspunkte für eine Zuordnung geben. Wir neigen dazu, einen lateralen, unter dem Tractus olfactorius lateralis liegenden Abschnitt zur präpiriformen Rinde und einen schmalen medialen Streifen zum präcommissuralen

[44]) Bezüglich der Terminologie s. Def. Pedunculus olfactorius.

Archicortex zu rechnen. Der dazwischenliegende intermediäre Abschnitt gehört rostral wahrscheinlich zur retrobulbären Rinde und geht nach caudal mit Sicherheit in das Tuberculum olfactorium über. Ein Teil des vorderen, von uns als retrobulbär angesprochenen Gebietes wird von ROSE (1927a, b) und ALLISON (1954) architektonisch ebenfalls zum Tuberculum olfactorium gerechnet. Die caudale Begrenzung des Trigonum olfactorium, die von HOCHSTETTER (1919) als *Sulcus limitans trigoni olfactorii* bezeichnet wird, und die gleichzeitig die rostrale Grenze der Substantia perforata anterior[45]) ist, geht offenbar durch das architektonische Tuberculum olfactorium hindurch. Dieses liegt mit seinem rostralen Teil im Trigonum olfactorium und mit seinem caudalen in der Substantia perforata anterior.

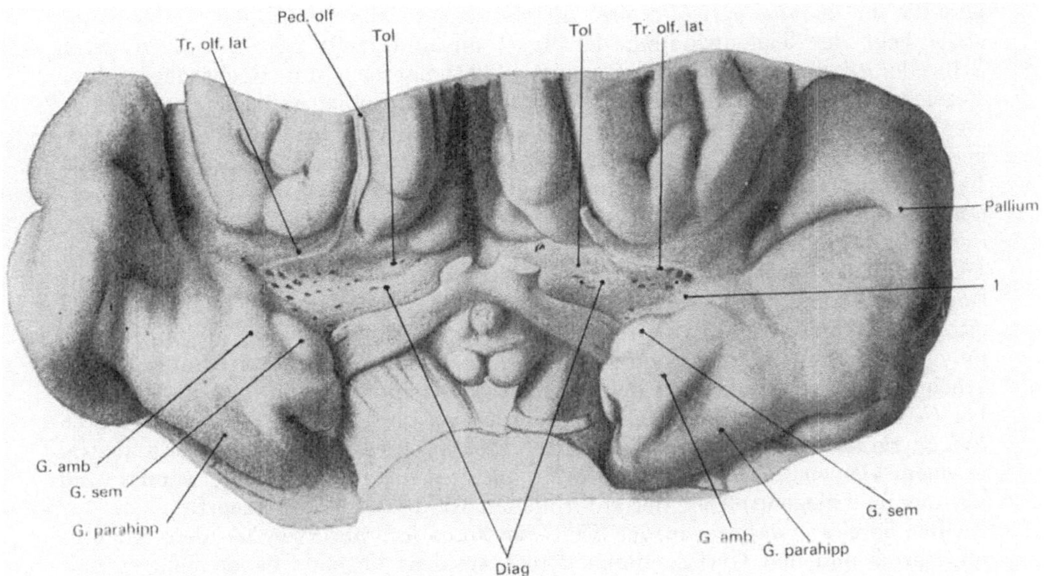

Abb. 32. Endhirn des Menschen im Bereich der Fossa lateralis cerebri, diese zur besseren Einsicht auseinandergezogen (aus RETZIUS, 1898a). Neu beschriftet. *1* die dem Gyrus intermedius vieler Säugetiere entsprechende Fläche. Übrige Abkürzungen s. S. 4

Auch nach GASTAUT u. LAMMERS (1961) ist das Tuberculum olfactorium gegen die Regio retrobulbaris hin verlängert. Der Sulcus limitans trigoni olfactorii ist demzufolge nicht mit dem Sulcus endorhinalis identisch[46]), der das Tuberculum olfactorium bei den niederen Säugern ringförmig umgibt. Nur ganz lateral und medial würde die Grenze des Tuberculum olfactorium mit dem Sulcus limitans zusammenfallen. Der caudale Abschnitt der Substantia perforata anterior wird von dem mehr weißlichen und weniger perforierten Diagonalen Band BROCAS gebildet (Abb. 32). Medial ist dieses gegen das Tuberculum olfactorium meist durch eine kleine Einsenkung auch makroskopisch deutlich begrenzt, lateral ist hingegen keine besondere Markierung vorhanden.

Der *Tractus olfactorius lateralis* verläuft schräg nach caudolateral. Die präpiriforme Rinde wird teilweise von ihm bedeckt, teilweise begleitet sie ihn rostro-

[45]) s. Def.
[46]) s. Def. Sulcus limitans trigoni olfactorii.

lateral als schmaler Streifen. Zusammen bilden sie den vorderen Schenkel (Pars anterior, Retzius, 1896) des *Gyrus olfactorius lateralis*, der der Pars anterior lobi piriformis der makrosmatischen Säuger homolog ist. Wie bei *Cercopithecus* fehlt auch beim Menschen der vordere Abschnitt des Sulcus rhinalis, der bei makrosmatischen Formen in diesem Bereich die präpiriforme Rinde gegen den benachbarten Peripalaeocortex[47]) begrenzt, und der nach Retzius bei menschlichen Embryonen bis zum 5. Monat noch deutlich ist. Später lassen sich dann Gyrus olfactorius lateralis und Peripalaeocortex (mesocorticale Insel) makroskopisch nicht mehr voneinander trennen und es hat nach Retzius den Anschein, als ob der Gyrus olfactorius lateralis völlig mit der Insel verschmolzen und in ihrer Substanz aufgegangen sei.

In der Tiefe der Fossa lateralis cerebri (Sylvii) biegt der Gyrus olfactorius lateralis im *Angulus gyri olfactorii lateralis* nach medial um. Diese Umbiegungsstelle liegt der Tiefenwindung der Insel an und stellt gewissermaßen deren Schwelle, *Limen insulae*, dar. Retzius (1896) hat sich mit Recht gegen diese Bezeichnung gewandt mit dem Hinweis, daß dieses Gebiet *nicht* zur Insel gehört. Der hintere Schenkel des Gyrus olfactorius lateralis (Pars posterior nach Retzius) geht nach Überquerung eines auf dem dorsalen Temporallappen liegenden flachen Feldes in den *Gyrus semilunaris* und einen kleinen vorderen Abschnitt des *Gyrus ambiens* über (Abb. 31 u. 32). Ein Gyrus intermedius existiert nicht; das Vorhandensein eines Nucleus tractus olfactorii lateralis beim Menschen ist umstritten. Die Masse der periamygdalären Rinde liegt in dem wohlausgebildeten Gyrus semilunaris, der makroskopisch gegen den (ihn umfassenden) Gyrus ambiens durch den *Sulcus semiannularis* (Retzius) getrennt ist. Rostral greift die periamygdaläre Rinde über diesen Sulcus hinweg auf den Gyrus ambiens über. Dieser scheint eine Eigentümlichkeit des menschlichen Gehirns zu sein und existiert auch bei *Cercopithecus* nicht [48]). Der Gyrus ambiens wird lateral vom inkonstanten *Sulcus rhinencephali inferior* (Retzius, 1896) begrenzt und beherbergt rostral in einem kleinen Abschnitt präpiriforme und periamygdaläre Rinde, caudal (und weitaus überwiegend) Teile der entorhinalen Rinde des Periarchicortex.

Das bereits erwähnte, in der Tiefe der Fossa lateralis zwischen dem Angulus olfactorius und den Gyri semilunaris und ambiens liegende flache Feld enthält caudomedial, in der Nachbarschaft der Substantia perforata anterior eine wenig differenzierte periamygdaläre Rinde und weiter rostrolateral präpiriforme Rinde. Beide Rindenbezirke gehören dem Gyrus olfactorius lateralis an. Dieser ist nun aber nicht mehr, wie bei *Cercopithecus*, in diesem Abschnitt durch einen *Sulcus rhinalis* nach außen begrenzt, sondern geht ohne makroskopische Grenze in den benachbarten Peripalaeocortex über. Der Peripalaeocortex liegt nach den Untersuchungen von C. u. O. Vogt (1919) und Brockhaus (1940b) der Dorsalfläche des Temporallappens in ziemlicher Ausdehnung auf und ist gegen den Isocortex hin makroskopisch ebenfalls nicht eindeutig markiert. Ein Sulcus rhinalis existiert erst weiter caudal, wo er die sehr ausgedehnte entorhinale und perirhinale Rinde des Gyrus parahippocampalis gegen den Isocortex begrenzt. Noch weiter caudal übernimmt der rostrale Abschnitt des *Sulcus collateralis* diese laterale Begrenzung. Die beiden Sulci können ineinander übergehen.

[47]) Der größere Teil des Peripalaeocortex liegt beim Menschen offenbar auf der Dorsalfläche des Temporallappens. Darüber Näheres im nächsten Kapitel.

[48]) Retzius (1898a) beschreibt einen Gyrus ambiens bei einer Vielzahl von Säugetieren, doch enthalten die so bezeichneten, sehr unterschiedlichen Erhebungen nicht oder nur sehr bedingt einander entsprechende Cortexgebiete. Wir lehnen deswegen die gleiche Benennung des menschlichen Gyrus ambiens mit äußerlich ähnlichen Bildungen der Säugetiere ab. Der Gyrus semilunaris (= lunaris) hingegen markiert stets den Bereich der periamygdalären Rinde.

Wenn Sulcus rhinalis und Sulcus collateralis nicht direkt miteinander verbunden sind, ist zwischen ihnen eine Gewebsbrücke vorhanden, die den Gyrus parahippocampalis mit dem Gyrus occipito-temporalis lateralis (Gyrus fusiformis) verbindet. Diese Brücke ist von RETZIUS in 60% der untersuchten Fälle gefunden worden und als *Gyrus rhinencephalo-fusiformis* (Gyrus temporolimbicus posterior bei ECONOMO u. KOSKINAS, 1925) bezeichnet worden. Durch seinen caudalen Abschnitt, der nach den Nomina anatomica (1961) als Gyrus lingualis bezeichnet wird, kommuniziert der Gyrus parahippocampalis weiterhin meist mit dem Gyrus occipito-temporalis medialis (Abb. 31). Diese Kommunikation lateral vom Isthmus gyri cinguli wird von RETZIUS (1896), der anders als die Nomina anatomica den Gyrus occipito-temporalis

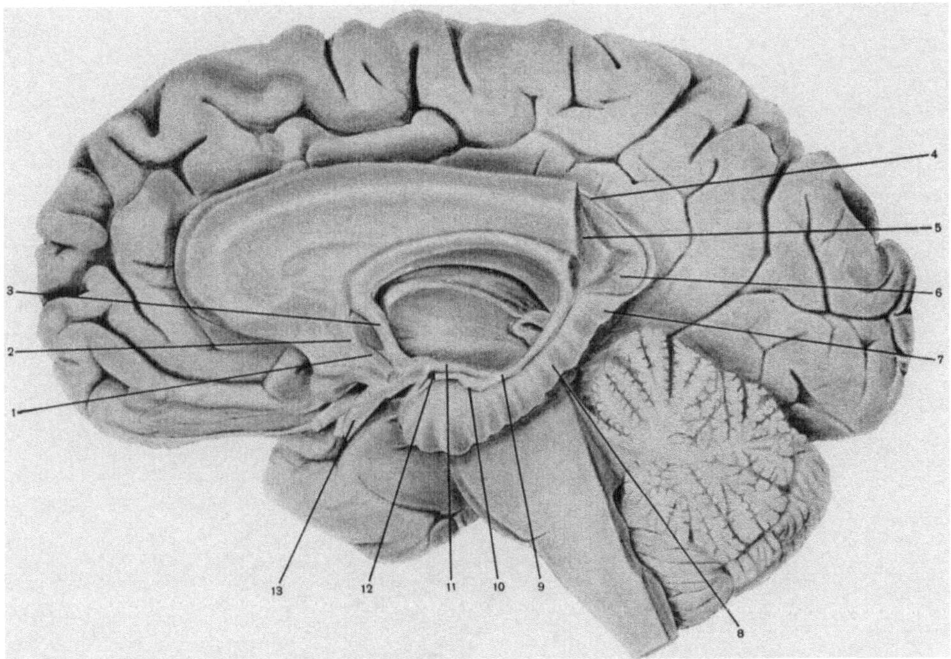

Abb. 33. Linker Pes hippocampi, nach Abtragung des Alveus (aus KLINGLER, 1948). Originaltext: *1* Commissura rostralis in der linken Hemisphäre. *2* Riechbündel des Ammonshorns (ZUCKERKANDL). *3* Linke Columna fornicis. *4* Linke Stria longitudinalis lateralis. *5* Frontalschnitt durch den Balkenwulst. *6* Sagittalschnitt durch den Balkenwulst. *7* Flexura subsplenialis der Ammonsformation, okzipitalwärts folgt die Flexura retrosplenialis. *8* Pes hippocampi, nach Entfernung des Alveus. *9* Fimbria hippocampi. *10* Schnittrand des Alveus, okzipitalwärts dem Crus fornicis entlang zu verfolgen. *11* Velum terminale (AEBY). *12* Unkusdivertikel. *13* Gyri ambiens und semilunaris (Schnittfläche)

medialis als Gyrus lingualis bezeichnet hat (wir werden deswegen den Begriff Gyrus lingualis nach Möglichkeit vermeiden) als *Gyrus rhinencephalo-lingualis* bezeichnet. Nur in 6% der untersuchten Fälle hat RETZIUS diese oberflächliche Kommunikation nicht gefunden.

Die Oberfläche des Gyrus parahippocampalis ist sehr häufig mit kleinen Wärzchen, den sog. *Verrucae gyri parahippocampalis* (Verrucae gyri hippocampi nach RETZIUS) bedeckt, die sonst an keiner anderen Stelle des Gehirns vorkommen sollen. Sie wurden von späteren Autoren (HOCHSTETTER, LÖWY, STREETER) als artifizielle, postmortale Veränderungen angesehen (KAHLE, 1969), scheinen aber auf das erwähnte Gebiet beschränkt zu sein. Eine weitere bemerkenswerte Oberflächenbildung ist die *Substantia reticularis alba* von ARNOLD (1851), die vor allem

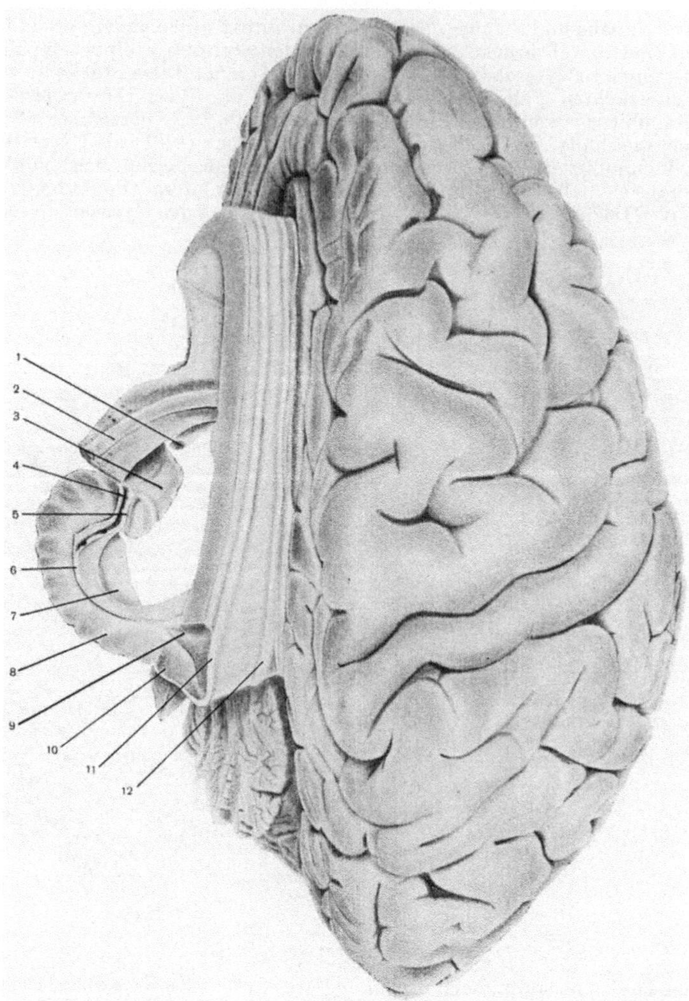

Abb. 34. Dasselbe Präparat wie in Abb. 33 (aus KLINGLER, 1948). Originaltext: *1* Tractus opticus. *2* Commissura rostralis über der Area olfactoria. *3* Uncus mit Limbus GIACOMINI. Auf der vorderen Unkusfläche sind die Gyri semilunaris und ambiens sichtbar. *4* Unkusdivertikel. *5* Velum terminale (AEBY), nach hinten in die Fimbria hippocampi fortgesetzt. *6* Schnittrand des Alveus, der Fimbria hippocampi entlang. *7* Dorsale Fläche des Gyrus hippocampi, lateral vom Crus fornicis begrenzt. *8* Pes hippocampi mit Digitationes. *9* Frontalschnitt durch den Balkenwulst. *10* Flexura subsplenialis der Ammonsformation, okzipitalwärts folgt die Flexura retrosplenialis. *11* Stria longitudinalis lateralis. *12* Stria longitudinalis medialis

die dem Sulcus hippocampi benachbarte Zone unserer Regio praesubicularis bedeckt. Hier hat die Oberfläche nicht die gewöhnliche graue Färbung der Großhirnrinde, sondern ist von einer schmalen Schicht weißer Substanz mit retikulärem Aussehen bedeckt (GASTAUT u. LAMMERS, 1961). Nach KOELLIKER (1896) handelt es sich hierbei um die Molekularschicht dieser Region, in der nach GASTAUT u. LAMMERS tangentiale Fasern des Cortex in beträchtlichem Ausmaß entwickelt sind. Sie erstreckt sich auch auf den Hippocampus.

Dorsomedial vom Gyrus parahippocampalis und durch eine *Incisura unci* (KLINGLER, 1948) von diesem getrennt, findet sich ein deutlicher *Uncus*. Dessen distale Spitze enthält ein *Cornu ammonis inversum* und wird als *Gyrus intralimbicus* (RETZIUS, 1896) bezeichnet. Nach rostral folgt ein schmales Band der Fascia dentata, der *Limbus Giacomini*, und rostral von diesem ein normal orientierter Teil des Ammonshorns, der *Gyrus uncinatus* (RETZIUS, 1896). Letzterer geht rostral fließend in den Gyrus ambiens und mehr dorsal in den Gyrus semilunaris über. Nach caudal hingegen ist der Gyrus uncinatus vom Limbus Giacomini durch eine kleine Furche getrennt, die schon RETZIUS als den vorderen Ausläufer des Sulcus

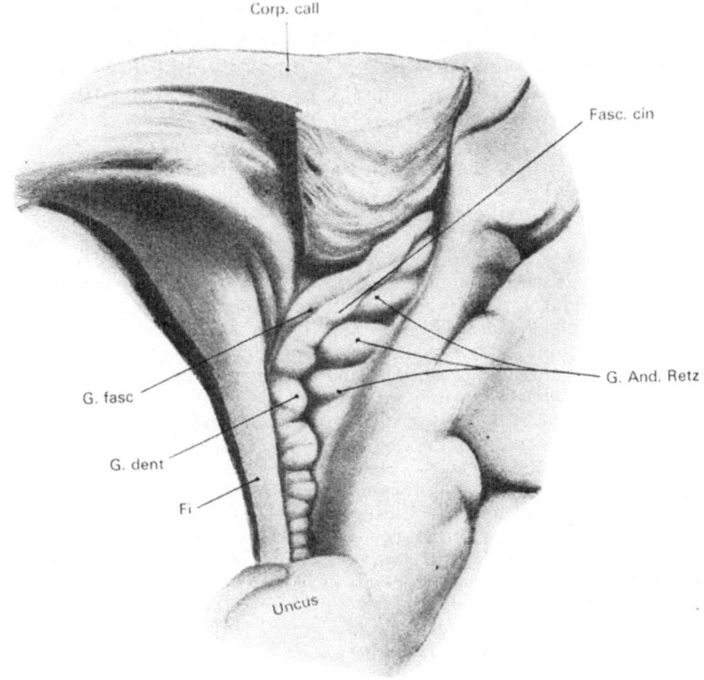

Abb. 35. Gebiet unterhalb des Splenium corporis callosi beim Menschen (aus RETZIUS, 1898b). Neu beschriftet. Abkürzungen s. S. 4

hippocampi richtig erkannt hat. Auch nach caudal, gegen den Gyrus intralimbicus hin, kann der Limbus Giacomini durch einen schwachen Eindruck begrenzt sein. Als Rest des Seitenventrikels, in den sich der ganze Hippocampus ja hineinwölbt, bleibt im Bereich des Uncus ein horizontaler spaltförmiger Ausläufer des Unterhorns bestehen (*Diverticulum unci*[49]) nach KLINGLER, 1948). Die obere Begrenzung wird durch das *Velum terminale*[49]) (AEBY, 1871) gebildet, das am Gyrus intralimbicus ansetzt und in die Taenia chorioidea übergeht (Abb. 33 u. 34). Auf die Theorie der Uncusentstehung und auf die Besonderheiten des Gyrus intralimbicus werden wir im Zusammenhang mit den Veränderungen der allocorticalen Gebiete in der Phylogenese eingehen (s. S. 92).

Caudal vom Uncus begleitet die präsubikuläre Rinde den Archicortex bis über den (durch den rostralen Ausläufer des Sulcus calcarinus gebildeten) Isthmus gyri

[49]) s. Def.

cinguli hinaus und geht dann in die retrospleniale Rinde über. Letztere ist fast ganz in der Tiefe des Sulcus hippocampi bzw. corporis callosi verborgen und greift in einem schmalen Streifen bis über das Balkensplenium hinüber. Die äußeren Grenzen der präsubikulären und retrosplenialen Gebiete sind makroskopisch nicht markiert. Die innere Grenze wird im Bereich des Uncus durch die Incisura unci und im weiteren Verlauf nach dorsocaudal zuerst durch den Sulcus hippocampi und später durch den Sulcus corporis callosi gekennzeichnet. Hinter dem Uncus fällt der Sulcus hippocampi oberflächlich oft mit dem Sulcus fimbrio-dentatus zusammen. In der Tiefe existieren sie jedoch getrennt, wie auf Querschnitten leicht zu erkennen ist. Weiter dorsocaudal trennen sie sich auch oberflächlich und zwischen ihnen tritt als schmaler Keil der *Gyrus dentatus* hervor; zuerst in Form eines schmalen, gezähnten Rückens, des *Margo denticulatus*[49]) und weiter dorsocaudal in Form einer mehr oder weniger schmalen, glatten Fläche, der *Fasciola cinerea* (Abb. 35). Der Margo denticulatus ist stark gezähnt (19—25 Zähne) und nach Abheben der Fimbria leicht zugänglich.

Diese Zähne sind Ausdruck einer starken Faltung des ganzen retrocommissuralen Hippocampus beim Menschen (Abb. 33 u. 34). Um dessen Studium hat sich vor allem KLINGLER (1948) verdient gemacht. Wir zitieren aus LUDWIG u. KLINGLER (1956, S. 10): „Die Rinde des Pes hippocampi, des Uncus und des Gyrus dentatus, ausnahmsweise auch kleinerer Partien des Subiculum ist als Ganzes in wellenförmige Falten gelegt. Auf der Ventrikelseite des Pes hippocampi, also unter dem Alveus, bedingen diese die 10—14 meistens erst nach Abtragung des Alveus in ihrer Gesamtheit sichtbaren Digitationes pedis hippocampi und die Sulci interdigitales. An der Außenfläche des Gehirns, also in der Wand des Sulcus hippocampi entsprechen den Sulci interdigitales die Dentes pedis hippocampi und den Digitationes die Sulci interdentales. Der Uncus zeigt die gleiche Konfiguration wie der Pes hippocampi. Die Digitationes unci treten im Diverticulum unci zutage, und die Dentes unci entsprechen den an der basalen Uncusfläche liegenden, der Incisura unci zugewandten Gyri digitati externi von G. RETZIUS (1896). Die an die Rinde des Pes hippocampi anschließende Rinde des Gyrus dentatus ist in kürzere Wellen gelegt. Diese bedingen auf der Seite der schmalen Lamina medullaris gyri dentati keine den Digitationes pedis hippocampi entsprechende Bildungen, wohl aber Dentes gyri dentati und Sulci interdentales auf der dem Sulcus hippocampi zugewandten Seite. Diese Zahnung ist am Margo denticulatus ohne weiteres sichtbar."

Die Zähne des menschlichen Hippocampus und ihr Ineinandergreifen waren bereits von JUNG (1838) erkannt und kurz beschrieben worden und später erneut von WIEDERSHEIM (1904).

Im Gegensatz zum Margo denticulatus ist die Fasciola cinerea glatt. Rostrolateral kann sie in einen *Gyrus fasciolaris* (RETZIUS) übergehen, der nach LUDWIG u. KLINGLER (1956) makroskopisch aber selten auftritt. Der Gyrus fasciolaris tritt aus dem Sulcus fimbrio-dentatus hervor, biegt leicht nach caudal um *(Flexura subsplenialis)* und legt sich nach der Trennung von der nach rostral laufenden Fimbria dem Balkensplenium ventral an. Er umgreift letzteres in Form einer *Flexura retrosplenialis* (KLINGLER, 1948) und geht schließlich in den supracommissuralen Hippocampus über (Abb. 35). Der Gyrus fasciolaris enthält architektonisch ein Cornu ammonis inversum, was bereits von G. E. SMITH (1897a) und HALLERSTEIN (1934) hervorgehoben wurde, und unterscheidet sich von der Fasciola cinerea durch seine dunklere, graubraune bzw. graugelbe Farbe (RETZIUS, 1896, 1898b). Zwischen Gyrus fasciolaris und Fasciola cinerea kann überdies eine kleine Rinne angedeutet sein (Abb. 35), die von RETZIUS als *Sulcus dentato-fasciolaris* bezeichnet wurde und die einen Teil unseres bei Igel und Galago beschriebenen *Sulcus dentato-ammonis* darstellt.

Die Variabilität dieser Strukturen des menschlichen Hippocampus ist sehr groß[50]); eine klare Trennung zwischen Fasciola cinerea und Gyrus fasciolaris wird

[50]) Neuere Untersuchungen zur Variabilität des menschlichen Hippocampus haben GERTZ *et al.* (1972) vorgelegt.

vielfach nicht durchgeführt, ist wohl auch nicht immer möglich (s. Def. Gyrus fasciolaris).

Caudal vom Margo denticulatus und von der Fasciola cinerea können die sog. *Gyri Andreae Retzii*[51]) (G. RETZIUS, 1896) frei an die Oberfläche treten (Abb. 35). Bereits RETZIUS hatte erkannt, daß diese „Balkenwindungen“ (ZUCKERKANDL, 1877) sehr variabel sind und bald mehr zum Ammonshorn, bald mehr zum Gyrus parahippocampalis tendieren. Sie treten in 55% der untersuchten Fälle auf.

Nach G. E. SMITH (1897a) treten sie dort hervor, wo der komplexe, eingerollte Hippocampus in sein einfaches flaches Band transformiert wird. Nach LANDAU (1926) liegen sie wegen der Verschiebung der Fimbria und der Auflösung der Körnerschicht der Fascia dentata frei an der Oberfläche. Nach HALLERSTEIN (1934) wölben sie sich aus der Fissura hippocampi heraus, wenn diese Furche dorsal immer seichter wird und schließlich ganz verflacht.

KLINGLER (1948) unterscheidet 3 Typen: 1. Reliefbildungen am Isthmus gyri cinguli und am Gyrus parahippocampalis, die im Bereich des Periarchicortex liegen; 2. Windungen, die vom Gyrus parahippocampalis getrennt sind, aber auch vom Margo denticulatus und der Fasciola cinerea, und die archicorticale Rinde des Ammonshorns oder des Subiculum enthalten; 3. seltene Bildungen, die durch den Sulcus hippocampi vom Gyrus parahippocampalis scharf abgegrenzt sind, mit den Gebieten der Fascia dentata hingegen verbunden sind. Auch diese enthalten zweifellos archicorticale Rinde, doch ist nicht sicher, von welchem Typus. Nach KLINGLER stellen die Gyri Andreae Retzii Dentes pedis hippocampi und Dentes gyri dentati dar, die an verschiedenen Stellen aus dem Sulcus hippocampi hervortreten und nach Entfernung der Pia mater ohne weiteres sichtbar sind. KLINGLER nennt sie Dentes aberrantes praesubiculi, subiculi, pedis hippocampi, gyri dentati.

Durch diese Ausführungen von KLINGLER dürfte der lange Streit um die Architektonik der „Balkenwindungen“ im wesentlichen geklärt sein. Bei der großen Variabilität dieser Strukturen treffen möglicherweise alle Angaben für bestimmte Typen zu: Fascia dentata (CORNING, nach LANDAU, 1926); Ammonshorn (GIACOMINI, 1883; G. E. SMITH, 1897a; LANDAU, 1926); Subiculum (ZUCKERKANDL, 1887, 1900; HALLERSTEIN, 1934); retrospleniales Mantelgebiet (KAPPERS, 1921).

Im Bereich des Balkensplenium geht der retrocommissurale in den supracommissuralen Hippocampus über (Abb. 33 u. 34). Wir betrachten den letzteren als Abkömmling des undifferenzierten vorderen Hippocampus der balkenlosen Säugetiere, in dem eine Fascia dentata nicht ausgeprägt ist (s. S. 89). Es besteht demnach auch bei den höheren Säugern kein Anlaß, anzunehmen, daß Teile des supracommissuralen Archicortex der Fascia dentata entsprechen. Wir stimmen darin mit G. E. SMITH (1917), KAPPERS (1921) und LANDAU (1926) überein, insbesondere aber mit MACCHI (1951), der den supracommissuralen Hippocampus des Menschen als primitiven Archicortex ohne Fascia dentata auffaßt, der über ein Subiculum in den Periarchicortex des Gyrus cinguli übergeht.

Auch beim Menschen kann (wie bei *Cercopithecus* dargestellt, Abb. 30) der supracommissurale Hippocampus in einem kleinen Windungszug zwischen Balken und Sulcus corporis callosi, dem *Gyrus supracallosus*, liegen. Dieser setzt sich dann nach vorn in einen *Gyrus geniculi* fort, der um das Balkenknie herumzieht und unterhalb des Balkens den präcommissuralen Hippocampus beherbergt (Abb. 31). Die weitere Fortsetzung vom Balkenrostrum abwärts wird durch den „*Gyrus olfactorius medialis*“ gebildet. Auch diese, zwischen dem *Sulcus parolfactorius posterior* und einem selten auftretenden und sehr flachen *Sulcus parolfactorius medius* (ECONOMO u. KOSKINAS, 1925) liegende schmale Windung enthält archicorticale Rinde (s. S. 48).

---

[51]) s. Def.

Caudal vom präcommissuralen Hippocampus liegt der *Gyrus paraterminalis* (G. subcallosus), der das Diagonale Band und Teile des Septum enthält. Er beginnt unter dem Balkenrostrum und zieht nach ventral zur Substantia perforata anterior. Nach vorn ist er durch den Sulcus parolfactorius posterior, nach hinten durch die in der Medianen verschmolzenen Teile des Septum[52]) (mit der Masse der Septumkerne) bzw. weiter ventral durch die *Lamina terminalis* begrenzt. Den ventralen Teil kann man mit Retzius (1896, 1898b) als *Gyrus diagonalis* bezeichnen. Unsere vergleichend-anatomischen Untersuchungen machen es wahrscheinlich, daß zwischen dem präcommissuralen Hippocampus und dem caudal von ihm liegenden Diagonalen Band noch ein schmaler Streifen des corticalen Septum (Regio periseptalis) liegt. Dieser bei *Cercopithecus* noch deutliche Streifen ist jedoch beim Menschen nicht mehr mit Sicherheit nachzuweisen. Nach Gastaut u. Lammers müßte sich der Gyrus paraterminalis oben mit dem dorsalen Teil des Septum vereinigen. Wenn eine direkte Kommunikation in diesem Bereich nicht stattfindet, dann wegen jener Fasern des dorsalen Fornix, die in den Striae longitudinales verlaufen und das Rostrum verlassen, um sich mit den Fasern des Fornix longus wieder zu vereinigen. Es entsteht so eine Zone weißer Substanz, die den Raum zwischen dem Gyrus paraterminalis und dem Septum füllt. Rostral vom präcommissuralen Hippocampus („Gyrus olfactorius medialis") schließt sich die *Area subcallosa* (parolfactoria) an, die caudal die Area subgenualis des Periarchicortex enthält. Rostral kann die Area subcallosa von einem *Sulcus parolfactorius anterior* begrenzt werden; nach ventral erstreckt sie sich bis zum Trigonum olfactorium und dorsal geht sie unterhalb des Balkenknies ohne makroskopische Grenze in die Regio infraradiata des Gyrus cinguli über. Letztere umfaßt den ganzen vorderen Abschnitt des Balkens, erstreckt sich aber nicht bis zum Sulcus cinguli, sondern hat zumeist keine makroskopisch erkennbare äußere Grenze. Die periarchicorticale Area infraradiata ventralis ist ganz in der Tiefe des Sulcus corporis callosi verborgen. Sie bildet die dorsale Wand dieses Sulcus und gewinnt caudal durch einen sehr schmalen, ebenfalls im Sulcus corporis callosi verborgenen Streifen Anschluß an die retrospleniale Rinde. Die balkenfernen Abschnitte der Regio infraradiata werden von uns wegen ihrer starken Anklänge an den Isocortex zum Proisocortex gerechnet. Diese Gebiete sind in den Abb. 26 u. 28—31 gestreift dargestellt.

[52]) Über das „Septum pellucidum" s. nächstes Kapitel und Def. Septum.

4. Phylogenetische Entwicklung

Die phylogenetische Entwicklung feinerer Struktureinheiten des Gehirns muß fast ausschließlich auf dem indirekten Wege des Vergleichs rezenter Arten erschlossen werden, also mit den Methoden der *vergleichenden Neuroanatomie*. Möglichkeiten und Grenzen dieser Methode haben STARCK (1962) und KUHLENBECK (1967—1973) aufgezeigt. Der mehr direkte Weg über *Endocranialausgüsse* fossiler Schädel kann nur über allgemeine Hirnform und Hirngröße sowie über die Oberflächengestaltung Aufschluß geben, bezüglich des Allocortex etwa über Form und Ausdehnung des Bulbus olfactorius, Lobus piriformis usw., soweit diese Strukturen am Endocranialausguß eindeutig abzugrenzen sind.

Um aus dem rezenten Material gut fundierte Schlüsse ziehen zu können, bedarf es einer möglichst sorgfältigen Auswahl des zu untersuchenden Materials. Für die Untersuchung der Entwicklung des menschlichen Gehirns ist es zweckmäßig, Menschenaffen, Affen, Halbaffen und schließlich Insectivoren in den Vergleich einzubeziehen. Eine solche vergleichend-anatomische Reihe ist nicht identisch mit einer echten phylogenetischen Entwicklungslinie. Sie vergleicht ja nicht die wirklichen Vorfahren einer bestimmten Art, sondern Vertreter jetzt lebender Arten, mit anderen Worten, Endpunkte verschiedener phylogenetischer Entwicklungslinien. Sie ist aber unter bestimmten Voraussetzungen in der Lage, echte Entwicklungslinien in ihren charakteristischen Grundzügen nachzuzeichnen. Dies ist der Fall, wenn 1. in den Vergleich Gruppen einbezogen werden können, die für die phylogenetische Entwicklung anderer Gruppen eine Rolle gespielt haben, und die sich seit ihrer Abspaltung von diesen Gruppen in den untersuchten Merkmalen nicht wesentlich verändert haben *(Dauertypen)* und 2. Anhaltspunkte für gerichtete Entwicklungen *(Trends)* vorhanden sind. Beide Voraussetzungen sind für die hier vorliegende Reihe erfüllt. Die Primaten lassen sich, wie viele andere Säugerordnungen auch, von insektenfressenden Vorfahren ableiten und gerade die Insektenfresser existieren heute noch in vielen Arten mit sehr primitivem Hirnbau. Der Mensch hat in seiner stammesgeschichtlichen Entwicklung halbaffen-, affen- und menschenaffenähnliche Stadien durchlaufen, und es zeichnen sich in dieser Reihe klare und gerichtete Trends in der Hirnentwicklung ab.

Nach einer gedrängten Übersicht über die Phase der nichtsäugenden Wirbeltiere, die keine Vollständigkeit beansprucht, werden wir als erstes Säugetier den Igel *(Erinaceus europaeus)* heranziehen, weil igelähnliche Formen als mögliche Vorfahren der Primaten diskutiert werden (u. a. SIMPSON, 1945). Als Repräsentanten der Halbaffen haben wir den Demidoff-Galago *(Galago demidovii)* und der Affen die Weißnasen-Meerkatze *(Cercopithecus ascanius)* herangezogen.

Bei speziellen Problemen greifen wir auf zwei Menschenaffen zurück: Schimpanse *(Pan troglodytes)* und Gorilla *(Gorilla gorilla)*. Mit dem Spitzhörnchen

(Tupaia glis) haben wir in unserer Reihe darüber hinaus eine Form berücksichtigt, die als unmittelbares Bindeglied zwischen Insectivoren und Primaten diskutiert wird. Die Auswahl der für die makromorphologische Beschreibung (s. voriges Kapitel) herangezogenen Säuger war bereits nach phylogenetischen Gesichtspunkten vorgenommen worden.

Nach Kuhlenbeck (1929) kann die Entwicklung des Cortex unter zwei Aspekten untersucht werden: 1. Entwicklung der Cortexstruktur, von Kuhlenbeck *Corticogenese* genannt, und 2. Entwicklung bzw. Entfaltung homologer Rinden-(= Oberflächen-)regionen. Ersteres gehört in das Gebiet der Histo- bzw. Cytogenese, letzteres erfordert eine Analyse der morphologischen Lagebeziehungen der einzelnen Gebiete und gehört damit in das Gebiet der *Morphogenese*. Wir haben eine entsprechende Trennung bei der Darstellung der ontogenetischen Entwicklung durchgeführt (Kap. 6 u. 7). Bei der phylogenetischen Entwicklung haben wir davon abgesehen und uns vor allem bei den Nichtsäugern auf allgemeinere Aussagen beschränken müssen, weil bei den nichtsäugenden Wirbeltieren 1. die Aneinanderreihung rezenter Typen zu einer „aufsteigenden Reihe" besonders problematisch ist, 2. die Homologisierung der Cortexgebiete teilweise umstritten ist und 3. für eine genauere Darstellung der morphogenetischen Entwicklung der verschiedenen Cortextypen nur wenige Untersuchungen vorliegen. Angaben über die Corticogenese bei den Nichtsäugern sind reichlicher. Sie unterliegen aber ebenfalls den unter 1. und 2. gemachten Einschränkungen. Bei den Säugetieren beschränken wir uns im vorliegenden Kapitel ausschließlich auf die Morphogenese. Einzelheiten über die Corticogenese werden im Zusammenhang mit der mikroskopischen Anatomie der Einzelfelder (Kap. 8) erörtert. Diese Aufteilung erspart uns Doppelbeschreibungen komplizierter Feinstrukturen. — Einige Angaben über die *Zell*differenzierung in der Phylogenese finden sich am Ende des Abschnittes 7.1.

4.1. Nichtsäugende Wirbeltiere (Abb. 36—47)

Rundmäuler: Johnston (1902, 1912), Herrick u. Obenchain (1913), Holmgren (1919), Jansen (1930), Schober (1964), Crosby u. Schnitzlein (1974).

Fische: Johnston (1898), Sheldon (1912), G. E. Smith (1908), Holmgren (1920), Weston (1937), Rudebeck (1945), Schnitzlein (1966a, b), Schnitzlein u. Crosby (1967).

Amphibien: C. J. Herrick (1910a, b, 1921, 1924b, 1927, 1931, 1933a, b, c, 1948), Kappers u. Hammer (1918), Söderberg (1922), Kuhlenbeck (1922b), Kuhlenbeck *et al.* (1966), Hoffman (1963, 1966a, b), Clairambault (1963, 1965, 1969), Clairambault u. Derer (1968).

Reptilien: A. Meyer (1892, 1895), Edinger (1893, 1896), C. L. Herrick (1893), C. J. Herrick (1910a), Lange (1911), Johnston (1915), Crosby (1917), Kiesewalter (1922), Hines (1923), Rose (1923), Cairney (1926), Durward (1930), Shanklin (1930), Warner (1931), Goldby (1934, 1937), Curwen (1935, 1937, 1939), Schepers (1948), Gamble (1952, 1956), Goldby u. Gamble (1957), Filimonoff (1964), Carey (1966), Northcutt (1966, 1967), Platel (1967, 1969, 1971), Senn (1968, 1970), Beckers *et al.* (1971/72), Kirsche (1972, 1974).

Vögel: Edinger *et al.* (1903), Rose (1914/15), Huber u. Crosby (1929), Craigie (1930a, 1932, 1935), Durward (1932).

Untersuchungen diverser Gruppen, grundlegende vergleichende Arbeiten und Übersichten: G. E. Smith (1896b, 1908, 1910a, 1919a), Edinger (1904, 1905, 1908a, 1911b), Kappers u. Theunissen (1907, 1908), Kappers (1909a, b, 1921, 1928, 1929, 1941), Johnston (1910, 1913, 1923, 1924), Kuhlenbeck (1922a, 1924a, b, 1927, 1929, 1967—1973), Holmgren (1925), A. W. Young (1926), M. Rose (1926, 1927a, b), Kiesewalter (1928), C. J. Herrick (1933c), Kappers *et al.* (1936), Crosby u. Humphrey (1939a, b), Schepers (1948), Allison (1953a), Crosby *et al.* (1966), Northcutt (1966, 1969), Nieuwenhuys (1967), Clairambault u. Derer (1969), Kirsche (1972, 1974).

Das Endhirn der frühen Wirbeltiere entsteht als Riechhirn. Bei *Amphioxus* sind Riechgrube und Riechnerv unpaar und ein sekundäres Vorderhirn fehlt noch. Mit dem Auftreten der paarigen Riechplacoden und Riechnerven bei den Wirbeltieren kommt es zur Differenzierung eines paarigen Telencephalon mit primären und sekundären olfactorischen Zentren. KAPPERS (1909a, b, 1921) bezeichnet die bei Cyclostomen und Selachiern vorhandenen, ältesten (sekundär-olfactorischen) Teile des Pallium der Vertebraten als *Palaeopallium* und stellt diesem die sich später entwickelnden Teile des *Archipallium* (mit tertiären olfactorischen Fasern) und *Neopallium* (mit tertiären nichtolfactorischen Fasern) gegenüber (s. auch Def. Pallium)[53]).

Es wird sich zeigen, daß die Differenzierung des Cortex in der aufsteigenden Reihe der nichtsäugenden Wirbeltiere nicht kontinuierlich fortschreitet. Cortexähnliche Bildungen können schon sehr früh in ausgedehntem Maße vorkommen (z. B. bei den Selachiern), während sie bei späteren Klassen (vor allem bei den Amphibien) fast ganz fehlen. Dies mag teilweise darauf beruhen, daß die „aufsteigende" Reihe der nichtsäugenden Wirbeltiere die echte, zu den Säugetieren führende Entwicklungslinie nicht gut widerspiegelt. Unter anderem dürften sich wesentliche Gruppen der Fische, insbesondere auch die Selachier, weit vom Typus primitiver Wirbeltierahnen entfernt haben.

4.1.1. Allocortex bulbi olfactorii und Palaeocortex I oder Semicortex

Die Wurzeln des Cortex der Säugetiere und des Menschen reichen zurück bis zu den primitivsten Wirbeltieren. Die ersten rindenartigen Strukturen entstehen in unmittelbarem Zusammenhang mit der Bildung des paarigen Telencephalon. Als erstes differenziert sich der Bulbus olfactorius, der bereits bei *Myxine* seine wesentlichsten Elemente in Schichten angeordnet aufweist (HOLMGREN, 1919; JANSEN, 1930; u. a.), zwar auf einer noch primitiven Differenzierungsstufe, doch mit jenen der höheren Wirbeltiere vergleichbar. Auch ALLISON (1953a) vermerkt, daß von den Cyclostomen bis zu den Säugern Bulbus und primitive olfactorische Zentren ähnlich in der Struktur sind und einen relativ unveränderlichen Teil des sonst zunehmend komplizierter werdenden Endhirns bilden. Der Rest des Vorderhirns hat sich nach ALLISON *nach* diesen Strukturen und z. T. auch *aus* ihnen entwickelt, und auch HERRICK (1910a) bezweifelt nicht, daß der Bulbus olfactorius Ort der initialen Telencephalonausstülpung ist. Neben dem Bulbus olfactorius besteht nach HERRICK (1948) die Endhirnhemisphäre der Cyclostomen im wesentlichen nur noch aus einem sekundären Nucleus olfactorius.

Echte und bereits deutlich gegliederte Rindenstrukturen im Bereich der sekundären olfactorischen Zentren finden sich bei den Selachiern (KAPPERS u. THEUNISSEN, 1907, 1908; JOHNSTON, 1923; KUHLENBECK, 1927, 1929; FILIMONOFF, 1955; u. a.) (Abb. 36). Bei den Fischen herrscht nach KAPPERS (1921) ganz allgemein der Palaeocortex vor. Dagegen hat das Endhirn der Amphibien (Abb. 40 bis 42) nach KUHLENBECK gegenüber der Dipnoer- oder Selachiermorphe (Abb. 36 bis 39) eine bedeutend geringere Differenzierung. „Anstelle einer cortexähnlichen Bildung, eines Praecortex, wie bei den letztgenannten Tieren, findet man nur eine Differenzierung der periventrikulären Matrix in eine dichtere Basalschicht und

---

[53]) In diesen Termini von KAPPERS liegen die Wurzeln für unsere moderne Terminologie. Über ihre Berechtigung im Hinblick auf Unterschiede in der Entstehungszeit während der phylogenetischen Entwicklung (über die heterochrone Bildung der Rinden in der Ontogenese s. Abschnitt 7.1.) und über die Interpretation der Rindentypen in einseitigem Bezug auf die olfactorischen Verbindungen hat es ausgedehnte Diskussionen gegeben (u. a. JOHNSTON, 1910, 1913, 1924; HERRICK, 1910a, 1948; ALLISON, 1953a), auf die wir nicht näher eingehen wollen.

eine aufgelockerte Lage peripherwärts ausschwärmender Zellen (Schwärmschicht). Allenfalls weisen die Gymnophionen Andeutungen eines Praecortex in einzelnen basalen Abschnitten auf" (KUHLENBECK, 1927, S. 258). KUHLENBECK vermochte nicht zu entscheiden, ob es sich bei dem Amphibienendhirn um einen primitiven oder um einen sekundär rückgebildeten Zustand handelt. Sicherlich werden gerade wegen dieses ursprünglichen Zustandes die Verhältnisse bei den Amphibien als Ausgangsbasis für die Cortexentwicklung der höheren Wirbeltiere herangezogen (z. B. KUHLENBECK, 1927; NORTHCUTT, 1966, 1969; KIRSCHE, 1972) (Abb. 45). Der Semicortex entwickelt sich aus dem ventralen Abschnitt der Amphibienhemisphäre (Abb. 40—42), und zwar gehen aus dem ventrolateralen Sektor Tuberculum olfactorium und Regio periamygdalaris, aus dem ventromedialen Sektor Septum und Diagonales Band hervor.

Bei Reptilien (Abb. 43—44) sind Rindentypen, die jenen der Säuger ähneln, in unterschiedlichem Ausmaß entwickelt. So ist das Tuberculum olfactorium beim Alligator (CROSBY, 1917) und nach ROSE (1926) überhaupt bei Crocodiliern und Cheloniern gut ausgebildet, schlecht hingegen bei *Lacerta* (GOLDBY, 1934) und nach ROSE allgemein bei Lacertiliern und Ophidiern. Eine Regio diagonalis kommt nach ROSE den Nichtsäugern noch nicht zu, während CROSBY (1917) beim Alligator ein Diagonales Band darstellt.

Die Regio retrobulbaris soll nach ROSE (1923, 1926, 1927a) bei den Reptilien gut ausgebildet sein. Sie geht aus dem Nucleus olfactorius anterior der niederen Wirbeltiere hervor und wird von den angloamerikanischen Autoren auch bei den Säugetieren noch so bezeichnet. Sie weist bei einigen Formen bereits eine deutliche Differenzierung in Unterfelder auf (CROSBY u. HUMPHREY, 1939b; PLATEL, 1967).

4.1.2. Palaeocortex II oder Eupalaeocortex

Im deutlichen Unterschied zum Semicortex leitet sich der Eupalaeocortex nicht vom ventralen oder basalen Grundkomplex der niederen Vertebraten (B_S, B_1—B_4 nach KUHLENBECK; s. Tabelle 1), sondern von Teilen des dorsalen oder pallialen Grundkomplexes (D_1—D_3) ab. JOHNSTON (1923) unterscheidet im Palaeocortex der Selachier ein laterales olfactorisches Feld, welches er als Primordium der präpiriformen Rinde ansieht, und ein basales corticales Feld als Primordium des Tuberculum olfactorium und des Diagonalen Bandes. Ein Sulcus endorhinalis markiert die Grenzlinie zwischen diesen beiden Feldern (bei KUHLENBECK ganz entsprechend zwischen Cortex lateralis und olfactorius). Bei den Amphibien (Abb. 40—42) gilt der dorsolaterale Sektor als Primordium unseres Eupalaeocortex. Dieser Sektor zeigt noch keine Anzeichen von corticaler Differenzierung und es werden auch noch keine deutlichen Schichten gebildet, doch weist der Nucleus olfactorius lateralis, der hier liegt, auf diese Beziehung hin (HERRICK, 1948). Bei den Reptilien (Abb. 43—44, $D_{(2+1)}c$) ist dieser dorsale Teil gut umschrieben. Er wird von KUHLENBECK als Cortex lateralis bezeichnet, von KIRSCHE (1972) bei Schildkröten als Regio praepiriformis vom restlichen Palaeocortex unterschieden. PLATEL (1969) konnte dieses Gebiet durch Zellmessungen deutlich von den anderen Rindenstrukturen der Reptilienhemisphäre differenzieren. Nach ROSE (1923, 1926) stellt dieser Cortex bei vielen Reptilien einen ziemlich gleichartig gebauten Typus[54]) von beträchtlicher Ausdehnung dar und seine Zellanordnung ähnelt bereits dem primitiven Cortex praepiriformis eines Säugetieres.

[54]) Auch PLATEL (1969) und BECKERS *et al.* (1971/72) haben den lateralen Cortex (im Gegensatz zum dorsalen und medialen) nicht weiter untergliedert. Hingegen unterscheidet KIESEWALTER (1922) eine Pars dorsalis, ventralis und frontalis, von denen die letztere sicherlich der Regio retrobulbaris entspricht.

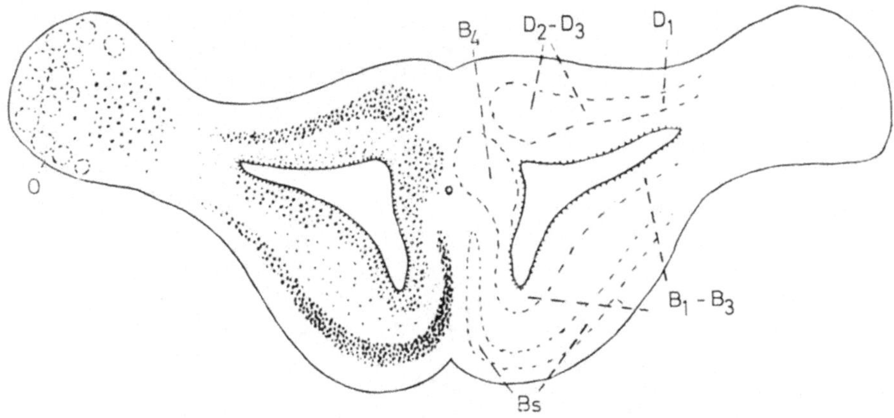

Abb. 36

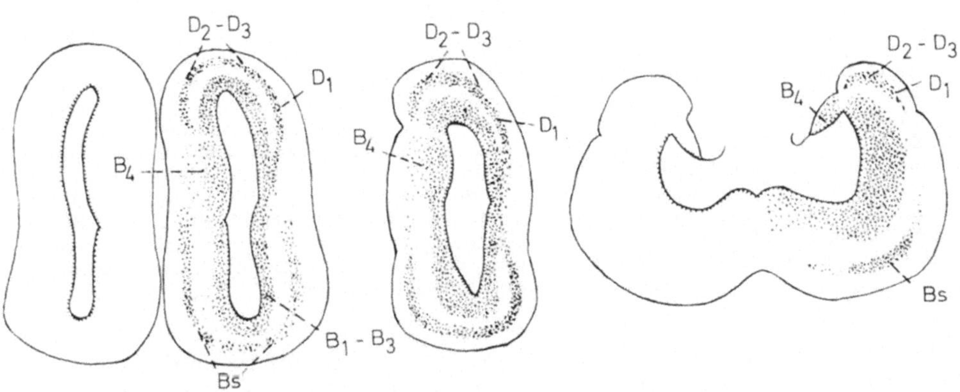

Abb. 37—39

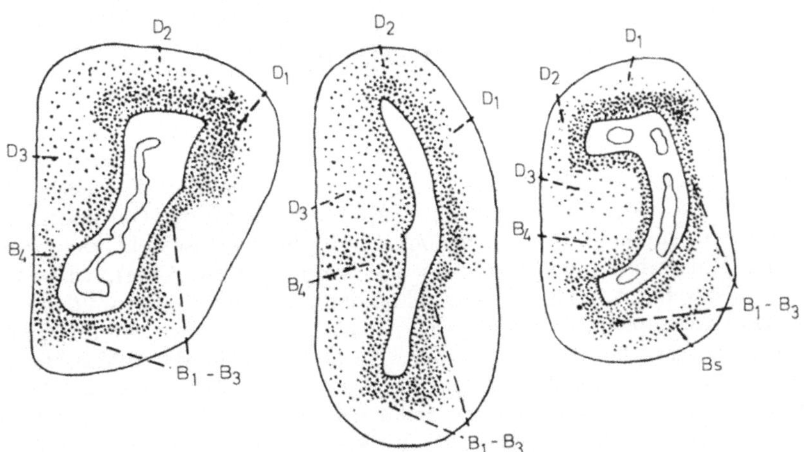

Abb. 40—42

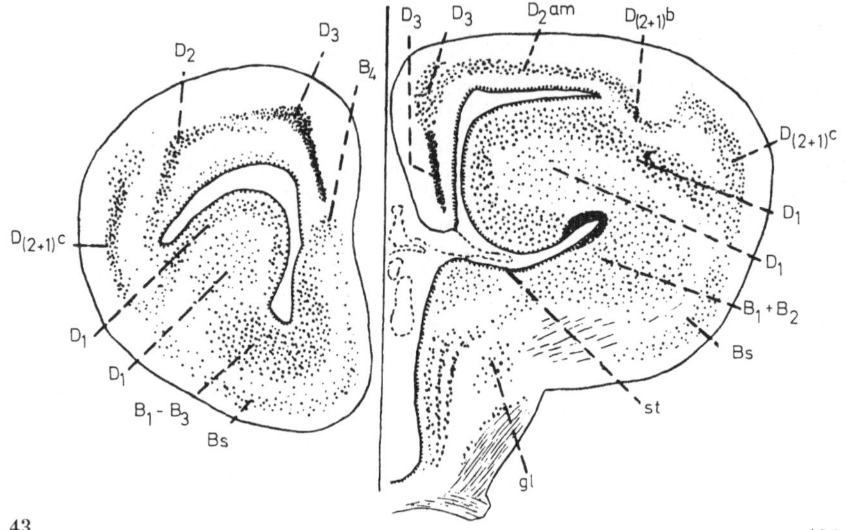

Abb. 43 Abb. 44

Abb. 36—44. Frontalschnitte durch Endhirne nichtsäugender Wirbeltiere (aus KUHLENBECK, 1927, 1929). Neu beschriftet, um eine direkte Bezugnahme auf die Homologietabelle KUHLENBECKS (Tabelle 1, S. 65—66) zu ermöglichen. Über die Bedeutung der Abkürzungen s. dort. Abb. 36. Katzenhai (*Scyliorhinus*, Selachii). Abb. 37—39. Lungenfisch (*Lepidosiren*, Dipnoi). Abb. 37: im rostralen Drittel; Abb. 38: kurz vor der Lamina terminalis; Abb. 39: in Höhe der Lamina terminalis (Ventriculus impar telencephali). Abb. 40—42. Amphibien. Abb. 40: Schwanzlurch (*Salamandra*): Abb. 41: Froschlurch; Abb. 42: Blindwühle (*Siphonops*). Abb. 43—44. Reptilien. Abb. 43: Eidechse (*Lacerta*), rostral der Lamina terminalis; Abb. 44: Landschildkröte (*Testudo*), Gegend des Foramen interventriculare (Monroi). *gl* Globus pallidus, *st* Sulcus terminalis

Ob der hintere Abschnitt als primitiver Cortex piriformis (= entorhinalis, also periarchicortical) anzusehen ist, wie KAPPERS (1921) glaubt, erscheint uns zweifelhaft, denn diese höher differenzierte Rinde ist noch bei den niederen Säugern sehr klein und wenig differenziert. Dieser Rindentyp scheint sich erst in der frühen Säugerphase zu entwickeln und von caudal her über den Lobus piriformis auszubreiten.

4.1.3. Archicortex

Die erste sichere Differenzierung des Archicortex beginnt bei den Amphibien im dorsomedialen Sektor der Hemisphären (Abb. 40—42). Seine Entwicklung kann nach KUHLENBECK (1922a) in der Reihe Urodelen—Gymnophionen—Reptilien (Abb. 40—44) geradezu als Muster einer Cortexentwicklung angesehen werden. Nach KUHLENBECK ist bei den urodelen Amphibien „durch den corticogenetischen Impuls die Area medialis stark aufgelockert, die Schwärmschicht, das erste Anzeichen der Rindenbildung, ist sehr breit geworden und weit peripheriewärts gerückt, die Basalschicht reduziert. Die Zellen deuten schon die Pyramidenform an. Bei den Gymnophionen (Typus *Siphonops*) ist dieser Vorgang weiter gediehen. Die Zellen sind länger ausgezogen und weisen deutlicher die Pyramidengestalt auf. Die Basalschicht ist weiter reduziert und ganz rudimentär, von der Schwärmschicht bereits teilweise durch einen zellärmeren Streifen, der die erste Anlage eines subcorticalen Markes darstellt, geschieden. Bei den Reptilien ist endlich eine vollständig freie, aus dichtgedrängten Pyramidenzellen bestehende Lamina vorhanden, die peripheriewärts von der Zonalschicht nach innen zu von einem voll

Tabelle 1. Übersicht über die mutmaßlichen Homologien der Grundbestandteile des Endhirns der Wirbeltiere nach KUHLENBECK (1929)

	Selachier	Teleosteer (Ganoiden)	Dipnoer	Amphibien
O	Bulbus olfactorius	Bulbus olfactorius	Bulbus olfactorius	Bulbus olfactorius
B_s	Cortex olfactorius		Cortex olfactorius	Cortex olfactorius (nur bei Gymnophionen)
B_4	Nucleus basimedialis superior		Nucleus basimedialis superior	Nucleus basimedialis superior
B_3	Nucleus basalis (Pars medialis)	Nucleus basalis (Pars inferior)	Nucleus basalis (Pars medialis)	Nucleus basalis (Nucleus parolfactorius accumbens)
B_2	Nucleus basalis	Nucleus basalis (Pars inferior)	Nucleus basalis	Nucleus basalis
B_1	Nucleus basalis	Nucleus basalis (Pars superior)	Nucleus basalis	Nucleus basalis
D_1	Nucleus epibasalis (Cortex lateralis)	Nucleus epibasalis	Nucleus epibasalis (Cortex lateralis)	Area lateralis pallii (Nucleus epibasalis)
D_2	Cortex dorsalis	Nucleus dorsalis	Cortex dorsomedialis	Area dorsalis pallii
D_3	Cortex medialis	Nucleus ventrolateralis	Cortex dorsomedialis	Area medialis pallii (Primordium hippocampi)

Tabelle 1 (Fortsetzung)

	Reptilien	Vögel	Säugetiere	Unsere entsprechenden Cortextypen	
O	Bulbus olfactorius	Bulbus olfactorius	Bulbus olfactorius	Bol, Bac	Allocortex bulbi olfactorii
Bs	Cortex olfactorius (Area ventrolateralis anterior et ventrolateralis posterior)	Cortex olfactorius	Cortex olfactorius (Area ventralis anterior et ventrolateralis posterior)	Tol Pam	Semicortex + Basalganglien
B_4	Nucleus basimedialis superior	Nucleus basimedialis superior	Nucleus basimedialis superior, Septum pellucidum	Septum Diag	
B_3	Nucleus basalis accumbens	Nucleus basalis accumbens	Basalganglien		
B_2	Nucleus basalis	Nucleus basalis	Basalganglien		
B_1	Nucleus basalis	Nucleus basalis	Basalganglien		
D_1	Nucleus epibasalis Nucleus centralis	Nucleus epibasalis Nucleus centralis	Basalganglien		
$D_{(2+1)}c$	Cortex lateralis	Nucleus diffusus dorsolateralis	Cortex lobi piriformis anterioris	Prpi	Eupalaeocortex
$D_{(2+1)}b$	Cortex dorsalis, Pars lateralis	Nucleus diffusus dorsalis	Regio insularis	Peripalaeocortex + Proisocortex	
D_2al	Cortex dorsalis, Pars intermedia (lateralis)	Nucleus diffusus dorsalis	Neocortex sensu stricto (Cortex homogeneticus)	Neocortex = Isocortex	
D_2am	Cortex dorsalis, Pars medialis	Cortex dorsomedialis	Parahippocampusrinde	Proisocortex + Periarchicortex	
D_3	Cortex medialis	Cortex medialis	Hippocampusformation	Archicortex	

ausgebildeten subcorticalen Mark begrenzt wird. Das periventriculäre Grau ist sehr zurückgebildet" (1922a, S. 357/358).

Bei den Reptilien setzt sich der Archicortex im allgemeinen aus einem dorsomedialen Teil, der mehr peripher liegt und aus kleinen Körnerzellen besteht, und einem mehr dorsalen Teil zusammen, der aus großen Pyramidenzellen, den sog. „Ammon pyramids" besteht und sich teilweise bis unter die Granularschicht erstreckt (Superpositio medialis, Abb. 43—44)[55]).

Nach KAPPERS u. THEUNISSEN (1908) stellen diese beiden Abschnitte bereits eine Differenzierung in zwei Zellschichten dar, von denen die granuläre hauptsächlich receptorische, kürzere assoziative und Schaltfunktionen hat, die Pyramidenschicht hingegen hauptsächlich längere assoziative und projektive Funktionen.

Die Schicht der Körnerzellen soll zur Fascia dentata (FD) der Säugetiere werden, die Schicht der Ammonspyramiden zum Cornu ammonis (CA) (A. MEYER, 1892; G. E. SMITH, 1896c; LEVI, 1904a, b; CAJAL, 1911; CROSBY, 1917). Aus den letzteren werden aber auch höher differenzierte Rindentypen (Mesocortex, Isocortex) abgeleitet (ausführliche Literatur bei ABBIE, 1938; NORTHCUTT, 1969; PLATEL, 1969 und KIRSCHE, 1972, 1974).

4.1.4. Periallocortex

Der Periallocortex und alle höheren Rindentypen der Säuger werden vom dorsalen Gebiet der Amphibienhemisphäre abgeleitet, und zwar von jenem Sektor, der zwischen dem dorsolateral liegenden Primordium der piriformen Rinde und dem dorsomedial liegenden Primordium des Hippocampus liegt. Dieses Gebiet weist bei den Amphibien noch keine Rindenstruktur auf (Abb. 40—42)[56]).

Eine echte corticale Differenzierung findet sich erst bei den Reptilien (Abb. 43 bis 44). Es ist jedoch umstritten, ob Rindenbildungen, wie sie sich bei rezenten Reptilien finden, bei der Entstehung der höheren Cortices der Säuger überhaupt eine Rolle gespielt haben. NORTHCUTT (1969) verneint dies und leitet den Cortex der Säuger direkt von Primordien amphibienartiger Vorfahren ab, und zwar den Neocortex aus einem lateralen Sektor und die perihippocampale Übergangsrinde aus einem medialen Sektor des dorsalen Pallium (Abb. 45). Die Frage der Homologie der diversen Strukturen ist davon unabhängig, und bei ihrer Homologisierung kommt NORTHCUTT (1967, 1969) zu ganz ähnlichen Ergebnissen wie KUHLENBECK (1927, 1929), ohne in seiner grundlegenden Arbeit (1967) diesen Autor überhaupt zu erwähnen (vgl. Abb. 40—44 mit Abb. 45 und Tabelle 1).

KIESEWALTER (1922), KUHLENBECK (1929), BECKERS *et al.* (1971/72) u. a. untergliedern den dorsalen Cortex der Reptilien in eine Pars medialis, eine Pars lateralis und eine Pars intermedia (horizontalis bei KIESEWALTER). Davon liegt die Pars medialis dem Archicortex benachbart und soll nach KUHLENBECK der Parahippocampusrinde (nach G. E. SMITH, 1919a, benannt) der Säuger homolog sein; die Pars lateralis liegt dem Cortex lateralis (der späteren präpiriformen Rinde) benachbart und soll der Regio insularis (also zumindest teilweise unserem Peripalaeocortex) entsprechen[57]) und die Pars intermedia liegt zwischen diesen

[55]) PLATEL (1969) konnte durch Zellmessungen medial und dorsal insgesamt drei Zonen unterscheiden, die er alle drei als zum Archipallium gehörig betrachtet.

[56]) Nach JOHNSTON (1924) ist ein entsprechendes, als „general pallium" bezeichnetes Gebiet bereits bei den Selachiern vorhanden, und in der Tat gibt es bei diesen und anderen Fischen dorsale, rindenartige Bildungen (Abb. 36—39), die als Primordien der höheren Rinden angesehen werden.

[57]) KIRSCHE (1972, 1974) unterscheidet nach Befunden bei Reptilien (Schildkröte) in der Inselrinde eine Area praepiriformis als Allocortex der Insel, einen Mesopalaeocortex (= Peripalaeocortex) als Mesocortex der Insel und einen Neocortex primitivus als Neocortex der Insel. Ähnliche Gliederungen liegen auch für Säuger vor (s. 8.8.1.1.).

beiden und soll dem Neocortex homolog sein (s. Tabelle 1). In den Abb. 46 u. 48 (aus KUHLENBECK, 1927) sind Pars lateralis und Pars intermedia nicht getrennt dargestellt. Die Abb. 47 u. 49 zeigen deutlich, daß der dorsale Cortex mit seiner Pars medialis (der Parahippocampusrinde von G. E. SMITH und KUHLENBECK $= D_2am$) den Hippocampus als mehr oder weniger breites Band außen ganz umgibt. Ein Vergleich der Abb. 47 (Reptil) mit den Abb. 49 u. 55 (Säuger) zeigt,

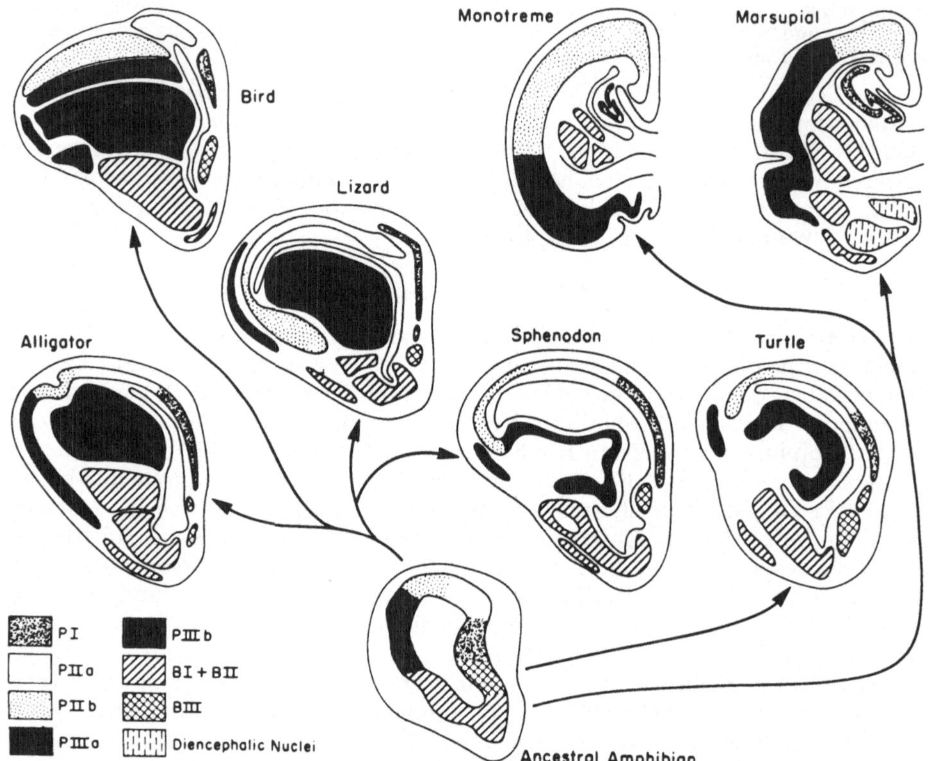

Abb. 45. Ableitung der Rindentypen rezenter Vertebraten von einem amphibienartigen Grundtypus (aus NORTHCUTT, 1969). P I und P II = dorsales Pallium, P III = „dorsal ventricular ridge“ und laterales Pallium, B I + B II = laterales und ventrales Basalgebiet, B III = mediales Basalgebiet. Es entsprechen bei Säugern in unserer Terminologie: P I = Archicortex, P IIa = Periarchicortex (+ Proisocortex ?), P IIb = Isocortex, P III = Eupalaeocortex (+ Peripalaeocortex), B I + II = Striatum und Tuberculum olfactorium, B III = Septum

daß der Parahippocampus KUHLENBECKs in Lage und Ausdehnung fast völlig mit unserem medialen Mesocortex (Periarchicortex + Proisocortex) übereinstimmt. Die von den Architektonikern erst nach vielen Umwegen durch FILIMONOFF (1947) erreichte Zusammenfassung von entorhinaler, präsubikulärer, retrosplenialer und von Teilen der cingulären Rinde zum Periarchicortex war von vergleichenden Anatomen, insbesonders von KUHLENBECK bereits um Jahrzehnte vorweggenommen worden. Offensichtlich sind diese Ergebnisse lange Zeit ohne Einfluß auf die architektonischen Ordnungsprinzipien geblieben.

Gürtelartige Zonen sind auch von SCHEPERS (1948) und KIRSCHE (1972) nach Studien bei Schildkröten *(Testudo)* gefunden worden. SCHEPERS unterschied eine primäre und eine sekundäre Cortexzone, die gürtelartig das Primordium des Neopallium umgeben. Zur primären Zone gehören lateral die piriforme Rinde und medial der Hippocampus; die sekundäre Zone hat er durch Begriffe wie „parahippocampicus" (medial) und „parapiriformis" (lateral) gekennzeichnet.

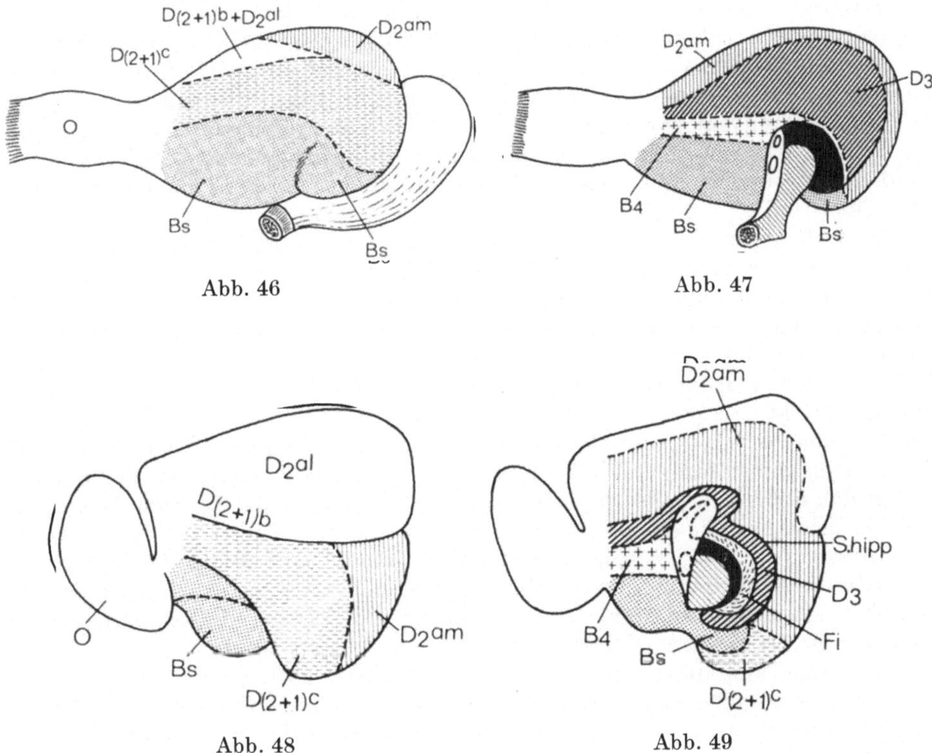

Abb. 46—49. Projektion der Hauptregionen des Cortex auf die Hemisphärenoberfläche (aus KUHLENBECK, 1927, 1929). Neu beschriftet, um eine direkte Bezugnahme auf die Homologietabelle KUHLENBECKS (Tabelle 1, S. 66) zu ermöglichen. Über die Abkürzungen s. dort.

Abb. 46—47. Landschildkröte *(Testudo)*. Abb. 46: Lateralansicht; Abb. 47: Medialansicht.

Abb. 48—49. Igel *(Erinaceus europaeus)*. Abb. 48: Lateralansicht; Abb. 49: Medialansicht

Während die Existenz der Übergangszonen gesichert erscheint[58]), bleibt die Frage offen, ob ihre Homologisierung in der von KUHLENBECK vorgenommenen Weise berechtigt ist. G. E. SMITH nahm ursprünglich (1895a) an, daß der ganze Cortex der Reptilien seinem „true limbic lobe" der Säugetiere homolog sei. Dieser umfaßt im wesentlichen nur unseren Allocortex primitivus und nicht auch den Periallocortex. Später (1919a) gesteht SMITH jedoch auch den Reptilien einen Parahippocampus zu (hierauf bezieht sich KUHLENBECK in seiner Nomenklatur, s.

[58]) Weitere Belege für solche Zonen ergeben sich aus ontogenetischen Untersuchungen (Kap. 6).

Tabelle 1). Laterale Übergangsgebiete und ein echter Neocortex sollen den Reptilien nicht zukommen (auch NORTHCUTT, 1966).

Während in der Tat die Strukturen des Palaeocortex und des Archicortex bei Reptilien und Säugern sehr viel Ähnlichkeit miteinander haben (vgl. z. B. Abb. 43 u. 44 mit Abb. 60) und von der überwiegenden Mehrzahl der Autoren auch übereinstimmend interpretiert werden[59]), stellen die Übergangsrinden und der Neo- oder Isocortex der Säugetiere ganz neuartige Differenzierungsstufen dar, die bei den rezenten Reptilien nicht vorkommen. Nach HERRICK (1930) weisen die Gehirne der primitiven Säuger zwar viele Reptilienzüge auf, der höhere Cortex dieser Formen ist aber nichtsdestoweniger deutlich säugerartig, nicht reptilienartig.

Es ist deswegen auch nicht möglich, einzelne Felder des Periallocortex bei nichtsäugenden Wirbeltieren zu identifizieren. Die von ROSE (1926) versuchte Homologisierung einiger Strukturen des Vogel- und Reptiliengehirns mit der Regio entorhinalis der Säuger kann nur mit sehr großer Zurückhaltung aufgenommen werden, insbesondere, weil diese Gebiete bei primitiven Säugern nur sehr schwach entwickelt sind.

Es erscheint uns derzeit nicht möglich, die Entstehungsgeschichte des Neocortex (= Isocortex) und der Übergangsgebiete des Mesocortex klarer zu umreißen. Es gibt aber noch einen interessanten Aspekt, der auf JAKOB (1911) zurückgeht und neuerdings wieder bei SANIDES (1970) anklingt, daß nämlich das Gebiet der lateralen Superposition oder Superlamination für die Entstehung der höheren Rinden von Bedeutung ist. Es handelt sich dabei um jenes Gebiet der Reptilien, in dem sich laterale piriforme Rinde einerseits ($D_{(2+1)}c$ in Abb. 43) und dorsale Rinde andererseits (D_2) überlagern. In diesem Gebiet sollen Palaeocortex und Archicortex gemeinsam eine höherdifferenzierte Rinde bilden, zu der der Palaeocortex das äußere Stratum und der Archicortex das innere Stratum beitragen. Periallocortex und die aus ihm hervorgehenden höheren Rinden des Proisocortex und Isocortex verständen sich dann als gemeinsame Abkömmlinge beider Grundtypen[60]). Diese Auffassung setzt aber voraus, daß man die dorsale Rinde der Reptilien insgesamt als Archicortex anerkennt (wie PLATEL, 1969; u. a.) und sie nicht bereits bei niederen Vertebraten als dritte „höhere“ Stufe abtrennt.

Die bei der Vielfalt der nichtsäugenden Wirbeltiere auftretenden Cortices bzw. Primordien sind nach Lage und Ausprägung recht mannigfaltig, was ihre Homologisierung sehr schwierig macht. Es ist vor allem das Verdienst von KUHLENBECK, diese Aufgabe intensiv in Angriff genommen und klare und detaillierte Homologien versucht zu haben. Wir haben diese Untersuchungen in einigen Abbildungen (36—44 und 46—49) und einer Tabelle (Tabelle 1) eingehender berücksichtigt. Neuere Untersuchungen von NORTHCUTT (1966, 1967, 1969) haben zu übereinstimmenden Ergebnissen geführt. Bei der Schwierigkeit der Aufgabe kann aber nicht erwartet werden, daß alle Homologieprobleme damit endgültig gelöst sind.

4.2. Säugetiere und Mensch

In der aufsteigenden Primatenreihe lassen sich viele, die Morphogenese des Allocortex charakterisierende Veränderungen auf *Größenverschiebungen* zwischen den

[59]) Starke Abweichungen finden sich bei FILIMONOFF (1964), der die laterale Rinde der Reptilien (die allgemein und sicherlich zutreffend als präpiriforme Rinde homologisiert wird) als Isocortex interpretiert.

[60]) Dieser zweifache Ursprung aus Palaeo- und Archicortex soll nach SHELLSHEAR (1929), DART (1934/35), ABBIE (1940, 1942) und SANIDES (1962, 1970) noch in morphologischen Besonderheiten der Gehirne rezenter Formen erkennbar sein, und zwar in Merkmalen der Gefäßversorgung (SHELLSHEAR) und der Architektonik (ABBIE, SANIDES).

verschiedenen Rindenstrukturen zurückführen. Größenvergleiche werden deswegen angemessen berücksichtigt. Die Methoden und die Vergleichsdaten werden nachstehend en bloc gegeben, während die Bewertung der Daten im Zusammenhang mit der Erörterung der jeweiligen Struktur erfolgen wird.

Methoden der Größenmessung und des Vergleichs der Meßdaten

Der Allocortex ist als Teil der Großhirnrinde eine Oberflächenstruktur. Ausdruck für die Größe solcher Strukturen kann ihre flächenhafte Ausdehnung sein. Die Messung der Oberflächenausdehnung an Schnittserien[61]) ist aber mit großen methodischen Fehlern behaftet, die sich nur schwer korrigieren lassen (STEPHAN, 1960b).

Wir sind deswegen mehr und mehr zu Volumenmessungen übergegangen. Diese haben darüber hinaus den Vorteil, daß auch nichtcorticale Strukturen in den Vergleich einbezogen werden können, was bei Oberflächenmessungen nicht möglich bzw. nicht sinnvoll ist. Für sehr dünne Rinden, wie sie in Palaeo- und Archicortex überwiegend vorliegen, kann aber eine Oberflächenmessung trotz ihrer methodischen Fehler aufschlußreicher als eine Volumenmessung sein.

Oberflächenmessungen wurden an der Oberfläche der zellführenden Schicht (wo diese an die Molekularschicht grenzt) durchgeführt, beim Bulbus olfactorius an der Oberfläche der Mitralzellschicht. Die Konturenlängen werden mit dem Abstand benachbarter Meßschnitte multipliziert. Bei Volumenmessungen wird entsprechend die Fläche eines Areals im photographisch vergrößerten Schnitt gemessen und entsprechend mit dem Abstand multipliziert. Die so erhaltenen Daten sind aber noch nicht miteinander vergleichbar, weil die Gehirne während der Prozedur der Fixation und Einbettung verschieden stark schrumpfen. Die Strukturen werden mit einem Faktor auf Frischgröße korrigiert, der sich aus dem Vergleich des Frischhirnvolumens mit dem Volumen des Gesamthirns in der Schnittserie ergibt (näheres zur Methode bei STEPHAN, 1960b; STEPHAN *et al.*, 1970).

Die einfachste Vergleichsmethode der so gewonnenen Daten besteht darin, die prozentualen Anteile der verschiedenen Strukturen an einer übergeordneten Einheit zu vergleichen (Tabellen 2—6). Diese Art des Vergleichs hat aber den großen Nachteil, daß echte Größenänderungen nicht zum Ausdruck kommen, wenn sich das Bezugssystem in gleicher Richtung und im gleichen Ausmaß verändert, und daß andererseits Größenänderungen einer Struktur vorgespiegelt werden, wenn sich andere Teile, die ebenfalls im Bezugssystem enthalten sind, verändern. Beispiele hierfür sind in den folgenden Vergleichen zahlreich enthalten.

Unbeeinflußt von den Größenänderungen anderer Hirnstrukturen sind die mit der Allometriemethode gewonnenen Ergebnisse. Mit dieser Methode vergleichen wir die absoluten Größen der Hirnstrukturen unter angemessener Berücksichtigung von Unterschieden in der Körpergröße. SNELL (1892) und DUBOIS (1897) haben gezeigt, daß Hirn- und Körpergröße innerhalb eng verwandter Arten in einem bestimmten Verhältnis zueinander stehen, und daß diese Beziehung bei ganz verschiedenen Säugerordnungen (und auch bei niederen Vertebraten) ähnlich ist. Im

[61]) Alle Messungen wurden an Schnittserien durchgeführt, weil sich (mit wenigen Ausnahmen) eine genaue Begrenzung der verschiedenen Strukturen nur an histologischen Schnitten durchführen läßt. Oberflächenmessungen: STEPHAN (1956a, b, 1960a, b, 1961); Volumenmessungen: STEPHAN (1966, 1967a, b, c), STEPHAN u. ANDY (1964a, 1969, 1970), STEPHAN *et al.* (1970).

Tabelle 2. Oberflächenvergleiche: Prozentuale Anteile am Gesamtcortex und Progressionsindices der corticalen Grundtypen (neu berechnet nach Daten aus STEPHAN, 1961). Die Progressionsindices besagen, um wievielmal so groß die Struktur der jeweiligen Art im Vergleich zur entsprechenden Struktur bei einem primitiven „basalen" Insektenfresser (Spitzmäuse, Igel und Madagaskarigel) gleichen Körpergewichts ist.

	Bulbus + Palaeocortex I + II		Archicortex		Schizocortex[a]		Iso- + Mesocortex (ohne Schizocortex)	
	%	Index	%	Index	%	Index	%	Index
Basale Insectivoren	43,2	100	23,3	100	8,6	100	24,9	100
Tupaia	22,7	123	14,0	164	8,2	266	55,0	540
Galago	14,9	112	12,4	188	3,8	158	69,0	924
Perodicticus	14,2	76	12,1	179	4,4	179	69,3	731
Aotes	5,2	39	7,5	139	4,0	203	83,3	1175
Homo[b]	0,6		2,2		1,3		95,9	

[a] Regio ento- und perirhinalis, prae- und parasubicularis (= Periarchicortex ohne retrospleniale, supra- und präcommissurale Anteile).
[b] Aus FILIMONOFF (1965).

Tabelle 3. Oberflächenvergleiche: Prozentuale Anteile am Gesamtpalaeocortex (einschl. Bulbus) und Progressionsindices

	Bol + Bac		Rb		Pam		Tol		Sept + Diag[a]		Semicortex[d]		Prpi	
	%	Index	%	Index	%	Index	%	Index	%	Index	%	Index	%	Index
Basale Insectivoren	31,1	100	9,7	100	13,0	100	12,8	100	3,7	100	70,3	100	29,7	100
Tupaia	27,2	108	12,1	141	15,1	125	12,8	147	5,5	197	72,7	125	27,3	112
Galago	30,5	113	9,2	101	13,9	110	12,1	115	5,4	163	71,1	112	28,9	111
Perodicticus	28,9	67	10,0	68	11,4	65	10,4	80	6,4	181	67,1	72	32,9	79
Aotes	29,0	35	0,9	3,3	13,4	33	11,0	48	15,3	198	69,6	38	30,4	38
Homo[b]					22,8[c]		10,6		27,0				19,1[c]	

[a] Nur solche Gebiete gemessen, die eine Molekularschicht haben.
[b] Aus FILIMONOFF (1965).
[c] Wahrscheinlich unterschiedliche Grenzziehung zwischen Prpi und Pam (Einbeziehung von Prpi-Feldern in Pam bei FILIMONOFF).
[d] Hier einschl. Bulbus olfactorius.

Tabelle 4. Oberflächenvergleiche: Prozentuale Anteile am Gesamtarchicortex und Progressionsindices der archicorticalen Felder

	Hp (präcomm. Hipp.)		Hs (supracomm. Hipp.)		Hipp. anterior (= Hp + Hs)		CA + Sub		FD		Hr (retrocomm. Hipp.) (= CA + Sub + FD)	
	%	Index	%	Index	%	Index	%	Index	%	Index	%	Index
Basale Insectivoren	5,2	100	2,0	100	7,2	100	57,6	100	35,2	100	92,8	100
Tupaia	5,7	149	5,5	414	11,2	218	55,3	158	33,5	157	88,8	156
Galago	2,5	83	2,3	207	4,9	116	64,9	212	30,2	162	95,1	192
Perodicticus	3,8	79	3,5	251	7,3	120	63,0	196	29,7	152	92,7	178
Aotes	3,6	67	6,7	393	10,3	147	59,0	142	30,7	122	89,7	134
Homo[a]					22,4		54,4		23,3		77,7	

[a] Aus Filimonoff (1965).

doppelt logarithmischen Koordinatensystem ist diese Beziehung linear (log Hirngewicht = b + α * log Körpergewicht)[62]).

Diese Beziehung gilt nach eigenen Erfahrungen ganz entsprechend für die verschiedenen Hirnteile (Abb. 50). Der Anstieg der Geraden zeigt an, in welchem Ausmaß sich innerhalb einer engverwandten Gruppe eine Struktur mit zunehmendem Körpergewicht vergrößert. Ein mittlerer Anstieg wird aus dem Vergleich möglichst vieler Gruppen ermittelt. Wenn diese Beziehung bekannt ist, ist es möglich, auch jene Größenunterschiede bewerten zu können, die nicht von der Körpergröße abhängen. Solche Unterschiede erscheinen im doppelt logarithmischen Diagramm in Form der verschiedenen Verlaufshöhen der (mehr oder weniger parallelen) Geraden oder in Form der Abstände der verschiedenen Punkte von einer Bezugsgeraden. Die Verlaufshöhe der für die nachstehenden Vergleiche gewählten Bezugslinie wird durch eine Gruppe primitiver Insectivoren bestimmt, die wir als „Basale Insectivoren" bezeichnet haben (STEPHAN, 1967b), und zu der Tenrecinae, Soricidae und Erinaceidae gehören. Unter allen bisher untersuchten Säugern zeigen diese Formen die geringste Entwicklung des Neocortex (= Isocortex) (Abb. 51). Wir betrachten den Entwicklungsgrad des Neocortex als gutes

Tabelle 5. Oberflächenvergleiche: Prozentuale Anteile am Gesamtschizocortex und Progressionsindices der schizocorticalen Felder (Area entorhinalis, Area perirhinalis und Regio praesubicularis)

	E		Prh		Prsub	
	%	Index	%	Index	%	Index
Basale Insectivoren	58,9	100	10,0	100	31,2	100
Tupaia	57,9	262	8,4	238	33,7	286
Galago	53,9	145	8,3	140	37,8	192
Perodicticus	64,7	198	7,4	140	27,9	160
Aotes	50,5	174	8,3	179	41,2	267
Homo[a]	76,8 (E + Prh)		in E enthalten		23,1	

[a] Aus FILIMONOFF (1965).

Kriterium für die Bewertung der von einer Art erreichten Evolutionshöhe. Der Bezug auf die basalen Insectivoren erscheint am ehesten geeignet, Größenänderungen auch phylogenetisch interpretieren zu können (s. Einleitung zu diesem Kapitel).

Die Größenänderungen werden in Form von Progressionsindices dargestellt (Abb. 51 und Tabellen 2—6), die besagen, um wievielmal so groß eine Struktur im Vergleich zur entsprechenden Struktur bei einem basalen Insektenfresser *gleicher Körpergröße* (Gewicht) ist. Der mittlere Index für die basalen Insectivoren ist 1 (oder in Prozenten = 100).

In der aufsteigenden Säugerreihe sind die Homologieprobleme innerhalb des engeren Allocortex am geringsten; alle Gebiete lassen sich ohne Schwierigkeiten

[62]) b = Schnittpunkt mit der Ordinate, α = Anstieg der Geraden, * = Multiplikationszeichen. Angaben über Hirn- und Körpergrößen diverser Arten von Insectivoren und Primaten finden sich bei BAUCHOT u. STEPHAN (1966, 1969).

[63]) Nur bei den höchsten Primaten begegnen wir im Palaeocortex einigen Schwierigkeiten, einmal, weil die hier liegenden Zentren teilweise erheblich an Größe verloren haben (und auch in ihrer Struktur verändert sein können) und zum anderen, weil gerade diese Teile durch die ungewöhnliche Entfaltung des frontalen und temporalen Isocortex stark verlagert werden. Die bei niederen Makrosmatikern und auch bei niederen Affen noch einfachen makromorphologischen Verhältnisse werden bei den höheren Primaten zunehmend kompliziert.

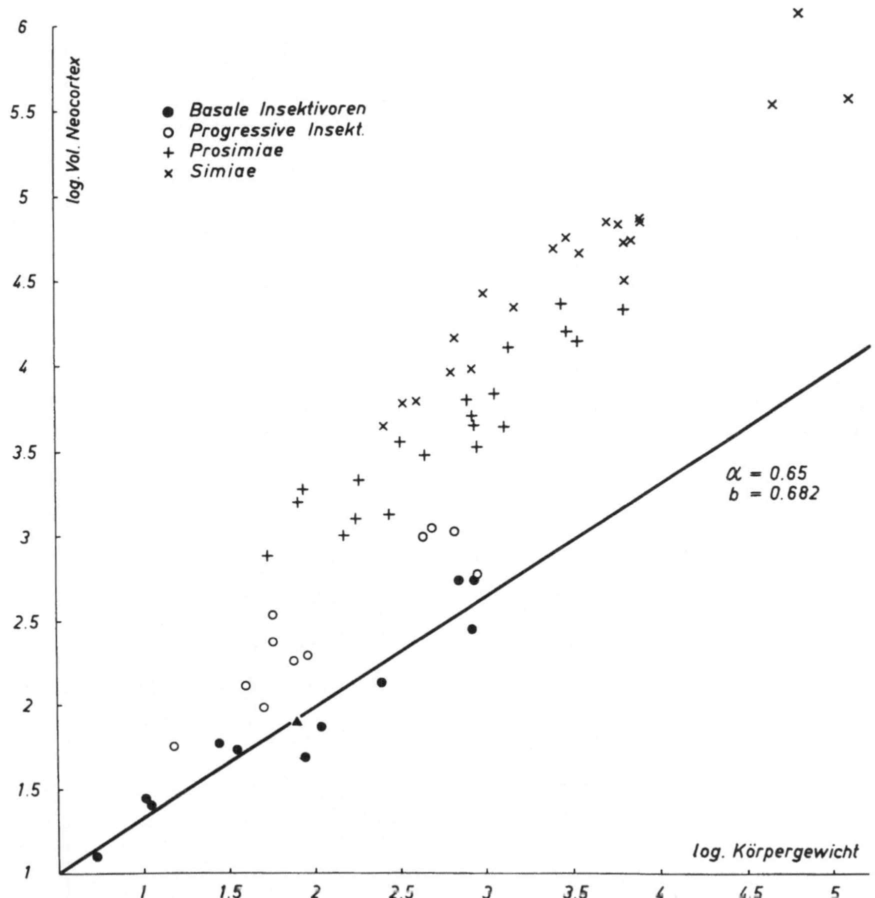

Abb. 50. Volumen des Neocortex (= Isocortex) bezogen auf das Körpergewicht im doppelt logarithmischen Koordinatensystem. Als Bezugsbasis wurde eine Gerade mit dem Anstieg 0.65 durch den Schwerpunkt der basalen Insectivoren gelegt. Der Wert 0,65 wurde aus dem Vergleich möglichst vieler verwandter Gruppen ermittelt

---

Abb. 51. Progressionsindices des Neocortex (= Isocortex). Sie besagen, um wievielmal so groß der Neocortex einer beliebigen Art im Vergleich zum Neocortex eines typischen basalen Insektenfressers gleichen Körpergewichts ist. Links die einzelnen Arten: A Basale Insectivoren, B Progressive Insectivoren, C Prosimier (Halbaffen), D Simier (einschl. Mensch). Senkrechte Balken in der Mitte: Systematische Gruppen in ihrer Variationsbreite, von links nach rechts nach ansteigender Neocorticalisation geordnet. Waagerechte Balken rechts: Durchschnittswerte der Indices in den systematischen Gruppen. Skala rechts außen mit verändertem Maßstab, um die wirkliche Position des Menschen im Vergleich zu den anderen untersuchten Arten zu zeigen. In der Neocorticalisation ist der Abstand des Menschen von den höchsten tierischen Primaten größer, als deren Abstand von den basalen Insectivoren. *P* Prosimier, *Dm Daubentonia madagascariensis.* Verzeichnis der Abkürzungen der untersuchten Arten auf S. 6

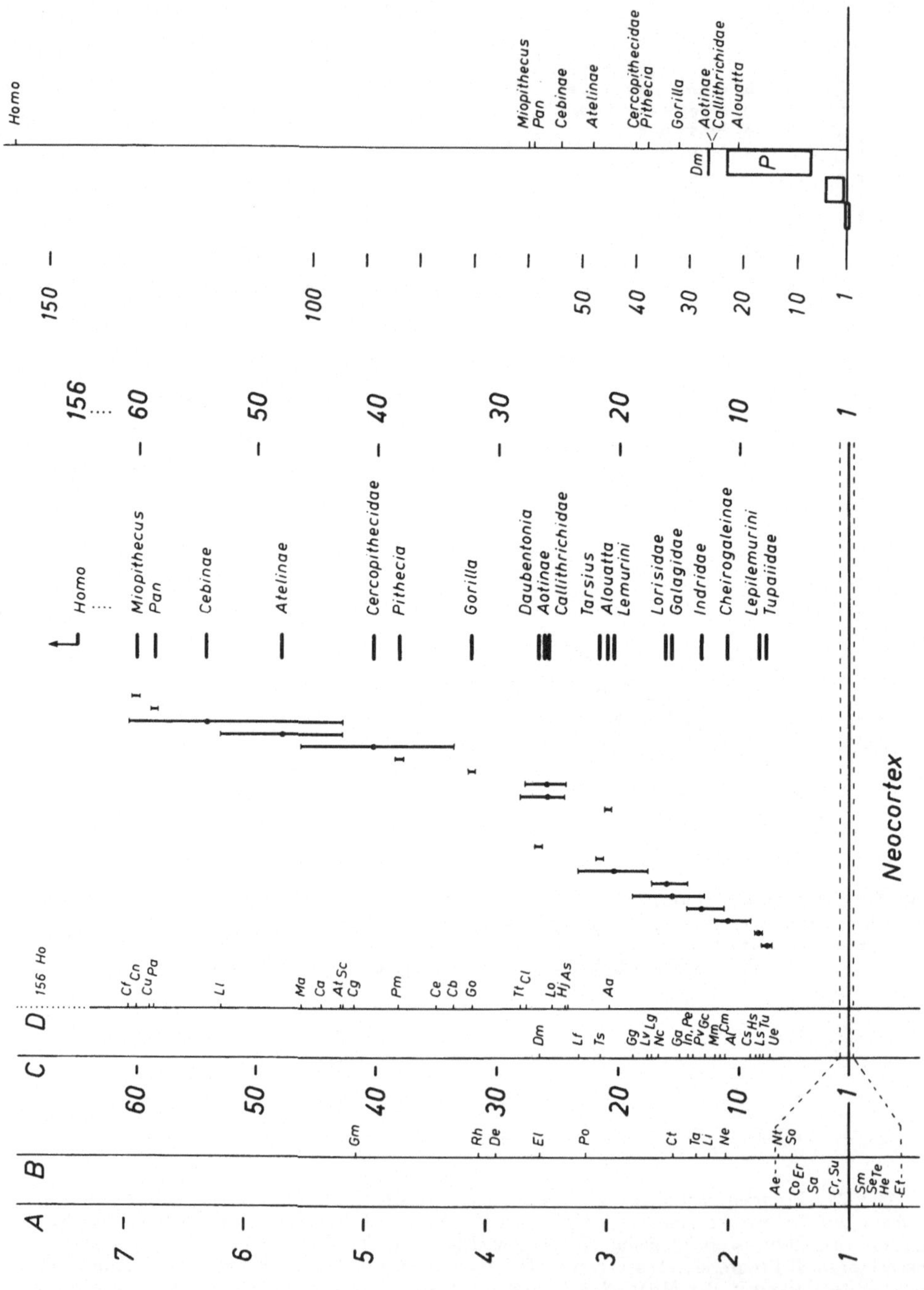

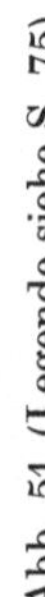

Abb. 51 (Legende siehe S. 75)

von den primitiven Säugern bis hinauf zu den Primaten homologisieren[63]). Die Homologieprobleme werden größer, je höher wir in der Hierarchie der Cortices aufwärtsgehen (auch FILIMONOFF, 1964) und bereits im Periallocortex lassen sie sich noch nicht für alle Strukturgebiete eindeutig lösen.

Tabelle 6. Volumenvergleiche: Prozentuale Anteile am Endhirn und Progressionsindices

	Bol		Bac		Rb + Tol + Prpi		Palaeocortex[a]		Septum + Diag		Amygdala	
	%	Index	%	Index	%	Index	%	Index	%	Index	%	Index
Basale Insectivoren	17,9	100	0,06	100	24,4	100	42,3	100	3,0	100	6,1	100
Tupaia	7,1	126	0,11	548	10,1	135	17,3	133	1,8	201	4,3	226
Galago	3,7	124	0,05	468	5,7	139	9,5	134	1,2	230	2,4	232
Propithecus	0,96	22	0,02	103	1,7	32	2,7	29	0,93	162	1,5	110
Aotes	0,53	20	0,002	19	1,6	49	2,2	37	0,81	213	1,6	192
Cercopithecus	0,19	13	0	0	0,88	47	1,1	33	0,49	241	1,2	250
Homo	0,01	2,3	0	0	0,56	<30[b]	0,57	<30[b]	0,25	483	0,29	228

	Archicortex		Schizocortex[c]		Isocortex		Striatum	
	%	Index	%	Index	%	Index	%	Index
Basale Insectivoren	14,2	100	5,3	100	21,5	100	7,5	100
Tupaia	7,7	177	4,7	289	56,6	808	7,5	313
Galago	6,8	278	2,7	298	70,0	1876	7,6	579
Propithecus	6,1	224	2,3	206	78,1	1389	8,4	499
Aotes	4,2	229	2,2	310	82,0	2426	7,0	653
Cercopithecus	2,3	243	1,4	344	88,1	4453	5,5	927
Homo	0,97	416	0,58	552	94,7	15588	2,7	1659

[a] Einschl. Bulbus olfactorius und Bulbus accessorius, aber ohne palaeocorticale Anteile des Septum und der Amygdala.
[b] Wahrscheinlich wesentlich kleiner, aber sehr schwierige Abgrenzung.
[c] Regio ento- und perirhinalis, prae- und parasubicularis (= Periarchicortex ohne retrospleniale, supra- und präcommissurale Anteile).

4.2.1. Allocortex bulbi olfactorii und Palaeocortex I und II

Größenvergleich

Die relative Größe dieses Rindenkomplexes nimmt von den primitiven Insectivoren zu den höheren Primaten hin stark ab (Tabelle 2)[64]. Nach *Oberflächen*messungen nehmen Palaeocortex (I + II) und Bulbus beim Madagaskar-Igel *(Setifer)* über die Hälfte (58%) der Gesamtoberfläche der Endhirnrinde ein, beim Europäischen Igel *(Erinaceus)* sind es 43%. Beide Arten gehören zu den basalen Insectivoren. Dieser Anteil sinkt dann beim Spitzhörnchen *(Tupaia)* auf etwa 23%, beim Demidoff-Galago auf etwa 15% und beim Nachtaffen (*Aotes*, einem primitiven südamerikanischen Cebiden) auf etwa 5% (Tabelle 2). Für den Menschen fand FILIMONOFF (1965) einen Oberflächenanteil von 0,6%. Die Größenbeziehungen zwischen Bulbus und Semicortex einerseits und Eupalaeocortex (Prpi) andererseits verschieben sich hingegen nicht. Die Oberflächen des Bulbus und Semicortex sind recht konstant etwa $2^1/_2$mal so groß wie die des Eupalaeocortex (Tabelle 3). *Volumen*messungen (Tabelle 6) ergeben ein ganz ähnliches Bild. Bei *Setifer* nehmen Palaeocortex (I + II) und Bulbus 53% des Endhirnvolumens ein, bei *Erinaceus* 39%, bei *Tupaia* 17%, bei *Galago* 9,5% und bei *Aotes* 2,2%. Eigene Volumenmessungen liegen auch für höhere Affen und für den Menschen vor (Daten teilweise aus STEPHAN *et al.*, 1970). Aus ihnen ergibt sich, daß bei der Weißnasen-Meerkatze *(Cercopithecus ascanius)* 1,1% des Endhirns zum Bulbus und Palaeocortex gehören, beim Menschen weniger als 0,6%.

Aus dem allometrischen Vergleich ergibt sich, daß bei *Tupaia* und bei manchen Halbaffen, wie z. B. beim Demidoff-Galago, die Größe des Bulbus und der palaeocorticalen Zentren noch durchaus jener gleichgroßer Insectivoren entspricht. Die bei anderen Halbaffen (z. B. *Propithecus*) und allen höheren Primaten erkennbare Reduktion dieser Gebiete (s. Tabelle 6) hat noch nicht eingesetzt. Das deutliche Absinken der Relativwerte bei *Tupaia* und *Galago* ist allein auf die Vergrößerung anderer Rindengebiete, insbesondere des Isocortex, zurückzuführen[65]. Die starke Entfaltung des Isocortex beeinflußt nicht nur die relative Größe, sondern auch Lage und Gestalt der allocorticalen Zentren.

Morphogenese

Beim Igel bedeckt der Palaeocortex die ganze Unterfläche der Hemisphären mit Ausnahme eines schmalen caudalen Abschnittes, der medial zum Archicortex und lateral zum Periarchicortex gehört (Abb. 53). Seitlich erstreckt sich der Palaeocortex weit nach dorsal. Er wird hier gegen den Peripalaeocortex durch den Sulcus rhinalis begrenzt (Abb. 52). Bei *Tupaia* und mehr noch beim *Galago* (Abb. 54) wird die Ausdehnung des Palaeocortex deutlich geringer. Der Isocortex erstreckt sich zunehmend nach ventral und nach caudal und ist nun auch in der Ansicht von unten sichtbar („Basaler Neocortex" von SPATZ, 1949, 1966). Der Sulcus rhinalis wird nach ventral abgedrängt. Bei den höheren Primaten und beim Menschen (Abb. 57 u. 58) setzen sich diese Tendenzen weiter durch. Neocortex und besonders „Basaler Neocortex" vergrößern sich stark, während der Palaeocortex nun nicht mehr nur relativ, sondern auch absolut stark reduziert wird.

---

[64]) Neuere Daten hierzu auch bei PREOBRASHENSKAJA *et al.* (1973).

[65]) Der Isocortex (+ Proisocortex + insuläre und cinguläre Teile des Periallocortex) nimmt nach Tabelle 6 von 21,5% bei den basalen Insectivoren auf 94,7% beim Menschen zu. FILIMONOFF (1955) gibt ähnliche Werte an (32,4% beim Igel und 95,6% beim Menschen). Nach dem allometrischen Vergleich ist der Neocortex des Menschen 156mal so groß wie der eines (theoretisch denkbaren) Insektenfressers gleichen Körpergewichtes (s. Abb. 51).

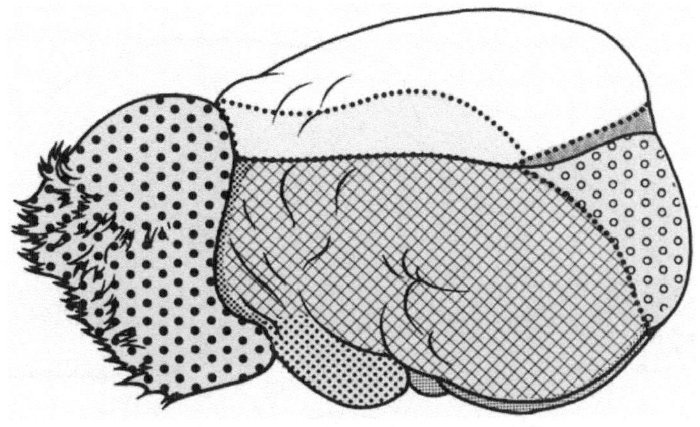

Abb. 52

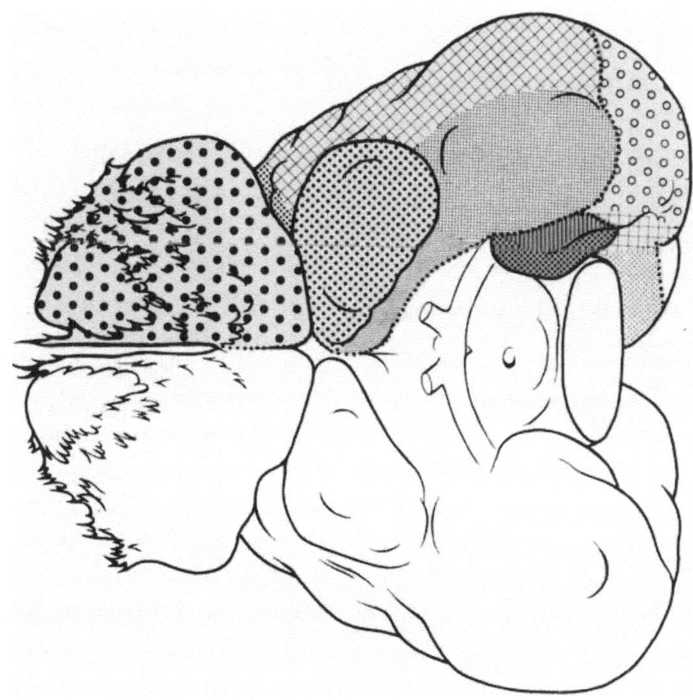

Abb. 53

Abb. 52—53. Die allocorticalen Regionen im Endhirn des Igels *(Erinaceus europaeus)*. Abb. 52: Lateralansicht; Abb. 53: Ventralansicht. Über die Bedeutung der Farben und Raster s. Abb. 54

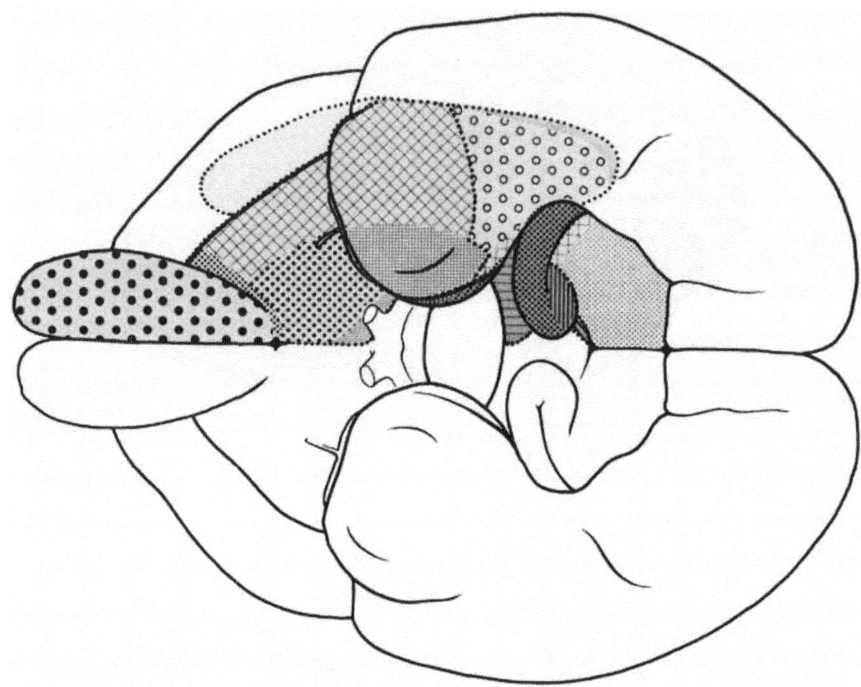

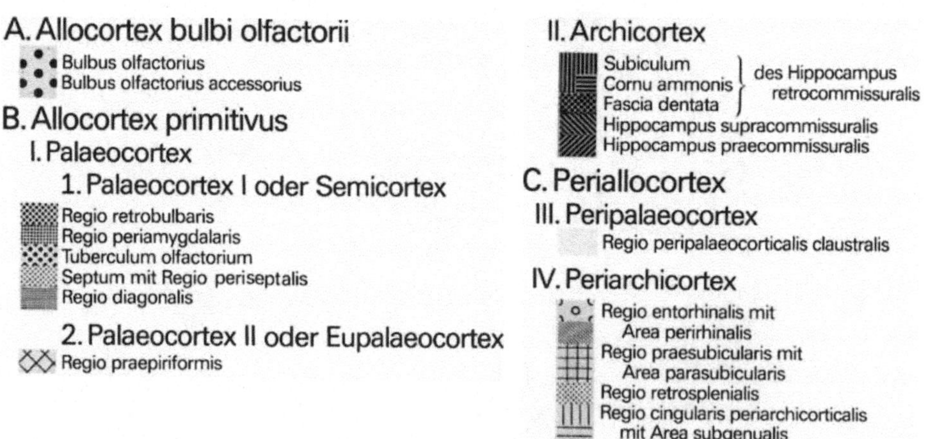

Abb. 54. Die allocorticalen Regionen im Endhirn des Demidoff-Galagos *(Galago demidovii)*. Ventralansicht

Lobus piriformis: Wir untergliedern den lateral durch den Sulcus rhinalis begrenzten Lobus piriformis in eine Pars anterior und eine Pars posterior. Die Grenze zwischen beiden liegt an der Basis in einer Ebene direkt caudal vom Tuberculum olfactorium und wird bei höheren Säugern und den Primaten durch eine mehr oder weniger tiefe Vallecula oder Fossa lateralis cerebri (Sylvii) markiert.

Beim Igel sind die beiden Teile makroskopisch noch nicht klar voneinander zu trennen. Der Lobus piriformis ist beim Igel gestreckt und die Pars posterior noch nicht gegen die Pars anterior abgewinkelt (Abb. 52). Beim Galago tritt die Pars posterior kugelförmig hervor; die Pars anterior liegt nicht mehr wie beim Igel vorwiegend lateral, sondern wendet sich zunehmend nach ventral. Sie erstreckt sich auch nicht mehr vorwiegend in der Längsrichtung, sondern zieht vom Bulbus bzw. Pedunculus olfactorius aus schräg nach caudo*lateral* (Abb. 54). Zu den höheren Primaten und zum Menschen hin setzen sich diese Tendenzen fort. Die immer schmaler werdende Pars anterior liegt schließlich ganz ventral und verläuft fast quer zur Längsrichtung des Gehirns (Abb. 58). Die Pars posterior wird zunehmend gegen die Pars anterior gewinkelt; die Vorderfläche wird zur Dorsalfläche und legt sich schließlich beim Menschen gegen die Ventralfläche der Pars anterior. Gleichzeitig wird die Pars posterior durch den sich auch nach ventral ausdehnenden Isocortex zunehmend nach medial abgedrängt.

Die schlanke Pars anterior lobi piriformis beherbergt die rostralen Anteile der Regio praepiriformis; die kompakte Pars posterior enthält in ihrem rostralen Abschnitt lateral die caudalen Anteile der Regio praepiriformis und medial die Regio periamygdalaris. Alle Abschnitte zusammen bezeichnen wir beim Menschen als Gyrus olfactorius lateralis (s. Def.). Der caudale Abschnitt der Pars posterior lobi piriformis wird zunehmend von dem von caudal her vordringenden Periarchicortex besetzt und bei den höheren Primaten dann als Gyrus parahippocampalis bezeichnet.

Sulcus rhinalis: Wie beim Lobus piriformis können wir auch beim Sulcus rhinalis eine Pars anterior und eine Pars posterior unterscheiden. Beim Igel ist die ganze Furche gestreckt, bei den Halbaffen sind beide Abschnitte mehr oder weniger stark gegeneinander abgewinkelt („Rhinalisknick"). Bei den höheren Primaten wird die Furche zunehmend von rostral her eingeschmolzen, zuerst (bei *Cercopithecus*) nur die Pars anterior, später (beim Menschen) auch der rostrale Abschnitt der Pars posterior. Eine deutliche Begrenzung des Lobus piriformis ist beim Menschen nur noch im Bereich des Gyrus parahippocampalis vorhanden, während sie im Bereich des Gyrus olfactorius lateralis fehlt. Eine flache, querlaufende Rinne auf der Dorsalfläche des Temporallappens kann hier die Grenze andeuten.

Tuberculum olfactorium: Medial bzw. bei höheren Primaten caudomedial von der Pars anterior lobi piriformis liegt das Tuberculum olfactorium. Es erstreckt sich bis zur interhemisphärischen Furche und mehr oder weniger stark in diese hinein. An den Form- und Lageveränderungen des übrigen Palaeocortex beteiligt es sich nur unwesentlich. Es stellt gewissermaßen einen Fixpunkt dar, mit dessen Hilfe man Art und Stärke der Veränderungen bewerten kann. Die relativ stabile Lage des Tuberculum olfactorium hängt sicherlich mit seiner engen Bindung an einen Teil der Basalganglien (Nucleus accumbens, Basalkernkomplex) zusammen. Es behält stets seine querovale Form, verliert jedoch mit zunehmender Vertiefung der Fossa lateralis cerebri seine beim Igel deutlich vorhandene Prominenz. Es wird zunehmend flacher und von der Dorsalfläche des Temporallappens überdeckt. Beim Menschen ist es nur gering entwickelt (Kappers, 1921; Gastaut u. Lammers, 1961; u. a.). Während es ursprünglich (Igel) klar durch eine Ringfurche (Sulcus endorhinalis) begrenzt war, d. h. durch eine Furche, die phylogenetisch sehr früh auftritt und schon bei Reptilien beschrieben wurde (s. S. 62), verliert es diese Grenzlinie mehr und mehr und ist schließlich bei den höheren Primaten von dem sich caudal anschließenden Diagonalen Band makroskopisch nicht mehr sicher zu trennen. Da sich mit der zunehmenden Bildung und Vertiefung der Fossa lateralis cerebri die in die Oberfläche eindringenden, ursprünglich (Igel, *Tupaia*) mehr verteilten Gefäße auf diese Tiefe konzentrieren, werden diese

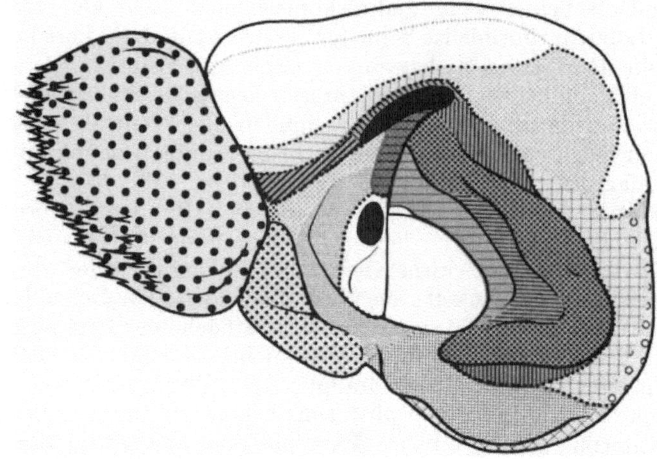

Abb. 55

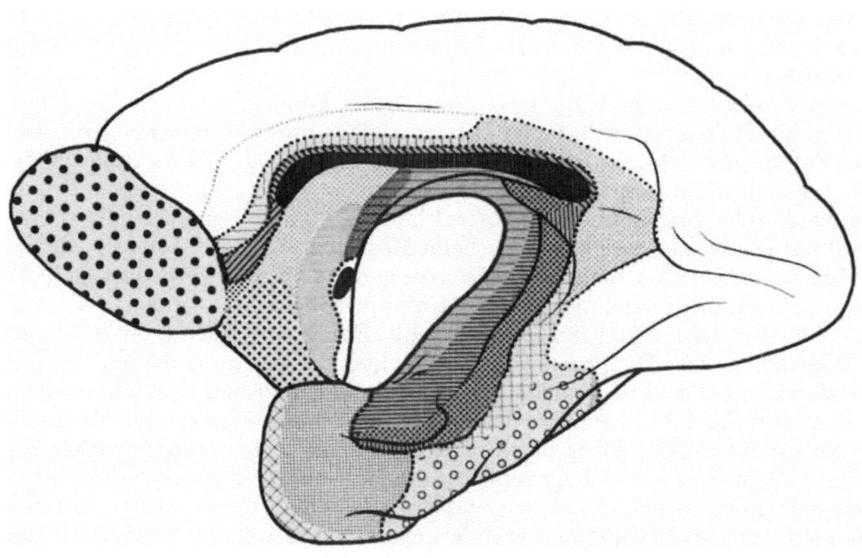

Abb. 56

Abb. 55—58. Die allocorticalen Regionen in den Endhirnen ausgewählter Säuger. Medialansichten. Abb. 55: Igel; Abb. 56: Galago; Abb. 57: Weißnasen-Meerkatze; Abb. 58: Mensch. Über die Bedeutung der Farben und Raster s. Abb. 54

Strukturen stark perforiert und bei den höheren Primaten als *Substantia perforata anterior* bezeichnet. Die Substantia perforata enthält Teile des Tuberculum olfactorium und des Diagonalen Bandes. Sie existiert in dieser ausgeprägten Form nur bei den höheren Primaten. Das *Diagonale Band* liegt bei allen Säugetieren hinter dem Tuberculum olfactorium, ist aber zunächst klar von diesem abgesetzt. Es erstreckt sich medial in die interhemisphärische Furche hinein und geht mediodorsal in das Septum über. Daran ändert sich bis hinauf zum Menschen nichts.

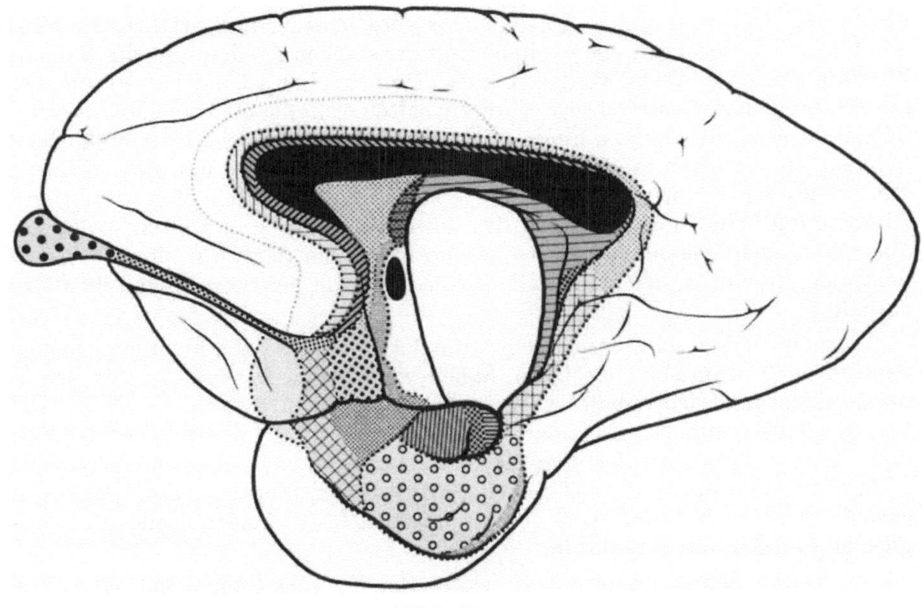

Abb. 57

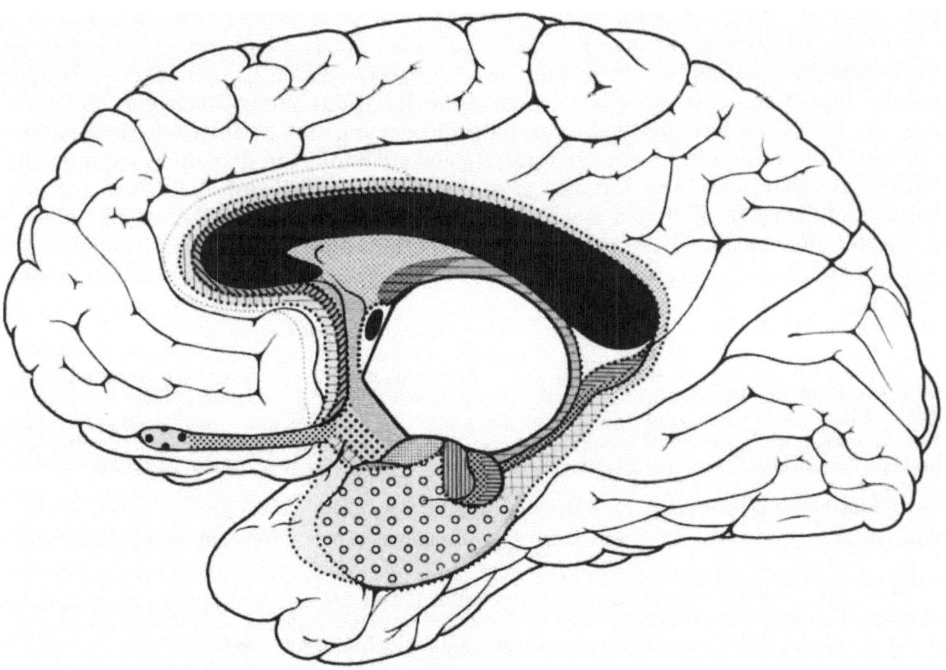

Abb. 58

Das *Septum* selbst jedoch, dessen oberflächliche, mit einer Molekularschicht versehenen Teile von uns zum Semicortex gerechnet werden, erfährt einige Lage- und Formveränderungen, die zweifellos mit der starken Ausdehnung des Balkens in Zusammenhang gebracht werden müssen. Ursprünglich ist das Septum im Querschnitt breit und massiv. Die in ihm enthaltenen Zellgebiete reichen dorsal unmittelbar bis an den Balken hinan. Dies gilt auch noch für die Halbaffen. Bei den höheren Affen rücken die Zellgebiete etwas vom Balken ab und der dorsale Abschnitt des Septum wird dünner, aber erst bei den Menschenaffen und in großer Ausdehnung beim Menschen wird das dorsale Septum zum Septum pellucidum. Die zellhaltigen, massiven Gebiete beschränken sich dann auf einen begrenzten ventralen Abschnitt, der jedoch alle für das Septum der Säuger typischen Grisea enthält.

Da man bei dem sehr massiven Septum der meisten Säuger nicht gut von einem Septum pellucidum sprechen kann, haben wir für den Gesamtkomplex den Terminus „Septum telencephali" vorgeschlagen (ANDY u. STEPHAN, 1966a, 1968). Wenn, wie bei den höheren Primaten und beim Menschen ein schmaler, nur Fasern und Gliazellen enthaltender dorsaler Teil vorhanden ist, sollte dieser als Septum pellucidum dem massiven, zellreichen ventralen Teil (Septum verum) gegenübergestellt werden. KUHLENBECK (1969) bezeichnet die beiden Teile als Septum gliosum und Septum gangliosum.

Im stark gedehnten Septum pellucidum des Menschen findet sich sehr oft eine Höhle (s. Def. Cavum septi pellucidi) deren Genese umstritten ist.

Bulbus olfactorius: Auch Bulbus und Pedunculus olfactorius machen in der phylogenetischen Entwicklung bemerkenswerte grobmorphologische Veränderungen durch. Der beim Igel relativ sehr große und völlig vor den Hemisphären liegende Bulbus wird bei *Tupaia* und *Galago* relativ kleiner (s. auch Tabelle 6) und zunehmend vom isocorticalen Frontallappen überlagert. Von den Halbaffen zu den höheren Affen hin tritt dann (offenbar ohne Ausnahme) eine auch absolut erhebliche Größenreduktion ein, während sich die Tendenz der Überlagerung durch den Frontallappen nur noch schwach fortsetzt. Auch beim Menschen behält der Bulbus olfactorius im wesentlichen seine Lage unter der Spitze des Frontallappens bei. Dies hängt offenbar mit der Fixierung des Bulbus an die Lamina cribrosa (durch die die Fasern von der Riechschleimhaut in den Endocranialraum eintreten) zusammen. Die Lamina cribrosa rückt als Teil des Siebbeins mit der Stirn nach vorn[66]). Von den sich caudal an den Bulbus anschließenden palaeocorticalen Formationen ist nun aber das Tuberculum olfactorium ebenfalls in seiner Lage fixiert, und zwar an Teile der Basalganglien (s. weiter oben). Durch diese doppelte Fixierung kommt es bei den höheren Primaten zu einer starken Streckung des Zwischengebietes, also des Pedunculus olfactorius[67]).

Der *Bulbus accessorius*, der dem Bulbus olfactorius caudal als kleine Erhebung aufsitzt, ist meist durch das Frontalhirn überdeckt und makroskopisch nicht sichtbar. Wir werden bei der mikroskopischen Anatomie näher auf ihn eingehen. Hier sei nur gesagt, daß er bei den Insectivoren und den Halbaffen sehr gut entwickelt ist, gut ebenfalls bei den Neuweltaffen, hingegen nicht oder kaum bei den Altweltaffen und beim Menschen (STEPHAN, 1965).

Pedunculus olfactorius: Das bei den Halbaffen noch kurze und massive Stück, das die Verbindung zwischen Bulbus olfactorius und der restlichen Endhirn-

---

[66]) Möglicherweise spielen auch die zum binoculären Sehen mehr und mehr zur Mitte rückenden Augen, durch die der caudale Zwischenraum bis auf eine schmale Scheidewand reduziert wird, für die weit rostrale Lage der Lamina cribrosa eine Rolle.

[67]) Der Koboldmaki (*Tarsius*) hat ein ähnliches Problem durch die Bildung eines echten, gebündelten, langen Riechnerven von der Lamina cribrosa zum Bulbus olfactorius gelöst.

hemisphäre herstellt, wird bei den höheren Primaten stark in die Länge gezogen. Gleichzeitig werden die in ihm enthaltenen Rindenstrukturen der Regio retrobulbaris stark rückgebildet. Dadurch gewinnen die vom Bulbus kommenden und zu ihm hinziehenden Fasern die Oberhand, und aus einem Gebiet mit ursprünglich dominierenden Zellanteilen wird nun ein vorwiegend aus Fasern bestehender dünner Strang („Tractus olfactorius" oder „Tractus olfactorius communis"; Bedenken gegen diese Termini bei Def. Pedunculus olfactorius). Reste der retrobulbären Rinde finden sich bei den höheren Primaten und beim Menschen im Bulbus und über den Pedunculus verstreut.

4.2.2. Peripalaeocortex

Größenvergleich

Größenmessungen am Peripalaeocortex liegen vereinzelt vor. In den eigenen Untersuchungen wurde dieses Gebiet mit dem Isocortex zusammen vermessen. Es gibt Hinweise darauf, daß seine *relative* Größe in der aufsteigenden Primatenreihe abnimmt.

Morphogenese

Die Homologisierung des Peripalaeocortex in den verschiedenen Stadien der aufsteigenden Primatenreihe ist schwierig und nicht in jeder Hinsicht gesichert. Der Peripalaeocortex stellt einen Teil der Inselrinde dar, und zwar die in den Allocortex im engeren Sinne überleitende Zone. Das Hauptcharakteristikum der Inselrinde ist das Claustrum [68]). Wenn dieses jedoch zur Begrenzung der Inselrinde herangezogen wird, erstreckt sich diese über die Tiefenwindung der höheren Primaten, die als „Insula Reilii" bezeichnet wird, hinaus. BROCKHAUS (1940b) hat deshalb die Bezeichnung „Claustrocortex" eingeführt. Für den Peripalaeocortex ist diese Bezeichnung zutreffender, weil dieser überwiegend jene Gebiete umfaßt, die nicht auf der eigentlichen Inselwindung liegen. Selbst bei den höheren Primaten greifen die zum Peripalaeocortex gehörenden Felder des Claustrocortex nur ganz geringfügig auf die eigentliche Insel über (und zwar ventral). Nach FILIMONOFF (1955) nimmt der Peripalaeocortex den Gyrus transversus und polaris insulae ein. BRODMANN (1909) und ROSE (1929a) haben die Inselrinde vergleichend-anatomisch untersucht, und eine voneinander und auch von C. u. O. VOGT (1919 beim Menschen) abweichende Nomenklatur eingeführt. BROCKHAUS hat den Claustrocortex beim Menschen untersucht und dargestellt, welche Gebiete in den verschiedenen Nomenklaturen identisch miteinander sind. Den Ausführungen von BROCKHAUS ist zu entnehmen, daß folgende Gebiete der Autoren dem Peripalaeocortex entsprechen: bei BRODMANN etwa die Felder 15 und 16, bei ROSE die Regio agranularis und propeagranularis (beim Menschen 11 Felder, ai 1—ai 11) und bei VOGT mindestens 5 der 7 ai-Felder, VOGTS ai 2 und ai 5 gehören hingegen zumindest teilweise zum Palaeocortex (s. auch S. 19).

Beim Igel stellt der Claustrocortex nach BRODMANN und ROSE ein nicht oder nur wenig zu untergliederndes Gebiet dar, das von BRODMANN als Feld 13—16 bezeichnet wird, also nicht mit bestimmten, bei höheren Säugern unterscheidbaren Einzelfeldern homologisiert wird. Nach ROSE ist die ganze Region beim Igel agranulär, d. h. der ganze Claustrocortex ist beim Igel zum Peripalaeocortex zu rechnen. Seine Lage dorsal vom vorderen Abschnitt des Sulcus rhinalis lateralis ist aus der Abb. 52 zu ersehen.

---

[68]) Die Claustrumanlage entspricht nach KUHLENBECK dem lateralen Teil des Nucleus epibasalis (Hypopallium, Epistriatum) der Reptilien.

Bei den Halbaffen (Abb. 54) unterscheidet BRODMANN (1908b, 1909) zwar bereits 4 Felder (13—16), bringt sie aber nicht getrennt zur Darstellung, weil ihm die Homologisierung mit den entsprechenden Feldern der höheren Primaten zu gewagt erscheint. Nach ROSE bilden bei *Lemur* die agranulären und propeagranulären Typen (also der Peripalaeocortex) den ventrorostralen Teil des Claustrocortex. Dieser erreicht bei weitem nicht mehr den Frontalpol wie beim Igel. Er liegt noch fast völlig frei und dringt nur in seinem caudalsten Abschnitt in die Tiefe des Sulcus lateralis cerebri (Sylvii) ein. Hingegen liegen die granulären, (pro- ?) isocorticalen Abschnitte des Claustrocortex mehr dorsocaudal und sind zu einem erheblichen Teil in die Tiefe des Sulcus lateralis cerebri eingesenkt. Peripalaeocorticaler und (pro- ?) isocorticaler Anteil am Claustrocortex halten sich größenmäßig etwa die Waage.

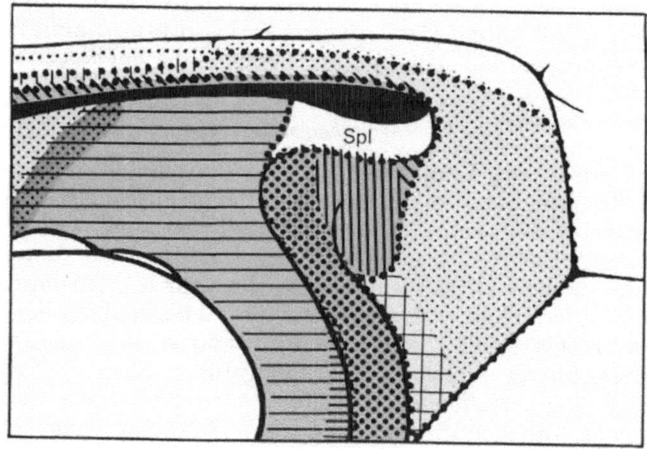

Abb. 59. Die allocorticalen Regionen im Bereich des Balkensplenium (Spl) beim Demidoff-Galago *(Galago demidovii)*. Medialansicht schräg von unten. Über die Bedeutung der Farben und Raster s. Abb. 54

Von den höheren Affen hat BRODMANN *Callithrix (Hapale)* und *Cercopithecus*, ROSE *Papio (Cynocephalus)* untersucht. Nach ROSE sind etwa zwei Drittel des Claustrocortex operkuliert, vor allem die granulären, also isocorticalen Anteile. Etwa ein Drittel des Claustrocortex liegt, ähnlich wie bei den Halbaffen an der Basis des Frontallappens, ein relativ großes Areal lateral von der präpiriformen Rinde einnehmend. Diese Teile sind agranulär oder propeagranulär und bilden den Peripalaeocortex. Sie sind teilweise von der Dorsalfläche des Temporallappens überdeckt, gehen aber nach caudolateral nur ganz wenig auf die eigentliche Inselwindung über [68a]), von der sie ein kleines, vorderes, unteres Stück bedecken. Auch beim Menschen entsprechen die Verhältnisse, von der zunehmenden Überlagerung durch den Temporallappen abgesehen, noch ganz jenen bei den Halbaffen und lassen sich ohne Schwierigkeiten von jenen beim Igel ableiten.

Bei den höchsten Primaten und beim Menschen liegt nach VOGT, ROSE und BROCKHAUS ein Teil des peripalaeocorticalen Claustrocortex auf der Dorsalfläche

[68a]) Neuere Hinweise auf die vergleichende Anatomie der Insel bei VLAHOVITCH u. FUENTES (1972).

des *Temporallappens*. Dessen Ableitung von entsprechenden Gebieten niederer Primaten ist sehr schwierig. Dieser Teil nimmt ein Gebiet unmittelbar vor dem Schizocortex ein und seine laterale Grenze liegt etwa in der Verlängerung des nach rostral verflachenden Sulcus rhinalis. Nach medial gewinnt er Anschluß an die periamygdaläre Rinde. Dieser Lage und den Verhältnissen bei *Cercopithecus* entsprechend, die ein Übergangsstadium zwischen Halbaffen und dem von ROSE untersuchten Pavian darstellen, ist es wahrscheinlich, daß es sich bei diesem temporalen Claustrocortex zum erheblichen Teil um Strukturen handelt, deren Homologe bei niederen Säugern *innerhalb* des Sulcus rhinalis in der Pars caudalis lobi piriformis liegen. Sie werden dort allgemein zur präpiriformen Rinde gerechnet. Diese Strukturen haben ebenfalls ein Claustrum und können deswegen mit BROCKHAUS auch als allocorticaler Claustrocortex bezeichnet werden. Möglicherweise sind sie beim Menschen modifiziert und ähneln nun stärker dem mesocorticalen Claustrocortex (= Peripalaeocortex). Es kann aber nicht ausgeschlossen werden, daß mit der von rostral ausgehenden zunehmenden Verflachung des Sulcus rhinalis der an der Basis des Frontallappens gelegene peripalaeocorticale Claustrocortex auf diese temporalen Gebiete übergreift und die allocorticalen Gebiete zurückdrängt. Bis zu einer erneuten, vor allem vergleichend-anatomisch fundierten Untersuchung bei den höheren Primaten und beim Menschen muß in diesem Gebiet die exakte Grenzziehung zwischen Allocortex und Periallocortex offen bleiben.

4.2.3. Archicortex

Größenvergleich

Die relative Größe des Archicortex vermindert sich weit weniger als die des Palaeocortex. Nach Messungen an der Oberfläche der Zellschicht (unterhalb der Molekularschicht) sinkt der Anteil des Archicortex von etwa 23% der Gesamtoberfläche der Endhirnrinde bei den basalen Insectivoren auf 7,5% bei *Aotes* ab (Tabelle 2). Für den Menschen fand FILIMONOFF (1965) einen Oberflächenanteil von 2,2%. Volumenvergleiche (Tabelle 6) ergeben ein ähnliches Bild. Diese relative Abnahme wird allein durch die starke Vergrößerung anderer Endhirnstrukturen, insbesondere des Isocortex, verursacht.

Allometrische Vergleiche zeigen, daß der Archicortex bei den untersuchten Primaten absolut größer ist als bei primitiven Insectivoren gleicher Körpergröße (im Volumen 2—4mal so groß; Tabelle 6). Es läßt sich jedoch kein gerichteter Trend mit zunehmender Entwicklungshöhe erkennen, sondern es besteht nur ein im Vergleich zu den Insectivoren allgemein angehobenes Niveau. Die durchschnittliche Progression ist bei den Halbaffen ebenso groß wie bei den höheren Primaten.

Die Annahme von ZUCKERKANDL, daß sowohl in der phylogenetischen als auch in der ontogenetischen Entwicklung des menschlichen Gehirns eine Rückbildung des Ammonshorns stattfindet, trifft nicht zu. Bereits TURNER (1891) hatte sich dagegen ausgesprochen. Ebenfalls unhaltbar ist die von EDINGER (1908a) auf BROCA und ZUCKERKANDL zurückgeführte Annahme, daß die Ausdehnung des Ammonshorns ganz von der Entwicklung des Riechapparates abhängig sei. Ein Vergleich von Palaeocortex (der die wesentlichen Riechstrukturen enthält) und Archicortex zeigt, daß die Entwicklungstrends dieser beiden corticalen Grundtypen ganz verschieden sind. Einer deutlichen Reduktion des Palaeocortex steht eine merkliche Vergrößerung des Archicortex gegenüber.

Nach KAPPERS (1909a, b, 1921) ändert sich die Zusammensetzung des Archicortex von den Reptilien zu den Säugern dergestalt, daß das Ammonshorn viel stärker zunimmt als die Fascia dentata, eine Angabe, die mit quantitativen Methoden zu prüfen wäre. Seine charakteristische, bereits bei den Reptilien eingenom-

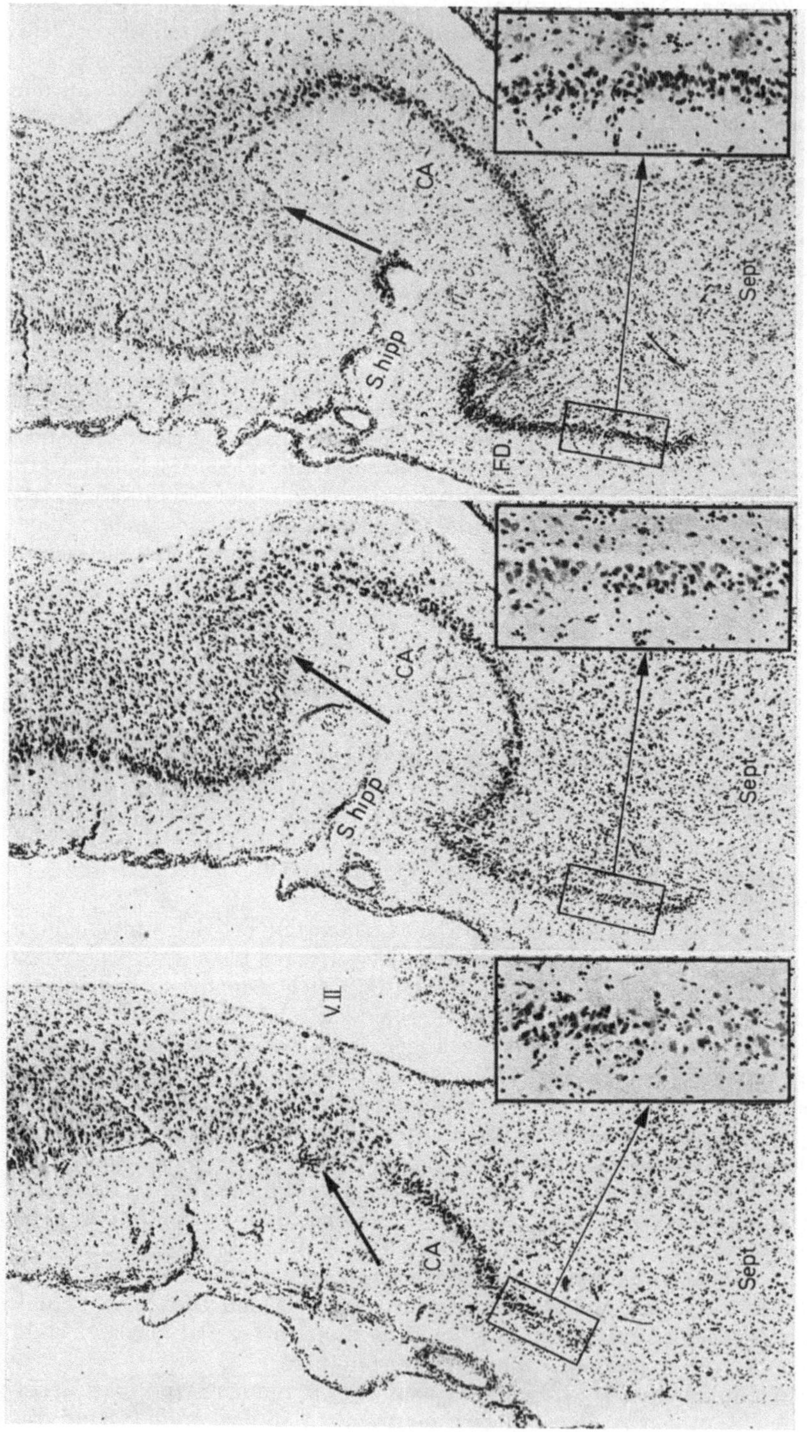

Abb. 60—62. Querschnitte durch den gering differenzierten vorderen Hippocampus (*ohne* Fascia dentata, Abb. 60) und den gut differenzierten hinteren Hippocampus (*mit* Fascia dentata, Abb. 62) bei der Beutelratte (*Didelphys*). Abb. 61 stellt einen Schnitt 0,4 mm vor dem der Abb. 62 dar und zeigt den ersten Beginn der Fascia dentata. Der Pfeil markiert die Grenze zwischen Archi- und Periarchicortex. Bedeutung der Abkürzungen s. S. 4

mene Lage (in der medialen Hemisphärenwand in einem nach rostroventral offenen Bogen, Abb. 47) behält der Hippocampus auch bei den Säugetieren bei. Aus der ursprünglich vorwiegend dorsalen Lage wird jedoch zunehmend eine ventrale, vor allem dadurch, daß sich der *caudale* Abschnitt nach ventral verlagert.

Morphogenese

Auf die vor allem bei den höheren Säugern einsetzenden starken Lage- und Formverschiebungen haben Isocortex und Balken einen großen Einfluß. Um diesen Einfluß beurteilen zu können, wollen wir zunächst als balkenlosen Vertreter eine Beutelratte *(Didelphys albiventris)* betrachten. Der Archicortex beginnt rostral, wie auch bei den Reptilien, am hinteren Ende des Bulbus olfactorius auf der medialen Oberfläche des Pedunculus olfactorius, und zieht dann nach caudal. Dieser vordere Abschnitt liegt wie bei den Reptilien flach an der Oberfläche und hat eine primitive Struktur (Abb. 60). Im Gegensatz zu G. E. SMITH (1895a, 1896d) und ABBIE (1938) haben wir hier keine Differenzierung in Cornu ammonis (CA) und Fascia dentata (FD) erkennen können (vgl. Abb. 60 mit Abb. 62). Weiter caudal, im Bereich des massiven Septum, liegt der Archicortex diesem in der gleichen Weise auf, wie bei den placentalen Säugetieren dem Balken. Gleichzeitig beginnt nun 1. die für das caudale Ammonshorn so charakteristische Einfaltung in den Seitenventrikel (als deren Ursache allgemein die Ausdehnung des Isocortex und Periarchicortex angesehen wird, Abb. 61), und 2. ein zuerst flacher Sulcus hippocampi, der weiter caudal tiefer wird. Das Cornu ammonis sinkt ganz in die Tiefe dieser Furche ein. Es hat dann keine direkte mediale Oberfläche mehr, weil 1. dorsal der Periarchicortex (medialer Mesocortex) bis an den Sulcus hippocampi heranreicht und 2. ventral (in der Querschnittsebene der vorderen Commissur beginnend) eine Fascia dentata zur Ausprägung kommt, die das untere Blatt des Cornu ammonis dachförmig überdeckt (Abb. 61—62). Dieser nunmehr typische und gut ausgeprägte Hippocampus biegt caudal nach unten und leicht nach vorn und gewinnt Anschluß an die Regio periamygdalaris. Unsere Untersuchungen bestätigen entsprechende Befunde von Loo (1930).

Den Bogen, den der Archicortex an der Medialfläche der Hemisphären bildet, können wir in einen vorderen undifferenzierten Abschnitt (der vom Pedunculus olfactorius bis über das Septum reicht) und in einen gut differenzierten caudalen Abschnitt untergliedern. Die allgemeine Ansicht, der wir uns bisher ebenfalls angeschlossen hatten (STEPHAN, 1961), daß nämlich der rostrale Abschnitt des Archicortex erst im Zusammenhang mit der Bildung des Balkens entscheidend reduziert wird, läßt sich nach den vorliegenden Befunden nicht uneingeschränkt aufrecht erhalten. Der vordere Abschnitt ist selbst bei den balkenlosen Säugetieren nicht vollwertig, d. h. dem caudalen Abschnitt entsprechend angelegt; er hat keine Fascia dentata.

Beim *Igel* entsprechen die Verhältnisse trotz des Auftretens eines Balkens fast ganz jenen bei der Beutelratte. Der Balken durchdringt die Mittelebene zwischen dem Septum und dem undifferenzierten Archicortex (nach ABBIE, 1939, *im* letzteren). Er dehnt sich bereits beim Igel etwas nach caudodorsal aus und schiebt sich dabei in das Grenzgebiet zwischen dem rostralen undifferenzierten und dem caudalen gut differenzierten Archicortex hinein[69]), wobei der vorderste Abschnitt des caudalen Archicortex nun unter das Balkensplenium zu liegen kommt (Abb. 55). Den vorderen Abschnitt können wir bereits beim Igel in einen dem Balken aufliegenden *supra*commissuralen Hippocampus und in einen vor

[69]) Wir stimmen darin mit MEYER (1895), KAPPERS u. THEUNISSEN (1908) und JOHNSTON (1913) überein.

der Commissurenplatte liegenden *prä*commissuralen Hippocampus untergliedern (Terminologie nach SMITH, 1897a, d). Der gut ausgebildete caudale Abschnitt kann entsprechend als *retro*commissuraler Hippocampus bezeichnet werden (postcommissuraler Hippocampus bei KUHLENBECK, 1927).

Bei den Primaten wird der ursprünglich geradlinig von rostroventral nach caudodorsal aufsteigende vordere Abschnitt durch den sich stark auch nach vorn ausdehnenden Balken nach rostral vorgewölbt. Er verläuft dann um das ganze Balkenknie herum (Abb. 57 u. 58). Der balkennahe Abschnitt des gut differenzierten retrocommissuralen Hippocampus wird im Zusammenhang mit der starken, nach caudal gerichteten Ausdehnung des Balkens mehr und mehr nach caudal gedrängt. Dies führt zu einer Drehung des retrocommissuralen Hippocampus (Abb. 55—58), die noch dadurch verstärkt wird, daß der balkenferne, ventrale Abschnitt mit zunehmender Entwicklung und Rotation des Temporallappens nach rostral geschoben wird. Gleichzeitig wird die Masse des Archicortex nach ventral und mehr und mehr in die Tiefe des Temporallappens hinein verlagert. Bei den höheren Primaten bleibt im wesentlichen nur noch der ganz ventral liegende Uncus an der Oberfläche. Auf seine Entstehung und Zusammensetzung werden wir im Zusammenhang mit dem Periarchicortex eingehen (s. S. 92).

BECK (1949) versucht aus dem Überwiegen des dorsalen Abschnittes bei den (niederen) Tieren und des ventralen beim Menschen eine Sonderstellung des Menschen abzuleiten. „Damit ist aber ein Unterschied zwischen dem Menschen und dem Tiere aufgezeigt, der die Annahme einer Sonderstellung des Menschen besser illustriert als es lediglich die Größenverhältnisse zu tun imstande sind" (1949, S. 83). BECK übersieht dabei, daß dem Menschen entsprechende Verhältnisse bei allen höheren Primaten vorliegen. Die einfache mechanische Erklärung für die bestehenden Unterschiede kennt und zitiert er aus den Arbeiten ROSES. Zur Betonung der Sonderstellung des Menschen herangezogen, dürften diese Unterschiede weit überbewertet sein.

Mit der Drehung und zunehmenden Versenkung (= Suppression) des Ammonshorns verändert sich auch die Gestalt des *Sulcus hippocampi*. Diese Furche, die allen Reptilien fehlt (JOHNSTON, 1913), bei allen Säugetieren hingegen vorhanden ist (KAPPERS, 1921), entsteht nicht eigentlich als Grenzfurche, sondern durch die Einrollung des Hippocampus in den Seitenventrikel. Mit zunehmender Vertiefung stoßen an den Furchenlippen unterschiedliche Gebiete zusammen und der Sulcus hippocampi erhält dann sekundär den Charakter einer Grenzfurche. Bis zu den Halbaffen sind Sulcus hippocampi und Sulcus corporis callosi getrennt, bei den höheren Affen und beim Menschen gehen sie oberflächlich ineinander über. Ihrem Charakter nach bleiben diese Furchen aber ganz verschieden, wie auch KAPPERS u. THEUNISSEN (1908) und KLINGLER (1948) betonen[70]). Dem Sulcus corporis callosi fehlt ein wesentliches Charakteristikum des Sulcus hippocampi, nämlich die Lage peripher zum Gyrus dentatus.

4.2.4. Periarchicortex

Größenvergleich

Oberflächen- und Volumenmessungen liegen nur für einen Teil des Periarchicortex vor, und zwar für den Schizocortex. Der Schizocortex vermindert seinen relativen Anteil an der Gesamt*oberfläche* vergleichsweise schwach (Tabelle 2), am Endhirn*volumen* stärker (Tabelle 6). Der allometrische Vergleich (Tabelle 2 u. 6) zeigt eine dem Archicortex ganz entsprechende, aber etwas stärkere Tendenz: ein gegenüber

[70]) Anderer Auffassung ist JOHNSTON (1913). Nach JOHNSTON zeigen die Verhältnisse beim Bären, daß die Fissura hippocampi dem Sulcus corporis callosi der höheren Säuger entspricht.

den primitiven Insectivoren allgemein angehobenes Niveau, doch keine erkennbare Abhängigkeit von der Entwicklungshöhe. Die Oberfläche ist bei den Primaten etwa 2mal, das Volumen 3mal so groß wie bei gleichgroßen basalen Insektenfressern, beim Menschen allerdings $5^1/_2$mal so groß. Der Schizocortex zeigt also eine deutlich progressive Größenentwicklung; die relative Abnahme wird ebenso wie beim Archicortex durch andere, sich stärker vergrößernde Hirnteile bewirkt.

Die rostralen und dorsalen Teile des Periarchicortex (Regio cingularis periarchicorticalis und R. retrosplenialis), die in der interhemisphärischen Spalte liegend den Archicortex vom Pedunculus olfactorius bis hinter das Balkensplenium begleiten, wurden gemeinsam mit dem Isocortex vermessen. Ein allometrischer Größenvergleich dieser Gebiete ist deswegen noch nicht möglich. Relativ scheinen sie in der aufsteigenden Primatenreihe abzunehmen. Hierfür sprechen vor allem die Untersuchungen von Rose (1928a). Danach werden vor allem im caudalen Gyrus cinguli die Übergangsrinden (= Mesocortex, also Periarchicortex + Proisocortex) zunehmend von echt isocorticalen Typen verdrängt. Während vom Igel bis hinauf zu den Halbaffen der überwiegende Teil dieses Gyrus einen Mesocortex beherbergt, bleibt dieser bei den höheren Primaten und beim Menschen nur rostral in einem breiteren Streifen erhalten. Caudal tritt er hingegen stark zurück und beschränkt sich beim Menschen auf die obere Wand des Sulcus corporis callosi. Dieser, von J. E. Rose (1942) bestätigte Befund steht im Gegensatz zu den Ergebnissen Brodmanns (1909), der die im Gyrus cinguli liegenden Felder bis hinauf zum Menschen als einander entsprechend ansieht und sie mit gleichen Ziffern belegt. Der Befund von Rose läßt zumindest bei den höheren Primaten auch keinen Raum für die Aussage von Kuhlenbeck (1927), daß der ganze Gyrus cinguli zum parahippocampalen Pallium (= Mesocortex) zu rechnen sei.

Während die rostralen und dorsalen Gebiete des Periarchicortex in der aufsteigenden Primatenreihe keine bemerkenswerten Lageveränderungen erfahren, treten solche im Schizocortex deutlich zutage (Abb. 55—58).

Morphogenese

Als Ausgangspunkt dienen wieder die Verhältnisse beim Igel: Der Schizocortex bedeckt hier den caudalen Pol des Lobus piriformis, der gleichzeitig der Pol der Gesamthemisphäre ist. Rostrolateral grenzt der Schizocortex ohne makroskopisch erkennbare Grenze an den präpiriformen Cortex, dorsolateral wird seine Grenze gegen den Isocortex im vorderen Abschnitt durch den Sulcus rhinalis gekennzeichnet, doch greift er meist etwas über diese Furche hinüber. Nach hinten zu verflacht diese Furche zunehmend. Rostromedial grenzt der Schizocortex an die periamygdaläre Rinde. Auch hier findet sich keine makroskopisch erkennbare Grenze. Medial grenzt er an den Archicortex und ist von diesem, abgesehen vom rostroventralen Ausläufer, durch den Sulcus hippocampi auch makroskopisch klar abgesetzt; dorsal schließen sich die retrosplenialen Felder an.

Wir haben diese Lagebeziehungen zu den benachbarten Feldern, die bis hinauf zum Menschen erhalten bleiben, etwas eingehender erörtert, weil sie für das Verständnis der grobmorphologischen Veränderungen wichtige Anhaltspunkte geben.

Schon bei *Tupaia* bildet der caudale Lobus piriformis, der die Masse des Schizocortex enthält, nicht mehr den Caudalpol der Hemisphären, sondern dieser wird nun von einem isocorticalen Occipitallappen gebildet. Der Lobus piriformis wird nach ventral abgedrängt; der Schizocortex liegt nicht mehr vorwiegend caudal, sondern ventral. Ähnlich sind die Verhältnisse bei *Galago*.

Bei den höheren Primaten treten dann wiederum erhebliche Umwandlungen ein, die vor allem mit der starken Ausprägung des Temporallappens in Zusammenhang gebracht werden müssen. Der isocorticale Anteil des Temporallappens dehnt sich nach rostral und ventromedial aus. Dabei verdrängt er den ursprünglich caudal und später ventral gelegenen Schizocortex schließlich nach medial (Abb. 55—58). Die nach rostral gerichtete Entfaltungstendenz des temporalen Isocortex beeinflußt auch den angrenzenden Schizocortex, so daß dieser ursprünglich hinter den präpiriformen und periamygdalären Formationen (im wesentlichen auch hinter dem Archicortex) gelegene Rindenabschnitt nun zuerst neben *(Cercopithecus)* und beim Menschen teilweise sogar vor diesen Strukturen zu liegen kommt. Da die periamygdaläre Rinde durch ihre feste Bindung an die subcorticalen Teile des Mandelkerns diese Verschiebungen nicht mitmachen kann (ähnlich wie im Palaeocortex das Tuberculum olfactorium), die Lagebeziehungen der verschiedenen Cortexteile zueinander aber konstant sind, kommt es zu einer Torsion um dieses Fixgebiet.

Im wesentlichen lassen sich die Veränderungen des caudalen Abschnittes der Pars posterior lobi piriformis und seiner Nachbargebiete mechanisch durch einen doppelten Torsionsprozeß von den ursprünglichen Verhältnissen beim Igel ableiten (Abb. 63—66). Der eine Prozeß ist eine Knickung der Pars posterior lobi piriformis gegen die Pars anterior um eine caudal vom Tuberculum olfactorium gelegene Querachse, die zur Fossa lateralis cerebri (Sylvii) wird (Abb. 64). Darüber wurde im Zusammenhang mit dem Palaeocortex berichtet. Der zweite Prozeß ist eine Schwenkung dieser so abgewinkelten Pars posterior um ihre Längsachse, derart, daß die ursprüngliche Basis nach medial zu liegen kommt (Abb. 65). Der Angelpunkt dieser Schwenkung liegt etwa in einem Punkt, in dem präpiriforme und periamygdaläre Rinde mit dem Tuberculum olfactorium zusammenstoßen, also in jenem Punkt, in dem der Tractus olfactorius lateralis in die periamygdaläre Region eintritt. Beide Prozesse haben ihre Ursache zweifellos in der starken Entfaltung des Isocortex. Wenn wir ein derart verändertes Igelhirn mit einem *Cercopithecus*gehirn vergleichen (Abb. 66), treten die einander entsprechenden Lagebeziehungen der Felder deutlich hervor. Die Lage des Schizocortex neben und teilweise seitlich vor der präpiriformen Rinde (Abb. 65) klingt sogar schon stark an die Verhältnisse im menschlichen Gehirn an.

Uncus: Wir kommen auf den rein archicorticalen Uncus[71]) erst jetzt im Zusammenhang mit dem Periarchicortex zurück, weil dessen Besonderheiten mit Hilfe der dargestellten Torsionsprozesse besonders gut verständlich gemacht werden können. Neben Torsionen wirkt bei der Bildung des Uncus offenbar auch eine Stauchung mit, die ihre Ursache in der engen Bindung des Archicortex an den sich nach vorn verschiebenden Schizocortex hat. Der Archicortex kann dieser Vorwärtsbewegung nicht folgen, da er durch den Mandelkern blockiert wird. Ähnlich zu deuten ist wohl die Angabe von His (1904, S. 60), daß der Uncus in der Ontogenese (im 4. Monat) durch die Verschiebung des Schläfenlappens über seiner befestigten Basis nach vorn entsteht.

Wir stimmen nicht mit Zuckerkandl (1887) überein, bei dem die Uncusbildung die Folge einer vermeintlichen Reduktion des Ammonshorns sein soll. „Dieses schrumpft gleichsam zusammen, verkürzt sich nach hinten und zieht die Spitze des Lobus hippocampi mit sich“ (1887, S. 38). Wir haben dargelegt, daß der Archicortex beim Menschen *nicht* reduziert ist. Auch spricht die außergewöhnliche Faltenbildung im Bereich des Hippocampus eher für eine Stauchung als für die von Zuckerkandl angenommene Zugwirkung.

Für die Entstehung der einzelnen Abschnitte des Uncus ergibt ein Vergleich der Abb. 64 u. 66 wertvolle Hinweise: Der beim Igel schmale, basal liegende

[71]) Kuhlenbeck (1957) und Stephan (1963) haben darauf hingewiesen, daß es unzweckmäßig ist, über das eigentliche, rein archicorticale Häkchen hinaus auch die sich rostral anschließenden Gebiete des Gyrus semilunaris und Gyrus ambiens mit in den Uncus einzubeziehen, wie dies häufig geschieht (s. auch Def. Uncus).

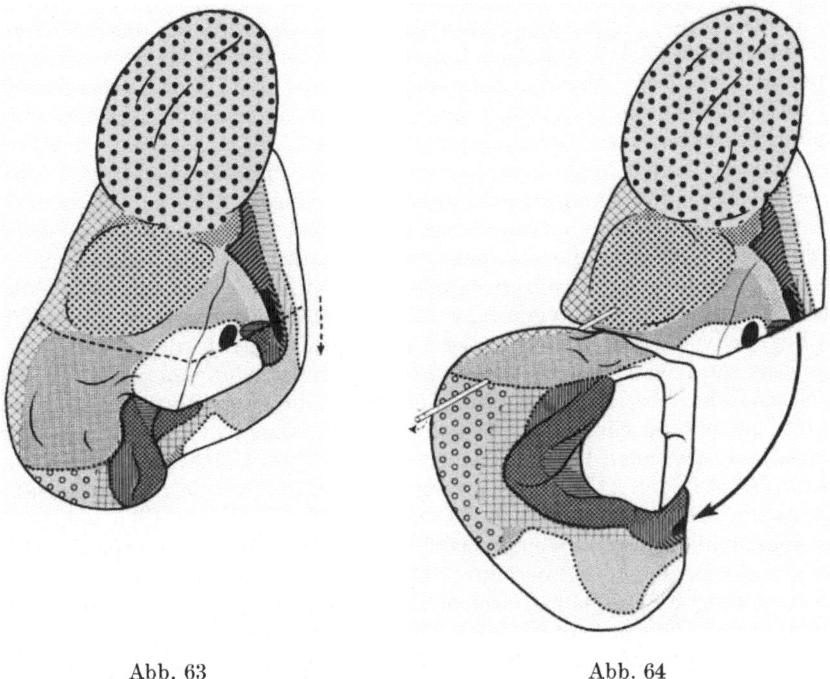

Abb. 63 Abb. 64

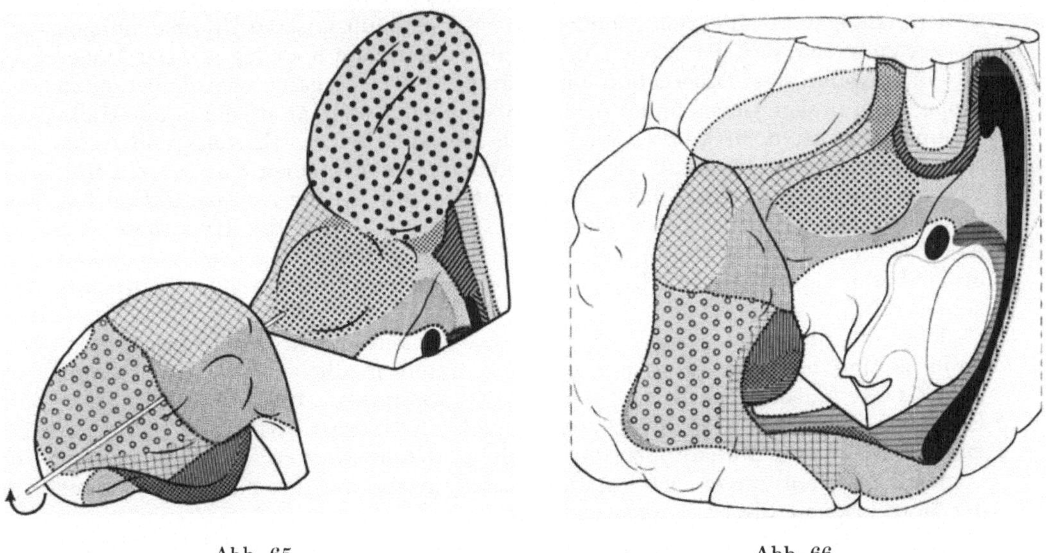

Abb. 65 Abb. 66

Abb. 63—66. Transformation der allocorticalen Oberflächen des Igelgehirns (Abb. 63) in ein dem *Cercopithecus*-Gehirn (Abb. 66) angenähertes Stadium durch Knickung gegen die Basis (Abb. 64) und Torsion des caudalen Abschnittes (Abb. 65). Über die Bedeutung der Farben und Raster s. Abb. 54

Streifen des Ammonshorns, der rostrolateral an die periamygdaläre Rinde und caudolateral an den Schizocortex angrenzt (Abb. 63), wird bei den höheren Primaten zum vorderen Abschnitt des Uncus, dem Gyrus uncinatus. Der ursprünglich medial von diesem Streifen liegende Abschnitt der Fascia dentata kommt durch die aufgezeigten Torsionsprozesse dahinter zu liegen und bildet auf dem Uncus der Primaten das Giacominische Bändchen (Limbus Giacomini). Zwischen diesen beiden Streifen liegt beim Igel der vordere basale Abschnitt des Sulcus hippocampi (Abb. 26). Entsprechend ist auch die Einsenkung zwischen dem Gyrus uncinatus und dem Giacominischen Bändchen als Sulcus hippocampi zu betrachten (s. auch S. 55), nicht aber die Quetschfalte (Incisura unci), die sich zwischen dem Uncus und dem Gyrus parahippocampalis bildet. Diese Quetschfalte entsteht aus dem Sichnebeneinanderlegen ehemaliger Außenkonturen. Der Sulcus hippocampi liegt teilweise in der Tiefe dieser Falte, ist aber nicht mit ihr identisch. Bei *Cercopithecus* und auch beim Menschen kommt an der caudalen Spitze des Uncus noch einmal ein Abschnitt des Ammonshorns zum Vorschein, diesmal jedoch nicht mit seiner oberflächlichen Schicht (Molekularschicht), sondern mit seiner tiefsten Schicht (Alveus). Wir bezeichnen ein derartiges Gebiet als Cornu ammonis inversum. Es ist in den Abbildungen waagerecht (eng) schraffiert. Dieser caudalste, als Gyrus intralimbicus bezeichnete Abschnitt tritt nicht bei allen höheren Primaten oberflächlich hervor, sondern ist bei manchen Arten (Schimpanse, Gorilla) mehr nach dorsal und innen gerichtet. Der inverse Gyrus intralimbicus entsteht offensichtlich aus einem Gebiet, welches auch beim Igel invers ist und ebenfalls auf das Band der Fascia dentata folgt. Dieses, in der medialen Hemisphärenwand liegende Gebiet ist auf den Abb. 55 u. 64 deutlich zu erkennen und dringt bei *Galago* (Abb. 56) schon fast bis an die ventrale Oberfläche vor. Durch die Torsionsprozesse und die Stauchung des Hippocampus wird der ventralste Abschnitt dieses bei Igel und Galago medial verborgenen Gebietes zum Gyrus intralimbicus der höheren Primaten (STEPHAN, 1963). Wir stimmen nicht mit G. E. SMITH (1898) überein, daß nur der Gyrus intralimbicus dem Tuberculum hippocampi der niederen Säugetiere entspricht, sondern wir glauben, mit unseren Untersuchungen gezeigt zu haben, daß der ganze Uncus dem Tuberculum homolog ist. Der Uncus ist ein umgeformtes Tuberculum hippocampi. Der Übergang vom Tuberculum hippocampi in den Uncus findet in der aufsteigenden Primatenreihe in der Halbaffenphase statt, doch gibt es auch noch Neuweltaffen, z. B. *Aotes* und *Callithrix*, ohne Uncus. Innerhalb der Halbaffen fanden wir einen Uncus bei *Loris;* VÖLSCH (nach ALTSCHUL, 1933a) beschreibt ihn für *Lemur mongoz. Galago* hat hingegen keinen Uncus. Diese Zusammenstellung läßt für die Hypothese von ALTSCHUL (1932, 1933a, 1935), daß die Schärfe der Ausprägung des Uncus einen brauchbaren Index für die Höhe der Entwicklungsstufe des Gehirns darstellt, keinen Raum.

Über die Entstehung des Uncus und insbesondere des inversen Gyrus intralimbicus sind bis in die neuere Zeit hinein unterschiedliche und teilweise sehr komplizierte Theorien entwickelt worden (ZUCKERKANDL, 1887; RETZIUS, 1896; HIS, 1904; ECONOMO 1925/26; ALTSCHUL, 1932; KLINGLER, 1948). Aus einfachen mechanischen Transformationen (an detailliert rekonstruierten Modellen von den Cortexoberflächen) lassen sich gut fundierte Hinweise auf den möglichen Ablauf der Morphogenese dieser Strukturen entnehmen.

Für die dargestellten Veränderungen in den Oberflächenstrukturen der Hemisphären gelten in ganz besonderem Maße die von SPATZ (1949—1962) hervorgehobenen entwicklungsgeschichtlichen Prozesse der „*Retraktion*“ und der „*Suppression*“. Diese bestehen darin, daß recht generell die früh angelegten (= alten)

Hirnteile, die ursprünglich an der Oberfläche prominieren, ihr Wachstumstempo verringern und eine relative und u. U. auch absolute Verkleinerung erfahren, wenn später hinzukommende (= neue) Hirnteile sich progredient entfalten. Während dann die letzteren an der Oberfläche prominieren, werden die ersteren in die Tiefe verdrängt. Dies gilt sowohl für die Ontogenese als auch für die Phylogenese und entspricht nach SPATZ einem allgemeiner geltenden biologischen Prinzip, das REMANE (1952) als ,,*Internation*" bezeichnet hat. Mit Retraktion bezeichnet SPATZ ein einfaches Abrücken von der Oberfläche, als Suppression eine gleichzeitige Verdeckung durch andere, spätere Hirnteile. Der Palaeocortex wird nach SPATZ zunehmend in die Tiefe retrahiert (teilweise auch supprimiert), der Archicortex wird fast völlig supprimiert.

4.3. Commissuren

Der stark unterschiedlichen Größenentwicklung der Rindengebiete des Endhirns entsprechend ändern sich auch die Größenverhältnisse zwischen den Commissuren (Tabelle 6 und Abb. 55—58). Während beim Igel die Schnittfläche des Balkens in der medialen Sagittalen nur etwa doppelt so groß wie die der Commissura anterior ist, ist sie beim Menschen um ein vielfaches größer.

Quantitative Untersuchungen an der Commissura anterior des Menschen hat TOMASCH (1957) durchgeführt. Danach besteht diese überwiegend aus dünnen Fasern (durchschnittlich etwa 1,6 μ; nur wenige Fasern haben maximal 3,5 μ), von denen etwa ein Drittel marklos ist. Die Fläche der Commissur war bei den zwei gemessenen Gehirnen mit 3,11 und 4,95 mm^2 recht unterschiedlich und dementsprechend auch die Schätzung der Gesamtfaserzahl (2,4 und 4,16 Millionen).

Nach den Untersuchungen von BAUCHOT u. STEPHAN (1961) steht bei Insectivoren und Primaten die vordere Commissur in einer guten Größenkorrelation zum Palaeocortex, die Commissura hippocampi zum Archicortex und das Corpus callosum zum Isocortex. Der Einfluß der sehr starken Vergrößerung des Balkens, insbesondere auf Septum und Hippocampus, ist im Zusammenhang bereits erörtert worden. Commissura anterior und hippocampi haben hingegen nur geringen Einfluß auf die stammesgeschichtliche Morphogenese der medialen Rindenstrukturen. Während jedoch die Commissura anterior in Form und Lage bemerkenswert konstant bleibt, wird die Commissura hippocampi durch den sich stark nach caudal ausdehnenden Balken gestreckt. Auf diese Verlagerung hat VILLIGER (1922) besonders hingewiesen. Die Commissura hippocampi (s. Def.) kann dann in ein caudales ,,Psalterium dorsale" und ein rostrales ,,Psalterium ventrale" untergliedert werden, eine Unterscheidung, die bei niederen Insectivoren noch nicht möglich ist. Das Psalterium ventrale, welches offenbar in enger Beziehung zum Nucleus septalis triangularis steht (ANDY u. STEPHAN, 1968), ist bei den Halbaffen noch gut entwickelt, bei den höheren Primaten und beim Menschen hingegen sehr klein.

Die heftig diskutierte Frage nach dem Ort der Commissurenentstehung und nach dem Modus des Wachstums soll kurz im Zusammenhang mit der Ontogenese erörtert werden. Dort (6.4.) finden sich auch einige weiterführende Literaturhinweise (s. auch Def. Commissurenplatte, Lamina terminalis).

5. Gefäßversorgung

In diesem Kapitel soll die Verteilung der größeren Gefäßstämme im Bereich des Allocortex unter folgenden Gesichtspunkten erörtert werden:

1. Welche Gefäße beteiligen sich an der Versorgung des Allocortex?
2. Welche Gebiete werden von diesen Gefäßen im einzelnen versorgt?
3. Wie eng sind die Relationen zwischen den Gefäßversorgungsgebieten und makroskopischen Strukturen oder sogar bestimmten architektonischen Struktureinheiten des Allocortex?

Die Angioarchitektonik des Capillarbereichs wird zusammen mit der mikroskopischen Anatomie der einzelnen Felder (Kap. 8) berücksichtigt. Die Capillaren zeigen nach LINDENBERG (1957) eine weitgehende strukturelle Anpassung an die mannigfaltige architektonische Gliederung der parenchymatösen Elemente.

Die folgenden Ausführungen beschränken sich im wesentlichen auf den arteriellen Sektor. Das durch zahllose Querverbindungen ganz auf die Sicherung des Abflusses (LINDENBERG, 1957) eingestellte venöse System scheint zu den aufgeworfenen Fragen wenig beitragen zu können, und ihm ist in diesem Zusammenhang bisher auch wenig Beachtung geschenkt worden.

5.1. Stammesgeschichtliche Entwicklung der Rindengefäße

Untersuchungen über die phylogenetische Entwicklung der Gefäße und über die Beziehungen zwischen den Gefäßen und den Versorgungsgebieten wurden vor allem von SHELLSHEAR (1920, 1927, 1929, 1931, 1933), KAPPERS (1933), ABBIE (1933a, b, 1934) und LIERSE (1963a) durchgeführt.

Nach SHELLSHEAR ist die Anordnung der Gefäße zu den primitiven Vorderhirnstrukturen konstant. Bei der Entfaltung und weiteren Differenzierung dieser Strukturen während der phylogenetischen Entwicklung sollen diese Gefäße auch die Blutversorgung der sich daraus ableitenden höher entwickelten Zentren übernehmen. SHELLSHEAR weist darauf hin, daß die Gefäße in den Untersuchungen über die Hirnevolution wohl deswegen kaum erwähnt werden, weil sie in ihrer Verteilung allgemein als irregulär gelten[72]). SHELLSHEAR hingegen betont, daß dies (ähnlich wie bei den Nerven) nur für den intermediären Verlauf zutreffe, daß hingegen die Gefäße im Hinblick auf ihre endgültigen Versorgungsgebiete analysiert, eine bemerkenswerte Konstanz zeigen. 1933 faßt er seine Auffassungen in zwei Thesen zusammen:

---

[72]) HOFMANN (1900) z. B. führt aus, daß sich bei nahe verwandten Arten die größten Verschiedenheiten im Verhalten der Gefäße vorfinden können und umgekehrt. Er sieht keine bestimmten Tendenzen in der aufsteigenden Wirbeltierreihe.

1. Die Arterien des Körpers sind bezüglich ihres Ursprungs und intermediären Verlaufs in begrenztem Ausmaß variabel, in ihren Versorgungsgebieten aber konstant (DURET, 1874; CHARCOT, 1883).

2. Die Versorgungsgebiete sind konstant, weil die Versorgung eine definitive funktionelle Bedeutung hat (HILTON, 1880).

SHELLSHEAR beruft sich auf die Untersuchungen von HEUBNER (1874), BEEVOR (1909) und STOPFORD (1916) und stellt die einzelnen Versorgungsgebiete in Form von Hirnkarten dar (Abb. 87). Er sieht darin eine bedeutsame Ergänzung zu anderen Methoden der morphologischen Gliederung und cerebralen Lokalisation. SHELLSHEAR findet Ähnlichkeiten in Lage und Ausdehnung arterieller Versorgungsgebiete einerseits und architektonischer Rindenfelder andererseits[73]). Er betrachtet nur solche Gefäße als homolog, deren Versorgungsgebiete übereinstimmen (SHELLSHEAR, 1931, S. 65). Die Entwicklung der Gefäße ist nach SHELLSHEAR abhängig von der Entwicklung ihrer Versorgungsgebiete und geht mit ihr Hand in Hand. Sie folgt sowohl in Ontogenese als auch in Phylogenese dieser Gesetzmäßigkeit (WILLIAMS, 1936; GILLILAN, 1968).

Auch ABBIE (1934), der die phylogenetische Entwicklung der Hirnarterien eingehend untersucht hat, kommt in seinem ,,Prinzip der funktionellen Konstanz“ zum gleichen Schluß, daß nämlich, wann immer sich ein neuraler Mechanismus entwickelt, sich auch eine Arterie für seine Versorgung entwickelt und dieser neurovasculäre Mechanismus durch die Evolution hindurch konstant bleibt. Daneben hat ABBIE zwei weitere Prinzipien formuliert, nämlich das Prinzip der Ökonomie der Verteilung, welches besagt, daß zwei oder mehrere dicht beieinanderliegende Endarterien ein gleiches Verteilergefäß haben, und das Prinzip der Anpassung der Quelle: Wenn der Verteilerkanal von seiner Quelle getrennt wird, erhält er Blut von einer näheren Quelle durch Vergrößerung bestehender Anastomosen.

ABBIE (1934, S. 467—469) faßt seine phylogenetischen Untersuchungen wie folgt zusammen:

Bei *Fischen* (Abb. 67—69) besteht das Vorderhirn hauptsächlich aus Palaeoolfactorium und ist in ein dichtes Netzwerk von Arterien eingehüllt. In diesem sind zwei vergrößert (mediale und laterale olfactorische Arterien) und leiten den Hauptblutstrom. Sie verlaufen dicht bei den Gruben, die Palaeo- und Neoolfactorium voneinander trennen und versorgen beide Teile, das Palaeoolfactorium jedoch reicher.

Auch beim *Frosch* (Abb. 70—73) findet sich je eine mediale und laterale olfactorische Arterie. Die mediale entspricht jener bei Fischen, die laterale hingegen, die ihren Ursprung nach hinten verlagert hat, kommt nun von einem der diencephalen Gefäße. Sie hat drei Hauptpartien von Zweigen: hippocampale, piriforme und striatale. Der striatale Zweig entspricht der lateralen olfactorischen Arterie der Fische, während sich die hippocampalen und piriformen Zweige aus den arteriellen Anastomosen über dem Neoolfactorium entwickelt haben.

Reptilien (Abb. 74, 92, 93) haben getrennte Aa. cerebri anteriores, mediae und posteriores aus dem arteriellen Netzwerk entwickelt. Die A. cerebri anterior hat sich aus der medialen olfactorischen Arterie entwickelt und ihr Hauptblutstrom geht nun zur medialen Wand der Hemisphäre, besonders zum Corpus paraterminale[74]). Die A. cerebri media stellt die kombinierten piriformen und striatalen

[73]) SHELLSHEAR sieht darin einen Beitrag zu HILTONS Konzeption, daß die Arterien innig mit definierten physiologischen Funktionen verbunden sind, so z. B. die A. cerebri posterior mit dem Mechanismus des zentralen Sehens. Bei Mensch und Orang Utan soll die Sehrinde eine autonome Blutversorgung haben (SHELLSHEAR, 1927). CRITCHLEY (1930) stellt hingegen eine solche physiologische Bedeutung der Gefäße in Frage, weil sie mit den Konzeptionen der Neurophysiologie nicht in Einklang zu bringen sei.

[74]) s. Def.

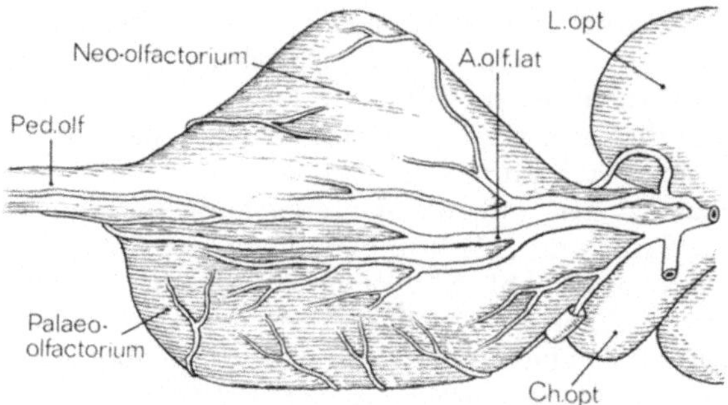

Abb. 67

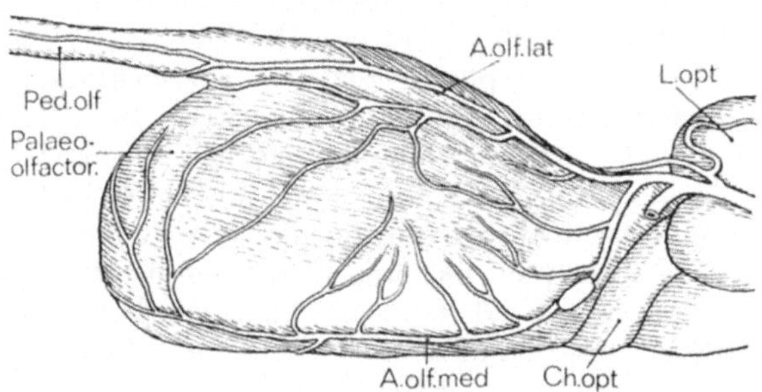

Abb. 68

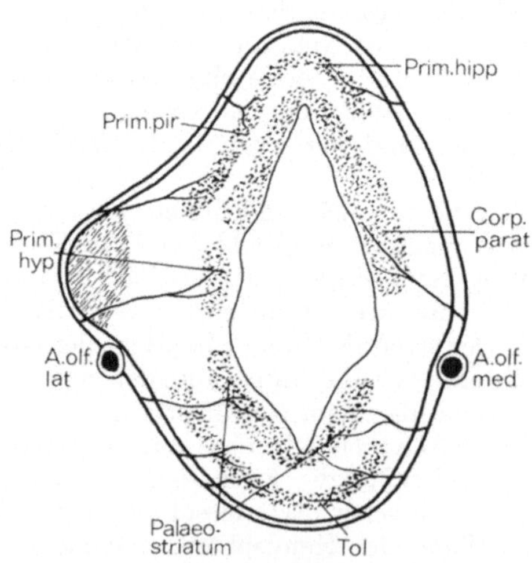

Abb. 69

Abb. 67—69. Die Hirnarterien des Dornhais *(Squalus acanthias)* (nach ABBIE, 1934). Umgezeichnet; neu beschriftet. Abb. 67: von links; Abb. 68: linke Hemisphäre von unten; Abb. 69: Schema eines Schnittes durch den vorderen Teil der rechten Hemisphäre. *Prim.hipp* Primordium hippocampi, *Prim.hyp* Primordium hypopallii, *Prim.pir* Primordium piriformis. Verzeichnis der übrigen Abkürzungen auf S. 4

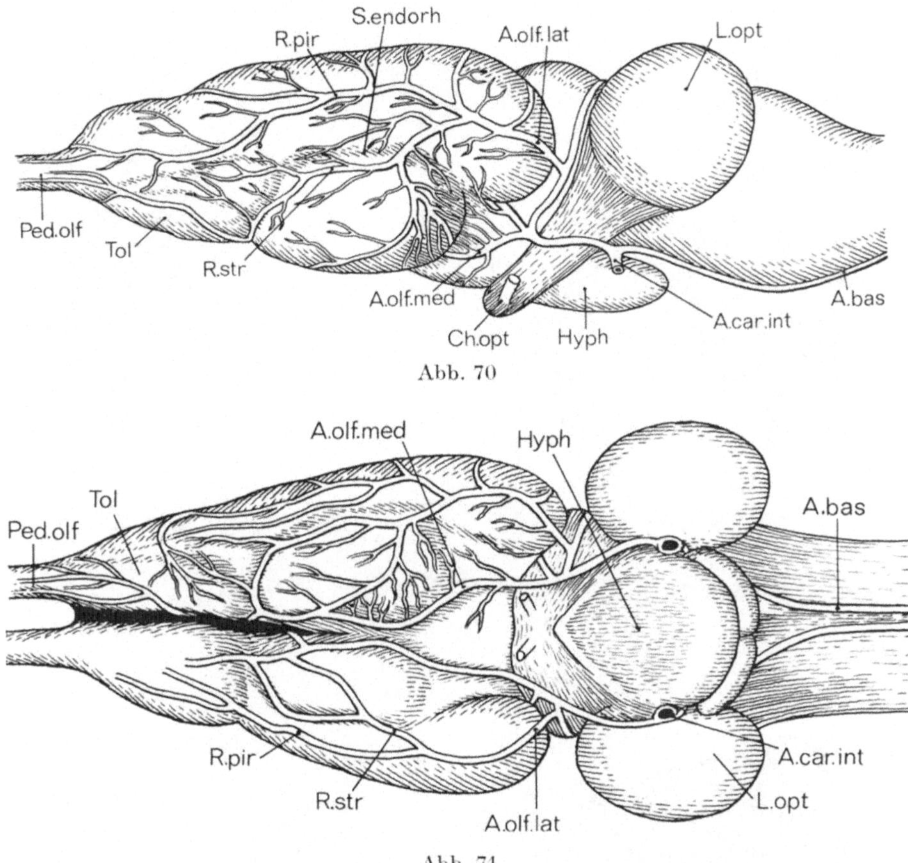

Abb. 70—71. Die Hirnarterien des Grasfrosches (*Rana temporaria*) (nach ABBIE, 1934). Umgezeichnet; neu beschriftet; seitenverkehrt. Abb. 70: von links; Abb. 71: von unten. Bemerkenswerterweise entspringt die A. olfactoria lateralis aus einem diencephalen Stamm. *R.pir* Ramus piriformis arteriae olfactoriae lateralis, *R.str* Ramus striatus arteriae olfactoriae lateralis. Verzeichnis der übrigen Abkürzungen auf S. 4

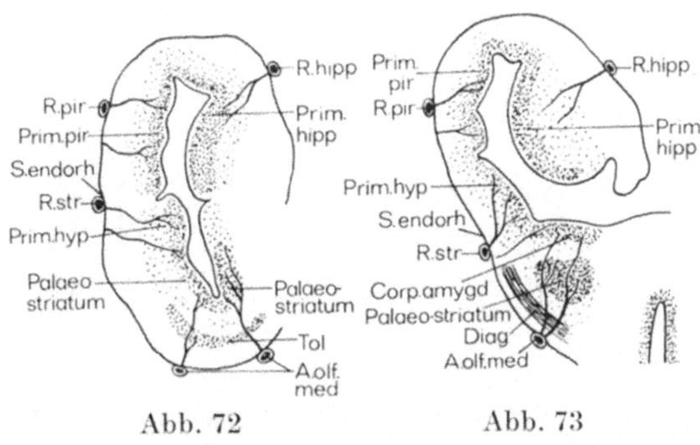

Abb. 72—73. Schemata von Schnitten durch die Endhirnhemisphäre eines Frosches (nach ABBIE, 1934). Umgezeichnet; neu beschriftet. Abb. 72: rostral; Abb. 73: caudal. Die Arteria olfactoria lateralis hat drei Hauptäste: *R.hipp* Ramus hippocampi, *R.pir* Ramus piriformis, *R.str* Ramus striatus. Verzeichnis der übrigen Abkürzungen in Abb. 67—69 und auf S. 4

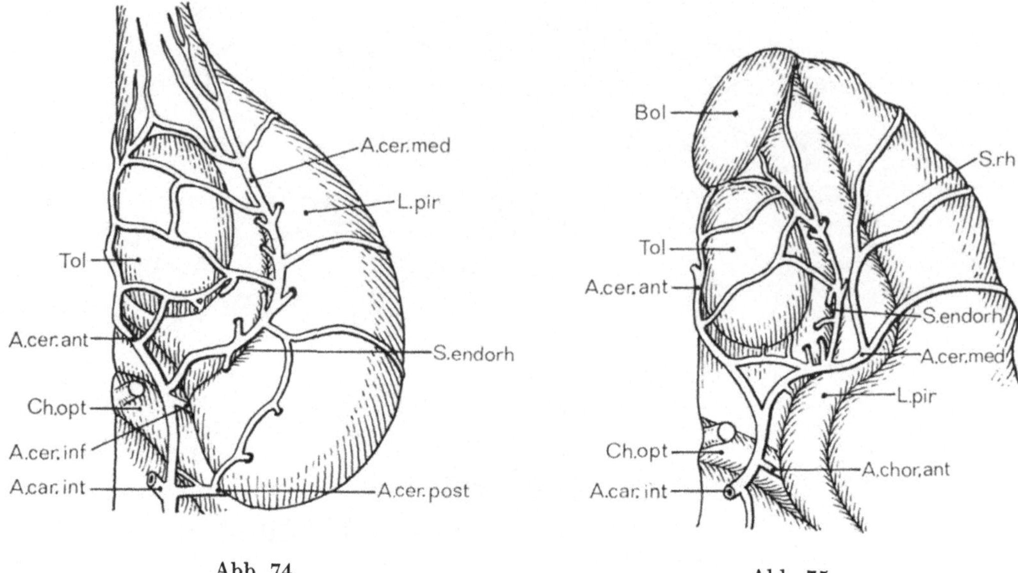

Abb. 74

Abb. 75

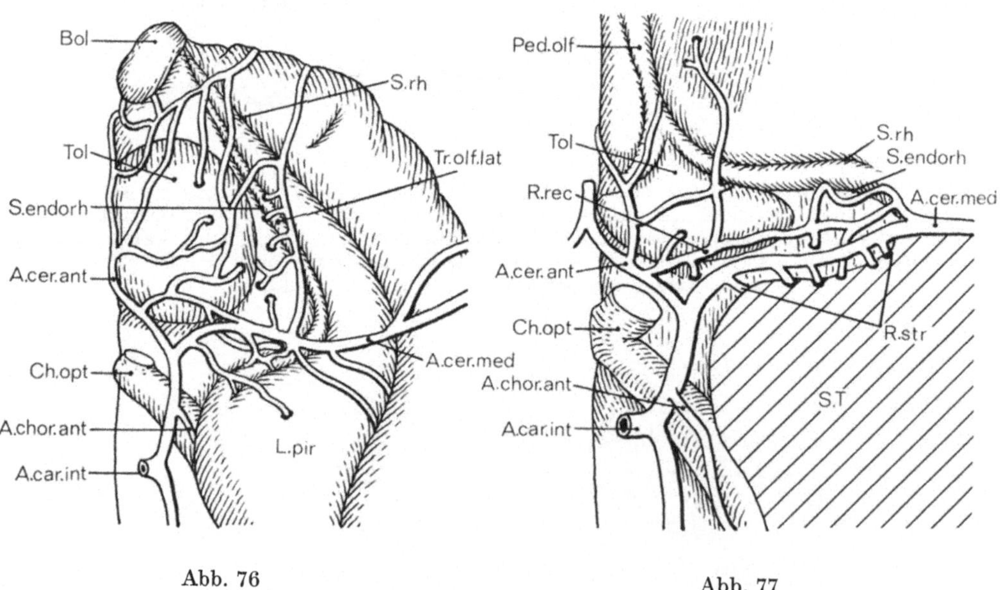

Abb. 76

Abb. 77

Abb. 74—77. Die Arterien an der Basis des Gehirns (nach ABBIE, 1934). Umgezeichnet; neu beschriftet. Abb. 74: Brückenechse *(Sphenodon punctatus)*; Abb. 75: Pademelon-Känguruh *(Thylogale thetis)*; Abb. 76: Großer Kudu *(Tragelaphus strepsiceros)*; Abb. 77: Gelbgrüne Meerkatze *(Cercopithecus aethiops sabaeus)*. *A.cer.inf* Arteria cerebri inferior, *R.str* Rami striati arteriae cerebri mediae, *S.T* Schnittfläche des Temporallappens. Verzeichnis der übrigen Abkürzungen auf S. 4

Zweige der lateralen olfactorischen Arterie des Frosches dar, aber sie hat eine direkte Verbindung mit dem cranialen Teil der Carotis interna, die beim Frosch noch klein ist. Die A. cerebri posterior geht aus der lateralen olfactorischen Arterie hervor und versorgt hauptsächlich die hippocampale Region.

Wegen des Problems der Gefäßversorgung des sich neu bildenden *Neocortex* hat SHELLSHEAR (1929) das phylogenetische Übergangsfeld zwischen Reptilien und Säugern eingehender untersucht. Bei Krokodilen teilt sich nach SHELLSHEAR die Carotis interna in einen cranialen und einen caudalen Zweig. Der craniale Zweig verläuft um das Tuber cinereum herum und teilt sich in eine vordere und mittlere Hirnarterie. Letztere, die A. cerebri media geht mit

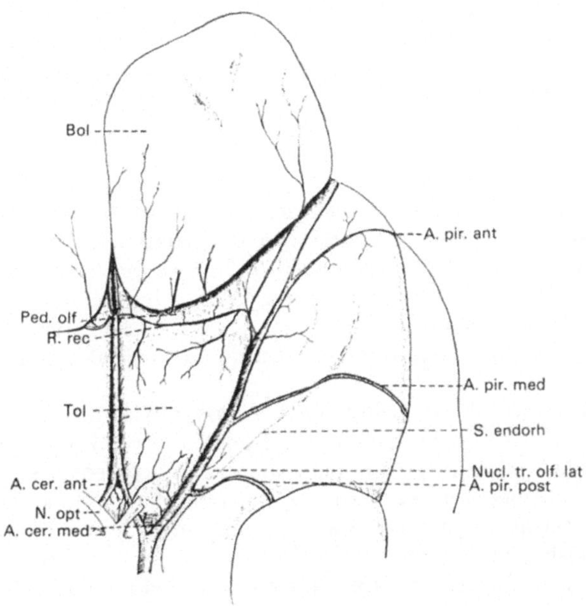

Abb. 78. Die Arterien der rostralen Basis des Gehirns vom Ameisenigel (aus SHELLSHEAR, 1929). Neu beschriftet, seitenverkehrt. *A.pir.ant* Arteria piriformis anterior, *A.pir.med* Arteria piriformis media, *A.pir.post* Arteria piriformis posterior, *Nucl.tr.olf.lat* Nucleus tractus olfactorii lateralis. Verzeichnis der übrigen Abkürzungen auf S. 4

Zweigen zum Corpus striatum, lateral zum Tuberculum olfactorium und medial zu Regionen, die dem Lobus piriformis der höheren Formen entsprechen. Endzweige dieser Gefäße anastomosieren mit jenen des caudalen Zweiges der Carotis interna, die die Hippocampusregion versorgen. Dieses Anastomosenfeld soll in seiner Lage dem Primordium neopallii entsprechen. SHELLSHEAR nimmt an, daß es einem allgemeinen Prinzip entspricht, daß neu entstehende Gebiete im Anastomosenfeld zwischen den Ursprungsgebieten entstehen. Aus der Art der sich entwickelnden Gefäßverteilung zieht er Rückschlüsse auf das Ursprungsgebiet. Jene Teile des Neocortex, die von der A. cerebri posterior versorgt werden, sollen sich nach SHELLSHEAR von parahippocampalen Gebieten ableiten, die von der A. cerebri media versorgten hingegen von der parapiriformen Rinde. Je nach Ausdehnung dieser beiden Versorgungsgebiete unterscheidet SHELLSHEAR innerhalb der Säuger zwei Typen: Prototherier (z. B. *Echidna*) mit überwiegender Entwicklung der parahippocampalen Abkömmlinge und Meta- und Eutherier mit überwiegender Entwicklung der parapiriformen Abkömmlinge, die das eigentliche Neopallium darstellen sollen. Auch ABBIE (1940) nimmt an, daß sich das Neopallium teilweise vom Parahippocampus und teilweise von anderen Komponenten, wahrscheinlich vom piriformen Cortex, ableitet (s. auch S. 22 und Abb. 13—14).

Bei *niederen Säugetieren* (Abb. 75, 76) haben sich nach ABBIE (1934) die cerebralen Arterien mit dem wachsenden Neopallium auseinanderzusetzen. Die A. cerebri posterior nimmt zunehmend weiter hinten entspringende Stämme auf, bis sie ihr Blut aus vorderen Mittelhirnkanälen erhält. Die A. basilaris vergrößert sich, um diese zusätzliche Belastung tragen zu können.

Die A. cerebri posterior versorgt noch immer die größten Teile der Hippocampusformation, nun aber auch einen Anteil des Neopallium. Die A. chorioidea anterior hat sich aus der A. cerebri inferior von *Sphenodon* (und entsprechenden Gefäßen bei anderen Reptilien) durch die Einnahme chorioidaler Zweige von der A. cerebri posterior entwickelt. Die A. cerebri media versorgt überwiegend den Lobus piriformis und das Neopallium, aber der alte Verlauf und die Verteilung im vorderen Sulcus endorhinalis wird von kleinen Zweigen, die vorwärts zum Bulbus olfactorius verlaufen, beibehalten. Die A. cerebri anterior versorgt überwiegend die mediale Hemisphärenwand, das Corpus paraterminale, die Commissuren, den supracallosalen Hippocampus und besonders das Neopallium. Bei *Echidna* entsendet sie an der Basis einen Zweig nach lateral, welcher den Tractus olfactorius versorgt und im vorderen seitlichen Winkel des Tuberculum olfactorium durch Verschmelzung mit einem Zweig der A. cerebri media endet. Zweige von der A. cerebri anterior und media bilden somit einen kompletten Ring um das Tuberculum olfactorium, dessen rostrales Teilstück von der Heubnerschen Arterie gebildet werden soll (SHELLSHEAR, 1929). Die drei großen cerebralen Arterien anastomosieren ganz generell an der Peripherie ihrer Versorgungsgebiete (auch GILLILAN, 1959), behalten hier also das primitive Netzwerk bei. — Die Hirngefäße des für die Primatenphylogenese interessanten Igels wurden von SCHMIDT u. LIERSE (1968) untersucht.

Bei *Primaten* (Abb. 77, 90) behält nach ABBIE (1934) die A. cerebri posterior ihren Ursprung im Mittelhirnbereich bei. Die A. chorioidea anterior hat einige weitere chorioidale Zweige aufgenommen. Die A. cerebri media behält den gleichen Verlauf wie bei den niederen Säugern bei, hat aber einige Versorgungsgebiete an die A. cerebri anterior abgetreten. Sie wird von einem Teil ihres primitiven vorderen Versorgungsgebiet abgedrängt, und zwar von der lateralen Seite des Bulbus olfactorius und von Strukturen im Bereich des Pedunculus olfactorius. Beide Seiten des Bulbus und des Pedunculus bis in caudale Bereiche hinein werden nun vor allem von der Heubnerschen Arterie versorgt, die den Hauptzustrom von der A. cerebri anterior erhält, aber auch ihre alte Verbindung mit der A. cerebri media beibehalten soll.

5.2. Vergleichende Anatomie der Gefäße des Allocortex und Gefäßversorgung beim Menschen

Beim Menschen wurden die Versorgungsgebiete der größeren Stämme mit Hilfe partieller Injektionen untersucht (Abb. 79—86). HEUBNER (1872, 1874) untersuchte die Verteilung der verschiedenen Arterien mit Hilfe von 60 Injektionen an 30 Gehirnen. DURET (1874) war der erste, der Diagramme von den Versorgungsgebieten der Arterien publizierte. BEEVOR (1909) injizierte 87 Gehirne; RUBINO (1933) legte eine Rindenkarte mit den Versorgungsgebieten vor (s. auch Abb. 20—21).

HEUBNER gliederte in eine corticale und in eine basale Region, ebenso DURET. Der Basalbezirk soll im Bereich der A. cerebri anterior etwa bis zur vorderen Commissur reichen, im Bereich der A. cerebri media etwa bis zur Mitte der Insel und für die A. cerebri posterior bis etwa 2 cm von ihrem Ursprung. Im Basalbezirk finden sich sehr kleine Gefäße, die nach kurzem Verlauf in die Hirnsubstanz eindringen, keine Anastomosen untereinander bilden und echte Endarterien darstellen. Nur hier in der basalen Region sollen solche vorkommen (zur Frage der Endarterien s. Fußnote S. 122). Andererseits weist GILLILAN (1959) daraufhin, daß der ganze ventrale Komplex (über den Circulus Willisii hinaus) als funktionelle

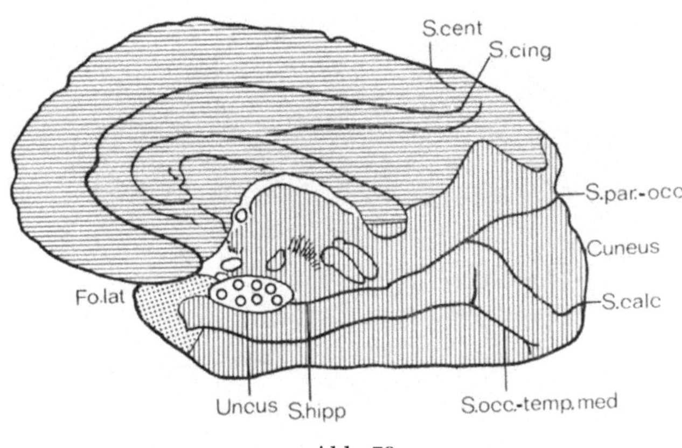

Abb. 79

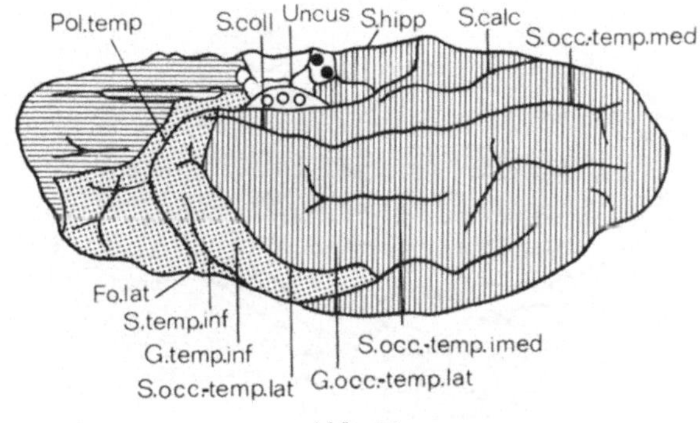

Abb. 80

Abb. 79—80. Die Versorgungsgebiete der großen Hirnarterien beim Menschen (nach BEEVOR, 1907/08). Umgezeichnet, neu beschriftet. Abb. 79: Medialfläche. Abb. 80: Basalfläche. Waagerecht schraffiert = A. cerebri anterior, punktiert = A. cerebri media, senkrecht = A. cerebri posterior, Kreise = A. chorioidea anterior. Verzeichnis der Abkürzungen auf S. 4

Einheit betrachtet werden muß, in dem es zusätzliche oberflächliche Anastomosen zwischen den gleichseitigen cerebralen Arterien und zwischen der A. cerebri posterior und Ästen der A. basilaris gibt. Solche Anastomosen bestehen auch zwischen den überwiegend kleinen Gefäßen, die den Allocortex versorgen (s. unten). Die Ähnlichkeit in der Gefäßversorgung des Allocortex mit jener der subcorticalen Ganglien bei den höheren Primaten und beim Menschen durch überwiegend kurze und dünne Gefäße ist sekundärer Natur. Dies geht auch daraus hervor, daß bei den niederen Säugern mit sehr großem Allocortex dessen Versorgungsgefäße durchaus den Charakter von Rindengefäßen haben.

5.2.1. Arteria cerebri anterior

Vergleichende Anatomie

Bei den Tieren, von den Fischen aufwärts, wird der Bulbus olfactorius von zwei Gefäßen versorgt, die als seine mediale und laterale Arterie bezeichnet werden. Sie verlaufen nach HOFMANN (1900) über die Unterseite des Riechlappens zum Bulbus olfactorius und es ist bald die mediale, bald die laterale stärker entwickelt oder es fehlt die eine oder die andere ganz.

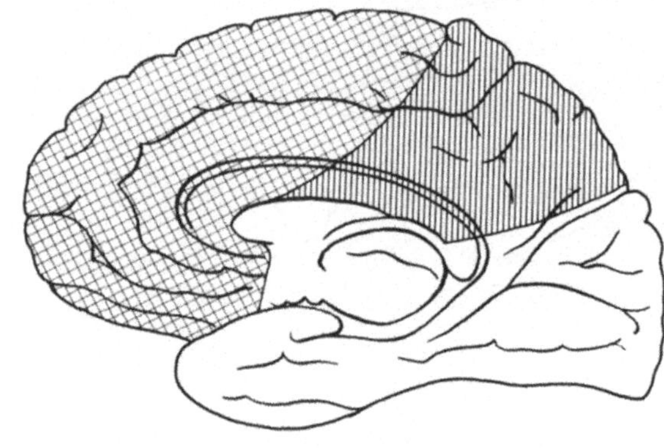

Abb. 81

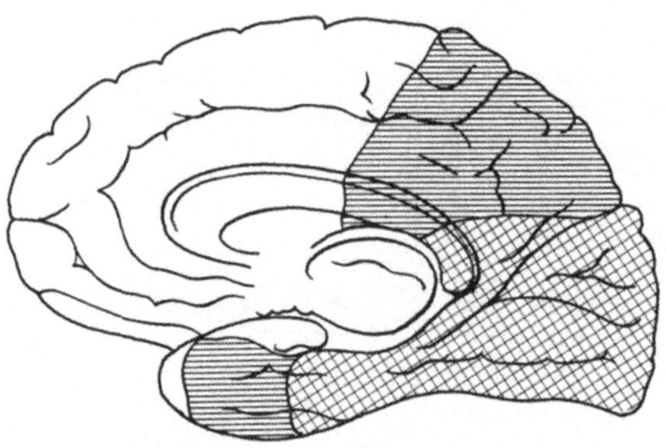

Abb. 82

Abb. 81—82. Minimale und maximale Versorgungsgebiete an der Medialfläche des menschlichen Gehirns (nach BEEVOR, 1909). Umgezeichnet. Abb. 81: A. cerebri anterior; Abb. 82: A. cerebri posterior. Jeweils geringste Ausdehnung durch gekreuzte Linien gekennzeichnet

Der unmittelbare Ursprung dieser Gefäße ist verschieden. So kommen sie bei den Fischen von der Carotis, bei manchen Amphibien und Reptilien von einer unpaaren A. cerebri anterior, bei den Säugetieren meist von der A. cerebri anterior (die bei vielen Säugetieren ebenfalls unpaar ist), manchmal aber auch aus der A. cerebri media. Bei vielen Säugern übertreffen sie die restliche A. cerebri anterior an Größe, z. B. beim Igel, wo die A. bulbi olfactorii medialis sehr stark ist (HOFMANN, 1900).

Die Gefäße des Igels, auf dessen Bedeutung als phylogenetische Basisform wir wiederholt hingewiesen haben, sind von SCHMIDT u. LIERSE (1968) beschrieben worden. Der Igel besitzt eine unpaare A. cerebri anterior und nach ROTHMANN (1904) haben auch die niederen Primaten im allgemeinen noch eine unpaarige und nur ausnahmsweise eine paarige A. cerebri anterior.

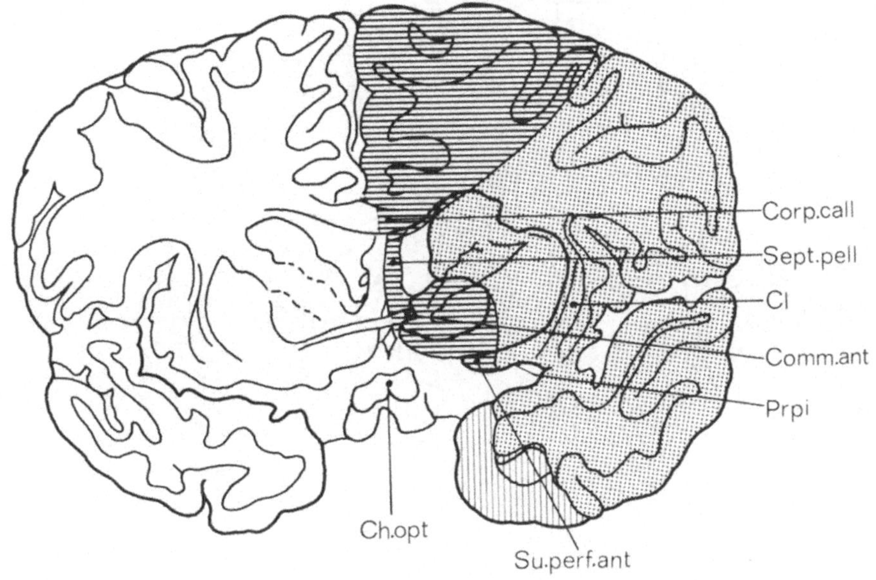

Abb. 83

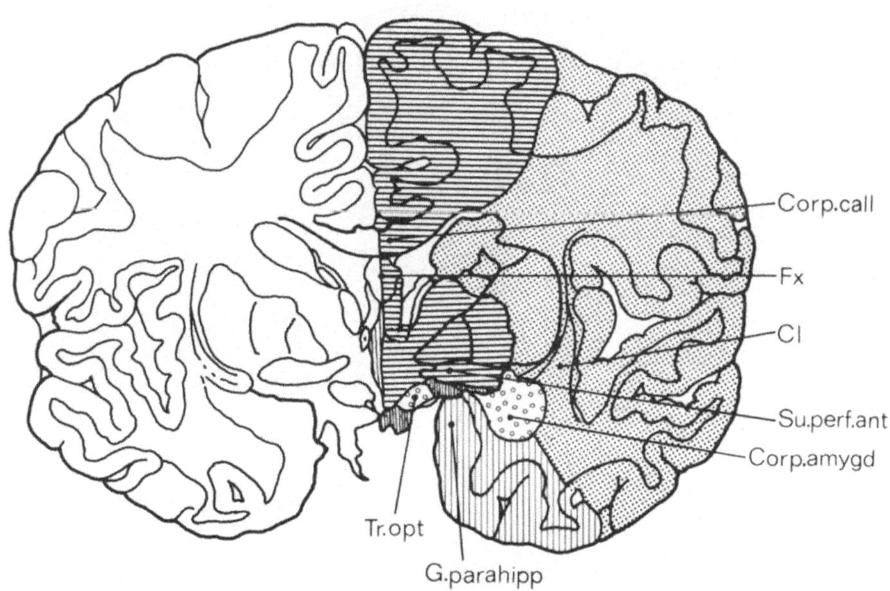

Abb. 84

Abb. 83—86: Schemata von Frontalschnitten durch das menschliche Gehirn, die Versorgungsgebiete der großen Hirnarterien zeigend (nach BEEVOR, 1907/08). Umgezeichnet; neu beschriftet. Abb. 83: in Höhe der Commissura anterior; Abb. 84: direkt hinter dem Chiasma; Abb. 85: durch Tuber cinereum und Knie der inneren Kapsel; Abb. 86: durch den vordersten Abschnitt der Brücke. Waagerecht schraffiert = A. cerebri anterior, senkrecht = A. cerebri posterior, punktiert = A. cerebri media, Kreise = A. chorioidea anterior, große Punkte = A. communicans posterior. Verzeichnis der Abkürzungen auf S. 4

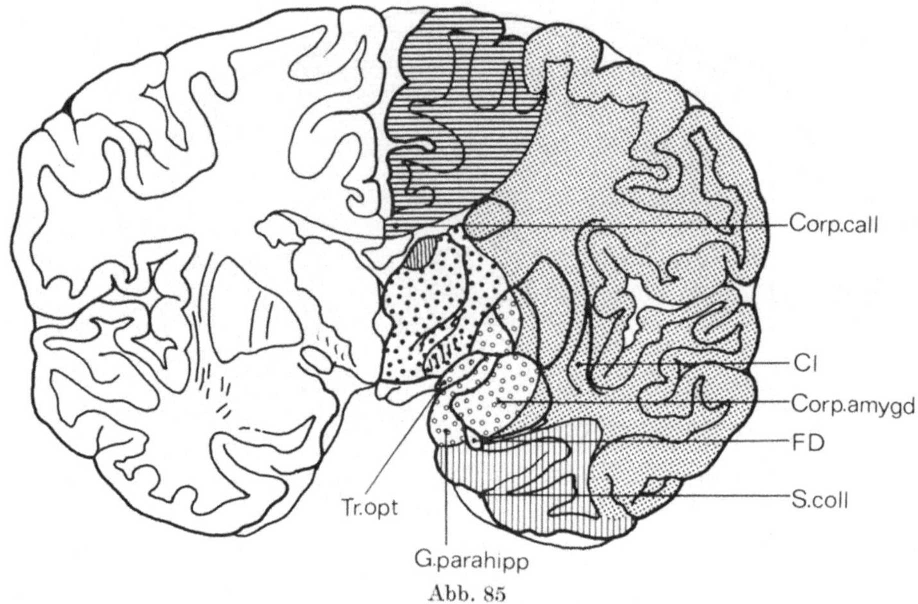

Abb. 85

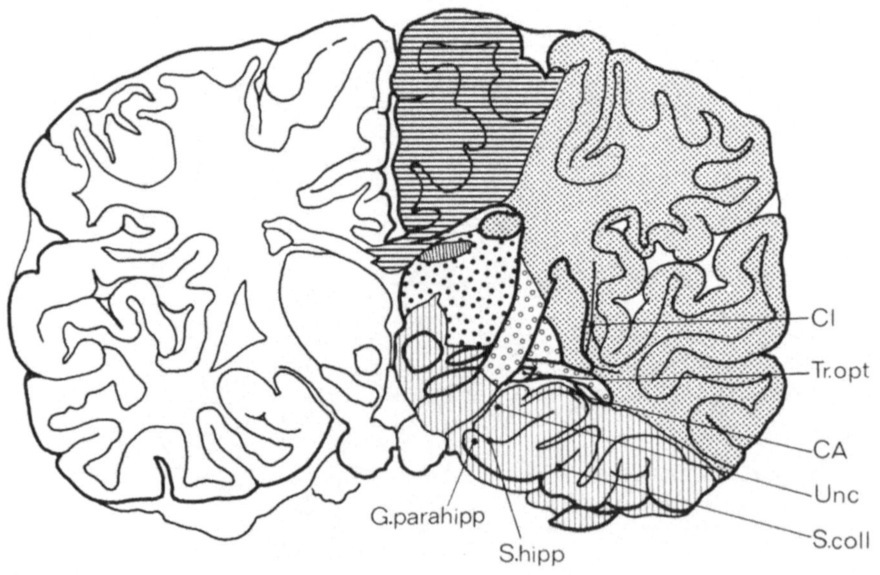

Abb. 86

KASSELL u. LANGFITT (1965) fanden bei *Macaca* stets den unpaaren Typ, und auch nach CAMPBELL u. FORSTER (1944) ist eine Abweichung von diesem für Säuger typischen Verhalten bei *Macaca* extrem selten. Die Anthropoiden zeigen verschiedene Grade der Annäherung an den paarigen menschlichen Typus, aber HINDZE (1930) und WATTS (1934) fanden selbst beim Schimpansen noch eine unpaare A. cerebri anterior. Auch beim Menschen kann die A. cerebri anterior unpaar sein und das Gebiet beider Anteriores versorgen. Die größte Annäherung an den menschlichen Typus soll nach WATTS (1934; dies gilt auch bezüglich des Circulus Willisii) der Gorilla zeigen. Die Richtung in der Primatenreihe geht nach ROTHMANN (1904) von der unpaaren A. cerebri anterior bis zur weitgehenden Konstanz der Paarigkeit. Letztere soll jedoch keine Besonderheit des Menschen und der höheren Primaten sein, sondern auch bei Huftieren (Hirsch, Rind) allgemeiner vorkommen.

Mensch

Die Arteria cerebri anterior stellt das Hauptgefäß des vorderen Allocortex dar. In ihrem ersten Abschnitt (Chiasma-Abschnitt nach FERNER u. KAUTZKY, 1959), d. h. bis zur A. communicans anterior, stellt sie gemeinsam mit dieser den vorderen

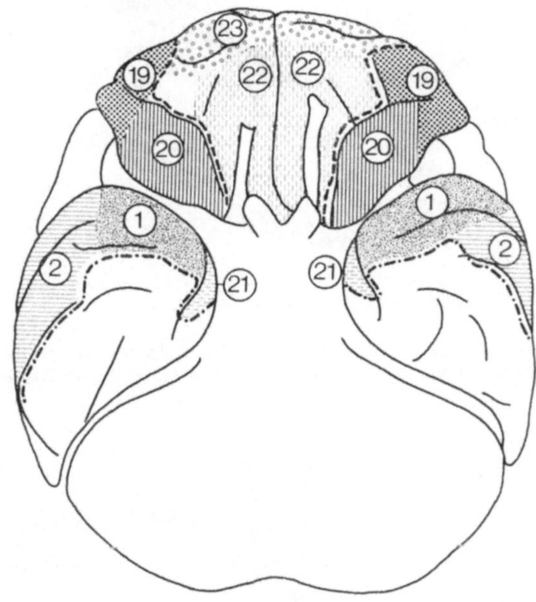

Abb. 87. Karte autonomer Versorgungsgebiete an der Basis des Schimpansengehirns (nach SHELLSHEAR, 1931). Umgezeichnet. Grenze zwischen A. cerebri anterior und media gestrichelt, zwischen A. cerebri media und posterior strichpunktiert

Teil des Circulus arteriosus cerebri dar. Im Bereich der Substantia perforata anterior entspringen aus diesem Abschnitt 3—4 feinere Gefäße, die von CRITCHLEY (1930) als „basale Zweige" (zentrale Äste, KLEISS, 1945) bezeichnet wurden und auf deren Bedeutung und Konstanz HEUBNER (1874) besonders hingewiesen hat. Diese feinen Äste gehen zum Pedunculus olfactorius (und wahrscheinlich auch zum Bulbus), zum Trigonum olfactorium, zur Vorderwand des dritten Ventrikels und zu benachbarten Teilen des Fornix (u. a. LINDENBERG, 1957; FERNER u. KAUTZKY, 1959). LAZORTHES (1961) fand eine größere Zahl dieser basalen Äste und gliederte sie in eine laterale Gruppe (8—12) und in eine mediale Gruppe (4—10). Letztere entspringen im Bereich der A. communicans anterior (Abb. 89).

Einen etwas stärkeren, in Höhe der A. communicans anterior lateral entspringenden Zweig kann man mit CRITCHLEY in diese basalen Zweige einbeziehen. Es ist dies die *A. cerebri anterior recurrens* (HEUBNER) (*Heubnersche Arterie*, A.

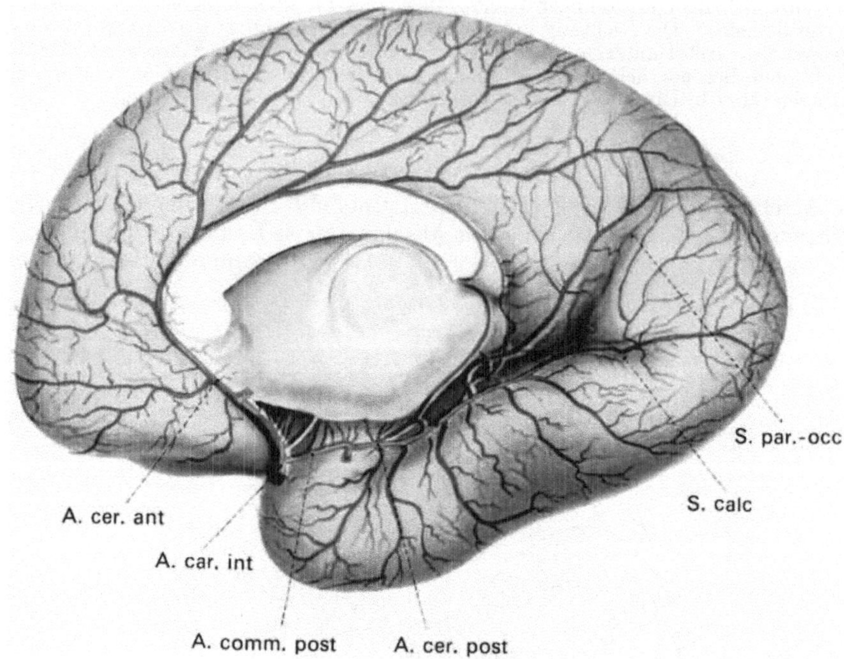

Abb. 88. Arteria cerebri anterior und posterior bei einem 28 cm langen menschlichen Fetus (aus FERNER u. KAUTZKY, 1959). Injektionspräparat. Verzeichnis der Abkürzungen auf S. 4

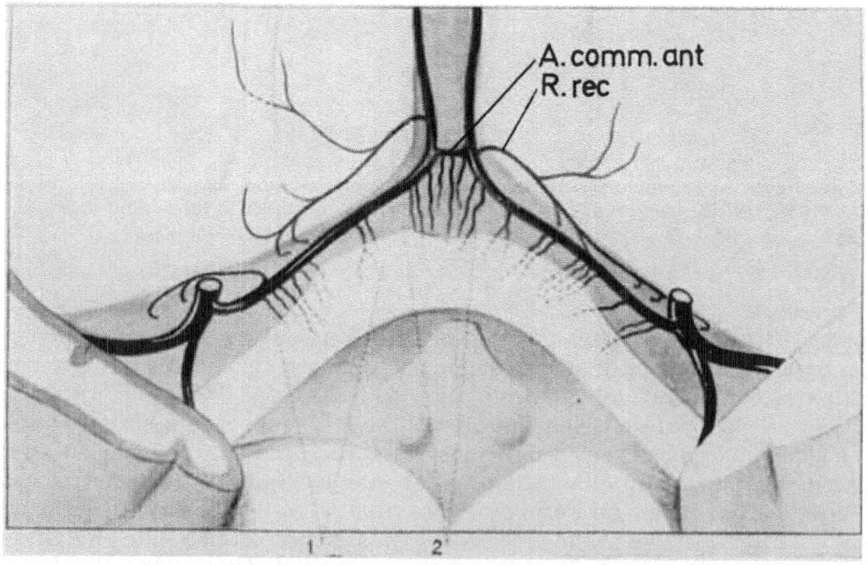

Abb. 89. Die basalen Zweige und der Ramus recurrens der Arteria cerebri anterior beim Menschen (aus LAZORTHES *et al.*, 1956). Neu beschriftet. *1* laterale Gruppe der basalen Zweige, *2* mediale Gruppe, *A.comm.ant* Arteria communicans anterior, *R.rec* Ramus recurrens arteriae cerebri anterioris (Heubnersche Arterie)

striata anterior, A. striatica anterior[75]), Ramus recurrens) (Abb. 89—91). LAZORTHES *et al.* (1956) bezeichnen sie als „artère centrale longue" im Unterschied zu den zuvor erwähnten kleinen Ästen, den „artères centrales courtes". SHELLSHEAR (1929) hat die Heubnersche Arterie bei allen untersuchten Säugern, BÖHNE (nach BROBEIL, 1950) bei allen menschlichen Gehirnen gefunden und auch nach LAZORTHES (1961) und JAIN (1964) ist sie beim Menschen stets vorhanden. Hingegen wurde sie von AHMED u. AHMED (1967) in 2 von 12 Gehirnen auf einer Seite nicht gefunden. WESTBERG (1963) fand sie in 33 von 34 Fällen, davon in einem Fall verdoppelt. Nach CRITCHLEY (1930) soll sie beim Menschen nur zu etwa 48% auftreten und erheblichen Schwankungen in Verlauf und Ursprung unterliegen. Nach CRITCHLEY entspringt sie gelegentlich von der Carotis interna oder der A. cerebri media, gelegentlich entspringt sie auch erst rostral von der A. communicans anterior (Abb. 89, links). AITKEN (1909; nach CRITCHLEY) fand, daß sie zu etwa 80% ihren normalen Ursprung vom basalen Teil der A. cerebri anterior nimmt.

Die Heubnersche Arterie ist nach ABBIE (1934) ein Überbleibsel der Anastomosen über und um das Palaeoolfactorium herum. Dabei schrumpfen bei den Primaten die kleinen Zweige von der A. cerebri media, ohne indes gänzlich verloren zu gehen (auch SHELLSHEAR). Die Anastomosen mit der A. cerebri anterior vergrößern sich und bilden dann die eigentliche Heubnersche Arterie.

Beim Menschen verläuft die Heubnersche Arterie zum lateralen Teil der Substantia perforata anterior, dringt hier in die Hirnsubstanz ein (Abb. 90, 91, 94) und geht zu subcorticalen Ganglien (CRITCHLEY; LINDENBERG; TÖNNIS u. SCHIEFER). Bald nach ihrem Ursprung (oder auch bereits von der A. cerebri anterior selbst) kann eine kleine Arterie zum Gyrus paraterminalis (= subcallosus) entspringen (SHELLSHEAR, 1927; KAPLAN u. FORD, 1966). Dieses Gefäß entspricht möglicherweise der A. septi pellucidi von KOLLMANNSBERGER (1961/62), die offenbar auch als A. cerebri anterior media aus der A. communicans anterior entspringen kann (s. u.). Vor dem Eintreten in die Hirnsubstanz entsendet die Heubnersche Arterie gelegentlich feine Äste zum Tuberculum olfactorium und zum proximalen Teil des Pedunculus olfactorius (Abb. 89, 91). Nach SHELLSHEAR (1920, 1927) versorgt sie auch den Bulbus olfactorius und nach BÖHNE (zitiert nach BROBEIL, 1950) auch den medialen Teil der Commissura anterior und obere Abschnitte der Fornixsäulen.

Fassen wir diese Angaben zusammen, so ergibt sich, daß die Gebiete des vorderen Allocortex (Bulbus und Pedunculus olfactorius, Trigonum und Tuberculum olfactorium, Septum und Diagonales Band = Gyrus paraterminalis) entweder von direkten kleinen Zweigen des Chiasma-Abschnittes der A. cerebri anterior oder aber von Ästen des größten Zweiges (der Heubnerschen Arterie) versorgt werden können. Diese „basalen Zweige" (CRITCHLEY) versorgen nach SHELLSHEAR (1927) nie den „cerebralen" Cortex (unserem Isocortex entsprechend), beim Orang-Utan aber auch proximale Abschnitte des Gyrus cinguli. Es kann vermutet werden, daß dies beim Menschen ähnlich ist, und daß durch diese Gefäße auch der archicorticale präcommissurale Hippocampus und die periarchicorticale Area subgenualis (s. 8.14.) mitversorgt werden. Sicherlich gehören diese Regionen mit zum Versorgungsgebiet der A. cerebri anterior. Dies geht aus den partiellen Injektionen von BEEVOR (1909), CAMPBELL u. FORSTER (1944, *Macaca*) und den Ausführungen von LINDENBERG (1957) hervor. Sie werden, wenn nicht von den „basalen Zweigen", dann von direkt hinter der A. communicans anterior abgehenden feinen Rindenzweigen versorgt. Solche wurden von SUZUKI (1961) beschrieben.

---

[75]) Arteria striata oder striatica *medialis* bei KAPLAN u. FORD (1966).

Die *Arteria communicans anterior* (Abb. 89, 91) ist sehr variabel und im allgemeinen sehr kurz. Sie verbindet die Aa. cerebri anteriores beider Seiten miteinander[76]) und stellt so den vorderen Abschluß des Circulus arteriosus cerebri dar. Aus ihr kann eine *A. cerebri anterior media* (A. cerebri anterior mediana, A. mediana corporis callosi) hervorgehen.

Diese Arterie kann „als einziger aus der A. communicans anterior entspringender Ast das Gebiet beider Anteriores versorgen, meist läuft sie aber als kleines, unpaares, zusätzliches Gefäß über den Balken [in 10 % der Fälle von Almeida (1931), in 7 % derjenigen von v. Mitterwallner (1955)]. Adachi fand unter 83 Fällen 26mal ein dünnes Gefäß, 10mal war es ebenso stark entwickelt, wie die A. cerebri anterior. Vriese (1907) betrachtet diese A. mediana corporis callosi als regelmäßigen Bestandteil beim Entwicklungsgang des Menschen und als identisch mit der unpaaren A. cerebri anterior gewisser Säugetiere. Der angiographische Nachweis ist selten" (Tönnis u. Schiefer, 1959, S. 24—26). Alpers *et al.* (1959) fanden dieses Gefäß in 28 von 350 Gehirnen (= 8 %). Lazorthes (1961) unterscheidet 3 Varietäten: 1. kleines, kurzes Gefäß; 2. von gleichem Kaliber wie A. cerebri anterior und sich etwa in der Mitte des Balkens aufgliedernd und 3. voluminöser und bedeutender als die A. cerebri anterior. Baptista (1963) hat die Variabilität dieses Gefäßes und der übrigen Zweige der A. cerebri anterior detailliert erörtert. Hier soll nur auf deren „typischen" Verlauf eingegangen werden.

An der medialen Hemisphärenfläche liegt die A. cerebri anterior der Area subcallosa an. Die in ihrem weiteren Verlauf abgehenden Gefäße bezeichnet Critchley als Zweige von der Konvexität (Abb. 88).

Von diesen interessiert ein nicht sehr starker Zweig, der dicht hinter der A. communicans anterior abgeht. Auf der Abb. 90 von *Macaca mulatta* entspringt er bereits kurz vor diesem Gefäß. Nach Überquerung des Gyrus rectus verläuft dieser Ast zwischen dem Pedunculus olfactorius und der orbitalen Oberfläche im Sulcus olfactorius. Er hat jedoch nach den vergleichend-anatomisch fundierten Untersuchungen von Shellshear (1927) keine Versorgungs-, sondern nur Lagebeziehungen zu den olfactorischen Strukturen und versorgt rein corticale Gebiete (der Ausdruck cortical bei Shellshear entspricht unserem isocortical). Shellshear bezeichnet dieses allgemeiner Ramus orbitalis genannte Gefäß (Abb. 90) als A. frontalis inferior (präfrontaler Zweig bei Critchley). Es versorgt nach Kleiss (1945) oft nur den Gyrus rectus, während die orbitalen Gyri dann insgesamt von Ästen der A. cerebri media versorgt werden. Die caudale Orbitalregion, die Teile der präpiriformen Rinde und unseres Peripalaeocortex beherbergt, liegt im Grenzgebiet zwischen A. cerebri anterior und media (Abb. 87). Einem dem Ramus orbitalis ähnlichen Gefäß werden von verschiedenen Autoren (Duret, nach Shellshear, 1927; Heubner, 1872; Critchley, 1930; Kollmannsberger, 1961/62) Versorgungsbeziehungen zu Bulbus und Pedunculus olfactorius sowie zum Trigonum olfactorium zugesprochen. Wahrscheinlich handelt es sich hierbei aber um die Heubnersche Arterie, die ja gelegentlich ebenfalls erst hinter der A. communicans anterior entspringt.

Über dem Balkenknie bzw. dem vorderen Balken verzweigt sich die A. cerebri anterior in eine A. calloso-marginalis (A. frontalis interna media) und in eine A. pericallosa (A. corporis callosi) (Abb. 88). Erstere hat ein rein isocorticales Versorgungsgebiet, letztere gibt Äste in den Gyrus cinguli ab und versorgt mit feinsten Gefäßen den Balken bis auf wechselnd große Abschnitte des Splenium, die von der A. cerebri posterior versorgt werden. Besonders Kleiss (1945) hat diese Balkenäste (Rr. corporis callosi) untersucht. Sie verlassen das Versorgungsgefäß in seinem Verlauf über dem Balken meist in ganz kurzen, gemeinsamen Stämmen, die dann (sich büschel- oder rutenförmig aufzweigend) in den Balken eindringen. Die Zahl der Büschel schwankt nach Kleiss zwischen 5 und 16. Einige der Balkengefäße sollen nach Critchley (1930) tiefer eindringen und auch das Septum pellucidum, Teile der vorderen Commissur und die vorderen Fornixsäulen versorgen. Aus den Befunden von Kleiss ergeben sich dafür aber keine Anhaltspunkte. Nach Ferner u. Kautzky (1959) werden auch nach lateral kleine direkte Ästchen abgegeben, die horizontal verlaufen und die Balkenoberfläche versorgen bzw.

---

[76]) Jain (1964) fand in 20 von 293 menschlichen Fällen (= 6,7 %) eine Duplikation dieses Gefäßes.

vertikal aufsteigen und zum Gyrus cinguli gehen. Vor allem diese Gefäße dürften ihrer Lage nach für die Versorgung des supracommissuralen Hippocampus (Archicortex)[77]) und der balkennahen Regio cingularis periarchicorticalis zuständig sein. Die minimale und maximale Ausdehnung des Versorgungsgebietes der A. cerebri anterior in der Medianebene zeigt die Abb. 81 (aus BEEVOR, 1909).

Von den Gebieten des Allocortex werden von der A. cerebri anterior versorgt: *Allocortex bulbi olfactorii:* Bulbus olfactorius und Bulbus olfactorius accessorius; *Palaeocortex:* Regio retrobulbaris, Tuberculum olfactorium, Regio periseptalis, Diagonales Band und möglicherweise auch die frontalen Anteile der Regio praepiriformis teilweise oder ganz, nicht hingegen die temporale Regio praepiriformis und die Regio periamygdalaris; *Peripalaeocortex:* Grenzgebiet zum Palaeocortex, doch ist die Gesamtversorgung durch die A. cerebri media wahrscheinlicher; *Archicortex:* präcommissuraler Hippocampus, supracommissuraler Hippocampus (letzterer möglicherweise ganz oder überwiegend von der A. cerebri posterior versorgt; s. S. 118); *Periarchicortex:* Regio cingularis periarchicorticalis mit Area subgenualis.

Die A. cerebri anterior versorgt somit einen erheblichen Teil des (vorwiegend olfactorischen) Palaeocortex, doch kommt ihre ursprüngliche Bedeutung als „*Hauptgefäß des vorderen Rhinencephalon*" (CRITCHLEY, 1930) beim Menschen und bei den höheren Primaten kaum noch zur Geltung. Mit abnehmender Bedeutung des „Rhinencephalon" treten die entsprechenden Versorgungszweige zurück, während mit zunehmender Ausdehnung des Balkens und des benachbarten Isocortex die entsprechenden Versorgungszweige an Bedeutung gewinnen.

Sicherlich nicht von der A. cerebri anterior versorgt wird, entgegen einer Angabe von CLARA (1959), der Uncus. Unsicher, aber wahrscheinlich erscheint die Versorgung der vorderen Regio praepiriformis durch zentrale Äste der A. cerebri anterior. Auch die Versorgung der allocorticalen Inselrinde in der caudalen Orbitalregion ist ungewiß. Diese Gebiete werden möglicherweise von der A. cerebri media mitversorgt. Dazu schreibt KLEISS (1945): In 30% der untersuchten Gehirne beschränkt sich das Versorgungsgebiet der Rr. orbitales nur auf den Gyrus rectus, während die Gyri orbitales von Ästen der A. cerebri media versorgt werden. Wenn ein Ramus orbitalis vollständig fehlt, treten Äste der A. cerebri media, bzw. sehr weit an der Außenfläche der Hemisphären basalwärts reichende rückläufige Äste der Rr. praecallosi ein.

5.2.2. Arteria cerebri media

Das allocorticale Versorgungsgebiet der A. cerebri media ist beim Menschen auf ein kleines, in der Fossa lateralis cerebri verborgenes Areal beschränkt, dessen Umgrenzung nicht genau bestimmt ist. Zum besseren Verständnis der Verhältnisse beim Menschen erscheint es deswegen zweckmäßig, die mehr übersichtlichen Verhältnisse bei den Nichtprimaten voranzustellen.

Vergleichende Anatomie

Den Fischen fehlt eine Arteria cerebri media noch (HOFMANN, 1900). Sie findet sich als Einheit erstmals bei den Reptilien (ABBIE, 1934) (Abb. 74). Bei den Säugetieren tritt sie mit zunehmender Entfaltung der Großhirnhemisphären als immer stärker werdender Stamm hervor, um schließlich zur größten Hirnarterie zu werden (Abb. 77). Sie ist für die Versorgung der lateralen Hemisphärenseite bestimmt, einschließlich des allocorticalen Lobus piriformis, der bei manchen niederen Säugern (z. B. beim Igel) größer ist als das Pallium. Bei diesen Tieren ist dann der überwiegende Anteil des Versorgungsgebietes der A. cerebri media allocortical, und auch beim Schnabeligel (Abb. 78) überwiegt trotz eines relativ großen Palliums

[77]) An dieser Versorgung beteiligt sich nach LIERSE (1963a) auch das Hauptgefäß des Archicortex, die A. cerebri posterior (s. Fußnote 81, S. 118).

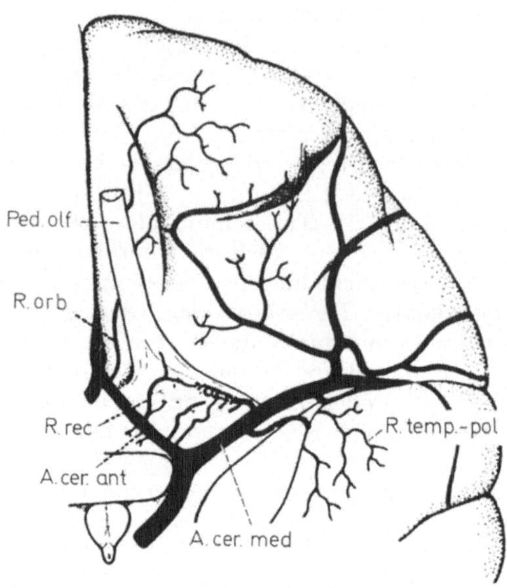

Abb. 90. Die Arterien der rostralen Hirnbasis beim Rhesusaffen *(Macaca mulatta)* (aus SHELLSHEAR, 1931). Neu beschriftet. *R.orb* Ramus orbitalis arteriae cerebri anterioris, *R.temp.-pol* Ramus temporo-polaris arteriae cerebri mediae. Verzeichnis der übrigen Abkürzungen auf S. 4

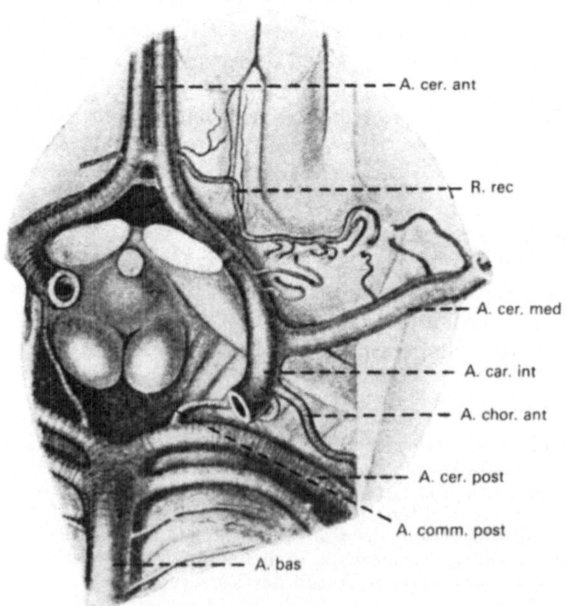

Abb. 91. Die Arterien um den Circulus arteriosus cerebri des Menschen (nach AITKEN aus SHELLSHEAR, 1929). Neu beschriftet, seitenverkehrt. Verzeichnis der Abkürzungen auf S. 4

die Versorgung allocorticaler Gebiete. Neben dem ganzen Lobus piriformis wird nur ein relativ schmaler Streifen des benachbarten Pallium versorgt (SHELLSHEAR, 1929). Dies geschieht durch drei Zweige, die SHELLSHEAR als *A. piriformis anterior, media* und *posterior* bezeichnet. Daneben beschreibt er eine Anzahl basaler Zweige, die in der Nähe des Ursprungs der A. cerebri media zum Lobus perforatus anticus, zum Nucleus des Tractus olfactorius lateralis, zum hinteren Winkel des Tuberculum olfactorium und zur unteren Oberfläche des Lobus piriformis gehen. Spätere Zweige versorgen den unteren und die seitlichen Abschnitte des Bulbus olfactorius und die vordere innere Region des Lobus piriformis. Ein nach medial verlaufender Zweig anastomosiert mit der Heubnerschen Arterie und bildet mit ihr einen Ring um das Tuberculum olfactorium. Er versorgt dessen vorderen seitlichen Abschnitt und basale Teile des Pedunculus olfactorius (Abb. 78).

In der aufsteigenden Primatenreihe tritt dann infolge relativer und teilweise auch absoluter Größenabnahme des Lobus piriformis bei gleichzeitiger Zunahme des Isocortex der Anteil des Allocortex am Versorgungsgebiet der A. cerebri media mehr und mehr zurück. Die Versorgung von Bulbus und Pedunculus olfactorius übernimmt ganz die A. cerebri anterior.

Beim Schimpansen soll der erste Rindenzweig der A. cerebri media in jeder Weise der A. piriformis posterior des Schnabeligels entsprechen (SHELLSHEAR, 1931). Beide Gefäße versorgen das Grenzgebiet gegen die A. cerebri posterior. Bezüglich einer Homologisierung der übrigen Zweige ist SHELLSHEAR zurückhaltender.

Die A. piriformis posterior versorgt das piriforme Feld, welches vom caudalen Sulcus rhinalis begrenzt wird (Feld 21 bei SHELLSHEAR). In diesem Gebiet ist nach unseren Erfahrungen nur rostral präpiriforme Rinde, caudal hingegen entorhinale Rinde (also Rinde des Periarchicortex) zu erwarten.

Mensch

Beim Menschen stellt die A. cerebri media größenmäßig die eigentliche Fortsetzung der Carotis dar. Sie beginnt an der Abzweigung der A. cerebri anterior und verläuft um das Limen der Insel herum nach caudal (LINDENBERG, 1957). Während ihres Verlaufs an der Hirnbasis und über die Insel gibt sie eine Reihe von kleinen Ästen ab (Abb. 77, 91).

Mehr oberflächlich verlaufende Zweige sollen Teile des Tuberculum olfactorium, des hinteren Gyrus olfactorius lateralis und vorderen Gyrus parahippocampalis sowie des Mandelkerns versorgen. In den caudalen dieser Gebiete teilen sie die Versorgung mit der A. chorioidea anterior (s. dort), mit der auch Anastomosen bestehen sollen.

Etwa 1 cm lateral von ihrem Ursprung entspringt aus der A. cerebri media ein Büschel Aa. perforantes (6—20 nach JAIN, 1964, und KAPLAN u. FORD, 1966) in Form von dicht nebeneinander, aber einzeln entspringenden Ästchen, die lateral und caudal von den Ästen der Heubnerschen Arterie in die Substantia perforata anterior eintreten (FERNER u. KAUTZKY, 1959). Diese Äste haben überwiegend subcorticale Versorgungsgebiete (Corpus striatum) und sollen physiologische Endarterien darstellen, die nicht mit den Ästen anderer Gefäße anastomosieren (u. a. QUANDT, 1959).

Während ihres weiteren Verlaufs über die Insel[77a]) gibt die A. cerebri media eine Reihe von weiteren kleinen Ästchen ab, die nach LINDENBERG (1957) die rostrale Inselrinde versorgen. Sie teilt sich dann in 3—4 Nebenstämme und die caudale Insel wird von kleinen Ästchen dieser Nebenstämme versorgt. Durch diese Art der Versorgung erweist sich die Insel als besonders schwer injizierbar. Größere Zweige gehen zum Claustrum (KAPLAN u. FORD, 1966; GILLILAN, 1968).

Nach diesen Verhältnissen beim Menschen und nach den vergleichend-anatomischen Befunden vor allem bei den höheren Primaten (SHELLSHEAR, 1931) können etwa folgende allocorticale Regionen zum Versorgungsgebiet der A. cerebri media gerechnet werden:

1. Caudale Abschnitte der Substantia perforata anterior.

[77a]) Neuere vergleichende Untersuchungen über die Inselgefäße bei VLAHOVITCH u. FUENTES (1972).

2. Die mittleren Gebiete des aus dem Lobus piriformis hervorgegangenen palaeocorticalen Gyrus olfactorius lateralis (Regio praepiriformis) und Gyrus semilunaris (Regio periamygdalaris) (Abb. 83).

3. Der Peripalaeocortex (mesocorticale Insel), der sich an der Orbitalfläche des Stirnhirns rostrolateral an den Gyrus olfactorius lateralis anschließt. Dies geht aus entsprechenden Abbildungen von BEEVOR (1909, Fig. 18) und SHELLSHEAR (1931, Fig. 8 vom Schimpansen) hervor.

4. Möglicherweise auch die sich unmittelbar an Gyrus olfactorius lateralis und Gyrus semilunaris caudal anschließenden Teile der entorhinalen Rinde (= rostralste Gebiete des periarchicorticalen Gyrus parahippocampalis einschließlich Gyrus ambiens). Die Masse dieser Gyri wird jedoch im allgemeinen von der A. cerebri posterior versorgt, wie den Darstellungen von BEEVOR (1909) und KAPLAN u. FORD (1966) entnommen werden kann.

Die Versorgung geschieht durch kleine Zweige, die nach kurzem oberflächlichen Verlauf in die Hirnsubstanz eindringen. Zu diesen basalen Zweigen der A. cerebri media kann auch die A. chorioidea anterior gehören, die für die Versorgung allocorticaler Gebiete von besonderem Interesse ist.

5.2.3. Arteria chorioidea anterior

Vergleichende Anatomie

Vergleichend-anatomisch wurde die Arteria chorioidea anterior von HOFMANN (1900) und VRIESE (1904) untersucht. Entwicklungsgeschichtlich entsteht dieses Gefäß nach ABBIE (1933a, b) als eine über dem Corpus geniculatum laterale verlaufende Anastomose zwischen der A. carotis interna und der A. cerebri posterior[78]). Erste Anzeichen einer A. chorioidea anterior finden sich bei der Brückenechse *(Sphenodon)* (Abb. 92), aber erst bei den Säugetieren hat dieses Gefäß die in seinem Namen zum Ausdruck kommende Versorgungsbeziehung zum Plexus chorioideus. Diese Funktion nimmt in der aufsteigenden Primatenreihe an Bedeutung zu, und beim Menschen zieht die Hauptmasse des Gefäßes zum Plexus (ABBIE, 1933a). Nach GILLILAN (1968) findet sich eine A. chorioidea anterior bei allen Primaten.

Mensch

Die A. chorioidea anterior ist bezüglich ihres Ursprungs und ihres Ausbreitungsgebietes beim Menschen sehr variabel (DURET, 1874; KOLISKO, 1891; FOIX u. HILLEMAND, 1925; ADACHI, 1928; ABBIE, 1933a, b; CARPENTER *et al.*, 1954; MITTERWALLNER, 1955; TÖNNIS u. SCHIEFER, 1959; KOLLMANNSBERGER, 1961/62; KAPLAN u. FORD, 1966; HERMAN *et al.*, 1966). Im typischen Fall (und zwar in etwa 80% der Fälle) entspringt sie aus der A. carotis interna zwischen der A. cerebri media und A. communicans posterior (Abb. 91) (76,6% nach CARPENTER *et al.*, 1954; 78% nach MITTERWALLNER, aus CLARA, 1959; 82,5% nach KOLLMANNSBERGER, 1961/62; 85% nach HERMAN *et al.*, 1966), seltener von der A. cerebri media oder direkt von der Carotis-Teilungsstelle (15% der Fälle nach CARPENTER *et al.*, 1954 und HERMAN *et al.*, 1966; 16% nach KOLLMANNSBERGER, 1961/62; 4% nach KAPLAN u. FORD, 1966). In einigen Fällen kann sie auch von der A. communicans posterior kommen oder in ganz seltenen Fällen auch fehlen. Beim Fehlen oder Rudimentärsein der A. communicans posterior kann sie besonders stark entwickelt sein und an die Stelle der A. cerebri posterior treten (ADACHI, 1928; nach TÖNNIS u. SCHIEFER, 1959). Normalerweise ist sie jedoch kaum dicker als ein Zwirnsfaden (FERNER u. KAUTZKY, 1959; 0,6—1 mm nach CARPENTER *et al.*, 1954; 0,5 mm nach GILLILAN, 1968).

---

[78]) Auch ORTON (1914) weist auf die Bedeutung des Gefäßes als Verbindungsweg des Carotissystems zu dem im wesentlichen von der A. cerebri posterior (Vertebralissystem) versorgten Hippocampus hin.

Bald nach ihrem Ursprung entsendet sie mehrere kleine Äste, die lateral vom Tractus opticus im hintersten Winkel der Substantia perforata anterior in das Gehirn eindringen (FERNER u. KAUTZKY, 1959) (Abb. 94). KOLISKO (1891) und BEEVOR (1909) gaben nach ABBIE (1933b) eine gute Beschreibung ihres Versorgungsgebietes.

Von den Gebieten des Allocortex versorgt die A. chorioidea anterior nach übereinstimmenden Befunden der Autoren den Uncus[79]) (bereits HEUBNER, 1872)

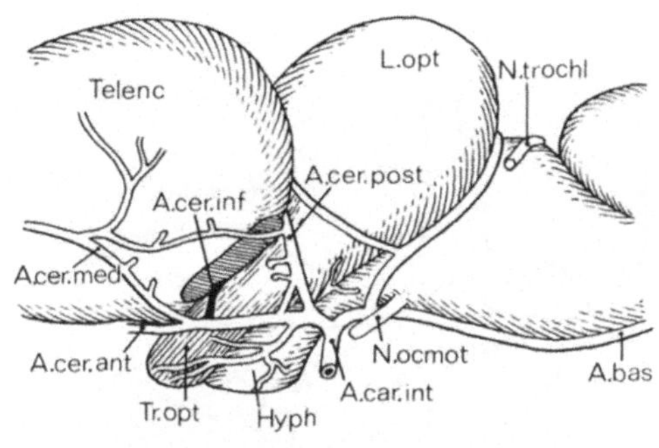

Abb. 92

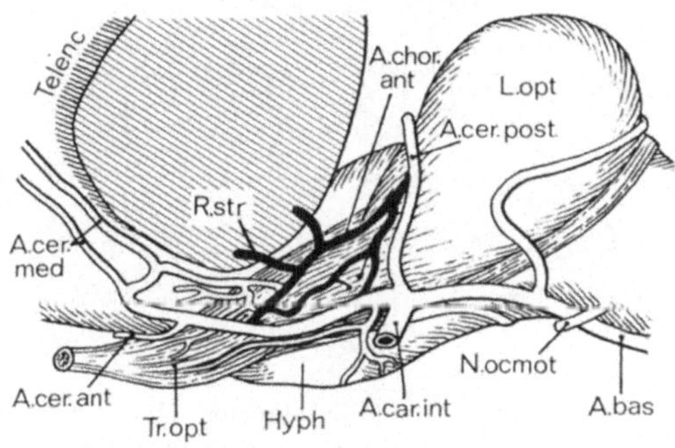

Abb. 93

Abb. 92—93. Die phylogenetische Ableitung der Arteria chorioidea anterior aus der Arteria cerebri inferior (A.cer.inf) bei Reptilien (nach ABBIE, 1933b). Umgezeichnet. Abb. 92: Brükkenechse *(Sphenodon punctatus)*; Abb. 93: Indisches Schnabelkrokodil *(Gavialis gangeticus)*. Arteria cerebri inferior und A. chorioidea anterior sind schwarz eingezeichnet. *R.str* Rami striati arteriae chorioideae anterioris. Verzeichnis der übrigen Abkürzungen auf S. 4

und Teile des sich anschließenden vorderen unteren Hippocampus (s. auch Abb. 94) sowie Teile der piriformen Rinde (ABBIE, 1933b). Den Ausführungen von LINDENBERG (1957) können wir entnehmen, daß es sich dabei um das caudale Gebiet des Gyrus olfactorius lateralis mit präpiriformer und periamygdalärer Rinde handelt. In diesem Gebiet und im Gebiet des Mandelkerns teilt sich die A. chorioidea anterior die Versorgung offenbar mit der A. cerebri media, von der sie ja auch

[79]) HEIMAN (1937/38) weist jedoch darauf hin, daß der Versorgungszweig der A. chorio idea anterior zum Uncus fehlen kann und dieser dann ganz von der A. cerebri posterior ver sorgt wird.

ihren Ursprung nehmen kann (s. o.). Nach ABBIE (1934) versorgt hierbei im allgemeinen die A. chorioidea anterior den phylogenetisch älteren Teil des Mandelkerns, die A. cerebri media den phylogenetisch jüngeren. Zu ähnlichen Ergebnissen kam KONONENKO (1962)[80]. Nach KONONENKO dringen 3—9 Zweige dieser Gefäße aus einem Gebiet dorsomedial vom Uncus in den Mandelkernkomplex ein.

ABBIE (1933b) hebt hervor, daß die Zweige zum Cortex piriformis mit Zweigen der A. cerebri media anastomosieren (auch HEUBNER, 1872, 1874; KOLISKO, 1891; BEEVOR, 1909; CARPENTER *et al.*, 1954; LINDENBERG, 1957). Die Zweige zu Uncus,

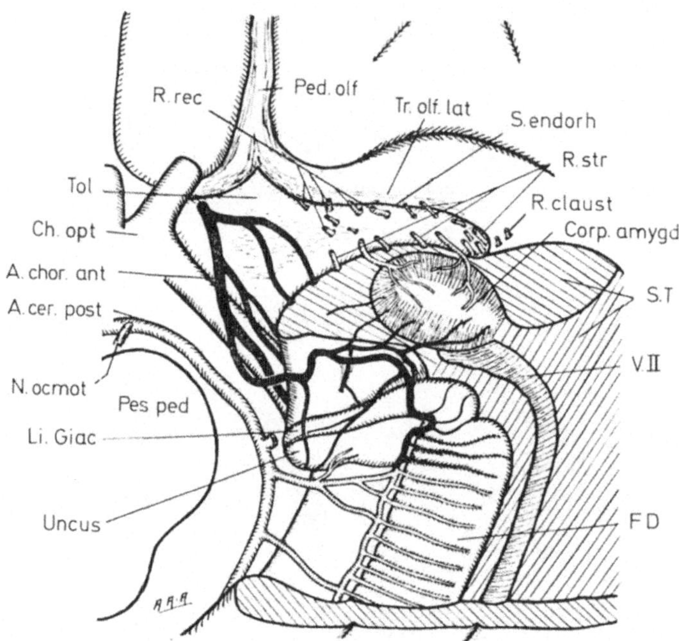

Abb. 94. Gefäßversorgung im Bereich des Mandelkerns, Uncus und Hippocampus beim Menschen (aus ABBIE, 1934). Neu beschriftet. Die Arteria chorioidea anterior ist schwarz eingezeichnet. *R.claust* Rami claustrales arteriae cerebri mediae, *R.str* Rami striati arteriae cerebri mediae, *S.T* Schnittfläche des Temporallappens. Verzeichnis der übrigen Abkürzungen auf S. 4

Ammonshorn und Fascia dentata anastomosieren mit solchen von der A. cerebri posterior (BEEVOR, 1907/08; ORTON, 1914; ABBIE, 1933b; CARPENTER *et al.*, 1954; LINDENBERG, 1957). Auch mit der A. chorioidea posterior und der A. communicans posterior sind Anastomosen beschrieben worden (KOLLMANNSBERGER, 1961/62, der sich auf CLARA, 1942 und HENLE, 1868, bezieht; CARPENTER *et al.*, 1954 nach TÖNNIS u. SCHIEFER, 1959; GILLILAN, 1968). An der Versorgung des Gyrus parahippocampalis scheint die A. chorioidea anterior nicht oder nur unwesentlich beteiligt zu sein. Mitunter werden die rostralen Randgebiete von ihr oder auch anderen Zweigen des Mediakomplexes versorgt (Abb. 82).

[80]) Diese Arbeit konnte nicht im Original eingesehen werden. Nach dem Referat in Excerpta med. (Amst.), Sect. I, 17, Part II, 3857, erwähnt KONONENKO auch eine seltene Versorgung von Teilen des Mandelkerns durch die A. cerebri posterior.

Die Verbindung zwischen der A. carotis interna und A. cerebri posterior wird von der *A. communicans posterior* hergestellt. Beim Igel ist dieses Gefäß nach HOFMANN (1900) nur schwach und auch beim Menschen ist es nach FERNER u. KAUTZKY (1959) meist dünn und nur in 15—20% ein starkes Gefäß. Die beiden Seiten können verschieden sein. BÖHNE (nach BROBEIL, 1950) hat einen konstanten Ast von der A. communicans posterior beschrieben, der im hinteren Teil der Substantia anterior in das Gehirn eintritt und zum Nucleus caudatus verläuft.

5.2.4. Arteria cerebri posterior

Vergleichende Anatomie

Nach ABBIE (1934) geht die A. cerebri posterior der Reptilien (Abb. 92, 93) aus der lateralen olfactorischen Arterie der niederen Wirbeltiere hervor und nimmt bei den niederen Säugern zunehmend weiter caudal entspringende Stämme auf, bis sie ihr Blut schließlich aus dem Strombereich der A. basilaris erhält. Die Versorgung der A. cerebri posterior scheint sich somit zunehmend aus dem Carotiskreislauf in den Vertebraliskreislauf zu verschieben, so daß nach HINDZE (1930) aus der Art der Versorgung der A. cerebri posterior Rückschlüsse auf den phylogenetischen Typus möglich sind. Die Variabilität ist jedoch außerordentlich groß. STOPFORD (1916), SHELLSHEAR (1920) und ABBIE (1933a, b, 1934) vertreten die Ansicht, daß die A. cerebri posterior morphologisch auch in jenen Fällen ein Endzweig der A. carotis interna ist, in der sie im definitiven Zustand zum Strombereich der A. vertebralis gehört. Dafür spricht vor allem ihre offenbar genetisch fixierte Innervierung durch den perivasculären sympathischen Plexus der A. carotis interna (WILLIAMS, 1936).

Mensch

Beim Menschen gehört die A. cerebri posterior im allgemeinen zum Vertebraliskreislauf, doch entspringt sie auch hier noch in 15—20% der Fälle (FERNER u. KAUTZKY, 1959; 20% nach TÖNNIS u. SCHIEFER, 1959; 14,6% nach ALPERS *et al.*, 1959) direkt aus der Carotis. Es mag sich hierbei um das Durchschlagen eines genetisch ursprünglichen Merkmals handeln (s. o.). Ansonsten sind die Stromgebiete von Carotis und Vertebralis weitgehend unabhängig voneinander, wie die cerebrale Angiographie lehrt (FERNER u. KAUTZKY, 1959). Wenn die A. cerebri posterior von der Vertebralis her versorgt wird, nimmt sie nach BROBEIL (1950) einen T-förmigen Ursprung aus der A. basilaris (Abb. 91). Die kurze Strecke bis zur Vereinigung mit der A. communicans posterior ist Teil des Circulus arteriosus cerebri.

Neben sehr ausgedehnten Gebieten des Isocortex versorgt die A. cerebri posterior den caudalen Allocortex. Der ganze Gyrus parahippocampalis oder dessen caudaler Abschnitt, wenn der rostrale von der A. cerebri media versorgt wird (Variationsbreite s. Abb. 82), wird von einem (mitunter zwei) corticalen Ästchen versorgt (Ramus temporalis anterior), das in Höhe des seitlichen Randes des Hirnschenkelfußes entspringt (FERNER u. KAUTZKY, 1959) und auch den vorderen Teil des Gyrus occipito-temporalis lateralis (G. fusiformis) versorgt (CLARA, 1959; QUANDT, 1959). Caudal vom lateralen Kniehöcker teilt sich die A. cerebri posterior in die beiden corticalen Hauptäste. Der mediale versorgt unter anderem die Gegend des Gyrus lingualis (präsubikuläre und entorhinale Rinde), des Isthmus gyri cinguli (präsubikuläre und retrospleniale Rinde) und des Splenium corporis callosi.

Neben dem Splenium gehören $^1/_4$—$^1/_5$ des Balkens zum Versorgungsgebiet der A. cerebri posterior (GOLDSTEIN, 1914). Da auch die isocorticale Rinde des Occipitallappens von der A. cerebri posterior versorgt wird, ist anzunehmen, daß die zwischen Balken und dieser Rinde liegenden Abschnitte des caudalen supracommissuralen Hippocampus, und die zwischen diesem und dem Isocortex liegenden vorderen Abschnitte der retrosplenialen Rinde ebenfalls von Zweigen der

A. cerebri posterior versorgt werden. Hier grenzt das Versorgungsgebiet an jenes der A. cerebri anterior, mit der Anastomosen bestehen[81]). Im Bereich des Temporallappens grenzt es an den Bereich der A. cerebri media und auch hier bestehen nach ABBIE (1934) Anastomosen.

Am seitlichen Rand des Hirnschenkelfußes entspringen nach FERNER u. KAUTZKY auch die Äste zur Fascia dentata und zum Ammonshorn sowie Anastomosen zur A. chorioidea anterior (Abb. 94). Letztere sind wiederholt beschrieben worden und nach GOLDSTEIN (1914) konstant. A. chorioidea anterior und A. cerebri posterior teilen sich in der Versorgung des retrocommissuralen Hippocampus,

Tabelle 7. Gefäßversorgung des Allocortex beim Menschen

	Arteria cerebri anterior	Arteria cerebri media	Arteria chorioidea anterior	Arteria cerebri posterior
Allocortex bulbi olfactorii				
Bulbus olfactorius	+ + +			
Palaeocortex				
Regio retrobulbaris	+ + +			
Regio periamygdalaris		+ +	+	
Tuberculum olfactorium	+ +	+		
Regio periseptalis	+ + +			
Regio diagonalis	+ +	+	+	
Regio praepiriformis	+	+ +	+	
Archicortex				
Hippocampus praecommissuralis	+ + +			
Hippocampus supracommissuralis	+ +			+
Hippocampus retrocommissuralis			+	+ + +
Uncus			+ + +	+
Peripalaeocortex				
Regio peripalaeocorticalis claustralis	+	+ +		
Periarchicortex				
Regio entorhinalis		+	+	+ + +
Regio praesubicularis				+ + +
Regio retrosplenialis				+ + +
Regio cingularis periarchicorticalis	+ + +			

\+ Versorgung teilweise oder nur in seltenen Fällen, + + Versorgung überwiegend, + + + Versorgung ausschließlich oder fast ausschließlich.

wobei sich die A. chorioidea anterior auf den Uncus und mehr oder weniger große Abschnitte in unmittelbarer Nachbarschaft des Uncus beschränkt.

Die *Blutversorgung des Ammonshorns* hat aufgrund der *selektiven Vulnerabilität* einiger Sektoren und der Diskussion über deren Ursachen besondere Bedeutung gewonnen. Sie ist deswegen eingehender untersucht worden als die der anderen Regionen des Allocortex.

[81]) LIERSE (1963a) hat die Versorgung des supracommissuralen Hippocampus (Indusium griseum) bei Ratte, Katze und Mensch näher untersucht und übereinstimmend gefunden, daß über dem Balken außer den Ästen der A. cerebri anterior auch feine Äste der A. cerebri posterior verlaufen. Beide Systeme können (auch im vorderen und mittleren Balkendrittel) miteinander anastomosieren. „Das Induseum griseum wird also wie die übrigen Teile des Archipallium auch von Ästen der A. cerebri posterior versorgt, obwohl es sehr weit nach rostral reicht“ (LIERSE, 1963a, S. 32, für die Ratte), und „Das Induseum griseum, das über dem Balken verläuft, wird bei der Katze und beim Menschen von einem Ast der A. cerebri posterior, der ‚Urhirnarterie‘, versorgt“ (LIERSE, 1963a, S. 49).

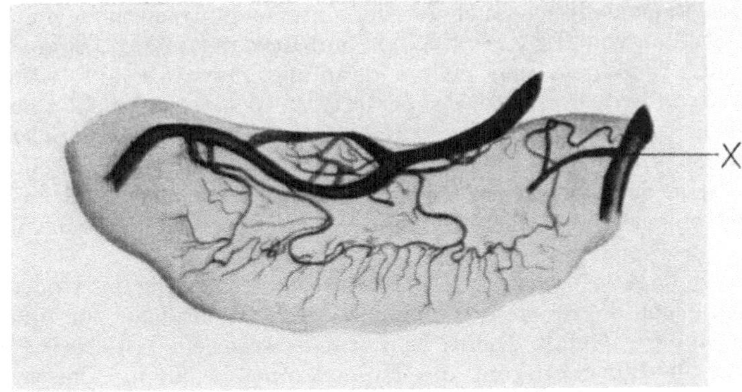

Abb. 95

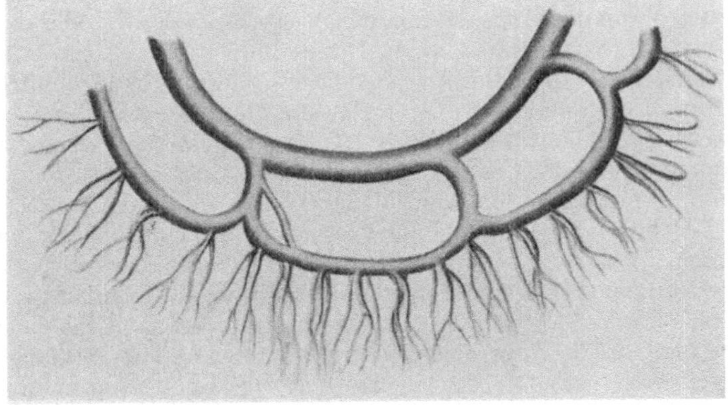

Abb. 96

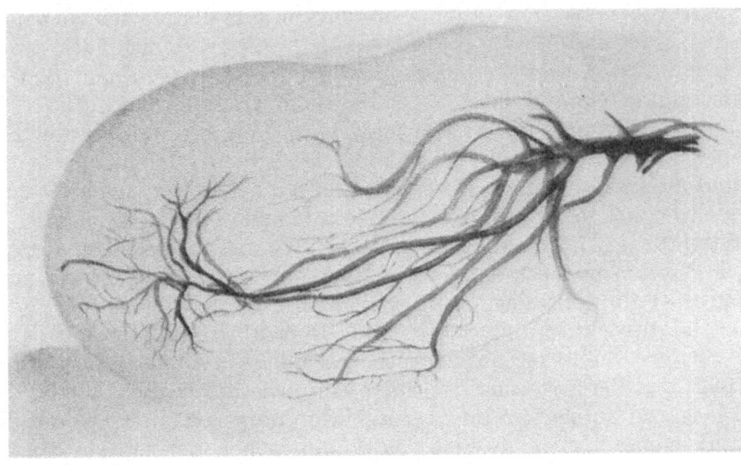

Abb. 97

Abb. 95. Die Gefäße des Hippocampus im menschlichen Gehirn (aus HEIMAN, 1937/38). Aufgehelltes Injektionspräparat. *X* Arteria cerebri media mit abzweigender Arteria chorioidea anterior

Abb. 96. Schema der primären Ammonshorngefäße (Ammonshornarkaden) mit den abgehenden sekundären Ammonshorngefäßen (aus HEIMAN, 1937/38)

Abb. 97. Primäres Ammonshorngefäß (rechts) mit abgehenden sekundären Ammonshorngefäßen von der Seite (aus HEIMAN, 1937/38). Aufgehelltes Injektionspräparat. In der Mitte die zum Sommerschen Sektor führenden „Sektorgefäße“

Besonders aufschlußreich, auch von der Untersuchungsmethode her, erscheinen hierbei die Studien von HEIMAN (1937/38) und LIERSE (1963a). Diese Untersucher injizierten das Gefäßnetz und hellten dann die Präparate auf (Abb. 95—97). HEIMAN fand, daß von der A. cerebri posterior 2—5 Äste senkrecht zum Ammonshorn abgehen[82]), und er bezeichnet diese als *primäre Ammonshorngefäße*. Diese spalten sich im typischen Fall im Sulcus hippocampi regelmäßig Y- oder T-förmig auf, und zwar in der Längsachse des Ammonshorns. Die aufeinander zulaufenden Gefäße anastomosieren miteinander, und es entsteht so eine Reihe von Gefäßringen[83]).

Der proximale Ast des ersten Gefäßes, der zur Versorgung des Uncus bestimmt ist und auch gegen die Spitze des Uncus zu verläuft, braucht zur Anastomosenbildung ein anderes Gefäß. Dieses ist normalerweise ein Ast des A. chorioidea anterior und die Blutversorgung des Hippocampus erhält auf diesem Weg Anschluß an das Carotissystem (Abb. 94, 95). Von Bedeutung wird diese Anastomose besonders dann, wenn der Hauptstamm der A. cerebri posterior oder die primären Ammonshorngefäße verschlossen sind. Diese doppelte Versorgungsmöglichkeit weist nach HEIMAN auf die besondere Bedeutung dieses Hirnabschnittes hin, besonders wohl in phylogenetisch früheren Phasen. Die erste Anastomose kann aber auch mit einem atypischen Zweig von der A. cerebri posterior, der vor dem ersten primären Ammonshorngefäß entspringt und zum Uncus zieht, gebildet werden. Nach HEIMAN treffen somit die verschiedentlich in der Literatur zu findenden Angaben, daß sich in jedem Falle an der Versorgung des Uncus außer den Gefäßen aus der A. cerebri posterior noch die Äste aus der A. chorioidea anterior beteiligen, nicht zu. Es ist nach HEIMAN für das Verständnis der Zirkulation wichtig zu wissen, daß es in der Variationsbreite dieses Gebietes liegt, daß auch die den Uncus versorgenden Äste aus der A. cerebri posterior kommen können, und die A. chorioidea anterior direkt — ohne vorher einen Ast abzugeben — zum Plexus zieht.

Dadurch, daß die Anastomosen und die Endstücke der daran beteiligten Äste parallel zur A. cerebri posterior liegen, entsteht ein aus den verschiedenen Teilen zusammengesetztes Gefäßband, in dem keine bestimmte Zirkulationsrichtung vorherrschen soll. Aus diesem Gefäßband entspringen nun sämtliche, den Hippocampus versorgende Gefäße in 15—20 Büscheln (LINDENBERG, 1957; 12—15 nach ALTSCHUL, 1938) mit je 2—3 Hauptzweigen. Letztere werden von HEIMAN als *sekundäre Ammonshorngefäße* bezeichnet. Da sie im allgemeinen senkrecht abzweigen und mehr oder weniger gestreckt und ohne Abzweigungen bis zu ihrem Versorgungssektor ziehen, liegen sie wie die Zähne eines Rechens parallel nebeneinander (HEIMAN, 1937/38; ALTSCHUL, 1938; NILGES, 1944). Im allgemeinen enthält jedes Büschel neben kleineren, in Richtung zum Endblatt verlaufenden Zweigen (HEIMAN) ein ventrales, ein mittleres und ein dorsales Gefäß (Abb. 98). Das ventrale Gefäß ist kurz und versorgt das Praesubiculum (HEIMAN, LINDENBERG). Das mittlere Gefäß ist das längste von allen (Rechenarterie bei LIERSE, 1963a). Es folgt der Verlängerung des Sulcus hippocampi in die Tiefe hinein und teilt sich im lockeren Subiculum und vor allem im dorsolateralen Teil des dichten Zellbandes auf, somit also im Gebiet des Sommerschen Sektors (LINDENBERG).

---

[82]) Diese kommen nach LINDENBERG gelegentlich von den früher von der A. cerebri posterior abgezweigten Rami temporales, normalerweise aber direkt vom Hauptgefäß (QUANDT, 1959).

[83]) LINDENBERG (1957) fand hingegen „nur hin und wieder eine feine Anastomose". Die Ausbildung der Anastomosen kann also offenbar recht verschieden sein. Auf das Bestehen der von HEIMAN beschriebenen Arkaden der primären Ammonshorngefäße als allgemeineres Bauprinzip deuten jedoch auch die Befunde von NILGES (1944, bei *Macaca*) hin. Dieser spricht ebenfalls (ohne die Arbeit von HEIMAN zu kennen) von Arkaden, die durch Anastomosen primärer Zweige von zwei großen Ästen der A. cerebri posterior entstehen.

Von UCHIMURA ist es deswegen als „*Sektorgefäß*“ bezeichnet worden. Nach LINDENBERG ist es bemerkenswert konstant. Das dorsale Gefäß durchbricht die Körnerschicht und versorgt ein Gebiet, welches etwa dem dorsalen resistenten Sektor von SPIELMEYER entspricht. Das Gefäß ist nach LINDENBERG oft durch einen selbständigen Ast ersetzt, der der zweiten großen Ammonshornarterie UCHIMURAS entsprechen soll, die von der Oberfläche des Gyrus dentatus und vom Sulcus dentato-ammonis her in die Tiefe zieht (Faßreifenarterie bei LIERSE, 1963a). Auch HEIMAN erwähnt, daß die sekundären Ammonshorngefäße mehr oder weniger direkt aus primären hervorgehen können. Sie sind dann zumeist bedeutend stärker als die in den Anastomosen (Arkaden) entspringenden.

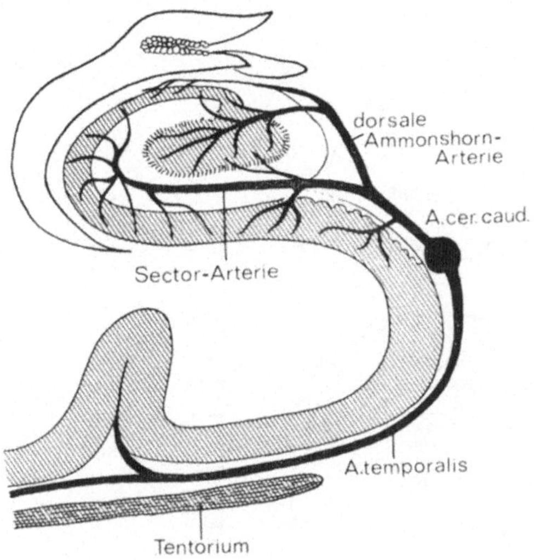

Abb. 98. Schema der arteriellen Versorgung des Ammonshorns im Querschnitt (aus LINDENBERG, 1957). Neu beschriftet. *A.cer.caud.* Arteria cerebri posterior

Das generell anfällige Ammonshorn erkrankt bei Durchblutungsstörungen (bei CO-Vergiftung und insbesondere bei Epilepsie) nicht gleichmäßig, sondern zuerst im sog. Sommerschen Sektor, der nach C. u. O. VOGT (1937) etwa dem Feld h 1 entspricht. An zweiter Stelle gehen oft die Nervenzellen des von der Fascia dentata umschlossenen Hilus oder Endblattes (h 3 nach C. u. O. VOGT) zugrunde, worauf nach C. u. O. VOGT (1937) bereits BRATZ (1899) hingewiesen hat (Bratzscher Sektor nach C. u. O. VOGT). Widerstandsfähiger ist der resistente Sektor SPIELMEYERS, der etwa dem Feld h 2 von C. u. O. VOGT entspricht und vor allem die Subiculargegend. Diese beiden schließen den besonders vulnerablen Sommerschen Sektor in sich ein.

C. u. O. VOGT (1929) nahmen an, daß physikochemische Besonderheiten der verschiedenen topistischen (architektonischen) Einheiten die ortsbestimmenden Faktoren bei der selektiven Vulnerabilität sind (Pathoklise). SPIELMEYER und später UCHIMURA (1928a, b) machten hierfür hingegen einen vasalen Faktor verantwortlich. Im Ammonshorn soll die Blutversorgung nicht in allen Teilen gleich sein und dadurch die unterschiedliche Vulnerabilität entstehen. Abschnitte, die von mehreren Gefäßen oder von dichten Capillarnetzen versorgt werden, sollen besonders widerstandsfähig sein (so z. B. der resistente Sektor SPIELMEYERS und die Körnerschicht der Fascia dentata), solche mit geringer Zahl zuführender Gefäße und geringem Capillarreichtum hingegen besonders empfindlich (so der Sommersche Sektor und das Endblatt). Der Sommersche Sektor wird nach UCHIMURA im wesentlichen von einer einzigen Arterie, dem sog. „Sektorgefäß“ ernährt, die über eine lange Strecke im Markseptum verläuft.

Neben diesen von SPIELMEYER und UCHIMURA vermuteten vasalen Faktoren (wie Capillardichte, Zahl der zuführenden Gefäße, langer Verlauf der Sektorgefäße) sind eine Reihe weiterer

Hypothesen geäußert worden, die sich auf die Gruppe der vasalen Faktoren beziehen: Abweichung vom dichotomen Grundmuster (NILGES, 1944), Senkung der Strömungsgeschwindigkeit durch reduzierten Blutdruck (SCHARRER, 1940), endarterieller Charakter der Gefäße und Unterschiede im venösen Kreislaufabschnitt (PFEIFER; nach ALTSCHUL, 1938). Ein Teil dieser Hypothesen ist im Hinblick auf die Art der Gefäßversorgung des Hippocampus eingehender diskutiert worden, u. a. von HEIMAN (1937/38), ALTSCHUL (1938), SCHARRER (1940), NILGES (1944), SCHOLZ (1951, 1957).

Gegen die Ansicht von SPIELMEYER und UCHIMURA, daß der größeren Anfälligkeit eine unterschiedliche Capillarisierung zugrunde liegt, wendet HEIMAN ein, daß die Dichte des Capillarnetzes mit der Anfälligkeit nicht parallel geht (auch LIERSE, 1963a). Auch nach SCHARRER (1940) ist die Capillarisierung des Ammonshorns nicht geringer, als in anderen Teilen des Gehirns mit vergleichbarer Struktur, weder beim Menschen (HILLER, 1924) noch bei der Ratte (CRAIGIE, 1930b).

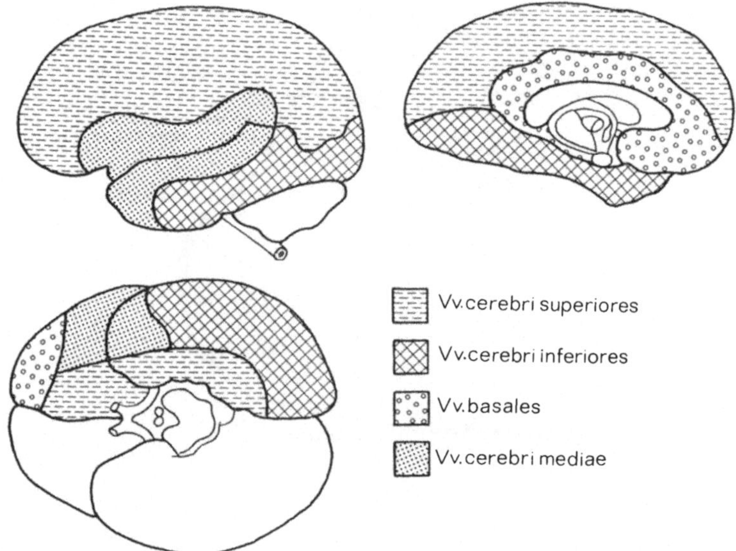

Abb. 99. Die venösen Abflußgebiete des menschlichen Gehirns (nach PERESE aus LAZORTHES, 1961). Neu beschriftet

NILGES (1944) wendet sich dagegen, die Vulnerabilität des Ammonshorns als Folge des endarteriellen Charakters[84]) der Blutgefäße zu betrachten. Diese Theorie sei nicht länger haltbar, da daß gesamte Gehirn des Opossum von Endarterien versorgt wird (WISLOCKI u. CAMPBELL, 1937), aber die gleiche selektive Vulnerabilität des Ammonshorns auch beim Opossum beobachtet werden kann (SCHARRER, 1940). Die Vulnerabilität ist bei Hund, Kaninchen, Opossum und Mensch ähnlich.

Die Gefäßanordnung im Hippocampus in Form von Arkaden hat nach HEIMAN Ähnlichkeit mit der des Darms. Zweck dieser Anordnung soll eine leichtere Füllung der Gefäße sein, so daß die Art der Blutversorgung nach HEIMAN eigentlich keine Ursache der gerade im Ammonshorn so häufigen Erkrankungen sein kann. Hingegen vermutet NILGES gerade in dieser unterschied-

---

[84]) Endarterien, d. h. Gefäße ohne Anastomosen zu Nachbargefäßen, scheinen im Bereich der *Capillaren* beim Menschen sehr selten zu sein, vielleicht ganz zu fehlen (PFEIFER; COBB, 1931). Es erscheint zweckmäßiger, die Endarterien mit COBB als Gefäße zu definieren, die im *prä*capillären Verlauf keine Anastomosen haben. In diesem Sinne bezeichnet auch HEIMAN (1937/38) die sekundären Ammonshorngefäße als anatomische Endarterien, weil sie nur im capillären Bereich Anastomosen haben. Die Aussage von HEUBNER (1872), daß die kleinen, nach kurzem Verlauf in die Hirnsubstanz eindringenden Gefäße des Basalbezirkes untereinander keine Anastomosen eingehen, also Endarterien darstellen, gilt sicherlich ebenfalls nicht für den capillären Bereich.

lichen Anordnung, die vom üblichen dichotomischen Grundmuster so sehr verschieden ist, die anatomische Basis für die große Vulnerabilität des Ammonshorns. Auch SCHARRER ist dieser Ansicht, wenn er annimmt, daß die Vulnerabilität des Ammonshorns schlechthin auf einer Senkung der Strömungsgeschwindigkeit des Blutes bei fallendem Blutdruck in den reihenförmig vom Hauptgefäß abgehenden kleinen Ammonshornarterien beruht (nach SCHOLZ, 1957). Die selektive Vulnerabilität einzelner Sektoren läßt sich damit jedoch kaum erklären.

SPIELMEYER und UCHIMURA vermuteten, daß der lange isolierte Verlauf des mittleren sekundären Ammonshorngefäßes (Sektorgefäß nach UCHIMURA, Rechenarterie von LIERSE) für die besonders starke selektive Vulnerabilität des Sommerschen Sektors verantwortlich sei. Untersuchungen von LINDENBERG (1957) haben in der Tat gezeigt, daß für die Gefäße des Ammonshorns und insbesondere für die Sektorgefäße die Möglichkeit einer Kompression bei raumbeengenden intrakraniellen Prozessen besonders groß ist (auch GASTAUT u. LAMMERS, 1961). Ursache hierfür soll die enge topographische Beziehung zum Tentorium cerebelli sein. Die Befunde von LINDENBERG vermögen in der Tat sowohl die allgemeine, als auch die einseitige und selektive Vulnerabilität des Ammonshorns zu erklären. Daß darüber hinaus jedoch auch physikochemische Faktoren im Sinne von VOGT mitbestimmend sind, kann nicht ausgeschlossen werden. Ähnlich hat sich auch SCHOLZ (1951) geäußert, der darauf hinweist, daß bei einer Hypoxydose des Ammonshorns möglicherweise nur die widerstandsfähigsten nervösen Elemente bzw. topistischen Einheiten durchhalten.

NILGES (1944) hat auf eine Arbeit von HOWE u. BODIAN (1942) hingewiesen, nach der das Polyomyelitisvirus nur bestimmte Systeme befällt und damit eine Affinität chemischer Natur wahrscheinlich macht. Wie stark die physikochemischen Unterschiede besonders im Ammonshorn sein können, zeigen die Untersuchungen von FLEISCHHAUER (1958, 1959), FRIEDE (1966b), u. a. über die Chemoarchitektonik dieses Gebietes (s. auch 8.9.4.2.). Durchaus selektiv erwiesen sich als besonders reaktionsfreudig das Endblatt und die Fascia dentata (u. a. für Zink, saure Phosphatase und Acetylcholinesterase). Die Grenzen der chemoarchitektonisch gekennzeichneten Gebiete fallen hierbei eindeutig mit cytoarchitektonischen Feldern zusammen. Da die Feldergrenzen sehr häufig auch mit den Grenzen der Schädigung zusammenfallen, ist für den Bereich des Ammonshorns die VOGTsche Vorstellung von der Pathoklise durchaus noch aktuell.

5.2.5. Venen des Allocortex

Einer Abbildung von PERESE (Abb. 99; aus LAZORTHES, 1961) läßt sich entnehmen, daß sich die venösen Gefäße des Allocortex, zumindest in überwiegendem Maße, in der *Vena basalis* sammeln, die in die Vena cerebri magna (Galeni) oder deren Wurzeln mündet. In ihr vereinigen sich nach LAZORTHES (1961) venöse Gefäße vom Bulbus olfactorius, der Orbitalfläche und den sich caudal anschließenden Gebieten des Frontallappens, von der Substantia perforata anterior, aus der Tiefe der Fossa lateralis cerebri, vom vorderen Abschnitt des Temporallappens und vom vorderen Gyrus cinguli. Das Gebiet des hinteren Gyrus cinguli kann nach CHARPY über eine caudale Balkenvene direkt oder unter Vermittlung der Vena calcarina in die Vena cerebri magna ableiten (LAZORTHES, 1961). Der Hippocampus leitet über die inneren temporalen Venen ab. Diese vereinigen sich mit den occipitalen Venen und gehen entweder in den Sinus transversus oder in den Sinus petrosus superior.

6. Ontogenetische Entwicklung (Morphogenese)

Die Kapitel über Makromorphologie und Phylogenese (3 und 4) haben gezeigt, daß Markierungen, die den Allocortex und seine Teile bereits makroskopisch klar umreißen, nur spärlich vorhanden sind. Je weiter wir in der *Keimesentwicklung* zurückgehen, um so mehr verlieren sich diese wenigen grobmorphologischen Markierungen. Deswegen muß beim Studium der Ontogenese des Allocortex die Untersuchung des makroskopischen Formwandels ergänzt werden durch die Rekonstruktion der in dieser Form enthaltenen Strukturgebiete anhand mikroskopischer Serienschnitte. Nur wenn die Struktureinheiten auch makroskopisch klar erkennbar und abgrenzbar sind, wie etwa beim Bulbus olfactorius späterer Keimlinge, entfällt diese Forderung.

6.1. Nichtsäugende Wirbeltiere

Bei Reptilien, bei denen ja erstmals ein klar differenzierter Cortex mit strukturell unterschiedlichen Zonen auftritt, die sich zumindest teilweise mit den Grundtypen der Großhirnrinde der Säuger homologisieren lassen, sind uns keine Untersuchungen über die Entfaltung der Cortexzonen in der Ontogenese bekannt geworden. Einige Hinweise darauf lassen sich den Arbeiten von Hines (1923) über die ontogenetische Entwicklung des Gehirns der Brückenechse *(Sphenodon)*, von Schulz (1969) bei der Zauneidechse *(Lacerta agilis)* und von Kirsche (1972, 1974) bei der Griechischen Landschildkröte *(Testudo hermanni)* entnehmen. Kirsche gibt eine Rekonstruktion der Rindenfelder von einem 44 Ontogenesetage alten Tier und unterscheidet die auch für Säuger typischen Rindenzonen: Palaeocortex, Peripalaeocortex, Neocortex, Periarchicortex und Archicortex.

6.2. Säugetiere

Bei den nichtmenschlichen Säugern haben Tilney (1933/34) bei der Ratte und Feremutsch (1952) bei der Maus die ontogenetische Entfaltung der Rindengebiete untersucht. Tilney gliedert in bulbäre Rinde (bulbar cortex), Palaeocortex (paleocortex), Archicortex und Neocortex, die sich etwa am 5. postnatalen Tag zu differenzieren beginnen. Peripalaeocortex und Periarchicortex hat Tilney nicht unterschieden. Der Peripalaeocortex ist in den Neocortex einbezogen (N 10 und N 11 bei Tilney), der Periarchicortex teilweise in den Palaeocortex (Entorhinalis als P 7 = post-pyriform area), überwiegend aber in den Archicortex (Praesubicularis unter Einschluß der Retrosplenialis als A 2 = presubicular area; periarchicorticale cinguläre Rinde als A 1 = intercalary area). Eingehender beschreibt TILNEY nur die 10 Tage alte und die erwachsene Ratte. Große Veränderungen in Lage und Ausdehnung der Rindenfelder treten nach den von TILNEY gegebenen Rekonstruktionen in dieser vergleichsweise späten Phase nicht mehr auf. Aufschlußreicher für solche (frühen) Veränderungen sind die Untersuchungen von FEREMUTSCH (1952). FEREMUTSCH unterteilt die Rinde in fünf Zonen (Abb. 100—107): Neocortex (N; = Isocortex), Archicortex im weiteren Sinne (AA), Archicortex im engeren Sinne (A), Palaeocortex (P) und präpiriforme Rinde (NP). Als Grund für die Trennung der präpiriformen Rinde vom Palaeocortex führt er an, daß letzterer im Laufe seiner Entwicklung *keine* Rindenplatte bildet, während die präpiriforme Rinde als früh differenziertes Basalstück der lateralen Rindenplatte angesehen werden muß[85]). Sein Archicortex im weiteren Sinne (AA) entspricht unserem caudalen und medialen Mesocortex, umfaßt also Periarchicortex und Proisocortex. Für eine Untergliederung in diese beiden Zonen finden sich bei FEREMUTSCH keine Hinweise.

Einen Peripalaeocortex hat FEREMUTSCH vom Isocortex nicht abgetrennt. Es besteht aber die Möglichkeit, daß ventrale Teile von diesem mit in die Zone NP einbezogen sind. Ein Sulcus rhinalis, der sonst eine klare Grenzfurche zwischen der präpiriformen Rinde und dem sich dorsal anschließenden Peripalaeocortex darstellt, ist bei den kleinen Mäusearten nur angedeutet. Die Untersuchung größerer Säugetiere mit klarer Grenzfurche könnte hier aufschlußreich sein. Bis zur endgültigen Klärung dieses Problems nehmen wir mit FEREMUTSCH an, daß sich sein NP mit der präpiriformen Rinde deckt.

Der *Palaeocortex* (P + NP) nimmt im 10 mm langen Mäuseembryo, in dem die kurz darauf einsetzende Drehung der Hemisphäre im Uhrzeigersinn noch nicht vollzogen ist, deren caudalen Abschnitt ein (Abb. 100 u. 101). Der Eupalaeocortex (präpiriforme Rinde, NP) läßt sich noch nicht vom Isocortex bzw. dem zwischengelagerten Peripalaeocortex trennen. Die Anlage eines Bulbus olfactorius ist noch nicht erkennbar. Bei 15—18 mm Embryonen (Abb. 102—105) ist die Hemisphärendrehung vollzogen und der Palaeocortex hat annähernd seine bleibende Lage an der Basis der Hemisphären eingenommen. In der Seitenansicht füllt unser Palaeocortex (P + NP) etwa die Hälfte der sichtbaren Oberfläche aus. Seine dorsale Grenze steigt vom nunmehr erkennbaren Bulbus olfactorius schräg nach dorsocaudal an. Diese Grenze wird in der weiteren Entwicklung infolge der Vergrößerung des Isocortex zunehmend nach ventral verlagert, vor allem in ihrem caudalen Abschnitt. Sie steigt dann nicht mehr an, sondern verläuft horizontal (Abb. 104). Die relative Ausdehnung des Palaeocortex wird geringer. Diese Veränderungen stimmen im wesentlichen mit jenen in der Phylogenese (s. S. 78) überein.

Der *Archicortex* (A) beschränkt sich bereits vom ersten Zeitpunkt seiner Differenzierung an auf die mediale Hemisphärenwand. Er entwickelt sich nach FEREMUTSCH als früh differenziertes Basalstück der Rindenplatte seines Archicortex im weiteren Sinne (AA = Mesocortex) (Abb. 108). Er verläuft in einem nach basal offenen Bogen von frontal aufsteigend nach caudal. Während er frontal glatt an der Oberfläche liegt, ist er bereits beim 15—18 mm langen Embryo caudal in den Seitenventrikel eingestülpt.

Im frontalen Drittel des Archicortex erfolgt etwa z. Z. der Geburt der Durchbruch der Balkenfaserung. Durch den Balken wird der Archicortex in drei Teilstücke gegliedert. Der vorderste Abschnitt verläuft vom Balkenknie nach basal und grenzt dort an den Palaeocortex an (= präcommissuraler Archicortex), der mittlere liegt als Zellbelag über dem Balken (= supracommissuraler Archicortex,

[85]) Anders als FEREMUTSCH haben wir diesem bedeutsamen Unterschied durch eine Untergliederung *innerhalb des Palaeocortex* Rechnung getragen (s. S. 26).

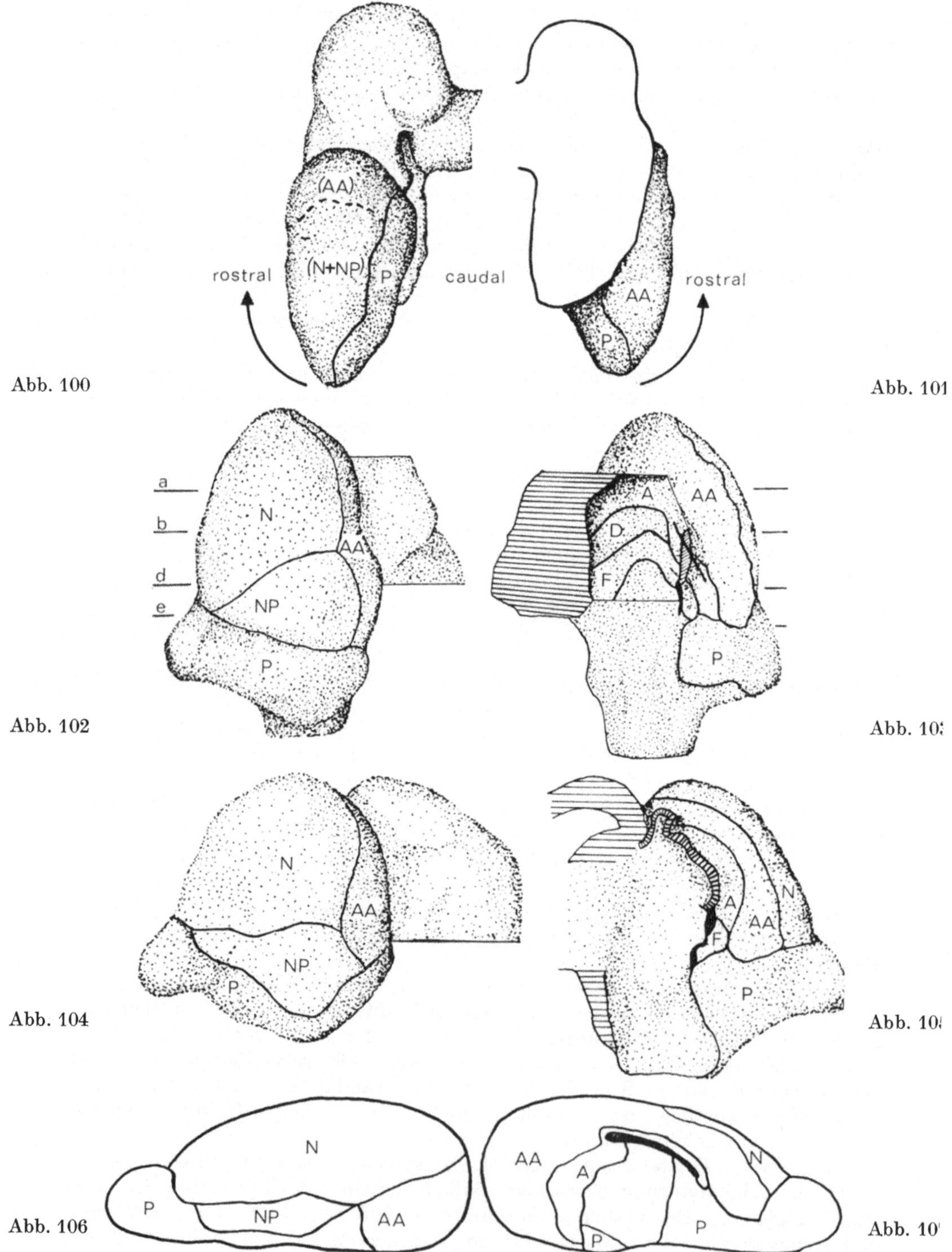

Abb. 100

Abb. 101

Abb. 102

Abb. 10

Abb. 104

Abb. 10

Abb. 106

Abb. 10

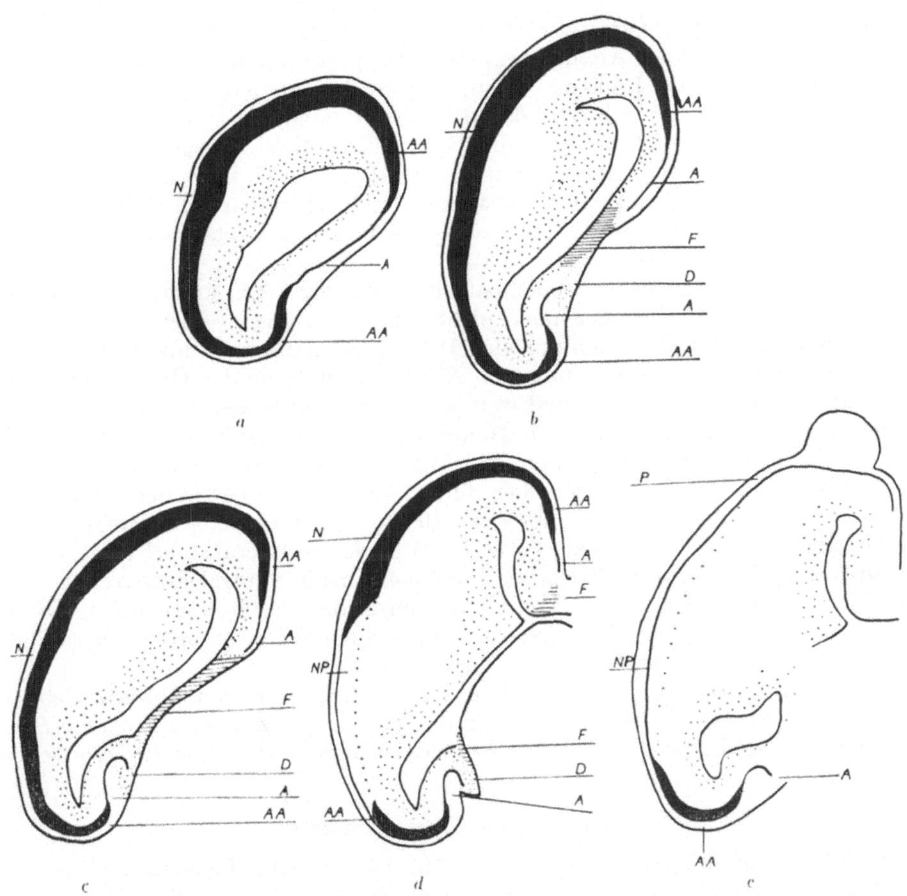

Abb. 108a—e. Schnitte durch die Hemisphäre des 18 mm-Embryos der Maus (aus FEREMUTSCH, 1952). Die Schnittebenen sind in den Abb. 102 u. 103 entsprechend gekennzeichnet. Bedeutung der Abkürzungen bei Abb. 100—107

Abb. 100—107: Morphogenese der großen Cortexregionen bei der Maus (aus FEREMUTSCH, 1952). Der 15 mm-Embryo ist trotz seiner geringen Größe weiter entwickelt als der 18 mm-Embryo. *A* Archicortex im engeren Sinne, *AA* Archicortex im weiteren Sinne, *D* Fascia dentata, *F* Fornix, *N* Neocortex, *NP* präpiriforme Rinde (Eupalaeocortex), *P* Palaeocortex (Semicortex) + Allocortex bulbi olfactorii. Abb. 100—101. 10 mm-Embryo. Abb. 100: Lateralansicht; Abb. 101: Medialansicht. Abb. 102—103. 18 mm-Embryo. Abb. 102: Lateralansicht; Abb. 103: Medialansicht. Abb. 104—105. 15 mm-Embryo. Abb. 104: Lateralansicht; Abb. 105: Medialansicht. Abb. 106—107. Erwachsene Maus. Abb. 106: Lateralansicht; Abb. 107: Medialansicht

Indusium griseum) und der caudale stellt die eigentliche Ammonshornformation dar (retrocommissuraler Archicortex). Mit dem postnatalen Längenwachstum der Hemisphären und des Balkens verlängert sich der mittlere Abschnitt, während der retrocommissurale nach caudal und ventral verschoben wird. Der Archicortex erfährt durch seine Beziehungen zum Balken wesentliche Veränderungen gegenüber dem embryonalen Zustand (FEREMUTSCH), und auch hier sind wiederum die Parallelen zur phylogenetischen Entwicklung unverkennbar. Die Differenzierung der im caudalen Abschnitt entstehenden Fascia dentata setzt bei der Maus erst etwa zum Zeitpunkt der Geburt ein.

Einen dem Archicortex benachbarten *Mesocortex* (AA) konnte FEREMUTSCH in 10 mm langen Embryonen noch nicht scharf abgrenzen, doch scheint sicher, daß er in diesem Stadium den dorsalen Hemisphärenabschnitt und fast die ganze mediale Hemisphärenwand einnimmt. Nach der Drehung der Hemisphären liegt er dann caudal, geht aber medial weit nach vorn und bedeckt nach wie vor den überwiegenden Teil der medialen Hemisphärenwand. Er liegt bogenförmig um den Archicortex (A) herum, wobei die innere Zone unserem Periarchicortex, die äußere dem Proisocortex entsprechen dürfte. Die Verhältnisse in der Medianebene bleiben bis zum Adulten (Abb. 107) nahezu unverändert erhalten. Hingegen wird der caudale Abschnitt (= Schizocortex), der auch von lateral sichtbar ist, mit der Ausdehnung des dorsalen Isocortex zunehmend nach ventral abgedrängt. Auch hier liegt die Parallele zu den Veränderungen in der Phylogenese auf der Hand: Verharren der medialen Abschnitte und Verdrängung des ursprünglich caudalen Schizocortex nach ventral.

Ein *Peripalaeocortex* ist von FEREMUTSCH nicht von den übrigen Gebieten abgegrenzt worden. Es ist anzunehmen, daß er das Grenzgebiet zwischen NP und N einnimmt und mit der Entwicklung des Isocortex zunehmend nach ventral verlagert wird.

Quantitative Untersuchungen

Oberflächen und Volumina: HARDE (1950) hat in Oberflächenmessungen das postnatale Wachstum cytoarchitektonischer Einheiten im Großhirn der Weißen Maus untersucht. Danach unterscheiden sich die Hauptregionen der Rinde in ihrem postnatalen Wachstum deutlich voneinander. Der Palaeocortex (Semicortex bei HARDE) wächst bis zum 9. Lebenstag nur wenig, dann bis zum 13. Tag stark. Danach klingt das Wachstum aus. Im Archicortex (Holocortex bistratificatus) setzt mit dem 11. Tag ein stärkerer Wachstumsschub ein, der sich nach dem Tag der Augenöffnung (durchschnittlich der 13. Tag) verlangsamt, aber insgesamt über lange Zeit erhalten bleibt. Dem Schizocortex fehlen nach HARDE postnatale Perioden auffallend starken Wachstums. Er nimmt allmählich und langsam zu. KRETSCHMANN u. WINGERT studierten beim gleichen Tier die Volumenvergrößerung des *Archicortex* (1968) und der *präpiriformen Rinde* (1969) vom 15. Ontogenesetag an. Die Wachstumskurven beider Strukturen haben nach KRETSCHMANN u. WINGERT S-Form mit besonders starkem Anstieg zwischen dem 20. und 30. Tag, d. h. in den ersten Wochen nach der Geburt. Der Anstieg der Wachstumskurve liegt bei der präpiriformen Rinde etwas früher als beim Archicortex, die Halbwertzeit (Zeitpunkt, zu dem etwa die Hälfte der Größe der Struktur beim Adulten erreicht ist) beträgt beim Archicortex 25,1 Tage, bei der präpiriformen Rinde 24,0 Tage, d. h. die präpiriforme Rinde eilt dem Archicortex in ihrer Größenentwicklung etwas voraus.

Die postnatale Entwicklung der Größe des *Bulbus olfactorius* wurde von SUGITA (1917, Ratte, Gewicht); C. G. SMITH (1935, Ratte, Volumen, auch Bulbus accessorius) und SCHÖNHEIT (1970, Maus, Volumen, Oberfläche) untersucht. Oberfläche

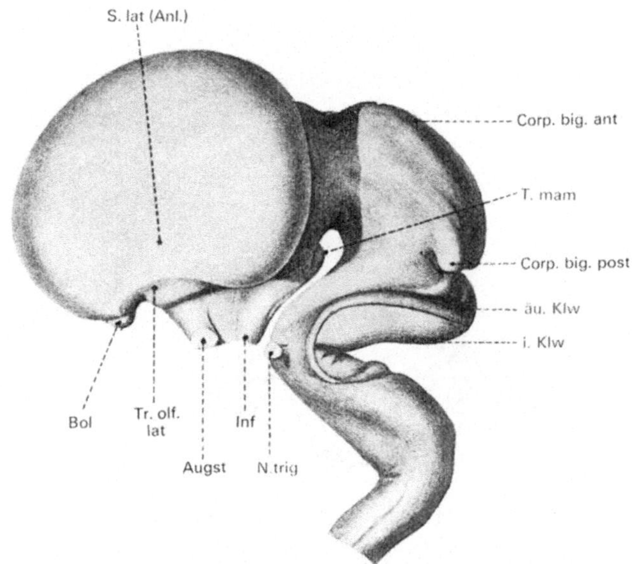

Abb. 109. 25 mm SSL, Lateralansicht

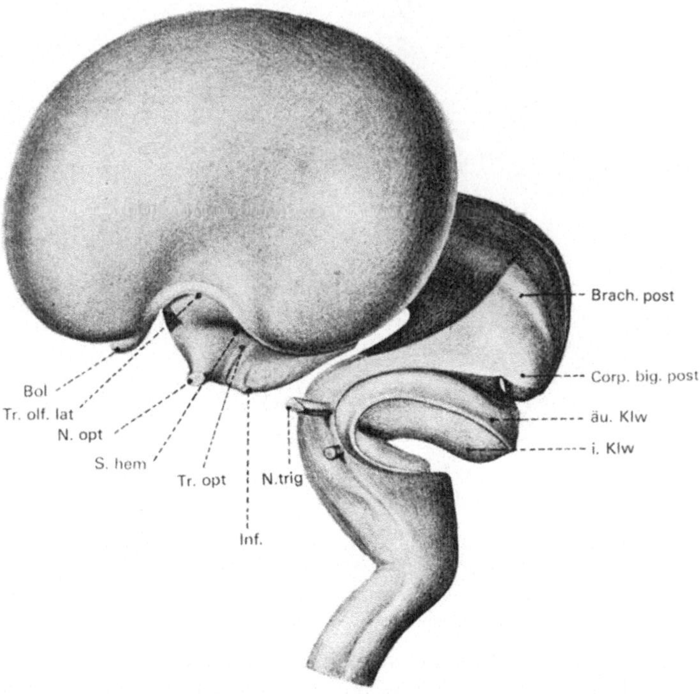

Abb. 110. 38 mm SSL, Lateralansicht

Abb. 109—114. Gehirne menschlicher Embryonen (aus HOCHSTETTER, 1919). Neu beschriftet. *Augst* Augenstiel, *äu.Klw* äußerer Kleinhirnwulst, *i.Klw* innerer Kleinhirnwulst, *Isb* Isthmusbucht. Verzeichnis der übrigen Abkürzungen auf S. 4

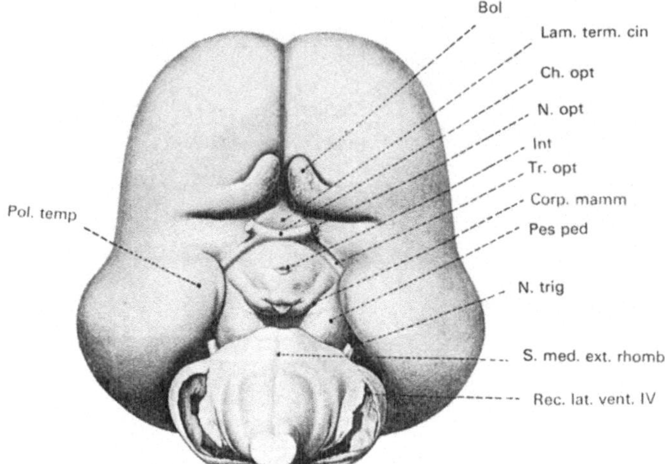

Abb. 111. 68 mm SSL, Ventralansicht

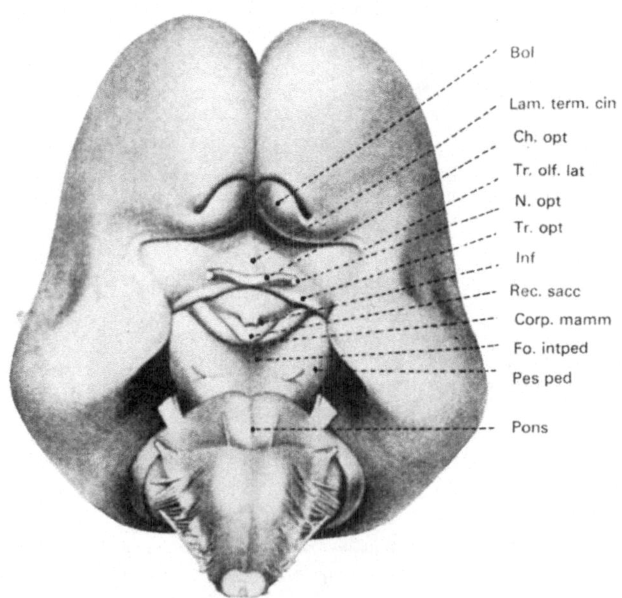

Abb. 112. 96 mm SSL, Ventralansicht

und Volumen des Hauptbulbus steigen nach SCHÖNHEIT bei der Maus bis zum 20. Lebenstag sehr schnell an und erreichen hier schon ihre maximale Größe. Danach folgt ein leichter Abfall bis etwa zum 60. Tag und dann wieder ein Anstieg. Ein zweiter Gipfel wird nach etwa 1 Jahr erreicht. Die Abstände zwischen den untersuchten Stadien sind jedoch, besonders in den sehr entwicklungsintensiven ersten 2 Lebenswochen, zu groß.

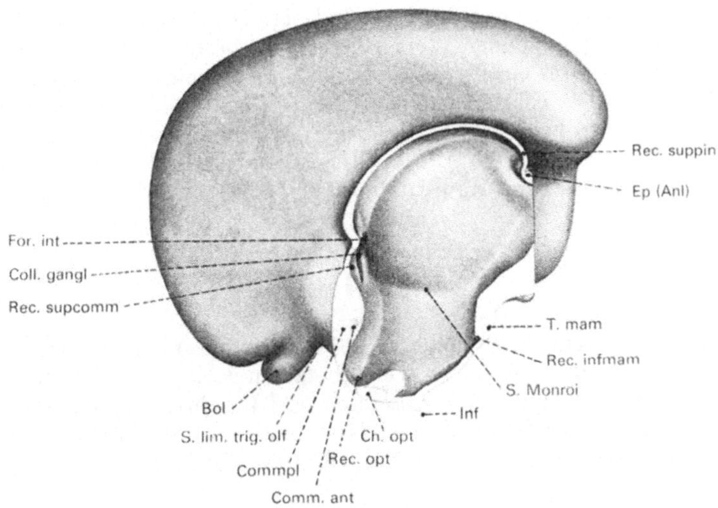

Abb. 113. 46,5 mm SSL, Medialansicht (seitenverkehrt vom Original)

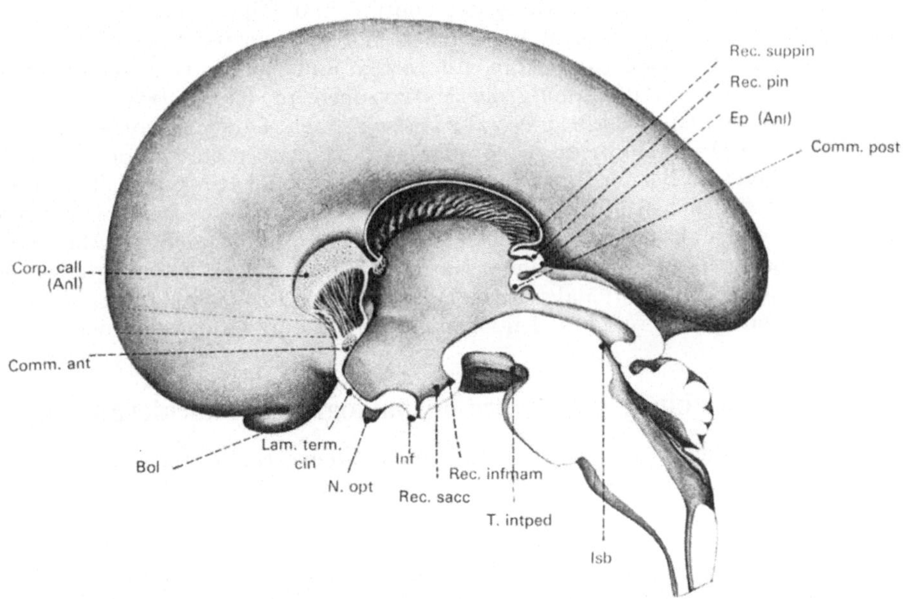

Abb. 114. 102 mm SSL, Medialansicht

Smith (1935) hat bei der Ratte einen ersten Gipfel nicht finden können. Nach seinen Untersuchungen vergrößert sich der Hauptbulbus bis Ablauf des 1. Jahres und nimmt während dieser Zeit auch in seinem relativen Anteil am Gesamthirn zu (von 2,23% bei der neugeborenen auf 4,66% bei der 1jährigen Ratte). In den folgenden Lebensjahren fallen dann absolute und relative Größe deutlich wieder ab (letztere bis auf 1,78% im 3. Jahr) (s. auch S. 223). Der Nebenbulbus verhält sich ganz anders. Seine Größenentwicklung ist bei der Geburt wesentlich fortgeschrittener als die des Hauptbulbus; er hat bereits 21,6% des Volumens 1jähriger Tiere erreicht (entsprechender Wert beim Hauptbulbus 5,7%). Er nimmt nach der Geburt an absoluter Größe ebenfalls noch zu, in seinem relativen Anteil aber bereits ab (von 0,21% bei der neugeborenen auf 0,14% bei der 1jährigen Ratte). Nach HINDS (1968b) beginnt diese relative Abnahme bereits vor der Geburt (bei der Maus am 16. Ontogenesetag). Die Altersinvolution ist beim Nebenbulbus nach SMITH viel geringer als beim Hauptbulbus (von 0,14% bei der 1jährigen Ratte auf 0,11% im 3. Jahr).

6.3. Mensch

Die meisten der recht zahlreichen Untersuchungen über die Ontogenese des menschlichen Gehirns und seiner Teile befassen sich entweder mit der reinen Formentwicklung oder mit der Darstellung und Beschreibung einzelner repräsentativer mikroskopischer Schnitte (u. a. HIS, 1889a, b, 1892, 1904; RETZIUS, 1896, 1898a, b, 1902; HOCHSTETTER, 1898, 1919, 1924; ZIEHEN, 1906; KRABBE, 1939 bis 1947).

Die wenigen Veröffentlichungen, die für die ontogenetische Entfaltung des menschlichen Allocortex und seiner Teile wirklich aufschlußreich sind, stammen von MACCHI (1951), GASTAUT u. LAMMERS (1961) und KAHLE (1962, 1969). Darüber hinaus wurde die frühe Entwicklung des Septum und Hippocampus von HINES (1922) untersucht. Die von KAHLE publizierten Rindenkarten beschränken sich weitgehend auf den Isocortex. Vom Allocortex und seinen Teilgebieten stellt KAHLE vor allem die Ausdehnung der Matrixzonen an der Ventrikelwand dar. Aus der Arbeit von GASTAUT u. LAMMERS läßt sich nicht eindeutig entnehmen, ob es sich um eine Originaluntersuchung oder um eine Interpretation der Befunde von MACCHI handelt. Bei der Darstellung der Entfaltung der Rindengebiete werden wir uns im wesentlichen auf die Untersuchungen von MACCHI stützen. Auf die Entwicklung der makromorphologischen Markierungen im Bereich des Allocortex ist MACCHI nicht speziell eingegangen. Da diese Markierungen beim erwachsenen Menschen zumeist auch regionale Grenzen anzeigen, und zu erwarten ist, daß dies auch in der Ontogenese so ist, sollen sie nachstehend kurz erörtert werden.

6.3.1. Entwicklung der makromorphologischen Markierungen

In Frühphasen der Ontogenese ist das menschliche Endhirnbläschen unpaar (Telencephalon impar), ebenso wie das Archencephalon des *Amphioxus* oder das frühembryonale Telencephalon aller Wirbeltiere. Beim menschlichen Embryo von 5 mm (8 mm nach KAHLE, 1962; erste Hälfte des 2. Monats) erscheinen die paarigen Endhirnbläschen, und bei 13—14 mm Embryonen (HUMPHREY, 1966b) sind die Bulbi olfactorii im vorderen basalen Teil der Bläschen gut erkennbar. Die Ausstülpung des Bulbus beginnt erst nach dem Eindringen der Riechnervenfasern (die aus den primären Sinneszellen des Riechepithels hervorgehen) in die Wand des Endhirnbläschens (PEARSON, 1941b) (Abb. 115—120). Wenn diese Fasern fehlen bzw. das Endhirn nicht erreichen, kommt ein Bulbus olfactorius nicht zur Entwicklung (GIROUD *et al.*, 1965).

Die Angaben über das zeitliche Auftreten von Furchen in den Endhirnhemisphären und über deren Tiefe sind einander widersprechend. Sicherlich sind die in den ersten Untersuchungen von HIS (1889a) und RETZIUS (1896) dargestellten Furchen zu einem erheblichen Teil artifizielle postmortale Bildungen ohne morphologische Bedeutung.

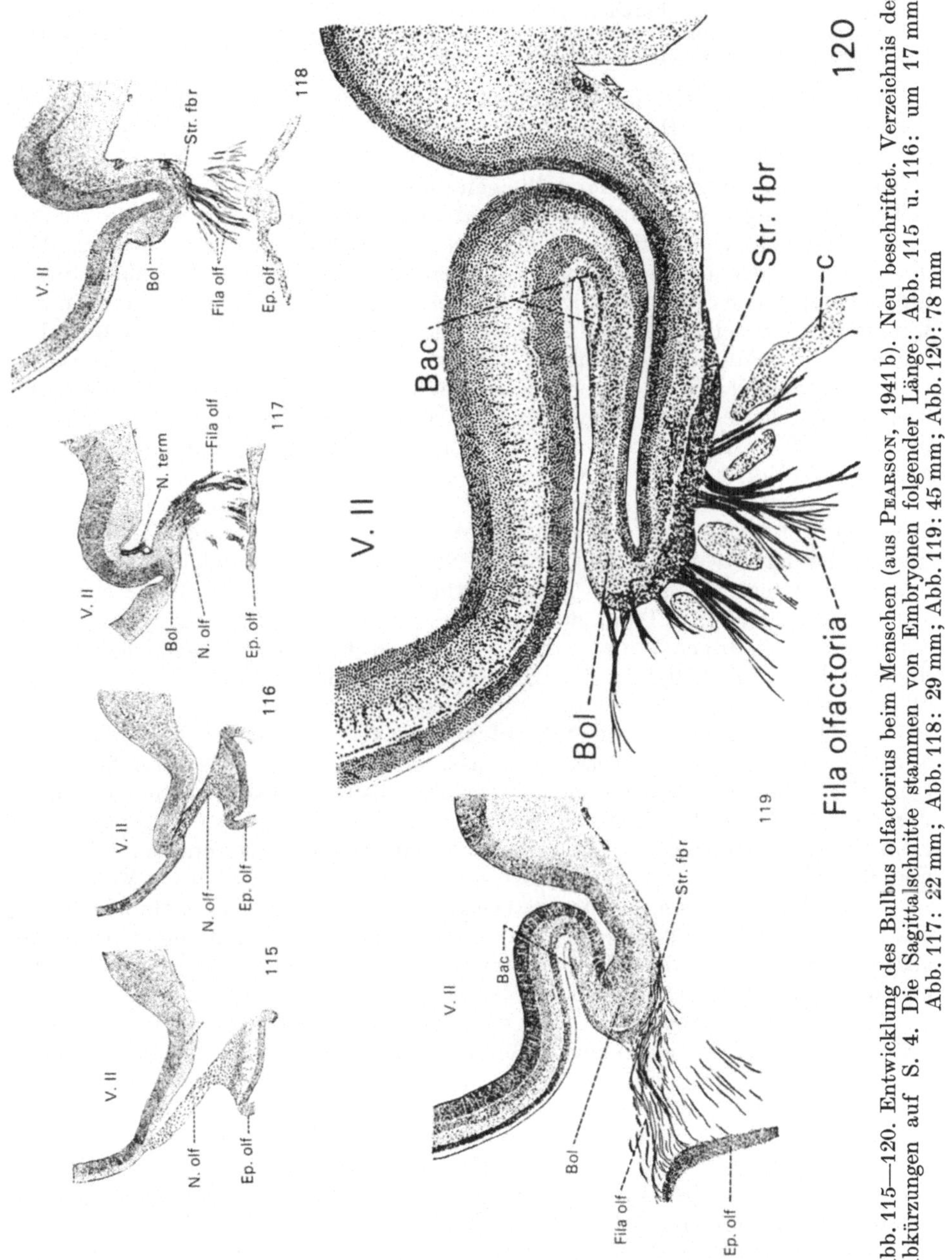

Abb. 115—120. Entwicklung des Bulbus olfactorius beim Menschen (aus PEARSON, 1941b). Neu beschriftet. Verzeichnis der Abkürzungen auf S. 4. Die Sagittalschnitte stammen von Embryonen folgender Länge: Abb. 115 u. 116: um 17 mm; Abb. 117: 22 mm; Abb. 118: 29 mm; Abb. 119: 45 mm; Abb. 120: 78 mm

Insbesondere gilt dies für die sog. ,,transitorischen Furchen'', die in teilweise großer Anzahl vor allem im neocorticalen Bereich beschrieben wurden. HAECKEL (nach MALL, 1903) hielt sie für normale, jedoch vorübergehende Bildungen und nicht für Vorläufer bleibender Furchen, wie später CUNNINGHAM glaubte. Auch MIHALKOVICS (1877), RETZIUS (1896) u. a. hielten sie für normale vorübergehende Bildungen, die während des 3. und 4. Embryonalmonats auftreten und anschließend wieder verschwinden, wobei sich die Oberfläche fast völlig ausglätten soll. MALL (1903) und BISCHOFF (zit. nach MALL) sowie vor allem HOCHSTETTER (1898, 1919 und 1924) sahen in diesen Furchen artifizielle, postmortale Bildungen und auch RETZIUS hat sich später (1902) dieser Bewertung angeschlossen. Literatur bei HOCHSTETTER (1919), HINES (1922), CONNOLLY (1950) und FRIANT (1962).

Auch für den Bereich des Allocortex hat HIS (1889a) eine Reihe von Furchen beschrieben, die nach HOCHSTETTER (1898, 1919, 1924) zu den artifiziellen, postmortalen Bildungen gehören. Aufgrund der Einwände von HOCHSTETTER hat HIS (1904) seine ursprünglichen Darstellungen teilweise korrigiert. Wir lassen vorübergehende Bildungen ganz unberücksichtigt und beschränken uns auf die wenigen bleibenden, d. h. beim Adulten noch vorhandenen Furchen des Allocortex. Von diesen sind einige tief und deutlich ausgeprägt (Sulcus corporis callosi, Sulcus hippocampi, Sulcus limitans trigoni olfactorii, caudaler Teil des Sulcus rhinalis), während andere selbst beim adulten Menschen nur sehr unscheinbar sind (Sulcus semiannularis, Sulcus rhinencephali inferior) (Abb. 31).

Sulcus rhinalis: Ein vorderer Sulcus rhinalis lateralis, der den Gyrus olfactorius lateralis seitlich begrenzt, findet sich beim adulten Menschen nicht. Er soll jedoch nach HIS (1904) und RETZIUS (1896) embryonal angelegt werden, nach RETZIUS aber vom 5. Monat ab wieder verflachen.

HOCHSTETTER bestreitet die Existenz dieser Furche in frühen Stadien. Nach HOCHSTETTER ist beim 25—28 mm-Embryo (Abb. 109) die Hemisphäre glatt und nur an der Basis wird die Anlage einer Stria olfactoria lateralis (unser Tractus olfactorius lateralis) als feine Linie deutlich, die dann in der Folge zu einem schmalen Streifen wird. Beim 96 mm-Embryo (Abb. 112) stellt sich dieses Bündel als schmaler niedriger Wulst dar. Am hinteren Ende der Riechhirnausladung findet sich seitlich lediglich eine Erhebung (offenbar die Anlage des Trigonum olfactorium), aus der die Stria olfactoria lateralis hervorgeht.

An eigenem embryonalen Material konnten wir eine deutliche vordere und seitliche Begrenzung des Gyrus olfactorius lateralis in keinem Fall feststellen. Auch beim Erwachsenen ist ein vorderer Sulcus rhinalis (lateralis) höchstens in Spuren vorhanden, während ein hinterer Abschnitt als Begrenzung des Gyrus parahippocampalis stets deutlich ist. Dieser caudale Furchenabschnitt entsteht aber erst vom 6. Monat ab (nach RETZIUS, 1896, von der zweiten Hälfte des 5. Monats ab).

Auch die Entwicklung bei den Säugetieren zeigt, daß der Sulcus rhinalis durchaus keine sehr frühe Bildung ist, und daß der rostrale Abschnitt nicht früher angelegt wird als der caudale. Dies spricht ebenfalls gegen eine frühembryonale Anlage des vorderen Abschnittes beim Menschen.

Sulcus semiannularis: Von den weiteren Furchen des caudalen Allocortex bringt RETZIUS (1896) bei einem Embryo vom Anfang des 4. Monats einen Sulcus semiannularis zur Darstellung, der den deutlichen Gyrus semilunaris umgibt. In den Abbildungen von HOCHSTETTER (1919) von Embryonen ähnlichen Alters (68 und 96 mm SSL) finden sich indes keinerlei Hinweise dafür (Abb. 111 u. 112). Auch nach ZIEHEN (1906) tritt ein Sulcus semiannularis erst im 5. Monat auf. Nach diesem Autor beginnt im 4. Monat das Wachstum des Schläfenlappens in frontaler Richtung, womit die Bildung des Uncus eingeleitet wird.

Sulcus limitans trigoni olfactorii und Sulcus parolfactorius posterior: HOCHSTETTERS Basalansicht des Gehirns von einem Embryo von 49 mm SSL zeigt eine scharf eingeschnittene, den vorderen Riechlappen von HIS nach caudal begrenzende Furche (spätere Stadien in Abb. 111 u. 112). HOCHSTETTER hat diese Furche an jüngeren Gehirnen nicht gesehen und hält sie deswegen für eine verhältnismäßig spät auftretende Bildung. Es handelt sich bei dieser deutlichen, von HOCHSTETTER als *Sulcus limitans trigoni olfactorii* bezeichneten Furche ohne Zweifel um die von HIS beschriebene Fissura mesorhinica. Nach HIS greift eine Fortsetzung dieser Furche schon frühzeitig als *Fissura prima* eine Strecke weit auf die mediale Hemisphärenwand über. ,,Die Fissura prima geht zu keiner Zeit über das obere Ende der Schlußplatte hinaus. Ihr bleibender Rest ist die Fissura parolfactoria posterior der BNA" (1904, S. 76). Auch nach HOCHSTETTER kerbt der Sulcus limitans trigoni olfactorii beim 49 mm-Embryo den unteren Rand der medialen Hemisphärenfläche ein, soll sich aber noch nicht auf diese Fläche fortsetzen. Auch beim 96 mm-Embryo soll sie noch nicht wesentlich auf diese übergreifen (HOCHSTETTER, 1919) und erst bei Embryonen des 5. Monats (was sich mit Angaben von RETZIUS, 1896, und GOLDSTEIN, 1904, deckt) soll als mediale Fort-

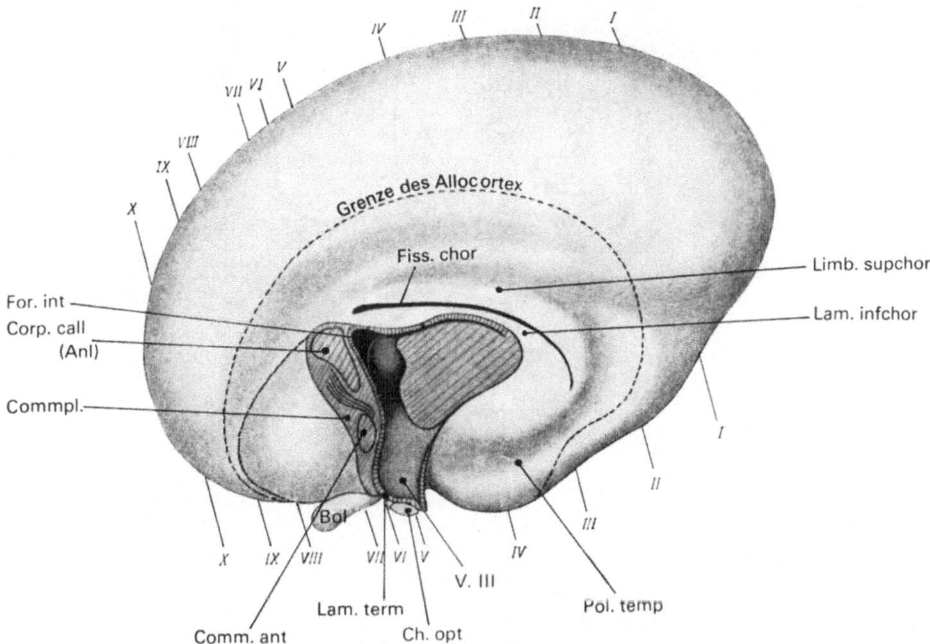

Abb. 121. Medialansicht der Endhirnhemisphäre eines menschlichen Embryos von etwa 60 mm SSL (aus ECONOMO u. KOSKINAS, 1925). Neu beschriftet. Die gestrichelte Linie gibt die Grenze des Allocortex an. Die Ziffern I—X kennzeichnen die Ebenen der in Abb. 141 wiedergegebenen Schnitte. Bedeutung der Abkürzungen auf S. 4

setzung des Sulcus limitans trigoni olfactorii ein *Sulcus parolfactorius posterior* deutlich sichtbar werden. Dieser Sulcus liegt beim adulten Menschen caudal vom präcommissuralen Hippocampus, dessen Grenze zum Gyrus paraterminalis markierend (s. Definitionen).

HOCHSTETTER betont, daß er anstelle einer tief einschneidenden Fissura prima (HIS) nur eine flache Einbuchtung gefunden habe. Auch ECONOMO u. KOSKINAS (1925) bringen in ihrer Rekonstruktion der Hemisphäre eines etwa 60 mm langen Embryos vor dem Trapezfeld nur eine flache Eindellung zur Darstellung (Abb. 121), so daß angenommen werden kann, daß die von HIS dargestellte Fissura prima postmortal zumindest vertieft ist. Beide Furchenbildungen sind miteinander identisch, wie auch von HINES (1922) erkannt wurde.

Sulcus corporis callosi und Sulcus hippocampi: Diese beiden Furchen gehören zum Komplex der embryonalen Bogenfurchen von HIS. HIS bezeichnet die Fissura

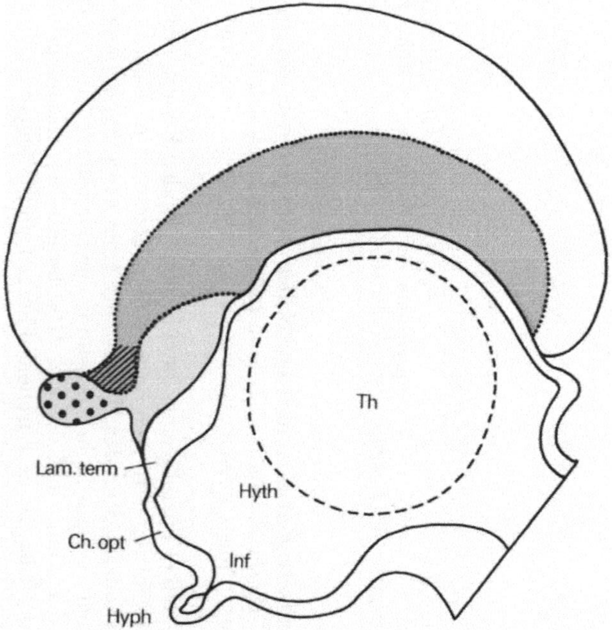

Th
Hyth
Lam. term
Ch. opt
Inf
Hyph

Abb. 122

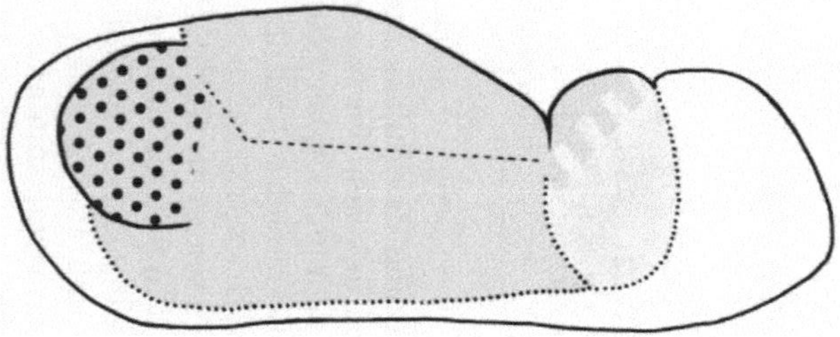

Abb. 123

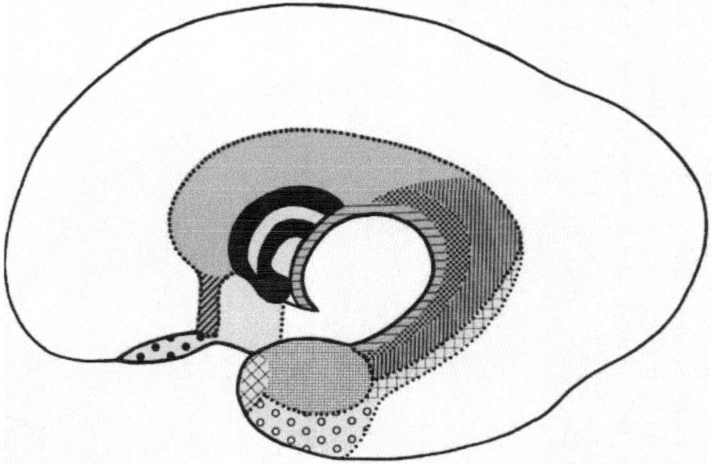

Abb. 124

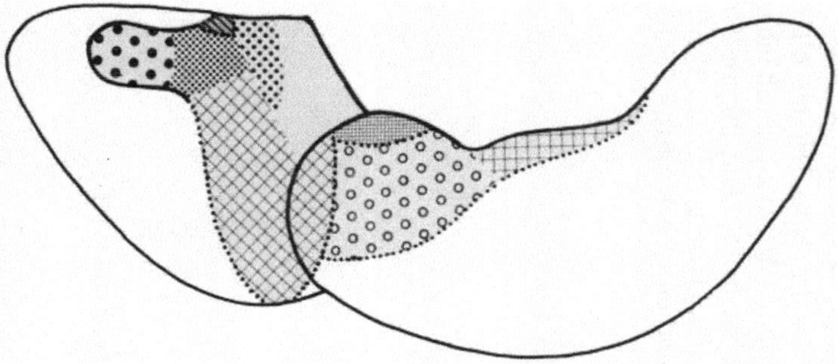

Abb. 125

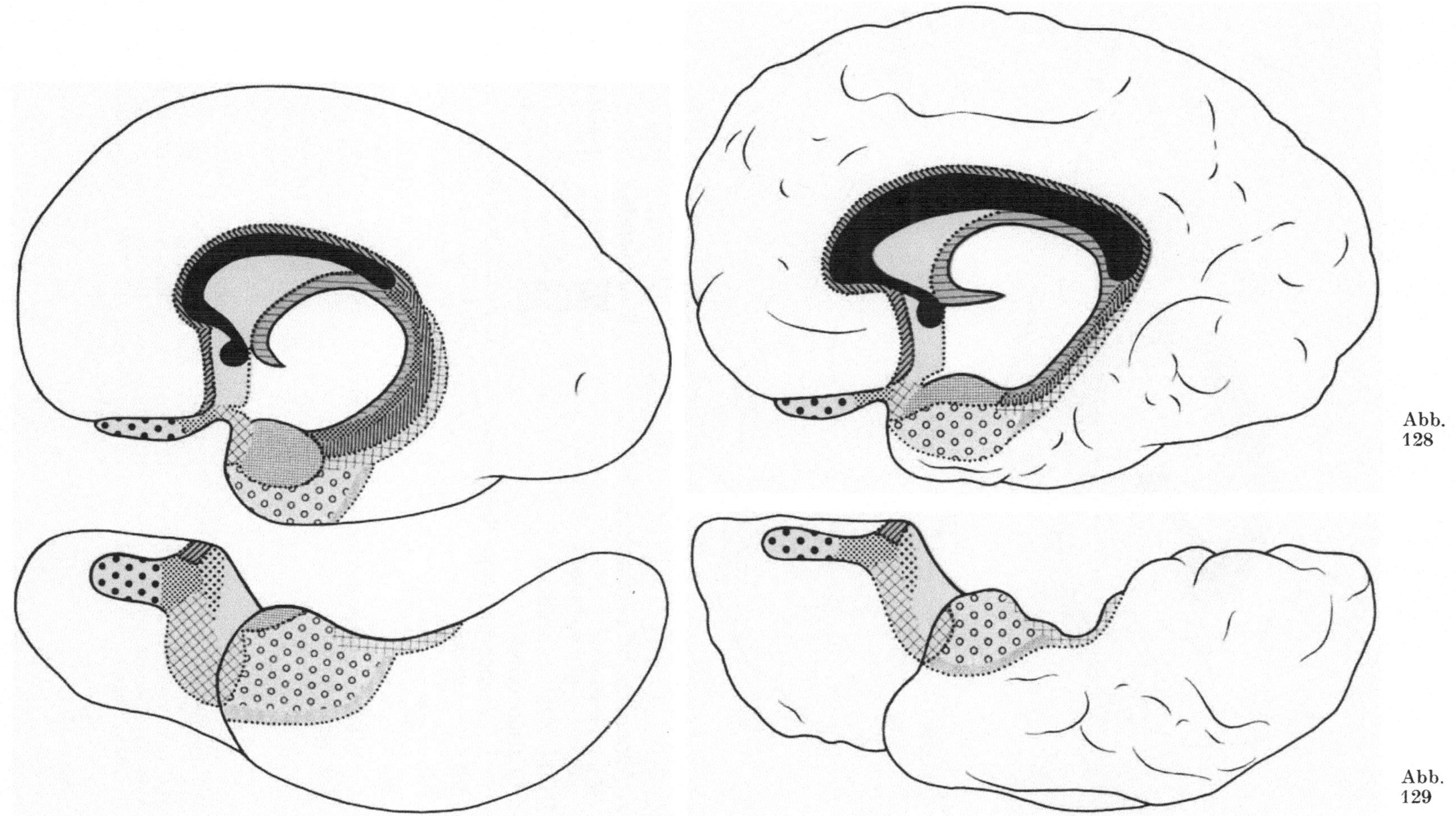

Abb. 126

Abb. 127

Abb. 128

Abb. 129

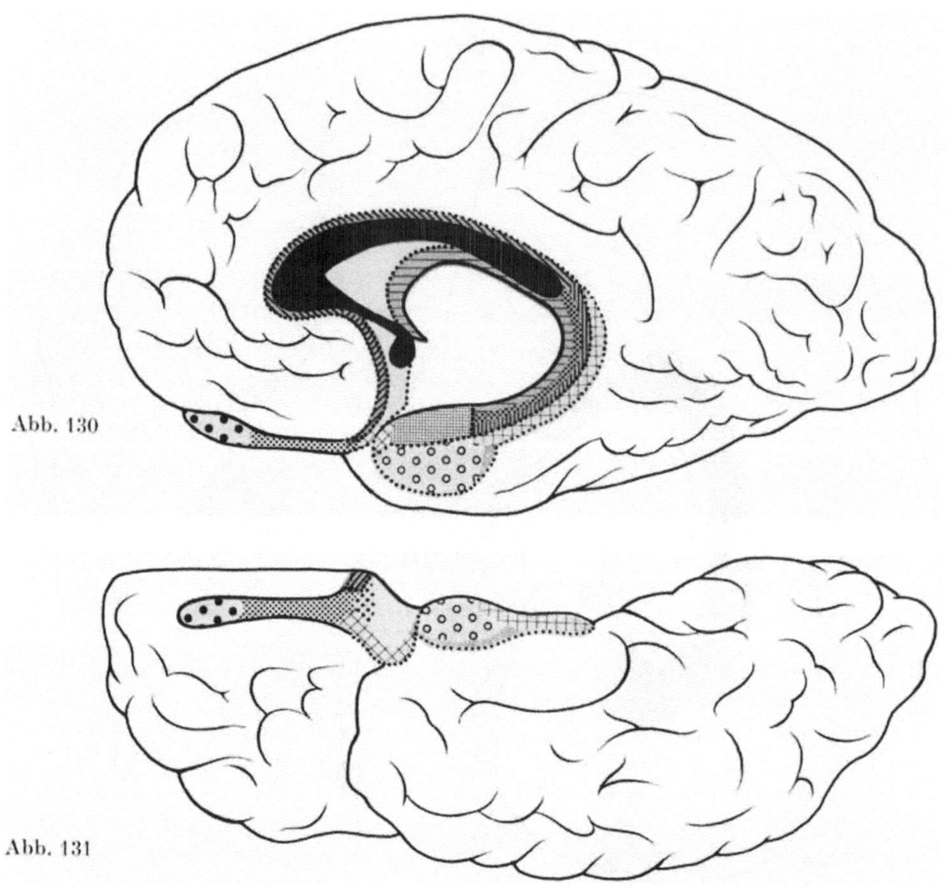

A. Allocortex bulbi olfactorii

- Bulbus olfactorius
- Bulbus olfactorius accessorius

B. Allocortex primitivus

I. Palaeocortex

1. Palaeocortex I oder Semicortex

- Regio retrobulbaris
- Regio periamygdalaris
- Tuberculum olfactorium
- Septum mit Regio periseptalis
- Regio diagonalis

2. Palaeocortex II oder Eupalaeocortex

- Regio praepiriformis

II. Archicortex

- Subiculum, Cornu ammonis, Fascia dentata } des Hippocampus retrocommissuralis
- Hippocampus supracommissuralis
- Hippocampus praecommissuralis

C. Periallocortex

III. Peripalaeocortex

- Regio peripalaeocorticalis claustralis

IV. Periarchicortex

- Regio entorhinalis mit Area perirhinalis
- Regio praesubicularis mit Area parasubicularis
- Regio retrosplenialis
- Regio cingularis periarchicorticalis mit Area subgenualis

Abb. 122—131. Morphogenese des Allocortex beim Menschen (nach MACCHI, 1951). Umgezeichnet und leicht verändert. Abb. 122—123. Ende des 2. Monats. Abb. 122: Medialansicht; Abb. 123: Ventralansicht. Abb. 124—125. Ende des 3. Monats. Abb. 124: Medialansicht; Abb. 125: Ventralansicht. Abb. 126—127. Ende des 4. Monats. Abb. 126: Medialansicht; Abb. 127: Ventralansicht. Abb. 128—129. Ende des 6. Monats. Abb. 128: Medialansicht; Abb. 129: Ventralansicht. Abb. 130—131. Neugeboren. Abb. 130: Medialansicht; Abb. 131: Ventralansicht

prima auch als vordere Bogenfurche. Diese Bezeichnung kommt aber eher seiner im 3. Monat auftretenden akzessorischen Bogenfurche (Fissura arcuata accessoria) zu[86]) (Abb. 121), die über dem Trapezfeld vorbeizieht und am vorderen Rande des Stirnhirns, mehr oder weniger weit vom Riechlappen entfernt, breit ausläuft. Caudal endet sie über der eigentlichen, hinteren Bogenfurche (Fissura arcuata). Sie bleibt von dieser durch einen schmalen Windungszug getrennt. Die sehr früh, nach ZIEHEN (1906) in der 5. oder 6. Embryonalwoche auftretende hintere Bogenfurche wird auch als Fissura hippocampi bezeichnet, was nicht exakt ist, wenn, wie allgemein angenommen wird, aus ihrem vorderen Abschnitt der *Sulcus corporis callosi* hervorgeht. HOCHSTETTER wendet sich hiergegen mit dem Hinweis, daß die Entwicklung des Sulcus corporis callosi erst bei Embryonen von 125 mm Länge einsetzt, und dieser Sulcus erst geraume Zeit nach dem Auftreten des Balkens sichtbar wird. Das schließt u. E. aber nicht aus, daß er als flache Einsenkung bereits früher angelegt wird.

HUMPHREY (1967b) fand in einer gut fundierten Studie (dort ausführliche Literatur) einen *Sulcus hippocampi* erstmals bei einem Embryo von 37 mm SSL (10 Wochen) als flache Einsenkung an der Oberfläche des primordialen Gyrus dentatus. Die Vertiefung des Sulcus und die Fusion der Furchenwände geschieht nach HUMPHREY sehr schnell. Während bei Embryonen von 112 mm SSL ($15^1/_2$ Wochen) noch keine Anzeichen für eine Fusion zu finden waren, war sie bei 144 mm-Stadien ($18^1/_2$ Wochen) schon deutlich ausgeprägt.

Der Sulcus hippocampi ist primär keine Grenzfurche, sondern entwickelt sich nach HERRICK (1910a), HUMPHREY (1967b) und anderen *in* der Ammonsformation[87]). Auch der Rekonstruktion von ECONOMO u. KOSKINAS (Abb. 121) kann man entnehmen, daß die seichten bogenförmigen Senken allocorticale Rinde enthalten. Die Grenze des Allocortex fällt nicht mit dem Grund der „Furchen" zusammen, sondern liegt außerhalb des Furchenbogens [88]).

In seinen Beziehungen zum Gyrus dentatus bleibt der Sulcus hippocampi nach HUMPHREY (1967b) während der ganzen Entwicklung konstant, während sich die anderen Strukturen deutlich verschieben, und zwar durch zunehmende Einsenkung der Ammonshornfelder, des Subiculum und schließlich auch von Teilen des Periarchicortex in den Sulcus hinein.

Der im Gebiet des Archicortex sich bildende Gyrus fasciolaris (s. Def.) tritt nach RETZIUS (1896) schon von Anfang des 5. Monats an als selbständige Bildung auf.

---

[86]) Wir sehen uns hier in Übereinstimmung mit G. E. SMITH (1896b), nach dem eine flache vordere Bogenfurche den vorderen Ausläufer des Hippocampus, der bis zur Bulbusausstülpung heranreicht, beherbergt. Diese flache Einsenkung entspricht sicherlich der akzessorischen Bogenfurche von HIS. Ihr kommt nach G. E. SMITH die Bezeichnung „vordere Bogenfurche" zu und nicht der Fissura prima.

[87]) Hingegen lassen GASTAUT u. LAMMERS (1961) auch in frühen Embryonalstadien den Archicortex gerade bis an eine Bogenfurche heranreichen. In ihrer Darstellung der Bogenfurche beziehen sie sich offenbar auf die frühen Veröffentlichungen von HIS, die dieser später selbst als teilweise nicht zutreffend aufgegeben hat. Die Autoren stellen eine *kontinuierliche* Fissura arcuata dar, die nach rostroventral in eine Fissura serotica übergeht. Die makromorphologischen Markierungen in den Abbildungen von GASTAUT u. LAMMERS sind offenbar stark schematisiert.

[88]) Dabei müssen wir offenlassen, ob und inwieweit von diesen Autoren Teile des Periarchicortex mit in den engeren Allocortex einbezogen wurden. Daß caudoventral die ontogenetische Vorstufe des Schizocortex mit einbezogen wurde, ist sicher; denn ECONOMO u. KOSKINAS zählen diese Strukturen zum Allocortex im engeren Sinne. Dies macht aber wahrscheinlich, daß auch mehr dorsale Abschnitte des Periarchicortex, also des Allocortex im weiteren Sinne, miterfaßt wurden, weil diese in der Rindenplattenbildung den ersteren ähnlich sind (FILIMONOFF, 1947; FEREMUTSCH, 1952).

6.3.2. Entfaltung der Rindengebiete (Abb. 122—131)

Die Evolution des Allocortex und seiner Cortexzonen vom 2. Fetalmonat bis zur Geburt wird von MACCHI (1951) in drei Stadien gegliedert: das erste Stadium reicht bis zum Ende des 3. Monats und erfaßt Feten von 23—51 mm Länge. Während dieser Zeit haben die olfactorischen Felder ihre maximale Entfaltung im Vergleich zu den nichtolfactorischen (auch KOELLIKER; ZUCKERKANDL und RETZIUS nach rein makroskopischen Vergleichen); in ihrer Cortexdifferenzierung sind sie im Vergleich zu diesen jedoch zurück. Das zweite, relativ kurze Stadium reicht bis zur Mitte des 4. Monats; zu ihm gehören Feten bis zu 84 mm Länge. Während dieser Periode differenzieren sich die verschiedenen allocorticalen Felder klarer und entfalten sich harmonisch. Das dritte Stadium reicht bis zur Geburt und in ihm setzt eine deutliche Disharmonie in der Entwicklung ein. Durch die starke Zunahme des Isocortex wird zwar der gesamte Allocortex relativ immer kleiner, doch verhalten sich die einzelnen Zentren verschieden. MACCHI unterscheidet solche, die eine Involution erfahren (wie der dorsale Hippocampus), solche die eine Entwicklungsreduktion erfahren (wie die primären und sekundären olfactorischen Zentren) und endlich solche, die innerhalb des Allocortex eine deutliche Zunahme an relativer Größe zeigen (wie der Schizocortex und der ventrale Hippocampus).

Nach MACCHI ähneln Lage und Ausdehnung des Allocortex in frühen menschlichen Embryonen (etwa in den beiden ersten Stadien) (Abb. 122—125) in mancher Hinsicht dem Allocortex der niederen makrosmatischen Säuger (Abb. 52—55), doch ist diese Ähnlichkeit in keiner Weise eng. Einige Formationen sollen nach den Befunden MACCHIS im menschlichen Riechhirn niemals differenziert werden. Dazu gehören der Bulbus accessorius und der Nucleus des Tractus olfactorius lateralis.

Für deskriptive Zwecke definiert MACCHI drei Zonen, eine ventromediale, eine ventrocaudale und eine mediale. Zur ventromedialen Zone rechnet er Bulbus olfactorius und den ganzen Palaeocortex mit Ausnahme der periamygdalären Rinde, die er zur ventrocaudalen Zone stellt. Zu dieser gehört außerdem noch die entorhinale Rinde. Die mediale Zone MACCHIS umfaßt den Hippocampus, das Septum pellucidum und die präsubikuläre Rinde. Von unserem Periallocortex hat MACCHI also nur die Entwicklung des Schizocortex, nicht aber die des dorsalen Periarchicortex und des Peripalaeocortex beschrieben, obwohl er zumindest Teile des ersteren zum „Rhinencephalon“ rechnet.

6.3.2.1. Allocortex bulbi olfactorii und Palaeocortex

Im ersten Stadium der Entwicklung ist der Palaeocortex sehr ausgedehnt (Abb. 122—123). Er liegt den Basalganglien auf und erstreckt sich nach vorn bis dicht an den rostralen Pol der Hemisphärenbläschen (auch KAHLE, 1962, 1969). An der ventralen Oberfläche der Hemisphären hat sich rostromedial eine Eminentia gebildet, die ein frühes Entwicklungsstadium des Bulbus und Pedunculus olfactorius darstellt. Ihre ventrale Oberfläche liegt dorsal von der Lamina cribrosa ethmoidalis, durch welche die olfactorischen Fasern den sich entwickelnden Bulbus erreichen. HUMPHREY (1940) glaubt in diesem Stadium einen Bulbus olfactorius accessorius beobachten zu können, doch wird dessen Existenz von MACCHI bestritten.

Hinter der Eminentia schließt sich lateral ein ausgedehntes, noch undifferenziertes Feld an, welches der späteren präpiriformen Rinde entspricht und dann den Gyrus olfactorius lateralis bildet. Hinter diesem Feld erstreckt sich ein größeres, ebenfalls noch kaum differenziertes Gebiet, von dem nur die rostromedialen Teile später zu einem palaeocorticalen Gebiet, und zwar zur periamygdalären Rinde werden. Aus den caudolateralen Teilen entwickelt sich der zum Periarchicortex gehörende Schizocortex. Eine Trennung dieser beiden Anteile konnte MACCHI bis Mitte des 3. Monats nicht durchführen (Abb. 123).

Dieses caudale Gebiet ist in der Darstellung von GASTAUT u. LAMMERS (1961) deutlich größer als in jener von MACCHI und reicht deutlich weiter nach rostral. Möglicherweise stammt das dargestellte Gehirn bei GASTAUT u. LAMMERS von einem etwas älteren Embryo. Trotzdem wäre zu erwarten, daß in einem so frühen Stadium, welches nach diesen Autoren dem der primitiven aplacentalen Säugetiere ähnelt, auch in der Lage der verschiedenen Felder noch primitive Züge vorherrschen. Dies trifft jedoch für die Darstellung von GASTAUT u. LAMMERS noch weniger zu als für jene von MACCHI, der sich bezüglich der Parallelisierung mit bestimmten Stadien der phylogenetischen Entwicklung zurückhaltender äußert. Die von GASTAUT u. LAMMERS dargestellte Lage dieser ventralen Regionen des Temporallappens ist keineswegs primitiv. Sie wird noch nicht einmal von den Halbaffen erreicht und entspricht bereits jener der höheren Primaten. Dies weist darauf hin, daß die Entwicklung der Hirnform der Differenzierung des Cortex weit vorauseilt. Deswegen muß man, wenn man bezüglich der Lage vieler Rindengebiete an einem Durchlaufen der primitiven phylogenetischen Entwicklungsstufen festhalten will, die ontogenetischen Vergleichsstufen in noch früheren Stadien suchen. Da der Cortex aber dann noch nicht differenziert ist (man die Zugehörigkeit der Gebiete also noch nicht festlegen kann), können hierüber keine gesicherten Aussagen gemacht werden.

Medial vom präpiriformen Gebiet schließt sich in ebenfalls beträchtlicher Ausdehnung ein Bezirk an, aus dem später die Substantia perforata anterior mit dem Tuberculum olfactorium und dem Diagonalen Band wird. Nach medial und caudal geht dieses Gebiet in ein weiteres, dem späteren Septum entsprechendes über. Auch dies ist relativ ausgedehnt.

Wie schon FEREMUTSCH (1952), so betont auch MACCHI, daß in den mehr lateralen Teilen der präpiriformen Rinde die Zellen in einer ähnlichen Weise wie in der Rindenplatte des Neocortex angeordnet sind. Hier wie dort bleibt es aber unklar, ob mit diesen lateralen Teilen bereits Abschnitte des späteren Peripalaeocortex erfaßt wurden. Auch beim Erwachsenen macht die Abgrenzung dieser Gebiete Schwierigkeiten (s. S. 86).

Bulbus und Pedunculus olfactorius

Die ursprünglich sehr breite und kurze rostrale Ausstülpung, die sich nach HUMPHREY (1966b) bei Embryonen von 13—14 mm SSL bildet, wird in der weiteren Entwicklung mehr und mehr in die Länge gezogen. Vorn beginnt sich ein deutlicher Bulbus olfactorius abzuzeichnen, der durch einen Stiel (Pedunculus olfactorius) mit den übrigen Zentren des Palaeocortex verbunden ist. An der ventrikulären Oberfläche sammeln sich die massiven Faserbündel des Bulbus. Der Ventriculus olfactorius wird mehr und mehr eingeengt und schließlich ganz verdrängt. Er obliteriert nach HUMPHREY (1940) bei etwa 19 Wochen alten Embryonen. Der Stiel wird durch die Fixierung des Bulbus an die Lamina cribrosa bei gleichzeitiger Entwicklung des Stirnhirns zunehmend gedehnt. Von der oberflächlichen grauen Substanz des Pedunculus, die nach MACCHI einen rudimentären Cortex bildet, bleiben einige kleine Zellansammlungen erhalten, die der Regio retrobulbaris (= Nucleus olfactorius anterior) der niederen Säugetiere entsprechen (auch CROSBY u. HUMPHREY, 1941). Dies stimmt mit der phylogenetischen Entwicklung klar überein. Wir konnten dort zeigen, daß es das Gebiet der Regio retrobulbaris ist, welches bei den höheren Primaten bandartig ausgezogen wird.

Gyrus olfactorius lateralis

Der vordere Gyrus olfactorius lateralis der höheren Primaten und des Menschen ist aus der Pars anterior lobi piriformis der niederen Affen und übrigen Säugetiere hervorgegangen (s. S. 81). Dieses Gebiet enthält die vordere präpiriforme Rinde und verläuft bei dem ersten von MACCHI dargestellten Embryo (Ende des 2. Monats, Abb. 123) noch in der Längsrichtung des Gehirns. Es hat damit eine Lage, die den Verhältnissen bei den niederen Säugetieren entspricht. Nach einer Abbildung von GASTAUT u. LAMMERS, die das Gehirn eines Embryos aus dem 3. Monat darstellt, hat sich dieses Gebiet bereits in eine quere Lage gedreht und nimmt damit eine Position ein, wie sie den höheren Primaten zukommt. Eine Abbildung von MACCHI vom Ende des 3. Monats bestätigt dies (s. Abb. 125). Eine mögliche Rekapitulation der phylogenetischen Entwicklung wäre hiernach sehr früh anzusetzen und würde in sehr großem Tempo durcheilt werden. Die schon sehr früh eingenommene Querlage dieses Gebietes ändert sich in der Folge nicht mehr.

Der caudale (temporale) Abschnitt der präpiriformen Rinde liegt im 3. Monat auf der Vorderseite des sich entwickelnden Temporallappens und bildet nach KAHLE im 3. und 4. Monat den Temporalpol. Im Laufe der weiteren Ontogenese wird er zunehmend auf die Dorsalfläche des Temporallappens abgedrängt. Die ursprüngliche, relativ große Ausdehnung der präpiriformen Rinde wird mehr und mehr eingeschränkt.

Etwa vom 3. Monat ab begrenzt ein deutlicher Sulcus limitans trigoni olfactorii (HOCHSTETTER; Fissura mesorhinica HIS) den vorderen Gyrus olfactorius lateralis gegen die sich caudal anschließende Substantia perforata anterior (Abb. 111). Beim adulten Menschen ist dieser Sulcus jedoch nicht gleichzeitig Grenzfurche zwischen dem Tuberculum olfactorium und der präpiriformen Rinde, weil die Rinde des Tuberculum offenbar über ihn hinweg auf die caudalen Abschnitte des Trigonum olfactorium (s. Def.) übergreift (ROSE, 1927b; ALLISON, 1954) (s. auch S. 51). Wir fanden keine Angaben darüber, ob dies auch für den frühen Sulcus limitans trigoni olfactorii gilt.

MACCHI untergliedert vom Ende des 3. Monats an die präpiriforme Rinde in vier Unterabschnitte, von denen er drei als Übergangsgebiete zu benachbarten Formationen ansieht, und zwar zur Insel (Claustrocortex), zum Pedunculus olfactorius (Regio retrobulbaris) und zur Regio entorhinalis und periamygdalaris. Auch beim adulten Menschen kann ein Teil dieser Grenzen nicht eindeutig festgelegt werden.

Das Übergangsgebiet zum Pedunculus olfactorius, welches makroskopisch dem rostralen Teil des Trigonum olfactorium entspricht, ist in seiner Zuordnung umstritten. Nach ROSE (1927b) und CROSBY u. HUMPHREY (1941) soll diese Rinde zum Tuberculum olfactorium gehören, nach ECONOMO u. KOSKINAS (1925) in enger Beziehung zu ihrer Area geniculata (unserem präcommissuralen Archicortex) stehen. Nach den ontogenetischen Untersuchungen von MACCHI ist sie als präpiriforme Rinde zu betrachten. Wir selbst neigen aufgrund vergleichend-anatomischer Studien dazu, sie der retrobulbären Rinde zuzuordnen.

Periamygdaläre Rinde und Mandelkern

Ebenso wie der caudale Abschnitt der präpiriformen Rinde wird die sich caudomedial anschließende periamygdaläre Rinde mehr und mehr auf die Dorsalfläche des Temporallappens abgedrängt. Ihre relative Größe vermindert sich etwa im gleichen Ausmaß wie die der präpiriformen Rinde. Da die periamygdaläre Rinde die oberflächlichen Gebiete des Mandelkernkomplexes darstellt und der Mandelkern auch funktionell in enger Beziehung zum Allocortex steht, soll er hier, trotz seiner überwiegend subcorticalen Struktur, nicht ganz übergangen werden.

Der Mandelkern nimmt schon bei beginnender Differenzierung (im zweiten der drei Stadien von MACCHI) eine Lage dorsorostral vom Horn des Seitenventrikels ein und entspricht damit bereits nicht mehr den Verhältnissen bei den niederen Säugern. MACCHI hebt dies besonders hervor und auch wir haben im Zusammenhang mit den corticalen Gebieten des Gyrus olfactorius lateralis auf ein ganz entsprechendes, sehr frühes Auftreten definitiver Lagebeziehungen bei noch mangelnder Differenzierung der Strukturen aufmerksam gemacht (s. S. 141).

An der Oberfläche bildet sich in einem Gebiet zwischen der entorhinalen und der präpiriformen Rinde der corticale Mandelkern. Er trägt den Hauptteil zur periamygdalären Rinde bei. Nach lateral, an der Grenze zur entorhinalen Rinde, hat sich ein ganz seichter Eindruck gebildet, der von Macchi als Fissura amygdaloidea bezeichnet wird. Er entspricht dem Sulcus (rhinencephali) semiannularis von Retzius (1896).

Einen Nucleus tractus olfactorii lateralis, der bei den makrosmatischen Säugern oberflächlich im Mandelkern liegt, hat Macchi in keinem Stadium der Entwicklung finden können. Macchi nimmt an, daß dieser Kern im rostralen Teil des medialen Mandelkerns mit aufgegangen ist. Er bringt zum Ausdruck, daß abgesehen vom Fehlen dieses Kerns und von der veränderten Lage des Gesamtkomplexes zum Seitenventrikel Anfang des dritten Entwicklungsstadiums die allgemeine Anordnung der Kerne jener bei den makrosmatischen Säugetieren noch recht gut entspricht. Erst in der Folge treten Veränderungen der Lage und der relativen Größe hinzu, die dann zum endgültigen Bild des Komplexes beim Menschen führen. So bekommt etwa am Ende des 6. Monats der corticale Mandelkern durch die wiederholt beschriebene Verdrängung von ursprünglich basal und medial gelegenen Teilen des Temporallappens eine dorsale Lage. Der Sulcus semiannularis tritt stärker hervor. In noch späteren Phasen der Entwicklung nimmt nach Macchi der centromediale Komplex an relativer Größe ab, während der basolaterale Komplex, insbesondere dessen Basalkern, größer wird. Ähnliche, wenn auch in einigen Details abweichende Angaben finden sich bei Escolar (1959; menschliche Embryonen von 12, 37, 120 und 200 mm SSL; Nomenklatur nach Brockhaus, 1940a).

Substantia perforata anterior

Das Gebiet der Substantia perforata anterior[89]) mit dem *Tuberculum olfactorium* und dem *Diagonalen Band* zeigt praktisch keine Lageveränderungen. Dies steht in vollem Einklang mit der phylogenetischen Entwicklung. Ende des 3. Monats wölbt sich ein Tuberculum olfactorium deutlich hervor, ohne daß eine corticale Struktur differenziert wäre (Macchi, 1951). Im Verlaufe der weiteren Entwicklung wird die ganze Substantia perforata anterior kleiner, wobei sich das Verhältnis zwischen Tuberculum und Diagonalem Band noch zugunsten des letzteren verschiebt. Schon vom Ende des 4. Monats an bildet das Tuberculum keine Vorwölbung mehr, sondern taucht eher zwischen den benachbarten Strukturgebieten unter.

Beim Menschen soll das Tuberculum olfactorium nach Macchi in der Ontogenese nie eine wirkliche Schichtung zeigen und Macchi zieht deswegen in Zweifel, ob es dem Tuberculum der makrosmatischen Säuger überhaupt homolog ist. Bezüglich des als Tuberculum olfactorium bezeichneten makromorphologischen Gebietes kann an einer Homologie kein Zweifel sein. Hingegen haben sich bezüglich der ebenso bezeichneten histologischen Rinde nach unseren vergleichend-anatomischen Untersuchungen (8.4.2.3.) die von Macchi geäußerten Zweifel bestätigt.

Septum

Das sich nach medial hin anschließende Septum, über dessen Entwicklung bis zum 43 mm-Embryo Hines (1922) berichtet hat, erfährt vom 4. Monat an — im

[89]) Rekonstruktion und Beschreibung bei einem menschlichen Embryo von 25 mm SSL und beim adulten Menschen bei Escolar (1963).

Zusammenhang mit der Entwicklung des Balkens und der von MACCHI hervorgehobenen Involution des vorderen Hippocampus vor allem in seinen dorsalen Abschnitten, die zum Septum pellucidum werden — einige bedeutende Veränderungen. Das Septum pellucidum entsteht nach MACCHI Ende des 3. Monats als schmale Zone zwischen dem Balken und der Hippocampuscommissur und wird dann infolge der Entfaltung des Balkens stark gedehnt. Die bereits im 4. Monat vorhandene Ausdehnung des Septum pellucidum wird von keinem anderen Säugetier, auch nicht von den Menschenaffen, erreicht. Nach MACCHI ist das Septum pellucidum hauptsächlich ein Produkt des Archipallium, nach HOCHSTETTER eine Bildung der Commissurenplatte (s. auch Def. Septum und Cavum septi pellucidi).

6.3.2.2. Peripalaeocortex

Der Peripalaeocortex wurde weder von FEREMUTSCH noch von MACCHI vom Isocortex getrennt, obwohl eine Abtrennung der Inselrinde nach KAHLE (1962, 1969)

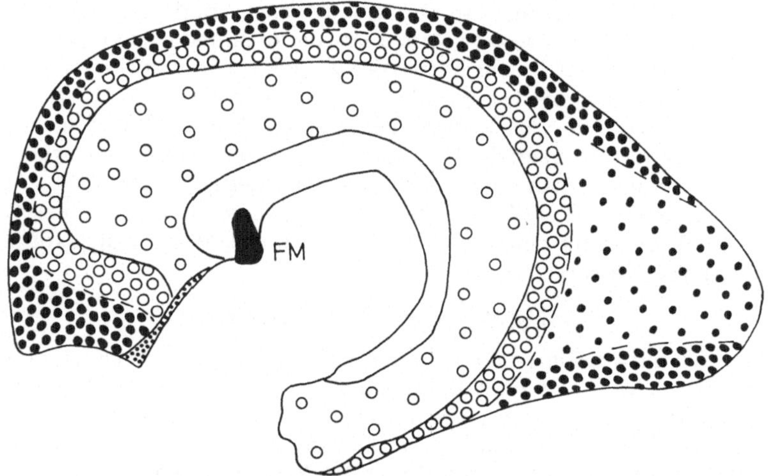

Abb. 132. Matrixzonen der Medialwand des Seitenventrikels bei einem menschlichen Embryo von 154 mm SSL (aus KAHLE, 1962, 1969). Dichte kleine Punkte = Matrixzone des Palaeocortex, ohne deutlich ausgeprägte Migrationsphasen; dichte große Punkte = Matrixzone des Isocortex, in voller Migration befindlich; lockere große Punkte = Matrixzone des Calcar avis mit nachlassender Zellmigration; dichte Kreise = Matrixzone des Periarchicortex mit beginnendem Aufbrauch der Matrix; spärliche Kreise = Matrixzone des Archicortex mit fortgeschrittenem Matrixaufbrauch; weiß = embryonales Ependym. *FM* Foramen interventriculare (Monroi)

nicht nur möglich, sondern sogar unerläßlich ist, weil sie sich in ihrer Entwicklung grundsätzlich vom Neopallium unterscheidet und diesem in der Entwicklung erheblich vorauseilt. Die Insel ist nach KAHLE bereits Ende des 2. Monats gut vom Pallium abzugrenzen; sie stellt bis Mitte des 3. Monats eine seichte Depression dar (MIHALKOVICS, 1877); ihre definitiven Grenzfurchen treten aber erst während des 4. und 5. Monats auf (FRIANT, 1963). KAHLE hat die peripalaeocorticalen (agranulären und propeagranulären) Abschnitte nicht von der übrigen Insel abgegrenzt, so daß über deren spezielle Morphogenese keine Angaben gemacht werden können.

Die Veränderungen der Lage der Insel und ihrer Beziehungen zur Matrix sind jedoch so bedeutsam, daß sie hier kurz dargestellt werden sollen (Abb. 133 u. 134).

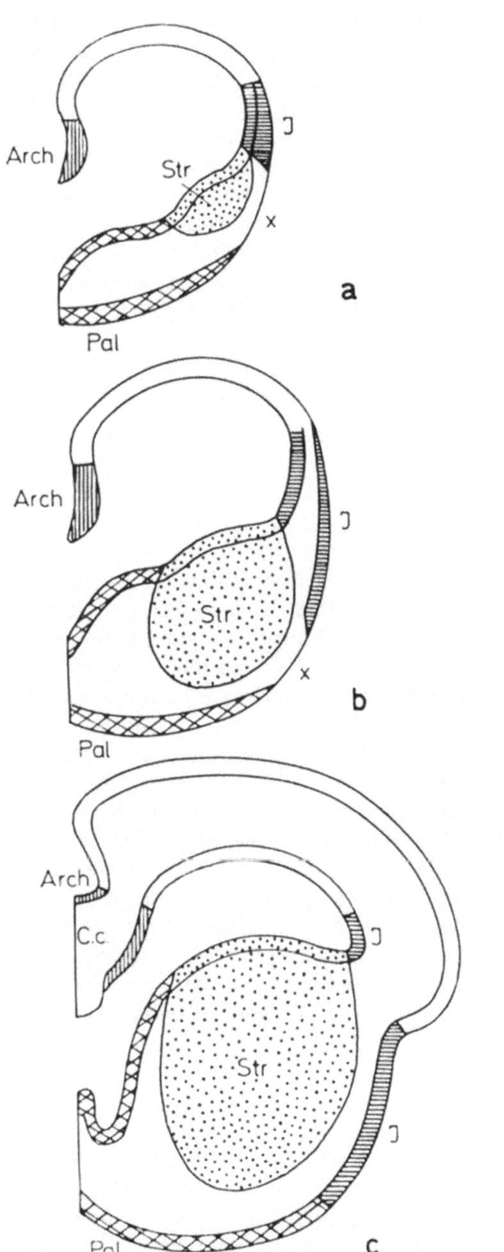

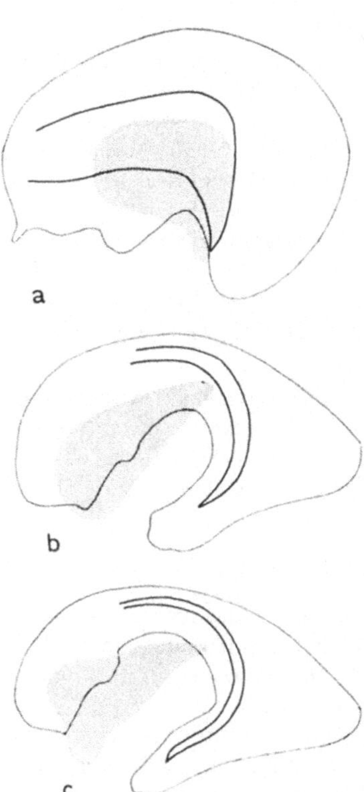

Abb. 134a—c. Die Lagebeziehung zwischen Inselcortex und Inselmatrix (aus KAHLE, 1969). Originaltext: Die Seitenansicht der Ventrikel ist im Umriß wiedergegeben und die Fläche der Inselmatrix ist dick umrandet eingezeichnet. Darauf ist lagegerecht der Inselcortex (grau) projiziert. a Anfang des 3. Monats, b 5. Monat, c 6. Monat. Im 3. Monat zeigen Matrix- und Cortexfläche noch eine gewisse Übereinstimmung; in den folgenden Monaten wird die Inselmatrix durch die Größenzunahme des Striatums abgedrängt

Abb. 133a—c. Die Lagebeziehungen der Matrixabschnitte (Ursprungsgebiete) zu ihren Rindenbezirken während der Entwicklung (aus KAHLE, 1969). a 2. Monat, b 3. Monat, c 4. Monat. Weiß = Isocortex, senkrecht schraffiert = Archicortex (Arch), waagerecht schraffiert = Inselrinde (J), gekreuzt = Palaeocortex (Pal), punktiert = Striatum (Str). Die zugehörigen Matrixabschnitte haben gleiche Markierungen. *C.c.* Corpus callosum, × Striatumbezirk an der äußeren Oberfläche der Hemisphäre

Die peripalaeocorticalen Anteile der Insel sind in der Abb. 133 dem Palaeocortex benachbart und in der Abb. 134 vor allem rostral (links) und ventral zu erwarten.

Nach KAHLE besitzt die Inselregion im 2. und Anfang des 3. Monats noch in ganzer Ausdehnung eine direkte Beziehung zum Ventrikel. Im 3. Monat beginnt sich das Rindenareal gegenüber dem Matrixbezirk nach ventral zu verschieben (Abb. 133). Im 6. Monat haben sich Inselmatrix und Inselrinde so weit voneinander entfernt, daß man sie ohne Kenntnis früherer Stadien nicht mehr miteinander in Beziehung bringen könnte (Abb. 134). Nach KAHLE beruhen diese Verschiebungen im wesentlichen auf der starken Volumenvergrößerung des Striatums, durch die die Matrix nach dorsal abgedrängt wird. Daneben scheint nach Abb. 133 aber auch der Isocortex die Inselrinde nach ventral zu verschieben, wodurch eine ursprünglich zwischen Palaeocortex und Insel bestehende Lücke (×) geschlossen wird.

Das *Claustrum* differenziert sich nach MACCHI (1951) und KAHLE (1969) im 4. Monat. Nach MACCHI läßt sich später ein dickerer präpiriformer von einem dünneren periinsulären Teil unterscheiden. Auf die für unsere Fragestellung wichtige Ausdehnung des letzteren geht MACCHI nicht ein.

6.3.2.3. Archicortex

Wie der Palaeocortex, so ist auch der Archicortex in den frühen Entwicklungsstadien relativ ausgedehnt (HINES, 1922; MACCHI). Dies trifft besonders auch für die Matrixzonen zu, und hier bleibt diese große Ausdehnung, wie den Abbildungen von KAHLE (1962, 1969) zu entnehmen ist, bis zum Matrixaufbrauch erhalten. Später wird der Archicortex mehr und mehr durch den Isocortex zurückgedrängt. In sehr frühen Stadien der Entwicklung (Abb. 122 u. 124) ähneln Lage und Ausdehnung beim Menschen den Verhältnissen bei Reptilien und niederen Säugern (Abb. 47, 49, 55 u. 56). In diesen Stadien überwiegen bei weitem die in der interhemisphärischen Spalte gelegenen dorsalen Abschnitte, während der in der ,,Thalamusmulde" (HOCHSTETTER, HIS) liegende caudoventrale Schenkel noch schwach ausgeprägt ist. In der Folge verändert sich das Verhältnis immer mehr zugunsten des letzteren, weil sich dieser mit dem Temporallappen progressiv entfaltet, während die dorsalen Abschnitte besonders stark zurücktreten. Aber auch die *freiliegende* Oberfläche der caudoventralen Abschnitte des späteren retrocommissuralen Archicortex wird während der weiteren Entwicklung *relativ* deutlich kleiner. Dies beruht teilweise darauf, daß diese Gebiete zunehmend in den Seitenventrikel eingerollt werden.

Im *ersten Stadium* der Entwicklung (bis Ende des 3. Monats) nimmt der Archicortex nach MACCHI den Gyrus arcuatus ein, der einen großen Teil der medialen Hemisphärenwand bedeckt. Nach ventral ist er gegen das Septum durch eine septopalliale Grube und von der Area epithelialis chorioidea durch die Fissura chorioidea begrenzt. In diesem Stadium konnte MACCHI im Gegensatz zu HINES (1922) noch nicht zwischen dem Ammonshorn (CA) und der Fascia dentata (FD) unterscheiden. Nach HUMPHREY (1967b) beginnen sich die Schichten der Fascia dentata Ende des 3. Monats zu bilden.

Im *zweiten Stadium* der Entwicklung (Anfang des 4. Monats) unterscheidet MACCHI im Archicortex vier Abschnitte, davon drei im dorsalen Bereich. Der erste reicht vom rostralen Ende des Gyrus arcuatus bis zum Balkenende. Wir neigen mit ROSE (1927a, b) dazu, auch den rostroventral sich anschließenden und allgemeiner als ,,Gyrus olfactorius medialis" bekannten Abschnitt mit in den Archicortex einzubeziehen. Dieser reicht bis zur Regio retrobulbaris.

Macchi markiert diesen Gyrus in seinen Abbildungen wie die präpiriforme Rinde, rechnet ihn demnach zum Palaeocortex unserer Definition; Gastaut u. Lammers geben diesem Gebiet in den Entwicklungsstadien eine eigene Markierung, stellen ihn aber dann beim Adulten zumindest teilweise ebenfalls zum Palaeocortex. Aus den Verhältnissen bei den balkenlosen Säugetieren, die bezüglich der Entfaltung des Archicortex diesen frühen Ontogenesestadien ähneln (wie von Macchi ebenfalls betont wird), läßt sich entnehmen, daß der Archicortex rostral mit der Regio retrobulbaris Kontakt bekommt (Loo, 1931; von uns bestätigt). Auch für die anderen Säugetiere haben sich in vergleichend-anatomischen Untersuchungen diese Befunde bestätigt und sie gelten u. E. auch für die höheren Primaten. Die Nachbarschaftsbeziehungen des Archicortex, so bestätigt auch Macchi, sind bei allen Säugern gleich.

Dem rostralen Abschnitt schließen sich der zweite und dritte Abschnitt des Archicortex als schmale Sektoren an. Der vierte ist der ventrale, retrocommissurale Archicortex, der sich in diesem zweiten Entwicklungsstadium an seinem caudalen Ende einzufalten beginnt. Eine Fascia dentata kommt nur dem dritten und vierten Abschnitt zu.

Die *spätere Entwicklung* des Hippocampus wird nach Macchi durch eine Involution aller dorsalen Abschnitte gekennzeichnet, während sich der ventrale Abschnitt gut entwickelt. Im 6. Monat (160 mm) sind die endgültigen Positionen im großen und ganzen eingenommen.

Macchi glaubt nicht, daß die Involution der dorsalen Abschnitte des Archicortex ohne Einschränkung mit der Entwicklung des Balkens in Verbindung gebracht werden kann. Als Grund führt er an, daß die Involution das ganze dorsale Feld erfaßt und nicht nur jene Teile, die bereits in frühen Stadien dem Balken anliegen[90]). Auch wir hatten aufgrund der Verhältnisse bei der Beutelratte eine direkte Abhängigkeit vom Balken abgelehnt, weil hier der vordere Archicortex auch ohne Balken in einem sehr primitiven Zustand verharrt (s. 4.2.3.). Daß bei den placentalen Säugetieren die Verdrängung des dorsalen Archicortex und die Entfaltung des Balkens so weitgehend parallel gehen, hat nach Levi (1909) eine einfache gemeinsame Ursache in der Vergrößerung des Neocortex.

Der ventrale oder retrocommissurale Archicortex entwickelt sich sehr stark am Ende des 3. Monats. Er erfährt dabei eine stärkere cytologische Differenzierung als alle anderen corticalen Felder. In Feten von 110—120 mm Länge (4. Monat) haben sich das Ammonshorn (CA) und die Fascia dentata (FD) klar differenziert.

Das vom ventralen Archicortex eingenommene Gebiet der „Thalamusmulde“ wird während der weiteren Entwicklung zunehmend in den Temporallappen hineingestülpt, und zwar in das Unterhorn des Seitenventrikels. Diese Tendenz hat wiederum eine deutliche Parallele zu den Veränderungen in der Phylogenese.

---

[90]) Aufgrund der Befunde bei der Beutelratte (s. S. 89) neigen wir aus phylogenetischer Sicht stärker dazu, statt einer wirklichen Rückbildung ein Stehenbleiben der Entwicklung des vorderen Archicortex auf einer sehr primitiven Stufe anzunehmen. Als Argument für eine echte Involution (zumindest der caudalen Abschnitte des supracommissuralen Hippocampus) führt Macchi aber an, daß in einigen ontogenetischen Stadien über dem Balkensplenium eine Fascia dentata existiert, die später nicht mehr vorhanden ist. Auch Kahle (1962) hat eine primitive Fascia dentata festgestellt und nimmt eine echte Rückbildung an, für die der Balken verantwortlich sein soll, der sich in diesem dorsalen Hippocampus zwischen die Matrix und dem daraus hervorgegangenen Rindengrau schiebt. Für eine Reduktion des supracommissuralen Hippocampus (Indusium griseum) hat sich nach Hallerstein (1934) auch Dorello aufgrund von Untersuchungen der Keimesentwicklung beim Schwein ausgesprochen. — Soweit für die Argumentation eine ursprünglich im Bereich des Balkensplenium vorhandene Fascia dentata herangezogen wird, die später fehlt, möchten wir aber auf die Möglichkeit hinweisen, daß dieses caudale Gebiet im Laufe der Entwicklung in den gut ausgebildeten retrocommissuralen Hippocampus einbezogen wird. Während der phylogenetischen Entwicklung (Abb. 55 bis 58) wird der retrocommissurale Hippocampus zunehmend nach rostroventral abgezogen, sicherlich durch seine enge Bindung an die benachbarten höheren Rinden, die an der Bildung des Temporallappens beteiligt sind.

6.3.2.4. Periarchicortex

Von dem sich als äußerer Ring an den Archicortex anschließenden Periarchicortex haben MACCHI (1951) und GASTAUT u. LAMMERS (1961) nur die ventralen Anteile in ihrer ontogenetischen Entwicklung untersucht, das sind jene Teile, die dem gut entwickelten ventralen Archicortex anliegen und die wir mit ROSE als *Schizocortex* bezeichnen.

Auf die Gesamtoberfläche des Cortex bezogen wird auch der Schizocortex relativ kleiner. Auf den Allocortex bezogen wird er, ebenso wie der retrocommissurale Archicortex, relativ größer.

Im ersten Stadium der Entwicklung liegt der spätere Schizocortex als undifferenzierte Rinde an der caudalen Basis der Hemisphären und kann von der benachbarten periamygdalären Rinde noch nicht klar unterschieden werden (Abb. 123). Während des 3. Monats differenziert sich dieses Gebiet, so daß nun 1. medial die periamygdaläre Rinde abgetrennt werden kann und 2. im Schizocortex die beiden Hauptkomponenten Entorhinalis und Praesubicularis unterschieden werden können (Abb. 125). In der dritten Phase der Entwicklung lassen sich nach MACCHI in der Entorhinalis fünf Hauptgebiete unterscheiden, und zwar ein mittleres, laterales, mediales, vorderes und hinteres. Davon entspricht das laterale Gebiet offenbar der späteren Area perirhinalis. Die Regio praesubicularis schließt sich nach caudal an und begleitet den Archicortex bis in Höhe des Balkens. Mit der Ausbildung des caudalen Sulcus rhinalis erhält die Entorhinalis lateral eine makroskopische Grenze, die durch die ganze Entwicklung hindurch bis zum Adulten bestehen bleibt.

Der Schizocortex wird durch den sich entwickelnden temporalen Isocortex mehr und mehr von seiner ursprünglichen ventralen Lage nach medial abgedrängt. Durch die starke Ausdehnung des isocorticalen Occipitallappens reicht die präsubikuläre Rinde in früheren Stadien relativ viel weiter nach caudal als in späteren (Abb. 131).

FEREMUTSCH hatte bei der Maus auch den dorsalen Periarchicortex abgrenzen können, während MACCHI beim Menschen dazu nicht in der Lage war und hervorhebt, daß der Gyrus cinguli, in dem diese Gebiete enthalten sind, in der Entwicklung das gleiche Verhalten zeigt wie der übrige Isocortex. Daß eine Abgrenzung aber offenbar auch beim Menschen möglich ist, hat KAHLE (1962) gezeigt, der für den gesamten Periarchicortex eine besonders geartete *Matrixzone* an der medialen Wand des Seitenventrikels darstellte (Abb. 132). In der von KAHLE untersuchten Zeitspanne (Ende des 4. Monats bis Ende des 6. Monats) sind Lage und Größenrelationen recht konstant. Es wäre wünschenswert, an der äußeren Oberfläche der Hemisphäre die zugehörige Rindenzone neu zu bestimmen. Es kann erwartet werden, daß auch beim Menschen die dorsale periarchicorticale Zone an der freien Oberfläche der interhemisphärischen Spalte angelegt wird, dann aber während der Entwicklung mehr und mehr in die Tiefe des Sulcus corporis callosi verlagert wird.

6.4. Entwicklung der Commissuren

Die Commissuren entwickeln sich deutlich proportional zu Allocortex und Isocortex. In den Frühphasen, in denen noch der Allocortex vorherrscht (bis zum 3. Monat), überwiegen Commissura anterior und C. hippocampi, die vorwiegend Palaeo- bzw. Archicortex beider Seiten miteinander verbinden. Der Balken, der vorwiegend die isocorticalen Verbindungen herstellt, ist hingegen noch kaum angedeutet (wie bei den nichtplacentalen Säugern, GASTAUT u. LAMMERS, 1961).

Später, proportional zur Entfaltung des Isocortex, entwickelt sich dann der Balken stark.

Bezüglich des Entwicklungsmodus der Commissuren besteht keine Übereinstimmung zwischen den Autoren. Es geht dabei vor allem um die Frage, ob die Fasern durch Verwachsungszonen der medialen Hemisphärenwände (= Concrescentia primitiva oder Massa commissuralis) passieren (MIHALKOWICZ, 1877; GRÖNBERG, 1901; ZUCKERKANDL, 1901, 1909; HIS, 1889a, 1904; ZIEHEN, 1906; RAKIC u. YAKOVLEV, 1968) oder ob das Commissurenbett der verdickten und schließlich stark gedehnten Lamina terminalis entspricht (MARTIN, 1894; G. E. SMITH, 1895a; GOLDSTEIN, 1903, 1904; MARCHAND, 1909; WERKMAN, 1913, zit. nach KAPPERS; HOCHSTETTER, 1919; KAPPERS, 1921).

Nach HIS (1904), einem Vertreter der ersten Gruppe, bildet bis zur Mitte des 3. Monats eine schmale *Schlußplatte* (Lamina terminalis) in der Mittelebene den vorderen Abschluß des Ventrikelsystems. Vor ihr und der Mittelebene stark angenähert liegen die Trapezfelder beider Seiten. Ihre tiefen Abschnitte sollen sich dicht aneinanderlegen, so daß die Kontaktflächen nur durch eine verkümmerte Bindegewebsplatte voneinander geschieden sind. „Hier kommt es weiterhin zur Verwachsung der beiderseitigen Gliagerüste, und durch die entstehende Gewebsbrücke hindurch wachsen weiterhin die Fasern der Commissura anterior" (1904, S. 126). Nach ZIEHEN (1906) findet diese Verwachsung beim Menschen in der ersten Hälfte des 3. Monats statt. In ganz entsprechender Weise soll weiter dorsal der Balken entstehen.

Nach HOCHSTETTER (1919, S. 109), als einem Vertreter der zweiten Gruppe, tritt hingegen eine anfänglich zwar schwache, aber doch immer deutlich erkennbare Verdickung des medialen Teils der frontalen Wand des Endhirns schon sehr frühzeitig auf. Diese nimmt allmählich an Dicke zu, *ohne* daß eine Verschmelzung benachbarter Wandgebiete stattfindet. Durch diese verdickte Platte wachsen dann die Fasern der Endhirncommissuren hindurch. HOCHSTETTER nennt diese Platte deswegen *Commissurenplatte* (Abb. 113 u. 114). Durch den Balken wird sie stark erweitert.

MARCHAND (1891) und STREETER (1911, zit. nach VILLIGER, 1922) nehmen eine vermittelnde Position ein. Nach MARCHAND schließt sich die erste Anlage des Balkens als kleine Verwachsungsstelle unmittelbar an das obere Ende der Schlußplatte an. Die weitere Vergrößerung dieses Gebietes kommt dann nach STREETER dadurch zustande, daß sie durch die einwachsenden Commissurenfasern ausgedehnt wird. Diese Ausbreitung geht bei Embryonen zwischen 80 und 150 mm außerordentlich schnell vor sich.

Eine eingehende Diskussion der Fragen nach dem Ort der Commissurenentstehung und dem Modus ihrer Ausbreitung würde den hier gesteckten Rahmen überschreiten. Weitere Angaben hierüber (auch aus phylogenetischen Untersuchungen) finden sich bei: G. E. SMITH (1895a, 1896b, 1897a, 1903a, c), KOELLIKER (1896), RETZIUS (1896), KUPFFER (1903), HALLER (1906), JAKOB (1911), JOHNSTON (1913), KAPPERS (1921, 1934), VILLIGER (1922), KUHLENBECK (1927), HALLERSTEIN (1934), ABBIE (1939, 1942), GOLDBY (1940), STARCK (1962), KAHLE (1969).

6.5. „Biogenetisches Grundgesetz"

Vergleichen wir die in der ontogenetischen Entwicklung auftretenden Änderungstendenzen (relative Größe der Gebiete, Verlagerungen innerhalb der Hemisphären) mit jenen der phylogenetischen Entwicklung (aufsteigende Primatenreihe), so ergeben sich deutliche Parallelen. Die Häufigkeit dieser Parallelen — wir sind ihnen praktisch in allen Rindengebieten begegnet — läßt auf ein einheitliches

Prinzip im Sinne des „*Biogenetischen Grundgesetzes*“ (HAECKEL, 1866), also einer kurzen, vereinfachten Wiederholung der Phylogenese in der Ontogenese schließen[91]). Die Entwicklungsphasen der einzelnen Cortexzonen können dabei aber offenbar ganz erheblich gegeneinander verschoben sein. So kann z. B. Ende des 3. Monats der Archicortex in Lage und Ausdehnung noch auf einem Stadium stehen, das jenem der primitiven aplacentalen Säugetiere entspricht, während der Palaeocortex bezüglich seiner Position bereits ein erst bei den höheren Primaten erreichtes Stadium einnimmt. Wir glauben deswegen, daß die von GASTAUT u. LAMMERS vorgenommene Gegenüberstellung der Entwicklungsphasen nur als sehr lockere Übereinstimmung zu verstehen ist[92]). Diese Autoren vergleichen die Verhältnisse in einem ersten ontogenetischen Entwicklungsstadium mit jenen der aplacentalen Säuger, in einem zweiten mit jenen der makrosmatischen placentalen Säuger und in einem dritten mit jenen der mikrosmatischen placentalen Säuger.

Die Entwicklungsphasen verschiedener Gebiete können sich, Phylogenese und Ontogenese verglichen, stark gegeneinander verschieben; die generelle Parallelität der Änderungstendenzen bleibt aber deutlich erhalten.

---

[91]) Diskussionen im neueren Schrifttum u. a. bei KUHLENBECK (1967) und KIRSCHE (1972, 1974).

[92]) Auch nach STARCK kann die *Auswertung* ontogenetischer Prozesse für phylogenetische Ableitungen nur mit großer Kritik vorgenommen werden, weil „wir wissen, daß in einem gewissen Prozentsatz der Fälle, — REMANE schätzt in 25—30 % — die Ontogenese *nicht* im Sinne der Rekapitulationsregel den Ablauf der Phylogenese widerspiegelt, sondern Abänderungen gegenüber dem Evolutionsablauf in Art und zeitlicher Reihenfolge aufweist“ (STARCK, 1962, S. 32).

7. Ontogenetische Entwicklung (Histogenese, Corticogenese)

An die Seite der normal-histogenetischen Untersuchungen, die überwiegend mit den Methoden der Cytoarchitektonik in größerer Zahl auch an menschlichen Embryonen[93]) durchgeführt wurden, sind seit 1961 experimentell-histogenetische Untersuchungen getreten, denen autoradiographische Methoden zugrunde liegen. Sie sind naturgemäß nur an Laboratoriumstieren durchgeführt worden. Diese Studien haben wichtige, teilweise unerwartete Ergebnisse gebracht, die sicherlich auch für den Menschen gelten[94]). Wir werden sie deswegen unmittelbar zur Ergänzung der Ergebnisse über die Histogenese des menschlichen Allocortex heranziehen. Für einzelne Strukturen, insbesondere für die des Semicortex und des balkennahen Periarchicortex, ist es jedoch auch dann noch nicht möglich, ein halbwegs abgerundetes Bild zu bekommen.

7.1. Frühentwicklung der Hauptzonen

Alle wesentlichen architektonischen Gliederungen des Cortex (die nicht nur eine Zergliederung in möglichst viele Einzelfelder, sondern gleichzeitig eine möglichst gut begründete Zusammenfassung ähnlicher Zentren zu größeren Einheiten beinhalten) beruhen letztlich auf der Auswertung der in der ontogenetischen Cortexentwicklung auftretenden Differenzen. Nach FILIMONOFF (1947) sind dabei die Unterschiede von um so größerer Bedeutung für die Grundgliederung, je früher sie auftreten. Wir werden deswegen auf die Entwicklung der verschiedenen Cortextypen etwas ausführlicher eingehen. Hingegen soll die früheste Entwicklung des nervösen Gewebes, die nicht für die Cortexentwicklung spezifisch ist, sondern für das gesamte Nervensystem zutrifft, der Vollständigkeit halber nur kurz erwähnt werden.

---

[93]) Auf die Untersuchungen über die *postnatale* Entwicklung der menschlichen Großhirnrinde durch CONEL (1939, 1941, 1947, 1951, 1955 und 1959) soll in diesem Zusammenhang nur hingewiesen werden. CONEL untersuchte in sechs Entwicklungsstadien (neugeborene, 1, 3, 6, 15 und 24 Monate alte Kinder) Breite der Rinde und der verschiedenen Schichten, Anzahl und Größe der Neurone, chromophile Substanz und Neurofibrillen, Länge der Dendriten und Axone und Markreifung. Von den Strukturen des Allo- und Periallocortex hat CONEL die Inselrinde, den Archicortex und die Rinde des Gyrus cinguli in seine Untersuchungen einbezogen. Eine zusammenfassende Darstellung seiner Befunde gibt CONEL nicht. Eine Übersicht über die postnatalen Veränderungen kann nur durch das Studium sechs umfangreicher Bände erreicht werden. Wir werden auf die postnatale Entwicklung der menschlichen Großhirnrinde nur sehr begrenzt eingehen, weil die wesentliche strukturelle Differenzierung der allocorticalen Areale weit vor der Geburt stattfindet.

[94]) Abgesehen von der Entwicklungsdauer und dem Reifungsgrad zum Zeitpunkt der Geburt, die artlich verschieden sind.

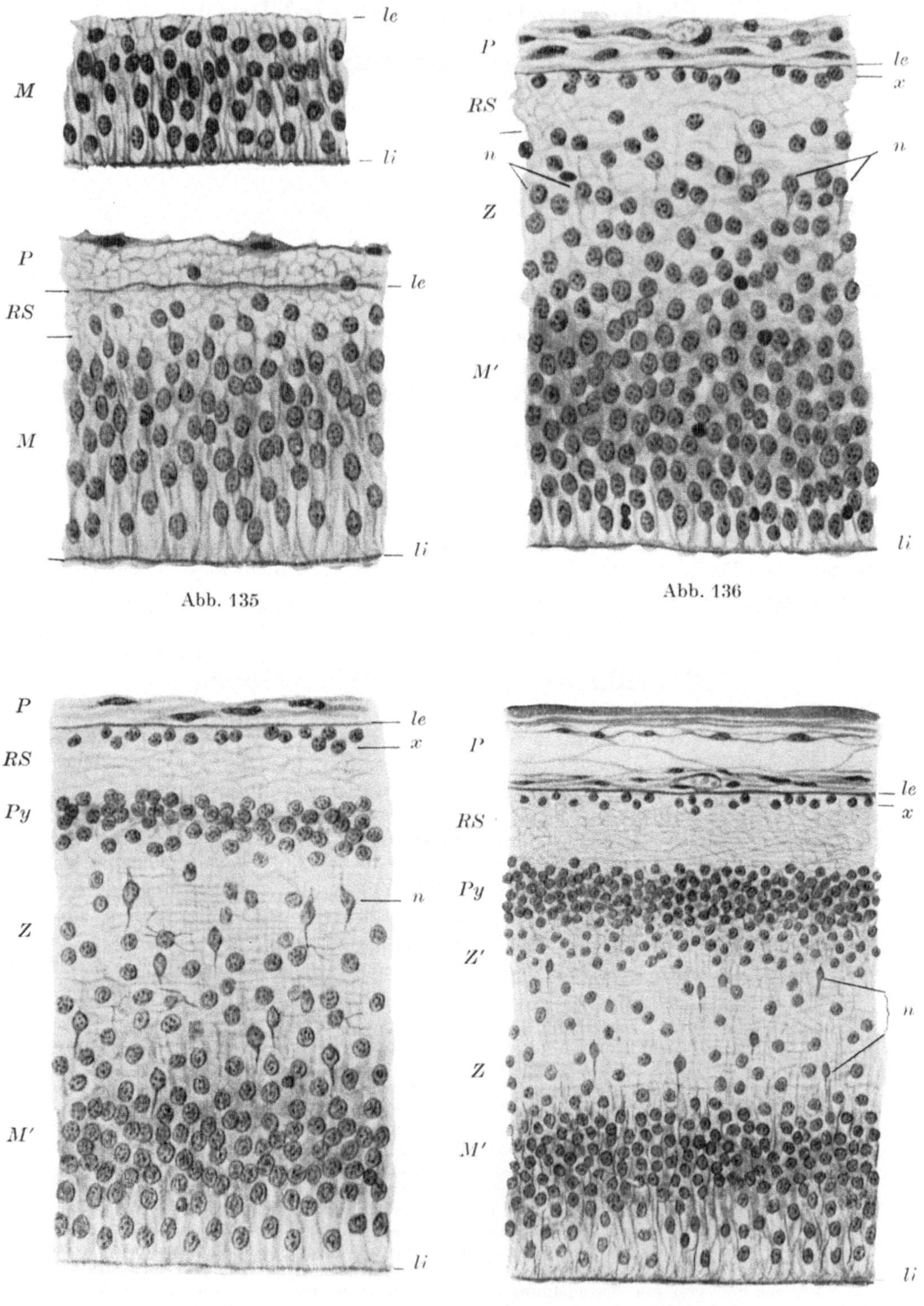

Abb. 135

Abb. 136

Abb. 137

Abb. 138

Im einschichtigen *Neuroepithel* der ersten Anlage des Nervensystems liegen nach His (1889c) zwischen den inneren Abschnitten der Epithelzellen die runden Keimzellen, die in der Folge durch intensive Teilung eine vielschichtige Zellplatte aus undifferenzierten Zellen, die sog. *Matrix* (Mutterschicht, Keimschicht, M bzw. M' in Abb. 135—138) bilden, in der die Produktion des gesamten Zellmaterials stattfindet (Kahle, 1962, 1969). Die innerste, ventrikelnahe Zone dieser Schicht bleibt vorerst als Keimzone erhalten, während in der mehr peripheren Zone der Matrix Zellteilungen kaum noch zu beobachten sind[95]). Kahle (1962, 1969) und Hinds (1968b) haben die besonders in der Wand der Endhirnhemisphären bestehenden Unterschiede zwischen diesen beiden Zonen besonders betont. Sie bezeichnen nur die erste als Matrix, die letzte hingegen als „Keimlager" (Kahle) bzw. „Subependymalschicht" (subependymal layer, Hinds; dort Hinweise auf weitere amerikanische Autoren). Nach Kahle (1962) besteht in der Literatur „eine ziemliche Verwirrung bezüglich der Begriffe „Matrix" und „Keimlager". Manche Autoren verwenden beide synonym für die Matrix, andere wieder sehen die Keimlager als Matrix an. Beide müssen jedoch unbedingt voneinander unterschieden werden: die Matrix ist die mehrschichtige epitheliale Wandbekleidung, das Keimlager dagegen die angrenzende, wesentlich breitere Zone von undifferenziertem Zellmaterial".

Aus der Matrix differenzieren sich zuerst die Spongioblasten als Stützzellen aus. Sie bilden mit ihren peripheren Ausläufern ein netzartig verwobenes Syncytium an der äußeren Oberfläche, den sog. *Randschleier* (RS). Zwischen Matrix bzw. Keimlager und Randschleier bildet sich im weiteren Verlauf der Entwicklung durch Differenzierung der peripher liegenden Zellen eine *Zwischenzone* oder *Mantelzone* (Z in Abb. 136; Differenzierungszone nach Kahle, 1969 und Kirsche, 1972). Durch Zunahme der Kernabstände sowie durch Einwanderung weiterer Zellen aus der Matrix, wird die Mantelzone und mit ihr die Wand des embryonalen Zentralnervensystems schnell dicker.

Das Stadium mit ausgesprochen periventrikulärer Lagerung der Zellen gleicht auch im Endhirn noch vollkommen der histologischen Anordnung des Medullarrohres: die leitende Schicht liegt peripher vom zentralen Grau und eine nach außen von ihren Faserverbindungen liegende Rinde ist noch nicht vorhanden (Kuhlenbeck). Dieses Stadium tritt in der Ontogenese des Endhirns der Säugetiere und des Menschen nur vorübergehend auf, bleibt hingegen bei niederen Tieren (z. B. bei Amphibien, s. Abb. 40—42) in einem durchaus ähnlichen Zustand dauernd erhalten (Kuhlenbeck; Kahle, 1951). Kuhlenbeck (1922a, 1927, 1929) hat wiederholt auf diese deutlichen Parallelen in der Anordnung der histologischen Elemente bei niederen Vertebraten (*Petromyzon* und Amphibien) und frühen ontogenetischen Stadien der Säuger bis hinauf zum Menschen hingewiesen.

Bereits in diesem frühen Stadium, also noch bevor es zu einer intensiven Abwanderung aus der Matrix zur Oberfläche hin kommt, lassen sich nach Fere-

[95]) Kirsche (1970) betont jedoch für die postembryonalen Matrixzonen, daß in beiden Schichten, die als Stratum ependymale und Stratum subependymale bezeichnet werden, Mitosen nachweisbar sind; diese nehmen mit zunehmendem Lebensalter an Zahl ab.

Abb. 135—138. Halbschematische Darstellung der embryonalen Entwicklungsphasen der Großhirnrinde von der ependymären Anlage bis zur vollen Entwicklung der sog. Pyramidenschicht im 5. Embryonalmonat (aus Economo u. Koskinas, 1925). Originaltext: *le*, *li* Membrana limitans externa, interna, *M* Keimschicht, *M'* aus derselben entstandenen Matrix, *n* Neuroblasten, *P* Pia mater, *Py* Pyramiden- oder Rindenschicht, aus der sich die eigentliche zellführende Rinde entwickelt, *RS* Randschleier (spätere Molekularschicht), *x* Keimschicht im Randschleier, aus der sich später Glia- und Cajalsche Zellen der Molekularschicht entwickeln, *Z* Zwischenschicht, aus der sich das Mark entwickelt, *Z'* an die zellführende Rinde angrenzender Teil der Zwischenschicht (später VIb)

MUTSCH (1952) in der Wand des Endhirnbläschens der Maus aufgrund einer verschiedenen Matrixstruktur zwei Anteile unterscheiden (ähnlich KIRSCHE, 1972, bei der Schildkröte), und zwar ein *dorsaler*, der nach GRÜNTHAL (1952) als Ausstülpung des thalamischen Zwischenhirns zu werten ist und ein *basaler*, als Ausstülpung des hypothalamischen Zwischenhirns.

Auf eine gleiche Beschaffenheit der Matrix und somit einen fließenden Übergang zwischen Regio praeoptica des Hypothalamus und dem „Riechhirnkomplex" hat nach KAHLE (1962) bereits J. E. ROSE (1942) hingewiesen. Auch KAHLE (1951, 1962, 1969), der die Frühentwicklung der Hauptzonen beim Menschen eingehend untersucht hat, hat sich für die Folgerung von GRÜNTHAL ausgesprochen, daß Hypothalamus und Palaeocortex („Rhinencephalon") im primitiven Prosencephalon eine einheitliche Zone darstellen. Er weist darauf hin, daß sich beim Menschen die Matrix in beiden Strukturen durch eine ständige, mäßige Zellmigration auszeichnet.

Neben den Keimgebieten des späteren Palaeocortex hat KAHLE bereits während des zweiten Monats in der Wand der Endhirnblase weitere Abschnitte unterscheiden können, und zwar das Striatum, die Inselregion, das Neopallium und das Archipallium. „Obwohl die Bestandteile der Hemisphären zu diesem Zeitpunkt noch nichts von ihrer späteren Struktur erkennen lassen, erlauben die zeitlichen Unterschiede ihrer Reifung eine genaue Abgrenzung" (KAHLE, 1962, S. 15)[96]). Auch LAISSUE (1963) berichtet von sehr frühen regionalen, morphologisch faßbaren Unterschieden in der Matrix.

In dem dorsalen Abschnitt der Wand des Endhirnbläschens, aus dem die hochdifferenzierten Rindentypen hervorgehen, setzt beim Menschen Mitte des dritten Monats eine intensive Migration (Matrixanstieg nach KAHLE) ein. Die auswandernden Neuroblasten durchwandern die Mantelschicht, in der sie sich zunehmend differenzieren und bilden schließlich unterhalb des Randschleiers eine dichte Schicht, die sog. *Rindenplatte* (Py in Abb. 137 u. 138).

Aus der Rindenplatte entwickelt sich in der Folge der Cortex; der äußere Teil der Zwischenschicht wird zur weißen Substanz und der innere Teil sowie die aufgebrauchte Matrixzone zum Ependym, zur ependymären grauen Substanz und evtl. zu tiefen Grisea.

Die ältere Auffassung, die u. a. von M. ROSE (1926) und TILNEY (1933/34) vertreten wird, daß in mehreren Migrationswellen die zuerst auswandernden Neuroblasten die oberflächlichen Rindenschichten bilden, die zuletzt auswandernden die tiefsten, haben sich in experimentellen, autoradiographischen Untersuchungen nicht bestätigt. Nach übereinstimmenden Befunden von ANGEVINE u. SIDMAN (1961, 1962), BERRY u. EAYRS (1963), BERRY *et al.* (1964a, b), BERRY u. ROGERS (1965), LANGMAN u. WELCH (1967), FERNANDEZ (1969) und SHIMADA u. LANGMAN (1970) bei Maus, Ratte, Kaninchen und Goldhamster ist die Reihenfolge

[96]) Nach KAHLE (1962, 1969) versiegt nach einer gewissen Zeit die Auswanderung der Zellelemente aus der Matrix („*Matrixaufbrauch*" nach SPATZ) und es setzt die Umwandlung in Ependym ein. Das Verhalten der Matrix während der Entwicklung kann man in verschiedene Phasen der „*Migration*" und der „*Exhaustion*" (Aufbrauch) einteilen (KAHLE, 1951). Da diese Phasen in verschiedenen Regionen zu unterschiedlicher Zeit ablaufen, läßt sich die Ventrikelwand nach ihren Reifungsunterschieden in bestimmte Areale untergliedern. KAHLE hat eine solche Gliederung in der Wand des Seitenventrikels durchgeführt (Abb. 132) und sie teilweise auch in Beziehung zur Gliederung der Hemisphärenaußenfläche gesetzt (Abb. 134). Er konnte zeigen, daß der ursprüngliche Aufbau der Hemisphäre an der Ventrikelfläche klarer und übersichtlicher erhalten bleibt als an der Oberfläche. — Häufig ist der Matrixaufbrauch in der Embryonalzeit nicht komplett, sondern zieht sich über eine längere postembryonale Periode hin. KIRSCHE, der die postembryonalen Matrixgebiete bei nichtsäugenden Wirbeltieren (1967) und Säugern (1970) untersucht hat, hat ihre grundlegende Bedeutung für die Vorgänge der Hirnregeneration hervorgehoben. Entwicklung und Lokalisation der embryonalen und postembryonalen Matrixgebiete werden von KIRSCHE auch im Hinblick auf die Hirnbauplanlehre (KUHLENBECK, BERGQUIST, KÄLLÉN) diskutiert.

gerade umgekehrt[97]). Nach BERRY *et al.* (1964a, b) bilden die zuerst, und zwar bei der Ratte am 16. und 17. Tag nach der Begattung aus dem Ventrikelependym hervorgehenden und zur äußeren Oberfläche der Wand des embryonalen Hirnbläschens hinwandernden Zellen nur bis zum 23. Tag die oberflächlichste Zellschicht und werden dann durch nachwandernde Zellen in die Tiefe abgedrängt (Abb. 139). Sie bilden hier später die 5. und 6. Schicht. Die am 18. Tag entstandenen Zellen erreichen am 23. und 24. Tag die Oberfläche, behalten diese Position aber ebenfalls nicht, sondern werden von noch später aufsteigenden Zellen überlagert. Erstere werden zur 4. Schicht, letztere zur 2. und 3. Schicht. Während

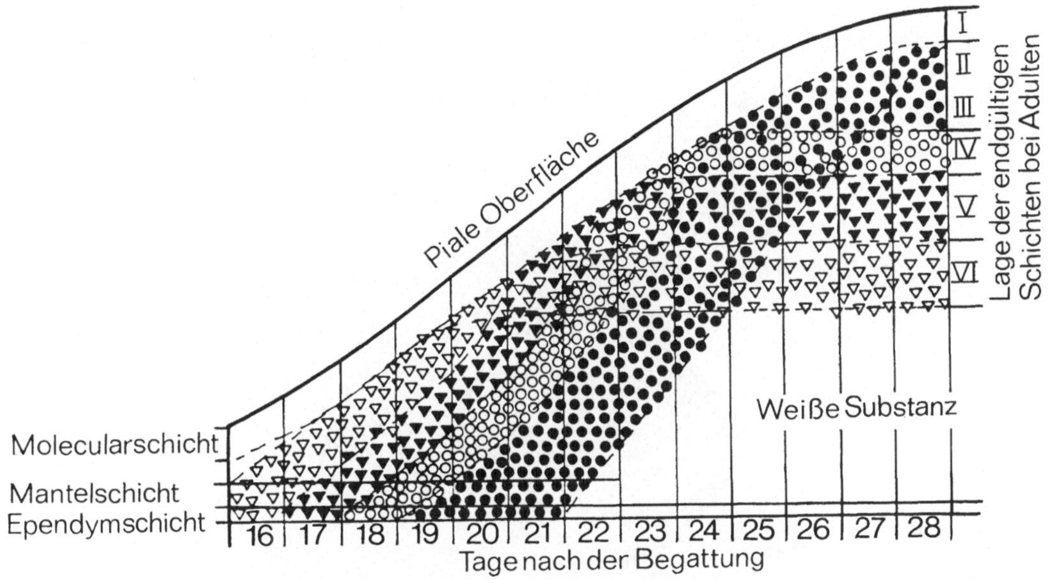

Abb. 139. Schematische Darstellung der Lage der tritium-markierten Neuroblasten in aufeinanderfolgenden Entwicklungsstufen (aus BERRY *et al.*, 1964b). Neu beschriftet. Die Zeichen unterscheiden sich nach dem Ontogenesealter, in dem den Muttertieren (Ratten) tritiiertes Thymidin verabreicht wurde. Die zwischen dem 19. und 21. Trächtigkeitstag markierten Zellen bilden die supragranulären Schichten II und III, für die keine Unterschiede in der Bildungszeit gefunden wurden

BERRY u. EAYRS (1963) und BERRY u. ROGERS (1965) noch eine gewisse Rückwanderung zu den endgültigen Plätzen für möglich hielten, verneinen LANGMAN u. WELCH (1967) und FERNANDEZ (1969) eine solche. Nach FERNANDEZ nimmt jede Migrationswelle nach Durchwanderung der bereits bestehenden Rindenplatte die oberflächlichste Schicht des jeweils existierenden Cortex ein.

Nach ANGEVINE u. SIDMAN (1961, 1962) gilt die hier beschriebene Form der Entwicklung (innen-außen-Gradient) für *alle* Rindenregionen. Diese Aussage muß

[97]) Die Untersuchungen von MELLER *et al.* (1968) über die Histogenese der motorischen Rinde bei der Maus scheinen dem zu widersprechen (s. auch CLAIRAMBAULT u. DERER, 1969). Sie zeigen nämlich, daß sich die Horizontalzellen in der Molekularschicht früher differenzieren als die kleinen Pyramidenzellen der zweiten Rindenschicht. Dies kann zwei Gründe haben: 1. Mögliche Unterschiede in der Reihenfolge der Zellbildung und -migration einerseits und der Zellreifung andererseits. Darauf haben MELLER *et al.* selbst hingewiesen. 2. Eine Sonderstellung der aus dem sehr früh angelegten Randschleier hervorgehenden Molekularschicht und ihrer Zellen.

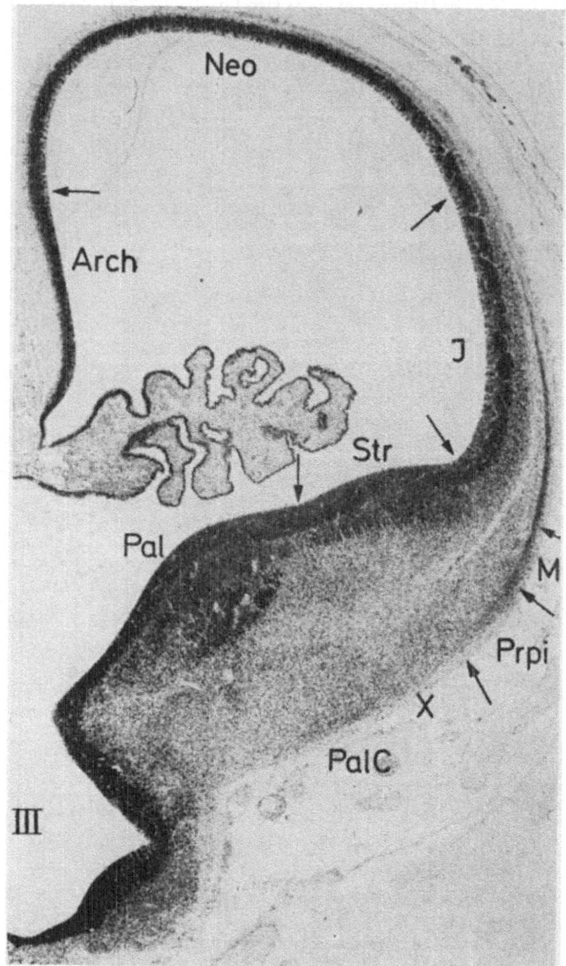

Abb. 140. Schnitt durch das Vorderhirn eines menschlichen Embryos von 28 mm SSL in Höhe des Foramen Monroi (aus KAHLE, 1969). H.E.-Färbung, 20,5 × vergrößert. *Arch* Archipallium, *J* Inselabschnitt mit Rindenplatte, *M* Rindenplatte des Mesocortex, *Neo* Neopallium, *Pal* palaeocorticaler Abschnitt, *PalC* Palaeocortex, *Prpi* präpiriforme Rindenplatte, *Str* Striatumabschnitt, *X* Wandabschnitt des Striatum an der Oberfläche der Hemisphärenblase, *III* dritter Ventrikel

offensichtlich dahingehend eingeschränkt werden, daß sie nur für Rinden gilt, die sich über eine *Rindenplatte* entwickeln. Sie gilt z. B. nicht für den Bulbus olfactorius, in dem als generelles Prinzip die Entwicklung der großen Zellen vor den kleinen zu gelten scheint, und auch nicht für Septum und Amygdala, wo umgekehrt ein außen-innen-Gradient deutlich wird (HINDS, 1967, 1968a). Das letzte Prinzip könnte für den ganzen Semicortex verbindlich sein, doch gibt es darüber keine Angaben. Es gilt auch für die Fascia dentata des Archicortex.

Die erste Anlage einer Rindenplatte bildet sich nach den übereinstimmenden Befunden von ECONOMO u. KOSKINAS (1925, Mensch), FEREMUTSCH (1952, Maus), KAHLE (1962, 1969, Mensch) und LAISSUE (1963, *Microcebus* und Mensch) zuerst in

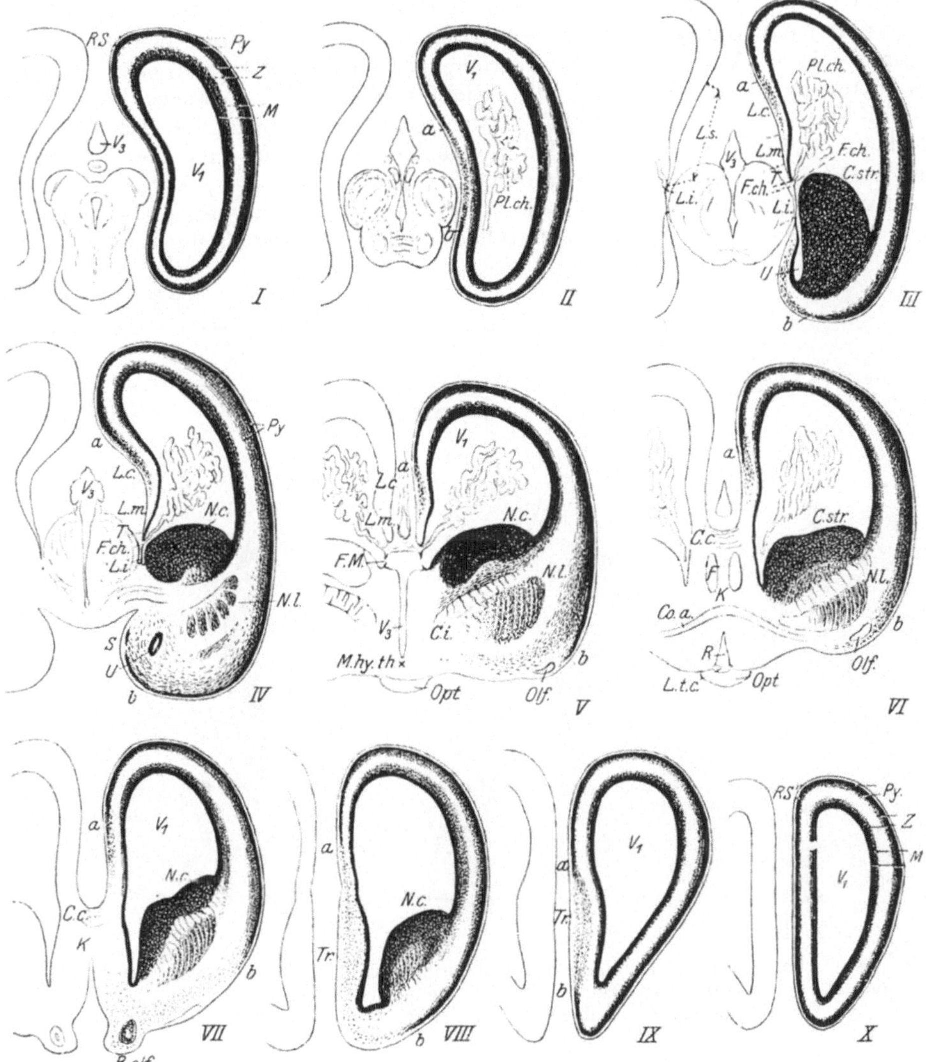

Abb. 141. Halbschematische Serie von 10 Frontalschnitten I—X durch das in Abb. 121 abgebildete embryonale Großhirn des 3. Monats (aus ECONOMO u. KOSKINAS, 1925). Schnitt I geht durch die Occipitalgegend, Schnitt X durch die Frontalgegend. Zwischen- und Mittelhirn nur angedeutet. Originaltext: a, b dorsale und ventrale Grenzpunkte der Anlage des Allocortex (entsprechend der gestrichelten Linie in Abb. 121), *B.olf.* Bulbus olfactorius, *C.c.* Balkenanlage, *C.i.* Capsula interna, *Co.a.*Commissura anterior, *C.str.*Corpus striatum, *F* aufsteigender Fornixschenkel, *F.ch.* Fissura chorioidea, *F.M.* Foramen interventriculare (Monroi), *K* Commissurenplatte, *L.c.* Limbus corticalis, *L.i.* Lamina infrachorioidea, *L. m.* Limbus medullaris, *L.s.* Limbus suprachorioideus, *L.t.c.* Lamina terminalis cinerea, *M* Matrix, *N.c.* Nucleus caudatus, *N.l.* Nucleus lenticularis, *Olf.* Gyrus olfactorius lateralis, *Opt.* Chiasma nervi optici, *Pl.ch.* Plexus chorioideus, *Py* Pyramiden- oder Rindenschicht, *R* Recessus opticus des 3. Ventrikels, *RS* Randschleier, *S* primärer Schläfenpol (Uncus), *T* Taenia, *Tr.* Trapezfeld, *U* Unterhorn des Seitenventrikels, V_1 Seitenventrikel, V_3 dritter Ventrikel, *Z* Zwischenschicht

der lateralen Wand des Hemisphärenbläschens, d. h. im lateralen Abschnitt des dorsalen, nach GRÜNTHAL thalamischen Endhirnanteils (Abb. 140). Von hier aus dehnt sich ein Areal mit gut umschriebener breiter und einheitlicher gebauter Rindenplatte in der Folge nach allen Richtungen hin aus, vorwiegend aber nach dorsal und schließlich nach medial. In den restlichen, ursprünglich relativ großen Gebieten der medialen und basalen Hemisphärenoberfläche entwickelt sich nach ECONOMO u. KOSKINAS entweder nur eine rudimentäre oder gar keine Rindenplatte (Abb. 141). Diese Gebiete, die in ihrer Anlage weit weniger einheitlich sind als die des Isocortex, werden zum Allocortex im engeren Sinne. Zwischen den

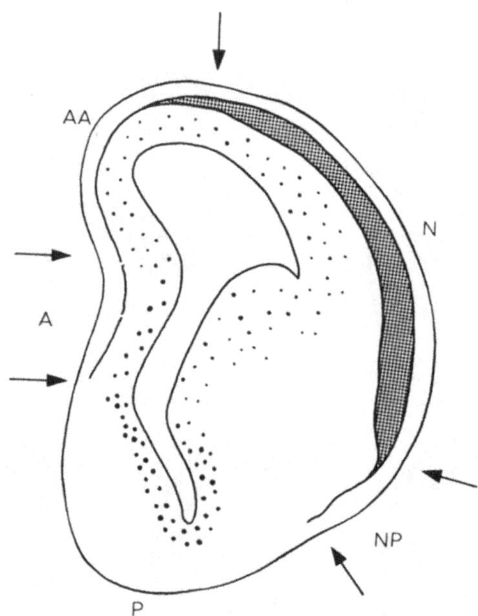

Abb. 142. Schematische Darstellung der Rindenplatten (nach FEREMUTSCH, 1952). Umgezeichnet. *A* Archicortex im engeren Sinne. *AA* Archicortex im weiteren Sinne, *N* Neocortex, *NP* Übergangszone (Anlage der präpiriformen Rinde), *P* Palaeocortex

Gebieten des Isocortex und des Allocortex lassen sich schon im Stadium der Rindenplattenbildung Übergangszonen erkennen, deren Zuordnung schwierig ist.

ECONOMO u. KOSKINAS haben die Anlage des Allocortex im 3. Monat in drei unterschiedliche Gebiete unterteilt, und zwar 1. in die Ammonshornformation (= Archicortex), die keine deutliche Rindenplatte entwickeln soll, 2. in ein aus palaeocorticalen Zentren bestehendes Gebiet (speziell genannt werden Substantia perforata anterior, Gyrus subcallosus, Bulbus olfactorius und Tuberculum olfactorium) ohne Rindenplattenbildung und 3. in Gebiete mit einer gewissen Anlage einer Rindenplatte, wozu die Autoren die Inselrinde, den Uncus, den Mandelkern und den Gyrus parahippocampalis, also recht unterschiedliche Regionen, rechnen.

FEREMUTSCH hat für die Maus die Rindenplattenbildung detailliert geschildert. Soweit sich Vergleiche mit den Aussagen von ECONOMO u. KOSKINAS (1925), KAHLE (1962) und LAISSUE (1963) anstellen lassen, ergeben sich keine Widersprüche. Wir glauben deswegen, daß die Befunde von FEREMUTSCH bei der Maus im Prinzip auch für den Menschen zutreffen und wollen in der Folge etwas näher auf sie eingehen, vor allem auch, weil die Verhältnisse bei der makrosmatischen Maus recht übersichtlich sind (Abb. 142).

In der ersten Anlage der Rindenplatte (in der lateralen Hemisphärenwand) lassen sich nach FEREMUTSCH schon bald nach ihrer Bildung bei 11 mm Mäuseembryonen Unterschiede in Bau und Differenzierung erkennen. Es kann ein *dorsales* von einem *ventralen* Rindenplattenareal abgegrenzt werden.

Im dorsalen Areal sind die Zellen dichter gelagert und die Rindenplatte ist sehr scharf von der Zwischenschicht abgesetzt, im ventralen sind die Übergänge mehr gleitend und die Zellen sind bezüglich ihrer Differenzierung etwas weiter fortgeschritten. In der weiteren Entwicklung eilen sie zeitweise noch stärker voraus. Der spät differenzierte dorsale Rindenplattenabschnitt (N) wird in der Folge zum *Isocortex*, der früh differenzierte ventrale (NP) zu einem *Übergangscortex*, der u. E. neben den eupalaeocorticalen wohl auch peripalaeocorticale Rindengebiete umfaßt. Dies steht in guter Übereinstimmung mit den autoradiographischen Untersuchungen von ANGEVINE u. SIDMAN (1962) über die Zellbildung in der Endhirnrinde bei der Maus. ANGEVINE u. SIDMAN fanden, daß die piriformen Gebiete (unser Eupalaeocortex) die ältesten sind, deren Zellen sich (gleichzeitig mit jenen der entorhinalen Gebiete) am 11. Tag der Trächtigkeit zu bilden beginnen.

Die Übergangszone leitet zu den ventralen oder hypothalamischen Abschnitten der Hemisphärenblase über, in denen es nicht zur Ausbildung einer Rindenplatte kommt (P in Abb. 142). Da sich aber auch in diesen Gebieten deutliche Rindenstrukturen entwickeln, und zwar die Felder des *Semicortex*, soll noch einmal hervorgehoben werden, daß rindenartige Strukturen nicht unbedingt über das Vorstadium einer Rindenplatte entstehen müssen.

An die zum Isocortex werdende, breite dorsolaterale Rindenplatte anschließend, bildet sich beim etwa 12 mm langen Mäuseembryo eine dorsomediale Rindenplatte (AA). Diese ähnelt der lateralen, ist aber von Anfang an schmaler. Schon bald nach ihrer Bildung zeigt sie gegenüber der lateralen Rindenplatte Zeichen einer fortgeschrittenen Differenzierung. Die mediale Rindenplatte erstreckt sich in den interhemisphärischen Spalt hinein und weist hier an ihrem ventralen Ende ein früh differenziertes Stück auf (A in Abb. 142)[98]). Dessen Grenze ist nicht scharf gegen den etwas später differenzierten dorsalen Abschnitt abgesetzt. Während sich in der weiteren Entwicklung vor allem die zum Isocortex werdende laterale Rindenplatte verbreitert, bleiben beide Abschnitte der medialen Rindenplatte stets schmaler. Aus dem früh differenzierten basalen Stück ent-

[98]) LAISSUE (1963) hat die Kerngrößen der verschiedenen Abschnitte der Rindenplatte gemessen und gefunden, daß die Kerne der lateralen Platte kleiner sind als die der medialen. In der Verteilungskurve der Kerngrößen unterscheidet sich der ventrolaterale Abschnitt durch einen Nebengipfel vom lateralen. Auch der dorsomediale Abschnitt hat einen Nebengipfel, der ventromediale weist demgegenüber Zeichen einer fortgeschrittenen Differenzierung auf, was sich in einer Verschiebung des Gipfels in Richtung auf größere Werte äußert. — Die Ausbreitung der Rindenplatte schreitet also von lateral über dorsal nach medial und ventral fort, der Zeitpunkt der Differenzierung hingegen in umgekehrter Richtung, so daß dann die später angelegten Rindenplatten in ihrer Differenzierung vorauseilen. Die späte Anlage des Archicortex (noch nach dem Isocortex) hat sich auch in den autoradiographischen Untersuchungen von ANGEVINE u. SIDMAN (1962) bestätigt. — Demgegenüber gibt KIRSCHE (1972, 1974) nach Untersuchungen bei der Griechischen Landschildkröte eine abweichende Folge der Rindenplattenbildung. Danach sollen die Rindenplattenabschnitte heterochron in der folgenden Reihenfolge entstehen: 1. laterale Rindenplatte, aus der sich Palaeocortex (Area praepiriformis) und Peripalaeocortex entwickeln, 2. mediale Rindenplatte (Archicortex), 3. dorsale Rindenplatte (Periarchicortex) und 4. Grenzgebiet zwischen dorsaler und lateraler Rindenplatte (Neocortex primitivus). Hier besteht offenbar ein Unterschied zur Rindenplatten*bildung* bei den Säugern, möglicherweise aber kein Unterschied zur Reihenfolge der Rinden*differenzierung*.

wickelt sich in der Folge der *Archicortex*, aus dem später differenzierten dorsalen Abschnitt entwickeln sich *Periarchicortex* und *Proisocortex*.

Die frühembryonale Zellverdichtung des Archicortex ist relativ diffus und unterscheidet sich nach KAHLE (1962) durch eine viel geringere Zelldichte und einen gleitenden Übergang in die Zwischenschicht deutlich von der Rindenplatte des Isocortex. KAHLE zweifelt deswegen daran, daß es sich überhaupt um eine echte Rindenplatte handelt (auch ECONOMO und KOSKINAS, s. S. 158).

Wir selbst möchten aufgrund der folgenden vergleichend-anatomischen Überlegungen den Begriff „Rindenplatte" für die frühembryonale Zellverdichtung des Archicortex beibehalten: Das Vorhandensein oder Fehlen einer Rindenplatte in der ontogenetischen Entwicklung findet eine recht deutliche Parallele in der phylogenetischen Entwicklung hinsichtlich der Herkunft von den dorsalen (pallialen) oder basalen Primordien. Die Rindengebiete, die sich phylogenetisch aus dem dorsalen Primordium (D-Bezirk nach KUHLENBECK, 1929) ableiten lassen (s. Übersicht S. 65), scheinen sich in der Ontogenese alle über eine mehr oder weniger deutliche Rindenplatte zu entwickeln. Jene, die sich vom basalen Primordium (B-Bezirk bei KUHLENBECK) ableiten lassen, entwickeln sich ohne Rindenplatte. Diese sicherlich nicht zufällige Parallelität deutet darauf hin, daß sich auch der Archicortex über eine Rindenplatte entwickelt, da er sich aus dem dorsalen Primordium ableitet. Das gleiche gilt für die präpiriforme Rinde (unseren Eupalaeocortex), die KAHLE nicht gesondert behandelt hat, die sich jedoch nach verschiedenen Autoren (z. B. FEREMUTSCH) ebenfalls über eine Rindenplatte entwickelt.

Alle neueren Untersuchungen, angefangen von ECONOMO u. KOSKINAS (1925), stimmen darin überein, daß für die grundsätzliche Unterscheidung zwischen Iso- und Allocortex — und im wesentlichen auch für die grobe Untergliederung des Allocortex — der Umweg über einen 6-schichtigen Grundtypus des Isocortex, wie er von BRODMANN (1909) der Definition seiner homogenetischen Rinde zugrunde gelegt wurde, nicht notwendig ist. Die fundamentalen Cortextypen sind lange vor der Differenzierung des Isocortex deutlich voneinander unterscheidbar. Neben sehr früh in der Matrix auftretenden Unterschieden, die vor allem von KAHLE erarbeitet wurden, kann die Rindenplatte zur Differenzierung herangezogen werden.

Wenn wir jedoch die Anlage einer Rindenplatte oder deren Fehlen *allein* für die weitere Untergliederung des Allocortex heranziehen würden, bekämen wir eine Trennlinie, die mitten durch den Palaeocortex hindurchgeht. Von diesem entwickelt sich der Eupalaeocortex (die präpiriforme Rinde) über eine mehr oder weniger deutliche Rindenplatte, während die Gebiete des Semicortex dies nicht tun. Die Herausnahme der präpiriformen Region aus dem Palaeocortex wäre keine voll befriedigende Lösung (s. auch S. 26), denn diese Rinde stellt ein echtes Übergangsgebiet zwischen dem Semicortex und dem Peripalaeocortex dar. Auch FILIMONOFF (1947), der sie zum Semicortex rechnet, bringt zum Ausdruck, daß sie dort eigentlich nur teilweise einbezogen werden dürfte. Sie vereint Merkmale von beiden Regionen in sich und tut dies offenbar auch im Hinblick auf Anlage und Ausprägung einer Rindenplatte.

Soweit Angaben vorliegen, werden wir in den folgenden Abschnitten auch auf die Cytogenese, Chemodifferenzierung und Capillarentwicklung der diversen allocorticalen Regionen eingehen.

Die *Größenentwicklung* dieser Regionen war bereits bei der Morphogenese erörtert worden (6.2.). Für den Bulbus olfactorius gibt es einige zusätzliche Angaben über die Größenentwicklung struktureller Komponenten, die nachstehend (7.2.1.) mit besprochen werden. — Über die *Capillarentwicklung* gibt es nur für einige Strukturen (Inselrinde, 7.4.; Hippocampus, 7.5.) begrenzte Angaben. Etwas umfangreicher sind die Kenntnisse über die *Chemodifferenzierung* („Reifung der Enzymmuster")[99]. Angaben über die *Cytogenese* beschränken sich im wesentlichen auf den Bulbus olfactorius (7.2.1.) und den Hippocampus (7.5.). Sie sind insgesamt recht heterogen und mit verschiedenen Methoden gewonnen worden. Die

---

[99]) Allgemeinere Hinweise auf die mögliche Bedeutung der Enzyme finden sich u. a. bei COLMANT (1961) und WENDER u. KOZIK (1968).

Entwicklung der Zellkörper und ihrer Fortsätze wurde zumeist mit Golgi-Methoden untersucht, die der Organellen und Synapsen elektronenmikroskopisch, die der Synapsen auch autoradiographisch.

Eine zusammenfassende Darstellung einer *allgemeinen Cytogenese* hat KIRSCHE (1974) gegeben. Danach bestehen enge Beziehungen zwischen Ontogenese und Phylogenese, die durch Befunde von CAJAL, POLIAKOV, MARIN-PADILLA, SANIDES u. a. belegt werden. Die in den einzelnen Cortexabschnitten vorkommenden, erkennbaren Neuronformen entsprechen nach KIRSCHE bei Reptilien der phylogenetischen Stellung des Cortexabschnittes wie folgt: 1. Primitive lophodendritische Neurone ohne oder mit nur sehr wenigen Basaldendriten sind für den Archicortex, Palaeocortex und Peripalaeocortex charakteristisch; 2. lophodendritische Pyramidenzellen noch ohne Spitzendendrit mit gut entwickelten Basaldendriten sind für den Periarchicortex typisch und 3. primitive Pyramidenzellen für den Neocortex primitivus. ,,Diese verschiedenen Zellformen entsprechen in der aufgeführten Reihenfolge zugleich der ontogenetischen und phylogenetischen Entwicklungsreihe der Pyramidenzellen" (KIRSCHE, 1974, S. 33).

7.2. Allocortex bulbi olfactorii und Palaeocortex I oder Semicortex

Die primitivste Form der Rindenentwicklung, die sich nicht wesentlich von jener der subcorticalen Ganglien unterscheidet, findet sich im Semicortex. Während die Autoren darin übereinstimmen, daß sich der Semicortex ohne Rindenplatte durch Zellablagerungen in der Zwischenschicht der Hemisphärenwand entwickelt (Abb. 140), bestehen über die Herkunft der Zellen und ihre Beziehungen zum Striatum erhebliche Kontroversen. Der von M. ROSE (1926) begründeten Anschauung, daß Striatum und Semicortex aus den gleichen Matrixbezirken hervorgehen (später auch FILIMONOFF, FEREMUTSCH, MACCHI), hat neuerdings KAHLE (1962, 1969) dahingehend widersprochen, daß das Striatum ausschließlich vom *lateralen Ganglienhügel*[100]) gebildet wird, der Palaeocortex (der ja den Semicortex in sich einschließt) hingegen vom *medialen.* Nach KAHLE konnte ROSE zu seiner Auffassung nur gelangen, weil er die frühen Entwicklungsstadien der Hemisphäre nicht berücksichtigte. In der Hemisphärenblase sollen die Bezirke des ,,Palaeopallium" durchweg eine direkte Beziehung zum Ventrikelsystem haben (Abb. 133). Die ursprünglich in der Hemisphärenwand direkt aufeinander liegenden Strukturen der ventrikelnahen palaeopallialen Matrix und der Anlage des Palaeocortex an der Oberfläche werden durch die Massenzunahme des Hemisphärenstiels zunehmend voneinander entfernt und dann schließlich durch die Volumenzunahme des Corpus striatum voneinander getrennt (KAHLE). Am fertigen Gehirn bestehen keinerlei topographische Beziehungen zwischen Matrix und Palaeocortex mehr, sondern letzterer liegt im wesentlichen der Außenfläche des Striatum auf. Nach KAHLE hat auch JOHNSTON (1909) die basale Vorderhirnrinne und den angrenzenden Bezirk des medialen Ganglienhügels als Ursprungsstätte der Riechzentren beschrieben und diese Ansicht mit einigen überzeugenden Abbildungen belegt.

[100]) Der Ganglienhügel, auch Eminentia ganglionaris oder undifferenziertes Basalganglion genannt, beginnt beim Menschen mit seiner Entwicklung bei Embryonen von 15 mm (HOCHSTETTER). Vom 17 mm-Stadium an ist er durch eine vorübergehende longitudinale Furche eingekerbt, die es erlaubt, einen medialen und einen lateralen Teil zu unterscheiden. Abweichend von KAHLE nimmt KAPPERS (1923) an, daß der mediale Teil den Globus pallidus (Pallidum) liefert, während sein lateraler Teil zum Striatum im engeren Sinne wird, d. h. zum Putamen-Caudatum-Komplex. Es ist außerdem anzunehmen, daß die ventrocaudale Partie den größten Teil des Mandelkernkomplexes ergibt (GASTAUT u. LAMMERS, 1961).

Die beiden Ganglienhügel unterscheiden sich nach KAHLE auch durch eine abweichende Entwicklung der Matrix und einen verschiedenen Bau der Keimlager (Abb. 140). Eine geringe Zellmigration setzt im Bereich des medialen (palaeocorticalen) Ganglienhügels schon sehr frühzeitig ein und schon in der Mitte des zweiten Monats besteht eine schmale Differenzierungszone. Aber es setzt nie eine regelrechte Migrationsphase ein, in der die Matrixkontur infolge der massenhaft auswandernden Zellen verschwimmt. Bereits Ende des zweiten Monats bildet sich nach KAHLE an der Basis der Hemisphäre eine diffuse Zellkondensation als erste Anlage des Palaeocortex. Die Differenzierung des Palaeocortex vollzieht sich sehr rasch innerhalb des vierten Monats und schon in der Mitte des vierten Monats sind die einzelnen Felder und Unterfelder voneinander abgrenzbar. Bereits während dieser Zeit soll nach KAHLE das aktive Wachstum zum Stillstand kommen.

Nach KAHLE gehen Semicortex (als Teil des Palaeocortex) und Striatum also nicht aus den gleichen, sondern aus verschiedenen Matrixbezirken hervor. Dann wäre der Begriff ,,Semicortex" aber hinfällig, wenn die in ihm zusammengefaßten Strukturen im Sinne von ROSE als Teilprodukte eines Matrixbezirkes betrachtet werden, aus dem auch andere Strukturen (Striatum) hervorgehen. Der Begriff Semicortex behielte jedoch seinen Sinn, wenn er nach den Verhältnissen am reifen Gehirn mit FILIMONOFF als Cortex semi*separatus* (statt semi*parietinus*, ROSE) verstanden wird, d. h. nur auf die engen räumlichen Lagebeziehungen mit den subcorticalen Ganglien im fertigen Gehirn abzielt. Wir wollen noch einen Schritt weitergehen und ihn einfach im Sinne von ,,Halbcortex" verstehen. Der Semicortex ist im Vergleich zum Eupalaeocortex als unvollkommene Rinde zu verstehen. Erst durch diese Loslösung von den Beziehungen zu den subcorticalen Ganglien wird es im strengen Sinne möglich, auch die Regio retrobulbaris in den Semicortex einzubeziehen. Dieser Region fehlen direkte Lagebeziehungen zu den subcorticalen Ganglien, bzw. sie haben solche nur in sehr begrenztem Ausmaß (caudale Regio retrobulbaris). Sicherlich ist es diese Besonderheit, die ROSE (1926, 1927a, b) veranlaßt hat, die Regio retrobulbaris mit dem Hippocampus zum Totocortex bistratificatus zu vereinigen und ganz vom Semicortex zu trennen (s. S. 19).

Wir können im Palaeocortex zwanglos drei Gruppen von Cortexzentren unterscheiden, die sich durch Anlage oder Nichtanlage einer Rindenplatte und durch An- oder Abwesenheit unmittelbar anschließender subcorticaler Grisea unterscheiden, wobei nach weiter oben Gesagtem unsicher ist, ob Rinde und subcorticales Griseum gleichen oder verschiedenen Matrixbezirken entstammen:

	Rindenplatte	Subcorticale Grisea
Rinde der rostralen Ausstülpung	–	–
Caudaler Semicortex	–	+
Eupalaeocortex	+	±

Zur rostralen Ausstülpung gehören der Bulbus olfactorius, der Bulbus accessorius und die Regio retrobulbaris; zum caudalen Semicortex die Regio periseptalis, die Regio diagonalis, das Tuberculum olfactorium und die periamygdaläre Rinde.

7.2.1. Bulbus olfactorius

Die Entwicklung des Bulbus olfactorius ist beim Menschen von HUMPHREY (1940, 1966b) und bei der Maus von FEREMUTSCH (1952) und HINDS (1968a, b) untersucht worden. Befunde aus Neuropathologie und experimenteller Neuroanatomie haben ergeben, daß sich der Bulbus unter dem direkten Einfluß der Fasern des Nervus olfactorius entwickelt (Literatur bei HUMPHREY, 1966b).

EHRLICH (1886) hat gezeigt, daß die Riechnervenfasern die Ausläufer der bipolaren Zellen des Riechepithels sind[101]). CAJAL (1890) und GEHUCHTEN (1890) haben dies mit der Golgi-Methode bestätigen können. Durch das Auswachsen dieser Nervenfasern bildet sich beim etwa 6 Wochen alten (14 mm langen) menschlichen Embryo ein embryonaler Nervus olfactorius, der vom Riechepithel der Riechplacode schräg dorsorostral zur ventralen Wand der Endhirnhemisphären aufsteigt und in diese eintritt (PEARSON, 1941b; s. Abb. 115—120). Mit diesen Fasern wandern massenhaft Zellen aus der Riechplacode aus (HIS, 1889c; DISSE, 1897; BEDFORD, 1904; ZIEHEN, 1906; CAMPENHOUT, 1936; GROTH, 1938; PEARSON, 1941b und FEREMUTSCH, 1952), so daß der embryonale Nerv in Form eines Plexus von Fasern und Zellen (PEARSON, 1941b), eines olfactorischen Syncytiums bzw. einer kernhaltigen protoplasmatischen Brücke (CAMERON u. MILLIGAN, 1914; FEREMUTSCH, 1952) oder eines Riechganglions (Ganglion olfactorium[102]), HIS, 1889b) in Erscheinung tritt. Diese embryonale Struktur legt sich im Laufe des zweiten Embryonalmonats mützenartig über die Riechhirnausstülpung der Endhirnhemisphären (HIS, 1889b; Cappa olfactoria von ZIEHEN, 1906).

Aus dieser Kappe entsteht ohne Zweifel die äußerste Schicht des Bulbus olfactorius, die oberflächliche Nervenfaserschicht[103]) (Abb. 143, 144). FEREMUTSCH (1952) und OCHI (1966) sind der Ansicht, daß darüber hinaus auch die darunterliegende Glomerularschicht und die mit dieser in enger Beziehung stehende äußere Körnerschicht aus ihr hervorgehen. Diese Schichten differenzieren sich bei der Maus etwa z. Z. der Geburt. Die in diesen Schichten enthaltenen Nervenzellen sollen als Neuroblasten mit über die Protoplasmabrücke einwandern. Diese Annahme findet eine Stütze in den Befunden älterer Autoren (HIS, 1889b; DISSE, 1897; GROTH, 1938; u. a.), nach denen es sich bei einem Teil der aus der Riechplacode auswandernden Zellen um Neuroblasten handelt[104]). Die Autoren konnten jedoch keine Angaben über den Verbleib dieser Zellen machen. FEREMUTSCH nimmt an, daß die Zellelemente der Glomerularschicht aus diesen Neuroblasten hervorgehen.

Gegen diese Auffassung wendet sich HINDS (1968b) aufgrund experimenteller autoradiographischer Untersuchungen. Nach HINDS sollen *alle* Zellen des Bulbus olfactorius aus der ventrikelnahen Matrix stammen. Die Interpretation seiner Befunde erscheint jedoch in diesem Punkt nicht voll überzeugend, so daß wir die Frage nach der Herkunft der äußeren Körnerzellen vorerst noch offen lassen.

Andere auswandernde Zellen (nicht-neuroblastischen Charakters) sollen nach DISSE beim Hühnchen eine besondere Art der nervösen Stützsubstanz bilden und speziellen Neurogliazellen vergleichbar sein (ZIEHEN, 1906). Nach BIANCHI (1931) und PEARSON (1941b) werden auch die Scheiden der Fasern des Riechnerven von

---

[101]) KOELLIKER (1882) hatte usprünglich angenommen, daß die Fasern aus dem Riechlappen hervorwachsen und zur Riechschleimhaut hinziehen; später (1892) hat er diese Auffassung korrigiert.

[102]) BIANCHI (1931) und PEARSON (1941b) wenden sich gegen diese Bezeichnung, weil ein Teil der Zellen wahrscheinlich zum Ganglion des Nervus terminalis gehört. Bei der von PEARSON (1941a, b) dargestellten sehr engen räumlichen Beziehung während der embryonalen Entwicklung erscheint dies durchaus plausibel.

[103]) Über die histologische Struktur des Bulbus olfactorius s. Kapitel 8.1.

[104]) CAMERON u. MILLIGAN (1914) unterscheiden drei Typen von Neuroblasten: α-, β- und γ-Neuroblasten. Die β- und γ-Neuroblasten sollen aus den α-Neuroblasten, die nur in frühen Stadien vorhanden sind, hervorgehen. Davon sollen sich die β-Neuroblasten zu Mitralzellelementen und die γ-Neuroblasten zu Zellelementen der Neurilemmascheide des olfactorischen Nerven entwickeln.

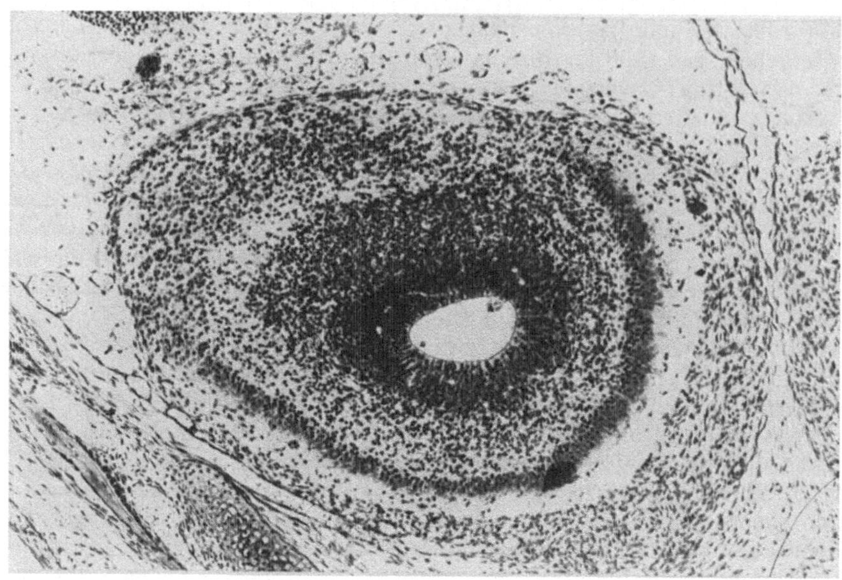

Abb. 143. Frontalschnitt durch Bulbus olfactorius (rechts und unten) und Bulbus accessorius (links und oben) bei einem Embryo von *Galago demidovii* von 27 mm SSL. Kresylviolett, 85 × vergrößert

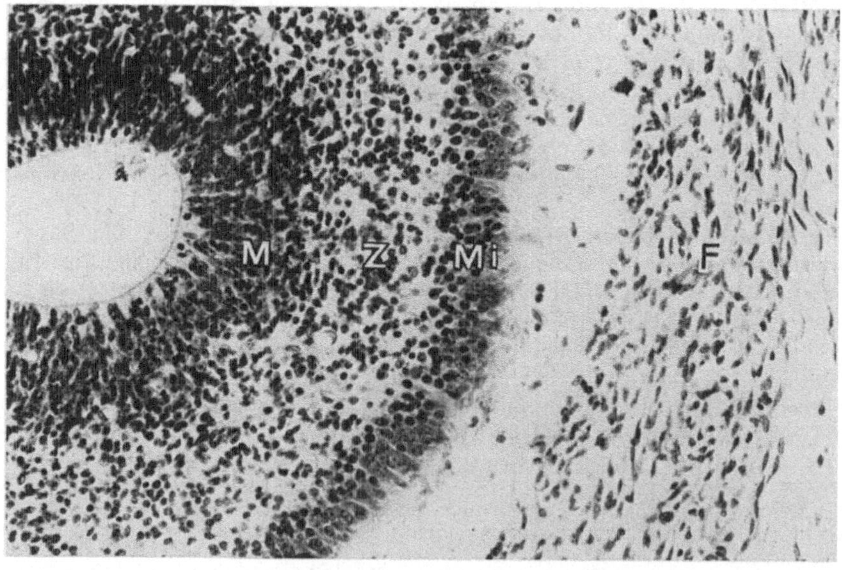

Abb. 144. Gleicher Schnitt wie in Abb. 143, die embryonale Schichtung des Bulbus olfactorius zeigend. Kresylviolett, 200 × vergrößert. *M* Matrix, *Z* Zwischenzone, *Mi* embryonale Mitralzellschicht, *F* periphere Faserschicht

solchen Zellen gebildet (hierzu s. auch Histologie, S. 233). Die Zellmigration beginnt nach PEARSON sehr früh und erstreckt sich über eine beträchtliche Periode der Entwicklung.

Beim ersten Kontakt des embryonalen Nervus olfactorius mit der ventralen Wand der Endhirnhemisphären zeigt letztere noch keinerlei strukturelle Anzeichen, die auf den sich entwickelnden Bulbus hindeuten (Abb. 115). Ihre Schichten (Matrix und Mantelschicht) gehen ohne Unterbrechung und ohne erkennbaren Unterschied in den benachbarten Wandbereich über[105])[106]).

Die Differenzierung des aus der Hemisphärenwand hervorgehenden Bulbus olfactorius beginnt nach HUMPHREY (1966b) beim Menschen Anfang des 3. Monats (26 mm Embryonen) mit der Bildung der Mitralzellschicht. Dies steht in Übereinstimmung mit den cytoarchitektonischen Untersuchungen von FEREMUTSCH (1952) und den autoradiographischen von HINDS (1968a, 1972a, b) bei der Maus. Nach HINDS entstehen von allen Zellen des Bulbus olfactorius zuerst die Mitralzellen, und zwar hauptsächlich zwischen dem 11. und 13. Ontogenesetag[106]). Sie bilden nach FEREMUTSCH in der äußeren Zwischenzone einen breiten Zellstreifen (pyramidalis interna), dessen Zellen in der Differenzierung fortgeschritten sind. Aus diesem Zellstreifen soll sich neben der Mitralzellschicht auch die äußere plexiforme Schicht mit den darin befindlichen äußeren Mitralzellen (=Büschelzellen) entwickeln. Nach HINDS bilden sich die Büschelzellen hauptsächlich zwischen dem 13. und dem 18. Ontogenesetag, wobei die größeren, tiefer liegenden durchschnittlich etwas früher entstehen als die allgemein etwas kleineren, mehr oberflächlich liegenden. Letztere durchwandern die ersteren, beide zuvor die sich bildende Mitralzellschicht. Die Ursprungszeit der Körnerzellen (der kleinsten Neurone des Bulbus olfactorius) fällt überwiegend in die Zeit zwischen dem 18. und 39. Ontogenesetag[107]) (bei einer Tragzeit von durchschnittlich 19 Tagen also bis etwa zum

---

[105]) KAHLE (1962) hat zu diesem Zeitpunkt bereits einen palaeocorticalen Bereich abgrenzen können (s. S. 154).

[106]) Bei der Maus erreichen die Riechnervenfasern den präsumptiven Bulbus am 12. Ontogenesetag und dringen zu dieser Zeit tief in die intermediäre (Mantel-)Schicht ein (HINDS, 1972a, b). Zur gleichen Zeit lassen sich in dieser Region (und nur dort, wo olfactorische Nervenfasern anwesend sind) die ersten Neurone (postmitotische Neuroblasten) erkennen. Diese entwickeln sich in der Folge zu Mitralzellen. OCHI (1967), HINDS (1972a, b), HINDS u. HINDS (1972) und HINDS u. RUFFETT (1973) haben die Entwicklung der Mitralzellen eingehender untersucht (hierzu Cytogenese, S. 168).

[107]) Die Masse der Körnerzellen entwickelt sich also während eines ungewöhnlich langen Zeitraums von 3 Wochen. Die Bedeutung dieser langen Entwicklungszeit (die für Körnerzellen auch in anderen Hirnteilen beobachtet wurde) könnte nach ALTMAN u. DAS (1965) und ALTMAN (1966) in einer Wechselwirkung mit den erst nach der Geburt in zunehmendem Maße auftretenden exterozeptiven Reizen stehen. Diese These müßte aber noch am Entwicklungsverlauf bei Nestflüchtern getestet werden, bei denen die Entwicklung zum Zeitpunkt der Geburt viel weiter fortgeschritten zu sein scheint (s. Chemodifferenzierung, S. 167). Die Entwicklungszeit der Körner geht nach HINDS (1968a) konform mit der Ausdifferenzierung der Mitral- und Büschelzellen (mit denen die Körnerzellen im innigsten synaptischen Kontakt stehen, s. S. 260). Die Mitral- und Büschelzellen differenzieren sich bei der Ratte im wesentlichen in den ersten 3 Lebenswochen (OCHI, 1967). — Entwickelt sich schon die Masse der Körner bei der Maus über den ungewöhnlich langen Zeitraum von 3 Wochen, so bleibt eine schwächere Neurogenese bis zum Adulten erhalten, wie ALTMAN (1966, 1969, Autoradiographie) bei der Ratte gezeigt hat. Nach ALTMAN wandern Zellen aus der subependymalen Schicht der Wand des vorderen Seitenventrikels in einem nach rostral gerichteten Migrationsstrom zur subependymalen Schicht des Bulbus olfactorius, die am 6. Tag nach der Thymidininjektion erreicht wird. Von hier aus verteilen sich die Zellen um den 20. Tag herum in der inneren Körnerschicht, wo sie zu Körnern (Mikroneuroblasten) und Gliazellen werden; in geringerem Ausmaß gehen sie auch in die Glomerularschicht. — ALTMAN nimmt an, daß diese persistierende Proliferation und Migration zu einer Erneuerung der Zellpopulation des Bulbus olfactorius führt. Hingegen erhalten andere Hirnabschnitte (Neocortex, Basalganglien) aus dieser periventrikulären Zone des vorderen Seitenventrikels nur schwache persistierende Beiträge. Die Proliferationszone erfährt nach ALTMAN bis zum Adulten eine nur geringe Größenreduktion. Sie wurde bei diversen Säugern unterschiedlichen Lebensalters auch von KIRSCHE (1970) gefunden und als postembryonale Matrixzone bezeichnet. Auch KIRSCHE fand im Bereich des Bulbus olfactorius eine besonders starke Zellkonzentration.

20. Lebenstag). Dabei sollen die Körner der inneren Körnerschicht später und über einen längeren Zeitraum entstehen als die Körner der Mitralzellschicht (diese Schicht enthält nicht nur Mitralzellen, s. auch S. 244) und der Glomerularschicht (äußere Körnerschicht).

Auch nach FEREMUTSCH und den autoradiographischen Untersuchungen von SHIMADA (1966, Maus) und ALTMAN u. DAS (1966, Ratte) bilden sich die Körnerzellen und mit ihnen die innere plexiforme Schicht und die innere Körnerschicht überwiegend erst nach der Geburt. (Hier sei daran erinnert, daß nach FEREMUTSCH die äußeren Körner nicht aus der ventrikelnahen Matrix stammen, sondern mit den Riechnervenfasern einwandern sollen, s. S. 163.) — Die oberflächlichen Nervenfasern bilden nach HINDS (1968b) am 16. Ontogenesetag eine deutliche Schicht und es gibt Anzeichen dafür, daß nun viele Fasern in den Bulbus eingedrungen sind. Etwa am 20. Tag (einen Tag nach der Geburt) sind alle Schichten gut erkennbar.

Beim Menschen beobachtete HUMPHREY (1940) die erste Differenzierung der Mitralzellen bei $9^1/_2$ Wochen alten Embryonen (32 und 35 mm) in Form einer stärkeren Größenzunahme im Vergleich zu den Zellen der äußeren Körnerschicht. In der 10. Woche beginnen die Mitralzellen dreieckig zu werden, aber erst in den folgenden Wochen formieren sie sich zu einer deutlich umschriebenen Schicht. Von der 14. Woche ab (85 mm Embryo) lagern sich die Zellen der inneren Körnerschicht schollenartig zusammen. Die Glomerularschicht entwickelt sich beim Menschen von allen Schichten am spätesten (HUMPHREY); sie wird in der 16. Woche (112 mm) deutlich. Die Dendriten der Mitralzellen können bereits in diesem Stadium zu den sich entwickelnden Glomeruli verfolgt werden. Die Mitralzellschicht ist sehr deutlich und enthält gewöhnlich 2—3 Zellagen. Nach 18 Wochen ist die Schichtung des Bulbus olfactorius perfekt und teilweise deutlicher als beim adulten Menschen. Vor allem sind sektorenartig vorhandene Unterschiede in der Mitralzellschicht deutlicher, z. B. eine besonders breite Mitralzellschicht in einem dorsalen Sektor. Die deutlichere Schichtung des Bulbus in mittleren Stadien der Embryogenese hängt nach HUMPHREY möglicherweise mit einer Rekapitulation phylogenetischer Entwicklungstendenzen (Biogenetisches Grundgesetz, s. S. 149) zusammen. In der Tat läßt sich zeigen, daß der Bulbus nicht nur bezüglich seiner Größe, sondern auch bezüglich der klaren Differenzierung der Schichten bei den Menschenaffen und beim Menschen rückschrittlich ist (s. S. 230).

Hierauf mögen auch die Abweichungen in der Entwicklung des menschlichen Bulbus von dem der Maus liegen, die sich aus einem Vergleich der Abbildungen von HUMPHREY und FEREMUTSCH ergeben. Die Unterschiede liegen vor allem in der Klarheit der angelegten Schichten, speziell der embryonalen Mitralzellschicht (pyramidalis interna nach FEREMUTSCH; Abb. 144, Mi). Es ist aber nicht wahrscheinlich, daß grundsätzliche Unterschiede in der Entwicklung des Bulbus bei niederen Säugern und beim Menschen vorhanden sind, so daß die bei der makrosmatischen Maus gewonnenen Befunde generell auch für die tierischen Primaten und den Menschen zutreffen. Dafür spricht auch die vollkommene Übereinstimmung der Abbildungen von der embryonalen Entwicklung bei der Maus (FEREMUTSCH, 1952, Abb. 11) mit unserer Abb. 144 vom Halbaffen *Galago*. Auch ROSE (1926) hat hervorgehoben, daß die Gesetze, nach denen sich der Allocortex entwickelt, wohl für die unterschiedlichen Rindenbezirke verschieden sind, nicht aber für den gleichen Rindenbezirk bei verschiedenen Säugern und beim Menschen.

Als charakteristisch für die Histogenese des Bulbus hebt FEREMUTSCH hervor: „Einmal die frühzeitige Bildung der pyramidalis interna und die Umformungsvorgänge in der peripheren Faserlage des embryonalen Bulbus. Der Riechkolben ist der einzige Anteil des Palaeocortex[108]), in dem es im Verlaufe der Ontogenese zur Bildung eines Zellstreifens kommt, der einer Rindenplatte ähnlich ist und ihr auch genetisch homolog zu setzen ist; insofern er nämlich in der Zwischenzone entsteht, bietet er das Bild, wie wir es für die Entstehung der eigentlichen Rindenplatte gewohnt sind[109]). Durch seine relativ frühe Differenzierung seiner Zellen erinnert er uns an die früh differenzierte Rindenplatte der Übergangszone und des Archicortex im engeren Sinne. Insofern aber, als aus ihm nur bestimmte Schichten des Bulbus entstehen, und nicht die gesamte Riechformation des Riechkolbens, kann er nicht mit der Rindenplatte der anderen Rindenteile ohne weiteres gleichgesetzt werden, weil dort die gesamte Rinde mit ihren verschiedenen Schichten aus der Rindenplatte entsteht. Die übrigen Felder des Palaeocortex[110]) entbehren sowohl einer echten Rindenplatte, als auch eines früh differenzierten Zellstreifens und weisen auch im erwachsenen Zustand keine Schichtung auf" (1952, S. 52/54).

Größenentwicklung: SCHÖNHEIT (1970/71a, b) hat cytoarchitektonisch die postnatale Entwicklung des Bulbus olfactorius bei der Albinomaus untersucht und Messungen über die Dicke der Schichten, Zahl und Dichte der Mitralzellen, Volumen der Mitralzellschicht und deren Anteil am Gesamtvolumen des Bulbus, sowie über das Kernvolumen der Büschelzellen, Mitralzellen und inneren Körnerzellen durchgeführt. Leider sind die Abstände zwischen den ausgewählten Stadien in der entwicklungsintensiven Phase, die in der 3. Lebenswoche ausklingt (s. S. 165) zu groß, um einen genaueren Entwicklungsverlauf beschreiben zu können. Der prozentuale Anteil des Volumens der Mitralzellschicht sinkt postnatal ab. In der Schichtenbreite erfahren die äußere plexiforme Schicht und die innere Körnerschicht postnatal eine besonders starke Zunahme. Die späte Zunahme der inneren Körnerschicht ist in guter Übereinstimmung mit den Ergebnissen aus histogenetischen (einschl. autoradiographischen) Untersuchungen (s. weiter oben).

C. G. SMITH (1935) hat bei der Ratte einen postnatalen Größenvergleich der außen von der Mitralzellschicht gelegenen Strukturen mit den zentral gelegenen durchgeführt und eine relative Abnahme des inneren Anteils bis zum Ende des 1. Monats gefunden. Diese Ergebnisse können aber nicht direkt auf die innere Körnerschicht übertragen werden, weil im Volumen der inneren Zone in frühen Stadien in einem erheblichen Ausmaß Matrix und Keimschicht enthalten sind, die später zurücktreten. Bis zum Ende des 1. Jahres ändert sich das Verhältnis der beiden Anteile nicht; bei den älteren Ratten tritt dann schließlich eine deutliche relative Abnahme der äußeren Schichten ein.

Chemodifferenzierung: Untersuchungen über die Entwicklung (Reifung) der definitiven Verteilung verschiedener Enzyme im Bulbus olfactorius liegen vor von ORTMANN (1957a, b, diverse Säuger); KNOLLE (1959, Vögel und Säuger); WITKAM (1966, Hamster und Meerschweinchen); OCHI (1966, Ratte und Meerschweinchen); LABEDSKY u. LIERSE (1968, Maus) und CRAWFORD u. CONNOR (1972, Ratte). Untersucht wurde vor allem Succinat-Dehydrogenase (SDH), daneben u. a. Acetylcholinesterase (AChE), Monoamin-Oxydase (MAO), Lactat-Dehydrogenase (LDH), saure und alkalische Phosphatase, Thiamin-Pyrophosphatase (TPPase), Adenosin-Triphosphatase (ATPase) und 5-Nucleotidase. CRAWFORD u.

[108]) FEREMUTSCH rechnet die präpiriforme Rinde, die ja auch über eine rindenplattenähnliche Bildung entsteht, nicht zum Palaeocortex im engeren Sinne.

[109]) Diese Ansicht, daß die Rindenplatte in der Zwischenschicht entsteht, wird nicht allgemein akzeptiert und entspricht nicht der weiter vorn gegebenen Darstellung (S. 154). Auch FEREMUTSCH selbst stellt an anderer Stelle Rindenplatte und Zwischenschicht einander gegenüber, wenn er ausführt, daß sich die Fascia dentata nicht aus der Rindenplatte, sondern aus der Zwischenzone entwickelt.

[110]) Palaeocortex bei FEREMUTSCH *ohne* Regio praepiriformis.

Connor (1972) untersuchten Zink mit Sulfid-Silber- und mikrochemischen Methoden[111]).

Labedsky u. Lierse (1968) fanden in Stratum glomerulosum, plexiforme externum und plexiforme internum eine früh beginnende Zunahme der SDH-Aktivität und das Erreichen starker Aktivitäten bis zum 20. Tag. Die Ganglienzellschichten entwickeln hingegen eine nur geringe Aktivität. Nach Ortmann (1957b) zeigt die Ontogenese des Succinat-Dehydrogenase-Musters keine allmähliche Differenzierung, sondern eine „kritische Periode", die deutlich artverschieden ist. Ochi (1966) hat Chemo- und Morphodifferenzierung miteinander verglichen und zeigt, daß beim Nestflüchter Meerschweinchen schon in späten Stadien der Tragzeit Chemo- und Morphodifferenzierung nahezu ausgereift sind, während beim Nesthocker Ratte die histologische Differenzierung erst etwa nach der 1. Lebenswoche und die Chemodifferenzierung mit der 3. bis 4. Lebenswoche reift.

Cytogenese: Untersuchungen über die Entwicklung von Zellen bzw. Zellteilen des Bulbus olfactorius haben Ochi (1967, Ratte, EM); Hinds (1972a, b, Maus, Semi-Dünnschnitte, Golgi, EM); Hinds u. Hinds (1972, Maus, Golgi, EM) und Hinds u. Ruffett (1973, Maus, Golgi, EM) vorgelegt. Ochi (1967) hat die Cytogenese von Elementen des Bulbus olfactorius der Ratte zwischen dem 20. Embryonaltag und dem 3. Lebensmonat elektronenmikroskopisch untersucht und mit lichtmikroskopisch ermittelten Befunden der Morpho- und Chemodifferenzierung in Beziehung gesetzt. Hierbei ergaben sich einige Differenzen. So ist das granuläre endoplasmatische Reticulum in den Mitralzellen schon zwischen dem 3. und 6. Lebenstag typisch entwickelt, während lichtmikroskopisch erst am 8. Tag Kernkappen und andere ergastoplasmatische Strukturen nachweisbar sind. Ähnliche Unterschiede bestehen für den Nachweis des Golgi-Apparates und Ochi nimmt an, daß die submikroskopische Differenzierung der histochemisch (und lichtmikroskopisch) nachweisbaren um kurze Zeit vorausgeht.

In den Mitralzellen geschieht die endgültige Ausbildung der Organellen postnatal etwa in der Reihenfolge: Golgi-Apparat, dendritische Tubuli und — annähernd gleichzeitig — granuläres endoplasmatisches Reticulum und Mitochondrien. In der Synapsenentwicklung bestehen zeitliche Unterschiede im Auftreten der charakteristischen Strukturen. Als erstes erscheinen synaptische Bläschen in den präsynaptischen Endigungen; erst später kommt es zur Verdickung der synaptischen Membranen. Abgeschlossen ist die Entwicklung zwischen dem 12. und 17. Lebenstag.

Hinds (1972a, b) unterscheidet in der Entwicklung der Mitralzellen bei der Maus (14 und 15 Ontogenesetage alt) 4 Stadien: 1. Einwanderung aus der Matrix in die tiefste Zone der intermediären Schicht und Orientierung in einer tangentialen Richtung. Dieses Stadium nennt Hinds primitives Radialstadium. Das Perikaryon enthält in diesem ersten Stadium nur wenige Organellen. 2. Auswachsen tangentialer Fortsätze kombiniert mit dem Zurückziehen oder der Atrophie primitiver äußerer und innerer radialer Fortsätze (präaxonales tangentiales Stadium). 3. Die tangentialen Zellen bekommen einen langen, dünnen, unverzweigten Fortsatz (Axon), der gegen den Tractus olfactorius lateralis gerichtet ist und große, sich verzweigende Fortsätze (Dendriten), die in die Gegenrichtung gehen. Dieses Stadium wird als tangentiales Mitralzell-Stadium bezeichnet. 4. Eine radiale Re-Orientierung der Perikarya und Dendriten dieser Zellen setzt ein; Migration der Perikarya nach außen führt zu Zellen eines radialen Mitralzell-Stadiums.

---

[111]) Nach Crawford u. Connor zeigt der Bulbus olfactorius der Ratte am 8. Lebenstag einen hohen Zinkgehalt. Dieser sinkt bis zum 11. Tag deutlich ab, bleibt dann bis zum 22. Tag relativ konstant und steigt bis zum Adulten wieder an.

Dieses letzte Stadium und hierin insbesondere das Verhalten des Anfangssegmentes des Mitralzell-Axons ist von HINDS u. RUFFETT (1973) an elektronenmikroskopischen Serienschnitten eingehender untersucht worden. Im Unterschied zum Zellkörper bleibt das Axon in seiner Lage unverändert. Die im eigentlichen Axon vorhandenen Mikrotubuli setzen sich im Zellkörper durch das voluminöse subnucleare Cytoplasma bis zum Nucleus fort. Der Rest des subnuclearen Cytoplasmas ist fast frei von Mikrotubuli und enthält nur freie Ribosomen und gelegentlich ein Mitochondrion. HINDS u. RUFFETT vermuten, daß der Ursprungsort des Axons aus dem Perikaryon durch ein Bündel von Mikrotubuli bestimmt wird. Kern und Rest des subnuclearen Cytoplasmas sollen dann peripherwärts wandern und nur ein relativ dünnes Axon zurücklassen.

Die Axone der Mitralzellen werden ebenso wie die olfactorischen Nervenfasern (die sich früher bilden) nach HINDS (1972b) durch zahlreiche longitudinal orientierte Mikrotubuli und ein ausgedehntes System transversal und longitudinal orientierter Zisternen eines glatten endoplasmatischen Reticulums (SER) charakterisiert. In der olfactorischen Nervenfaser verschwinden die Mikrotubuli nahe bei der Wachstumsspitze und das SER wird ausgedehnter und irregulär.

Der dendritische Wachstumsconus der Mitralzellen im Glomerulus wurde von HINDS u. HINDS (1972) bei der Maus untersucht. Dieser Wachstumsconus ist charakterisiert: 1. durch ein oder mehrere Filopodien von 0,2 μ Durchmesser, die von einer ausgedehnteren terminalen oder präterminalen Region ausgehen, 2. einer polygonalen Anordnung von Mikrofilamenten mit etwa 50 Å Durchmesser, die das vergrößerte Terminale und die Filopodia füllen, 3. einem Fehlen von Mikrotubuli und einer Armut an Mitochondrien, 4. wenigen Bläschen oder Profilen eines glatten endoplasmatischen Reticulums und 5. gelegentlichen axodendritischen Synapsen.

7.2.2. Bulbus accessorius

Ein Bulbus accessorius (Nebenbulbus) fehlt dem erwachsenen Menschen (HUMPHREY u. CROSBY, 1938) und nur eine von Zellen entblößte, oberflächliche Stelle soll den Ort markieren, an dem er während der Embryogenese angelegt war und an dem er bei anderen Säugern gefunden wird (HUMPHREY, 1940; PEARSON, 1941b). MACCHI (1951) wendet sich indes eindeutig dagegen, daß ein Bulbus accessorius während der ontogenetischen Entwicklung des Menschen jemals differenziert ist. Die Befunde sind widersprechend, wie dies bei rudimentären Strukturen häufig der Fall ist.

Die Untersuchung des Vomeronasalorgans (= Jacobsonsches Organ), von dem der Nebenbulbus seine sensorischen Zuflüsse erhält, spricht eher *für* die Anlage eines Nebenbulbus. In Analogie zu den Verhältnissen beim Hauptbulbus kann sich ein Nebenbulbus entwickeln, wenn ein Vomeronasalnerv diese Entwicklung auslöst. Ein Vomeronasalorgan wird in der frühen menschlichen Entwicklung angelegt, bildet sich aber in späteren Stadien meist zurück (u. a. KOELLIKER, 1882). Von einer Reihe von Autoren (HUMPHREY nennt PETER, 1901; MANGAKIS, 1902; KALLIUS, 1905 und KEIBEL, 1910) ist es sogar beim adulten Menschen noch gefunden worden. Die schwache, meist nur embryonale Anlage des Jacobsonschen Organs liegt nach PEARSON in gewissen Stadien der menschlichen Entwicklung wie eine Tasche des olfactorischen Epithels in der Wand des nasalen Septum und enthält Nervenzellen, ähnlich wie die Riechnervenzellen. Ähnlich wie aus der normalen Riechschleimhaut wächst aus dem Vomeronasalorgan ein Nerv aus, der sich dem Riechnerven anlegt, und der zu dem sich an der dorsalen Seite des Bulbus olfactorius entwickelnden Bulbus accessorius hinzieht. Dieser Nerv soll beim Menschen keinen geschlossenen Strang bilden (wie bei den meisten Tieren), sondern aus einer Anzahl kleinerer Bündel bestehen[112]). Nach den Befunden von PEARSON (1941b) ist ein Bulbus accessorius, zumindest in der Anlage, auch beim Menschen zu erwarten. Es ist jedoch denkbar, daß es nicht in *jedem* Fall zur Ausbildung von Nervenfasern kommt, die die Entwicklung eines Nebenbulbus auslösen.

Die erste Differenzierung des Bulbus accessorius beginnt beim Menschen etwa zur gleichen Zeit wie jene des Bulbus olfactorius, d. h. beim etwa $8^1/_2$ Wochen alten Embryo (HUMPHREY, 1940). In den frühesten Stadien der Entwicklung erscheint er als schwache Vorwölbung auf der Oberfläche des sich entwickelnden Bulbus olfactorius. Die Differenzierung der Schichten verläuft etwas schneller als beim Bulbus olfactorius (s. auch Abb. 143 von *Galago*), geschieht aber nach HUMPHREY in einer ganz entsprechenden Weise. Aus der Mantelschicht wandern Zellen nach außen und bilden zwei Zellbänder, die durch hellere Zonen voneinander getrennt sind. Aus dem inneren der beiden Bänder soll die Mitralzellschicht entstehen, aus dem äußeren die äußere Körnerschicht. Die sich im Bulbus accessorius nach etwa $9^1/_2$ Wochen differenzierenden Mitralzellen nehmen im Zusammenhang mit den bald einsetzenden regressiven Veränderungen nicht wesentlich an Größe zu. Wie im Bulbus olfactorius entwickelt sich die Glomerularschicht spät, doch ist sie, da die Entwicklung des Bulbus accessorius schneller fortschreitet, in typischer Form schon bei $15^1/_2$ Wochen alten Embryonen ausgeprägt. Zu diesem Zeitpunkt beginnt ihre Differenzierung im Bulbus olfactorius erst. Nach $18^1/_2$ Wochen hat der Bulbus accessorius nach HUMPHREY einen Differenzierungsgrad erreicht, der im Prinzip dem vieler adulter Säuger ähneln soll. Alle typischen Schichten lassen sich in ihm unterscheiden. Aber bereits von der 11. Woche ab können regressive Veränderungen einsetzen, die häufig nur eine Seite betreffen, und die zu einem recht schnellen Verschwinden der ganzen Anlage führen können. Häufig ist der Bulbus accessorius der linken Hemisphäre besser entwickelt als der der rechten, und HUMPHREY weist in diesem Zusammenhang auf die Befunde von KALLIUS (1905) hin, nach denen ähnliches für das Jacobsonsche Organ bei etwa 22 Wochen alten Embryonen gilt. Eine Parallele zwischen diesen beiden Strukturen besteht nach HUMPHREY auch bezüglich des Zeitpunktes der besten Ausprägung in der menschlichen Ontogenese. Der Bulbus accessorius erreicht ein volldifferenziertes Stadium bei etwa $18^1/_2$ Wochen alten Embryonen, mithin etwa zur gleichen Zeit, in der nach KALLIUS (1905) und SCHAEFFER (1920, 1928) auch das Vomeronasalorgan seine größte Entfaltung zeigt. Beide Strukturen scheinen bezüglich des Grades ihrer Anlage und Ausbildung außerordentlich variabel zu sein und sicherlich liegt hierin der Grund, daß MACCHI (1951) keine Anzeichen für die Anlage eines Bulbus accessorius in der Ontogenese des Menschen gefunden hat. Er betont dies ausdrücklich, ohne sich indes über die möglichen Ursachen dieser von HUMPHREY so deutlich abweichenden Befunde zu äußern.

Die wenigen vorliegenden Befunde über die Entwicklung des Bulbus accessorius bei makrosmatischen Säugern (FEREMUTSCH, 1952 und HINDS, 1968a, b, Maus), bestätigen seine von HUMPHREY (1940) beschriebene frühere Ausbildung im Vergleich zum Hauptbulbus (s. auch Abb. 143). Nach HINDS (1968a) bilden sich die Mitralzellen zwischen dem 10. und dem 12. Ontogenesetag (Hauptbulbus: 11. bis 13. Tag) und die Körnerzellen hauptsächlich zwischen dem 12. und 18. Tag (Hauptbulbus: 18.—39. Ontogenesetag). Diese frühere Entwicklung ergibt sich nach HINDS auch aus den quantitativen Untersuchungen von SMITH[113]).

[112]) Nach HUMPHREY (1940) hat der Vomeronasalnerv bei frühen menschlichen Embryonen so engen Kontakt mit dem Nervus terminalis, daß es nicht immer möglich ist, diese zu trennen.

[113]) C. G. SMITH (1935, Ratte) fand bei Volumenmessungen, 1. daß der Nebenbulbus im Vergleich zum Hauptbulbus bei neugeborenen Tieren deutlich weiter fortgeschritten ist (s. auch S. 277), und 2. daß der relative Größenanteil der inneren Körnerschicht am gesamten Nebenbulbus bereits dem adulter Tiere entspricht.

Am 12. Ontogenesetag sind nach HINDS (1968b) Haupt- und Nebenbulbus noch nicht deutlich voneinander zu trennen, doch ist die Mantelschicht im Nebenbulbus etwas dicker als im benachbarten Teil des Hauptbulbus. Eine breite Mitralzellschicht findet sich am 15. Tag.

Gilt auch für den Bulbus accessorius der von FEREMUTSCH für den Bulbus olfactorius festgestellte Ursprung der Zellelemente aus zwei verschiedenen Bildungszentren, in diesem Fall also aus dem Vomeronasalorgan und einem speziellen Teil der Wand des Riechhirnausstülpung? Bei HUMPHREY finden sich

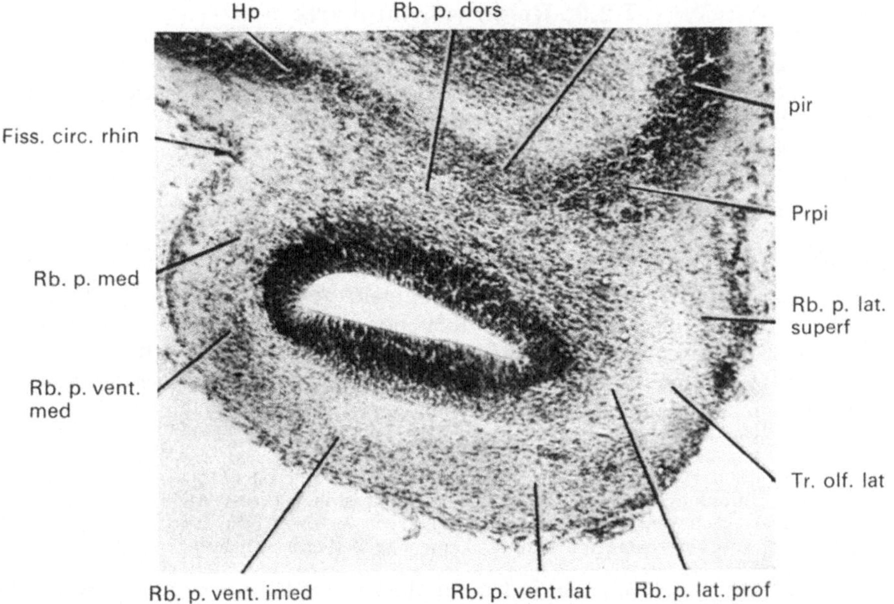

Abb. 145. Schnitt durch die Regio retrobulbaris eines menschlichen Embryos von 48,6 mm SSL (11 Wochen alt) (aus HUMPHREY, 1963). Neu beschriftet mit teilweise veränderten Termini. Thionin-Erythrosin, 60 × vergrößert. *Fiss.circ.rhin* Fissura circularis rhinencephali, *Hp* Hippocampus praecommissuralis, *pir* piriformer Cortex, *Prpi* Regio praepiriformis, *Rb.p.dors* Regio retrobulbaris, pars dorsalis, *Rb.p.lat.prof* pars lateralis profundus, *Rb.p.lat. superf* pars lateralis superficialis, *Rb.p.med* pars medialis, *Rb.p.vent.imed* pars ventralis intermedialis, *Rb.p.vent.lat* pars ventralis lateralis, *Rb.p.vent.med* pars ventralis medialis, *Tr.olf.lat* Tractus olfactorius lateralis

keine dementsprechenden Angaben. FEREMUTSCH leitet den ganzen Bulbus accessorius vom Faseranteil, also vom embryonalen Vomeronasalnerven ab. Er umgrenzt aber den Bulbus accessorius in Anlehnung an ROSE (1929b, 1931) enger als andere Autoren und trennt die tiefen Schichten einschließlich der Mitralzellschicht ab (Retrobulbaris accessoria bei ROSE und FEREMUTSCH). Dies ist, wie sich aus dem feineren Bau des Bulbus accessorius (s. S. 274) ergibt, unzweckmäßig und auch FEREMUTSCH hat diese Trennung in den frühen Stadien der Entwicklung nicht durchgeführt. Die tieferen Schichten gehen, wie die Abb. 143 deutlich zeigt, aus der embryonalen Wand der Riechhirnausstülpung hervor.

Chemodifferenzierung: Einige Angaben über die Chemodifferenzierung des Bulbus olfactorius accessorius bei Hamstern und Meerschweinchen finden sich bei

WITKAM (1966). Im Gegensatz zu den Glomeruli des Hauptbulbus, die eine starke Aktivität von AChE zeigen, zeigen die des Nebenbulbus nur eine sehr schwache. Diese Unterschiede entwickeln sich beim Hamster während der ersten Woche. Saure Phosphatase findet sich hingegen in der Schicht der Riechnervenfasern und der Glomerularschicht des Nebenbulbus viel stärker als in den entsprechenden Schichten des Hauptbulbus. Diese Beziehungen bestehen schon bei neugeborenen Meerschweinchen und bei 11 Tage alten Hamstern. — Nach LABEDSKY u. LIERSE (1968) zeigt der Nebenbulbus bei der Maus von der Geburt an bis zum 20. Tag eine nur geringe SDH-Aktivität.

7.2.3. Regio retrobulbaris

Untersuchungen über die Entwicklung der Regio retrobulbaris (= *Nucleus olfactorius anterior* vieler Autoren) sind spärlich. Die erste Identifizierung ist nach HUMPHREY (1963) bei menschlichen Embryonen gegen Ende des 2. Monats möglich (22,2 mm Stadium) und es können dann bereits 3 Abschnitte unterschieden werden, und zwar eine Pars medialis, Pars lateralis und Pars ventralis[114]). Etwas später ist auch eine Pars dorsalis erkennbar (Abb. 145), was nach HUMPHREY gut mit der phylogenetischen Entwicklung übereinstimmt. Unterschiede zwischen den Abschnitten bestehen vor allem in der Zellanordnung. So liegen von allem Anfang an die Zellen der Pars dorsalis mehr verstreut als die der anderen Abschnitte[114]). Bei $9^1/_2$ Wochen alten Embryonen liegt die Regio retrobulbaris als geschlossener Ring ganz um den Ventrikel herum; bei $11^1/_2$ Wochen alten Embryonen differenziert sich in einigen Neuronen die Nissl-Substanz. Bei älteren Embryonen finden sich wie beim Erwachsenen einzelne Zellgruppen in Bulbus und Pedunculus olfactorius (HUMPHREY, 1940; MACCHI, 1951).

Die erste Differenzierung der Regio retrobulbaris soll nach HUMPHREY (1940) in enger Beziehung zum Bulbus accessorius vor sich gehen. Wir stehen dieser Angabe sehr zurückhaltend gegenüber. Auch wenn ein Nebenbulbus fehlt, wie bei vielen Säugetierarten, entwickelt sich, wenn es sich um Makrosmatiker handelt, eine starke Regio retrobulbaris.

Nach FEREMUTSCH (1952) geht in frühen Stadien der Entwicklung der Maus die periventrikuläre Matrix des embryonalen Bulbus olfactorius und die aus ihr entstehende Zwischenzone caudal ohne scharfe Grenze in das Gebiet der Retrobulbaris über. Beim 15 mm Embryo hat sich in der Zwischenzone eine relativ dichte, breite und diffuse Zellmasse gebildet, aus der sich zur Zeit der Geburt ein deutliches, umschriebenes Zellgebiet entwickelt. Dieses behält in der weiteren Entwicklung seine auch bei der adulten Maus noch vorhandene charakteristische diffuse Zellanordnung bei. Die Zellen der Retrobulbaris sollen eine gewisse Ähnlichkeit mit den Mitralzellen des Bulbus haben und erst relativ spät die typische Gestalt der Ganglienzellen annehmen. HUMPHREY (1940) nimmt sogar an, daß bei der Rückbildung des menschlichen Nebenbulbus einige seiner Mitralzellen zu Zellen der Regio retrobulbaris werden.

HINDS (1968a) fand in der Regio retrobulbaris der Maus mit autoradiographischen Methoden einen Entwicklungsverlauf von caudal (früher) nach rostral (später).

---

[114]) Die Terminologie nach HUMPHREY beinhaltet keine Homologie mit den von uns ähnlich (weil ebenfalls topographisch) bezeichneten Gebieten (s. S. 295). So hat z. B. nach vergleichend-anatomischen (phylogenetisch interpretierten) Vergleichen unsere Area dorsalis (bzw. dorsomedialis) von allen Arealen der Regio retrobulbaris die schmalste Rinde. Bei den besonders zerstreuten Zellen der Pars dorsalis von HUMPHREY handelt es sich nach unserer Auffassung um einen Teil der Area ventralis, die den Ventrikel manschettenförmig ganz umfaßt (s. S. 301).

Chemodifferenzierung: LABEDSKY u. LIERSE (1968) geben einen Hinweis, daß die retrobulbäre Rinde bei der Maus bis zum 20. Tage in der äußeren Zone der Molekularschicht eine starke, in der inneren Zone und der Schicht der Ganglienzellen eine geringe SDH-Aktivität erreicht. Der Tractus olfactorius lateralis erreicht eine nur sehr geringe Aktivität.

*

Die nun folgenden Gebiete des caudalen Semicortex haben alle mehr oder weniger enge Lagebeziehungen zu subcorticalen Grisea. Sie entstehen nach FILIMONOFF (1947) aus einer verdichteten äußeren Unterschicht der Zwischenzone, die gegen die Peripherie hin schlecht begrenzt ist und gleitend in die angrenzende Marginalschicht übergeht. Regionale Unterschiede lassen sich beim $2^1/_2$monatigen menschlichen Embryo noch nicht feststellen (ROSE, 1927b), sind aber Mitte des 4. Monats deutlich (KAHLE, 1962).

7.2.4. Regio periamygdalaris

Die Regio periamygdalaris gehört zum typischen Semicortex. Sie entwickelt sich als periphere Zellkonzentration des Mandelkernkomplexes, dessen Histogenese u. a. von JOHNSTON (1923, Mensch); HOLMGREN (1925, Maus); MACCHI (1948c, 1951, Mensch); UCHIDA (1950a, Maus); MIKAMI (1952a, Mensch; zit. nach KOIKEGAMI, 1963); SIDMAN u. ANGEVINE (1962, Maus); RICOTTI (1965, Ratte); BROWN (1967, Fledermaus); HUMPHREY (1968, 1972, Mensch) und KAHLE (1969, Mensch) untersucht wurde. Daneben gibt es eine ganze Reihe von Angaben über einzelne Embryonalstadien (ausführliche Literatur bei HUMPHREY, 1968, 1972). Die Angaben widersprechen teilweise einander und es ist vorerst noch nicht möglich, ein klares Bild von der Mandelkernentwicklung zu bekommen.

Während der frühesten Entwicklung kommen nach HUMPHREY (1968, Frühentwicklung des Mandelkernkomplexes bei menschlichen Embryonen bis 27,4 mm SSL) alle Zellen vom lateralen Ganglienhügel, dem einzigen, der bis zum 14 mm Stadium vorhanden ist. Bei 20,7 mm und späteren Stadien werden Neuroblasten auch vom medialen Ganglienhügel beigesteuert. Während der größere Teil des *basolateralen* Komplexes aus dem lateralen Ganglienhügel kommt, stammen einige Zellen aus dem medialen, besonders solche des basalen akzessorischen Kerns. Im Unterschied dazu ist der *corticomediale* Komplex in größerem Ausmaß ein Abkömmling des medialen Hügels (nachdem dieser sich gebildet hat).

Wenn wir KAHLE (1962, 1969) richtig verstanden haben, nimmt er im Unterschied zu HUMPHREY an, daß sich der Mandelkernkomplex ebenso wie der Palaeocortex aus dem medialen Ganglienhügel entwickelt. Nach HUMPHREY unterscheiden nicht alle Autoren zwischen einem lateralen und einem medialen Ganglienhügel, und gerade bezüglich der Amygdala werden von vielen Autoren keine Angaben über eine spezielle Herkunft gemacht.

Nach HUMPHREY (1968, 1972) kann der Mandelkernkomplex mit seinen drei Hauptkomponenten[115]) bereits bei Embryonen von 9,5 mm SSL unterschieden werden. In diesem Stadium sollen auch schon ein corticaler und ein medialer Kern deutlich sein, während ein Nucleus centralis nicht vor dem 22,2 mm Stadium und ein Nucleus tractus olfactorii lateralis selbst beim ältesten (27,4 mm) Stadium nicht erkennbar waren. Der basolaterale Komplex differenziert sich nach HUMPHREY später als der corticomediale; seine diversen Kerne werden gleichzeitig bei 20,7 mm SSL Embryonen erkennbar. Jedoch ist in diesem Stadium der Basalkern am deutlichsten, während der Lateralkern gerade erst erscheint. Schon bevor die einzelnen Kerne deutlich werden, soll der basolaterale Komplex viel größer als der

---

[115]) Bei HUMPHREY: anterior amygdaloid area, corticomedial complex, basolateral complex. Die übliche Gliederung in corticalen, basalen, lateralen, medialen und zentralen Mandelkern geht auf JOHNSTON (1923) zurück.

corticomediale sein. KAHLE (1969) hält die von HUMPHREY in so frühen Stadien vorgenommene detaillierte Untergliederung als nicht sicher, und auch HOCHSTETTER (1919), JOHNSTON (1923), HEWITT (1958) u. a. waren nicht in der Lage, eine so frühe Differenzierung durchzuführen. Die autoradiographischen Untersuchungen von SIDMAN u. ANGEVINE (1962, Maus) (s. unten) lassen darüberhinaus Zweifel an der von HUMPHREY gegebenen Reihenfolge des Erscheinens der Kerne entstehen.

Nach MACCHI (1951) besteht der Mandelkernkomplex in einem ersten Entwicklungsstadium (23 mm SSL) aus einem undifferenzierten Grau, welches den

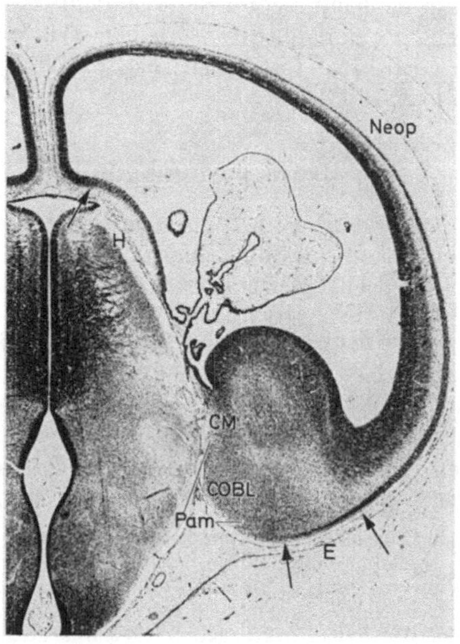

Abb. 146. Frontalschnitt durch das Vorderhirn eines menschlichen Embryos von 35 mm SSL. H.E.-Färbung, 10 × vergrößert. *COBL* cortico-basolaterale Kerngruppe des Mandelkernkomplexes, *CM* centromediale Kerngruppe des Mandelkernkomplexes, *E* Regio entorhinalis, *H* Hippocampus (Archicortex), *Neop* Neopallium, *Pam* Regio periamygdalaris

ganzen temporalen Pol des Großhirnbläschens einnimmt und dorsorostral vom Unterhorn des Seitenventrikels liegt. Dorsal soll dieser Komplex direkt in das noch undifferenzierte Grau des Striatum übergehen. In einem zweiten Entwicklungsstadium (bis Mitte des 4. Monats) läßt sich in ihm ein weniger differenzierter, überwiegend oberflächlicher, rostraler Abschnitt und ein besser differenzierter caudaler unterscheiden. Im letzteren bilden sich in der Folge eine cortico-basolaterale und eine centromediale Kerngruppe. Diese zeigen im zweiten Stadium jedoch noch keine wesentlichen strukturellen Unterschiede (Abb. 146) und ähneln stark dem Claustrum. Geringe Unterschiede zum Striatum und starke zum Pallidum sind bereits vorhanden. Vom wenig differenzierten rostralen Mandelkerngebiet (d. h. von jenem Gebiet, das zwischen den angrenzenden entorhinalen und präpiriformen Feldern liegt) trennt sich eine heller erscheinende Zone vom übrigen Feld und wird zum corticalen Mandelkern. Bei Embryonen von 110—160 mm Länge haben sich im Mandelkernkomplex alle 5 von JOHNSTON (1923) beschriebe-

Abb. 147

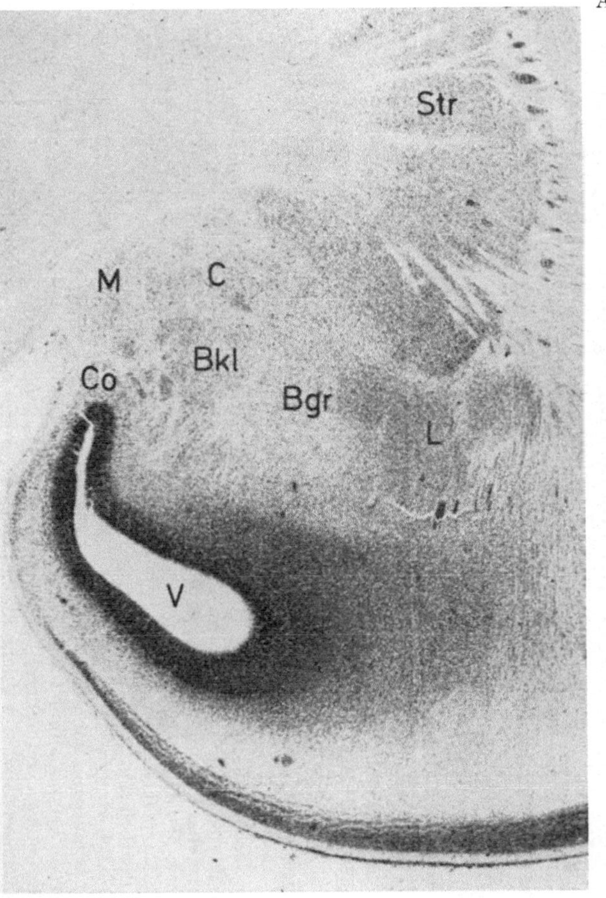

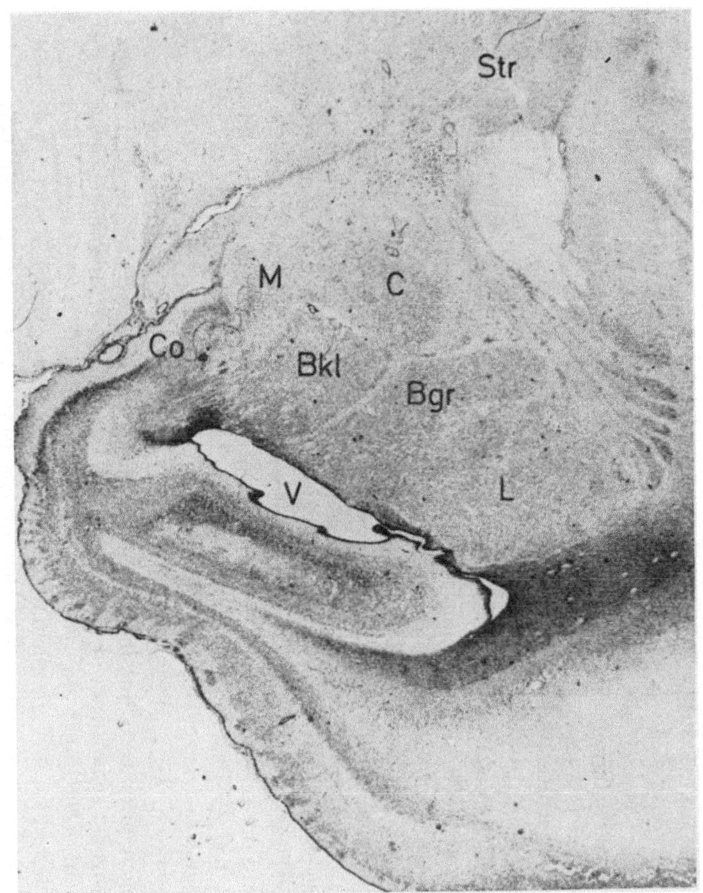

Abb. 148

Abb. 147—148. Entwicklung des menschlichen Mandelkernkomplexes (aus Kahle, 1969). Abb. 147: Embryo aus dem 4. Monat (116 mm SSL). H.E.-Färbung, 24 × vergrößert. Abb. 148: Embryo aus dem 8. Monat. Nissl-Färbung, 9 × vergrößert. *Bgr* großzelliger Teil des Nucleus basalis, *Bkl* kleinzelliger Teil des Nucleus basalis, *C* Nucleus centralis, *Co* Nucleus corticalis, *L* Nucleus lateralis, *M* Nucleus medialis, *Str* Striatum, *V* Ventrikel

nen Kerne differenziert (Abb. 147). Rostral bleibt das undifferenzierte Grau erhalten, in dessen Übergangsgebiet zu den übrigen Kernen bei makrosmatischen Säugern der Nucleus des Tractus olfactorius lateralis liegt. Beim Menschen hat MACCHI einen solchen jedoch in keinem Stadium der Entwicklung als isoliertes Griseum finden können, im Gegensatz zu JOHNSTON (1923) bei menschlichen Feten und CROSBY u. HUMPHREY (1941) beim adulten Menschen. MACCHI nimmt an, daß dieser Kern im rostralen Teil des Medialkernes aufgegangen ist.

Für die spätere pränatale Entwicklung (Abb. 148) führt KAHLE (1969, S. 84) im einzelnen aus: Das zeitlich verschiedene Wachstum betrifft einerseits den Zentral- und Medialkern, die nach dem 6. Monat im Wachstum zurückbleiben, und andererseits den Basal- und Lateralkern, die erheblich an Größe gewinnen. Die Befunde MACCHIS stehen im Einklang mit den Untersuchungen von BROCKHAUS (1940a). Während im 6. Monat noch keine reifen Nervenzellen in der Amygdala nachweisbar sind (HILPERT, 1928), fand BROCKHAUS im 8. Monat unterschiedliche Reifungsbezirke: im Medial- und Zentralkern zeigen die Nervenzellen schon Fortsätze und die Lagerung der Zellen entspricht der reifen Architektonik; im kleinzelligen Teil des Basalkerns und vor allem im Lateralkern ist dagegen die Differenzierung der Nervenzellen noch weit zurück.

STEPHAN u. ANDY (1975) kommen aufgrund vergleichend-anatomischer Untersuchungen zu einer Grundgliederung des Mandelkernkomplexes, die dem Ablauf der ontogenetischen Entwicklung, wie von MACCHI und KAHLE beschrieben, voll entspricht. Gegenüber der von HUMPHREY (seit 1936) vertretenen Gliederung unterscheidet sie sich vor allem in der Zuordnung des corticalen Kerns. Dieser wird von HUMPHREY mit dem medialen und zentralen Kern zusammengefaßt, von MACCHI und STEPHAN u. ANDY hingegen mit dem basalen und lateralen. Auch die autoradiographischen Befunde von SIDMAN u. ANGEVINE (1962, Maus) stehen damit in Übereinstimmung, indem sie zeigen, daß die Zellen des medialen und zentralen Kerns früher entstehen, als die des lateralen, basalen und corticalen Kerns. Die Zellen für den medialen und zentralen Kern entstehen vom 10. Ontogenesetag ab und bilden sich fast alle vor dem 12. Tag. Die Bildung der Zellen des lateralen Kerns beginnt (zuerst im ventralen Teil) ebenfalls am 10. Tag und erreicht am 12. Tag einen Gipfel, während sich die Zellen des basalen und corticalen Kerns (sowie die des Claustrums) vom 11. Tag an bilden und ihre Gipfel am 12. und 13. Tag erreichen.

Die ontogenetische Entwicklung des Mandelkernkomplexes gibt weder nach MACCHI (1948c, 1951), noch nach RICOTTI (1965), HUMPHREY (1968) und BROWN (1967) Anhaltspunkte dafür, daß dieser Komplex aus zwei verschiedenen Strukturgebieten hervorgeht, wie von JOHNSTON (1923)[116]), HOLMGREN (1925)[117]) und KUHLENBECK (1927) angenommen wird. Keines der Mandelkerngebiete leitet sich von der entorhinalen Rinde des Gyrus parahippocampalis oder aus dem Übergangsgebiet zwischen präpiriformer Rinde und corticalem Mandelkern ab, sondern

[116]) Nach JOHNSTON (1923) soll bei den Reptilien und Säugern vom Gebiet des Sulcus semiannularis aus (Sulcus endorhinalis bei JOHNSTON) eine Einwanderung von Zellen in die Tiefe und eine Faltung der Hirnwand ausgehen. Aus dieser Einfaltung soll bei den Reptilien der basale Mandelkern und bei den Säugern darüber hinaus auch der sich stark entfaltende laterale Mandelkern hervorgehen. Auch bei menschlichen Embryonen soll die Einfaltungsfurche deutlich sein.

[117]) Nach HOLMGREN (1925) leiten sich Nucleus lateralis und Nucleus basalis zusammen mit dem Claustrum von einem „primären Claustrumfeld" ab („dorsal ventricular ridge" von JOHNSTON, „Hypopallium" von SMITH). Nucleus corticalis, medialis und centralis kommen nach HOLMGREN von anderen, „subpallialen" Zellsäulen. Den Nucleus corticalis betrachtet HOLMGREN als caudale Ausdehnung des Nucleus tractus olfactorii lateralis (Diskussion auch bei G. E. SMITH, 1919b).

alle entstehen durch direkte Zellproliferation aus der periventrikulären Matrix (MACCHI). Die Befunde von KAHLE (1962, 1969) sprechen ebenfalls für diese Auffassung.

Die Areale der *Regio periamygdalaris*, also die Rindenanteile des Mandelkernkomplexes, bestehen aus dem undifferenzierten vorderen Feld, dem corticalen und dem medialen Mandelkern. Das rostral vom Zentralkern liegende vordere Mandelkernfeld erstreckt sich dorsomedial bis zum Diagonalen Band. Es enthält kleinere und mittelgroße Zellen und zeigt bei größeren Embryonen und bei Neugeborenen strukturelle Ähnlichkeit mit dem oberflächlichen Grau des Diagonalen Bandes. Im corticalen Kern konnte MACCHI einen vorderen und einen hinteren Abschnitt unterscheiden. Der vordere setzt sich aus mittelgroßen polymorphen Zellen zusammen, die ziemlich unregelmäßig angeordnet sind, der hintere ähnelt in seiner Struktur dem Archicortex. Der mediale, zwischen corticalem Kern und Substantia perforata anterior liegende Kern ist nach MACCHI pseudocortical.

UCHIDA (1950a) unterscheidet die Entwicklung der periamygdalären Oberflächenstrukturen als „palliale" Entwicklung von jener der tiefen, „subpallialen" Strukturen[118]). Die subpalliale Entwicklung soll in der früheren Periode überwiegen, die palliale erst in der späteren stärker an Bedeutung gewinnen. Auch aus den Untersuchungen von MIKAMI (1952a; zit. nach KOIKEGAMI, 1963) ergeben sich beim Menschen Anhaltspunkte dafür, daß sich die corticalen Strukturen später anlegen (im 4. Monat) als die subcorticalen (3. Monat). Aus den autoradiographischen Befunden von SIDMAN u. ANGEVINE (1962) lassen sich Anhaltspunkte für eine solche Unterscheidung aber nicht ableiten.

Chemodifferenzierung: Nach LABEDSKY u. LIERSE (1968) entwickelt sich bei der Maus die SDH-Aktivität des Mandelkernkomplexes einheitlich, wobei im ganzen eine mittlere Aktivität erreicht wird. Die Trennung der verschiedenen Teile durch Aktivitätsdifferenzen ist im untersuchten Zeitraum (bis zum 20. Tag postnatal) nicht möglich.

7.2.5. Tuberculum olfactorium

Die Frühentwicklung des menschlichen Tuberculum olfactorium bis zum Ende des 3. Monats (9 mm Gesamtlänge bis 60,5 mm SSL) wurde von HUMPHREY (1967a) beschrieben. Nach HUMPHREY kann aufgrund der Anordnung der Neuroblasten und von Dickenunterschieden in Zwischenschicht und Randschleier bereits bei Embryonen von 9,5 mm Länge ein beginnendes Tuberculum festgestellt werden. Seine Entwicklung beginnt demnach, bevor Riechnervenfasern in die Endhirnwand eindringen und zur Bildung des Bulbus olfactorius führen. Schon in diesem frühen Stadium sollen rostrale, mittlere und caudale Abschnitte unterscheidbar sein, von denen die caudalen stärker differenziert sein sollen. Bei 10 bis 11 mm Stadien werden mediale, intermediäre und laterale Zonen erkennbar und im zentralen Teil finden sich primordiale Zellinseln in der Zwischenschicht. Primordiale „Laminae" treten in etwa 18 mm Stadien auf, nachdem die ursprünglichen Inseln anfangen, sich aufzulösen. Die primordialen Inseln werden durch sekundäre, spindelförmige Inseln ersetzt, die bei den älteren der untersuchten Feten hauptsächlich im lateralen Gebiet der mittleren und caudalen Abschnitte liegen und von caudal nach rostral an Zahl zunehmen. Bei Stadien von 48—56 mm SSL wird nach HUMPHREY ein Höhepunkt der Entwicklung erreicht, bei dem man

[118]) Auch HOLMGREN (1925) unterscheidet im Mandelkernkomplex einen pallialen und einen subpallialen Teil, doch sind nach HOLMGREN die (oberflächlich liegenden) Strukturen des Medialkerns und des Corticalkerns Abkömmlinge der *sub*pallialen Komponente.

drei Typen von sekundären Inseln unterscheiden kann. Danach erfolgt eine relative Abnahme der Zahl und Deutlichkeit dieser Inseln.

Der rostrale Abschnitt ist ursprünglich am wenigsten differenziert, entwickelt sich aber nach dem Erscheinen der Mitralzellen im Bulbus olfactorius schneller (ebenso wie die laterale Zone). Am Ende der untersuchten Entwicklungsperiode ist die mediale Zone am geringsten differenziert und in dieser Zone entwickeln sich nach HUMPHREY auch keine sekundären Zellinseln.

MACCHI (1951) und KAHLE (1962, 1969) haben in den frühesten, von HUMPHREY beschriebenen Stadien keine eindeutige Differenzierung des Tuberculum olfactorium feststellen können. HINES (1922) fand die ersten Anhaltspunkte für eine Rindenbildung im Tuberculum olfactorium bei 20 mm Embryonen, und von diesen Stadien an weisen auch die Abbildungen von HUMPHREY (1967a) eindeutige rindenartige Bildungen auf, die wir in den Abbildungen früherer Stadien nicht erkennen können.

Nach MACCHI (1951) entwickelt sich die Rinde noch später. Ende des 3. Monats wölbt sich das Tuberculum deutlich hervor, ohne daß an seiner Oberfläche eine Rindenschicht entwickelt wäre, wie etwa in der benachbarten Regio praepiriformis. Die Vorwölbung wird nach MACCHI hauptsächlich durch eine graue subcorticale Zellmasse gebildet, an der Nucleus accumbens und Striatum beteiligt sind. Auch nach ROSE (1927b) tritt in diesen Entwicklungsperioden der Zusammenhang des Tuberculum olfactorium mit dem Striatum besonders deutlich hervor. Beim 105 mm langen Embryo bildet sich an der Peripherie des Striatum eine sehr dicht gefügte zusammenhängende Zellage unter einer deutlichen peripheren Zonalschicht. Letztere ist nach ROSE in diesem Stadium viel deutlicher als im definitiven Zustand. Auch nach MACCHI findet sich Ende des 4. Monats (110 bis 120 mm Embryonen; Abb. 149) unter der Zonal- oder Marginalschicht eine große kompakte Graumasse, die mehr oder weniger deutlich von den tieferen Kernen abgesetzt ist. Sie setzt sich aus kleinen Neuroblasten zusammen und ihre Zellen ähneln den Zellen dieser Kerne. Beim etwa 6 Monate alten Embryo besteht das Tuberculum olfactorium aus einer doppelten Serie von Zellinseln. Die Inseln der einen Gruppe setzen sich aus kleinen dichtliegenden Zellen zusammen, die Ähnlichkeit mit jenen der tiefen Kerngebiete haben, die Inseln der anderen aus großen Neuronen, die den Zellen des Diagonalen Bandes ähneln. Vom 6. Monat an erfährt das Tuberculum olfactorium keine wesentlichen strukturellen Veränderungen mehr. Nach MACCHI ist eine deutliche corticale Schichtung in keinem Stadium der Entwicklung des menschlichen Keimlings nachweisbar. Er stellt deswegen sogar die Homologie des menschlichen Tuberculum olfactorium mit jenem der makrosmatischen Säuger in Frage. Ähnliche Zweifel ergeben sich auch aus vergleichend-anatomischen Untersuchungen (s. 8.4.2.4.).

Bei der Maus ist das Tuberculum olfactorium im adulten Zustand sehr viel besser ausgeprägt als beim Menschen. Während der embryonalen Entwicklung kommt es nach FEREMUTSCH (1952) zu mehr oder weniger dichten Zellanhäufungen an der Oberfläche der Zwischenzone. Diese Anhäufungen entwickeln sich zu rindenähnlichen Strukturen weiter. Die wesentlichen cytoarchitektonischen Merkmale treten bei der Maus erst nach der Geburt hervor.

Chemodiffer nzierung: Nach LABEDSKY u. LIERSE (1968) gehört das Tuberculum olfactorium der Maus zu einer Feldergruppe, deren Zellen einen dendritischen Typus repräsentieren. In diesen Feldern, zu denen auch die präpiriforme Rinde und die Fascia dentata gehören, erreicht die breite Molekularschicht starke, die Ganglienzellschicht nur geringe SDH-Aktivität. Untersucht wurden Tiere von der Geburt bis zum 20. Lebenstag.

7.2.6. Regio diagonalis, Diagonales Band BROCAs

Hinter dem Tuberculum olfactorium schließt sich das Diagonale Band an. Nach Humphrey (1967a) ist es ebenso wie das Tuberculum bereits bei 9,5 mm langen Embryonen (Mitte des 2. Monats) zu erkennen. Es enthält wenige Neuroblasten; Fasern sind noch nicht zu erkennen. Nach Macchi bildet sich erst bei Embryonen von 110—160 mm SSL (Abb. 149) eine deutliche Zone ungeordneter kleiner und mittelgroßer polymorpher Zellen. Während der weiteren Entwicklung soll sich diese Zone nicht mehr wesentlich verändern. Eine corticale Schichtung kommt der

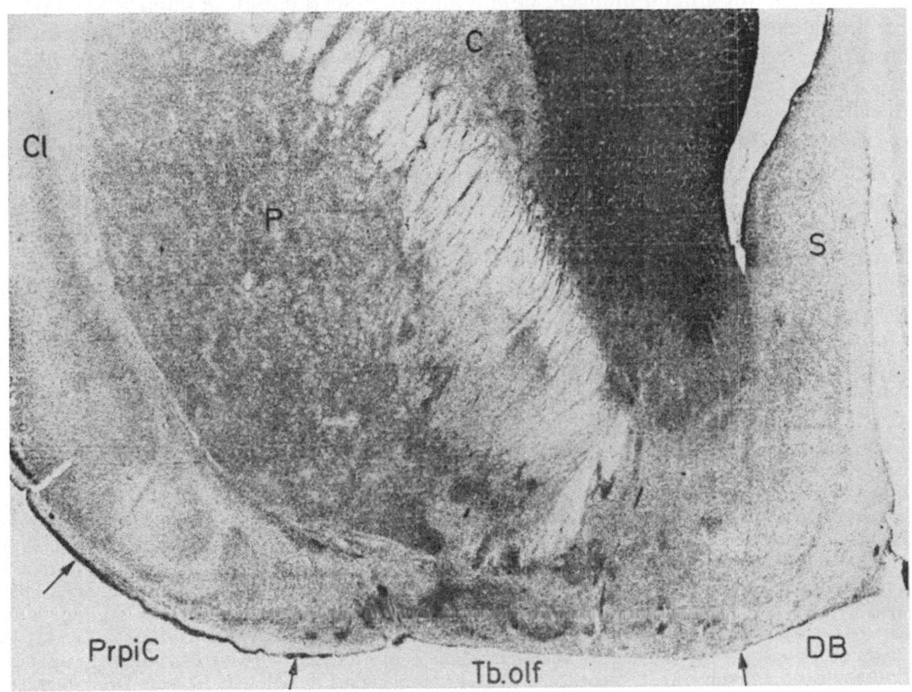

Abb. 149. Schnitt durch die Basis des Frontalhirns eines menschlichen Embryos von 120 mm SSL (aus Kahle, 1969). Nissl-Färbung, 14 × vergrößert. *C* Nucleus caudatus, *Cl* Claustrum, *DB* Diagonales Band Brocas, *P* Putamen, *PrpiC* Präpiriformer Cortex, *S* Septum, *Tb.olf* Tuberculum olfactorium; die ventrale Partie des Claustrum geht in die präpiriforme Rinde über

Regio diagonalis nach Macchi beim Menschen nicht zu und ihm soll auch das beim Tuberculum vorhandene, unmittelbar anliegende subcorticale Grau fehlen. Nach Rose (1927b) tritt die Zugehörigkeit dieses Gebietes zum Semicortex in einem 105 mm langen menschlichen Embryo besonders deutlich hervor. An der Oberfläche des Striatum und durch eine lichte Zone von ihm getrennt, findet sich eine breite Zellage, in der sich die für diese Region typischen großen Zellen entwickeln. Diese dringen im definitiven Zustand bis in die Molekularschicht vor.

7.2.7. Regio periseptalis

Nach den autoradiographischen Studien von Sidman u. Angevine (1962, Maus) beginnen sich die Zellen der medialen Strukturen des Septum bereits am 11. Ontogenesetag zu bilden. Nucleus medialis und triangularis erhalten ihre volle Neuronenmenge vor dem 15. Tag. Die Neurone der lateralen Kerne bilden sich etwas später, hauptsächlich vom 13. bis zum 17. Tag. Die Zellbildung der medialen Teile des Septum geht der des Archicortex voraus, während sich die der lateralen Teile gleichzeitig mit dem Archicortex bilden.

Im Septum des Menschen entwickeln sich nach MACCHI (1951) Ende des 3. Monats ein medialer und ein lateraler Kern. Zur Regio periseptalis kann naturgemäß nur der mediale Kern beitragen, da nur er der meningealen Oberfläche anliegt.

Beim 85 mm langen menschlichen Embryo geht die Matrix nach ROSE (1927b) in eine locker gefügte Zellmasse über, die den striatalen Anteil des Septum darstellt. An deren Oberfläche läßt sich eine deutliche Zellschicht erkennen, die von ROSE als Cortex angesehen wird und die von einem Randschleier begrenzt wird, der später zur Lamina zonalis wird.

Der zur Regio periseptalis beitragende mediale Septalkern setzt sich in das Diagonale Band fort und ist von diesem in der frühen menschlichen Ontogenese nicht klar zu unterscheiden, da er sich ebenfalls aus größeren multipolaren Zellen zusammensetzt (MACCHI). Die dorsalen Anteile des Septum erfahren vom 4. Monat an (im Zusammenhang mit der Entwicklung des Balkenknies) regressive Veränderungen. Es tritt eine schmale Zone auf, die den Anfang des Septum pellucidum darstellt (Abb. 149). Dieses dehnt sich in der Folge stärker aus, während das sich ventral anschließende massive und nervenzellreiche Septum besonders zum Zeitpunkt der Geburt eine deutliche relative Reduktion erfahren soll (MACCHI).

Nach GASTAUT u. LAMMERS (1961) leitet sich diese ventrale Partie des Septum von einer Neuroblastenansammlung ab, die sich in der Pars nuclearis (= Matrix plus Mantelschicht) des Corpus paraterminale (s. Definition) entwickelt, und zwar medial vom Ganglienhügel, von dem es durch einen Sulcus ventricularis inferior getrennt ist. Das sich dorsal anschließende Septum pellucidum entwickelt sich nach MACCHI aus der Wand des embryonalen Gyrus arcuatus (= vom Sulcus arcuatus eingeschlossenes Gebiet). Die sich entwickelnden Bündel des Balkens sollen diesen Gyrus in zwei Abschnitte teilen, einen dorsomedialen, aus dem sich das Ammonshorn entwickelt und einen ventrolateralen, aus dem sich das Septum pellucidum entwickelt. MACCHI betrachtet deswegen das Septum pellucidum weder als dorsalen Teil des präcommissuralen Septum noch als Äquivalent des Primordium hippocampi der niederen Säuger, sondern als das Produkt einer echten archipallialen Abspaltung, die stattfindet, nachdem sich die Balkenfasern im Gyrus arcuatus entwickelt haben. Die progressive Verschmälerung durch Dehnung des ursprünglich breiten und massiven Septum in der aufsteigenden Primatenreihe, die schließlich zum Septum pellucidum des Menschen führt (s. S. 82), spricht jedoch gegen diese Ansicht von MACCHI und für die Auffassung, daß das Septum pellucidum als dorsaler Teil des massiven Septum zu betrachten ist. Auf die Möglichkeit, daß das gesamte Septum und das Diagonale Band engere morphologische Beziehungen zum Archicortex haben, haben wir auf S. 28 hingewiesen (s. auch Def. Septum).

Im caudalen Septum tritt bereits Ende des 3. Monats das noch undifferenzierte Septumgrau mit Fasersystemen in Beziehung und bildet den Interstitialkern der vorderen Commissur, den Nucleus triangularis septi (Beziehungen zum Psalterium ventrale) und den Nucleus fimbrialis septi (Fimbria/Fornix). So lassen sich bereits in relativ frühen Entwicklungsstadien auch im Septum des mikrosmatischen Menschen alle die für makrosmatische Säuger typischen Strukturgebiete wiederfinden.

Chemodifferenzierung: Nach ROBINSON (1967) zeigt der Nucleus medialis septi bei der Ratte am 15. Tag eine schwache MAO-Aktivität, die über eine deutliche Reaktion am 30. und 55. Tag bis in eine starke Reaktion am 90. Tag übergeht. Nach LABEDSKY u. LIERSE (1968) hat das „Septum pellucidum" der Maus zum Zeitpunkt der Geburt eine schwache SDH-Aktivität, die bis zum 20. Tag (postnatal) auf eine mittlere Aktivität ansteigt.

Alle nun folgenden Gebiete des Allocortex, d. h. Eupalaeocortex, Peripalaeocortex, Archicortex und Periarchicortex, entwickeln sich über mehr oder weniger deutlich ausgeprägte Rindenplatten, wobei die präpiriforme Rinde zwischen dem rindenplattenlosen Semicortex und dem Peripalaeocortex (mit deutlicher Rindenplatte) vermittelt.

7.3. Palaeocortex II oder Eupalaeocortex

7.3.1. Regio praepiriformis

Nach LAISSUE (1963, *Microcebus*, Mensch) bildet sich nur die dorsale präpiriforme Rinde über eine Rindenplatte, während die ventrale präpiriforme Rinde aus dem basalen, rindenplattenfreien Wandabschnitt hervorgehen soll. Ähnlich äußert sich MACCHI, der nur den mehr dorsalen Abschnitten der Regio praepiriformis eine rindenplattenähnliche embryonale Zellanordnung zuspricht. Bei der Maus hat FEREMUTSCH solche Unterschiede nicht gemacht.

Von den „echten" Rinden entsteht die präpiriforme Rinde nach den autoradiographischen Untersuchungen von ANGEVINE u. SIDMAN (1962) und HINDS u. ANGEVINE (1965) am frühesten. Bei der Maus entstehen ihre Neurone zwischen dem 10. und 16. Tag, wobei sich die inneren früher bilden als die äußeren, damit dem allgemeinen Prinzip der Cortexentwicklung folgend (s. S. 155). Die meisten der großen und polymorphen Zellen der tiefen multiformen Schicht entstehen zwischen dem 10. und dem 12. Tag. Die mittelgroßen Pyramidenzellen entstehen hauptsächlich zwischen dem 11. und dem 12. Tag, die kleineren, darüberliegenden Pyramidenzellen zwischen dem 12. und dem 16. Tag. Die wenigen Neurone in der oberflächlichen Molekularschicht entstehen zwischen dem 12. und dem 14. Tag. Hinweise auf verschiedene Unterfelder der präpiriformen Rinde konnten mit der autoradiographischen Methode nicht gefunden werden.

Die Entwicklung der Regio praepiriformis des Menschen wurde von MACCHI (1951) und für einige Stadien von ROSE (1927b, 1928b) und LAISSUE (1963) beschrieben. Ihre Abgrenzung in frühen Embryonalstadien ist sehr schwierig. Bei 28 mm Embryonen sind Matrix, Zwischenschicht und Randschleier gut definiert. In der Zwischenzone zeigt sich bereits ein weißes, der äußeren Kapsel entsprechendes Band und lateral davon ein schmales graues Band, welches von KUHLENBECK (1924a) und FAUL (1926) als Claustrum angesprochen wird. MACCHI (1947, 1951) wendet sich gegen diese Homologisierung, indem er einwendet, daß das Claustrum erst in einem späteren Stadium der Entwicklung erscheint. Nach den Daten über die Bildungszeit der Zellen trifft dies jedoch nicht zu. Nach HINDS u. ANGEVINE (1965) bilden sich die Zellen des Claustrum bei der Maus zwischen dem 10. und 12. Tag, wenige am 13. Tag. Dies ist aber die *Anfangs*periode der Zellbildung für die präpiriforme Rinde (s. oben).

Bei 80 mm Embryonen zeigt die Praepiriformis den Beginn einer corticalen Struktur. Bereits in diesem Stadium kann sie nach MACCHI in vier Unterfelder gegliedert werden, die teilweise zu den Nachbarfeldern überleiten. Als dünnes graues Band hat sich nun in der Zwischenzone lateral von der äußeren Kapsel ein Claustrum entwickelt, welches nach MACCHI (1947) von Anfang an von der Rindenplatte der Inselrinde getrennt und mit der präpiriformen Rinde verbunden sein soll. Am Ende des 4. Monats ist die cytologische Differenzierung fortgeschritten (Abb. 149) und die präpiriforme Rinde zeigt eine deutliche polymorphe Schicht, von der sich im 6. Monat eine äußere granuläre Zone abhebt, die jedoch nicht überall gleich stark ausgeprägt ist. Sie liegt direkt unter der aus dem Randschleier hervorgegangenen Molekularschicht, hat aber mit der äußeren Körnerschicht des Neocortex nichts gemein. Ontogenetisch sind diese Schichten nicht gleichwertig (KAPPERS, 1928). Der präpiriforme Abschnitt des Claustrum hat sich weiter verdickt und bleibt mit der präpiriformen Rinde eng verbunden. Diese hat damit ihre charakteristische Struktur erreicht.

KAPPERS (1921) und BECK (1940) nehmen an, daß (vom Claustrum abgesehen) die vorhandenen Schichten der präpiriformen Rinde (und des Semicortex) nur den Außenschichten des vollentwickelten Isocortex (nach KAPPERS der II. Schicht) entsprechen. Bereits vorher hatte JAKOB (1911) ähnliche Gedanken geäußert. ROSE nimmt im Gegensatz dazu an, daß die Zellschichten der Praepiriformis nicht bestimmten Schichten des Isocortex oder irgendeinem gesonderten Teil der den Isocortex bildenden Rindenplatte entsprechen, eine Ansicht, die sich auch aus den Untersuchungen von LORENTE DE NO (1933) ableiten läßt und der auch KAHLE (1962) zustimmt. Abweichend von BECK hält ROSE die präpiriforme Rinde und den Semicortex für *primitive* Rindenstrukturen, was vor allem im Hinblick auf die Phylogenese seine Berechtigung hat (HASSLER, 1948). Auf die Frage der Schichtenhomologisierung werden wir beim Archicortex (s. S. 194) zurückkommen.

Chemodifferenzierung: KNOLLE (1959) untersuchte die Reifung des Enzymmusters der Succinat-Dehydrogenase in der Molekularschicht der Rinde des Lobus piriformis, insbesondere im Hinblick auf den Vergleich zwischen Nesthocker und Nestflüchter. Beim Nesthocker Maus ist das Enzymmuster nach der 3. Lebenswoche ausgereift, beim Nestflüchter Meerschweinchen liegt dieser Zeitpunkt etwas früher, doch sind die Unterschiede gering. — Nach LABEDSKY u. LIERSE (1968) gehört die präpiriforme Rinde (ebenso wie das Tuberculum olfactorium) bei der Maus zu den Feldern mit Zellen des dendritischen Typus, in denen die breite Molekularschicht starke, die Ganglienzellschicht nur geringe SDH-Aktivität erreicht. LABEDSKY u. LIERSE untersuchten Tiere von der Geburt bis zum 20. Lebenstag. — Nach ROBINSON (1967) zeigt die MAO-Aktivität des „Cortex pyriformis" bei der Ratte am 30. und 55. Tag eine schwache, am 90. Tag eine deutliche Reaktion.

7.4. Peripalaeocortex

Zum Peripalaeocortex rechnen wir mit BROCKHAUS (1940b) und FILIMONOFF (1947) die intermediären, das sind die agranulären und propeagranulären Gebiete der Inselrinde bzw. des *Claustrocortex* (BROCKHAUS). Angaben über die Entwicklung der Inselrinde liegen von ROSE (1928b), BECK (1940), FILIMONOFF (1947) und KAHLE (1962, 1969) vor, aber nur FILIMONOFF hat ihre peripalaeocorticalen Anteile gesondert untersucht. KAHLE hat den Charakter der Insel als Übergangsrinde besonders hervorgehoben.

Nach ROSE soll die ganze Inselrinde histogenetisch eine Mittelstellung zwischen dem Totocortex und dem Semicortex einnehmen, weil ihre Elemente sowohl von der Mutterschicht des Pallium als auch von der des Striatum abstammen[119]). Er bezeichnet die Inselrinde deswegen als *Cortex pallio-striatalis* oder *Cortex bigenitus* oder kurz *Bicortex*.

BECK (1940) stimmt diesem Befund zu, bestreitet aber seine Spezifität für die Inselrinde und stellt fest, daß er auch für andere Teile der Rinde gelte. Umgekehrt sollen auch die Stammganglien Neuroblastenzüge aus der isocorticalen Rindenmatrix bekommen, so daß eine Durchmischung von Matrix der Stammganglien und der Rindenplatte allgemeiner stattfindet. Dem Hauptteil der Insel soll eine eigentliche Matrix fehlen und die Zellen müssen von relativ weither zuwandern. Dies ist nach BECK der Grund dafür, daß die Rindenplatte der Insel in ihrer Ausprägung gegenüber der isocorticalen Rindenplatte zurückbleibt.

[119]) Auch KUHLENBECK (1929) hat sich dem angeschlossen und nimmt an, daß die am meisten basal liegenden Gebiete ganz oder nahezu ganz der Matrix des Striatum entstammen. Je weiter dorsal ein Abschnitt liegt, desto mehr sollen hingegen die Anteile der pallialen Matrix überwiegen.

Nach KAHLE (1962, 1969) eilt aber gerade umgekehrt die Insel in ihrer Entwicklung dem Isocortex weit voraus, sowohl was die Bildung einer Differenzierungszone (Zwischenzone) als auch der Rindenplatte betrifft. Sie ist nur wenig später als der Palaeocortex und die Striatumanlage abgrenzbar (Abb. 140). Bereits im 2. Monat läßt sie sich als ein früh differenzierter Abschnitt zwischen dem lateralen Ganglienhügel und dem Neopallium nachweisen. Sie grenzt in diesen frühen Stadien in ganzer Ausdehnung direkt an den Seitenventrikel und erhält ihre Zellen von einem räumlich entsprechenden Matrixabschnitt (Abb. 133). Es ist deswegen nach KAHLE nicht berechtigt, der Inselrinde eine besondere Entstehungsweise aus zwei verschiedenen Matrixbezirken (Bicortex) zuzubilligen. Die abweichenden Befunde von ROSE mögen nach KAHLE darauf zurückzuführen sein, daß im 3. Monat, wenn eben die Rindenplatte angelegt ist, eine Verschiebung zwischen Matrixbezirk und Rindenareal beginnt, die schließlich dazu führt, daß im fertigen Gehirn die Inselregion keinerlei Beziehung zum Ventrikelsystem mehr besitzt.

Schon die erste Anlage der insulären Rindenplatte geht nach KAHLE (1969) ventral in eine lockere Zellansammlung über, die die Anlage der präpiriformen Rinde darstellt. Die Insel ist so von Anfang an eine Übergangsrinde, die von einem primitiven ventralen bis zu einem sechsschichtigen dorsalen Typus reicht. „Dieser Charakter bestimmt auch die weitere Entwicklung der Inselregion, in der es während des 3. und 4. Monats zu einer Auflockerung der inneren Schicht der Rindenplatte kommt, und zwar ventral viel ausgeprägter als dorsal. Ventral geht die innere Schicht der Rindenplatte fließend in das angrenzende künftige Marklager über und es bleibt außen nur eine schmale Zellplatte von radiärer Struktur bestehen, die annähernd halb so breit ist, wie die dorsale isocorticale Rindenplatte. Es handelt sich bei diesem Abschnitt um den späteren Mesocortex" (KAHLE, 1969, S. 96)[120]).

KAHLE führt weiter aus: „Auch die Schichtenbildung der Rinde beginnt ventral. Im Bereich des Mesocortex hebt sich schon am Übergang vom 4. zum 5. Monat, bei Feten von 130 mm Scheitel-Steißlänge, die erste Anlage der Lamina V als dünne Linie dicht aufgereihter Zellkerne ab. In der Mitte des 5. Monats besitzt der ganze Mesocortex nicht nur eine gut ausgeprägte fünfte Schicht, sondern in dieser beginnt auch schon die Differenzierung der Pyramidenzellen. In den dorsalen Feldern der Insel dagegen treten die Pyramiden der V erst im 6. Monat hervor. Der Reifungsablauf in der Inselrinde entspricht genau der von BROCKHAUS (1940b) herausgearbeiteten „Differenzierungsrichtung", die vom allocorticalen Inselpol über den Mesocortex bis zu den dorsalen, isocorticalen Feldern verläuft. Das Konzept der „Differenzierungsrichtung", das BROCKHAUS aufgrund der Strukturänderungen der fertigen Inselrinde formulierte, läßt sich also entwicklungsgeschichtlich durch die zeitliche Folge der Differenzierung ergänzen und bestätigen" (KAHLE, 1969, S. 96).

Zur Aufgliederung der Insel in eine agranuläre, propeagranuläre und granuläre Rinde kommt es nach ROSE (1928b) beim Menschen während des 6. und 7. Embryonalmonats. Bei Maus und Kaninchen erfolgt diese erst postnatal. Die agranuläre Rinde ist von Anfang an agranulär, die Körnerzellen werden also nicht sekundär reduziert.

---

[120]) Auch nach FILIMONOFF (1947) ist der Peripalaeocortex bereits in den frühen Stadien der Entwicklung durch eine keilförmige Erweiterung der Rindenplatte in Richtung auf den Isocortex hin charakterisiert, während sich die Rindenplatte zur präpiriformen Rinde hin stark verdünnt. Hierin ähnelt der Peripalaeocortex dem Periarchicortex, der eine ähnliche Übergangsfunktion zwischen dem Isocortex und dem Archicortex erfüllt.

Capillarentwicklung: Die Vascularisierung der Inselrinde steigt nach CRAIGIE (1925b) bei der Ratte in den ersten 10 Lebenstagen leicht an, vom 10. bis zum 21. Tag stark. Die anfangs geringeren Unterschiede zwischen den verschiedenen Schichten und die Unterschiede zu anderen Rindenregionen werden deutlicher. Nach dem 21. Tag liegt dann nur noch eine sehr geringe Zunahme vor. Die Stärke in der capillaren Versorgung steht nach CRAIGIE in direktem Verhältnis zur funktionellen Aktivität.

Chemodifferenzierung: Die agranuläre Inselrinde erreicht nach LABEDSKY u. LIERSE (1968) bei der Maus bis zum 20. Tag (postnatal) eine mittlere SDH-Aktivität.

Claustrum

Das menschliche Claustrum entsteht nach KAHLE (1969, S. 96) „Anfang des 4. Monats in der noch zellreichen Capsula externa als ein spitz nach oben zulaufendes Dreieck, das mit seiner Basis oral der Regio praepiriformis und caudal dem Amygdalakomplex aufsitzt". Nach ROSE (1928b) ist es in frühen Stadien der Entwicklung in der Rindenplatte enthalten und tritt erst beim 105 mm langen Embryo stellenweise als selbständige Zone hervor (s. a. Abb. 149). Aber auch dann soll es noch durch zahlreiche in der Capsula extrema liegende Elemente mit der äußeren sehr dicht gefügten Platte verbunden sein. Aus dieser sollen sich alle Schichten der eigentlichen Inselrinde entwickeln. Nach ROSE spaltet sich also das Claustrum weder vom Striatum noch von der VI. Rindenschicht ab, sondern entsteht als relativ selbständiger innerer Teil der Rindenplatte.

Die Ansichten über die Beziehungen des Claustrum zur Inselrinde gehen weit auseinander. MEYNERT (1868b, 1884) und BRODMANN (1909) betrachten es als Teil der tiefsten Cortexschicht der Insel, ROSE hält es ebenfalls für einen Teil der Insel, räumt ihm aber (und ebenfalls der Capsula extrema) den Charakter einer selbständigen Schicht ein[121]). ROSE führt aus, daß es nicht als Unterschicht aufgefaßt werden kann, da es in einer Entwicklungsperiode hervortritt, in der von der Ausbildung einer VI. Schicht noch keine Spur vorhanden ist.

LANDAU (1919, 1923b), ECONOMO u. KOSKINAS (1925) und BECK (1940) vertreten das andere Extrem, indem sie einen Zusammenhang zwischen Inselrinde und Claustrum ganz leugnen und letzteres als selbständiges Gebilde betrachten, das zu den Endhirnganglien gehört. LANDAU führt an, daß das Claustrum embryonal viel weiter von der innersten Rindenschicht entfernt liegt als beim Erwachsenen und auch nach MACCHI (1951) ist es während der Embryonalentwicklung des Menschen von der Insel stets gut getrennt. ECONOMO u. KOSKINAS machen geltend, daß es nicht wie eine Rindenschicht alle Faltungen der Rinde mitmacht. Nach BECK soll das Claustrum entgegen der Ansicht von ROSE bereits beim 30 mm langen Embryo erkennbar sein (auch KODAMA, 1927) und bereits in dieser seiner ersten Anlage in keinem Zusammenhang mit der Rinde stehen. Beim Claustrum handelt es sich nach BECK um einen Kern, der gleichzeitig mit dem Striatum entsteht und den zentralen Ganglien zugehört. Das Claustrum soll sich zu einem

---

[121]) Nach KUHLENBECK (1929) gehören jedoch die Formationen, die ROSE als Claustrumanlage ansieht, zu den direkten, inneren Schichten der Insel. Die Claustrumanlage entspricht nach KUHLENBECK „dem lateralen Teil des Nucleus epibasalis (Hypopallium, Epistriatum) der Reptilien. Sie gibt in gleicher Weise wie die Anlage des Nucleus epibasalis (D_1) der Reptilien, Zellen zur Bildung des Cortex cerebri ab. Das Claustrum entspringt nach dieser Auffassung nicht dem inneren Teil der insulären Rindenplatte, sondern dem Gebiet D_1 (dem lateralen Ganglienhügel) als primäres Claustrum (Claustrumanlage). Nach Abgabe von Zellelementen zur Bildung des Cortex lobi piriformis anterioris und der Inselrinde wird die Claustrumanlage zum bleibenden oder sekundären Claustrum (D_1 dl)" (1929, S. 44/45). G. E. SMITH hat sich ähnlich geäußert.

Zeitpunkt differenzieren, in dem sich die Rindenplatte in diesem Abschnitt überhaupt noch kaum gebildet hat, erst recht aber noch nicht mit der Differenzierung begonnen hat.

Weiterhin widerspricht BECK (1940) der Annahme, daß die Inselrinde überall dort zu suchen sei, wo in der Tiefe das Claustrum liege (s. auch S. 85). Es sei als Index für die Abgrenzung der Inselrinde völlig unbrauchbar und liege teils unterhalb der Insel und teils unterhalb des Isocortex. Wir brauchen dieser Frage der Beziehungen zwischen der Ausdehnung der Inselrinde und des Claustrum hier nicht weiter nachzugehen, da sie für den Peripalaeocortex ohne Bedeutung ist. Der Peripalaeocortex ist stets in ganzer Ausdehnung von einem Claustrum unterlagert.

Einen intermediären Standpunkt nehmen VRIES (1910b), FILIMONOFF (1947) und KAHLE (1969) ein. Während VRIES annimmt, daß das Claustrum zumindest bei den höheren Säugern von der Inselrinde zwar unabhängig ist, aber doch ein Palliumgebilde darstellt, ist es nach FILIMONOFF weder ein Derivat der Rindenplatte noch eine Formation, die genetisch dem Striatum oder dem Mandelkernkomplex ähnlich ist. Die zum Claustrum werdenden Neuroblasten erreichen bei ihrer Migration zwar eine vollständige Trennung von den periventrikulären Zellmassen, bekommen aber keinen Anschluß an die Rindenplatte, sondern bleiben zwischen dieser und dem Striatum liegen. Auch nach CAJAL (1902a) ist das Claustrum weder ein Bestandteil der Inselrinde noch des Striatum, was nach KAHLE (1969) auch für seine Entwicklung gilt.

Die autoradiographischen Untersuchungen von HINDS u. ANGEVINE (1965, Maus) geben zur Frage der genetischen Beziehungen des Claustrum keine deutlichen Hinweise, weil echte Rindenschichten, Claustrum und subcorticale Ganglien gleichzeitig entstehen. Nach HINDS u. ANGEVINE bilden sich die Neurone des Claustrum prinzipiell zwischen dem 10. und 12. Tag, einige wenige werden erst am 13. Tag markiert. Gleichzeitig beginnen sich auch die Zellen der inneren Hauptschicht der Regio entorhinalis, mit der das Claustrum caudal Kontakt hat, zu bilden. Im dorsalen Teil erreicht das Ausmaß der Neuronenbildung am 12. Tag einen Gipfel, ebenso wie die basale Schicht der Inselrinde. Der ventrale Teil hat am 11. Tag einen Gipfel, gleichzeitig mit der tiefen Schicht der benachbarten Regio praepiriformis.

Faßt man die bisherigen Befunde zusammen, so erscheint es unzweckmäßig, das Claustrum als eine Schicht der Inselrinde anzusehen. Die Anwesenheit fusiformer Zellen im Claustrum, die von MEYNERT, BRODMANN und ROSE als Argument für seine Zugehörigkeit zur Insel herangezogen wurde, ist nach MACCHI nicht für das Claustrum charakteristisch. Solche Zellen sollen auch im Mandelkernkomplex vorkommen.

7.5. Archicortex

Über die Histogenese des menschlichen Archicortex liegen Untersuchungen vor von LEVI (1904b), HINES (1922), ECONOMO u. KOSKINAS (1925), ROSE (1927b), BECK (1940, 1949), FILIMONOFF (1947), MACCHI (1948b, 1951), KAHLE (1962, 1969), LAISSUE (1963) und HUMPHREY (1966a, b). Wesentliche Ergänzungen lassen sich den folgenden Arbeiten an Säugetieren entnehmen: ROSE (1926, Maus, Kaninchen); TILNEY (1939, Beutelratte, Schwein); FEREMUTSCH (1952, Maus); LAISSUE (1963, Mausmaki *Microcebus*); GODINA u. BARASA (1965, Schaf); BROWN (1966, Fledermaus *Tadarida*); STENSAAS (1967a—e, 1968, Kaninchen) und DAS (1971,

Kaninchen)[122]). Autoradiographische Untersuchungen liegen vor von ANGEVINE u. SIDMAN (1961, 1962), ANGEVINE (1963, 1964, 1965) und CAVINESS (1973)[122]) bei der Maus sowie von ALTMAN u. DAS (1965, 1966), ALTMAN (1966) und KUNZ *et al.* (1971) bei der Ratte. Nach ROSE stimmt die Entwicklung des Archicortex beim Menschen im Prinzip völlig mit der bei den niederen Säugern überein.

Charakteristisch für die Entwicklung des Archicortex sind seine vergleichsweise späte Bildung[123]) (ANGEVINE u. SIDMAN, 1962; KAHLE, 1962, 1969; GODINA u. BARASA, 1964; BROWN, 1966) und die unterschiedlichen Bildungszeiten und -modalitäten seiner beiden Hauptkomponenten, des Cornu ammonis und der Fascia dentata.

Nach ANGEVINE u. SIDMAN (1962) bilden sich die Zellen des Archicortex später als die der ,,basalen Rinde" (mit der sicherlich unser Palaeocortex gemeint ist), und sogar etwas später als die des Isocortex der Konvexität. Wie in anderen echten Cortices bilden sich im Subiculum und Cornu ammonis die Zellen der tiefen Schichten zuerst, die der oberflächlichen zuletzt; in der Fascia dentata hingegen ist es umgekehrt. Detaillierte Angaben finden sich bei ANGEVINE (1963, 1964, 1965). Danach bilden sich in der Anlage des Cornu ammonis (einschl. Subiculum) der Maus zerstreute tiefe Pyramiden am 11. Ontogenesetag. Die Bildungsrate steigt am 12. Tag steil an und bleibt erhalten, bis sich die oberflächlichen Pyramiden des Subiculum und CA2 am 15. Tag bilden. In deutlichem Kontrast dazu fahren die Pyramidenzellen der Sektoren CA1 und 3 bis zur Geburt fort, sich zu bilden (19. Ontogenesetag) und die Körnerzellen der Fascia dentata bis zum 20. Tag (ANGEVINE, 1965). Die Neurone der polymorphen und der molekulären Schicht der Fascia dentata bilden sich zwischen dem 11. und dem 13. Ontogenesetag. Die Körnerzellen entwickeln sich in der Reihenfolge von außen nach innen und zeigen darüberhinaus eine deutliche zeitliche Entwicklungsfolge von der Spitze des inneren Schenkels (der im Sulcus hippocampi liegt) über die Krümmung hinweg bis zur Spitze des äußeren Schenkels (der zur Fimbria hin liegt, Abb. 150)[124]). Vor der Geburt bilden sich die Körnerzellen in der ventrikelnahen Matrix, und zwar in einem Abschnitt der an die Fimbria angrenzt. Die sich am frühesten bildenden Körner wandern zum inneren Schenkel, während sich die Körner für den äußeren Schenkel nicht vor dem 15. Ontogenesetag zu bilden beginnen. Die um den Zeitpunkt der Geburt entstehenden Körner sollen von der Matrix durch das Stratum oriens von CA3 zum äußeren Schenkel und zu den tieferen Lagen des inneren Schenkels wandern. Die am tiefsten gelegenen Körnerzellen beider Schenkel bilden sich postnatal durch Teilung im Stratum granulosum selbst. Zum Zeitpunkt der Geburt nimmt die Teilungszone die inneren zwei Drittel des Stratum granulosum ein; sie verschmälert sich zunehmend, bis sich nach 3 Wochen[125]) nur noch gelegentlich entlang des inneren Randes gelegene Neuroblasten teilen. Solch eine Zone sich teilender Neurone am Ort der künftigen Differenzierung — statt in

[122]) DAS (1971) untersuchte Morphogenese und Cytogenese der ,,accessory fascia dentata" nach Läsionen im Bereich des dorsalen Hippocampus. Bei dieser Fascia dentata accessoria handelt es sich um jenen Teil der Fascia dentata, der im dorsalen Hippocampus im Bereich der Fasciola cinerea liegt. — CAVINESS (1973) verglich Ursprungszeit und Schichtenbildung der Neurone bei normalen und entwicklungsgestörten Mäusen (Reeler-Mutanten). In der Entstehungszeit herrscht Übereinstimmung, in der Schichtenbildung bestehen Unterschiede.

[123]) Die ontogenetisch so spät einsetzende Entwicklung des Archicortex überrascht besonders im Hinblick auf die Annahme, daß es sich hierbei um eine phylogenetisch alte Rinde handelt, die früher als die höherdifferenzierten vielschichtigen Rinden entsteht. In diesem Zusammenhang ist jedoch von Interesse, daß die Histogenese des Archicortex sehr schnell abläuft und seine endgültige Differenzierung der der höheren Rinden vorauseilt (KAHLE, 1969).

[124]) Auch GOTTLIEB u. COWAN (1972b).

[125]) Zu diesem Zeitpunkt hat nach KRETSCHMANN u. WINGERT (1968) der Archicortex der Maus sein Wachstum abgeschlossen (s. S. 128).

der ventrikelnahen Matrix — oder in einer äußeren Körnerschicht (wie im Cerebellum) konnte anderswo im Zentralnervensystem nicht beobachtet werden.

Die ungewöhnlich lange Bildungsperiode der Körnerzellen und ihre teilweise Entstehung im Bereich der Fascia dentata selbst, wurde von ALTMAN (1966), ALTMAN u. DAS (1965, 1966) und GOTTLIEB u. COWAN (1972b) bei der Ratte bestätigt[126]). Bei der Ratte wird ein großer Teil der Körnerzellen postnatal gebildet und mitotische Zellen in der Fascia dentata finden sich noch bei 4 Wochen alten Tieren[127]). Die Bedeutung dieser langen Entwicklungszeit der Körnerzellen (die ähnlich auch beim Bulbus olfactorius gefunden wurde) wird von ANGEVINE (1963) mit der Herstellung interneuronaler Verbindungen (Moosfasersystem) in Zusammenhang gebracht.

Der sehr differenzierte Ablauf der Histogenese des Archicortex ergibt sich auch aus der von STENSAAS (1967a—e, 1968) gegebenen Darstellung beim Kaninchen (Abb. 150—151). Die im Vergleich zur Fascia dentata frühe Differenzierung des Cornu ammonis[128]), Subiculum und selbst des zum Periarchicortex gehörenden Praesubiculum treten deutlich hervor. Im 29 mm Stadium (Abb. 150/151c) sind im Cornu ammonis Stratum oriens und pyramidale bereits differenziert. Zu diesem Zeitpunkt stellt die Fascia dentata noch immer eine undifferenzierte Zellansammlung an der meningealen Oberfläche dar, die erstmals beim 20 mm Stadium erkennbar war. Erst im 41 mm Stadium (Abb. 150/151d) beginnt im inneren Schenkel der Fascia dentata eine Differenzierung in Körnerschicht und polymorphe Schicht, während der äußere Schenkel noch undifferenziert ist und auch bei 60 mm Stadien (Abb. 150/151e) noch undifferenzierte Reste aufweist.

Es kann angenommen werden, daß die Histogenese des Archicortex beim Menschen grundsätzlich in ähnlicher Weise verläuft. Besonders die frühen Entwicklungsphasen lassen sich mit den an niederen Säugern gewonnenen Ergebnissen in Übereinstimmung bringen. MACCHI (1951) hebt besonders die deutlichen Parallelen mit den Verhältnissen beim balkenlosen Opossum hervor (dieses u. a. untersucht von GRAY, 1924; LOO, 1930, 1931 und TILNEY, 1939). Dies gilt besonders auch für den dorsalen Bereich des Archicortex, der sich in späteren Stadien unter dem Einfluß des Balkens besonders stark verändert.

Nach HUMPHREY (1966a, b) erscheint die erste Anlage des menschlichen Archicortex bereits in der 6. Woche (9 mm Gesamtlänge) in Form einer zellfreien Marginalzone. Auch nach KAHLE (1962, 1969) ist der Archicortex in der zweiten Hälfte des 2. Monats abgrenzbar, und zwar gleichzeitig mit Palaeocortex und Striatumanlage. Er zeichnet sich nach KAHLE durch einen stark verbreiterten Randschleier und eine auffallend schmale und scharf konturierte Matrix aus (auch FILIMONOFF, 1947 und GASTAUT u. LAMMERS, 1961). Randschleier und Zwischenschicht sind nach MACCHI (1951) arm an Zellelementen und zeigen insgesamt einen noch sehr geringen Differenzierungsgrad. Im Gegensatz zum Neocortex fehlt eine Rindenplatte noch. Ammonshorn und Fascia dentata lassen sich nach MACCHI und KAHLE (im Gegensatz zu HUMPHREY und HINES) in diesen frühen Stadien noch nicht voneinander trennen. Erst Ende des 3. Monats tritt die Matrix in ihre Migrationsphase ein und erst jetzt beginnt die eigentliche Entwicklung des Archicortex (Abb. 152).

---

[126]) Die Untersuchungen von KUNZ *et al.* (1971) über die *postnatale* Mitoseaktivität im Archicortex der Ratte stimmen damit überein. Danach ist die Mitoseaktivität in Ventrikelnähe bereits nach 5—10 Tagen abgeschlossen, während sie im ventrikelferneren Gebiet noch bis zum 18. Tag deutlich ist. Über den angegebenen Zeitraum hinaus treten in beiden Gebieten Mitosen nur noch vereinzelt auf.

[127]) Übereinstimmend auch GODINA u. BARASA (1964) beim Schaf.

[128]) Auch FEREMUTSCH (1952).

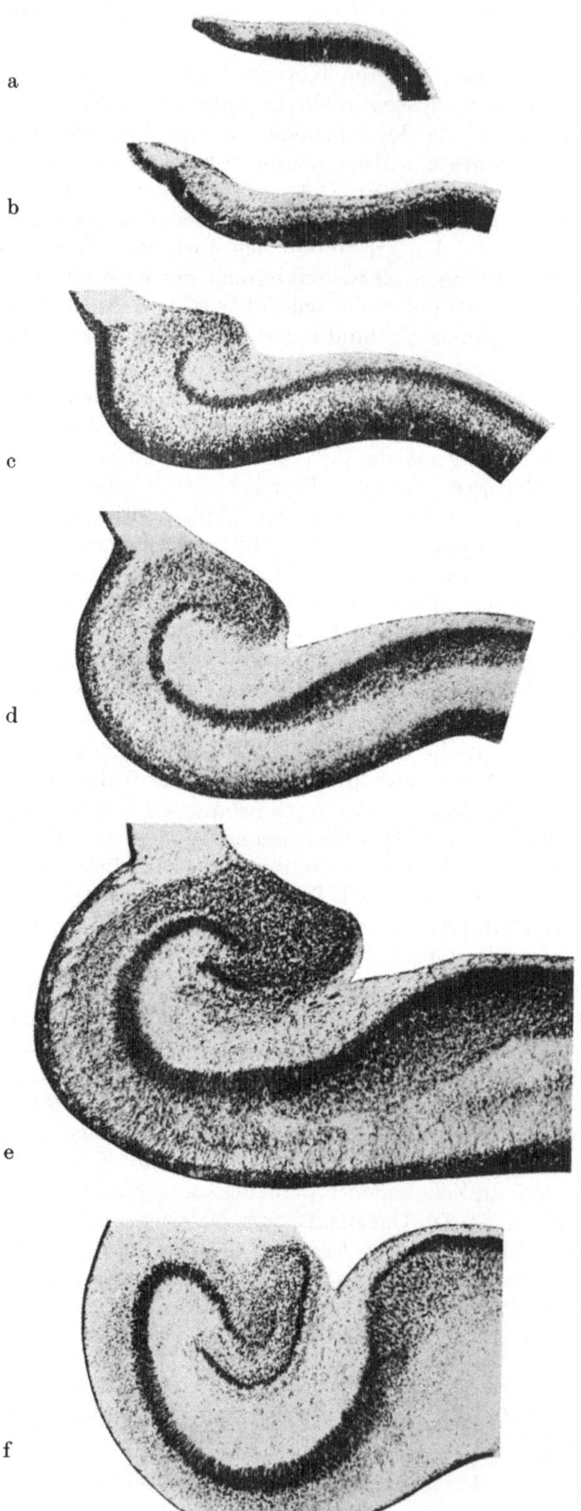

Abb. 150—151. Entwicklung des Archicortex beim Kaninchen (aus STENSAAS, 1967a—e, 1968). Abb. 150: Schnitte in schwacher Vergrößerung, Zellfärbung; Abb. 151: schematische Darstellung der charakteristischen Zellansammlungen in diesen Schnitten. Die punktierten Linien stellen keine Grenzen dar, sondern markieren bei STENSAAS gegebene Ausschnittsvergrößerungen. a 15 mm-Embryo, 15. Trächtigkeitstag; b 20 mm, 16. Tag; c 29 mm, 19. Tag; d 41mm, 22. Tag; e 60 mm, 25. Tag; f 90 mm, 28. Tag

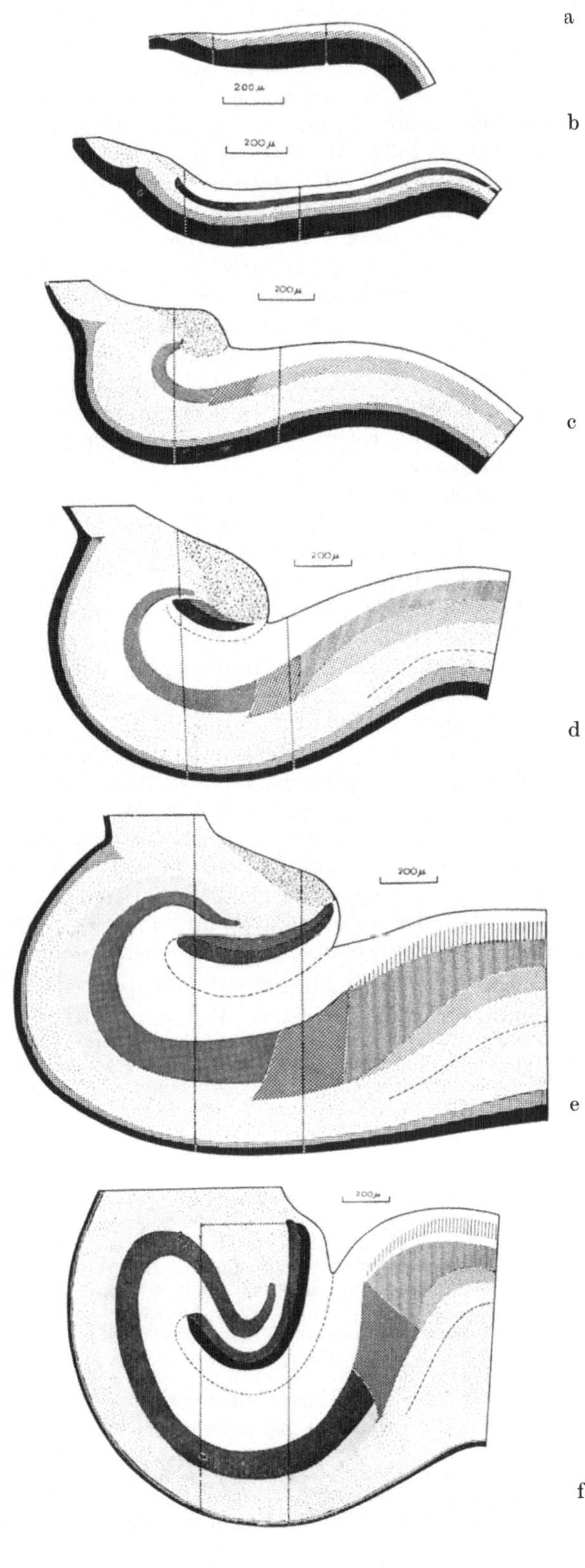

Matrix

tiefe Zwischenschicht

obere Zwischenschicht

Rindenplatte des Ammonshorns

embryonaler Teil der Fascia dentata

Randschleier (Marginalschicht)

embryonales Stratum oriens

embryonales Stratum pyramidale

embryonales Subiculum

Embryonalzone 5 des Praesubiculum

Embryonalzone 4 des Praesubiculum

Embryonalzone 3 des Praesubiculum

Embryonalzone 2 des Praesubiculum

embryonale Körnerschicht der Fascia dentata

embryonale polymorphe Schicht der Fascia dentata

In den frühen Phasen ist die Ausdehnung des Archicortex und seiner Hauptgebiete schwierig zu beurteilen. Hier stehen sich die Ansichten von HUMPHREY (1940, 1964, 1966a, b) und der meisten übrigen Untersucher (u. a. HOCHSTETTER, 1919; HINES, 1922; M. ROSE, 1927b; MACCHI, 1951; BARTELMEZ u. DEKABAN, 1962; KAHLE, 1962, 1969) gegenüber. HUMPHREY hat die ganze mediale Wand der Hemisphärenblase als Hippocampusanlage angesehen und den allgemein als Anlage des Archicortex angesprochenen ventralen Bezirk lediglich als Primordium des Gyrus dentatus. HUMPHREY bezieht damit (nach KAHLE, 1969) einen Wandbezirk in den Archicortex ein, der sich nicht vom Neopallium unterscheidet und von diesem nicht abgegrenzt werden kann. Ein Vergleich der von HUMPHREY dargestellten Frühstadien (z. B. 1966a, dort Abb. 3) mit den Abbildungen von STENSAAS (unsere Abb. 150), spricht ebenfalls dafür, daß der Archicortex enger begrenzt werden muß. Schon bei der ersten Andeutung eines Sulcus hippocampi liegt dieser in der Ebene des Subiculum und die Regio praesubicularis reicht fast bis an ihn heran.

Sicherlich hat HUMPHREY das Ammonshorn in Richtung auf die höheren Rinden zu stark ausgedehnt und bis einschl. 48,6 mm Embryonen (11 Wochen) Teile von ihm in die Fascia dentata einbezogen. Unter Berücksichtigung dieser abweichenden Interpretation kann man den Abbildungen von HUMPHREY entnehmen, daß das Zellband des Ammonshorns bei 44 mm Embryonen auftritt ($10^1/_2$ Wochen) und die undifferenzierte Zellmasse der Fascia dentata bei 48,6 mm Embryonen (11 Wochen)[129]). In der Fascia dentata beginnen sich die Zellen an der äußeren Oberfläche dieser Masse zu konzentrieren und die Körnerschicht zu bilden. Letztere erscheint bei $13^1/_2$ Wochen alten Embryonen (79 mm) in der Nachbarschaft der Pyramidenschicht des Ammonshorns (unser innerer Schenkel) und entwickelt sich progressiv in Richtung auf die Fimbria. Entwicklungsfolge und -modus stimmen völlig mit den bei Maus und Kaninchen beschriebenen überein[130]). Als Unterschied ist eigentlich nur zu vermerken, daß der undifferenzierte Zellhaufen der Fascia dentata beim Menschen in den frühen Entwicklungsstadien der meningealen Oberfläche nicht so stark angenähert liegt, sondern mehr in der Verlängerung der Rindenplatte und mit dieser in Kontakt (Abb. 152). Diese Kontinuität beginnt erst verloren zu gehen, wenn sich die Körner in der 14. Woche zu einer rindenartigen Schicht zusammenlagern (HUMPHREY).

Körnerschicht der Fascia dentata: Herkunft der Körner und ihr Weg in die Körnerschicht der Fascia dentata werden unterschiedlich beurteilt. Die autoradiographischen Untersuchungen von ANGEVINE (1963, 1964, 1965) haben ergeben, daß die Körnerzellen aus einem der Fimbria benachbarten Abschnitt der ventrikelnahen Matrix stammen (auch LEVI, 1904a, b, zit. nach HUMPHREY, 1966a; KAHLE, 1962, 1969; Brown, 1966; HUMPHREY, 1966a; u. a.). Auch die Abbildungen von STENSAAS (Abb. 150—151) sprechen für einen solchen Bildungsmodus. Nur die sich am spätesten bildenden sollen durch Teilung im Stratum granulosum selbst entstehen.

Im Unterschied dazu war HINES (1922) der Auffassung, daß sich die Körnerschicht aus im Randschleier gelegenen Zellen entwickelt. Auch BECK nahm zuerst (1940) an, daß sich die Fascia dentata aus den oberhalb der Rindenplatte gelegenen Schichten entwickelt, eine Ansicht, die er 1949 dahingehend korrigierte, daß sie ihre Zellen doch direkt von der Matrix erhält, und zwar durch eine lebhafte Auswanderung, die das Band des Ammonshorns durchbricht. Nach den Untersuchungen von ANGEVINE betrifft eine solche Durchwanderung aber offenbar nur das Stratum oriens. G. E. SMITH (1910a, zit. nach HUMPHREY, 1966a) schließlich nahm an, daß sich die Fascia dentata von Zellen aus dem eigentlichen Ammonshorn bildet.

Zur Frage, ob die Körnerzellen der Fascia dentata einen primitiven und undifferenzierten oder einen hochdifferenzierten Zustand darstellen, nimmt ROSE

[129]) Bei KAHLE (1969) erscheinen diese Strukturen etwas später, und zwar bei Embryonen von 58 mm SSL (s. Abb. 152).

[130]) Auch WITKAM (1966) fand beim Hamster entsprechende Verhältnisse.

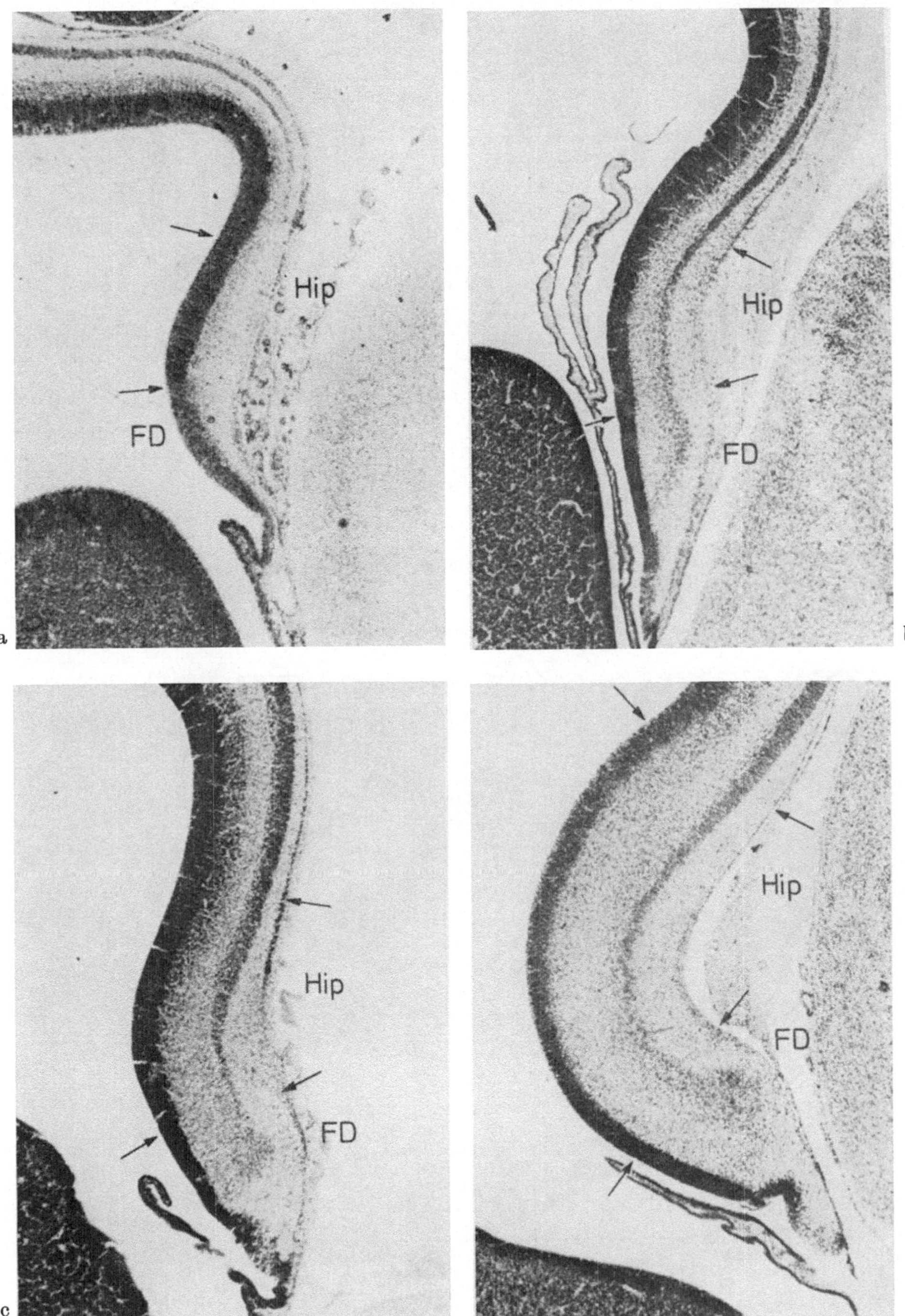

Abb.152a—d. Die Entwicklung des menschlichen Archicortex gegen Ende des 3. Monats (aus KAHLE, 1969). H.E.-Färbung, 37,5 × vergrößert. a 50 mm SSL, b 58 mm SSL, c 64 mm SSL, d 83 mm SSL. „Man kann die Einrollung der Hippocampusanlage verfolgen, die Rindenplatte des Hippocampus tritt später auf als die des Neocortex und ist nie so scharf konturiert wie die letztere“ (KAHLE, 1969, S. 22)

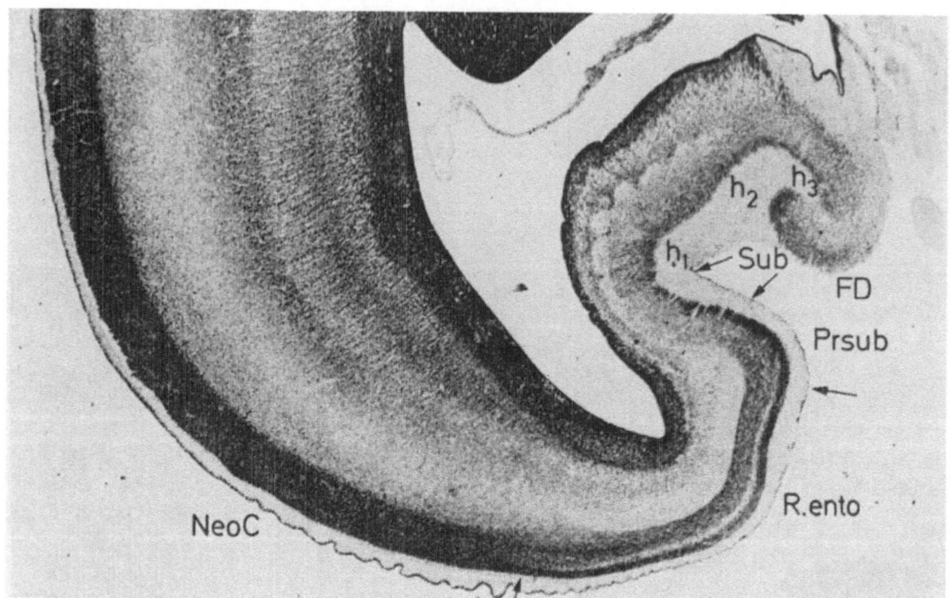

Abb. 153. Schnitt durch den Temporallappen eines menschlichen Embryos von 120 mm SSL (aus KAHLE, 1969). Kresylviolett, 14 × vergrößert. *FD* Fascia dentata, *h1—h3* Felder des Ammonshorns, *NeoC* Neocortex (Rindenplatte), *R.ento* Regio entorhinalis, *Sub* Subiculum, *Prsub* Praesubiculum

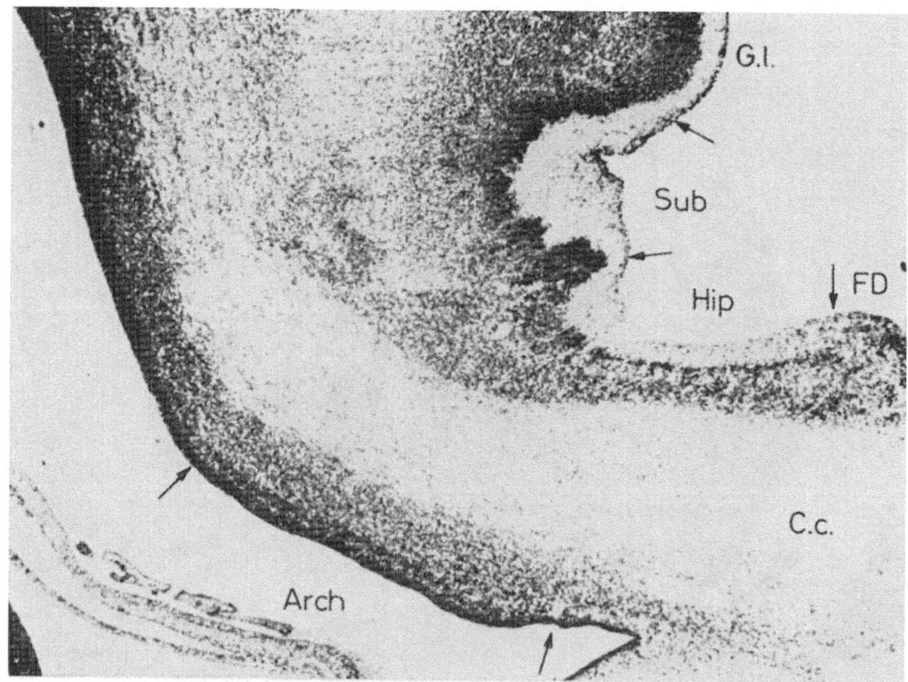

Abb. 154. Schnitt durch den Balken eines menschlichen Embryos aus dem 5. Monat (aus KAHLE, 1969). Kresylviolett, 17 × vergrößert. *Arch* Archipallialer Matrixabschnitt, *C.c.* Corpus callosum, *FD* Fascia dentata, *G.l.* Gyrus limbicus, *Hip* Hippocampus supracommissuralis, *Sub* supracommissuraler Periarchicortex (abweichend von KAHLE, der dieses Gebiet als Subiculum anspricht). „Die ursprüngliche topographische Beziehung von archipallialer Matrix und Archicortex im Bereich des Balkens ist gut zu erkennen" (KAHLE, 1969, S. 89)

(1927b) Stellung. Aufgrund vergleichend-anatomischer und embryologischer Untersuchungen kommt er zu dem Schluß, daß die Körner eine höhere Differenzierungsstufe darstellen. In Stadien der frühen Keimesentwicklung soll die Fascia dentata nicht aus Granularzellen, sondern aus größeren Neuroblasten bestehen, die sich erst im Laufe der späteren Entwicklung in Körner umwandeln.

Die *spätere Entwicklung* des Archicortex wurde von HUMPHREY nicht untersucht, und wir beziehen uns hier besonders auf die Studien von MACCHI (1948b, 1951) und KAHLE (1962, 1969). In diesen Phasen der Entwicklung findet eine deutliche Konsolidierung des Cortex statt. Die Migration, die Ende des 3. Monats eingesetzt hatte, hält nach KAHLE nur während des 4. Monats an und erreicht nie ein gleich starkes Ausmaß wie im Neocortex. Der Matrixaufbruch beginnt im 5. Monat und der Archicortex eilt nun dem Neocortex voraus (Abb. 153). Die ganze Entwicklung des Archicortex hat nach KAHLE einen sprunghaften Charakter. Damit bestehen klare Unterschiede zu den benachbarten Regionen, wo die deutlich früher gebildete Rindenplatte ebenso wie eine dicke periventrikuläre Schicht persistieren (MACCHI).

In seinem dritten Stadium der Entwicklung (Ende des 4. Monats bis zur Geburt) vermag MACCHI den Archicortex aufgrund struktureller Unterschiede in vier Abschnitte zu gliedern: drei dorsale und einen ventralen. Während sich der ventrale (unser Hippocampus retrocommissuralis) gut entwickelt, sollen sich die drei dorsalen involutiv verändern; zumindest entwickeln sie sich nicht progressiv weiter[131]). Bei Embryonen von 110 mm SSL treten die regressiven Veränderungen deutlich hervor. Im 160 mm Embryo (6. Monat) besteht der Hippocampus über dem Balken aus einem homogenen dünnen grauen Band polymorpher Zellen, welches über einen schmalen, aus Dreiecks- und Pyramidenzellen bestehenden subikulären Sektor in den cingulären Cortex übergeht (Abb. 154). Diese Verhältnisse ähneln schon stark jenen bei Erwachsenen. Da nach MACCHIS Auffassung der dorsale Archicortex des Menschen schon mit den regressiven Veränderungen beginnt, bevor er klar differenziert ist, soll er in keinem Stadium der ontogenetischen Entwicklung die typische Anordnung der Pyramidenzellen zeigen (hierzu s. auch S. 147).

Felder des Ammonshorns: Erst im dritten Stadium der Entwicklung konnte MACCHI auch eine deutliche Differenzierung des Ammonshornquerschnittes in unterschiedliche Sektoren feststellen. Der Cortex des ventralen Feldes (CA1?) ähnelt dem benachbarten Subiculum, abgesehen davon, daß echte Pyramidenzellen in den beiden tiefen Unterschichten vorhanden sind. Im zweiten und dritten Abschnitt (CA2/3) verschwinden solche deutlichen Unterschichten nach und nach. Im Subiculum lassen sich drei Zellagen unterscheiden: eine äußere mit kleinen, dunklen Zellen, eine mittlere mit mehr locker angeordneten größeren Zellen von dreieckiger oder länglicher Gestalt und eine innere aus unregelmäßig angeordneten, mehr differenzierten Neuronen, die an der Grenze zum Alveus liegen (Abb. 153). Diese letztere wird später zur polymorphen Schicht. Im 6. Monat läßt sich das Subiculum in zwei Unterfelder gliedern, und zwar in eine Area subicularis im engeren Sinne und in eine Area perisubicularis, die sich in den präsubikulären Cortex fortsetzt. Letztere besteht aus einer Pyramidenschicht und vielen Körnerinseln, die in der Marginalschicht liegen (MACCHI). Die Zuordnung dieses Übergangsgebietes ist umstritten (s. 8.12.1.1.).

Rindenplatte und Schichtenhomologisierung: Die meisten Untersucher (u. a. ROSE, FILIMONOFF, MACCHI, FEREMUTSCH, STENSAAS) werten die während der

---

[131]) Nach KAHLE (1962) wesentlich durch die Entwicklung des Balkens beeinflußt, der sich zwischen Matrix und zugehörigem Grau einschiebt. Hierzu s. auch Phylogenese auf S. 89.

Entwicklung auftretende Zellkondensation des Cornu ammonis als Rindenplatte. Neben KAHLE (1962, 1969), der aufgrund deutlicher morphologischer Unterschiede zur Rindenplatte des *Isocortex* Einwände geltend machte, spricht vor allem BECK (1949) dem Archicortex eine Rindenplatte ab, u. a. mit dem Hinweis: „Wenn das Ammonshorn keine Siebenschichtung notwendig hat, braucht es mithin auch keine Rindenplatte". — Als mehr ernsthaftes Argument führt er die bereits erwähnte Spätentwicklung an. Diese soll zur Folge haben, daß zu einem Zeitpunkt, in dem die Rindenplatte des Isocortex als dichtes Zellband im äußeren Teil der Rinde verläuft, die Zellage des Ammonshorns noch ganz in unmittelbarer Nähe der Matrix als lockerer Verband erscheint.

FEREMUTSCH (1952, S. 63) nimmt an, daß die von BECK untersuchten Stadien für die Feststellung der Rindenplatte ungeeignet waren. Er verquickt jedoch in seiner Entgegnung auf BECK zwei Probleme miteinander, die unseres Erachtens weitgehend unabhängig voneinander sind. Es handelt sich 1. um die Frage nach dem Vorhandensein oder Fehlen einer Rindenplatte und 2. um die Frage, ob die Zellschichten des Archicortex bestimmten Schichten des Isocortex homolog sind oder nicht. Die erste Frage wird überwiegend bejaht, die letzte hingegen sehr viel weniger einheitlich beantwortet. Dabei steht vor allem die Ansicht, daß der Archicortex nur den tiefen Schichten des Isocortex entspricht, derjenigen gegenüber, daß er allen Schichten des Isocortex gleichzusetzen ist.

Eine Homologisierung des archicorticalen Zellbandes nur mit den tiefen Schichten V oder VI des Isocortex wird angenommen von BRODMANN (1909), KAPPERS (1909a, b, 1921, 1929), JAKOB (1911), GRAY (1924), ECONOMO u. KOSKINAS (1925), BECK (1940), FILIMONOFF (1947) und GASTAUT u. LAMMERS (1961). Auch unsere Ausführungen über die Phylogenese (s. S. 70) ließen sich in diesem Sinne deuten. KAPPERS (1921) nimmt darüber hinaus an, daß die Fascia dentata einer der darüber liegenden Körnerschichten des Isocortex (II oder IV) entsprechen müsse, und auch ANGEVINE (1963) führt aus, daß die Fascia dentata zwar ein vollständiger Cortex sei, ihre Körnerschicht entwicklungsmäßig aber eine sich spät bildende, oberflächliche Schicht von CA 3 darstelle.

Als Gründe für die genannte Homologisierung des Cornu ammonis werden u. a. angeführt: 1. der direkte Übergang in die tiefen Schichten des Isocortex bzw. des benachbarten Periarchicortex und 2. seine späte Bildung. Die Rindenplatte des Ammonshorns soll nach FILIMONOFF durch eine sekundäre Migrationswelle von Neuroblasten entstehen[131a]) und somit in keiner Weise als Homologon der ganzen Rindenplatte des Isocortex betrachtet werden können. Auch GASTAUT u. LAMMERS nehmen an, daß die archicorticale Rindenplatte nur den tieferen Teilen der isocorticalen entspricht und sie sehen deswegen im Archicortex einen nur unvollständigen Cortex.

ECONOMO u. KOSKINAS, die der Homologisierung mit den tiefen Schichten des Isocortex ebenfalls folgen, räumen jedoch ein, daß es ein undankbares Unternehmen sei, die Zellagen, die später einmal den vollentwickelten Archicortex bilden, mit den üblichen sechs Schichten des Isocortex oder einem Teil derselben zu identifizieren. Da die Anlage schon so sehr verschieden sei, sei der spätere scheinbare Zusammenhang vielleicht doch nur rein äußerlich. Auch LORENTE DE NO (1933) und PFEIFER (1940) stehen aus funktionellen Gründen bzw. angioarchitektonischen Befunden jeglicher Schichtenhomologisierung äußerst kritisch gegenüber.

Weitere Gegner einer Schichtenhomologisierung sind ROSE (1926), KUHLENBECK (1927), ABBIE (1938) und KAHLE (1962, 1969) nach ontogenetischen und phylogenetischen Studien. Sie vertreten die Ansicht, daß das Ammonshorn allen Schichten der anderen Rindentypen entspricht bzw., daß die verschiedenen Cortextypen weitgehend selbständige Bildungen sind (KAHLE). Diese Autoren lehnen deswegen die Frage, ob das Zellband des Archicortex mit der II., V. oder VI. Schicht und die Fascia dentata mit der II. oder IV. Schicht des Isocortex homolog zu setzen seien, als irreführend ab und sehen die Ammonshornformation als eine primitive Struktur an, bei der sich nicht (wie beim Isocortex) aus der Rindenplatte sechs Schichten differenzieren. Nach KUHLENBECK (1927, S. 311) bleibt im Gebiet des Ammonshorns die (Tiefen-)Entwicklung der Rinde auf dem Stadium der einfachen, undifferenzierten Rindenlage („Reptilienstadium") stehen, während es im Nachbargebiet durch weiteres abventrikuläres

---

[131a]) Dies spricht aber eher gegen eine Homologisierbarkeit mit den tiefen Schichten des Isocortex, da inzwischen bekannt ist, daß sich diese am frühesten bilden (s. S. 155).

Wachstum zu einer Tiefendifferenzierung kommt. Auch SCHAFFER und CAJAL sind der Ansicht, daß sich alle Schichten der höheren Rinde im Archicortex fortsetzen bzw. wiederfinden.

Capillarentwicklung: Die postnatale Entwicklung der Capillaren wurde von KRAMER u. LIERSE (1967) bei der Maus untersucht. Einige Details lassen sich auch den Untersuchungen von CRAIGIE bei neugeborenen und adulten Ratten entnehmen (1930b, 1931). Nach CRAIGIE ist der Capillarreichtum bei der neugeborenen Ratte beträchtlich geringer als bei der adulten, und die Unterschiede in der Gefäßversorgung zwischen den verschiedenen Schichten sind weniger deutlich. Die Zunahme der Capillaren in den verschiedenen Schichten ist unterschiedlich. Sie ist besonders groß im Stratum pyramidale des Ammonshorns und in der Fascia dentata, während sie im Stratum radiatum des Ammonshorns besonders gering zu sein scheint.

Zum Zeitpunkt der Geburt ist nach CRAIGIE die Capillarversorgung des Archicortex geringer als die des Neocortex, ein Unterschied, der sich während der postnatalen Entwicklung noch verstärkt. Zu ganz entsprechenden Ergebnissen kamen KRAMER u. LIERSE (1967) bei der Maus, wo sie erhebliche Unterschiede in der Capillarisierung phylogenetisch älterer und jüngerer Gebiete fanden. Im Cornu ammonis hat die Maus zum Zeitpunkt der Geburt 1,1 Vol-% Capillaren, ein Anteil, der sich in der postnatalen Entwicklung nicht mehr ändert. In der Fascia dentata steigt dieser Wert von 1,0% zum Zeitpunkt der Geburt auf 1,2% am 6. Tag[132]), danach findet keine Änderung mehr statt. Während die Capillarvermehrung des Archicortex bereits zum Zeitpunkt der Geburt oder kurz danach weitgehend abgeschlossen ist, fand sich im Isocortex vom 10. bis zum 20. Lebenstag (Ende der Untersuchungsperiode bei KRAMER u. LIERSE) noch eine deutliche Zunahme.

Nach KRAMER u. LIERSE hält die Capillarvermehrung mit der Hirnreifung Schritt. Auch nach HORSTMANN (1960) ist die Verdichtung des Capillarnetzes bei Nestflüchtern und Nesthockern verschieden.

Chemodifferenzierung: Angaben zur Chemodifferenzierung des Archicortex liegen vor von ORTMANN (1957a, b, diverse Säuger, SDH); FLEISCHHAUER (1958, 1959, diverse Säuger, Zink mit Dithizon); KNOLLE (1959, Vögel und Säuger, SDH); FARKAS-BARGETON u. THIEFFRY (1966, Mensch, diverse Enzyme); WITKAM (1966, Hamster, Meerschweinchen, AChE, SDH, LDH, TPPase); DAS u. KREUTZBERG (1967, Kaninchen, Tetrazolium-Reduktasen, SDH, saure Phosphatase); ROBINSON (1967, Ratte, MAO); LABEDSKY u. LIERSE (1968, Maus, SDH); WENDER u. KOZIK (1968, 1970, Maus, Kaninchen, diverse Enzyme); DUCKETT u. PEARSE (1969, Mensch, diverse Enzyme); DVORAK (1970, Ratte, TPPase); SHIMADA (1970, Hamster, oxydative Enzyme); MEYER *et al.* (1971/72, Ratte, Oxydoreduktasen); RITTER *et al.* (1971/72, Ratte, Transmitterenzyme); CRAWFORD u. CONNOR (1972, Ratte, Zink mit Sulfid-Silber- und mikrochemischen Methoden); MELLGREN (1973a, b, Ratte, Tetrazolium-Reduktasen, AChE); ZIMMER (1973b, Ratte, Sulfid-Silber-Methode); MATTHEWS *et al.* (1974, Ratte, AChE) und NADLER *et al.* (1974, Ratte, AChE, ChAc).

Nach ORTMANN (1957a, b) differenziert sich das Enzymmuster in der Ontogenese nicht allmählich, sondern über eine „kritische Periode“ sprunghafter Vermehrung, deren zeitliches Auftreten deutlich artverschieden ist und mit dem Status als „Nesthocker“ oder „Nestflüchter“ in Beziehung gebracht wird. FLEISCHHAUER (1958, 1959), KNOLLE (1959) und WITKAM (1966) haben diese Aussage bestätigt. Auf enge Beziehungen zwischen Chemo- und Histodifferenzierung weisen DAS u. KREUTZBERG (1967; Körnerzellen der Fascia dentata) und WENDER

---

[132]) Dies steht in gutem Einklang mit der vergleichsweise späten Entwicklung der Fascia dentata (s. oben).

u. Kozik (1968, 1970; Ammonshorn) hin. Die „chemischen Grenzen" zwischen den verschiedenen Teilen des Ammonshorns entwickeln sich nach Wender u. Kozik bei der Maus deutlicher als beim Kaninchen. Beim Menschen erscheinen sie nach Duckett u. Pearse (1969) im 7. Monat, nachdem eine enzymatische Aktivität in der Anlage des Hippocampus bereits in der 8. Ontogenesewoche nachzuweisen war. Ausführliche und sehr übersichtlich dargestellte Befunde über die Chemodifferenzierung der Oxydoreduktasen haben Meyer *et al.* (1971/72) und der „Transmitterenzyme" Ritter *et al.* (1971/72) vorgelegt. Danach verläuft die postnatale Chemodifferenzierung in den verschiedenen Feldern des Archicortex (CA1 bis CA4 nach Lorente de No, 1934) unterschiedlich.

Nach Meyer *et al.* (1971/72) verlagert sich bei der Ratte die Aktivität zwischen dem 10. und 20. Lebenstag in bestimmte Neuropilschichten[133]), wobei drei Gruppen deutlich werden: 1. Die Aktivität von Lactat-Dehydrogenase, β-Hydroxybutyrat-Dehydrogenase, Glucose-6-Phosphat-Dehydrogenase und 6-Phosphogluconat-Dehydrogenase verlagert sich in der Fascia dentata bevorzugt in das Stratum moleculare und in den Feldern CA1 + 2 in das Stratum radiatum und oriens. 2. Die Aktivität der mitochondrialen Leitenzyme zeigt vom 15. bis zum 20. Lebenstag einen sprunghaften Anstieg im Stratum moleculare der Fascia dentata, im Stratum moleculare des Ammonshorns sowie im Stratum oriens von CA1 + 2. Die Aktivität im Bereich der Perikarya fällt in dieser Phase stark ab. 3. Die Tetrazoliumsalz-Reduktasen behalten während der ganzen Postembryonalzeit ihr Aktivitätsmaximum in den Perikarya. Bevorzugt ist ihre Aktivität in den Pyramidenzellen lokalisiert. Durch die betonte Entwicklung der Aktivität von NADH-TR in CA1 + 2, wird die Grenze zu CA3 zwischen dem 10. und 15. Lebenstage scharf markiert. — Die endgültige Differenzierung des adulten Verteilungsmusters vollzieht sich bei allen Enzymen in der 4. Woche des postnatalen Lebens.

Nach Ritter *et al.* (1971/72) weist die Monoamin-Oxydase (MAO) bereits zum Zeitpunkt der Geburt eine schwache Aktivität auf, während die spezifische Acetylcholinesterase (AChE) vom 3. Lebenstag an positiv reagiert. Beide treten zuerst in Neuropilschichten auf[134]). Der steilste Anstieg der AChE- und MAO-Aktivität erfolgt zwischen dem 10. und 20. postnatalen Tag. Am 35. Lebenstag entspricht die Enzymverteilung jener adulter Ratten. Für MAO zeigen sich Parallelen zum Prozeß der Markscheidenbildung. Dabei überdauert die chemische Differenzierung des Enzyms die morphologische Ausbildung der Markscheiden. Die Befunde deuten auf einen Funktionsbeginn des limbischen Systems während der 3. Lebenswoche hin, die volle Funktion scheint bei der Ratte am 35. Lebenstag erreicht zu sein.

Labedsky u. Lierse (1968) haben bei der Maus die postnatale Entwicklung der SDH-Aktivität des Ammonshorns in den ersten 20 Lebenstagen untersucht. „Am Tage der Geburt fällt etwa in Höhe des Zellbandes sämtlicher Areae eine die Umgebung minimal überragende Aktivität auf. Bis zum 10. Tag wird eine mittlere Aktivität erreicht in der äußeren Schicht der Lamina zonalis dicht am Sulcus hippocampi und zu beiden Seiten des Zellbandes von Feld h 3. Im übrigen Ammonshorn bleibt die Aktivität weiterhin gering. Am 20. Tag hat das Ammonshorn eine mittlere Aktivität. Starke Aktivitäten weisen die äußere Schicht der Lamina

---

[133]) Von Shimada (1970) auch beim Hamster gefunden.

[134]) Abweichend hiervon hebt Mellgren (1973b) besonders hervor, daß bei der einen Tag alten Ratte Spuren einer AChE-Aktivität nur in einzelnen Perikarya des Stratum radiatum zu finden sind, nicht hingegen im Neuropil. Hierin soll ein Unterschied zu anderen Hirnregionen wie Striatum und Medialkern des Septum bestehen. Im Neuropil ist eine schwache, wenn auch deutliche Aktivität am 2. Lebenstag zu beobachten; sie wird dann zunehmend stärker.

zonalis von Feld h 1 und h 2 auf, eine weniger starke Aktivität haben zwei Streifen zu beiden Seiten des Zellbandes vom Feld h 3, dort liegen viele Zellen mit starker Aktivität. Die Pyramidenzellen besitzen auch am 20. Tag nur geringe SDH-Aktivitäten" (LABEDSKY u. LIERSE. 1968, S. 142).

Über Lokalisation und/oder Konzentration von Zink in der postnatalen Ontogenese gibt es Untersuchungen von FLEISCHHAUER (1958, 1959) und CRAWFORD u. CONNOR (1972)[135]). Nach FLEISCHHAUER treten in der Dithizonreaktion deutliche Unterschiede zwischen Nesthockern und Nestflüchtern auf. Während beim Nestflüchter Meerschweinchen das Gehirn schon bei der Geburt „reif" ist und eine positive Dithizonreaktion zeigt, ist dies bei Nesthockern (Ratte, Katze, Hund) nicht der Fall. Bei diesen tritt die Reaktion erst relativ spät auf, bei der Ratte um den 20. Lebenstag. In guter Übereinstimmung hiermit steht der Befund von CRAWFORD u. CONNOR (1972), daß gerade während dieser Zeit eine starke Zunahme der Zinkkonzentration stattfindet (zwischen dem 18. und 22. Tag um 35%), mit der praktisch der bei adulten Tieren vorhandene Zinkgehalt erreicht wird. CRAWFORD u. CONNOR fanden Hinweise für einen axonalen Transport des Zinks von den Perikarya der Körnerzellen zu den Terminalboutons in der Moosfaserschicht.

Cytogenese: Unsere Kenntnisse über die Cytogenese der diversen, im Hippocampus vorkommenden Neuronenformen beruhen auf recht heterogenen Untersuchungen mit unterschiedlichen Methoden. Die Entwicklung hippocampaler Neurone in *Zellkulturen* wurde von GROSSE *et al.* (1973) bei der Ratte untersucht. *Golgi-Studien* über die Differenzierung der Zellkörper und ihrer Fortsätze liegen vor von CONEL (1939—1959, Mensch), GODINA u. BARASA (1964, Schaf), ENGELHARDT *et al.* (1967, Ratte), STENSAAS (1967a—e, 1968, Kaninchen) und PURPURA u. PAPPAS (1968, Katze). — Besonders aufschlußreich sind hierbei die Untersuchungen von STENSAAS, in denen Entwicklungszeit und Differenzierung der verschiedenen Zelltypen des Hippocampus sehr detailliert und übersichtlich dargestellt werden. Die Ergebnisse dieser Arbeiten, die keine weitere Beschreibung erfordern, sind in Abb. 155 zusammengestellt.

Elektronenmikroskopische Untersuchungen zur Entwicklung von Zellorganellen und Synapsen haben SCHWARTZ *et al.* (1968, Katze) und CRAIN *et al.* (1973, Ratte)

[135]) ZIMMER (1973b) hat die Veränderungen des Färbungsmusters (Sulfid-Silber-Methode) nach früher, postnataler Unterbrechung des Tractus perforans, d. h. der aus der Regio entorhinalis kommenden Afferenzen untersucht (s. auch 8.9.6.5.). ZIMMER fand insbesondere eine (bei normalen Tieren nicht vorkommende) intensiv dunkel gefärbte Zone oberhalb der Körnerschicht der Fascia dentata, die hierin der Moosfaserzone im Hilus ähnelt.

Legende zu den nachfolgenden Abbildungen

Abb. 155a—f. Entwicklung der Zellen des Archicortex beim Kaninchen (aus STENSAAS, 1967 a—e, 1968). Golgi-Methode. Jeweils rechts Angabe der Schichtendicken mit den gleichen Symbolen, wie in Abb. 151. *A* typischer Spongioblast, *B* sich frei verzweigender Spongioblast, *C* Neuron mit rudimentärem Dendritenbaum in der Marginalschicht, *D* Neuron, dessen Axon vom Dendriten entspringt, *E* kleine Horizontalzelle, *F* Nervenzelle mit aufsteigendem Axon, *FOR* Fornix, *G* Astroblast (Spongioblast ohne Verbindung mit dem Ventrikel), *H* große Horizontalzelle, *I* Pyramidenzelle, *J* sternförmige oder halb-sternförmige Zelle, *L* Körnerzelle des Gyrus dentatus, *M* unvollständig imprägnierter Spongioblast, *O* große Horizontalzelle mit Axon, *P* kleine Gliazelle, *Q* junge Neurogliazelle, *U* kleine Sternzelle, *ZA* Appositionszone. *HF* Sulcus hippocampi. *a* proximaler Ausläufer eines Spongioblasten, *b* distaler Ausläufer eines Spongioblasten, *c* moosartige Verzweigung eines sich frei verzweigenden Spongioblasten, *d* proximaler Ausläufer eines Neuroblasten in der Matrix, *e* multiple Ausläufer aus dem Soma von Neuroblasten in der Matrix oder tiefen Zwischenschicht, *f* Wachstumskegel, *g* Axon, *h* Preapex eines Neuroblasten, *i* basale oder horizontale Dendriten, *k* Axonkollateralen, *l* die Appositionszone kreuzendes Axon

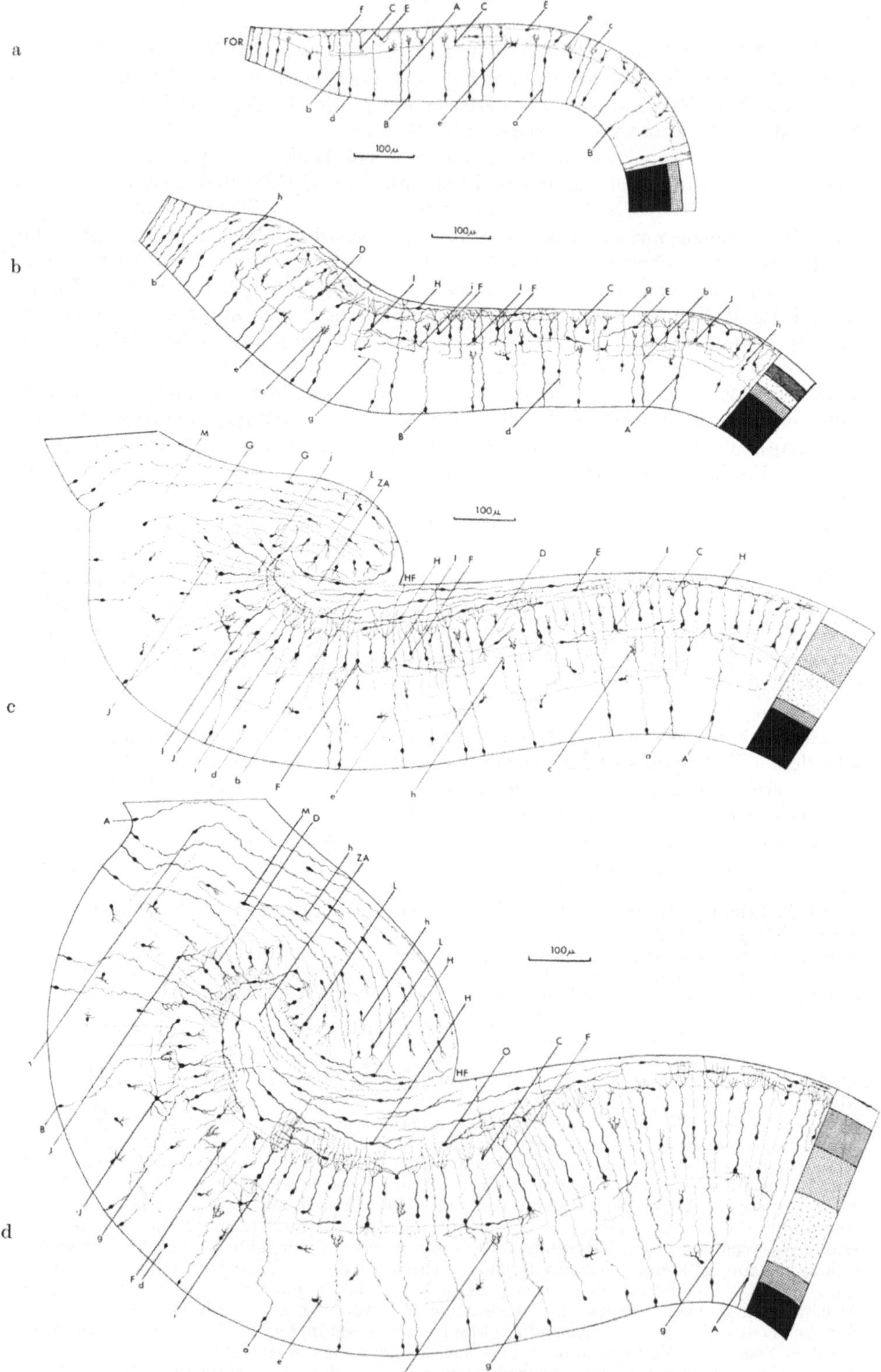

Abb. 155 a–f. Legende siehe S. 197

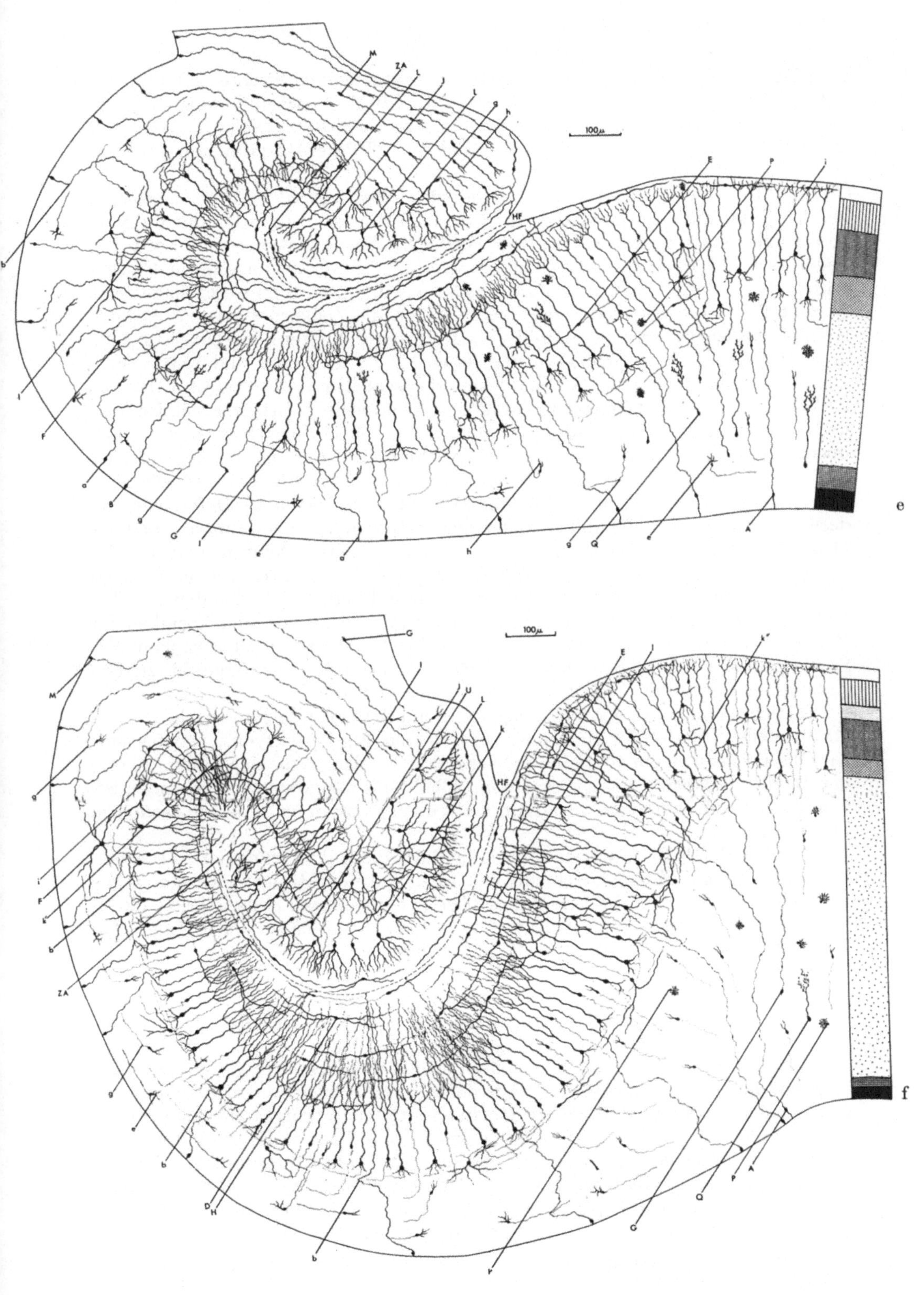
100μ
HF
e
100μ
HF
f

vorgelegt; über einen möglichen temporalen Faktor bei der Synapsenbildung berichten GOTTLIEB u. COWAN (1972b) nach autoradiographischen Untersuchungen. Die postnatale Entwicklung des Golgi-Apparates wurde schließlich mit Nissl- und Golgi-Methoden sowie durch den Nachweis der TPPase-Aktivität von DVORAK (1970, Ratte) untersucht.

Nach PURPURA u. PAPPAS (1968) haben die *Pyramidenzellen des Ammonshorns* bei der Katze zum Zeitpunkt der Geburt einen Reifegrad erreicht, der im Neocortex nach NOBACK u. PURPURA (1961) erst eine Woche später erreicht wird. Die dendritischen Fortsätze entwickeln sich nach den Untersuchungen von ENGELHARDT *et al.* (1967) bei der Ratte aber auch im Ammonshorn im wesentlichen erst postnatal[136]). Zum Zeitpunkt der Geburt haben die Zellkörper etwa 70% ihrer Größe (Linearmaße) erreicht, die apikalen Dendriten 40% ihrer Länge, aber nur 10% ihrer Dicke, und die basalen Dendriten etwa 12% ihrer Länge und 15,5% ihrer Dicke. Die Pyramiden von CA3 entwickeln sich schneller als die von CA1. Bis zur 2. Woche werden die allgemeinen Charakteristika erreicht, doch setzen sich Reifung und Wachstum noch bis in die 4. Woche fort. — Nach SCHWARTZ *et al.* (1968) überwiegt in der frühen postnatalen Entwicklung die Bildung axodendritischer Synapsen, während die axosomatischen erst in der 2. und 3. Lebenswoche eine deutliche Zunahme erfahren. — DVORAK (1970) hat die postnatale Differenzierung des Golgi-Apparates (GA) und seine möglichen Beziehungen zur Entwicklung der Dendriten untersucht. Bei den frühen, wenig differenzierten Neuronen besteht der Golgi-Apparat aus einer unscheinbaren supranucleären Struktur und einem kurzen Ausläufer, der im Bereich des apikalen Dendriten vorhanden ist. Die Differenzierung der basalen Dendriten beginnt mit einem schnellen Absinken der Fortsätze, Schlingen und Netze des GA in die Axonhälfte des Perikaryon. Die Strukturen des GA stehen in einem engen topographischen Kontakt zu den Anfangsabschnitten der sich differenzierenden Dendriten.

Bei den *Körnerzellen der Fascia dentata* bleibt der Golgi-Apparat nach DVORAK (1970) einige Tage in der supranucleären Region des Perikaryons. Danach entwickelt er sich zu einem voluminösen Netzwerk, aus dem in die sich differenzierenden Dendriten lange Fortsätze wachsen. Sobald das Grundmuster vorhanden ist, verschwinden die Fortsätze, der GA umgibt den gesamten Nucleus und zerfällt in kleine Segmente.

CRAIN *et al.* (1973) untersuchten bei der Ratte die Entwicklung der Körnerzell-Synapsen in der Molekularschicht mit quantitativ-elektronenmikroskopischen Methoden. Bezogen auf die bei adulten Tieren vorhandenen Synapsen (= 100%) fanden sich bei der 4 Tage alten Ratte weniger als 1%. Auch bei der 11 Tage alten Ratte ist diese Zahl mit weniger als 5% noch sehr gering, während am 25. Tag bereits nahezu die Werte adulter Tiere erreicht werden. — CRAIN *et al.* untersuchten auch die postnatale Entwicklung des Volumens der Molekularschicht, das ein ähnliches Verhalten zeigt, jedoch am 25. Tag erst etwas über 75% erreicht hat, sich also auch später noch weiter vergrößert.

GOTTLIEB u. COWAN (1972b) machten sich die Unterschiede in der Entwicklungszeit der beiden Schenkel der Fascia dentata (s. S. 186) zunutze, um über einen möglichen temporalen Faktor bei der Besetzung der verfügbaren synaptischen Orte auf den Körnerzellen Aufschluß zu erhalten. In dem in der Tiefe des Sulcus hippocampi gelegenen, sich früh entwickelnden Schenkel (dorsales Blatt) fanden sie etwa 3mal so viele ipsilaterale wie kontralaterale Endigungen, im Scheitel etwa 2mal so viele und im sich spät entwickelnden (zur Fimbria hin liegenden) äußeren Schenkel (ventrales Blatt) ist das Verhältnis nahezu 1:1. Offenbar erreichen im

[136]) Möglicherweise besteht jedoch ein Unterschied zu den Verhältnissen bei Nestflüchtern. Katze und Ratte sind Nesthocker.

frühen Zeitpunkt der Entwicklung die kontralateralen Fasern die Fascia dentata noch nicht. Die absolute Summe der Synapsen (pro Größeneinheit) scheint in allen Abschnitten gleich zu sein. Dies weist auf eine einheitlich große, begrenzte Zahl von synaptischen Plätzen hin. Bei ihrer Besetzung scheint neben cytochemischen auch ein temporaler Faktor mitbestimmend zu sein.

Fassen wir die Entwicklung des Archicortex zusammen, so zeigen sich folgende Besonderheiten:

1. ein später Entwicklungsbeginn (eine Rindenplatte erscheint erst zu einem Zeitpunkt, in dem sie im Isocortex bereits voll entwickelt ist),

2. eine sehr schnelle Differenzierung, die schließlich der des Isocortex vorauseilt, und

3. ein deutlich abweichender Entwicklungsmodus der Fascia dentata. Die Körnerschicht der Fascia dentata entwickelt sich spät, nicht über eine Rindenplatte und mit ihren äußeren Zellen zuerst.

7.6. Periarchicortex

Rose und Feremutsch stimmen darin überein, daß die Rindenplatten des Isocortex und des medialen Mesocortex in frühen Stadien der Entwicklung in ihrer Struktur nicht wesentlich verschieden sind. Dies wird jedoch vorwiegend für das Gebiet des Proisocortex gelten, dessen Rindenplatte die unmittelbare Fortsetzung der Rindenplatte des Isocortex ist. Zum eigentlichen Archicortex hin, also besonders im Bereich des Periarchicortex, wird die Rindenplatte deutlich schmaler, und auch Kahle (1962) hat darauf hingewiesen, daß bezüglich der Migration und des Matrixaufbrauches die dem Archipallium benachbarten Gebiete diesem um so ähnlicher werden, je näher sie ihm liegen. Die Migrationsphasen sind wie im Archipallium verspätet und verkürzt. Die Matrix ist früher aufgebraucht als im Isocortex.

Nach den autoradiographischen Untersuchungen von Sidman u. Angevine (1962) und Angevine (1965) bilden sich in den retrohippocampalen Gebieten der Maus (dem Schizocortex Roses entsprechend) die ersten Zellen am 11. Tag. In den perirhinalen, entorhinalen und parasubikulären Rinden ist die Zellbildung mit dem 15. Tag abgeschlossen, in der präsubikulären Rinde mit dem 16. Tag. Das ist früher als in überwiegenden Teilen des Archicortex. In allen Regionen entwickeln sich die inneren Schichten etwas früher als die äußeren. Dies gilt nach Fernandez (1969) auch für die „limbische“ Rinde der medialen Hemisphärenwand und entspricht einem bei der Bildung der höheren Rinden allgemein gültigen Prinzip (s. auch S. 155).

Die Entwicklung der verschiedenen Regionen des Periarchicortex ist in Details unterschiedlich und soll deswegen für die einzelnen Regionen getrennt besprochen werden.

7.6.1. Regio entorhinalis

Area entorhinalis

Von allen Gebieten des Allocortex wurde die Entwicklung der Area entorhinalis am eingehendsten untersucht (Rose, 1926, 1927b; Lorente de No, 1933; Beck, 1940; Filimonoff, 1947; Macchi, 1951), gab aber auch zu den meisten Kontroversen Anlaß.

Rose kommt aufgrund seiner Untersuchungen bei Maus, Kaninchen und Mensch zu dem Schluß, daß sich die Entorhinalis aus zwei aufeinanderfolgenden Rindenplatten aufbaut, die durch eine relativ zellarme *Lamina dissecans* voneinander getrennt bleiben. Die Entorhinalis ist damit, ebenso wie die Praesubicularis, ein gespaltener Cortex = „*Schizocortex*". Die äußere oder eigentliche Rindenplatte soll nach Rose nach ihrer Konsolidierung in den frühen Stadien der ontogenetischen Entwicklung keine Zellen mehr, oder nicht mehr im nennenswerten Umfang aus der Matrix aufnehmen. Die später zuwandernden Elemente sollen die zweite oder *akzessorische Rindenplatte* bilden. Rose bringt klar zum Ausdruck, daß nach seinen Befunden die akzessorische Rindenplatte nicht durch Teilung der primären Rindenplatte entsteht, sondern dadurch, daß sich die von der Mutterschicht kommenden Zellen zu einer Schicht formieren, bevor sie die primäre Rindenplatte erreichen. In späteren Stadien der Entwicklung wird die primäre Rindenplatte zur Lamina principalis externa, die sich dann in drei Unterschichten gliedern läßt. Die akzessorische Rindenplatte wird zur Lamina principalis interna und läßt beim 7—8 Monate alten Embryo 2 Unterschichten erkennen. Beide Hauptschichten bleiben durch die helle, zellarme Lamina dissecans getrennt.

Der tektonische Grundtypus des Schizocortex ist somit nach Rose vierschichtig und besteht aus: *Lamina zonalis*, *Lamina principalis externa*, *Lamina dissecans* und *Lamina principalis interna* (Abb. 153). Die übrigen Typen des Roseschen Schizocortex, also vor allem die Regio praesubicularis, sollen auch im definitiven Zustand diese Vierschichtung beibehalten.

Auch die Lamina dissecans des Schizocortex kann sich nach Rose in Unterschichten gliedern. So soll sich im Bereich des Gyrus ambiens im 7. Monat zwischen zwei zellarmen lichten Unterschichten eine aus kleinen Pyramidenzellen bestehende dunklere Zone bilden. Diese Aufgliederung der Lamina dissecans ist auch im definitiven Zustand das Hauptcharakteristikum der Rinde des Gyrus ambiens; der Bildungsmodus ist umstritten (s. unten).

Roses Befunde sind vor allem in zwei Punkten in Zweifel gezogen worden. Einmal wird angezweifelt, daß überhaupt eine akzessorische Rindenplatte gebildet wird, und zum anderen ist ungewiß, wie sich die Lamina dissecans während der Entwicklung verhält und ob es überhaupt eine einheitliche Lamina dissecans gibt.

Die Auffassung von Rose einer sich früh konsolidierenden äußeren Rindenplatte und einer sich später bildenden inneren „akzessorischen" Rindenplatte hat sich in autoradiographischen Untersuchungen nicht bestätigt. Nach den Untersuchungen von Angevine (1965) bilden sich die Zellen der tieferen Schichten, wie in anderen höheren Rinden auch, sogar früher als die Zellen der mehr oberflächlichen Schichten. Bei der Maus erreicht die Zellbildung nach ihrem Beginn am 11. Tag in den lateralen Abschnitten der Regio entorhinalis am 12. Tag einen Gipfel, der in der tiefen Schicht bis zum 13., in der oberflächlichen Schicht bis zum 14. Tag bestehen bleibt. In den medialen Abschnitten werden die Neurone durchschnittlich etwas später gebildet. Am 13. Tag erreicht hier die Neuronenbildung für die innere Schicht einen Gipfel, am 14. Tag für die äußere Schicht. Aber auch hier ist die Zellbildung mit dem 15. Tag abgeschlossen.

Auch Lorente de No (1933) spricht sich gegen die Bildung einer sekundären oder akzessorischen Rindenplatte im Schizocortex aus. Er fand hier die gleiche Entwicklung wie im Isocortex, nämlich eine Differenzierung aus der ersten primitiven Rindenplatte, bis der endgültige Zustand der Rinde erreicht ist. Zwar beschreibt Lorente de No ebenfalls eine zweite Migrationswelle, doch soll diese im ganzen Cortex auftreten und ausschließlich der Gliabildung dienen.

In der zweiten Migrationswelle sollen die Gliazellen durch die weiße Substanz hindurch in den Cortex einwandern. Diese Migration beginnt sehr spät: Bei der Maus kurz vor der

Geburt, beim Kaninchen in späten Embryonen bis wenige Tage nach der Geburt. LORENTE DE NO nimmt an, daß ROSE während dieser Migration die Gliazellen als akzessorische Rindenplatte und die weiße Substanz als Lamina dissecans angesprochen hat. Wir können LORENTE DE NO (1933, S. 416) in dieser Annahme nicht beipflichten, denn ROSE (1926, S. 136) spricht in diesen frühen Stadien der Entwicklung überhaupt noch nicht von einer Lamina dissecans, sondern erst bei der einen Tag alten Maus. Auch MACCHI (1951) hat sich hier gegen LORENTE DE NO ausgesprochen. Später entwickelt sich nach LORENTE DE NO in der Rindenplatte in Form eines protoplasmatischen Plexus eine neue helle Schicht. Vergleiche zeigen, daß diese auch von ROSE als wirkliche Lamina dissecans angesprochen wurde. Während einer gewissen Periode bestehen nach LORENTE DE NO beide hellen Schichten nebeneinander.

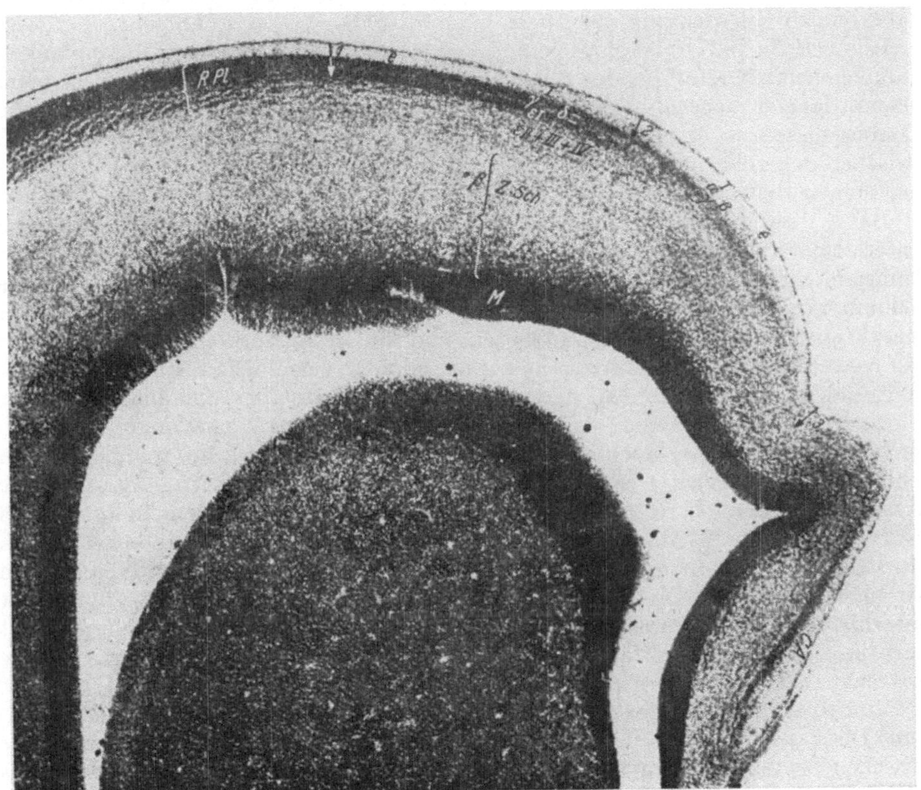

Abb. 156. Schnitt durch die Regio entorhinalis eines menschlichen Embryos von 72 mm SSL (aus BECK, 1940). 30 × vergrößert. Erklärungen im Text

Wie LORENTE DE NO bezweifelt auch BECK (1940) das Vorhandensein fundamentaler Unterschiede in der Entwicklung von Isocortex und Entorhinalis und die Anlage einer zweiten oder akzessorischen Rindenplatte. BECK betont, daß alle Differenzierungen in der einen, eigentlichen Rindenplatte vor sich gehen, und daß auch ROSES akzessorische Rindenplatte aus dieser hervorgehe.

MACCHI (1951) akzeptiert zwar die beiden Rindenplatten von ROSE, weist aber daraufhin, daß nicht ausgeschlossen werden kann, daß die Lamina dissecans erst erscheint, nachdem eine einheitliche Rindenplatte formiert war. MACCHI bezieht nicht eindeutig Stellung, betont aber gegenüber LORENTO DE NO und BECK die deutlichen Unterschiede in der Entwicklung zwischen Entorhinalis und Isocortex.

Er nimmt mit Rose an, daß die Lamina dissecans in der Entorhinalis und Praesubicularis ein bleibendes charakteristisches Merkmal darstellt.

Die Lamina dissecans spielt bei der Scheidung der beiden Grundschichten eine wesentliche Rolle, und sie ist deswegen von allen Autoren mehr oder weniger eingehend untersucht worden, ohne daß dabei übereinstimmende Befunde erzielt wurden. Nach Lorente de No (1933) entwickelt sie sich in der Rindenplatte in Form eines protoplasmatischen Plexus. Dieser soll zuerst dem Plexus der Schicht der tiefen Pyramiden entsprechen, dann dem Plexus der Schichten IIIa und IV und endlich in vielen Feldern der Entorhinalis dem Plexus nur von IIIa[137]). Die Bedeutung der hellen Schichten wechselt nach Lorente de No während der embryonalen Entwicklung mehrmals.

Rose (1926, 1927b) beschrieb eine Lamina dissecans zuerst beim 70 mm langen Kaninchenembryo und bei der 1 Tag alten Maus. Gut ausgeprägt fand er sie beim 105 mm langen menschlichen Embryo. Im 7. Monat soll sich beim Menschen die Lamina dissecans im Bereich des Gyrus ambiens in Unterschichten gliedern. Zwischen den zellarmen lichten Unterschichten Ds α und Ds γ soll sich hier eine aus kleinen Pyramidenzellen bestehende Ds β bilden.

Beck (1940) hat die Entstehung dieser Aufhellung an einem mehr lückenlosen Material untersucht und kommt zu anderen Ergebnissen. Beck findet bei 60 mm Embryonen eine erste geringe Aufhellung[138]), die sich in späteren Stadien (110 bis 160 mm) erheblich verstärkt. Diese Schicht, die er als δ bezeichnet (Abb. 156), soll charakteristisch für die Entorhinalis sein und nur in ihr vorkommen. Sie kann in den verschiedenen Unterfeldern der Entorhinalis verschieden ausgeprägt sein, breit und zellarm oder schmal und relativ zellreich oder aber auch insgesamt sehr schwach und kaum angedeutet. Neben dieser und nach Beck ganz unabhängig von ihr kommt etwas tiefer noch ein anderes helles Band vor, welches im allgemeinen schmaler und zellreicher ist als δ und von Beck als ε II bezeichnet wird. Beide zusammen bilden bei Rose (1927b, Tafel 51, Abb. 4 von einem menschlichen Embryo aus dem 7. Monat) die Lamina dissecans. Sie sind nach Beck jedoch grundsätzlich voneinander verschieden und treten nirgends miteinander in Beziehung. ε II ist beim Menschen charakteristisch für die medialen Anteile der entorhinalen Rinde, erstreckt sich aber auch bis in die Praesubicularis und bildet dort die einzige aufgehellte Zone. In die lateralen Anteile der entorhinalen Rinde erstreckt sie sich nur andeutungsweise.

Filimonoff (1947), der die beiden Aufhellungen als $Diss^1$ (mehr oberflächlich) und $Diss^2$ (tiefer) bezeichnet, betont ebenfalls die erheblichen Unterschiede zwischen beiden. Er stimmt mit Beck überein, daß das tiefe Stratum dissecans ($Diss^2$) jenem entspricht, welches auch im Praesubiculum auftritt (Abb. 157). Es erscheint in der Entorhinalis nicht in der ganzen Region. Es trennt die Rindenplatte des Ammonshorns, die sich als tiefe Schicht im Periarchicortex fortsetzen soll, von den oberen Schichten, die der isocorticalen Rindenplatte entsprechen und im Periarchicortex der Rindenplatte des Ammonshorns aufliegen sollen. Im Zusammenhang mit dem Praesubiculum werden wir auf diese (zweifelhafte) Interpretation von Filimonoff näher eingehen. Das oberflächliche Stratum dissecans, welches in deutlicher Form nur in der Entorhinalis existiert, soll eine solche wesentliche Trennungsfunktion nicht haben.

In manchen entorhinalen Formationen unterscheidet Filimonoff darüber hinaus noch ein Stratum externum ($Diss^{ext}$), welches entweder die äußere Haupt-

---

[137]) Die Schichtenbezeichnungen von Lorente de No für die Entorhinalis entsprechen nicht den Schichten des Isocortex.

[138]) Auch Filimonoff (1947) weist auf die ungewöhnlich frühe Aufspaltung der Rindenplatte hin. Er fand sie bereits bei menschlichen Embryonen von 55 mm SSL.

schicht in zwei Unterschichten teilt, oder diese von einer intermediären Hauptschicht abgrenzt. Eine ganz typische, aus großen Zellen gebildete Unterschicht (Stratum laminare) liegt zwischen Diss[1] und Diss[2]. Diese ist auch von ROSE (Ds β) und BECK (ε I) beschrieben worden.

Eine Homologisierung der Schichten der Entorhinalis mit jenen des Isocortex ist nach ECONOMO u. KOSKINAS (1925), ROSE (1926, 1927b) und LORENTE DE NO (1933) nicht möglich.

Damit stehen diese Autoren im Gegensatz zu BRODMANN, der annimmt, daß sich die Entorhinalis „aus mehreren deutlich ausgebildeten Schichten des tektonischen sechsschichtigen Grundtypus zusammensetzt, welche ihrerseits durch sekundäre Weiterdifferenzierung teilweise eine sehr mächtige Entwicklung und durch Abspaltung von Unterschichten vielfach eine reichere Gliederung erfahren haben, als in vielen homogenetischen Formationen. Meist sind die I., V. und VI. Grundschicht in dieser Weise angelegt, während die übrigen Grundschichten der homogenetischen Rinde gar nicht zur Entwicklung kommen" (1909, S. 246).

FILIMONOFF untergliedert schon in relativ frühen Stadien der Entwicklung (150 mm SSL) aufgrund örtlicher Unterschiede die Entorhinalis in 6 Unterregionen. MACCHI (1951) unterscheidet vom 4. Monat an 5 fundamentale Felder, die nach seinen eigenen Aussagen annähernd den 6 Hauptterritorien von FILIMONOFF entsprechen. Diese sollen sich generell bis zur Geburt nicht verändern und MACCHI ist deswegen der Überzeugung, daß auch nur diese 5 architektonischen Felder im definitiven Zustand vorhanden sind und nicht die von anderen Autoren in teilweise sehr großer Zahl festgestellten (23 bei ROSE) (s. auch 8.11.1.1.).

Chemodifferenzierung: MELLGREN (1973a) untersuchte die Chemodifferenzierung mitochondrialer Leitenzyme und Tetrazolium-Reduktasen in der Entorhinalis, Parasubicularis und Praesubicularis der Ratte. In allen Feldern konnte eine erste Aktivität hauptsächlich in den Zellkörpern lokalisiert werden, während die Aktivität im Neuropil in späteren Entwicklungsstadien größer wird. In der Entorhinalis stimmt die frühe Enzymverteilung mit jener bei Adulten weitgehend überein und erleichtert dadurch die Identifizierung der Schichten. Nach 22 Tagen ist die Chemoarchitektonik des adulten Gehirns praktisch erreicht. Nach LABEDSKY u. LIERSE (1968) erreicht die Maus bis zum 20. Tag (postnatal) eine mittlere SDH-Aktivität. — Eine leichte AChE-Aktivität beginnt nach MELLGREN (1973b) bei der Ratte am 2. Tag, und am 10. Tag zeigen die meisten Zellkörper eine starke Aktivität. Sie heben dann die Entorhinalis von der Praesubicularis einerseits und dem Isocortex andererseits deutlich ab. Während die Aktivität in einigen Zellen permanent zu sein scheint und auch bei adulten Ratten vorhanden ist, verlieren andere Zellen Ende der zweiten und in der dritten Woche ihre AChE-Aktivität.

Area perirhinalis

Die für die Area entorhinalis beschriebene Entwicklung gilt weitgehend auch für die Area perirhinalis, die wir in Anlehnung an LORENTE DE NO, FILIMONOFF, MACCHI, u. a. in die Regio entorhinalis einbeziehen. Wir betrachten sie mit BRODMANN, ROSE, u. a. als eigenständiges Feld, das den Übergang der Entorhinalis in den (Pro-) Isocortex bildet, und in seiner Entwicklung Anklänge an diesen zeigt (Abb. 157). Genauere Untersuchungen über die Entwicklung liegen nicht vor.

Zusammenfassende, abschließende Beurteilung über die Entwicklung der entorhinalen Region:

1. Bei der Entwicklung der Regio entorhinalis eilen die inneren Schichten den äußeren voraus, damit dem Entwicklungsmodus aller höheren Rinden entsprechend. Die inneren Schichten entstehen offensichtlich nicht aus einer spät angelegten „akzessorischen" Rindenplatte.

2. Die Lamina dissecans ist keine einheitliche Schicht und entsteht offenbar auch nicht als solche.

3. Die Schichten und Unterschichten der Entorhinalis lassen sich (von der Molekularschicht abgesehen) nicht mit den Schichten des Isocortex homologisieren.

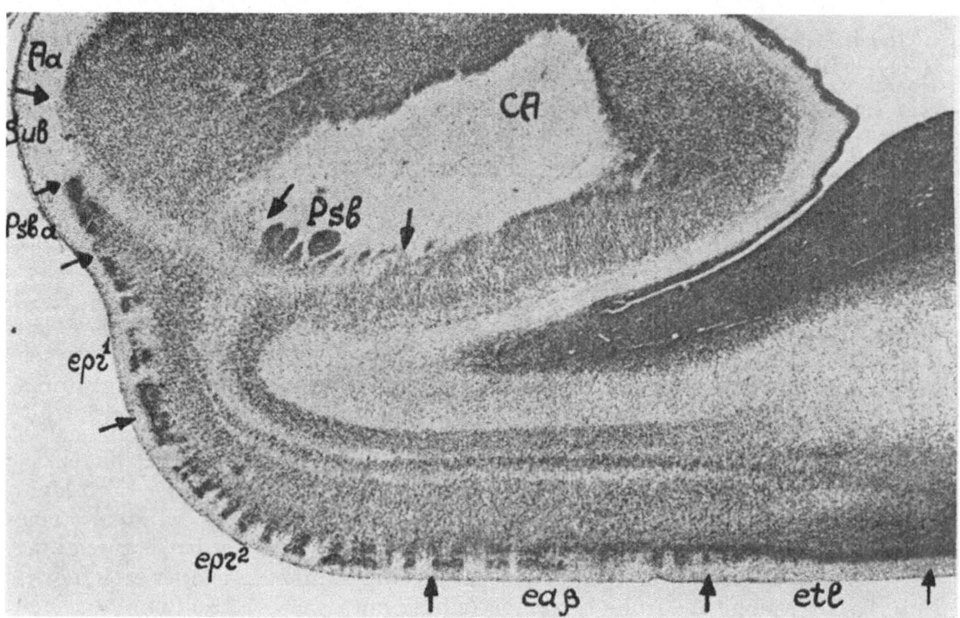

Abb. 157. Schnitt durch die Regio entorhinalis eines menschlichen Embryos von 180 mm SSL (aus Filimonoff, 1947). *Aa* + *CA* Cornu ammonis, *epr*^{1} (hier nur eine Diss^2) und *epr*^{2} (Diss^1 + Diss^2 enthaltend) Subregio entorhinalis propria, *ea* (nur Diss^1) Subregio entorhinalis anterior, *etl* Subregio entorhinalis transgrediens lateralis (sicherlich teilweise unserer Area perirhinalis entsprechend), *Psb* Praesubiculum, *Psba* Praesubiculum anterius, *Sub* Subiculum

7.6.2. Regio praesubicularis

Area parasubicularis

Zwischen der Area entorhinalis und der Area praesubicularis existiert eine schmale Area parasubicularis, die im definitiven Zustand mehr der Area praesubicularis ähnelt und mit dieser zur Regio praesubicularis zusammengefaßt wird (s. 8.12.1.1.). Es ist anzunehmen, daß sie sich ähnlich wie die Area praesubicularis entwickelt. Eine genauere Untersuchung und Beschreibung liegt nur für diesen letztgenannten Haupttypus vor.

Die Zellbildung im Parasubiculum der Maus zeigt nach Angevine (1965) am 14. Tag einen Gipfel für die innere Schicht und zwischen dem 14. und 15. Tag einen ausgesprochen schmalen Gipfel für die äußeren Schichten. Wie in der Regio entorhinalis ist nach dem 15. Tag die Zellbildung abgeschlossen.

Angaben zur *Chemodifferenzierung* der Parasubicularis hat Mellgren (1973a, mitochondriale Leitenzyme, Tetrazolium-Reduktasen; 1973b, AChE) für die Ratte gemacht, bei AChE auch für die Area retrosplenialis e, die wir als Area

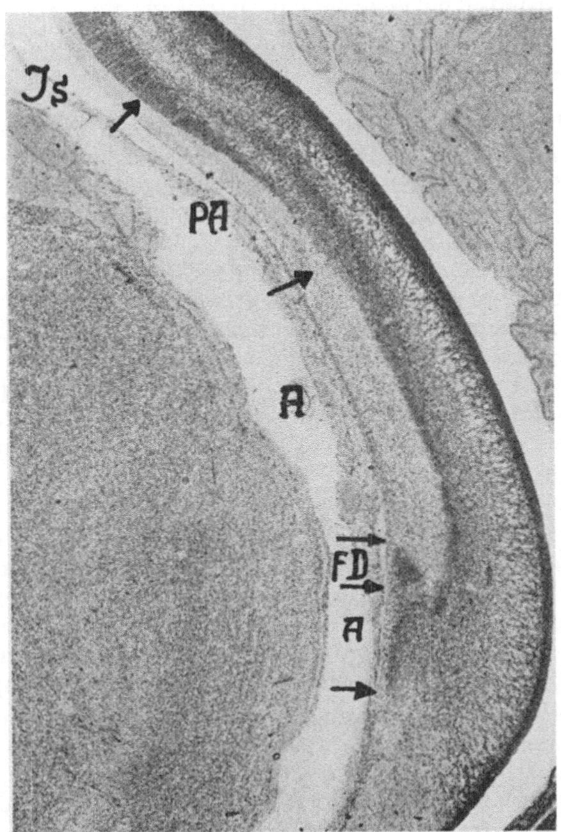

Abb. 158. Schnitt durch die caudale Innenwand der Hemisphäre eines menschlichen Embryos von 80 mm SSL (aus FILIMONOFF, 1947). *A* Archicortex (Subiculum und Cornu ammonis), *FD* Fascia dentata, *Is* Isocortex, *PA* Periarchicortex (hier Praesubiculum superius). Bei der ventralen von FILIMONOFF mit A bezeichneten Zone handelt es sich sicherlich nicht um einen Teil des Subiculum oder Cornu ammonis, sondern um einen Teil der Fascia dentata, wie aus einem Vergleich mit Abb. 152d hervorgeht

49c mit in die Parasubicularis einbeziehen (s. 8.12.1.1.). Eine Area 49c konnte nicht vor dem 18. Tag vom restlichen Parasubiculum und vom Praesubiculum unterschieden werden.

Area praesubicularis

Die Zellbildung für die tiefe Schicht der Area praesubicularis erreicht bei der Maus am 14. Tag den höchsten Stand, für die Außenschichten aber erst um den 15. Tag. Hier ist die Zellbildung nach ANGEVINE (1965) erst nach dem 16. Tag abgeschlossen, also später als in den vorstehend erörterten Regionen.

STENSAAS (1967a—e, 1968) hat das Praesubiculum mit in seine Betrachtungen einbezogen (Abb. 150, 151, 155). Beim Kaninchen kann im 29 mm Embryo ein embryonales Praesubiculum vom Subiculum unterschieden werden. Im Praesubiculum differenzieren sich im 41 mm-Stadium zwei Schichten, eine dichte oberflächliche und eine lockere tiefere. Im 60 mm-Stadium sind es dann drei, von denen die oberflächlichste am dichtesten ist und im 90 mm-Stadium vier Schichten. Unter

Einschluß der Molekularschicht können in diesem Stadium die von CAJAL (1911) benannten 5 Schichten erkannt werden. Die zuletzt erscheinende Schicht ist relativ zellarm und entspricht der tiefen plexiformen Schicht (Lamina dissecans von ROSE ?).

Nach ROSE (1926, 1927b) ist der Entwicklungsmodus der Praesubicularis dem der Entorhinalis ähnlich. Sie stellt jenen Typ des Schizocortex dar, der zeitlebens nahezu unverändert 4-schichtig bleibt. ROSE bringt einige Abbildungen von $6^1/_2$ und $7^1/_2$ Monate alten Embryonen des Menschen, die jedoch über den Entwicklungsgang selbst wenig aussagen.

Am eingehendsten ist die Entwicklung der Area praesubicularis beim Menschen[139]) von FILIMONOFF (1947) untersucht worden (Abb. 157, 158). Die Praesubicularis zeigt zusammen mit der Entorhinalis, von der eine Trennung in sehr frühen Stadien der Embryonalentwicklung noch nicht möglich ist, bei 27—35 mm Embryonen bereits ganz deutlich ihren Charakter als Übergangsrinde zwischen Isocortex und Archicortex. Im 55 mm Stadium findet sich eine gut formierte Rindenplatte, die schmaler ist als die des Isocortex. Im 80 mm Stadium hat FILIMONOFF einen deutlichen Unterschied in der Entwicklung zwischen einem dorsalen und einem ventralen Abschnitt der Praesubicularis gefunden.

Im *dorsalen Abschnitt* soll die Praesubicularis durch eine Überlagerung der Rindenplatte des Archicortex durch jene des Isocortex gebildet werden. Beide Rindenplatten erfahren bei der Überlagerung eine keilförmige Verschmälerung in gegenläufiger Richtung (Abb. 158) und werden durch eine helle, intermediäre Schicht, das Stratum dissecans, voneinander getrennt. Es handelt sich nach FILIMONOFF (1955) um eine Art Superpositio mit einem Limes duplex.

Im *ventralen Abschnitt* des Praesubiculum soll sich die Lamina dissecans anders und erst im 130 mm Stadium oder etwas früher bilden. Im 80 mm Stadium geht in diesem ventralen Abschnitt die sehr breite Rindenplatte, die in ihren tieferen Teilen verdünnt ist, insgesamt in die Rindenplatte des Ammonshorns über. In späteren Stadien kondensiert sich eine oberflächliche Zone zunehmend und trennt sich von einer tieferen durch die Bildung eines Stratum dissecans. Der Spaltungsprozeß in diesem Teil der präsubikulären Region ist danach nur sekundär und das Resultat einer vergleichsweise späten ontogenetischen Entwicklung.

Ein solcher Bildungsmodus ließe sich auch mit Abb. 150 (Kaninchen) vereinbaren, nicht hingegen der von FILIMONOFF für den dorsalen Abschnitt beschriebene.

Wenn wir FILIMONOFF richtig verstehen, dann kann die innere Grundschicht des Periarchicortex sowohl durch eine direkte Zellkonzentration in der Zwischenschicht (dorsale Praesubicularis) als auch durch einen sekundären Prozeß der Abspaltung (Entorhinalis, ventrale Praesubicularis) entstehen. Diese innere Grundschicht wird von FILIMONOFF als Fortsetzung der Rindenplatte des Archicortex angesehen. Letztere soll aber aus einer späteren, sekundären Migrationswelle von Neuroblasten hervorgehen. Die direkte Zellkonzentration in der Zwischenschicht der dorsalen Praesubicularis dürfte dann dem Produkt dieser sekundären Migration entsprechen. Schwieriger ist hingegen die Vorstellung, daß das Produkt der Abspaltung aus einer ehemals geschlossenen Rindenplatte und das Produkt einer sekundären Migration einander entsprechen sollen (ventrale Praesubicularis). Wenn wirklich beide Entwicklungsmodi nebeneinander vorkommen, dann muß die Aussage von FILIMONOFF (1947, S. 303), daß sich die Rindenplatte des Ammonshorns als tiefe Schicht im Periarchicortex fortsetzt, mit großer Zurückhaltung aufgenommen werden. Auch FILIMONOFF hat diesen Widerspruch offenbar empfunden und versucht, ihn durch einen Kunstgriff aufzulösen. Er hebt nämlich hervor, daß der Prozeß der Spaltung in einer ganz bestimmten Richtung hin erfolgt, indem durch die

[139]) Eine Arbeit über die laminäre Entwicklung der präsubikulären Region des Menschen (6.—24. Woche) hat WATANABE (1962, in japanisch) vorgelegt. Ein kurzes Referat über diese Arbeit findet sich in den Excerpta medica (1963, 1. Teilband, Ref. Nr. 6065). Danach hat auch WATANABE die von M. ROSE beschriebene akzessorische Rindenplatte nicht gefunden.

Spaltung Rindenplatten, die ihrem genetischen Charakter nach grundsätzlich voneinander unterschieden werden müssen, getrennt werden (1947, S. 302). Es bleibt jedoch etwas schwer vorstellbar, daß sich eine ursprünglich einheitliche Rindenplatte in zwei genetisch unterschiedliche Rindenplatten aufspaltet.

Chemodifferenzierung: Die präsubikuläre Rinde erreicht nach LABEDSKY u. LIERSE (1968) bei der Maus eine auffällige SDH-Aktivität in der Molekularschicht und in den tiefen Schichten (4—6 der Schichtengliederung in 8.12.1.2.). Detailliertere Angaben finden sich in den Untersuchungen von MELLGREN (1973a, mitochondriale Leitenzyme, Tetrazolium-Reduktasen; 1973b, AChE) bei der Ratte. MELLGREN beschreibt für die ersten 4 Tage die relativ größte SDH-Aktivität für das äußere Zellband, doch läßt sich hierin eine besondere Außenzone (zweite Schicht) erst am 6. Tag erkennen. Eine starke Aktivität in der Molekularschicht (10. Tag) scheint vorübergehend zu sein. Am 22. Tag ist das Muster jenem adulter Tiere ähnlich. Dies gilt auch für die AChE-Aktivität, die schwach am 2. Tag beginnt und am 4. Tag eine zweite Schicht erkennen läßt.

Die präsubikuläre Region im weiteren Sinne setzt sich bei TILNEY und FILIMONOFF nicht nur aus dem *temporalen* Abschnitt, sondern auch aus *retrosplenialen*, *supracallosalen* und *subgenualen* Abschnitten zusammen. Diese Autoren schließen damit Abschnitte des Gyrus cinguli eng an das Praesubiculum an. Sie stehen dabei in starkem Gegensatz zu BECK (1940), und auch MACCHI (1951) bringt zum Ausdruck, daß ein echter präsubikulärer Cortex über dem dorsalen Hippocampus nicht vorhanden sei. Die fraglichen Gebiete des Gyrus cinguli (Abb. 154) sollen in ihrer Entwicklung mehr dem Isocortex entsprechen. MACCHI selbst macht jedoch keine Angaben über die Entwicklung dieser Cortexgebiete und nur bei ROSE (1926) und BECK (1940) finden sich einige Hinweise.

7.6.3. Regio retrosplenialis

Die Entwicklung der Regio retrosplenialis, die im definitiven Zustand aus einem granulären und einem agranulären Gebiet besteht, ist von ROSE bei der Maus, beim Kaninchen (1926) und beim Menschen (1928a) untersucht worden. ROSEs Beschreibung für die niederen Säuger ist detaillierter, und wir nehmen sie deswegen vorweg. Prinzipielle Unterschiede zum Menschen hat ROSE nicht gefunden.

Kaninchen: Beim 17tägigen Kaninchenembryo ist die architektonische Struktur die gleiche wie die des Isocortex, es bestehen aber einige quantitative Unterschiede hinsichtlich der Schichtenbreite und der Breite der ganzen Hemisphärenwand. Hemisphärenwand, Rindenplatte und Zwischenschicht sind etwa um ein Drittel schmaler als im Isocortex; Matrix und Randschleier sind ebenfalls schmaler, aber nicht im gleichen Ausmaß.

Beim 50 mm langen Kaninchenembryo (etwa 24. Ontogenesetag) kommt es zu einer Zweischichtung der Rindenplatte. In den oberflächlichen Teilen liegen die Zellen etwas dichter, innen etwas lockerer. Beim 70 mm Embryo ist in der retrosplenialen Rinde ebenso wie beim Isocortex noch eine schmale Matrix sichtbar und in der Zwischenschicht finden sich noch vereinzelte, zerstreute Elemente. Darüber lassen sich drei Schichten erkennen, die ROSE den Verhältnissen im Isocortex entsprechend als VII., VI. und V. Schicht bezeichnet. In seiner V. Schicht fand ROSE bereits eine deutliche Differenzierung in mittelgroße und große Pyramidenzellen. Unter der Zonalschicht (I) liegt in diesem Stadium eine sehr dichte, aus granulären Elementen zusammengesetzte Schicht, die in der Retrosplenialis schmaler ist als im benachbarten Isocortex. Diese Schicht wird von ROSE als ursprüngliche Granularschicht oder *Lamina granularis primaria* bezeichnet.

Erst nach der Geburt sollen sich beim Kaninchen die Entwicklungsmodi von Isocortex und retrosplenialer Rinde deutlich trennen, indem sich die Lamina granularis primaria im Bereich des Isocortex in die Schichten II, III und IV aufgliedert, während diese Teilung in der Retrosplenialis ausbleibt. Damit hat diese nach ROSE stets weniger Schichten als der Isocortex, und zwar 4 gegenüber 6, bzw. 5 gegenüber 7, wenn man die innerste Schicht mit VOGT zweiteilt.

Die retrospleniale Rinde hat somit während der ontogenetischen Entwicklung nie eine Sechsschichtung im Sinne der tektogenetischen Rinde von BRODMANN durchgemacht (ROSE, 1926, S. 128).

Maus: Bei der Maus soll erst vom 5. Tage nach der Geburt an die unterschiedliche Entwicklung der Lamina granularis primaria einsetzen.

Mensch: Bei einem Embryo des 6. Monats fand ROSE (1928a) diese Auseinanderentwicklung bereits vollzogen. Dies gilt sowohl für das granuläre als auch für das agranuläre Gebiet der Retrosplenialis. ,,Der Unterschied besteht nur darin, daß in der granulären Region die Lamina granularis primaria zeitlebens in ihrer Hauptmasse granuläre Elemente aufweist, während in der agranulären Region sich die Elemente der Lamina granularis primaria hauptsächlich zu kleinen und mittelgroßen Pyramidenzellen differenzieren" (ROSE, 1928a, S. 77).

Der entscheidende Unterschied in der Entwicklung des Isocortex einerseits und der retrosplenialen Rinde andererseits liegt nach ROSE also in der verschiedenen Weiterentwicklung der ursprünglichen Granularschicht (Lamina granularis primaria), die sich beim Isocortex teilt, bei der Retrosplenialis hingegen (sowohl bei den granulären als auch bei den agranulären Typen) ungegliedert bleibt. Die Retrosplenialis besteht dann aus den Schichten I, Lamina granularis primaria, V, VI und VII, also aus 5 Schichten, und wird deswegen von ROSE als *Cortex totoparietinus holoprotoptychos quinquestratificatus* bezeichnet. Im Gegensatz zum Schizocortex soll hier die Schichtenbildung nur im Bereich der Rindenplatte erfolgen. Erst nachdem sämtliche Zellen der Mutterschicht in die Rindenplatte eingewandert sind, sollen sich die Schichten anlegen und ihre Differenzierung erfahren.

Chemodifferenzierung: Die retrospleniale Rinde erreicht bei der Maus nach LABEDSKY u. LIERSE (1968) sowohl in ihren granulären als auch in ihren agranulären Typen bis zum 20. Tag (postnatal) eine mittlere SDH-Aktivität in den äußeren Zellschichten und eine auffällige Aktivität in der Molekularschicht (1) und in den tiefen Schichten.

Den gleichen Entwicklungsmodus wie die retrospleniale Rinde hat nach ROSE auch das vordere balkennahe Gebiet des Gyrus cinguli, die Regio infraradiata. — Auch FERNANDEZ (1969) fand bezüglich der Bildungszeit der Zellen beim Kaninchen keine Unterschiede zwischen vorderer und hinterer ,,limbischer" Rinde[139a]. Die Neurone bilden sich zwischen dem 15. und 25. Trächtigkeitstag mit einem Gipfel in der Bildungsintensität am 18. und 19. Tag und einem starken Abfall danach.

BECK (1940) spricht sich eindeutig gegen die von ROSE vorgenommene Zusammenfassung von retrosplenialen und cingulären Gebieten in einem Mesocortex aus. Beide Komplexe sollen eine völlig unterschiedliche Entwicklung haben, die schließlich auch zu einem verschiedenen myeloarchitektonischen Bau führt. Die vordere cinguläre Region ist im definitiven Zustand infraradiär, die retrospleniale hingegen supraradiär. Aber auch die Zusammengehörigkeit der retrosplenialen Felder wird von BECK angezweifelt. Während er die Unterschiede der granulären Retrosplenialis vom Isocortex besonders hervorhebt (die Körnerschicht der ersteren bildet sich aus der äußeren Zone der Rindenplatte als eigene Schicht und tritt deutlich später als die isocorticale IV auf), trennt er das agranuläre retrospleniale Gebiet nicht vom Isocortex ab.

7.6.4. Regio cingularis periarchicorticalis

Die Regio cingularis periarchicorticalis (infraradiata) ist von ROSE bei Maus, Ratte und Kaninchen (1926) sowie beim Menschen (1928a) untersucht worden, wobei die

[139a]) FERNANDEZ hat zwischen balkennahen und balkenfernen Gebieten nicht unterschieden und nach seinen Abbildungen ist das Gebiet seiner hinteren limbischen Rinde balkenfern. Es ist unwahrscheinlich, daß hierin periarchicorticale Anteile enthalten sind.

Ergebnisse fast vollkommen gleichartig sind. Diese Ergebnisse gelten unseres Erachtens aber vorwiegend für die mehr balkenfernen, zu höheren Cortices gehörenden, schichtenreicheren Anteile und weniger für die wenig differenzierten balkennahen, periarchicorticalen Anteile. Da die Entwicklung dieser Gebiete bisher aber nicht getrennt untersucht worden ist, wollen wir auf die weiter gefaßten Untersuchungen von ROSE kurz eingehen.

Beim 50 mm *Kaninchen*embryo besteht die Wand aus einer dichten Mutterschicht, einer breiten und relativ hellen Zwischenschicht und einer Rindenplatte aus sehr dicht gefügten Körnerzellen. In der Rindenplatte sind unterhalb der Lamina zonalis die Zellen besonders dicht gedrängt und bilden eine Lamina granularis primaria.

Bei der neugeborenen *Maus* befindet sich die Rindenplatte der infraradiären Region noch im Aufbau; eine Matrix ist noch vorhanden. Die Lamina granularis primaria ist schmal und schmaler als im benachbarten Isocortex. Als tiefere Schichten finden sich eine deutliche V und VI, wogegen eine VII nur angedeutet ist.

Auch bei der 3 und 4 Tage alten Maus ändert sich dieses Bild noch nicht und erst etwa am 5. Tag tritt der entscheidende Unterschied zum Isocortex hervor, indem sich zu diesem Zeitpunkt die Lamina granularis primaria im Isocortex differenziert und mehrere klar unterscheidbare Schichten bildet, wohingegen sich die Zellen dieser Schicht in der Regio infraradiata in ihrer Gesamtheit zu mittelgroßen, polymorphen, mit Ausläufern ausgestatteten Elementen entwickeln, die unterhalb der Zonalschicht etwas dichter liegen. Eine innere Körnerschicht (IV) bildet sich nicht.

Auch beim *Menschen* bleibt nach ROSE (1928a) die Lamina granularis primaria der infraradiären Region stets unstratifiziert, bzw. zeigt nur eine geringe Andeutung einer Schichtung. Beim 105 mm langen Embryo ist die Rindenplatte in diesem Gebiet etwas schmaler als im Isocortex, wohingegen der Randschleier bereits viel breiter ist. Die Matrix ist relativ schmal, da die Mehrzahl der Elemente bereits in die Rindenplatte eingewandert ist.

Beim etwa 6 Monate alten menschlichen Embryo finden sich deutliche Unterschiede zwischen dem balkennahen infraradiären Teil des Gyrus cinguli, der ungefähr zwei Drittel des Gyrus einnimmt und dem anschließenden medioradiären Teil, der stark zum Isocortex tendiert, und dessen Lamina granularis primaria sich in drei deutliche Schichten differenziert hat.

Der Entwicklungsmodus der Regio infraradiata ist nach ROSE also jenem der Regio retrosplenialis ähnlich. Unterschiede bestehen nur in einer unterschiedlichen Ausdifferenzierung der ungeschichteten Lamina granularis primaria, wodurch im definitiven Zustand ein ganz anderes Bild entsteht, welches besonders im myeloarchitektonischen Bau zum Ausdruck kommt.

BECK (1940) bezweifelt, daß ein Unterschied zum Isocortex darin besteht, daß die Differenzierung der Lamina granularis primaria ausbleibt. Er weist besonders für das primär agranuläre infraradiäre Gebiet daraufhin, daß es zwar schlecht geschichtet sei (auch KUHLENBECK, 1927), aber doch eine deutliche Entwicklung der II. und III. Schicht aufweise. J. E. ROSE (1942) stimmt mit BECK darin überein, daß die Schichten in Wirklichkeit eine deutliche Differenzierung zeigen, er hebt im Gegensatz zu BECK jedoch hervor, daß der Typus dieser Differenzierung vom Rest des Isocortex ganz verschieden sei, so daß eine Unterscheidung zwischen dem medialen Proisocortex (Mesocortex im Sinne M. ROSEs) und dem Isocortex gerechtfertigt erscheint. Auch während der Phylogenese sollen sich diese Gebiete verschieden verhalten (J. E. ROSE).

Nach HASSLER (1948) möchte BECK die äußeren Unterschichten der beim Menschen ziemlich wenig entwickelten Felder des Mesocortex mit der II, IIIa und IIIb des Isocortex homologisieren und den Begriff der 5schichtigen Rinde abschaffen. HASSLER weist daraufhin, daß 1. nach C. u. O. VOGT diese Außenschichten nur der III. Schicht des Isocortex entsprechen und daher der 5schichtige Rindentypus berechtigt ist und 2. die beiden limbischen und die retrosplenialen Regionen angioarchitektonisch besonders gut differenziert und teilweise durch Spezialgefäßtypen charakterisiert sind.

Chemodifferenzierung: Die periarchicorticale cinguläre Rinde (Area infraradiata) hat nach LABEDSKY u. LIERSE (1968) bei der Maus zum Zeitpunkt der Geburt eine schwache SDH-Aktivität, die bis zum 20. Tag (postnatal) auf eine mittlere Aktivität ansteigt.

7.7. Markreifung

In den Gebieten des Allocortex beginnt nach JACOBSON (1963) bei der Ratte in einem der Regio infraradiata und subgenualis entsprechenden Gebiet die Markbildung besonders früh (am 14. Lebenstag). Am 17. Tag folgen dann die Gebiete der Regio entorhinalis, perirhinalis und retrosplenialis und am 21. Tag die des Eu- und Peripalaeocortex, sowie die des Subiculum und der Regio prae- und parasubicularis. Die Gebiete des Isocortex beginnen mit der Markbildung bereits am 14. Tag und früher.

Beim Menschen wurde die Markreifung der Hirnrinde von FLECHSIG (1920) und CONEL (1939—1959) untersucht. Es ergibt sich eine ähnliche Reihenfolge, wie von JACOBSON bei der Ratte beschrieben, doch ist nach FLECHSIG (s. Abb. 17) ein vor Uncus und Gyrus parahippocampalis liegendes Gebiet ebenfalls besonders früh markreif. Hierbei handelt es sich offensichtlich um die Pars caudalis des Gyrus olfactorius lateralis. Bei der Ratte reift das homologe Gebiet nach der schematischen Abbildung von JACOBSON später. Die wenigen, bisher vorliegenden Untersuchungen erwecken den Eindruck, daß neben generellen Gemeinsamkeiten artspezifische Unterschiede bestehen.

Auch in der Reihenfolge der Markreifung der verschiedenen Rindenfelder, verglichen mit der Reihenfolge der Zellbildung und Migration sowie der Rindenplattenbildung und Rindendifferenzierung, besteht keine volle Übereinstimmung. So bilden sich die Zellen des Archicortex etwas später als die des Isocortex der Konvexität (ANGEVINE u. SIDMAN, 1962), was mit dem späten Beginn der architektonischen Rindendifferenzierung übereinstimmt. Diese verläuft dann aber sehr schnell und eilt jener des Isocortex voraus (KAHLE, 1962, 1969), während letzterer in der Markreifung wiederum früher liegt (JACOBSON, 1963).

Hierin mögen sich die verschiedenen Einflüsse widerspiegeln, denen die ontogenetische Entwicklung generell unterliegt. Dabei mögen phylogenetische Einflüsse im Sinne der Rekapitulationsregel und artspezifische Anpassungen eine Rolle spielen.

8. Mikroskopische Anatomie

Die im vorstehenden Kapitel über die Histogenese des Allocortex erörterten Untersuchungsergebnisse wurden im wesentlichen mit den Methoden der mikroskopischen Anatomie gewonnen. Diese Methoden sollen kurz erörtert werden, weil sie auch den Ergebnissen der nachstehenden Kapitel zugrunde liegen.

Untersuchungen am Normalmaterial

Cytoarchitektonik: Eine erste Orientierung über wesentliche Merkmale einer Struktur, vor allem auch zur Differenzierung zwischen verschiedenen Strukturen, wird im allgemeinen mit cytoarchitektonischen Methoden gewonnen. Hierbei werden Kerne und Tigroidsubstanzen in den Perikarya mit Kresylviolett, Toluidinblau, Thionin u. a. gefärbt. Größe, Dichte und Verteilung der Perikarya können damit einfach und übersichtlich dargestellt werden. Die *vergleichende Neuroanatomie* arbeitet deswegen überwiegend mit diesen Methoden. Der Vergleich des Allocortex von Mensch und Tier mit Hilfe cytoarchitektonischer Methoden wird auch in den folgenden Ausführungen eine große Rolle spielen, weil wesentliche Untersuchungen nicht am Menschen, sondern an Haus- und Laboratoriumstieren durchgeführt wurden, bzw. nur an Tieren durchgeführt werden können (z. B. viele experimentelle Untersuchungen).

Weitere architektonische Methoden: Wertvolle Ergänzungen bei der Charakterisierung einer Struktur werden gewonnen mit den Methoden der Myeloarchitektonik (Darstellung der markhaltigen Nervenfasern, meist mit Hämatoxylin), Fibrilloarchitektonik (Neurofibrillendarstellung, meist mit Silbermethoden), Angioarchitektonik (Darstellung der Capillaren, meist durch Injektion), Chemoarchitektonik (Darstellung der Enzymaktivität mit histochemischen Methoden) und Pigmentarchitektonik (Darstellung der Neurolipofuscine, seit Braak, 1972).

Golgi-Methoden: Mit den architektonischen Methoden kommen nur Teile des Neurons (Perikarya, Neurofibrillen, Nervenfasern) oder der Nachbarstrukturen (Capillaren) zur Darstellung. Einen Überblick über die Gesamtgestalt des Neurons mit seinen Ausläufern gibt die Bichromat-Silber-Imprägnationsmethode von Golgi (1873). Die Methode der Imprägnation mit Quecksilbersalzen geht ebenfalls auf Golgi (1879) zurück, ist aber als Golgi-Cox-Methode (Cox, 1891) bekannter geworden. Neuere Modifikationen, die in der Reproduzierbarkeit sicherer und konstanter sind, stammen von Ramon-Moliner (1958, 1961). Die Golgi-Methoden geben Aufschluß über die Vielfalt der innerhalb einer Struktur vorkommenden Typen von Neuronen und Hinweise auf die möglichen und wahrscheinlichen Verknüpfungen zwischen diesen Neuronen. Mit den architektonischen Methoden tritt sie nicht in Konkurrenz, denn sie ist für eine Differenzierung und Gliederung *zwischen* den Grisea nur wenig geeignet. Einen wesentlichen Beitrag liefert sie hingegen bei der Interpretation des elektronenmikroskopischen Bildes.

Elektronenmikroskopie: Mit ihrer Hilfe wird die Ultrastruktur der Bauelemente untersucht. In Kombination mit den Methoden der experimentellen Neuroanatomie kann sie durch den Nachweis degenerierender synaptischer Formationen Hinweise auf Faserverbindungen geben.

Methoden zur Untersuchung von Faserverbindungen: Für die Funktion eines Griseums sind, von der inneren Differenzierung abgesehen, seine Faserverbindungen von ausschlaggebender Bedeutung. Hinweise auf Faserverbindungen können den Markscheidenfärbungen (Myeloarchitektonik) entnommen werden, doch ist es im allgemeinen nicht möglich, Ursprung, Endigung und Richtung der Fasern sicher festzustellen. Ein großer Teil der nach Markscheidenfärbungen beschriebenen Verbindungen konnte in experimentellen Untersuchungen nicht bestätigt werden. Wir werden die myeloarchitektonische Methode deswegen nur sehr begrenzt und vorsichtig für die Beschreibung von Faserverbindungen heranziehen.

Experimentell-anatomische Untersuchungen

Auch die experimentellen Methoden (Degenerations- und Transportmethoden) ergeben nicht immer übereinstimmende Resultate und sind deswegen (zumindest teilweise) zurückhaltend zu interpretieren. Die unterschiedlichen Ergebnisse hängen zum Teil mit der Komplexität der Grisea und fast aller Faserbündel zusammen, die aus mehreren Kategorien von Zellen und Fasern (auch verschiedener Leitungsrichtung) gemischt sind. Unterschiede ergeben sich auch aus verschiedenen Untersuchungsmethoden, und letztlich scheinen solche auch zwischen verschiedenen Arten zu bestehen.

Degenerationsmethoden

Bei den Degenerationsmethoden lassen sich nach Art und Ort der Läsion unterscheiden:

1. Methoden, die die Ursprungszellen der Fasern zerstören und dann die degenerierenden Fasern verfolgen. Die Schwierigkeiten in der Interpretation liegen meist darin, daß sich einerseits spezifische Zentren selten selektiv ausschalten lassen und andererseits durchziehende Fasern, deren Ursprungsgebiet woanders liegen, unterbrochen werden und ebenfalls degenerieren. Letztere gehören in die folgende Gruppe.

2. Methoden, bei denen die Fasern selbst unterbrochen werden und dann nach dem Wallerschen Gesetz die distalen, bei der Durchschneidung vom Zellkörper isolierten Faserteile anterograd degenerieren. Die am Zellkörper verbleibenden Faserteile können retrograd degenerieren. Letzteres geschieht offenbar selten und nur dann, wenn zwischen Zellen und Durchschneidung keine Kollateralen abgehen, die das Restneuron weiter funktionsfähig erhalten. Die Zellen selbst können eine retrograde Reaktion zeigen, die zur Degeneration führen kann.

Retrograde Zellveränderungen: Ein Spezialfall der retrograden Degeneration ist die Atrophie-Methode von GUDDEN, die bei sehr jungen Tieren nach Faserdurchschneidung sehr schnell zu einer starken retrograden Degeneration der Ursprungszellen führt. Bei älteren Tieren sind die Veränderungen im allgemeinen langsamer und schwächer und führen zu einer zentralen Chromatolyse. Art und Stärke der Veränderungen werden zumeist in Nissl-Schnitten (mit den Methoden der Cytoarchitektonik) untersucht, seltener auch mit der Golgi-Methode.

Bei den *transneuralen Zellveränderungen* zeigt das nachgeschaltete Neuron Degenerationserscheinungen. Diese werden ebenfalls mit Nissl-Methoden untersucht.

Faserdegenerationsmethoden: Die älteste der Methoden, die Osmiumtetroxyd-Methode von MARCHI, stellt den Zerfall der Markscheiden dar (Abbau der Lipoproteide) und ist deswegen nur bei markhaltigen Nervenfasern anwendbar. Die neueren Methoden, die (unabhängig von der Ausbildung der Markscheiden) degenerierende Axone und Endformationen darstellen, sind letztlich aus der Neurofibrillendarstellung mit ammoniakalischem Silbernitrat nach BIELSCHOWSKY (1904, 1905, 1909) entwickelt worden. Mit der Methode von GLEES (1946) werden überwiegend degenerierende Endformationen dargestellt, mit den Nauta-Methoden (NAUTA, 1950, 1957; NAUTA u. GYGAX, 1951, 1954) neben degenerierenden Axonen vereinzelte Endformationen und mit der Methode von FINK u. HEIMER (1967) sowohl degenerierende Axone als auch Endformationen.

Transportmethoden

Bei diesen Methoden werden unter größtmöglicher Schonung des Gewebes Substanzen injiziert, die von den Körpern oder von Fortsätzen der Neurone aufgenommen und mit dem natürlichen Plasmastrom in anterograder oder retrograder Richtung durch das Axon transportiert werden.

Autoradiographie: Es werden radioaktiv markierte Aminosäuren appliziert, die vom Zellkörper aufgenommen (Proteinsynthese) und anterograd durch das Axon bis zu dessen Endigungen transportiert werden. Eine Aufnahme auch von durchziehenden Fasern findet nicht (oder nur sehr geringfügig) statt, so daß die Ursprungsgebiete der Axone besser als bei Degenerationsmethoden bestimmt werden können. In bezug auf den Applikationsort werden die efferenten Fasern bestimmt.

Meerrettich-Peroxydase: Mit dieser Methode werden die in bezug auf den Applikationsort afferenten Fasern bestimmt. Die dort endigenden Axone nehmen die Peroxydase auf (Mikropinocytose) und es findet ein (retrograder) Transport bis zum Soma statt, wo die Peroxydase histochemisch nachgewiesen werden kann. Mit dieser Methode läßt sich nicht nur das Ursprungsgebiet afferenter Fasern umreißen, sondern in diesem Gebiet ganz spezifisch die Ursprungszellen der im Applikationsort terminierenden Fasern.

Quantitative Untersuchungen

Quantitative Untersuchungen sind praktisch bei Anwendung aller der vorstehend genannten Methoden möglich und auch durchgeführt worden. Es handelt sich im Einzelnen um Oberflächen- und Volumenmessungen, um Messungen und Zählungen an Zellen, Zellfortsätzen, Organellen und Synapsen sowie an Degenerationsprodukten.

Die Ergebnisse der Oberflächen- und Volumenmessungen an den architektonischen Feldern hätten bereits in den Kapiteln über die Morphologie abgehandelt werden können. Da sie aber die Messungen an den Strukturelementen des Cortex ergänzen und offensichtlich in enger Beziehung zur strukturellen Differenzierung stehen, werden sie für die diversen allocorticalen Felder nachstehend jeweils im Zusammenhang mit erörtert.

8.1. Bulbus olfactorius

Der Bulbus olfactorius wird nicht von allen Untersuchern als Rinde anerkannt. Er stellt aber ein oberflächlich liegendes, deutlich geschichtetes Griseum dar, dessen Einbeziehung in den Cortex durchaus gerechtfertigt erscheint (hierzu auch S. 25).

Wir haben ihn als eigenständige Rindenformation (Allocortex bulbi olfactorii) mit in den Allocortex einbezogen, in Anlehnung an TILNEY (1933/34) aber nicht in den engeren Palaeocortex. Von diesem unterscheidet er sich in Schichtung und Struktur grundlegend. Er stellt aber einen Hirnteil dar, der mit dem Palaeocortex phylogenetisch und funktionell auf das engste verknüpft ist und gewissermaßen eine Voraussetzung für Entstehung und Funktion des Palaeocortex darstellt.

Bezüglich der phylogenetischen Entwicklung des Bulbus olfactorius verweisen wir auf 4.1.1. und 4.2.1., bezüglich der ontogenetischen Entwicklung auf 6.3.2.1. (Morphogenese) und 7.2.1. (Corticogenese, Größenentwicklung, Chemodifferenzierung und Cytogenese).

Es haben sich Anhaltspunkte dafür ergeben, daß der Bulbus olfactorius nicht insgesamt eine Ausstülpung der embryonalen Hemisphärenwand ist, sondern zumindest die Schicht der Riechnervenfasern, möglicherweise aber auch die periglomerulären Körnerzellen Abkömmlinge der embryonalen Riechplacode sind, die sich der Bulbusausstülpung peripher auflegen[140]).

Über den Bulbus olfactorius gibt es eine Fülle von Untersuchungen. ALLISON (1953a), CLARK (1957), OTTOSON (1963a), OTTOSON u. SHEPHERD (1967), LORENZO (1968) und SHEPHERD (1972) haben allgemeine Übersichten gegeben und auch zu funktionellen Problemen Stellung genommen.

8.1.1. Schichtung und Schichtenzahl

Der Bulbus olfactorius hat eine sehr prägnante Schichtung, die besonders deutlich in Nissl-Färbungen hervortritt (Abb. 159). Die Zahl der unterschiedenen Schichten liegt zwischen 2 (WALTER, 1861) und 9 (WINKLER u. POTTER, 1914). GOLGI (1875) und GEHUCHTEN u. MARTIN (1891) beschrieben 3 Schichten, viele Autoren (OWSIANNIKOW, 1860; MEYNERT, 1872; GANSER, 1882; C. L. HERRICK, 1892; KOELLIKER, 1896; LISS, 1956) 4 Schichten, wobei zumeist alle Schichten zwischen dem Stratum glomerulosum und dem Stratum granulosum internum zusammengefaßt sind. GUDDEN (1870), BROCA (1879) und BRUNNER (1923) haben 5 Schichten unterschieden, CLARKE (1862), SCHWALBE (1881), BOSSY u. KATZ (1964) und MARSCHNER (1970) 6 Schichten. Von einer ganzen Reihe von Autoren wurden 7 Schichten beschrieben (HENLE, 1871; CAJAL, 1911; KREINER, 1933; KAPPERS, HUBER u. CROSBY, 1936; CROSBY u. HUMPHREY, 1939b; LOHMAN, 1963), von ROSE (1929b, 1931, 1935) und MIODONSKI (1968) 8 Schichten.

---

[140]) Eine eingehende Darstellung des peripheren Sinnesorgans, der Riechschleimhaut, würde den Rahmen dieses Beitrages sprengen. Ich beschränke mich deswegen auf einen Hinweis auf einige neuere Arbeiten über Struktur und Ultrastruktur (ANDRES, 1966, 1969; SEIFERT, 1968, 1970, 1971; LAND *et al.*, 1970; REESE u. BRIGHTMAN, 1970; LORENZO, 1970; BANG, 1971, Vögel), die übereinstimmend zu dem Ergebnis geführt haben, daß die Feinstruktur der Riechschleimhaut bei allen Wirbeltierklassen bemerkenswerte Ähnlichkeiten zeigt. — Über Geschichte und Bibliographie der Erforschung des peripheren Geruchsorgans hat SEIFERT (1969) berichtet (hierin eine sehr ausführliche Literaturzusammenstellung). — CLARK u. WARWICK (1946, Kaninchen) führten quantitative und experimentelle Untersuchungen durch und fanden keine Anhaltspunkte für eine geordnete Projektion des olfactorischen Epithels auf den Bulbus olfactorius. Von allen Punkten der Riechschleimhaut sollen die Fasern sich über alle Teile des Bulbus olfactorius ausbreiten. Auch in der Untersuchung von WEISS u. HOLLAND (1967) über den axonalen Strom in den Riechnervenfasern bei Kröten *(Bufo)* und Mäusen fehlen Hinweise hierauf. Hingegen gibt es nach den Experimenten von CLARK (1951, 1957) und LAND (1973) sowie den elektrophysiologischen Untersuchungen von FREEMAN (1974a) bei Kaninchen und Katzen Anzeichen für eine gewisse topische Lokalisation. Mögliche Beziehungen einer solchen Organisation mit dem Geruchsunterscheidungsvermögen wurden mehrfach diskutiert (nach SHEPHERD, 1972; LAND, 1973 und FREEMAN, 1974a, u. a. bei ADRIAN; CLARK; MOULTON u. TUCKER und MOZELL u. PFAFFMANN).

Übereinstimmende Schichtenzahl bei verschiedenen Autoren bedeutet indes nicht gleiche Untergliederung der Bulbusstruktur. Die Numerierung der Einzelschichten kann recht verschieden sein, weil die Intensität der Untergliederung der verschiedenen Zonen des Bulbus bei den Autoren unterschiedlich ist. Übersichtliche Vergleiche verschiedener Schichtungen und Terminologien finden sich u. a. bei MARSCHNER (1970) und SCHÖNHEIT (1970/71 a).

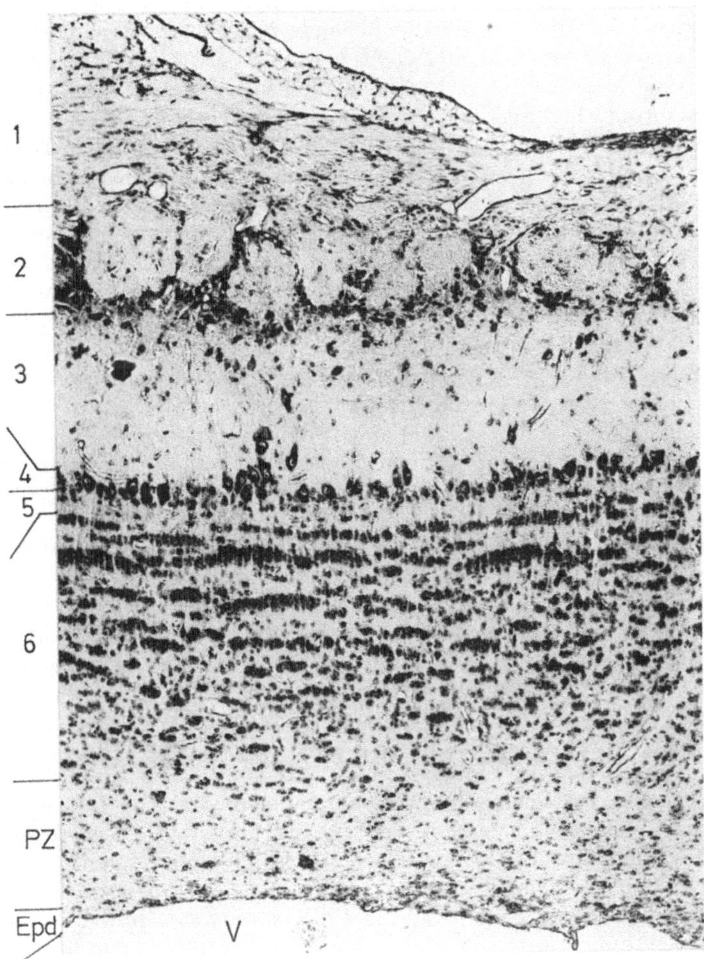

Abb. 159. Querschnitt durch den Bulbus olfactorius des Igels *(Erinaceus europaeus)*. Kresylviolett, 10 μ dick, 80 × vergrößert. *Epd* Ependym des Riechventrikels, *PZ* periventrikuläre Zone der weißen Substanz, *V* Ventrikel

Wir schließen uns der in neuerer Zeit gebräuchlichsten, auf CAJAL (1911) zurückgehenden Gliederung an, lassen aber (der üblichen Begrenzung bei anderen Rindenstrukturen folgend) die weiße Substanz (= periventrikuläre Schicht) unberücksichtigt. Auch eine äußere Körnerschicht haben wir nicht als eigenständige Schicht abgegliedert, sondern in die Glomerularschicht einbezogen, weil die Körner auch zwischen und sogar über den Glomeruli liegen, und eine saubere Trennung nicht möglich ist (s. auch S. 235).

Wir haben uns mit den nachstehend genannten Schichtenbezeichnungen eng an die Nomina histologica (1970) angeschlossen. Im Interesse einer Vereinheitlichung der Terminologie weichen wir damit von Bezeichnungen, wie wir sie für Bulbus olfactorius und Bulbus accessorius in einer früheren Arbeit (STEPHAN, 1965) angewendet haben, ab. In bezug auf die äußere plexiforme Schicht glauben wir aber aus den folgenden schwerwiegenden Gründen den Terminus „Stratum moleculare" der Nomina histologica nicht übernehmen zu können:

Die oberhalb der Mitralzellschicht liegende plexiforme Schicht ist u. E. nicht mit der zellarmen ersten Schicht des Allocortex, die wir als Stratum moleculare bezeichnen, vergleichbar. Dem Stratum moleculare des Allocortex würde im Bulbus olfactorius allenfalls die Gesamtheit der oberhalb der Mitralzellschicht liegenden Schichten entsprechen, d. h. die Gesamtheit der apikalen Dendriten der Mitralzellen mit ihren Verzweigungen, der dort liegenden autochthonen Zellen und der horizontal zuströmenden afferenten Fasern. Wegen dieser Unvereinbarkeit bezeichnen wir die fragliche Schicht des Bulbus als Stratum plexiforme und, da eine ähnliche Schicht (besonders deutlich bei den höheren Primaten) auch unterhalb der Mitralzellschicht existiert, als Stratum plexiforme externum (entsprechend die innere, in den Nomina histologica *nicht* genannte Schicht, als Stratum plexiforme internum).

Wir kommen dadurch im Unterschied zu den fünf Schichten der Nomina histologica zur folgenden Sechsschichtung:

(1) Stratum fibrosum externum, Schicht der Riechnervenfasern.

(2) Stratum glomerulosum, Glomerularschicht (einschl. Stratum granulosum externum, äußere Körnerschicht).

(3) Stratum plexiforme externum, äußere plexiforme Schicht.

(4) Stratum neurocytorum mitralium, Stratum mitrale, Mitralzellschicht.

(5) Stratum plexiforme internum, innere plexiforme Schicht.

(6) Stratum granulosum internum, innere Körnerschicht.

Für die Mitralzellschicht (Stratum neurocytorum mitralium der Nomina histologica) verwenden wir auch den kürzeren Begriff Stratum mitrale.

8.1.2. Vergleichende mikroskopische Anatomie

Die umfassendsten vergleichenden Untersuchungen über den Bulbus olfactorius bei Reptilien, Vögeln und Säugetieren (Literaturauswahl nachstehend) haben CROSBY u. HUMPHREY (1939b) vorgelegt, bei Amphibien HERRICK (1910—1948) und HOFFMAN (1963). ALLISON (1953a), NIEUWENHUYS (1967) und ANDRES (1970) geben Übersichten über Morphologie und Entwicklung des Bulbus olfactorius und seiner Zelltypen in der ganzen Wirbeltierreihe. In diesen Arbeiten finden sich auch ausführliche Literaturnachweise.

Nichtsäuger: Ausführliche Literatur im Abschnitt 4.1. Ergänzend hierzu seien erwähnt ADAIR (1964, Stör) und CROSBY u. SCHNITZLEIN (1974, *Myxine*).

Säugetiere: GANSER (1882, Maulwurf); SMITH (1895c, Schnabeltier; 1899, Monotremen); WINKLER u. POTTER (1911, Kaninchen; 1914, Katze); GURDJIAN (1925, Ratte); CRAIGIE (1925a, Ratte); I. u. N. POPOFF (1929, Ratte); ROSE (1929b, Maus; 1931, Kaninchen); KREINER (1933, Ratte); HUMPHREY (1936, Fledermaus); YOUNG (1936, Kaninchen, Meerschweinchen); KAPPERS, HUBER u. CROSBY (1936, zusammenfassende Darstellung); CROSBY u. HUMPHREY (1939a, verschiedene); FOX (1940, Katze); JESERICH (1945, Nerz); CATTANEO (1951, 1952, Hund); HAGER (1954, Igel); JOHNSON (1957a, Meerschweinchen; 1957b, amerikanischer Maulwurf); PILLERI (1961a, kanadischer Biber); LOHMAN (1963, Meerschweinchen), GIRGIS (1968a, Biberratte); MIODONSKI (1968, Hund); MARSCHNER (1970, Schwein, Elefant); SCHÖNHEIT (1970/71a, b, Maus); SCHULZ *et al.* (1971/72, Ratte) und CAVINESS u. SIDMAN (1972, Maus).

Mensch: KOELLIKER (1892, 1896), BRUNNER (1923), WEISS u. BRUNNER (1925), ROSE (1935), HUMPHREY u. CROSBY (1938), CROSBY u. HUMPHREY (1939b), KREINER (1947), LISS (1956), CLARA (1959), GASTAUT u. LAMMERS (1961), BOSSY u. KATZ (1964), MARSCHNER (1970).

CROSBY u. HUMPHREY stellen fest, daß trotz der bei den verschiedenen Arten bestehenden Unterschiede in der relativen Größe des Bulbus, seinem Entwicklungsgrad und der Klarheit seiner Schichten, dem morphologischen Aufbau ein einheitlicher Plan zugrunde liegt. Den Glomeruli, die konstant in der ganzen Wirbeltierreihe vorhanden sind, kommt dabei eine fundamentale Bedeutung zu (CAJAL, ALLISON). Die mehr zentralen Schichten sind hingegen histologisch nur bei den Vögeln und Säugern klar ausgebildet, bei den übrigen, niederen Wirbeltieren hingegen sehr einfach gestaltet.

8.1.2.1. Quantitative Vergleiche

Nichtsäuger

NIEUWENHUYS (1967) nimmt an, daß die frühen Vertebraten ein gut entwickeltes olfactorisches System hatten, und daß diese gute Ausbildung in der Hauptlinie der Wirbeltierevolution erhalten geblieben ist. In Nebenlinien ist jedoch mehrfach eine deutliche Regression eingetreten, unter den Teleostiern z. B. bei den Mormyriden.

Innerhalb der *Reptilien* fanden CROSBY u. HUMPHREY gut entwickelte Bulbi bei den Schildkröten und Alligatoren, reduzierte bei manchen Eidechsen und den untersuchten Schlangen und rudimentäre beim amerikanischen Chamaeleon (SHANKLIN, 1930), beim Leguan und bei der Krötenechse. Damit ist die Ansicht von ROSE (1935), daß die Reptilien recht einheitlich einen paarigen und vorzüglich entwickelten Bulbus haben, nicht aufrechtzuerhalten. Unter den *Vögeln* ist der Bulbus olfactorius nach CROSBY u. HUMPHREY bei der Ente, dem Huhn und der Taube gut entwickelt, reduziert hingegen bei der Krähe und beim Sperling, der einen unpaaren Bulbus hat. Nach ROSE (1935) ist er bei allen Singvögeln unpaar und soll hier nicht mehr funktionsfähig sein. Bei den Papageien ist er zwar paarig, aber ebenfalls stark rückgebildet. Die beste Ausbildung hat er nach ROSE bei den Schwimmvögeln, nach NIEUWENHUYS auch beim Kiwi.

Säuger

Da der Bulbus olfactorius das primäre Riechzentrum ist und alle olfactorischen Impulse ihn passieren, wird seine Größe bei Säugern vielfach als Maßstab für Ausbildung und Bedeutung des olfactorischen Systems gewertet.

Gewichts- bzw. Volumenmessungen am Gesamtbulbus wurden durchgeführt von HOLT (1917, Ratte); L. A. SMITH (1928, Ratte); DONALDSON u. HATAI (1931, Ratte); C. G. SMITH (1935—1942, Ratte, Mensch); ANDY, BAUCHOT, PIRLOT und STEPHAN (1963—1974, Insectivoren, Primaten, Fledermäuse); WEIDEMANN (1970, südamerikanische Nager); KRUSKA (1970), KRUSKA u. STEPHAN (1973, Schwein) und EBINGER (1974, Schaf). Die Volumina von Teilen des Bulbus wurden von C. G. SMITH (1935, Ratte) und ETIENNE (1972) gemessen. Oberflächenmessungen an der ersten Schicht liegen vor von ST. ROSE (1927, diverse) und SCHNEIDER (1957, Fledermäuse); an der zweiten Schicht von I. u. N. POPOFF (1929, Ratte) und an der vierten Schicht von STEPHAN (1954a, Ratte; 1956b, 1960a, 1961, Insectivoren und Primaten) und STEPHAN u. BAUCHOT (1959, *Talpa, Galemys*). REHMER *et al.* (1970) und SCHULZ *et al.* (1971/72) untersuchten die individuelle (intrasubspezifische) Variabilität von Oberflächen- und Volumengrößen bei der Ratte, SCHULZ *et al.* (1971/72, Ratte) und SCHÖNHEIT (1970/71b, Maus, postnatale Entwicklung) auch Volumen von Einzelschichten, Gesamtdicke der Rinde und Dicke von Einzelschichten, Zahl der Mitralzellen, Kernvolumina der Mitralzellen, Pinselzellen und inneren Körnerzellen sowie das Gesamtkernvolumen der Mitralzellen in % des Volumens der Mitralzellschicht[141]). Zellzählungen, Faserzählungen, Zählungen

---

141) Die Einzeldaten müssen den entsprechenden Arbeiten entnommen werden. In allen Daten ergab sich eine große intrasubspezifische Variabilität.

der Glomeruli haben HOLT (1917), L. A. SMITH (1928), ALLISON u. WARWICK (1949) und MARSCHNER (1970) durchgeführt; Größenmessungen an den Glomeruli liegen u. a. vor von GANSER (1882), KOELLIKER (1896), ALLISON (1950), CLARA (1959) und MARSCHNER (1970). Quantitative Untersuchungen an Golgi-imprägnierten Körnerzellen, insbesondere an ihren peripheren Ausläufern, haben THAMKE *et al.* (1973) vorgelegt.

Veränderungen während der Phylogenese (St. ROSE, 1927; ANDY, BAUCHOT, PIRLOT und STEPHAN, 1963—1972; ETIENNE, 1972).

In der von den Insectivoren über Halbaffen, Affen und Menschenaffen zum Menschen führenden Reihe („Aufsteigende Primatenreihe") setzt in der Halbaffen-

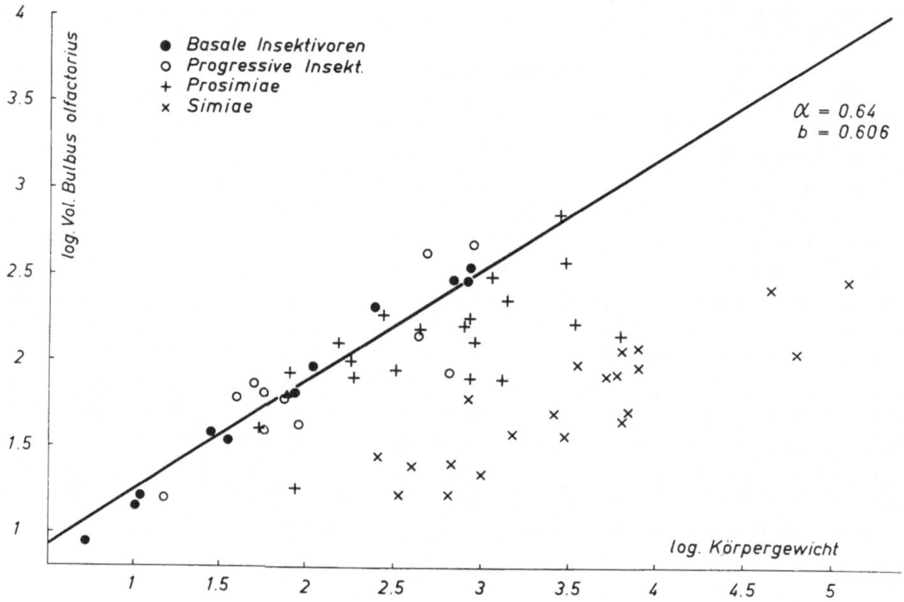

Abb. 160. Volumen des Bulbus olfactorius bezogen auf das Körpergewicht im doppelt logarithmischen Koordinatensystem. Als Bezugsbasis wurde eine Gerade mit dem Anstieg 0.64 durch den Schwerpunkt der basalen Insectivoren gelegt. Der Wert 0,64 wurde aus dem Vergleich möglichst vieler verwandter Gruppen ermittelt. Weitere Angaben zur Methode in Kapitel 4.2.

phase eine klare Größenreduktion des Bulbus olfactorius ein. Während die Bulbi olfactorii bei den Spitzhörnchen *(Tupaia, Urogale)* und einem Teil der Halbaffen (*Galago demidovii*, *Daubentonia*, u. a.) noch sehr gut entwickelt sind, sind sie bei anderen Halbaffen (*Tarsius*, *Hapalemur*, alle Indriden) und bei allen höheren Primaten stark reduziert (Abb. 160—162, Tabellen 3 und 6). Bei keinem der Primaten fehlt indes der Bulbus olfactorius ganz. Die stärkste Reduktion unter allen bisher untersuchten Formen zeigt der Mensch. Nach den Volumenmessungen von ETIENNE (1972) betrifft diese Reduktion alle gemessenen Schichten bzw. Zonen (vierte bis sechste Schicht wurden gemeinsam vermessen) in gleichem Ausmaß. Die damit verbundenen Veränderungen der histologischen Strukturen werden später (s. S. 228) erörtert.

Diese in der Phylogenese auftretenden Veränderungen sind als Anpassungsreaktionen zu deuten und nicht als zwangsweise ablaufende Rückbildungen infolge der Entwicklung höherer Hirnzentren (wie mitunter angenommen). Für die

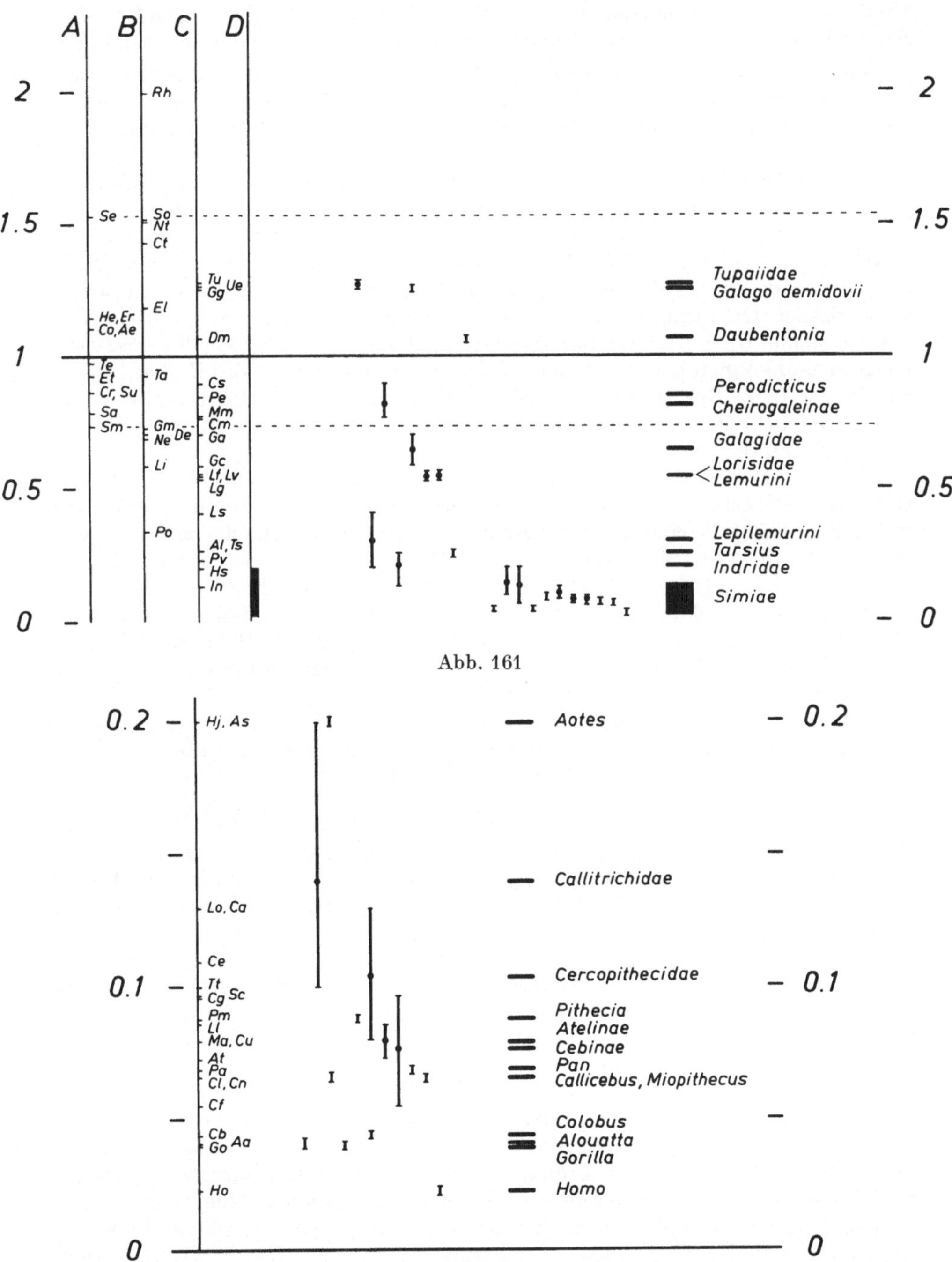

Abb. 161. Progressions- bzw. Regressionsindices des Bulbus olfactorius. Die Indices geben an, um wievielmal so groß der Bulbus olfactorius einer beliebigen Art im Vergleich zu dem eines typischen basalen Insektenfressers gleichen Körpergewichts ist. Weitere Erläuterungen zur Skala bei Abb. 51, Liste der untersuchten Arten S. 6

Abb. 162. Skala der Simier aus Abb. 161 in vergrößertem Maßstab

Unabhängigkeit zwischen diesen beiden Entwicklungstrends gibt es viele Beispiele. Sie wird im folgenden Abschnitt besonders am Beispiel der Fledermäuse deutlich.

Veränderungen in Anpassung an die Nahrungssuche im Wasser und freifliegend in der Luft (STEPHAN, 1956b, 1961; STEPHAN u. BAUCHOT, 1959; STEPHAN u. ANDY, 1964a; BAUCHOT u. STEPHAN, 1968; STEPHAN u. PIRLOT, 1970; STEPHAN *et al.*, 1974).

Im Vergleich mit den primitiven terrestrischen Insectivoren setzt bereits bei jenen Insectivoren, die sich mehr oder weniger stark auf die Nahrungssuche im Wasser spezialisiert haben, eine Größenreduktion des Bulbus olfactorius ein (BAUCHOT u. STEPHAN, 1968). Das Ausmaß der Reduktion hängt von der Stärke der Anpassung an das Wasserleben ab und ist innerhalb der Insectivoren bei der afrikanischen Otterspitzmaus (*Potamogale;* Po in Abb. 161) am größten. Ganz entsprechende Rückbildungserscheinungen sind auch von anderen Wassersäugern bekannt und können bei den Walen zu einem völligen Verlust des Bulbus olfactorius führen (u. a. BREATHNACH, 1953). Bei den semiaquatilen Insectivoren ist die Reduktion nicht stark genug, um bereits zu einer deutlichen Strukturänderung des Bulbus olfactorius zu führen.

Bei den Fledermäusen, die sich phylogenetisch ebenfalls von primitiven terrestrischen Insectivoren ableiten lassen, ist in Anpassung an die Insektenjagd im freien Flug ebenfalls eine deutliche Reduktion des Bulbus olfactorius eingetreten (STEPHAN u. PIRLOT, 1970; STEPHAN *et al.*, 1974). Bei jenen Gruppen von Fledermäusen (Micro- *und* Megachiropteren), die sekundär zu einer Fruchtnahrung übergegangen sind — und die nach Merkmalen des Gehirns deutlich höher evoluiert sind als die insektenjagenden Arten — hat sich der Bulbus wieder deutlich vergrößert. Bei den hochevoluierten Flughunden (Megachiroptera) ist der Bulbus ebenso groß wie bei den primitiven terrestrischen Insectivoren.

Auf die möglichen Ursachen der bei Primaten, Fledermäusen und wasserangepaßten Arten auftretenden Veränderungen werden wir in der abschließenden Diskussion (s. 9.1. mit Fußnote 589) näher eingehen.

Einfluß der Domestikation (L. A. SMITH, 1928; DONALDSON u. HATAI, 1931; STEPHAN, 1954a; KRUSKA, 1970; KRUSKA u. STEPHAN, 1973; EBINGER, 1974).

Untersuchungen über Domestikationseinflüsse auf die Größe des Bulbus olfactorius sind bisher an Schafen, Schweinen und Ratten (Wanderratten im Vergleich zu Weißen Ratten) durchgeführt worden. Bei den Schweinen ergeben allometrische Volumenvergleiche eine Minderung des Bulbus olfactorius in der Domestikation von etwa 20% (KRUSKA u. STEPHAN, 1973). Diese Minderung ist deutlich geringer als die Abnahme des Gesamthirns in der Domestikation, die bei 36% liegt. Ähnlich liegen die Verhältnisse beim Schaf (EBINGER, 1974), wo bei einer Abnahme des Gesamthirns von etwa 25% der Bulbus um nur 8% abnimmt.

Bei den Ratten ergibt ein allometrischer Vergleich der von DONALDSON u. HATAI veröffentlichten Hirn- und Körper*gewichts*werte eine Abnahme des Bulbus olfactorius von etwa $^1/_3$. Hier ist die Abnahme größer als die des Gesamthirns; der durchschnittliche Anteil des Bulbus olfactorius am Gesamthirn wird geringer (3,95% bei den Wanderratten gegen 2,9% bei den Weißen Ratten).

Oberflächenmessungen an der Mitralzellschicht (STEPHAN, 1954a) haben im Gegensatz zu den vorstehenden Gewichtsmessungen keine klare Größenabnahme von der Wanderratte zur Weißen Ratte ergeben. Wir nahmen seinerzeit an, daß diese unterschiedlichen Ergebnisse auf einer Formveränderung des Bulbus von mehr rundlichen auf mehr schlanke Querschnitte beruhen. Als Ursache einer solchen Formveränderung, die eine Volumenminderung bei gleichbleibender Oberfläche ermöglicht, wurde die deutliche Reduktion der Zahl der inneren

Körnerzellen (von 5,5 Mill. bei der Wanderratte auf 3,2 Mill. bei der Weißen Ratte) bei gleicher oder sogar ansteigender Zahl der Mitralzellen vermutet, die von L. A. SMITH (1928) gefunden worden war. Diese anfänglich recht konstruiert erscheinende Annahme hat eine Stütze durch Befunde über die Reduktion des Bulbus in der Primatenphylogenese bekommen. Daraus geht ebenfalls hervor, daß bei einer Größenreduktion die Bulbi von rundlichen (Insectivoren, manche Halbaffen) auf schmale Formen *(Cercopithecus, Pan)* übergehen, wobei die innere Körnerschicht reduziert wird (Mensch).

Umstritten sind die Zählungen der Mitralzellen. Die ursprünglichen Angaben von L. A. SMITH von 36500 bei der Wanderratte und 55000 bei der Weißen Ratte sind bei C. G. SMITH (1935) dahingehend richtiggestellt worden, daß auch Zellen der Regio retrobulbaris mitgezählt wurden. HOLT (1917) zählte bei Albinoratten sogar noch mehr, nämlich 77000. Nach ALLISON u. WARWICK (1949) sind diese Angaben sicherlich zu hoch. Diese Autoren zählten bei dem viel größeren Kaninchen nur 45000 Mitralzellen. Für Primaten scheinen noch keine Zählungen dieser Art vorzuliegen.

Unterernährung und Training (HOLT, 1917).

Ähnliche Hirnveränderungen wie in der Domestikation treten, soweit sich dies aus den wenigen bisher vorliegenden Untersuchungen schließen läßt, auch bei Gefangenschaftstieren auf. Hierbei kann es sich nicht um erblich fixierte Unterschiede handeln, sondern die Veränderungen müssen durch Umwelteinflüsse bewirkt sein. Auch bei der Domestikation werden Umwelteinflüsse eine wesentliche Rolle spielen. Wenn man diese starke Modifikabilität kennt, werden die Ergebnisse von HOLT (1917) bei Ratten weniger überraschen, daß beim Bulbus olfactorius durch Training Vergrößerungen bis zu 7% erzielt werden konnten und durch Unterernährung oder bei kranken Tieren Verminderungen der Durchschnittsgrößen bis zu 30% gefunden wurden. Hier ließen sich auch die experimentellen Untersuchungen von GUDDEN (1870) anführen, daß bereits der Verschluß eines Nasenloches beim neugeborenen Kaninchen nach kurzer Zeit zu einer schon makroskopisch sichtbaren Atrophie des Bulbus olfactorius führen kann (zit. nach BRUNNER, 1923), wahrscheinlich infolge des Fehlens der peripheren Reize. Nach MATTHEWS u. POWELL (1962) tritt bei Zerstörung der Riechschleimhaut im Bulbus bei transneuronaler Degeneration der Periglomerular-, Büschel-, Mitral- und Körnerzellen eine starke Schrumpfung der Schichten ein.

Altersveränderungen (C. G. SMITH, 1935—1942).

Solchen Minderungen bis zu 30% infolge Unterernährung und Krankheit stehen Altersveränderungen (Involution) nach den Untersuchungen von C. G. SMITH nicht nach. Nach SMITH (1935) kommen bei Ratten recht häufig verkümmerte Bulbi vor. Der Bulbus wächst bis zum Ende des ersten Jahres auf etwa 46,4 mm^3 an und erfährt dann häufig im 2. und 3. Jahr eine sehr deutliche Größenreduktion. SMITH setzte die Maximalgröße des Bulbus am Ende des 1. Jahres mit 100% ein und fand dann für 2 und 3 Jahre alte Tiere nur noch 44,5% (20,57 mm^3) und 35,3% (16,35 mm^3). Der Bulbus kann danach im Alter bis zu $^2/_3$ seiner maximalen Größe verlieren. Diese Größenabnahme betrifft den ganzen Bulbus olfactorius, ist aber in den Schichten 1—3 etwa doppelt so stark wie in den zentralen Schichten (4—6). Besonders stark scheint die Schicht der Riechnervenfasern zu atrophieren und SMITH nimmt an, daß hierfür Zerstörungen und Tod der Sinneszellen in der Riechschleimhaut verantwortlich sind. Auch beim Menschen sollen nach den Untersuchungen von SMITH (1941) an 163 Bulbi in mehr als 55% der geprüften Fälle mehr als $^3/_5$ der olfactorischen Nervenfasern verlorengegangen sein. SMITH hält es für möglich, daß diese Degeneration eine Folge des Einatmens schädlicher Chemikalien sein kann. Schon vorher hatten BRUNNER (1923) und WEISS u. BRUNNER (1925) auf deutliche und mitunter ausgedehnte degenerative Veränderungen an den Mitralzellen beim menschlichen Bulbus olfactorius aufmerksam gemacht und auch sie glaubten, daß die ursächlichen Faktoren in der Peripherie, d. h. im Riechepithel liegen. Sie verweisen in diesem Zusammenhang auf eine Untersuchung von KOLMER. Solche degenerativen Veränderungen, die nach BRUNNER durchaus nicht selten sein sollen, konnten von LISS (1956) nicht beobachtet werden. LISS stellte jedoch bei 70- und 80jährigen eine Zunahme der Astroglia und Corpora amylacea fest (letzteres nach BRUNNER auch von OBERSTEINER gefunden), was in senilen Gehirnen durchaus üblich ist.

Angaben über die Größen*entwicklung* des Bulbus olfactorius und seiner Teile in der Ontogenese finden sich in den Kapiteln über die Morphogenese (S. 128) und Histogenese (S. 167).

Weitere Zahlenvergleiche struktureller Elemente (GANSER, 1882; KOELLIKER, 1896; ALLISON u. WARWICK, 1949; ALLISON, 1950; CLARA, 1959; MARSCHNER, 1970; THAMKE *et al.*, 1973).

Neben den Zell- und Faserzählungen von HOLT und L. A. SMITH, die im Zusammenhang mit Umwelt und Alter bereits erwähnt wurden, liegt ein quantitativer Vergleich der Strukturelemente im Bulbus olfactorius von ALLISON u. WARWICK vor. Beim Kaninchen fanden ALLISON u. WARWICK eine totale Oberfläche des olfactorischen Epithels von 9,3 cm² (4,6 cm² für jede Seite). Die Zahl der darin liegenden olfactorischen Receptoren soll in der Größenordnung von 100 Millionen (50 Mill. für jede Seite) liegen. ALLISON u. WARWICK geben weiterhin folgende Werte (pro Bulbus): 1900 Glomeruli[142]), 45000 Mitralzellen, 130000 Büschelzellen, 60000 Fasern im Tractus olfactorius lateralis. Die Zahlen von ALLISON u. WARWICK zeigen, daß in jeden Glomerulus durchschnittlich eine sehr große Anzahl von Riechnervenfasern eintritt (ca. 26000; nach ANDRES, 1965, sind es bei der Ratte 10—25000) und die Impulse auf die Riechpinsel von etwa 24 Mitralzellen und 68 Büschelzellen übertragen werden. Die Höhe dieser Zahlen ist von den meisten älteren Autoren sicherlich stark unterschätzt worden.

KOELLIKER (1896) hatte sich dahingehend geäußert, daß in die Glomeruli in der Regel eine größere Anzahl von Olfactoriusfibrillen eindringt. Bei den Vögeln sollen die Glomeruli hingegen nicht mehr als 2 oder 3, und häufig selbst nur eine einzige Fibrille erhalten. Auch MARSCHNER (1970) spricht beim Menschen davon, daß nur selten mehr als ein Filium olfactorium in einen Glomerulus eintritt. Es liegen für den Menschen und für Vögel noch keine Zählungen vor, aber gemessen an den Verhältnissen bei den Säugetieren sind diese Werte sicherlich viel zu niedrig. — Die Glomeruli aller niederen Wirbeltiere und unter den Säugetieren bei der Katze, dem Kaninchen, der Ratte und Maus sollen nach KOELLIKER nur einen Pinseldendriten einer einzigen Mitralzelle bekommen, beim Hund hingegen sollen in einen Glomerulus Pinseldendriten von 5 und 6 Mitralzellen hineingehen. Daneben sollen bei vielen Säugern noch 2 und mehr Dendritenpinsel von den Büschelzellen in den Glomerulus eintreten, doch hat KOELLIKER bei dem „mehr“ sicherlich nicht an die beachtliche Zahl von 68 gedacht.

ALLISON u. WARWICK haben aus den von ihnen ermittelten Zahlen geschlossen, daß die Fasern von den Mitralzellen in den Tractus olfactorius lateralis gehen, die Mehrzahl der Fasern von den Büschelzellen, wenn nicht alle, zum vorderen Glied der vorderen Commissur. Während allgemeine Übereinstimmung darüber herrscht, daß die Axone der Mitralzellen tatsächlich den Tractus olfactorius lateralis bilden, ist die Herkunft der Fasern des vorderen Gliedes der Commissura anterior aus den

---

[142]) Für die Ratte fand ALLISON (1953a) 1825 Glomeruli (nach BLINKOV u. GLEZER, 1968). ALLISON u. WARWICK (1949) betrachten die Angabe von C. G. SMITH (1940), daß im menschlichen Bulbus 10000 Glomeruli vorhanden sein sollen, als viel zu hoch gegriffen, wofür methodische Fehler verantwortlich sein sollen. MARSCHNER (1970) errechnete 4400 Glomeruli für den einzelnen Bulbus des Menschen und bestätigt damit die Berechtigung dieser Kritik. MARSCHNER errechnete weiterhin für das Schwein 20400 Glomeruli und für den Elefanten 372000.

Büschelzellen sehr umstritten. Wir werden später im Zusammenhang auf diese Verbindungen näher eingehen (s. 8.1.7.2.).

Über die Größe der Glomeruli liegen die folgenden Angaben vor: Hund 230 μ, Kaninchen 185—190μ (ALLISON, 1950); Elefant 150μ, Schwein 125 μ (MARSCHNER, 1970); Maulwurf 100—120 μ (GANSER, 1882); Ratte 115 μ, *Macaca* 95 μ, Maus 75 μ (ALLISON); Mensch 64—81—100 μ (KOELLIKER, 1896); 100 μ (CLARA, 1959; MARSCHNER); 110 μ (ALLISON). In eigenen Messungen fanden wir beim Igel etwa 140 μ, bei *Tupaia* 106 μ und bei *Galago* und *Perodicticus* etwas geringere Werte. — HUMPHREY u. CROSBY (1938) betonen die geringe Größe und Zahl der Glomeruli beim Menschen. Auch in den sehr wenig entwickelten Bulbi der Singvögel sind die Glomeruli klein. RAMON hat nach KOELLIKER (1896) beim Sperling nur 10—30 μ gemessen.

Die Annahme von ALLISON (1950), daß die Größe der Glomeruli von der Größe der Bulbi abhängig sei, läßt sich nur beim Vergleich von Messungen des gleichen Autors vertreten, nicht hingegen beim Vergleich der Messungen verschiedener Autoren. Ob hierfür allein unterschiedliche Meßmethoden verantwortlich sind, ist nicht sicher zu entscheiden. Der Annahme von ALLISON, daß die totale Zahl der Glomeruli ziemlich konstant bleibt, widersprechen die Schätzungen von MARSCHNER ganz entschieden. Hingegen fand MARSCHNER eine ziemlich gleichbleibende *Dichte* der Glomeruli pro Oberflächeneinheit, die zwischen 33 und 41 pro mm^2 Oberfläche liegt (Elefant 41, Schwein 33, Mensch 34).

THAMKE *et al.* (1973) haben bei Golgi-imprägnierten Körnerzellen des Bulbus olfactorius der Ratte quantitative Untersuchungen durchgeführt über Größe des Zellkörpers, Anzahl der vom Zellkörper abgehenden Dendriten, Anzahl der apikalen Dendriten, Länge dieser Dendriten, Zahl und Dichte der Spines auf den apikalen Dendriten, Fläche des apikalen Dendritenfeldes und über das wahrscheinliche Volumen der Dendritenaufzweigung (Dendritenterritorium).

8.1.2.2. Qualitative Vergleiche

Der grundlegende Aufbau des Bulbus olfactorius zeigt sich schon bei den niedersten Vertebraten und bleibt durch die ganze Wirbeltierreihe bis hinauf zu den Primaten und zum Menschen erhalten. Dies gilt sowohl für die anatomischen als auch für die ultrastrukturellen Merkmale (ANDRES, 1970).

Nichtsäuger

Die feinere Histologie des Bulbus olfactorius bei Fischen, Reptilien und Vögeln ist von RAMON (1890) beschrieben worden. CAJAL (1911) hat dessen und eigene Ergebnisse dahingehend zusammengefaßt, daß der Bulbus olfactorius bei den niederen Wirbeltieren im allgemeinen eine einfachere und auch weniger ausgeprägte Schichtung hat als bei den höheren. Die äußeren Körner, eine innere plexiforme Schicht und eine scharfe Mitralzellschicht sind nach CAJAL noch nicht vorhanden. Anstelle der letzteren liegen zerstreut Zellen, die von CAJAL den Büschelzellen der Säuger gleichgestellt werden. Dieser einheitliche Zelltypus der niederen Wirbeltiere ist nach CAJAL einfacher, d. h. weniger spezialisiert gebaut als die echten Mitralzellen der Säuger, indem die sekundären, mehr horizontal orientierten Dendriten noch kaum differenziert sind. Im Gegensatz zu CAJAL betrachten ADRIAN (1942), ALLISON (1953a) und ANDRES (1970) diese früh differenzierten Zellen als *Mitralzellen* und die Büschelzellen als spätere Bildungen.

ALLISON hat nach eigenen Untersuchungen und sehr umfangreichen Literaturvergleichen unter Berücksichtigung der Arbeiten von JOHNSTON (1902), SHELDON (1912), CROSBY (1917), HOLMGREN (1920), P. R. CAJAL (1922), HERRICK (1921,

1924a, b, 1931) und JANSEN (1930) die *Entwicklung des Bulbus olfactorius und seiner Zelltypen* beschrieben. Ergänzt durch neuere Untersuchungen von NIEUWENHUYS (1967) und ANDRES (1970) ergibt sich daraus folgendes Bild: Bei den *Cyclostomen* ist der Bulbus olfactorius noch wenig differenziert; die Schichtung ist undeutlich. Unmittelbar unter den Glomeruli — die nach NIEUWENHUYS weniger deutlich umschrieben sind als bei anderen Vertebraten — liegen die Mitralzellen in einer diffusen Zone. Zwischen den Mitralzellen und in einer breiten, tieferen Schicht liegen kleinere stern- und spindelförmige Zellen. In ihrer Struktur zeigen beide Zelltypen kontinuierliche Übergänge. — Bei den *Elasmobranchiern* treten schon deutlicher zwei Zelltypen hervor: große, meist trianguläre Zellen unterhalb der Glomeruli, die den Mitralzellen entsprechen dürften und kleinere tiefe Zellen, die Ähnlichkeit mit den Körnern haben. Nach ALLISON beteiligen sich beide Zelltypen an der Weiterleitung der Riechimpulse, doch scheinen die meisten der kleinen Zellen kurze Axone zu haben, die im Bulbus selbst endigen. — Bei den *Knochenfischen* und *Lungenfischen* treten nach ALLISON echte Mitralzellen auf, die in jeder Hinsicht mit jenen der Amphibien, Reptilien und Säuger vergleichbar sind. In Größe und Form sind sie noch recht variabel, bilden aber eine deutliche Schicht. Jede Mitralzelle hat mehrere Hauptdendriten und steht mit verschiedenen Glomeruli in Verbindung. Akzessorische Dendriten verzweigen sich in der äußeren plexiformen Schicht. Ein Teil der kleineren undifferenzierten Zellen der tieferen Schichten beteiligt sich noch an der Riechleitung[143]). — Bei den *Amphibien* haben sich die Mitralzellen weiter differenziert und nun nahezu oder gänzlich jene wenig differenzierten kleineren Zellen ersetzt, die sich bei den Fischen ebenfalls an der Riechleitung beteiligen, d. h. Impulse aus den Glomeruli aufnehmen und über sekundäre Bahnen weiterleiten. Die tieferen Körner verhalten sich nun ähnlich wie bei den Säugern (s. S. 248). Darüber hinaus verbinden offenbar erstmalig *periglomeruläre Zellen*, die den äußeren Körnern der Säuger entsprechen, benachbarte Glomeruli miteinander. — Bei den *Reptilien* lassen sich nach ALLISON nun zwei verschiedene Typen von Mitralzellen unterscheiden: die eigentlichen Mitralzellen und die kleineren *Büschelzellen*. Nach NIEUWENHUYS kommen bei den Reptilien keine echten Büschelzellen, sondern nur verlagerte Mitralzellen vor. Die Büschelzellen sollen nur den Säugern zukommen. Die Unterscheidung dieser Zellen ist jedoch schwierig, der Gebrauch der Termini unterschiedlich. — Bei den *Vögeln* fand RAMON (nach KOELLIKER, 1896) je Mitralzelle 18—20 Endpinsel, die zu ebenso vielen Glomeruli ziehen, bei den Reptilien und Batrachiern sollen es 2—5 sein (auch CALLEJA für *Pleurodeles*).

Die endgültige Differenzierung wird bei den *Säugern* erreicht, bei deren höheren Formen jede Mitral- und Büschelzelle schließlich nur noch einen Haupt- oder Spitzendendriten hat, der in nur einem Glomerulus endigt. Die akzessorischen Dendriten erfahren eine reiche Entfaltung; sie enden in der äußeren plexiformen Schicht. Daneben wird bei den Säugern das intrabulbäre Assoziationssystem — bestehend hauptsächlich aus rückläufigen Kollateralen der Mitral- und Büschelzellen, aus periglomerulären Zellen und Körnerzellen — weiter ausgebaut (ALLISON). Im Bereich der Glomeruli nimmt die Zahl der Büschelzellen und der äußeren Körnerzellen erheblich zu und auch die inneren Körner nehmen an Zahl zu (ANDRES).

Soweit dies aus dem Vergleich rezenter Formen erschlossen werden kann, haben im Verlauf der phylogenetischen Entwicklung im Bulbus olfactorius zwei wesentliche Differenzierungen stattgefunden: einmal der *Ersatz undifferenzierter Neurone*

---

[143]) ANDRES (1970) hat in seinem Schema über die synaptische Organisation im Bulbus olfactorius der Fische von den kleineren tiefen Zellen *keine* mit ableitendem Axon dargestellt.

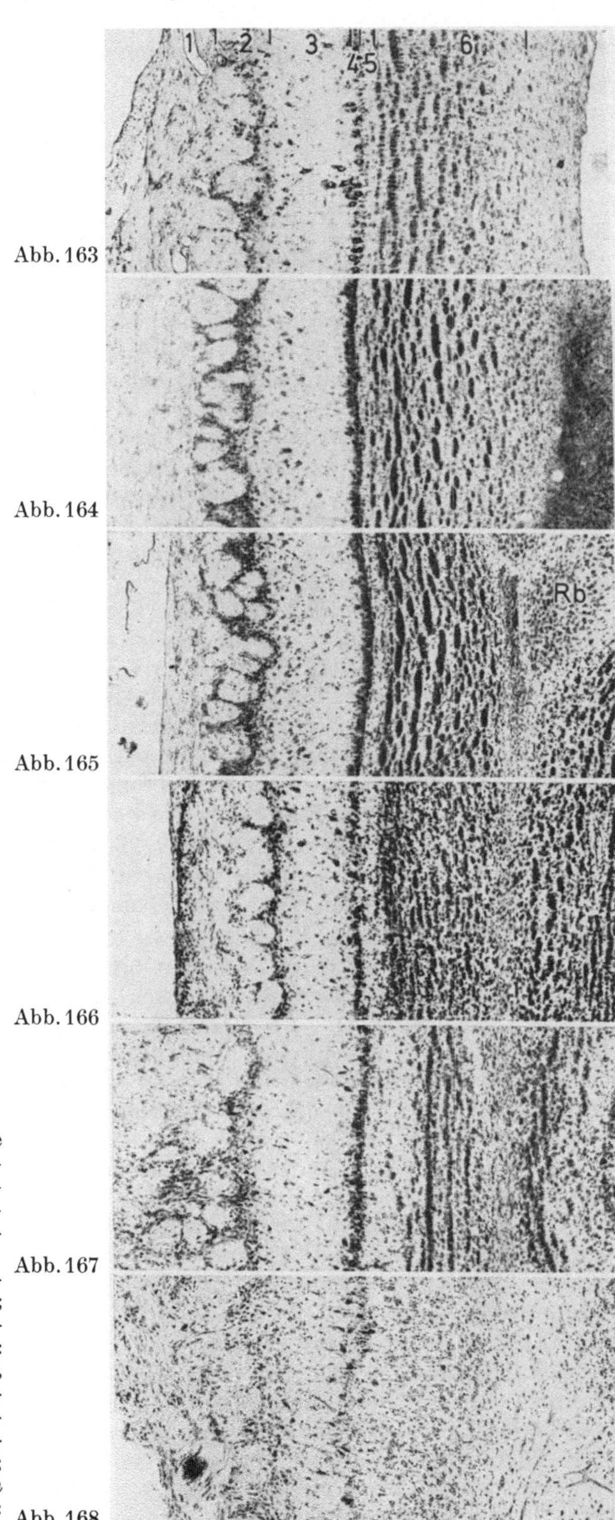

Abb. 163—168. Querschnitte durch die Bulbi olfactorii verschiedener Säuger. Kresylviolett, 45 × vergrößert. Die Zahlen entsprechen der Schichtennumerierung im Text (S. 218). Abb.163: Igel *(Erinaceus europaeus)*, 10 μ dick, *V* Ventrikel; Abb. 164: Spitzhörnchen *(Tupaia glis)*, 20 μ dick; Abb. 165: Halbaffe *(Galago demidovii)*, 20 μ dick, *Rb* rostraler Ausläufer der retrobulbären Rinde; Abb. 166: Altweltaffe *(Cercopithecus mitis)*, 20 μ dick; Abb. 167: Schimpanse *(Pan troglodytes)*, 20 μ dick; Abb. 168: Mensch, 20 μ dick

durch spezifische Mitralzellen und zum anderen die *Entwicklung eines intrabulbären Assoziationssystems.*

Säuger

Auf die Bedeutung der aufsteigenden Reihe Insectivoren-Primaten für die Evolution des Menschen haben wir wiederholt hingewiesen. Über die strukturellen Veränderungen des Bulbus olfactorius in dieser Reihe haben STEPHAN u. ANDY (1970) berichtet. Danach gehen Hand in Hand mit der deutlichen Größenreduktion (Abb. 160, 161) gerichtete Veränderungen, deren bemerkenswertestes Merkmal eine Auflösung der Schichten ist (Abb. 163—168). Während bis hinauf zu den Halbaffen eine sehr klare Schichtung vorherrscht, nimmt diese Prägnanz von den Affen über die Menschenaffen zum Menschen zunehmend ab (auch HUMPHREY u. CROSBY, 1938). Beim Schimpansen können die Schichten örtlich ganz aufgelöst sein, während sie an anderen Stellen noch recht gut erhalten sind (Abb. 167). Hinzu kommt, daß auch der glatte Schichtenverlauf gestört ist und sich die Schichten schlängeln und ausbuchten. Diese beim Schimpansen vorwiegend auf den rostralen Bulbus beschränkten Veränderungen dehnen sich beim Menschen über den ganzen Bulbus aus. Die Angaben von ROSE (1935), daß Schimpanse und Pavian einen noch schlechter ausgebildeten Bulbus haben sollen als der Mensch, können wir nicht bestätigen.

Stratum fibrosum externum (1): Diese Schicht zeigt keine erkennbaren Änderungstendenzen. Sie ist dort, wo die Riechfasern eintreten am stärksten.

Stratum glomerulosum (2): Bei allen Formen mit stark reduziertem Bulbus liegen die Glomeruli nicht mehr in nur einer, höchstens zwei Lagen übereinander, sondern sind nun sehr viel gedrängter gepackt, stellenweise in 3, 4 oder sogar mehr Lagen übereinander (*Colobus*, Schimpanse, Mensch). Die Größe der ursprünglich recht einheitlichen Glomeruli scheint mehr und mehr variabel zu werden. Da indes auch ihre Umrisse undeutlicher werden, ist die Beurteilung ihrer Größe schwierig.

Stratum plexiforme externum (3): Diese Schicht zeigt keine ersichtliche Änderungstendenz (Abb. 163—168). Sie ist durchschnittlich 0,3 mm dick, eine Stärke, die KOELLIKER (1896) auch beim Kaninchen fand.

Stratum mitrale (4): Das Stratum mitrale ist bis hinauf zu den höheren Primaten gut ausgebildet, obwohl es bei letzteren örtlich Auflösungserscheinungen zeigt. Beim Menschen gewinnt man den Eindruck, als ob dritte und fünfte Schicht miteinander verschmelzen und die Mitralzellen der vierten Schicht nunmehr stärker zerstreut in dieser einheitlichen plexiformen Schicht liegen. Als geschlossene Schicht ist die Mitralzellschicht nur noch an wenigen Stellen ausgebildet (Abb. 168). Die Zelldichte nimmt ab und beim Menschen liegen die Zellen schon recht vereinzelt. Sie zeigen nach HUMPHREY u. CROSBY (1938) eine deutliche Tendenz in die dritte Schicht einzuwandern. Stärkere Unterschiede in der Größe der Mitralzellen konnten wir jedoch in der aufsteigenden Reihe nicht feststellen, entgegen der Ansicht von HUMPHREY u. CROSBY (1938), daß die Reduktion der Mitralzellen von einer Zunahme der Größe der Einzelelemente begleitet sei. Wir fanden für die Zellkerne einen recht einheitlichen Durchmesser von 12—14 μ.

Stratum plexiforme internum (5): Deutlich, obgleich bisher im Schrifttum nicht erwähnt, ist sie starke Breitenzunahme der inneren plexiformen Schicht. Während sie beim Igel und bei den Halbaffen nur etwa 50—60 μ breit ist, ist sie beim Schimpansen bereits über doppelt so breit (120—150 μ). Beim Menschen wird sie ebenso breit oder noch breiter sein. Die innere Körnerschicht (6) ist hier jedoch so wenig differenziert, daß es nicht möglich ist, die fünfte Schicht nach innen genügend sicher abzugrenzen. Nach HUMPHREY u. CROSBY (1938) ist die innere plexiforme Schicht stets schmal. Unsere abweichende Auffassung beruht nicht auf exakten Messungen, sondern auf der deutlichen Tendenz der Breitenzunahme in der aufsteigenden Primatenreihe, wie sie sich aus Abb. 163—168 ergibt.

Stratum granulosum internum (6): Als klar umschriebene Schicht erfährt sie bei den höheren Primaten eine deutliche Reduktion, vorwiegend zugunsten der inneren plexiformen Schicht (5) und scheint beim Menschen nahezu völlig reduziert zu sein. Auch Brunner (1923), Humphrey u. Crosby (1938) und Crosby u. Humphrey (1939b) weisen auf diese deutliche Reduktion hin, während sie von Rose (1935) nicht erkannt wurde. Was beim Menschen allgemein als innere Körnerschicht angesehen wird, scheint überwiegend innere plexiforme Schicht zu sein. Die schollenartige Zusammenlagerung der Körner wird zunehmend aufgelöst.

Die Dicke der tiefen *Faserschicht* (weiße Substanz) scheint zu den höheren Primaten und zum Menschen hin deutlich abzunehmen. Die Beurteilung ist jedoch schwierig, da diese Schicht nach caudal zu dicker wird und die Fasern bei den

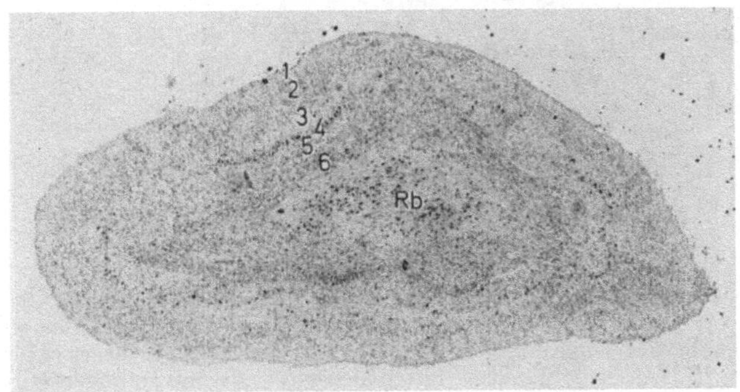

Abb. 169. Querschnitt durch den Bulbus olfactorius des Menschen. Kresylviolett, 20 μ dick, 20 × vergrößert. *Rb* Area retrobulbaris rostralis

Primaten aus dem Zentrum heraus nach dorsal abgedrängt werden. Eine erhebliche Verschmälerung in der aufsteigenden Primatenreihe ist wahrscheinlich.

Der beim Igel sehr große *Ventrikel* ist bei *Tupaia* bereits obliteriert, doch finden sich hier noch starke Ependymansammlungen und mitunter auch schwache Ventrikelreste. Die Ependymreste werden in der aufsteigenden Reihe zunehmend schwächer und sind beim erwachsenen Menschen nicht mehr mit Sicherheit festzustellen.

8.1.2.3. Der Bulbus olfactorius des Menschen

Der Bulbus olfactorius des Menschen (Abb. 168, 169) ist zwar in seiner Größe reduziert, aber in keiner Weise rudimentär, sondern gut funktionsfähig (Rose, 1935). Seine dorsale Fläche weist nur rostral noch einen typischen Bulbusbau auf. Caudal treten die Faserbahnen sehr frühzeitig frei an die Oberfläche.

Die wesentlichsten Strukturmerkmale des menschlichen Bulbus sind von Humphrey u. Crosby (1938) und Marschner (1970) beschrieben worden. Abgesehen von einigen Details stimmen wir mit diesen Autoren überein.

Unterschiedliche Auffassungen zu Humphrey u. Crosby bestehen vor allem bezüglich der Größe der Mitralzellen und der Breite der inneren plexiformen Schicht. Entgegen unserer Auffassung soll die innere plexiforme Schicht beim Menschen stets schmal, die Mitralzellen sollen besonders groß sein. Nach Marschner (1970) sollen hingegen die Mitralzellen beim Menschen (im Vergleich zu Elefant und Schwein) deutlich kleiner sein. Eigene Untersuchungen führten zu einem intermediären Standpunkt: keine besonderen Größenunterschiede im Vergleich zu anderen Arten.

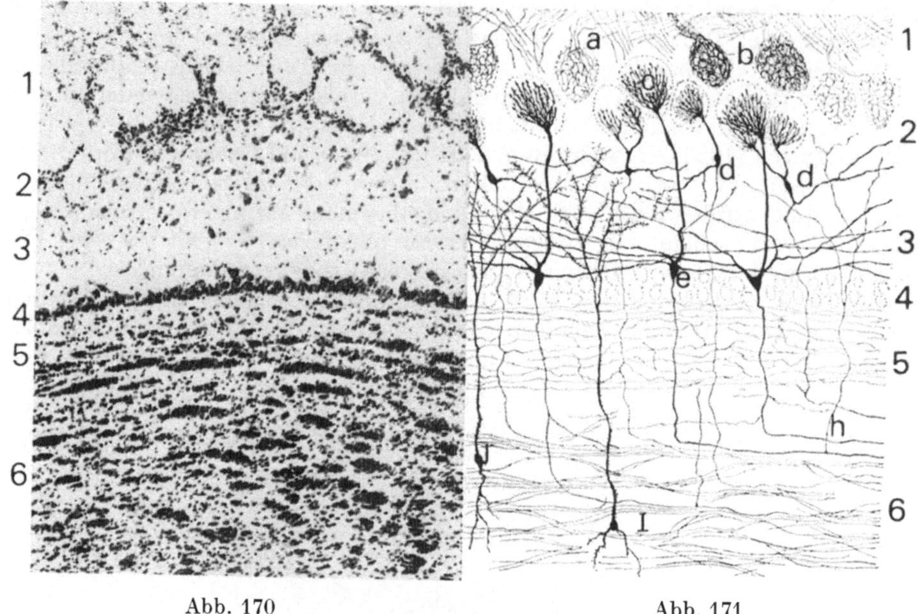

Abb. 170 Abb. 171

Abb. 170—171. Querschnitte durch den Bulbus olfactorius der Katze *(Felis domestica)*. Die Zahlen entsprechen der Schichtennumerierung im Text (S. 218). Abb. 170: Kresylviolett, 15 μ dick, 60 × vergrößert; Abb. 171: Golgi-Methode (aus Cajal, 1911), seitenverkehrt vom Original, neu beschriftet. *a* Endverzweigung einer Riechnervenfaser; *b* Glomerulus mit mehreren solcher Endverzweigungen; *c* büschelartige Endverzweigung des Hauptdendriten einer Mitralzelle (e); *d* Büschelzellen; *h* rückläufige Kollaterale vom Axon einer Mitralzelle (e); *I*, *J* Körnerzellen der inneren Körnerschicht

Unterschiedliche Auffassungen zu Marschner bestehen weiterhin bzgl. der äußeren Schichten. Nach Marschner ist die Glomerularschicht schmal und einreihig und nur vereinzelt sollen Glomeruli außerhalb der losen Grundreihe liegen. Dies und die Aussage, daß die äußere plexiforme Schicht des Menschen sehr schmal ist und nur vereinzelt Pinselzellen enthält, widerspricht unseren Befunden.

Die Unterschiede des menschlichen Bulbus olfactorius gegenüber jenem von Säugern mit besser entwickeltem Riechsystem (einschl. Menschenaffen) lassen sich wie folgt zusammenfassen:

1. *Verlust der klaren Schichtung,*
2. *stärker geschlängelter bzw. buchtenartiger Schichtenverlauf,*
3. *stärkere Konzentration der Glomeruli in einigen Sektoren,*
4. *Abnahme der Größe der Glomeruli,*
5. *weitgehende Auflösung der Mitralzellschicht* (von vielen Autoren beschrieben),
6. *wahrscheinlich sehr breite innere plexiforme Schicht,*
7. *starke Reduktion der inneren Körnerschicht, geschlossene Körnergruppen sind* selten,
8. *Dickenabnahme der periventrikulären weißen Substanz,*
9. *weitgehendes Fehlen von Ependymresten beim erwachsenen Menschen.*

Beim Menschen ist der Bulbus deswegen vielfach in weniger Schichten, meist 4 oder 5 gegliedert worden (Koelliker, 1896; Brunner, 1923; Weiss u. Brunner, 1925; Liss, 1956; Gastaut u. Lammers, 1961), wobei vor allem die Schichten 3 bis 6 zusammengefaßt wurden. Prinzipiell sind aber alle bei den Säugern vorhandenen typischen Schichten auch beim Menschen vorhanden (auch BOSSY u. KATZ, 1964)[144]), worauf vor allem die vergleichend-anatomisch geschulten Autoren hingewiesen haben (ROSE, 1935; CROSBY u. HUMPHREY, 1939 b), und was auch aus dem hier durchgeführten Vergleich hervorgeht.

Die feinere Histologie des Bulbus olfactorius ist fast ausschließlich an makrosmatischen Säugern untersucht worden. Sein Strukturprinzip kommt bei diesen viel klarer zum Ausdruck.

8.1.3. Morphologie und Ultrastruktur der Bauelemente

Die ersten Untersuchungen über die feinere Histologie des Bulbus olfactorius haben OWSIANNIKOW (1860), WALTER (1861), CLARKE (1862), SCHMIDT (1862), HENLE (1871) und MEYNERT (1872) vorgelegt. Eine sehr klare Übersicht über diese älteste Literatur findet sich bei GEHUCHTEN u. MARTIN (1891).

Aus diesen ersten Arbeiten lassen sich schon erstaunlich viele Einzelheiten über den Aufbau des Bulbus entnehmen. Detaillierte Aufschlüsse über die Morphologie der strukturellen Elemente mit Hinweisen auf mögliche Verknüpfungen haben aber erst die Untersuchungen mit der Golgi-Methode erbracht. Solche liegen vor von GOLGI selbst (1875, 1894), CAJAL (1890, 1903, 1911), GEHUCHTEN u. MARTIN (1891), RETZIUS (1892), CALLEJA (1893), KOELLIKER (1896), BLANES (1898) und READ (1908). Die Befunde haben in der detaillierten Beschreibung von CAJAL (1911) eine Zusammenfassung gefunden. Spätere Autoren haben dem nur noch wenig hinzufügen können, doch finden sich einige weitere Details in den Golgi-Untersuchungen von ALLISON (1953 a, b), VALVERDE (1965), PINCHING u. POWELL (1971 b, c, d) und THAMKE *et al.* (1973). — Wesentliche und/oder umfassende Untersuchungen zur Ultrastruktur wurden von ANDRES (1965, 1970), PRICE u. POWELL (1970 a, d), PINCHING (1971), PINCHING u. POWELL (1971 b, c, d), und WILLEY (1973) vorgelegt. — PINCHING u. BROOKE (1973) haben mit der Golgi-Methode imprägniertes Material elektronenmikroskopisch untersucht.

(1) *Stratum fibrosum externum*, Schicht der Riechnervenfasern

Schicht der Fortsetzungen der peripherischen Nerven (GUDDEN, 1870); Rami olfactorii, eigentliche Riechnerven (GANSER, 1882); Lage der Olfactoriusfäserchen (KOELLIKER, 1896); Nervenschicht, oberflächlicher Olfactoriusplexus, periphere Nervenfaserschicht (CAJAL, 1903); Lamina fibrorum nervi olfactorii (WINKLER u. POTTER, 1914); Lamina fibrosa (I. u. N. POPOFF, 1929; KAPPERS, HUBER u. CROSBY, 1936; YOUNG, 1936; ZEMAN u. INNES, 1963); Stratum fibrorum (ROSE, 1929 b, 1931; FEREMUTSCH, 1952; HAGER, 1954; LOHMAN, 1963); Stratum filorum olfactorium (KREINER, 1933; ANDRES, 1965; MIODONSKI, 1968); Stratum fibrosum (ROSE, 1935; ZEMAN u. INNES, 1963); Stratum fibrosum externum (Nomina histologica, 1970).

Das Stratum fibrosum wird von den sehr feinen und marklosen Riechnervenfasern (Fila olfactoria) gebildet, deren Herkunft von den Sinneszellen der Riechschleimhaut erstmals von SCHULTZE (1862) beschrieben wurde. Die Zählungen von GASSER (1956) und CLARK (1956) haben ein 1:1-Verhältnis zwischen Receptoren und Fila olfactoria ergeben. Die Fasern ordnen sich zu Bündeln (Faszikeln) zusammen, die durch die Siebplatte in den Endocranialraum eindringen. Ein Nerv im üblichen Sinne (mit parallelen Faserbündeln über längere Strecken) wird nur selten gebildet, kommt aber bei einigen Knochenfischen, Lungenfischen und Amphibien vor (NIEUWENHUYS, 1967) und unter den Primaten beim Koboldmaki (*Tarsius*, s. auch Fußnote 67, S. 84).

[144]) BOSSY u. KATZ geben die folgenden Schichtenbreiten: (1) 70 μ, (2) 200 μ, (3) 150 μ, (4) 20—30 μ, (5) im Mittel 100 μ und (6) zwischen 100 und 150 μ.

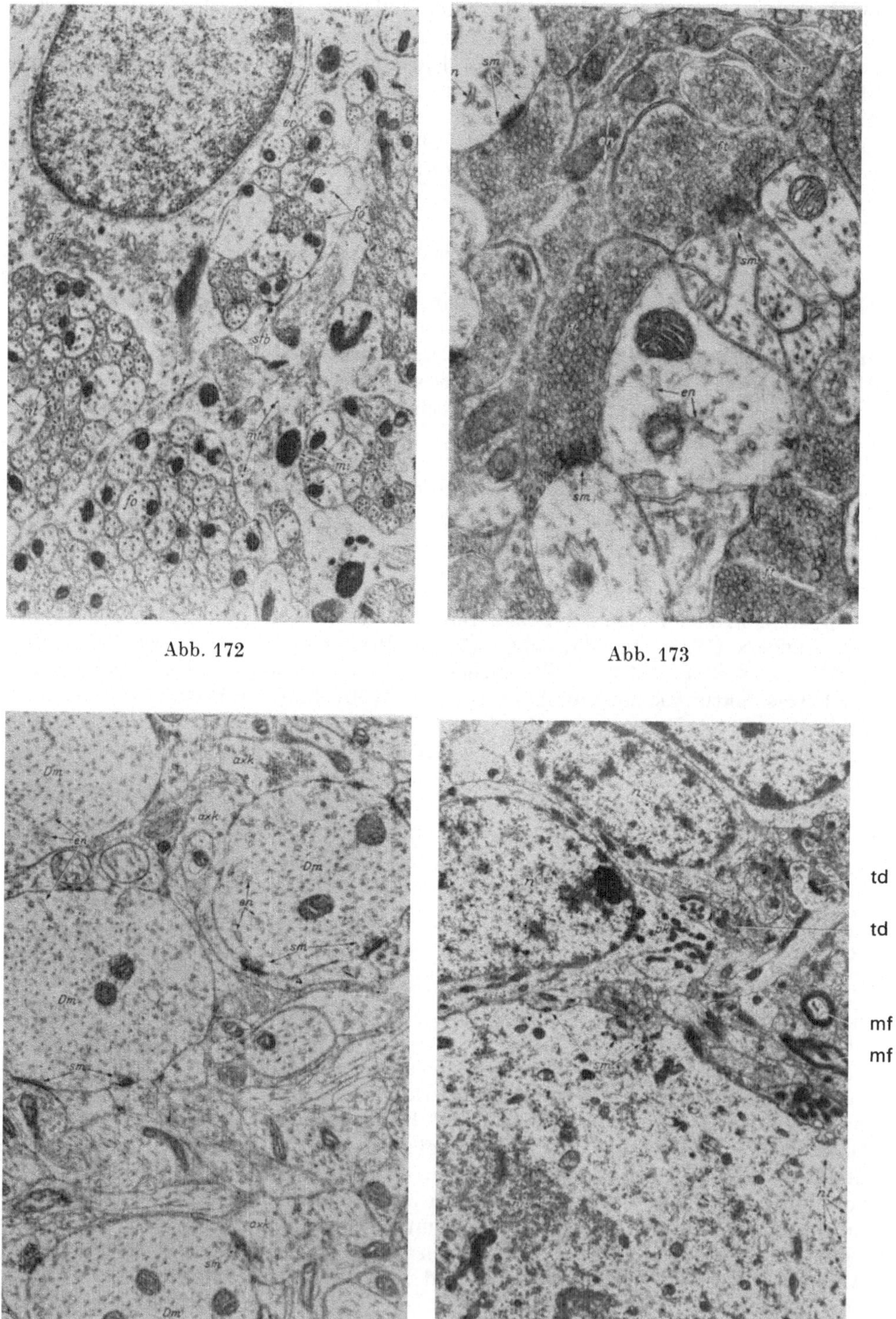

Abb. 172

Abb. 173

Abb. 174

Abb. 175

Im allgemeinen durchdringen die Faszikel die Siebplatte auf breiter Fläche und legen sich dann unmittelbar dem Bulbus auf, dessen erste Schicht bildend[145]). Über die *Ultrastruktur* dieser Schicht liegen wesentliche Untersuchungen von Andres (1965, Ratte), Berger (1969, Kaninchen) und Willey (1973, Katze) vor. Die Faszikel werden durch relativ große plasmatische Ausläufer von Schwann-Zellen (Lorenzo, 1956, 1957) bzw. nach Erreichen des Bulbus von Astrocytenausläufern (Andres, 1965) mantelartig eingeschlossen (Abb. 172). Gegen den pialen Bindegewebsspaltraum und das Endothel der Gefäßcapillaren sind sie nach Andres immer durch marginale Astrocyten getrennt. Die gliösen Elemente dieser Schicht (A in Abb. 176) senden nach Cajal ihre langen Fortsätze in die tieferen Schichten des Bulbus, nach Blanes (1898) bis in die Mitralzellschicht.

Die Faszikel sind in einer sehr komplizierten Weise ineinander verwoben (Abb. 171) und nicht streng voneinander getrennt. Zwischen den Faszikeln findet ein Faseraustausch statt, so daß das Stratum fibrosum eine Art Plexus darstellt (Andres, 1965). In den Faszikeln liegen die Fasern dicht gepackt und sind nur durch einen 100—200 Å breiten intercellulären Spaltraum voneinander und von den Plasmamembranen der Hüllzellen getrennt.

Kaliber und Anzahl der Fasern in den Bündeln variieren nach Andres erheblich. Die dünnsten Fasern messen 80—90 mμ, der größere Anteil ist aber 100 bis 300 mμ dick[146]), während besonders starke Fasern einen zehnfach größeren Durch-

[145]) Diese Schicht ist also keine Bildung der embryonalen Hemisphärenwand. Sie legt sich beim Menschen während des 2. Embryonalmonats kappenartig über deren Bulbusausstülpung (s. auch 7.2.1.).

[146]) Willey (1973) fand bei der Katze ein Mittel von 280 mμ. Ähnliche Werte (200 mμ) fanden Gasser (1956) beim Schwein, Lorenzo (1957, 1960, 1963) und Berger (1969) beim Kaninchen, Reese u. Brightman (1965, 1970) bei der Ratte und White (1972) bei der Maus. Wie Andres fand auch Lorenzo viele Fasern unter 100 mμ. Der geringen Dicke der Fasern entsprechend ist die Leitungsgeschwindigkeit gering; nach Gasser am geringsten von allen Nerven des Körpers. Beim Hecht *(Esox)* maß er 0,2 m/sec. Ottoson (zit. nach Nicoll, 1972) fand beim Frosch 0,14 m/sec, Nicoll (1972) beim Kaninchen 0,34 m/sec.

Abb. 172. Astrocyt aus dem Stratum fibrosum des Bulbus olfactorius der Ratte (aus Andres, 1965). Original verkleinert auf etwa $^1/_2$ (linear). Originaltext: Der Zellkern (n) zeigt eine relativ gleichmäßige Chromatinverteilung. Das Zytoplasma läßt nur wenig ergastoplasmatische Strukturen (er), eine Golgi-Zone (gz), sehr vereinzelt Stachelsaumbläschen (stb) und Mikrotubuli (mt) erkennen. Zwischen den Astrozytenausläufern liegen mehr oder weniger große Bündel der Fila olfactoria (fo). Mitochondrien (mi), Neurotubuli der Fila olfactoria (nt). Vergr. etwa 13000 ×

Abb. 173. Ausschnitt aus einem Glomerulus der Ratte (aus Andres, 1965). Original verkleinert auf etwa $^1/_2$. Originaltext: Die Endformationen der Fila olfactoria enthalten zahlreiche synaptische Vesikel unterschiedlicher Größe. Synaptische Membrankomplexe (sm) liegen zwischen den dunklen Riechfasertelodendra (ft) und den hellen Dendriten der Mitral- und Pinselzellen; agranuläres endoplasmatisches Reticulum (en). Vergr. etwa 26000 ×

Abb. 174. Ausschnitt aus dem Stratum plexiforme externum des Bulbus olfactorius der Ratte (aus Andres, 1965). Original verkleinert auf etwa $^1/_2$. Originaltext: Zwischen den Mitralzellkollateralen (Dm) und den Telodendra der Körnerzellen (axk) bestehen an zahlreichen Stellen synaptische Membrankomplexe (sm), agranuläres endoplasmatisches Reticulum (en). Vergr. etwa 13000 ×

Abb. 175. Ausschnitt aus der Grenzzone zwischen dem Stratum mitrale und dem Stratum granulosum internum (aus Andres, 1965). Original verkleinert auf etwa $^1/_2$. Originaltext: Untere Bildhälfte: Ausschnitt aus dem Perikaryon einer Mitralzelle; Nissl-Schollen (nis), Golgi-Zonen (gz), Neurotubuli (nt), Synapsen an der Zelloberfläche (sm). Obere Bildhälfte: Körnerzellen mit chromatinreichen Zellkernen (n) und schmalen Perikarya (pk). Rechts davon Geflecht aus Körnerzellausläufern und präsynaptischen Endformationen afferenter Axone (td); markhaltige Fasern (mf). Vergr. etwa 5500 ×

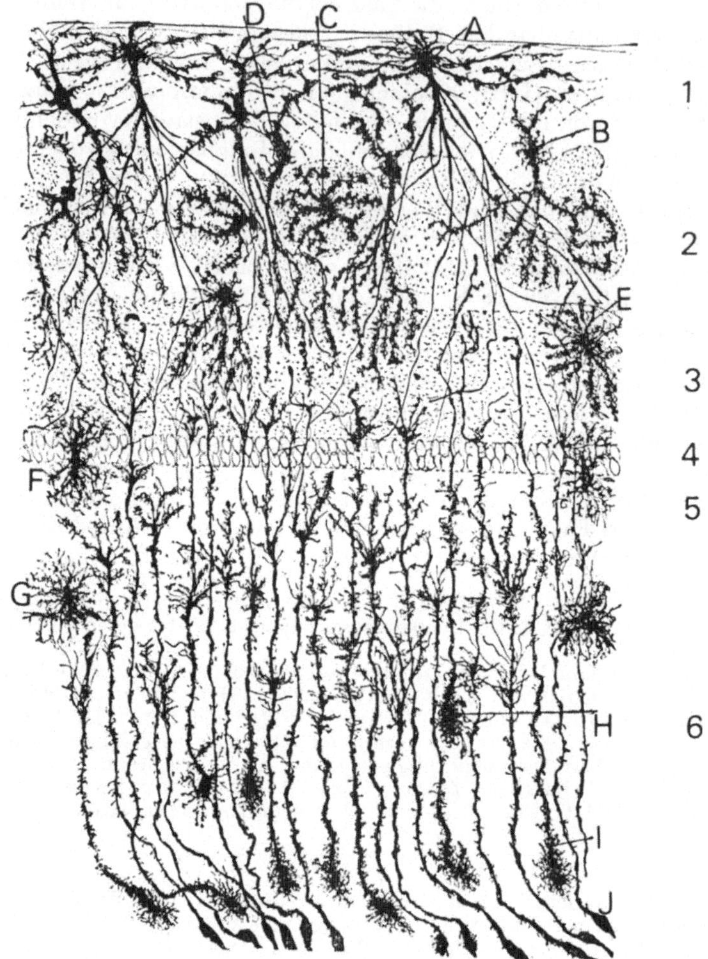

Abb. 176. Neurogliazellen des Bulbus olfactorius bei der 2 Monate alten Katze (nach BLANES, aus CAJAL, 1911). Golgi-Methode, seitenverkehrt vom Original, neu beschriftet. *A* Neurogliazelle des Stratum fibrosum; *B, C* Neurogliazellen, deren Ausläufer sich im Inneren der Glomeruli verzweigen; *D* interglomeruläre Neuroglia; *E* Neurogliazelle des Stratum plexiforme externum; *F* Neurogliazelle des Stratum mitrale; *G* Neurogliazelle des Stratum plexiforme internum; *H, I* verlagerte Ependymzellen; *J* typisch gelegene Ependymzelle. Die Zahlen entsprechen der Schichtennumerierung im Text (S. 218)

messer haben können. Letztere sind spindelförmige Erweiterungen dünnerer Fasern, in denen bevorzugt die bis 1,5 μ langen Mitochondrien liegen.

Ein eindrucksvolles Bauelement der Fila olfactoria sind die 200 Å weiten Neurotubuli. Sie enthalten oft im Schnitt als Punkte erscheinende, 40 Å dicke Zentralfilamente. Ihre Zahl in einer Riechfaser schwankt zwischen 1 und 10, häufig sind es 3—6 (Abb. 172). Neben den Mikrotubuli finden sich nach WILLEY (1973) Mitochondrien.

In der Grenzzone zwischen dem Stratum fibrosum und den Glomeruli formieren sich die Riechfasern in der Regel zu 20—60 μ dicken Bündeln, den Stielen der

Glomeruli (ANDRES). Die Fasern verzweigen sich in der Regel erst beim oder unmittelbar nach ihrem Eintritt in den Glomerulus (RETZIUS, 1892; READ, 1908).

Nach GEHUCHTEN u. MARTIN (1891), KOELLIKER (1896) und JOHNSTON (1898 beim Stör, *Acipenser*) teilen sich die Fila olfactoria manchmal bereits vorher in 2—3 Ästchen, die dann zu ebenso vielen verschiedenen Glomeruli gehen können. Solche Aufzweigungen sollen zwar nicht konstant, aber häufig sein (GEHUCHTEN u. MARTIN; nach READ, 1908) und auch HERRICK (1924b) fand beim Querzahnmolch *(Ambystoma)* eine häufige Teilung und Endigung der Teilfasern in weit auseinanderliegenden Glomeruli. HOLMGREN (1920) fand beim Lachs (*Osmerus*) hingegen keine Verzweigungen und auch CAJAL (1911) verneint bei Säugern eine Teilung der Riechnervenfasern vor dem Eintritt in den Glomerulus. Das Axon einer Receptorzelle soll in nicht mehr als *einem* Glomerulus endigen. Auch die sehr große Anzahl der in jeden Glomerulus eintretenden Fasern (nach ALLISON beim Kaninchen durchschnittlich über 25000) läßt eine Teilung unwahrscheinlich erscheinen.

(2) *Stratum glomerulosum*, Glomerularschicht

Schicht der kugelförmigen Gebilde (GUDDEN, 1870); Stratum glomerulosum (MEYNERT, 1872; ROSE, 1929b, 1931, 1935; FEREMUTSCH, 1952; HAGER, 1954, Nomina histologica, 1970); Schicht der Glomeruli olfactorii (GANSER, 1882; ROSE, 1935); Stratum glomerulorum (KOELLIKER, 1896; KREINER, 1933; MIODONSKI, 1968); Schicht der Glomeruli olfactivi (CAJAL, 1903); Lamina glomerulosa (WINKLER u. POTTER, 1914; KAPPERS, HUBER u. CROSBY, 1936; YOUNG, 1936; ZEMAN u. INNES, 1963); Stratum glomeruli (OBENCHAIN, 1925); Lamina glomerulo-granularis (I. u. N. POPOFF, 1929); Lamina glomerularis (CROSBY u. HUMPHREY, 1939b); Stratum glomerulare (LOHMAN, 1963).

Darin einbezogen das *Stratum granulosum externum*, die äußere Körnerschicht.

Lamina granulosa externa (WINKLER u. POTTER, 1914; KAPPERS, HUBER u. CROSBY, 1936; YOUNG, 1936); Stratum granulosum externum (ROSE, 1929b, 1931, 1935; HAGER, 1954; ANDRES, 1965); Lamina granularis externa (CROSBY u. HUMPHREY, 1939b); Stratum granulare externum (FEREMUTSCH, 1952; LOHMAN, 1963).

Die zweite Schicht des Bulbus olfactorius setzt sich aus zwei Grundelementen zusammen: 1. den Glomeruli und 2. den sie einhüllenden Zellen. Sie kann aber nicht einfach in zwei Schichten untergliedert werden, wie u. a. von WINKLER u. POTTER (1914), ROSE (1929b, 1931, 1935), YOUNG (1936), CROSBY u. HUMPHREY (1939a, b), MARSCHNER (1970) und SCHÖNHEIT (1970/71a) durchgeführt, weil die Teile eng ineinander verzahnt sind. ANDRES (1965) hat den Gesamtkomplex als äußere Körnerschicht bezeichnet, in der die Glomeruli eine Unterformation bilden. Obwohl wir uns dieser Auffassung anschließen, behalten wir für den Gesamtkomplex die Bezeichnung Glomerularschicht bei, weil sie 1. sehr gebräuchlich ist und 2. unter der Bezeichnung äußere Körnerschicht oft nur das zentral von den Glomeruli liegende geschlossene Zellband verstanden wird. — Zweckmäßiger als eine Aufspaltung in zwei Schichten bzw. Unterschichten ist eine Gliederung in zwei Komponenten, und zwar in eine *glomeruläre* und eine *periglomeruläre*, wie u. a. von PINCHING (1970), PINCHING u. POWELL (1971b, c, d) und WILLEY (1973) durchgeführt. Sie ergibt sich auch aus histochemischen Untersuchungen (s. Fußnote 157, S. 253).

PINCHING u. POWELL haben ausführliche ultrastrukturelle Untersuchungen an der Glomerularschicht durchgeführt und die Befunde mit Nissl- und Golgi-Bildern korreliert. PINCHING u. BROOKE (1973) haben die Befunde von PINCHING u. POWELL durch ultramikroskopische Untersuchung Golgi-imprägnierten Materials bestätigt (Golgi-EM-Methode).

Die Glomeruli sind verschieden große, sehr komplexe Gebilde, die sich im wesentlichen aus den folgenden Elementen zusammensetzen: a) den *Endaufzweigungen der olfactorischen Nervenfasern*, b) aus *Dendritenbüscheln von großen Zellen der tieferen Schichten (Mitralzellen, Büschelzellen)*, c) aus *Ausläufern der sie einhüllenden kleinen und kurzaxonigen Nervenzellen* und *Neurogliazellen* (CAJAL, 1911).

a) Die Verästelung der in die Glomeruli eintretenden *olfactorischen Nervenfasern* (Fila olfactoria) (a in Abb. 171) ist nach KOELLIKER (1896) eine eigentümlich hirschgeweihähnliche. Nach RETZIUS (1892) verzweigen sich die Fasern dichotomisch mit etwas gesperrten Ästen, wobei sich die Äste auffallend wenig verschmälern und gewiß kein Netz miteinander bilden, wie von GOLGI (1875) angenommen, sondern in freien Endigungen auslaufen (CAJAL; GEHUCHTEN u. MARTIN; RETZIUS; KOELLIKER; READ; u. a.). Die Endaufzweigungen sind extrem fein, varicös und sehr verwickelt. Endformationen selbst sind mit der Golgi-Methode schwer darstellbar. Darstellungen mit Silbermethoden haben u. a. WEBER (1945) beim Meerschweinchen und CATTANEO (1951, 1952) beim Hund versucht.

Elektronenmikroskopisch sind die Endstrecken der Riechnervenfasern charakteristisch elektronendicht (ANDRES, 1965; PINCHING u. POWELL, 1971c). Sie heben sich dadurch sehr deutlich von den viel helleren dendritischen Verzweigungen der Mitral- und Büschelzellen ab (Abb. 173). Beim Verlauf durch den Glomerulus bilden die Riechfasern viele synaptische Kontakte (runde Bläschen, asymmetrische Verdickungen) mit allen möglichen Typen dendritischer Profile (PINCHING u. POWELL, 1971c). Nach ANDRES (1965) wird ihr terminaler Bereich von synaptischen Bläschen ausgefüllt, deren Größe auffallend variabel ist (350—750 Å). Nach HINDS (1970) sind sie in einer dunklen Matrix eingebettet. In den Endverzweigungen der Dendriten münden die Neurotubuli in ein terminales, sehr lockeres agranuläres Reticulum ein. Aus den unregelmäßig weiten Endoplasmakanälchen scheinen durch Abschnürung 300—600 Å große Vesikel hervorzugehen, die die Endformationen der Dendriten in mehr oder weniger dichten Gruppen bevölkern. Die synaptischen Membrankomplexe zwischen den Riechfasertelodendra und den Verzweigungen der Hauptdendriten der Mitral- und Pinselzellen sind rund und 200—250 mμ groß (ANDRES).

b) Die Mitral- und Büschelzellen der tieferen Schichten entsenden im allgemeinen einen stärkeren *Hauptdendriten* in den Glomerulus, wo sich dieser in einen Pinsel divergierender und varicöser Zweige aufspaltet (Riechpinsel, Penicilli olfactorii von KOELLIKER, 1896) (c in Abb. 171). Diese Pinsel erstrecken sich nie, wie zahlreich ihre Zweige auch sein mögen, über die Grenzen des Glomerulus hinaus (CAJAL, 1911), breiten sich aber im ganzen Glomerulus aus. Sie endigen frei und dringen in die freien Räume zwischen den Endaufzweigungen der olfactorischen Fasern ein.

Hier ist der Ort der Erregungsübertragung von den Riechnervenzellen auf die ersten zentralnervösen Neurone. Den Glomeruli kommt damit eine fundamentale Bedeutung zu, was auch darin zum Ausdruck kommt, daß sie in der ganzen Wirbeltierreihe vorhanden sind; nur bei einigen primitiven Fischen (Rundmäulern) sind sie nach NIEUWENHUYS (1967) undeutlich.

Die Zahl der sich im einzelnen Glomerulus aufzweigenden Dendriten scheint erheblich groß zu sein. READ (1908) sah im anatomischen Präparat bei Katzen bis zu 3 Dendriten in einen Glomerulus eintreten. Auch KOELLIKER (1896) nahm in Anlehnung an GOLGI an, daß bei vielen Säugern mehrere Riechpinsel von Mitral- und Büschelzellen in die Glomeruli hineingehen. Ihre Zahl scheint jedoch erheblich unterschätzt worden zu sein. Nach ALLISON u. WARWICK (1949) ergibt ein Vergleich der Anzahl der Glomeruli mit der Zahl der Mitral- und Büschelzellen bei Kaninchen die beachtliche Menge von 24 Mitral- und 68 Büschelzellen je Glomerulus.

Elektronenmikroskopisch lassen sich nach ANDRES (1965) und PINCHING u. POWELL (1971c) die dendritischen Verzweigungen der Mitral- und Büschelzellen nicht voneinander unterscheiden. Sie heben sich aber sehr deutlich von den viel dichteren Telodendra der Fila olfactoria ab (Abb. 173), von denen sie reichlich synaptische Kontakte erhalten[147]). Nach PINCHING u. POWELL beginnen die dendritischen Verzweigungen als große, ziemlich regelmäßige, blasse Profile. Sie werden dann aber zunehmend varicös, wenn sie sich verzweigen und an Größe abnehmen, bleiben aber dornenlos. Die Dendriten der äußeren Büschelzellen sind hierbei in ihren Verzweigungen begrenzter als die der tiefer liegenden Zellen (PINCHING u. POWELL, 1971b). In den Dendriten finden sich stets Gruppen runder Bläschen, die oft in Verbindung mit asymmetrischen synaptischen Verdickungen

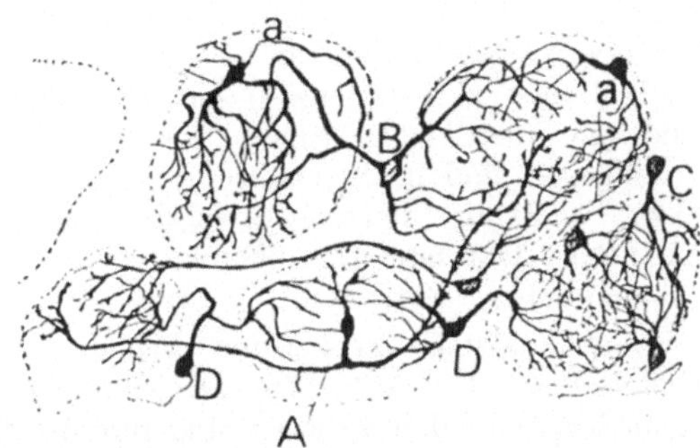

Abb. 177. Kleine Zellen des Stratum glomerulosum aus der Peripherie der Glomeruli (nach BLANES, aus CAJAL, 1911). Golgi-Methode, Original um 180° gedreht, neu beschriftet. *A*, *B*, *D* periglomeruläre Zellen, deren Dendriten sich in zwei Glomeruli verzweigen (biglomeruläre Zellen); *C* periglomeruläre Zelle, deren Dendriten sich in nur einem Glomerulus verzweigen (uniglomeruläre Zelle); *a* die kurzen Axone einiger dieser Zellen

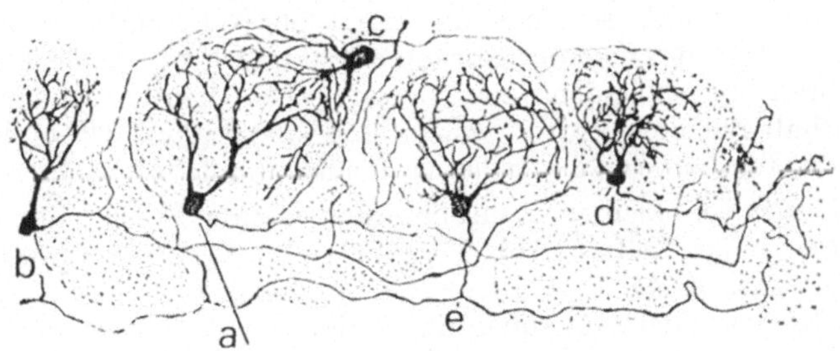

Abb. 178. Kleine intra- oder extraglomeruläre Zellen mit kurzen Achsencylindern aus dem Stratum glomerulosum des Bulbus olfactorius der Katze (nach BLANES, aus CAJAL, 1911). Golgi-Methode, Original um 180° gedreht, neu beschriftet. *a*, *b*, *c*, *d* uniglomeruläre Zellen, *e* Zweiteilung des Axons einer dieser Zellen

stehen. Diese sind häufig eng mit symmetrischen Synapsen umgekehrter Polarität[147]) verbunden und bilden mit diesen einen als „reziproke Synapse" bezeichneten Komplex.

[147]) Morphologisch ist die Polarität der Synapsen an der *prä*synaptischen Anhäufung der synaptischen Vesikel zu erkennen; bei asymmetrischen Synapsen kommt noch eine deutliche Verdickung der *post*synaptischen Membran hinzu (s. Abb. 186). Asymmetrische Synapsen haben ausschließlich runde Vesikel; abgeflachte Vesikel gehören stets zu symmetrischen Synapsen (PRICE, 1968b). — In Anlehnung an PINCHING u. POWELL (1971c, d) verwenden wir in Berücksichtigung der Polarität der Synapsen auch die Ausdrücke „erhalten Synapsen *von*" wenn die fragliche Struktur postsynaptisch ist und „machen Synapsen *mit*" wenn die fragliche Struktur präsynaptisch ist (s. auch Tabelle 8).

Die reziproken Synapsen (Abb. 186) sind dendro-dendritisch und bestehen im Glomerulus zwischen den Dendriten der Mitral- und Büschelzellen einerseits und den Dendriten periglomerulärer Zellen andererseits (Abb. 184a). Ihre wesentlichen strukturellen Merkmale sind nach WILLEY (1973): 1. synaptische Bläschen in beiden Dendriten, 2. synaptische Verdickungen im gleichen Komplex asymmetrisch *und* symmetrisch und 3. die synaptischen Bläschen des Partners sind generell ungleichartig (rund einerseits, abgeflacht andererseits).

c) Welcher Art die Mehrzahl jener Zellen ist, die den Glomerulus umgeben und im cytoarchitektonischen Bild seine Grenzen kennzeichnen, war lange Zeit umstritten. CAJAL, RAMON, u. a. hielten die kleinen Körnerzellen mit kurzen Ausläufern (Abb. 177, 178) überwiegend für nervöse Elemente, GOLGI und KOELLIKER hingegen für Neuroglia. Auch HAGER (1954) äußerte sich dahingehend, daß Makro- und Oligodendroglia überwiegen, kleine Nervenzellen hingegen nur vereinzelt vorkommen. Hingegen sind nach den elektronenmikroskopischen Untersuchungen von WILLEY (1973) die Neurone etwa doppelt so zahlreich wie die Gliazellen und nach ANDRES (1965) lassen sie sich klar von den protoplasmatischen Astrocyten und der Oligodendroglia trennen.

Glia: Nach Lage unterscheidet CAJAL bei den Gliazellen zwischen intra- und extraglomerulären Zellen (B, C, D in Abb. 176). Die inneren haben sternförmiges Aussehen und sind gefiedert, von den äußeren sind nur die Endbüschel einiger Ausläufer in die Glomeruli eingeschlossen. — Nach LISS (1956) wird der ganze Glomerulus von einer dichten Kapsel aus Astrogliazellen umgeben und auch nach WILLEY (1973) scheinen Astrocyten und Oligodendrocyten den Glomerulus vom umgebenden periglomerulären Neuropil abzukapseln. Eingebettet in die periglomeruläre Gliamatrix finden sich zahlreiche kleine Neurone und Gliakörper.

Elektronenmikroskopisch läßt sich nach ANDRES (1965) die Oligodendroglia leicht von Astrocyten unterscheiden und zeigt im Kern ein sehr ausgeprägtes Chromatinschollenbild, das dem der Körnerzellen ähnlich ist. Im Gegensatz zu den Körnerzellen sind die Oligodendrocytenkerne aber dichter strukturiert. Das Perikaryon enthält reichlich Ergastoplasma und Mikrotubuli, wobei die letzteren sich in den Plasmaausläufern zu parallel laufenden Bündeln formieren.

Neurone: Unter den kleinen Neuronen gibt es zwei Typen: Periglomerularzellen und kurzaxonige Zellen (Abb. 177, 178) (CAJAL, 1911; PINCHING, 1970; PINCHING u. POWELL, 1971b, d; WILLEY, 1973). Entsprechend den Verhältnissen in der inneren Körnerschicht (6) sollen die Periglomerularzellen (auch als äußere Körnerzellen bezeichnet) den inneren Körnern entsprechen, die kurzaxonigen Zellen ebenso bezeichneten Zellen der inneren Körnerschicht. Im Unterschied zu den inneren Körnern haben die Periglomerularzellen aber morphologisch unterscheidbare Axone, die den inneren Körnern fehlen. Die dendritischen und axonalen Verzweigungen der periglomerulären und kurzaxonigen Zellen gehen nicht über die Glomerularschicht hinaus (PINCHING u. POWELL, 1971d).

Die *Periglomerularzellen* verbinden mit ihren Dendriten (CAJAL, s. Abb. 177; VALVERDE, 1965) und Axonen (PINCHING u. POWELL, 1972c) zumeist verschiedene Glomeruli miteinander. Die Dendriten haben sowohl typische Dornen (Spines) als auch Knospen (Gemmulae)[148]. Erstere dominieren im periglomerulären Bereich, letztere in den Glomeruli selbst.

Elektronenmikroskopisch ähneln die periglomerulären Neurone in vieler Hinsicht den inneren Körnerzellen. Der Hauptunterschied besteht nach WILLEY (1973) in einer Abflachung vieler periglomerulärer Ausläufer, die dann dünnen Glia-

[148]) Knollige, meist gestielte, große dendritische Knospen, die von RALL *et al.* (1966) bei den inneren Körnern als „gemmules“ bezeichnet wurden.

scheiden ähneln (auch von REESE u. BRIGHTMAN, 1970, und PINCHING u. POWELL, 1971 d, beschrieben). Diese sollen nach PINCHING u. POWELL die Dendritenstämme der Mitral- und Büschelzellen umgeben.

Die periglomerulären Zellen haben nach PINCHING u. POWELL (1971 b) dunkle Kerne und sehr wenig somatisches Cytoplasma. Das Cytoplasma ist relativ dicht und reich an Ribosomen. Die *Dendriten* erscheinen irregulär und haben in den Glomeruli dornige Verzweigungen. Somatische und dendritische Auswüchse sind zahlreich und enthalten oft große, flache Bläschen. Die Synapsen der Dendritenstämme und Gemmulae[148]) haben ebenfalls diese Bläschen, die stets mit symmetrischen Verdickungen assoziiert sind. Die Gemmulae haben zumeist synaptischen Kontakt mit den Dendriten der Mitral- oder Büschelzellen. Die *Axone* sind nach PINCHING u. POWELL (1971 c) in ihren Endstrecken blaß und enthalten große abgeflachte Bläschen. Sie sollen auf den periglomerulären Schäften der Mitral- und Büschelzellen, aber auch verschiedenen Abschnitten der kurzaxonigen Zellen und anderer periglomerulärer Zellen endigen (Abb. 184a und Tabelle 8), nicht aber in die Glomeruli (höchstens in Randgebiete) eindringen. Dies gilt entsprechend auch für die Axone der kurzaxonigen Zellen.

Die *kurzaxonigen Zellen* sind nach PINCHING (1970) und PINCHING u. POWELL (1971 b, d) durch eine ausschließlich *peri*glomeruläre Verteilung ihrer Dendriten charakterisiert. Die Dendriten sind dick und varicös und nur schwach verzweigt. Sie haben nur wenige Spines, erhalten aber viele asymmetrische Synapsen auf ihren Schäften. Hingegen zeigen Zellkörper und Dendritenstämme keine Zeichen synaptischer Spezialisationen, die als präsynaptisch bezeichnet werden können (kaum Bläschen). Die Axone sollen in der Glomerularschicht verbleiben und mit blassen Axonendigungen, die kleine flache Bläschen enthalten, mit symmetrischen Synapsen auf verschiedenen Abschnitten der periglomerulären Zellen und anderer kurzaxoniger Zellen endigen (s. Tabelle 8).

In der Peripherie der Glomeruli (nach GUDDEN, 1870, vor allem an deren Basis, d. h. zum Zentrum des Bulbus hin) finden sich auch kleinere *Büschelzellen*, die im wesentlichen als *verlagerte* Zellen aus der darunterliegenden dritten Schicht angesprochen werden. CAJAL (1903) spricht von interstitiellen Büschelzellen zwischen den Glomeruli (auch LOHMAN, 1963). Nach KOELLIKER (1896) sind sie häufig senkrecht gestellt und liegen zu 2—4 um einen Glomerulus herum. Der Verlauf ihrer Axone soll nach KOELLIKER (1896) jenen der übrigen Büschelzellen entsprechen (siehe dritte Schicht). Sie würden sich dann nicht, wie GOLGI annahm, nach Abzweigung einer rückläufigen Kollaterale schon in der Nähe der Glomeruli verästeln. Doch werden auch heute noch beide Möglichkeiten diskutiert (s. S. 264).

Ultrastrukturell ähneln die kleineren unter diesen Büschelzellen nach ANDRES (1965) den Körnerzellen, weil infolge der geringen Zellgröße die sonst für die Nervenzelle typische Chromatinarmut fehlt[149]). Hiervon abgesehen, zeigen alle Büschelzellen die Baueigentümlichkeiten der großen Bulbusneurone (s. Mitralzellschicht). Die Nissl-Substanz ist in Schollen angeordnet, die dendritischen Zellfortsätze sind sehr cytoplasmareich, das Axon ist relativ dünn.

Fasergeflecht: Am Fasergeflecht der periglomerulären Region beteiligen sich nach PINCHING u. POWELL (1971 d) alle Axone der Neurone der Glomerularschicht. Sie gehen (abgesehen von den efferenten Axonen dort liegender Büschelzellen) nicht über diese Region hinaus. Es handelt sich im Einzelnen um Axonkollateralen autochthoner Büschelzellen und um die Axone der periglomerulären und kurzaxonigen Zellen. Hinzu kommen Axonkollateralen von Büschelzellen der äußeren plexiformen Schicht und zentrifugale Fasern. Die genannten Fasern scheinen nicht

[149]) Nach HINDS (1970) enthalten die Perikarya der Büschelzellen aber große Lipofuscinkörner, die den periglomerulären Körnerzellen fehlen.

auch in die Glomeruli einzudringen; umgekehrt bleiben die Fila olfactoria auf die Glomeruli begrenzt. PINCHING u. POWELL beschrieben im periglomerulären Bereich drei Typen von Axonendigungen: 1. solche mit runden Bläschen, die von Kollateralen der Büschelzellen und zentrifugalen Fasern stammen sollen, 2. solche mit großen flachen Bläschen von periglomerulären Zellen und 3. solche mit kleinen flachen Bläschen von kurzaxonigen Zellen. Axonendigungen mit runden Bläschen sind stets mit asymmetrischen Membranverdickungen, die mit flachen Bläschen (beide Typen) mit symmetrischen Verdickungen assoziiert.

In myeloarchitektonischen Untersuchungen war von KREINER (1933) gefunden worden, daß besonders im medialen Bereich des Bulbus die in Weigert-Pal-Präparaten hell erscheinenden Glomeruli von einem Geflecht blauer *markhaltiger Fasern* umgeben sind. Diese Fasern verlaufen in allen Richtungen, können sich der Oberfläche des Glomerulus anschmiegen oder selbst in diesen eindringen. Einzelne Fasern dringen auch in das Stratum fibrosum (1) vor. Über die Herkunft dieser Fasern hat sich KREINER nicht geäußert. Von ANDRES (1965) wurden sie als Axone und Kollateralen von Büschelzellen und anderen Neuronen, die an die Dendriten der periglomerulären Zellen herantreten, angesprochen. Nach WILLEY (1973) handelt es sich aber bei allen markhaltigen Ausläufern in der Glomerularschicht um *Dendriten*, während am Vorkommen markhaltiger Axone Zweifel geäußert werden. Diese markhaltigen Ausläufer finden sich zwischen den Glomeruli, aber nicht in den Glomeruli selbst. Von PINCHING (1971) sind sie für jenen Endabschnitt der apikalen Dendriten der Mitral- und Büschelzellen beschrieben worden, der die periglomeruläre Zone durchdringt, bevor es zur Aufzweigung im Glomerulus kommt. Während bei niederen Säugern (Ratte, Kaninchen) dieser Abschnitt von lockeren Falten von Gliamembranen umgeben ist, enthält er bei *Macaca* eine dünne Markscheide. Bei Büschelzellen kann diese Scheide bis zum Zellkörper gehen (nach SHEPHERD, 1972). WILLEY sieht darin eine Bestätigung seiner bei der Katze für die Glomerularschicht erhobenen Befunde.

(3) *Stratum plexiforme externum*, äußere plexiforme Schicht

Plexiforme Schicht (GUDDEN, 1870); Stratum gelatinosum (MEYNERT, 1872); Capa plexiforme externa (CAJAL, nach KREINER); Stratum gelatinosum als Teil des Stratum griseum (KOELLIKER, 1896); Stratum moleculare (KOELLIKER, 1896; LOHMAN, 1963; Nomina histologica, 1970); Periphere plexiforme Schicht (CAJAL, 1903); Lamina gelatinosa mit a) Lamina gelatinosa externa und b) Lamina gelatinosa interna (WINKLER u. POTTER, 1914); Stratum pyramidale externum plus Stratum moleculare externum (ROSE, 1929b, 1931, 1935; FEREMUTSCH, 1952; HAGER, 1954); Molekularschicht, Stratum gelatinosum (KREINER, 1933); Lamina molecularis externa (CROSBY u. HUMPHREY, 1939b); Lamina plexiformis externa (CROSBY u. HUMPHREY, 1939b; ZEMAN u. INNES, 1963); Stratum plexiforme externum (LOHMAN, 1963); Stratum plexiforme (ANDRES, 1965; MIODONSKI, 1968).

Das Stratum plexiforme externum ist vielfach mit den tieferen Schichten (4, 5) vereinigt worden (GANSER, 1882; C. L. HERRICK, 1892; KOELLIKER, 1896; BRUNNER, 1923; LISS, 1956; GASTAUT u. LAMMERS, 1961), während es im Gegensatz dazu von WINKLER u. POTTER (1914) in zwei Unterschichten, von ROSE (1929b, 1931, 1935) sogar in zwei selbständige Schichten gegliedert wurde. Bei manchen Tieren, z. B. bei *Tupaia* (s. Abb. 164), können in der Tat verschiedene Zonen ganz deutlich unterschieden werden; bei anderen hingegen ist dies sehr schwierig oder nicht möglich. Wir haben deswegen auf eine weitere Untergliederung verzichtet. In ihrer Dicke ist diese Schicht viel gleichmäßiger als die mehr peripheren Schichten (auch KREINER, 1933).

Das Stratum plexiforme externum enthält nach CAJAL (1911) a) die mittleren und peripheren Büschelzellen[150]) (d in Abb. 171), b) die akzessorischen Dendriten

[150]) Die Ultrastruktur der Büschelzellen ist jener der Mitralzellen ähnlich (s. Mitralzellschicht). — CROSBY u. HUMPHREY (1939a, b) sehen die Büschelzellen als nach außen verlagerte Mitralzellen an, die in ihren Verbindungen den Mitralzellen sehr ähnlich sein sollen. Im Gegensatz dazu sieht VALVERDE (1965) in ihnen nach innen verlagerte Periglomerularzellen, deren Axone die Grenzen des Bulbus nicht überschreiten (s. S. 264).

der Mitralzellen (Abb. 171) (die Hauptdendriten der Mitralzellen durchziehen diese Schicht auf dem Wege zu den Glomeruli), c) die dendritischen Endbüschel der inneren Körnerzellen[151]) (Abb. 171, 183a) und d) die rückläufigen Kollateralen der Achsenzylinder, die von den Mitral- und Büschelzellen ausgehen (h in Abb. 171). An der Grenze zur äußeren Körnerschicht sind entsprechende Ausläufer der periglomerulären Büschel- und Körnerzellen beteiligt. Schließlich enden viele Axone von kurzaxonigen Zellen tieferer Schichten in dieser äußeren plexiformen Schicht (Abb. 183b). Experimentell nachgewiesen ist weiterhin, daß Fasern von Neuronen außerhalb des Bulbus diese Schicht erreichen (Powell u. Cowan, 1963; Mascitti u. Ortega, 1966 u. a.). Die ganze Schicht stellt einen dichten, fibrösen Plexus aus diesen Dendriten, Axonen und Kollateralen dar. Sporadisch sind auch Astrocyten und Oligodendroglia zu finden, die vermutlich die wenigen markhaltigen Neuriten versorgen, die diese Schicht meist senkrecht durchziehen (Andres, 1965).

Nach der Struktur und nach unterschiedlichen Färbungsreaktionen kann man im Stratum plexiforme externum mitunter zwischen einer *äußeren* und einer *inneren* Zone unterscheiden (s. auch Histochemie, 8.1.5.). Die *Büschelzellen* verteilen sich über die ganze Schicht, liegen aber in der äußeren Zone zumeist deutlich dichter, zumindest bei vielen niederen Säugern (Abb. 163—165; auch Lohman, 1963 beim Meerschweinchen) und sind hier im allgemeinen kleiner als in der inneren Zone (Koelliker, 1896; Cajal, 1903, 1911; Lohman, 1963). Sie dringen bis zwischen die Glomeruli (2) vor. Die Zellkörper sind variabel (ovoid, spindelförmig oder dreieckig). Von der Spitze des Zellkörpers geht zumeist ein dicker Hauptdendrit aus, der im Glomerulus in einem Büschel von Ausläufern endet. Ein, zwei oder mehrere akzessorische Dendriten verzweigen sich im allgemeinen noch innerhalb der Schicht, und zwar in ihrer äußeren Zone. Durch ihren besonderen Verlauf und ihre geringe Dicke (2,5—4 μ) lassen sie sich nach Andres (1965) von den Hauptdendriten unterscheiden. Noch sehr viel dünner sind die Ausläufer der (vorwiegend) inneren Körnerzellen (0,25—1 μ), die durch enge Lagerung der Neurotubuli relativ dunkel wirken (Abb. 174). Die Dendriten der Mitral- und Büschelzellen haben mit den Ausläufern der Körnerzellen reziproken synaptischen Kontakt (s. S. 259).

Die *Axone* der Büschelzellen sind nach Cajal sehr viel feiner als die der Mitralzellen und entsprechend schwerer zu verfolgen. Sie durchqueren die Mitralschicht (4) und geben in der inneren plexiformen Schicht (5) im allgemeinen 2 oder 3 feine parallele Kollateralen ab. Nach Koelliker (1896) verlaufen diese Kollateralen horizontal und teilen sich spitzwinklig. Sie enden nach Ramon mit zarten Anschwellungen.

Die Axone tragen zusammen mit jenen von Mitralzellen zu den Faserschichten zwischen den inneren Körnerzellen (6) und zur periventrikulären weißen Substanz bei. Sie wenden sich (ebenso wie die Axone der Mitralzellen) in der inneren Körnerschicht nach caudal. An der Umbiegungsstelle entspringt häufig eine Kollaterale, die nach Cajal in Gegenrichtung verlaufen soll. Schon bald nach ihrem Ursprung erhalten die Axone der Büschelzellen feine Markscheiden. Markhaltige Fasern werden von Koelliker (1896) und Winkler u. Potter (1914) als radiale oder Radiärfasern bereits in der dritten Schicht erwähnt. Nach Kreiner (1933) sind sie von verschiedenem Kaliber, am dicksten und am zahlreichsten in den beiden Seitenpartien des Bulbus. Daneben beschrieb Kreiner tangential verlaufende Fasern und verirrte Bündel (Fasciculi aberrantes bulbi olfactorii). Bei letzteren handelt es sich um Bündel von verschiedener Dicke, die in allen Richtungen, über-

[151]) Diese machen nach Reese (1966) und Reese u. Brightman (1965) die Masse dieser Schicht aus.

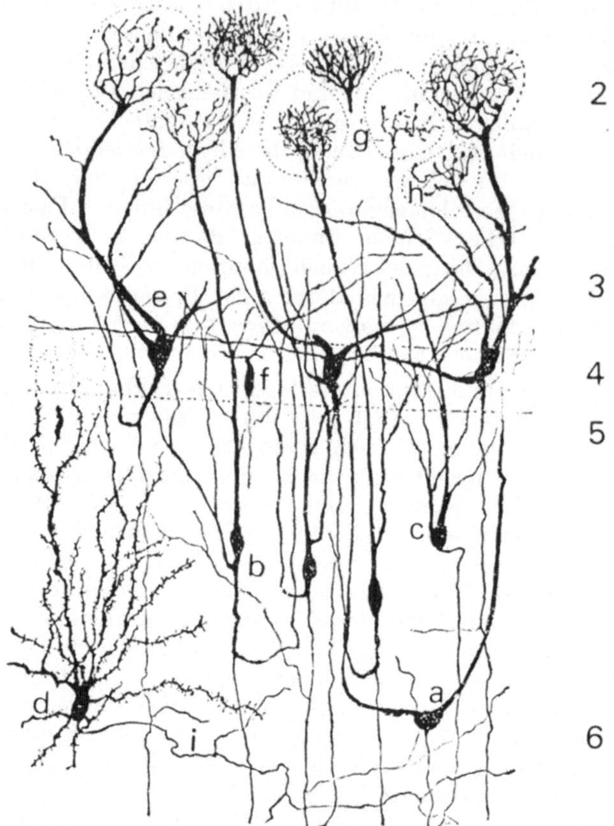

Abb. 179. Verschiedene Zellen des Bulbus olfactorius der Katze (nach BLANES, aus CAJAL, 1911). Golgi-Methode, Original um 180° gedreht, neu beschriftet. *a*, *b* in die Tiefe verlagerte Mitralzellen; *c* Körnerzelle aus dem Stratum granulosum internum (?); *d* Zelle mit kurzem Axon (i); *e* Mitralzelle; *f* kleine Mitralzelle; *g*, *h* Glomeruli. Die Zahlen entsprechen der Schichtennumerierung im Text (S. 218)

Abb. 180. Mitralschicht, innere plexiforme Schicht und innere Körnerschicht beim Mausmaki (*Microcebus murinus*). Kresylviolett, 15 μ dick, 330 × vergrößert. *a* Mitralzellen; *b* Körnerzellen in der Mitralzellschicht; *c* Körnerzellen in der inneren plexiformen Schicht; *d* Körnerzellen der inneren Körnerschicht

Abb. 181. Mitralzellen aus dem Bulbus olfactorius des Menschen. Kresylviolett, 20 μ dick, 400 × vergrößert

Abb. 182. Zellen des Stratum granulosum internum im Bulbus olfactorius des Menschen. Kresylviolett, 20 μ dick, 300 × vergrößert

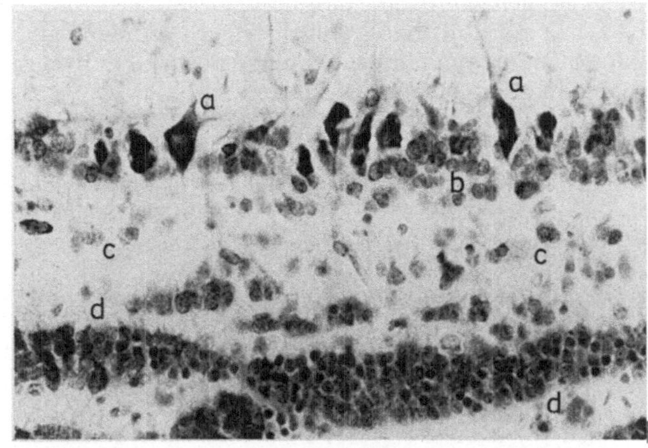

Abb. 180

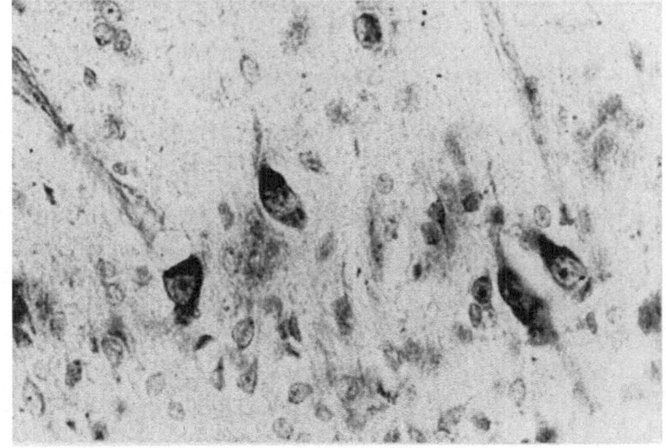
Abb. 181

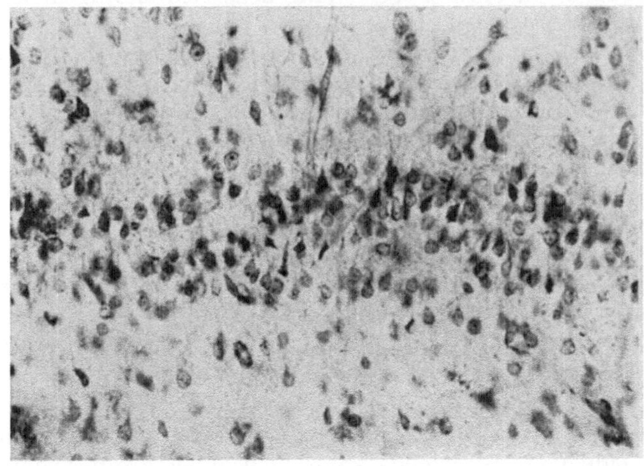
Abb. 182

wiegend jedoch von oben und vorn nach unten und hinten verlaufen. Während ihres Verlaufs verzweigen sie sich zahlreich, sowohl in einzelne Fasern als auch in kleine Bündelchen. KREINER vermutet aufgrund dieser großen Mannigfaltigkeit, daß diese Bündel keine einheitliche Zusammensetzung haben. Über Ursprung und Art dieser Fasern hat er keine Auskunft geben können.

LISS (1956) hat im Bulbus olfactorius des *Menschen* im Bereich unserer Schichten 3—6 nicht untergliedert, und es ist nicht immer sicher, welchen der von CAJAL benannten Typen die von LISS beschriebenen Zellen entsprechen. Neben Büschelzellen beschreibt LISS große bipolare Neurone, die wenig zahlreich sein und keinen Kontakt mit den Glomeruli haben sollen. Möglicherweise entsprechen sie Typen der inneren Körnerschicht (6).

(4) *Stratum neurocytorum mitralium*, *Stratum mitrale*, Mitralzellschicht

Lage der Riesenpyramiden oder Mitralzellen als Teil des Stratum griseum (KOELLIKER, 1896); Schicht der Mitralzellen (CAJAL, 1903); Lamina cellularum (WINKLER u. POTTER, 1914); Stratum cellularum mitralium (OBENCHAIN, 1925; ANDRES, 1965; MIODONSKI, 1968); Lamina mitragranularis (I. u. N. POPOFF, 1929); Stratum cellulare mitralum (Rose, 1929b, 1935); Stratum pyramidale internum (ROSE, 1929b, 1935; FEREMUTSCH, 1952; HAGER, 1954); Stratum granuloso-pyramidale (ROSE, 1931); Stratum cellularum (KREINER, 1933); Lamina cellularum mitralum (KAPPERS, HUBER u. CROSBY, 1936; YOUNG, 1936); Stratum mitrale, Stratum granulosopyramidale (LOHMAN, 1963); Lamina cellularum mitralium (ZEMAN u. INNES, 1963); Stratum neurocytorum mitralium (Nomina histologica, 1970).

Die Mitralzellschicht wird nicht von allen Autoren als selbständige Schicht anerkannt, sondern ist vielfach mit der äußeren und inneren plexiformen Schicht zusammengefaßt worden. Dies geschah vor allem wohl deshalb, weil häufig auch in diesen benachbarten Schichten mitralzellähnliche Zellen (die Büschelzellen) bzw. auch ausgewanderte Mitralzellen liegen und weil die beiden plexiformen Schichten ähnlich in ihrer Struktur sind. Das Stratum mitrale ist jedoch bei der überwiegenden Mehrheit der Säuger so prägnant, daß man ihm den Status einer selbständigen Schicht nicht vorenthalten sollte.

Die *Mitralzellen* sind die größten Zellen des Bulbus olfactorius; (20—30 μ bei der Ratte, PRICE u. POWELL, 1970d). Sie sind deutlich größer als die Büschelzellen der äußeren plexiformen Schicht (Abb. 171), in ihrem Verhalten diesen aber sehr ähnlich. Im Gegensatz zu deren diffuser Verteilung liegen sie im allgemeinen in einer schmalen Schicht, der Mitralzellschicht, in 1—3 Lagen eng zusammen. Sie sind mit vielen *Körnerzellen* durchmischt (CROSBY u. HUMPHREY, 1939b; LISS, 1956; LOHMAN, 1963; Trabantglia nach HAGER, 1954), die nach I. u. N. POPOFF (1929) bei der Ratte in 3—8 Lagen liegen. Wir haben diese Körner stets gefunden, doch kann ihre Dichte bei den verschiedenen Arten recht unterschiedlich sein. Im Unterschied zur inneren Körnerschicht treten die kleinen dunklen Elemente zahlenmäßig zurück und es überwiegen etwas größere, blasse Elemente (Abb. 180). Aber auch hierin verhalten sich die Arten nicht einheitlich. Beim Menschen fanden wir, wie in der inneren Körnerschicht, auch hier zahlreiche kleine spindelförmige Zellen (Abb. 181). Möglicherweise handelt es sich hierbei aber um Zellveränderungen infolge größeren Zeitraums zwischen Tod und Fixierung.

Die meisten der Mitralzellen sollen einer Bischofsmitra ähneln; ovoide und trianguläre Formen sind nach CAJAL (1911) weniger häufig, nach ALLISON (1953a, b) und eigener Anschauung bilden diese jedoch die Norm. RETZIUS (1892) erwähnt noch unregelmäßig flaschen- oder spindelförmige Zellkörper, die wir ebenfalls fanden. Eine kleinere Zahl von Mitralzellen kann auch außerhalb der schmalen Schicht liegen (Abb. 179), doch behalten auch diese Zellen ihre typischen Eigenarten bei. Solche sind: deutlich erkennbare grobe Nissl-Schollen im Zellkörper und ein besonders dicker, vom peripheren Pol der Zelle abgehender Dendrit (Hauptdendrit)[152]) (Abb. 180, 181). Dieser verläuft gegen die äußere Oberfläche hin, behält während seines Verlaufs fast unverändert seine Dicke bei[153]) und gibt nach CAJAL höchstens einige kleine Seitenzweige ab. Er endet im Inneren eines Glomerulus mit feinen, knotig varicösen Verzweigungen (RETZIUS, 1892) in einem Büschel freier Endigungen (Riechpinsel, *Penicilli olfactorii* von KOELLIKER, 1896) (Abb. 171, 179), die mit den Aufzweigungen der olfactorischen Nervenfasern in Kontakt treten.

Neben dem Hauptdendriten gehen von der Zelle noch 2, 3 oder mehr sekundäre oder akzessorische Dendriten[154]) aus, die nach RALL u. SHEPHERD (1968) durchschnittlich 4 μ dick sind. Sie verlassen den Zellkörper an der Seite oder auch an der Basis des Hauptfortsatzes und gehen in die äußere plexiforme Schicht, wo sie sich hauptsächlich in deren innerer Zone wiederholt teilen und hier zum Aufbau des Plexus beitragen (Abb. 171). Nach teilweise sehr weitem Verlauf enden sie mit frei auslaufenden Endigungen (RETZIUS, 1896; CAJAL, 1911). Die Endstrecken haben nach PRICE u. POWELL (1970d) varicöse Verdickungen.

Die *Ultrastruktur* der Mitralzellen ist vor allem von ANDRES (1965), PRICE u. POWELL (1970d) und WILLEY (1973) untersucht worden. Die Zellen haben einen großen blassen Kern und einen auffallenden Nucleolus. Das Perikaryon ist arm an Ergastoplasma, der Golgi-Apparat ist gut entwickelt. Das grobe endoplasmatische Reticulum ist zu multilaminären, meist kernnah gelegenen Nisslschollen geordnet (Abb. 175). Das helle Neuroplasma wird von zahlreichen Neurotubuli durchzogen. Diese zeichnen sich in den blassen Hauptdendriten durch einen regelmäßigen Verlauf aus (PINCHING u. POWELL, 1971b). Ein besonderes Merkmal der Mitralzellen besteht darin, daß in allen Teilen der Zellen (auch in den Axonhügeln und den axonalen Anfangssegmenten) agranuläre, synaptische Bläschen zu finden sind, die überwiegend rund sind. Diese stehen in Verbindung mit den „reziproken Synapsen“ (s. S. 259), die dort überall (mit Ausnahme des axonalen Anfangssegmentes) vorkommen (PRICE u. POWELL, 1970d). Alle synaptischen Komplexe auf den Perikarya der Mitral- und Büschelzellen sind nach WILLEY (1973) terminal, d. h. nicht „en passant“.

Die reziproken Synapsen (Abb. 186) stellen Kontakte mit den Körnerzellen her und ihre Verbreitung macht wahrscheinlich, daß die Körnerzellen nicht nur mit den akzessorischen Dendriten der Mitralzellen Verbindung aufnehmen, sondern (entgegen einer Ansicht von CAJAL) auch mit deren *Haupt*dendriten (ANDRES, 1965; PRICE u. POWELL, 1970d). Außerhalb der Glomerularschicht scheint die reziproke Synapsenform die wesentlichste, wenn nicht einzige auf den Mitralzellen vorkommende zu sein. Da die Kontakte mit den Axonen der periglomerulären Zellen auf die Glomerularschicht begrenzt sind (Tabelle 8), deutet dies darauf hin, daß die Mitralzellen (und Büschelzellen) im Bereich der äußeren plexiformen

---

[152]) RAMON (1890) hat nachgewiesen, daß bei niederen Wirbeltieren (Fischen, Reptilien, Vögeln) 4, 6 oder sogar noch mehr gleichwertige Dendriten vorhanden sind, die in oft schräger Richtung zu den Glomeruli verlaufen und nicht, wie beim Menschen und den höheren Säugern nur ein besonders dicker Hauptdendrit (RAMON, GEHUCHTEN), der nach GEHUCHTEN nur sehr selten durch Teilung auch zwei Glomeruli versorgen kann (KOELLIKER, 1896; auch RETZIUS, 1892). READ (1908) sah, daß sich beim Hund ein einzelner Hauptdendrit auf 3 verschiedene Glomeruli aufzweigte. Die Zahl gleichwertiger Hauptdendriten scheint artunterschiedlich zu sein, zeigt aber offenbar die Tendenz mit zunehmender Entwicklungshöhe geringer zu werden (ALLISON, 1953a, b).

[153]) Bei einer Länge von etwa 400 μ ist die Dicke der Hauptdendriten nach RALL u. SHEPHERD (1968, Kaninchen) 2—8 μ bei einem Mittel von etwa 6 μ. Nach ANDRES (1965) können sie auch vor ihrem Eintritt in den Glomerulus bei der Ratte noch 8 μ dick sein.

[154]) Die akzessorischen Dendriten der Mitralzellen sind nach SHEPHERD (1966) beim Kaninchen bevorzugt in der Längsrichtung orientiert, ein Befund, den PRICE u. POWELL (1970d) bei der Ratte nicht bestätigen konnten.

Schicht und der Mitralzellschicht *nur* mit den inneren Körnerzellen synaptischen Kontakt haben (s. auch 8.1.6., S. 260).

Nach KOELLIKER (1896) und CAJAL (1911) sind die *Axone* der Mitralzellen stark, nach VALVERDE (1965) die dicksten, die er im Gehirn beobachten konnte. ALLISON (1953a, b) hingegen fand sie dünn und recht schwierig zu verfolgen. Sie kommen aus der zentral gelegenen Seite des Zellkörpers mit einem Anfangssegment, daß sich 15—20 μ vom Perikaryon erstreckt, bevor es sich plötzlich verengt und die Faser eine Markscheide bekommt (PRICE u. POWELL, 1970d).

Die Fasern durchqueren die innere plexiforme Schicht, ohne Kollateralen abzugeben. In der inneren Körnerschicht verlaufen sie zu kleinen Bündeln zusammengeordnet zwischen den Körnerzellen, diese lamellenartig aufspaltend. Sie haben meist eine einzelne rückläufige Kollaterale, die dort austritt, wo das Axon in die Längsrichtung nach hinten umbiegt. Die Kollateralen sind fein und treten mit den Körnerzellen in Verbindung (s. S. 259 und Abb. 184b).

Die Fasern der Mitralzellen sammeln sich zum Tractus olfactorius lateralis, der an der Oberfläche des Lobus piriformis nach caudal zieht.

(5) *Stratum plexiforme internum*, innere plexiforme Schicht

Capa plexiforme interna (CAJAL, nach KREINER); innere oder zentrale plexiforme Schicht (CAJAL, 1903); Lamina submitragranularis (I. u. N. POPOFF, 1929); Stratum moleculare internum (ROSE, 1929b, 1931, 1935; FEREMUTSCH, 1952); Stratum fibrorum circumeuntium, Zirkularfasernschicht (KREINER, 1933; MIODONSKI, 1968); Lamina molecularis (KAPPERS, HUBER u. CROSBY, 1936; Young, 1936); Lamina molecularis interna (CROSBY u. HUMPHREY, 1939b); Lamina plexiformis interna (CROSBY u. HUMPHREY, 1939b; ZEMAN u. INNES, 1963); Stratum plexiforme internum (LOHMAN, 1963).

Auch das Stratum plexiforme internum wird nicht immer als selbständige Schicht angesehen und erscheint auch nicht immer klar als solche. Es wurde von der Mehrzahl jener Autoren, die nur wenige Schichten unterscheiden, mit dem Stratum plexiforme externum und dem Stratum mitrale zusammengefaßt, wiederholt aber auch mit der darunterliegenden Körnerschicht (z. B. ANDRES, 1965; VALVERDE, 1965). Daß die innere plexiforme Schicht aber durchaus als gut umrissene, sehr breite Zone in Erscheinung treten kann, zeigen die Verhältnisse bei den höheren Primaten (Abb. 167). Auch mit manchen histochemischen Methoden kann die innere plexiforme Schicht deutlich unterschieden werden (s. 8.1.5.).

Diese Schicht enthält nach CAJAL (1911) viele der *Axonkollateralen* der Büschelzellen (Abb. 171), nach ALLISON (1953a, b) auch die Axonkollateralen der Mitralzellen, die einen kurzen horizontalen Verlauf nehmen sollen, bevor sie in die äußere plexiforme Schicht gehen. Die Gesamtheit der Kollateralen bildet in der inneren plexiformen Schicht einen sehr dichten Plexus. Die weiteren Elemente dieses Plexus sind die nervösen peripheren Aufzweigungen der Zellen mit kurzen Achsenzylindern (d in Abb. 179), die stark dornigen Stämme der peripheren Ausläufer der inneren Körnerzellen, die richtige Palisaden bilden (Abb. 171, 183a), zahlreiche zarte ableitende Fasern und auch einige afferente Fasern von außerhalb des Bulbus. Diese Schicht hat relativ wenige Zellen, die meist spindelförmig sind, horizontal liegen und deren Achsenzylinder aufgezweigt in der äußeren plexiformen Schicht endigen.

Nach den myeloarchitektonischen Untersuchungen von KREINER (1933) durchbohren ziemlich dicke und tiefgefärbte Fasern diese Schicht vertikal. Es handelt sich hierbei überwiegend um die Axone der Mitral- und Büschelzellen. Ein zweites Element sind feine Fasern, die gebogen und verzweigt ein feines, dichtes Geflecht bilden. Durch das geringere Kaliber seiner Fasern und durch seine Dichte unterscheidet sich dieses Geflecht von den Fasergeflechten der tieferen Schichten. Ein drittes, und das am meisten charakteristische Element dieser Schicht sind nach KREINER zirkuläre Faserbündel. Die zahlreichen dünnen Bündel setzen sich aus

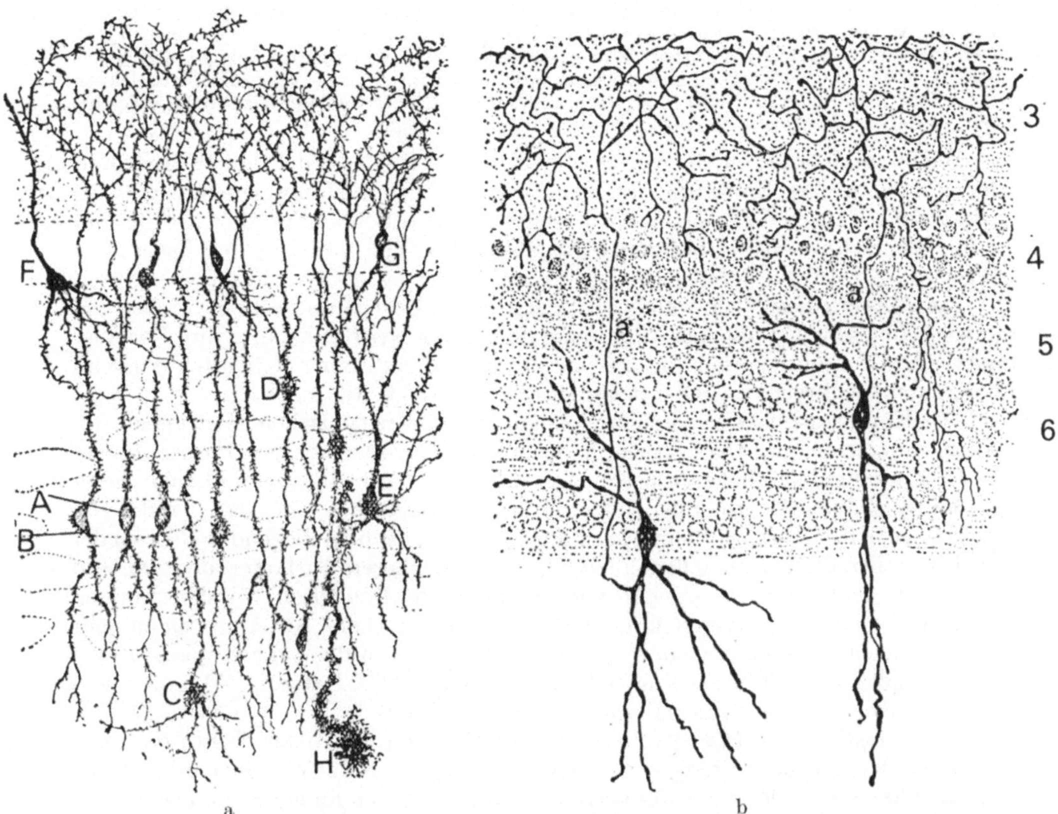

Abb. 183a u. b. Körnerzellen (Abb. 183a, 20 Tage alte Katze) und kurzaxonige Zellen (Abb. 183b, neugeborener Hund) aus dem Stratum granulosum internum (aus CAJAL, 1911). Golgi-Methode, Originale um 180° gedreht, neu beschriftet. *a* in Richtung Peripherie verlaufendes Axon. *A* Körnerzelle mit glatter Oberfläche aus dem Zentrum einer Zellgruppe; *B* Körnerzelle mit stachelartiger Oberfläche aus der Peripherie einer Zellgruppe; *C*, *D* weitere Körnerzellen mit stachelartiger Oberfläche; *E* große Körnerzelle; *F* Körnerzelle aus der Peripherie der Mitralzellschicht; *G* kleine Körnerzelle aus der Mitralzellschicht; *H* verlagerte Ependymzelle. Die Zahlen entsprechen der Schichtennumerierung im Text (S. 218)

sehr feinen Fasern zusammen und treten besonders im rostralen Bulbus hervor. Möglicherweise handelt es sich hierbei um die oben beschriebenen Kollateralen.

(6) *Stratum granulosum internum*, innere Körnerschicht

Strata granulosa und medullaria (MEYNERT, 1872); Körnerschicht, Nervenfaserlage, weiße Substanz (KOELLIKER, 1896); Schicht der Körner und Bündel weißer Substanz (CAJAL, 1903); Lamina granulosa interna (WINKLER u. POTTER, 1914; KAPPERS, HUBER u. CROSBY, 1936; YOUNG, 1936); Lamina granulosa interna plus Lamina fibrorum tractus olf. (CRAIGIE, nach KREINER); Stratum granulare (OBENCHAIN, 1925; LOHMAN, 1963); Stratum granulosum internum (ROSE, 1929b, 1931, 1935; HAGER, 1954); Lamina granularis interna (I. u. N. POPOFF, 1929; CROSBY u. HUMPHREY, 1939b; ZEMAN u. INNES, 1963); Stratum fibrorum tractus, Tractusfaserschicht (KREINER, 1933); Stratum granulare internum (FEREMUTSCH, 1952); Stratum granulosum internum (ANDRES, 1965; Nomina histologica, 1970); Stratum granulosum (MIODONSKI, 1968).

Das Stratum granulosum internum ist von nahezu allen Autoren als selbständige Schicht beschrieben worden, doch ist vor allem die Grenze nach innen nicht immer eindeutig. Offenbar wegen dieser Schwierigkeiten ließ CAJAL diese Schicht bis zum Ventrikelependym gehen, während andere Autoren, z. B. WINKLER u. POTTER (1914), neben dem Ventrikelependym noch weitere Schichten abgrenzen. Wir beschränken die innere Körnerschicht auf jenen Bereich, in dem Körnerlagen oder (nach innen zu) dichte Einzelkörner liegen. Die Verhältnisse (besonders beim Igel, Abb. 163) zeigen dann, daß diese Schicht den Ventrikel nicht erreicht, sondern daß dazwischen noch eine periventrikuläre Zone liegt.

Die innere Körnerschicht wurde von CAJAL (1903) als Schicht der Körner und der Bündel weißer Substanz bezeichnet. Diese beiden Hauptelemente sind so angeordnet, daß die Körner in Form von Lamellen (Schollen), deren Größe und Prägnanz nach innen zu abnimmt (Abb. 159, 163—168), zwischen den Faserlagen liegen.

Die *Körnerzellen*[155]) sind klein (bei der Ratte 6—10 μ) und sehr zahlreich. Sie haben sehr wenig Cytoplasma und wenig oder keine Nissl-Substanz. Ihre Form ist nach CAJAL ovoid, spindelförmig oder dreieckig mit einer Längsachse (wenn vorhanden) senkrecht zur Oberfläche des Bulbus (Abb. 183a).

Die Körnerzellen haben keinen Ausläufer mit den typischen Merkmalen des Axons (amakrine oder anaxonische Neurone), sondern nur mehrere dünnere innere Dendriten und einen dickeren peripheren Ausläufer (Abb. 183a). Die Länge dieser Ausläufer und die Richtung der tiefen Dendriten hängt nach VALVERDE (1965) von ihrer Lage in der Körnerschicht ab. In den mehr oberflächlich liegenden Partien der Schicht haben die Körnerzellen einen kürzeren peripheren Ausläufer, der sich bald verzweigt, und lange, senkrecht verlaufende tiefe Dendriten; in den tieferen Schichten sind die letzteren kurz, während der periphere Ausläufer einen sehr langen, gleichbleibenden Stamm bis zur Verzweigung in der äußeren plexiformen Schicht hat. Dieser Stamm ist nach ANDRES (1965) bei der Ratte 0,5—1 μ dick, was im Verhältnis zu den kleinen Perikarya beachtlich ist.

Der *periphere Ausläufer*[156]) unterscheidet sich von den tiefen Dendriten auch dadurch, daß der im Perikaryon gelegene Golgi-Apparat im elektronenmikroskopischen Bild stets an der Basis des peripheren Ausläufers zu finden ist und sich oft in diesen hinein erstreckt (PRICE u. POWELL, 1970a). Bei den tiefen Dendriten fehlt eine solche Beziehung.

Der periphere Ausläufer soll nach CAJAL (1911) die Rolle des Axons mit übernehmen, eine Auffassung, die sich durch elektronenmikroskopische Untersuchungen bestätigt hat. Danach haben nur die peripheren Ausläufer Synapsen, die von der Körnerzelle weg orientiert, also efferent sind. Während der periphere Fortsatz funktionelle Merkmale des Axons hat, sind die morphologischen Merkmale überwiegend jene von Dendriten. Alle cytoplasmatischen Organellen erstrecken sich in den peripheren Ausläufer hinein und im Ursprungsgebiet sind keine der typischen Merkmale eines axonalen Anfangssegmentes vorhanden. Auch Neurofilamente fehlen diesen Ausläufern (ANDRES, 1965). Die peripheren Ausläufer sind in ihrer Lage und Richtung sowie in ihren Verbindungen sehr einheitlich. Sie stellen nach KOELLIKER (1896) einfache, sehr selten gabelig geteilte oder doppelte Ausläufer dar, die sich nach kürzerem oder längerem Verlauf häufig im Bereich der Mitralzellen wiederholt mit spitzen Winkeln teilen. Die Endverzweigungen reichen bis in die

---

155) KOELLIKER (1896) hat sehr entschieden die Meinung vertreten, daß es sich bei diesen Zellen um Gliazellen handelt. Auch PENSA (1951) weist auf die große Ähnlichkeit zwischen Gliazellen und diesen Körnern hin und nimmt an, daß letztere während ihrer Entwicklung auf einem gliaähnlichen Stadium stehengeblieben sind. PENSA hat ihnen aber, wie die Mehrzahl der älteren Autoren, nervösen Charakter zugesprochen, allein wegen ihrer großen Zahl, ihrer Anordnung und der Konstanz ihres Vorkommens. Elektronenmikroskopische Untersuchungen haben inzwischen eindeutig gezeigt, daß es sich bei den Körnerzellen um atypische nervöse Elemente handelt.

156) Quantitative Untersuchungen an Golgi-imprägnierten Körnerzellen, insbesondere an den peripheren Ausläufern haben THAMKE *et al.* (1973) für die Ratte vorgelegt.

äußere Zone des Stratum plexiforme externum, wo sie in Beziehung zu den Dendriten der Mitral- und Büschelzellen endigen. Die ganze Zelle mit ihren Ausläufern ist mit zahlreichen vielgestaltigen (teils sessilen, teils gestielten) Anhängen besetzt, von denen jeder zumindest eine Synapse hat. An den distalen Teilen des peripheren Ausläufers sind die Fortsätze im allgemeinen viel größer als in den proximalen und sie werden hier als Knospen („Gemmules", RALL *et al.*, 1966; = Gemmulae) bezeichnet. Ein großer Teil dieser Gemmulae ist knollig und gestielt (Abb. 183a, 185). Sie bilden die reziproken Synapsen mit den Dendriten der Mitral- und Büschelzellen (PRICE u. POWELL, 1970a) (s. S. 259). Die tiefen Dendriten haben sehr charakteristische örtliche Anschwellungen und erhalten dadurch ein varicöses Aussehen (Abb. 185).

In ihrer *Ultrastruktur* ähneln die Körnerzellen dieser Schicht (Abb. 175) nach ANDRES (1965), WILLEY (1973), u. a. den äußeren Körnern der Glomerularschicht. Nach ANDRES sind jedoch die Telodendra bei den inneren Körnern sehr viel zahlreicher, größer und bläschenreicher als bei den äußeren. Die synaptischen Membrankomplexe sind ebenfalls größer und haben Durchmesser von 500 und 600 mμ. Hier wie dort treten große präsynaptische Endformationen an die Körnerzelldendriten und die Körnerzellperikarya heran. Die synaptischen Bläschen sind 350 bis 450 Å groß. Neurofilamente fehlen in den peripheren Ausläufern der Körnerzellen.

Zerstreut zwischen den Körnerzellen finden sich runde, stern- oder spindelförmige Neurone, die *voluminöser* sind als die Körner und die im Gegensatz zu diesen ein neurofibrilläres Gerüst haben. CAJAL unterscheidet nach Form der Zellen und Verlauf der Achsenzylinder *drei Zelltypen*. Bei zwei Typen, den Golgi-Zellen mit kurzen Achsenzylindern (d in Abb. 179) und den von BLANES und GEHUCHTEN entdeckten Zellen mit voluminösen Körpern und sehr langen Achsenzylindern, enden die Achsenzylinder in der gleichen Schicht (6), beim dritten Typus (den Cajal-Zellen) ziehen sie zum Stratum plexiforme externum (Abb. 183b), wo sie mit buschigen Aufzweigungen die Dendriten der Mitralzellen eng einhüllen. Sie scheinen jedoch mit diesen nur unter Vermittlung von Körnerzellausläufern in Kontakt zu treten (s. S. 260). Die Golgi-Zellen sind im allgemeinen mehr sternförmig mit Dendriten, die sich in alle Richtungen erstrecken, während die Cajal-Zellen mehr spindelförmig sind mit Dendriten, die überwiegend senkrecht zur Mitralzellschicht verlaufen (PRICE u. POWELL, 1970d). Elektronenoptisch konnten PRICE u. POWELL die verschiedenen Typen von kurzaxonigen Zellen nicht unterscheiden. Ein sehr charakteristisches Merkmal dieser Zellen sind relativ blasse Kerne, die stets durch lange Cytoplasmaausläufer eingebuchtet sind. Das Cytoplasma ist viel reichlicher als bei den Körnerzellen und enthält viele Ribosomen und andere Organellen, die ihm ein granuliertes Aussehen verleihen.

Synapsen wurden gelegentlich auf den Perikarya und auf den basalen Dendriten gefunden.

Beim Menschen fanden wir in Nissl-Schnitten (Abb. 182) zwischen runden Körnerzellen in großer Anzahl kleine dreieckige und spindelförmige Zellen, deren deutlicher Spitzenausläufer gegen die Peripherie gerichtet war. Wahrscheinlich handelt es sich hierbei um große Körner (E in Abb. 183a), die durch relativ späte Fixierung (wie beim Menschen häufig) ihre rundliche Form verloren haben und pyknotischen Zellen ähneln.

Die zwischen den Körnerzellen liegenden *Fasern* sind in erster Linie Axone der Mitral- und Büschelzellen, die zu deutlichen Bündeln gruppiert sind. Daneben finden sich feine lockere Fasern, die nach CAJAL hauptsächlich von der vorderen Commissur kommen. Nach ANDRES (1965) spricht die Anhäufung kleiner Synapsenbläschen in den markhaltigen Fasern dieser Schicht dafür, daß die auf den

Körnerzellen endigenden Fasern von entfernt liegenden Neuronen stammen. In diesen Fasern und ihren präsynaptischen Endverzweigungen sind Neurofilamente vorhanden.

Periventrikuläre Zone der weißen Substanz

Lamina fibrorum tractus olfactorii plus Lamina fibrorum medullae lobi olfactorii (WINKLER u. POTTER, 1914); Lamina fibrorum medullae lobi pyriformis (CRAIGIE, nach KREINER); Stratum fibrorum commissurae, Kommissuralfasernschicht (KREINER, 1933); Stratum periventriculare (LOHMAN, 1963); Lamina medullaris (ZEMAN u. INNES, 1963); Stratum fibrorum tractus et commissurae (MIODONSKI, 1968).

CAJAL hat diese Zone vom Stratum granulare internum nicht abgetrennt, sondern als Teil dieser Schicht mit in den Bulbus einbezogen. Ebenfalls als Bulbusschicht wird sie u. a. von WINKLER u. POTTER (1914), KREINER (1933), ALLISON (1953a, b), LOHMAN (1963) und MIODONSKI (1968) angesehen, wobei sie von WINKLER u. POTTER und MIODONSKI in zwei Schichten untergliedert wird. Wir haben die periventrikuläre weiße Substanz in Analogie zu der bei anderen Rindenstrukturen üblichen Begrenzung und in Übereinstimmung mit der Mehrzahl der Autoren nicht in den Bulbus olfactorius einbezogen, werden sie aber der Vollständigkeit halber kurz erörtern.

Die Zone zwischen Körnerschicht und Ependymauskleidung des Ventrikels enthält überwiegend *Fasern* und nur verhältnismäßig wenige, meist ovale Zellen. Die mehr zentral verlaufenden Fasern scheinen von der vorderen Commissur zu kommen; sie sind feiner und im Markscheidenbild schwächer gefärbt (KREINER, 1933; MIODONSKI, 1968). Schon im Normalpräparat zeigt diese Schicht nach ALLISON Fasern mit vielen Varicositäten und dicht angeordneten Terminalboutons und ALLISON schließt daraus auf einen, auch in dieser Schicht stattfindenden, beträchtlichen synaptischen Kontakt zwischen afferenten Fasern zum Bulbus und den tiefen Dendriten der benachbarten Körnerzellschicht, die bis in diese periventrikuläre Zone vordringen.

Die periventrikuläre weiße Substanz, die u. a. beim Igel eine beträchtliche Dicke erreicht, nimmt naturgemäß von frontal nach caudal hin zu (Zunahme der Faserzahl). Bei den Primaten und beim Menschen ist sie absolut weniger stark ausgeprägt.

Ventrikelependym

Epithel- oder Ependymschicht (CAJAL, 1903); Ependyma ventriculi lobi olfactorii (WINKLER u. POTTER, 1914).

Die Ependymschicht kleidet den in der Achse des Bulbus olfactorius verlaufenden Ventrikelausläufer oder dessen Rudimente aus. Die Ventrikelwand wird aus mehreren Lagen ependymaler Zellen gebildet. Die peripheren Ausläufer dieser Zellen sind von sehr großer Länge. Sie endigen nach BLANES mit Büscheln und komplizierten Aufzweigungen im Plexus der inneren Körnerschicht. Andere ependymäre Zellen sollen in großer Anzahl in den Bulbus hineinverlagert sein, ihre charakteristischen Eigenarten jedoch bewahrt haben (Abb. 176).

Bei vielen höheren Säugetieren sind die Ventrikelwände in großer Ausdehnung miteinander verschmolzen. Deutliche Reste des Ventrikelependyms sind mitunter nur noch schwierig festzustellen. Beim Menschen verschwinden sie nach WEISS u. BRUNNER (1925) während des frühen postuterinen Lebens.

8.1.4. Angioarchitektonik

Angaben zur Angioarchitektonik und Gefäßversorgung des Bulbus olfactorius liegen vor von KOELLIKER (1896), PFEIFER (1930), LISS (1956), ORTMANN (1957b) und Hasegawa (1969). Am ergiebigsten sind die Angaben von Ortmann für den Bulbus olfactorius der Maus. Danach ist die Schicht der Mitralzellen gering capillarisiert. Nach außen von dieser fast gefäßfreien Zone findet sich ein breiter Streifen sehr intensiver Vascularisierung (Bereich des Stratum plexiforme externum), der einen noch etwas gefäßdichteren äußeren Abschnitt aufweist. Dieser entspricht offensichtlich dem Stratum glomerulosum. Auch nach Koelliker und Liss ist die Glomerularschicht besonders gefäßreich. Nach Koelliker durchziehen Capillaren das Innere der Glomeruli in erheblicher Menge und Liss spricht von einer umgebenden Kapsel aus zahlreichen Gefäßen.

Unmittelbar nach innen von der gefäßarmen Mitralzellschicht existiert nach Ortmann ein stärkerer Gefäßreichtum, der nach dem Zentrum zu in ein weitmaschiges und ausgesprochen spärliches Gefäßnetz übergeht. Die von Ortmann beschriebenen Details gehen auch aus der Abb. 119 von Pfeifer (1930) hervor, werden von diesem aber anders interpretiert. Ortmann findet im Unterschied zu Pfeifer eine gute Übereinstimmung zwischen Angio- und Cytoarchitektonik und hebt auch die deutlichen Beziehungen zum Enzymreichtum (Succinat-Dehydrogenase) hervor.

Nach Hasegawa (1969) versorgen kurze arterielle Zweige den Bulbus von der Oberfläche bis zur Glomerularschicht, mittlere Zweige bis zur inneren Körnerschicht und lange Zweige von der letzteren bis zum Ventrikelependym. Der venöse Abfluß soll hauptsächlich nach dorsal gehen.

8.1.5. Histochemie, Chemoarchitektonik

Histochemische Untersuchungen über Vorkommen und Verteilung von Enzymen im Bulbus olfactorius und seinen verschiedenen Schichten liegen vor u. a. von Ishii (1957; Nager; Cholinesterase), Ortmann (1957b, 1961; diverse Säuger; diverse Enzyme), Paasonen *et al.* (1957; Hund; 5-Hydroxytryptamin), Shimizu u. Morikawa (1957; Nager; SDH), Gerebtzoff (1959, 1963; Nager; Cholinesterase), Friede (1960a; Meerschweinchen; SDH), Grimmer (1961; *Macaca*; SDH), Hashimoto *et al.* (1962; Kaninchen; MAO), Marco *et al.* (1962; Ratte; Cholinesterase), Barbera u. Galletti (1963; Kaninchen, Hund; Phosphatasen), Dahlström *et al.* (1965; Kaninchen; Monoamine), Nandy (1965; Ratte, Meerschweinchen; diverse Enzyme), Nandy u. Bourne (1965, 1966; Ratte; ATPase, 5-Nucleotidase, cxydative Enzyme), Scott (1965; 1967; Maus; 5-Nucleotidase), Shanta u. Bourne (1965a, b, c; Ratte, *Saimiri*; oxydative Enzyme und Esterasen), Witkam (1966; Hamster, Meerschweinchen; AChE, SDH, saure Phosphatase), Iijima *et al.* (1967; *Saimiri*; div. Enzyme), Sharma (1967a, b, 1968a, b; Ratte; 5-Nucleotidase, oxydative Enzyme), Tewari u. Sood (1967, 1969; diverse Vertebraten, saure und alkalische Phosphatase), Matsuo (1968; Kaninchen; diverse Enzyme), Girgis (1967, 1968b, c, 1969a; Biberratte, *Galago*, *Cercopithecus*; AChE), Michunskaya *et al.* (1972; Kaninchen; cytochemische Charakteristika), Sood u. Tewari (1972a, b; Maus; SDH; saure und alkalische Phosphatase, 5-Nucleotidase, ATPase), Haug (1973; Ratte; Schwermetalle mit Sulfid-Silber-Methode). — Knolle (1959; div. Vögel und Säuger; SDH), Ochi (1966; Ratte, Meerschweinchen; diverse Enzyme) und Labedsky u. Lierse (1968; Maus; SDH) untersuchten die ontogenetische Reifung der Enzymmuster (hierzu auch 7.2.1.). — Eine Diskussion über die Bedeutung einiger hydrolytischer Enzyme im Bulbus olfactorius findet sich bei Sood u. Tewari (1972b), über Monoamine bei Dahlström *et al.* (1965).

Ein sehr breites Spektrum von Enzymen haben SHANTA u. BOURNE (1965c) beim Totenkopfaffen *(Saimiri)* untersucht. Es ist zu erwarten, daß die Verhältnisse im Bulbus olfactorius des Menschen ähnlich sind. Nach SHANTA u. BOURNE zeigt die Schicht der Riechnervenfasern eine beträchtliche Aktivität für einfache Esterase; sie ist mäßig positiv für die meisten Enzyme, abgesehen von TPPase und G-6-Pase. TPPase fehlt auch in den Glomeruli, die für viele Enzyme die stärkste Aktivität im Bulbus zeigen (auch SOOD u. TEWARI, 1972b), u. a. für oxydative Enzyme, Adenosin-Triphosphatase (ATPase) und alkalische Phosphatase. SHANTA u. BOURNE führen die starke Aktivität in den Glomeruli auf den hohen Gehalt an Mitochondrien und synaptischen Bläschen zurück. Die fehlende TPPase-Aktivität deutet daraufhin, daß Golgi-Material in den Glomeruli offenbar fehlt. Ein TPPase-positives Golgi-Netz ist hingegen in den Perikarya der Mitralzellen vorhanden, bei *Saimiri* aber weniger stark als bei der Ratte. Von TPPase und saurer Phosphatase abgesehen sind die meisten Enzyme in den Ausläufern der Mitral- und Büschelzellen stärker positiv als in den Perikarya.

Äußere und innere plexiforme Schicht zeigen ein weitgehend identisches Verhalten, abgesehen von der AChE-Aktivität, die in der inneren Schicht deutlich ist, in der äußeren plexiformen Schicht aber weitgehend fehlt. Bei den meisten anderen Enzymen zeigt umgekehrt die äußere plexiforme Schicht eine etwas stärkere Aktivität.

AChE und MAO spielen bei der synaptischen Übertragung eine Rolle („Transmitterenzyme", RITTER *et al.*, 1971/72) und sind im Bereich der intensiven synaptischen Kontakte zwischen den Riechnervenfasern und den Ausläufern der Mitral- und Büschelzellen in den Glomeruli stark vertreten (GEREBTZOFF, 1959, 1963; MARCO *et al.*, 1962; NANDY, 1965; SHANTA u. BOURNE, 1965a, c; NANDY u. BOURNE, 1966; WITKAM, 1966; SHARMA, 1968a, b).

Die positive Aktivität sowohl von AChE als auch von MAO zeigt nach SHANTA u. BOURNE (1965c) an, daß die Synapsen in den Glomeruli sowohl adrenergisch als auch cholinergisch sind. Die stärkere Aktivität von MAO hat zu der Vermutung geführt, daß die adrenergischen überwiegen (NANDY, 1965; NANDY u. BOURNE, 1966). Möglicherweise gilt dies besonders für den Nebenbulbus. WITKAM (1966) hat auf die geringe AChE-Aktivität in den Glomeruli des Nebenbulbus hingewiesen, wodurch sich dieser deutlich vom Hauptbulbus unterscheidet.

Während über eine starke AChE-Aktivität in den Glomeruli weitgehend Übereinstimmung herrscht, ist diese in den Riechfasern selbst umstritten. Nach GEREBTZOFF (1959) und GIRGIS (1968b) besteht sie nicht, wohl aber nach SHANTA u. BOURNE (1965c), die eine kontinuierliche AChE-Aktivität vom Ursprung der Fasern im olfactorischen Epithel (nach BARADI u. BOURNE, 1959) bis in die Glomeruli fanden. SHARMA (1968b) fand auch eine ausgeprägte MAO-Aktivität in den Riechfasern.

Die Ähnlichkeit in der Verteilung von AChE und MAO, die in den Glomeruli besteht, gilt nicht für alle Schichten des Bulbus olfactorius (SHARMA, 1968a). In den Mitral- und Körnerzellen wurde keine AChE-Aktivität gefunden (SHANTA u. BOURNE, 1965c; WITKAM, 1966; SHARMA, 1968a), wohl aber eine MAO-Aktivität (SHANTA u. BOURNE, 1965c; SHARMA, 1968b). SHARMA weist aber daraufhin, daß die MAO-Aktivität (von den Glomeruli abgesehen) generell geringer ist, als dies sonst für oxydative Enzyme der Fall ist.

Für die laminäre Struktur des Bulbus olfactorius ergeben sich vor allem aus den 5-Nucleotidase-Darstellungen (aber auch mit anderen Methoden) einige sehr aufschlußreiche Details: 1. Die Glomeruli verhalten sich sehr oft ganz anders als die *peri*glomerulären Strukturen[157]) (besonders deutlich auch bei SDH); 2. in der äußeren plexiformen Schicht sind mitunter zwei deutliche Unterschichten darstellbar und 3. eine innere plexiforme Schicht (die nicht von allen Untersuchern als eigenständige Schicht anerkannt wird, s. 8.1.1. und 8.1.3., S. 246) kann sehr deutlich hervorgehoben werden.

8.1.6. Synaptische Organisation

Elektronenmikroskopische Untersuchungen über die synaptische Organisation des Bulbus olfactorius liegen u. a. vor von HIRATA (1964), ANDRES (1965, 1970), REESE u. BRIGHTMAN (1965, 1970), RALL *et al.* (1966), PRICE (1968a, b), VACCAREZZA u. SAAVEDRA (1968), WILLEY (1969), PINCHING (1970), HINDS (1970), PRICE u. POWELL (1970 a—d), PINCHING u. POWELL (1971b, c, d, 1972b, c), WHITE (1972, 1973) und WILLEY (1973). — PINCHING (1969) und PINCHING u. POWELL (1971a, 1972a) untersuchten die Veränderungen im Bulbus bei Degeneration der Riechnervenfasern. — SHEPHERD (1972) gibt eine zusammenfassende Darstellung und Übersicht über die synaptische Organisation des Bulbus olfactorius mit besonderer Berücksichtigung elektrophysiologischer Befunde.

Nach Ursprung der Fasern bzw. Ausläufer kann wie folgt untergliedert werden:

a) Synaptische Verbindungen mit Fasern fremden Ursprungs (periphere und zentrifugale Afferenzen).

b) Synaptische Verbindungen mit bulbusinternen Ausläufern (Kollateralen von efferenten Fasern, Ausläufer von Interneuronen).

Synapsen mit extrabulbär entspringenden afferenten Fasern

Die peripheren Afferenzen kommen von der Riechschleimhaut, treten also von außen an das Gehirn heran; die zentrifugalen Afferenzen kommen aus dem Gehirn selbst, wobei, soweit bisher bekannt, die Ursprungszellen im basalen Telencephalon liegen, nach PRICE u. POWELL (1970c) ipsilateral im ventralen (= horizontalen) Glied des Diagonalen Bandes und in der Regio retrobulbaris, kontralateral ebenfalls in der Regio retrobulbaris.

Afferenzen von der Riechschleimhaut: Die Riechnervenfasern machen in den Glomeruli, und nur in diesen, synaptische Verbindungen mit den Verzweigungen der Hauptdendriten der Mitral- und Büschelzellen und mit den Dendriten und Gemmulae der Periglomerularzellen (Abb. 184a und Tabelle 8). Kontakte mit den Periglomerularzellen wurden von WHITE (1972, 1973) bei einer Rasse von Mäusen (Balb/c) nicht gefunden, scheinen sonst jedoch die Regel zu sein und wurden u. a. von PINCHING (1969, 1970), HINDS (1970), PRICE u. POWELL (1970c), PINCHING u. POWELL (1971c, d) und WHITE (1973) beschrieben. Jede Einzelfaser hat offenbar mehrere synaptische Verbindungen. Die Synapsen sind asymmetrisch.

Die postsynaptischen Membranverdickungen bleiben nach PINCHING (1969) auch nach einer Degeneration der Riechnervenfasern erhalten. Nach MATTHEWS u. POWELL (1962) und PINCHING u. POWELL (1971a) treten deutliche transneuronale degenerative Veränderungen aber in den Zellen des Bulbus auf. Im zeitlichen Ablauf der Degeneration der Riechnervenfasern haben PINCHING u. POWELL (1972a) fünf Stadien unterschieden.

Afferenzen vom Diagonalen Band: Afferente Fasern, die in enger Beziehung zum Tractus olfactorius lateralis zum Bulbus gehen, wurden schon von CAJAL (1911)

[157]) Die bestehenden Unterschiede sind *nicht* laminär geordnet, sondern die Glomeruli sind in eine periglomeruläre Zone eingebettet. Dies macht es unzweckmäßig, hier von zwei Schichten zu sprechen (Glomerularschicht und äußere Körnerschicht). In Anlehnung an PINCHING u. POWELL (1971b, c, d) unterscheiden wir zwei Komponenten, die gemeinsam die Glomerularschicht bilden (s. auch 8.1.3., S. 235).

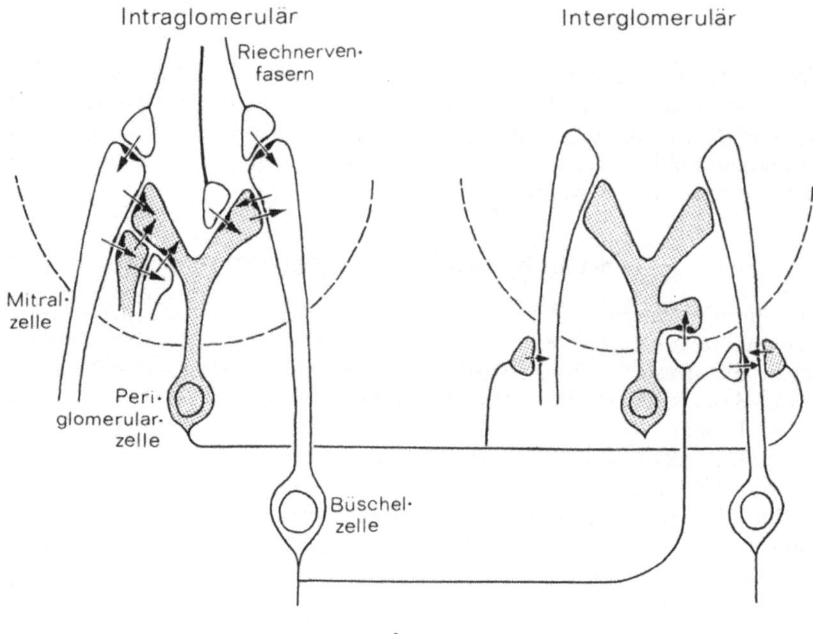

a

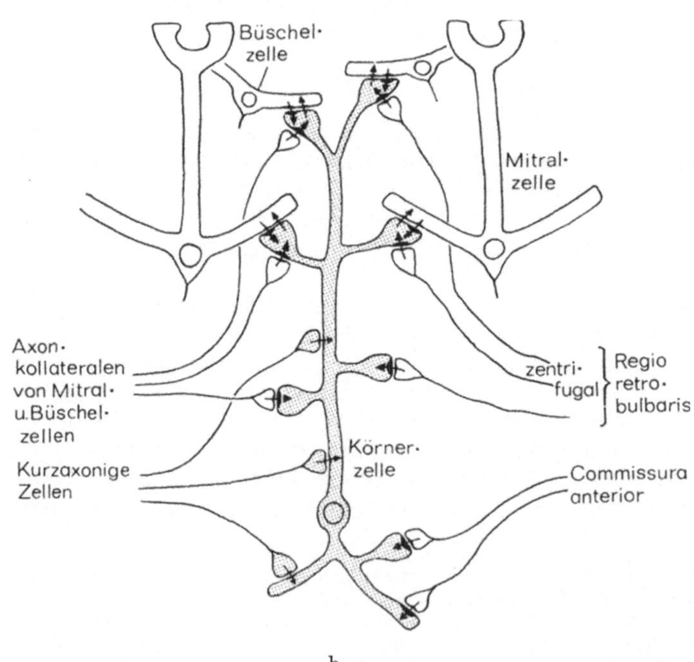

b

Abb. 184a u. b. Schema der synaptischen Organisation der Glomerularschicht (Abb. 184a) und der inneren Körner (Abb. 184b) (nach SHEPHERD, 1972). Umgezeichnet. Die gerasterten Profile weisen auf eine wahrscheinlich hemmende synaptische Wirkung hin, die offenen auf eine erregende. Die synaptische Polarität und die Membranverdickungen (symmetrisch und asymmetrisch) sind angegeben. In Abb. 184b kommen die externen Zuflüsse von rechts, die internen von links. Die einzigen synaptischen Ausgänge aus den inneren Körnerzellen sind die reziproken Synapsen zu den Mitral- und Büschelzellen

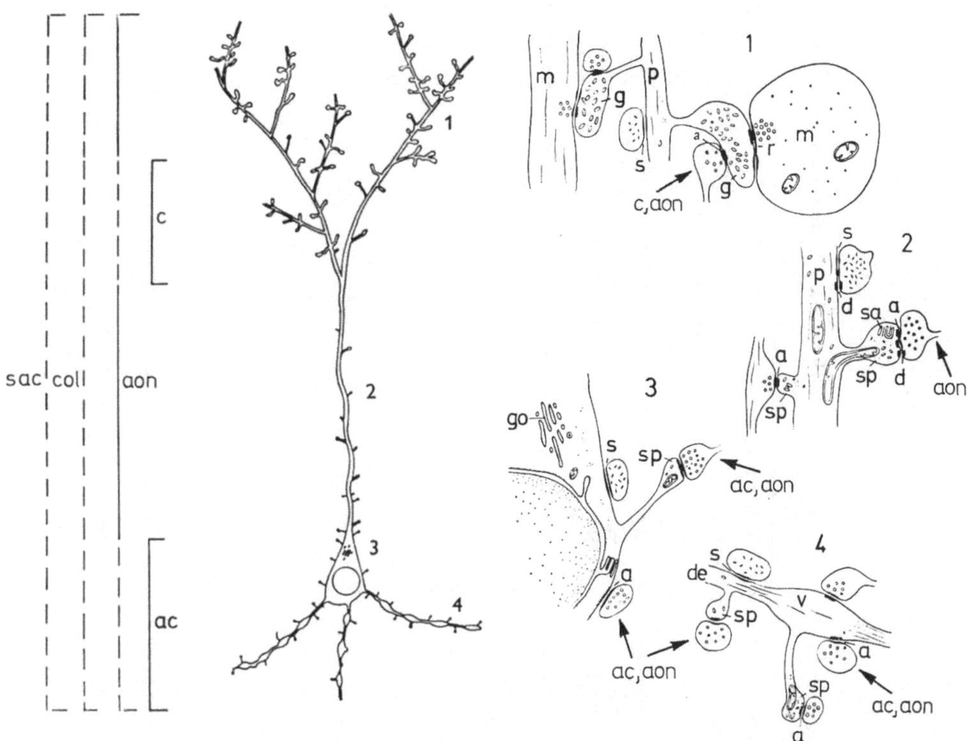

Abb. 185. Schema der strukturellen Besonderheiten der inneren Körnerzellen, ihrer Synapsen und der Endigungen der afferenten Fasern im Bulbus olfactorius (aus PRICE u. POWELL, 1970b, c). Die Gemmulae der peripheren Ausläufer der Körnerzellen enthalten große abgeflachte Vesikel. Mit den Dendriten der Mitralzellen bilden sie reziproke Synapsen. Axonendigungen mit runden Bläschen bilden asymmetrische Synapsen mit den Gemmulae und Dornen der peripheren Ausläufer der Körnerzellen, mit den Zellkörpern und Dornen der Zellkörper sowie mit den Dornen und Anschwellungen der tiefen Dendriten. Axonendigungen mit kleinen abgeflachten Bläschen bilden symmetrische Synapsen mit den Stämmen der peripheren Ausläufer, den Zellkörpern und benachbarten Teilen der tiefen Dendriten. — Die von der Regio diagonalis kommenden Fasern (c) endigen auf den Gemmulae in der unteren Hälfte der äußeren plexiformen Schicht (1); die Fasern von der Commissura anterior (ac) endigen auf den Zellkörpern und den Dornen der Zellkörper (3) sowie auf den Dornen und Anschwellungen der tiefen Dendriten (4); Axonkollateralen von der ipsilateralen Regio retrobulbaris (aon) endigen auf den Gemmulae und Dornen peripherer Ausläufer (1, 2) und möglicherweise auf der ganzen Zelle. Die bulbusinternen Fasern (col) (sac) endigen auf allen Teilen der Körnerzellen. *a* asymmetrische synaptische Membranverdickung, *ac* Endigungsbereich der von der kontralateralen Regio retrobulbaris durch die Commissura anterior kommenden Fasern, *aon* Endigungsbereich der aus der ipsilateralen Regio retrobulbaris kommenden Axonkollateralen, *c* Endigungsbereich der durch den Tractus olfactorius lateralis von der ipsilateralen Regio diagonalis kommenden Fasern, *col* Endigungsbereich der bulbusinternen Axonkollateralen von Mitral- und Büschelzellen, *d* Desmosom, *de* tiefer Dendrit der Körnerzelle, *g* Gemmulae, *go* Golgiapparat, *m* Mitralzelle (Soma und Dendrit), *p* peripherer Ausläufer der Körnerzelle, *r* reziproke Synapse, *s* symmetrische synaptische Membranverdickung, *sa* Spine-Apparat, *sac* Endigungsbereich bulbusinterner Axone kurzaxoniger Zellen, *sp* Spine, *v* dendritische Anschwellung

Tabelle 8. Zusammenstellung der bekannten synaptischen Verbindungen zwischen neuronalen Ausläufern in der Glomerularschicht des Bulbus olfactorius (nach PINCHING u. POWELL, 1971 d)

Synapsen erhaltend		Zellteile und Ausläufer, die synaptische Kontakte machen							
		asymmetrische Verdickungen/runde Bläschen					symmetrische Verdickungen/ abgeflachte Bläschen		
							Periglomerularzellen		Kurzaxonige Zellen
Zellen	Zellteile	Olfactoriusfaser-endigungen	Mitralzell-dendriten	Büschelzell-dendriten	Büschelzell-somata	*SV/AT Axon-endigungen	Dendriten/ Gemmulae	Axon-endigungen	Axon-endigungen
Mitralzellen	glomeruläre Verzweigungen	+ + + +	0	0	0	0	+ + +	0	0
	periglomeruläre Schäfte	0	0	0	0	+	+ +	+ +	0
Büschelzellen	glomeruläre Verzweigungen	+ + + +	0	0	0	0	+ + +	0	0
	periglomeruläre Schäfte	0	0	0	0	+ +	+ +	+ +	0
	Somata	(+)	0	0	0	+	+ +	0	0
	Anfangssegmente der Axone	0	0	0	0	0	0	(+)	0
Periglomerular-zellen	Dendriten	+ + + +	+ +	+ +	0	+ +	(+)	+	+ +
	Spines/Gemmulae	+ + a)	+ + +	+ + +	+ +	+ + +	(+)	+	+
	Somata	(+)	+	+	+	+	0	+	+ +
	Anfangssegmente der Axone	0	0	0	0	0	0	+	+
Kurzaxonige Zellen	Dendriten/Spines	0	0	0	0	+ + +	0	+ +	+
	Somata	0	0	0	0	+ +	0	+ +	+
	Anfangssegmente der Axone	0	0	0	0	0	(+)	+	0

0 = Keine Anhaltspunkte für Kontakte; + = deutliche Belege für Kontakte (die Zahl der Kreuze zeigt das Ausmaß der Kontakte an); (+) = nur spärliche Kontakte beobachtet; a) = nur Gemmulae.

* „SV/AT Axonendigungen" sind jene blassen Axonendigungen in der periglomerulären Region, die vermittels asymmetrischer Verdickungen und runder Bläschen Synapsen machen. Die Gruppe umfaßt rückläufige Axonkollateralen von Büschelzellen und zentrifugale Fasern.

beschrieben. Sie verlaufen nach CAJAL beim Eintritt in den Bulbus an dessen unterer Fläche, verzweigen sich mehrmals, bis sie die innere Körnerschicht erreichen und haben eine sehr ausgedehnte Verzweigung, die sich über einen beträchtlichen Teil des Bulbus olfactorius erstreckt. Über den Ursprung dieser Fasern konnte CAJAL keine Angaben machen. Dieser wurde erst neuerdings von PRICE (1969) und PRICE u. POWELL (1970c) sichergestellt. Diese Fasern sind dicker als alle anderen Afferenzen, und sie endigen nach den kombinierten experimentell-anatomisch/elektronenmikroskopischen Untersuchungen von PRICE (1968a) und PRICE u. POWELL (1970c) auf den inneren Körnerzellen nur auf den Gemmulae der peripheren Dendriten in der tiefen Hälfte der äußeren plexiformen Schicht (c in Abb. 185). Die Fasern können hier Synapsen mit mehreren Gemmulae bilden. Während von PRICE u. POWELL degenerierende *Endigungen* nur hier gefunden wurden, konnten nach Läsion des Tractus olfactorius lateralis degenerierende *Axone* auch in der inneren Körnerschicht und selbst in den Glomeruli und zwischen den periglomerulären Zellen festgestellt werden, ein Befund, wie er sich auch in lichtmikroskopischen Untersuchungen mit der Nauta-Methode ergibt (u. a. CRAGG, 1962). Von PINCHING u. POWELL (1972b) wurden nach Durchschneidung des Tractus olfactorius lateralis auch elektronenmikroskopisch Axonendigungen in der Glomerularschicht gefunden. Sie scheinen allerdings selten zu sein und finden sich ausschließlich in der periglomerulären Region und in einer intermediären Zone zwischen dieser und den Glomeruli. Am häufigsten fanden sich Endigungen auf Periglomerularzellen, seltener auch auf kurzaxonigen Zellen, sowie auf Büschel- und Mitralzelldendriten. PINCHING u. POWELL fanden Hinweise darauf, daß die Projektionen von der Regio retrobulbaris wahrscheinlich *nicht* bis in die Glomerularschicht aufsteigen, so daß die Endigungen in den periglomerulären Gebieten wahrscheinlich von den Fasern aus dem Diagonalen Band stammen.

Afferenzen von der Regio retrobulbaris: Die *kontralateralen* Afferenzen sind feiner und treten nach CAJAL in der inneren Körnerschicht in Form einer großen Anzahl feiner, mäßig sich verzweigender Fibrillen auf. Sie endigen nach PRICE u. POWELL (1970c) mit asymmetrischen Synapsen auf den inneren Körnerzellen, und zwar auf den Zellkörpern, den Dornen der Zellkörper und auf den Anschwellungen und Dornen der tiefen Dendriten[158]) (Abb. 184b und ac in Abb. 185). Keine Endigungen finden sich hingegen auf den peripheren Dendriten der inneren Körner, was gegen die Ansicht von KOELLIKER (1896) spricht, daß diese Fasern bis in die äußere plexiforme Schicht gehen.

Die *ipsilateralen* Fasern sollen nach VALVERDE (1964a, 1965) Kollateralen der eben besprochenen Fasern sein, also jener Fasern, die von der Regio retrobulbaris zum Bulbus der Gegenseite gehen (Abb. 188). Die Fasern endigen nach PRICE u. POWELL (1970c) auf allen Teilen der inneren Körnerzellen, möglicherweise aber besonders auf den Dornen und Gemmulae der peripheren Dendriten sowohl in der inneren Körnerschicht als auch in der äußeren plexiformen Schicht (aon in Abb. 185).

Zusammengefaßt: Von den afferenten Fasern des Bulbus olfactorius enden die peripheren Fila olfactoria auf den Verzweigungen der Hauptdendriten der Mitral- und Büschelzellen in den Glomeruli, die zentrifugalen Fasern hingegen in einem geringeren Ausmaß periglomerulär, hauptsächlich aber auf den inneren Körnerzellen. Es gibt gute Anhaltspunkte dafür, daß die verschiedenen Gruppen der

[158]) Auch nach den Golgi-Untersuchungen von VALVERDE (1964a) endigen die Axone der retrobulbären Pyramiden auf den absteigenden Ausläufern der inneren Körnerzellen. VALVERDE faßt diese Ausläufer jedoch als Axone und dementsprechend die Synapsen als axo-axonal auf. Hierfür gibt es jedoch keine stichhaltigen Argumente.

zentralen Afferenzen eine unterschiedliche Endigung auf den verschiedenen Teilen dieser Körnerzellen haben (Abb. 185 nach PRICE u. POWELL, 1970b, c).

Für die periglomeruläre Zone ist eine Endigung afferenter Fasern nicht nur auf den Periglomerularzellen (äußere Körner), sondern auch auf kurzaxonigen Zellen nachgewiesen (PINCHING u. POWELL, 1972b). Dies gilt wahrscheinlich ebenso für die tieferen Schichten. Die elektrophysiologischen Befunde von YAMAMOTO *et al.* (1963) und CALLENS (1967) (zit. nach PRICE u. POWELL, 1970b) weisen daraufhin, daß die durch die Commissura anterior kommenden Fasern (von der kontralateralen Regio retrobulbaris) im Bulbus olfactorius Verbindung mit zwei verschiedenen Typen von Interneuronen eingehen.

Synapsen mit bulbusinternen Ausläufern

Nach völliger Unterbrechung der äußeren Verbindungen des Bulbus olfactorius finden sich viele Axonendigungen ohne Anzeichen einer terminalen Degeneration. PRICE u. POWELL (1970c) nehmen an, daß es sich hierbei um Endigungen interner Fasern des Bulbus olfactorius handelt. Diese beteiligen sich an zwei verschiedenen Formen von Synapsen: asymmetrische Synapsen mit runden Bläschen und symmetrische Synapsen mit kleineren flachen Bläschen (PRICE u. POWELL, 1970b). Beide Typen finden sich sowohl in der Glomerularschicht (Bereich der äußeren Körner- oder Periglomerularzellen) als auch in den tieferen Schichten (Bereich der inneren Körnerzellen). Wir werden einige der Besonderheiten der Glomerularschicht vorwegnehmen, bevor wir eingehender auf die Verhältnisse im Bereich der inneren Körner eingehen.

Die *Periglomerularzellen* haben im Unterschied zu den inneren Körnern morphologisch unterscheidbare Axone, die sich nach PINCHING u. POWELL (1972c) in der Glomerularschicht über 4—5 Glomeruli erstrecken[159]). Sie machen synaptische Kontakte (flache Bläschen, symmetrische Verdickungen) mit den periglomerulären Schäften von Mitral- und Büschelzelldendriten, mit anderen Periglomerularzellen und mit kurzaxonigen Zellen (Abb. 184a und Tabelle 8). Die Endigungen sind offenbar auf die Peripherie der Glomeruli und auf die periglomeruläre Region begrenzt, finden sich also nicht auch im Inneren der Glomeruli. — Die Dendriten der Periglomerularzellen unterscheiden sich von jenen der inneren Körnerzellen dadurch, daß sie sich überwiegend intraglomerulär verzweigen und hier auch direkte Synapsen von den olfactorischen Fasern bekommen. Im Vorkommen reziproker Synapsen (s. unten) bestehen hingegen deutliche Übereinstimmungen.

Die in der Glomerularschicht relativ selten vorkommenden *kurzaxonigen Zellen* senden ihre Axone zu Periglomerularzellen und zu anderen kurzaxonigen Zellen und endigen hier mit flachen Bläschen und symmetrischen Verdickungen (PINCHING u. POWELL, 1971d) (Tabelle 8). Nach SHEPHERD (1972) sind sie hemmend. — Die allgemein als hemmende Interneurone angesehenen Periglomerularzellen sollen nach NICOLL (1971a) nicht nur hemmend, sondern auch bahnend wirken können.

Im *Bereich der inneren Körnerzellen* finden sich asymmetrische Synapsen mit runden Bläschen und symmetrische Synapsen mit kleineren flachen Bläschen auf allen Teilen dieser Zellen, also sowohl in der äußeren plexiformen Schicht als auch in der inneren Körnerschicht. Sie finden sich sicherlich auch auf den kurzaxonigen Zellen (in Analogie zu den Verhältnissen im Bereich der äußeren Körner, s.

---

[159]) Im Vergleich hierzu fanden PINCHING u. POWELL für die Axone der oberflächlichen kurzaxonigen Zellen eine Ausdehnung über 2—3 Glomeruli und für die Kollateralen der Büschelzellen eine solche über 6—12 Glomeruli. PINCHING u. POWELL sehen hierin eine gute Übereinstimmung mit Golgi-Untersuchungen. — SHEPHERD (1972) hat die interglomerulären Verbindungen eingehender diskutiert und ist der Auffassung, daß die Periglomerularzellen aufgrund ihrer großen Zahl und ihrer zahlreichen Axonkollateralen am stärksten zu den interglomerulären Verbindungen beitragen.

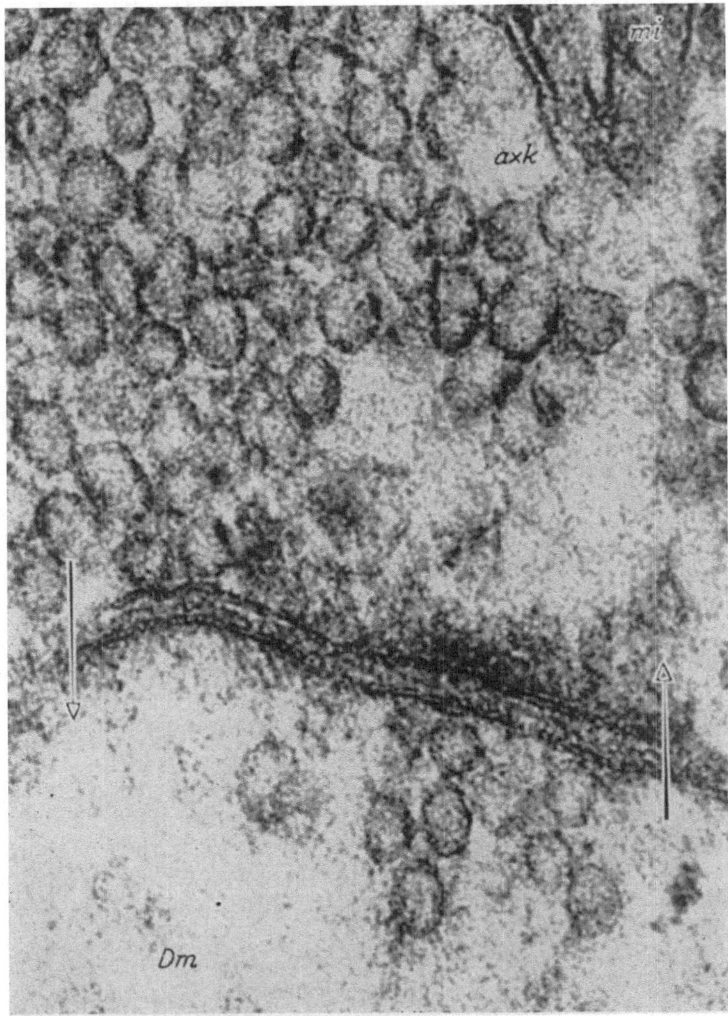

Abb. 186. Reziproke Synapse zwischen einem Mitralzelldendriten (Dm) und einem Körnerzellausläufer (axk) (aus ANDRES, 1965). Der symmetrische Synapsenteil links ist vom Körnerzellausläufer auf den Mitralzelldendriten polarisiert, der asymmetrische Synapsenteil rechts ist umgekehrt polarisiert. *mi* Anschnitt eines Mitochondrions. Vergr. 170000 ×

Tabelle 8). Nach PRICE u. POWELL (1970b, c) werden die asymmetrischen Synapsen von den Axonkollateralen der Mitral- und Büschelzellen gebildet, die symmetrischen Synapsen hingegen von den Axonen der kurzaxonigen Zellen. Erstere finden sich bevorzugt auf den Gemmulae, Dornen und Varicositäten, während letztere fast gänzlich auf die Stämme der peripheren Ausläufer, die Zellkörper und die tiefen Dendriten beschränkt sind (Abb. 184b).

Reziproke Synapsen: Die inneren Körnerzellen haben also nicht nur mit extrabulbären afferenten Fasern synaptische Verbindungen, sondern auch mit internen Fasern, und hierbei sowohl mit den rückläufigen Kollateralen der Mitral- und Büschelzellen, als auch mit den Axonen der kurzaxonigen Zellen. Alle diese

Synapsen sind auf die Körnerzellen *hin* polarisiert[160]). Damit sind aber die derart polarisierten Synapsen noch nicht erschöpft. Es gibt in den Spitzendendriten der inneren Körnerzellen massenhaft[160]) reziproke Synapsen, bei denen im gleichen synaptischen Komplex die Körnerzelle postsynaptisch und dicht daneben präsynaptisch ist (Abb. 184b, 186). An diesen reziproken Synapsen sind die Gemmulae der Spitzendendriten der Körnerzellen einerseits und die Dendriten der Mitral- und Büschelzellen andererseits beteiligt. Die Synapsen sind dendrodendritisch[161]). Reziproke Synapsen wurden beschrieben von HIRATA (1964), ANDRES (1965, 1970), REESE u. BRIGHTMAN (1965, 1970), RALL *et al.* (1966), PRICE (1968b), WILLEY (1969), PINCHING (1970), HINDS (1970), PRICE u. POWELL (1970a—d) und WHITE (1972).

Offenbar sind alle zwischen den genannten Strukturen vorkommenden Synapsen reziprok und möglicherweise ist dieser Synapsentyp der einzige, der von den Dendriten der Mitral- und Büschelzellen überhaupt eingegangen wird, von den *apikalen* Dendriten der Mitralzellen, bevor diese die Glomerularschicht erreichen. Der von den Mitralzellen auf die Körnerzellen polarisierte Partner ist asymmetrisch (Abb. 186) und soll erregend sein, der umgekehrt polarisierte Partner ist symmetrisch und hemmend und nach PRICE u. POWELL (1970a) die einzige Synapsenform der Körnerzellen, die von der Körnerzelle weg polarisiert ist.

Die Bedeutung der Körnerzellen liegt nach diesen neuen Untersuchungen in der Hemmung bzw. Modulierung der Mitral- und Büschelzellen und nicht, wie von CAJAL (1903, 1911), ADRIAN (1950b, c), CLARA (1953) u. a. angenommen, in der Ausbreitung, Sammlung und Verstärkung der Erregungen im Sinne einer „Lawinenleitung". Abgesehen von dem Erregungszufluß über die Fila olfactoria werden die Mitral- und Büschelzellen fast ausschließlich über Interneurone, die im wesentlichen aus Körnerzellen bestehen, beeinflußt. Eine direkte Endigung afferenter Fasern bzw. von Axonkollateralen[162]) auf den Dendriten der Mitral- und Büschelzellen ist offenbar sehr begrenzt. Neben histologischen (HERRICK, 1924b; und den erwähnten neueren Untersuchungen) weisen vor allem elektrophysiologische Befunde auf die Zwischenschaltung hemmender Interneurone hin (KERR u. HAGBARTH, 1955; ORREGO, 1961; YAMAMOTO u. IWAMA, 1962; YAMAMOTO *et al.*, 1963; PHILLIPS *et al.*, 1961, 1963; SHEPHERD, 1963a, b, 1971; RALL *et al.*, 1966; RALL u. SHEPHERD, 1968; NICOLL, 1969).

Im funktionellen Grundschema des Bulbus olfactorius (Abb. 187) sind die Mitral- und Büschelzellen die erregenden Schaltneurone, die Körnerzellen die hemmenden bzw. modulierenden Interneurone, die wesentlichen Einfluß auf die Erregungsbildung in den Mitral- und Büschelzellen haben (ANDRES, 1965). Die Körnerzellen sind die gemeinsame Endstrecke, durch die nicht nur die Einflüsse von den mehr caudalen Gebieten des Gehirns, sondern auch die rückläufigen (internen) Einflüsse von verschiedenen Mitral- und Büschelzellen und die modulierenden Einflüsse von den kurzaxonigen Zellen zur Wirkung kommen.

---

[160]) Diese externen und internen axonalen Synapsen machen nach REESE (zit. nach SHEPHERD, 1972) weniger als 20% aller in der äußeren plexiformen Schicht vorkommenden Synapsen aus. Weitaus zahlreicher (über 80%) sind die reziproken Synapsen.

[161]) ANDRES (1965) spricht die Spitzenausläufer der Körnerzellen im Gegensatz zu CAJAL (u. a.) als Axone an und bezeichnet dementsprechend einen Partner der reziproken Synapsen als axodendritisch und den anderen als dendritischaxonal. Von den Neuronen mit reziproken Synapsen haben aber nur die Körner der *Glomerularschicht* echte Axone. Diese sind nach PINCHING (1970) *nicht* an reziproken Synapsen beteiligt, wohl aber die Dendriten dieser Zellen.

[162]) CAJAL (1903) nahm eine direkte Endigung der Kollateralen der Mitralzellen (nicht auch der Büschelzellen) auf den Dendriten der Mitral- und Büschelzellen an, ALLISON (1953a) für die Kollateralen beider Zellformen. — PINCHING u. POWELL (1972b) beschrieben seltene Endigungen auf dem periglomerulären Abschnitt der Dendriten von Mitral- und Büschelzellen nach Durchschneidung des Tractus olfactorius (s. auch S. 257).

8.1.7. Faserverbindungen

8.1.7.1. Terminologie und Literaturübersicht

Der Bulbus olfactorius ist mit dem Rest des Telencephalon durch den Pedunculus olfactorius verbunden und alle ableitenden und zuleitenden Fasern, soweit sie nicht von der Riechschleimhaut kommen, verlaufen durch diesen Stiel. Dies geschieht bei makrosmatischen Säugern in einem ventrolateralen oberflächlichen Bündel, welches sich in Markscheidenfärbungen dunkler färbt und als *Tractus olfactorius lateralis* bezeichnet wird und in einem deutlich getrennt verlaufenden, tieferen Komplex, der heller erscheint (Abb. 199)[163].

Bei mikrosmatischen Säugern, z. B. den höheren Primaten und dem Menschen, liegen beide Bahnen bis zum Anschluß an die Hemisphären eng benachbart in einem gemeinsamen Bündel, das hier wegen des Fehlens der trennenden Regio retrobulbaris in Form eines „Tractus olfactorius communis“ auftritt (s. auch S. 85).

Wesentliche Teile der tiefen Bahn werden zum vorderen Glied (= Pars anterior) der Commissura anterior und sehr häufig wird deswegen die ganze Bahn so bezeichnet. Dies ist jedoch unzweckmäßig, und besonders dann verwirrend, wenn ipsilaterale Fasern beschrieben werden, die die commissuralen streckenweise begleiten. So beschreibt z. B. Cragg (1961b) vom Bulbus olfactorius bzw. von der Regio retrobulbaris kommende Fasern, die durch das vordere Glied der Commissura anterior verlaufen und in der ipsilateralen Regio praepiriformis endigen (s. S. 265).

Wir bezeichnen die tiefe Bahn als *Tractus olfactorius internus*. Dieser Terminus ist kennzeichnender und eindeutiger als die mitunter gebrauchte Bezeichnung „Tractus olfactorius intermedius“. Als Tractus olfactorius intermedius werden auch oberflächlich verlaufende Fasern bezeichnet, die sich vor dem Tuberculum olfactorium vom medialen Rand des Tractus olfactorius lateralis abspalten und überwiegend zum Tuberculum gehen. Wir sehen diese Fasern als Teil des Tractus olfactorius lateralis an, ebenso wie Fasern, die oberflächlich nach medial verlaufen und vielfach zu einer eigenständigen Bahn, dem „Tractus olfactorius medialis“, zusammengefaßt werden.

Eine solche Bahn soll den Bulbus olfactorius mit medialen Gebieten, wie Hippocampus praecommissuralis, Septum, Diagonales Band und Tuberculum olfactorium verbinden. Sie ist im wesentlichen aus Normalmaterial erschlossen worden. In experimentellen Untersuchungen haben nur wenige Autoren (wie z. B. Meyer u. Allison, 1949; Adey, 1953; Hamel, 1966 und Scalia, 1966) Fasern zum präcommissuralen Hippocampus gefunden. Ähnlich wie Scalia betrachten wir sie als ventrale Abzweigungen aus dem Tractus olfactorius lateralis.

Über den Aussagewert der verschiedenen Untersuchungsmethoden wurde weiter vorn (S. 214) berichtet. In der folgenden Zusammenstellung sind die Untersuchungen nach angewandten Methoden unter Angabe der Versuchstiere geordnet. Eine Wiederholung dieser Angaben im Text findet nur in besonderen Fällen statt.

Untersuchungen an Normalmaterial

Faserfärbungen: Ganser (1882, Maulwurf); Röthig (1910, Opossum); Gurdjian (1925, Ratte); Loo (1931, Opossum); Kreiner (1933, 1936, 1949, Ratte); Humphrey (1936, Fledermaus); Young (1936, Kaninchen, Meerschweinchen); Fox (1940, Katze); Lauer (1945, *Macaca*); Jeserich (1945, Nerz); Johnson (1957b, Maulwurf).

[163]) Die Terminologie der Bahnen ist nicht einheitlich. Angaben hierzu finden sich u. a. bei Röthig (1910) und Girgis (1968a).

Golgi-Methoden: (Untersuchungsmaterial der älteren Arbeiten sind diverse Säuger, teilweise einschließlich des Menschen) GOLGI (1875); CAJAL (1890, 1902b, 1903, 1911); GEHUCHTEN u. MARTIN (1891); RETZIUS (1892); CALLEJA (1893); SMITH (1895b); KOELLIKER (1896); BLANES (1898); ALLISON (1953b, Ratte, Kaninchen); VALVERDE (1964a, 1965, Maus, Ratte, Katze); PRICE u. POWELL (1970a, d, Ratte).

Experimentelle Untersuchungen bei Säugern[164])

Guddens-Atrophie-Methode, Retrograde Zellveränderungen: GUDDEN (1870, Kaninchen); GANSER (1879, 1882, Kaninchen); WINKLER (1918, Kaninchen); BRODAL (1948a, Ratte); ALLISON (1953b, Ratte, Kaninchen); PRICE (1969, Ratte); PRICE u. POWELL (1970e, Ratte).

Marchi-Methode: LOEWENTHAL (1897, Kaninchen, Meerschweinchen); PROBST (1901, Hund, Katze); CAJAL (1902b, 1903, 1911); WALLENBERG (1902, Kaninchen); GEHUCHTEN (1904, Kaninchen); YOUNG (1941, Kaninchen); FOX u. SCHMITZ (1942, 1943, Katze); FOX *et al.* (1948, *Macaca*); FISHER u. DESALVA (1948, Affe); MORIN (1950, Meerschweinchen); BAN u. ZYO (1962, Ratte); HAMEL (1966, Opossum).

Glees-Methode: CLARK u. MEYER (1947, Kaninchen); MEYER u. ALLISON (1949, *Macaca, Papio*); ALLISON u. MEYER (1950, *Macaca, Papio*); ADEY (1953, Fuchskusu); ALLISON (1953a, b, Ratte, Kaninchen); CRAGG (1962, Kaninchen); POWELL *et al.* (1963, Ratte); MASCITTI u. ORTEGA (1966, Katze).

Nauta-Methoden: LAMMERS (1958, 1959, Katze); JOHNSON (1959, Meerschweinchen); CRAGG (1961b, 1962, Ratte, Kaninchen, Katze); LOHMAN u. LAMMERS (1961, 1963, Meerschweinchen, Katze); SANDERS-WOUDSTRA (1961, Ratte); WHITE (1962, 1965a, Ratte); LOHMAN (1963, Meerschweinchen); POWELL *et al.* (1963, 1965, Ratte); EBNER u. MYERS (1965, Katze, Waschbär); LAMMERS u. LOHMAN (1965, Meerschweinchen, Kaninchen, Ratte, Katze); VALVERDE (1965, Katze); PUTNAM u. CONE (1966, Beutelratte); MASCITTI u. ORTEGA (1966, Katze); SCALIA (1966, Kaninchen); GIRGIS u. GOLDBY (1967, Biberratte); FERRER (1967, Hamster; 1969a, *Tupaia, Galago*; 1969b, Hamster); HEIMER (1968, Ratte); LOHMAN u. MENTINK (1969, Kaninchen); GIRGIS (1969b, *Galago*, Biberratte); PRICE u. POWELL (1970e, 1971, Ratte); DRUGA (1972b, Katze).

Fink-Heimer-Methode: HEIMER (1968, Ratte); FERRER (1969a, *Tupaia, Galago*; 1969b, Hamster); LOHMAN u. MENTINK (1969, Kaninchen); PRICE u. POWELL (1970e, 1971, Ratte).

Autoradiographie: COWAN *et al.* (1972, Ratte); PRICE (1973, Ratte).

8.1.7.2. Tractus olfactorius internus

Afferente Fasern

Kontroversen bestehen vor allem im Hinblick auf den Ursprung der kontralateralen Afferenzen. Im Zusammenhang damit steht die Frage nach dem Verbleib

[164]) Auch für Nichtsäuger liegt eine ganze Reihe solcher Untersuchungen vor, und zwar für *Fische* von HEIMER (1969), EBBESSON u. HEIMER (1970), SCALIA u. EBBESSON (1971), BRAFORD (1973) und BRAFORD u. NORTHCUTT (1974), für *Amphibien* von HALPERN *et al.* (1965), SCALIA *et al.* (1968) und ROYCE u. NORTHCUTT (1969) sowie für *Reptilien* von GOLDBY (1937), GAMBLE (1952, 1956), SCALIA *et al.* (1969) und HALPERN (1973). NIEUWENHUYS (1967) hat die älteren Ergebnisse zusammengefaßt und miteinander verglichen.

der Axone der Büschelzellen. Im wesentlichen stehen sich hier zwei Auffassungen gegenüber. Nach der einen, die von CAJAL (1902b, 1903, 1911), WINKLER (1918), ALLISON (1953a, b), JOHNSON (1959) vertreten wird, verlaufen die Axone der Büschelzellen im Tractus olfactorius internus und der Commissura anterior zum Bulbus der Gegenseite, bilden also echte Commissurenfasern. Verbindungen zwischen den beiden Bulbi wurden auch von GANSER (1879, 1882), KOELLIKER (1894), PROBST (1901), WALLENBERG (1902), EDINGER (1908b), FOX u. SCHMITZ (1943), CLARK u. MEYER (1947), FOX *et al.* (1948), MEYER u. ALLISON (1949), ADEY (1953), LAMMERS (1958, 1959), PUTNAM u. CONE (1966), SCALIA (1966) und DRUGA

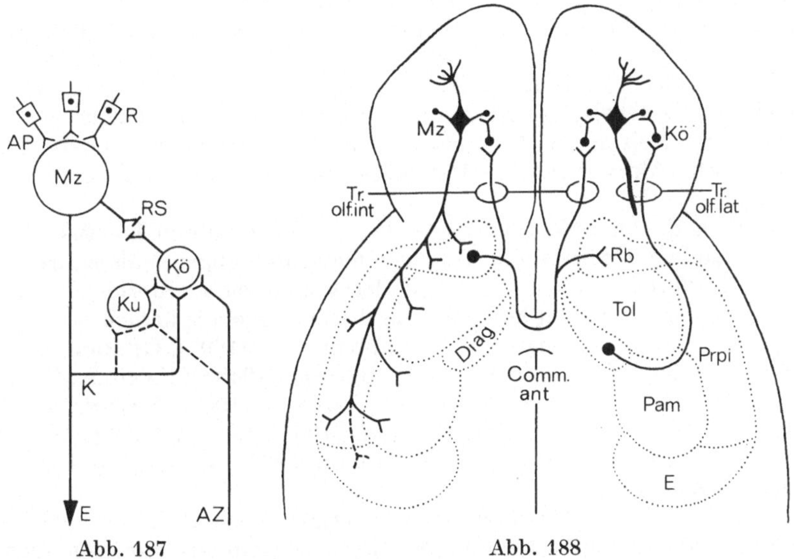

Abb. 187 Abb. 188

Abb. 187. Schema der Grundschaltung im Bulbus olfactorius. *AP* Afferenzen aus der Peripherie, *AZ* Afferenzen aus anderen Hirnzentren, *E* Efferenzen zu anderen Hirnzentren, *K* Kollaterale der efferenten Faser, *Kö* Körnerzelle, *Ku* kurzaxonige Zelle, *Mz* Mitral- bzw. Büschelzelle, *R* Riechzelle, *RS* reziproke Synapse

Abb. 188. Schema der wichtigsten Faserverbindungen des Bulbus olfactorius. *Comm.ant* Commissura anterior, *Diag* Regio diagonalis, *E* Regio entorhinalis, *Kö* Körnerzelle, *Mz* Mitral- bzw. Büschelzelle, *Pam* Regio periamygdalaris, *Prpi* Regio praepiriformis, *Rb* Regio retrobulbaris, *Tol* Tuberculum olfactorium, *Tr.olf.int* Tractus olfactorius internus, *Tr.olf.lat* Tractus olfactorius lateralis

(1972b) angenommen. Die Frage nach den Ursprungszellen der verbindenden Fasern wurde von diesen Autoren nicht diskutiert, oder es wurde die Auffassung von CAJAL und ALLISON übernommen.

Dazu im Widerspruch steht die zweite Auffassung, nach der sowohl die Mitral- als auch die Büschelzellaxone durch den Tractus olfactorius lateralis verlaufen und Projektionsfasern darstellen. Einen wertvollen Beitrag zur Klärung dieser Frage haben LOHMAN u. MENTINK (1969) mit oberflächlichen laminären Läsionen gegeben. Mit dieser Methode konnten Büschelzellen ohne gleichzeitige Läsion von Mitralzellen geschädigt werden, und es ergab sich, daß beide Zelltypen ihre Axone in den Tractus olfactorius lateralis entsenden.

LAMMERS u. LOHMAN (1965) und LOHMAN u. MENTINK (1969) halten es aber für möglich, daß ein Teil der Büschelzellaxone bereits im Bulbus olfactorius endigt, wie von VALVERDE (1964a, 1965) generell angenommen[165]). VALVERDE sieht in den Büschelzellen nach innen verlagerte Periglomerularzellen und nicht, wie allgemeiner angenommen, nach außen verlagerte Mitralzellen. Für die aus Untersuchungen an Golgi-Material resultierende Auffassung VALVERDES gibt es auch mit anderen Methoden gewonnene Hinweise:

1. Ein Vergleich der Mitralzellen mit der Zahl der Fasern im Tractus olfactorius lateralis führte ALLISON u. WARWICK (1949) zu der Annahme, daß in letzterem nur die Axone der Mitralzellen verlaufen.

2. Nach Durchschneidung des Tractus olfactorius lateralis finden sich in den Mitralzellen deutliche retrograde Veränderungen, während solche in den Büschelzellen fehlen (WINKLER, 1918; ALLISON, 1953b; JOHNSON, 1959).

3. Nach elektrophysiologischen Befunden von GREEN *et al.* (1962) und von BAUMGARTEN *et al.* (1962) werden die Büschelzellen bei Reizung des Tractus olfactorius lateralis antidromisch nicht direkt, sondern über Synapsen erregt. Die Latenzzeit der Büschelzellen ist weniger konstant und viel länger als die der Mitralzellen. Bei Reizung der Commissura anterior wurde weder eine direkte noch eine synaptische Aktivierung der Büschelzellen erreicht (auch YAMAMOTO *et al.*, 1963).

Unabhängig davon, ob die Axone der Büschelzellen nun im Tractus olfactorius lateralis verlaufen oder bereits im Bulbus olfactorius endigen, müssen nach diesen Befunden die durch das vordere Glied der Commissura anterior verlaufenden Fasern von anderen Quellen kommen. Zu diesem Ergebnis kamen u. a. GUDDEN (1870), GEHUCHTEN u. MARTIN (1891), LOEWENTHAL (1897), GEHUCHTEN (1904), G. E. SMITH (1909), YOUNG (1941, 1942), BRODAL (1948a), SANDERS-WOUDSTRA (1961), LOHMAN u. LAMMERS (1961, 1963), LOHMAN (1963), VALVERDE (1964a), LAMMERS u. LOHMAN (1965), POWELL *et al.* (1965), SCALIA (1966), MASCITTI u. ORTEGA (1966), GIRGIS u. GOLDBY (1967), PRICE (1969), GIRGIS (1969b, 1970) und PRICE u. POWELL (1971).

Die unterschiedlichen Befunde nach experimentellen Bulbusläsionen werden in erster Linie auf eine Mitverletzung der Regio retrobulbaris zurückgeführt. Eine solche kann auch bei räumlich getrennter Läsion durch ischämische Nekrosen bedingt sein. Über unterschiedliche Ergebnisse bei reinen Bulbusläsionen und bei Mitverletzung retrobulbärer Zentren hat bereits LOEWENTHAL (1897) berichtet. LOEWENTHAL war nicht in der Lage, nach Bulbusläsionen Degenerationen in der „medialen Riechstrahlung" (unserem Tractus olfactorius internus) zu finden, und er nahm deswegen an, daß deren Fasern ihren Ursprung nicht im Bulbus olfactorius selbst haben. Wurden die Zellgebiete des Pedunculus olfactorius (Spitze des Lobus anterior bei LOEWENTHAL, 1897, S. 215) mit abgetrennt, so waren auch die Fasern der „medialen Riechstrahlung" degeneriert. Die Degenerationen unterschieden sich von jenen des lateralen Bündels durch eine viel feinere Körnelung. Ein Teil der Degenerationen konnte von LOEWENTHAL durch die Commissura anterior bis in den Bulbus der Gegenseite verfolgt werden. Die Ursprungszellen dieser Fasern liegen nach LOEWENTHAL im Lobus anterior, der unserer Regio retrobulbaris entspricht. Dieser Befund hat sich in vielen neueren Untersuchungen bestätigt.

Nach LOHMAN (1963), LOHMAN u. LAMMERS (1963, 1967) und LAMMERS u. LOHMAN (1965) kommen die Fasern speziell von der Pars dorsalis der Regio retrobulbaris (über Untergliederung der Regio retrobulbaris s. 8.3.2.1.)[166]).

[165]) Dies würde besagen, daß Büschelzellen sowohl Überträgerneurone als auch interne Neurone des Bulbus olfactorius sein können. Auch SHEPHERD (1972) hält es für möglich, daß die Axone der tieferen Büschelzellen mit dem Tractus olfactorius lateralis gehen, die der oberflächlicher liegenden hingegen im Bulbus verbleiben.

[166]) Auch JOHNSON (1959) beschreibt neben einer Komponente, die von den Büschelzellen kommen soll, eine Komponente mit diesem speziellen Ursprung.

Setzen wir voraus, daß diese Auffassung, für die sich in den letzten Jahren die positiven Befunde häufen, richtig ist, so besagt dies, daß die durch die vordere Commissur und den Tractus olfactorius internus verlaufenden Fasern nicht von Zellen des Bulbus kommen, also *keine* Efferenzen des Bulbus sind. Sie sind keine echten Commissurenfasern von Bulbus zu Bulbus, sondern kreuzende Projektionsfasern von der Regio retrobulbaris der einen Seite zum Bulbus olfactorius der anderen Seite[167]) (Abb. 188).

Auf den Bulbus bezogen handelt es sich also um afferente Fasern, deren synaptische Kontakte mit den Interneuronen des Bulbus von PRICE u. POWELL (1970c) näher untersucht wurden (s. S. 257). Der wiederholt erhobene Befund (u. a. ALLISON, 1953a, b; LAMMERS, 1959; SANDERS-WOUDSTRA, 1961), daß bei Durchschneidung des Tractus olfactorius internus die Degeneration zwischen Durchschneidungsstelle und gleichseitigem Bulbus olfactorius deutlich stärker ist, als die von der Durchschneidungsstelle über Commissura anterior zum Bulbus der Gegenseite führende, spricht dafür, daß sich der kreuzenden Bahn noch andere Fasern kontralateralen Ursprungs bzw. nach Kreuzung auch solche ipsilateralen Ursprungs anschließen. ALLISON (1953b) erwähnt ipsilaterale Fasern, die etwas dicker als die durch die Commissura verlaufenden sein sollen, über deren Ursprung er aber keine Aussagen machen konnte. Auch LAMMERS (1959) beschreibt sie, und nach LOHMAN (1963) und LOHMAN u. LAMMERS (1967) kommen sie wahrscheinlich aus dem Tuberculum olfactorium. Nach VALVERDE (1964a, 1965) kommen die ipsilateralen Fasern von den Pyramidenzellen der Regio retrobulbaris. Sie sollen hier in Form von Kollateralen der zum Bulbus der Gegenseite ziehenden Fasern auftreten (Abb. 188). Diese Auffassung wurde auch von PRICE u. POWELL (1970c) übernommen, die die synaptischen Kontakte dieser Fasern im Bulbus olfactorius untersucht haben (s. S. 257). — Schließlich erhält über diese tiefe Bahn auch der Bulbus olfactorius *accessorius* zentrifugale Afferenzen, deren Hauptkontingent offenbar vom Mandelkernkomplex kommt (s. 8.2.5.1.).

Efferente Fasern

Wiederholt wurden für den Tractus olfactorius internus vom Bulbus ausgehende efferente Fasern beschrieben. Über ipsilaterale Efferenzen berichten JOHNSON (1959), CRAGG (1961b, 1962), POWELL *et al.* (1963), WHITE (1965a), SCALIA (1966) und DRUGA (1972b). Als Projektionsgebiete werden die Regio retrobulbaris, Regio praepiriformis und das Tuberculum olfactorium erwähnt, in diesen Gebieten vor allem die tiefer liegenden Zellen. Die Angaben über den Ursprung dieser Fasern scheinen aber den gleichen Einschränkungen zu unterliegen, wie sie weiter vorn für die Fasern der Commissura anterior gemacht wurden: die Fasern scheinen von der Regio retrobulbaris zu kommen. Bei reinen Bulbusläsionen treten Degenerationen nicht auf, sondern erst nach Mitverletzung der Regio retrobulbaris (POWELL *et al.*, 1965). Solche Fasern von der Regio retrobulbaris wurden u. a. von LOHMAN (1963) beschrieben. POWELL *et al.* sprechen von einer ipsilateralen tiefen Projektionsbahn, deren Fasern die Projektion des oberflächlichen Tractus olfactorius lateralis zu duplizieren scheinen.

Ganz entsprechende Einschränkungen müssen auch für die kontra- und bilateralen Projektionen, die vom Bulbus olfactorius ausgehend beschrieben wurden,

---

[167]) Mit ihnen gemeinsam sollen auch echte Commissurenfasern zwischen den Regiones retrobulbares u. a. basalen Strukturen beider Seiten verlaufen (s. S. 307). Nach YOUNG (1942) und LOHMAN u. MENTINK (1969) verbindet das vordere Glied der Commissura anterior *nur* die Regiones retrobulbares beider Seiten miteinander. Direkte Fasern zum Bulbus wurden von diesen Autoren nicht gefunden.

gemacht werden. Über kontralaterale Projektionen berichten u. a. LUYS (1865), MEYNERT (1867), GUDDEN (1870), BRODAL (1948a) und CRAGG (1961b), über bilaterale CLARK u. MEYER (1947), MEYER u. ALLISON (1949), ALLISON u. MEYER (1950), ADEY (1953), JOHNSON (1959), LAMMERS (1959) und PUTNAM u. CONE (1966).

Während über den Verbleib der kontralateralen Fasern keine sicheren Angaben vorliegen, sollen die bilateralen Fasern zum Interstitialkern der Stria terminalis und zum zentralen Mandelkern gehen, nach JOHNSON auch zum Interstitialkern der Commissura anterior und nach LAMMERS auch zu einer Anzahl anderer Strukturen, wie Nucleus accumbens und zu weiteren Teilen des Mandelkernkomplexes.

LAMMERS (1958, 1959) erwähnt auch bilaterale Projektionen in das Grenzgebiet zwischen Mandelkern und Hippocampus, LOEWENTHAL (1897) solche zum Hippocampus.

All diese Verbindungen konnten von der überwiegenden Zahl der Untersucher als direkte, vom Bulbus olfactorius kommende Fasern *nicht* bestätigt werden; sie scheinen zumindest teilweise ebenfalls der Regio retrobulbaris zu entspringen. So liegen gewichtige Anhaltspunkte dafür vor, daß der Tractus olfactorius internus in bezug auf den Bulbus olfactorius rein afferent ist.

8.1.7.3. Tractus olfactorius lateralis

Afferente Fasern

Die im Tractus olfactorius lateralis zum Bulbus verlaufenden Fasern sind dicker als die im Tractus olfactorius internus verlaufenden; sie wurden bereits von CAJAL (1911) beschrieben. Hinweise auf ihre Existenz haben sich nach SHEPHERD (1972) auch aus den elektrophysiologischen Untersuchungen von KERR u. HAGBARTH (1955), CALLENS (1967), DENNIS u. KERR (1968), u. a. ergeben. Ihr Ursprung wurde aber erst von PRICE (1969) und PRICE u. POWELL (1970e) in ausgedehnten experimentellen Untersuchungen bestimmt. Danach kommen die Fasern von den Zellen des ventralen (= horizontalen) Gliedes des Diagonalen Bandes von BROCA. Sie gehen von diesen Zellen nach lateral und vereinigen sich mit dem caudalen Ende des Tractus olfactorius lateralis, in dem und in dessen Tiefe sie vorwärts zum Bulbus verlaufen. Nach Abtragung des Bulbus bei jungen Ratten erfahren die Ursprungszellen im Diagonalen Band deutliche Anzeichen einer retrograden Degeneration, wie Schrumpfung und Aufhellung. Nach PRICE u. POWELL gehen von der Rinde des Lobus piriformis, vom Mandelkern und vom Tuberculum olfactorium keine direkten Fasern zum Bulbus olfactorius. Nach Läsion dieser Strukturen fanden sich im Tractus olfactorius lateralis keine Degenerationen, bzw. nur dann, wenn der Tractus, und damit die in ihm verlaufenden, von den Zellen des Diagonalen Bandes kommenden Fasern, mit verletzt wurden. Eine solche Mitverletzung wird für die experimentellen Untersuchungen von HEIMER (1968) angenommen. HEIMER hatte ebenso wie CRAGG (1962) Fasern von der präpiriformen Rinde zum Bulbus olfactorius beschrieben. — Nicht eindeutig ist eine Äußerung von RAISMAN (1972), nach der die dicken zentrifugalen Fasern zum Bulbus olfactorius grundsätzlich in der Region des Tuberculum olfactorium entspringen. Als Zeugen dieser Auffassung werden HEIMER (1968) und PRICE u. POWELL (1970e) zitiert. Ein Ursprung dieser Fasern im Tuberculum olfactorium war auch von LAMMERS u. LOHMAN (1965) angenommen worden.

Diese Fasern sind nach HEIMER (1968) Teil eines vorwärts gerichteten Assoziationssystems, welches zumindest die ganze Ausdehnung der Regio retrobulbaris, praepiriformis, periamygdalaris und das Tuberculum olfactorium umfaßt. Ein solches System wurde auch von SHUTE u. LEWIS (1967) mit der Thiocholinfärbemethode für Cholinesterasen nachgewiesen. Diese Autoren beschreiben eine „olfactorische Radiation" von lateralen präoptischen Feldern und dem Tuberculum olfactorium rostralwärts in Tractus und Pedunculus olfactorius zur vorderen präpiriformen Rinde, Tuberculum olfactorium und Bulbus olfactorius. Im Gegensatz zu den efferenten Fasern des Tractus olfactorius lateralis (s. unten), die ihre synaptischen Endigungen im wesentlichen auf den peripheren Dendritenverzweigungen in der plexiformen Schicht haben, bevorzugen die vorwärts leitenden Assoziationsfasern nach HEIMER Kontakte mit den proximalen Segmenten der Pyramidenzellen (s. S. 329). — Nach den Untersuchungen von PRICE (1969) und PRICE u. POWELL (1970e) kann angenommen werden, daß dieses Assoziationssystem rostral nur bis zur Regio retrobulbaris reicht und den Bulbus olfactorius nicht erreicht.

Efferente Fasern

Die im Tractus olfactorius lateralis verlaufenden efferenten Fasern des Bulbus olfactorius sind die funktionell bedeutendsten, denn in ihnen werden die olfactorischen Erregungen weitergeleitet. Die afferenten Fasern, wie auch die bulbusinternen Verbindungen, haben die wichtige Aufgabe, diese Erregungen zu modifizieren. Ihre Bedeutung gewinnen sie aber erst im Zusammenhang mit den Efferenzen.

Nach Abwägung aller bisher vorliegenden experimentellen Untersuchungen kann angenommen werden, daß alle efferenten Fasern des Bulbus olfactorius durch den Tractus olfactorius lateralis verlaufen. Die Fasern kommen von den Mitralzellen und wahrscheinlich auch von den Büschelzellen. Es ist nach LOHMAN u. MENTINK (1969) nicht möglich, einen getrennten Verlauf bzw. getrennte Endgebiete dieser beiden Kategorien von Fasern zu ermitteln.

Der Tractus olfactorius lateralis wird mit zunehmender Entfernung vom Bulbus olfactorius kontinuierlich kleiner, und ist als geschlossenes Bündel im allgemeinen bis zum Nucleus tractus olfactorii lateralis zu erkennen. Dieser Kern liegt im vorderen, wenig differenzierten Feld des Mandelkernkomplexes. Auf dem Wege dorthin gibt der Tractus Fasern und/oder Kollateralen an folgende Gebiete ab: Regio retrobulbaris, Regio praepiriformis, Tuberculum olfactorium und Regio periamygdalaris. Ausführliche Angaben über diese Projektionen und über mögliche topographische Organisationen in den Projektionsgebieten finden sich für die Regio retrobulbaris in 8.3.5.1., für das Tuberculum olfactorium in 8.4.5.1., für die Regio periamygdalaris in 8.5.7.1. und für die Regio praepiriformis in 8.7.7.1.

Während die Projektionen zu diesen Gebieten allgemein gefunden werden und gesichert erscheinen, gibt es einige weitere Gebiete, für die (vereinzelt aber doch wiederholt) direkte Projektionen vom Bulbus olfactorius berichtet wurden. Hierzu gehören das Septum, der präcommissurale Hippocampus und die Regio entorhinalis. Die Verbindungen zum Hippocampus praecommissuralis und Septum sollen über einen Tractus olfactorius medialis verlaufen (s. S. 261). Sie wurden von älteren Autoren vor allem aus Normalmaterial abgeleitet. Während sich aber bezüglich der Projektionen zum Septum (s. 8.6.6.1.) in den neueren experimentellen Untersuchungen keine Anhaltspunkte finden, sind die zum präcommissuralen Hippocampus (s. 8.10.7.1.) und zur entorhinalen Rinde (s. 8.11.7.1.) zunehmend bestätigt worden, insbesondere auch durch die autoradiographischen Untersuchungen von PRICE (1973).

Kurz zusammengefaßt ergibt sich folgendes Bild: In der *Regio retrobulbaris* machen viele Untersucher keine, andere hingegen sehr starke Einschränkungen des Projektionsgebietes. Eine eindeutige Stellungnahme ist hier noch nicht möglich. Hinweise auf eine topographische Organisation der bulbären Projektion finden sich bei LOHMAN u. MENTINK (1969)[168]. Der *Hippocampus praecommissuralis* scheint vor allem in seinen ventralen (vorderen) Abschnitten direkte Fasern vom Bulbus zu erhalten. Das *Tuberculum olfactorium* bekommt nach neueren Untersuchungen in seiner Gesamtheit bulbäre Fasern, doch gibt es deutliche Hinweise auf eine gewisse topographische Organisation. Läsionen im dorsalen Teil des Bulbus rufen Degenerationen nur im rostrolateralen Teil des Tuberculum hervor, solche im ventralen Bulbus hingegen im gesamten Tuberculum. Auch für die *Regio praepiriformis* liegen Angaben für eine leichte topographische Organisation vor, doch haben neuere Untersuchungen hierfür keine Anhaltspunkte ergeben. In der *Regio periamygdalaris* gehen die Projektionen bevorzugt, wenn nicht ausschließlich, zum Nucleus tractus olfactorii lateralis (der im vorderen, wenig differenzierten Mandelkernfeld liegt) und zu Teilen des Nucleus corticalis. (Bezüglich unserer Terminologie der Oberflächenstrukturen, s. S. 346.) Die Projektionen zum Nucleus medialis haben sich in neueren Untersuchungen nicht bestätigt; sie kommen vom Bulbus olfactorius *accessorius*. In der *Regio entorhinalis* gehen die bulbären Projektionen ausschließlich zu (rostro-) lateralen Abschnitten. Diese Fasern sind von besonderem Interesse, weil sie zeigen, daß die bulbäre Projektion offenbar nicht völlig auf Gebiete des Palaeocortex begrenzt ist, sondern — neben den geringen archicorticalen Projektionen zum Hippocampus praecommissuralis — in der Entorhinalis sogar zu einer höher differenzierten Rinde des Periarchicortex geht. Im Unterschied zu den übrigen Projektionsgebieten des Bulbus zeigt die Entorhinalis aber eine deutliche progressive Entwicklung in der aufsteigenden Primatenreihe und insbesondere beim Menschen. Getrennte Messungen über das Größenverhalten jenes Teilgebietes, das Bulbusfasern erhält, liegen jedoch noch nicht vor.

Zu dieser interessanten entorhinalen Projektion noch einige ergänzende Angaben: Sie wurde in den meisten älteren experimentellen Untersuchungen nicht gefunden, wird hingegen erwähnt von WHITE (1962, 1965a), SCALIA (1966), HEIMER (1968, 1969), PRICE u. POWELL (1971) und PRICE (1973) für die ventrolateralen Gebiete dieser Region, von MEYER u. ALLISON (1949) allgemeiner für Randgebiete. Nach DENNIS u. KERR (1968) und KERR u. DENNIS (1972) lassen sich direkte Verbindungen auch aus elektrophysiologischen Untersuchungen ableiten. Danach sollen sich die Fasern des Tractus olfactorius lateralis über fast die ganze Entorhinalis mit Ausnahme der caudalsten Abschnitte verteilen. Auch HEIMER nennt den Beitrag der Fasern des Tractus olfactorius lateralis zur Regio entorhinalis bedeutsam.

Möglicherweise kommt die unterschiedliche Auffassung über die Bulbusprojektionen zur Entorhinalis dadurch zustande, daß diese caudalen Fasern viel feiner sind als die vorderen (nach WILLEY u. LONGO, 1971, bei der Katze durchschnittlich 0,25 gegen 1,13 μ). Auch nach WHITE (1965a) sind die Degenerationen in der Entorhinalis sehr fein und finden sich nur in deren Schicht Ia. Die Leitungsgeschwindigkeiten sprechen nach KERR u. DENNIS dafür, daß die Projektionen zu den caudalen Gebieten aus langen, caudal gerichteten Kollateralen der dickeren, zum klassischen olfactorischen Cortex gehenden Fasern bestehen.

Hinweise auf Fasern zum *Diencephalon* sind mehrfach, vor allem aus elektrophysiologischen Untersuchungen gekommen (u. a. von SCOTT u. PFAFFMANN, 1967; SCOTT, 1970). Nach den bisherigen experimentell-anatomischen Befunden bestehen jedoch offensichtlich keine direkten Verbindungen (auch ADEY, 1970), sondern nur solche über die oben aufgezählten telencephalen Strukturen.

Nach dem derzeitigen Stand der Untersuchungen ergibt sich für die Faserverbindungen des Bulbus olfactorius folgendes Grundschema (Abb. 188): Der Tractus olfactorius lateralis ist rein ipsilateral; er stellt die efferente Bahn des Bulbus dar. In ihm gibt es ein Kontingent afferenter Fasern, die aus dem Diagonalen Band

---

[168]) LOHMAN u. MENTINK konnten im dorsomedialen Teil der Regio retrobulbaris terminale Degenerationen nur beobachten, wenn die Läsion auch mediale Teile des Bulbus olfactorius mit einschloß. Andererseits betonen sie, daß auch nach kleinen Läsionen die degenerierenden Fasern ganz diffus verteilt sind.

kommen. Der Tractus olfactorius internus ist in bezug auf den Bulbus olfactorius afferent und hat seinen Ursprung beiderseits in der Regio retrobulbaris. Die Hauptfasern kommen aus dem kontralateralen Feld, die ipsilateralen Fasern sollen Kollateralen der kontralateralen Fasern sein.

8.1.8. Funktion

Die wesentliche strukturelle Einheit des Bulbus olfactorius ist die synaptische Verbindung zwischen den olfactorischen Nervenfasern und den Hauptdendriten der Mitral- und Büschelzellen in den Glomeruli. Alles andere ist akzessorisch (ADRIAN, 1942; ALLISON, 1953a, b). Jeder Glomerulus erhält Impulse von einer großen Anzahl olfactorischer Receptoren und projiziert durch eine begrenzte Anzahl Mitral- und Büschelzellen weiter. Nach ALLISON ist der Glomerulus damit geeignet, eine Summation zu bewirken und möglicherweise mitverantwortlich für die sehr hohe Empfindlichkeit des Riechsinnes. Gleichzeitig läßt die relativ große strukturelle Unabhängigkeit der Glomerulussysteme vermuten, daß sie eine Rolle im zentralen Mechanismus für olfactorische Unterscheidungen spielen. Nach ANDRES (1965) könnten hierfür auch die Riechzellen und ihre ableitenden Fasern eine Rolle spielen. Die einzelnen Fasertypen, die sich im Faserkaliber und besonders in der Anzahl der Neurotubuli unterscheiden, könnten von Riechzellen mit unterschiedlicher Geruchsempfindung kommen. Im Einzelnen führt ANDRES (1965) aus: Obwohl die Fasertypen (nach Anzahl der Neurotubuli) gemischt verlaufen, scheint für die einzelnen Faszikel, wahrscheinlich auch für die einzelnen Stämme der Glomeruli, ein unterschiedliches Verteilungsmuster vorzuliegen. Dies könnte die elektrophysiologischen Befunde von ADRIAN (1942) erklären. ADRIAN konnte durch Ableitung von Aktionspotentialen an der Oberfläche von Mitralzellen nachweisen, daß die Mitralzellen gegenüber bestimmten Geruchsstoffen eine unterschiedliche Empfindlichkeit zeigen, und daß andererseits die Anzahl der Mitralzellen, die sich an den Aktionspotentialsalven beteiligen, bei Verstärkung der Duftkonzentration zunimmt. Danach scheint die Auslösung von Aktionspotentialen von der Verteilung der Fasertypen in den Glomeruli abhängig zu sein. Die spezifische Empfindlichkeit könnte sich aus dem Verteilungsmuster der Fasertypen erklären, ebenso die Vermehrung der aktiven Mitralzellen nach Verstärkung der Duftkonzentration, da der Anteil der einzelnen Fasertypen, der an die Dendriten der Mitralzellen herantritt, unterschiedlich groß ist. Sind die zu einem Muster gehörigen Fasertypen nur wenig vertreten, ist zur Generation eines Aktionspotentials ein entsprechend stärkerer Reiz notwendig.

Untersuchungen von ADRIAN (1950a, c), CLARK (1951) 1957, und LAND (1973) deuten darauf hin, daß bei der Projektion von der Riechschleimhaut auf den Bulbus eine gewisse räumliche Lokalisation eingehalten wird, d. h. daß bestimmte Abschnitte der Riechschleimhaut vorwiegend auf bestimmte Abschnitte des Bulbus olfactorius projizieren. Diese Projektion ist jedoch von einer Projektion Punkt für Punkt deutlich verschieden. Ob diese lokalisierte Projektion im Sinne von ADRIAN ebenfalls für das Geruchsunterscheidungsvermögen von Bedeutung ist, läßt sich noch nicht klar entscheiden. ADRIAN nimmt an, daß die Geruchsunterscheidung zumindest teilweise auf einer regionalen Reizung des olfactorischen Epithels durch eine unterschiedlich starke Diffusion der Riechsubstanzen verschiedener Molekulargröße beruhen könnte. ALLISON (1953a), CLARK (1957), GASTAUT u. LAMMERS (1961), OTTOSON (1963a, b), OTTOSON u. SHEPHERD (1967), LORENZO (1968), SHEPHERD (1972) und LAND (1973) haben die Probleme des

Geruchsunterscheidungsvermögens und/oder der allgemeinen Physiologie des Bulbus olfactorius ausführlicher diskutiert und geben weiterführende Literatur. — Eine kurze, sicherlich nicht repräsentative Auswahl aus elektrophysiologischen Arbeiten findet sich nachstehend. Wenn nicht anders angegeben, wurden die Untersuchungen an Kaninchen durchgeführt.

Elektrophysiologische Untersuchungen: Berry *et al.* (1952, Katze); Adrian (1953a, b, 1954b, 1955, 1956, 1957); Gozzano *et al.* (1954, Katze); Kerr u. Hagbarth (1955, Katze); Mac Lean *et al.* (1957, Opossum, Kaninchen, Affe ?); Mozell (1958); Hernandez-Peon *et al.* (1960, Katze); Baumgarten *et al.* (1961, 1962); Orrego (1961, Reptilien); Phillips *et al.* (1961, 1963); Green *et al.* (1962); Mancia *et al.* (1962a, b, 1969, Kaninchen, Katze); Yamamoto u. Iwama (1962); Baumgarten (1963); Ochi (1963); Ottoson (1963b, diverse); Shepherd (1963a, b, 1971); Yamamoto *et al.* (1963); Klingberg u. Pickenhain (1965a, b, Ratte); Leveteau u. Mac Leod (1966); Rall *et al.* (1966); Callens (1967, Frosch, Kaninchen); Scott u. Pfaffmann (1967, Ratte); Wright *et al.* (1967, Kaninchen, Mensch); Rall u. Shepherd (1968); Voronkov u. Guselnikova (1968, Frosch); Nicoll (1969, 1971a, b, 1972); Scott (1970, Ratte); Westecker (1970); Freeman (1972a—d, 1974a—c, Katze, Kaninchen); Komisaruk u. Beyer (1972, Ratte); Mathews (1972, Ratte); Benjamin u. Jackson (1974, *Saimiri*).

Insgesamt ergibt sich aus den anatomischen und physiologischen Untersuchungen, daß der Bulbus olfactorius die erste zentralnervöse Schaltstation des olfactorischen Hauptsystems ist. Von ihm geht die Verteilung der olfactorischen Erregungen auf die basalen Vorderhirnzentren aus. Zu ihm kommen Erregungen aus solchen Zentren, die zusammen mit internen Rückmeldemechanismen über ein ausgedehntes intrabulbäres Assoziationssystem modulierend auf die olfactorischen Erregungen wirken. Der Bulbus olfactorius erweist sich damit als eine Struktur mit erheblichen integratorischen Möglichkeiten, wie sie in ähnlicher Weise auch in anderen Sinnessystemen bestehen (nach Pinching, 1970, von Boycott u. Dowling, 1969, für das visuelle und von Rethelyi u. Szentagothai, 1969, für das somatosensorische System beschrieben).

Die Koordination zwischen den Bulbi beider Seiten geschieht unter Vermittlung der Regio retrobulbaris.

8.2. Bulbus olfactorius accessorius

Obwohl ein Bulbus olfactorius accessorius (Nebenbulbus) dem erwachsenen Menschen zumeist fehlt, soll er der Vollständigkeit halber mit erörtert werden. Bei vielen Primaten ist er sehr gut ausgebildet. Wenn vorhanden, sitzt der Bulbus accessorius dorsal hinter dem Bulbus olfactorius (Hauptbulbus), und zwar dort, wo letzterer in den Pedunculus olfactorius übergeht (Abb. 189). Er ist mehr oder weniger halbkugel- bzw. wannenförmig, meist jedoch keilförmig in diese Strukturen eingebettet und erhebt sich mit seiner Oberfläche im allgemeinen nur wenig über das Niveau der Umgebung. Am unzerlegten Gehirn ist er meist nicht zu sehen, da er vom Frontallappen überdeckt wird; er kann jedoch so weit lateral liegen (manche Halbaffen), daß er am unzerlegten Gehirn auch makroskopisch sichtbar wird (Abb. 195).

Erstmalig scheint der Nebenbulbus von Balogh (1861) beim Schaf beschrieben und abgebildet worden zu sein, und zwar als „Jacobsonscher Hügel"[169]). Balogh hatte die Fasern von der als Jacobsonsches oder Vomeronasalorgan bekannten

[169]) Benannt nach dem dänischen Anatomen L. Jacobson, der nach Balogh bereits Anfang des 19. Jahrhunderts den Nervus vomeronasalis und den Nebenbulbus kannte.

Sonderdifferenzierung der Riechschleimhaut[170]) durch die Siebplatte hindurch bis zu dem von ihm benannten Hügel auf dem caudalen Bulbus verfolgt. GUDDEN (1870) hat ihn unter der Bezeichnung „Nebenbulbus" erstmalig beim Kaninchen, GANSER (1882) beim Maulwurf erwähnt. Bereits GUDDEN hat darauf hingewiesen, daß die Struktur des Nebenbulbus jener des Hauptbulbus ähnelt, und daß er Fasern durch den Tractus olfactorius lateralis entsendet. KOELLIKER (1896) hat dies bestätigt und darüber hinaus erstmalig zwei Abbildungen gegeben, aus denen die Struktur des Nebenbulbus klar hervorgeht. G. E. SMITH beschrieb dann (1897c) beim fetalen *Ornithorhynchus* ein „Ganglion of Jacobson's Organ", welches nach MCCOTTER (1912) ebenfalls dem Nebenbulbus entspricht. Weitere Synonyme sind nach MCCOTTER wahrscheinlich „Ganglion terminale" von DÖLL-

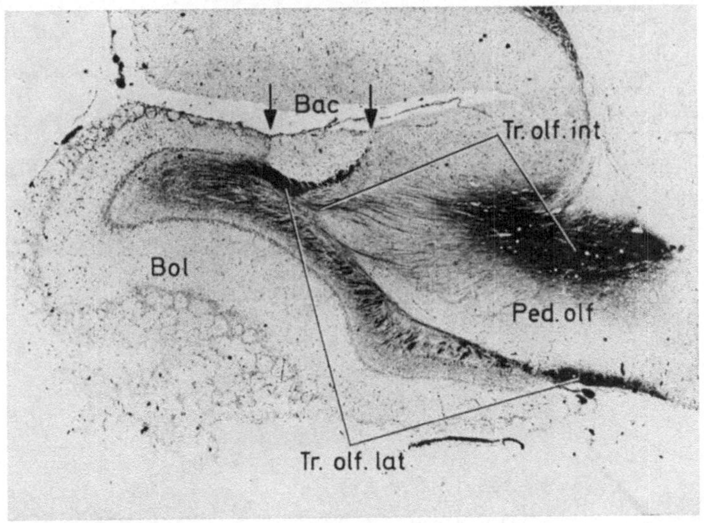

Abb. 189. Sagittalschnitt durch Bulbus (Bol) und Pedunculus olfactorius (Ped.olf) beim Demidoff-Galago *(Galago demidovii)*. Faserfärbung nach Heidenhain-Woelcke, 10 µ dick, 18 × vergrößert. Zwischen den Pfeilen der Bulbus olfactorius accessorius (Bac). *Tr.olf.int* Tractus olfactorius internus, *Tr.olf.lat* Tractus olfactorius lateralis

KEN (1909) und „median ganglion mass" von C. L HERRICK (1893) bei Reptilien. WINKLER u. POTTER (1914) bezeichneten den Nebenbulbus als „Bulbus parolfactorius". MCCOTTER schlägt den Namen „Tuberculum vomeronasale" vor, doch hat sich dieser Terminus gegen „Bulbus olfactorius accessorius" nicht durchsetzen können. Diese nunmehr allgemein übliche Bezeichnung geht ihrem Sinn nach offenbar auf CAJAL (1902c) zurück und wir fanden sie erstmalig bei KAPPERS

[170]) Auf dieses periphere Receptororgan näher einzugehen, würde den Rahmen des vorliegenden Beitrages sprengen. Es sollen jedoch nachstehend einige neuere Untersuchungen genannt werden (unter Angabe der Forschungsrichtung), in denen auch weiterführende Literatur enthalten ist: ADRIAN (1954a, Elektrophysiologie, Kaninchen); MÜLLER (1971, vergleichende Elektrophysiologie bei Amphibien, Reptilien und Säugern); KOLNBERGER (1971, vergleichende Elektronenmikroskopie bei Amphibien, Reptilien und Säugern); JORDAN (1972, vergleichende Topographie und Histologie bei *Nycticebus*, *Cebus*, *Macaca* und Mensch); ESTES (1972, allgemeine Übersicht und Funktion). Licht- und elektronenmikroskopische Untersuchungen wurden weiterhin vorgelegt von LUCKHAUS (1969, Kaninchen); KRATZING (1971, Schaf); SEIFERT (1971, Katze) und LOO u. KANAGASUNTHERAM (1972, *Tupaia*, *Nycticebus*).

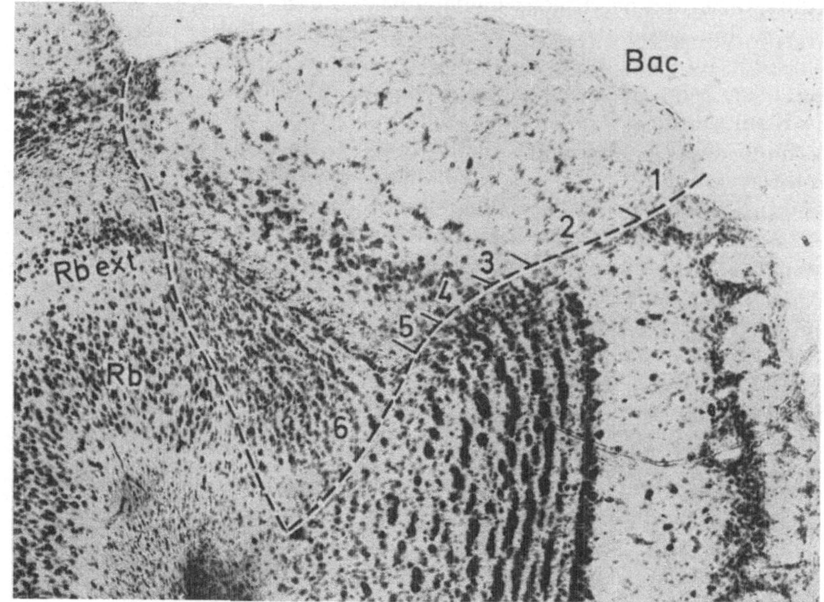

Abb. 190

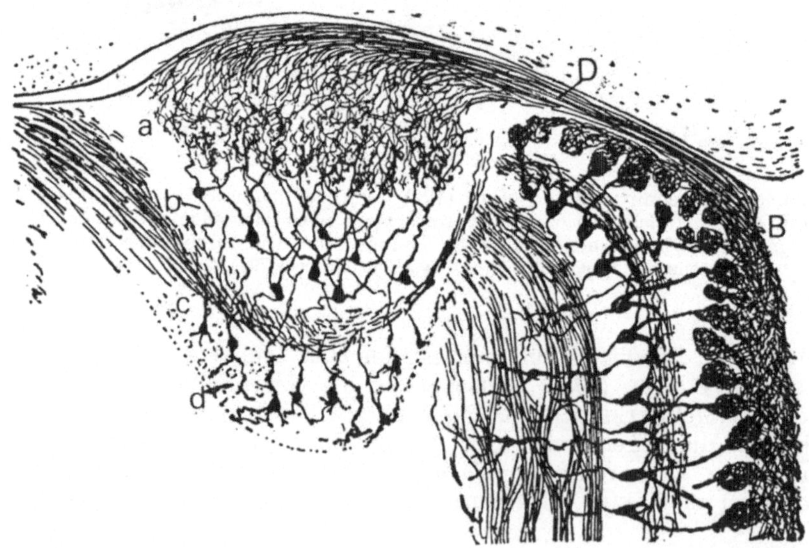

Abb. 191

Abb. 190—191. Frontalschnitte durch Nebenbulbi. Abb. 190: Spitzhörnchen *(Tupaia glis)*, Kresylviolett, 20 μ dick, 66 × vergrößert. Die Zahlen entsprechen der Schichtennumerierung im Text (S. 274); *Bac* Bulbus accessorius, *Bol* Bulbus olfactorius, *Rb* Regio retrobulbaris, *Rb ext* Pars externa dieser Region. Abb. 191: 20 Tage alte Maus (aus CAJAL, 1902c, 1911), Golgi-Methode, Seitenumkehrung vom Original. *B* Medialfläche des Hauptbulbus, *D* Vomeronasalnerv, *a* Stratum glomerulosum (2), *b* Stratum mitrale (4), *c* u. *d* Stratum granulosum internum (6)

u. THEUNISSEN (1908, S. 233). CAJAL beschrieb (1902c) erstmals die histologische Feinstruktur des „Lobulo olfativo accesorio". McCOTTER (1912) hat die frühe Literatur zusammengefaßt und eine erste vergleichend-anatomische Studie vorgelegt. Er hat gezeigt, daß der Bulbus accessorius neben den Fasern vom Vomeronasalorgan, die den Nervus vomeronasalis[171]) bilden, keine weiteren Fasern von der Riechschleimhaut bekommt. Vomeronasalorgan und Bulbus accessorius sind in ihrer Größe direkt voneinander abhängig (auch ZUCKERKANDL, 1908, nach ALLISON, 1953a). Damit besitzt das akzessorische System, trotz seines sicherlich olfactorischen Charakters, gegenüber dem Hauptsystem eine große Selbständigkeit, die auch in der deutlichen Begrenzung des Nebenbulbus zum Ausdruck kommt.

8.2.1. Schichtung und Schichtenzahl

Fast alle Autoren haben auf die Ähnlichkeit der Struktur des Nebenbulbus mit jener des Hauptbulbus hingewiesen[172]) (u. a. GUDDEN, 1870; GANSER, 1882; KOELLIKER, 1896; McCOTTER, 1912; WINKLER u. POTTER, 1914; YOUNG, 1936; FOX, 1940; ALLISON, 1953b; JOHNSON, 1957a und LOHMAN, 1963). Diese Ähnlichkeit ist bei den niederen Wirbeltieren besonders groß (HERRICK, 1921, Anuren; CROSBY u. HUMPHREY, 1939b, Reptilien) (s. auch Abb. 193, 194). Bei den Säugern liegen die bemerkenswertesten Unterschiede zwischen Haupt- und Nebenbulbus in der unterschiedlichen Prägnanz der Schichtung und in der Differenzierung und Anordnung der Mitral- und Büschelzellen (hierzu s. S. 280).

Die Zahl der angegebenen Schichten schwankt zwischen 3 und 7. Drei Schichten wurden von ROSE (1931) beschrieben, 4 von McCOTTER (1912), 5 bzw. 6 von CROSBY u. HUMPHREY (1939b), 6 auch von WINKLER u. POTTER (1914), ALLISON (1953b) und LOHMAN (1963) und schließlich 7 von CAJAL (1902c).

Die im Verhältnis zum Hauptbulbus allgemein geringere Anzahl unterschiedener Schichten beruht darauf, daß entweder die innere Körnerschicht nicht in den Nebenbulbus einbezogen wurde, oder aber die mittleren Schichten (3—5) zu einer einheitlichen Schicht zusammengefaßt wurden (u. a. von McCOTTER, 1912; YOUNG, 1936 und teilweise auch bei CROSBY u. HUMPHREY, 1939b). Wir folgen dieser Zusammenfassung der Schichten 3—5 nicht, weil bei guter Ausprägung des Nebenbulbus alle Schichten klar voneinander zu trennen sind. In solchen Fällen zeigt sich auch deutlich, daß dem Nebenbulbus eine eigene innere Körnerschicht zukommt (Abb. 195). Wir gliedern in die gleiche Anzahl von Schichten, wie im Hauptbulbus, d. h. in sechs Schichten (Abb. 190) und geben diesen entsprechende Bezeichnungen:

---

[171]) Der *Nervus vomeronasalis* ist ein kleines, in sich geschlossenes Bündel, welches im Bereich des Hauptbulbus meist medial, seltener lateral über dessen oberflächliche Nervenfaserschicht hinwegläuft. Von dieser Schicht unterscheidet sich das Bündelchen durch feinere Struktur und geringeren Zellreichtum (I. u. N. POPOFF, 1929, bei der Ratte). — GASTAUT u. LAMMERS (1961) haben auf die Möglichkeit hingewiesen, daß der Nervus vomeronasalis leicht mit dem *Nervus terminalis* verwechselt werden kann. VRIES (1905) und DÖLLKEN (1909) hielten beide Nerven für ein und dasselbe (nach McCOTTER, 1912). Der Nervus terminalis kommt von der normalen Schleimhaut der Nasenscheidewand, seine Fasern verlaufen parallel zu jenen des Nervus olfactorius und Nervus vomeronasalis und enden (in noch nicht genügend geklärter Weise) auf der ventromedianen Wand der Hemisphäre. Dieser Nerv scheint also nicht für Riechfunktionen bestimmt zu sein, sondern es ist wahrscheinlich, daß er die Schleimhautsensibilität beeinflußt und daß er efferente vasomotorische Fasern enthält (GASTAUT u. LAMMERS, 1961, S. 77). Über die Entwicklung des Nervus terminalis beim Menschen hat PEARSON (1941a) berichtet.

[172]) Vom amerikanischen Maulwurf *(Scalopus aquaticus)* berichtet JOHNSON (1957b) hingegen, daß die charakteristischen Schichten des Bulbus nicht erkennbar seien. Beim europäischen Maulwurf haben wir uns jedoch am eigenen Material überzeugen können, daß alle typischen Schichten deutlich ausgebildet sind.

(1) Stratum fibrosum vomeronasale, Schicht von Vomeronasalnervenfasern.
(2) Stratum glomerulosum, Glomerularschicht (einschl. Stratum granulosum externum, äußere Körnerschicht).
(3) Stratum plexiforme externum, äußere plexiforme Schicht.
(4) Stratum mitrale, Stratum neurocytorum mitralium, Mitralzellschicht.
(5) Stratum plexiforme internum, innere plexiforme Schicht.
(6) Stratum granulosum internum, innere Körnerschicht.

Es ist dies eine Terminologie, wie sie in ähnlicher Form auch von LOHMAN (1963) für den Nebenbulbus verwandt wurde.

Leider ist durch ROSE (1929b, 1931) einige Verwirrung entstanden, die sich auch auf Veröffentlichungen anderer Autoren, z. B. FEREMUTSCH (1952), ausgewirkt hat. ROSE hat nicht erkannt, daß es sich bei der Schicht, die er als Regio retrobulbaris des Bulbus accessorius (Rbac) bezeichnet, um dessen Mitralzellschicht handelt[173]). Als Regio retrobulbaris kann, wenn überhaupt, nur die unterhalb der inneren Körnerschicht liegende und von CAJAL (1902c) als „foco des neuronas gruesas" und „foco des neuronas grandes" bezeichnete Zellanhäufung angesehen werden, die auch in unserer Abb. 195 sehr deutlich hervortritt. Während ROSE (1929b) bei der Ratte die über der Mitralzellschicht liegenden peripheren Schichten noch richtig als Teile des Nebenbulbus erkannt hat, bezeichnet er diese 1931 beim Kaninchen als Teile des Hauptbulbus. Nur einige tiefe Schichten rechnet ROSE in dieser späteren Veröffentlichung zum Nebenbulbus. Er bezeichnet diese [unserer inneren plexiformen Schicht (5) entsprechende] Zone jedoch als Stratum fibrorum (unsere 1. Schicht) und Stratum glomerulosum (unsere 2. Schicht) sowie als Stratum granulosum, welches unserer inneren Körnerschicht (6) entspricht. Aufgrund dieser falschen Interpretation der Schichten kommt ROSE (1929b, S. 9) zu folgendem Schluß: „Der Bulbus olfactorius accessorius zeigt demnach in rudimentärer Form den Bau des Bulbus olfactorius und enthält — ähnlich wie dieser — *in seiner Mitte* eine Regio retrobulbaris. Der rudimentäre Bau des Bulbus olfactorius accessorius äußert sich hauptsächlich im Fehlen mehrerer Schichten, welche dem Bulbus olfactorius eigen sind". Dadurch, daß ROSE auch seine Rbac in die „Mitte" des zugehörigen (Neben-) Bulbus legt, wird eine Übereinstimmung mit den Verhältnissen beim Hauptbulbus impliziert, die nicht vorhanden ist. Während nämlich beim Hauptbulbus die wirkliche Retrobulbaris im Zentrum einer durch die Schichten gebildeten, mehr oder weniger geschlossenen Hülle liegt, befindet sie sich beim Nebenbulbus ROSES flächig ausgebreitet mitten zwischen den Schichten (= unsere Mitralzellschicht). Wenn innerhalb des Nebenbulbus eine der Regio retrobulbaris des Hauptbulbus analoge Position eingenommen wird, dann durch die von CAJAL erwähnte Zellgruppe zentral von der inneren Körnerschicht.

8.2.2. Vergleichende mikroskopische Anatomie

Literatur

Über den Bulbus olfactorius accessorius liegen überwiegend architektonisch beschreibende Untersuchungen vor, u. a. von: McCOTTER (1912, diverse); WINKLER u. POTTER (1914, Katze); HERRICK (1921, Amphibien); GURDJIAN (1925, Ratte); ROSE (1929b, Maus; 1931, Kaninchen); I. u. N. POPOFF (1929, Ratte); KREINER (1933, Ratte); C. G. SMITH (1935, Ratte); KAPPERS, HUBER u. CROSBY (1936, zusammenfassende Darstellung); YOUNG (1936, Kaninchen); CROSBY u. HUMPHREY (1939a, b, diverse); FOX (1940, Katze); JESERICH (1945, Nerz); ALLISON (1953b, Kaninchen, Ratte); JOHNSON (1957a, Meerschweinchen; 1957b, amerikanischer Maulwurf); MANN (1961, Fledermäuse); PILLERI (1961b, Biber); LOHMAN (1963, Meerschweinchen); STEPHAN (1965, Insectivoren und Primaten) und MIODONSKI (1968, Hund). Kurz erwähnt wurde der Nebenbulbus u. a. in den Arbeiten von GANSER (1882, Maulwurf); KOELLIKER (1896, Kaninchen, Maus, Katze); HERRICK (1924a, Opossum); LAUER (1945, *Macaca*) und HAGER (1954, Igel).

8.2.2.1. Topographie

Bei Amphibien *(Ambystoma, Rana)* bildet der Nebenbulbus an der lateralen Fläche des Vorderhirns zwischen Bulbus und Hemisphäre eine Erhebung (HER-

[173]) Auch I. u. N. POPOFF (1929) bezeichnen diese Mitralzellschicht als Rbac, haben aber im Gegensatz zu ROSE ihre Stellung innerhalb des Nebenbulbus richtig erkannt und zitieren in diesem Zusammenhang CAJAL (1903, 1911).

RICK, 1921; ALLISON, 1953a). Bei den Reptilien liegt er medial, und solche Lageunterschiede scheinen mit dazu beigetragen zu haben, daß die Homologie dieser Strukturen nicht immer erkannt wurde (z. B. von PAPEZ, 1929, zit. nach NIEUWENHUYS, 1967). Bei den Insectivoren und den Neuweltaffen, wie überhaupt bei den meisten Säugetieren, liegt der Nebenbulbus dorso*medial* und der Vomeronasalnerv steigt nach Durchtritt durch den ventromedialen Teil der Siebplatte diagonal über die *Medialfläche* des Hauptbulbus zum Nebenbulbus auf (Abb. 196). Bei den meisten Halbaffen hingegen liegt der Nebenbulbus dem Hauptbulbus dorso*lateral* auf (Abb. 195). Der Vomeronasalnerv verläuft dann meist an der ventromedialen Kante des Hauptbulbus nach caudal und biegt erst in der Querschnittsebene des Nebenbulbus scharf nach lateral und dorsal, um über die *Lateralseite* des Hauptbulbus zum Nebenbulbus aufzusteigen. Bei einigen Halbaffenarten *(Propithecus, Avahi)* fanden wir sowohl die eine als auch die andere Möglichkeit verwirklicht. Dies deutet darauf hin, daß die endgültigen Lagebeziehungen zwischen Hauptbulbus und Vomeronasalnerv nicht genetisch fixiert sind, sondern offenbar erst bei frühembryonalen Wachstumsbewegungen entschieden werden. Sicherlich ist hierbei die Rotation der Bulbusausstülpung (Abb. 115—120) nicht ohne Einfluß.

8.2.2.2. Quantitative Vergleiche

Nichtsäuger

Nach den umfassenden vergleichend-anatomischen Untersuchungen von CROSBY u. HUMPHREY (1939a, b) erreicht der Nebenbulbus innerhalb der Gesamtheit der Vertebraten seine höchste Entwicklung bei den Schlangen, bei denen das Vomeronasalsystem nach BROMAN (1920) das wichtigste Sinnessystem zu sein scheint, und bei einigen Eidechsen *(Heloderma, Varanus)*. Bei diesen Formen kann er den Hauptbulbus an Größe übertreffen. Bei anderen Eidechsen hingegen kann ein Nebenbulbus völlig fehlen, ebenso fehlt er den Crocodiliern und Vögeln. Bei Fischen und unter den Amphibien bei *Necturus* ist er vom Hauptbulbus nicht zu trennen, bei *Ambystoma* und vor allem bei *Rana* kann er hingegen klar unterschieden werden (HERRICK, 1921; ALLISON, 1953a). NIEUWENHUYS (1967) hat bei Fischen einen Nebenbulbus nicht beschrieben, erwähnt ihn aber für Gymnophionen, Anuren, die meisten Reptilien und viele Säuger.

Säuger

Den Insectivoren wird allgemein nur ein kleiner und rückgebildeter Nebenbulbus zugesprochen (GANSER, 1882; CROSBY u. HUMPHREY, 1938, 1939a; HAGER, 1954; JOHNSON, 1957b). Volumenmessungen (STEPHAN, 1966, 1967b) haben aber ergeben, daß der Nebenbulbus bei den basalen Insectivoren stets gut, teilweise sogar sehr gut ausgebildet ist, und daß er nur relativ, d. h. im Verhältnis zum Hauptbulbus klein erscheint. Bei manchen progressiven Insectivoren ist er nur schwach ausgebildet (*Desmana*, Abb. 197); beim Schlitzrüßler *(Solenodon)* konnten wir ihn nicht finden (So in Abb. 192). Hingegen ist er bei *Elephantulus* besonders gut entwickelt. — Vielen Fledermäusen fehlt ein Nebenbulbus. Bei einigen, wie z. B. *Glossophaga soricina* und *Desmodus rotundus*, ist er hingegen sehr gut ausgebildet (MANN, 1961). Beim Flughund *(Pteropus)* ist er von KAPPERS u. THEUNISSEN bereits 1908 erwähnt worden. — Bei allen bisher untersuchten Rodentiern und Carnivoren ist er in guter Ausbildung gefunden worden. Von Huftieren liegen wenige Angaben vor, doch scheint er hier ebenfalls einheitlich vorzukommen.

Unter den Primaten ist ein Nebenbulbus bei allen bisher untersuchten Halbaffen gut, meist sogar sehr gut ausgebildet (STEPHAN, 1965, 1966). Abgesehen vom

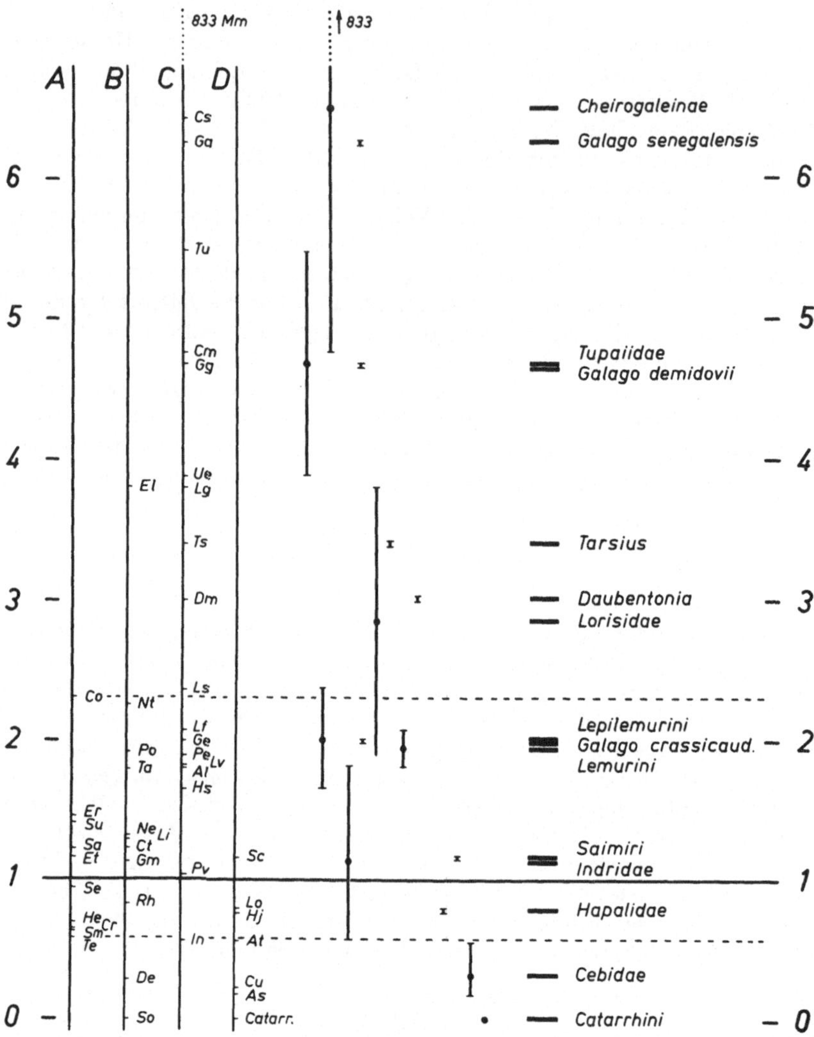

Abb. 192. Progressions- bzw. Regressionsindices des Bulbus accessorius. Die Indices geben an, um wievielmal so groß der Nebenbulbus einer beliebigen Art im Vergleich zum Nebenbulbus eines typischen basalen Insektenfressers gleichen Körpergewichts ist. Weitere Erläuterungen zur Skala bei Abb. 51, Liste der untersuchten Arten S. 6

Indri ist er hier ebenso groß oder größer als bei den basalen Insektivoren und er erreicht beim Mausmaki *(Microcebus)* einen Höchstwert (Index 833, d. h. etwa 8,3mal so groß wie bei basalen Insectivoren; Mm in Abb. 192). Auch *Tupaia* und *Galago demidovii* haben hohe Indices (548 und 468, Tabelle 6). Bei den Neuweltaffen (Abb. 196) imponiert er häufig als deutliche Erhebung. Er ist gering entwickelt bei *Aotes* (Tabelle 6) und *Cebus*, gut hingegen bei *Ateles* (Abb. 196), *Saimiri* und den Hapaliden (= Callitrichidae). Aufgrund der sehr starken Reduktion des Hauptbulbus erscheint er hier im Verhältnis zu diesem sehr groß. Bei den Altweltaffen, den Menschenaffen und beim Menschen haben wir einen Nebenbulbus nicht mit Sicherheit feststellen können. Mehr oder weniger undifferenzierte sphärische Bildungen kommen zwar dorsocaudal vom Hauptbulbus vor, doch haben wir solche auch an anderen Stellen und in Mehrzahl gefunden. Da ihnen stets die typischen Eigenschaften des Nebenbulbus fehlen, ist es unsicher, ob es sich bei diesen Strukturen, selbst wenn sie sich in der typischen Lage des Nebenbulbus finden, wirklich um rudimentäre Nebenbulbi handelt[174]). CROSBY u. HUMPHREY (1939b) und LAUER (1945) wollen bei *Macaca* je ein sicheres Rudiment gefunden haben.

Innerhalb engerer systematischer Gruppen kann der Ausbildungsgrad des Nebenbulbus recht unterschiedlich sein. Wir erwähnten in diesem Zusammenhang Befunde von CROSBY u. HUMPHREY (1938) bei Eidechsen und finden ganz entsprechende Verhältnisse sowohl bei niederen als auch bei höheren Säugern [vgl. unter B in Abb. 192 die beiden Rüsselspringer *Elephantulus* (El) und *Rhynchocyon* (Rh), unter C die drei *Galago*-Arten (Ga, Gg, Ge) und unter D die Neuweltaffen (Hapalidae = Callitrichidae, Cebidae) mit den Altweltaffen (Catarrhini)].

Die Annahme von CROSBY u. HUMPHREY (1938, 1939a), daß die schwache Ausbildung des Nebenbulbus bei den Insektenfressern für sein Fehlen bei den höheren Primaten phylogenetisch bedeutsam sein könnte, bestätigt sich nicht. Wenn wir die aufsteigende Linie Insectivoren — Prosimier — Affen — Menschenaffen — Mensch als Spiegel einer möglichen phylogenetischen Entwicklung betrachten, dann ergibt sich hinsichtlich des Nebenbulbus kein einheitlicher phylogenetischer Trend (STEPHAN, 1965, 1966). Einmal konnte gezeigt werden, daß die Ausbildung bei den Insectivoren nicht gering ist, sondern daß der Nebenbulbus hier nur relativ, d. h. im Verhältnis zum Hauptbulbus klein erscheint. Des weiteren ist der Nebenbulbus bei allen Halbaffen sehr gut ausgebildet, besser als bei den Insectivoren einerseits und den höheren Affen andererseits, und schließlich ist die Entwicklung bei den höheren Affen wieder rückschrittlich, und zwar in unterschiedlichem Ausmaß. Während ein Nebenbulbus bei den Platyrrhini (Neuweltaffen) recht gut erhalten bleibt, ist er bei allen Catarrhini (Altweltaffen einschl. Menschenaffen und Mensch) völlig oder nahezu völlig rückgebildet.

Direkte Größenbeziehungen zwischen Haupt- und Nebenbulbus haben wir weder bei den Insectivoren noch bei den Primaten finden können. Dies stimmt mit älteren Befunden (zuletzt MANN, 1961 und KNAPPE, 1964) an anderen Säugergruppen überein. Danach scheinen eigentliches Riechsystem und Vomeronasalsystem unabhängig voneinander zu sein.

MANN (1961) setzte in einer metrischen Studie an Fledermausgehirnen das Volumen des Bulbus accessorius zum Volumen des Bulbus olfactorius und zum Volumen des Myelencephalon (letzteres als Maßstab für die Größe des Tieres) in Beziehung. Weder zum einen, noch zum anderen Bezugssystem zeigte sich eine Korrelation. Die Arten verhalten sich ganz unterschiedlich.

Während der Keimesentwicklung scheint das Vomeronasalsystem schon sehr früh funktionsfähig zu werden. Eigene Befunde an einem Galagoembryo (Abb. 143) deuten daraufhin, daß sich der Nebenbulbus früher entwickelt als der Hauptbulbus, und daß er in frühen ontogenetischen Stadien relativ sehr groß ist. Dies steht im Einklang mit einem Befund von MANN (1961), der bei einem Fetus der Fledermaus *Glossophaga* den Nebenbulbus sogar absolut größer fand als beim adulten Tier, sowie mit den Messungen von C. G. SMITH (1935) an Ratten (s. auch Kap. 6.2.).

SMITH untersuchte die postnatale Phase der Entwicklung des Rattengehirns und fand, daß der Nebenbulbus zur Zeit der Geburt *relativ* am größten war (0,21 % vom Hirnvolumen). Er hatte zu diesem Zeitpunkt bereits 21,6 % seiner Endgröße, der Hauptbulbus hingegen erst 5,7 % (Gesamthirn 11,9 %). Das größte absolute Volumen von etwa 1,4 mm^3 erreicht der Nebenbulbus nach ungefähr einem Jahr. Während des 2. und 3. Jahres nimmt das Volumen

---

174) Möglicherweise kann diese Frage durch Untersuchungen mit histochemischen Methoden gelöst werden (s. S. 286).

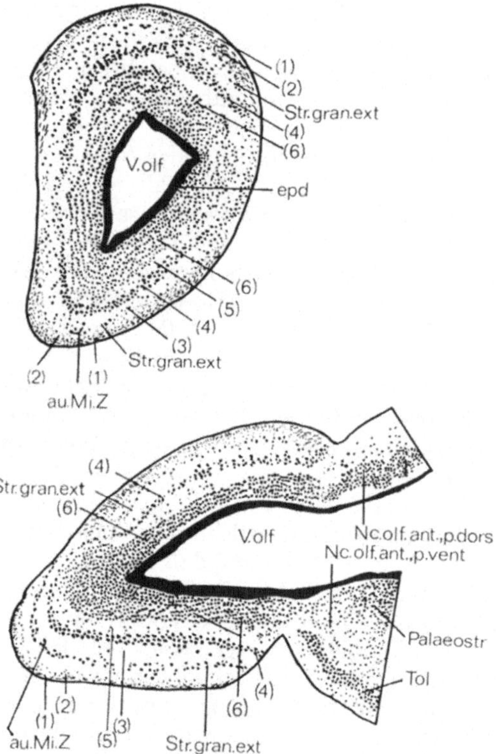

Abb. 193—194. Bulbus olfactorius (jeweils ventral) und Bulbus olfactorius accessorius (jeweils dorsal) bei der amerikanischen Schmuckschildkröte (*Pseudemys elegans*) (aus CROSBY u. HUMPHREY, 1939b). Neu beschriftet. Toluidinblau, 26 × vergrößert. Die Zahlen entsprechen der Schichtennumerierung im Text (S. 274). *au.Mi.Z* ausgewanderte Mitralzellen; *epd* Ependym; *Nc.olf.ant., p.dors* Nucleus olfactorius anterior (= Regio retrobulbaris), Pars dorsalis; *Nc.olf.ant., p.vent* Nucleus olfactorius anterior, Pars ventralis; *Palaeostr* Palaeostriatum; *Str. gran.ext* Stratum granulosum externum; *Tol* Tuberculum olfactorium; *V.olf* Ventriculus olfactorius. Abb. 193: Frontalschnitt; Abb. 194: Sagittalschnitt

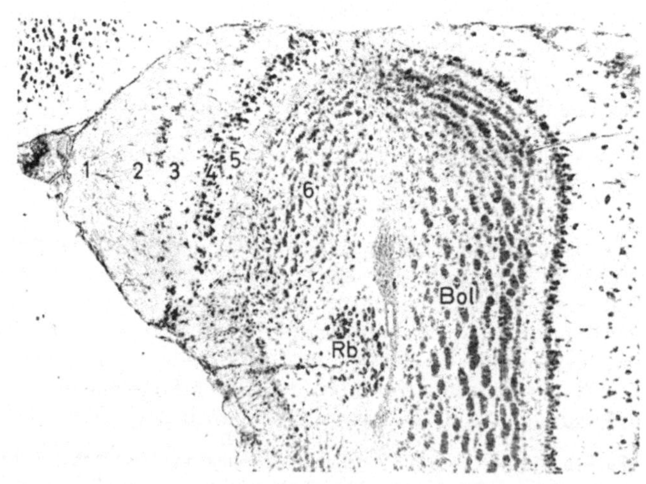

Abb. 195

Abb. 195—197. Frontalschnitte durch Nebenbulbi. Alle 50 × vergrößert. Die Zahlen entsprechen der Schichtennumerierung im Text (S. 274). *Bac* Bulbus accessorius, *Bol* Bulbus olfactorius, *N.vn* Nervus vomeronasalis, *Rb* Regio retrobulbaris. Abb. 195: Mausmaki (*Microcebus murinus*), Kresylviolett, 10 μ dick

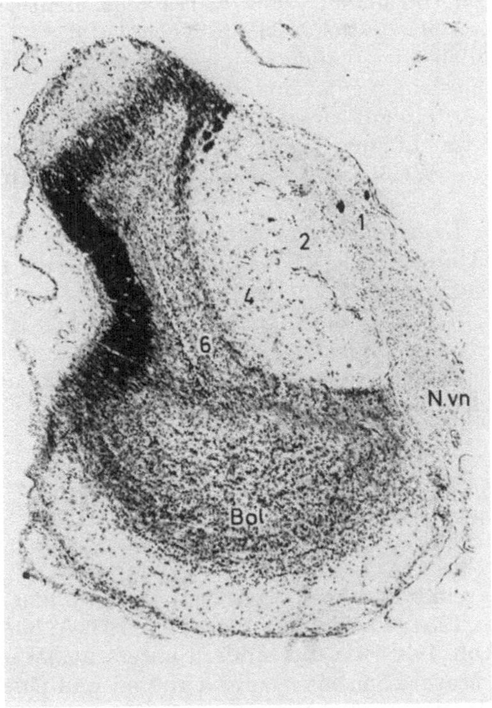

Abb. 196. Klammeraffe *(Ateles ater)*, Faserfärbung nach Heidenhain-Woelcke, 20 μ dick

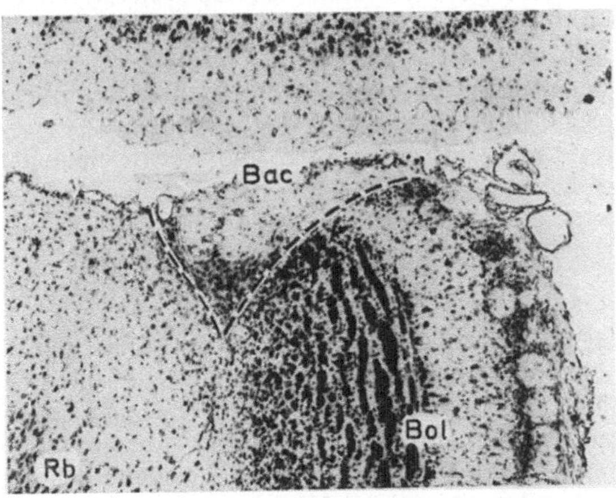

Abb. 197. Desman *(Desmana moschata)*, Kresylviolett, 15 μ dick

wieder ab, und zwar bis auf durchschnittlich 1,02 mm³, d. h. um etwa 27 % des Maximalwertes. Der durchschnittliche Volumenverlust im Alter ist damit erheblich geringer als der des Bulbus olfactorius, bei dem diese Abnahme nach den Untersuchungen von SMITH fast 65 % betrug (s. S. 223). Hier wie dort soll die Degeneration eines Teils der eintretenden Nervenfasern die Ursache sein.

Die Untersuchungen von C. G. SMITH zeigen, daß nicht nur die Größen selbst (s. oben), sondern auch die Größenreduktionen im Alter bei Haupt- und Nebenbulbus ganz unabhängig voneinander sind. SMITH fand nicht selten bei verkümmerten Hauptbulbi besonders gut entwickelte Nebenbulbi.

Beim Vergleich wildlebender Wanderratten mit domestizierten Weißen Ratten haben wir die Flächenausdehnung der inneren Körnerschicht gemessen (STEPHAN, 1954a). Der relative Anteil am Gesamtcortex lag zwischen 0,6 und 0,7%[175]). Es ergaben sich Hinweise auf eine gewisse (domestikationsbedingte?) Minderung von der Wanderratte zur Weißen Ratte, doch waren diese gering und statistisch nicht zu sichern.

Aus den bisherigen Untersuchungen über die Größe des Nebenbulbus ergibt sich somit: 1. Starke Unterschiede im Ausbildungsgrad auch innerhalb engerer systematischer Gruppen; 2. keine gerichteten Größenänderungen in der aufsteigenden Primatenreihe; 3. keine Größenabhängigkeit zwischen Haupt- und Nebenbulbus; 4. in der Keimesentwicklung deutlich frühere Entfaltung des Nebenbulbus, was auf eine Funktion deuten könnte, die bereits für frühembryonale Stadien von Bedeutung ist. (Zur Frage der Funktion s. auch 8.2.6.)

8.2.2.3. Qualitative Vergleiche

Nichtsäuger

Bei den niederen Wirbeltieren, bei denen ein Nebenbulbus abgegliedert werden kann, ähnelt dieser in seiner Struktur stark dem Hauptbulbus (HERRICK, 1921; CROSBY, 1917; GOLDBY, 1934; CROSBY u. HUMPHREY, 1939b; NIEUWENHUYS, 1967 und ANDRES, 1970) (Abb. 193, 194). Bei Anuren unterscheidet er sich hauptsächlich dadurch, daß die Mitralzellen mehr zerstreut sind und eine deutliche innere plexiforme Schicht fehlt. Während sich der Hauptbulbus zu den Säugern hin noch erheblich weiterdifferenziert (s. S. 226), bleibt der Nebenbulbus auf einer mehr oder weniger einfachen Stufe stehen. Selbst bei den höheren Säugern (bzw. bei sehr guter Ausbildung) unterscheidet er sich nicht wesentlich von dem der niederen Wirbeltiere (vgl. Abb. 193 mit Abb. 195). — Innerhalb der Reptilien können deutliche Unterschiede in der Prägnanz der Schichten bestehen (klarere Mitralzellschicht bei der Schildkröte *Pseudemys* gegen diffusere bei der Schlange *Agkistrodon*) und in ihrer Breite (schmale innere plexiforme Schicht bei der ersteren gegen breite bei der letzteren), wie sich aus dem Vergleich von Abbildungen aus CROSBY u. HUMPHREY (1939b) entnehmen läßt.

Säuger

Bei den Säugetieren haben sich Haupt- und Nebenbulbus deutlich auseinanderdifferenziert, doch bleibt in beiden noch der gleiche Grundplan erkennbar (CAJAL, 1902c; ALLISON, 1953a, b). Die wesentlichsten Unterschiede liegen in der Prägnanz der Schichtung und in der Differenzierung und Anordnung der Mitral- und Büschelzellen. Während beim Hauptbulbus eine deutliche Differenzierung in diese beiden Zelltypen vorhanden ist und die Mitralzellen in einer schmalen Schicht (4) nahe der inneren Körnerschicht (6), die Büschelzellen hingegen weiter entfernt davon in der peripheren Zone der äußeren plexiformen Schicht (3) liegen, existiert im Nebenbulbus nur ein Typus, der in einer einheitlichen breiten Lage oberhalb der nicht immer klar erkennbaren inneren plexiformen Schicht liegt. Es handelt sich um Zellen, die kleiner und weniger mitralförmig sind als die Mitralzellen des Hauptbulbus, und von denen nach CAJAL (1902c) jede mehrere Dendriten aus-

---

[175]) I. u. N. POPOFF (1929) maßen die freie Oberfläche des Nebenbulbus und fanden einen Anteil am Gesamtcortex von ebenfalls 0,7% (bei einer Flächengröße von 2,5 mm^2).

sendet, die zu mehreren Glomeruli ziehen[176]). Sie haben eine geringere Zahl akzessorischer Dendriten. Weitere Unterschiede sind bei den Säugern u. a. die kleineren und nicht so gut umschriebenen Glomeruli und die geringere Zahl der äußeren periglomerulären Körnerzellen im Nebenbulbus. Nach ANDRES (1970) sind die Dendriten der Mitralzellen des Nebenbulbus dünner als die des Hauptbulbus.

Ebenso wie die Größe, kann auch die Differenzierung der Nebenbulbi innerhalb verschiedener systematischer Gruppen (Insectivoren, Halbaffen, Affen, usw.) unterschiedlich sein. So finden sich innerhalb der Insectivoren gut differenzierte Nebenbulbi beim Igel *(Erinaceus)*, bei der Spitzmaus *(Sorex)*, beim Maulwurf *(Talpa)* und bei der Elefantenspitzmaus *(Elephantulus)*, schlecht differenzierte hingegen beim Desman (*Desmana*, Abb. 197) und beim Rüsselhündchen *(Rhynchocyon)*. — Bei den Halbaffen sind die Nebenbulbi zumeist sehr gut ausgebildet, doch auch hier gibt es Unterschiede in der Differenzierung (relativ gering bei *Propithecus* und *Tarsius*). — Bei den Neuweltaffen ist der Nebenbulbus gut differenziert beim Klammeraffen (*Ateles*, Abb. 196) und beim Wollaffen *(Lagothrix)*, schlecht hingegen beim Nachtaffen *(Aotes)*. — Auch bezüglich der Differenzierung ergeben sich also keine gerichteten Änderungstendenzen in der aufsteigenden Primatenreihe.

Charakteristisch für den Nebenbulbus der Neuweltaffen mag sein, daß die zellarme innere Körnerschicht nach lateral, gegen die Regio retrobulbaris zu, nur schwierig zu begrenzen ist. Hier können die Zelltypen nicht immer mit der gleichen Deutlichkeit wie bei den Insectivoren und Prosimiern unterschieden werden.

Vergleichen wir unabhängig von der systematischen Stellung der verschiedenen Arten gut differenzierte Nebenbulbi mit wenig differenzierten (vgl. Abb. 195 mit Abb. 197), dann zeigen sich vor allem folgende Unterschiede: 1. die sehr klare Schichtung geht fast völlig verloren, 2. die plexiformen Schichten (3 und 5) sind nicht mehr erkennbar, 3. die inneren Schichten (5—6) treten zunehmend zurück und 4. die vor allem bei gut ausgeprägtem Nebenbulbus sehr dicke und zellreiche innere Körnerschicht (6) wird schmal und zellarm. Die zunehmende Verwischung der Schichten und die starke Abnahme der inneren Körner haben eine deutliche Parallele in den strukturellen Veränderungen, die bei der Reduktion des Hauptbulbus auftreten (z. B. bei den höheren Affen und beim Menschen, s. 8.1.2.2.). Entgegen den Verhältnissen beim Hauptbulbus ist, wie oben ausgeführt, beim Nebenbulbus aber keine einheitliche Änderungstendenz in der aufsteigenden Primatenreihe festzustellen, weder was seine Differenzierung, noch was seine Größe betrifft.

8.2.2.4. Der Bulbus accessorius des Menschen

Der Mensch hat, wie alle altweltlichen Primaten, keinen deutlich ausgebildeten Nebenbulbus. Nach HUMPHREY (1940) wird er embryonal angelegt, aber bereits vor der Geburt wieder rückgebildet. MACCHI (1951) hat im Gegensatz dazu keine Anhaltspunkte für seine Anlage bei menschlichen Embryonen finden können (s. auch 7.2.2.).

8.2.3. Morphologie und Ultrastruktur der Bauelemente

Die wichtigsten Untersuchungen über die Feinstruktur des Bulbus olfactorius accessorius sind die von CAJAL (1902c, hieraus Abb. 191) und ALLISON (1953a) an Golgi-Präparaten. Die folgenden Ausführungen basieren im wesentlichen auf

---

[176]) Darin ähneln sie den Büschelzellen des Hauptbulbus bzw. bei Nichtsäugern auch dessen Mitralzellen (s. S. 226 und 283).

diesen Untersuchungen und lehnen sich eng an eine eigene Veröffentlichung an (STEPHAN, 1965). Angaben zur Ultrastruktur beschränken sich auf die Feststellung, daß weder bei Amphibien und Reptilien, noch bei Säugern grundlegende Unterschiede zwischen Haupt- und Nebenbulbus bestehen (ANDRES, 1970). RAISMAN (1972) untersuchte elektronenmikroskopisch Degenerationserscheinungen in der inneren Körnerschicht nach Läsionen in der Stria terminalis.

(1) Stratum fibrosum vomeronasale

Syn.: Capa fibrilar, capa de plexo olfativo, zona fibrilar (CAJAL, 1902c); Lamina fibrorum nervi olfactorii (WINKLER u. POTTER, 1914); Fila vomero-nasalis (CROSBY u. HUMPHREY, 1939b); Stratum fibrorum (LOHMAN, 1963).

Diese Schicht besteht aus den Endstrecken der Fasern des Vomeronasalnerven (D in Abb. 191), die von den Sinneszellen des Vomeronasalorgans kommen[177]). Die ankommenden Bündel sind einfacher miteinander verwoben, als dies beim Hauptbulbus der Fall ist. Diese erste Schicht kann bei den verschiedenen Säugerarten in Querschnitten sehr unterschiedlich breit sein, wofür möglicherweise in erster Linie Lage und Formunterschiede mitverantwortlich sind. Sie ist auch örtlich verschieden dick.

(2) Stratum glomerulosum

Syn.: Capa de los glomérulos, capa glomerular (CAJAL, 1902c); Lamina glomerulosa (WINKLER u. POTTER, 1914; YOUNG, 1936); Lamina glomerularis (CROSBY u. HUMPHREY, 1939b); Stratum glomerulare (LOHMAN, 1963).

Wir schließen wie beim Bulbus olfactorius in diese Schicht das *Stratum granulosum externum*, die äußere Körnerschicht, ein.

Syn.: Capa (Zona) de los granos superficiales, Capa de los elementos nerviosos enanos, Zona de los granos externos, Zona de las células de asociacion (CAJAL, 1902c); Lamina granulosa externa (WINKLER u. POTTER, 1914); Lamina granularis externa (CROSBY u. HUMPHREY, 1939b).

Die Glomerularschicht (a in Abb. 191) verdient nach ALLISON (1953b) diesen Namen kaum. Die Glomeruli sind viel weniger deutlich umschrieben als im Hauptbulbus, vor allem wegen der Armut an äußeren Körnern (periglomeruläre Zellen bei LOHMAN, 1963). Der Körnersaum gegen die dritte Schicht ist unterschiedlich stark, aber im allgemeinen deutlich schwächer als im Hauptbulbus. Die artlichen Unterschiede sind hier recht groß. Die Glomeruli sind viel kleiner als jene des Hauptbulbus (nur etwa $^1/_3$) und nur wenige sind sphärisch.

In den Glomeruli treten die Fasern des Vomeronasalnerven mit den Dendriten der Mitralzellen in innigen synaptischen Kontakt. Die Verzweigungen der Fasern des Vomeronasalnerven sind kürzer und dicker und die Aufzweigungen einer Faser nicht so streng auf einen einzigen Glomerulus begrenzt wie beim Hauptbulbus. Die Funktion der periglomerulären Körnerzellen dürfte die gleiche sein, wie im Hauptbulbus.

In dieser und der nächsten Schicht treten nach den myeloarchitektonischen Untersuchungen von KREINER (1933) bei der Ratte nur wenige blaß gefärbte Fasern von unregelmäßigem Verlauf und einzelne dicke Fasern fremder Herkunft hervor.

---

[177]) Die Zahl dieser Receptoren liegt beim Kaninchen nach ALLISON (1950, 1953a) in der Größenordnung von 1650000 für jede Seite, das ist etwa $^1/_{30}$ der Zahl der olfactorischen Receptorzellen. Nach den Verhältnissen im Hauptsystem (1:1-Verhältnis zwischen Receptorzellen und Riechnervenfasern) kann auch für das Vomeronasalsystem eine entsprechende Faserzahl für den Vomeronasalnerven angenommen werden.

(3) Stratum plexiforme externum

Syn.: Lamina gelatinosa (WINKLER u. POTTER, 1914); Stratum plexiforme externum (LOHMAN, 1963).

Diese Schicht ist von CAJAL nicht als selbständige Schicht beschrieben worden, sondern mit der Mitralzellschicht zusammen. Sie ist auch nach unseren Befunden nicht in allen Nebenbulbi sehr prägnant, aber die Verhältnisse bei *Tupaia* (Abb. 190) zeigen doch, daß eine solche Schicht existiert und sie ist auch von WINKLER u. POTTER (1914) und FOX (1940) bei der Katze, von YOUNG (1936) beim Kaninchen und von LOHMAN (1963) beim Meerschweinchen beschrieben worden. Die Schicht ist sehr zellarm und zeigt keine Unterteilung in eine innere und eine äußere Zone (wie im Hauptbulbus). Durch etwas dunklere Färbung kann sie sich recht gut von der helleren Glomerularschicht abheben. Wie im Hauptbulbus enthält sie die zu den Glomeruli verlaufenden Dendriten der darunterliegenden Mitralzellen und Endaufzweigungen der Körnerzellen der tieferen Schichten.

(4) Stratum mitrale, Stratum neurocytorum mitralium

Syn.: Capa (Zona) de las células empenachadas (CAJAL, 1902c); Lamina cellularum (WINKLER u. POTTER, 1914); Lamina cellularum mitralum (YOUNG, 1936); Pyramidenzellschicht (HAGER, 1954); Stratum mitrale (LOHMAN, 1963).

Diese Schicht ist verhältnismäßig dick und enthält neben einigen Körnerzellen die größten Zellen des Nebenbulbus, die in bis zu 10 Lagen übereinanderliegen (b in Abb. 191). Es sind dies die Mitralzellen der meisten Autoren, die von CAJAL zwar nicht als solche angesehen werden [178]), von denen er aber sagt, daß sie „nach Art der Mitralzellen bei den Vögeln mannigfache periphere zarte Dendriten aussenden, die in ebenso vielen schwachen, faserarmen Büscheln enden" (CAJAL, 1903, S. 23). Nach LOHMAN (1963) ähneln diese Zellen bezüglich ihrer Größe, Form und Verteilung der Nissl-Substanz den inneren Büschelzellen des Hauptbulbus. ALLISON (1953a) möchte sie hingegen nicht als Büschelzellen bezeichnet wissen (die er im Hauptbulbus als eine relativ späte Differenzierung ansieht), sondern sieht in ihnen echte Mitralzellen. Jede dieser Zellen hat 2, 3 oder mehrere gleichwertige periphere Dendriten, die vergleichsweise dünn sind und in allen möglichen Richtungen nach außen verlaufen. Sie treten in den Glomeruli mit den Endaufzweigungen der Vomeronasalnervenfasern in Kontakt (Abb. 191). Nach ALLISON gibt es nur wenige akzessorische Dendriten, die sich in der plexiformen Schicht verzweigen. Die Zellen selbst sind mittelgroß, spindelförmig, dreieckig oder viereckig und enthalten gut sichtbare, tief basophile Nissl-Körper (ALLISON, 1953b). Der Zellkern ist vorwiegend oval (LOHMAN, 1963), groß und blaß mit meist einem, manchmal auch zwei Kernkörperchen (ROSE, 1931). Einige der Zellen werden auch in der inneren und äußeren plexiformen Schicht gefunden. Die Axone lassen sich nach CAJAL bis in die schmale, darunterliegende Schicht weißer Substanz verfolgen und sollen von dort direkt in den Tractus olfactorius lateralis gehen. Sie würden danach also nicht (wie beim Hauptbulbus und wie von ALLISON, 1953b, auch für den Nebenbulbus beschrieben) durch die innere Körnerschicht verlaufen.

(5) Stratum plexiforme internum

Syn.: Lamina molecularis interna, Lamina plexiformis interna (CROSBY u. HUMPHREY, 1939b); Stratum plexiforme internum (LOHMAN, 1963).

---

[178]) Nach LOHMAN (1963) sagt CAJAL (nach der englischen Übersetzung von 1955): „None of the cells has the shape, size or regularity of position and alignment of the bulbar mitral cells. One may thus say that the accessory lobule lacks mitral cells".

Beim gut entwickelten Nebenbulbus (z. B. bei vielen Halbaffen, Abb. 195) liegen zwischen der Mitralzellschicht (4) und den dichten Lagen der inneren Körnerschicht (6) noch zwei deutlich unterscheidbare Zonen, die beide im Nissl-Bild hell erscheinen und gemeinsam als innere plexiforme Schicht (5) angesehen werden könnten. In der Markscheidenfärbung sind aber beide klar zu differenzieren. Während sich die peripher liegende Zone durch ihre sehr große Ähnlichkeit mit der äußeren plexiformen Schicht (3) als innere plexiforme Schicht (5) ausweist[179]), handelt es sich bei der tiefer liegenden Zone um eine Schicht markreicher Fasern (Abb. 189), die überwiegend aus dem Bulbus olfactorius kommen und hier am Ende des Hauptbulbus an die Oberfläche drängen und zum Tractus olfactorius lateralis werden. Entsprechend den Verhältnissen beim Hauptbulbus ist diese Zone eher der inneren Körnerschicht (6) zuzurechnen (s. dort).

Das eigentliche (markarme) Stratum plexiforme internum ist nicht immer klar ausgeprägt. Es kann aber durchaus als selbständige Schicht auftreten, wie die Verhältnisse bei einigen Reptilien zeigen, wo es nach Crosby u. Humphrey (1939b) sehr breit sein kann und wie es auch bei dem Spitzhörnchen (*Tupaia*, Abb. 190) und beim Mausmaki (*Microcebus*, Abb. 195) der Fall ist. Die Schicht besteht nach Allison (1953b) aus einigen tangentialen Fasern, deren Herkunft noch ungewiß ist, und aus Kollateralen der Mitralzellen des Nebenbulbus.

(6) Stratum granulosum internum

Syn.: Zona de la substancia blanca plus capa (zona) de los granos (Cajal, 1902c); Lamina granulosa interna (Winkler u. Potter, 1914); Lamina granularis interna (Crosby u. Humphrey, 1939b); Stratum granulare (Lohman, 1963). — Young (1936) hat die innere Körnerschicht irrtümlich als Pars dorsalis der Regio retrobulbaris dargestellt.

Die vom Hauptbulbus kommenden Fasern, die den Nebenbulbus durchdringen und zum Tractus olfactorius lateralis werden, wurden beim Stratum plexiforme internum bereits erwähnt. Sie liegen bei *Tupaia* und *Microcebus* peripher von den inneren Körnern als kompakte Faserzone. Bei den basalen Insectivoren verlaufen die entsprechenden Faserbündel zwischen den Körnern und mitunter sogar unmittelbar unterhalb von diesen. Wir rechnen diese Fasern deswegen — den Verhältnissen im Hauptbulbus entsprechend — zur inneren Körnerschicht (auch Lohman, 1963).

Die mögliche Verlagerung dieser Bündel in die Peripherie der 6. Schicht, oder wie es bei manchen Arten den Eindruck macht, in die 5. Schicht hinein, scheint vorwiegend räumlich mechanische Gründe zu haben. Eine hochliegende Faserzone findet sich vorwiegend dann, wenn bei gut entwickeltem Hauptbulbus (und entsprechend vielen ableitenden Fasern) auch der Nebenbulbus sehr gut ausgebildet ist. Letzterer dringt dann im allgemeinen tiefer zwischen Hauptbulbus und Pedunculus ein und die Faserbündel müßten, wenn die Durchdringung nicht stattfinden würde, weit um ihn herumlaufen.

Die eigentliche Körnerschicht ist beträchtlich dünner als die entsprechende Schicht des Bulbus olfactorius und unterscheidet sich zumeist recht deutlich von dieser. Die Körner können diffus zerstreut oder (ebenso wie im Hauptbulbus) schollenartig angeordnet sein. Sie sind im allgemeinen heller als die des Hauptbulbus (auch I. u. N. Popoff, 1929), und ihre Stammausläufer und peripheren Büschel sind nach Cajal feiner. Andere Zellen kommen nach Cajal in dieser Schicht nicht vor und auch Lohman (1963) hat keine kurzaxonigen Nervenzellen (wie für den Hauptbulbus beschrieben) finden können. Die Körner dieser Schicht

---

[179]) Diese große Ähnlichkeit legt in der Tat den Gedanken nahe, daß eine einheitliche breite plexiforme Schicht besteht (3 + 5), in die die Mitralzellen eingebettet sind. Vor allem Young (1936) hat darauf hingewiesen. Die von einigen Autoren vorgenommene Verschmelzung der Schichten 3—5 dürfte darauf zurückzuführen sein.

gehören nach Cajal zu jenen besonderen Neuronen, denen ein anatomisch charakterisierbares Axon fehlt. Der peripher gerichtete Ausläufer (Abb. 191) dient als Axon und verzweigt sich in Beziehung zu den Mitralzellen des Nebenbulbus. Die strukturellen Merkmale der Körnerzellen des Nebenbulbus entsprechen damit ganz jenen des Hauptbulbus und es ist anzunehmen, daß sie eine ähnliche Funktion haben. Zwischen den Körnerzellen liegt ein Plexus aus feinen Fasern, die vom Tractus olfactorius internus kommen sollen.

Nach den myeloarchitektonischen Untersuchungen von Kreiner (1933) enthält die innere Körnerschicht zahlreiche Fasern verschiedenen Kalibers, die vorwiegend in der Längsrichtung verlaufen, sich wellenförmig biegen und ein lockeres Geflecht bilden, welches jenem in der entsprechenden Schicht des Hauptbulbus ähnelt. Nach caudal zu wird dieses Netz dichter.

Hinweise auf die Ultrastruktur der Elemente dieser Schicht und auf ihre synaptische Organisation finden sich bei Raisman (1972). Danach haben die degenerierenden präsynaptischen Boutons (nach Läsionen in der Stria terminalis, s. 8.2.5.1.) runde synaptische Bläschen. Die Synapsen mit den Spines der Körnerzelldendriten sind vom asymmetrischen Typ. Es bestehen große Ähnlichkeiten mit den Verhältnissen im Hauptbulbus (s. 8.1.3., 8.1.6.).

Die *periventrikuläre weiße Substanz* ist nach Allison (1953b) extrem gut ausgebildet, da sie viele Fasern vom Hauptbulbus enthält. Die oberflächlichsten feinen Fasern des Tractus olfactorius internus (Abb. 189) sollen in der Körnerschicht des Nebenbulbus endigen (afferente Fasern aus anderen Hirnzentren?).

Nach Cajal (1902c) liegt unter den Körnerzellen noch eine Anhäufung voluminöser Zellen, die er als „foco de neuronas gruesas“ und „foco de neuronas grandes“ bezeichnet, deren Charakter er aber nicht näher bestimmen konnte. Wir haben diese Zellgruppe bei *Tupaia* gefunden, wo sie isoliert sein kann, aber auch mit der rostralen Spitze der benachbarten Regio retrobulbaris Kontakt haben kann. Sicherlich handelt es sich um jene spezielle Zellgruppe der Regio retrobulbaris, die Lohman (1963) als Pars rostralis beschrieben hat (8.3.2.1.). Eine engere funktionelle Beziehung zum Nebenbulbus scheint nicht vorzuliegen.

8.2.4. Histochemie, Chemoarchitektonik

Über die Histochemie des Bulbus olfactorius accessorius liegen nur wenige Angaben vor. Solche finden sich bei Scott (1965; 5'-Nucleotidase; Maus), Witkam (1966; AChE, SDH, saure Phosphatase; Hamster, Meerschweinchen), Sharma (1967a; 5'-Nucleotidase; Ratte; —1968b; oxydative Enzyme; Ratte), Labedsky u. Lierse (1968; SDH; Maus) und Haug (1973; Schwermetalle nach der Sulfid-Silber-Methode).

Mit der Sulfid-Silber-Methode nach Timm fand Haug (1973) in der oberflächlichen Faserschicht und in der Glomerularschicht des Nebenbulbus eine schwache Färbung. Äußere und innere plexiforme Schicht zeigen zusammen mit der dazwischenliegenden Mitralzellschicht eine homogene Färbung des Neuropils von geringer bis mittlerer Stärke. Mit den Mitralzellen sind größere granuläre Niederschläge assoziiert. In der Körnerschicht findet sich zwischen den ungefärbten Bündeln der markhaltigen Fasern eine starke Anfärbung des Neuropils (die stärker ist als im Hauptbulbus) sowie eine fleckenhafte Färbung, die mit den Körnerzellen assoziiert ist. — Das Verteilungsmuster der oxydativen Enzyme ist im Nebenbulbus jenem des Hauptbulbus ähnlich (Sharma, 1968b). — Die Fasern, sowie die Kerne und Nucleoli der Zellen haben nach Sharma (1967a) eine intensive 5'-Nucleotidase-Aktivität. Nach einem Bild von Scott (1965, dort Abb. 4) zeigen sich in der Glomerularschicht deutliche Unterschiede zwischen Haupt- und Nebenbulbus. Während diese Schicht im Nebenbulbus eine deutliche 5'-Nucleotidase-Aktivität zeigt, ist die Aktivität im Hauptbulbus nur schwach. — Ähnliche deutliche Unterschiede ergeben sich aus den Untersuchungen von WITKAM (1966) und LABEDSKY u. LIERSE (1968). Nach LABEDSKY u. LIERSE zeigt der Hauptbulbus bei der Maus am 20. Tage in mehreren Schichten eine starke SDH-Aktivität (s. auch 7.2.1.), während der Nebenbulbus gleichzeitig eine insgesamt nur geringe Aktivität zeigt. Dies stimmt mit Befunden von WITKAM (1966) bei Hamster und Meerschweinchen überein. Umgekehrt fand WITKAM eine sehr starke saure Phosphatase-Aktivität in der ersten Schicht und den Glomeruli des Nebenbulbus, während sie in den entsprechenden Schichten des Hauptbulbus sehr deutlich geringer ist. Ein weiterer deutlicher Unterschied zwischen Haupt- und Nebenbulbus besteht darin, daß die Glomeruli des Nebenbulbus eine nur sehr schwache AChE-Aktivität zeigen (auch SHUTE u. LEWIS, 1967, bei der Ratte), während diese Aktivität im Hauptbulbus sehr stark ist (WITKAM).

Solche Unterschiede könnten möglicherweise zur Klärung der Frage beitragen, ob es sich bei den von CROSBY u. HUMPHREY (1939b) und LAUER (1945) bei *Macaca* beschriebenen Bildungen wirklich um Rudimente des Nebenbulbus handelt. Zur Frage der frühembryonalen Anlage beim Menschen (HUMPHREY, 1940) wird von histochemischer Seite aber kaum ein Beitrag möglich sein, weil das Enzymmuster erst vergleichsweise spät ausreift.

8.2.5. Faserverbindungen

Untersuchungen bzw. Angaben über die Verbindungen des Nebenbulbus liegen vor von McCOTTER (1912; Säuger), HERRICK (1921; Frosch), FOX u. SCHMITZ (1942; Katze; Marchi), GAMBLE (1952; Eidechse; Nonidez-Silber-Imprägnation), ADEY (1953; Fuchskusu; Glees), ALLISON (1953b; Kaninchen, Ratte; retrograde Degeneration, Glees), JOHNSON (1959; Meerschweinchen; Nauta), LOHMAN (1963; Meerschweinchen; Nauta), EBNER u. MYERS (1965; Katze; Nauta), POWELL *et al.* (1965; Ratte; Nauta), LOHMAN u. LAMMERS (1967; Meerschweinchen, Kaninchen), HEIMER (1969; Eidechse; Fink-Heimer), PRICE u. POWELL (1970e; Ratte; Nauta, Fink-Heimer), WINANS u. SCALIA (1970a, b; Kaninchen; Fink-Heimer), SCALIA (1972; Frosch; Fink-Heimer), OLMOS (1972; Ratte; Kupfer-Silber-Methode), RAISMAN (1972; Ratte; Kupfer-Silber-Methode, Elektronenmikroskopie), PRICE (1973; Ratte; Autoradiographie).

8.2.5.1. Afferente Fasern

Die wesentlichsten Afferenzen des Nebenbulbus kommen von der als Vomeronasalorgan bekannten Sonderdifferenzierung der Riechschleimhaut über den Nervus vomeronasalis von der Peripherie; sie endigen in den Glomeruli des Nebenbulbus. Daneben gibt es, ähnlich wie im Hauptbulbus, aus den Hemisphären kommende zentrifugale Afferenzen, die nach übereinstimmenden Angaben in der inneren Körnerschicht endigen. Endigungen solcher zentraler Afferenzen im Bereich der Glomeruli wurden nicht beobachtet (PRICE u. POWELL, 1970e). Über die Herkunft dieser Fasern können erst neuerdings begründete Aussagen gemacht werden, während die Aussagen älterer Untersucher teilweise recht widersprüchlich sind.

Nach den Befunden von EBNER u. MYERS (1965) dürften die zentralen (zentrifugalen) Afferenzen des Nebenbulbus rein ipsilateralen Ursprungs sein. EBNER u. MYERS konnten nach Läsion der Commissura anterior keine Degenerationsspuren zum Nebenbulbus verfolgen. FOX u. SCHMITZ (1942) fanden solche hingegen auf beiden Seiten. Wenn kontralaterale Verbindungen wirklich vorhanden sind, sollen sie nicht vom Nebenbulbus (ALLISON, 1953b) und auch nicht vom Hauptbulbus der Gegenseite kommen (ADEY, 1953). POWELL *et al.* (1965) fanden Degenerationen im Nebenbulbus nach Läsionen in der kontralateralen Regio retrobulbaris und LOHMAN (1963) und LOHMAN u. LAMMERS (1967) geben als spezielles Ursprungsgebiet deren Pars dorsalis an. Daneben beschreiben LOHMAN u. LAMMERS beim Kaninchen und Meerschweinchen ipsilaterale Fasern, die durch die plexiforme Schicht der medialen und ventralen Teile des Pedunculus olfactorius verlaufen und sich mit den kreuzenden vermischen. Sie sollen aus dem Tuberculum olfactorium kommen. Hinweise auf solche tief im Pedunculus verlaufenden Afferenzen finden sich auch bei ALLISON (1953b) und bei PRICE u. POWELL (1970e). Nach ALLISON bilden diese Fasern den feinen Plexus in der Körnerschicht des Nebenbulbus. Beim Kaninchen verlaufen nach LOHMAN u. LAMMERS (1967) weitere ipsilaterale Afferenzen in der plexiformen Schicht (Molekularschicht) der Pars lateralis der Regio retrobulbaris. Diese Fasern liegen damit in der Nachbarschaft des Tractus olfactorius lateralis, und auch POWELL *et al.* (1965) beschrieben Fasern unterhalb des Tractus olfactorius lateralis, die mit vielen Degeneraten direkt in den Nebenbulbus zu verfolgen waren. PRICE u. POWELL (1970e) weisen aber auf die Schwierigkeiten hin, lichtmikroskopisch festzustellen, ob überhaupt Fasern aus dem Tractus olfactorius lateralis und/oder internus im Nebenbulbus endigen.

Aus den bisher erwähnten Untersuchungen ergeben sich Hinweise sowohl auf ipsi- als auch auf kontralaterale Afferenzen, die teils in enger Beziehung zum Tractus olfactorius lateralis, teils im Tractus olfactorius internus verlaufen sollen. Nach den neueren Untersuchungen von OLMOS (1972) und RAISMAN (1972) kommt eine starke zentrale (zentrifugale) Afferenz des Nebenbulbus von peripheren Gebieten des Mandelkernkomplexes. Diese verläuft jedoch nicht über den Tractus olfactorius lateralis, sondern über die dorsale Komponente der Stria terminalis (Abb. 251). Aufgrund umschriebener Läsionen konnte OLMOS zeigen, daß diese Fasern aus hinteren Teilen des Nucleus corticalis und Nc. medialis kommen und in der inneren Körnerschicht des Nebenbulbus endigen, wo sich massive terminale Degenerationen finden. RAISMAN (1972) hat diese Projektion aus der Stria terminalis bestätigt. RAISMAN fand, daß nach Läsionen in der Stria terminalis etwa 5% der Synapsen in der Körnerschicht des ipsilateralen Nebenbulbus Degenerationen zeigen. In der Körnerschicht des kontralateralen Nebenbulbus wurden in einem sehr viel geringeren Ausmaß Degenerationen gefunden, keine hingegen in anderen Schichten oder in irgendeinem Teil des Hauptbulbus.

8.2.5.2. Efferente Fasern

Bezüglich der efferenten Fasern des Nebenbulbus herrscht eine größere Übereinstimmung. Diese Fasern sollen im Tractus olfactorius lateralis (bzw. bei manchen niederen Wirbeltieren in einem benachbarten Bündel) verlaufen (MCCOTTER, 1912; HERRICK, 1921; GAMBLE, 1952; ALLISON, 1953a, b; JOHNSON, 1959; LOHMAN, 1963; LOHMAN u. LAMMERS, 1967; HEIMER, 1969; WINANS u. SCALIA, 1970a, b; SCALIA, 1972; PRICE, 1973). ALLISON fand nach Durchschneidung dieser Bahn retrograde Veränderungen in den Mitralzellen des Nebenbulbus und JOHNSON verfolgte degenerierende Fasern von der Mitralschicht des Nebenbulbus in den Tractus olfactorius lateralis. Frühe Autoren vermuteten, daß der Nebenbulbus zu den gleichen Gebieten projiziert, wie der Hauptbulbus, doch mehren sich die Befunde, daß das Projektionsgebiet auf die Amygdala beschränkt ist.

Die Auffassung von ALLISON (1953a), daß die Fasern des Nebenbulbus möglicherweise zum Nucleus tractus olfactorii lateralis gehen, weil gerade dieser Kern bei Formen mit fehlendem oder gering entwickeltem Nebenbulbus (Fledermäuse, höhere Primaten, insbes. Mensch) besonders stark größenreduziert ist, hat sich in experimentellen Untersuchungen nicht bestätigt. Ein breiter Vergleich der Größe der beiden Strukturen zeigt auch, daß eine enge Größenbeziehung nicht besteht (STEPHAN, 1966).

Nach LOHMAN (1963) ist der Tractus olfactorius lateralis die einzige efferente Bahn des Nebenbulbus. Im Gegensatz dazu geht nach GAMBLE (1952) bei der Eidechse der dorsale Teil eines Tractus olfactorius medialis vom Nebenbulbus zur Regio retrobulbaris. Eine solche Verbindung wurde von HEIMER (1969) nicht erwähnt. Bei Reptilien (Eidechse) gehen die Fasern speziell zum Nucleus sphaericus von EDINGER, einer corticoiden Struktur des Mandelkerns (HEIMER, 1969) und bei Säugern (Kaninchen) zu Teilen des medialen und corticalen Mandelkerns (WINANS u. SCALIA, 1970a, b). Im corticalen Mandelkern handelt es sich speziell um posteromediale Abschnitte, während die anteromedialen Abschnitte Projektionen vom Hauptbulbus bekommen. Eine Überlappung dieser Projektionsgebiete besteht nach WINANS u. SCALIA nicht. Die terminalen Degenerationen finden sich in der Molekularschicht. Diese Projektionen zum medialen Mandelkern und zu hinteren medialen Teilen des corticalen Mandelkerns sowie das Fehlen von Projektionen aus dem Hauptbulbus zu diesen Gebieten wurden in einer autoradiographischen Studie von PRICE (1973) bestätigt.

PRICE fand darüber hinaus, daß in der Molekularschicht die Projektion vom Nebenbulbus deren ganze Breite einnimmt und nicht, wie in den vom Hauptbulbus versorgten Zentren, auf die oberflächlichen Teile dieser Schicht begrenzt ist. Die häufig mögliche Untergliederung in zwei Unterschichten ist nach PRICE hier nicht erkennbar.

An weiteren wesentlichen Unterschieden zwischen dem olfactorischen Hauptsystem einerseits und dem Nebensystem andererseits sind von RAISMAN (1972) hervorgehoben worden:

1. Unterschiede in den peripheren sensorischen Afferenzen,
2. solche in den zentralen (zentrifugalen) Afferenzen und schließlich
3. unterschiedliche Endgebiete der efferenten Projektionen.

Zu 1.: Der Hauptbulbus erhält Fasern von der Riechschleimhaut über die Riechnerven, der Nebenbulbus solche aus dem Vomeronasalorgan über den Vomeronasalnerven.

Zu 2.: Der Hauptbulbus erhält zentrale Afferenzen aus dem Gebiet des Tuberculum olfactorium (dem Diagonalen Band?, s. 8.1.7.3.) über den Tractus olfactorius lateralis, der Nebenbulbus solche von oberflächlichen Teilen des Mandelkernkomplexes über die Stria terminalis.

Zu 3.: Der Hauptbulbus projiziert durch den Tractus olfactorius lateralis hauptsächlich zum Tuberculum olfactorium und zur präpiriformen Rinde, der Nebenbulbus zu solchen Teilen des corticalen und medialen Mandelkernkomplexes, die der Hauptbulbus in seinen Projektionen ausspart.

RAISMAN vergleicht die hypothalamischen Beziehungen beider Systeme und betont die engen Verbindungen des Hauptsystems über das mediale Vorderhirnbündel mit lateralen präoptischen und lateralen hypothalamischen Feldern und des Nebensystems mit medialen Gebieten der entsprechenden Regionen. Daraus werden mögliche Beziehungen des olfactorischen Nebensystems zu endokrinen Kontrollmechanismen und zur Fortpflanzung abgeleitet (auch ESTES, 1972).

8.2.6. Funktion

Der Bulbus olfactorius accessorius ist die erste zentralnervöse Schaltstation des olfactorischen Nebensystems. Seine Stellung in diesem System gleicht der des Bulbus olfactorius im Hauptsystem (s. Kap. 8.1.8.). In welchen Funktionen sich das Nebensystem speziell vom Hauptsystem unterscheidet, ist nicht sicher bekannt. CAJAL (1902c) vergleicht den Nebenbulbus mit der Macula lutea der Retina, was besagen würde, daß er einen „Ort des schärfsten Riechens" darstellt. Auch die Angaben von BROMAN (1920) und KNAPPE (1964), wonach das Vomeronasalsystem offenbar nur aktiviert wird, wenn das Tier für einen Geruchsstoff Interesse bekommen hat, deuten in diese Richtung. KOELLIKER (zit. nach MANN, 1961) hielt das Vomeronasalsystem für ein Organ des „Selbstriechens", BROMAN (1920) für ein Flüssigkeitsgeruchsorgan und nach GASTAUT u. LAMMERS (1961) haben verschiedene Autoren in seiner Rückentwicklung Zeichen einer Anpassung an das Erdenleben gesehen. Vergleichend-anatomische Daten (CROSBY u. HUMPHREY, 1939a) und einige experimentelle Befunde an Submammaliern (KAHMANN, 1932; NOBLE u. CLAUSEN, 1936; NOBLE u. KUMPF, 1936; WILDE, 1938) deuten auf ein Witterungsorgan hin, welches vor allem dazu befähigen würde, dem Untergrund anhaftende chemische Substanzen wahrzunehmen. Es fehlt deswegen nach CROSBY u. HUMPHREY bei fliegenden Formen und ist beim aufrechten Gang reduziert. Nach MANN (1961) ergeben sich bei Fledermäusen Hinweise dafür, daß das Vomeronasalsystem in das Sexualverhalten eingeschaltet ist.

Darauf deuten auch die Befunde von KNAPPE (1964) und ESTES (1972) hin, aus denen hervorgeht, daß bei Säugern direkte Beziehungen zum „Flehmen" bestehen. Die Tiere flehmen vorwiegend bei geschlechtlicher Erregung. Eine bedeutsame Rolle des olfactorischen Nebensystems im Fortpflanzungsgeschehen wurde auch von RAISMAN (1972) aufgrund der engen Verbindungen dieses Systems mit medialen Gebieten des Hypothalamus angenommen.

8.3. Regio retrobulbaris

Die Regio retrobulbaris schließt sich caudal unmittelbar an den Bulbus olfactorius an und dringt teilweise in ihn ein. Wie der Bulbus olfactorius ist sie beim Menschen und anderen Mikrosmatikern stark rückgebildet und verliert im Zusammenhang damit einen Teil der Charakteristika, die bei den Makrosmatikern zu ihrer Einbeziehung in den Palaeocortex Anlaß gaben[180]). Die meisten mikroskopisch-anatomischen Untersuchungen, die den folgenden Ausführungen zugrunde liegen, wurden bei Makrosmatikern durchgeführt. Die prinzipiellen Ergebnisse gelten sicherlich auch für den Menschen. Besonderheiten der Regio retrobulbaris des Menschen werden im Abschnitt 8.3.2.3. zusammengefaßt.

Die Regio retrobulbaris wird nicht allgemein als *Rinden*struktur anerkannt, was auch in der Art ihrer Benennung durch viele anglo-amerikanische Autoren zum Ausdruck kommt, die sie als *Nucleus olfactorius anterior* bezeichnen. Dieser Terminus wurde von HERRICK (1910a) für eine entsprechende Struktur bei Amphibien und Reptilien geprägt, später aber auch auf Säuger übertragen (1924a, Opossum)[181]). Die hier gewählte Bezeichnung Regio retrobulbaris[182]) geht auf ROSE zurück und deutet auf den Rindencharakter dieser Struktur hin, der zumindest bei den makrosmatischen Säugern deutlich hervortritt[183]). Bei makrosmatischen Formen hat die Regio retrobulbaris große Ähnlichkeit mit der sich caudolateral an-

180) Es ist jedoch unzulässig, die rückgebildeten Strukturen bei den höheren Primaten als Beleg für den nicht-corticalen Charakter der Regio retrobulbaris zu werten (z. B. PIGACHE, 1970). Die Homologie dieser Strukturen mit den gut entwickelten Gebieten bei makrosmatischen Säugern steht ja außer Zweifel.

181) JOHNSTON hatte den gleichen Terminus bereits 1913 und 1923 für ein enger begrenztes Gebiet in der basalen Hemisphärenwand auch bei Säugern angewandt.

182) *Area* retrobulbaris bei LOHMAN (1963), NIEUWENHUYS (1967), ALPHEN (1969), u. a.

183) Ein Hinweis auf diesen Rindencharakter liegt auch in der laminären Organisation der Afferenzen (s. synaptische Organisation, 8.3.4.), die typisch für corticale Strukturen ist.

schließenden Regio praepiriformis[184]), deren Zugehörigkeit zur Rinde nicht bezweifelt wird. Zwischen diesen beiden Regionen eine so bedeutsame Grenze wie zwischen corticalen und nicht-corticalen Gebieten zu ziehen, wie neuerdings wieder von PIGACHE (1970) gefordert wird, halten wir für unberechtigt und unzweckmäßig.

CAJAL (1911) hat nicht streng zwischen retrobulbären und präpiriformen Gebieten unterschieden und auch von ROSE wurde die Regio retrobulbaris ursprünglich (1912) noch als Area praepiriformis bulbaris (51 g) zur präpiriformen Rinde gestellt und erst später (1927a) als Area und (ab 1927b) als *Regio* retrobulbaris

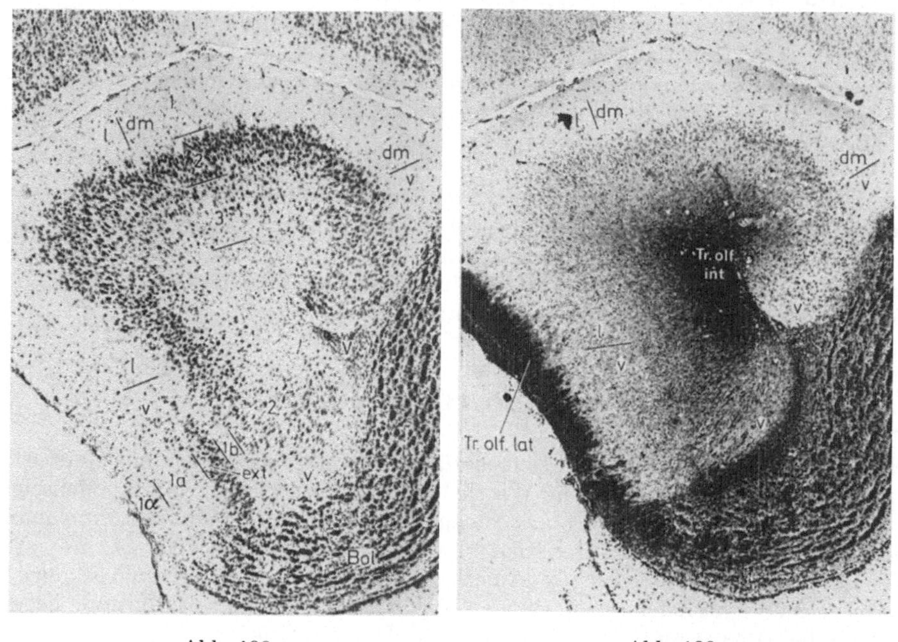

Abb. 198 Abb. 199

Abb. 198—199. Frontalschnitte durch die Regio retrobulbaris des Demidoff-Galagos *(Galago demidovii)*. 20 μ dick, 40 × vergrößert. *Bol* Bulbus olfactorius, *dm* Area retrobulbaris dorsomedialis, *ext* Pars externa, *l* Area retrobulbaris lateralis, *Tr.olf.int* Tractus olfactorius internus, *Tr.olf.lat* Tractus olfactorius lateralis, *v* Area retrobulbaris ventralis, *V* Ventrikel, *1* Stratum moleculare, *2* Stratum densocellulare, *3* Stratum multiforme. Abb. 198: Kresylviolett; Abb. 199: Faserfärbung nach Heidenhain-Woelcke, Nachbarschnitt von Abb. 198

abgetrennt. In den cytoarchitektonischen Untersuchungen von ECONOMO u. KOSKINAS (1925) beim Menschen und den angioarchitektonischen von PFEIFER (1940) beim Rhesusaffen wird die Regio retrobulbaris als FM_t bezeichnet (Area geniculi trigoni bzw. tuberculi olfactorii bei ECONOMO u. KOSKINAS) und zum Allocortex gerechnet. Von beiden Autoren wird sie eng an den präcommissuralen Hippocampus angeschlossen. Zwischen den beiden Gebieten bestehen echte Schwierigkeiten bei der Abgrenzung. Trotzdem lehnen wir ihre durch ROSE (1927a, b) vollzogene Vereinigung mit dem Hippocampus (Archicortex) zum

[184]) Diese Ähnlichkeit macht eine Grenzziehung zwischen beiden Regionen schwierig (bereits HERRICK beim Opossum) und dementsprechend sind verschiedene Autoren zu unterschiedlichen Abgrenzungen gekommen.

Holocortex bistratificatus ab (s. S. 19). Wir stimmen vielmehr mit GURDJIAN (1925) darin überein, daß die Regio retrobulbaris als wenig differenzierte rostrale Fortsetzung der Rinde des Lobus piriformis anzusehen ist.

8.3.1. Schichtung und Schichtenzahl

In ihrer Grundstruktur besteht die Regio retrobulbaris aus einer breiten Molekularschicht und einem darunterliegenden Zellband. Lateral und ventral ist der Tractus olfactorius lateralis auf die Molekularschicht aufgelagert (Abb. 199). Er wird mitunter als selbständige Schicht betrachtet (u. a. von CALLEJA, 1893; CAJAL, 1903, 1911; WINKLER u. POTTER, 1914; CLARK u. MEYER, 1947), zumeist und zweckmäßig jedoch als Unterschicht in die erste Schicht einbezogen. Diese erste Schicht wird vor allem in myeloarchitektonischen Untersuchungen weiter untergliedert, und zwar von I. u. N. POPOFF (1929) und WHITE (1965a) in 3, und von ROSE (1912) und VAZ FERREIRA (1951) in 4 Unterschichten. Die zelldichte Schicht wird im allgemeinen nicht in Unterschichten bzw. mehrere Schichten gegliedert. KREINER (1949) unterscheidet hingegen neben einer Lamina cellularum noch eine Lamina granularis. Eine darunterliegende Schicht polymorpher Zellen wird von einer ganzen Reihe von Autoren abgegliedert (u. a. CALLEJA, 1893; CAJAL, 1903, 1911; WINKLER u. POTTER, 1914; KREINER, 1949; WHITE, 1965a; PRICE, 1973).

Die Schicht polymorpher Zellen (= Stratum multiforme) ist nicht in der ganzen Regio retrobulbaris in gleicher Deutlichkeit vorhanden, und es ist dies eines der Merkmale, mit dessen Hilfe sich die Region weiter untergliedern läßt (Abb. 198, 202). Wenn vorhanden, ist die multiforme Schicht deutlich schwächer ausgebildet und auch anders strukturiert als in der benachbarten Regio praepiriformis (Abb. 202) und vor allem hierin ist ein wesentlicher Unterschied zwischen retrobulbärer und präpiriformer Rinde zu sehen. Doch auch in diesem Merkmal bestehen bei vielen Arten zwischen den beiden Rindentypen Übergänge.

Die weiße Substanz besteht im wesentlichen aus den Fasern des Tractus olfactorius internus. Um den Ventrikel findet sich eine Ependymschicht. Unter Ausschluß dieser tiefen Schichten unterscheiden wir in der Regio retrobulbaris drei Schichten, wobei die dritte Schicht nicht in allen Unterabschnitten deutlich ist:

(1) Stratum moleculare,
(2) Stratum densocellulare,
(3) Stratum multiforme.

In der ersten Schicht findet sich in begrenzten Abschnitten eine Lage kleiner, dicht gepackter Zellen, die eine unterschiedliche Bewertung erfahren hat. Am einheitlichsten ist ihre Eingliederung bei jenen Autoren, die den retrobulbären Komplex als nichtcorticalen Nucleus olfactorius anterior ansehen. Hier wird diese Zellgruppe als *Pars externa* gleichberechtigt neben andere Teile gestellt. Uneinheitlicher, weil schwieriger, ist die Einordnung dieser Zellgruppe, wenn der retrobulbäre Komplex als Rinde angesprochen wird. Sie wird dann als selbständige Schicht dieser Rinde angesehen (WINKLER u. POTTER, 1914, Lamina ganglionaris; KREINER, 1936, überzählige Schicht; HAGER, 1954, Lamina accessoria) oder als Unterschicht einer der beiden äußeren Schichten (1 und 2). ROSE (1931) sieht in ihr eine Unterschicht der Zellschicht. Sie kann aber auch als Unterschicht der Molekularschicht (1) angesprochen werden, wo sie nach I. u. N. POPOFF (1929; x-Streifen) in begrenzten Bereichen zwischen den beiden Unterschichten 1a und 1b liegt. Wir lassen die Frage ihrer Zuordnung offen, indem wir die allgemein übliche Bezeichnung „Pars externa" beibehalten. Dieser Terminus beinhaltet auch die Möglichkeit, diese Zellgruppe als Teil einer der Schichten anzusehen. OBENCHAIN (1925) vermutet, daß ihre ungewöhnliche Lage durch einen neurobiotaktischen Einfluß des Tractus olfactorius lateralis zustande gekommen ist.

8.3.2. Vergleichende mikroskopische Anatomie

Die meisten Untersuchungen, denen sich Angaben über die mikroskopische Anatomie der Regio retrobulbaris entnehmen lassen, wurden an einzelnen, überwiegend makrosmatischen Arten durchgeführt[185]). Vergleichende Untersuchungen an einem breiteren Artenspektrum und vor allem auch an Primaten liegen nur wenige vor (ROSE, 1927a, b; CROSBY u. HUMPHREY, 1939b). Für das Verständnis der Besonderheiten der Regio retrobulbaris der höheren Primaten und des Menschen lassen sich dementsprechend aus der Literatur kaum Hinweise entnehmen. Hierzu müssen ausgewählte Stadien der aufsteigenden Primatenreihe untersucht werden, vor allem auch solche Prosimier, bei denen das olfactorische System stark reduziert ist (z. B. *Tarsius*, Indriden). Solche Formen ähneln in dieser starken Reduktion den höheren Primaten und dem Menschen, in ihrem kurzen, noch stämmigen Pedunculus olfactorius hingegen den Makrosmatikern. Den bereits häufig herangezogenen Vertretern einer aufsteigenden Reihe (*Erinaceus*, *Galago*, *Cercopithecus*, *Homo*) haben wir in den folgenden Ausführungen u. a. einen mikrosmatischen Halbaffen aus der madagassischen Familie der Indriden, den Sifaka (*Propithecus verreauxi*) sowie den Koboldmaki (*Tarsius syrichta*) zugesellt.

8.3.2.1. Topographie und Gliederung

ROSE (1927a) sieht in der Regio retrobulbaris eines der beständigsten Rindenfelder, das bei Vögeln, Reptilien und bei allen Säugern bis hinauf zum Menschen feststellbar ist. Einschränkend ist aber zu sagen, daß es bei vollständiger Reduktion des olfactorischen Systems (unter den Säugern bei manchen Walen) offensichtlich fehlt.

Die Regio retrobulbaris liegt in dem Stiel, der den Bulbus olfactorius mit der Hemisphäre verbindet (= Pedunculus olfactorius). Sie umschließt im typischen Fall als laminär geordnetes Griseum in Form eines schräg abgeschnittenen Rohrstückes den Ventriculus olfactorius bzw. dessen Ependymreste. Mit ihrem rostralen Abschnitt dringt die Regio retrobulbaris in den Bulbus olfactorius ein. Hinter dem Bulbus tritt sie frei an die Oberfläche. Nach caudal geht sie lateral und dorsolateral in die präpiriforme Rinde, medial und dorsomedial in den präcommissuralen Hippocampus, ventral in die tiefen Schichten des Tuberculum olfactorium und

[185]) Nachstehend eine Auswahl solcher Untersuchungen: *Nichtsäuger:* HERRICK (1910a, Amphibien, Reptilien); SHELDON (1912, Fische); JOHNSTON (1913, 1915, 1923, Schildkröten, Amphibien); ROSE (1914/15, Vögel; 1923, Reptilien); CROSBY (1917, Alligator); HOLMGREN (1920, Fische); KUHLENBECK (1924a, b, Eidechsen); CAIRNEY (1926, *Sphenodon*); HUBER u. CROSBY (1929, Sperling); SHANKLIN (1930, *Chamaeleon*); GOLDBY (1934, *Lacerta*); CURWEN (1937, *Tupinambis*); CROSBY u. HUMPHREY (1939b, Reptilien, Vögel); HEIER (1948, Neunauge); GOLDBY u. GAMBLE (1957, Reptilien); CLAIRAMBAULT (1963, *Discoglossus*); HOFFMAN (1963, Anuren); SCHOBER (1964, Neunaugen); PLATEL (1967, *Scincus*, *Clemmys*); CROSBY u. SCHNITZLEIN (1974, *Myxine*). — *Säuger, Nichtprimaten:* ROSE (1912, kleine Säuger; 1927a, viele Arten; 1929b, Maus; 1931, Kaninchen); HERRICK (1924a, Opossum); OBENCHAIN (1925, *Caenolestes*); SONNTAG u. WOOLLARD (1925, *Orycteropus*); I. u. N. POPOFF (1929, Ratte); HUMPHREY (1936, Fledermaus); YOUNG (1936, Kaninchen); CROSBY u. HUMPHREY (1939b, viele Arten); FOX (1940, Katze); ROSE (1942, Schaf); JESERICH (1945, *Mustela*); LAUER (1949, Panda); HAGER (1954, Igel); JOHNSON (1957a, b, Meerschweinchen, Maulwurf); LOHMAN (1963, Meerschweinchen); CAVINESS u. SIDMAN (1972, Maus); PRICE (1973, Ratte). — *Säuger, Primaten:* ROSE (1927a, *Lemur*; 1927b, Pavian, Mensch); CROSBY u. HUMPHREY (1939b, *Macaca*; 1941, Mensch); LAUER (1945, *Macaca*); ALLISON (1954, Mensch).

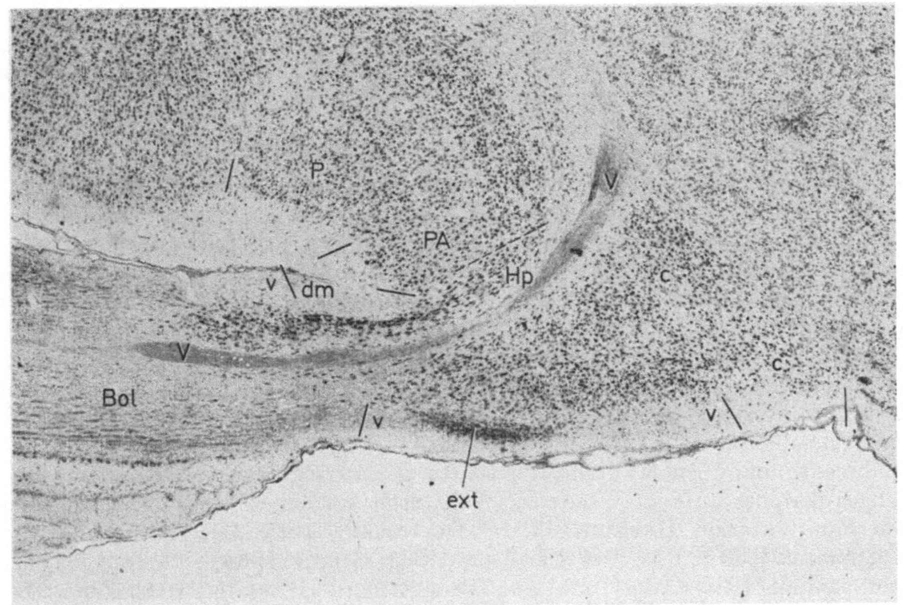

Abb. 200

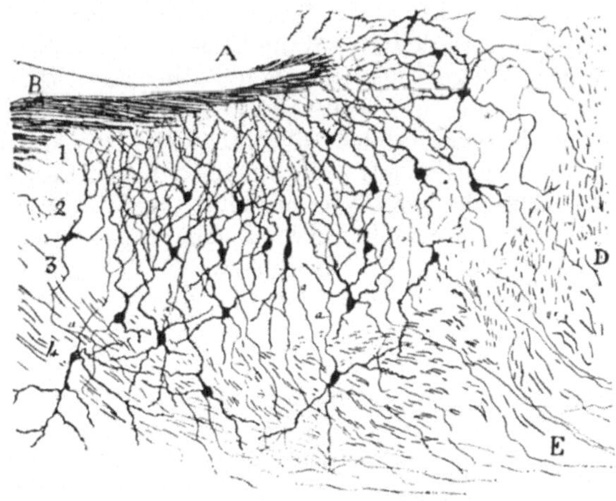

Abb. 201

Abb. 200—201. Sagittalschnitte durch die Regio retrobulbaris. Abb. 200: Sifaka *(Propithecus verreauxi)*. Kresylviolett, 15 μ dick, 21 × vergrößert. *Bol* Bulbus olfactorius, *c* Area retrobulbaris caudalis, *dm* Area retrobulbaris dorsomedialis, *ext* Pars externa, *Hp* Hippocampus praecommissuralis, *P* Proisocortex, *PA* Periallocortex, *v* Area retrobulbaris ventralis, *V* Ventrikel. Abb. 201: Maus (aus CAJAL, 1911; = „noyau olfactif supérieur"). Golgi-Methode. *A* Frontallappen, *B* Tractus olfactorius lateralis, *D* weiße Substanz, *E* Projektionsfasern, *a* Axone; 1—4 Schichten nach CAJAL (s. Text S. 302)

ventromedial in die vorderen Ausläufer des Septum über. Der von angloamerikanischen Autoren beschriebene Übergang der dorsalen Abschnitte in den Neocortex ist nicht direkt, sondern geschieht — wie vor allem in Sagittalschnitten (Abb. 200) deutlich wird —, durch Vermittlung periallocorticaler und proisocorticaler Übergangsfelder. Die Grenzen der Regio retrobulbaris gegen die letztgenannten Nachbarfelder sind im allgemeinen deutlich, einige Schwierigkeiten bestehen an den Grenzen zur präpiriformen Rinde und zum präcommissuralen Hippocampus.

Bei den höheren Primaten und beim Menschen wird der Pedunculus olfactorius durch mechanische Einflüsse stark gedehnt (s. S. 84). Im Zusammenhang damit geht die Geschlossenheit der rostralen retrobulbären Zellformation teilweise verloren. Im caudalen Teil sind die Veränderungen geringer, und die nach CROSBY u. HUMPHREY (1939b) bereits bei Reptilien und Vögeln bestehenden, konstanten Beziehungen zu den Nachbarstrukturen bleiben erhalten.

Von der Mehrzahl der Autoren wird die Regio retrobulbaris (bzw. entsprechend der Nucleus olfactorius anterior) in 5 Teile gegliedert, von denen vier, und zwar die Pars dorsalis, lateralis, ventralis und medialis, den Riechventrikel oder dessen Rudimente umhüllen, während der fünfte, die Pars externa, Abschnitten dieses Ringes peripher aufliegt. Von einigen Autoren werden weiterhin unterschieden: eine Pars posterior (HERRICK, 1924a; OBENCHAIN, 1925; LOO, 1931; CROSBY u. HUMPHREY, 1939b; FOX, 1940; LOHMAN, 1963; GIRGIS, 1968a; PRICE, 1973) bzw. Pars caudalis (ROSE, 1931) und eine Pars bulbaris (HERRICK, 1924a) bzw. Pars rostralis (LOHMAN, 1963; LOHMAN u. MENTINK, 1969). Von der Pars externa abgesehen, die sich in Lage und Struktur deutlich von den übrigen Teilen unterscheidet, beruht die Untergliederung zumeist auf rein topographischen Merkmalen. Diese reichen aber für die Homologisierung einander entsprechender Gebiete bei verschiedenen Arten nicht aus. Hierfür müssen auch histologische Unterschiede herangezogen werden. In der Literatur finden sich solche nur vereinzelt (ROSE, 1931; KREINER, 1936; CROSBY u. HUMPHREY, 1939b; LOHMAN, 1963; LOHMAN u. MENTINK, 1969). Myeloarchitektonische Befunde von KREINER (1936) und eigene vergleichende Untersuchungen deuten auf die Existenz von 2 *Haupttypen* hin. Der erste besteht neben der Molekularschicht aus nur einer einheitlichen, breiten Zellschicht (2-schichtiger Typus); der zweite hat neben einer schmaleren Zellschicht noch eine deutliche multiforme Schicht (3-schichtiger Typus; Abb. 202). Myeloarchitektonisch zeichnet sich der letzte Typus nach KREINER (1936) durch zahlreiche Radialfasern aus, die dem ersten Typus fehlen und die auch in der typischen Regio praepiriformis fast ganz fehlen. Der 2-schichtige Typus findet sich überwiegend rostral, ventral und caudal. In ihm lassen sich histologisch eine Pars ventralis und caudalis unterscheiden und bei einigen Arten auch besondere rostrale Zellgruppen (Pars rostralis). Die Pars externa liegt diesem 2-schichtigen Typus bzw. dem Grenzgebiet zum benachbarten 3-schichtigen Typus auf. Letzterer liegt überwiegend lateral, dorsal und medial und in ihm lassen sich histologisch zumeist zwei Abschnitte unterscheiden, ein lateraler und ein dorsomedialer.

Bereits HERRICK (1924a) (der durch die Bezeichnung Nucleus olfactorius anterior die Einordnung der Regio retrobulbaris in die *nicht*corticalen Strukturen wesentlich beeinflußt hat) hatte festgestellt, daß beim Opossum die Zellen mehr oder weniger deutlich cortical angeordnet sind, daß die corticale Ordnung aber in ventralen und ventromedialen Teilen am geringsten ist. Die hier liegenden multipolaren, fusiformen oder pyramidalen Neurone sollen weitverzweigte Dendriten ohne deutliche Orientierung haben.

Aus den Untersuchungen von CROSBY u. HUMPHREY (1939b) und PLATEL (1967) ergibt sich, daß regionale Unterschiede bereits bei manchen Reptilien bestehen, bei denen die lateralen und dorsalen Teile eine dichte oberflächliche Lage von Zellen haben, ventrale und mediale hingegen breiter und diffuser sind. Bei den Säugern wurde eine grundsätzliche Trennung dieser beiden Komponenten von KREINER (1936) vorgenommen, der nur den 3-schichtigen Typus als Rinde anerkennt (Cortex piriformis peduncularis) und ihn dem 2-schichtigen (Nucleus olfactorius anterior) als Nichtrinde gegenüberstellt. Wir schließen uns dem nicht an, sondern behalten die übliche Zusammenfassung der beiden Komponenten in einer Regio retrobulbaris bei und betrachten beide als Teile des Palaeocortex. Die Benennungen werden den in der Rindenarchitektonik üblichen angeglichen, und wir untergliedern wie folgt:

2-schichtiger Haupttypus:
Area retrobulbaris rostralis
Area retrobulbaris ventralis
Area retrobulbaris caudalis

3-schichtiger Haupttypus:
Area retrobulbaris lateralis
Area retrobulbaris dorsomedialis

Wir kommen damit zu einer ähnlichen Gliederung, wie ROSE (1931) beim Kaninchen. Die wesentlichsten Unterschiede bestehen darin, daß in unserer Area ventralis auch ROSES Area medialis enthalten ist und daß ROSE keine Area rostralis abgegliedert hat. Der rostrale Teil von ROSES Area lateralis gehört nach unseren vergleichenden Untersuchungen zur Area ventralis. Unsere Area dorsomedialis ist weitgehend identisch mit ROSES Area dorsalis.

Area retrobulbaris rostralis: Dieses Areal liegt am weitesten rostral und ist von LOHMAN (1963, Kaninchen) eingehender beschrieben worden. Beim Kaninchen treten häufig mehrere Zellgruppen auf, die ganz intrabulbär liegen und häufig keinen Kontakt mit dem Rest der Regio retrobulbaris haben. Nach LOHMAN haben CAJAL (1902c), HERRICK (1924a), YOUNG (1936) und FOX (1940) ähnliche Zellgruppen beschrieben.

Bei einigen Halbaffen (z. B. *Galago demidovii*, Abb. 165) haben wir diesen Teil der retrobulbären Rinde ebenfalls in Form von deutlichen, isolierten, dichten Zellgruppen gefunden, bei anderen hingegen nicht. Myeloarchitektonisch zeichnet sich dieses Feld, wie alle Gebiete des 2-schichtigen Haupttypus, durch große Markarmut aus. Es ist anzunehmen, daß die bei höheren Primaten und beim Menschen isoliert in Bulbus und Pedunculus auftretenden Zellgruppen (Abb. 169) zur Area rostralis gehören. Abweichend davon werden sie von CROSBY u. HUMPHREY (1941) als vordere Ausläufer einer Pars dorsalis angesprochen.

Area retrobulbaris ventralis: Wenn die Zellgruppen der Area rostralis fehlen, bzw. nicht getrennt wahrnehmbar sind, beginnt die Regio retrobulbaris rostrodorsal mit dem Hauptgebiet des lockerzelligen 2-schichtigen Typus, der Area retrobulbaris ventralis (Abb. 200). Dieses Feld breitet sich mit je einem lateralen und einem medialen Schenkel schnell nach ventral aus und wird dorsal zunehmend durch den 3-schichtigen Haupttypus ersetzt. Caudoventral vereinigen sich die beiden Schenkel nach Umfassung des Riechhirnventrikels wieder.

Damit wird die dem Bulbus zugewandte „offene" Seite der Regio retrobulbaris, d. h. jene, die nicht direkt an andere Rindengebiete angrenzt bzw. in solche übergeht, ausschließlich vom 2-schichtigen Haupttypus gebildet, überwiegend durch dessen Area ventralis. Die Zellschicht ist 0,2 mm (*Tarsius*) bis 0,6 mm (Igel) dick; sie erreicht beim Menschen auch Dicken über 1 mm. Myeloarchitektonisch ist der mediale Schenkel der markärmste der ganzen Regio retrobulbaris. Er erscheint in

Markscheidenfärbungen als sehr helle Zone (Abb. 199). Im lateralen Schenkel finden sich transitorische Fasern (KREINER, 1936) und die Zellen sind etwas kleiner und etwas blasser gefärbt.

Die *Pars externa* liegt ganz überwiegend dem lateralen Schenkel auf. Bei vielen Makrosmatikern begleitet sie den äußeren „offenen" Saum der Area ventralis[186]). Dies gilt auch für makrosmatische Halbaffen *(Galago demidovii)*, während sie bei mikrosmatischen Halbaffen (*Tarsius syrichta* und *Propithecus verreauxi*) erst weiter caudal beginnt und auch bei den höheren Primaten *(Cercopithecus)* nur caudal zu finden ist[187]). Beim Menschen wird sie von ALLISON (1954) in der erwarteten caudolateralen Lage erwähnt, und zwar in Form von diskontinuierlichen Zellansammlungen, die von kleinen tiefgefärbten Neuronen gebildet werden. In unseren Schnittserien von menschlichen Gehirnen konnten wir eine Pars externa nicht mit Sicherheit feststellen.

Bei vielen Makrosmatikern begleitet die Pars externa nicht nur den lateralen, sondern auch den medialen Schenkel, ist jedoch hier im allgemeinen schwächer entwickelt und verschwindet bald. Vor allem diese dorsomediale Zellgruppe soll nach HERRICK (1924a) in enger Beziehung zum Bulbus olfactorius accessorius stehen. Solche Beziehungen wurden auch von CROSBY u. HUMPHREY (1939b, 1941) und von HAGER (1954) angenommen, doch ist die Pars externa (insbes. auch ihr dorsomedialer Teil) offensichtlich nicht vom Vorhandensein eines Nebenbulbus abhängig.

Die Area ventralis geht caudal in die tieferen Teile des Tuberculum olfactorium über. In Verlängerung ihres medialen Schenkels findet sich hier die Area retrobulbaris caudalis.

Area retrobulbaris caudalis: Eine Area caudalis besteht in sehr charakteristischer Weise bei allen Insectivoren und Primaten und wurde von LAUER (1945) auch bei *Macaca* beschrieben. Sie tritt erst weit caudal auf und stets erst dann, wenn der Ventrikel bzw. die Ventrikelreste des Pedunculus Anschluß an die Seitenventrikel der Hemisphären gewonnen haben (Abb. 200). Die Zellschicht ist sehr breit und reicht zungenförmig bis an das Striatum heran. Nach LOHMAN (1963) ist sie durch eine plexiforme Schicht vom Nucleus accumbens getrennt. Wie allen Feldern des lockerzelligen Haupttypus fehlt auch diesem ein Stratum multiforme (3) und wenn überhaupt Zweifel an den Rindenqualitäten der Regio retrobulbaris auftreten können, dann gelten sie vor allem für dieses Feld. Die großen Zellen verteilen sich gleichmäßig über den ganzen Komplex.

Im Gegensatz zu den bisher erörterten Feldern des 2-schichtigen Haupttypus haben die folgenden Felder des 3-schichtigen Haupttypus ein deutliches, wenn auch schmales Stratum multiforme.

Area retrobulbaris lateralis: Dieses Feld liegt dorsolateral und lateral im Pedunculus olfactorius und geht nach caudal in die präpiriforme Rinde über, mit der es viel Ähnlichkeit hat und von der es nicht immer leicht zu unterscheiden ist. Die wesentlichsten Unterschiede bestehen darin, daß in der Area lateralis die dritte Schicht schmaler ist und nach KREINER (1936) mehr radiale Fasern enthält. Im Faserbild (Abb. 199) erscheint diese Schicht vergleichsweise dunkel.

Die Area lateralis bildet den Hauptteil des 3-schichtigen Typus. Die Zellschichten (2 und 3) sind zusammen 0,3 mm *(Tarsius)* bis 0,7 mm (Igel) dick,

---

[186]) Diese Lage ist bei der Ratte in Rekonstruktionen besonders klar von I. u. N. POPOFF (1929) dargestellt worden.

[187]) Bei *Macaca* wurde sie von CROSBY u. HUMPHREY (1939b, dort Abb. 18G) abgebildet, irrtümlich aber als Pyramidenschicht des Tuberculum olfactorium angesprochen. Von dieser Schicht ist die Pars externa aber deutlich verschieden und auch räumlich getrennt.

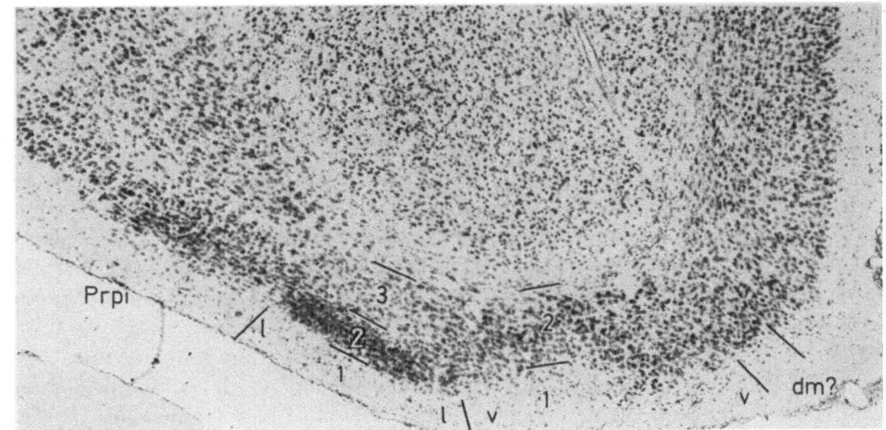

Abb. 202

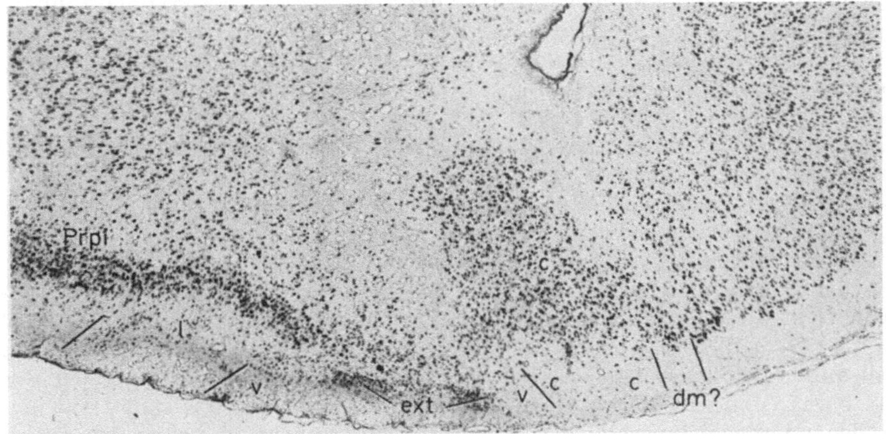

Abb. 203

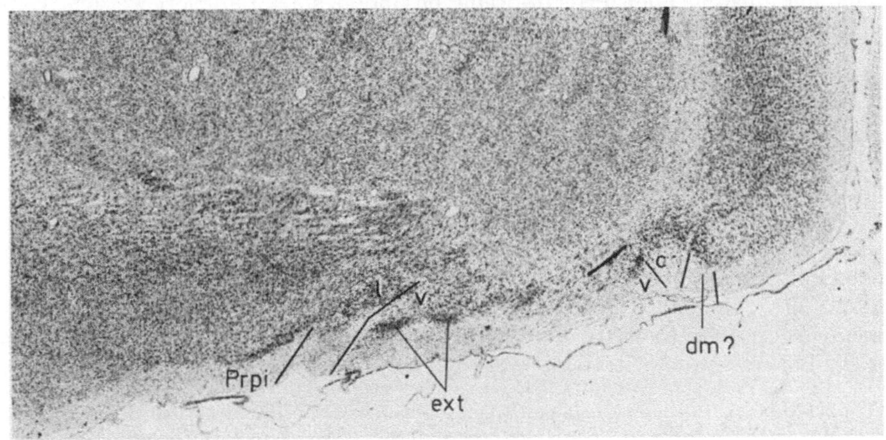

Abb. 204

Abb. 202—204. Frontalschnitte durch die caudale Regio retrobulbaris bei Primaten. Kresylviolett. *c* Area retrobulbaris caudalis, *dm* Area retrobulbaris dorsomedialis, *ext* Pars externa, *l* Area retrobulbaris lateralis, *Prpi* Regio praepiriformis, *v* Area retrobulbaris ventralis, 1—3 Schichten der Regio retrobulbaris. Abb. 202: Philippinen-Koboldmaki *(Tarsius syrichta)*, 15 μ dick, 41 × vergrößert. Abb. 203: Sifaka *(Propithecus verreauxi)*, 15 μ dick, 26,5 × vergrößert. Abb. 204: Mitis-Meerkatze *(Cercopithecus mitis)*, 20 μ dick, 12,5 × vergrößert

wobei die multiforme Schicht (3) im allgemeinen etwas dicker ist als die dichtzellige Schicht (2). Beim Menschen konnte die Ausdehnung der multiformen Schicht nicht sicher bestimmt werden.

Area retrobulbaris dorsomedialis: Der am deutlichsten geschichtete Typus der retrobulbären Rinde ist die Area dorsomedialis. Dieses Feld erscheint in Frontalschnittserien etwa gleichzeitig mit der Area lateralis. Es unterscheidet sich von dieser durch ein schmaleres und schärfer nach innen begrenztes Stratum cellulare (2). Die Markfasern erreichen diese Schicht nicht, so daß im Faserbild das Stratum multiforme als helle Zone erscheint. Darin unterscheidet sich die Area dorsomedialis von der Area lateralis (Abb. 198, 199).

Bei den Makrosmatikern und bei den meisten Halbaffen geht der dorsale Teil dieses Feldes unter Vermittlung von Zwischentypen, die zum prägenualen Periallocortex gehören, in den Isocortex über. Medial bleibt eine schmale Zunge bestehen, die Anschluß an den präcommissuralen Hippocampus gewinnt. Eine genaue Grenzziehung zwischen diesen beiden Gebieten ist schwierig und führte bei verschiedenen Autoren zu unterschiedlichen Ergebnissen.

Bei *Tarsius*, den höheren Primaten und beim Menschen ist eine Area dorsomedialis mit deutlicher Schichtung *vor* der Verschmelzung mit den Hemisphären nicht erkennbar. Da sie aber nach der Verschmelzung an der erwarteten Stelle auftritt, ist anzunehmen, daß sie sich erst weit caudal bildet. Dies gilt nicht nur für die Area dorsomedialis, sondern (besonders bei *Tarsius*, Abb. 202) auch für die Area lateralis. Das weitere Verhalten dieser beiden Areale ist dann ganz typisch, so daß ihre Homologisierung gerechtfertigt erscheint.

Bei den höheren Formen gewinnt jener lockerzellige Typus den ersten Kontakt mit den Hemisphärenrinden, den wir als Area ventralis beschrieben haben (Abb. 205). Wir stimmen hierin nicht mit Crosby u. Humphrey (1939b, 1941) und Lauer (1945) überein, wonach auch bei *Macaca* und Mensch die Verschmelzungszone durch die Pars dorsalis gebildet wird und diese den größten Anteil der Regio retrobulbaris bildet. Obwohl quantitative Untersuchungen über unterschiedliche Größenänderungen innerhalb der Regio retrobulbaris noch ausstehen, gewinnt man bei einer vergleichenden Abschätzung den Eindruck, daß die dorsomedialen Gebiete in der aufsteigenden Primatenreihe besonders stark reduziert werden. Einen ähnlichen Eindruck hat man von der Pars externa.

8.3.2.2. Quantitative Vergleiche

Es gibt eine Reihe allgemeinerer Angaben, die darauf hinweisen, daß die Größe der Regio retrobulbaris stark vom Ausbildungsgrad des olfactorischen Systems beeinflußt wird. Nach Crosby u. Humphrey (1939b) soll eine direkte Proportion zum Entwicklungsgrad der bulbären Zentren bestehen. Beim Tümmler konnte eine Regio retrobulbaris nicht mit Sicherheit festgestellt werden (Breathnach, 1953); bei den höheren Primaten und beim Menschen ist das Gebiet nur gering entwickelt (Lauer, 1945; Crosby u. Humphrey, 1941; Allison, 1954). Eigene Oberflächenmessungen an Insectivoren- und Primatengehirnen (Stephan, 1961) bestätigen dies[188]). Bei einem quantitativen Vergleich der Riechzentren in der aufsteigenden

[188]) Weitere Oberflächenmessungen liegen vor von I. u. N. Popoff (1929, Ratte); Harde (1950, Maus; 1955, Indische Hörnchen); Stephan (1954a, Wanderratte und Laborratte; 1954b, Wild- und Gefangenschaftsfüchse; 1956b, Insectivoren) und Stephan u. Bauchot (1959, terrestrische und semiaquatile Talpiden). Die Ergebnisse dieser Untersuchungen (überwiegend in Form von prozentualen Anteilen an größeren Cortexeinheiten ausgedrückt) lassen sich nur schwierig miteinander vergleichen, weil die Bezugssysteme verschieden sind. Harde hat darüber hinaus die Regio retrobulbaris mit unserem Hippocampus anterior (8.10.) zusammen vermessen.

Primatenreihe zeigt sich, daß die Reduktion der Regio retrobulbaris offenbar noch stärker ist, als die der übrigen primären und sekundären Riechzentren[189]) (s. Tabelle 3, S. 72).

Während sich nämlich die Regio retrobulbaris bei den Halbaffen mit fehlender oder nur schwacher Reduktion des olfactorischen Systems sehr ähnlich verhält wie die übrigen Zentren des Palaeocortex und ihr prozentualer Anteil am Gesamtpalaeocortex unverändert bleibt (auch die Indices sind ähnlich), fällt sie beim einzigen bisher ausgemessenen Simier *(Aotes)* sehr stark ab. Aus den Indices ergibt sich eine Reduktion auf etwa $^1/_{30}$, während diese beim Bulbus vergleichsweise nur $^1/_3$ war. Entsprechend sinkt der Anteil am Palaeocortex von etwa 10% auf 1% (Tabelle 3). Untersuchungen an weiteren höheren Primaten erscheinen notwendig.

In unseren Volumenmessungen an den Gehirnen von Insectivoren und Primaten (Tabelle 6) haben wir die Regio retrobulbaris nicht von Tuberculum olfactorium und Regio praepiriformis getrennt. Von diesen drei Komponenten trägt die Regio retrobulbaris am geringsten zum Gesamtkomplex bei, so daß nicht erwartet werden kann, daß die in Tabelle 6 für den Gesamtkomplex gegebenen Daten für die Regio retrobulbaris charakteristisch sind.

Allometrische Volumenvergleiche wurden für Wild- und Hausschwein von Kruska u. Stephan (1973) durchgeführt. Die Abnahme der Regio retrobulbaris vom Wild- zum Haustier entspricht etwa der der präpiriformen Rinde und des Gesamthirns. Sie ist stärker als die des Bulbus olfactorius.

8.3.2.3. Die Regio retrobulbaris des Menschen

Größe: Oberflächen- oder Volumenmessungen an der Regio retrobulbaris des Menschen liegen noch nicht vor. In Tabelle 6 ist sie im Palaeocortex enthalten, doch macht sie von diesem nur einen sehr kleinen Teil aus, so daß dessen Vergleichsdaten für die Regio retrobulbaris sicherlich nicht charakteristisch sind. Der Vergleich der Tabellen 3 und 6 deutet aber auf eine starke Reduktion beim Menschen hin. Der Bulbus olfactorius ist nach Tabelle 6 beim Menschen wesentlich stärker reduziert als bei *Aotes*. Nach Tabelle 3 kann vermutet werden, daß dies für die Regio retrobulbaris in noch stärkerem Maße gilt.

Lage und Form: Die bei den Makrosmatikern vorhandene Manschette um den Riechventrikel ist bei den höheren Primaten und beim Menschen nicht aufgelöst (wie vielfach angenommen), sondern nur verlagert und auf den Verschmelzungsbereich mit den Hemisphären zusammengedrängt. Die Regio retrobulbaris liegt nicht mehr hauptsächlich um den in Längsrichtung verlaufenden, mehr distalen Teil des Riechventrikels, sondern um den caudal zum Seitenventrikel aufsteigenden proximalen Teil. Eine solche Verlagerung deutet sich bereits bei einigen mikrosmatischen Halbaffen an (Abb. 200).

Struktur: Auch für die Interpretation der strukturellen Besonderheiten der Regio retrobulbaris und ihrer Felder bei den höheren Primaten und beim Menschen und für ihre Homologisierung sind die mikrosmatischen Halbaffen besonders aufschlußreich. Bei ihnen bleibt trotz deutlicher quantitativer und topographischer Veränderungen, die jenen der höheren Primaten und des Menschen ähnlich sind, eine gute strukturelle Differenzierung der Region und ihrer Felder erhalten.

---

[189]) Young (1936) nimmt an, daß der Prozeß der Differenzierung des sekundären olfactorischen Graus sowohl in Ontogenese als auch in Phylogenese von caudal nach rostral fortschreitet. Es wäre denkbar, daß im Sinne einer solchen Vorwärtsdifferenzierung Gebiete, die bei den niederen Säugern Strukturmerkmale der Regio retrobulbaris haben, bei höherentwickelten Formen zunehmend durch die höher differenzierte präpiriforme Rinde ersetzt bzw. verdrängt werden.

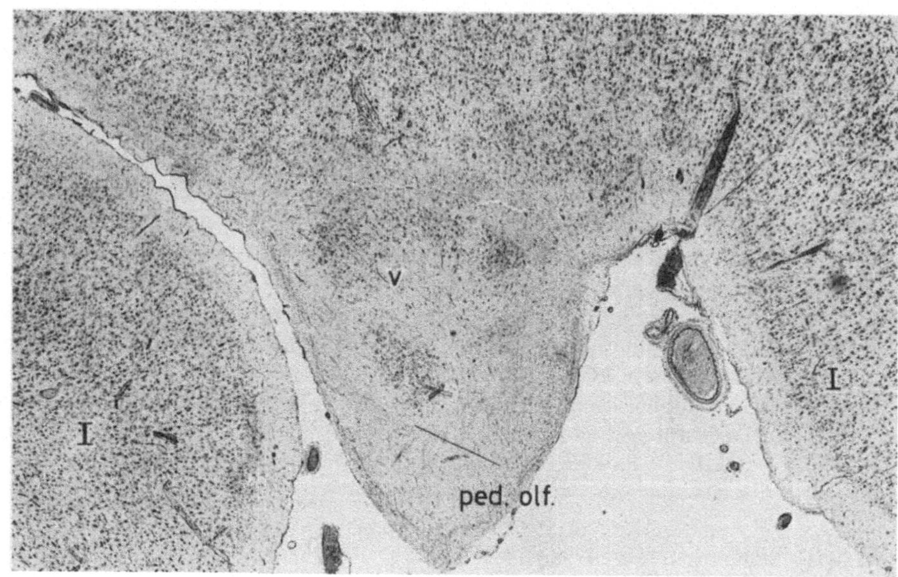

Abb. 205

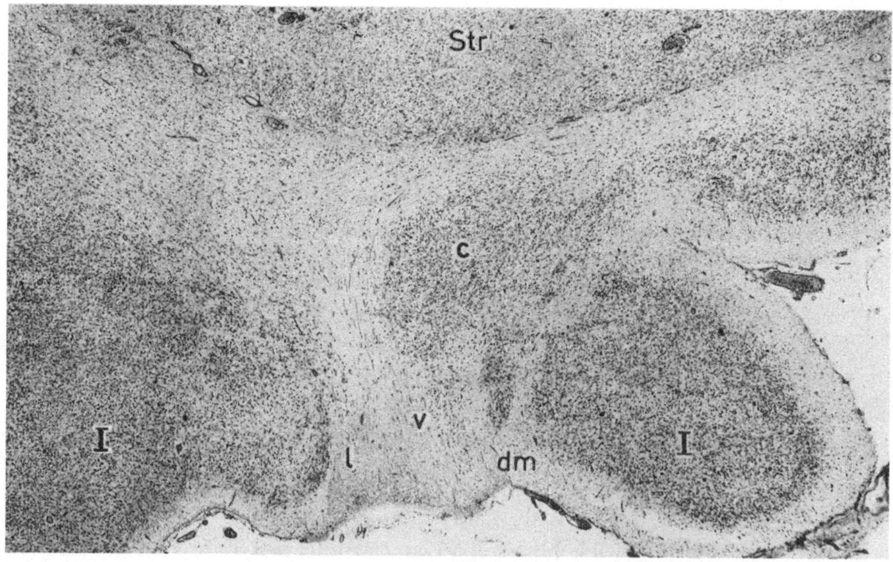

Abb. 206

Abb. 205—206. Frontalschnitte durch die Regio retrobulbaris des Menschen. 19 × vergrößert. *c* Area retrobulbaris caudalis, *dm* Area retrobulbaris dorsomedialis, *l* Area retrobulbaris lateralis, *I* Isocortex, *Str* Striatum, *v* Area retrobulbaris ventralis. Abb. 205: Im Gebiet der Verschmelzung des Pedunculus olfactorius mit den Hemisphären. Abb. 206: 3—4 mm weiter caudal

Rostrale Zellgruppen, wie sie beim Menschen im Bulbus olfactorius und im lang ausgezogenen Pedunculus vorkommen, finden sich bei einigen Halbaffen (von der übrigen Region räumlich getrennt) in der Ebene des Bulbus accessorius. Sie zeigen ein ähnliches Verhalten wie Zellgruppen, für die LOHMAN (1963) besondere Faserverbindungen beschrieben hat (seine Pars rostralis). Wir nehmen an, daß die rostralen Gruppen des Menschen diesen entsprechen. Wir bezeichnen sie als Area retrobulbaris rostralis (Abb. 169).

Bei Annäherung des Pedunculus an die Hemisphäre bildet sich eine kompakte Zellformation in Form einer sehr dicken Schicht, in der die Zellen diffus verteilt sind. Diese Formation bekommt Kontakt mit den Zellgebieten der Hemisphären (Abb. 205). Ein entsprechendes Areal bei *Propithecus* und *Tarsius* erweist sich eindeutig als Area retrobulbaris *ventralis*. In ihrem Bereich wurden von ALLISON (1954) auch beim Menschen Zellgruppen gefunden, die der Pars *externa* entsprechen könnten. Eine Area *caudalis* findet sich in ganz typischer Position caudal von der Verbindung zwischen den Ependymresten des Riechhirnventrikels mit dem Seitenventrikel (Abb. 206). Sie besteht aus einer sehr breiten und in die Tiefe vordringenden Schicht relativ großer Zellen. Weiter rostral und weiter caudal ist diese Formation nicht vorhanden, so daß es sich nicht um Teile einer Übergangsrinde zwischen Regio retrobulbaris und höheren Rindenformationen handeln kann.

Schwieriger als die Identifizierung der Areale des 2-schichtigen Haupttypus ist die der 3-schichtigen Felder. Nach der Verschmelzung der Area ventralis mit den Hemisphären bilden sich an beiden Seiten Zellverdichtungen, von denen die mediale der Area *dorsomedialis*, die laterale der Area *lateralis* entsprechen dürfte (Abb. 206). Beide Formationen erreichen jedoch beim Menschen nicht mehr die klare Schichtung, wie sie für Makrosmatiker üblich und auch bei mikrosmatischen Halbaffen und höheren tierischen Primaten erkennbar ist. Bei *Tarsius* tritt die Schichtung in der Area lateralis besonders klar hervor, während sie für die Area dorsomedialis nicht mehr deutlich ist (Abb. 202).

Ob die in Form einer Schichtenverwischung auftretende strukturelle Veränderung in diesen Gebieten eine Folge der Größenreduktion und/oder der Lage- und Formveränderungen ist, läßt sich nicht mit Sicherheit entscheiden. Wahrscheinlich sind sowohl die geringe Größe der Struktur als auch die Nähe des stark expansiven Neocortex und des ebenfalls expansiven Striatum von Einfluß.

8.3.3. Morphologie und Ultrastruktur der Bauelemente

Angaben über die feinere Morphologie und Ultrastruktur der Bauelemente der Regio retrobulbaris liegen nur vereinzelt und spärlich vor (für Säuger von CALLEJA, 1893; CAJAL, 1911; HERRICK, 1924a; VALVERDE, 1965). CALLEJA (1893) und CAJAL (1911) haben keine klare Trennung zwischen retrobulbären und präpiriformen Gebieten gemacht. Die von ihnen gegebenen Beschreibungen der Feinstruktur in Golgi-Präparaten beziehen sich überwiegend auf die präpiriforme Rinde. Zwei der von CAJAL untersuchten und benannten Strukturen gehören aber sicherlich zur Regio retrobulbaris. Es sind dies sein „foco de neuronas gruesas“ oder „foco de neuronas grandes“ (CAJAL, 1902c) und sein „noyau olfactif ou pédonculaire supérieur“ (CAJAL, 1911).

Die großen Neuronen des „foco de neuronas grandes“ liegen in der Nähe des Nebenbulbus und CAJAL hielt es für möglich, daß sie verlagerte Golgi-Zellen aus dem Nebenbulbus sein könnten. Nach Lage und Anordnung gehören diese Zellen sicherlich zur Area rostralis der retrobulbären Region (auch LOHMAN, 1963). Eine differenzierte Beschreibung dieser Struktur anhand von Golgi-Präparaten gibt CAJAL nicht.

Im „noyau olfactif ou pédonculaire supérieur“ von CAJAL haben auch OBENCHAIN (1925), YOUNG (1936) und KAPPERS, HUBER u. CROSBY (1936) Teile der retrobulbären Region (bzw. des Nucleus olfactorius anterior) vermutet[190]. CAJAL (1911) bildet diese Struktur in einem Sagittalschnitt von der Maus im dorsalen Pedunculus ab. Bei dieser Lage dürfte es sich rostral um Teile unserer Area retrobulbaris ventralis und mehr caudal um solche unserer Area dorsomedialis oder lateralis handeln (vgl. Abb. 200 mit 201). CAJAL unterscheidet diese Areale nicht. Er beschreibt für den Komplex die gleichen vier Schichten, wie für die präpiriforme Rinde. Es sind dies von den oberflächlichen Fasern des Tractus olfactorius abgesehen: 1. plexiforme Schicht, 2. Schicht polymorpher Zellen, 3. Schicht großer und mittlerer Pyramiden und 4. Schicht der tiefen polymorphen Zellen. Unserem Stratum densocellulare entsprechen die Schichten 2 und 3 von CAJAL. Diese beiden Schichten unterscheiden sich nach CAJAL durch unterschiedliche Zellform und -größe: die Zellen in Schicht 2 sollen kleiner und mehr rundlich sein. Wir haben solche Unterschiede nur örtlich begrenzt gefunden und verwenden sie deswegen nicht für die Charakterisierung der Gesamtstruktur.

(1) *Stratum moleculare*

Die Molekularschicht wurde von ROSE (1912) und VAZ FERREIRA (1951) in 4 und von I. u. N. POPOFF (1929) und WHITE (1965a) in 3 Unterschichten gegliedert. Übereinstimmung besteht hinsichtlich einer Untergliederung in Substratum (Sublamina) superficiale (1 α), supratangentiale (1a) und tangentiale (1b). VAZ FERREIRA beschreibt daneben noch eine Zone X zwischen 1 α und 1a, und ROSE eine Sublamina infratangentialis (1c).

Das *Substratum superficiale* besteht aus den Fasern des Tractus olfactorius lateralis. Es ist vor allem lateral und ventral stark ausgeprägt. Das darunterliegende *Substratum supratangentiale* ist breit und sehr arm an markhaltigen Fasern (ROSE, 1912). Es ist gliazellreicher als das *Substratum tangentiale* (I. u. N. POPOFF, 1929). Letzteres besteht nach ROSE aus ziemlich derben, kurzen, schräg verlaufenden, wellenförmigen Fasern. Auch WINKLER u. POTTER (1914) sprechen von einem Reticulum schräger Fasern, das unterhalb einer Lage von horizontalen Fasern liegt. Auf eine unterschiedliche physiologische Bedeutung der beiden Unterschichten (1a u. 1b) deuten die Befunde von HEIMER (1968, 1969) hin (s. S. 305). — Nach VALVERDE (1965) besteht die Molekularschicht aus einem dichten Faserplexus, in den die Dendriten der darunterliegenden Zellschichten eindringen (auch CAJAL, 1911; HERRICK, 1924a). Nach HERRICK sind diese Dendriten mit Dornen besetzt und breiten sich ungeordnet aus.

Diese Darstellung des Stratum moleculare kann nur als sehr grobes Grundschema betrachtet werden, welches teilweise stark modifiziert wird. Einmal ist ein Tractus olfactorius lateralis in bemerkenswerter Stärke nicht überall vorhanden (Abb. 199); zum anderen ist die Molekularschicht in jenen Teilen der Pars ventralis, die dem Bulbus unmittelbar anliegen, nur schwierig zu umreißen (Abb. 198).

Als eine dritte Komplikation kommt das Auftreten der *Pars externa* hinzu. In der sonst sehr zellarmen Molekularschicht besteht diese Zone aus einer dichten Lage kleiner Zellen, die sich in Nissl-Färbungen zumeist recht dunkel färben. Nach I. u. N. POPOFF (1929) liegen diese Zellen zwischen den beiden Unterschichten 1a und 1b. Nach Golgi-Präparaten haben sie kurze Typ II-Axone, die sich

[190]) Hingegen glaubt HERRICK (1924a), daß die von CAJAL als „noyau olfactif supérieure“ bezeichnete Struktur dem rostroventralen Ausläufer des Hippocampus praecommissuralis (cruraler Teil des Cortex hippocampi anterior bei HERRICK) entspricht. Die Axone der Zellen sollen der großen olfactorischen Projektionsbahn folgen (olfacto-hypothalamisches System von HERRICK).

zwischen den Dendriten der tieferen und größeren multipolaren Zellen verzweigen (HERRICK, 1924a). Die Dendriten der externa-Zellen sollen teilweise in die Körnerschicht des Bulbus olfactorius eindringen und in dem dichten Neuropil eingebettet sein, welches von dieser Schicht herkommt.

HERRICK sieht diese kleinen Typ II-Neuronen der Pars externa als einen erregungsübertragenden Puffer zwischen Bulbus und Nebenbulbus einerseits und dem Stratum densocellulare der Regio retrobulbaris andererseits an. Als Beleg führt er an, daß die Pars externa fast an der ganzen Kontaktfläche zwischen diesen Strukturen vorkommt und sonst nirgendwo. Ihr weit caudales Auftreten bei manchen Primaten (Abb. 200, 203, 204) widerspricht aber dieser Auffassung. Eine enge räumliche Beziehung zum Tractus olfactorius lateralis ist jedoch auch hier stets deutlich.

(2) *Stratum densocellulare*

Schicht der kleinen und großen Pyramiden (CALLEJA, 1893; nach ROSE, 1927a); couche des cellules polymorphes und couche des cellules pyramidales grandes ou moyennes (CAJAL, 1911, S. 726); α-Schicht (I. u. N. POPOFF, 1929; ROSE, 1931); Lamina cellularum corticis piriformis (KREINER, 1949); intermediate layer (WHITE, 1965a).

Nach KREINER (1936) ist diese Schicht durch einen Mangel an Radiärfasern charakterisiert. Hingegen enthält sie nach ROSE (1912) zarte, meist radiär verlaufende Fasern, die sich zumeist nicht zu Bündeln vereinigen. Nach WINKLER u. POTTER (1914) bilden diese Fasern feine Arkaden.

Die mehr oberflächlich liegenden Zellen dieser Schicht sind nach CAJAL (1911) spindel-, stern- oder eiförmig, die tiefer liegenden mehr pyramidenförmig. Sie haben einen, zwei oder mehr lange Dendriten, die in die Molekularschicht aufsteigen und sich bei Annäherung an den dichten Plexus dieser Schicht teilen. Daneben gibt es mehrere horizontale und absteigende Dendriten, die kurz sind und in alle Richtungen ausstrahlen. Das Axon ist nach CAJAL dünn und zieht in der weißen Substanz nach caudal. Nach VALVERDE (1965) hingegen ist es dick und entsendet vor seinem Eintritt in das Bündel der vorderen Commissur rückläufige Kollateralfasern, die innerhalb der Regio retrobulbaris enden sollen und einen Zweig (manchmal auch zwei) zum Bulbus olfactorius der gleichen Seite (s. S. 265).

Einzig HERRICK (1924a, Opossum) hat in der Beschreibung seines Golgi-Materials Bezug auf die verschiedenen Areale der Region genommen. Die Zellen der *Pars ventralis* sollen am wenigsten rindenartig angeordnet sein. Die multipolaren, fusiformen oder pyramidalen Neurone haben weit ausgebreitete Dendriten ohne deutliche Orientierung, die in ein dichtes Neuropil eingebettet sind. Die Axone dieser Zellen sollen in die Bündel des Tractus olfactorius internus gehen. In seiner Pars medialis (die unserem medialen Schenkel der Area ventralis entspricht) sollen die Zellen palisadenartig angeordnet sein, die Axone teilweise ventral in das mediale Vorderhirnbündel, teilweise dorsal zum präcommissuralen Hippocampus und zum Frontallappen der Hemisphären gehen.

Die Axone der *Pars dorsalis* sollen in die vordere Commissur gehen, andere in das Neuropil um die Zellen herum. Bei letzteren soll es sich um Korrelationsfasern mit kurzem Verlauf handeln. Die Zellen der *Pars lateralis* sind nach HERRICK angulär, von mittlerer Größe und ohne deutliche Orientierung. Ihre plumpen Körper haben einen ziemlich großen Kern und tendieren zu multi- und bipolaren Formen. Golgi-Präparate zeigen, daß die Zellen in einem sehr dichten Neuropil eingebettet sind. Ihre dornigen Dendriten zeigen eine irreguläre Verzweigung. Die Axone gehen nach innen in das Bündel der vorderen Commissur (Tractus olfactorius internus). In einigen Fällen hat HERRICK zahlreiche, dicht am Zellkörper abgehende Kollateralzweige beobachtet, die wahrscheinlich mit den von VALVERDE beschriebenen identisch sind.

(3) *Stratum multiforme*

Schicht der polymorphen Zellen (CALLEJA, 1893; nach ROSE, 1927a); couche des cellules polymorphes profondes (CAJAL, 1911); sub-α-Zone (I. u. N. POPOFF, 1929); deep layer (WHITE, 1965a).

Diese Schicht liegt zwischen der eigentlichen Zellschicht und der weißen Substanz und fehlt dem zweischichtigen Haupttypus. Sie enthält viele, überwiegend radial verlaufende Fasern und locker zerstreute Zellen. Die Neurone haben nach CAJAL (1911) unterschiedliche Gestalt, dicke, absteigende Dendriten und einen Stamm oder sehr gewundene periphere Zweige. Einige dieser Neurone liegen in der weißen Substanz, in die sie ihre Axone entsenden.

Die weiße Substanz besteht neben den Fasern von und zur Regio retrobulbaris aus den tiefen Verbindungen der primären olfactorischen Zentren (Haupt- und Nebenbulbus).

8.3.4. Angioarchitektonik, Chemoarchitektonik, Synaptische Organisation

Angioarchitektonik

Angioarchitektonisch handelt es sich bei der Regio retrobulbaris (FM_t) nach PFEIFER (1940, Rhesusaffe) um eine dreischichtige Rinde mit einem schmalen, fast capillarfreien Außensaum, locker gefäßversorgter Oberschicht und dichter, mit Capillaren besetzter Unterschicht, die relativ scharf gegen das Mark abgegrenzt ist.

Chemoarchitektonik

Spezielle Untersuchungen über die Histochemie der Regio retrobulbaris liegen unseres Wissens nicht vor. Einige Details lassen sich den Arbeiten von HASHIMOTO *et al.* (1962; MAO; Kaninchen), SCOTT (1965; 5'-Nucleotidase; Maus), GIRGIS (1967, 1968b; AChE; Biberratte, *Cercopithecus*), LABEDSKY u. LIERSE (1968; SDH; Maus) und HAUG (1973; Schwermetalle nach der Sulfid-Silber-Methode; Ratte) entnehmen.

HAUG (1973) beschreibt für alle Teile der Regio retrobulbaris eine kräftige Färbung des Neuropils; ausgenommen sind der äußere Teil der Molekularschicht und der Tractus olfactorius lateralis. Die Zellkörper sind stets ungefärbt, im Unterschied zu jenen der meisten anderen Rindenregionen, wo sie erfolgreich imprägniert sind. — Einer Abbildung von SCOTT (1965) läßt sich entnehmen, daß die Regio retrobulbaris keine 5'-Nucleotidase-Reaktion zeigt, der in der Peripherie liegende Tractus olfactorius lateralis hingegen eine recht deutliche. — HASHIMOTO *et al.* (1962) heben eine auffallende MAO-Aktivität in der Pars posterior der Regio retrobulbaris (=Nucleus olfactorius anterior) hervor. — GIRGIS (1967) fand bei der Biberratte AChE-Aktivität im Neuropil der Regio retrobulbaris und in einigen der oberflächlichen Fasern des Tractus olfactorius lateralis, nicht jedoch bei *Cercopithecus* (GIRGIS, 1968b). — FRIEDE (1960a, b) hat nicht zwischen Regio retrobulbaris und Regio praepiriformis (51 nach BRODMANN) differenziert. Die für die präpiriforme Rinde gemachten Angaben (8.7.4.) gelten offenbar auch für die retrobulbäre Region. Danach findet sich die vorherrschende SDH-Aktivität in der Molekularschicht, wobei die äußere Unterschicht (1a) deutlich aktiver ist als die innere (1b). Dies deckt sich mit einer Beschreibung von LABEDSKY u. LIERSE (1968), die bei der 20 Tage alten Maus eine starke SDH-Aktivität in der äußeren gliazellreichen Zone der Molekularschicht fanden, hingegen eine geringe in deren tiefer Zone und im Zellband, sowie schließlich eine sehr geringe im Tractus olfactorius lateralis.

Synaptische Organisation

Die äußere Zone der Molekularschicht bildet nach HEIMER (1968, 1969), PRICE u. POWELL (1970c, e), COWAN *et al.* (1972) und PRICE (1973) die synaptische Kontaktzone für die zentripetalen Fasern, d. h. für die vom Bulbus olfactorius kommenden Projektionsfasern, die innere Zone entsprechend für die zentrifugal verlaufenden Assoziationsfasern und nach PRICE u. POWELL (1971) auch für die von der kontralateralen Retrobulbaris kommenden Fasern. Während die Fasern vom Bulbus mit den distalen Segmenten der apikalen Dendriten der Pyramidenzellen in Kontakt treten, endigen die Assoziationsfasern bevorzugt auf deren proximalen Segmenten, nach PRICE (1973) auch in der dritten Schicht (Stratum multiforme). Zu den gleichen laminären Endgebieten (1b und 3) gehen nach OLMOS (1972) vom Mandelkernkomplex kommende, über die Stria terminalis verlaufende Fasern. — Nach PRICE (1973) gilt dieses komplementäre laminäre Muster für alle olfactorischen Rindengebiete, so daß bezüglich der synaptischen Organisation der retrobulbären Rinde auch auf die besser erforschte präpiriforme Rinde verwiesen werden kann (8.7.6.).

8.3.5. Faserverbindungen

Die konstant bestehenden räumlichen Beziehungen zwischen Bulbus bzw. Tractus olfactorius und Regio retrobulbaris lassen enge funktionelle Beziehungen der letzteren zum olfactorischen System erwarten. Diese deuteten sich bereits im Größenvergleich der Strukturen an (Tabelle 3) und lassen sich durch die bisher nachgewiesenen Faserverbindungen bestätigen.

Hinweise auf die Verbindungen der Regio retrobulbaris finden sich u. a. in den folgenden (meist experimentell-anatomischen) Untersuchungen: CLARK u. MEYER (1947, Kaninchen, Glees); ALLISON (1950, 1953b, Ratte, Kaninchen, Glees; 1954, Mensch); ADEY (1953, Fuchskusu, Glees); JOHNSON (1959, Meerschweinchen, Nauta); LOHMAN (1963, Meerschweinchen, Nauta); POWELL *et al.* (1965, Ratte, Nauta); VALVERDE (1965, Maus, Ratte, Katze, Golgi, Nauta); WHITE (1965a, Ratte, Nauta); MASCITTI u. ORTEGA (1966, Katze, Glees, Nauta); SCALIA (1966, Kaninchen, Nauta); GIRGIS u. GOLDBY (1967, Biberratte, Nauta); LOHMAN u. LAMMERS (1967); HEIMER (1968, Ratte, Nauta, Fink-Heimer); FERRER (1969a, b, *Tupaia*, *Galago*, Hamster, Nauta, Fink-Heimer); GIRGIS (1969b, *Galago*, Biberratte, Nauta); LOHMAN u. MENTINK (1969, Kaninchen, Nauta, Fink-Heimer); MILLHOUSE (1969, Maus, Ratte, Golgi); PRICE (1969, 1973, Ratte, Nauta, Fink-Heimer, Autoradiographie); PRICE u. POWELL (1970e, 1971, Ratte, Nauta, Fink-Heimer); OLMOS (1972, Ratte, Kupfer-Silber-Methode).

8.3.5.1. Afferente Fasern

Afferenzen von den olfactorischen Primärzentren

Projektionen von den olfactorischen Primärzentren (Bulbus olfactorius und accessorius) in Form von direkten Fasern und/oder Kollateralfasern sind offenbar rein ipsilateral (Abb. 188). Sie sind allgemein beschrieben worden. Bezüglich der Ausdehnung des Projektionsgebietes machen viele Autoren keine Einschränkungen, doch wird andererseits auch selten besonders hervorgehoben, daß die *ganze* Regio retrobulbaris Fasern vom Bulbus olfactorius erhält.

Nach den experimentellen Untersuchungen von LOHMAN (1963), POWELL *et al.* (1965), MASCITTI u. ORTEGA (1966) und LOHMAN u. LAMMERS (1967) endigen die Fasern nur oder ganz überwiegend in der Pars lateralis und externa, nach FERRER (1969a) und GIRGIS (1969b) auch in der Pars ventralis und nach GIRGIS u. GOLDBY (1967) auch in der Pars dorsalis[191]). Nach LOHMAN u. MENTINK (1969) erhält der

[191]) Die Hauptargumente bei der Untergliederung der Regio retrobulbaris in den experimentellen und vergleichenden Arbeiten sind häufig rein topographischer Natur (s. auch Abschnitt 8.3.2.1.). Ein direkter Vergleich der Ergebnisse verschiedener Autoren und die Übertragung in unsere Terminologie ist nur bedingt und in groben Zügen möglich. Wir haben deswegen die in den zitierten Arbeiten übliche Bezeichnung „Pars“ beibehalten und sie nicht durch die von uns bevorzugte Bezeichnung „Area“ ersetzt.

mediale Teil der Pars dorsalis direkte Fasern vom Bulbus. Letztere sollen aus dem medialen Teil des Bulbus stammen und an der medialen Seite des Pedunculus entlang laufen. Der einzige Teil der keine Fasern vom Bulbus erhält, ist nach LOHMAN u. MENTINK die Pars rostralis. Hingegen fanden CLARK u. MEYER (1947) keine Projektionen zur Pars medialis und ADEY (1953) nicht zur Pars medialis und posterior. ALLISON (1950, 1953 b) fand bei Nagern Fasern nur zur Pars externa und Pars dorsalis und nimmt an (1954), daß dies beim Menschen ebenso ist. Die Pars externa soll einen besonderen Fasciculus von Fasern des Tractus olfactorius lateralis erhalten.

Projektionen zum Gesamtgebiet der Regio retrobulbaris sind von HERRICK (1924a) erwartet und von WHITE (1965a), SCALIA (1966), HEIMER (1968) und GIRGIS (1970) beschrieben worden. Nach SCALIA gehen die Verbindungen zu den dorsalen, dorsomedialen und ventralen Teilen der Regio retrobulbaris nicht über die Hauptbahn (Tractus olfactorius lateralis) sondern über marginale Bahnen. Direkte Projektionen vom kontralateralen Bulbus scheinen nicht zu bestehen (s. S. 265).

Die synaptischen Endigungen all dieser Fasern finden sich hauptsächlich auf den peripheren dendritischen Verzweigungen in der äußeren Zone der Molekularschicht (HEIMER, 1968), sind also überwiegend axo-dendritisch (8.3.4.).

Caudale Afferenzen

Neben den bulbären Afferenzen erhält die Regio retrobulbaris Afferenzen von ipsilateralen, basalen Vorderhirngebieten (HEIMER, 1968; PRICE, 1969; PRICE u. POWELL, 1970e). Die von der präpiriformen Rinde (und möglicherweise auch vom Tuberculum olfactorium und der Amygdala) im medialen Vorderhirnbündel[192]) und dem longitudinalen Assoziationssystem nach rostral verlaufenden Fasern sind nach HEIMER (1968) Teil eines vorwärtsgerichteten Assoziationssystems[193]). Die aufgrund der Acetylcholinesterase-Aktivität von SHUTE u. LEWIS (u. a. 1967) beschriebene „olfactorische Radiation" scheint diesem Assoziationssystem zu entsprechen. AChE-enthaltende Fasern von Zellen des Tuberculum olfactorium sollen auch im Tractus olfactorius internus verlaufen. Schließlich fand OLMOS (1972) deutliche terminale Degenerationen in hinteren und dorsomedialen Teilen der retrobulbären Rinde nach Läsionen in der Stria terminalis. Das Ursprungsgebiet dieser durch die Stria terminalis verlaufenden Fasern liegt wahrscheinlich in der Regio periamygdalaris.

Interhemisphärische Verbindungen

Interhemisphärische Verbindungen zwischen identischen Grisea beider Seiten (homotopisch, „echt-commissural") enthalten ihrer Natur nach sowohl afferente als auch efferente Fasern. Die Afferenzen der einen Seite sind die Efferenzen der anderen. Heterotopische interhemisphärische Verbindungen können hingegen entweder afferent oder efferent in bezug auf das zu untersuchende Griseum sein. Heterotopische *Afferenzen* zur retrobulbären Rinde fanden wir nur bei PRICE u. POWELL (1970e, 1971) erwähnt. Sie sollen aus der präpiriformen Rinde der Gegen-

[192]) Auch ZYO *et al.* (1963) erwähnen Zuflüsse aus dem medialen Vorderhirnbündel zur retrobulbären Rinde.

[193]) Nach PRICE (1969) und PRICE u. POWELL (1970e) soll dieses Assoziationssystem rostral nicht bis zum Bulbus olfactorius reichen, sondern sein vorderes Ende in der retrobulbären Rinde finden. Verbindungen zum Bulbus sollen nur vermittels dieser Region bestehen. Abweichend hiervon sollen nach HEIMER (1968) und RAISMAN (1972) in diesem System enthaltene, vom Tuberculum olfactorium kommende Fasern direkt zum Bulbus gehen (s. auch 8.4.5.2.).

seite kommen. Von den heterotopischen *Efferenzen* wurden die sehr bedeutenden, zum kontralateralen Bulbus olfactorius gehenden bereits besprochen (8.1.7.2.). Über weitere kontralaterale Efferenzen ist nichts Sicheres bekannt. Falls solche in nennenswertem Ausmaß überhaupt bestehen, wurde ihr Ursprung von der Mehrzahl der Untersucher zumindest teilweise auch im Bulbus olfactorius vermutet. Mögliche Projektionsgebiete solcher Fasern waren dort erörtert worden (8.1.7.2.).

Die Regio retrobulbaris ist mit dem Partner der Gegenseite über die Commissura anterior verbunden[194]), speziell und offenbar ausschließlich über deren vorderes Glied (Abb. 188). Solche Verbindungen wurden beschrieben von LOEWENTHAL (1897), YOUNG (1941, 1942), BRODAL (1948a), FISHER u. DE SALVA (1948), FOX *et al.* (1948), SANDERS-WOUDSTRA (1961), LOHMAN u. LAMMERS (1961, 1963, 1967), LOHMAN (1963), VALVERDE (1964a, 1965), POWELL *et al.* (1965), SCALIA (1966), MASCITTI u. ORTEGA (1966), GIRGIS u. GOLDBY (1967), LOHMAN u. MENTINK (1966, 1969), GIRGIS (1969b) und PRICE u. POWELL (1971).

Vielfach sind Angaben über spezielle Ursprungs- und Endigungsgebiete gemacht worden. Nach BRODAL (1948a) und JOHNSON (1959) kommen die Fasern hauptsächlich von der Pars dorsalis, nach LOHMAN, LAMMERS u. MENTINK hingegen von der Pars rostralis der Gegenseite. Hier muß kein Widerspruch vorliegen, sondern es erscheint möglich, daß identische Gebiete verschieden benannt wurden. SCALIA (1966) fand ausgedehnte Endgebiete dieser Fasern in Pars lateralis, dorsalis, ventralis und medialis, EBNER u. MYERS (1965) nach Durchtrennung der Commissura anterior hingegen Degenerationen in Pars rostralis, lateralis und posterior. Nach KREINER (1936), LOHMAN u. LAMMERS (1963, 1967) und nach MASCITTI u. ORTEGA (1966) enden die Fasern in der Pars externa, nach POWELL *et al.* (1965) auch in der Pars lateralis und nach GIRGIS u. GOLDBY (1967) auch in der Pars dorsalis. Nach PRICE u. POWELL (1971) treten Degenerationen nach retrobulbären Läsionen hauptsächlich in ventrolateralen Teilen der kontralateralen Retrobulbaris auf, relativ wenige in dorsalen Teilen. Hierin bestehen Unterschiede zu Degenerationen nach Läsionen in der präpiriformen („pyriform") Rinde, die nach PRICE u. POWELL (1970e) hauptsächlich in dorsalen Teilen der Retrobulbaris zu finden sind. Die stärkste Einschränkung der Ursprungs- und Endgebiete der commissuralen Fasern findet sich bei LOHMAN u. MENTINK (1969). Danach gehen die Fasern ausschließlich von der Pars rostralis der einen zur Pars externa der anderen Seite.

Die widersprüchlichen Angaben sind kaum durch unterschiedliche Benennung allein zu erklären; weitere experimentelle Untersuchungen erscheinen notwendig.

8.3.5.2. Efferente Fasern

Efferenzen zu den olfactorischen Primärzentren

Aus den Zellen der Regio retrobulbaris entspringen efferente Fasern bzw. Kollateralen, die zu den olfactorischen Primärzentren beider Seiten gehen. Die ipsilateralen Verbindungen wurden von VALVERDE (1964a, 1965) beschrieben und sollen durch dünne Kollateralfasern repräsentiert werden, die nach PRICE u. POWELL (1970c) auf allen Teilen der inneren Körnerzellen des Bulbus olfactorius endigen (aon in Abb. 185). Sie sind Abzweigungen der durch die Commissura anterior verlaufenden Hauptaxone. Letztere bilden neben der bereits erörterten commissuralen Komponente (zur kontralateralen Regio retrobulbaris) eine Projektion zum Bulbus

[194]) Beim Totenkopfäffchen *(Saimiri)* konnten solche Fasern von PANDYA *et al.* (1973b) nicht gefunden werden.

olfactorius und accessorius der Gegenseite[195]). Diese Verbindung ist von vielen Untersuchern gefunden worden. Sie wurde im Zusammenhang mit dem Bulbus olfactorius bereits näher erörtert (Abb. 188). Die Fasern, die nach PRICE u. POWELL (1970c) auf den Zellkörpern der inneren Körnerzellen des Bulbus endigen (ac in Abb. 185), kommen nach JOHNSON (1959) und LOHMAN u. LAMMERS (1967) von der Pars dorsalis, nach FERRER (1969b) vom rostralen Segment der Regio retrobulbaris.

In Übereinstimmung mit diesen engen Verbindungen zwischen den Zellen der Regio retrobulbaris einerseits und den Körnern der inneren Körnerschicht andererseits steht die besonders starke Reduktion *beider* Strukturen bei den höheren Primaten.

Caudale Efferenzen

Die efferenten Verbindungen der Regio retrobulbaris, die nicht zu den olfactorischen Primärzentren und zum Partner der Gegenseite gehen, fassen wir als caudale Efferenzen zusammen. Sie scheinen ganz überwiegend ipsilateral zu sein und wurden sowohl im Tractus olfactorius lateralis [196]) als auch im Tractus olfactorius internus gefunden. Tiefe Fasern sollen sich auch an der Bildung des medialen Vorderhirnbündels beteiligen. POWELL *et al.* (1965) nehmen an, daß die tiefen Projektionen des Tractus olfactorius internus die des oberflächlichen Tractus olfactorius lateralis duplizieren. Nach HERRICK (1924a) lassen Weigert- und Cajal-Präparate vermuten, daß alle Teile der Regio retrobulbaris mit benachbarten corticalen und subcorticalen Gebieten in enger Verbindung stehen. Durch experimentelle Untersuchungen hat sich diese Vermutung weitgehend bestätigt. Wichtige Projektionen gehen zur Regio praepiriformis und zum Tuberculum olfactorium (POWELL *et al.*, 1965; FERRER, 1969b; JOHNSON, 1959; GIRGIS u. GOLDBY, 1967; SCALIA, 1966; PRICE u. POWELL, 1971).

Verbindungen zur periamygdalären Rinde wurden von LOHMAN u. LAMMERS (1967) und FERRER (1969b) gefunden. Nach LOHMAN u. LAMMERS kommen diese Fasern aus dem rostralen Teil der Pars lateralis. GIRGIS (1969b) fand bei Läsionen in der retrobulbären Rinde einige präterminale Degenerationen dicht bei den Perikarya der Pyramidenzellen im cortico-amygdaloiden Übergangsgebiet (unsere Area Cs; s. 8.5.1.1. und 8.5.7.1.). Da solche *tiefen* Degenerationsspuren bei Begrenzung der Läsionen auf den Bulbus olfactorius nicht auftraten, vermutet GIRGIS den Ursprung dieser Fasern in der Retrobulbaris. Weitere Verbindungen bestehen nach FERRER (1969b, Elektrokoagulation rostraler und medialer Segmente der Regio retrobulbaris) zum dorsomedialen Kern des Thalamus, zum Nucleus habenularis lateralis und zu lateralen hypothalamischen und supraoptischen Gebieten. Auch nach LOHMAN (1963), LOHMAN u. LAMMERS (1963) und BAN u. ZYO (1962) bestehen Projektionen von der Regio retrobulbaris über das mediale Vorderhirnbündel[197])

[195]) Nach LOHMAN u. LAMMERS (1967) besteht das vordere Glied der Commissura anterior nur aus diesen beiden Komponenten. Von der Regio praepiriformis und dem Tuberculum olfactorium sollen keine Fasern durch dieses Glied gehen.

[196]) Der Tractus olfactorius lateralis würde dann in seinem weiteren Verlauf nicht nur aus Fasern vom Bulbus olfactorius bestehen, sondern auch Fasern von der Regio retrobulbaris enthalten. Es erscheint möglich, daß die zweigipfligen Potentiale, die MAGOUN *et al.* (1943) nach Bulbusreizungen in der Regio praepiriformis und periamygdalaris und im Tuberculum olfactorium fanden, auf die synaptische Unterbrechung eines Teils der Fasern in der Regio retrobulbaris zurückzuführen sind. Der erste Gipfel könnte von den direkten Fasern aus dem Bulbus olfactorius, der zweite von den Fasern aus der Regio retrobulbaris stammen.

[197]) Ein Beitrag der retrobulbären Rinde zu dieser Bahn ergab sich auch aus den Golgi-Untersuchungen von MILLHOUSE (1969). Danach besteht ein Teil dieses Bündels aus Axonen zumindest von der Pars posterior der Retrobulbaris. Die Fasern verlaufen unter dem Nucleus accumbens und senden kurze Kollateralen in seine Peripherie. Diese Axone und ihre Kollateralen konnten nach MILLHOUSE auch im lateralen Hypothalamus identifiziert werden.

zum lateralen Hypothalamus (zit. nach FERRER, 1969b und GIRGIS, 1970). Bei Läsionen im medialen Feld der Regio retrobulbaris konnte FERRER darüberhinaus noch Fasern zum basolateralen Teil der Amygdala und zum Corpus mamillare verfolgen.

SCALIA (1966) fand ipsilaterale Degenerationen im (dem Sulcus rhinalis benachbarten) Isocortex, im Nucleus septalis medialis, im Hippocampus praecommissuralis und in der Area praeoptica lateralis. Verbindungen von der Pars dorsalis zum frontalen Cortex und der Pars medialis zum praecommissuralen Hippocampus waren auch von FOX (1940, Katze, Normalmaterial) vermutet worden.

Insgesamt sind die Kenntnisse über die ipsilateralen Projektionen der Regio retrobulbaris noch unzureichend. Dies gilt, wie oben gezeigt, in noch stärkerem Maße für die caudalen kontra- und bilateralen Projektionen, falls solche in nennenswertem Ausmaß überhaupt bestehen.

8.3.6. Funktion

Aufgrund ihrer Faserverbindungen erweist sich die Regio retrobulbaris als wichtige Schaltstation für die von den olfactorischen Primärzentren kommenden und für die zu diesen hingehenden Erregungen. Besondere Bedeutung scheint ihr bei der Koordination der Aktivität der olfactorischen Zentren beider Seiten zuzukommen, und möglicherweise liegt hierin ihre wichtigste Funktion überhaupt. Die innigen Faserverbindungen zwischen Bulbus olfactorius und Regio retrobulbaris beider Seiten hat VALVERDE (1965) dargestellt. Danach werden die in den Axonen der Mitralzellen des Bulbus olfactorius nach caudal gehenden Erregungen auf die apikalen Dendriten der Zellen der Regio retrobulbaris übertragen. Die Axone dieser Zellen verlaufen über die Commissura anterior zu Regio retrobulbaris und Bulbus olfactorius der Gegenseite. Gleichzeitig wirken sie über rückläufige Kollateralfasern auf den Erregungszustand des Bulbus der gleichen Seite ein (Rückkopplung) (Abb. 188).

Die Neurone der Regio retrobulbaris werden auch von ipsilateralen basalen Gebieten des Vorderhirns erregt, die auf diesem Wege Einfluß auf den Erregungsablauf im Bulbus olfactorius bekommen können. — Über ihre caudalen Efferenzen kann die Regio retrobulbaris modifizierte olfactorische Erregungen auf ein weites basales Vorderhirngebiet übertragen.

Innerhalb der Regio retrobulbaris nimmt die Pars rostralis nach LOHMAN u. MENTINK (1969) eine Sonderstellung ein. Sie soll sich von allen anderen Teilen der Regio retrobulbaris dadurch unterscheiden, daß sie als einzige keine direkten Projektionen vom Bulbus olfactorius erhält und (wiederum als einzige) Fasern zur Pars externa der Gegenseite sendet. Die anderen Teile der Regio retrobulbaris sollen ihre Afferenzen sowohl vom Bulbus olfactorius als auch von ipsilateralen basalen Vorderhirngebieten erhalten.

Besonderheiten zeigt auch die Pars externa, die nach HERRICK (1924a) in einen Teil der Projektionen vom Bulbus olfactorius zur Regio retrobulbaris zwischengeschaltet ist. Nach OBENCHAIN (1925) könnte sie der Verstärkung oder dem „stepping up“ olfactorischer Erregungen dienen, da ihre Axone in die benachbarte Pars lateralis gehen.

8.4. Tuberculum olfactorium

Das Tuberculum olfactorium (s. auch Kap. 10, Definitionen) schließt sich caudal an die Regio retrobulbaris an. Es nimmt an der Basis des Endhirns eine relativ stabile

Lage ein (Abb. 52—58), die mit seiner engen Bindung an einen Teil der Basalganglien (Nucleus accumbens, Basalkernkomplex) in Zusammenhang gebracht wurde (s. Kap. 4.2.1.).

Die Oberflächenstrukturen am „Kopf des Streifenhügels" (GANSER, 1882) werden nicht uneingeschränkt als Rinde anerkannt (u. a. nicht von KRYSPIN-EXNER, 1922; GRAY, 1924; LOO, 1931 und BLACKSTAD, 1967). PIGACHE (1970) hat die diesbezügliche Literatur zusammengefaßt und schließt sich dieser Auffassung an. Er spricht dem Tuberculum olfactorium zwar drei Schichten zu (nach PIGACHE Minimalforderung für eine Rinde), doch sollen im Tuberculum nach CAJAL die Zellen ungeordnet sein und die radialen Fortsätze irregulär verlaufen. Damit verliert es nach PIGACHE seine Qualifikation als Rinde. Als Rinde anerkannt wird es hingegen von G. E. SMITH (1909), JOHNSTON (1923), ROSE (1926—1931), FILIMONOFF (1947), GASTAUT u. LAMMERS (1961), TAKIMOTO *et al.* (1962) und vielen anderen. Wir schließen uns der Auffassung dieser Autoren an. Insbesondere bei makrosmatischen Formen (Abb. 207—209) treten die Rindenmerkmale des Tuberculum olfactorium deutlich hervor.

Wie Bulbus olfactorius und Regio retrobulbaris ist das Tuberculum olfactorium bei den höheren Primaten und besonders beim Menschen stark reduziert. Im Zusammenhang damit verliert es makroskopisch seine Prominenz. Es wird zunehmend in die Tiefe verlagert und durch die sich hier zusammendrängenden Gefäße perforiert. Mikroskopisch verliert es fast alle seine für Makrosmatiker typischen Charakteristika, und wir werden vor allem vor die Frage gestellt, ob und inwieweit die bei den höheren Primaten und beim Menschen vorhandenen Strukturen überhaupt noch mit dem semicorticalen Tuberculum olfactorium der Makrosmatiker homologisiert werden können.

8.4.1. Schichtung und Schichtenzahl

Frühe Beschreibungen des Tuberculum olfactorium stammen von GANSER (1882) und CALLEJA (1893). Beide Autoren beschrieben drei Schichten, und zwar neben der Molekularschicht eine Schicht aus kleinen, sehr dicht gedrängten Pyramiden, die durch das Eindringen von Körnern vielfach geschlängelt erscheint, und eine tiefe Schicht aus großen Pyramiden (GANSER), bzw. eine Schicht kleiner und mittlerer Pyramidenzellen und eine tiefe plexiforme Schicht oder Schicht der polymorphen Zellen (CALLEJA).

Diese Gliederung in drei Schichten wurde später allgemein bestätigt bzw. übernommen, und zwar von CAJAL (1902b, 1903, 1911), GURDJIAN (1925), LOO (1931), FOX (1940), LAUER (1945), JOHNSON (1957b), LOHMAN (1963), FERRER (1971/72), PRICE (1973) und vielen anderen. In Übereinstimmung mit anderen Strukturen des Semicortex bezeichnen wir die Schichten des Tuberculum olfactorium wie folgt:

(1) Stratum moleculare
(2) Stratum densocellulare
(3) Stratum multiforme

An gut ausgebildeten Stellen kann die Molekularschicht in 2 Unterschichten gegliedert werden (1a u. 1b). — Die Bezeichnung „plexiforme Schicht" wird in der Literatur sowohl für die Molekularschicht als auch für die multiforme (auch polymorphe) Schicht verwendet und sollte deswegen nach Möglichkeit vermieden werden.

Über alle Schichten verteilt und bis an die piale Oberfläche vordringend, finden sich Inseln dicht gelagerter Zellen (sog. *Callejasche Inseln*), die zumeist aus kleinen, körnerartigen Elementen bestehen, in der multiformen Schicht aber auch aus größeren Zellen gebildet werden.

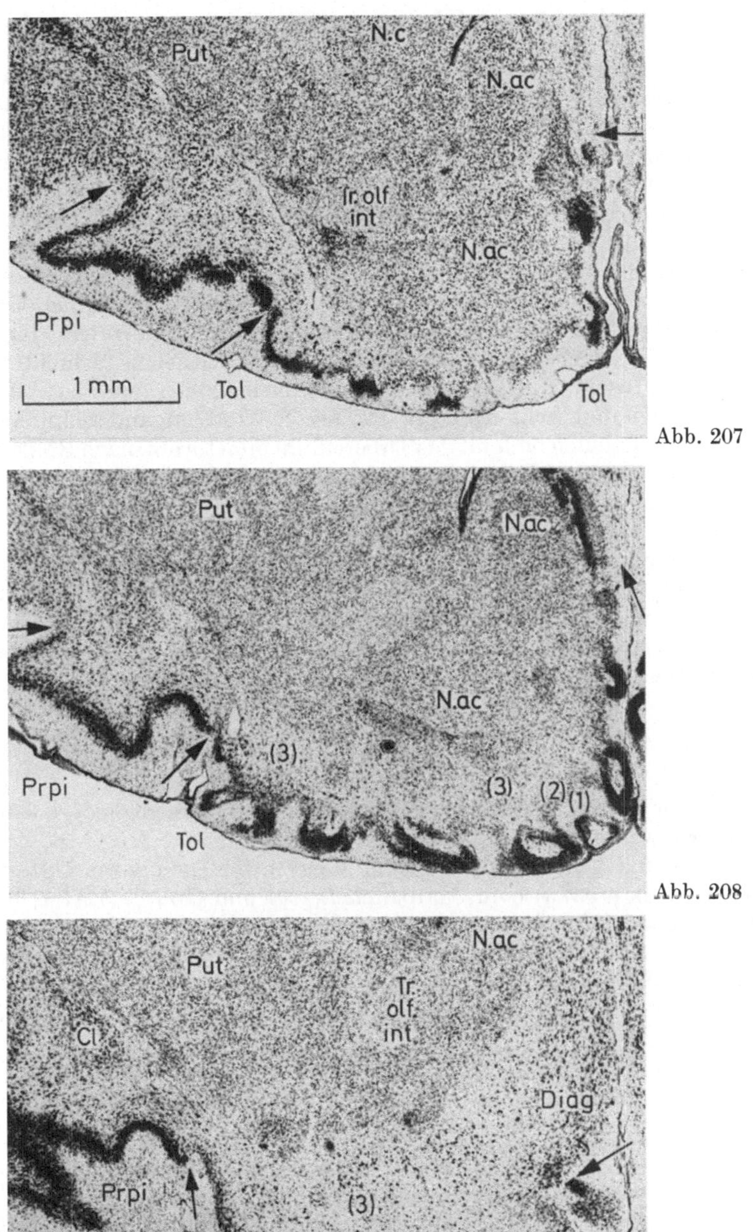

Abb. 207—209. Frontalschnitte durch das Tuberculum olfactorium des Demidoff-Galagos *(Galago demidovii)*. Kresylviolett, 20 μ dick, 20 × vergrößert. (1) Stratum moleculare, (2) Stratum densocellulare, (3) Stratum multiforme. Abb. 207: im vorderen Drittel; Abb. 208: in der Mitte; Abb. 209: im hinteren Drittel. Abkürzungen auf S. 4

8.4.2. Vergleichende mikroskopische Anatomie

BECCARI (1910), CROSBY *et al.* (1966) und NIEUWENHUYS (1967) geben Übersichten über vergleichende Anatomie und Phylogenese des Tuberculum olfactorium[198]). Den Ausführungen läßt sich entnehmen, daß ein Tuberculum bei Neunaugen und Schwanzlurchen nicht identifiziert werden konnte, und daß es bei vielen Fischen nur wenige Zellen aufweist und keine Schichtung hat. Bei Selachiern und Lungenfischen ist es jedoch gut entwickelt. Bei den Lungenfischen ist es sehr groß und deutlich geschichtet, und es soll sich hier nach CROSBY *et al.* (ähnlich wie bei den Säugern) in mehrere Unterabschnitte gliedern lassen. Die Lungenfische nehmen hierin offensichtlich eine Sonderstellung ein. Unter den Amphibien ist bei Anuren und besonders bei Gymnophionen (KUHLENBECK, 1922b) ein Tuberculum olfactorium differenzierbar, aber es hat keine deutlichen Schichten und keine Callejaschen Inseln. Bei Reptilien ist es unterschiedlich gut ausgebildet: schwach bei Eidechsen und Schlangen, besser bei Krokodilen und Schildkröten (ROSE, 1923). Beim Chamaeleon fehlt das Tuberculum olfactorium nach ROSE (in Gegensatz zu den Befunden von EDINGER, 1911a). Bei den Vögeln ist es nach CROSBY *et al.* (1966) bei niederen Formen besser entwickelt als bei höheren. ROSE konnte es hingegen bei Vögeln nicht identifizieren.

Bei den Säugern, auf die wir uns im folgenden beschränken werden, ist das Tuberculum olfactorium unterschiedlich stark ausgebildet. Bei allen makrosmatischen Formen ist es gut entwickelt, schwach hingegen oder nicht sicher identifizierbar beim Schnabeltier *(Ornithorhynchus)* (ROSE, 1927a), bei insektenfangenden Fledermäusen (ROSE, 1972a; HUMPHREY, 1936) und bei Walen (BREATHNACH, 1953). All diesen Formen gemeinsam ist ein reduziertes olfactorisches System.

8.4.2.1. Gliederung

Die Zahl der Areale, in die das Tuberculum olfactorium gegliedert wird, variiert in einem sehr weiten Bereich von 1—9. Keine eindeutige Möglichkeit einer Untergliederung fand LOHMAN (1963) beim Meerschweinchen. Zwei Unterfelder unterschieden ROSE (1927a) beim Halbaffen *Lemur* und GIRGIS (1968a) bei der Biberratte *Myocastor*. Am häufigsten wird das Tuberculum olfactorium in 3 Felder gegliedert, u. a. von BRODMANN (1909), BECCARI (1910), FLORES (1911), ROSE (1927a, b, 1929b, 1931), I. u. N. POPOFF (1929), LOO (1931), YOUNG (1936), FOX (1940), CROSBY u. HUMPHREY (1941), TAKIMOTO *et al.* (1962) und JOHNSON (1957a,

[198]) Diese Übersichten basieren auf einer Vielzahl von Einzelarbeiten, von denen nachstehend eine Auswahl gegeben wird: *Nichtsäuger:* G. E. SMITH (1908, Lungenfisch); ROSE (1914/15, Vögel; 1923, Reptilien); JOHNSTON (1915, Schildkröte); CROSBY (1917, Alligator); KUHLENBECK (1922b, 1927); RUDEBECK (1945, Lungenfisch); HOFFMAN (1963, Anuren); CAREY (1966, Schlange); SCHNITZLEIN (1966a, Lungenfisch); SCHNITZLEIN u. CROSBY (1967, Lungenfisch); CROSBY u. SCHNITZLEIN (1974, *Myxine*). — *Säuger, Nichtprimaten:* GANSER (1882, Maulwurf); SMITH (1899, Monotremen; 1909, Übersicht); BECCARI (1910, diverse); FLORES (1911, Igel); KRYSPIN-EXNER (1922, diverse); GURDJIAN (1925, Ratte); OBENCHAIN (1925, *Orolestes, Caenolestes*); SONNTAG u. WOOLLARD (1925, Erdferkel); ROSE (1927a, b, diverse; 1929b, Maus; 1931, Kaninchen); GUREWITSCH *et al.* (1929, Nager); I. u. N. POPOFF (1929, Ratte); LOO (1931, Opossum); HUMPHREY (1936, Fledermaus); YOUNG (1936, Kaninchen); FOX (1940, Katze); ROSE (1942, Schaf); JESERICH (1945, Nerz); LAUER (1949, Panda); BREATHNACH (1953, Tümmler); JOHNSON (1957a, Meerschweinchen; 1957b, Maulwurf); LOHMAN (1963, Meerschweinchen); FILIMONOFF (1965, Delphin); WHITE (1965a, Ratte); HEREC (1967, Schwein); GIRGIS (1968a, Biberratte); JACOBS *et al.* (1971, großer Tümmler); CAVINESS u. SIDMAN (1972, Maus); PRICE (1973, Ratte). — *Säuger, Primaten:* BECCARI (1910, diverse); ECONOMO u. KOSKINAS (1925, Mensch); ROSE (1927a, *Lemur;* 1927b, Pavian. Mensch); CROSBY u. HUMPHREY (1941, Mensch); BROCKHAUS (1942a, b, *Lemur, Cercopithecus,* Schimpanse, Mensch); LAUER (1945, Rhesusaffe); ALLISON (1954, Mensch); TAKIMOTO *et al,* (1962, Mensch); HUMPHREY (1967a, Ontogenese Mensch).

b). Viele der Autoren berufen sich hierbei auf CAJAL (1902b, 1903, 1911), übersehen dabei jedoch, daß das caudale der drei von CAJAL genannten Areale offensichtlich dem Diagonalen Band entspricht (auch I. u. N. POPOFF, 1929; CROSBY u. HUMPHREY, 1941), also kein unmittelbarer Teil des Tuberculum olfactorium ist. Es wird mit diesem bei den höheren Primaten in der Substantia perforata anterior zusammengefaßt.

Übereinstimmung in der Zahl an Unterfeldern bedeutet nicht gleichzeitig eine übereinstimmende Gliederung. So setzt sich das Tuberculum olfactorium des Igels bei BRODMANN (1909) aus drei hintereinander liegenden Feldern zusammen, während die drei Unterfelder bei FLORES (1911) nebeneinander liegen, bei ROSE (1927a) schließlich liegen zwei vordere nebeneinander vor einem dritten.

Ähnliche Unterschiede in der Gliederung, die sicherlich nicht mit der vorhandenen Variabilität innerhalb einer Art oder zwischen verwandten Arten erklärt werden können, finden sich auch beim Vergleich relativ eng verwandter Arten durch den gleichen Bearbeiter. So liegt nach ROSE (1927b) beim Mantelpavian die Grenze zwischen den Unterfeldern Tol 2 und Tol 3 etwa rechtwinklig zum Tractus olfactorius lateralis und Tol 3 liegt dem Tractus caudal in großer Ausdehnung an, während beim Menschen die entsprechende Grenze etwa parallel zum Tractus läuft und Tol 3 stets durch Tol 2 von ihm getrennt ist. Die Validität so grundsätzlicher Unterschiede muß in Zweifel gezogen werden; die Unterschiede sprechen gegen die Homologisierbarkeit der abgegrenzten Unterfelder, obwohl diese von ROSE (1927b, S. 294) angenommen wird.

HUMPHREY (1967a) fand bei menschlichen Embryonen sowohl eine transversale als auch eine longitudinale Differenzierungsrichtung. Aus einer Gliederung in drei hintereinanderliegende Abschnitte (rostral, medial und caudal) und drei longitudinale Zonen (lateral, intermediär und medial) resultieren letztlich neun Sektoren. Diese starke Untergliederung an ontogenetischen Durchgangsstadien scheint in erster Linie nach topographischen Aspekten durchgeführt worden zu sein, obwohl HUMPHREY auch einige histologische Unterschiede nennt. Eine ebenso weitgehende Differenzierung haben SCHNITZLEIN (1966a) und SCHNITZLEIN u. CROSBY (1967) beim Lungenfisch *(Protopterus)* gefunden. Wir waren nicht in der Lage, eine solche Untergliederung mit architektonischen Kriterien bei irgendeinem Säuger nachzuvollziehen.

Die unterschiedlich große Zahl an ausgewiesenen Unterfeldern zusammen mit der sehr unterschiedlichen Lage der beschriebenen Feldergrenzen deuten darauf hin, daß die Untergliederung des Tuberculum olfactorium offensichtlich sehr schwierig ist. Die gegebenen Beispiele zeigen weiterhin, daß die Schwierigkeiten nicht hauptsächlich vom Ausbildungsgrad des Tuberculum abhängig sind, sondern bei Makrosmatikern und Mikrosmatikern in gleicher Weise auftreten.

I. u. N. POPOFF (1929) haben darauf hingewiesen, daß das Tuberculum olfactorium strukturell recht einförmig ist, und daß die lokalen Differenzen mehr quantitativer Natur sind, in dem Sinne, daß die Merkmale in verschieden starker Intensität auftreten. Die üblichen, für die Untergliederung des Tuberculum olfactorium angewandten Kriterien sind: 1. der Verlauf der zelldichten Schicht (glatt oder gewunden bzw. mit Warzen versehen), 2. das Vorkommen zelldichter Inseln (Callejasche Inseln verschiedenen Typus), 3. Vorkommen oder Fehlen einer deutlichen multiformen Schicht. Als weitere Kriterien kann das Vorkommen bzw. Fehlen der oberflächlichen Faserzone des Tractus olfactorius lateralis und die Verkörnelung der zelldichten Schicht herangezogen werden. Bei Anwendung dieser Kriterien kann das Tuberculum olfactorium jedes einzelnen Tieres in eine große Zahl örtlicher Verschiedenheiten gegliedert werden. Es war uns aber nicht möglich, Unterfelder so zu definieren, daß sie sich nach diesen Kriterien bei verschiedenen Arten sicher wiederfinden ließen.

Wir werden deswegen auf eine Untergliederung des Tuberculum olfactorium verzichten. Eine solche ist durchaus erstrebenswert, denn Untersuchungen über die Faserverbindungen (s. Abschnitt 8.4.5.) weisen u. a. daraufhin, daß der Tractus olfactorius lateralis (mit seinen aus dem Bulbus olfactorius entspringenden Fasern)

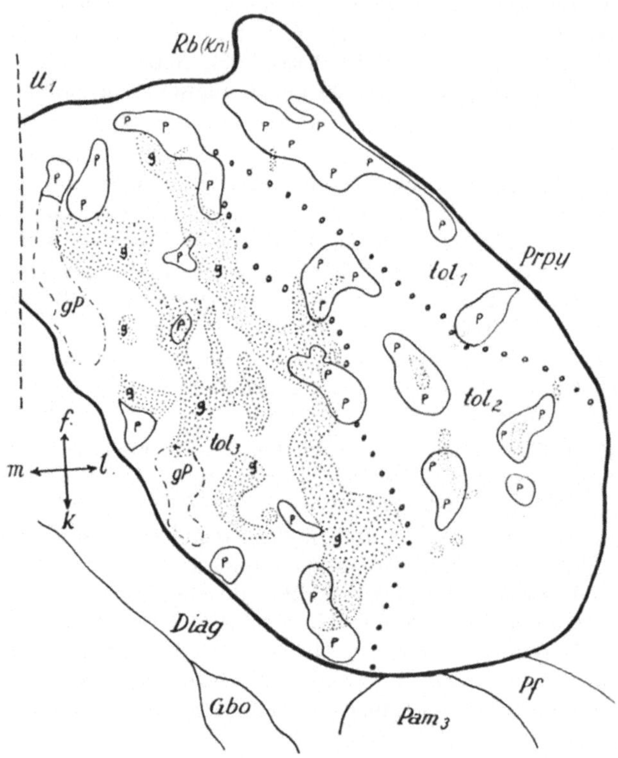

Abb. 210. Rekonstruktion der auf die ventrale Oberfläche projizierten Inseln bei der Ratte (aus I. u. N. Popoff, 1929). 25 × vergrößert. Umrandet sind die im Stratum densocellulare liegenden „Papillen“ (P), strichpunktiert die großen medialen Inseln (gP) und punktiert die tieferen insel- oder bandförmigen Zellanhäufungen (g). Kleine Kreise markieren die Grenzen zwischen den Unterfeldern tol_1, tol_2 und tol_3 von I. u. N. Popoff. *Diag* Regio diagonalis, *Gbo* Ganglion basale opticum, *Pam*$_3$ u. *Pf* Unterfelder der Regio periamygdalaris, *Prpy* Regio praepiriformis, *Rb(Kn)* Regio retrobulbaris, tt_1 Hippocampus praecommissuralis (= Taenia tecta)

möglicherweise nicht das ganze Tuberculum gleichmäßig versorgt. Dies würde auf physiologisch unterschiedliche Teilgebiete hinweisen. Es war uns aber nicht möglich, begründete Hinweise auf solche Teilgebiete mit morphologischen Methoden zu gewinnen.

Der einen Teil der Molekularschicht bildende markreiche Tractus olfactorius selbst gibt keinen deutlichen Hinweis, sondern verdünnt sich allmählich. Soweit sich die Faserbedeckung begrenzen läßt, hebt sich das so bedeckte Gebiet nicht auch durch andere architektonische Unterschiede von den restlichen Gebieten ab; es besteht offenbar auch kein deutlicher Zusammenhang mit der Verteilung der Callejaschen Inseln.

Es soll aber doch auf einige häufiger und an ähnlichen Stellen auftretende Varianten hingewiesen werden. Dabei handelt es sich: 1. um einen schmalen, direkt unter oder neben dem Tractus olfactorius lateralis liegenden Saum, der im allgemeinen keine Inseln hat und eine gewisse Ähnlichkeit mit der benachbarten präpiriformen Rinde zeigt (auch I. u. N. POPOFF, 1929; LOHMAN, 1963; u. a.); 2. um ein caudolaterales Gebiet ohne Inseln, dessen Ähnlichkeit mit der präpiriformen Rinde von GIRGIS (1968a) hervorgehoben wurde; und 3. um eine große zentrale Insel. Die so umrissenen Gebiete sind aber nicht bei allen Arten erkennbar und für eine allgemeingültige Untergliederung des Tuberculum olfactorium nicht geeignet.

Eine Inselbildung im allgemein inselfreien ersten Gebiet zeigt die Abb. 208. Am variabelsten ist die zentrale Insel; die geringste Variabilität zeigt der caudale inselfreie Bereich. Trotzdem wurde dieser Bereich von I. u. N. POPOFF (1929) nicht als eigenes Unterfeld angesehen. Aus der Rekonstruktion über Lage und Verteilung der Inseln bei der Ratte (Abb. 210) geht hervor, daß das inselfreie caudale Gebiet mit rostralen, inselhaltigen Gebieten zusammengefaßt wurde. Sicherlich waren hierfür andere, von I. u. N. POPOFF als wichtiger angesehene Merkmale ausschlaggebend.

8.4.2.2. Quantitative Vergleiche

Nach GUDDEN (1870) und G. E. SMITH (1896a, 1909) steht die Größe des Tuberculum olfactorium in einem direkten Zusammenhang mit jener des Bulbus olfactorius. Die in Tabelle 3 (S. 72) gegebenen Daten (nach STEPHAN, 1961)[199]) weisen ebenfalls in diese Richtung, doch ist auffällig, daß die Oberfläche des Tuberculum olfactorium beim Nachtaffen *Aotes* (im Vergleich mit den basalen Insectivoren) nur etwa um die Hälfte reduziert ist (Abfall der Indices von 100 auf 48), während die Reduktion des Bulbus olfactorius, sowie die der Regio periamygdalaris und praepiriformis deutlich stärker ist (Abfall des Indices von 100 auf 33 bis 38).

Sollte sich dieser Befund in weiteren Messungen bestätigen, würden sich für seine Interpretation zwei Möglichkeiten anbieten: 1. das Tuberculum olfactorium ist nicht voll abhängig vom olfactorischen System oder 2. es bedeckt nicht mehr die volle ventrale Oberfläche des sich stark expandierenden Striatum. Im zweiten Fall würden bei der Messung Zonen miterfaßt werden, die kein echtes Tuberculum olfactorium darstellen. Diese zweite Möglichkeit sollte auch bei der Bewertung der Oberflächenmessungen am menschlichen Tuberculum olfactorium mit in Betracht gezogen werden. Eigene Messungen liegen nicht vor, doch zeigt ein Vergleich unserer Daten (von tierischen Säugern) mit solchen von FILIMONOFF (1965), daß der relative Anteil des Tuberculum olfactorium am Semicortex beim Menschen ebenso groß ist (10,6%), wie bei Insectivoren und Primaten (s. Tabelle 3). Dies könnte ein Argument für eine sehr enge Bindung des Tuberculum olfactorium an das olfactorische System sein, doch gibt FILIMONOFF in der gleichen Arbeit sehr hohe Oberflächenwerte für den anosmatischen Delphin (26,2%), was auf die Möglichkeit einer Einbeziehung „nackter" Oberflächen hinweist. Dies gilt in noch stärkerem Maße für Werte von ST. ROSE (1927), aus denen sich beim Menschen ein relativer Anteil des Tuberculum olfactorium am gesamten Palaeocortex von 27,5% errechnen läßt. Dieser Wert ist sicherlich viel zu hoch, doch scheinen von

[199]) Weitere Oberflächenmessungen finden sich bei ST. ROSE (1927, diverse Säuger); I. u. N. POPOFF (1929, Ratte); HARDE (1950, Maus; 1955, Indische Hörnchen); STEPHAN (1954a, Wanderratte und Laborratte; 1954b, Wild- und Gefangenschaftsfüchse; 1956b, Insectivoren und Primaten); STEPHAN u. BAUCHOT (1959, terrestrische und semiaquatile Talpiden) und FILIMONOFF (1965, diverse Säuger). Die Ergebnisse dieser Untersuchungen, überwiegend in Form von prozentualen Anteilen an größeren Cortexeinheiten ausgedrückt, lassen sich nur schwierig miteinander vergleichen, weil die Bezugssysteme verschieden sind.

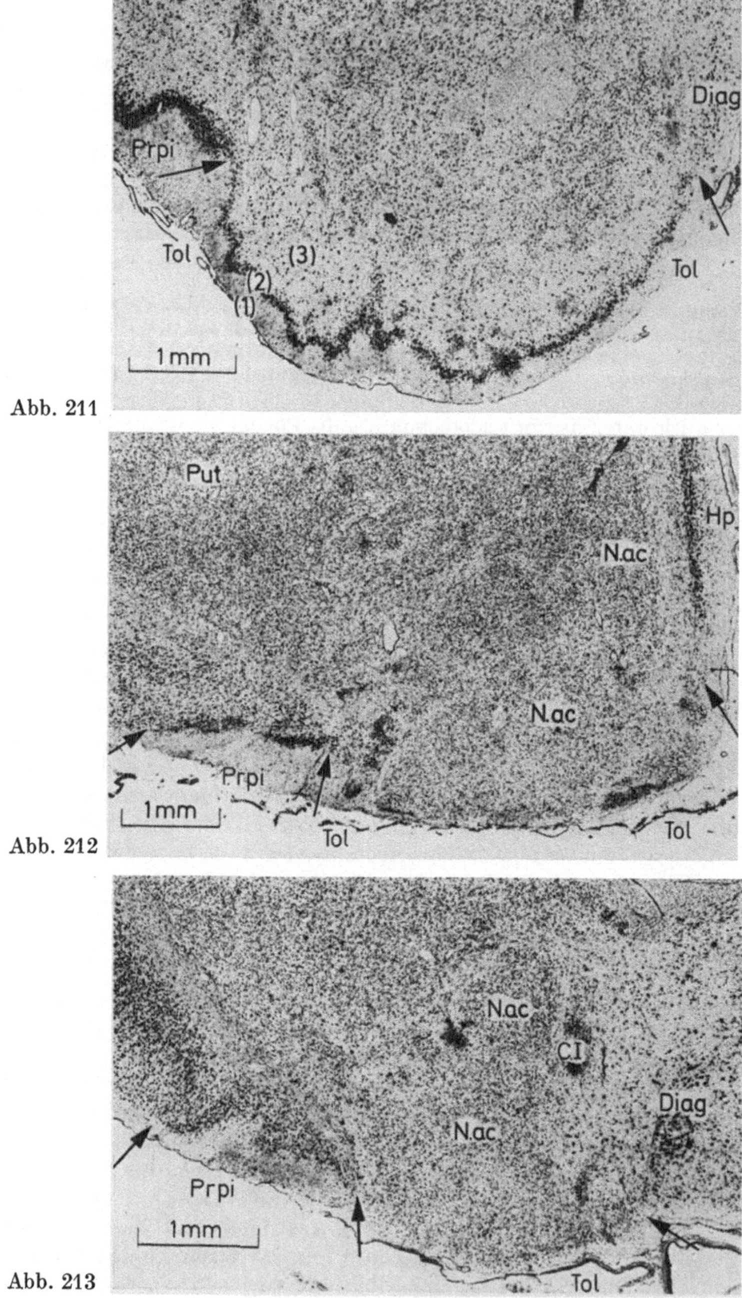

Abb. 211—213. Frontal- und Sagittalschnitte durch die Mitte des Tuberculum olfactorium. Kresylviolett. Abb. 211: Igel *(Erinaceus europaeus)*, Frontalschnitt, 10 μ dick, 14 × vergrößert; Abb. 212: Meerkatze *(Cercopithecus ascanius)*, Frontalschnitt, 20 μ dick, 13 × vergrößert; Abb. 213: Meerkatze, Sagittalschnitt, 20 μ dick, 16 × vergrößert. *C.I* Callejasche Insel. Übrige Abkürzungen auf S. 4

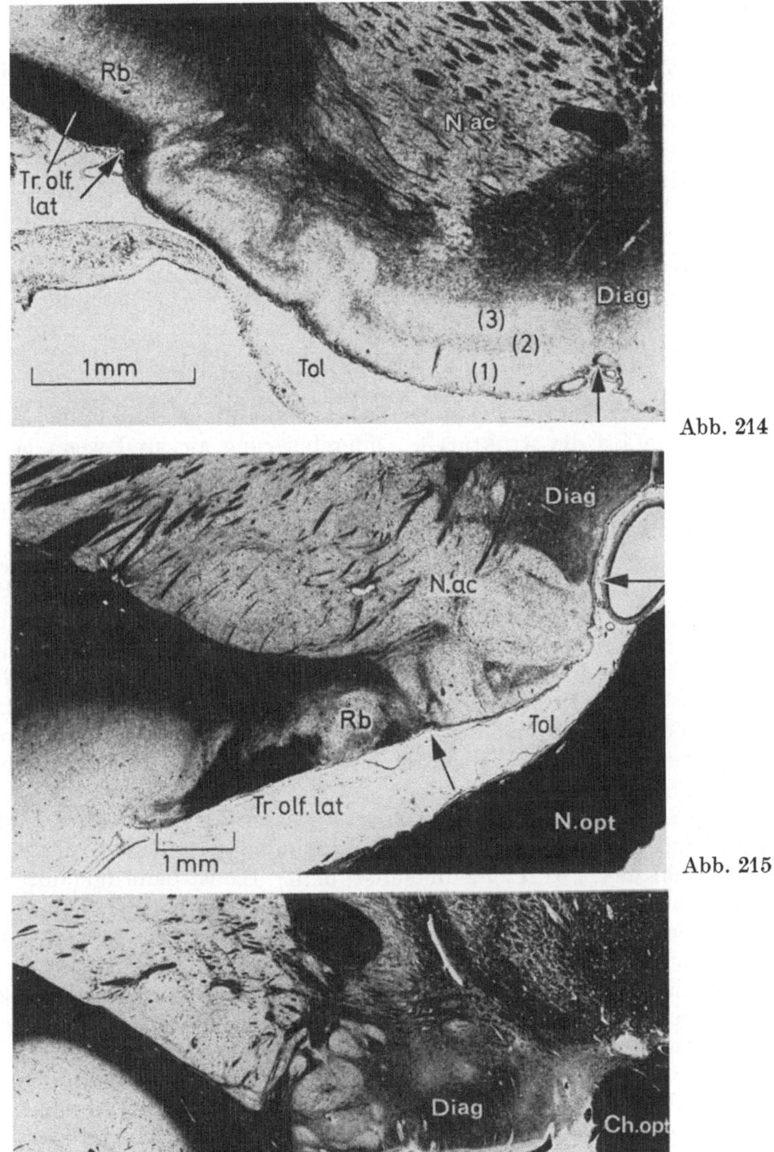

Abb. 214—216. Sagittalschnitte durch das Tuberculum olfactorium. Faserfärbung nach Heidenhain-Woelcke, 20 μ dick. Abb. 214: Igel, 21 × vergrößert; Abb. 215: Schimpanse, 10 × vergrößert; Abb. 216: Mensch, 5,2 × vergrößert. Abkürzungen auf S. 4

St. Rose große Teile des Diagonalen Bandes in das Tuberculum einbezogen worden zu sein.

In Volumenmessungen an den Gehirnen von Insectivoren und Primaten (Tabelle 6) haben wir das Tuberculum olfactorium nicht von Regio retrobulbaris und Regio praepiriformis getrennt. Nach den Oberflächenmessungen trägt das Tuberculum olfactorium nur etwa ein Viertel zu diesem Gesamtkomplex bei, so daß nicht erwartet werden kann, daß die in Tabelle 6 für den Gesamtkomplex gegebenen Indices für das Tuberculum olfactorium charakteristisch sind.

Allometrische Volumenvergleiche wurden für Wild- und Hausschwein von Kruska u. Stephan (1973) durchgeführt. Die Abnahme des Tuberculum olfactorium vom Wild- zum Haustier entspricht etwa der der retrobulbären Rinde und des Gesamthirns, sie ist größer als die des Bulbus olfactorius.

8.4.2.3. Qualitative Vergleiche

Wirkt sich die Größenreduktion des Tuberculum olfactorium in der aufsteigenden Primatenreihe auf die strukturelle Differenzierung aus und wenn ja, in welcher Weise?

Bei den makrosmatischen Arten ist das Tuberculum olfactorium stets in guter struktureller Differenzierung vorhanden Es besteht dann aus einer Molekularschicht (1), deren Breite örtlich sehr unterschiedlich ist, einer schmalen, dichtzelligen Schicht (2), die durch ihren stark gewundenen Verlauf das Tuberculum olfactorium in besonderem Maße charakterisiert und einer tiefen, recht breiten und hellen multiformen Schicht (3), die örtlich fehlen kann. Die dichtzellige zweite Schicht zeichnet sich weiterhin dadurch aus, daß sie stellenweise aus Körnerzellen, stellenweise aus größeren Neuronen zusammengesetzt ist (Abb. 208, 221). Die Abschnitte wechseln miteinander ab, wobei fast regelmäßig die Wellenhöhen von Granularabschnitten, die Wellentäler von Pyramidenabschnitten gebildet werden (Rose, 1927a).

Die Veränderungen zu den mikrosmatischen Arten hin sind eindeutig und gerichtet und lassen sich wie folgt umreißen (auch Stephan u. Andy, 1970): Die Molekularschicht (1) wird zunehmend schmaler. Sie ist beim Igel durchschnittlich 0,25 mm dick, bei *Tupaia* und *Galago* 0,15 mm und bei den höheren Primaten teilweise noch schmaler. Sie ist jedoch in ihrer Dicke stets stark schwankend, und ihre Abgrenzung wird besonders bei den höheren Primaten wegen der unzureichenden Klarheit der zweiten Schicht zunehmend schwieriger. Die Zellschicht (2), die bei den makrosmatischen Formen stets deutlich ist, hat bei den höheren Primaten kaum noch den Charakter einer Rindenschicht. Eine helle multiforme Schicht (3) ist beim Igel (Abb. 211) und bei Tupaia überall deutlich und zumeist sehr breit. Beim Galago verschwindet sie in einem medialen Abschnitt fast ganz, bleibt aber rostral, lateral und auch caudal in einer Dicke von etwa 0,3 mm erhalten (Abb. 207—209). Bei den höheren Primaten wird sie weiter reduziert und bildet schließlich keine geschlossene Schicht mehr, sondern ist nur noch in Form von örtlichen Aufhellungen vorhanden (Abb. 212, 213).

Wir stehen vor der Frage, ob die Veränderungen bei den höheren Primaten so weit gehen, daß die Tuberculumrinde ganz rückgebildet wird und an ihrer Stelle die sonst tiefer liegenden subcorticalen Gebiete frei an die Oberfläche treten.

Breathnach (1953) hat solche Verhältnisse beim anosmatischen Tümmler *(Phocaena)* beschrieben. Nach Breathnach tritt in dem normalerweise vom Tuberculum olfactorium eingenommenen Gebiet das Striatum rostral frei an die Oberfläche, während caudal, zum Diagonalen Band hin, ein typisches Tuberculum ausgeprägt sein soll. Filimonoff (1965, Delphin, *Delphinus*) und Jacobs *et al.* (1971, großer Tümmler, *Tursiops*) haben eine solche Unterscheidung nicht gemacht[200]) und die ganze Oberfläche als Tuberculum olfactorium angesprochen. Die von FILIMONOFF gemessene Oberfläche ist dementsprechend beim Delphin relativ sehr groß. FILIMONOFF spricht von einer Platte aus kleinen multiformen Zellen, die sich fast völlig mit den Zellen des darunterliegenden Striatum vermischen. Er bezeichnet diese Art des Tuberculum olfactorium, wie sie nicht nur bei Walen, sondern auch bei Pinnipediern und *Primaten* vorkommen soll, als „Typus subcorticalis" und stellt diesem den wohlausgebildeten Tuberculumtyp makrosmatischer Arten als „Typus corticalis" gegenüber.

Wir halten diese Bezeichnungsweise für unzweckmäßig, weil das Vorkommen einer subcorticalen Rinde ein Widerspruch in sich ist und neigen mehr der Auffassung von BREATHNACH zu, daß bei den Walen rindenfreie Gebiete vorkommen. Im Hinblick auf das hohe Ausmaß der Reduktion des olfactorischen Systems bei den höheren Primaten und beim Menschen (Abb. 162) halten wir das Vorkommen solcher rindenfreien Gebiete auch bei diesen Formen für möglich.

Als wesentliches Kriterium einer Rinde haben wir das Vorhandensein einer Molekularschicht hervorgehoben. Diese Schicht ist zwar auch im gut entwickelten Tuberculum olfactorium nicht überall vorhanden, doch tritt dort, wo sie fehlt, an ihre Stelle die Körnerinsel, die das Tuberculum in besonderem Maße charakterisiert. Die Molekularschicht ist besonders dick zwischen den Körnerinseln, dort wo die zelldichte Schicht gleichförmiger und breiter ist. Dies gilt auch, wenn eine dritte Schicht nicht deutlich ist, z. B. in den medialen Gebieten von *Galago* (Abb. 207, 208). Bei den höheren Primaten (hier *Cercopithecus*, Abb. 212, 213) ändert sich dieses Bild deutlich. Die Molekularschicht verschwindet (bzw. wird sehr dünn)[201]) auch in solchen Gebieten, in denen keine Körnerinseln vorhanden sind. Die zelldichte Schicht hebt sich über weite Strecken nicht mehr von den tiefen Gebieten ab. Daneben gibt es Areale, die durch oberflächliche Körnerinseln deutlich als Tuberculum olfactorium definiert sind (Abb. 212, lateral und medial) oder solche, die eine deutliche Molekularschicht aufweisen (Abb. 213, rechts = caudal). Es treten offensichtlich in der durch *Cercopithecus* repräsentierten Evolutionsphase örtlich begrenzte Regionen auf, die den Rindencharakter ganz verlieren. Nach dem Grad der Reduktion des olfactorischen Systems (Abb. 162) ist zu erwarten, daß diese Gebiete zum Menschen hin noch größer werden.

8.4.2.4. Das Tuberculum olfactorium des Menschen

Beim Menschen setzen sich die bei den höheren Primaten auftretenden Tendenzen der Auflösung der Schichten des Tuberculum olfactorium fort, und der ganze Komplex wird zu einer Mischung aus zerstreut liegenden kleinen Nervenzellen, Zellinseln unterschiedlicher Zusammensetzung, Riesenzellen und Fasern. Deswegen ist beim Menschen besonders schwierig zu entscheiden, ob (ganz oder teilweise) noch ein „echtes" Tuberculum olfactorium oder bereits ein „nacktes" Striatum vorliegt. Die Kriterien, die bei *Cercopithecus* auf örtlich begrenzte „nackte" Oberflächen hinweisen, versagen hier.

Eine Molekularschicht scheint erkennbar, mitunter sogar deutlich zu sein (z. B. Abb. 217, lateral = links). Im Hinblick auf die deutliche Dickenabnahme dieser Schicht von den Insectivoren bis zu den höheren Primaten ist dies ein unerwarteter Befund. Wenn wir die im Bereich des Tuberculum olfactorium bestehende Oberflächenschicht aber mit jener der ebenfalls stark größenreduzierten präpiriformen Rinde vergleichen (Abb. 218), treten sehr deutliche Unter-

---

[200]) Auch G. E. SMITH (1909) erwähnt, daß bei den anosmatischen Walen die Rinde des Tuberculum olfactorium atrophiert sei, ohne auf regionale Unterschiede hinzuweisen.

[201]) Sehr deutlich auch bei EMMERS u. AKERT (1963) für *Saimiri* dargestellt. Dies gilt nach JACOBS *et al.* (1971) entsprechend auch für Wale *(Tursiops)*.

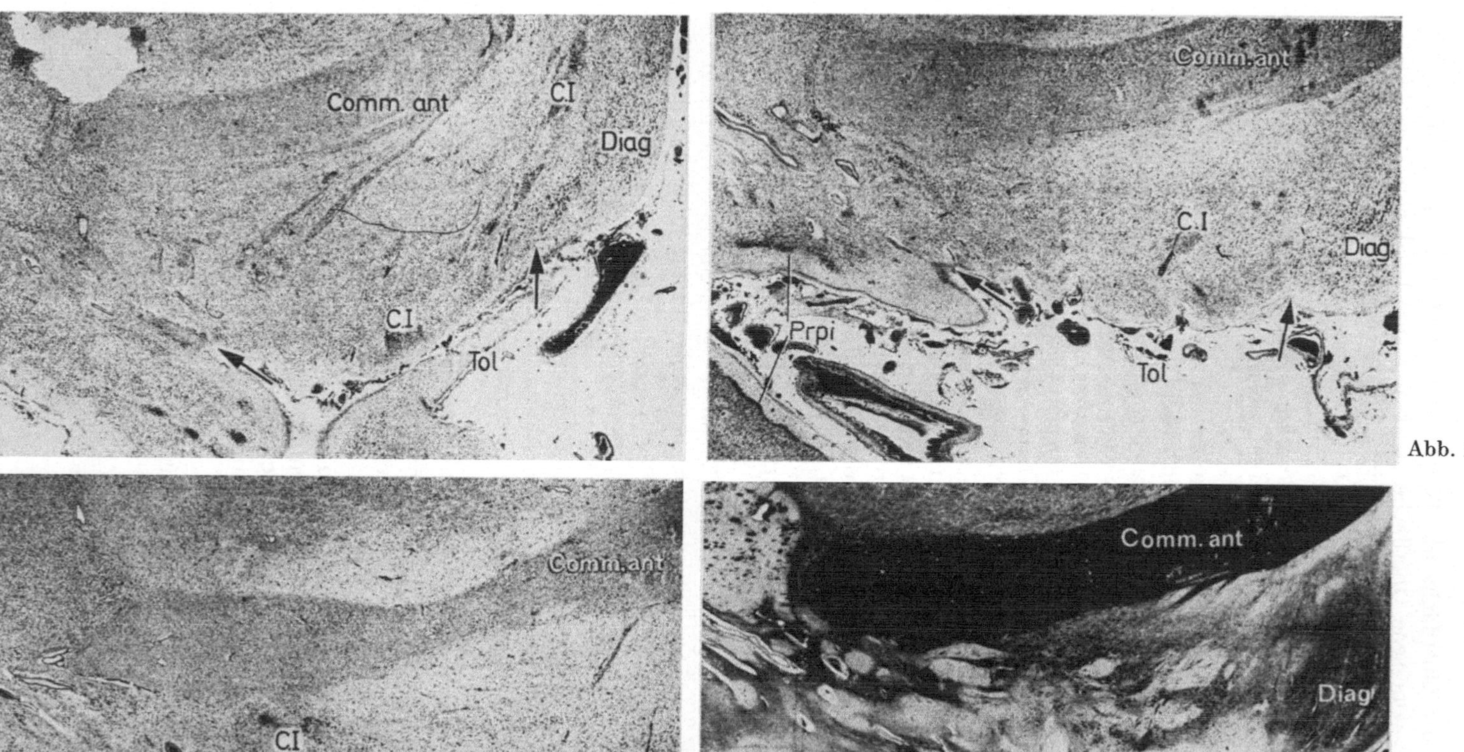

Abb. 217—220. Frontalschnitte durch das Tuberculum olfactorium des Menschen. 20 μ dick, 5,8 × vergrößert. Abb. 217—219: Kresylviolett; Abb. 220: Heidenhain-Woelcke. Abb. 217 im vorderen Drittel, Abb. 218 u. 220 in der Mitte, Abb. 219 im hinteren Drittel. *Comm.ant* hinteres Glied der Commissura anterior. Übrige Abkürzungen auf S. 4

schiede hervor[202]). Die beim Menschen in der präpiriformen Rinde sehr deutliche äußere Gliazone hört an der Grenze zum Tuberculum olfactorium fast ganz auf, bzw. verdünnt sich sehr stark (Abb. 218). Weiterhin kommen in der Oberflächenschicht des menschlichen Tuberculum in Gruppen liegende Riesenzellen vor und der oberflächliche Faserbelag, der bei den tierischen Primaten (auch noch beim Schimpansen) sehr dünn ist (Abb. 215), wird recht stark (Abb. 216). Dies könnte dahingehend interpretiert werden, daß es sich bei diesen Riesenzellen und Fasern um ursprünglich (bei den Makrosmatikern) tiefer gelegene Strukturen handelt. Gleiches gilt für die beim Menschen vorhandenen, teilweise oberflächlich liegenden Zellinseln. Die mehr rundlichen Inseln, wie sie für den Menschen typisch sind, liegen bei den makrosmatischen Säugern bevorzugt in der Tiefe an der Grenze zum Nucleus accumbens. Wenn in den Abb. 208 und 209 *(Galago)* die drei Schichten des Tuberculum olfactorium abgedeckt werden, ergeben sich Verhältnisse, die denen des Menschen ähnlich sind.

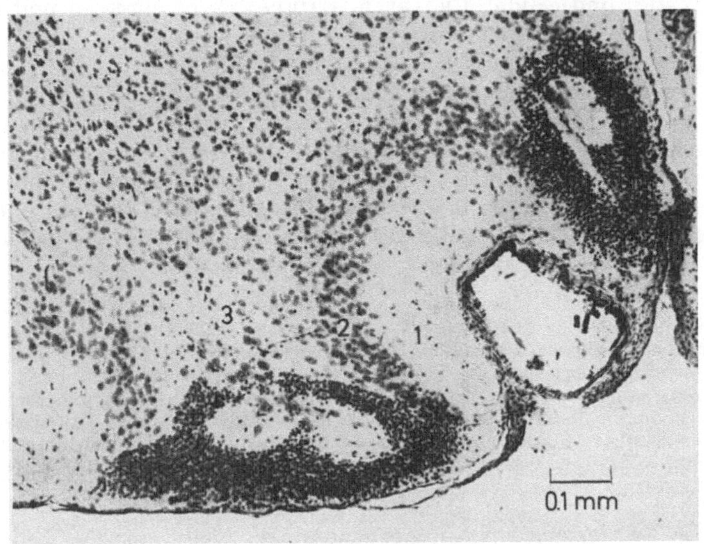

Abb. 221. Oberflächliche Körnerinseln im Tuberculum olfactorium des Demidoff-Galagos. Kresylviolett, 20 μ dick, 80 × vergrößert

Weder die zellarme Oberflächenschicht noch das Vorkommen und die Verteilung der Zellinseln geben beim Menschen schlüssige Anhaltspunkte für die Bewertung der Strukturen des Tuberculum olfactorium. Das Fehlen sicherer Kriterien ergibt sich auch aus dem Vergleich der Beschreibungen und Interpretationen früherer Untersucher, die zu ganz unterschiedlichen Ergebnissen führten.

Nach Brockhaus (1942a, b) besitzt der Mensch eine den makrosmatischen Formen entsprechende Rindenschicht nicht mehr oder nur noch in spärlichen Rudimenten. Im weitaus größeren Teil soll das Striatumgewebe frei an der Oberfläche liegen und nur teilweise eine geringfügige Umwandlung seiner oberflächlichsten Schichten aufweisen, die man als „rindenähnlich“ bezeichnen könnte. Auch nach Economo u. Koskinas (1925) haben die Oberflächen keinen eigentlichen Rindenbau. Sie können aber als Rindenreste aufgefaßt werden[203]). Im Unter-

[202]) Bei den makrosmatischen Formen finden sich derart gravierende Unterschiede im Stratum moleculare zwischen Regio praepiriformis und Tuberculum olfactorium nicht (vgl. Abb. 207 mit 218).

[203]) In den cytoarchitektonischen Untersuchungen von Economo u. Koskinas (1925) und den angioarchitektonischen von Pfeifer (1940) wird das Tuberculum olfactorium als TK bezeichnet (Area substantiae perforatae bei Economo u. Koskinas).

schied zu BROCKHAUS und ECONOMO u. KOSKINAS hat ALLISON (1954) im rostrolateralen Abschnitt des Tuberculum olfactorium noch die charakteristische Schichtung erkennen können[204]). In diesem Gebiet soll ein deutliches Band kleiner, dicht gepackter Pyramidenzellen zwischen einer oberflächlichen Molekularschicht und einer tiefen multiformen Schicht liegen. Weiter medial werden die Schichten nach ALLISON aufgebrochen und die Schichtung ist nun entweder sehr undeutlich oder völlig fehlend. Auch nach CAJAL (1902b, 1911) ist das in der Nähe des Tractus olfactorius lateralis liegende Gebiet stärker differenziert. Dort sollen in der dritten Schicht Gruppen von Riesenzellen vorkommen, die dem mehr caudomedialen Gebiet fehlen. Abweichend von ALLISON u. CAJAL fanden CROSBY u. HUMPHREY (1941) das Tuberculum olfactorium in einem medialen Bereich besser entwickelt als mehr rostral und caudal. CROSBY u. HUMPHREY beschreiben und illustrieren hier ebenfalls alle drei Schichten.

Wie CROSBY u. HUMPHREY gliederte ROSE (1927b) das Tuberculum olfactorium des Menschen von vorn nach hinten in drei Unterfelder. Im caudalen Gebiet finden sich nach ROSE typische große Zellnester, die aus kleinen Zellen zusammengesetzt sind. Zwischen ihnen zerstreut liegen große Pyramidenzellen. Nach ECONOMO u. KOSKINAS (1925) bestehen die glomerulösen Zellansammlungen vorn mehr aus Sternzellen, hinten mehr aus Körnerzellen. BROCKHAUS (1942a, b) unterscheidet ein laterales und ein mediales Unterfeld, wobei im letzteren die Zellen im allgemeinen etwas größer und lockerer gelagert sein sollen.

Sicherlich beruhen die voneinander abweichenden Darstellungen über Schichtung und örtliche Verschiedenheiten des Tuberculum olfactorium beim Menschen nur zu einem Teil auf einer unterschiedlichen Interpretation der vorhandenen Strukturen. Eine wesentliche weitere Ursache liegt sicherlich in der erheblichen innerartlichen Variabilität der strukturellen Differenzierung, wie wir sie sowohl bei den höheren Primaten als auch beim Menschen beobachten konnten. In dieser ausgeprägten Variabilität steht das Tuberculum anderen rudimentären Strukturen nicht nach. Es besteht weitgehende Übereinstimmung darin, daß das Tuberculum olfactorium des Menschen zu den stark rückgebildeten Strukturen zu rechnen ist.

All diese Erörterungen zusammengenommen, bleibt nur das Eingeständnis, daß mit den üblichen histologischen Methoden nicht sicher zu entscheiden ist, ob der Mensch ein „echtes“ Tuberculum olfactorium hat oder, zumindest stellenweise, subcorticale Strukturen „nackt“ an die Oberfläche treten.

Ob diese Entscheidung mit anderen Methoden möglich sein wird, muß dahingestellt bleiben. Hinweise könnten aus Untersuchungen über die Faserverbindungen kommen, wobei es besonders wichtig wäre zu wissen, 1. ob und in welchem Bereich des fraglichen Gebietes die oberflächlich liegenden Zellen die typischen Verbindungen des Tuberculum olfactorium haben und 2. ob die aus dem Bulbus olfactorius[205]) und von anderen Gebieten kommenden Afferenzen konzentriert oder mehr diffus endigen. Eine konzentrierte Endigung der auch bei Makrosmatikern für das Tuberculum typischen Afferenzen (s. 8.4.5.1.) würde den Endge-

[204]) In der Umgrenzung des Tuberculum olfactorium stimmen wir nicht mit ALLISON überein. Aus Sagittalschnitten wird wahrscheinlich, daß das Tuberculum olfactorium rostral nur wenig über den Sulcus limitans trigoni olfactorii hinausgeht. Hingegen hat ALLISON einen großen Teil des Trigonum olfactorium in das Tuberculum einbezogen. Wir rechnen die entsprechenden Gebiete zur Regio retrobulbaris (medial) bzw. Regio praepiriformis (lateral).

[205]) Da der Mensch kein Anosmatiker ist, wird sein Tuberculum, den Verhältnissen bei anderen riechbegabten Arten entsprechend, direkte Projektionen aus dem Bulbus olfactorius bekommen. Solche sind von ALLISON (1954) für das Tuberculum olfactorium angegeben worden, allerdings für einen (relativ großen) Bereich, dessen Zugehörigkeit zum Tuberculum unsicher ist (s. auch Fußnote 204). Aufschlußreicher sind die Ergebnisse experimenteller Untersuchungen von MEYER u. ALLISON (1949) bei *Macaca mulatta*. Danach fanden sich nach Läsion des Bulbus olfactorius im Tuberculum olfactorium nur in einem sehr schmalen Streifen in unmittelbarer Nachbarschaft des Tractus olfactorius lateralis degenerierende Fasern. Eine ähnliche, wahrscheinlich noch stärker begrenzte Projektion ist beim Menschen zu erwarten. Histologisch haben wir diese Gebiete nicht von den übrigen abgrenzen können.

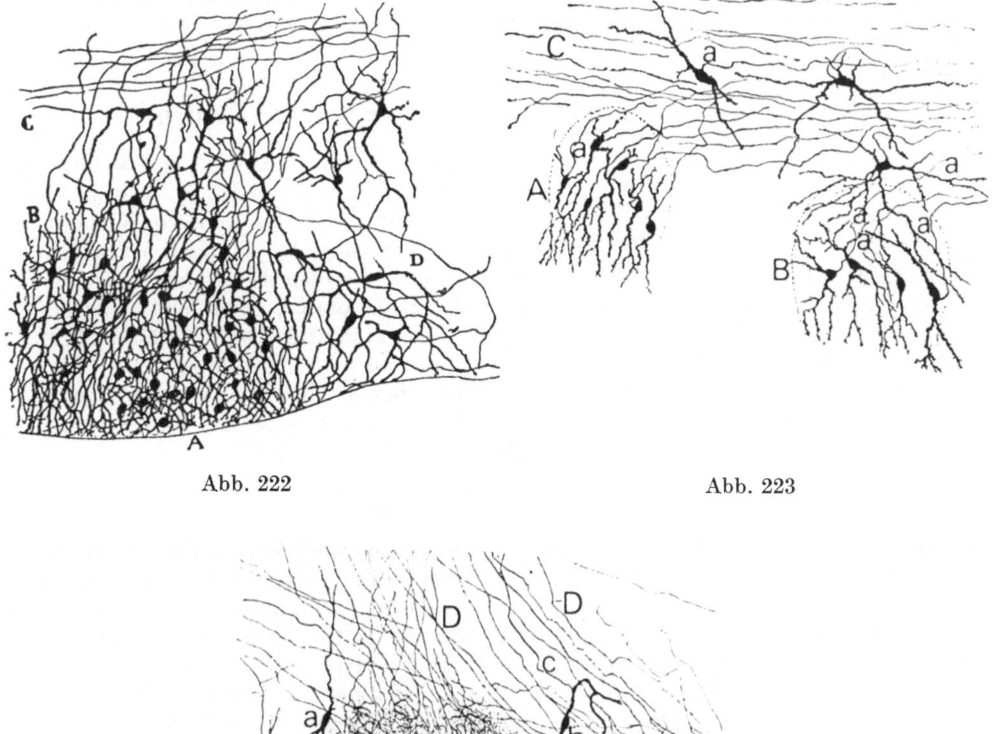

Abb. 222

Abb. 223

Abb. 224

Abb. 222. Sagittalschnitt durch das Tuberculum olfactorium der 20 Tage alten Katze (aus CAJAL, 1911). Golgi-Methode. *A* meningeale Oberfläche, bis zu der die Körnerzellen der kappenförmigen Insel reichen, *B* Schicht der großen und mittleren Pyramidenzellen (Stratum densocellulare), *C* multiforme Schicht, *D* vor dem Chiasma gelegener Teil des Tuberculum olfactorium (möglicherweise dem Diagonalen Band entsprechend)

Abb. 223. Sagittalschnitt durch das Tuberculum olfactorium der 8 Tage alten Maus (aus CAJAL, 1911). Original um 180° gedreht, neu beschriftet. Golgi-Methode. *a* Axon, *A*, *B* Inseln von Pyramidenzellen, *C* weiße Substanz mit multiformen Riesenzellen

Abb. 224. Faserplexus in den Inseln von Pyramidenzellen im Tuberculum olfactorium des Kaninchens (nach CALLEJA, aus CAJAL, 1911). Original um 180° gedreht, neu beschriftet. Golgi-Methode. *A* abgeflachte Molekularschicht, *B* Inseln von Pyramidenzellen, *D* sich in den Inseln aufzweigende Nervenfasern, *a* spindelförmige Zelle mit aufsteigendem Axon, *b* spindelförmige Zelle mit Axon c (nach CAJAL ebenfalls aufsteigend), *d* gewöhnliche Pyramidenzelle, *e* spindelförmige Zellen in der Molekularschicht

bieten den Rang eines „echten“ Tuberculum olfactorium zuweisen, auch wenn die histologische Differenzierung aufgrund der starken Durchmischung der Elemente beim Menschen nicht sicher möglich ist.

8.4.3. Morphologie und Ultrastruktur der Bauelemente

Die feinere Struktur des Tuberculum olfactorium ist von CALLEJA (1893) untersucht worden. CAJAL (1902b) hat nach Untersuchungen an Maus, Kaninchen, Hund, Katze und Mensch (Nissl- und Golgi-Material) die Befunde von CALLEJA im wesentlichen bestätigt. CAJAL betont, daß es ihm nicht gelungen sei, all die verschiedenen, im Tuberculum olfactorium auftretenden Strukturen mit der Chromsilbermethode zu analysieren, und daß er insbesondere auch beim Menschen keinen Erfolg hatte. Von einigen Angaben bei VALVERDE (1963a, 1965), MILLHOUSE (1969) und PRICE (1973) abgesehen, liegen weitere Arbeiten hierüber offenbar nicht vor. Insgesamt sind die Kenntnisse über die Morphologie der Bauelemente des Tuberculum olfactorium noch recht begrenzt. Über die Ultrastruktur haben ANDERSON u. WESTRUM (1972, Ratte) berichtet.

(1) *Stratum moleculare*

In der Molekularschicht finden sich nach CALLEJA die Dendriten der tieferliegenden Pyramidenzellen, Verzweigungen von Martinottischen Achsenzylindern und die Aufzweigungen der Ausläufer autochthoner Neurone (Abb. 224). Nach CAJAL enthält diese Schicht beim Menschen in ihrer unteren Hälfte (unregelmäßig verteilt) dreieckige und polygonale Riesenzellen mit divergierenden Dendriten.

In den lateralen bzw. rostrolateralen Teilen wird der oberflächliche Teil dieser Schicht (1 α) in wechselnder, nach caudomedial abnehmender Dicke von den Fasern des Tractus olfactorius lateralis gebildet (Abb. 214). Bei den makrosmatischen Formen bedeckt ein deutlicher Faserbelag etwa die Hälfte des basal freiliegenden Tuberculum olfactorium, während die caudomediale Hälfte und die in der interhemisphärischen Furche liegenden Abschnitte des Tuberculum olfactorium diese Faserschicht nicht erkennen lassen. — Die Fasern der Molekularschicht sind nach HEREC (1967) sehr dünn und bilden ein sehr zartes Netzwerk.

Die Molekularschicht ist von wechselnder Dicke. Wo sich die kappenartigen Körnerhaufen befinden, wird sie sehr dünn und kann hier teilweise ganz unterbrochen sein (O'LEARY, 1937 u. a.).

Elektronenmikroskopisch fanden ANDERSON u. WESTRUM (1972) in der Molekularschicht viele spezialisierte synaptische Kontakte. Die präsynaptischen Profile variieren in Größe von 0,6 μ bis mehr als 3 μ und ihre Kontinuität mit marklosen präterminalen Axonen konnte gelegentlich beobachtet werden. Anhand der Form und Zahl der Bläschen unterschieden ANDERSON u. WESTRUM mehrere Typen (A—C). Die größten Profile (Typ A) haben einen größten Durchmesser von 3 μ oder mehr und enthalten eine hohe Konzentration von überwiegend runden Bläschen (450—500 Å), einige „dense-core“ Bläschen (800—1100 Å), wenige umhüllte Bläschen und eine Anzahl kleiner Mitochondrien. Gelegentlich konnten in ihrer Peripherie oder in den präterminalen Axonen Mikrotubuli beobachtet werden. Ein zweiter Typ präsynaptischer Profile (Typ B) variiert von etwa 1—3 μ und enthält wenig dicht gepackte runde Bläschen (450—500 Å). Diese Profile enthalten nur selten „dense-core“ Bläschen, Mikrotubuli oder Neurofilamente, haben aber gewöhnlich mehrere kleine Mitochondrien. Beide Typen (A und B) enthalten auch wenige (2—6) abgeflachte Bläschen pro Profil. Etwa ein Viertel der Profile enthält hauptsächlich abgeflachte oder längliche Bläschen. Diese (Typ C) haben ebenfalls einige Mitochondrien und gelegentlich einige Neurofilamente und Mikrotubuli. Sie bilden symmetrische Kontakte (Gray II), die Profile mit überwiegend runden Bläschen asymmetrische (Gray I). Die Kontakte finden sich hauptsächlich auf Dendritenspines, doch kommen auch axodendritische und axosomatische Synapsen vor. Kontakte auf den Spitzen der Spines sind hauptsächlich asymmetrisch und werden von Profilen der Typen A und B gebildet, nur gelegentlich finden sich hier C-Profile. Kontakte mit Dendritenstämmen und -zweigen sind weniger häufig und werden sowohl mit A- oder B-Profilen als auch mit C-Profilen gebildet. Die dendritischen Spines sind ähnlich wie in anderen Gebieten. Viele der größeren Spines enthalten nach ANDERSON u. WESTRUM (1972) einen Spine-Apparat entweder im Stamm oder in der Spitze.

(2) *Stratum densocellulare*

Die Zellen dieser zweiten Schicht sind nach CALLEJA unregelmäßiger als anderswo im Gehirn verteilt und neigen zur Bildung von Inseln. Die oberflächlichen Zellen der meist kappenartigen Ansammlungen (die zusammen mit tiefergelegenen Zellhaufen als Callejasche Inseln bezeichnet werden) sind kugel- und sternförmig oder dreieckig. Sie sind nach CAJAL (1911) ohne Zweifel die kleinsten Nervenzellen[206]) und haben nicht mehr als 5 μ im Durchmesser. Ihr Cytoplasma ist so wenig reichlich, daß ihr Kern immer zu sehen ist. Ihre Dendriten — zwei, drei oder mehr an Zahl — sind fein und verlaufen in alle Richtungen, aber meist gegen die (am Ort der Inseln oft sehr dünne) Molekularschicht. Die tieferen Körner haben etwas größere Dimensionen und eine etwas deutlicher hervortretende Pyramidenform. Die Axone der Körner sind sehr dünn und absteigend. Sie dringen nach CAJAL in die weiße Substanz ein.

Im Zentrum der Kappen findet sich ein plexiformer Kern mit größeren Zellen[207]) (Abb. 221). Diese Zellen sind nach CAJAL (1911) von einem sehr reichen axodendritischen Plexus umgeben. Auch nach CALLEJA enden in den Zellhaufen (unter Bildung eines sehr dichten granulierten Plexus, Abb. 224) feine Nervenfasern, die aus der weißen Substanz kommen, deren Ursprung aber nicht bestimmt werden konnte.

In den insellosen Gebieten ähnelt die dichtzellige Schicht des Tuberculum olfactorium jener der präpiriformen Rinde, doch gibt es nach CAJAL zwei Unterschiede: 1. die unregelmäßige Ausrichtung der Zellen, deren Radiärschäfte sehr verschieden verlaufen und 2. die relative Kleinheit der Zellen. Nach eigenen Befunden sind die Zellen in jenem Teil des Tuberculum olfactorium, der der präpiriformen Rinde benachbart ist, etwas größer als in den übrigen Abschnitten (deutlich bei den makrosmatischen Formen, z. B. beim Igel), und stellen so einen gewissen Übergang zur präpiriformen Rinde dar.

I. u. N. POPOFF (1929, Ratte) bezeichnen die zweite Schicht als α-Schicht und charakterisieren sie wie folgt: Im Vergleich zu jener der präpiriformen Rinde ist sie schmaler, weniger und dabei ungleichmäßig dicht gefügt. Sie hat Einsatzglieder aus kleinen granulären Elementen, bildet Papillen und zieht sich wellenartig hin. Die unmittelbar darunter liegende, sich auflockernde Zone bezeichnen I. u. N. POPOFF als sub-α-*Saum* (in Abb. 209 erkennbar). Dieser Saum kann Fortsätze in die Tiefe senden (Abb. 211, Mitte), die die sub-α-*Zone* (unsere dritte Schicht) in mehr oder weniger getrennte Kammern gliedern.

---

[206]) LOHMAN (1963) hat auf die übereinstimmende Größe dieser Zellen mit jener der Zellen der Pars externa der Regio retrobulbaris hingewiesen.

[207]) Nach FOX (1940) handelt es sich hierbei um efferente Zellen jenes Typs, wie man sie auch in der multiformen Schicht findet.

Beim Menschen liegen die Zellen nach CAJAL (1911) in kleinen und großen Haufen, zwischen denen ein Plexus eingelagert ist. Man findet dort einige spindelförmige, dreieckige oder polygonale Zellen von beträchtlicher Größe, die in allen möglichen Richtungen orientiert sind.

Elektronenmikroskopisch sind die Somata der oberflächlichen Zwergzellen nach ANDERSON u. WESTRUM (1972) charakterisiert durch eine relativ kleine Menge von Cytoplasma mit einigen Ribosomen, grobem endoplasmatischem Reticulum, Mikrotubuli und Mitochondrien. Auf den Somata finden sich nur wenige synaptische Kontakte, die im allgemeinen symmetrisch mit präsynaptischen Profilen vom C-Typ (flache Bläschen) sind, doch kommen auch einige asymmetrische Kontakte vom A- oder B-Typ vor (runde Bläschen). Gelegentlich finden sich „body spines", die mit C-Profilen in Kontakt stehen. — Die Somata der tieferen Pyramidenzellen der zweiten Schicht haben relativ mehr Cytoplasma und auf den Zellkörpern finden sich viel mehr Synapsen als auf jenen der oberflächlichen Zwergzellen. Bei diesen scheint es sich ausschließlich um Typ C-Profile mit symmetrischen Kontakten zu handeln.

(3) *Stratum multiforme*

Die multiforme Schicht enthält mittelgroße Pyramidenzellen, spindelförmige Zellen und einen Typus großer efferenter Neurone (OBENCHAIN, 1925; FOX, 1940; LOHMAN, 1963; u. a.). Letztere entsprechen sicherlich den von CAJAL (1911) beschriebenen Riesenzellen (sternförmig, dreieckig oder spindelförmig), die beim Menschen in großen Intervallen in Inseln zusammenliegen, und die viel Ähnlichkeit mit motorischen Zellen haben sollen. Sie besitzen wie diese reichlich Protoplasma und sind reich an chromatischen Anhäufungen und gelblichem Pigment (CAJAL). Diese tieferen Gruppen von Riesenzellen sollen in der caudomedialen Region des menschlichen Tuberculum olfactorium fehlen.

Die Mehrzahl der Zellen besitzt nach CALLEJA (1893) keine besondere Richtung; die radiären Dendriten reichen nicht bis in die Molekularschicht. Nach GANSER (1882) liegen beim Maulwurf die großen Pyramiden meist parallel zur Oberfläche in einem Filz sehr feiner Nervenfasern. Dazwischen finden sich Fasern stärkeren Kalibers, die nach GANSER aus der inneren Kapsel stammen sollen. Teilweise treten diese Faserbündel mit den Körnerinseln in Beziehung (Abb. 214).

Callejasche Inseln

Inselartige Zusammenballungen von Zellen sind ein wesentliches Charakteristikum des Tuberculum olfactorium. Solche Inseln treten in allen Schichten auf. Die in die Molekularschicht vordringenden Oberflächeninseln sind als Ausstülpungen der dichtzelligen Schicht anzusehen[208]) und dort bereits besprochen worden. Sie werden in ihrer Form sehr oft mit Kappen, Warzen oder Papillen verglichen und unterscheiden sich deutlich von den tieferliegenden, rundlichen oder flächigen Inseln. Innerhalb der letzteren werden je nach Art und Größe der sie zusammensetzenden Zellen verschiedene Typen unterschieden.

BECCARI (1910), OBENCHAIN (1925), LOO (1931), u. a. unterscheiden drei Typen von Inseln: einen granulären und je einen aus kleinen und mittelgroßen Pyramidenzellen bestehenden Typus. Die oberflächlichen Inseln sind überwiegend vom granulären Typ, doch kommen solche auch in den tieferen Schichten vor und sind nach FOX (1940) bei der Katze bei weitem vorherrschend. Die anderen Typen sind erheblich seltener und auf die tieferen Teile der multiformen Schicht beschränkt. Hingegen bestehen nach LOO (1931) beim Opossum die meisten Inseln

[208]) SHUTE u. LEWIS (1963) haben hiergegen Bedenken erhoben (s. S. 328).

in der multiformen Schicht aus kleinen Pyramidenzellen, und jene, die dicht an der Grenze zum Striatum liegen, aus mittelgroßen Pyramidenzellen. Beim Meerschweinchen sind letztere nach LOHMAN (1963) sehr selten. Offenbar bestehen in der Häufigkeit der vertretenen Zelltypen artspezifische Unterschiede.

Beim Menschen wurden die Callejaschen Inseln von SANIDES (1957b, 1958) eingehender untersucht. SANIDES beschrieb ebenfalls drei Typen, die sich in erster Linie in der Größe der sie zusammensetzenden Zellen unterscheiden. Alle drei Inselarten bestehen aus Zellen, die kleiner sind als die kleinen Striatumzellen. Die γ_1-Zellen sind die kleinsten. Es handelt sich um nackte Zellkerne von fast kreisrunder Form und zentralem, rundem, gut tingiertem Nucleolus mit Randkörperchen. Der Durchmesser beträgt 5—6 μ. Die γ_2-Zellen sind größer und haben regelmäßig einen schwach tingierten Plasmaleib. Dieser ist meist in einer Richtung ausgezogen, so daß die Zelle Tropfenform bekommt. Der Längsdurchmesser der Zelle beträgt etwa 10 μ. Die γ_3-Zellen sind noch etwas größer mit einem Längsdurchmesser bis zu 14 μ. In ihrem ovalen Kern sind oft „Kernfalten" zu beobachten.

Hauptbestandteil der *großen medialen Callejaschen Inseln* sind die γ_1-Zellen, auf deren Ähnlichkeit mit Matrixzellen SANIDES (1958) besonders hinweist. Aufgrund vergleichend-anatomischer Untersuchungen kommt SANIDES zu dem Ergebnis, daß der Differenzierungsgrad dieser zwischen Septum und Nucleus accumbens liegenden Insel beim Menschen am höchsten ist. Diese Insel hat bei den Tieren große Ähnlichkeit mit den in die Molekularschicht vordringenden Oberflächeninseln der dichtzelligen Schicht (Abb. 208). LAUER (1945) hat bei *Macaca* darauf hingewiesen, daß zwischen ihr und der dichtzelligen Schicht (2) aus Körnerzellen bestehende Verbindungsbrücken liegen. Sie sind in Abb. 208 auch für *Galago* deutlich. Eine weitere Gemeinsamkeit mit den Oberflächeninseln besteht darin, daß die große mediale Insel ebenfalls plexiforme Taschen hat, in denen sich große Neurone finden.

Die Axone der Zellen der tiefen Inseln lassen sich nach CAJAL leicht bis in die weiße Substanz verfolgen und sollen den gleichen Weg nehmen, wie die der oberflächlichen Inseln. Nach VALVERDE (1965) gehen viele dieser Axone nach Entsendung rückläufiger Kollateralen in das mediale Vorderhirnbündel. Möglicherweise liegen solche Kollateralen der Aussage von SHUTE u. LEWIS (1963) zugrunde, daß die Neurone der Callejaschen Inseln auf die oberflächlichen Schichten des Tuberculum olfactorium projizieren.

Wie CALLEJA als erster gesehen hat, erhalten die Zellinseln des Tuberculum olfactorium zahlreiche Nervenfasern, die aus der Tiefe kommen und unter Bildung eines extrem buschigen Plexus endigen. Diese Fasern, die mitunter mit der Golgi-Methode imprägniert werden konnten, scheinen von den strahlenförmigen Bündeln zu kommen (Abb. 214), die den Kopf des Striatum durchqueren (CAJAL). Die mit den Inseln in Beziehung stehenden Fasern wurden auch mit Silberimprägnationsmethoden dargestellt (GURDJIAN, 1925; JOHNSON, 1957b; u. a.). Der Ursprung dieser Fasern konnte mit diesen Methoden nicht bestimmt werden. Eine der Quellen ist nach den experimentellen Untersuchungen von OLMOS (1972) der Mandelkernkomplex (s. Abb. 250 und S. 391).

8.4.4. Angioarchitektonik, Chemoarchitektonik, Synaptische Organisation

Angioarchitektonik

Das Tuberculum olfactorium wird in den angioarchitektonischen Untersuchungen von PFEIFER (1940) beim Rhesusaffen unter der Bezeichnung „Area angioarchitectonica TK" kurz erwähnt und mit der benachbarten präpiriformen Rinde (Area FK) verglichen. Das Gebiet ist nach PFEIFER durch die vertikal aufsteigenden, perforierenden Gefäßäste charakterisiert. Die in der präpiriformen Rinde breite, gefäßarme Oberschicht (Molekularschicht) wird zu einem schmalen Randsaum. Die im Bereich der zelldichten Schicht gelegene Gefäßgirlande ist vorhanden, aber weniger breit und weniger gefäßdicht als in der präpiriformen Rinde. Mit zunehmender Entfernung von der letzteren und Annäherung an das Diagonale Band (Area FN) verschwindet diese Gefäßgirlande und die ganze Rindenbreite ist besetzt von einem grobmaschigen lockeren Capillargeflecht, wie es in den lateralen Gebieten in der multiformen Schicht vorhanden ist.

Chemoarchitektonik

Über die Histochemie des Tuberculum olfactorium liegen (zumeist sehr knappe) Angaben vor von ISHII (1957, AChE, Nager); GEREBTZOFF (1959, AChE, Ratte); FELGENHAUER u. STAMMLER (1962, Dehydrogenasen und Diaphorasen, Meerschweinchen); HASHIMOTO *et al.* (1962, MAO, Kaninchen); FELGENHAUER (1963, spezifische und unspezifische Phosphatasen, Meerschweinchen); SHUTE u. LEWIS (1963, 1967, AChE, Ratte); KRNJEVIC u. SILVER (1965, AChE, Katze); MANOCHA u. BOURNE (1967, CYO, SDH, *Saimiri*); MANOCHA *et al.* (1967, MAO, *Saimiri*); GIRGIS (1967, 1968b, c, 1969a, AChE, Biberratte, *Galago*, *Cercopithecus*); LABEDSKY u. LIERSE (1968, SDH, Maus) und HAUG (1973, Schwermetalle mit Sulfid-Silber-Methode, Ratte).

Nach den Untersuchungen von ISHII (1957), GEREBTZOFF (1959), SHUTE u. LEWIS (1963, 1967), KRNJEVIC u. SILVER (1965), GIRGIS (1967, 1968b, c, 1969a) und BIALOWAS *et al.* (1972) hat das Tuberculum bei allen Arten eine intensive *Acetylcholinesterase*-Aktivität (möglicherweise Pseudocholinesterase), die nach KRNJEVIC u. SILVER eine der höchsten von allen Strukturen des Gehirns ist. Hierin besteht auch ein deutlicher Unterschied zu den übrigen Regionen des Palaeocortex. Die Färbung ist nach KRNJEVIC u. SILVER so stark, daß es schwierig ist, Details zu erkennen, doch ist sie nach SHUTE u. LEWIS (1967) auf das Stratum moleculare, die multiforme Schicht und die Callejaschen Inseln begrenzt. Nach GIRGIS ist die Aktivität in den Callejaschen Inseln besonders stark. Die Pyramiden der dichtzelligen Schicht zeigen nach SHUTE u. LEWIS hingegen keine Aktivität und unterscheiden sich darin sehr deutlich von den in der gleichen Schicht liegenden Callejaschen Inseln. Letztere werden deswegen von SHUTE u. LEWIS nicht einfach als besondere Teile dieser Schicht akzeptiert, wie dies allgemein üblich ist. — Die Fasern des medialen Vorderhirnbündels (dorsomedial vom Tuberculum olfactorium) und der Commissura anterior färben sich nicht (GIRGIS).

Nach HASHIMOTO *et al.* (1962) und MANOCHA *et al.* (1967) zeigt das Tuberculum olfactorium sowohl in seinen oberflächlichen als auch in seinen tiefen Teilen eine mittlere MAO-Aktivität. — MANOCHA u. BOURNE (1967) fanden in Zellen und Neuropil des Tuberculum olfactorium eine starke bis sehr starke SDH/CYO-Aktivität. Nach LABEDSKY u. LIERSE (1968) ist die SDH-Aktivität bei der 20 Tage alten Maus in der Molekularschicht stark, in der Zellschicht hingegen nur schwach (ähnlich wie in der präpiriformen Rinde). — FELGENHAUER u. STAMMLER (1962) fanden eine deutliche DPN-Diaphorase-Aktivität in der Molekularschicht und eine starke TPN-Diaphorase-Aktivität in den Callejaschen Inseln. Diese Inseln gehören nach FELGENHAUER (1963) zu den wenigen Grisea des Gehirns, die nennenswerte Mengen alkalischer Phosphatase enthalten. — HAUG (1973) fand bei Darstellung von Schwermetallen mit der Sulfid-Silber-Methode von TIMM (1968) eine starke Färbung in allen Schichten mit Ausnahme der äußeren Zone der Molekularschicht. Die Färbung ist sowohl in den Zellkörpern als auch im Neuropil lokalisiert. Die vorspringenden Teile der Zellschicht färben sich besonders stark, ebenso wie die Callejaschen Inseln (einschl. der großen medialen Insel). Die Reaktion der zellulären Teile dieser Inseln ist nach HAUG jener der hippocampalen Moosfaserschicht vergleichbar. Die kleinen benachbarten zellarmen Gebiete (plexiforme Taschen, Abb. 208, 221) haben eine stark rote Färbung, wie sie sich sonst nirgends im Gehirn findet. Die Niederschläge sind hier sehr fein granulär.

Synaptische Organisation

Die im Tuberculum olfactorium endigenden afferenten Fasern zeigen eine deutliche laminäre Verteilung, wobei vor allem zwei Muster überwiegen: 1. Endigungen in der äußeren Zone der Molekularschicht (1 a) auf den distalen Teilen der peripheren Dendriten der Pyramiden der tieferen Schichten und 2. Endigungen in der tiefen Zone der Molekularschicht (1 b) auf den mehr proximalen Teilen dieser Dendriten und in den tieferen Schichten (2 und 3), hier sicherlich vorwiegend auf tiefen Dendriten.

In der äußeren Zone der Molekularschicht (1 a) endigen nach den bisherigen Ergebnissen nur die vom Bulbus olfactorius kommenden Fasern[209]). Alle anderen Fasern endigen in der tieferen Zone (1 b) und in den tieferen Schichten. Solche Fasern wurden von HEIMER (1968), ALPHEN (1969), OLMOS (1972), OLMOS u. INGRAM (1972) und PRICE (1973) beschrieben. Nach OLMOS u. INGRAM (1972; zit. nach PRICE, 1973) endigt eine interhemisphärische Komponente, die wahrscheinlich aus dem Nucleus tractus olfactorii der Gegenseite kommt, in den Schichten 1 b und 3. Auch ALPHEN (1969) fand nach Durchschneidung der vorderen Commissur Faserdegenerationen in 1 b und 2, geringfügiger auch in 3. Schließlich beschreibt OLMOS (1972) reiche Degenerationen zwischen den Zellkörpern (2) und in der 1 b (nicht hingegen in den Callejaschen Inseln und in der multiformen Schicht)[209a]) nach Läsionen in der ipsilateralen Stria terminalis mit Ursprung der Fasern im peripheren Mandelkernkomplex (periamygdaläre Rinde ?). Nach PRICE (1973) endigen die von der ipsilateralen präpiriformen Rinde kommenden Fasern überwiegend in 1 b, in geringerem Maße auch in den tieferen, vor allem in der dritten Schicht. Nach HEIMER (1968) sind die überwiegend in der 1 b endigenden Fasern Teil eines vorwärtsgerichteten Assoziationssystems.

Die sehr deutliche komplementäre laminäre Verteilung der Afferenzen wurde mit modernen Silbermethoden von HEIMER (1968) und mit autoradiographischen Methoden von PRICE (1973) besonders deutlich gemacht. Nach PRICE ist die in der Molekularschicht bestehende Grenze sehr scharf, die Überlappung minimal.

Die nach Silbermethoden mehrfach beschriebene Endigung vom Bulbus kommender Fasern auch um die Nervenzellkörper herum, in den Callejaschen Inseln und in tieferen Schichten (u. a. von CLARK u. MEYER, 1947; MEYER u. ALLISON, 1949; LOHMAN, 1963; WHITE, 1965a; HEIMER, 1968 und PRICE u. POWELL, 1971) konnte PRICE (1973) nicht bestätigen. Er führt die tieferen Degenerationen auf möglicherweise vorhandene transneuronale Degenerationen zurück.

---

[209]) ANDERSON u. WESTRUM (1972) untersuchten das Tuberculum olfactorium nach Läsionen im Bulbus olfactorius elektronenmikroskopisch und fanden hauptsächlich zwei Typen degenerativer Veränderungen: einen elektronendurchlässigen und einen elektronendichten. Der elektronendurchlässige Typus überwiegt bei kurzen Überlebenszeiten und ist bereits nach 14 Std erkennbar. Die Profile zeigen eine frühe Reduktion der Zahl der Bläschen mit Schwellungen der Mitochondrien. Bei längeren Überlebenszeiten schrumpfen diese Profile und werden zunehmend elektronendichter. Der zweite Haupttyp ist von vornherein elektronendicht. Die frühesten Veränderungen in diesen Profilen sind eine zunehmende Dichte des Axoplasmas und der Mikrotubuli, verbunden mit einer Verklumpung. Ein offensichtlicher Verlust an Bläschen ist nicht erkennbar. Auch diese Profile werden bei längeren Überlebenszeiten zunehmend elektronendichter.

[209a]) Degenerationsspuren in den oberflächlichen Inseln aber nach Läsionen in der kontralateralen Stria terminalis (s. S. 391).

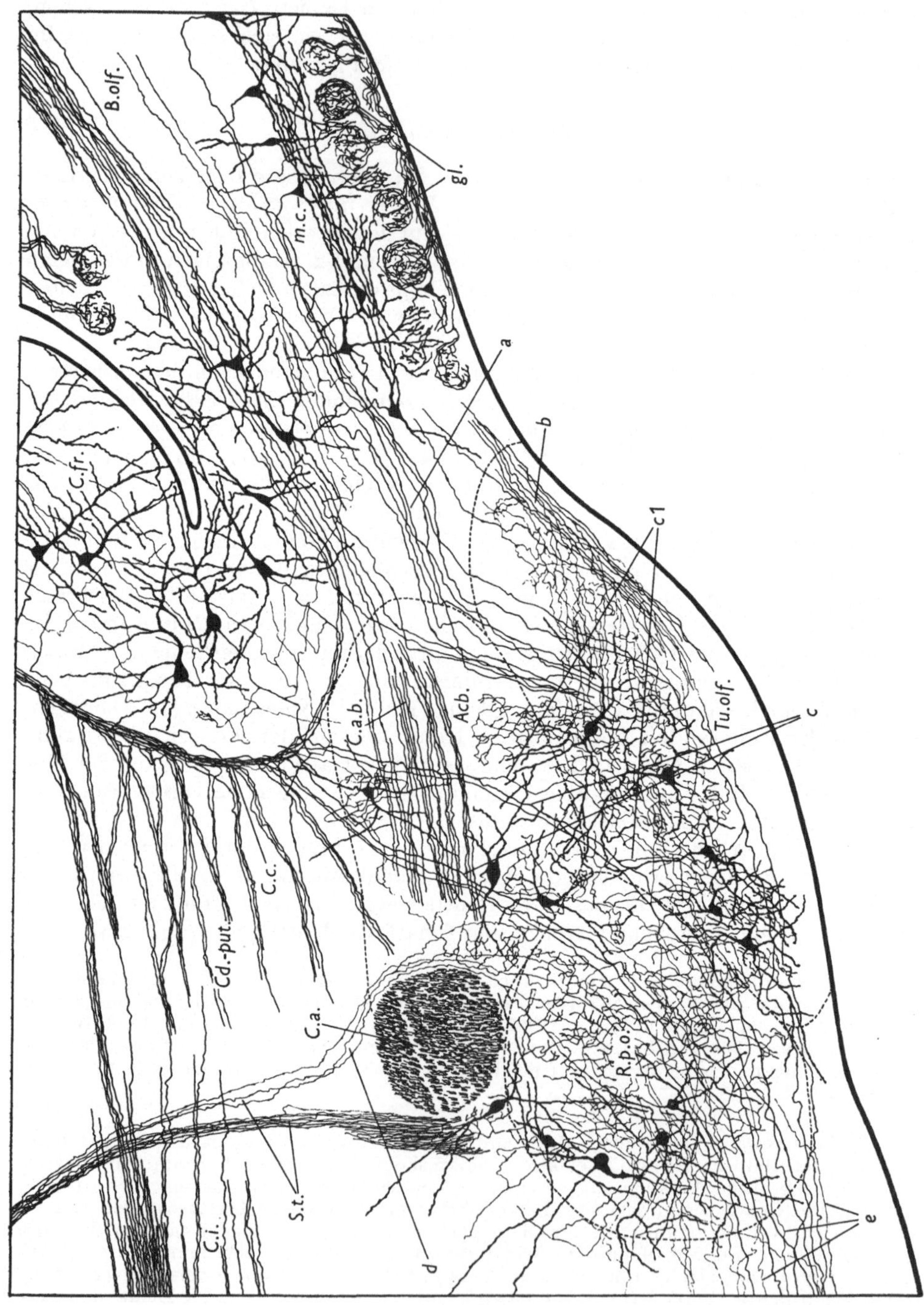

Abb. 225

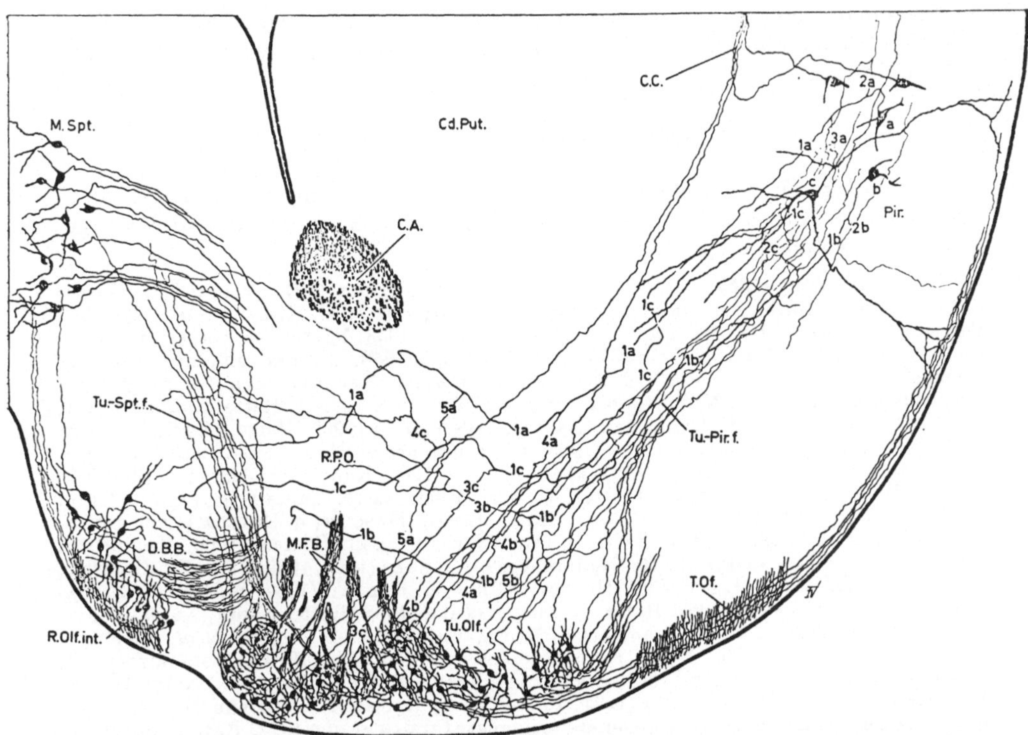

Abb. 226. Frontalschnitt durch das Tuberculum olfactorium und benachbarte Strukturen, die Beziehungen des Tuberculum zum Septum, zur präpiriformen Rinde und zum medialen Vorderhirnbündel zeigend (aus VALVERDE, 1965). Rekonstruktion nach Golgi-Präparaten. Maus, 3 Tage alt. *a*, *b* u. *c* Zellen der vierten Schicht der präpiriformen Rinde mit ihren Hauptfasern (1) und von diesen abgehenden Kollateralfasern (2—5). *C.A.* Commissura anterior, *C.C.* Corpus callosum, *Cd.Put.* Striatum, *D.B.B.* Diagonales Band Brocas, *M.F.B.* mediales Vorderhirnbündel, *M.Spt.* mediale Strukturen des Septum, *Pir.* präpiriforme Rinde, *R.olf.int.* Radiatio olfactoria interna (?), *R.P.O.* Regio praeoptica, *T. Of.* Tractus olfactorius, *Tu.Olf.* Tuberculum olfactorium, *Tu.-Pir.f.* Tuberkulo-präpiriforme Fasern, *Tu.-Spt.f.* Tuberkulo-septale Fasern

---

Abb. 225. Sagittalschnitt durch das Vorderhirn einer 6 Tage alten Maus (aus VALVERDE, 1963a). Golgi-Methode. Die Axone der Zellen des Tuberculum olfactorium bilden komplizierte Verzweigungen. *a* Axone der Mitralzellen des Bulbus olfactorius, *Acb.* Nucleus accumbens, *b* aus dem Bulbus olfactorius kommende feine Fasern, *B.olf.* Bulbus olfactorius, *c* Fasern aus dem Corpus callosum, *c1* Kollateralzweige von c, *C.a.* Commissura anterior, *C.a.b.* zur Commissura anterior verlaufende Fasern, *C.c.* Corpus callosum, *Cd.-put.* Striatum, *C.fr.* frontale Rinde, *C.i.* Capsula interna, *d* präcommissurale Komponente der Stria terminalis, *e* aufsteigende Fasern zur Regio praeoptica, *gl.* Glomeruli des Bulbus olfactorius, *m.c.* Mitralzellen des Bulbus olfactorius, *R.p.o.* Regio praeoptica, *S.t.* Stria terminalis, *Tu.olf.* Tuberculum olfactorium

Die synaptische Organisation ist insgesamt jener der übrigen sekundär-olfactorischen Rinden sehr ähnlich. Hier sei auf die Erörterung der Regio praepiriformis (8.7.6.) verwiesen.

8.4.5. Faserverbindungen

Zusammenfassende Darstellungen über die Faserverbindungen des Tuberculum gibt es nicht. Angaben bzw. Hinweise finden sich u. a. in den nachstehend genannten Arbeiten:

Fox u. Schmitz (1943, Katze, Marchi); Clark u. Meyer (1947, Kaninchen, Glees); Brodal (1948a, Ratte, retrograde Zellveränderungen); Fox *et al.* (1948, *Macaca*, Marchi); Meyer u. Allison (1949, *Macaca*, *Papio*, Glees); Adey (1953, Fuchskusu, Glees); Nauta u. Valenstein (1958, *Macaca*, Nauta-Gygax); Showers (1958, *Macaca*, Marchi); Johnson (1959, Meerschweinchen, Nauta); Nauta (1961, *Macaca*, Nauta-Gygax); Cragg (1961b, Kaninchen, Ratte, Katze, Nauta-Gygax); Sanders-Woudstra (1961, Ratte, Nauta-Gygax); Kusama u. Hagino (1961, Kaninchen, Nauta); Ban u. Zyo (1962, Ratte, Marchi); White (1962, 1965a, Ratte, Nauta); Lohman (1963, Meerschweinchen, Nauta); Powell *et al.* (1963, 1965, Ratte, Glees, Nauta, Nauta-Gygax); Zyo *et al.* (1963, Kaninchen, Marchi); Ebner u. Myers (1965, Katze, Waschbär, Nauta); Knook (1965, Ratte, Nauta-Gygax); Valverde (1965, Katze, Nauta-Gygax; Maus, Ratte, Katze, Golgi); Mascitti u. Ortega (1966, Katze, Glees, Nauta); Raisman (1966, Ratte, Nauta, Nauta-Gygax); Scalia (1966, Kaninchen, Nauta); Wolf u. Sutin (1966, Ratte, Nauta-Gygax); Ferrer (1967, 1969a, 1971/72, Hamster, *Tupaia*, *Galago*, Nauta-Gygax, Fink-Heimer); Girgis u. Goldby (1967, Biberratte, Nauta-Gygax); Shute u. Lewis (1967, Ratte, AChE); Heimer (1968, Ratte, Nauta, Nauta-Gygax, Fink-Heimer); Alphen (1969, Kaninchen, Nauta, Fink-Heimer); Mizuno *et al.* (1969a, b, Katze, Nauta); Price (1969, Ratte, retrograde Zellveränderungen; 1973, Autoradiographie); Price u. Powell (1970c, e, 1971, Ratte, retrograde Zellveränderungen, Nauta-Gygax, Fink-Heimer); Scott u. Leonard (1971, Ratte, Maus, Hamster, Fink-Heimer); Anderson u. Westrum (1972, Ratte, Elektronenmikroskopie); Cowan *et al.* (1972, Ratte, Autoradiographie); Olmos (1972, Ratte, Kupfer-Silber-Methode); Olmos u. Ingram (1972, Ratte, Kupfer-Silber-Methode).

8.4.5.1. Afferente Fasern

Afferenzen von den olfactorischen Primärzentren

Die Größenreduktion des Tuberculum olfactorium bei Rückbildung des olfactorischen Primärzentrums und die engen, konstant bestehenden Lagebeziehungen zum Tractus olfactorius lateralis lassen erwarten, daß es enge funktionelle Beziehungen zum olfactorischen System hat. Von den älteren Untersuchern wurden solche (häufig nach normal-anatomischen Studien) vielfach angenommen, doch erhob Edinger (1908b, 1911a) hiergegen Einwände, während vor allem G. E. Smith (1909) die olfactorische Funktion des Tuberculum verteidigte. Smith konnte beim Erdferkel *(Orycteropus)* einen reichen Faserzufluß bereits mit bloßem Auge erkennen und fand beim Beuteldachs *(Perameles)* nach Bulbusläsionen Marchi-Degenerate in der lateralen Hälfte des Tuberculum olfactorium. Edinger hingegen verneinte diese Verbindungen bzw. hielt sie für sehr gering, wobei er sich u. a. auf Cajal (1902b) berief, der in Marchi-Präparaten keine Degenerationsspuren im Tuberculum finden konnte. Die von Smith gefundenen Degenerate hielt Edinger (1911a) als von durchziehenden Fasern stammend.

In vielen neueren experimentell-anatomischen Untersuchungen sind die von Smith nachgewiesenen Faserverbindungen (vom Bulbus zum Tuberculum) bestätigt worden (s. auch 8.1.7.). Sie bestehen in Form von direkten Fasern und/oder Kollateralfasern[210]). Die Mehrzahl der Untersucher stimmt mit Smith auch darin

[210]) Nach den Untersuchungen von Valverde (1963a, Maus, Golgi-Methode) gibt das vom Bulbus kommende, in der Molekularschicht verlaufende, feine Fasersystem viele Kollateralen in das Tuberculum olfactorium ab (Abb. 225).

überein, daß nur die rostrolateralen Bezirke versorgt werden (Clark u. Meyer, 1947; Meyer u. Allison, 1949; Adey, 1953; Cragg, 1961b; Sanders-Woudstra, 1961; White, 1962; Lohman, 1963; Lohman u. Lammers, 1963; Powell *et al.*, 1963, 1965; Scalia, 1966; Mascitti u. Ortega, 1966; Girgis u. Goldby, 1967; Ferrer, 1967, 1969a; u. a.). Anderson u. Westrum (1972) haben die Degenerationen in diesen Gebieten bei der Ratte auch elektronenmikroskopisch nachgewiesen.

Im Unterschied hierzu fanden Heimer (1968), Price u. Powell (1971), Cowan *et al.* (1972) und Price (1973) Fasern vom Bulbus olfactorius zu allen Teilen des Tuberculum olfactorium[211]). Price u. Powell (1971) und Cowan *et al.* (1972) fanden Hinweise auf eine grobe topographische Organisation der Projektion derart, daß sich bei Beschränkung der Läsionen auf dorsale Teile des Bulbus Degenerationen nur in den rostrolateralen Teilen des Tuberculum finden, bei Läsionen im ventralen oder im ganzen Bulbus hingegen im ganzen Tuberculum. Hierin wird von Price u. Powell (1971) auch der Grund für die unterschiedlichen Ergebnisse verschiedener Untersucher gesehen. Abweichend von Price u. Powell (1971) und Cowan *et al.* (1972) — und im Unterschied zur deutlichen laminären Organisation (s. 8.4.4.) — fand Price (1973) mit autoradiographischen Methoden wenig Anhaltspunkte für eine topographische Organisation innerhalb dieser Projektion vom Bulbus zum Tuberculum.

Von besonderem Interesse sind die Untersuchungen von Meyer u. Allison (1949) bei höheren Primaten *(Macaca* und *Papio)*, da die Verhältnisse bei diesen Formen jenen des Menschen sicherlich sehr nahe kommen. Degenerationen fanden Meyer u. Allison nur in dem (rostrolateralen) Gebiet des Tuberculum olfactorium, welches stark rudimentär ist. Meyer u. Allison schließen daraus, daß zumindest bei den höheren Primaten das Tuberculum olfactorium an der Riechfunktion nur in begrenztem Umfang teilnimmt, und seine beträchtliche Größe eine Folge der relativen Vergrößerung nicht-olfactorischer Gebiete ist (hierzu auch Abschnitt 8.4.6.).

Trotz einiger abweichender Befunde[212]) kann die direkte Projektion des Bulbus olfactorius auf das Tuberculum olfactorium als gesichert gelten. Elektrophysiologische Untersuchungen (u. a. Hasama, 1934; Magoun *et al.*, 1943; Fox *et al.*, 1944; Kaada, 1951; u. a.) sprechen ebenfalls für diese Verbindung. Möglicherweise erhalten jedoch nicht alle Teile des Tuberculum in gleichem Ausmaß direkte Fasern vom Bulbus, sondern besonders stark die vorderen und lateralen, dem Tractus olfactorius lateralis benachbarten Gebiete.

Magoun *et al.* (1943) fanden nach Bulbusreizung im Tuberculum zweigipfelige Potentiale, deren Latenzzeiten durchschnittlich 6 und 11 msec waren. Die späten Potentiale beruhen möglicherweise auf einer teilweisen Zwischenschaltung in der Regio retrobulbaris und weisen auf Afferenzen von dieser Struktur hin.

Die direkten Afferenzen vom Bulbus zum Tuberculum sind offenbar auf den Tractus olfactorius lateralis beschränkt und existieren nicht auch im Tractus olfactorius internus (hierzu Abschnitt 8.1.7.2.).

Afferenzen von anderen gleichseitigen Zentren

Projektionen aus der Regio retrobulbaris wurden dort bereits besprochen (Abschnitt 8.3.5.2.). Sie wurden sowohl für die äußere (Tractus olfactorius lateralis) als

[211]) Auch White (1965a) fand Degenerationen im ganzen Tuberculum, vermutete aber, daß sie in den medialen Teilen nur dann auftreten, wenn auch die retrobulbäre Rinde in die Läsionen einbezogen ist.

[212]) So fanden Rose u. Woolsey (1943a) keine Reaktionen im Tuberculum olfactorium nach elektrischer Reizung des Bulbus.

auch für die innere Bahn (Tractus olfactorius internus) beschrieben. Hinweise auf solche Fasern fanden sich auch in den dort erwähnten Befunden von WHITE (1965a), daß nach Mitverletzung der Regio retrobulbaris eine wesentliche Verstärkung der Degenerationen im Tuberculum olfactorium auftritt.

Nach KAPPERS *et al.* (1936), JOHNSON (1957b), CROSBY *et al.* (1966), u. a. werden nicht näher definierte Verbindungen mit dem Lobus piriformis angenommen. VALVERDE (1963a) konnte in Golgi-Präparaten von der Maus Fasern aus den Zellen der vierten Schicht der *präpiriformen Rinde* beobachten, die auf ihrem Weg in die präoptische Region und in das mediale Vorderhirnbündel ein oder zwei Kollateralen in das Tuberculum abgeben (Abb. 226). Experimentelle Hinweise auf diese Verbindungen finden sich bei POWELL *et al.* (1965); sie sind neuerdings von HEIMER (1972) mit der Fink-Heimer-Methode und von PRICE (1973) mit autoradiographischen Methoden erhärtet worden (s. auch synaptische Organisation 8.4.4.). HEIMER (1972) beschreibt weiterhin massive Degenerationen im Tuberculum olfactorium nach termischen Läsionen im caudalen Lobus piriformis, d. h. in einem Gebiet, das neben präpiriformer Rinde auch periamygdaläre und entorhinale Rinde umfaßt.

Ein weiteres, häufig genanntes Ursprungsgebiet ist das *Septum* (GURDJIAN, 1925; YOUNG, 1936; KAPPERS *et al.*, 1936; FOX, 1940; BRODAL, 1947a; JOHNSON, 1957b; CROSBY *et al.*, 1966; u. a.). — In experimentellen Untersuchungen wurden ipsi- und kontralaterale Verbindungen von BAN u. ZYO (1962) gefunden, von KNOOK (1965) jedoch nur Einzelfasern. KNOOK hält die septo-tuberkuläre Projektion für gering und unbedeutend. — Nach RAISMAN (1966) sind benachbarte Teile des Septum und tiefe Teile des Tuberculum olfactorium durch kurze Fasern miteinander verbunden. Diese Fasern sollen sich jedoch nicht bis zum eigentlichen oberflächlichen Teil des Tuberculum erstrecken. Möglicherweise handelt es sich nach RAISMAN um Fasern, die das Septum mit dem medialen Vorderhirnbündel verbinden. — LEWIS u. SHUTE (1967) erwähnen Fasern vom Nucleus triangularis des Septum („interstitial nucleus of ventral hippocampal commissure"), von präcallosalen Zellen und vom Nucleus accumbens zum Tuberculum olfactorium. Die Verbindung soll Teil eines „cholinergen limbischen Systems" sein.

JOHNSON (1957b) vermutet, daß afferente Fasern auch aus dem *Hippocampus* kommen. Sie sollen über den präcommissuralen Fornix verlaufen. Aus experimentellen Untersuchungen findet sich ein Hinweis auf solche Fasern nur bei SIEGEL *et al.* (1974, *Saimiri*, Fink-Heimer).

MIZUNO *et al.* (1969b, Katze) berichten über Fasern aus der *orbitalen Rinde*, SHOWERS (1958, *Macaca*) über solche aus orbitofrontalen Gebieten. Die degenerierenden Fasern verlaufen über die Capsula externa, nach SHOWERS teilweise auch zum kontralateralen Tuberculum. Hinweise auf solche Fasern (c 1 in Abb. 225) finden sich auch in den Golgi-Studien von VALVERDE (1963a, 1965).

Als weitere sichere Ursprungsgebiete von Afferenzen zum Tuberculum olfactorium sind experimentell belegt der *Mandelkernkomplex* (NAUTA u. VALENSTEIN, 1958; NAUTA, 1961; KNOOK, 1965; VALVERDE, 1965; HEIMER, 1972; OLMOS, 1972) und Teile der präoptischen Region des *Hypothalamus* (POWELL *et al.*, 1963, 1965; KNOOK, 1965; WOLF u. SUTIN, 1966; SHUTE u. LEWIS, 1967; MIZUNO *et al.*, 1969a)[213]). Diese Zuflüsse kommen über das mediale Vorderhirnbündel[214]) und wurden nach MIZUNO *et al.* auch von BUCHER u. BÜRGI (1953) bei der Katze und

[213]) Schwache Projektionen aus dem Epithalamus, und zwar aus den lateralen und medialen Kernen der Habenula, wurden von AKAGI u. POWELL (1968) erwähnt.

[214]) Die von OLMOS (1972) beschriebenen amygdalären Afferenzen zum caudomedialen Tuberculum olfactorium verlaufen über die supracommissurale Komponente der Stria terminalis.

von ZYO *et al.* (1963) beim Kaninchen gefunden. Die Bedeutung des medialen Vorderhirnbündels als wichtige zu- und ableitende Bahn für das Tuberculum olfactorium wurde auch aus normal-anatomischem Material abgeleitet (u. a. von GURDJIAN, 1925, 1927, 1928a; KAPPERS *et al.*, 1936). Als Endstrecke könnte dieses Bündel auch weiter caudal entspringenden Afferenzen dienen. Für solche Afferenzen gibt es Hinweise in den Untersuchungen von WALLENBERG (1903, 1905; zit. nach SCHNITZLEIN, 1966a), und SCHNITZLEIN (1966a) bei Vögeln und Fischen und von EDINGER (1911a) bei Säugern. Als Ursprungsgebiete wurden vordere Medulla oblongata, Trigeminuskerne und Cerebellum genannt. Sie veranlaßten EDINGER das Tuberculum olfactorium sehr eng mit dem Trigeminus zu verknüpfen (Tractus quinto-parolfactorius; EDINGER, 1911a).

Interhemisphärische Verbindungen

Homotopische interhemisphärische Verbindungen (d. h. solche mit dem Partner der Gegenseite) sind aufgrund von Untersuchungen am normal-anatomischen Material wiederholt angenommen worden (u. a. von SMITH, 1896a; HUMPHREY, 1936; CROSBY *et al.*, 1966) sind experimentell aber nur schwach belegt. Der einzige direkte Beleg stammt von FERRER (1971/72). FERRER konnte nach Läsion des Tuberculum olfactorium degenerierende Fasern durch die Commissura anterior zu den lateralen zwei Dritteln des Tuberculum der anderen Seite verfolgen. Die Fasern verlaufen nach LOHMAN (1963) und LOHMAN u. LAMMERS (1967) offenbar nicht durch das *vordere* Glied dieser Commissur. Sie bilden nach ALPHEN (1969) kleine Bündel in der Pars transversa des hinteren Gliedes. Diese Pars transversa begleitet das vordere Glied über eine gewisse mediale Strecke[215]).

Zahlreicher liegen Durchschneidungsexperimente an der Commissura anterior vor, aus denen sich Anhaltspunkte dafür ergeben, ob das Tuberculum olfactorium Afferenzen von kontralateralen (homotopischen oder heterotopischen) Zentren bekommt, oder efferente Fasern zu solchen Zentren entsendet. Hinweise auf *Afferenzen* liegen vor von FOX u. SCHMITZ (1943), FOX *et al.* (1948), EBNER u. MYERS (1965), ALPHEN (1969), OLMOS (1972) und OLMOS u. INGRAM (1972). Die Untersuchungen von FOX u. SCHMITZ ergaben keine eindeutigen Hinweise auf Faserendigungen im Tuberculum olfactorium, doch wurden solche von den Autoren angenommen und später von FOX *et al.* für *Macaca* auch belegt[216]). EBNER u. MYERS fanden spärliche Degenerationen, die besonders in den Körnerinseln im intermediären Teil des Tuberculum auftraten. ALPHEN fand nach Durchschneidung der vorderen Commissur terminale Degenerationen in den tieferen Teilen der Molekularschicht (plexiforme Schicht bei ALPHEN) und in der dichtzelligen Schicht, geringfügiger auch in der multiformen Schicht. Die meisten dieser Fasern sind nach ALPHEN sicherlich nicht homotopisch, sondern heterotopisch und kommen von der präpiriformen Rinde[217]) sowie vom Isocortex und Putamen der Gegenseite. OLMOS u. INGRAM (1972) und OLMOS (1972) berichten über eine interhemisphärische Komponente der Stria terminalis, die aus dem gegenseitigen Nucleus tractus olfactorii lateralis

---

[215]) Das vordere Glied soll den Commissuralfasern zwischen den retrobulbären Regionen beider Seiten und den Projektionsfasern von der Regio retrobulbaris der einen zum Bulbus olfactorius der anderen Seite vorbehalten sein (hierzu Abschnitt 8.3.5.1.). FOX *et al.* (1948) fanden abweichend hiervon Fasern vom vorderen Glied auch (und vorwiegend) zum Tuberculum olfactorium. Möglicherweise handelt es sich hierbei um die Pars transversa von ALPHEN, deren Zuordnung möglicherweise unterschiedlich gehandhabt wird.

[216]) PANDYA *et al.* (1973b) fanden bei *Saimiri* nach Unterbrechung der Commissura anterior *keine* degenerierenden Fasern zum Tuberculum olfactorium.

[217]) PRICE (1973) hat eine solche Verbindung mit autoradiographischen Methoden nicht gefunden.

kommen soll, und deren Fasern vor allem zu den Zellinseln (Papillen) des Stratum densocellulare gehen sollen (f in Abb. 250).

Angaben über interhemisphärische (heterotopische) *Efferenzen* vom Tuberculum olfactorium liegen kaum vor. Mit der Methode der retrograden Zellveränderungen hat BRODAL (1948a, Ratte) nachweisen können, daß neben Fasern aus anderen Quellen auch solche aus dem Tuberculum olfactorium in die Commissura anterior gehen. Er vermutete, daß diese Fasern zumindest teilweise eine echte commissurale Verbindung herstellen. Nach Untersuchungen über die Endigungsgebiete der in der Commissura anterior verlaufenden Fasern erscheint dies möglich.

8.4.5.2. Efferente Fasern

Efferenzen zu den olfactorischen Primärzentren

Direkte Projektionen vom Tuberculum olfactorium zum Bulbus olfactorius sind u. a. von LOHMAN (1963), GIRGIS u. GOLDBY (1967), SHUTE u. LEWIS (1967), HEIMER (1968) und FERRER (1971/72) beschrieben worden. Auch RAISMAN (1972) nimmt diese Verbindung als gegeben an. Nach Läsionen im Tuberculum olfactorium fand FERRER Degenerationen von der inneren Körnerschicht bis in die Glomerularschicht des Bulbus olfactorius der gleichen Seite[218]). Hingegen fanden PRICE (1969) und PRICE u. POWELL (1970e) bei Beschränkung der Zerstörung auf das Tuberculum olfactorium ohne Beeinträchtigung des Tractus olfactorius lateralis oder der darunterliegenden präoptischen Gebiete keine Degenerationen im Bulbus olfactorius. Nach PRICE (1969) und PRICE u. POWELL (1970c, e) erreichen die vom Tuberculum olfactorium und anderen basalen Vorderhirnstrukturen kommenden Fasern den Bulbus olfactorius nicht direkt, sondern endigen in der retrobulbären Region, die ihrerseits enge Verbindungen mit dem Bulbus olfactorius hat (hierzu auch Abschnitte 8.1.7.2. und 8.3.5.2.).

Auch die Befunde von FERRER lassen sich nicht uneingeschränkt zugunsten der direkten Projektionen vom Tuberculum zum Bulbus interpretieren, weil die von FERRER abgebildeten Läsionsorte u. E. teilweise in der Regio retrobulbaris liegen, bzw. dieser sehr nahe kommen. Eine verbindliche Aussage über die Art der zentrifugalen Verbindungen zwischen Tuberculum olfactorium und Bulbus olfactorius ist nach den vorliegenden Befunden noch nicht möglich.

Efferenzen zu anderen Zentren

Diese wurden vor allem von FERRER (1971/72) und HEIMER (1972) experimentell untersucht und scheinen ganz überwiegend ipsilateral zu sein. FERRER fand Projektionen vom Tuberculum olfactorium zur Regio retrobulbaris, praepiriformis und periamygdalaris, zu tieferen Teilen des Mandelkernkomplexes, zum Septum, zur präoptischen Region, zu lateralen Gebieten des Hypothalamus, zum Nucleus dorsomedialis thalami und zum Nucleus habenularis lateralis. HEIMER (1972) erwähnt als bedeutende Projektionen solche zur Substantia innominata, zu den Nuclei gemini und zum Nucleus dorsomedialis thalami. Letztere gehen sowohl über den Pedunculus thalamicus inferior als auch über die Stria medullaris.

Regio retrobulbaris: Degenerierende Bündel finden sich nach FERRER in allen Teilen dieser Region. Die Fasern sollen im Tractus olfactorius lateralis verlaufen, nach GIRGIS u. GOLDBY (1967) in dessen tieferen Teilen (s. auch 8.3.5.1.).

Regio praepiriformis und Mandelkerngebiet: Enge Verbindungen zwischen dem Tuberculum und der präpiriformen Rinde waren von GURDJIAN (1925, Ratte) und in der Folge wiederholt nach Untersuchungen am normalanatomischen Material

[218]) Kontralateral fand FERRER keine Degenerationen.

angenommen worden. VALVERDE (1963a, 1965) beschrieb sie dann am Golgi-Material von der Maus als tuberkulo-piriforme Fasern (Abb. 226), die bevorzugt aus den lateralen Zweidritteln des Tuberculum kommen sollen. Nach VALVERDE gehen die Fasern in die vierte Schicht der präpiriformen Rinde. Von SHUTE u. LEWIS (1963, 1967) wurden sie als Teil ihrer ,,olfactorischen Radiation“ beschrieben. Experimentell sind sie nun (offenbar erstmals) von FERRER nachgewiesen worden.

Entsprechende Verbindungen sollen auch mit der *periamygdalären* Rinde bestehen. VALVERDE (1963a) erwähnt, daß die tuberculo-piriformen Fasern, soweit sie über das vordere, wenig differenzierte Mandelkernfeld (Area amygdaloidea anterior) hinwegziehen, Kollateralfasern an dieses abgeben.

Zu diesem Feld gehört der Nucleus tractus olfactorii lateralis, in dem FERRER degenerierende Fasern nach Läsionen im Tuberculum olfactorium fand. Weiterhin projiziert das Tuberculum nach FERRER zu großen, tieferen Gebieten des Mandelkernkomplexes, wobei sich in den basolateralen Segmenten dicke degenerierende Fasern fanden, während im medialen Teil des Basalkerns dicke und dünne degenerierende Fasern gemischt waren. — Nach COWAN *et al.* (1965) lassen sich Projektionen zur Amygdala experimentell nur sehr schwierig nachweisen, weil Mitverletzung anderer Strukturen schwer zu vermeiden ist. Die Ergebnisse von COWAN *et al.* sprechen gegen eine Projektion von *medialen* Teilen des Tuberculum olfactorium zur Amygdala; Projektionen von anderen Teilen werden hingegen nicht ausgeschlossen.

Septum: Enge Beziehungen zum Septum sind aufgrund normalanatomischer Untersuchungen beschrieben worden u. a. von CROSBY (1917), GURDJIAN (1925), YOUNG (1936), KAPPERS *et al.* (1936), FOX (1940), JOHNSON (1957b) und CROSBY *et al.* (1966). VALVERDE (1963a) fand entsprechende Verbindungen am Golgi-Material von der Maus. Er beschrieb aus dem medialen Drittel des Tuberculum entspringende tuberculo-septale Fasern (Abb. 226). Experimentell belegt wurden sie von BRODAL (1948a), JOHNSON (1959), BAN u. ZYO (1962), KNOOK (1965), RAISMAN (1966) und FERRER (1971/72). Nach KNOOK handelt es sich um eine aus vielen Fasern bestehende Verbindung. Bevorzugt scheinen die Projektionen auf die medialen Abschnitte des Septum zu zielen, die von einigen Autoren auch allein genannt wurden. Nach RAISMAN (1966, Ratte) gehen die Fasern, deren möglicher Ursprung aus der präpiriformen Rinde nicht ausgeschlossen wird, spärlicher auch zum kontralateralen Septum. Auch SCHNITZLEIN (1966a) erwähnt für den Lungenfisch bilaterale Verbindungen zwischen Tuberculum olfactorium und Septum, während eine kontralaterale Komponente von FERRER (1971/72) beim Kaninchen nicht gefunden wurde.

Mediales Vorderhirnbündel: Ein wesentlicher Teil der Efferenzen des Tuberculum olfactorium verläuft über das mediale Vorderhirnbündel. Diese nach vielen normalanatomischen Untersuchungen angenommene Verbindung wurde im Golgi-Material von VALVERDE (1963a, 1965) beschrieben (Abb. 226) und von MILLHOUSE (1969) bestätigt. Die Fasern aus dem Tuberculum olfactorium bilden nach VALVERDE eine der wesentlichen Komponenten dieses Bündels. Sie sollen sowohl aus den Zellen der Inseln, als auch von den großen multiformen Zellen kommen. Nach MILLHOUSE (1969) gehen die Fasern am Boden des Hypothalamus entlang ins rostrale Mesencephalon. Die Axone der Inselzellen entsenden nach VALVERDE vor ihrem Eintritt in das Bündel rückläufige Kollateralen zum Zellhaufen.

Experimentell wurden die Fasern zum medialen Vorderhirnbündel von SANDERS-WOUDSTRA (1961), KUSAMA u. HAGINO (1961), BAN u. ZYO (1962), SZENTAGOTHAI *et al.* (1962), KNOOK (1965), MIZUNO *et al.* (1969a), SCOTT u. LEONARD (1971) und FERRER (1971/72) belegt. Bekannte Projektionsgebiete der aus dem Tuberculum entspringenden Fasern sind laterale und mediale präoptische Gebiete und das laterale Feld des Hypothalamus. MIZUNO *et al.* berichten über Fasern zum Corpus mamillare. KUSAMA u. HAGINO fanden nach Läsionen im Tuberculum olfactorium (und der lateralen präoptischen Region) beim Kaninchen massive Degenerationen in einem Strang des medialen Vorderhirnbündels, der caudal vom Nucleus interpeduncularis steil nach dorsal biegt und in einer begrenzten Region des zentralen Höhlengraus caudolateral vom Nucleus trochlearis und um die Wurzeln des Nervus trochlearis herum endet. Ein gleiches Gebiet auf der kontralateralen Seite soll ebenfalls Fasern erhalten.

Als weitere Projektionsgebiete werden die Habenula und der Nucleus dorsomedialis des Thalamus genannt. Diese Fasern folgen ebenfalls dem medialen Vorderhirnbündel, ehe sie in die Stria medullaris übergehen. Nach KNOOK (1965) enden sie im dorsomedialen Thalamuskern in einem länglichen Feld unmittelbar ventral vom lateralen Teil des Nucleus habenularis lateralis. Nach POWELL *et al.* (1965) wurden solche Fasern auch von GUILLERY (1959), DROOGLEEVER-FORTUYN *et al.* (1959) und CRAGG (1961a) beschrieben. POWELL *et al.* vermuten, daß sie hauptsächlich, wenn nicht ausschließlich in der präpiriformen Rinde entspringen. HEIMER (1972) fand sie von beiden Gebieten, d. h. sowohl von der präpiriformen Rinde als auch vom Tuberculum olfactorium.

Über Faserverbindungen zum eng benachbarten Nucleus accumbens ist nichts Sicheres bekannt. KNOOK (1965) erwähnt solche, kann jedoch die Möglichkeit nicht ausschließen, daß die Fasern von der Regio retrobulbaris kommen, da Teile von dieser in die Läsion einbezogen waren.

CRAGG (1961b) berichtet über degenerierende Fasern zur Regio entorhinalis, zum Subiculum und zum Hippocampus nach Läsionen im Tuberculum olfactorium. Diese Verbindungen sind von FERRER (1971/72) nicht bestätigt worden.

8.4.6. Funktion

Die engen funktionellen Beziehungen des Tuberculum olfactorium zum olfactorischen System werden im allgemeinen nicht mehr bestritten, nachdem mit modernen experimentellen Untersuchungsmethoden der Nachweis erbracht werden konnte, daß direkte Projektionen vom Bulbus olfactorius das Tuberculum erreichen. EDINGER (1908b, 1911a) hatte diese Verbindungen verneint (bzw. sie für sehr gering erachtet) und wollte das Tuberculum ganz vom Riechapparat abtrennen. Er sah es als ein für die Innervation des Mundes (Schnauze, Schnabel, Rüssel, Zunge) dienendes Zentralorgan des Trigeminus an und bezeichnete es als Zentrum des „Oralsinnes". Auf Verbindungen mit dem Trigeminus hat neuerdings wieder SCHNITZLEIN (1966a) beim Lungenfisch hingewiesen. Bei Säugern sind diese Einflüsse aber sicherlich weniger groß als von EDINGER angenommen. Selbst bei extrem starker Ausbildung des Trigeminus ist das Tuberculum olfactorium gering entwickelt, wenn der Bulbus olfactorius reduziert ist (BAUCHOT u. STEPHAN, 1968, bei semiaquatilen Insectivoren). Größenvergleiche sprechen eher für die Annahme von G. E. SMITH (1909), daß das Tuberculum ein ausschließlich olfactorisches Zentrum ist, dessen Größe direkt von der des Bulbus abhängt. Aber auch gegen diese Auffassung gibt es einige Vorbehalte.

Die Projektionen vom Bulbus olfactorius erreichen nach den Befunden einer großen Anzahl von Untersuchern das Tuberculum olfactorium nicht in seiner ganzen Ausdehnung, sondern beschränken sich auf die rostrolateralen, dem Tractus olfactorius anliegenden Abschnitte. Die caudomedialen Abschnitte sollen hingegen keine direkten Projektionen vom Bulbus bekommen. Diese Abschnitte sollen nach BREATHNACH (1953) selbst bei den anosmatischen Walen erhalten bleiben, d. h.

ihre Ausbildung soll nicht ausschließlich vom Ausbildungsgrad des olfactorischen Systems (also von olfactorischen Zuflüssen) abhängig sein[219]).

Für diese Gebiete könnten nichtolfactorische Afferenzen eine wesentliche Rolle spielen, wie sie vor allem über das mediale Vorderhirnbündel von mehr caudal gelegenen Regionen kommen. Bei den makrosmatischen Formen ist die Korrelation dieser Zuflüsse mit den olfactorischen Erregungen sicherlich eine wesentliche Funktion des Tuberculum olfactorium (olfacto-somatisches Korrelationszentrum[220]) nach SCHNITZLEIN, 1966a; CROSBY *et al.*, 1966; u. a.). Bei Fortfall der olfactorischen Erregungen (anosmatische Formen) bleibt möglicherweise die interne Korrelation zwischen den restlichen, nichtolfactorischen Zuflüssen von einer gewissen Bedeutung, was zur Erhaltung dieses Teils des Tuberculum beiträgt. Unabhängig davon besteht aber durchaus die Möglichkeit, daß einerseits im Sinne von HEIMER (1968), PRICE (1973), u. a. das Tuberculum als ganzes olfactorisch versorgt wird, und andererseits die als Tuberculum olfactorium bezeichneten Strukturen der anosmatischen Wale dem Tuberculum olfactorium makrosmatischer Säuger nicht voll entsprechen.

Nach MIZUNO *et al.* (1969a) wird das Tuberculum olfactorium neben anderen Strukturen (präoptische Region, Septum) als Knotenpunkt angesehen, durch den das System des medialen Vorderhirnbündels die limbischen und autonomen Strukturen des basalen Vorderhirns verbindet. Sie weisen auf die bedeutsame Rolle des Tuberculum olfactorium in einer von der orbitalen Rinde (über das mediale Vorderhirnbündel) in den Hirnstamm absteigenden Bahn hin.

Nach SHUTE u. LEWIS (1963) stellt das Tuberculum olfactorium, welches viele cholinesterasehaltige Neurone enthält, einen wichtigen Ausgangs- bzw. Knotenpunkt in einer vorwärtsgerichteten „olfactorischen Radiation" dar, die zu den rostralen olfactorischen Strukturen hinführt.

8.5. Regio periamygdalaris

Im menschlichen Gehirn liegt die Regio periamygdalaris dorsal auf dem Temporallappen in einem sich halbmondförmig hervorwölbenden Gyrus semilunaris, dessen äußere Grenze durch den Sulcus semiannularis (oft als Fissura amygdalae bzw. amygdaloidea bezeichnet) gebildet wird. Die freien, meningealen Oberflächen des Mandelkernkomplexes werden nicht allgemein als Rinde anerkannt. Vor allem PIGACHE (1970) hat — wie auch für die anderen Areale unseres Semicortex — die diesbezügliche Literatur zusammengefaßt und Argumente zusammengetragen, die gegen ihre Einbeziehung in die Rinde (Palaeocortex) sprechen. Er erwähnt in diesem Zusammenhang die Unsicherheit einer dritten Schicht, die nicht regelmäßige Anordnung der Zellen, ihre nur unvollständige Trennung von den tieferen Kerngebieten und das mangelnde tiefe Substratum weißer Substanz. Dies trifft für einen Teil der Oberflächenareale wirklich zu, während andere große Ähnlichkeit mit der benachbarten Regio praepiriformis haben, deren Rindenzugehörigkeit nicht angezweifelt wird. Wir haben auch hier, um die Strukturen möglichst vollständig erfassen zu können, alle Oberflächengebiete des Mandelkernkomplexes einbezogen, die eine Molekularschicht haben. Sollten sie nicht „echt" cortical sein, sind sie zumindest als corticoid anzusprechen (auch JACOBS *et al.*, 1971).

---

[219]) Auch der Befund von SANIDES (1958), daß der Differenzierungsgrad der großen medialen Callejaschen Insel beim Menschen am höchsten sei, deutet in diese Richtung.

[220]) Elektrophysiologische Studien von RIOCH u. BRENNER (1938), KAADA (1951), u. a. stehen damit in Einklang. Reizung des Tuberculum olfactorium führte zu Schluck- und Leckbewegungen, Speichelfluß und Pupillenerweiterung.

Beim Menschen ist der Mandelkernkomplex einschließlich seiner Oberflächenstrukturen mehrfach untersucht worden, und es liegt eine sehr detaillierte und in der Feinheit der Gliederung kaum zu übertreffende Studie von BROCKHAUS (1940a) vor. Trotzdem können wir auch bei der Regio periamygdalaris auf eine gezielte Berücksichtigung der vergleichenden Anatomie nicht verzichten, weil sehr viele Untersuchungen, die Aufschluß über Feinbau, Faserverbindungen, Funktion usw. geben können, an Tieren durchgeführt wurden. Um sie auf den Menschen übertragen zu können, muß die Homologie der Strukturen möglichst sorgfältig erwogen werden. Erschwert wird dies durch die sehr starken Lageveränderungen, die die Amygdala während der Phylogenese (s. 4.2.1.) erfährt (entsprechendes gilt auch für die Ontogenese, s. 6.3.2.1.), und die zu Schwierigkeiten bei der Orientierung in mikroskopischen Schnitten führen. Erleichtert wird die Homologisierung der periamygdalären Rinde und ihrer Teile hingegen durch konstante Beziehungen zu den tieferen Strukturen der Amygdala. Aus diesem Grund (und soweit erforderlich) sollen diese, obwohl nicht zum engeren Thema gehörend, mit erörtert werden.

Über den Mandelkernkomplex gibt es eine Fülle von Veröffentlichungen aus unterschiedlichen Fachrichtungen. GLOOR (1960), KAADA (1972) und RICHARDSON (1973) haben kurze allgemeine Übersichten hierüber gegeben und auch zu funktionellen Problemen Stellung genommen.

8.5.1. Vergleichende mikroskopische Anatomie

Übersichten über die Phase der nichtsäugenden Wirbeltiere (Literaturauswahl nachstehend) geben CROSBY *et al.* (1966) und NIEUWENHUYS (1967). Danach ist ein primordialer Mandelkern auch bei niederen Wirbeltieren vorhanden. Bei Reptilien findet sich ein gut differenzierter Mandelkern, in dem ein Nucleus tractus olfactorii lateralis (ähnlich dem der Säuger) beschrieben wurde, während die übrigen Kerne nur schwierig zu homologisieren sind. Eine periamygdaläre Rinde, die der der Säuger vergleichbar wäre, besteht nach ROSE (1927b) bei Reptilien und Vögeln noch nicht; nur beim Alligator erwähnt er hierfür eine Andeutung. Ein periamygdalärer Semicortex bildet sich nach ROSE (1927b, S. 375) erst bei den Säugern aus.

Nichtsäuger: JOHNSTON (1915, 1923, Schildkröte); CROSBY (1917, Alligator); HINES (1923, *Sphenodon*); HOLMGREN (1925, Schildkröte); CAIRNEY (1926, *Sphenodon*); DURWARD (1930, *Sphenodon*); SHANKLIN (1930, Chamaeleon); HERRICK (1933a, b, Schwanzlurche); GOLDBY (1934, Eidechse); WESTON (1937, Fische); CURWEN (1935, 1939, *Tupinambis*); GOLDBY u. GAMBLE (1957, Reptilien); KOIKEGAMI (1963, Reptilien, Vögel); CAREY (1966, Schlange); CROSBY *et al.* (1966, diverse); SCHNITZLEIN (1966b, Lungenfisch); NIEUWENHUYS (1967, Übersicht); SCHNITZLEIN u. CROSBY (1967, Lungenfisch); CROSBY u. SCHNITZLEIN (1974, *Myxine*).

Säuger, Nichtprimaten: GANSER (1882, Maulwurf); MONDINO (1885, Kaninchen); HONEGGER (1892, diverse); KOELLIKER (1896, Kaninchen); VÖLSCH (1906, Igel, Maus; 1911, Frettchen); VRIES (1910a, diverse); SPIEGEL (1919, diverse); JOHNSTON (1923, Opossum, Kaninchen, Fledermaus); HOLMGREN (1925, Maus, Ontogenese); SONNTAG u. WOOLLARD (1925, Erdferkel); BERKELBACH VAN DER SPRENKEL (1926, Opossum); ROSE (1927a, diverse; 1929b, Maus; 1931, Kaninchen); CLARK (1928, *Macroscelididae*); GURDJIAN (1928a, Ratte); I. u. N. POPOFF (1929, Ratte); O. C. SMITH (1930, Baumameisenbär); HUMPHREY (1936, Fledermaus); YOUNG (1936, Kaninchen); MITTELSTRASS (1937, diverse); FOX (1940, Katze); J. E. ROSE (1942, Schaf); CROSBY u. HUMPHREY (1944, Spitzmaus); JESERICH (1945, Nerz); BRODAL (1947c, Ratte); LAUER (1949, Panda); UCHIDA (1950a, b, diverse); FUKUCHI (1952, Ungulaten); JANSEN u. JANSEN (1953, Finnwal); BREATHNACH u. GOLDBY (1954, Tümmler); KOIKEGAMI *et al.* (1955, diverse); JOHNSON (1957a, Meerschweinchen; 1957b, Maulwurf); KARIBE (1961, *Carnivora*); PILLERI (1961b, Biber); SAKAI (1961, Elefant); CATTANEO u. BERLUCCHI (1963, Meerschweinchen); KOIKEGAMI (1963, diverse); MAKSYMOWICZ (1963, Hund); MIODONSKI (1965, 1971, Hund); RUGGERI (1966, Hund, Katze, Meerschweinchen); VOLKER u. HAMEL (1966, Beutelratte); GIRGIS (1968a, Biberratte); MUKHINA u. LEONTOVICH

(1970, Hund); LAKOMY (1970, Rind); HALL u. GENESER-JENSEN (1971, Meerschweinchen); JACOBS *et al.* (1971, Großer Tümmler).

Säuger, Primaten: VRIES (1910a, diverse); VÖLSCH (1911, *Lemur, Macaca*); C. u. O. VOGT (1919, Mensch); JOHNSTON (1923, *Macaca*, Mensch); FOIX u. NICOLESCO (1925); ROSE (1927a, *Lemur;* 1927b, *Papio*, Mensch); HILPERT (1928, Mensch); MITTELSTRASS (1937, *Macaca, Cercopithecus, Papio*); BROCKHAUS (1940a, Mensch); CROSBY u. HUMPHREY (1941, Mensch); LAUER (1945, *Macaca*); JIMENEZ-CASTELLANOS (1949, *Macaca*); MARBURG (1949, Mensch); MIKAMI (1952b, *Macaca*); ALLISON (1954, Mensch); MATSUKAWA (1959, diverse); SASAGAWA (1960a, Schimpanse; 1960b, *Lagothrix*; 1961, *Alouatta*); CROSBY *et al.* (1962, Mensch und Übersicht); KOIKEGAMI (1963, diverse); SMIALOWSKI (1965a, *Macaca*).

Alle Säuger (Literaturauswahl vorstehend) haben einen großen[221]), gut entwickelten und in mehrere Kerne differenzierbaren Mandelkern mit freiliegenden, periamygdalären Oberflächen. Breiter fundierte vergleichend-anatomische Untersuchungen stammen von VÖLSCH (1906, 1911), SPIEGEL (1919), JOHNSTON (1923), ROSE (1927a, b), MITTELSTRASS (1937), UCHIDA (1950a, b) und KOIKEGAMI (1963). Übersichten finden sich bei CROSBY *et al.* (1962, 1966). Die Terminologie in diesen und den oben aufgeführten Arbeiten ist nicht einheitlich, aber es wurde in fast allen Arbeiten versucht, die unterschiedlichen Bezeichnungsweisen einander gegenüber zu stellen. Tabellarische Übersichten hierzu finden sich bei BROCKHAUS (1940a), JIMENEZ-CASTELLANOS (1949), UCHIDA (1950a), KOIKEGAMI (1963) und PIGACHE (1970).

Die *periamygdalären Oberflächen* sind nur in wenigen Arbeiten als besondere Strukturgebiete berücksichtigt worden[222]). Dies geschah vor allem in den Arbeiten von ROSE (1927a, b, 1929b, 1931), HILPERT (1928), I. u. N. POPOFF (1929), MITTELSTRASS (1937), BROCKHAUS (1940a), FILIMONOFF (1947), JIMENEZ-CASTELLANOS (1949), FUKUCHI (1952), KOIKEGAMI *et al.* (1955), KOIKEGAMI (1963) und LAKOMY (1970). Alle diese Autoren haben die Oberflächen des Mandelkerns untergliedert, doch nur ROSE, I. u. N. POPOFF und BROCKHAUS haben über diese Gliederungen auch Rindenkarten veröffentlicht.

PIGACHE (1970) hat einen Vergleich der durch ROSE, BROCKHAUS und ALLISON für den Menschen erstellten Rindenkarten durchgeführt und auch mit einer entsprechenden vom Pavian (ROSE) verglichen. Es zeigte sich, daß weder in der Umgrenzung, noch in der Art der Untergliederung und in der Lage der Teilgebiete eine Annäherung, geschweige denn Übereinstimmung besteht. Dies gilt in noch stärkerem Maße, wenn der Vergleich auf niedere Säuger ausgedehnt wird. Wir hatten bereits darauf hingewiesen, daß dieser Vergleich notwendig ist, wenn die bei diesen Säugern gewonnenen Kenntnisse auf den Menschen übertragen werden sollen.

Für die Beantwortung der Frage, in welcher Weise die periamygdalären Oberflächen des Menschen mit jenen der niederen Säuger homologisiert werden können, und ob dies überhaupt möglich ist, gibt es in der Literatur keine oder nur sehr vage Hinweise. Wir haben mit der Untersuchung weniger Stufen der aufsteigenden Primatenreihe versucht, der Beantwortung dieser Frage näher zu kommen und auch abzuschätzen, ob progressive oder regressive Entwicklungstendenzen vorliegen. Insgesamt bleibt die vergleichende Anatomie der Regio periamygdalaris aber ein für künftige Untersuchungen offenes Feld.

8.5.1.1. Topographie und Gliederung

Wie in den Kapiteln über Phylogenese und Ontogenese bereits ausgeführt, erfährt die Amygdala während ihrer Entwicklung eine komplizierte Verlagerung und

[221]) Bei den Fledermäusen scll er vergleichsweise besonders groß sein (HUMPHREY, 1936).

[222]) Vor allem im angloamerikanischen Schrifttum werden auch die Oberflächen als Kerngebiete angesprochen.

Drehung. Diese ist von vielen Untersuchern erörtert worden und wird offensichtlich beeinflußt durch die Ausdehnung des Isocortex, insbesondere des Temporallappens und nach SPIEGEL (1919) auch durch ein unterschiedliches Wachstum der verschiedenen Komponenten der Amygdala.

Die bei den makrosmatischen Säugern an der ventralen Oberfläche liegenden *periamygdalären Felder* werden bei den Halbaffen nach medial und beim Menschen schließlich nach dorsal verlagert (Abb. 227—230). Trotz aller Lageveränderungen bleiben das Grundschema der Amygdala und insbesondere auch die Beziehungen zwischen den verschiedenen subcorticalen und corticalen Komponenten erhalten. Bereits VÖLSCH (1906, 1911) hatte in einer frühen, umfassenden vergleichend-anatomischen Studie diese Beziehungen treffend dargestellt.

Nach VÖLSCH (1911) besteht der Mandelkernkomplex im wesentlichen aus drei Abschnitten: 1. dem Hauptkomplex, 2. einem Rindenanteil und 3. einem kleinzelligen, medialen Kern. Der Hauptkomplex besteht aus einem lateralen, mittelgroßzelligen Kern M (=Nucleus amygdalae lateralis vieler späterer Autoren), einem zentralen großzelligen Kern T′ (=Nucleus amygdalae basalis, Pars magnocellularis) und einem medialen mittelgroßzelligen Kern T (=Nucleus amygdalae basalis, Pars parvocellularis). Letzterer war nach VÖLSCH offen für eine weitere Untergliederung, die inzwischen vielfach vorgenommen wurde. Der Rindenanteil des Mandelkerns (B= Nucleus amygdalae corticalis), auch direkt als Rinde bezeichnet, ist nach VÖLSCH ganz eng mit dem Hauptkomplex verbunden und diesem unbedingt zuzurechnen. Frühe Autoren (z. B. VRIES, 1910a) hatten diesen Teil ausgegliedert und betrachteten ihn als mehr oder weniger unabhängige Rinde des Lobus piriformis. Eine ähnliche Lösung haben neuerdings wieder VALVERDE (1965) und GIRGIS (1969b) aus funktionellen Gründen vorgeschlagen.

Hingegen ist der kleinzellige, mediale, sublentikuläre Kern D (=Nucleus amygdalae medialis) deutlich abgesetzt. Er wurde von VÖLSCH nur mit Vorbehalt zum Mandelkernkomplex gerechnet. Den benachbarten Komplex E (=Nucleus amygdalae centralis) hat VÖLSCH nicht in die Amygdala einbezogen. Der Komplex D′ (=Nucleus tractus olfactorii lateralis) wurde von ihm als oraler abgesprengter Teil des Mandelkernkomplexes betrachtet. Zwischen dem Hauptkomplex einerseits und dem Medialkern (D) andererseits, kommen recht konstant Ansammlungen ganz kleiner, körnerartiger Elemente K (=interstitielle oder interkaläre Zellmassen, intercalated cell masses) vor, die die Abgrenzung zwischen diesen Komponenten erheblich erleichtern[223]). Nur gegen die Rinde hin finden sie sich nie und die Verbindung zwischen Hauptkomplex und Rinde bleibt überall erhalten.

VÖLSCH gliedert den Rindenanteil in zwei Abschnitte, von denen der laterale gewissermaßen als Ursprung (Wurzel) angesehen wird und sich aus der Rinde des mittleren Lobus piriformis ableiten soll[224]), während der mediale aus dem Übergangsbereich zum Ammonshorn hervorgehen soll und von VÖLSCH als „terminaler Teil der Rinde des Lobus piriformis" bezeichnet wird.

BRODMANN (1909), der bereits vor VÖLSCH die Oberfläche des Mandelkerns als Rinde (Feld A) betrachtet und in seine Regio olfactoria einbezogen hatte, hat eine solche Untergliederung nicht durchgeführt. Sie fehlt auch bei FLORES (1911) und ROSE (1912). C. u. O. VOGT (1919) unterscheiden zwei Teile, die Oberfläche des Gyrus semilunaris (Seml) und ein davor liegendes Gebiet (PNA in Abb. 2 und 3).

---

[223]) Solche interstitiellen Zellmassen haben nach SANIDES (1957a, b) eine generelle Bedeutung für die Charakterisierung von Grenzen. SANIDES nannte sie „Insulae terminales" und betrachtet sie als Reste der ontogenetischen Matrix.

[224]) Auch nach JOHNSTON (1923, S. 459) wird der Nucleus corticalis (der diesem Gebiet von VÖLSCH entspricht) aus den corticalen Schichten des Lobus piriformis gebildet.

ROSE (1927a, b) führte die Bezeichnung „Regio periamygdalaris" (Pam) ein und hat offenbar in Anlehnung an C. u. O. VOGT ebenfalls Gebiete außerhalb des durch den Sulcus semiannularis umgrenzten Gyrus semilunaris einbezogen. Er gliedert die Regio periamygdalaris in einer breit angelegten, vergleichend-anatomischen Studie bei den Säugern in drei bis fünf Areale, wobei die Unterschiede in der Felderzahl allein auf einer mehr oder weniger starken Gliederung seines Feldes Pam 1 in Unterfelder beruhen. Es handelt sich hierbei um jenes Feld, welches außerhalb des Gyrus semilunaris liegt (PNA bei VOGT), und welches durch eine Capsula externa vom Mandelkern abgetrennt ist. Dieses Gebiet hat große Ähnlichkeit mit der benachbarten präpiriformen Rinde und wird von uns dieser zugerechnet[225]).

Die Felder Pam 2 und 3 liegen im Gyrus semilunaris. Pam 2 entspricht im allgemeinen der Oberfläche des Hauptkomplexes von VÖLSCH, also seiner Rinde B, doch bestehen vor allem caudal Unsicherheiten. Teile der caudalen periamygdalären Rinde werden von ROSE teils in die präpiriforme Rinde, teils in die präsubikuläre Rinde einbezogen. Erst 1931 (Kaninchen) schließt ROSE diese caudalen Gebiete als Pam 4, 5 und 6 in die periamygdaläre Rinde ein.

ROSES Aussage: „Die Lage und der Bau der einzelnen periamygdalären Felder bei den Säugetieren ist so gleichartig, daß die Homologie auf keine Schwierigkeiten stößt" (1927a, S. 47), trifft auf seine eigenen Bearbeitungen des Komplexes keinesfalls zu. Homologe Gebiete werden mit verschiedenen Bezeichnungen versehen und gleiche Bezeichnungen stehen für verschiedene Gebiete.

Diese kritische Aussage erfordert Belege, doch können wir aus der Vielzahl von Beispielen nur einige nennen, wobei wir uns der Einfachheit halber schon hier auf unsere eigenen, später näher zu erläuternden Termini beziehen: ROSES Pam 1 ist im allgemeinen präpiriforme Rinde (s. oben), bei Maus und Mantelpavian aber Subregio corticalis (unsere Pam C). ROSES Pam 2 entspricht im allgemeinen unserer Subregio corticalis, bei der Maus (1929b, dort Tafel 10) und beim Kaninchen (1931) entspricht sie aber auch der Area anterior der Subregio anteromedialis (unsere Pam Aa). Dieses Gebiet gehört zu einem deutlich verschiedenen Komplex. ROSES Pam 3 ist im allgemeinen unsere Area medialis (Pam Am) der Subregio anteromedialis, beim Hund hingegen entspricht sie unserem Pam C, während Pam Am nicht einbezogen ist. Beim Mantelpavian schließlich entspricht sie der Area parahippocampalis (Pam Ch). Diese Beispiele ließen sich beliebig vermehren.

Die Unsicherheit in der Homologisierung der verschiedenen Felder bei ROSE beruht sicherlich zu einem erheblichen Teil darauf, daß die Gliederung der Oberflächen ohne Bezugnahme auf die tieferen Strukturen durchgeführt wurde. Schon VÖLSCH (1911) hatte ja auf die sehr engen Beziehungen zwischen corticalen und subcorticalen Strukturen hingewiesen. BROCKHAUS (1940a) hat sie bei seiner Gliederung des menschlichen Mandelkernkomplexes eingehend berücksichtigt[226]).

225) PIGACHE (1970) hat sich mit dem wechselvollen Schicksal dieses Gebietes befaßt. Danach haben neben ROSE auch MITTELSTRASS (1937), UCHIDA (1950a, b), GASTAUT u. LAMMERS (1961), CROSBY *et al.* (1962), KOIKEGAMI (1963) und VALVERDE (1965) Gebiete außerhalb des Sulcus semiannularis in die periamygdaläre Rinde einbezogen. Ebenso wie wir beschränkt PIGACHE die periamygdalären Gebiete auf den Gyrus semilunaris und nennt als weitere Vertreter dieser Auffassung HILPERT (1928), BROCKHAUS (1940a), FILIMONOFF (1947), JIMENEZ-CASTELLANOS (1949) und PRIBRAM u. KRUGER (1954). Hinzuzufügen wären noch BRODMANN (1909), der das extra-semilunare Feld als Area 51d (Teil unserer präpiriformen Rinde) bezeichnet und I. u. N. POPOFF (1929), die gegen eine Einbeziehung in die periamygdaläre Rinde ebenfalls Bedenken geltend machten.

226) Chronologisch vor BROCKHAUS hat HILPERT (1928) die Oberflächen des menschlichen Mandelkernkomplexes gegliedert. Diese Gliederung ist weniger detailliert und durch Illustrationen belegt. HILPERT bezeichnet die Rindenformation des Gyrus semilunaris in ihrer Gesamtheit als Nucleus corticalis und gliedert sie in vier Unterfelder (pa 1—4). Diese sollen vor allem dorsal einen ausgesprochenen Rindencharakter haben. Der mediale Kern (unsere Area medialis der Subregio anteromedialis, Pam Am) wird von HILPERT nicht in den Mandelkernkomplex einbezogen. Das Gebiet vor dem Nucleus corticalis wird als Nucleus praeamygdalaris bezeichnet und entspricht wahrscheinlich unserer Area anterior (Pam Aa).

Brockhaus bezeichnet den corticalen Anteil des Mandelkernkomplexes als *Semicortex amygdaleus* (scA) oder Regio semicorticalis amygdalea und gliedert ihn in *Subregio periamygdalea* (pA) und *Subregio perisupraamygdalea* (psA). Dabei entspricht die erstere im wesentlichen den Oberflächen des Hauptkomplexes (unser Pam C), die letztere den Oberflächen des anteromedialen Gebietes (unser Pam A).

Die Subregio periamygdalea (pA) wird von Brockhaus weiter untergliedert in ein orales (pAo) und ein caudales (pAc) Gebiet. Das caudale umfaßt zwei Felder, eine Area periamygdalea caudalis ventralis (pAcv) und dorsalis (pAcd), das orale ebenfalls zwei, eine Area amygdalea oralis ventralis (pAov) und dorsalis (pAod). pAcv und pAod wurden jeweils in zwei Unterfelder weiter untergliedert, so daß im Bereich der Oberflächen des Hauptkomplexes insgesamt sechs Abschnitte unterschieden werden. Die Oberfläche des rostromedialen Gebietes (Subregio perisupraamygdalea, psA) wird von Brockhaus in drei Felder gegliedert, und zwar in eine Area perisupraamygdalea ventralis (psAv), intermedia (psAi) und dorsalis (psAd). Eine Homologisierung dieser Untergebiete mit unseren eigenen Arealen werden wir (soweit eine solche möglich ist) im Zusammenhang mit der Darstellung der einzelnen Gebiete vornehmen. Brockhaus hat seine Felder mit jenen von Rose verglichen und mutmaßliche Homologien geäußert.

Auch bei Brockhaus findet sich jene klare Trennung zwischen dem Hauptkomplex (Amygdaleum proprium) und den anteromedialen Gebieten (Supraamygdaleum), die bereits bei Völsch besonders hervorgehoben wurde, und auf die neuerdings Stephan u. Andy (1975) in vergleichend-quantitativen Untersuchungen wieder hingewiesen haben. Diese Grundgliederung unterscheidet sich in der Zuordnung der Oberflächenstrukturen des Hauptkomplexes (B bei Völsch, pA bei Brockhaus, unsere Subregio Pam C) wesentlich von der bei angloamerikanischen Autoren üblichen. Von diesen wird der als Nucleus corticalis bezeichnete Komplex mit dem Nucleus medialis (D bei Völsch, sAs und psA bei Brockhaus, unsere Area Pam Am) und dem Nucleus centralis (E bei Völsch, sAp bei Brockhaus) zu einer *corticomedialen* Gruppe zusammengefaßt, die dem Hauptkomplex — der *basolateralen* Gruppe — gegenübergestellt wird. Diese von Humphrey (1936) eingeführte Grundgliederung[227]) wird auf Johnston (1923) zurückgeführt, obwohl sich Johnston nicht eindeutig zu dieser speziellen Gliederung bekannt hat. In der Arbeit von Johnston stehen sich zwei Auffassungen gegenüber: (1) Nach Ursprung und Alter der Kerne gliedern sich diese in zwei deutliche Gruppen. Eine ist primitiv und verändert sich wenig. Sie enthält Nucleus centralis, medialis, corticalis und tractus olfactorii lateralis. Die zweite Gruppe mit Nucleus basalis und lateralis ist eine spätere Bildung und entsteht durch Einfaltung und Einwanderung oberflächlicher Zellen[228]) (Johnston, 1923, S. 456). Diese Auffassung ist von Humphrey übernommen worden. (2) Die morphologische Entwicklung des Mandelkernkomplexes zeigt, daß er aus zwei Teilen besteht: den zentralen und

---

[227]) Ihr sind auch Crosby u. Humphrey (1941), Breathnach u. Goldby (1954) und Crosby *et al.* (1966) gefolgt, während Fox (1940) diesen beiden Gruppen das vordere Mandelkernfeld (Area amygdaloidea anterior) zur Seite gestellt hat. Dieser Dreiteilung folgten u. a. Jeserich (1945), Jansen u. Jansen (1953), Johnson (1957a), Volker u. Hamel (1966) und Girgis (1968a). Lauer (1945, 1949) hat schließlich dem corticoamygdaloiden Übergangsfeld (unserem Pam Cs) den Rang einer vierten Gruppe gegeben. — Andere Zweiteilungen, die sich von der von Humphrey unterscheiden, aber auch untereinander verschieden sind, haben Gurdjian (1928a), Koikegami (1963) und Miodonski (1965) vorgelegt. Da sie die Regio periamygdalaris nicht direkt betreffen, werden wir nicht näher auf sie eingehen. — Keine Gruppierung der von Johnston benannten Kerne findet sich u. a. bei Clark (1928), O. C. Smith (1930), Young (1936), Brodal (1947c), Jimenez-Castellanos (1949), Johnson (1957b), Maksymowicz (1963), Smialowski (1965a) und Ruggeri (1966). — Der Terminologie von Johnston sind vor allem die angloamerikanischen Untersucher gefolgt, während die russischen und japanischen Autoren teilweise die Bezeichnungen von Brockhaus übernommen, teilweise eine eigene Terminologie entwickelt haben.

[228]) Zur Frage dieser Einfaltung bzw. Einwanderung ist weiter vorn Stellung genommen worden (s. S. 176).

medialen Kernen, die einen alten Teil bilden, der mit den medialen olfactorischen Kernen, mit Hippocampus und Hypothalamus verbunden ist und den *basalen, lateralen und corticalen Kernen*, die neu hinzugefügt oder vergrößert werden. Sie scheinen eine Erweiterung und Weiterdifferenzierung des olfacto-somatischen Korrelationsfeldes zu sein und zeigen eine zunehmende Trennung vom primitiven Typus der Verbindungen der Amygdala (JOHNSTON, 1923, S. 474). In dieser Art der Untergliederung stimmt JOHNSTON mit VÖLSCH und BROCKHAUS überein.

Diese grundsätzliche Trennung ergibt sich auch aus den Studien von BERKELBACH VAN DER SPRENKEL (1926) über die Stria terminalis beim Opossum und aufgrund weiterer, aus ganz verschiedenen Forschungsrichtungen stammender Befunde. MACCHI (1951, ontogenetische Studien beim Menschen) konnte zeigen, daß der Nucleus corticalis in der frühen Ontogenese deutlich engere Beziehungen zum basalen Kern hat, als zu den medialen und zentralen Kernen. MACCHI stellt deswegen einer *centromedialen* Kerngruppe eine *cortico-basolaterale* gegenüber. Auch DAITZ (1951) hat beim Galago den corticalen Kern mit den basalen und lateralen Kernen zusammengefaßt. HALL *et al.* (1969) berichten, daß eine klare Grenzziehung und Teilung zwischen Nucleus corticalis und basalis fast unmöglich sei (auch viele andere Untersucher), und daß im Golgi-Material die Zellen des Nucleus corticalis jenen des Nucleus basalis und lateralis stärker ähneln als jenen des Nucleus centralis und medialis[229]).

Schließlich kamen STEPHAN u. ANDY (1975) beim Versuch, den Mandelkern so sicher zu untergliedern, daß sich seine Teile in der ganzen Primatenreihe homologisieren und quantitativ erfassen lassen, zu einer ganz entsprechenden Gliederung. Unabhängig von den sonstigen Lage-, Form- und Größenveränderungen innerhalb des Mandelkerns ist die Grenze zwischen diesen beiden Hauptkomplexen immer deutlich. Hierbei haben die bereits von VÖLSCH hervorgehobenen interstitiellen Zellmassen eine deutlich trennende Position (Abb. 236).

Es war uns aber nicht möglich, die centromediale Gruppe stets mit Sicherheit vom vorderen Mandelkernareal (anterior amygdaloid area vieler angloamerikanischer Autoren) zu trennen[230]), und wir haben deswegen die beiden Komplexe zur Subregio periamygdalaris anteromedialis (Pam A) zusammengefaßt. Auch bei BROCKHAUS steht dieser Komplex in seiner Gesamtheit als Subzonula supraamygdalea dem Rest des Mandelkernkomplexes gegenüber. Während wir bezüglich dieses Komplexes in der Intensität der Oberflächengliederung mit BROCKHAUS übereinstimmen (was jedoch nichts über die Homologie der Teilstrukturen aussagt; hierzu später), hat BROCKHAUS die Oberfläche des Hauptkomplexes stärker untergliedert (6 Gebiete), als uns dies nach vergleichend-anatomischen Untersuchungen möglich war. Hier erwies sich eine Beschränkung auf drei Gebiete als zweckmäßig. Besonders im zentralen Gebiet (Area principalis) gibt es eine Anzahl örtlicher, teilweise artspezifischer Varianten, die nicht in eine allgemein gültige Gliederung aufgenommen werden konnten. Häufig unterscheidet sich der caudale Abschnitt

---

[229]) In einer späteren Arbeit hält es HALL (1972a) aufgrund solcher Befunde für naheliegend, Lateral-, Basal- und Corticalkern zusammenzufassen, kommt jedoch abschließend zur Auffassung, daß Gruppierungen innerhalb des Mandelkerns überlebt seien, weil sich nicht alle Merkmale in die gleiche Gruppierung einpassen lassen. HALL verabsäumt hier offensichtlich, Prioritäten zu setzen. Diese müssen vergleichend-anatomisch (phylogenetisch und ontogenetisch) sein. Faserverbindungen und histochemische Befunde sind für fundamentale Gliederungen kaum geeignet. Sie vereinigen vielfach genetisch ganz verschiedene Gebiete, bzw. trennen genetisch verwandte Gebiete (wie es z. B. bei der Aufstellung von Funktionssystemen geschieht).

[230]) HALL u. GENESER-JENSEN (1971) haben neuerdings wieder die Ähnlichkeit in den Zellen hervorgehoben.

deutlich vom rostralen, ein Unterschied der auch beim Menschen existiert und der BROCKHAUS zu einer Zweiteilung dieses zentralen Areals veranlaßt hat.

Zusammengefaßt erweist sich für die Grundgliederung des Mandelkerns nach vergleichend-anatomischen Untersuchungen (auch STEPHAN u. ANDY, 1975) eine Aufspaltung in zwei Hauptkomplexe als zweckmäßig. Jeder Hauptkomplex hat einen subcorticalen und einen corticalen Anteil. Beide periamygdaläre Subregionen lassen sich in je drei Felder gliedern.

Diese Gliederung läßt sich mit den Untersuchungen von BROCKHAUS beim Menschen gut n Einklang bringen, doch erlauben die verbleibenden Unterschiede und die teilweise vorhandenen Unsicherheiten in der Homologisierung nicht, die Terminologie von BROCKHAUS zu übernehmen[231]).

Auch die Übernahme der Roseschen Numerierung der Felder (Pam 1, 2 ...) erwies sich als unangebracht, weil in den Arbeiten, in denen diese Bezeichnungsweise verwendet wurde,

Amygdala

Kerngebiete	Oberflächengebiete der Regio periamygdalaris (Pam)	
I. Formatio amygdaloidea centromedialis		
	Subregio periamygdalaris anteromedialis	Pam A
Nucleus amygdalae anterior A	Area anterior	Pam Aa
Nucleus tractus olfactorii lateralis O	Area nuclei tractus olfactorii	Pam Ao
Nucleus amygdalae medialis M	Area medialis	Pam Am
Nucleus amygdalae centralis Ce	ohne	
II. Formatio amygdaloidea cortico-basolateralis		
Nucleus amygdalae lateralis L	ohne	
Nucleus amygdalae basalis B	ohne (bzw. C)	
Nucleus amygdalae corticalis C	*Subregio periamygdalaris corticalis*	Pam C
	Area semiannularis	Pam Cs
	Area principalis	Pam Cp
	Area parahippocampalis	Pam Ch

ganz verschiedene Gebiete mit gleichen Nummern belegt wurden. Dies gilt nicht nur für die Arbeiten von ROSE selbst, sondern auch für die von I. u. N. POPOFF (1929), MITTELSTRASS (1937) und KOIKEGAMI (1963).

Als Grundlage einer Terminologie der Rindengliederung bot sich die im angloamerikanischen Schrifttum recht einheitlich gebrauchte und einfache Bezeichnungsweise der diversen Kerne an. Wir haben die engen räumlichen Bindungen der corticalen an die subcorticalen Gebiete — auf deren Bedeutung für die Gliederung wir wiederholt hingewiesen haben — dazu benutzt, die verschiedenen Nomenklaturen miteinander zu verbinden, und in der vorstehenden Gliederung soweit wie möglich die im modernen Schrifttum ganz überwiegend verwandten, auf JOHNSTON (1923) zurückgehenden Bezeichnungen zugrunde gelegt[232]).

Diese Gliederung läßt bewußt das Problem offen, ob in der Tiefe der periamygdalären Rinde noch ein Nucleus gleichen Namens (Nucleus corticalis, medialis usw.) abgegliedert

[231]) Hinzu kommt, daß die Terminologie von BROCKHAUS recht kompliziert ist und die Reihenfolge der Buchstaben in den Abkürzungen sehr genau beachtet werden muß, um Verwechslungen zu vermeiden.

[232]) Die dabei verwendeten Bezeichnungen treffen, soweit sie auf topographischen Angaben beruhen, wegen der starken Verlagerungen der Gebiete nicht für alle Formen zu. Die Termini haben sich zwischenzeitlich jedoch so fest verankert, daß sie nicht deswegen geändert werden sollten.

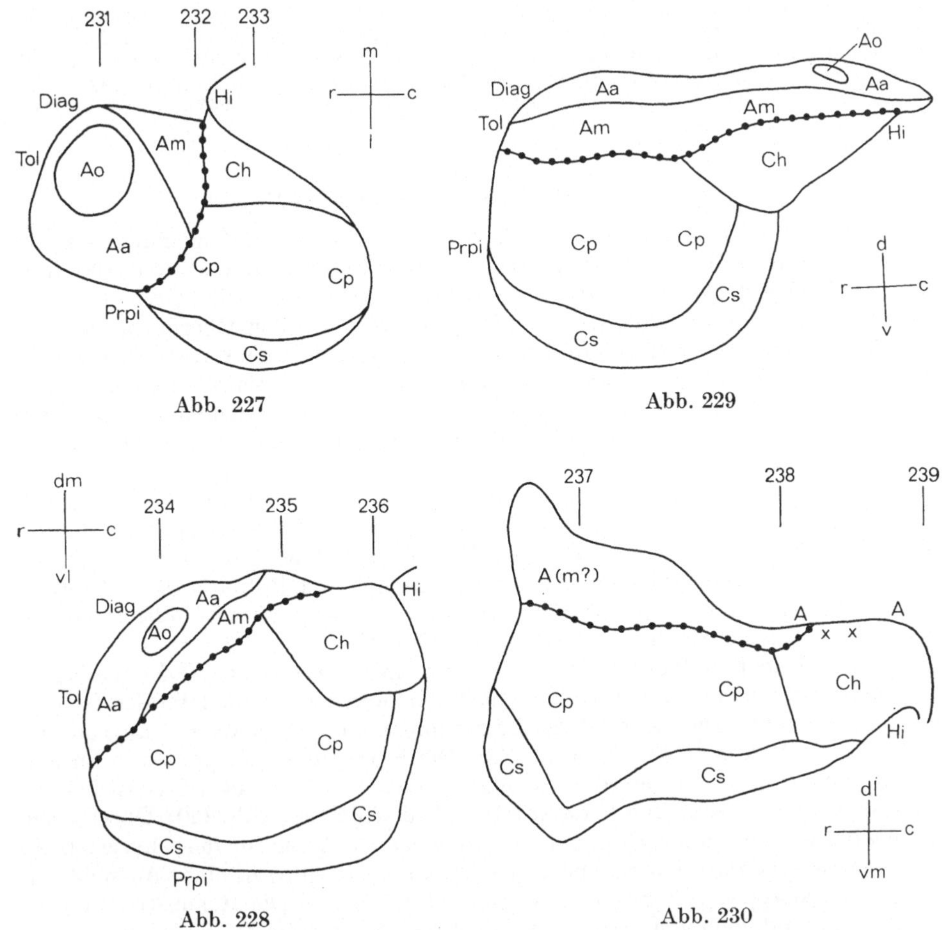

Abb. 227—230. Rekonstruktionen der Oberflächen der periamygdalären Rinde. Die Grenze zwischen den beiden Unterregionen der Regio periamygdalaris ist stark punktiert. *A* Subregio periamygdalaris anteromedialis, *Aa* Area anterior, *Am* Area medialis, *Ao* Area nuclei tractus olfactorii, *C* Subregio periamygdalaris corticalis, *Ch* Area parahippocampalis, *Cp* Area principalis, *Cs* Area semiannularis, *Diag* Regio diagonalis, *Dienc* Diencephalon, *Hi* Hippocampus, *Prpi* Regio praepiriformis, *Tol* Tuberculum olfactorium. Richtungsbezeichnungen: *c* caudal, *d* dorsal, *l* lateral, *m* medial, *r* rostral, *v* ventral; diese auch kombiniert. Die Nummern oberhalb der Zeichnungen weisen auf Abbildungen entsprechend gelegener Frontalschnitte hin. Abb. 227: Wüstenigel *(Hemiechinus auritus)*, rechte Hemisphäre von unten, 10 × vergrößert; Abb. 228: Indri *(Indri indri)*, rechte Hemisphäre von ventromedial (45°), 10 × vergrößert; Abb. 229: Totenkopfäffchen *(Saimiri sciureus)*, rechte Hemisphäre von medial (rekonstruiert nach dem stereotaktischen Atlas von EMMERS u. AKERT, 1963); Abb. 230: Mensch *(Homo sapiens)*, rechte Hemisphäre, Temporallappen von oben, 5,5 × vergrößert (umgezeichnet nach BROCKHAUS, 1940a). × × Lage der schmalen, nach BROCKHAUS rudimentären Rinde (s. Abb. 240)

werden kann. Dies ist eine Frage der inneren Abgrenzung der periamygdalären Rinde, die verschieden gehandhabt wird und nicht zufriedenstellend gelöst ist. PIGACHE (1970) hat für das Gebiet des Nucleus corticalis die in der Literatur vertretenen Auffassungen zusammengestellt:

Sowohl periamygdaläre Rinde als auch einen darunterliegenden Nucleus corticalis (bzw. entsprechende Strukturen) haben HILPERT (1928), BROCKHAUS (1940a), JIMENEZ-CASTEL-

LANOS (1949), KOIKEGAMI *et al.* (1955), GASTAUT u. LAMMERS (1961) und KOIKEGAMI (1963) beschrieben. Als periamygdaläre Rinde wurden die entsprechenden Gebiete beschrieben von FILIMONOFF (1947), PRIBRAM u. KRUGER (1954) und VALVERDE (1965), als Nucleus corticalis hingegen von JOHNSTON (1923), GURDJIAN (1928a), LOO (1931), HUMPHREY (1936), FOX (1940), CROSBY u. HUMPHREY (1941), LAUER (1945, 1949), BRODAL (1947a, b), SMIALOWSKI (1965a), MIODONSKI (1965), u. a.

Subregio periamygdalaris anteromedialis (Pam A)

Die aus drei Areae (anterior, nuclei tractus olfactorii und medialis; Aa, Ao und Am) bestehende Subregio periamygdalaris anteromedialis stellt die freie meningeale Oberfläche der Formatio amygdaloidea centromedialis dar. Sie liegt beim Igel (*Hemiechinus auritus*, Abb. 227) an der ventralen Oberfläche (s. auch Abb. 53 von *Erinaceus*). Breite und Länge sind etwa gleich. Die Area anterior (Aa) umschließt die Area nuclei tractus olfactorii (Ao) ganz, medial allerdings nur mit einem schmalen Saum[233]). Die Area medialis (Am) schließt sich caudomedial an. Sie ist von ventral nicht voll zu sehen, da sie in die telo-diencephale Spalte hineingeht (Abb. 232).

Mit der Entwicklung des Temporallappens ändert sich (wie schon mehrfach vermerkt) die Position der periamygdalären Rinden auf der Hirnoberfläche und es ändert sich auch die Gestalt der oberflächlichen Felder. Lage und Anordnung der Gebiete zueinander bleiben aber bis zu den höheren Primaten hinauf unverändert erhalten und ermöglichen deswegen auch, zu den wahrscheinlichen Homologien im menschlichen Gehirn Stellung zu nehmen.

Bei den Halbaffen, hier vertreten durch den mikrosmatischen *Indri*, verlagern sich die ursprünglich medialen Gebiete nach dorsomedial und die lateralen Gebiete nach ventrolateral. Die beste Übersicht gewinnt man von ventromedial (von hier aus auch die Rekonstruktion, Abb. 228). Die Subregio periamygdalaris anteromedialis ist weniger breit, erstreckt sich aber stärker in die Länge. Dies ist bei den Simiern (hier vertreten durch *Saimiri*) noch deutlicher (Abb. 229; Oberflächen von medial gesehen) und gilt in ganz entsprechender Weise für den Menschen[234]), dessen periamygdaläre Oberfläche von BROCKHAUS (1940a) in einer Aufsicht auf den Temporallappen rekonstruiert wurde (Abb. 230). — Die Rekonstruktion bei *Saimiri* entstand nach dem Atlas von EMMERS u. AKERT (1963) und zeigt eine sehr weit caudal liegende Area nuclei tractus olfactorii (Ao), die eine den niederen Formen adäquate Lage hat, über deren Identität wir uns aber doch nicht ganz sicher sind.

BROCKHAUS hat den unserer Subregio periamygdalaris anteromedialis entsprechenden Komplex in drei Felder gegliedert (psAd, psAi und psAv), von denen nach Vergleichen mit eigenem Material psAi und psAv unserer Area medialis (Am) entsprechen, während psAd mit unserer Area anterior (Aa) identisch sein dürfte. Letztere schließt sich dorsal an die Area medialis an (Abb. 237 u. 238) und ist in der Rekonstruktion von BROCKHAUS (Abb. 230) nicht dargestellt. Nicht dargestellt ist auch ein Gebiet, welches wir ebenfalls in die Subregio periamygdalaris anteromedialis einbeziehen, dessen oberflächliche Lage sich aus Abb. 239 ergibt, und das in der Rekonstruktion (Abb. 230) mit A gekennzeichnet wurde. Nach dem Vergleich mit den Angaben von EMMERS und AKERT bei *Saimiri* müßten am ehesten in diesem caudalen Gebiet die Reste einer Area nuclei tractus olfactorii (Ao) zu erwarten sein. Wir haben diese Zellgruppe beim Menschen aber weder in eigenen

---

[233]) Dieser meist übersehene Befund hat sich in histochemischen Untersuchungen bestätigt (HALL u. GENESER-JENSEN, 1971, AChE, Meerschweinchen) (s. Abb. 248).

[234]) Auch CROSBY u. HUMPHREY (1941, 1944) haben für das vordere Mandelkernfeld des Menschen eine beträchtliche rostrocaudale Ausdehnung gefunden.

Serien noch in den Abbildungen von BROCKHAUS finden können und nehmen an, daß sie höchstens noch in nicht sicher identifizierbaren Resten existiert (hierzu auch S. 351 und 355).

Subregio periamygdalaris corticalis (Pam C)

Diese ebenfalls aus drei Areae (semiannularis, principalis und parahippocampalis; Cs, Cp und Ch) bestehende Unterregion stellt die freie Oberfläche der Formatio amygdaloidea cortico-basolateralis, also des Hauptkomplexes des Mandelkerns, dar. Beim Igel (*Hemiechinus*, Abb. 227) liegt dieses Gebiet direkt hinter der Subregio periamygdalaris anteromedialis und seine drei Felder liegen nebeneinander. Die Area semiannularis (Cs) liegt in enger Beziehung zum Sulcus semiannularis und stellt den Übergang zur präpiriformen Rinde dar. Die Area parahippocampalis (Ch) bildet den Übergang zum Hippocampus (Abb. 233). Die Area principalis (Cp) bildet den Hauptteil der Subregio corticalis (C) und liegt zwischen Cs und Ch. Auch diese Verhältnisse bleiben in ihren Grundzügen unverändert bis zu den höheren Primaten und zum Menschen erhalten. Durch die Entwicklung des isocorticalen Temporallappens kommen die ursprünglich caudal liegenden Gebiete aber schon von den Halbaffen an neben die Gebiete der Subregio anteromedialis (A) zu liegen und in Frontalschnittserien erscheinen sie gleichzeitig mit diesen, während sie beim Igel sehr viel später auftreten.

Die Rekonstruktionen (Abb. 227—230) geben gewisse Hinweise auf die Größenverhältnisse der Areale zueinander. Da die Strukturen jedoch nicht in einer Ebene liegen, können *vergleichbare* Flächengrößen den Rekonstruktionen nicht direkt entnommen werden, sondern müssen gesondert an den Schnittserien ermittelt werden.

8.5.1.2. Quantitative Vergleiche

In den Tabellen 3 (Oberflächen) und 6 (Volumina) (s. S. 72 u. 77) sind einige Angaben über die Größe des Gesamtkomplexes der Amygdala enthalten. Das Volumen des Mandelkerns nimmt relativ (Anteil am Endhirn) von 6,1% bei den basalen Insectivoren auf etwa 0,3% beim Menschen ab, dies aber (wie bei vielen anderen Endhirnstrukturen auch) ausschließlich als Folge der sehr starken Vergrößerung des Isocortex. Im allometrischen Vergleich zeigt der Mandelkernkomplex eine deutliche Zunahme von den basalen Insectivoren zu den meisten Halbaffen und zum Menschen um das 2—$2^1/_2$fache (Tabelle 6). Bei den Oberflächenmessungen[235]) (Tabelle 3) ergeben sich im relativen Anteil am Gesamt-Palaeocortex von den basalen Insectivoren bis zum Halbaffen (*Perodicticus)* kaum Veränderungen (der Anteil liegt zwischen 11 und 15%)[236]), hingegen zeigt der allometrische Vergleich eine deutliche Abnahme der Indices bis auf ein Drittel bei *Aotes.*

Da sich das Volumen des Gesamtkomplexes gleichzeitig vergrößert (bei *Aotes* auf etwa das Doppelte), sind es vor allem die tiefen, subcorticalen Strukturen, die sich vergrößern. Messungen von STEPHAN u. ANDY (1975) zeigen, daß zu dieser Zunahme die Formatio centromedialis kaum beiträgt, sondern daß diese allein auf einer Vergrößerung der Formatio cortico-basolateralis basiert[237]). Letztere nimmt

[235]) Über die Problematik der Oberflächenmessungen s. Abschnitt 4.2.

[236]) FILIMONOFF (1965) gibt beim Menschen den relativen Oberflächenanteil mit 22,8% an, doch ist hier offensichtlich ROSES Pam 1 mit einbezogen worden, so daß dieser Wert mit eigenen Daten nicht vergleichbar ist; er liegt deutlich zu hoch.

[237]) Einen allometrischen Volumenvergleich dieser beiden Grundformationen haben KRUSKA u. STEPHAN (1973) für Wild- und Hausschweine vorgelegt. Daraus ergibt sich, daß beim Vergleich Wild-:Hausschwein beide Formationen im gleichen Ausmaß abnehmen, etwa ebenso stark wie das Septum, aber deutlich geringer als das Gesamthirn.

beim Menschen gegenüber den basalen Insectivoren auf etwa das $3^1/_2$fache zu, während die Formatio centromedialis beim Menschen einen leichten Rückgang (um etwa 10%) erfährt.

Wegen der teilweise sehr schwierigen und unsicheren Abgrenzung der *periamygdalären Rinde* von den subcorticalen Strukturen liegen vergleichende Volumenmessungen an dieser Rinde und an ihren Feldern nicht vor. Im Hinblick auf die recht unterschiedlichen Volumenänderungen der beiden Hauptkomplexe ist aber von Interesse, ob auch die Oberflächen (die insgesamt eine deutliche Abnahme zeigen) der Hauptkomplexe und ihrer verschiedenen Felder unterschiedlich stark abnehmen. Hierzu haben wir einige orientierende Messungen gemacht, und zwar an den Gehirnen, deren periamygdaläre Oberflächen rekonstruiert wurden[238]) (Abb. 227—230). Die Messungen sind an den Schnittserien ohne Korrektur der

Tabelle 9. Relative Zusammensetzung der Oberflächen der Regio periamygdalaris (Pam = 100%)

	A total	Aa	Ao	Am	C total	Cs	Cp	Ch
Hemiechinus	48,3	24,0	6,4	17,9	51,7	7,6	35,5	8,6
Indri	25,9	14,1	1,3	10,5	74,1	16,3	39,7	18,1
Saimiri	31,5	13,8	1,4	16,3	68,5	13,3	36,1	19,1
Homo	38,0	12,7	0	25,3	62,0	15,8	29,8	16,4

Tabelle 10. Relative Zusammensetzung der Oberflächen der Subregio anteromedialis und Subregio corticalis (A bzw. C = 100%)

	Aa	Ao	Am	Cs	Cp	Ch
Hemiechinus	49,8	13,3	36,9	14,7	68,7	16,6
Indri	54,3	5,0	40,7	22,0	53,6	24,4
Saimiri	43,8	4,3	51,9	19,4	52,7	27,9
Homo	33,5	0	66,5	25,5	48,0	26,5

Schrumpfung und der bei Oberflächenmessungen generell auftretenden Fehler (STEPHAN, 1960b) durchgeführt worden. Die Ergebnisse können und sollen lediglich Hinweise auf evtl. bestehende Tendenzen geben.

In der relativen Zusammensetzung des Gesamtkomplexes (Tabelle 9) zeigt die Subregio anteromedialis (A) beim Vergleich zwischen Igel und dem Vertreter der mikrosmatischen Halbaffen *(Indri)* eine deutliche Abnahme, danach über *Saimiri* zum Menschen hin wieder eine zunehmende Tendenz. Bei der Subregio corticalis (C) ist es entsprechend umgekehrt. Bei Bezugnahme auf die Einzelgebiete zeigt sich, daß der Wiederanstieg von den Halbaffen zum Menschen innerhalb der Subregio anteromedialis (A) vor allem auf einer relativen Oberflächenvergrößerung der Area medialis (Am) beruht, während die Area anterior (Aa), vor allem aber die Area nuclei tractus olfactorii (Ao) relativ kleiner werden (Tabellen 9 u. 10). Die abnehmende Tendenz in der Subregio corticalis (C) von den Prosimiern zum Menschen beruht vor allem auf einer relativen Abnahme der Area principalis (Cp), während die beiden Randgebiete (Cs und Ch) eher eine relative Vergrößerung erfahren. Dies gilt vor allem auch im Vergleich mit dem Igel (Tabelle 10).

[238]) Dies gilt nicht für den Menschen, bei dem die Rekonstruktion von BROCKHAUS stammt, die Messungen hingegen an einer Schnittserie unserer Sammlung durchgeführt wurden.

Basierend auf früheren Oberflächenmessungen (STEPHAN, 1961) haben wir unter Zugrundelegung des dort ermittelten Allometrieexponenten von 0,56 eine Größenschätzung mit der allometrischen Methode[239]) versucht. Es ergab sich für die Oberfläche des Gesamtkomplexes eine deutliche Größenreduktion von den basalen Insectivoren bis zum Menschen um etwa zwei Drittel[240]). Diese Reduktion ist bei allen untersuchten Arten für die Subregio anteromedialis stärker als für die Subregio corticalis, sie ist aber (vom makrosmatischen Halbaffen *Galago* abgesehen, den wir daraufhin ebenfalls geprüft haben) auch für die Subregio corticalis deutlich vorhanden. Im Hinblick auf die Volumenmessungen von STEPHAN u. ANDY (1975) an den beiden Hauptformationen des Mandelkernkomplexes (s. oben), zeigt die Formatio centromedialis eine starke Oberflächenabnahme bei fast unverändertem Volumen und die Formatio cortico-basolateralis eine geringere, aber ebenfalls deutliche Oberflächen*abnahme* bei erheblicher Volumen*zunahme*.

Die besonders starke Abnahme der Area nuclei tractus olfactorii (Ao) ergibt sich auch aus den Volumenmessungen von STEPHAN (1966), die nach Untersuchungen an 51 Arten (21 Insectivoren, 19 Prosimiern und 11 Simiern) zu folgenden Ergebnissen führten: „Abgesehen von den Tupaiidae ist dieser Kern bei allen Halbaffen zumeist sehr deutlich reduziert. Eine Größenbeziehung zum Bulbus accessorius ist nicht vorhanden, hingegen eine deutliche zum Bulbus olfactorius. Aber bereits bei den Halbaffen zeigt dieser Kern deutlich stärkere Reduktionserscheinungen als der Hauptbulbus, was schließlich dazu führt, daß er bei den Simiern von einer gewissen Reduktionsstufe des Hauptbulbus ab nicht mehr zu erkennen ist. Möglicherweise ist er noch in Resten vorhanden. Diese sind jedoch mit unseren normalen cyto- und myeloarchitektonischen Methoden nicht sicher nachweisbar" (STEPHAN, 1966, S. 384).

Diese Aussage wird nicht nur durch die Tabellen 9 und 10 bestätigt, sondern indirekt auch durch die histochemischen Studien von GIRGIS (1967, 1968b, 1969a) und PARENT (1971). GIRGIS und PARENT fanden bei makrosmatischen Säugern (Biberratte, Ratte, Katze und Galago) im Nucleus tractus olfactorii lateralis eine deutliche AChE-Aktivität (der Kern hebt sich darin deutlich von der umgebenden Area anterior ab), erwähnen diesen Kern aber weder in entsprechenden Untersuchungen bei *Cercopithecus* (GIRGIS), noch bei *Macaca* (PARENT).

Insgesamt bestätigen die Ergebnisse unserer Messungen die Angaben von CROSBY u. HUMPHREY (1941), ALLISON (1953a), u. a., daß die basolaterale Gruppe bei den höheren Säugern progressiv zunimmt und beim Menschen besonders stark ausgeprägt und differenziert ist. Sie bestätigen auch die Angaben von JOHNSTON (1923), daß medialer und zentraler Mandelkern — die phylogenetisch aus den dem Nucleus tractus olfactorii lateralis benachbarten Teilen des primitiven lateralen olfactorischen Feldes hervorgehen sollen — in einem vergleichsweise primitiven Zustand verharren. Die von CROSBY u. HUMPHREY und ALLISON angenommene starke Reduktion dieser anteromedialen Gebiete findet jedoch in der metrischen Analyse keine Bestätigung. Sie trifft nur auf die Area nuclei tractus olfactorii zu. Diese Befunde gelten ganz entsprechend für den anosmatischen Tümmler, der nach BREATHNACH u. GOLDBY (1954) keinen sicher nachweisbaren Nucleus tractus olfactorii lateralis hat, dessen corticomediale Mandelkerngruppe (die auch den Zentralkern einschließt) aber keine Veränderungen im Vergleich zu anderen Säugern erkennen läßt.

Die deutliche Reduktion der Area nuclei tractus olfactorii bringen wir (wie viele andere Untersucher auch) mit einer starken Abhängigkeit vom olfactorischen

---

[239]) Zur Methode einige Angaben in Kapitel 4.2.

[240]) Ein ganz entsprechender Wert (Index 33 = $^1/_3$ von 100) ergab sich für *Aotes* in Tabelle 3.

Abb. 231

Abb. 232

Abb. 233

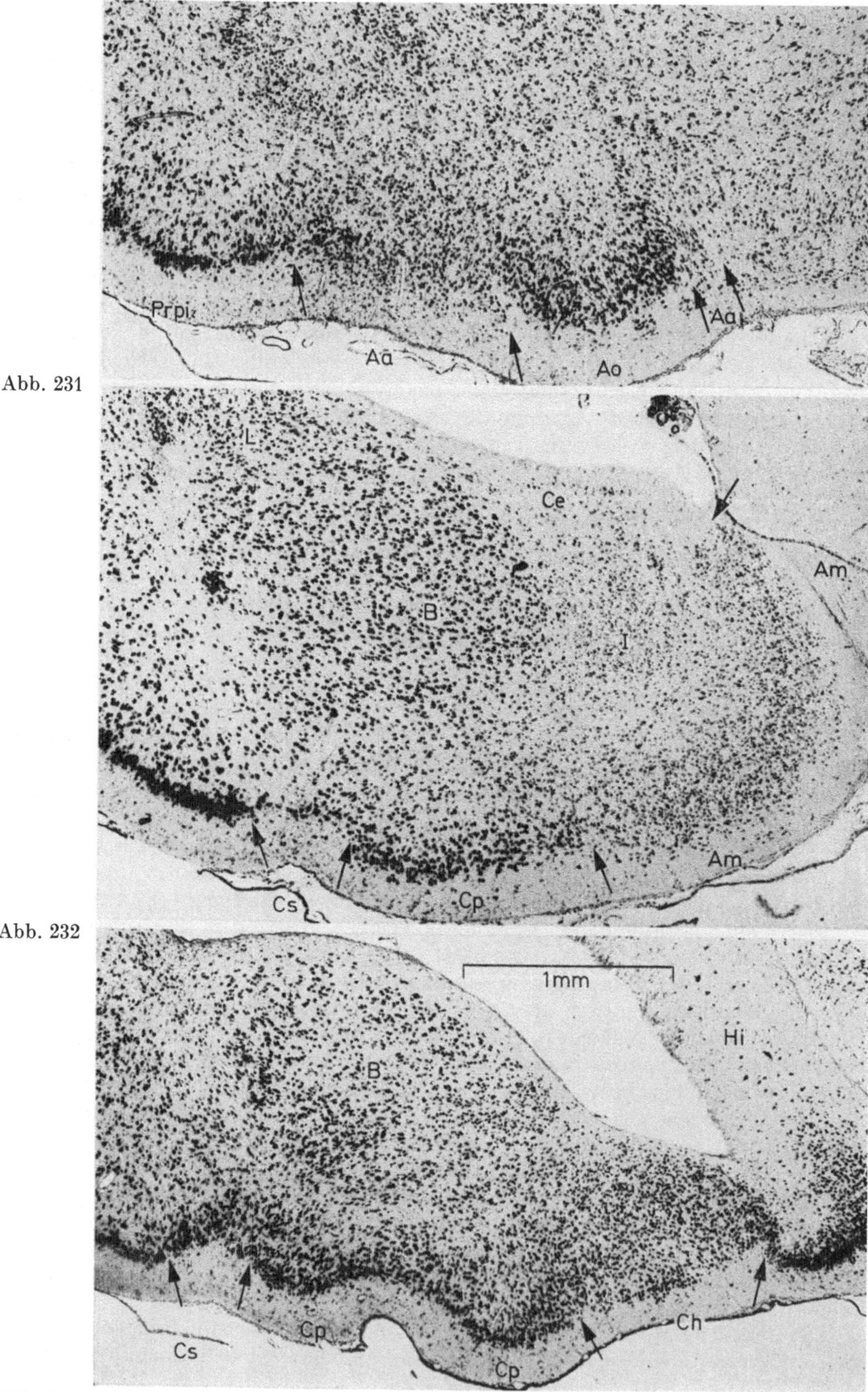

Abb. 231—233

System in Zusammenhang. Diese äußert sich in deutlichen direkten Zuflüssen aus dem Bulbus olfactorius. Solche Verbindungen sind nun aber auch für große Teile der übrigen periamygdalären Gebiete beschrieben worden (s. Abschnitt 8.5.7.1.) und wir werden dadurch mit der Frage konfrontiert, wie das unterschiedliche Größenverhalten der Strukturen bei Reduktion des olfactorischen Systems zu interpretieren ist.

Eine eindeutige Antwort auf diese Frage haben wir nicht gefunden, doch sollten vor allem zwei Möglichkeiten im Auge behalten werden: 1. die Abhängigkeit der Area nuclei tractus olfactorii vom olfactorischen System ist größer als die der anderen Gebiete[241]), und 2. die von uns als homolog angesprochenen Gebiete sind dies in Wirklichkeit nicht. Auf diese Alternativen werden wir noch näher eingehen; die zweite wird in den folgenden Abschnitten mit den Möglichkeiten der vergleichenden Anatomie geprüft.

8.5.1.3. Qualitative Vergleiche

Die zwischen den einzelnen Arealen bestehenden strukturellen Unterschiede machen es erforderlich, diese Areale getrennt zu behandeln. Während hierbei auf die Probleme der Homologie (insbesondere mit den von Brockhaus, 1940a, beim Menschen abgegrenzten Arealen) näher eingegangen werden soll, werden wir uns beim Vergleich der Terminologien (Synonymien) auf das notwendige Mindestmaß beschränken.

Subregio periamygdalaris anteromedialis (Pam A)

Unsere Subregio anteromedialis entspricht der Subregio perisupraamygdalea (psA) von Brockhaus (1940a). Sie hat eine weniger deutliche Schichtung als die Subregio corticalis und besteht im allgemeinen aus einer breiten Molekularschicht und einer kleinzelligen, breiten, diffusen Zellschicht, die weder gegen die Molekularschicht, noch gegen die tieferen Strukturen deutlich begrenzt ist. Verschieden von diesem mehr diffusen Grundtypus ist die Area nuclei tractus olfactorii.

Area anterior (Pam Aa)

Über die Synonymie des Gebietes haben sich u. a. I. u. N. Popoff (1929), Brockhaus (1940a) und Jimenez-Castellanos (1949) geäußert, doch zeigen bereits die Vergleiche mit diesen Autoren, wie problematisch die Umgrenzung dieses Komplexes ist. In groben Zügen kann es mit der ,,anterior amygdaloid area" (Gurdjian, 1928a) vieler angloamerikanischer Autoren identifiziert werden[242]), doch ist

[241]) Im Widerspruch hierzu steht die Interpretation einiger Zellgruppen bei anosmatischen Walen als Nucleus tractus olfactorii. Die periamygdalären Gebiete wurden von Jansen u. Jansen (1953, *Balaenoptera*) und von Breathnach u. Goldby (1954, *Phocaena*) in gut illustrierten Arbeiten dargestellt. Bei dem von Jansen u. Jansen als Nucleus tractus olfactorii lateralis bezeichneten Gebiet handelt es sich offensichtlich um einen Teil der Area corticalis. Breathnach u. Goldby halten es für möglich, daß es sich bei einer kleinen Zellgruppe in Nachbarschaft des Nucleus corticalis um Reste dieses Kerns handelt, doch spricht nach dem Vergleich mit den hier vorgelegten Untersuchungen (Abb. 227—230) allein die Lage dieser Zellen gegen eine solche Interpretation.

[242]) Bei Gray (1924) wird unsere Area anterior als ,,Area subpiriformis" bezeichnet.

Abb. 231—233. Frontalschnitte durch den Mandelkernkomplex des Wüstenigels *(Hemiechinus auritus)*. Kresylviolett, 20 μ dick, 30 × vergrößert. Die Lage der Schnitte ist in der Rekonstruktion (Abb. 227) gekennzeichnet. Abkürzungen wie dort. Weitere Abkürzungen: *B* Nucleus basalis, *Ce* Nucleus centralis, *L* Nucleus lateralis, *I* Interstitielle Zellmassen

auch dies nicht uneingeschränkt möglich, weil manche Autoren (wie z. B. Jimenez-Castellanos, 1949) hierunter nur die tiefen, subcorticalen Gebiete verstehen und die Oberflächenstrukturen gar nicht benennen, oder in den Nucleus corticalis (unsere Subregio corticalis) einbeziehen. Mit Sicherheit hat dieses Gebiet nichts mit dem Claustrum praeamygdaleum (ClprA) von Brockhaus (1940a) zu tun, wie Jimenez-Castellanos annahm. Dieses hat im Gesamtkomplex eine ganz andere Lage und ihm fehlen die für unsere Area anterior charakteristischen Nachbarschaftsbeziehungen zum Tuberculum olfactorium und zur Regio diagonalis. Wenn wir die Lage der Area anterior in der aufsteigenden Primatenreihe mit den Abbildungen und der Gliederung von Brockhaus beim Menschen vergleichen (z. B. 234 mit 238), dann entspricht es mit sehr hoher Wahrscheinlichkeit seiner Area perisupraamygdalea dorsalis (psAd). Auch in ihrer Struktur entsprechen diese Gebiete einander, obwohl eine Auflockerung der bei niederen Formen (*Hemiechinus*, Abb. 231) noch relativ dichtzelligen Formationen zu erkennen ist. Diese setzt aber bereits bei den Halbaffen (Abb. 234) ein und entspricht einem allgemeinen Trend, der teilweise von der unterschiedlichen Hirngröße abhängig ist. Darüber hinausgehende, bemerkenswerte Veränderungen der strukturellen Besonderheiten dieses Gebietes haben wir nicht beobachten können. Wir glauben, daß die strukturellen Übereinstimmungen zusammen mit der weiter vorn hervorgehobenen Konstanz der Lagebeziehungen seine Homologisierung hinreichend absichern.

Unsere Area anterior ist zweischichtig und das am wenigsten rindenähnliche Areal der ganzen periamygdalären Rinde. Sie besteht aus einer breiten Molekularschicht, die besonders reich an Gliazellen ist (I. u. N. Popoff, 1929; Brockhaus, 1940a) und eine besonders deutliche gliöse Randzone hat. In der inneren Hälfte der Schicht finden sich viele Ganglienzellen, die den Übergang in die eigentliche Zellschicht bilden. Letztere ist kleinzellig und im wesentlichen ungeschichtet. Sie ist im allgemeinen sehr breit und nicht deutlich von den tieferen Strukturen abgrenzbar.

Area medialis (Pam Am)

Die Synonymie dieses Gebietes ist weniger schwierig, als die der Area anterior. Es entspricht dem D-Kern von Völsch (1911) und dem Nucleus medialis von Johnston (1923) und wird von diesen Autoren nicht zu den Rindengebieten gerechnet. In der Rindenarchitektonik entspricht unsere Area medialis bei Rose (1927a, b) häufig seinem Pam 3, wird aber oft auch anders oder gar nicht bezeichnet. I. u. N. Popoff (1929) bezeichnen es als Pam 2d und bringen darin seine enge Beziehung zu dem von uns als Area anterior (Pam 2 bei I. u. N. Popoff) bezeichneten Gebiet zum Ausdruck.

Verglichen mit den Abbildungen und der Gliederung von Brockhaus (1940a) entspricht es mit hoher Wahrscheinlichkeit seiner Area perisupraamygdalea ventralis (psAv). Auch seine Area perisupraamygdalea intermedia (psAi) (Abb. 237/238) gehört wahrscheinlich zu unserer Area medialis, vielleicht aber auch (ganz oder teilweise) in die Area anterior. Diese Schwierigkeit in der Zugliederung weist auf die Ähnlichkeit und Verwandtschaft dieser Gebiete hin.

Auch bei diesem Feld fehlen bemerkenswerte strukturelle Änderungen in der aufsteigenden Primatenreihe. Diese Kontinuität und die Konstanz der Lagebeziehungen erlauben es, die Homologie der von uns als Area medialis (Pam Am) bezeichneten Gebiete untereinander und mit psAv und psAi von Brockhaus als hinreichend gesichert anzusehen.

Die Area medialis hat große Ähnlichkeit mit der Area anterior und läßt sich im Bereich der gemeinsamen Grenze zwischen beiden nicht immer scharf von dieser unterscheiden. Ihre Molekularschicht ist dünner als in der Area anterior und verjüngt sich zur äußeren Grenze des Rindengebietes hin noch (Abb. 232). Der Übergang in die Zellschicht ist fließend. Diese ist im allgemeinen dichter und weniger breit als in der Area anterior und setzt sich etwas besser von den tieferen Strukturen ab. Vor allem mehr caudal zeichnet sie sich durch eine stärkere Konzentration der Zellen aus und die Area medialis bekommt dadurch mehr Rindenähnlichkeit.

Area nuclei tractus olfactorii (Pam Ao)

Bezüglich dieses Gebietes bestehen bei den makrosmatischen Säugern keinerlei Schwierigkeiten in der Homologisierung. Es entspricht dem Tractus olfactorius-Kern von GANSER (1882), bzw. dem Nucleus tractus olfactorii lateralis vieler Autoren, dem D'-Kern von VÖLSCH (1911) und dem Nucleus sphenoidalis von SPIEGEL (1919; dort tabellarische Übersicht über ältere Bezeichnungen). In der Rindenarchitektonik wurde unsere Area Ao von I. u. N. POPOFF (1929) als Pam 3 bezeichnet und nach JIMENEZ-CASTELLANOS (1949) von LOO beim Opossum und von KRIEG bei der Ratte als Area 51h.

Die Merkmale dieses Feldes sind so eindeutig, daß seine Homologisierung selbst beim mikrosmatischen *Indri* keinerlei Schwierigkeiten bereitet (Abb. 234). Auch bei *Cercopithecus* haben wir (ebenso wie EMMERS u. AKERT und in ganz entsprechender Lage) Reste finden können, die auf diesen Kern hindeuten. Beim Menschen war uns dies nicht mehr möglich.

JIMENEZ-CASTELLANOS hat dieses Areal bei *Macaca* als psAv bezeichnet. Da er sich im wesentlichen auf die Terminologie von BROCKHAUS stützt, ist dies sehr unzweckmäßig, denn das relativ große Gebiet psAv von BROCKHAUS ist ohne Zweifel *nicht* identisch mit dieser bei *Macaca* verschwindend kleinen Zellgruppe. Den Verhältnissen bei den tierischen Primaten entsprechend ist diese Gruppe auch nicht im Gebiet unserer Area medialis (psAv bei BROCKHAUS), sondern in dem unserer Area anterior (psAd bei BROCKHAUS) zu erwarten.

Im allgemeinen besteht die Area nuclei tractus olfactorii aus einem zusammenhängenden Zellkomplex, doch wurden wiederholt zwei getrennte Zellgruppen beschrieben, nach JESERICH (1945) u. a. von OBENCHAIN beim Opossum, HUMPHREY bei der Fledermaus, LAUER sowie MEYER u. ALLISON beim Rhesusaffen und CROSBY u. HUMPHREY beim Menschen[243]).

Die Area nuclei tractus olfactorii unterscheidet sich sehr deutlich von den übrigen Arealen der Subregio anteromedialis und ist hauptsächlich wegen ihrer Lage hier einbezogen worden. Die Molekularschicht ist breiter als in der umgebenden Area anterior, teilweise sehr breit, und enthält weniger Gliazellen. In der Tiefe enthält sie reichlich Nervenzellen, die der eigentlichen Zellschicht vorgelagert sind. Letztere ist sehr groß- und dichtzellig. Nach GURDJIAN (1928a) und HALL u. GENESER-JENSEN (1971) sind die Zellen vom gleichen Typ wie in der „benachbarten piriformen Rinde“. — Das Feld scheint auch in der Tiefe von Zellen der benachbarten Area anterior umschlossen zu sein (Abb. 234).

Subregio periamygdalaris corticalis (Pam C)

Diese Unterregion ist insgesamt deutlich rindenähnlicher als die Subregio anteromedialis und (von Ao abgesehen) großzelliger. Sie wurde von frühen Autoren

[243]) Die richtige Identifizierung bei den höheren Primaten und beim Menschen muß in den drei letztgenannten Bearbeitungen nach unseren vergleichenden Lageuntersuchungen angezweifelt werden. Dies gilt entsprechend auch für die Identifizierung dieses Gebietes bei Walen, s. Fußnote 241, S. 353.

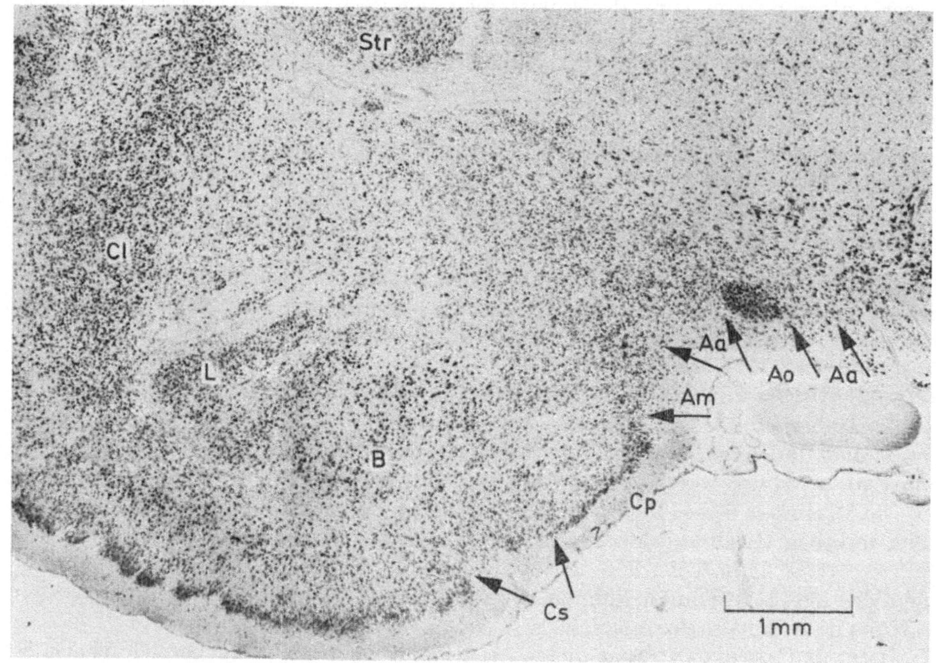

Abb. 234

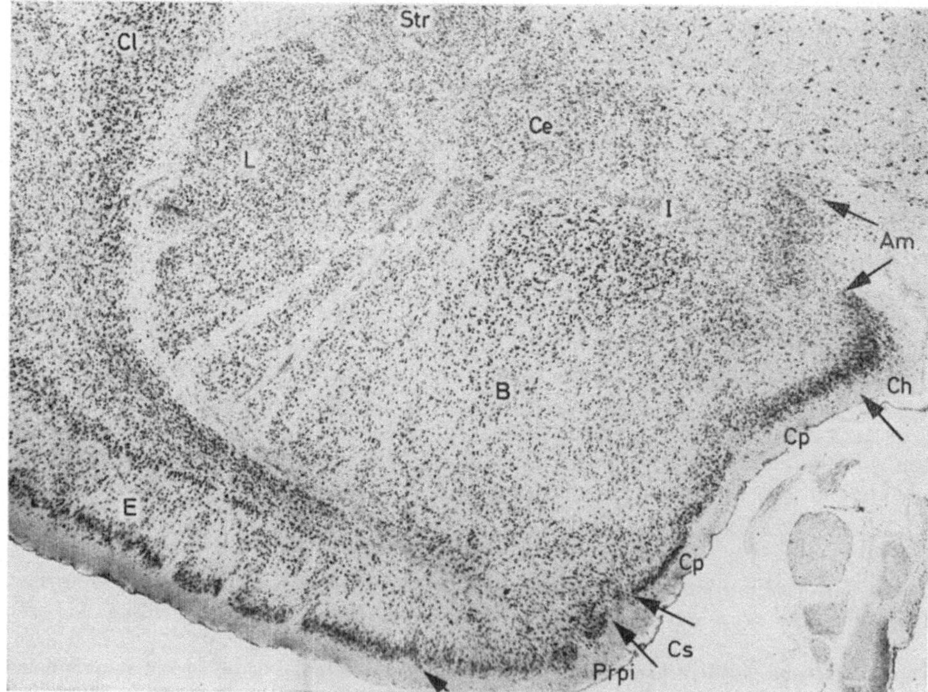

Abb. 235

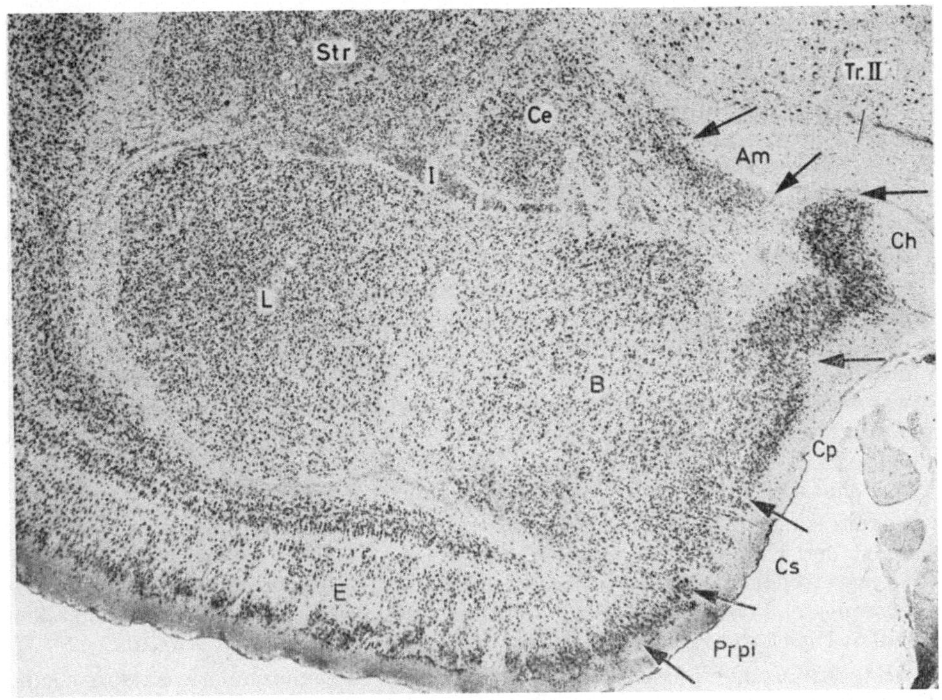

Abb. 236

Abb. 234—236. Frontalschnitte durch den Mandelkernkomplex des Indri *(Indri indri)*. Kresylviolett, 20 µ dick, 16,6 × vergrößert. Die Lage der Schnitte ist in der Rekonstruktion (Abb. 228) gekennzeichnet. Abkürzungen wie in Abb. 227 u. 231. Weitere Abkürzungen: *Cl* Claustrum, *Str* Striatum, *Tr.II* Tractus opticus

z. B. VRIES (1910a) als Teil der piriformen Rinde angesehen, die den Mandelkern überlagert. VÖLSCH (1911) erkannte sehr deutlich ihre engen Beziehungen zum Mandelkern und bezeichnete sie als Rindenanteil des Mandelkerns, JOHNSTON (1923) als Nucleus corticalis. Von den Rindenarchitektonikern wird die Subregio corticalis bei ROSE (1927a, b) meist als Pam 2 bezeichnet, von I. u. N. POPOFF (1929) als Pam 4 und Pam 5 und von BROCKHAUS (1940a) als Subregio periamygdalea (pA).

Area semiannularis (Pam Cs)

Von den Feldern der Subregio corticalis ist die Area semiannularis am wenigsten rindenähnlich. Sie bildet einen Übergang zwischen dem Hauptgebiet der Subregio corticalis (Area principalis) und den benachbarten Rinden des Lobus piriformis (überwiegend Regio praepiriformis, caudal auch Regio entorhinalis). Sie liegt als schmaler Streifen im Bereich des Sulcus semiannularis. Dieser Sulcus ist oberflächlich häufig nur ganz flach angedeutet. Da die Molekularschicht der Area semiannularis im allgemeinen deutlich dicker ist als die der benachbarten Felder, entsteht der Eindruck eines sog. „subzonalen" Sulcus. Die Zellen liegen zumeist locker verteilt und stehen in ihrer Hauptrichtung senkrecht zur Oberfläche. Dadurch entsteht zusammen mit der Verbreiterung der Molekularschicht der Eindruck eines Einströmens dieser Zellen von der Oberfläche her (Abb. 234). Dies mag der Anlaß für eine weiter vorn diskutierte Annahme von JOHNSTON (1923) gewesen sein, nach der sich die tieferen (basalen und lateralen) Kerne durch Einfaltung und Einwanderung von der Oberfläche her bilden.

Bei den angloamerikanischen Autoren wird das Feld allgemein als ,,corticoamygdaloid transition area" bezeichnet. Unter den Rindenarchitektonikern wird es von HILPERT (1928) als Sem_2 (Sem = Area semiannularis) bezeichnet, aber nicht der Oberfläche des Mandelkernkomplexes zugerechnet. BROCKHAUS (1940a) bezeichnet es als Area periamygdalea oralis ventralis (pAov) und nach PIGACHE (1970) entspricht es im wesentlichen dem Gebiet Pe von FILIMONOFF (1947).

Nach BROCKHAUS handelt es sich um eine Rinde, die beim Menschen auf der dorsalen Lippe des Sulcus semiannularis liegt und auf die Oberfläche des Gyrus semilunaris übergreift. Möglicherweise haben wir im Vergleich zu BROCKHAUS die auf den Gyrus semilunaris übergreifenden Gebiete bei den untersuchten Säugern etwas enger aufgefaßt, dafür in unsere Area semiannularis aber Teile seines Feldes prAm einbezogen, welches er zum Claustrocortex praeamygdaleus rechnet, also nicht zum eigentlichen Mandelkernkomplex[244]). Die cytoarchitektonischen Übergänge sind fließend und die Grenzen nicht immer sicher zu ziehen.

Trotz einiger Abgrenzungsprobleme glauben wir, daß nach struktureller Ähnlichkeit und Konstanz der Lagebeziehungen die Homologie dieses Gebietes über die ganze aufsteigende Primatenreihe hinreichend gesichert ist. Bemerkenswerte Änderungstendenzen in der aufsteigenden Reihe haben wir nicht feststellen können. Die charakteristischen Merkmale dieses Feldes bleiben erhalten.

BROCKHAUS hat (ebenso wie wir) das der Area semiannularis entsprechende Gebiet pAov nicht weiter untergliedert. Hinweise auf Unterschiede zwischen einem rostralen und einem caudalen Abschnitt finden sich bei MEYER u. ALLISON (1949, *Macaca*) und ALLISON (1954, Mensch) aufgrund unterschiedlicher Zuflüsse olfactorischer Fasern. Nur der kleinere vordere, zwischen präpiriformer Rinde und Nucleus corticalis liegende Abschnitt soll olfactorische Fasern erhalten (hierzu s. auch 8.5.7.1.).

Area parahippocampalis (Pam Ch)

Dieses sehr charakteristische Feld tritt konstant im Übergangsbereich zum Hippocampus auf und wir haben ihm deswegen den Namen Area parahippocampalis gegeben. Im typischen Fall hat es eine sehr breite, aus großen Zellen bestehende Zellschicht und unterscheidet sich dadurch deutlich von der Area medialis der Subregio anteromedialis. Die Area medialis hat keinen direkten Kontakt mit dem Hppocampus. ROSE (1927a, b) hat die klaren Unterschiede zwischen der Area medialis und der Area parahippocampalis, die zu verschiedenen Unterregionen gehören, nicht erkannt. Beide Areale sind zumeist in seiner Pam 3 enthalten und er vermerkt, daß diese stets in den Hippocampus übergeht. Die Area parahippocampalis hat bei ROSE eine sehr wechselvolle Zuordnung erfahren und erscheint mitunter auch als Teil der Regio praesubicularis. Nach O. C. SMITH (1930) hat auch HOLMGREN einen Nucleus subicularis (als Teil des Mandelkerns) erwähnt. HALL u. GENESER-JENSEN (1971) bezeichnen dieses Gebiet in einer kombiniert cytoarchitektonisch-histochemischen Studie beim Meerschweinchen als medialen Teil des Nucleus corticalis, den sie einem lateralen Teil gegenüberstellen. Letzterer dürfte unserer Area principalis entsprechen. In der Begrenzung beider Teile und ihren

[244]) Auf die Zugehörigkeit auch der äußeren (beim Menschen ventralen) Lippe des Sulcus semiannularis deuten histochemische Untersuchungen hin (Dithizon- und Sulfid-Silber-Färbungen von HALL *et al.*, 1969; Acetylcholinesterase-Aktivität von HALL u. GENESER-JENSEN, 1971) (s. auch 8.5.6.).

Nachbarschaftsbeziehungen besteht (soweit aus Text und Abbildungen von HALL u. GENESER-JENSEN ersichtlich) volle Übereinstimmung.

Die Zellschicht der Area parahippocampalis ist nach innen gut begrenzt, da sie nicht in tiefere Zellgebiete übergeht. Die Molekularschicht ist stets gut ausgebildet und kann in ihrer Tiefe Nervenzellen enthalten, so daß die Übergänge in die Zellschicht stellenweise fließend sind. Örtliche Unterschiede in der Architektonik sind vorhanden, bestehen aber nicht in der ganzen aufsteigenden Primatenreihe konstant, und wir haben sie deswegen nicht für eine weitere Untergliederung dieses Gebietes verwandt. BROCKHAUS (1940a) hat dieses Gebiet beim Menschen als Area periamygdalea caudalis (pAc) bezeichnet und es in drei Areale untergliedert (pAcd, $pAcv_m$ und $pAcv_l$). Vielfach wird das Gebiet als Teil des Hippocampus angesehen (u. a. HILPERT, 1928; MITTELSTRASS, 1937) was aber sicherlich nicht berechtigt ist. Es ist von dem ihm anliegenden Teil des Hippocampus deutlich verschieden (Abb. 233).

Auch für die Area parahippocampalis kann durch die ganze aufsteigende Primatenreihe hindurch nach strukturellen Besonderheiten und konstanten Lagebeziehungen die Homologie als hinreichend gesichert gelten. Das Feld erfährt, wie die Messungen (Tabelle 10) zeigen, eine leichte relative Vergrößerung, die auch beim Vergleich der Abbildung vom Igel (Abb. 233) mit jenen von *Indri* und Mensch (Abb. 236, 239) zum Ausdruck kommt. Wesentliche strukturelle Veränderungen sind aber nicht festzustellen.

Area principalis (Pam Cp)

Bei diesem Feld handelt es sich um den eigentlichen Nucleus corticalis der angloamerikanischen Autoren. Nach PIGACHE (1970) ist es mit dem Feld Pmm von FILIMONOFF (1947) identisch. BROCKHAUS hat es beim Menschen als Area periamygdalea oralis dorsalis (pAod) bezeichnet und in einen oralen und caudalen Abschnitt untergliedert. Solche Unterschiede lassen sich bei manchen Säugern (vorzugsweise in Sagittal- und Horizontalschnitten) ebenfalls finden, aber es gibt (wie aus einem Vergleich der Abb. 232—237 hervorgeht) insgesamt so viele örtliche Varianten, daß wir von einer weiteren Untergliederung abgesehen haben.

Die Area principalis zeigt von allen Feldern der periamygdalären Rinde die größte Rindenähnlichkeit. Im allgemeinen zeichnet sie sich durch eine scharf markierte schmale Zellschicht aus, die in eine darunterliegende, ziemlich dicht besetzte multiforme Schicht übergeht. Letztere wiederum geht fließend in die tieferen Mandelkernstrukturen über.

In diesem Feld ergeben sich nun die deutlichsten strukturellen Veränderungen in der aufsteigenden Primatenreihe und die gegebene Beschreibung gilt im strengen Sinne nur für die Insectivoren und Prosimier. Bei den Simiern und vor allem beim Menschen ist eine klar gezeichnete Zellschicht nur noch in begrenzten Gebieten deutlich, während sie in anderen, größenmäßig überwiegenden Gebieten breit und

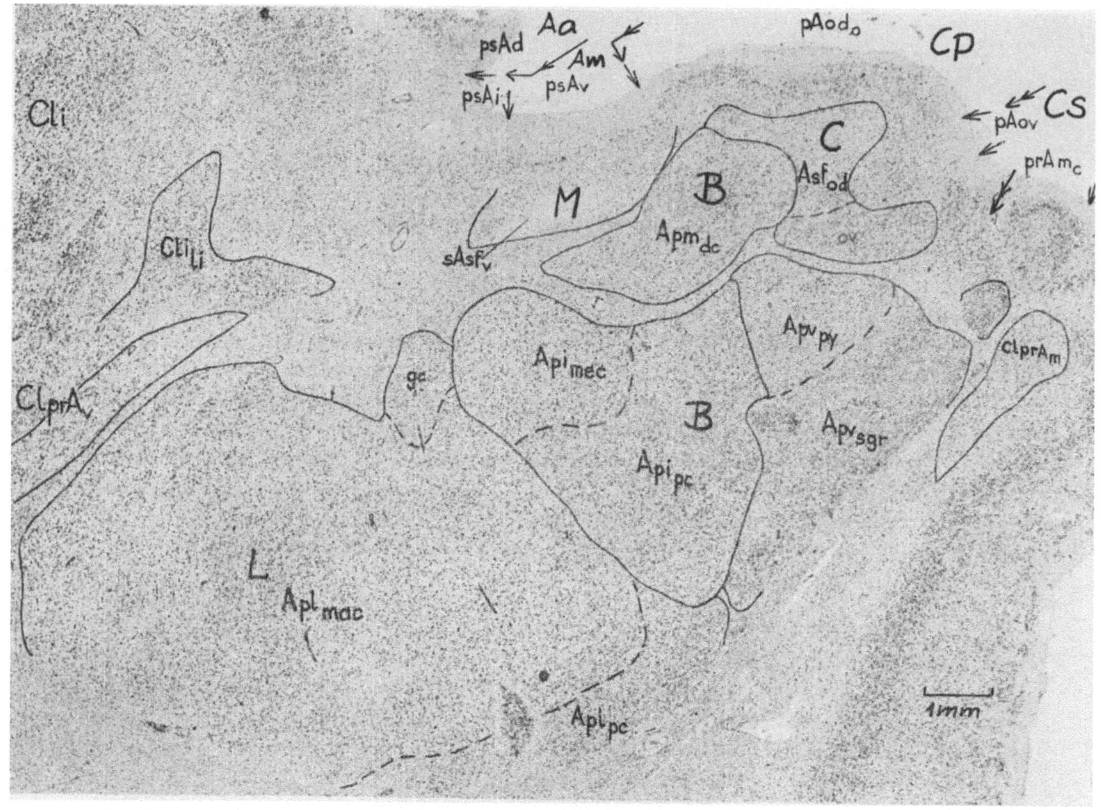

Abb. 237

Abb. 237—239. Frontalschnitte durch den Mandelkernkomplex des Menschen (aus Brockhaus, 1940a). Kresylviolett, 20 μ dick. Vergrößerungen: Abb. 237 = 9,0 ×, Abb. 238 = 7,5 ×, Abb. 239 = 11,1 ×. Zusätzlich beschriftet (kursiv). Abkürzungen der zusätzlichen Beschriftung wie in Abb. 227 u. 231. Weitere Abkürzungen: *C* Nucleus corticalis, *M* Nucleus medialis, *Tr.opt* Tractus opticus. Grenzen unserer periamygdalären Felder durch Doppelpfeile markiert. Die Lage der Schnitte ist in der Rekonstruktion (Abb. 230) gekennzeichnet

ihren persistierenden Rindencharakter anzuzweifeln, wie dies beim Tuberculum olfactorium geschah. Eine sehr deutliche und breite Molekularschicht ist bei allen Simiern vorhanden. Für die Interpretation der bestehenden Unterschiede bieten sich vor allem folgende Alternativen an: 1. Die Deutlichkeit der Schichtung verwischt sich bei den höheren Primaten und beim Menschen in einem (mehr oder weniger) als Einheit anzusehenden Feld oder 2. örtliche Varianten haben einen höheren Rang, und solche mit weniger deutlicher Schichtung, die schon bei den Halbaffen in Erscheinung treten (z. B. in Abb. 235), vergrößern sich stark auf Kosten solcher mit schmaler, schärfer gezeichneter Zellschicht.

Für die erste Möglichkeit sprechen ähnliche Änderungen in Bulbus olfactorius, Regio retrobulbaris und (mit Einschränkung) Tuberculum olfactorium, wo wir besonders beim Menschen ebenfalls eine teilweise starke Schichtenverwischung beobachten konnten. Diese Verwischung wurde bei gleichzeitiger deutlicher Größenreduktion als Rückbildung gedeutet. Es ist aber nicht auszuschließen, daß der Verlust der klaren Schichtung durch eine Verbreiterung der Rinde bei gleich-

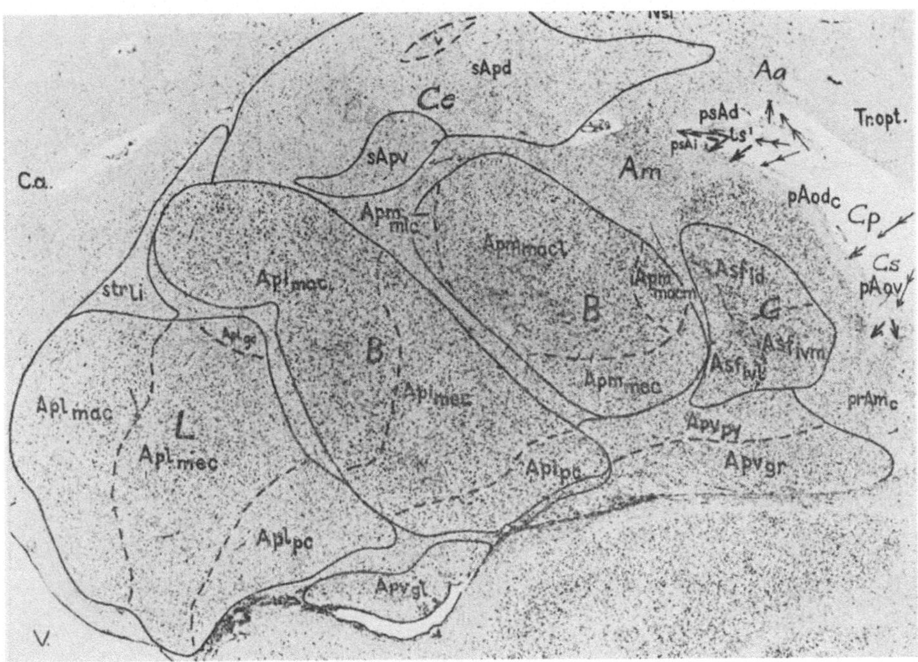

Abb. 238

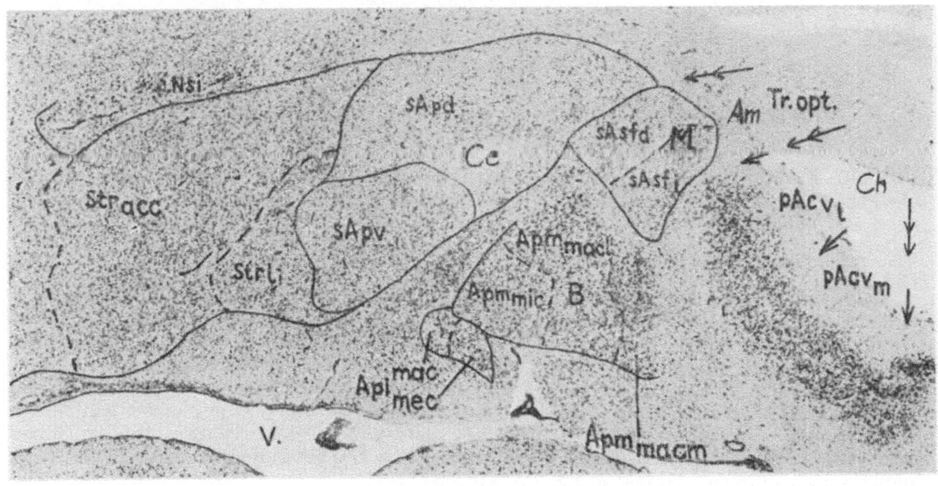

Abb. 239

zeitiger Verdünnung der Zellen zustande kommt. Solche Verhältnisse werden wir im Hippocampus finden, in dem die sich so verändernden Gebiete besonders progressiv sind. Die Reduktion der Oberflächengrößen spricht im Falle der Area principalis mehr für eine Regression, ist aber nicht überzeugend, weil sich ja das Volumen jenes Hauptkomplexes, zu dem dieses Feld gehört, gleichzeitig deutlich vergrößert (s. Abschnitt 8.5.1.2.).

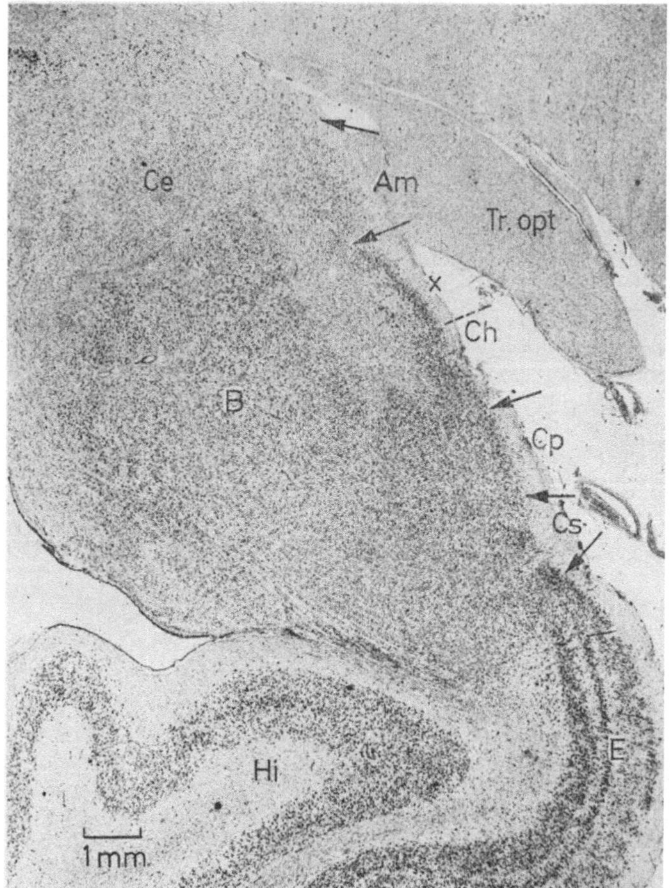

Abb. 240. Frontalschnitt durch den caudalen Mandelkernkomplex des Menschen, mit der dort liegenden besonders schmalen Rinde (x). Kresylviolett, 20 μ dick, 7,5 × vergrößert. Abkürzungen wie in Abb. 227 u. 231

Auch bei früheren Autoren besteht keine Einigkeit darüber, in welcher Weise die Besonderheiten der menschlichen Regio periamygdalaris (Subregio corticalis) zu deuten sind. Nach CROSBY u. HUMPHREY (1941) ist der Nucleus corticalis beim Menschen relativ hoch entwickelt. Das Vorhandensein einer Molekularschicht, einer Schicht mit Pyramidenzellen und einer darunterliegenden Zone mit mehr oder weniger zerstreuten Neuronen rechtfertigen seine Klassifizierung als Rinde. Nach MEYER u. ALLISON (1949) ist dieser Komplex bei den höheren Primaten und beim Menschen besser entwickelt als bei den niederen Säugern, und auch nach ROSE (1927b) ist die periamygdaläre Rinde beim Menschen gut differenziert und ohne Rückbildungserscheinungen. Hingegen ist der Nucleus corticais nach VOLKER u. HAMEL (1966) beim Menschen stark reduziert.

Für die zweite Möglichkeit, d. h. für eine relative Größenverschiebung mehr unabhängiger, strukturell unterschiedlicher Teilgebiete[245]) spricht die Tatsache, daß

[245]) Im Sinne einer solchen Verschiebung ließe sich auch eine Äußerung von VÖLSCH (1911, S. 506) deuten: „Wie mir scheint, nimmt in der Tierreihe die Bedeutung und Mächtigkeit des ersten lateralen aus der Pars intermedia entstandenen Teils für den Rindenanteil mehr und mehr ab, die des zweiten Teils, die „terminale Rinde“ mehr und mehr zu, bis schließlich beim Affen nur noch oder fast nur noch die zweite Komponente in Frage kommt“. — Der Terminus Pars intermedia bezieht sich auf den Lobus piriformis und somit wohl auf präpiriforme Rinde.

offenbar einige Restgebiete mit besserer Schichtung erhalten bleiben. Ein kleines derartiges Gebiet befindet sich beim Menschen caudal in unmittelbarer Nachbarschaft zur Area medialis. Wir haben dieses Gebiet in Abb. 230 mit × × gekennzeichnet und in allen unseren menschlichen Serien gefunden (Abb. 240). Brockhaus betrachtet es als Teil seiner Area periamygdalea caudalis (unserer Area parahippocampalis entsprechend). Seine Zellschicht ist jedoch viel schmaler als bei dieser und ähnelt jener der Area principalis niederer Formen. Seine Lage spricht jedoch für die Auffassung von Brockhaus.

Abschließend läßt sich sagen, daß die Glieder der Regio periamygdalaris nicht nur in ihren Lagebeziehungen zueinander, sondern auch in ihrer strukturellen Differenzierung sehr konstant sind. Stärkere Veränderungen erfährt nur die Area principalis im Sinne einer Auflösung oder Verbreiterung der Zellschicht. Es muß vorerst offen bleiben, ob diese Veränderung als regressiver oder progressiver Prozeß zu deuten ist.

8.5.1.4. Die Regio periamygdalaris des Menschen

Die periamygdaläre Rinde des Menschen ist von Rose (1927b), Hilpert (1928), Brockhaus (1940a)[246] und Filimonoff (1947) untersucht worden. Die bei weitem ausführlichste und bestfundierte Arbeit stammt von Brockhaus. Wir können uns im Wesentlichen auf sie beschränken, doch soll sie vereinfacht und nach den Erfahrungen der vergleichend-anatomischen Untersuchungen interpretiert werden. Wir wollen damit gewährleisten, daß die Übertragung der an niederen Säugern gewonnenen Ergebnisse auf den Menschen eine akzeptable Basis hat.

Die Regio periamygdalaris liegt nach Brockhaus beim Menschen im wesentlichen dem Gyrus semilunaris auf. Sie greift aber über die Verwachsungsstelle des Temporallappens mit der Hirnbasis (Fundus des Sulcus hemisphaericus der amerikanischen Autoren, unsere Fossa lateralis) in das Gebiet der Substantia perforata anterior über (Abb. 237, 238) und grenzt dort an die Area diagonalis. Damit wird deutlich, daß die übergreifenden Gebiete der Area anterior der niederen Säuger entsprechen. Brockhaus (1940a) unterscheidet mit Rose (1927b) und Hilpert (1928) in allen Feldern zwei Schichten, und zwar eine Molekularschicht (Lamina zonalis der Autoren), in der vor allem in der äußersten Randzone vereinzelte, meist parallel zur Oberfläche liegende, ziemlich große Nervenzellen zu finden sind, und eine Zellschicht.

Subregio periamygdalaris anteromedialis (Pam A)

Sie entspricht bei Brockhaus der Subregio perisupraamygdalea (psA). Gemeinsames Merkmal der verschiedenen Felder dieser Subregion ist nach Brockhaus eine breite, faserreiche Molekularschicht mit deutlicher gliöser Randzone und allgemein großem Gliareichtum. Die Zellschicht ist kleinzellig und nicht in Unterschichten gliederbar. Sie ist gegen die tieferen Gebiete nicht deutlich abgesetzt.

Area anterior (Pam Aa)

Wir haben sie mit der Area perisupraamygdalea dorsalis (psAd) von Brockhaus (1940a, S. 39) homologisiert. Dieses Gebiet (Abb. 237, 238, 241) hat in der Molekularschicht zahlreiche verstreut liegende, sehr kleine multipolare Nervenzellen und in der Zellschicht locker gelagerte größere Spindelzellen, die meist parallel oder schräg zur Oberfläche liegen. Im tieferen Teil der Molekularschicht und in der Zellschicht finden sich viele, in horizontaler Richtung durchziehende

[246]) Brockhaus gibt eine Übersicht über synonyme Bezeichnungen bei diesen ersten Autoren.

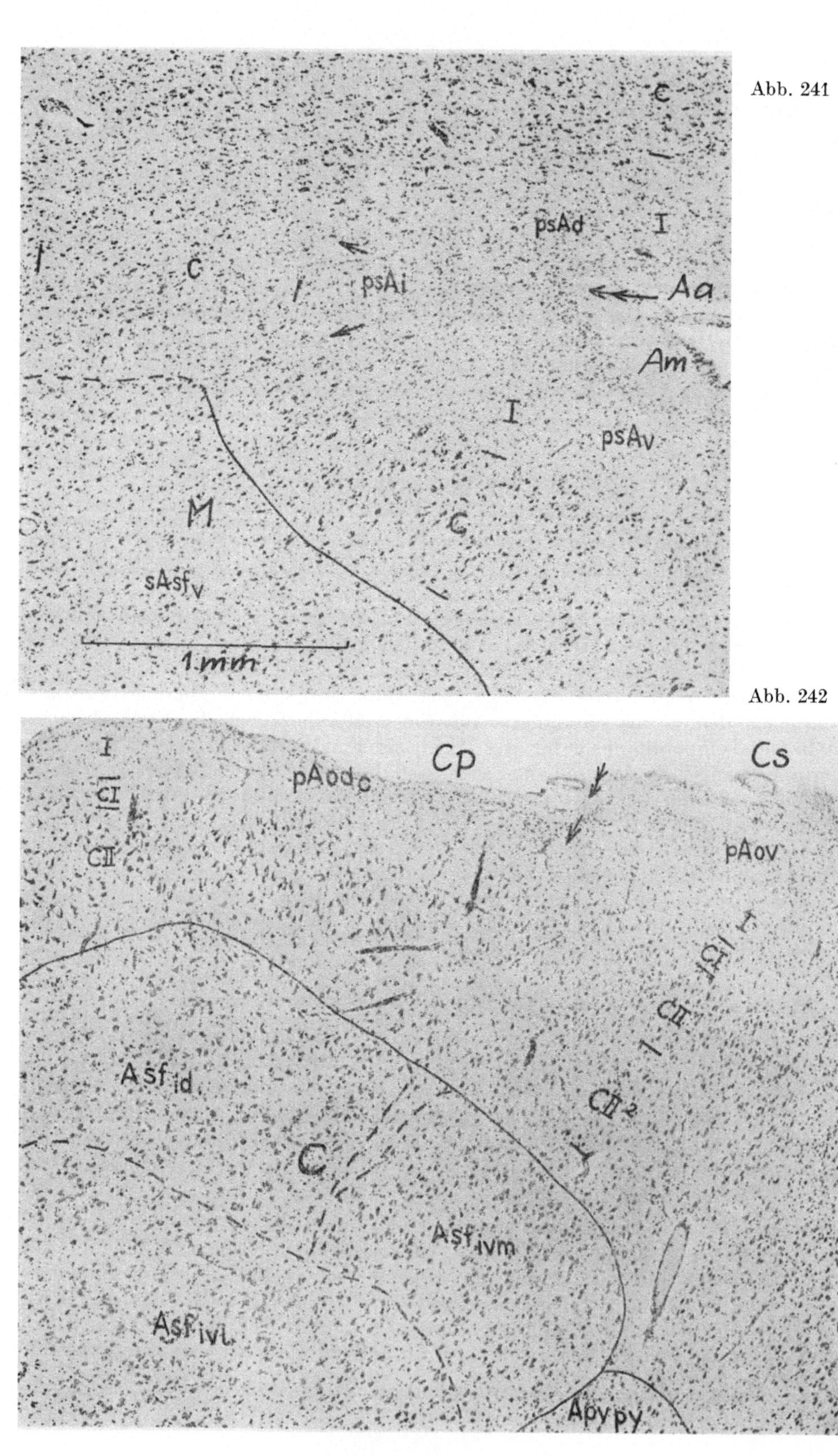
Abb. 241
C
psAd
I
C
psAi
Aa
Am
I
psAv
M
C
sAsfv
1 mm
Abb. 242
I
CI
CII
pAodc
Cp
Cs
pAov
I
CI
CII
Asf id
CII 2
C
Asf ivm
Asf ivl
Apy py

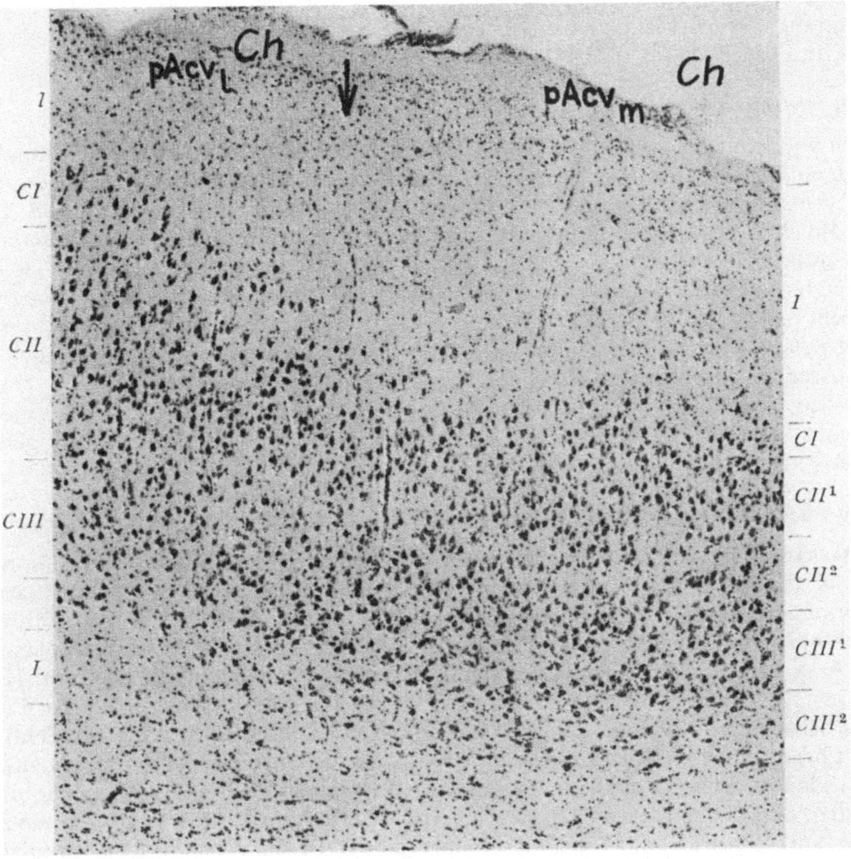

Abb. 243

Abb. 241—243. Frontalschnitte durch Oberflächengebiete des Mandelkernkomplexes des Menschen (aus BROCKHAUS, 1940a). Kresylviolett, 20 μ dick. Vergrößerungen: Abb. 241 = 40 ×, Abb. 242 = 42 ×, Abb. 243 = 50 ×. Zusätzlich beschriftet (kursiv). *Aa* Area anterior, *Am* Area medialis der Subregio periamygdalaris anteromedialis, *C* Stratum cellulare mit Unterschichten, *C* (kursiv) Nucleus corticalis, *Ch* Area parahippocampalis, *Cp* Area principalis, *Cs* Area semiannularis der Subregio periamygdalaris corticalis (Pam C), *M* Nucleus medialis

Fasern, die den Rindencharakter des Feldes verwischen. Eine sichere Unterscheidung der corticalen von den subcorticalen Strukturen ist schwierig, besonders im Faserbild.

Area medialis (Pam Am)

Nach vergleichend-anatomischen Untersuchungen in der aufsteigenden Primatenreihe entspricht unsere Area medialis den Areae perisupraamygdalea intermedia und ventralis (psAi und psAv) von BROCKHAUS (1940a, S. 38) (Abb. 237, 238, 241). Die Molekularschicht ist sehr breit und hat einen deutlichen gliösen Randstreifen. Gegenüber der gleichen Schicht der benachbarten Area principalis erfährt sie eine sprunghafte Verbreiterung. Die Zellschicht ist ohne deutliche Unterschichtung und besteht aus schlanken, intensiv gefärbten, locker gelagerten Pyramidenzellen, multipolaren Zellen und Spindelzellen. Die Zellen sind kleiner als in der benachbarten Area principalis. Im Faserbild kann die Molekularschicht in 3—4 Unterschichten gegliedert werden, von denen nur die oberflächlichste keine Fasern enthält, während die tieferen aus Tangentialfasern und schräg und radiär gerichteten Einzelfasern bestehen.

Area nuclei tractus olfactorii (Pam Ao)

Dieses Areal besteht beim Menschen als klar umschriebenes Gebiet nicht (s. auch S. 355). Eine Identifizierung mit dem psAv von BROCKHAUS, wie von JIMENEZ-CASTELLANOS (1949) bei *Macaca* durchgeführt, ist unzutreffend und irreführend. Nach unseren vergleichend-anatomischen Studien sind Reste dieses Komplexes in der Area anterior (psAd von BROCKHAUS) zu erwarten. Die von CROSBY u. HUMPHREY (1941, dort Abb. 10) und ALLISON (1954) als Nucleus tractus olfactorii lateralis bezeichneten kleinen Zellmassen können nach ihrer Lage diese Bezeichnung nicht beanspruchen. Wir haben sie, wenn eindeutig identifizierbar, nie zwischen dem corticalen und dem medialen Kern liegend gefunden. Es kann angenommen werden, daß Zellen dieses Komplexes beim Menschen in Resten existieren, doch in ihrer Zahl so stark reduziert sind, daß ihre sichere Bestimmung nicht mehr möglich ist. Mit irgendeinem der von BROCKHAUS abgegrenzten Areale ist eine Homologisierung nicht möglich.

Subregio periamygdalaris corticalis (Pam C)

Sie entspricht bei BROCKHAUS (1940a) der Subregio periamygdalea (pA). Im deutlichen Unterschied zur Subregio perisupraamygdalea (psA von BROCKHAUS, unsere Pam A) läßt sich die Zellschicht in mehrere (bis zu 3) Unterschichten gliedern.

Area semiannularis (Pam Cs)

Sie entspricht der Area periamygdalea oralis ventralis (pAov) (Abb. 237, 238, 242) von BROCKHAUS (1940a, S. 32) und besteht aus einer sehr breiten Molekularschicht, die sich in eine breite, gliöse Randschicht und eine tiefere Faserzone gliedern läßt. Letztere wurde von BROCKHAUS noch einmal unterteilt. Die Zellschicht ist zellreich und geschichtet. C I enthält wenige kleine, unregelmäßig gelagerte, schlanke, multipolare Nervenzellen; C II ist zellreich, dicht gefügt und enthält radiär gestellte, intensiv gefärbte, kleine, schlanke Pyramidenzellen und wenige Spindelzellen. Daneben unterscheidet BROCKHAUS noch eine CII^2 deren größere Pyramidenzellen und Spindelzellen lockerer und unregelmäßiger gelagert sind (Abb. 242). Im Faserbild ist diese deutlich faserreicher als die zuvor genannte dichtzellige Unterschicht.

Zur Area semiannularis (Pam Cs) könnte auch das unmittelbar benachbarte Gebiet gehören, welches von BROCKHAUS (1940b) als Subregio praeamygdalea bezeichnet wird und in den Claustrocortex einbezogen wurde. Dieses Gebiet liegt an der Grenze zur präpiriformen und entorhinalen Rinde (Abb. 288, 289) und soll nach BROCKHAUS den Gebieten Pam 1 β und 1 γ und e γ von ROSE entsprechen (Tabelle 11). BROCKHAUS unterscheidet in seiner Subregio praeamygdalea drei Felder, und zwar eine Area lateralis (prAl), intermedia (prAi) und medialis (prAm, Abb. 237, 238), letztere mit zwei Unterfeldern (prAmo und prAmc). Die sichere Homologisierung dieser Gebiete mit entsprechenden bei Säugern ist schwierig.

Area principalis (Pam Cp)

Sie entspricht der Area periamygdalea oralis dorsalis (pAod) von BROCKHAUS (1940a, S. 34) und ist von ihm in 2 Unterfelder gegliedert worden (oralis und caudalis). Das Feld (Abb. 237, 238, 242) ist gekennzeichnet durch eine schmale, faserarme Molekularschicht und eine mittelbreite Zellschicht, deren Zellen locker liegen und von einzigartiger, typischer Form sind: es handelt sich um große, schlanke Gabelzellen, Pyramidenzellen und Spindelzellen mit Fortsätzen, die über weite Strecken mitgefärbt sind.

Die Molekularschicht hat einen sehr schmalen gliösen Randstreifen und ist durch einen girlandenartigen Verlauf der Zellschicht stellenweise stark verbreitert. Dies gilt besonders für den oralen Bereich und hier wechseln in tieferen Zonen der Zellschicht inselförmige Gebiete von durchschnittlichem Zellreichtum mit solchen von ausgesprochener Zellarmut ab. In der Zellschicht unterscheidet BROCKHAUS eine schmale C I, die sich im caudalen Abschnitt besser abhebt, und eine C II (Abb. 242), die im oralen Abschnitt weiter untergliedert wird. Hierbei soll die C II^2 besonders zellarm sein. Im Faserbild unterscheidet sie sich auch durch größeren Faserreichtum.

Area parahippocampalis (Pam Ch)

Dieses Gebiet entspricht der Area periamygdalea caudalis (pAc) (Abb. 239, 243) von BROCKHAUS (1940a, S. 27) und wird von ihm in 2 Felder gegliedert, von denen das ventrale noch einmal unterteilt wird. Das dorsale Feld (pAcd) liegt dem in Abb. 230 mit A bezeichneten Gebiet benachbart und ist mit Kreuzen markiert. Es handelt sich nach BROCKHAUS um ein rudimentäres Feld, dessen rudimentärer Charakter auch in seiner stark wechselnden Ausdehnung und Ausprägung (in verschiedenen menschlichen Gehirnen) zum Ausdruck kommt. Es handelt sich um jenes Gebiet, das weiter vorn (S. 363) bei der Interpretation der Veränderungen bei den höheren Primaten und beim Menschen schon einmal erwähnt wurde. Die Aussage von BROCKHAUS über seinen rudimentären Charakter ließe sich in dem Sinne deuten, daß es sich um das Restgebiet eines ehemals ausgedehnteren Feldes handelt. Die Zellschicht ist vergleichsweise sehr schmal und dicht gefügt. Sie wird von BROCKHAUS in C I, C II^1 und C II^2 gegliedert.

Das ventrale Feld von BROCKHAUS (pAcv) (Abb. 239) hat eine deutlich breitere Zellschicht, die im lateralen Teil dreifach, im medialen fünffach untergliedert wird (C I, C II^1, C II^2, C III^1 und C III^2) (Abb. 243). Sie unterscheidet sich damit von allen anderen Feldern der periamygdalären Rinde durch Bildung einer deutlichen C III, d. h. einer Teilung der Zellschicht in *drei* Unterschichten. Im lateralen Teil sind die Zellen in der C I locker gelagert, im medialen Teil ist diese Unterschicht nur gering ausgebildet. Die Molekularschicht ist sehr breit und faserreich.

Die subcorticalen Strukturen

Obwohl nicht zum engeren Thema gehörend, haben wir — vor allem in bezug auf die Grundgliederung des Mandelkernkomplexes — wiederholt auf die subcorticalen

Strukturen des Mandelkerns Bezug genommen. Angaben über die Größenentwicklung der Hauptkomplexe bis hinauf zum Menschen finden sich im Abschnitt 8.5.1.2.[247]). Wir wollen es bei diesen Angaben bewenden lassen, für Interessenten aber noch einmal einige wichtige mikroskopisch-anatomische Arbeiten über den menschlichen Mandelkern hervorheben. Solche sind von HILPERT (1928), BROCKHAUS (1940a) und CROSBY u. HUMPHREY (1941). Eine kurze, vielschichtige Übersicht findet sich bei CROSBY *et al.* (1962).

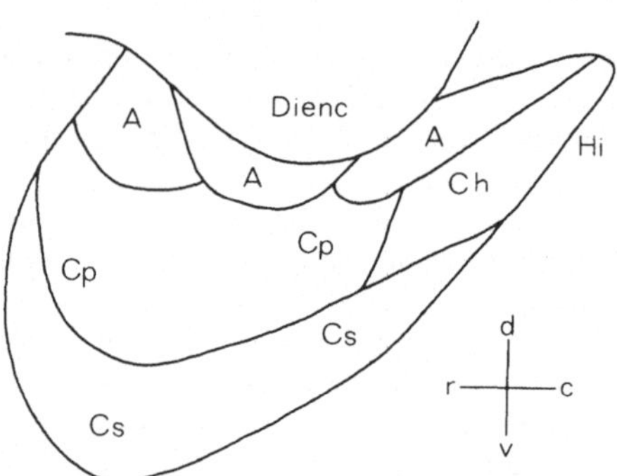

Abb. 244. Angioarchitektonische Gliederung der periamygdalären Rinde von *Macaca mulatta* (nach PFEIFER, 1940, Tafel VII). Medianseite der linken Hemisphäre. Seitenverkehrt. Neu beschriftet. Abkürzungen der periamygdalären Felder wie bei Abb. 227—230

8.5.2. Angioarchitektonik

Die Angioarchitektonik der periamygdalären Oberflächen wurde von PFEIFER (1940) beim Rhesusaffen untersucht. Zwischen der von PFEIFER publizierten angioarchitektonischen Rindenkarte (s. Abb. 18, dort rechte Hemisphäre) und unserer Rekonstruktion der periamygdalären Oberflächen bei *Saimiri* (Abb. 229) ergibt sich insgesamt eine gute Übereinstimmung. Diese ist für die von PFEIFER ebenfalls abgebildete linke Hemisphäre (1940, Tafel VII) noch deutlicher und wir haben die Gliederung dieser Hemisphäre in der Abb. 244 nachgezeichnet und mit unserer Nomenklatur versehen. Besonders groß ist die Übereinstimmung mit der Abb. 229 in der Subregio periamygdalaris corticalis (Pam C).

Nach dem Vergleich der beiden Rindenkarten gehören die folgenden angioarchitektonischen Gebiete von PFEIFER zur periamygdalären Rinde: Pam 1 β und γ, Pam 2, Pam 3, HE 4 und HE 5[248]). Im einzelnen dürfte PFEIFERS Pam 1 der (oder Teilen der) Subregio anteromedialis entsprechen, Pam 2 unserer Area principalis und Pam 3 unserer Area semiannularis der Subregio corticalis. Nach den Querschnittsbildern 83 und 93 (PFEIFER, 1940, S. 86 u. 87), handelt es sich bei

[247]) Einige Angaben über Faserverbindungen und über die Histochemie der subcorticalen Strukturen im Vergleich mit der periamygdalären Rinde werden noch folgen.

[248]) HE 4 und HE 5 wurden von ECONOMO u. KOSKINAS (1925) — auf deren Gliederung und Terminologie PFEIFER ansonsten Bezug nimmt — nicht abgegrenzt. Die periamygdaläre Rinde des Gyrus semilunaris wird von diesen Autoren nicht von der präpiriformen Rinde getrennt. PFEIFER bezieht sich deswegen bezüglich der periamygdalären Rinde auf die Untersuchungen von ROSE (1927b) und versucht, dessen Gliederung beim Menschen mit seiner eigenen bei *Macaca* in Deckung zu bringen. Er hat dabei jedoch übersehen, daß bei ROSE Pam 1 β und γ beim Menschen rostral von Pam 3 liegen — und nach unserer Auffassung zur präpiriformen Rinde gehören —, während die von ihm so benannten Gebiete dorsal von Pam 2 liegen und ein Teil der periamygdalären Rinde sind.

HE 4 offensichtlich um einen caudalen Abschnitt der Area medialis, bei HE 5 sicherlich um die Area parahippocampalis.

Subregio periamygdalaris anteromedialis (Pam A)

Da die einzelnen Felder nicht mit genügend großer Wahrscheinlichkeit homologisiert werden können, werden wir sie gemeinsam erörtern. Nach dem Vergleich der Abb. 229 u. 244 gehören hierher PFEIFERs Pam 1 (β und γ) und seine Area angioarchitectonica unci dorsalis (HE 4).

Pam 1 γ ist nach PFEIFER das oralste der periamygdalären Felder. Es könnte nach seiner Abb. 270 der Area medialis entsprechen und stellt, von einer sich in der Molekularschicht deutlich heraushebenden, zarten Gefäßgirlande abgesehen, eine schmale Rinde mit ebenmäßig lichter Durchblutung dar. Von der Gefäßstruktur des Mandelkerns setzt sich dieser Rindenbelag durch eine lichte Zone ab. Bemerkenswert ist nach PFEIFER, daß die Zellschicht keine besonderen Ansprüche in die Gefäßversorgung stellt.

Pam 1 β (caudal von 1 γ) hat nach PFEIFER bei schichtenlos gleichmäßiger Durchblutung eine ausgesprochen radiäre Struktur. Nach seiner Abb. 271 könnten wir uns hier mehr im Gebiet unserer Area anterior befinden.

Pam HE 4 (caudal von 1 β) wird in der Gefäßausstattung als dreischichtig und feingliedrig beschrieben. Eine hellere Mittelschicht trennt zwei dunklere Schichten voneinander[249]). Die obere Schicht ist etwas dichter und hat kleine, zierliche Capillarschlingen. Das Gefäßgeflecht zeigt keine besondere Orientierung.

Subregio periamygdalaris corticalis (Pam C)

In dieser Subregion glauben wir nach Vergleich der Abb. 229 u. 244 alle drei von uns benannten Felder unterscheiden zu können.

Area semiannularis (Pam Cs): Sie entspricht in ihrer Lage der Area Pam 3 von PFEIFER und ist angioarchitektonisch die breiteste aller periamygdalären Rinden (bei PFEIFER Pam *ohne* HE 4 und 5) und vom tieferen Mandelkern am wenigsten scharf abgesetzt. Sie ist grob dreischichtig mit einer mittleren gefäßdichteren Zone im Rindenband. Das Flechtwerk der Gefäße bleibt trotz einzelner grober Gefäßstämme zart.

Area principalis (Pam Cp): Sie entspricht nach ihrer Lage der Area Pam 2 von PFEIFER und ist am reichlichsten von allen Pam-Feldern durchblutet. Besonders hervortretend ist eine gefäßdichte Mittelschicht. Auch die Randschicht ist dichter als in anderen Pam-Feldern. Deswegen reicht das Gefäßgeflecht hier so nahe an die Oberfläche heran wie an keiner anderen Stelle des Mandelkernkomplexes. Die Zellschicht ist mit einer besonderen Gefäßgirlande versehen.

Area parahippocampalis (Pam Ch): Sie könnte nach ihrer Lage der Area angioarchitectonica unci ventralis (HE 5) nach PFEIFER entsprechen. Sie ist angioarchitektonisch dreischichtig mit einer dunklen Mittelschicht zwischen je einer oberen und unteren hellen Schicht. Die obere helle Schicht läßt zwei Unterschichten erkennen, von denen die untere hohlsaumartig aufgelockert erscheint, und ist von der dunkleren mittleren durch eine ganz schmale, lichte Zone getrennt. In der mittleren Schicht sind die Gefäße stärkeren Kalibers radiär gestellt.

8.5.3. Schichtung und Schichtenzahl

ROSE (1927a, b), HILPERT (1928), I. u. N. POPOFF (1929), BROCKHAUS (1940a) und FUKUCHI (1952) unterscheiden in allen Feldern der periamygdalären Rinde zwei

[249]) Nach unserer Auffassung versorgt jedoch die innere dunkle Gefäßzone bereits tiefere Strukturen des Mandelkerns.

Schichten: eine Molekularschicht (Lamina zonalis der meisten Autoren) und eine Zellschicht (α-Schicht bei ROSE und I. u. N. POPOFF, Lamina cellularis bei BROCKHAUS). In unserer Subregio corticalis hat BROCKHAUS die Zellschicht untergliedert, teilweise in drei Unterschichten. I. u. N. POPOFF sprechen bei der Ratte von einem örtlich begrenzt auftretenden Sub-α-Saum, der ebenfalls einer Unterschicht entsprechen würde.

Hinweise auf eine dritte Schicht finden sich bei ROSE (1927a, b), CROSBY u. HUMPHREY (1941), JIMENEZ-CASTELLANOS (1949), GIRGIS (1968a, 1969b), HALL (1972b) und PRICE (1973). ROSE spricht bei *Didelphys*, *Lemur catta*, sowie beim Pavian und beim Menschen von hellen Schichten bzw. Streifen, die auf die Zellschicht folgen und örtlich begrenzt (vor allem in seiner Pam 2) auftreten. Am eindeutigsten äußern sich GIRGIS, HALL und PRICE, die für den corticalen Kern ähnlich wie für die präpiriforme Rinde, drei Schichten beschreiben. Nach HALL (1972b) werden sie aus ähnlichen Zellen wie in der präpiriformen Rinde (periamygdaläre Rinde bei HALL) gebildet. Die tiefe Schicht kann nach GIRGIS nicht immer deutlich vom darunterliegenden Basalkern getrennt werden.

Vier Schichten werden im corticalen Komplex schließlich von MUKHINA (1971) unterschieden, und zwar je eine zonale, äußere polymorphe, innere polymorphe und pyramidale Schicht. Auch MUKHINA betont, daß die vorkommenden Neuronentypen für *Rinden*gebiete charakteristisch seien.

Diese Literaturübersicht führt bereits zu den Fragen hin, die sich bei der Schichtengliederung in der periamygdalären Rinde stellen: 1. Sind bestehende Unterschiede als Schichten oder Unterschichten zu bewerten und 2. wo ist die Grenze gegen die subcorticalen Strukturen des Mandelkerns zu ziehen? Diese Fragen können auch durch intensives Studium der vergleichenden Anatomie nicht eindeutig geklärt werden. Die Verhältnisse bei einigen Säugern, z. B. den Halbaffen (Abb. 234—236) weisen aber daraufhin, daß im Bereich der Subregio corticalis das örtlich begrenzte Auftreten einer dritten Schicht nicht ganz ausgeschlossen werden kann.

Entsprechend der Terminologie bei den anderen Strukturen des Semicortex bezeichnen wir die Schichten als:

(1) Stratum moleculare
(2) Stratum densocellulare (cellulare)
(3) Stratum multiforme

Auch in der Angioarchitektonik hatte PFEIFER (1940) in einigen der Felder drei Schichten unterschieden. Diese lassen sich jedoch nicht uneingeschränkt mit den cytoarchitektonischen Schichten identifizieren.

8.5.4. Morphologie und Ultrastruktur der Bauelemente

Untersuchungen über Morphologie und Ultrastruktur der Bauelemente des Mandelkernkomplexes liegen nur vereinzelt vor von VALVERDE (1962, 1963a, 1965, Maus, Ratte, Katze, Golgi); HALL (1968, 1972a, b, Katze, Golgi, EM); MUKHINA u. LEONTOVICH (1970, Hund, Golgi) und MUKHINA (1971, Katze, Golgi). In den Arbeiten von HALL und MUKHINA wird auch auf die oberflächlichen Strukturen Bezug genommen, die in der periamygdalären Rinde zusammengefaßt werden.

In den Golgi-Studien von VALVERDE kommt als weitere Schwierigkeit — zu der generell schon schwierigen Orientierung an Golgi-Bildern — hinzu, daß VALVERDE unter periamygdalärer Rinde etwas ganz anderes versteht als wir (und allgemein üblich). Bei VALVERDE (auch bei LEONARD u. SCOTT, 1971, u. a.) ist die periamygdaläre Rinde identisch mit der Area piriformis medialis von GRAY (1924, Opossum). Diese entspricht aber im wesentlichen der ganzen präpiriformen Rinde und reicht gerade bis an den Sulcus semiannularis heran, klammert also unsere periamygdaläre Rinde direkt aus (GRAY, 1924, dort Abb. 7). Unsere periamygdaläre Rinde wird bei GRAY als Nucleus corticalis und medialis bezeichnet und umfaßt noch einige der sich rostral anschließenden Gebiete. Für die von VALVERDE durchgeführte Identifizierung mit der „région olfactive principale ou centrale de l'hippocampe“ von CAJAL (1911, S. 686) gilt offensichtlich das gleiche. In seiner Darstellung des Mandelkerns (1911, dort Abb. 462 u. 463) gibt CAJAL keine Hinweise darauf, daß er dessen Oberfläche als die genannte Region auffaßt.

Hinzu kommt schließlich, daß VALVERDE (1965) die präpiriforme Rinde weit über die Oberfläche des Nucleus basalis reichen läßt, d. h. große Teile unserer Subregio corticalis in die präpiriforme Rinde einbezieht (z. B. in seiner Abb. 14, S. 31) und teilweise die ganze Oberfläche als piriform bezeichnet (z. B. Abb. 23, S. 46). Dies mag damit zusammenhängen, daß VALVERDE diese Gebiete aus dem Mandelkern ausklammern und sie enger an die präpiriforme Rinde anschließen möchte (s. auch S. 342). Mitunter gibt VALVERDE eine Area corticalis an, grenzt sie aber von der piriformen Rinde nicht ab (z. B. Abb. 23/7 u. 24/3).

Wir haben uns bemüht — aus der Lage der Capsula externa und aus anderen Merkmalen — in den von VALVERDE dargestellten Gebieten unsere periamygdalären Felder wiederzufinden. Abgesehen von der Area parahippocampalis glauben wir, für jedes unserer Felder bei VALVERDE eine entsprechende Struktur erkennen zu können. Dieser Versuch sollte aber mit der gebotenen Vorsicht aufgenommen werden. — Mit HALL (1972a) stimmen wir in der Gliederung der Oberflächen der Amygdala weitgehend überein, wobei wir uns im wesentlichen auf eine vorhergehende Arbeit (HALL u. GENESER-JENSEN, 1971) beziehen, auf die im Abschnitt Histochemie (8.5.6.) näher einzugehen ist.

Generell hat VALVERDE (1965) im Mandelkernkomplex nach den Axonen zwei Gruppen von Zellen unterschieden: die langaxonigen und die mittelaxonigen. Die Axone der ersten Gruppe gehen mit oder ohne vorherige Abgabe von Kollateralen in die Stria terminalis. Die Axone der zweiten Gruppe haben zahlreiche Kollateralen und tragen zur Bildung des amygdalären Plexus bei. Dieses dichte Netz von Kollateralen verbindet auch die verschiedenen Kerne und Regionen des Mandelkerns und erstreckt sich nach vorn bis in unsere Area anterior und in die Regio praeoptica. Den Zellen selbst kann man nicht ansehen, ob die Axone in die Stria terminalis gehen oder zum mittelaxonigen Typus gehören. Die Axone des letzteren sind länger als die des Golgi II-Typs.

8.5.4.1. Subregio periamygdalaris anteromedialis (Pam A)

Area anterior (Pam Aa)

Nach VALVERDE (1963a) bestehen die tieferen Gebiete der Area anterior bei der Maus aus mittelgroßen, birnen-, stern- oder spindelförmigen Zellen, deren Dendriten in alle Richtungen ausstrahlen. Die Axone sind kurz und geben eine große Zahl von Kollateralen ab, die teils rückläufig sind, in der Mehrzahl aber zu benachbarten Zellen gehen und hier vielfach in Form von nestbildenden Aufzweigungen enden. Zellen mit langen Axonen wurden von VALVERDE in der Area anterior der Maus nicht beobachtet.

Afferente Fasern bestehen aus Kollateralen von tuberculo-piriformen Verbindungen (s. Abb. 226), in größerer Zahl aber aus mittelaxonigen Zellen weiter caudal gelegener Gebiete des amygdalären Hauptkomplexes (Nucleus basalis, lateralis und corticalis) (VALVERDE, 1962, 1965). Die Area anterior soll Teil eines kurzgliederigen Verbindungssystems zwischen amygdalo-piriformer Region und Diencephalon (hauptsächlich präoptischer Region) sein. VALVERDE (1963a) hebt die Ähnlichkeit der Zellen der Area anterior mit jenen der präoptischen Region hervor.

In einer späteren Studie (1965) stellt VALVERDE oberflächliche Teile der Area anterior bei der Ratte dar, ohne näher auf sie einzugehen (Abb. 245). Der Abbildung läßt sich entnehmen, daß dieser Teil der Area anterior aus mittelgroßen multipolaren Zellen besteht, deren Dendriten in alle Richtungen gehen, in größerer

Zahl aber auch bis in die Molekularschicht reichen. Der in dieser Schicht verlaufende Tractus olfactorius lateralis gibt kurze Kollateralen ab, die sicherlich mit den genannten Dendriten synaptische Verbindungen eingehen. In der Art dieser Verbindungen besteht nach VALVERDE ein deutlicher Unterschied mit jener in der benachbarten Area nuclei tractus olfactorii.

Die Axone der multipolaren Zellen scheinen in ihren Anfangsstrecken überwiegend in die Tiefe gerichtet zu sein. Neben diesen mittelgroßen Zellen stellt VALVERDE eine sehr kleine Zelle dar (o in Abb. 245), deren Axon mehr horizontal verläuft und mehrere Kollateralen abgibt, von denen ein Ast mit vielen Aufzweigungen auf einer benachbarten Zelle endet.

Nach HALL (1972b) ist in der Area anterior der Katze der häufigste Neuronentyp mittelgroß und hat einen ovalen oder dreieckigen Zellkörper, von dem zwei oder drei primäre Dendriten ausgehen. Diese verzweigen sich nur mäßig, so daß die dendritische Verzweigung insgesamt recht begrenzt ist. Die Dendriten einiger Zellen haben perlschnurartige Verdickungen, die anderer Zellen einen spärlichen bis mittleren Spine-Besatz, der unmittelbar nach der ersten Verzweigung beginnt. — Weiterhin finden sich in der Area anterior verstreut kleine Zellen, die jenen der interkalären Zellmassen ähnlich sind, und in der vorderen Hälfte einige große Zellen. Vom Medialkern und Zentralkern ist dieses Feld nach HALL im Golgi-Bild nicht sicher zu trennen.

Area nuclei tractus olfactorii (Pam Ao)

Nach HALL (1972b) ist der Nucleus tractus olfactorii lateralis aus kleinen Pyramiden und aus modifizierten Pyramiden zusammengesetzt. Diese haben einen dicken apikalen und relativ feine basale Dendriten. Die apikalen Dendriten gehen im zentralen Teil meist senkrecht zur Oberfläche; an der Peripherie orientieren sie sich so, daß sie nicht über die Grenzen des Kerns hinausgehen. Die Verteilung der Spines ist ähnlich wie im Nucleus corticalis. Die Axone entspringen vom Zellkörper oder von der Basis eines der primären Dendriten. Nach Abgabe einiger Kollateralen wenden sie sich in Richtung auf die Area anterior. — Andere Zelltypen wurden von HALL nicht beobachtet, doch ließ sich insgesamt nur ein kleiner Teil der Zellen darstellen.

VALVERDE (1965) hat das Gebiet des Nucleus tractus olfactorii lateralis nicht näher beschrieben. Aus Abb. 245 geht aber hervor, daß die Zellen überwiegend spindelförmig sind und ihre Dendriten in alle Richtungen entsenden. Starke, sich verzweigende Dendriten gehen auch in Richtung Molekularschicht. Aus dem in dieser Schicht verlaufenden Tractus olfactorius lateralis dringen Fasern (und/oder Kollateralen?) weit in die Tiefe bis an die Zellen vor. Sie enden hier in Form pericellulärer Nester. Mehrere Fasern können zu einem Nest beitragen. In der Art dieser Versorgung die nicht unumstritten ist (s. S. 378), unterscheidet sich die Area nuclei tractus olfactorii bei VALVERDE nicht nur von der benachbarten Area medialis, sondern offenbar von allen übrigen Gebieten, die durch den Tractus olfactorius lateralis versorgt werden. — Die Axone der Zellen gehen nach VALVERDE zumindest teilweise in die Stria terminalis (s. auch S. 390).

Area medialis (Pam Am)

HALL (1972b) hat für die Area medialis (=Nucleus medialis) keine Schichten beschrieben. Die Area besteht aus kleinen Zellen mit meist ovalen Zellkörpern, von denen zwei bis vier dünne primäre Dendriten ausgehen, die sich spärlich verzweigen. Die Dendriten liegen häufig parallel zur Stria terminalis oder sind rechtwinklig zu ihr orientiert. Die letztgenannte Orientierung findet sich hauptsächlich in vorderen Teilen des Kerns. Spines sind vorhanden, aber nicht sehr zahlreich. Einige der Dendriten sind perlschnurartig und haben keine Spines. Axone konnten nur selten und dann nur über eine kurze Strecke dargestellt werden, so daß HALL über ihren Verbleib keine Hinweise geben konnte. Angaben hierüber finden sich bei VALVERDE (1962). Nach VALVERDE haben einige der Zellen Axone, die nach verschlungenem Verlauf in die Stria terminalis gehen, nachdem sie Kollateralen in die Nachbarschaft abgegeben haben. Die Mehrzahl der Axone geht aber offenbar in den basolateralen Kernkomplex. Ein Teil der aus der Stria terminalis kommenden Fasern (sie verlaufen in deren medialem Teil) verzweigt sich unter Abgabe mehrerer Kollateralen, die einen Plexus im Medialkern bilden (VALVERDE, 1962).

Nach MUKHINA u. LEONTOVICH (1970) besteht der Nucleus medialis beim Hund hauptsächlich aus mittelgroßen langaxonigen Neuronen, deren dendritische Verzweigung jener retikulärer Zellen ähnelt, sich von dieser aber durch eine größere Zahl von Spines unterscheidet.

Die Area medialis ist offenbar der einzige Abschnitt der periamygdalären Rinde, über dessen Ultrastruktur Angaben vorliegen, und zwar von HALL (1968, Katze). HALL hat sie mit jener des Nucleus lateralis verglichen und bei allgemeiner Ähnlichkeit — die Zellen des Medialkerns sind jedoch kleiner — zwei bemerkenswerte Unterschiede hervorgehoben. Einmal beobachtete HALL im Nucleus medialis, daß häufig mindestens die Hälfte der Membran des Zellkörpers von schmalen Gliaausläufern bedeckt war und zum zweiten, daß dendritische Spines im Medialkern weniger häufig waren als im Lateralkern. Die Dendriten der Zellen des Medialkerns zeigten oft Anschwellungen, die im Lateralkern nicht beobachtet wurden. Boutons „en passant" sind in beiden Kernen sehr häufig und die meisten der synaptischen Verdickungen können je nach ihren Bläschen einer der folgenden vier Gruppen zugeordnet werden: 1. runde bis ovale Bläschen mit einheitlicher Größe, 2. runde bis ovale Bläschen mit unterschiedlicher, allgemein etwas stärkerer Größe, 3. überwiegend abgeflachte Bläschen, und 4. überwiegend Bläschen mit dunklem Kern. Dieser letzte Typ war im Medialkern häufiger als im Lateralkern, doch insgesamt außerordentlich selten. In einer späteren Arbeit (HALL, 1972a) wurden einige dieser Typen mit bestimmten Afferenzen in Verbindung gebracht (s. Abschnitt 8.5.5.).

8.5.4.2. Subregio periamygdalaris corticalis (Pam C)

Die große Ähnlichkeit der Zellen der oberflächlichen Subregio corticalis mit jenen des tiefer gelegenen basolateralen Kernkomplexes (die in allen Zellfärbungen sehr eindrucksvoll ist) gilt nach HALL *et al.* (1969) und HALL (1972a, b) auch für die Golgi-Bilder. Sie macht eine klare Grenzziehung zwischen diesen Teilen fast unmöglich. Die Ähnlichkeit ist deutlich größer als mit den Zellen der medialen und zentralen Teile des Mandelkernkomplexes. Auch VALVERDE (1965, S. 95) hat die klare Grenze zwischen der medialen Gruppe und dem basolateralen Komplex in Golgi-Studien betont.

Die ausführlichste Beschreibung des Nucleus corticalis[250]) haben HALL (1972b) und VALVERDE (1962, 1965) gegeben. HALL unterscheidet drei Schichten (I, II und III—IV). Die *Schicht I* (unsere Molekularschicht) enthält die Dendritenbäume der Neurone der zweiten Schicht und die apikalen Dendriten der Pyramiden und modifizierten Pyramiden der Schicht III—IV. Die *Schicht II* (unser Stratum densocellulare) besteht aus verschiedenen Zelltypen, von denen kleine Pyramiden und modifizierte Pyramiden am häufigsten sind. HALL stimmt mit VALVERDE

[250]) Wenn die Homologie unsicher ist, verwenden wir die Bezeichnungsweise der Autoren. Übertragung in unsere Terminologie nach Übersicht auf S. 346.

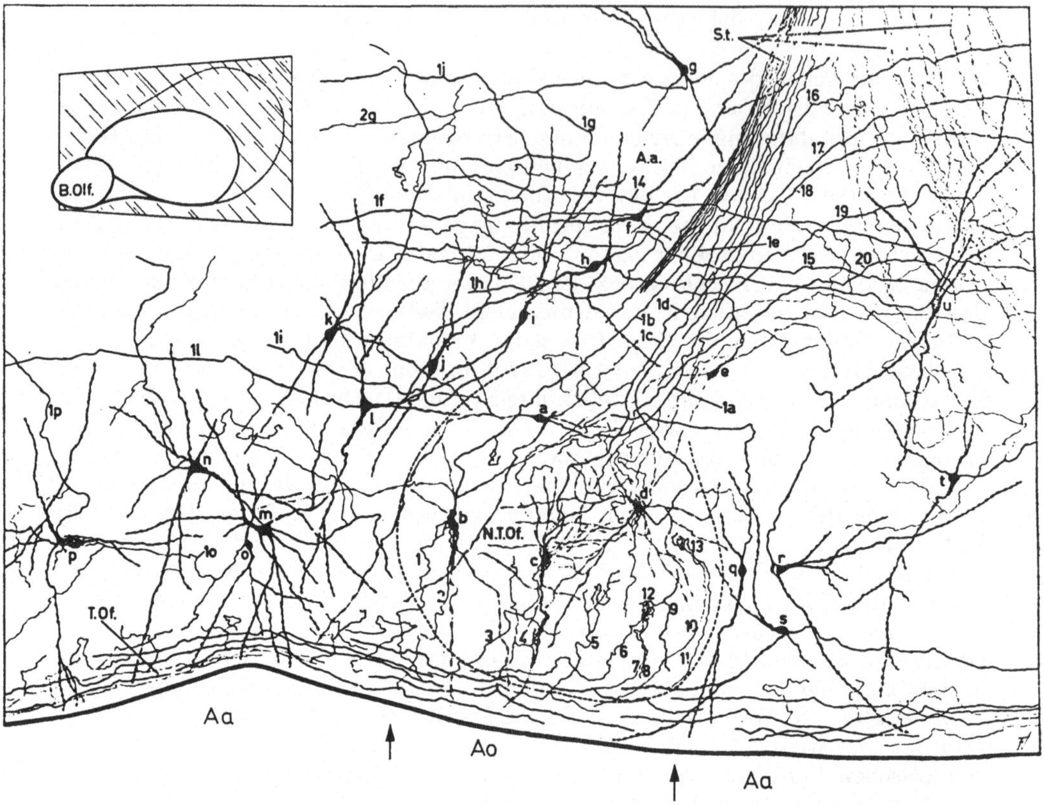

Abb. 245. Schräger Sagittalschnitt durch den vorderen Teil des Mandelkernkomplexes bei der 9 Tage alten Ratte (aus VALVERDE, 1965). Golgi-Methode. Zusätzliche Hinweise auf Oberflächengebiete. *A.a.* anterior amygdaloid area, *N.T.Of.* Nucleus tractus olfactorii lateralis, *S.t.* Stria terminalis, *T.Of.* Tractus olfactorius. *m*, *n*, *o* Zellen des vorderen (medialen) Teils unserer Area anterior (Aa), *q*, *r*, *s* Zellen des hinteren (lateralen) Teils unserer Area anterior (Aa). *Ao* Area nuclei tractus olfactorii

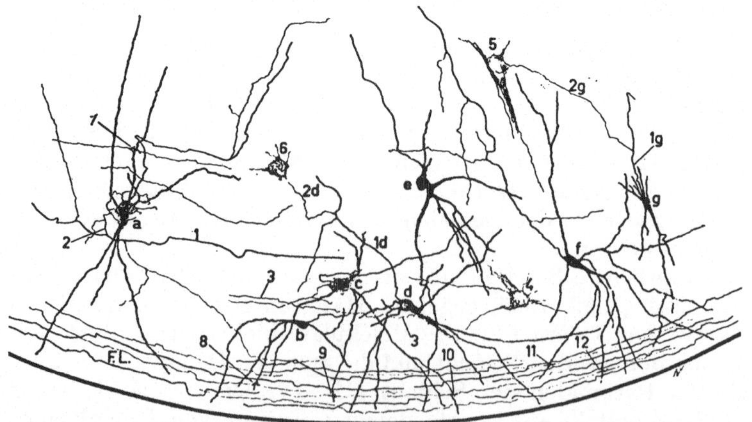

Abb. 246. Frontalschnitt durch die Subregio corticalis (Pam C) beim Katzenembryo (aus VALVERDE, 1965). Golgi-Methode. *F.L.* Molekularschicht. Zelle a (links) möglicherweise aus dem Übergangsgebiet in die präpiriforme Rinde (Area semiannularis ?)

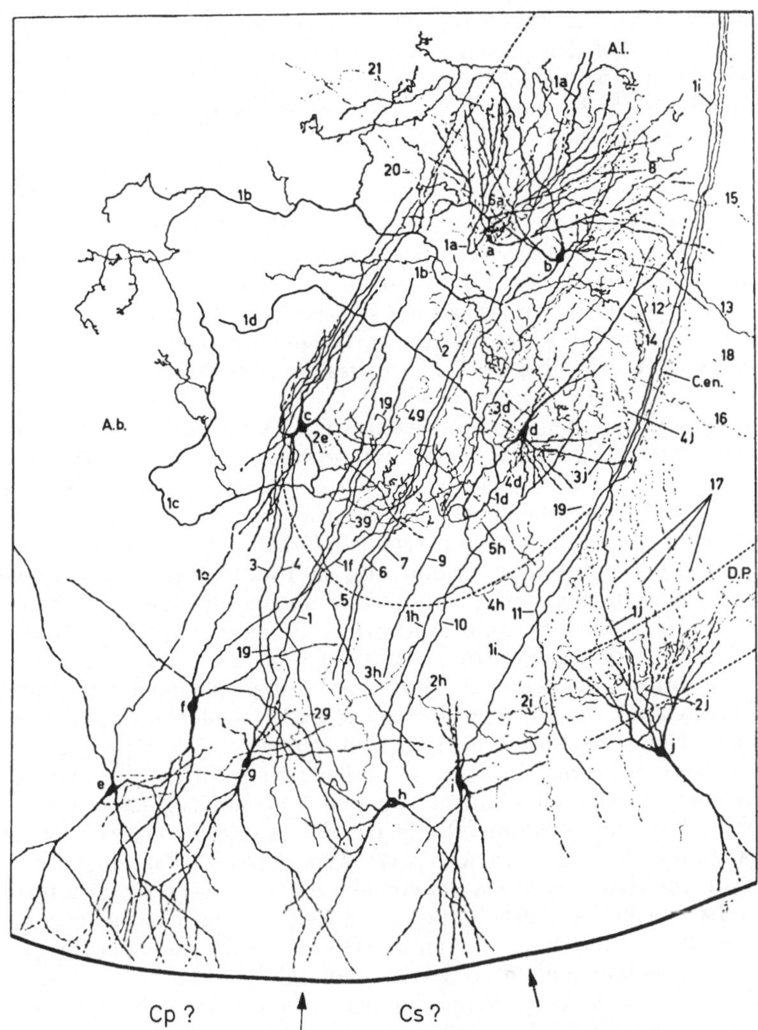

Abb. 247. Frontalschnitt durch den Mandelkernkomplex im Grenzgebiet zwischen präpiriformer und periamygdalärer Rinde bei der 9 Tage alten Ratte (aus VALVERDE, 1965). Golgi-Methode. *A.b.* Nucleus basalis, *A.l.* Nucleus lateralis, *C.en.* Capsula externa, *D.P.* tiefer Plexus. Wahrscheinliche Lage der oberflächlichen Zellen: *e, f, g* Area principalis, *h, i* Area semiannularis der Subregio periamygdalaris corticalis, *j Regio* praepiriformis

(1962) darin überein, daß diese Zellen jenen der benachbarten periamygdalären — nach unserer Auffassung *präpiriformen* — Rinde ähneln, aber nicht so deutlich orientiert sind wie diese. Ihnen fehlt oft die typische Orientierung der apikalen Dendriten und die Zellen erscheinen als mehr oder weniger schräg gestellte Pyramiden (Abb. 246)[251]). Nach HALL finden sich gelegentlich doppelte apikale Dendri-

[251]) Durch diese Schrägstellung erreichen nach VALVERDE nicht nur die apikalen Dendriten, sondern auch einige der basalen Dendriten die Molekularschicht. Sie sollen hier mit kurzen Kollateralen des Tractus olfactorius lateralis in Verbindung treten. Durch diese Kollateralen soll der Bulbus olfactorius mit den Dendriten *und Zellkörpern* des Nucleus corticalis Kontakt bekommen. Abweichende Auffassungen hierzu aber in 8.5.5.

ten. Die feineren basalen Dendriten gehen in die Schicht III—IV, einige auch in die erste Schicht. Auf den primären Dendritenstämmen finden sich keine Spines und auch auf den proximalen Abschnitten der sekundären Zweige sind sie selten. Die meisten Spines finden sich auf den apikalen Dendriten. — *Axone* konnten von HALL (1972b) gelegentlich in die Schicht III—IV verfolgt werden, wo sie gewöhnlich einige Kollateralen abgeben. Nach VALVERDE (1962) bilden einige dieser Kollateralen pericelluläre Nester. Die Axone selbst zeigen nach VALVERDE eine überwiegende Orientierung gegen Medialkern, Basalkern und Lateralkern der Amygdala. Niemals hat VALVERDE bei der Maus direkte in die Stria terminalis gehende Axone gefunden[252]). VALVERDE deutet dementsprechend die Subregio corticalis als Zwischenstation zwischen den Tractus-Kollateralen und den genannten Kernen. — Bei der Ratte soll dieses Gebiet überdies in das kurzgliederige System einbezogen sein, das sich nach rostral bis zur Area anterior und bis zur präoptischen Region erstreckt (s. oben).

Neben diesen typischen Pyramidenzellen fand VALVERDE (1962) bei der Maus häufig auch doppelte Pyramiden und polymorphe Zellen (evtl. zur dritten Schicht gehörig?) und HALL (1972b) beschreibt bei der Katze 1. eine kleine Zahl fusiformer Zellen mit unterschiedlicher Orientierung, deren Dendriten überwiegend von den Polen abgehen, 2. seltene polygonale Zellen, sowie 3. Zellen, deren feine, wenig verzweigte Dendriten perlschnurartig sind und keine Spines tragen. Diese Dendriten erstrecken sich sowohl in die erste als auch in die dritte Schicht. Die *Schicht III—IV*, unser Stratum multiforme, enthält hauptsächlich Pyramiden und modifizierte Pyramiden mittlerer Größe. Die Zellen ähneln jenen der zweiten Schicht, haben aber längere apikale Dendriten. Entsprechenden Zellen der zweiten Schicht ähneln auch die mittelgroßen polygonalen Zellen und Zellen mit perlschnurartigen Dendriten; beide Formen sind selten.

Hinweise auf *regionale Unterschiede* finden sich mehrfach im Schrifttum. So gibt VALVERDE (1965) Abbildungen von den Übergangsgebieten zwischen präpiriformer und periamygdalärer Rinde bei der Katze (seine Abb. 45) und der Ratte (seine Abb. 46, s. unsere Abb. 247). Wir halten es für möglich, in diesen Abbildungen eine *Area semiannularis* von einer *Area principalis* zu unterscheiden. VALVERDE hat solche Unterscheidung in den Zellgebieten nicht gemacht, gliedert aber bei der Ratte (Abb. 247) die von der Oberfläche kommenden Fasern in drei Gruppen: eine mediale, eine intermediäre und eine laterale.

Die Fasern der medialen Gruppe kommen nach unserer Auffassung von den Zellen der Area principalis (die Zellen e, f und g in der Abb. 247 gehören wahrscheinlich hierher), die Fasern der intermediären Gruppe von der Area semiannularis (hierher gehören wahrscheinlich die Zellen h und i der Abb. 247) und die der lateralen Gruppe von der präpiriformen Rinde. Fasern aller drei Gruppen geben zahlreiche Kollateralen an den Nucleus lateralis ab. Die periamygdaläre Rinde (unserer engeren Umgrenzung) ist durch die beiden ersten Systeme mit der tieferen Amygdala verbunden; dabei ist das mediale System (Fasern von der Area principalis) das größere. Die Fasern steigen durch den Basalkern und zwischen diesem und dem Lateralkern auf und VALVERDE (1965) faßt sie zu einer „Capsula intermedia“ zusammen. Das intermediäre System (Fasern von der Area semiannularis)

---

[252]) VALVERDE beschreibt solche jedoch in einer späteren Arbeit (1965) bei der Katze. — Über den Verbleib der Axone dieser und der tieferen Schicht hat sich auch MUKHINA (1971) aufgrund von Golgi-Studien geäußert. Danach sollen Fasern von der äußeren polymorphen Schicht zu den lateral benachbarten Gebieten gehen, und von der Pyramidenschicht und der inneren polymorphen Schicht zur Stria terminalis und zu den kleinzelligen Teilen des Basalkerns. Schließlich soll sich in der inneren polymorphen Schicht ein System von Neuronen (invertierte Pyramiden) finden, das die Impulsübertragung von den tiefen Schichten zu den oberflächlichen Schichten kontrolliert.

ist diffuser und setzt sich aus kleinen Bündelchen zusammen, die den Nucleus lateralis durchdringen. Das laterale, präpiriforme System steigt durch die Capsula externa auf, von wo aus Fasern in den Nucleus lateralis hineingehen.

Die Axone des Nucleus lateralis sollen überwiegend nach medial verlaufen und der Lateralkern stellt dementsprechend nach VALVERDE ein Glied zwischen den Rindenanteilen des Mandelkerns und jenen medialen Strukturen dar, von denen die Stria terminalis ausgeht (unterschiedliche und hiervon abweichende Auffassungen in Abschnitt 8.5.7.).

Getrennte Angaben über die *Area parahippocampalis* lassen sich unseres Erachtens den Ausführungen von VALVERDE nicht entnehmen. Solche finden sich bei HALL (1972a, b). HALL u. GENESER-JENSEN (1971) haben im Nucleus corticalis mit histochemischen Methoden je einen lateralen und einen medialen Teil unterschieden, die sich mit unserer Gliederung in Area principalis und parahippocampalis decken. (Die Area semiannularis wurde bei HALL u. GENESER-JENSEN als cortico-amygdaloides Übergangsfeld aus dem Nucleus corticalis ausgeklammert.) Eine solche Trennung läßt sich nach HALL (1972a, b) auch im Golgi-Material, vor allem aufgrund von Unterschieden in der tiefen Schicht, durchführen. Im *lateralen Teil* (unsere Area principalis ?) finden sich in der zweiten Schicht mehr Zellen, und die Anordnung in eine oberflächliche und eine tiefe Schicht ist deutlicher. In der tiefen Schicht zeigen die Zellen ein insgesamt wenig geordnetes Gesamtbild. Neben apikalen Dendriten, die vertikal gegen die piale Oberfläche aufsteigen, finden sich viele, die schräg oder horizontal verlaufen und selbst solche, die nach innen zum Nucleus basalis gehen. Dieser, auch von VALVERDE erhobene Befund, gilt nach eigenen (unveröffentlichten) Untersuchungen auch für das Spitzhörnchen *(Tupaia)*. — Im Unterschied hierzu sind im *medialen Teil* (Area parahippocampalis ?) die Zellen weniger deutlich in Schichten angeordnet (HALL, 1972a), zeigen aber eine deutliche Orientierung der Hauptachsen und apikalen Dendriten parallel zur Stria terminalis (in oberen Abschnitten) bzw. senkrecht zur Oberfläche (ventromedial). Die Zellen sind zahlreicher als im lateralen Teil und bilden eine dickere Schicht. Sie sind etwas kleiner und haben feinere basale Dendriten. Die Axone entspringen aus den Zellkörpern und den primären basalen Dendriten. Nach Abgabe von Kollateralen gehen sie in die Stria terminalis. Vom benachbarten Medialkern unterscheidet sich der mediale Teil des Nucleus corticalis nach HALL (1972b) deutlich aufgrund unterschiedlicher Zelltypen.

8.5.5. Synaptische Organisation

Hinweise auf die synaptische Organisation der *periamygdalären* Areale beziehen sich überwiegend auf die laminäre Verteilung der von den olfactorischen Primärzentren kommenden Afferenzen, wobei die autoradiographischen Untersuchungen von PRICE (1973) besonders aufschlußreich sind und auch Hinweise auf die Endigungen anderer Afferenzen enthalten. Bezüglich der *subcorticalen* Strukturen des Mandelkernkomplexes finden sich einige Angaben bei HALL (1972a).

Übereinstimmung besteht nach den experimentellen Untersuchungen mit Silbermethoden darin, daß die vom Bulbus olfactorius kommenden Fasern oberflächlich in der Molekularschicht der periamygdalären Rinde endigen (WHITE, 1965a; FERRER, 1969a; GIRGIS, 1969b; PRICE u. POWELL, 1971). Nach HALL *et al.* (1969) dürfte es sich hierbei um jene Zone handeln, die histochemisch fast keine Reaktion auf Dithizon- und Sulfid-Silber-Färbungen zeigt. Die Lage der Degenerationen weist auf axodendritische Kontakte der Olfactoriusfasern mit den distalen Teilen der apikalen Dendriten hin.

PRICE (1973) hat die Befunde mit autoradiographischen Methoden bestätigt und präzisiert. Danach gehen bei der Ratte direkte Fasern vom Bulbus olfactorius zum Nucleus tractus olfactorii lateralis und zum Nucleus corticalis. Sie endigen in beiden Gebieten ausschließlich im Substratum supratangentiale (1a) der Molekularschicht (IA bei PRICE)[253]). Die gleichen Gebiete erhalten auch Fasern von der präpiriformen Rinde, die im Substratum tangentiale (1b) und in den tieferen Schichten endigen. Die komplementäre laminäre Verteilung in der ersten Schicht soll praktisch ohne Überlappung sein. Während die präpiriformen Fasern im Nucleus tractus olfactorii lateralis ganz überwiegend zu 1b gehen und viel weniger stark zu den tieferen Schichten, sind im Nucleus corticalis die Projektionen zu den tieferen Schichten (2 und 3) ebenso stark wie die zu 1b.

Vom Bulbus olfactorius accessorius gehen Fasern zum Nucleus medialis und zu hinteren medialen Teilen des Nucleus corticalis (unsere Area parahippocampalis ?). Im Unterschied zu den Projektionen vom Hauptbulbus endigen diese Fasern nach PRICE in der ganzen Dicke der ersten Schicht. Diesen Gebieten, die Fasern vom Nebenbulbus erhalten, fehlt die Projektion von der präpiriformen Rinde[254]).

HALL (1972a) fand nach ausgedehnten Läsionen unter Einschluß der Rinde des Temporallappens (elektronenmikroskopisch) degenerierte Axone und terminale Boutons im dorsolateralen Teil des Nucleus lateralis, im lateralen Teil des Nucleus centralis und im großzelligen Teil des Nucleus basalis. Soweit synaptische Bläschen noch erkennbar waren, waren sie im allgemeinen rund oder oval, d. h. Afferenzen von der temporalen Rinde scheinen mit den weiter vorn beschriebenen Typen 1 oder 2 (s. S. 373) zu endigen. Diesen neocorticalen Afferenzen stellt HALL subcorticale Afferenzen gegenüber, die nach WAKEFIELD (1971, zit. nach HALL, 1972a) aus der lateralen präoptischen Region kommen. Degenerationen wurden in Nucleus basalis, centralis und *medialis* gefunden. Elektronenmikroskopisch fand WAKEFIELD degenerierende Boutons auch im Nucleus lateralis. Die degenerierenden Boutons scheinen vorwiegend solche mit flachen Bläschen zu sein, daneben aber auch solche der Typen 1 und 2. Hinweise, daß auch der Nucleus corticalis Afferenzen aus einer dieser Quellen erhält, ergaben sich nicht.

8.5.6. Histochemie, Chemoarchitektonik

Untersuchungen bzw. Angaben zur Histochemie des Mandelkernkomplexes liegen u. a. vor von KOELLE (1954; Ratte; AChE), ISHII (1957; Ratte; AChE), FLEISCHHAUER u. HORSTMANN (1957; diverse; Zink), PAASONEN *et al.* (1957; Hund; 5-Hydroxytryptamin), GEREBTZOFF (1959; Kaninchen; AChE), SHIMIZU *et al.* (1959; Nager; MAO), GIACOMO (1960a, b; Meerschweinchen, Mensch; AChE), FRIEDE (1961a; Meerschweinchen; SDH), OKINAKA *et al.* (1961; Mensch; ChE), SHUTE u. LEWIS (1961a, b, 1963, 1967; Ratte; AChE), HASHIMOTO *et al.* (1962; Kaninchen; MAO), KOIKEGAMI (1963; diverse, Übersicht; MAO, Zink), KRNJEVIC u. SILVER (1965; Katze; AChE), OTSUKA *et al.* (1966; diverse Säuger; Zink), ISHII

[253]) Dies steht im Widerspruch zur Auffassung von VALVERDE (1962, Golgi-Methode), daß die Fasern des Tractus olfactorius in beiden Gebieten bis in die Zone der Zellkörper vordringen und im Nucleus tractus olfactorii lateralis u. a. in Form pericellulärer Nester endigen (s. 372). Nach experimentell-anatomischen Untersuchungen sind Degenerationen, die auf solche tieferen Endigungen hinweisen, auch von LOHMAN (1963) und LOHMAN u. LAMMERS (1963) beschrieben worden. Sie kommen ähnlich auch in der präpiriformen Rinde vor, und wir werden dort (s. 8.7.6.) näher auf sie eingehen.

[254]) Nach PRICE (1973) fehlt in diesen Gebieten eine deutliche Untergliederung der ersten Schicht. Abweichend hiervon fand HAUG (1973) in Nucleus medialis und corticalis eine scharf begrenzte oberflächliche Zone, die mit der Sulfid-Silber-Methode völlig ungefärbt bleibt. Auch BROCKHAUS (1940a) hat beim Menschen in einem unserer Area medialis entsprechenden Gebiet die Molekularschicht in bis zu vier Unterschichten gliedern können.

u. FRIEDE (1967; Mensch; AChE, NAD-d), MANOCHA u. BOURNE (1967; *Saimiri;* SDH, CYO), MANOCHA *et al.* (1967; *Saimiri;* MAO), GIRGIS (1967; 1968b, c, 1969a, 1972, 1973, 1974; diverse; AChE), HALL *et al.* (1969; Katze; Zink), HALL u. GENESER-JENSEN (1971; Meerschweinchen; AChE, MAO), PARENT (1971; diverse; AChE), HALL (1972a; Übersicht; AChE, MAO, Zink), HAUG (1973; Ratte; Schwermetalle mit Sulfid-Silber-Methode). — LABEDSKY u. LIERSE (1968) untersuchten die postnatale Entwicklung der SDH-Aktivität bei der Maus (s. 7.2.4.).

Der Aufstellung ist zu entnehmen, daß mit Abstand am häufigsten die Acetylcholinesterase-Aktivität (AChE) untersucht wurde, mehrfach auch die Monoamin-Oxydase-Aktivität (MAO) und Zink (Dithizon- und Sulfid-Silber-Methoden) und schließlich vereinzelt Succinat-Dehydrogenase (SDH), Cytochrom-Oxydase (CYO) und Nicotinamid-adenin-dinucleotid-Diaphorase (NAD-D).

Viele der Arbeiten enthalten nur kurze Angaben[255]), die häufig keine klare Lokalisation in der cytoarchitektonisch fundierten Gliederung des Mandelkerns erlauben. Ausgenommen sind hiervon nur einige der Arbeiten von GIRGIS, vor allem aber jene von HALL *et al.* Besonders die Arbeit von HALL u. GENESER-JENSEN (1971) bemüht sich um eine genaue Lokalisation der histochemischen Befunde und geht dabei auch recht detailliert auf die Oberflächenstrukturen der periamygdalären Rinde ein. Vor allem diese Arbeit liegt deswegen den folgenden Ausführungen zugrunde. In vielen Details bezüglich Gliederung, Lage, Nachbarschaftsbeziehungen usw. stimmen wir mit den Befunden von HALL u. GENESER-JENSEN voll überein.

Subregio periamygdalaris anteromedialis (Pam A)

Die einzelnen Areale dieser Unterregion werden bei HALL u. GENESER-JENSEN ganz getrennt behandelt, doch ergeben sich Hinweise auf Ähnlichkeiten zwischen der Area anterior und der Area medialis.

Area anterior (Aa): Die *AChE*-Färbung ist nach HALL u. GENESER-JENSEN unregelmäßig. Dunkelbraune, verschlungene Stränge umspannen tief gefärbte, große Neurone[256]). An der Oberfläche ist der lateral vom Nucleus tractus olfactorii lateralis liegende Teil weniger gefärbt als der mediale, schmalere Teil (Abb. 248). Mehr caudal ist die Färbung mittelmäßig und die Area anterior ist hierdurch leicht von den benachbarten Medial- und Zentralkernen zu unterscheiden.

MAO zeigt eine mittelmäßige Intensität, die gleichmäßig über das ganze Feld verteilt ist. — Die *SDH*-Aktivität in der Area anterior ist nach FRIEDE (1961a) schwach mit diffuser Verteilung im Neuropil und ähnelt jener in Lateral- und Basalkern.

Area nuclei tractus olfactorii (Ao): Bei Färbung auf *AChE* zeigt dieses Gebiet eine sehr intensive Reaktion und hebt sich dadurch deutlich von der umgebenden Area anterior ab (Abb. 248). Bei stärkerer Vergrößerung sind die meisten, wenn nicht alle Zellkörper mittel bis stark gefärbt und das Neuropil ist einheitlich dunkel. Die dichte Färbung ist nach HALL u. GENESER-JENSEN (1971) keine Folge der Imprägnation der afferenten olfactorischen Fasern, denn der Tractus bleibt ungefärbt. Es ist wahrscheinlicher, daß der Nucleus Ursprung einer Projektions-

---

[255]) Die ausführlichsten Beschreibungen über die Verteilung von AChE im Mandelkernkomplex wurden nach HALL u. GENESER-JENSEN (1971) von GIACOMO (1960a, b) und YU (1969) gegeben. Diese Arbeiten waren uns nicht zugänglich, konnten aber aufgrund der Ausführungen von HALL u. GENESER-JENSEN mit berücksichtigt werden.

[256]) Auch GIRGIS (1967, 1969a, 1973, 1974) fand bei Biberratte, *Galago*, *Cebus* und *Saimiri* eine selektive, hauptsächlich intracelluläre Reaktion; keine Reaktion fand er bei *Cercopithecus* (1968b).

bahn ist, die reich an AChE ist. Ein mittelmäßig gefärbtes Bündel von Fasern steigt nach caudal auf (Stria terminalis-Komponente?), konnte jedoch nicht mit Sicherheit bis in die Commissura anterior verfolgt werden. — Starke AChE-Aktivität im Nucleus tractus olfactorii lateralis wurde auch von KOELLE (1954), SHUTE u. LEWIS (1961a, 1963, 1967), GIRGIS (1967, 1969a) und PARENT (1971) gefunden. Trotz dieser deutlichen Reaktion wird dieser Kern bei den höheren Primaten aber nicht erwähnt (weder bei GIRGIS, 1968b, *Cercopithecus*, noch bei PARENT, 1971, *Macaca*)[257]). Dies spricht für eine starke Reduktion dieses Gebietes bei den höheren Primaten (hierzu gleichlautende Angaben in den weiter vorn erörterten vergleichend-anatomischen und metrischen Untersuchungen).

Bei Färbung auf *MAO* hebt sich die Area nuclei tractus olfactorii durch eine leichte Färbung von der umgebenden Area anterior ab (HALL u. GENESER-JENSEN). Die unterschiedliche Reaktionsintensität im Vergleich mit AChE wird mit der Aussage von SHIMIZU *et al.* (1959) in Zusammenhang gebracht, daß in cholinesterase-reichen Arealen die MAO-Aktivität allgemein schwach ist. SHIMIZU *et al.* fanden bei Ratten eine leichte bis mittlere MAO-Aktivität im Nucleus tractus olfactorii lateralis.

FRIEDE (1961a) fand beim Meerschweinchen eine mittlere bis starke *SDH*-Aktivität in den Zellen des Nucleus tractus olfactorii lateralis mit deutlichen Unterschieden zu einem retikulären Neuropil. — HIRATA (1963, nach KOIKEGAMI, 1963) fand mit TIMMS Sulfid-Silber-Methode Hinweise auf *Zink*.

Area medialis (Am): Bei Färbung auf *AChE* zeigt sich nach HALL u. GENESER-JENSEN (1971) eine nur sehr geringe Reaktion. Diese findet sich bei stärkerer Vergrößerung in weniger als der Hälfte der Zellen. Auch ISHII u. FRIEDE (1967), GIRGIS (1967, 1968b, 1969a) und PARENT (1971) wiesen auf diese geringe Aktivität hin. Nach GIRGIS (1973, 1974) zeigt der Nucleus medialis eine mittlere, diffuse Färbung.

Auf *MAO* färbt sich die Area medialis nach HALL u. GENESER-JENSEN dunkler als die benachbarten zentralen und basalen Kerne. Bei stärkerer Vergrößerung wird ein mittelmäßig gefärbtes Netzwerk erkennbar, in dem sich stark gefärbte dünne Fasern finden, die in Richtung auf die Stria terminalis verlaufen. Auch nach HASHIMOTO *et al.* (1962) und MANOCHA *et al.* (1967) zeigt der Medialkern eine schwache bis mittlere MAO-Aktivität.

Die *SDH*-Aktivität ist nach FRIEDE (1961a) und MANOCHA u. BOURNE (1967) im Medialkern etwas stärker als in Lateral- und Basalkern. — Cytochrom-Oxydase *(CYO)* wurde von MANOCHA u. BOURNE mäßig aktiv gefunden. — HIRATA (1963, nach KOIKEGAMI, 1963) fand mit TIMMS Sulfid-Silber-Methode *(Zink)* gelegentlich eine dunkelbraune Färbung und auch OTSUKA *et al.* (1966) berichten über eine regelmäßige Rötung im medialen Hauptkern (auch in lateralen und intermediären Gebieten) bei Dithizon-Färbung. Nach HAUG (1973) bleibt mit der Sulfid-Silber-Methode eine scharf begrenzte oberflächliche Zone völlig ungefärbt.

Subregio periamygdalaris corticalis (Pam C)

In der Mehrzahl der Untersuchungen wurde dieser, allgemeiner als Nucleus corticalis bezeichnete Komplex nicht weiter untergliedert. Beschrieben wird für dieses Gebiet geringe *AChE*-Aktivität (ISHII u. FRIEDE, 1967; GIRGIS, 1967 und PARENT, 1971). Bei *Cebus* und *Saimiri* fand GIRGIS (1973, 1974) eine schwache

---

[257]) Hingegen erwähnt GIRGIS nach Untersuchungen an *Cebus* (1973) und *Saimiri* (1974), daß im Nucleus tractus olfactorii lateralis keine Färbung auftritt. Eine solche Aussage setzt voraus, daß dieser Kern sicher identifiziert wurde. Aus den Arbeiten ergeben sich hierfür aber keine Anhaltspunkte.

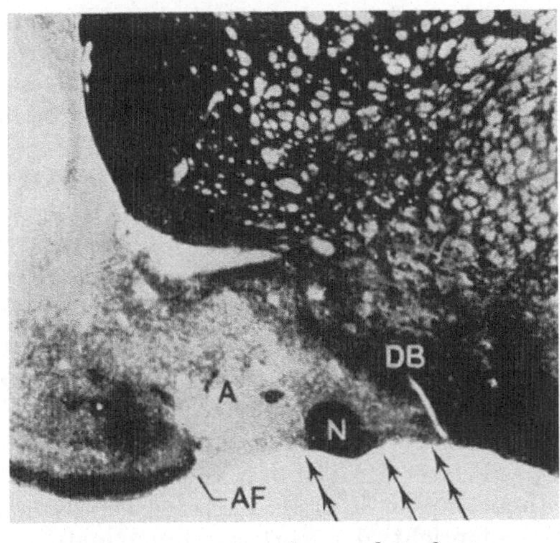

Abb. 248. Verteilung der AChE-Aktivität im Bereich der Subregio anteromedialis (Pam A) beim Meerschweinchen (aus HALL u. GENESER-JENSEN, 1971). Zusätzliche Hinweise auf Oberflächengebiete. Frontalschnitt. *AF* Sulcus semiannularis, *A* Area anterior (unsere Aa), *DB* Regio diagonalis, *N* Nucleus tractus olfactorii lateralis (unsere Area nuclei tractus olfactorii, Ao). Deutlich zu sehen der schmale mediale Ausläufer der Area anterior, der um N herumgreift

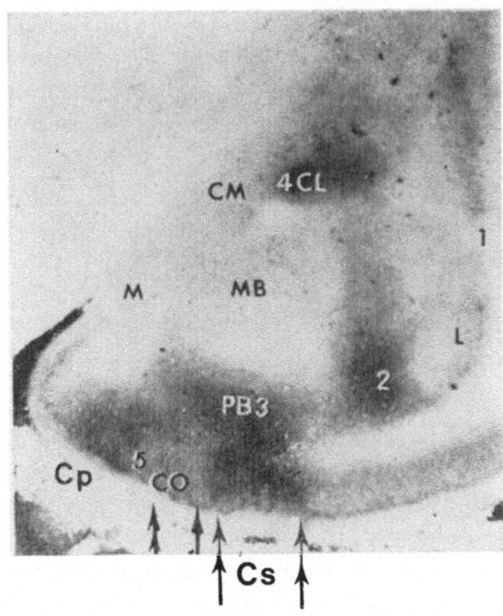

Abb. 249. Frontalschnitt durch den mittleren Bereich des Mandelkernkomplexes bei der Katze (aus HALL *et al.*, 1969). Zusätzliche Hinweise auf Oberflächengebiete. Dithizon-Färbung. *CL* lateraler Teil des Nucleus centralis, *CM* medialer Teil des Nucleus centralis, *CO* Nucleus corticalis, *M* Nucleus medialis, *MB* großzelliger Teil des Nucleus basalis, *PB* kleinzelliger Teil des Nucleus basalis. Ziffern 1—5 s. Text S. 382/383. Zusätzliche Beschriftung: *Cs* Area semiannularis, *Cp* Area principalis

Färbung in oberflächlichen Teilen der Molekularschicht, bei *Cercopithecus* und *Galago* (1968b, 1969a) keine Reaktion. — Die *SDH*-Aktivität des Nucleus corticalis ist nach FRIEDE (1961a) beim Meerschweinchen nur schwach, nach MANOCHA u. BOURNE (1967) bei *Saimiri* hingegen stark (in einem Gebiet, das dem Nucleus corticalis entsprechen dürfte, von den Autoren jedoch als BAM bezeichnet und als Teil des Basalkerns angesehen wird). — Die *CYO*-Aktivität dieses gleichen Gebietes ist mittelstark. — Die *MAO*-Aktivität ist nach MANOCHA *et al.* (1967, *Saimiri*) nicht bemerkenswert, wird jedoch von HASHIMOTO *et al.* (1962) beim Kaninchen stärker als im Lateralkern gefunden. — Nach HAUG (1973) bleibt mit der Sulfid-Silber-Methode eine scharf begrenzte oberflächliche Zone völlig ungefärbt.

Nur bei PARENT (1971) und HALL u. GENESER-JENSEN (1971) finden sich Angaben, die auf eine Differenzierung innerhalb des Nucleus corticalis hinweisen. Aus Abbildungen und Text von HALL u. GENESER-JENSEN ergibt sich, daß unsere Area principalis (Cp) als lateraler Teil des Nucleus corticalis bezeichnet wird und unsere Area parahippocampalis (Ch) als medialer Teil dieses Kerns. Unsere Area semiannularis (Cs) entspricht der cortico-amygdaloiden Übergangsregion der Autoren und wurde von ihnen nicht in den Nucleus corticalis einbezogen.

Area semiannularis (Cs): Die Area semiannularis läßt sich durch ihre *AChE*-Aktivität leicht identifizieren und gegen die Nachbarfelder begrenzen. Ein mittelmäßig gefärbtes laterales Glied verschmilzt nach HALL u. GENESER-JENSEN (1971) mit dem großzelligen Basalkern, während ein blasseres mediales Glied mit dem kleinzelligen Basalkern Kontakt hat. — Auch mit der Dithizon-Methode färbt sich dieses Gebiet dunkler als benachbarte Teile der periamygdalären Rinde (s. Abb. 249, aus HALL *et al.*, 1969). — *MAO:* Nur leichte Färbung und in manchen Schnitten blasser erscheinend als in den benachbarten Strukturen.

Area parahippocampalis (Ch): Die *AChE*-Aktivität ist nach HALL u. GENESER-JENSEN etwas stärker als in der Area principalis, doch ist sie in beiden Feldern insgesamt nur schwach. Auch PARENT (1971) berichtet von einer dunkleren Färbung in jenem Teil des Nucleus corticalis, der caudal in den hippocampalen Uncus übergeht. — Bei der Darstellung von *MAO* erscheint die Area parahippocampalis sehr dunkel infolge einer großen Anzahl gefärbter Fasern in dieser Region. Diese Fasern stehen mit der Stria terminalis in Verbindung.

Area principalis (Cp): Dieses Feld ist bei *AChE*-Färbung etwas heller als die Area parahippocampalis, wird aber caudal, im Übergang zur entorhinalen Rinde, ebenfalls deutlich dunkler.

Allgemeine Übersicht und subcorticale Strukturen

HALL (1972a) gibt eine Übersicht über AChE- und MAO-Aktivität, sowie über die Darstellung von Zink mit Dithizon- und Sulfid-Silber-Methoden. Bemerkenswert sind die sehr intensive AChE-Aktivität des großzelligen Nucleus basalis — sowohl in den Zellkörpern als auch im Neuropil — und die sehr geringe AChE-Aktivität des Nucleus centralis (SHUTE u. LEWIS, 1961a; PARENT, 1971). Der cytoarchitektonisch stellenweise nur schwierig vom benachbarten Striatum zu trennende Zentralkern unterscheidet sich dadurch deutlich von diesem. Nach FRIEDE (1961a) hebt er sich auch in seiner SDH-Aktivität durch dunklere Färbung von der Umgebung ab.

Die Unterschiede zwischen den verschiedenen Komponenten sind in der AChE-Aktivität deutlich größer als bei SDH (FRIEDE, 1961a), bei NAD-d (ISHII u. FRIEDE, 1967) und auch bei den Zink-Darstellungen. Nach HALL *et al.* (1969, Katze) findet sich bei den letzteren die größte Dichte in den folgenden Strukturen (Abb. 249): 1. Laterale Grenze des Nucleus lateralis, 2. ventromedialer Teil des

Nucleus lateralis, 3. Abschnitte des kleinzelligen Teils des Basalkerns, 4. rundes Gebiet lateral vom Zentralkern, 5. Nucleus corticalis. Ähnliche Ergebnisse fand HAUG (1973) bei der Ratte.

MAO wurde von HALL u. GENESER-JENSEN (1971) stets nur in Beziehung zu den Fasern, nie zu den Zellkörpern gefunden. Färbungen auch der Somata, wie von MANOCHA *et al.* (1967) beschrieben, wurden nicht bestätigt. Die MAO-Aktivität ist nach HALL u. GENESER-JENSEN am größten im Medialkern, dem medialen Teil des corticalen Kerns, der Area amygdaloidea anterior und im ventromedialen Teil des Putamen, der dem Zentralkern anliegt. Weiterhin färben sich Fasern der Stria terminalis sehr dunkel. Nach HASHIMOTO *et al.* (1962) scheint sich MAO gegensätzlich zu Zink oder Zink-Enzymen zu verhalten.

Nach SHUTE u. LEWIS (1963) stehen die AChE-aktiven Strukturen des Mandelkernkomplexes in Beziehung zu einer sog. ,,amygdaloiden Radiation". Diese soll dorsal mit einer ,,striatalen Radiation" und rostral mit einer ,,olfactorischen Radiation" in Verbindung stehen. Die ,,amygdaloide Radiation" kommt nach SHUTE u. LEWIS (1967) von AChE-haltigen Zellen vorderer Mandelkerngebiete (Subregio anteromedialis ?) und aus lateralen präoptischen Gebieten. Die Fasern durchdringen den Mandelkern und gehen durch die ventralen Teile der äußeren Kapsel zu entorhinalen und postpiriformen Feldern. Auf ihrem Wege versorgen sie auch die Kerne der Amygdala, und zwar am stärksten den ventralen Teil des Nucleus lateralis und am schwächsten den Nucleus centralis. Der folgende Abschnitt (8.5.7.) wird zeigen, ob und inwieweit solche Verbindungen mit anderen Methoden bestätigt werden konnten.

8.5.7. Faserverbindungen

Die Faserverbindungen der Amygdala, insbesondere auch die der periamygdalären Rinde, sind nur unvollständig bekannt[258]). Eine strikte Beschränkung der nachfolgenden Darstellung auf die periamygdaläre Rinde ist wegen der engen Verflechtung mit den subcorticalen Mandelkernstrukturen unzweckmäßig; auch sind die meisten Verbindungen sehr komplex.

Vor der Einführung der modernen experimentellen Faserdegenerationsmethoden (seit GLEES, 1946) wurde eine Fülle von Verbindungen überwiegend nach normalem Material beschrieben. Ein großer Teil davon hat sich mit den Degenerationsmethoden nicht bestätigen lassen. Aber auch in den experimentellanatomischen Untersuchungen sind die Befunde durchaus nicht immer übereinstimmend. Als mögliche Ursachen hierfür wurden bestehende Artunterschiede und unterschiedliche Methoden (Glees, Nauta, Fink-Heimer) diskutiert. SCALIA (1968) hat weiterhin auf offensichtliche Unterschiede in der Umgrenzung der Strukturen und in ihrer Terminologie hingewiesen, und hierin könnte nach unserer Auffassung bei den Oberflächengebieten[259]) eine sehr wesentliche Ursache für unterschiedliche Interpretationen liegen. Die Area anterior eines Untersuchers ist der Nucleus medialis eines anderen und der Nucleus corticalis eines dritten. Die bei niederen Säugern in Querschnittserien praktisch parallel zur Schnittebene verlaufende Grenze zwischen Subregio anteromedialis (Nucleus medialis) und Subregio corticalis (Nucleus corticalis) (Abb. 227) wird oft nicht richtig erkannt.

[258]) Zusammenfassende Darstellungen bei COWAN *et al.* (1965), GIRGIS (1969b), LAMMERS (1972) und OLMOS (1972). OLMOS berichtet ausführlich über die efferenten, commissuralen und inneren Verbindungen der Amygdala. Die Interpretation der Befunde ist schwierig, weil OLMOS in Abgrenzung und Terminologie teilweise recht eigene Wege gegangen ist.

[259]) Die Terminologie der subcorticalen Strukturen ist im allgemeinen einheitlicher und klarer.

Wegen der unterschiedlichen Bezeichnungen für homologe Gebiete ist es aufgrund einfacher Beschreibungen ohne ausreichende Illustration nicht immer möglich, sicher bestimmen zu können, aus welchen Gebieten des Mandelkernkomplexes Fasern hervorgehen, bzw. in welchen Degenerationen auftreten. Hierin liegt bei einer vergleichenden Darstellung der Faserverbindungen des Mandelkernkomplexes und insbesondere der periamygdalären Rinde eine große Unsicherheit, die nicht übersehen werden sollte.

Die bedeutendsten Verbindungsbahnen des Mandelkernkomplexes sind die dorsal verlaufende Stria terminalis[260]) und ein mehr ventral verlaufendes, mehr diffuses System (ventrales „amygdalofugales" System). Beide Systeme sind überwiegend efferent und in beiden lassen sich mehrere Komponenten unterscheiden.

In der *Stria terminalis* werden im Normalmaterial mit Johnston (1923) meist 5 Komponenten unterschieden, in experimentellen Untersuchungen meist 3, und zwar eine dorsale oder supra- bzw. präcommissurale, eine ventrale oder postcommissurale und eine commissurale Komponente. Im ventralen System werden häufig zwei Teile unterschieden, und zwar ein durch die ventrale Capsula externa verlaufendes *„capsuläres" System* und ein mehr laterales, streckenweise dem *longitudinalen Assoziationsbündel* angeschlossenes System.

Während die Stria terminalis ganz aus dem Mandelkern zu kommen scheint (u. a. Cowan *et al.*, 1965), ist für die ventralen Bahnen nicht sicher, in welchem Ausmaß sie wirklich aus der Amygdala entspringen, und in welchem Ausmaß sie von anderen Gebieten kommen und die Amygdala nur durchdringen (Powell *et al.*, 1963; Leonard u. Scott, 1971). Als mögliches Ursprungsgebiet wird vor allem die Regio praepiriformis diskutiert (Powell *et al.*, 1965; Cowan *et al.*, 1965). Eine zumindest teilweise Herkunft des ventralen Systems aus der Amygdala gewinnt aber dadurch an Wahrscheinlichkeit, daß bei *Macaca* seine Fasern nach Amygdala-Läsionen massiv degenerieren (Nauta, 1961), obwohl bei diesem höheren Affen die präpiriforme Rinde nur schwach entwickelt ist. Trotz der Reduktion der präpiriformen Rinde sollen bei den höheren Primaten und beim Menschen die ventralen Bahnen generell an Bedeutung gewinnen, während die Stria terminalis an Bedeutung eher zurücktritt (vgl. Klingler u. Gloor, 1960; Nauta, 1961; Valverde, 1965). Auch dies weist auf eine zumindest teilweise Beteiligung der Amygdala am ventralen System hin.

Neben der Größe und relativen Bedeutung scheint sich auch die Struktur der ventralen Verbindungen zu ändern. Während bei den höheren Säugern langaxonige Bahnen an Bedeutung gewinnen, werden für niedere Formen (z. B. Maus, Ratte) vorwiegend kurzaxonige Ketten angegeben (Valverde, 1965; Millhouse, 1969; Leonard u. Scott, 1971).

Bezüglich des Ursprungs der Efferenzen als auch der Endigung der Afferenzen überschneiden sich Stria terminalis und ventrales System innerhalb der Amygdala in starkem Maße. Die in der älteren Literatur vielfach angenommenen getrennten Beziehungen zwischen verschiedenen Nuclei oder Gruppen von Nuclei und den diversen Faserbahnen oder ihren Komponenten (u. a. Humphrey, 1936; Fox, 1940; Gloor, 1955a) haben sich in der erwarteten Einfachheit nur bedingt bestätigt. Die stärkste Spezifität weist die präcommissurale Komponente der Stria terminalis auf. Sie entspringt nach neueren experimentell-anatomischen Untersuchungen (Leonard, 1970; Leonard u. Scott, 1971; Olmos, 1972) ganz aus dem

---

[260]) Im älteren Schrifttum finden sich Angaben über die Stria terminalis u. a. bei Honegger (1892) und Röthig (1910). Die Stria terminalis betreffende neuere experimentell-anatomische Untersuchungen werden überwiegend im Zusammenhang mit den efferenten Verbindungen (8.5.7.2.) erörtert.

caudalen Teil unserer Subregio corticalis[261]). Von den ipsilateralen Komponenten der Stria terminalis ist sie diejenige, die nach OLMOS in größerem Ausmaß auch rostrale Teile des Telencephalon versorgt (Abb. 251). Die ventrale oder postcommissurale Komponente der Stria terminalis entspringt aus einem breiteren Gebiet, welches sowohl Teile des zentromedialen, als auch solche des corticobasolateralen Komplexes enthält. Hauptursprungsgebiete sind nach LEONARD u. SCOTT (1971) Nucl. basalis, lateralis, centralis und medialis. Ein breiteres Ursprungsgebiet scheint auch für das ventrale Projektionssystem zu gelten, doch sind hier die Quellen wegen der starken Durchsetzung mit durchziehenden Fasern schwierig zu bestimmen. Das ventrale System scheint aber keinen Faserzufluß aus jenen caudalen Gebieten der Subregio corticalis zu erhalten, aus dem die präcommissurale Komponente der Stria terminalis entspringt. Läsionen der caudalen Subregio corticalis ergeben keine Degenerationen im ventralen System (COWAN *et al.*, 1965; POWELL *et al.*, 1965; LEONARD u. SCOTT, 1971). Hierin besteht auch ein deutlicher Unterschied zwischen der periamygdalären Subregio corticalis und der präpiriformen Rinde.

8.5.7.1. Afferente Fasern

Wichtige Arbeiten bzw. zusammenfassende Darstellungen über die Afferenzen der Amygdala sind unter anderen die von WHITLOCK u. NAUTA (1956, *Macaca*, Nauta-Gygax); LAMMERS u. LOHMAN (1957, Katze, Silberchlorid nach Romanes); COWAN *et al.* (1965, Ratte, Nauta-Gygax, Nauta); KNOOK (1965, Ratte, Nauta-Gygax); VALVERDE (1965, Katze, Nauta-Gygax; Maus, Ratte, Katze, Golgi); SCALIA (1968, Übersicht über primär-olfactorische Afferenzen); LESCAULT (1969, Katze); DRUGA (1969/70, 1972a, Katze, Nauta-Gygax); WINANS u. SCALIA (1970a, b, Kaninchen, Fink-Heimer); LAMMERS (1972, Übersicht, Kaninchen, Fink-Heimer); OLMOS (1972, Ratte, Kupfer-Silber-Methode); PANDYA *et al.* (1973a, *Macaca*, Fink-Heimer); PRICE (1973, Ratte, Autoradiographie). Einige weitere Angaben finden sich bei KARTEN (1963, Katze, Nauta) und JONES u. POWELL (1970, *Macaca*, Nauta-Gygax, Fink-Heimer).

Die afferenten Verbindungen lassen sich zwanglos in drei Gruppen gliedern, und zwar 1. Afferenzen von den olfactorischen Primärzentren, 2. von den olfactorischen Sekundärzentren und 3. von anderen Quellen. Weiterhin sollen 4. die commissuralen und 5. die internen Verbindungen hier ebenfalls mit besprochen werden, da sie ja für einen Teil des Mandelkernkomplexes immer auch afferent sind.

Nach ihrem Verlauf können wir oberflächliche und tiefe Afferenzen unterscheiden. Die Afferenzen von den olfactorischen Primärzentren und ein Teil der kurzen Verbindungen mit benachbarten Strukturen verlaufen oberflächlich in der Molekularschicht, die übrigen in der Tiefe zusammen mit den efferenten Bahnen.

Afferenzen von den olfactorischen Primärzentren

Der *Bulbus olfactorius accessorius* (Nebenbulbus) scheint ausschließlich auf den Mandelkern zu projizieren. Nach WINANS u. SCALIA (1970a, b, Kaninchen) gehen die Fasern zum caudomedialen Teil des Nucleus corticalis. Nach den Abbildungen dieser Autoren (1970b) ist das Gebiet sehr ausgedehnt und greift auch auf den Medialkern über. Für die Projektion des Hauptbulbus, die nach WINANS u. SCALIA

[261]) Nach OLMOS entspringt sie auch aus dem caudalen Nucleus medialis. Seine Abbildungen zeigen aber, daß das caudale Gebiet seines medialen Kerns zumindest überwiegend zu unserem cortico-basolateralen Komplex gehört, und zwar in seinen subcorticalen Anteilen zum Basalkern, in seinen oberflächlichen Teilen zur Subregio corticalis. Es entspricht speziell unserer Area parahippocampalis (Pam Ch). Die periamygdalären Gebiete, die zur dorsalen Komponente beitragen, gehören damit stark überwiegend zur caudalen Subregio corticalis.

deutlich von der des Nebenbulbus getrennt ist, bleibt danach an der Oberfläche des Mandelkernkomplexes nur noch im lateralen Teil der Subregio corticalis etwas Platz. PRICE u. POWELL (1971) haben gefunden, daß Degenerationen in den caudalen Teilen des Nucleus corticalis und im Nucleus medialis erst dann auftreten, wenn der Nebenbulbus und die Regio retrobulbaris mit lädiert waren. Diese Befunde lassen sich im Sinne von WINANS u. SCALIA interpretieren.

Eine weitere und sehr eindeutige Bestätigung der Befunde von WINANS u. SCALIA haben die autoradiographischen Untersuchungen von PRICE (1973) bei der Ratte gebracht. Neben Markierungen im Nucleus medialis fand PRICE solche in caudomedialen Teilen des Nucleus corticalis. Übertragen auf unsere Rindenterminologie kann angenommen werden, daß der Nebenbulbus hauptsächlich auf die benachbart liegenden Felder Am (Area medialis) und Ch (Area parahippocampalis) projiziert (Abb. 227—230)[262]).

Über die Projektionen des *Bulbus olfactorius* (Hauptbulbus) auf den Mandelkernkomplex liegt eine große Zahl von Untersuchungen an einer Vielzahl von Arten vor[263]). Nur für einige der insgesamt genannten Projektionsgebiete hat sich hierbei eine weitgehende Übereinstimmung ergeben. Nach den Untersuchungen mit modernen Degenerationsmethoden (Nauta- und Fink-Heimer-Methoden; u. a. CRAGG, 1961b; LOHMAN, 1963; COWAN *et al.*, 1965; POWELL *et al.*, 1963, 1965; WHITE, 1965a; KNOOK, 1965; MASCITTI u. ORTEGA, 1966; SCALIA, 1966; GIRGIS u. GOLDBY, 1967; HEIMER, 1968; FERRER, 1969a; GIRGIS, 1969b; PRICE u. POWELL, 1971) und autoradiographischen Methoden (Transport radioaktiv markierten Materials; COWAN *et al.*, 1972; PRICE, 1973) ist die Projektion auf den Mandelkernkomplex deutlich begrenzter als nach Normalmaterial und frühen Degenerationsstudien (Glees-Methode; CLARK u. MEYER, 1947; MEYER u. ALLISON, 1949; ADEY, 1953) angenommen worden war. Keine Projektionen gehen zu den subcorticalen Strukturen des Mandelkernkomplexes[264]), und in der periamygdalären Rinde beschränken sie sich auf die rostro-lateralen Gebiete.

Subregio anteromedialis (Pam A): Weitgehende Übereinstimmung besteht hinsichtlich der Endigung olfactorischer Fasern in der *Area nuclei tractus olfactorii* (=Pam Ao) (Nucleus tractus olfactorii lateralis), doch haben nach LAMMERS (1972) sowohl HEIMER als auch LOHMAN bei der Ratte in diesem Gebiet keine Degenerationen nach Abtragung des gleichseitigen Bulbus olfactorius finden können. Nach den autoradiographischen Untersuchungen von PRICE (1973) besteht jedoch eine deutliche Verbindung und nach FERRER (1969a) ist nach Bulbusläsionen die Degeneration in diesem Kern am stärksten und nimmt zum corticalen und medialen Kern hin ab. Begrenzter ist die Zahl der Autoren, die Degenerationen in der *Area anterior* (Pam Aa) gefunden hat (u. a. JOHNSON, 1959; WHITE, 1962, 1965a; LOHMAN, 1963; MASCITTI u. ORTEGA, 1966; PUTNAM u. CONE, 1966; GIRGIS u. GOLDBY, 1967; GIRGIS, 1969b), doch scheint dieses Feld bei anderen Autoren mit in die Area medialis und/oder Subregio corticalis einbezogen worden zu sein. Von vielen Untersuchern wird dieses vergleichsweise große Gebiet (Abb. 227—229) nicht erwähnt.

Noch uneinheitlicher wird die Projektion zur *Area medialis* (Pam Am) beurteilt. Von einer ganzen Reihe von Untersuchern beschrieben, wurde sie von

---

[262]) Das Erhaltenbleiben dieser Felder bei den Altweltaffen und beim Menschen, d. h. bei Formen, die praktisch keinen Nebenbulbus haben, weist darauf hin, daß diesen Gebieten auch wesentliche andere Afferenzen zufließen dürften.

[263]) Übersicht bei SCALIA (1968).

[264]) Umstrittene bilaterale Projektionen zum Nucleus centralis und zum Interstitialkern der Stria terminalis (CLARK u. MEYER, 1947; MEYER u. ALLISON, 1949; ADEY, 1953; PUTNAM u. CONE, 1966) wurden im Zusammenhang mit dem Tractus olfactorius internus (s. S. 266) erwähnt.

LOHMAN (1963), GIRGIS u. GOLDBY (1967) und PRICE (1973) nicht gefunden; VALVERDE (1965) verneint sie ausdrücklich. Nach POWELL *et al.* (1963) und PRICE u. POWELL (1971) ist sie fraglich. PRICE u. POWELL fanden Degenerationen erst dann, wenn auch Bulbus olfactorius accessorius und Regio retrobulbaris in die Läsion einbezogen waren. Wiederum wird eine Wertung der Befunde aber dadurch erschwert, daß aus vielen Untersuchungen nicht sicher ersichtlich ist, wie die Area (bzw. der Nucleus) medialis begrenzt wird. Teilweise wird unter Nucleus medialis nur der dem Diencephalon zugewandte caudale Abschnitt verstanden (s. Abb. 236) und nicht auch der bei niederen Säugern an der Basis liegende Teil (s. Abb. 232). Nur dieser letztere scheint direkte Projektionen vom Bulbus zu bekommen, während dies für die mehr caudalen Gebiete nicht gilt. Für eine Begrenzung der olfactorischen Projektion auf rostrale Teile der Area medialis sprechen die Untersuchungen von POWELL *et al.*, 1965; SCALIA, 1966 und HEIMER, 1968.

Subregio corticalis (Pam C): Neben der olfactorischen Projektion zur Area nuclei tractus olfactorii (Ao) wird über eine solche zur Subregio corticalis am konstantesten berichtet. Nach WINANS u. SCALIA (1970a, b) und PRICE (1973) projiziert der Hauptbulbus zu rostrolateralen Teilen dieses Gebietes, der Nebenbulbus zu caudomedialen Teilen (s. oben). Auch nach LOHMAN (1963), POWELL *et al.* (1965), SCALIA (1966), HEIMER (1968) und PRICE u. POWELL (1971) ist die Projektion auf rostrolaterale Gebiete begrenzt. Nach der Oberflächenrekonstruktion von HEIMER entspricht die Ausbreitung des Degenerationsfeldes etwa unseren Arealen Cs und Cp (Area semiannularis und principalis), nicht hingegen unserer Area parahippocampalis. Ähnlich sind auch die Aussagen von GIRGIS (1969b) zu interpretieren.

Mensch: ALLISON (1954) hat sich unter Bezugnahme auf die Untersuchungen von MEYER u. ALLISON (1949, bei *Macaca* und *Papio*) über die Verteilung der olfactorischen Fasern in der periamygdalären Rinde des Menschen geäußert. Er nimmt an, daß die Fasern zum rostromedialen Teil des Medialkerns und zum vorderen Drittel des Nucleus corticalis gehen. Das unserer Area semiannularis entsprechende cortico-amygdaloide Übergangsgebiet wird entsprechend in einen kleineren vorderen Anteil gegliedert, der olfactorische Fasern erhalten und einen größeren caudalen, der frei von solchen Fasern sein soll. ALLISON hält es für sehr unwahrscheinlich, daß die dem caudalen Teil des Nucleus corticalis aufliegenden tangentialen Fasern olfactorischen Ursprungs sind. Über den möglichen Ursprung dieser Fasern, die auch in den Abbildungen bei BROCKHAUS (1940a) sehr deutlich hervortreten, hat sich ALLISON jedoch nicht geäußert.

Afferenzen von sekundären olfactorischen Zentren

Über die Projektionen von der *Regio retrobulbaris* und vom *Tuberculum olfactorium* wurde weiter vorn berichtet (s. 8.3.5.2. und 8.4.5.2.). Ein Teil dieser Projektionen scheint zur periamygdalären Rinde zu gehen, doch liegen Angaben über spezielle Endigungsgebiete nicht vor, abgesehen von der Aussage von FERRER (1971/72), daß nach Läsionen im Tuberculum olfactorium auch Degenerationen im Nucleus tractus olfactorii lateralis (unsere *Area Ao*) gefunden wurden. GIRGIS (1969b) erwähnt präterminal degenerierende Fasern dicht bei den Perikarya der Pyramidenzellen unserer Area semiannularis der Subregio corticalis *(Area Cs)*, die bei Läsion des Pedunculus olfactorius auftreten und wahrscheinlich von der Regio retrobulbaris kommen. In tieferen Teilen der Amygdala wurden solche Degenerationen nicht gefunden.

Verbindungen von der *präpiriformen Rinde* zum Mandelkern wurden aufgrund von Normalmaterial von vielen Autoren beschrieben (u. a. KREINER, 1949). Der experimentelle Nachweis erwies sich aber als recht schwierig, weil eine Mitverletzung des Tractus olfactorius lateralis schwer auszuschließen ist (u. a. SCOTT u. LEONARD, 1971) und eine solche zu oberflächlichen Degenerationen führt. Nach POWELL *et al.* (1963, 1965) und COWAN *et al.* (1965) sendet das ganze Gebiet der Regio praepiriformis Fasern zu *subcorticalen* Gebieten des Mandelkerns, und zwar zu Nucleus basalis und lateralis. Fasern von caudalen Teilen der präpiriformen Rinde enden nicht nur hier, sondern durchdringen diese Kerne und die *Area anterior* und gehen zur Regio praeoptica. — Projektionen von der präpiriformen Rinde zum Mandelkern ergaben sich auch aus den Golgi-Studien von VALVERDE (1965). Das laterale Bündel von VALVERDE (s. S. 376 und Abb. 247) hat seinen Ursprung in der präpiriformen Rinde. Es steigt durch die Capsula externa auf und entsendet Fasern in den Nucleus lateralis.

Eine gewisse Klärung haben die autoradiographischen Untersuchungen von PRICE (1973) bei der Ratte gebracht. Danach projiziert die präpiriforme Rinde zu allen jenen Teilen der periamygdalären Rinde, die auch Projektionen vom Hauptbulbus erhalten, nicht hingegen zu jenen Teilen, die Projektionen vom Nebenbulbus erhalten (s. oben). Hierin liegt ein Hinweis auf eine klare Trennung dieser beiden Systeme.

COWAN *et al.* (1965) haben darauf hingewiesen, daß direkte (primär-) und indirekte (sekundär-) olfactorische Projektionen letztlich die ganze Amygdala (mit Ausnahme des Nucleus centralis) direkt oder indirekt olfactorisch beeinflussen. Diese Aussage muß aufgrund der unterschiedlichen Projektionen von Haupt- und Nebensystem wohl in bezug auf beide Systeme gemeinsam verstanden werden.

Afferenzen von anderen gleichseitigen Zentren

Fasern von anderen Zentren des *Allocortex* sind experimentell nur ungenügend belegt. Aus Normalmaterial abgeleitete afferente Verbindungen (u. a. GURDJIAN, 1928a, b; YOUNG, 1936) vom Hippocampus, von der benachbarten Regio entorhinalis und vom Septum — von letzterem vor allem über das Diagonale Band — konnten in den meisten experimentellen Untersuchungen nicht bestätigt werden (KNOOK, 1965; COWAN *et al.*, 1965; PRICE u. POWELL, 1970f.) — Abweichend hiervon hat jedoch KARTEN (1963) Fasern beschrieben, die von der entorhinalen Rinde kommen und über die Capsula externa zum lateralen Mandelkern gehen sollen.

Für den *Isocortex* (=Neocortex) wurden hingegen deutliche Projektionen zum Mandelkern nachgewiesen, die jedoch nicht bei allen Arten in gleicher Weise zu bestehen scheinen. Sie kommen bei *Macaca* (ADEY u. MEYER, 1952b, zit. nach JONES u. POWELL, 1970; WHITLOCK u. NAUTA, 1956; NAUTA, 1962; JONES u. POWELL, 1970) und bei der Katze (LAMMERS u. LOHMAN, 1957) von Gebieten des Temporallappens. Nach JONES u. POWELL (1970) besteht diese Verbindung aus einem starken Zufluß von der Area 20, einem visuellen Assoziationsfeld. Bei der Katze wurden weitere isocorticale Projektionen von orbitalen (KOIKEGAMI, 1963; VALVERDE, 1965) und sylvischen Gebieten (KOIKEGAMI, 1963; DRUGA, 1969, 1972a; LESCAULT, 1969, 1971)[265]) gefunden. Die Projektionsgebiete in der Amygdala beschränken sich im wesentlichen auf *subcorticale* Strukturen. Nach WHITLOCK u. NAUTA (1956) gehen die Fasern hauptsächlich zur basolateralen Gruppe (wenige Fasern zum Nucleus centralis), nach DRUGA und LESCAULT hauptsächlich zum Lateralkern, weniger zum großzelligen Teil des Basalkerns. PANDYA *et al.* (1973a) haben bei *Macaca* Projektionen von der cingulären Rinde (Area 24) hauptsächlich zum großzelligen lateralen Teil des Basalkerns gefunden. Fasern zu Gebieten, die unserer periamygdalären Rinde entsprechen, wurden von keinem

[265]) LESCAULT (1971) zit. nach HALL (1972a).

dieser Untersucher gefunden. Mögliche, aber doch sehr vage Hinweise auf solche finden sich bei KOIKEGAMI und VALVERDE. KOIKEGAMI (1963) nennt als Projektionsgebiete der Fasern aus den orbito-sylvischen Gebieten mediale Teile des Mandelkernkomplexes und VALVERDE (1965) fand in Golgi-Studien, daß vom Gyrus orbitalis Projektionen zu allen Teilen der Amygdala mit Ausnahme des Nucleus centralis gehen[266]). Diese orbito-amygdalären Projektionen sollen von rostral nach caudal und von lateral nach medial hin abnehmen. — Bei der Ratte wurden entsprechende Projektionen vom Isocortex *nicht* gefunden (KNOOK, 1965; POWELL *et al.*, 1965; LEONARD, 1968)[267]).

Zusammenfassend wurden die Projektionen des Isocortex auf die Amygdala von HALL (1972a) und LAMMERS (1972) erörtert. Die Projektionen scheinen ganz auf die subcorticalen Mandelkerngebiete begrenzt zu sein und es scheinen Unterschiede zwischen verschiedenen Arten zu bestehen, die von LAMMERS mit der zunehmenden Neocorticalisation in Verbindung gebracht werden.

Eine weitere telencephale Verbindung wird von SHUTE u. LEWIS (1961a; zit. nach VALVERDE, 1965) genannt. Danach gehen Fasern aus dem Interstitialkern der Stria terminalis über die Stria in den Mandelkernkomplex. In der Stria terminalis verlaufende, amygdalopetale Fasern wurden auch von BÜRGI u. BUCHER (1963) erwähnt.

Für *Hypothalamus* und *Area praeoptica* ist der Mandelkernkomplex nicht nur ein wichtiges Ursprungsgebiet nach dort gehender Fasern, sondern er bekommt offenbar auch Fasern von dort. Nach GIRGIS (1969b) bestehen sehr deutliche und reiche Verbindungen in beiden Richtungen. Experimentell wurden die aus Area praeoptica und/oder anderen Teilen des vorderen Hypothalamus entspringenden Afferenzen des Mandelkernkomplexes von NAUTA (1958, 1962), POWELL *et al.* (1963), COWAN *et al.* (1965), KNOOK (1965), SHUTE u. LEWIS (1967) und WAKEFIELD (1971)[268]) nachgewiesen. Diese Fasern scheinen sich über den ganzen Mandelkernkomplex unter Einschluß periamygdalärer Rindenstrukturen auszubreiten. Für die Subregio corticalis sind sie jedoch unsicher und bestehen nach HALL (1972a) nicht. Auch KNOOK (1965) erwähnt Fasern nur zu Gebieten, die wir zur Subregio anteromedialis zusammengefaßt haben.

Eine begrenzte Zahl afferenter Fasern zur Amygdala scheint dem *Thalamus* zu entspringen (NAUTA, 1961, 1962; VALVERDE, 1965; KNOOK, 1965). Nach NAUTA (1961, 1962, *Macaca*) ist ihre Zahl beträchtlich geringer als die der in umgekehrter Richtung verlaufenden. Ihr Ursprungsgebiet im Thalamus ist der Nucleus dorsomedialis[269]). Die meisten der thalamischen Fasern scheinen in rostralen Mandelkerngebieten zu endigen, weniger im Nucleus medialis, lateralis und centralis. NAUTA neigt zur Annahme, daß die thalamo-amygdaloiden Verbindungen durch Schaltneurone in basalen Vorderhirnstrukturen (Area praeoptica lateralis, Substantia innominata) verstärkt werden (zit nach KNOOK, 1965). Bei der Ratte fand KNOOK (1965) nur sehr wenige solcher Fasern vom Thalamus, die dann meistens zur *Area anterior* gehen und nur gelegentlich zu Nucleus lateralis und centralis verfolgt werden konnten. Nach KNOOK scheint diese Projektion bei der Ratte viel geringer zu sein als beim Affen. VALVERDE (1965) hat bei der Katze Fasern aus

[266]) Hier sei aber daran erinnert, daß VALVERDE große Teile der Oberflächen des Mandelkernkomplexes *nicht* zur periamygdalären Rinde rechnet, sondern sie der präpiriformen Rinde zuordnet (s. auch S. 371).

[267]) LEONARD (1968) zit. nach LAMMERS (1972); im dortigen Literaturverzeichnis aber nur LEONARD (1969, 1970) aufgeführt.

[268]) WAKEFIELD (1971) zit. nach HALL (1972a).

[269]) Hinweise auf solche Fasern haben sich auch aus den elektrophysiologischen Untersuchungen von SAGER u. BUTKHUZI (1962) bei der Katze ergeben.

dem rostralen Thalamusgebiet beschrieben, die durch die Stria terminalis verlaufen und im Medialkern endigen sollen.

Auch bei den thalamischen Verbindungen ergeben sich wie beim Hypothalamus keine eindeutigen Hinweise auf Endigungen in der Subregio corticalis der periamygdalären Rinde, wohl aber solche auf Endigungen in der Subregio anteromedialis. Eine zusammenfassende Darstellung dieser Verbindungen hat LAMMERS (1972) gegeben.

Über die Stria terminalis zur Amygdala verlaufende Fasern vom medialen Nucleus habenularis wurden von AKAGI u. POWELL (1968) beschrieben. Sie wurden nach VALVERDE (1965) auch von MITCHELL (1963) gefunden.

Interhemisphärische Verbindungen

Interhemisphärische Fasern, die mit dem Mandelkernkomplex in Beziehung stehen, sollen nach übereinstimmenden Auffassungen durch die *Commissura anterior* verlaufen. Es werden recht verschiedene Komponenten beschrieben, die teils über die Stria terminalis, teils über ventrale Bahnen (longitudinales Assoziationsbündel) verlaufen sollen und offenbar nur zu einem geringen Teil homotopisch sind, d. h. identische Einheiten beider Seiten miteinander verbinden. Bei den heterotopischen interhemisphärischen Verbindungen lassen sich solche unterscheiden, die zwischen verschiedenen Teilen des Mandelkernkomplexes verlaufen und solche, die Verbindungen mit nicht-amygdalären Zentren herstellen. Die ersteren sind stets für einen Teil des Mandelkernkomplexes afferent und für einen anderen efferent, die letzteren in bezug auf den Mandelkernkomplex entweder afferent oder efferent, d. h. sie kommen entweder von nicht-amygdalären Zentren der Gegenseite und endigen im Mandelkern, oder sie gehen vom Mandelkernkomplex zu solchen kontralateralen Zentren.

Wenn von PANDYA *et al.* (1973b) bei *Saimiri* nach Durchtrennung der Commissura anterior keine Fasern anterograd zur Amygdala verfolgt werden konnten, ist dies ein Hinweis darauf, daß alle genannten Komponenten bei *Saimiri* fehlen, ausgenommen die letztgenannte, die vorhanden sein *kann.*

Die am häufigsten als echt commissural (homotopisch) genannte Verbindung ist die zwischen den beiden Tractus olfactorius-Kernen durch die Pars ad striam terminalem der Commissura anterior (u. a. JOHNSTON, 1923; LOO, 1931; HUMPHREY, 1936; KAPPERS *et al.*, 1936; YOUNG, 1936; JESERICH, 1945; BRODAL, 1948a; MIODONSKI, 1966). Die Kontinuität dieses in Normalmaterial so eindrucksvollen Bündels konnte in experimentellen Untersuchungen nicht belegt werden. Während über seinen Ursprung in der Area nuclei tractus olfactorii (Pam Ao) weitgehend Übereinstimmung herrscht, sind die Auffassungen über sein Endgebiet unterschiedlich. Vielfach konnten die Fasern nicht über den Interstitialkern der Commissura anterior hinaus verfolgt werden (FOX, 1943; FOX *et al.*, 1948; LAMMERS u. LOHMAN, 1957; OMUKAI, 1958; BAN u. OMUKAI, 1959; NAUTA, 1961; VALVERDE, 1965 und LEONARD u. SCOTT, 1971). VALVERDE nahm an, daß viele der Fasern an den Dendriten der Interstitialkerne von Commissura anterior und Stria terminalis endigen. ALPHEN (1969) fand Degenerationen im kontralateralen Interstitialkern der Stria terminalis und vermutet, daß dieses Bündel aus zwei reziproken Komponenten besteht: von der Area Ao zum kontralateralen Interstitialkern der Stria terminalis und umgekehrt. BAN u. OMUKAI (1959) und HEIMER u. NAUTA (1969) fanden ebenfalls Hinweise auf die Existenz des efferenten Bündels, während die in bezug auf die Area Ao afferente Komponente erstmalig und allein von ALPHEN beschrieben wurde.

Detaillierter haben sich Olmos (1972, Ratte, Kupfer-Silber-Methode) und Olmos u. Ingram (1972, Ratte, Kupfer-Silber-Methode, Nauta-Gygax, Fink-Heimer) über diese sog. „commissurale" Komponente der Stria terminalis geäußert (Abb. 250). Danach gibt es Hinweise, daß sie ausschließlich aus dem Nucleus tractus olfactorii lateralis kommt. Während ihres Verlaufs durch die Commissura anterior versorgt sie ipsi- und kontralaterale Teile des Interstitialkerns dieser Commissur (auch Lammers u. Lohman, 1957; Valverde, 1965; Millhouse, 1969 und Leonard u. Scott, 1971). Nach Spaltung des Bündels versorgt der dorsale Teil, der durch die kontralaterale Stria terminalis verläuft, Teile des Interstitialkerns der Stria und endet in der Amygdala, insbesondere im caudomedialen Lateralkern. Der ventrale Teil verläuft mehr direkt (nicht über Stria terminalis) zum vorderen Teil des Lateralkerns, zu ventromedialen Teilen der präpiriformen Rinde und zu den „Papillen" im Stratum densocellulare des Tuberculum olfactorium. Keine der Komponenten geht zum kontralateralen Tractus olfactorius-Kern, ist also homotopisch.

Eine homotopische Verbindung besteht nach Olmos (1972) und Lammers (1972) aber zwischen den corticalen Kernen beider Seiten über ein in der dorsalen Komponente der Stria terminalis verlaufendes Bündel. Die Fasern dieses Bündels kreuzen nach Olmos die Mittelebene dorsal in der Commissura anterior, versorgen die kontralateralen Interstitialkerne der Commissura anterior und Stria terminalis und gehen in der kontralateralen Stria terminalis zur Amygdala, wo sie hauptsächlich im caudalen Drittel des Nucleus corticalis endigen (Abb. 250). Einige terminale Degenerationen finden sich auch im Medialkern. Nach Lammers (1972, Kaninchen, Fink-Heimer-Methode) ergeben Läsionen der Stria terminalis in ihrem mittleren Verlauf schwere Degenerationen in der Molekularschicht des Nucleus corticalis beider Seiten. Nur ipsilateral ist sie begleitet von diffusen Degenerationen in den benachbarten medialen und basalen Kernen. Hier wurden auch in der Zellschicht des corticalen Kerns diffuse terminale Degenerationen gefunden (neben den starken in der Molekularschicht).

Der Nucleus lateralis der Amygdala als Endigungsgebiet weiterer Fasern aus der Commissura anterior wurde von Alphen (1969) und Olmos (1972) erwähnt. Obwohl der Mandelkern der Gegenseite nach Brodal (1948a), Omukai (1958) und Ban u. Omukai (1959) als Ursprungsgebiet solcher Fasern in Frage kommt, scheint der kontralaterale *Lateralkern* nicht die Quelle zu sein[270]). Es scheint sich also um eine heterotopische Verbindung zu handeln. Alphen hat amygdaläre Fasern zur vorderen Commissur nicht gefunden und erwähnt, daß solche Angaben in den meisten neueren Studien fehlen. Nach Alphen liegen die wesentlichen Ursprungsgebiete der Fasern zur Commissur in der präpiriformen Rinde, im Putamen und im Neocortex. Lammers (1972) erwägt aufgrund dieser Befunde die Möglichkeit, daß die im Nucleus lateralis endenden Fasern eine gekreuzte neocorticale Projektion zur Amygdala darstellen könnten. Die Befunde von Olmos (1972) sprechen für einen Ursprung in der präpiriformen Rinde.

Hinweise auf Fasern, die über *ventrale* Bahnen zur Commissura anterior gehen sollen, finden sich bei Omukai (1958, Opossum, Marchi); Hall (1960, Katze, Nauta) und Ishikawa *et al.* (1969, Katze, Nauta-Gygax). Nach Omukai gehen Fasern von der periamygdalären Rinde und vom großzelligen lateralen Teil des Nucleus basalis über die äußere Capsula externa in die Commissura anterior, nach Hall von lateralen und basalen Kernen der Amygdala über das longitudinale

---

[270]) Brodal (1948a) fand retrograde Zellveränderungen nach Durchschneidung der Commissura anterior überwiegend in den Gebieten der periamygdalären Rinde. Omukai (1958), Ban u. Omukai (1959) und Sanders-Woudstra (1961) fanden keine Hinweise auf Verbindungen zwischen den Mandelkernkomplexen beider Seiten.

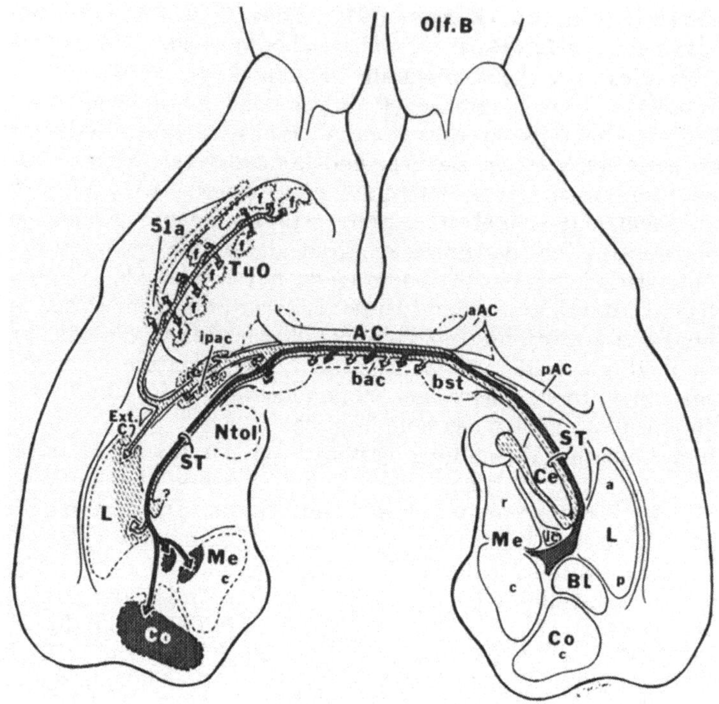

Abb. 250

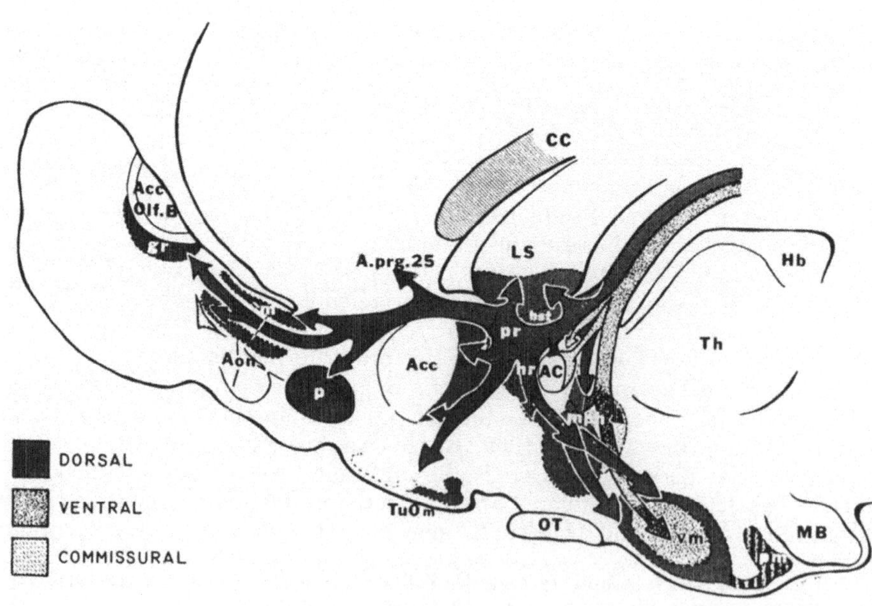

Abb. 251

Assoziationsbündel von JOHNSTON zur Commissura anterior. ISHIKAWA *et al.* fanden Hinweise auf ähnliche Fasern wie von HALL beschrieben. Über den Verbleib dieser Fasern ist nichts Sicheres bekannt.

Insgesamt sind die Angaben über interhemisphärische Verbindungen des Mandelkernkomplexes sehr vielfältig und teilweise widersprüchlich. Ein Teil der unterschiedlichen Auffassungen könnte mit möglichen Artunterschieden in Verbindung stehen. Solche sind u. a. von PANDYA *et al.* (1973b) diskutiert worden. Zusammengefaßt scheinen homotopische Verbindungen sehr rar zu sein und nur zwischen den corticalen Kernen (= Subregio corticalis) beider Seiten zu bestehen. Die Pars ad striam terminalem der Commissura anterior verbindet verschiedene Teile des Mandelkerns miteinander, stellt aber überwiegend eine gekreuzte Projektion des Mandelkerns dar (OLMOS, 1972). Nach ALPHEN (1969) enthält sie auch gekreuzte (reziproke) Afferenzen (Area Ao ↔ Interstitialkern der Stria terminalis). Weitere kontralaterale Afferenzen nicht sicher bekannten Ursprungs scheinen zum Lateralkern zu gehen.

Intraamygdaläre Verbindungen

Verbindungen zwischen den verschiedenen Komponenten des Mandelkernkomplexes bestehen in großer Zahl und Vielfalt. Sie wurden im wesentlichen anhand von Normalmaterial beschrieben, und hier sind besonders die Golgi-Studien von VALVERDE (1962, 1963a, 1965) aufschlußreich. Die Verbindungen werden durch kurz- bis mittelaxonige Zellen hergestellt. Ein Teil von ihnen ist bereits im Zusammenhang mit der Morphologie der Bauelemente (Abschnitt 8.5.4.) beschrieben worden. Die nachfolgenden Ergänzungen beziehen sich im wesent-

---

Abb. 250. Ursprung, Verlauf und Endigung der sog. „commissuralen" Komponente (gestrichelt) und des commissuralen Anteils der dorsalen (prácommissuralen) Komponente der Stria terminalis (dunkel) (aus OLMOS, 1972). *aAC* vorderes Glied der Commissura anterior, *AC* Commissura anterior, *bac* Interstitialkern der Commissura anterior, *BL* Nucleus amygdalae basalis, *bst* Interstitialkern der Stria terminalis, *Ce* Nucleus amygdalae centralis, *Co* Nucleus amygdalae corticalis, *Co c* caudaler Teil des Nucleus corticalis, *Ext. C* Capsula externa, *f* Papillen im Tuberculum olfactorium, *ic* interstitielle Zellmassen, *ipac* Interstitialkern des hinteren Gliedes der Commissura anterior, *L* Nucleus amygdalae lateralis, *L a* vorderer großzelliger Teil des Nucleus lateralis, *L p* hinterer kleinzelliger Teil des Nucleus lateralis, *Me c* Area parahippocampalis unserer Subregio corticalis (bei OLMOS caudaler Teil des Nucleus medialis), *Me r* rostraler Teil des Nucleus amygdalae medialis, *Ntol* Nucleus tractus olfactorii lateralis, *Olf.B* Bulbus olfactorius, *pAC* hinteres Glied der Commissura anterior, *ST* Stria terminalis, *TuO* Tuberculum olfactorium, 51a dem Tuberculum olfactorium benachbarter Teil der Regio praepiriformis

Abb. 251. Schema der Stria terminalis-Projektion (aus OLMOS, 1972). Dunkel = dorsale, prä- oder supracommissurale Komponente, hell = ventrale oder postcommissurale Komponente, gestrichelt = „commissurale" Komponente (s. auch Abb. 250). *AC* Commissura anterior, *Acc* Nucleus accumbens, *Acc Olf.B* Bulbus olfactorius accessorius (Nebenbulbus), *Aon* Regio retrobulbaris (Nucleus olfactorius anterior), *A.prg.25* Area subgenualis (praegenualis bei OLMOS), *bst* Interstitialkern der Stria terminalis, *CC* Corpus callosum, *gr* innere Körnerschicht des Nebenbulbus, *Hb* Habenula, *hr* hypothalamische Radiation der dorsalen Komponente, *LS* Nucleus septalis lateralis, *m* medialer Teil der Regio retrobulbaris, *MB* Corpus mamillare, *mph* mediales präoptisch-hypothalamisches Übergangsgebiet, *OT* Tractus opticus, *p* hinterer Teil der Regio retrobulbaris, *pm* prämamilläres Feld, *pr* parolfactorische Radiation der dorsalen Komponente, *Th* Thalamus, *TuO m* mediales Tuberculum olfactorium, *vm* Nucleus hypothalamicus ventromedialis

lichen auf die experimentellen Untersuchungen von Olmos (1972)[271]. Um Doppelbeschreibungen zu vermeiden, gehen wir von den afferenten Verbindungen der verschiedenen Felder aus.

Pam Aa (Area anterior): Dieses Gebiet erhält nach Olmos eine starke afferente Versorgung von unserer Area semiannularis (Cs) und der benachbarten präpiriformen Rinde[272]) und wahrscheinlich auch vom basolateralen Kernkomplex. Die letztgenannten Verbindungen sind besonders von Valverde (1963b, c, 1964b, 1965) hervorgehoben worden und sollen Teil des ventralen „amygdalofugalen" Systems sein. Dieses System ist experimentell auch von Omukai (1958), Ban u. Omukai (1959). Sanders-Woudstra (1961), Hall (1963), Ishikawa *et al.* (1969) und Leonard u. Scott (1971) bestätigt worden. Nach Shute u. Lewis (1967) soll die Area anterior umgekehrt Fasern zu den mehr caudalen Gebieten des Mandelkerns senden.

Pam Ao (Area nuclei tractus olfactorii): Dieses Feld bekommt nach Olmos Afferenzen von lateralen Strukturen des Mandelkerns und von der präpiriformen Rinde (einschließlich unserer Area semiannularis ?). Die Afferenzen vom Nucleus corticalis (Cp) sind begrenzt und Verbindungen mit dem Medialkern (Am) scheinen zu fehlen. Läsionen im basolateralen Kernkomplex führen hingegen zu besonders starken Degenerationen in der Area Ao.

Pam Am (Area medialis): Die intraamygdalären Afferenzen dieser Struktur scheinen hauptsächlich von Nucleus basalis und Nucleus corticalis zu kommen. Reziproke Verbindungen bestehen mit unserer Area parahippocampalis (Ch), während solche zum (großzelligen ?) Lateralkern und zur Area anterior fehlen (Olmos).

Pam Ch (Area parahippocampalis)[273]): Dieses Gebiet zeichnet sich durch eine besondere Armut an intraamygdalären Verbindungen aus, sowohl die Afferenzen als auch die Efferenzen betreffend. Benachbarte Teile des corticalen Kerns (vermutlich unsere Area principalis, Cp) und der Basalkern scheinen die wichtigsten Quellen der Zuflüsse zu sein.

Pam Cp (Area principalis): Das caudale Drittel dieses Gebietes hat nach Olmos beachtliche afferente Versorgungen, die besonders aus dem basolateralen Kernkomplex, unserer Area Cs (Area 51 d bei Olmos) und der benachbarten präpiriformen Rinde kommen. Die starke, von Olmos gefundene Projektion des basolateralen Kernkomplexes auf die Area principalis der Subregio corticalis steht im Widerspruch zu Befunden von Takahashi (1951, Hund, Katze, Marchi-Methode), wonach in nennenswertem Ausmaß die Projektion nur in umgekehrter Richtung bestehen soll. Diese corticofugale Projektion war auch von Krieg (1947) angenommen worden und deckt sich mit den Befunden von Valverde. Nach Valverde stellen die Fasern aus den corticalen Strukturen zu Nucleus basalis und lateralis ein wichtiges intraamygdaläres System dar. — Der rostrale Teil des Nucleus corticalis erhält nach Olmos weniger und diffuser verteilte Afferenzen.

An weiteren internen Verbindungen nennt Valverde (1965) solche von Nucleus basalis zu Nucleus lateralis, centralis und medialis, während Lammers (1972) noch solche von Nucleus lateralis zu Nucleus basalis und medialis und von

---

[271]) Bei diesen Untersuchungen ist jedoch zu berücksichtigen, daß bei den Läsionen durchziehende Fasern mitzerstört werden, der Ursprung der Fasern also nicht immer sicher zu belegen ist.

[272]) Bei Olmos werden diese beiden Gebiete zusammen als periamygdaläre Rinde bezeichnet (auch Valverde, u. a.).

[273]) Unsere Area parahippocampalis zusammen mit einem Teil des Nucleus basalis wird bei Olmos (1972) als caudaler Medialkern bezeichnet.

Nucleus corticalis zu Nucleus medialis abbildet. Die letzteren sind auch von OLMOS besonders hervorgehoben worden (s. oben).

Die intraamygdalären Verbindungen wurden mitunter recht einseitig mit der Weiterleitung der Erregungen auf solche Strukturen in Verbindungen gebracht, von denen die efferenten Fasern der Amygdala, insbesondere die Fasern der Stria terminalis ihren Ursprung nehmen. Aufgrund der Vielfalt dieser Verbindungen kann hierin aber nur ein Teil ihrer Bedeutung liegen.

8.5.7.2. Efferente Fasern

Wichtige Arbeiten bzw. zusammenfassende Darstellungen über die Efferenzen der Amygdala sind unter anderem die von FOX (1943, Katze, Marchi); LAMMERS u. MAGNUS (1955, Katze, Glees, Nauta, Silberchlorid nach Romanes); LAMMERS u. LOHMAN (1957, Katze, Romanes); NAUTA u. VALENSTEIN (1958, *Macaca*, Nauta-Gygax); OMUKAI (1958, Kaninchen, Marchi); BAN u. OMUKAI (1959, Kaninchen, Marchi); HALL (1960, Katze, Nauta); CRAGG (1961a, Kaninchen, Nauta-Gygax); KUSAMA u. HAGINO (1961, Kaninchen, Nauta); NAUTA (1960a, 1961, *Macaca*, Nauta-Gygax); SANDERS-WOUDSTRA (1961, Ratte, Nauta-Gygax); BÜRGI u. BUCHER (1963, Katze, Marchi); HALL (1963, Katze, Nauta-Gygax); POWELL *et al.* (1963, Ratte, Glees, Nauta); COWAN *et al.* (1965, Ratte, Nauta-Gygax, Nauta); KNOOK (1965, Ratte, Nauta-Gygax); VALVERDE (1963b, c, 1964b, 1965, Katze, Nauta-Gygax; Maus, Ratte, Katze, Golgi); RAISMAN (1966, 1970, 1972, Ratte, Nauta, Nauta-Gygax, Kupfer-Silber-Methode, EM); HEIMER u. NAUTA (1969, Ratte, Nauta-Gygax, Fink-Heimer, EM); ISHIKAWA *et al.* (1969, Katze, Nauta-Gygax); LEONARD (1970, Ratte, Fink-Heimer); LEONARD u. SCOTT (1971, Ratte, Fink-Heimer); HEIMER (1972, Ratte, Nauta-Gygax, Fink-Heimer, EM); LAMMERS (1972, Übersicht); OLMOS (1972, Ratte, Kupfer-Silber-Methode); OLMOS u. INGRAM (1972, Ratte, Kupfer-Silber-Methode, Nauta-Gygax, Fink-Heimer); FIELD (1972, Ratte, EM). Zusammenfassende schematische Darstellungen der Efferenzen des Mandelkernkomplexes finden sich bei ISHIKAWA *et al.* (1969), OLMOS u. INGRAM (1972) und OLMOS (1972) (Abb. 250, 251).

Diencephalon

Hauptprojektionsgebiet der Amygdala ist der *Hypothalamus* mit der *Regio praeoptica*. Dies gilt für beide Fasersysteme (Stria terminalis und ventrales System) mit ihren Komponenten, soweit diese ipsilateral verlaufen (über commissurale und gekreuzte Bündel s. S. 390). Starke Degenerationen finden sich nach Amygdala-Läsionen in präoptischen Gebieten und im vorderen und lateralen Hypothalamus (FOX, 1943; LAMMERS u. MAGNUS, 1955; LAMMERS u. LOHMAN, 1957; NAUTA u. VALENSTEIN, 1958; NAUTA, 1958, 1961; BAN u. OMUKAI, 1959; HALL, 1960; KLINGLER u. GLOOR, 1960, Abfaserungsmethode; SANDERS-WOUDSTRA, 1961; HALL, 1963; POWELL *et al.*, 1963, 1965; COWAN *et al.*, 1965; KNOOK, 1965; VALVERDE, 1963b, c, 1965; HEIMER u. NAUTA, 1969; ISHIKAWA *et al.*, 1969; PRICE u. POWELL, 1970e; LEONARD u. SCOTT, 1971; FIELD, 1972; OLMOS, 1972 und OLMOS u. INGRAM, 1972). An speziellen Projektionsgebieten werden weiterhin genannt das prämamilläre Feld (HEIMER u. NAUTA, 1969; OLMOS, 1972), der Nucleus tuberis lateralis (OLMOS, 1972) und der Nucleus hypothalamicus ventromedialis (ADEY u. MEYER, 1952b; OMUKAI, 1958; BAN u. OMUKAI, 1959; HEIMER u. NAUTA, 1969; ISHIKAWA *et al.*, 1969; LEONARD u. SCOTT, 1971; FIELD, 1972 und OLMOS, 1972). In ihrer Projektion auf den Nucleus ventromedialis unterscheiden sich nach OLMOS die verschiedenen ipsilateralen Stria terminalis-Komponenten. Während die dorsale oder präcommissurale Komponente hauptsächlich in einer

Kapsel um den cellulären Kern endigt (auch HEIMER u. NAUTA, 1969; RAISMAN, 1970; OLMOS u. INGRAM, 1972) geht die ventrale oder postcommissurale Komponente hauptsächlich zu diesem inneren Kern (Abb. 251). — Die Stärke der Projektionen zum präoptischen Feld und zum ventromedialen Hypothalamus wurden von FIELD (1972) elektronenmikroskopisch untersucht. Danach sind 2 Tage nach Durchschneidung der Stria terminalis 10—20% der Axonendigungen in diesen Gebieten elektronendicht degeneriert.

Als weitere Projektionsgebiete im Diencephalon werden Teile des *Thalamus*, insbesondere der Nucleus dorsomedialis (FOX, 1949; NAUTA u. VALENSTEIN, 1958; CRAGG, 1961a; NAUTA, 1961; SANDERS-WOUDSTRA, 1961; VALVERDE, 1963b, c; KNOOK, 1965; ISHIKAWA *et al.*, 1969) und die laterale Habenula genannt (CRAGG, 1961a; KUSAMA u. HAGINO, 1961; KNOOK, 1965; ISHIKAWA *et al.*, 1969; PRICE u. POWELL, 1970e).

KUSAMA u. HAGINO (1961) fanden nach Läsionen in vorderen Teilen des Mandelkernkomplexes auch Fasern, die über das mediale Vorderhirnbündel in das zentrale Grau des *Mesencephalon*, zum Nucleus trochlearis und in das Gebiet um dessen Wurzeln absteigen.

Telencephalon

Subcortical: Ein breites Spektrum von Projektionsgebieten amygdalofugaler Fasern findet sich auch im Telencephalon, wobei sowohl corticale als auch subcorticale Strukturen vertreten sind. Unter den subcorticalen Gebieten erfahren die *Interstitialkerne der Stria terminalis und Commissura anterior* eine reiche Versorgung von fast allen Komponenten der verschiedenen Fasersysteme (auch über die commissuralen und kreuzenden, s. S. 391 und Abb. 250). Projektionen zu den Interstitialkernen wurden u. a. gefunden von FOX (1943), LAMMERS u. MAGNUS (1955), OMUKAI (1958), BAN u. OMUKAI (1959), HALL (1963), POWELL *et al.* (1963), VALVERDE (1963a, b, 1965), RAISMAN (1966), ISHIKAWA *et al.* (1969), PRICE u. POWELL (1970f), LEONARD u. SCOTT (1971) und OLMOS u. INGRAM (1972). — Als weitere Projektionsgebiete im subcorticalen Telencephalon werden genannt: *Claustrum* (u. a. NAUTA, 1961; VALVERDE, 1963c; KNOOK, 1965; ISHIKAWA *et al.*, 1969; OLMOS, 1972), *Substantia innominata* (NAUTA u. VALENSTEIN, 1958; NAUTA, 1961; SANDERS-WOUDSTRA, 1961; HALL, 1963; HEIMER, 1972; OLMOS, 1972) und *Striatum* einschl. *Nucleus accumbens* (u. a. FOX, 1943; LAMMERS u. MAGNUS, 1955; LAMMERS u. LOHMAN, 1957; SANDERS-WOUDSTRA, 1961; NAUTA, 1961; VALVERDE, 1963b, c; COWAN *et al.*, 1965; KNOOK, 1965; ISHIKAWA *et al.*, 1969; PRICE u. POWELL, 1970f; HEIMER, 1972; OLMOS u. INGRAM, 1972).

Die Gebiete des Septum und Diagonalen Bandes leiten über zu den corticalen Strukturen. Projektionen zum *Septum* wurden beschrieben von FOX (1943), NAUTA (1958), NAUTA u. VALENSTEIN (1958), OMUKAI (1958), BAN u. OMUKAI (1959), KLINGLER u. GLOOR (1960), SANDERS-WOUDSTRA (1961), KNOOK (1965), VALVERDE (1963c, 1964b, 1965), ISHIKAWA *et al.* (1969) und OLMOS u. INGRAM (1972), solche zum *Diagonalen Band* von NAUTA u. VALENSTEIN (1958), NAUTA (1961), BÜRGI u. BUCHER (1963), VALVERDE (1963b, c, 1965), COWAN *et al.* (1965, zit. nach RAISMAN, 1966), RAISMAN (1966) und ISHIKAWA *et al.* (1969).

Für die corticalen Gebiete des Telencephalon wurden Projektionen aus dem Mandelkern sowohl für Zentren des Allocortex als auch für solche des Isocortex beschrieben.

Isocortex: VALVERDE (1963b) hat bei der Katze amygdalo-neocorticale Verbindungen zu rostralen Teilen des Gyrus Sylvii beschrieben. NAUTA (1961) fand Fasern von der Amygdala sowohl zum Temporallappen als auch zur ventralen Insel und ist der Ansicht, daß zumindest bei *Macaca* eine reziproke Beziehung zwischen diesen Strukturen besteht. Beim Menschen sind entsprechende Verbindungen mit der Abfaserungsmethode von KLINGLER u. GLOOR (1960) gefunden worden (auch KLINGLER, 1940; LUDWIG u. KLINGLER, 1956). VALVERDE (1965) hat entsprechende Verbindungen für die Katze beschrieben, während sie von KNOOK (1965) bei der Ratte nicht gefunden wurden. Dies legt den Gedanken nahe, daß (ebenso wie für die gegenläufige Richtung erörtert) eine mögliche Abhängigkeit vom Ausmaß der Neocorticalisation besteht. — Um das Balkenknie herumziehende Fasern zur cingulären Rinde wurden von NAUTA u. VALENSTEIN (1958) und NAUTA (1961) beschrieben. Es ist nicht sicher, ob diese Fasern in isocorticalen oder periallocorticalen Regionen enden.

Periallocortex: Ähnliche Unsicherheiten (ob Endigung im Isocortex oder Periallocortex) bestehen bei jenen Fasern, die nach LAMMERS u. LOHMAN (1957), NAUTA (1961), SANDERS-WOUDSTRA (1961), POWELL *et al.* (1963), VALVERDE (1965), HEIMER (1972) und OLMOS (1972) zu subgenualen Gebieten gehen. Nach OLMOS gehen diese Fasern speziell zur Area 25 von BRODMANN, nach HEIMER entsprechend zum Nachbargebiet des präcommissuralen Hippocampus. Es ist von Interesse, daß dieses Gebiet das einzige in diesem Bereich ist, das wir als Area subgenualis in den Periallocortex einbeziehen (Abb. 55—58).

Als weiteres periallocorticales Projektionsgebiet wird die Regio entorhinalis genannt (u. a. CRAGG, 1961b; SHUTE u. LEWIS, 1967), doch ist nicht sicher, ob die dort endenden Fasern wirklich aus dem Mandelkernkomplex stammen. OLMOS (1972) nennt kurze oberflächliche Assoziationsfasern, die im tieferen Teil der Molekularschicht (Ib) verlaufen und längere Assoziationsbahnen in den tieferen plexiformen Schichten, die nicht nur die tieferen Zellen versorgen, sondern ebenfalls in die Ib aufsteigen. VALVERDE (1965) nimmt Verbindungsketten aus kurzaxonigen Zellen an. — VAN HOESEN u. PANDYA (1973) haben Fasern von der periamygdalären Rinde zur Area perirhinalis (Area 35) beschrieben.

Archicortex: Direkte Verbindungen der Amygdala mit dem Archicortex scheinen, wenn überhaupt vorhanden, sehr begrenzt zu sein. VALVERDE (1964b) fand nach Läsionen in der Area anterior — und in der präpiriformen Rinde — Fasern, die diffus durch den Mandelkernkomplex und dann durch den Tractus angularis in den ventralen Hippocampus gehen. Nach Golgi-Studien erwähnt VALVERDE (1965) Axone, die durch die Capsula externa teilweise nach caudal ziehen und im Hippocampus endigen. Solche direkten Projektionen vom Mandelkern zum Hippocampus sind nach LAMMERS (1972) in anderen experimentellen Untersuchungen nicht gefunden worden. Zwar erwähnt auch OLMOS (1972) Fasern zum Subiculum, doch schließt er bei diesen einen anderweitigen Ursprung nicht aus. Hinweise auf solche Fasern finden sich u. a. auch bei CRAGG (1961b), COWAN *et al.* (1965) und SHUTE u. LEWIS (1967). Nach PRICE u. POWELL (1970f, 1971) gehen Fasern über ein dickfaseriges und diffuses System nach rostral zum prä- und supracommissuralen Hippocampus. Ursprung dieser Fasern aus Mandelkerngebieten (auch periamygdaläre Rinde) erscheint möglich. HEIMER (1972) beschreibt Fasern zum präcommissuralen Hippocampus und zur benachbarten periarchicorticalen Area subgenualis nach thermischen Läsionen im caudalen Lobus piriformis, d. h. in einem Gebiet, das neben periamygdalären auch präpiriforme und entorhinale Rindengebiete umfaßt.

Allocortex bulbi olfactorii und Palaeocortex: Über Projektionen von der Amygdala zu olfactorischen Primärzentren haben OLMOS (1972), OLMOS u. INGRAM (1972) und RAISMAN (1972) berichtet. Die direkte Projektion besteht offensichtlich nur zum *Bulbus accessorius* (Nebenbulbus), nicht auch zum Bulbus olfactorius (Hauptbulbus). Die Fasern kommen von der caudalen Subregio corticalis der periamygdalären Rinde über die dorsale Komponente der Stria terminalis und enden in der inneren Körnerschicht des Nebenbulbus (Abb. 251). OLMOS weist darauf hin, daß der Ursprung dieser Fasern in jenen Strukturen des Mandelkerns liegt, auf die nach WINANS u. SCALIA (1970a, b) der Nebenbulbus projiziert. Entsprechende reziproke Beziehungen zwischen *Haupt*bulbus und Mandelkern wurden nicht gefunden.

Projektionen vom Mandelkern zu *sekundären olfactorischen Zentren* wurden u. a. gefunden von LAMMERS u. LOHMAN (1957), NAUTA u. VALENSTEIN (1958), NAUTA (1961), SANDERS-WOUDSTRA (1961), BÜRGI u. BUCHER (1963), POWELL *et al.* (1963, 1965), COWAN *et al.* (1965), KNOOK (1965), VALVERDE (1965), PRICE u. POWELL (1970e, f), HEIMER (1972), OLMOS (1972) und OLMOS u. INGRAM (1972). Fasern von der Area anterior gehen nach OLMOS zu allen Teilen der *Regio retrobulbaris*. Hintere und mediale Teile der Regio retrobulbaris (Aon in Abb. 251) und das *Tuberculum olfactorium* (TuO in Abb. 251) werden über die gleichen Stria terminalis-Komponenten versorgt, die auch zum Bulbus accessorius gehen. Zu beiden Strukturen gehen auch Fasern aus den ventralen Bahnen. HEIMER (1972) hat über massive Degenerationen im Tuberculum olfactorium nach thermischen Läsionen im hinteren Lobus piriformis berichtet.

Über eine gekreuzte Projektion zum Tuberculum olfactorium und zur präpiriformen Rinde wurde im Zusammenhang mit den commissuralen Verbindungen berichtet (s. S. 391). Die Fasern entstammen nach OLMOS dem kontralateralen Tractus olfactorius-Kern (Area Ao) und verlaufen durch die „commissurale" Komponente der Stria terminalis (Abb. 250). Durch all diese Verbindungen ergibt sich eine insgesamt recht intensive Projektion des Mandelkerns auf das Tuberculum olfactorium. — Über Fasern zur Substantia perforata anterior (Tuberculum olfactorium ?) haben auch BÜRGI u. BUCHER (1963) berichtet.

Verbindungen zur gleichseitigen *präpiriformen Rinde* wurden u. a. von VALVERDE (1963b, c, 1964b), ISHIKAWA *et al.* (1969) und HEIMER (1972) gefunden, scheinen nach LAMMERS (1972) jedoch gering zu sein (auch VALVERDE, 1965)[274]). OLMOS (1972) nennt kurze oberflächliche Assoziationsfasern, die im tieferen Teil der Molekularschicht (Ib) verlaufen und in unserer Area semiannularis besonders dicht auftreten sollen. Sie gehen nicht nur in die benachbarte präpiriforme, sondern auch in die entorhinale Rinde (s. dort). Daneben erwähnt OLMOS längere Assoziationsbahnen, die in tieferen plexiformen Schichten verlaufen. Auch sie sollen in die präpiriforme und entorhinale Rinde gehen und nicht nur deren tiefere Schichten versorgen, sondern auch in die Ib aufsteigen (hierzu auch KREINER, 1949; SANDERS-WOUDSTRA, 1961; POWELL *et al.*, 1965; VALVERDE, 1965). VALVERDE erwähnt aus dem Mandelkernkomplex entspringende Axone, die durch die Capsula externa verlaufen und sich teilweise in den tiefen Plexus der präpiriformen Rinde erstrecken. Ein diffuses, mehr lateral verlaufendes System soll überwiegend aus rostralen Mandelkerngebieten kommen.

Zusammenfassung: Wenn man die *Verbindungen der periamygdalären Rinde* abschließend überblickt, fällt bei den Afferenzen der Unterschied zwischen den vergleichsweise reichlichen Zuflüssen zur Subregio anteromedialis und den ärmlichen zur Subregio corticalis auf. Die Subregio anteromedialis oder Teile von ihr erhalten in begrenztem Ausmaß primäre und sekundäre olfactorische Zuflüsse und wesentliche Zuflüsse über interne Mandelkernverbindungen und aus dem Diencephalon. Daneben scheinen Zuflüsse aus der Commissura anterior zu bestehen

---

[274]) Nach VALVERDE (1964b) finden sich jedoch massive degenerierende Fasern von der Amygdala zur Area anterior, zur präpiriformen Rinde und zur Basis des Septum. Hinweise auf Verbindungen zur präpiriformen Rinde haben sich auch aus den Golgi-Studien von MUKHINA (1971) ergeben (s. Fußnote 252, S. 376).

und geringeren Ausmaßes aus Tuberculum olfactorium und Interstitialkern der Stria terminalis.

Für die Subregio corticalis sind neben begrenzten olfactorischen Zuflüssen und in ihrem Ausmaß noch unsicheren internen Verbindungen solche von der Commissura anterior, von der Regio retrobulbaris und vom Partner der Gegenseite beschrieben worden. Diese letzteren sind entweder unsicher oder nur gering. Möglicherweise bestehen intraamygdaläre Verbindungen stärkeren Ausmaßes und auch assoziative mit benachbarten Rindenstrukturen, doch sind beide Arten von Verbindungen umstritten oder werden als unbedeutend angesehen. Das Problem, wo denn die wesentlichen Afferenzen der Subregio corticalis eigentlich herkommen, scheint noch ungelöst zu sein.

Bei den Efferenzen hebt sich die Subregio corticalis, zumindest ihr caudaler Abschnitt, dadurch von der restlichen periamygdalären Rinde ab, daß speziell von ihr, bzw. dem caudalen Abschnitt, die präcommissurale Komponente der Stria terminalis ausgeht, nicht hingegen auch Fasern zu den übrigen Stria terminalis-Komponenten und den ventralen Projektionssystemen beigesteuert werden. Das Projektionsgebiet der präcommissuralen Komponente scheint jedoch recht groß und heterogen zu sein und sich von dem der übrigen Bahnen nicht grundsätzlich zu unterscheiden. Aussagen über spezifische Funktionen dieser Komponente sind dadurch nur sehr begrenzt möglich. Eine solche besteht nach OLMOS (1972) darin, daß diese Komponente zum Nebenbulbus projiziert. Die caudale Subregio corticalis, die eine Projektion vom Nebenbulbus erhält, bekommt damit eine reziproke Verbindung mit diesem. Sie ist sicherlich ein wichtiges Zentrum im olfactorischen Nebensystem. Aber ähnlich wie beim Hauptsystem lassen sich in ihr keine bemerkenswerten strukturellen Veränderungen erkennen, wenn dieses System reduziert ist oder ganz fehlt (z. B. bei Altweltaffen, *Macaca*). Auch dies weist daraufhin, daß die periamygdaläre Rinde — abgesehen von der Area nuclei tractus olfactorii — gegenüber anderen olfactorischen Sekundärzentren offensichtlich eine Sonderstellung einnimmt, die auf eine wesentlich geringere Abhängigkeit von den olfactorischen Primärzentren hinweist.

8.5.8. Funktion

Alle neueren experimentell-anatomischen Untersuchungen haben den Nachweis erbracht, daß direkte Projektionen von den olfactorischen Primärzentren zur periamygdalären Rinde vorhanden sind. Daraus ergeben sich enge funktionelle Beziehungen der periamygdalären Rinde zum olfactorischen System, auch wenn bemerkenswerte strukturelle Veränderungen bei Reduktion oder Fehlen des olfactorischen Haupt- und/oder Nebensystems nur in der Area nuclei tractus olfactorii (Ao) erkennbar sind. Dieses Gebiet ist bei Mikrosmatikern nur noch unsicher, bei Anosmatikern nicht mehr zu erkennen. Während wir für dieses Feld eine volle Abhängigkeit vom olfactorischen System annehmen, haben die übrigen periamygdalären Rindengebiete, die olfactorische Projektionen erhalten, in wesentlichem Ausmaß offenbar noch andere afferente oder assoziative Verbindungen. Die Erörterungen über die Faserverbindungen haben ergeben, daß solche für die Subregio anteromedialis auch in größerer Zahl bekannt sind, geringer aber für die Subregio corticalis. Die Verbindungen sind insgesamt sehr komplex und es ist nur selten möglich, spezifische Verbindungen bestimmter Areale der periamygdalären Rinde mit anderen Strukturen zu ermitteln[275]). Die engen räumlichen und struktu-

---

[275]) OLMOS (1972) hat einige solcher, über die Commissura anterior gehende Verbindungen beschrieben (Abb. 250). Soweit nicht echt commissural, bestätigen sie die Beziehungen zum olfactorischen System.

rellen Beziehungen der periamygdalären Rinde mit den tieferen (subcorticalen) Strukturen weisen auf Gemeinsamkeiten hin, die u. a. in den engen funktionellen Beziehungen dieser beiden Teile des Mandelkernkomplexes mit dem vorderen Hypothalamus zum Ausdruck kommen.

Nach KAADA (1972)[276]) besteht der funktionelle Einfluß der Amygdala auf den Hypothalamus nicht so sehr in einer Kontrolle als mehr in einer Modulation und/oder Adaptation der Reaktionen des Hypothalamus. Die Wirkungen von Reizungen und Abtragungen im Mandelkernkomplex erscheinen geringer als entsprechende Prozeduren im Hypothalamus. Die Amygdala bringt mehr Plastizität in den starren Reflexmechanismus des Hirnstamms, möglicherweise durch Einbringung älterer Erfahrungen in die gegenwärtige Reizsituation. Die Strukturen der *periamygdalären* Rinde (corticomediale Kerne, Area amygdaloidea anterior bei KAADA) scheinen hierbei besonders für die mit Ernährung und Geschlechtsleben verbundenen Aktivitäten zuständig zu sein, weniger mit dem emotionellen Verhalten (z. B. Flucht- und Abwehrreaktionen), in das überwiegend die tieferen, d. h. subcorticalen Strukturen einzugreifen scheinen.

Die derart umrissenen Funktionen der Amygdala sind von so grundsätzlicher Bedeutung, daß sie auch bei Reduktion und Ausfall des olfactorischen Systems (bei Mikrosmatikern und Anosmatikern) erhalten bleiben und offenbar in stärkerem Ausmaß von anderen, ebenfalls im Mandelkern repräsentierten, sensorischen Systemen gespeist werden. Hierbei ist u. a. an das akustische System zu denken, worauf die Projektionen der temporalen Rinde auf den Mandelkern sowie physiologische und vergleichend-anatomische Untersuchungen an Walen hinweisen (u. a. FREEMAN u. WILLIAMS, 1952; WILLIAMS, 1953; JANSEN u. JANSEN, 1953; KAADA *et al.*, 1954).

Wesentliche Veränderungen in der Stärke der diversen sensorischen Quellen könnte eine Verlagerung des Schwerpunkts von der periamygdalären Rinde (in der die olfactorischen Afferenzen endigen) auf tiefere Strukturen (in denen die Afferenzen vom Temporallappen endigen) zur Folge haben. Die gesicherten Befunde reichen jedoch nicht aus, um zu der weiter vorn aufgeworfenen Frage Stellung zu nehmen, wie die quantitativen und strukturellen Veränderungen der periamygdalären Oberflächen des Mandelkerns bei den höheren Primaten und besonders beim Menschen zu bewerten sind.

Die meisten Autoren bringen den Mandelkernkomplex in eine enge Beziehung zum limbischen System. Auffallend ist jedoch der Mangel an klar nachgewiesenen

---

276) KAADA (1972) hat — ebenso wie GLOOR (1960) und RICHARDSON (1973) — eine hervorragende Übersicht über die physiologische Literatur, die betreffs des Mandelkernkomplexes außerordentlich umfangreich ist, gegeben. Eine kurze und sicherlich nicht repräsentative Auswahl aus Reiz- und/oder Läsionsexperimenten sowie pathophysiologischen Untersuchungen (mit Angabe der Thematik) findet sich nachstehend: WILLIAMS (1953, Mensch, Einfluß der Abtragung der Amygdala auf Verhalten, insbesondere auf akustische Halluzinationen); CHAPMAN *et al.* (1954) und CHAPMAN (1958, Mensch, Reizeffekte bei elektrischer Reizung der Amygdala); GOZZANO *et al.* (1954, Katze, Ableitungen bei olfactorischer Reizung); GLOOR (1954, 1955b, Katze, Ableitung von subcorticalen und corticalen Strukturen bei Reizung der Amygdala); MAGNUS u. LAMMERS (1956), MOLINA u. HUNSPERGER (1959), URSIN u. KAADA (1960), FONBERG u. DELGADO (1961), ZBROZYNA (1963) und HILTON u. ZBROZYNA (1963, Katze, Reizeffekte bei der freibeweglichen Katze); FONBERG (1963, Hund, Reizeffekte beim freibeweglichen Hund); TORII u. KAWAMURA (1960, Katze, Wirkung der Amygdala-Reizung auf Blutdruck und elektrische Aktivität des Hippocampus); SAGER u. BUTKHUZI (1962, Katze, Reizungen und Ableitungen in Amygdala und Thalamus); CREUTZFELD *et al.* (1963, Katze, Mikroelektrodenableitungen bei diversen sensorischen Reizen); O'KEEFE u. BOUMA (1969) und JACOBS u. MCGINTY (1972, Katze, Mikroelektrodenableitungen bei komplexen sensorischen Reizen); JACOBS u. MCGINTY (1971, Katze, Ableitungen während des Schlafens und Wachseins); CORMAN *et al.* (1967, Ratte) und KLING u. MASS (1974, Primaten, Verhaltensänderungen nach Läsionen im Mandelkernkomplex).

direkten Verbindungen zwischen der Amygdala und einigen der Hauptzentren des limbischen Systems, wie Hippocampus und Regio entorhinalis. Der Mandelkernkomplex scheint danach eher als Seitenzweig dieses Systems, mit dem er im Diencephalon wichtige Projektionsgebiete gemeinsam hat, aufzufassen zu sein. Wir werden auf seine möglichen Funktionen im Zusammenhang mit jenen des limbischen Systems noch einmal zurückkommen (hierzu Kapitel 9).

8.6. Regio periseptalis und Regio diagonalis

In der Wertung der freien Oberflächen des Septum — einschließlich des Diagonalen Bandes — divergieren die Auffassungen stark. Ihre Wertung als Rinde wurde von Brockhaus (1942a, b) abgelehnt und auch Meyer (1895), Kryspin-Exner (1922), Hilpert (1928) und Pigache (1970) bezweifeln den Rindencharakter der septalen Oberflächen. Hingegen werden diese Strukturen als Rinde anerkannt von Brodmann (1909), C. u. O. Vogt (1919), Rose (1927a, b, 1929b, 1931), Filimonoff (1947) und Gastaut u. Lammers (1961).

Von manchen Autoren (z. B. Gastaut u. Lammers, 1961) wird das ganze Septum, also nicht nur seine freie Oberfläche, in den Palaeocortex einbezogen. Von Thomalske *et al.* (1957) wird nur die Regio diagonalis als cortical anerkannt, eine Wertung, die auch bei Cajal (1902b, 1903, 1911) und Economo u. Koskinas (1925) anklingt.

Die unterschiedliche Wertung des Septum und seiner freien Oberflächen beruht sicherlich teilweise auf der Lage zwischen den Vorderhörnern der Seitenventrikel in enger Beziehung zur Lamina terminalis und den Commissuren des Endhirns (Commissura anterior, Corpus callosum) und den hier zusammenlaufenden medialen Hemisphärenwänden. Diese Lage erschwert die Klärung seiner entwicklungsgeschichtlichen Herkunft und es ist bis heute umstritten, ob das Septum ganz oder teilweise aus einer Verdickung der Lamina terminalis (Commissurenplatte) oder aus einer Verschmelzung von Teilen der medialen Hemisphärenwände entstanden ist (s. Abschnitt 6.4.). Wahrscheinlich haben beide Strukturen (bzw. Prozesse) zu seiner Bildung beigetragen. Der Übergang von echt subcorticalen, teilweise unpaaren Strukturen (caudal und dorsal) über Zonen mit verschmolzenen Molekularschichten in solche mit freien Oberflächen (rostral und ventral) läßt sich mit dieser Möglichkeit der Entstehung aus zwei Komponenten gut vereinbaren (s. Abb. 252—255).

Unter allen freien Oberflächen des Endhirns weichen die Strukturen der septalen und diagonalen Gebiete am stärksten vom Charakter einer „echten" Rinde ab. Ihre Zellen haben weder eine deutliche Orientierung noch Schichtung[277]) (u. a. Cajal, 1911). Aufgrund der vorhandenen Molekularschicht halten wir aber ihre Einbeziehung in die rindenartigen bzw. corticoiden Strukturen des Semicortex für möglich[278]), und sie sollen deswegen der Vollständigkeit halber hier mit erörtert werden.

In Analogie zu den Verhältnissen bei der Amygdala bezeichnen wir die Oberflächenstrukturen des Septum im engeren Sinne als *Regio periseptalis* (Regio corticalis septi bei Stephan, 1963, 1964). Das Diagonale Band, welches sich mit seinem dorsalen Teil keilförmig in das Septum einschiebt und mit diesem verschmilzt,

---

277) Dies hat Ganser (1882) veranlaßt, diese Gebiete nicht zur Rinde zu rechnen, obwohl er das Septum entwicklungsgeschichtlich als Teil der Großhirnrinde betrachtet (auch Johnston, 1913).

278) Neuerdings haben Jacobs *et al.* (1971) wieder auf die corticoide Struktur der septalen Oberflächen hingewiesen.

haben wir (in Anlehnung an viele Untersucher) in das Septum im weiteren Sinne einbezogen (ANDY u. STEPHAN, seit 1959) [279]. Seine sich weit nach ventral und lateral erstreckenden freien Oberflächen bezeichnen wir mit ROSE als Regio diagonalis.

8.6.1. Vergleichende mikroskopische Anatomie

Spezielle Untersuchungen über die Oberflächenstrukturen des Septum liegen nur wenige vor (ROSE, 1927a, b, 1929b, 1931; I. u. N. POPOFF, 1929). Da diese Strukturen aber auf den medialen Komplex des Septum begrenzt sind und dessen Homologisierung generell keine Schwierigkeiten bereitet, können Hinweise auf Struktur und vergleichende Anatomie der periseptalen Gebiete auch solchen Arbeiten entnommen werden, die das Septum allgemein betreffen. Eine Auswahl aus diesen Arbeiten findet sich nachstehend:

Nichtsäuger: JOHNSTON (1913, 1915, Schildkröten); ROSE (1914/15, Vögel); CROSBY (1917, Alligator); KUHLENBECK (1922a, b, Urodelen); KIESEWALTER (1922, Eidechse); HINES (1923, *Sphenodon*); CAIRNEY (1926, *Sphenodon*); HERRICK (1927, *Amblystoma*); HUBER u. CROSBY (1929, Vögel); CRAIGIE (1932, Kolibri); GOLDBY (1934, Eidechse); HEIER (1948, Neunaugen); CAREY (1966, Schlangen); KUHLENBECK *et al.* (1966, Gymnophionen); SCHNITZLEIN u. CROSBY (1967, Lungenfisch); PLATEL (1971, Eidechse *Scincus*); CROSBY u. SCHNITZLEIN (1974, *Myxine*).

Säuger, Nichtprimaten: GANSER (1882, Maulwurf); RÖTHIG (1910, Opossum); JOHNSTON (1913, 1923, diverse); OBENCHAIN (1925, Opossummäuse); SONNTAG u. WOOLLARD (1925, Erdferkel); ROSE (1927a, b, diverse; 1929b, Maus; 1931, Kaninchen); I. u. N. POPOFF (1929, Ratte); LOO (1931, Opossum); HUMPHREY (1936, Fledermaus); M. W. YOUNG (1936, Kaninchen); FOX (1940, Katze); BROCKHAUS (1942b, diverse); JESERICH (1945, Nerz); LAUER (1949, Panda); BREATHNACH (1953, *Phocaena*); JOHNSON (1957a, Meerschweinchen; 1957b, Maulwurf); ANDY u. STEPHAN (1961, Spitzmäuse; 1964, Katze); LOHMAN (1963, Meerschweinchen); CROSBY *et al.* (1966, knappe Übersicht, insbesondere Nichtsäuger); HEREC (1967, Schwein); A. MIODONSKI (1967, Hund); R. MIODONSKI (1967, Hund, Myeloarchitektonik, Regio diagonalis); GIRGIS (1968a, Biberratte); JACOBS *et al.* (1971, *Tursiops*).

Säuger, Primaten: SHIMAZONO (1912, Mensch); ROSE (1927a, *Lemur*; 1927b, Pavian, Mensch); BROCKHAUS (1942a, Mensch; 1942b, *Lemur*, *Cercopithecus*, Schimpanse, Mensch); LAUER (1945, *Macaca*); ANDY u. STEPHAN (1959, *Galago*; 1966a, Primaten; 1968, Mensch); CROSBY *et al.* (1962, Mensch und Übersicht); TAKIMOTO *et al.* (1962, Mensch); STEPHAN u. ANDY (1964b, *Cercopithecus*, *Colobus*).

Vergleichende Untersuchungen auf breiterer Basis sind vor allem die von JOHNSTON (1913, 1923) und A. W. YOUNG (1926).

8.6.1.1. Gliederung und Topographie

Die angloamerikanischen Autoren gliedern das Septum allgemein in einen medialen und einen lateralen Komplex. Eine detailliertere Gliederung haben ANDY u. STEPHAN (1959—1968) vorgelegt. Dabei wurde eine caudale Kerngruppe abgegrenzt und der laterale Komplex in zwei Gruppen (dorsal und ventral) aufgegliedert. Diese Gruppierungen (caudal, dorsal und ventral) haben keine freien Oberflächen und gehören zu den rein subcorticalen Gebieten des Septum. Nur die mediale Gruppe hat freie meningeale Oberflächen und nur in ihr können dementsprechend semicorticale bzw. corticoide Anteile vorhanden sein. ANDY u. STEPHAN haben in die mediale Gruppe den Nucleus septalis medialis und das Diagonale Band von BROCA einbezogen. Jeder dieser beiden Abschnitte besteht aus zwei

[279]) Abweichend davon findet sich eine klare Abtrennung des Diagonalen Bandes vom eigentlichen Septum bei JOHNSTON (1913, Nucleus parolfactorius medialis), ROSE (1927a, b, Regio diagonalis) und BROCKHAUS (1942a, b, Nucleus diagonalis als Teil des Basalkernkomplexes).

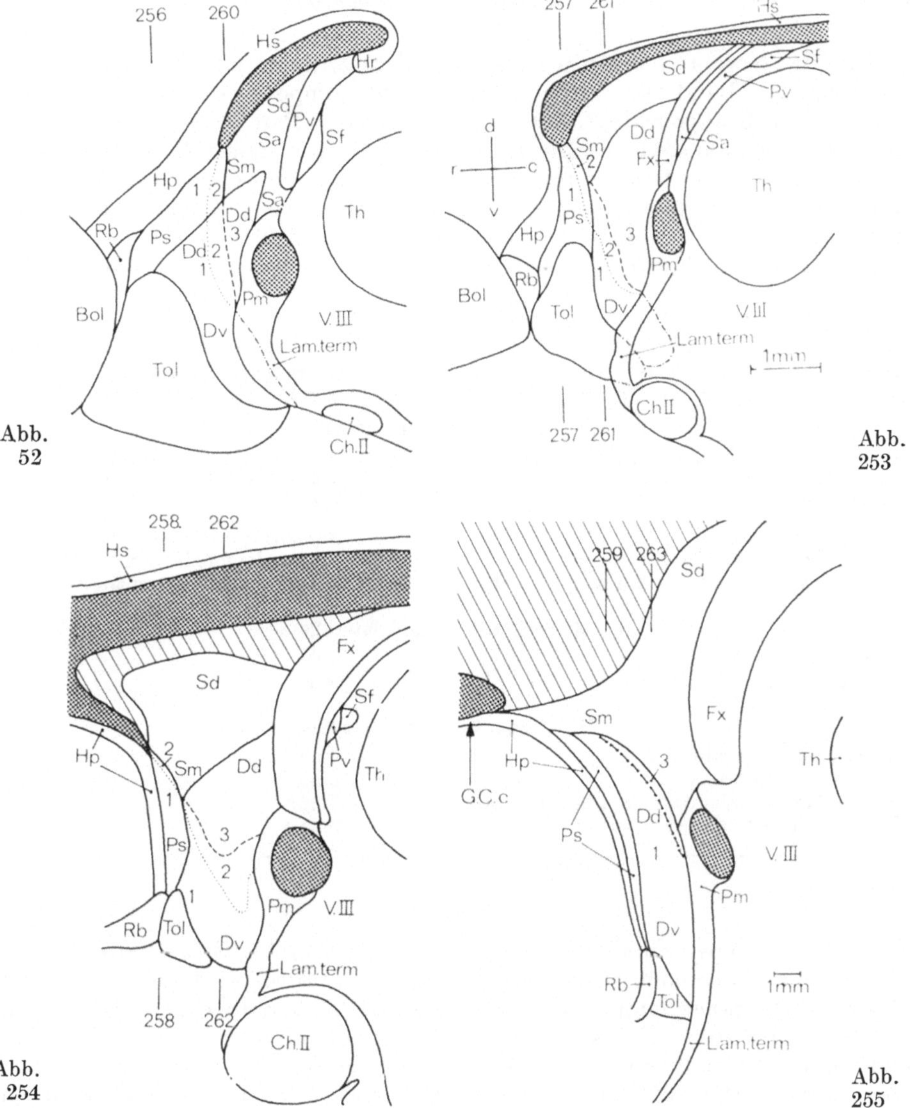

Abb. 252—255. Rekonstruktionen der periseptalen und diagonalen Oberflächen in der medianen Sagittalen. *1* Molekularschicht liegt frei oder in der interhemisphärischen Furche, ist aber nicht verschmolzen, *2* Molekularschicht vorhanden, aber verschmolzen, *3* ohne Molekularschicht. Grenze zwischen 1 und 2 punktiert, zwischen 2 und 3 gestrichelt. Beim Menschen fallen beide Grenzen zusammen. Strichpunktiert: durch Teile des Hypothalamus verdeckte Gebiete. Septum pellucidum schraffiert. Die Lage der Querschnittsbilder der Abb. 256—263 ist durch entsprechende Zahlen markiert. *Bol* Bulbus olfactorius, *Ch.II* Chiasma opticum, *D* Regio diagonalis (Diagonales Band), *Dd* Area diagonalis dorsalis (Pars dorsalis des Diagonalen Bandes), *Dv* Area diagonalis ventralis (Pars ventralis des Diagonalen Bandes), *Fx* Fornix, *G.C.c* Balkenrostrum, *Hp* Hippocampus praecommissuralis, *Hr* Hippocampus retrocommissuralis, *Hs* Hippocampus supracommissuralis, *Lam.term* Lamina terminalis, *Pm* Nucleus praeopticus medianus, *Ps* Regio periseptalis (Pars anterior des Nucleus septalis medialis), *Pv* Psalterium ventrale, *Rb* Regio retrobulbaris, *Sa* Nucleus septalis triangularis, *Sd* Nucleus septalis dorsalis, *Sf* Subfornikalorgan, *Sm Pars* posterior des Nucleus septalis medialis, *Th* Thalamus, *Tol* Tuberculum olfactorium, *V.III* dritter Ventrikel. Richtungsbezeichnungen: *c* caudal, *d* dorsal, *r* rostral, *v* ventral. Abb. 252: Wüstenigel *(Hemiechinus auritus)*, 9,5 × vergrößert; Abb. 253: Demidoff-Galago *(Galago demidovii)*, 9,5 × vergrößert; Abb. 254: Weißnasen-Meerkatze *(Cercopithecus ascanius)*, 5,4 × vergrößert; Abb. 255: Mensch *(Homo sapiens)*, 3,5 × vergrößert

Teilen: der Nucleus septalis medialis aus Pars anterior und Pars posterior[280]), das Diagonale Band aus Pars dorsalis (septale Komponente) und Pars ventralis (tuberkuläre Komponente)[281]). Mit Ausnahme der Pars posterior des Nucleus medialis haben alle Teile freie meningeale Oberflächen. In der Rindenterminologie bezeichnen wir die freien Oberflächen der Pars anterior des Nucleus septalis medialis als Regio periseptalis (medialis), die des Diagonalen Bandes als Regio diagonalis, letztere mit Area dorsalis und Area ventralis[282]). Die Lage der beiden Regionen an den Oberflächen des Endhirns ergibt sich aus den Abb. 252—255.

Septum telencephali

Kerngebiete	Oberflächengebiete
I. Formatio septalis medialis	
Nucleus septalis medialis	
Pars anterior	*Regio periseptalis (medialis)* (Ps)
Pars posterior	ohne
Nucleus diagonalis	*Regio diagonalis* (Diag)
Pars dorsalis (septale Komponente)	Area diagonalis dorsalis (Dd)
Pars ventralis (tuberkuläre Komponente)	Area diagonalis ventralis (Dv)
II. Formatio septalis lateralis	
Nucleus septalis dorsalis	ohne
Nucleus septalis lateralis	ohne
III. Formatio septalis caudalis	
Nucleus septalis fimbrialis	ohne
Nucleus septalis triangularis	ohne
Nucleus interstitialis commissurae anterioris	ohne
Nucleus interstitialis striae terminalis	ohne

Regio periseptalis

Lage: Die Regio periseptalis (Ps) erstreckt sich als längliche Zone vom Balkenknie (dorsal) zum Tuberculum olfactorium (ventral). Rostral wird sie begrenzt vom Hippocampus praecommissuralis und der Regio retrobulbaris, caudal von den subcorticalen Strukturen des Septum (Nucleus medialis posterior, Nucleus dorsalis) und von der Regio diagonalis. — Bei den niederen Säugern (hier vertreten durch *Hemiechinus*, Abb. 252) steigt sie von rostroventral nach caudodorsal auf, bei *Galago* (Abb. 253) und *Cercopithecus* (Abb. 254) steht sie in ihrer Längsachse nahezu senkrecht, während sie beim Menschen (Abb. 255) von rostrodorsal nach caudoventral abfällt. Diese deutliche Drehung hängt offensichtlich mit der starken Entwicklung des Balkens zusammen. Sie hat in Querschnittserien zur Folge, daß sich die Reihenfolge der Strukturen umkehrt. Während bei den niederen Säugern von dorsal nach ventral präcommissuraler Hippocampus, Regio periseptalis und Regio diagonalis aufeinander folgen, kehren sich diese Verhältnisse beim Menschen um, ohne daß sich die Lagebeziehung der Strukturen zueinander ändert. Diese, die

[280]) Eine entsprechende Untergliederung ist auch von Loo (1931) beim Opossum, Fox (1940) bei der Katze, LAUER (1945) bei *Macaca* und DAITZ u. POWELL (1954) bei Ratte, Kaninchen und *Macaca* gefunden worden.

[281]) Bezüglich ähnlicher Gliederungen anderer Untersucher s. S. 406.

[282]) Der ventrale Teil bildet bei den höheren Primaten den caudalen Teil der Substantia perforata anterior. Teilweise wurde er als caudales Unterfeld des Tuberculum olfactorium beschrieben (BRODMANN, 1909; FLORES, 1911), eine Wertung, die auch bei CAJAL (1911) anklingt (s. Abschnitt 8.4.2.1.).

Homologisierung der periseptalen Strukturen erschwerende Umkehrung der Reihenfolge[283]) wird aus einem Vergleich der Abb. 252—255 leicht verständlich.

Die Lage dieses Gebietes und seine Lageveränderungen sind bereits von JOHNSTON (1913, dort Abb. 88—90) sehr klar dargestellt worden[284]). Auch I. u. N. POPOFF (1929, Ratte) geben eine unseren Befunden entsprechende Darstellung, während die Rekonstruktionen bei ROSE (1927a, b) sehr ungenau sind.

ROSE bezeichnet die Oberflächenstrukturen des Septum als „Septum pellucidum", eine Bezeichnung, die vielfach auch für das ganze Septum verwendet wird. Sie ist jedoch in beiden Fällen unangebracht und sollte für die bei höheren Säugern auftretende, dünne, nervenzellfreie (bzw. -arme) Verbindung zwischen dem eigentlichen Septum und dem Balken vorbehalten bleiben[285]). Wir werden den Begriff des Septum pellucidum (ROSE) im folgenden durch Regio periseptalis ersetzen.

Struktur: Eine Regio periseptalis fand ROSE (1927a) bei allen Vögeln, Reptilien und Säugern. Bei allen Säugern ist sie gleichartig gebaut und besteht im typischen Fall aus einer gliazellreichen schmalen Molekularschicht (Lamina zonalis bei ROSE) und einer breiteren Zellschicht, die aus kleinen und mittelgroßen, locker liegenden, rundlichen, eckigen und pyramidenförmigen Zellen zusammengesetzt ist (Abb. 256 bis 259). Diese Zellen können einzeln oder in Gruppen vereinigt in die Molekularschicht vordringen und die scharfe Grenze mit dieser verwischen. Beim Opossum fand ROSE unterhalb der Zellschicht einen hellen, zellarmen Streifen (dieser auch bei LOO, 1931), den er aber nicht als besondere Schicht wertet. Wir stimmen hierin mit ROSE überein (Abb. 257 und 8.6.1.2.). Beim Übergang in die subcorticalen Strukturen des Septum (dorsocaudal) können die Molekularschichten miteinander verschmelzen (in Abb. 252—254 punktiert, Abb. 258).

Regio diagonalis

Lage: Die Regio diagonalis (Diag mit Dd und Dv) schließt sich caudal an die Regio periseptalis an. Sie erstreckt sich von den subcorticalen Strukturen des Septum nach ventral, wo sie zwischen Tuberculum olfactorium und Diencephalon (präoptische Region) bis zum vorderen Mandelkernfeld (Area Aa) nach lateral zieht (Abb. 53—58). Nach ANDY u. STEPHAN (1966a) und den Abb. 252—254 wendet sich der dorsale Ausläufer des Diagonalen Bandes bei den niederen Säugern und tierischen Primaten nach caudal in Richtung auf den Fornix. In diesem Bereich ist die vordere Grenze des Fornix besonders bei den niederen Formen un-

[283]) Während die periseptalen Strukturen bei *Cercopithecus* und *Colobus* von STEPHAN u. ANDY (1964b, Nucleus medialis, Pars anterior) richtig beschrieben wurden, wurde der nach ventral gerichtete schmale Ausläufer beim Menschen (ANDY u. STEPHAN, 1968) nicht erkannt.

[284]) JOHNSTON hat das Septum (ohne Diagonales Band) als „Primordium hippocampi" bezeichnet. Er hat es nicht in oberflächliche und tiefe Strukturen gegliedert, betont aber seine Herkunft vom Pallium. In einer späteren Arbeit (1915) und bei CROSBY (1917) wird das Primordium auf ein weiter dorsal liegendes Gebiet begrenzt. — Im Terminus „Primordium hippocampi" klingt eine enge Beziehung zum Hippocampus (Archicortex) an, auf die wir weiter vorn (s. S. 28) schon hingewiesen haben. Die Bedeutung des Septum als Übergangszone zwischen Palaeocortex und Archicortex haben neuerdings wieder JACOBS *et al.* (1971) hervorgehoben. Die Einbeziehung in den Semicortex (als Teil des Palaeocortex) ist also nicht ohne Problematik. Um die Grundgliederung nicht zu stark aufzusplittern, haben wir aber von einer weitergehenden Untergliederung der corticoiden Strukturen abgesehen.

[285]) Bei den höheren Primaten und beim Menschen bildet sich im Zusammenhang mit der starken Ausdehnung des Balkens eine weitgehend nervenzellfreie Verbindungszone zwischen dem eigentlichen Septum und dem Balken, für die allein wir den Begriff des Septum pellucidum beibehalten. Das eigentliche, zellhaltige Septum schließt sich ventral an und wird von uns als Septum verum bezeichnet. Beide zusammen bilden das Septum telencephali. Ein oberflächliches corticoides Gebiet kann naturgemäß nur im Septum verum bestehen. Im Septum pellucidum, das aus Fasern und Glia besteht, gibt es ja weder Molekularschicht noch Zellschicht (hierzu auch Abschnitt 4.2.1.).

scharf, weil hier in großer Anzahl präcommissurale Fasern aus- bzw. eintreten. Im Gegensatz dazu ist der entsprechende Abschnitt des Fornix bei den höheren Primaten und beim Menschen viel klarer begrenzt. Aus- bzw. eintretende Fasern scheinen hier viel seltener zu sein. Hingegen treten nun jene Fasern des Fornix dorsalis, die den Balken durchdringen und an der Innenseite des Balkenrostrums und durch das Septum pellucidum verlaufen, stärker hervor[286]). Diese Fasern scheinen mit der Regio diagonalis in Beziehung zu stehen. Sie beeinflussen offensichtlich die Orientierung der dorsalen Komponente, die nun vorwiegend nach rostral gerichtet ist (Abb. 255).

Sicherlich hängt die Verlagerung der Fasern mit der starken Ausbildung des Balkens und des Septum pellucidum zusammen. Es gibt aber keine Hinweise darauf, daß sich mit dem Verlauf auch Ursprung bzw. Ziel dieser Fasern ändert.

Struktur: Bei Reptilien und Vögeln wurde eine Regio diagonalis von Rose (1927b, S. 376) nicht gefunden, während Crosby u. Schnitzlein (1974) einen Nucleus diagonalis schon bei *Myxine* und Crosby *et al.* (1966) bei Amphibien (*Rana*) erwähnen. Bei allen Säugern ist die Regio diagonalis sehr gut ausgebildet und leicht homologisierbar. Nach Rose bildet sie hier einen der konstantesten Rindentypen.

Im typischen Fall besteht die Regio diagonalis aus einer schmalen bis mittelbreiten Molekularschicht, die eine relativ große Anzahl von Gliazellen enthält und stellenweise auch reichlich mit Zellen der darunterliegenden Zellschicht durchsetzt ist (Abb. 260—263). Die teilweise sehr breite Zellschicht besteht aus mittelgroßen und großen Pyramidenzellen, deren Achsen vielfach dem Verlauf der Fasern parallel liegen. Die Zellen sind nach Economo u. Koskinas (1925) von einer großen Menge von Gliakernen umgeben. Sie färben sich meist sehr stark und haben Ähnlichkeit mit jenen der Substantia innominata bzw. des Basalkernkomplexes (Abb. 260, 261), mit denen sie von manchen Autoren (u. a. Brockhaus, 1942a, b) enger zusammengefaßt werden. Eine klare Trennung von diesen Strukturen ist nicht immer möglich.

Die von Andy u. Stephan (seit 1959) durchgeführte Zweiteilung des Diagonalen Bandes in eine dorsale und eine ventrale Komponente findet sich auch bei I. u. N. Popoff (1929), Rose (1931), Daitz u. Powell (1954), Raisman (1966), Herec (1967), Price u. Powell (1970e), u. a. Daitz, Raisman, Price und Powell bezeichnen unsere dorsale Komponente als vertikales, unsere ventrale als horizontales Glied.

Von Brockhaus (1942b) wird das Diagonale Band in drei Abschnitte untergliedert, und zwar einen Nucleus diagonalis septalis, angularis und ventralis. Der Nucleus angularis ist bei den übrigen genannten Untersuchern teils im dorsalen, teils im ventralen Glied enthalten. Gewisse Besonderheiten sind diesem Zwischengebiet nicht abzusprechen und auch Andy u. Stephan (1959) haben bei *Galago* eine besondere Zellgruppe beschrieben, die zu diesem angulären Gebiet gehört. Eine allgemein gültige Definition dieses Komplexes ist bisher jedoch nicht gelungen, und wir haben uns deswegen auf die übliche Zweiteilung beschränkt. In der Rindenterminologie bezeichnen wir diese Teile als Area diagonalis dorsalis und Area diagonalis ventralis.

In der Area ventralis ist die Molekularschicht breit und die Zellen erscheinen durchschnittlich größer und mehr locker liegend. Viele der Zellkörper sind multipolar. In der Area dorsalis finden sich hingegen viele schlanke, spindelförmige Zellen, die dem Verlauf der Fasern des Diagonalen Bandes parallel geordnet sind.

---

[286]) Diese Fasern sind, wie Krnjevic u. Silver (1965) bei der Katze und beim Rhesusaffen gezeigt haben, stark cholinerg und heben sich dadurch von der Balkenfaserung deutlich ab.

Die Molekularschicht erfährt eine wesentliche Verschmälerung und enthält viele Zellen, bei denen es sich teilweise um Gliazellen, teilweise um verlagerte Elemente der Zellschicht handelt (ROSE). Die Zellen sind durchschnittlich kleiner als im ventralen Abschnitt. Diese Unterschiede in den Zellen sind aber nicht durchgängig, und eine sichere, für alle Arten zutreffende Unterscheidung zwischen Area dorsalis und ventralis nach Merkmalen der Zellen haben wir nicht finden können.

In Annäherung an die subcorticalen Strukturen des Septum (dorsal und caudal) unterscheiden wir in der Regio diagonalis mehrere Stufen der Verschmelzung. Die rostroventralen Abschnitte (1 in Abb. 252—255) haben freie meningeale Oberflächen, die in der interhemisphärischen Furche teilweise aneinander liegen, aber nicht miteinander verschmelzen. Darauf folgt eine (im allgemeinen schmale) Zone (2), in der die beiden Molekularschichten miteinander verschmelzen, die beiden Zellschichten durch diese unpaare Molekularschicht aber noch voneinander getrennt sind und schließlich eine Zone (3), in der die beiden Zellschichten unter Verlust der unpaaren Molekularschicht miteinander verschmelzen. Diese Verschmelzungszone stellt den tiefen, subcorticalen Anteil des Diagonalen Bandes dar. Nach CAJAL (1911, S. 788, noyau moyen) bildet dieser Bereich, in dem die Ausläufer die Mittelebene kreuzen, eine protoplasmatische Commissur. Die Anteile der freiliegenden und miteinander verschmolzenen Oberflächen sind bei den verschiedenen Arten unterschiedlich und scheinen auch innerhalb der Arten einer größeren Variabilität zu unterliegen. Beim Menschen ist die Verschmelzungszone klein. Eine Übergangszone (2) ist nicht sicher feststellbar.

8.6.1.2. Schichtung und Schichtenzahl

Mit ROSE (1927a, b) unterscheiden wir sowohl in der Regio periseptalis als auch in der Regio diagonalis zwei Schichten[287]: eine Molekularschicht (Lamina zonalis bei ROSE) und eine Zellschicht (α bei ROSE). Letztere geht zumeist ohne scharfe Grenze (Abb. 256) in die subcorticalen Strukturen des Septum (striatale Teile des Septum bei ROSE, 1927b, S. 297) über, kann jedoch durch eine etwas aufgehellte

[287]) Auch CAJAL (1911, S. 728) hat in der inneren Region des Tuberculum olfactorium, die möglicherweise dem ventralen Glied der Regio diagonalis entspricht, zwei Schichten beschrieben.

Legenden zu den nachfolgenden Abbildungen

Abb. 256—259. Frontalschnitte durch die Regio periseptalis. Die Pfeile markieren die Grenzen der Region. Die Lage der Schnitte ist in den Rekonstruktionen (Abb. 252—255) gekennzeichnet. Kresylviolett; alle Schnitte 20 μ dick. *Ac* Nucleus accumbens, *C.c* Corpus callosum, *D* Regio diagonalis, *Nc* Nucleus caudatus, *Ps* Regio periseptalis, *Sl* Nucleus septalis lateralis, *Sd* Nucleus septalis dorsalis, *Sm* Pars posterior des Nucleus septalis medialis, *Tol* Tuberculum olfactorium. Abb. 256: Wüstenigel, 35 × vergrößert; Abb. 257: Demidoff-Galago, 38,4 × vergrößert; Abb. 258: Weißnasen-Meerkatze, 18,4 × vergrößert; Abb. 259: Mensch, 18,1 × vergrößert

Abb. 260—263. Frontalschnitte durch die Regio diagonalis. Die Pfeile markieren die Grenzen der Region. Die Lage der Schnitte ist in den Rekonstruktionen (Abb. 252—255) gekennzeichnet. Kresylviolett; alle Schnitte 20 μ dick. *Bk* Basalkernkomplex, *C.c* Corpus callosum, *CI* Callejasche Insel, *Coa* Commissura anterior, *Dd* Area diagonalis dorsalis (Pars dorsalis des Diagonalen Bandes), *Dv* Area diagonalis ventralis (Pars ventralis des Diagonalen Bandes), *Hs* Hippocampus supracommissuralis, *Nc* Nucleus caudatus, *Sd* Nucleus septalis dorsalis, *Sl* Nucleus septalis lateralis, *Sm* Pars posterior des Nucleus septalis medialis, *Tol* Tuberculum olfactorium. Abb. 260: Wüstenigel, 17,8 × vergrößert; Abb. 261: Demidoff-Galago, 17,8 × vergrößert; Abb. 262: Weißnasen-Meerkatze, 10,3 × vergrößert; Abb. 263: Mensch, 8,4 × vergrößert

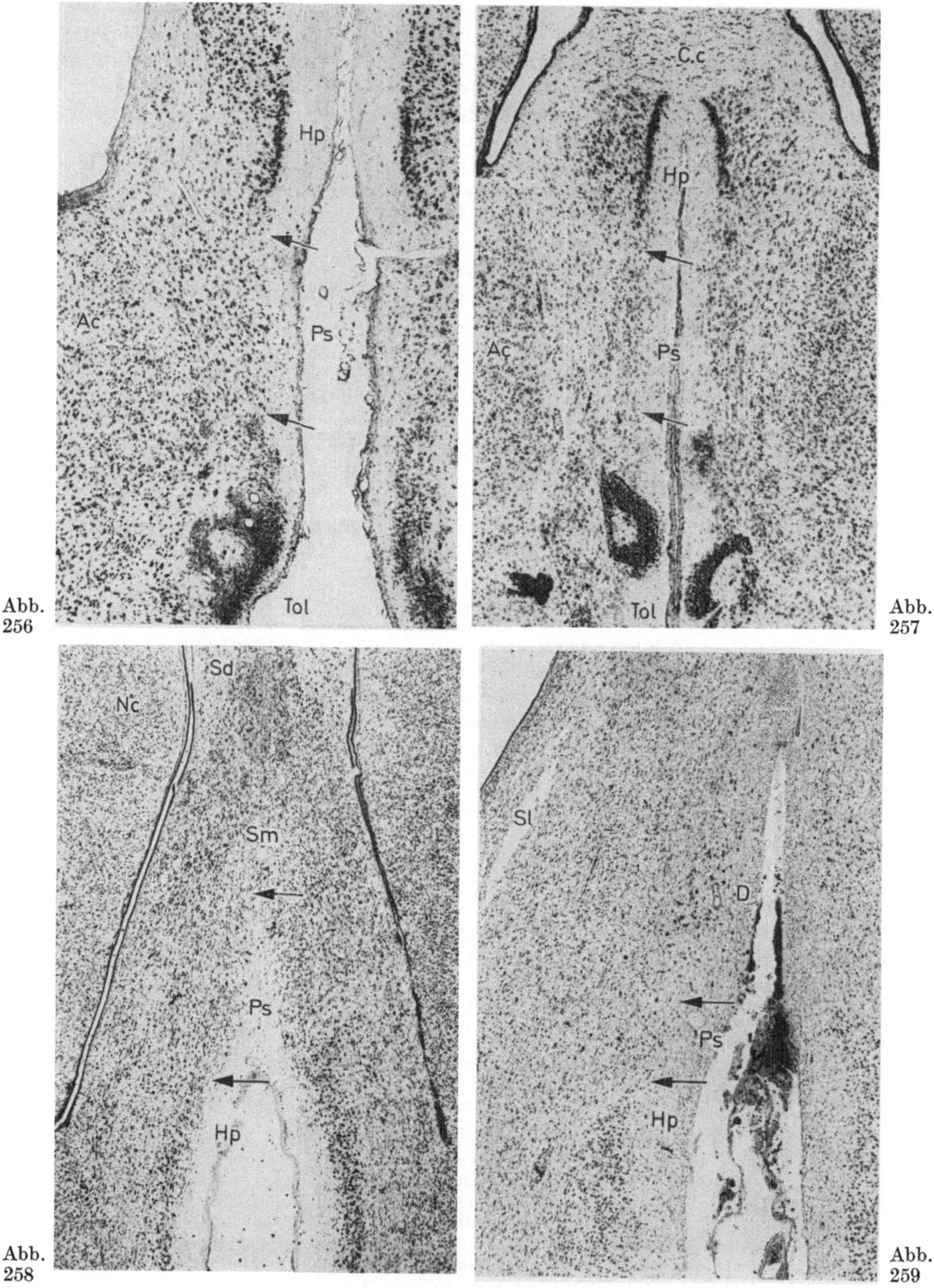

Abb. 256—259. Legende siehe S. 407

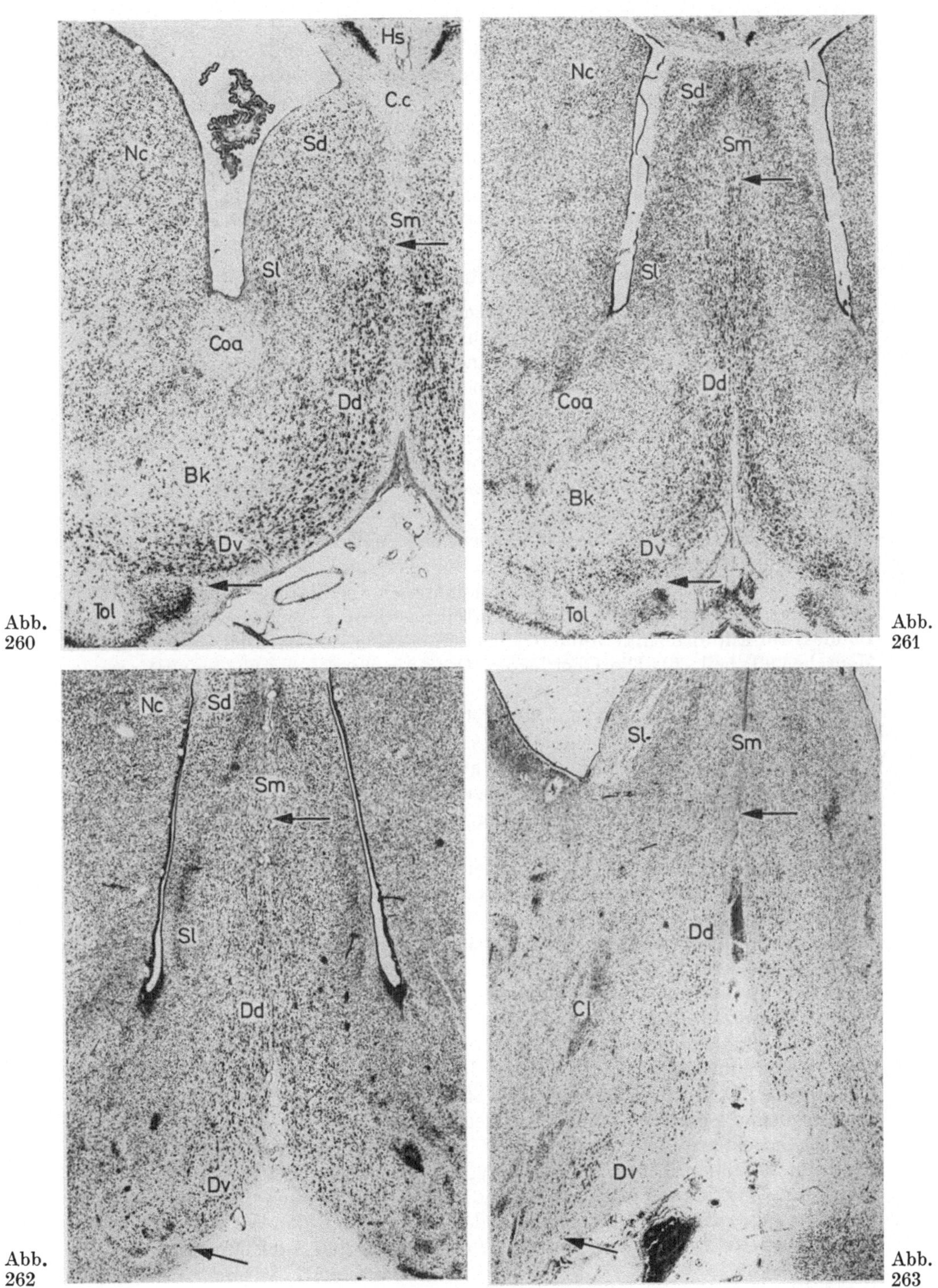

Abb. 260—263. Legende siehe S. 407

Zone von diesen abgesetzt sein (Abb. 257, 258). Als dritte Schicht bezeichnet wäre diese Aufhellung aber sicherlich überbewertet, so daß wir für Regio periseptalis und Regio diagonalis nur zwei Schichten akzeptieren:

(1) Stratum moleculare,
(2) Stratum cellulare (densocellulare).

I. u. N. POPOFF (1929) haben die Molekularschicht der Regio diagonalis in zwei Unterschichten gegliedert, von denen die äußere zellärmer ist als die innere (Abb. 256). Letztere enthält neben Gliazellen auch Nervenzellen, die aus der Zellschicht in sie eindringen. TAKIMOTO *et al.* (1962) unterscheiden beim Menschen in der Molekularschicht drei Unterschichten (Ia, b, c).

8.6.1.3. Quantitative Vergleiche

Besonders beim Septum hat die Bewertung der relativen Größe zu irreführenden Ergebnissen geführt. SMITH (1895a) nahm bei den höheren Säugern eine Reduktion des Septum an, die er mit der allgemeinen Reduktion der olfactorischen Zentren in Zusammenhang brachte. SHIMAZONO (1912) hielt das Septum für eine atrophische Rindenstruktur und nach ROSE (1927a) soll es bereits bei *Lemur* rudimentäre Züge aufweisen und beim Menschen (1927b) stark rudimentär und nahezu funktionslos sein. Schließlich nahm BROCKHAUS (1942b) für das Diagonale Band der Primaten und des Menschen eine zwar schwache, aber doch deutliche Reduktion an.

Eigene Untersuchungen haben ergeben, daß Septum und Diagonales Band mit zunehmender Evolutionshöhe — z. B. in der aufsteigenden Primatenreihe — relativ zwar deutlich kleiner werden, sich allometrisch aber ganz eindeutig vergrößern (Abb. 264). Der prozentuale Volumenanteil des Septum (einschl. des Diagonalen Bandes) am Endhirn sinkt von 3,0% bei den basalen Insectivoren auf 0,25% beim Menschen (Tabelle 6). Die Oberflächen (Regio periseptalis + diagonalis) vermindern sich von 1,6% der Gesamtoberfläche der Großhirnrinde beim Igel *(Erinaceus)* auf 0,8% beim primitiven Nachtaffen *(Aotes)*.

Aus dem allometrischen Vergleich (s. Abschnitt 4.2.) ergibt sich jedoch, daß die Abnahme der relativen Größe allein auf einer starken Größenzunahme anderer Hirnteile, insbesondere des Isocortex beruht. Septum und Diagonales Band vergrößern sich ebenfalls, aber viel geringer und werden dadurch relativ kleiner. Das Ausmaß der Vergrößerung ergibt sich aus dem Vergleich der Indices in den Tabellen 3 und 6. Danach vergrößern sich die septalen Oberflächen und Volumina von den basalen Insectivoren bis zum Nachtaffen auf etwa das Doppelte. Bei den höheren Primaten vergrößern sich die Volumina weiter[288]) und erreichen beim Menschen fast das Fünffache der für gleichschwere basale Insectivoren typischen Werte (Tabelle 6). Unter Ausschluß des Septum pellucidum, dessen Volumen nicht sehr groß ist, liegen die Werte etwas niedriger.

Zusammensetzung des Septum: ANDY u. STEPHAN (1966a, b) konnten zeigen, daß das Volumen des Diagonalen Bandes von den basalen Insectivoren bis zu *Cercopithecus* unverändert etwa 30% des gesamten Septum beträgt und beim Schimpansen und beim Menschen etwa 35% ausmacht. Das Volumen des Nucleus septalis medialis, dessen oberflächlich liegende Pars anterior die Regio periseptalis bildet, zeigt einen Rückgang von etwa 11% bei den basalen Insectivoren auf etwa 7% beim Menschen. Unter Berücksichtigung der in Tabelle 6 gegebenen, auf allometrischen Vergleichen basierenden Indices ergibt sich aus diesen prozentualen Veränderungen für das Diagonale Band eine Zunahme von den basalen Insectivoren zum Menschen um mehr als das Fünffache, für den Nucleus septalis medialis

[288]) Oberflächenmessungen wurden bei den höheren Primaten und beim Menschen nicht durchgeführt.

um etwa das Dreifache. Dies besagt, daß nicht nur das Septum als Ganzes, sondern auch jene Teile, die an der Bildung der freien Oberflächen beteiligt sind, nicht regressiv, sondern mehr oder weniger deutlich progressiv sind.

Weitere *Volumen*messungen liegen vor von STEPHAN u. ANDY (1962, Insectivoren und Primaten); BOSSY *et al.* (1962, Mensch); BECK u. GAJDUSEK (1966, Mensch) und KRUSKA u. STEPHAN (1973, Wild- und Hausschwein). BECK u. GAJDUSEK fanden in Kuru-Fällen deutlich größere Septumkerne als in Kontrollen. Alle Untersuchungen an Wild- und Hausformen und auch an Wild- und Gefangenschaftstieren ergaben übereinstimmend für das Diagonale Band eine Vergrößerung der prozentualen Anteile auf Seiten der Haustiere, bzw. beim allometrischen Vergleich eine besonders geringe Abnahme des Diagonalen Bandes in der Domestikation bei

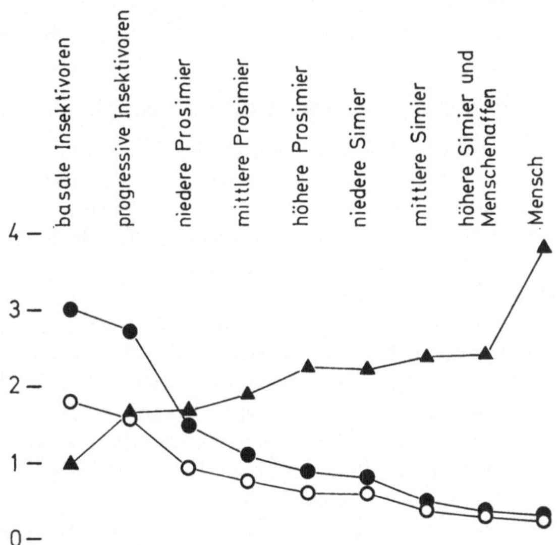

Abb. 264. Vergleich der Septumgröße auf verschiedenen Stufen der aufsteigenden Primatenreihe mit verschiedenen Methoden (aus ANDY u. STEPHAN, 1968). Neu beschriftet. Die Zahlen auf der linken Seite geben einmal die prozentualen Anteile des Septum am Gesamthirn (offene Kreise) bzw. am Endhirn (gefüllte Kreise) an, zum anderen die Progressionsindices (Dreiecke). Diese Progressionsindices besagen, um wievielmal so groß das Septum bei den untersuchten Gruppen (Durchschnittswerte) im Vergleich zum Gruppendurchschnitt der basalen Insectivoren (Index = 1) ist

insgesamt deutlich stärkerer Abnahme des Gesamthirns. Mögliche Beziehungen zur Fortpflanzungsbiologie wurden von KRUSKA u. STEPHAN diskutiert.

Weitere *Oberflächen*messungen liegen vor von ST. ROSE (1927, diverse Säuger, nur Regio diagonalis); I. u. N. POPOFF (1929, Ratte); HARDE (1950, Maus; 1955, Indische Hörnchen); STEPHAN (1954a, Wanderratte und Laborratte; 1954b, Wild- und Gefangenschaftsfüchse; 1956b, 1961, Insectivoren und Primaten) und FILIMONOFF (1965, diverse Säuger, nur Regio diagonalis). Die Ergebnisse dieser Untersuchungen (überwiegend in Form von prozentualen Anteilen an größeren Cortexeinheiten ausgedrückt) lassen sich nur schwierig miteinander vergleichen, weil die Bezugssysteme verschieden sind. Soweit ein Vergleich möglich ist, bestätigen sie die oben genannten Trends: Deutliche Abnahme der prozentualen Anteile am Gesamtcortex bei höher entwickelten Formen, aber relative Zunahme innerhalb des Semicortex. Letzteres gilt in besonderem Maße für die Regio diagonalis.

8.6.1.4. Qualitative Vergleiche

Nach STEPHAN u. ANDY (1970) sind in der aufsteigenden Primatenreihe im Septum keine bemerkenswerten strukturellen Änderungen zu verzeichnen. Die Nuclei behalten ihre typischen Charakteristika, durch die sie in der ganzen Primatenreihe identifizierbar sind. Mit zunehmender Körpergröße werden die Zellen jedoch größer (für die Regio diagonalis auch von ROSE, 1927a, gefunden) und die Zelldichte nimmt deutlich ab.

Die gute Entwicklung des Septum bereits bei den Nichtsäugern (KAPPERS *et al.*, 1936; CROSBY *et al.*, 1966) und seine sehr gute Differenzierung schon bei den niedersten Insectivoren weisen darauf hin, daß es sich beim Septum (einschl. Diagonales Band) um einen der phylogenetisch alten Teile des Vorderhirns handelt. Die gute Differenzierung bleibt bis zum Menschen erhalten, seine Größe nimmt sogar noch zu. Entgegen älteren Auffassungen erfahren Septum und Diagonales Band mit zunehmender Evolutionshöhe weder quantitativ noch qualitativ eine Reduktion. Dies deutet auf eine bedeutsame Grundfunktion dieser Strukturen hin.

8.6.1.5. Regio periseptalis und Regio diagonalis des Menschen

Die *Regio periseptalis* als Oberflächenstruktur des Nucleus septalis medialis, Pars anterior, wird für den Menschen erstmalig beschrieben. Ein entsprechendes Gebiet ist in den Untersuchungen über das menschliche Septum, die von SHIMAZONO (1912), ECONOMO u. KOSKINAS (1925), ROSE (1927b), BROCKHAUS (1942a) und ANDY u. STEPHAN (1968) vorgelegt wurden, nicht erwähnt worden, auch nicht als subcorticale Struktur. Einige Hinweise auf dieses Feld finden sich bei ECONOMO u. KOSKINAS, die es schließlich aber doch in ihre Regio praecommissuralis (Regio diagonalis) einbezogen haben. Bei TAKIMOTO *et al.* (1962) dürfte es Teil der unter dem Terminus Gyrus paraterminalis beschriebenen Gebiete sein. Für dieses Gebiet wird eine Molekularschicht beschrieben. ROSE betrachtet das ganze Septum beim Menschen als sehr stark rückgebildet und bei BROCKHAUS werden die medialen Gebiete insgesamt — also jene, die eine freie Oberfläche haben können — aus den grauen Gebieten des Septum ausgeschlossen.

Lage und Nachbarschaftsbeziehungen der Regio periseptalis des Menschen sind völlig identisch mit jenen der übrigen Säuger (Abb. 255 im Vergleich mit Abb. 252 bis 254), so daß seine Homologie hinreichend gesichert erscheint. Auch die Struktur ist ähnlich, abgesehen davon, daß die Zellschicht beim Menschen lockerer und diffuser ist, als die der übrigen untersuchten Säuger (Abb. 259 im Vergleich mit Abb. 256—258). Eine solche Auflockerung wurde von BROCKHAUS (1942b) für die Regio diagonalis im Sinne einer Reduktion interpretiert. Soweit die Auflockerung nicht einfach durch die höheren Körper- bzw. Hirngrößen bedingt ist, spricht hiergegen aber die deutliche Zunahme der allometrischen Indices des Septum verum beim Menschen, die — soweit bisher belegbar — auch für seine Oberflächenstrukturen gilt. Im Zusammenhang mit den Veränderungen der periamygdalären Rinde (8.5.1.3.) hatten wir darauf hingewiesen, daß die Auflockerung der Zellen in Verbindungen mit einer Schichtenverwischung nicht nur bei einer Reduktion der Zentren (wie bei Bulbus olfactorius, Regio retrobulbaris und Tuberculum olfactorium), sondern auch bei progressiver Entfaltung (wie beim Hippocampus) auftritt. Da die Größenentwicklung des Septum große Ähnlichkeit mit der des Hippocampus hat (vgl. die Indices in Tabelle 6), ist die Wahrscheinlichkeit, daß die auftretenden Veränderungen jenen des Hippocampus entsprechen, größer, als daß sie jenen der olfactorischen Zentren entsprechen. Wir neigen dazu, die Auflockerung der Regio periseptalis beim Menschen als progressives Merkmal zu werten.

Die *Regio diagonalis* ist beim Menschen besonders groß (s. 8.6.1.3.), und wir fassen deswegen die von BROCKHAUS (1942b) als Rückbildung interpretierte Zellverdünnung als progressives Merkmal auf, soweit sie nicht auf die höheren Körper-

bzw. Hirngrößen zurückzuführen ist. Auch die zunehmende Zellgröße führen wir darauf zurück. Wesentliche Veränderungen in der Struktur sind hingegen nicht vorhanden (Abb. 260—263). — Über Veränderungen in Lage und Orientierung des dorsalen Ausläufers der Regio diagonalis bei den höheren Primaten und beim Menschen wurde auf S. 404 berichtet.

8.6.2. Angioarchitektonik

Über die Regio periseptalis liegen keine Angaben vor. Die Regio diagonalis wurde von PFEIFER (1940) beim Rhesusaffen beschrieben. Sie ist charakterisiert durch einen schmalen, capillarfreien Randsaum, unter dem undeutlich entwickelte, girlandenartige Capillaren liegen. Diese sind nur wenig dichter als die des tiefen Capillargeflechts der Basalganglien. Das Feld ist nach PFEIFER besonders durch das Vorkommen sog. Lilienvenen, deren feine Äste sich bündelförmig zusammenschließen, charakterisiert.

8.6.3. Histochemie, Chemoarchitektonik

Angaben über die Histochemie der Strukturen des Septum finden sich bei KOELLE (1954, AChE, Ratte); ISHII (1957, ChE, Nager); PAASONEN *et al.* (1957, 5-Hydroxytryptamin, Hund); GEREBTZOFF (1959, AChE, Ratte); SHIMIZU *et al.* (1959, MAO, Maus, Ratte); FRIEDE (1961a, SDH, Meerschweinchen); CUS u. STERN (1961, Zink mit Dithizon, Ratte); SHUTE u. LEWIS (1961a, b, 1963, 1967, AChE, Ratte); KRNJEVIC u. SILVER (1965, AChE, Katze, *Macaca*); LEWIS u. SHUTE (1967, AChE, Ratte); MANOCHA u. BOURNE (1967, SDH, CYO, *Saimiri*); MANOCHA *et al.* (1967, MAO, *Saimiri*); GIRGIS (1967, 1968b, 1969a, 1973, 1974, AChE, Biberratte, *Galago, Cercopithecus, Cebus, Saimiri*); SCOTT (1967, 5'-Nucleotidase, Maus); MANOCHA (1970a, saure Phosphatase, ATPase, *Saimiri*; 1970b, einfache Esterase, AChE, *Saimiri*); BIALOWAS *et al.* (1972, AChE, Katze); HAUG (1973, Schwermetalle mit Sulfid-Silber-Methode, Ratte). Die Ergebnisse sollen im folgenden nur erörtert werden, soweit sie sich auf die hier interessierenden Strukturen (Nucleus medialis und Diagonales Band) beziehen. — ROBINSON (1967) und LABEDSKY u. LIERSE (1968) untersuchten die postnatale Ontogenese von MAO bzw. SDH bei Ratte bzw. Maus.

Die *AChE*-Aktivität ist im Diagonalen Band stärker als im Nucleus medialis. Im Diagonalen Band findet sich eine starke Aktivität in den Perikarya und in den Fasern, eine hohe diffuse Aktivität aber auch im Neuropil (SHUTE u. LEWIS; GIRGIS; MANOCHA; BIALOWAS *et al.*). Der Medialkern zeigt in seinem vorderen Kerngebiet (der Regio periseptalis entsprechend?) nach BIALOWAS *et al.* (1972) und GIRGIS (1973, 1974) eine mittlere bis starke Aktivität, in seinem caudalen Teil nach BIALOWAS *et al.* praktisch keine.

In der Intensität der Reaktion scheinen Artunterschiede zu bestehen. GIRGIS (1968c) berichtet, daß die Aktivität in der Folge Biberratte-*Galago*-*Cercopithecus* abnimmt, doch fand MANOCHA (1970b) bei *Saimiri* eine stärkere Aktivität als GIRGIS (1968b) bei *Cercopithecus*. Eine allgemein abnehmende Tendenz mit zunehmender Evolutionshöhe scheint also nicht vorzuliegen. Unterschiedliche Ergebnisse verschiedener Autoren liegen auch für die gleiche Art vor. Während GEREBTZOFF (1959) bei der Ratte nur schwache Aktivität fand, berichten SHUTE u. LEWIS (1963) über intensive Reaktionen.

Nach SHUTE u. LEWIS (1961a, 1967) und LEWIS u. SHUTE (1967) konnten im Fornix verlaufende cholinerge Axone mit den sich stark färbenden Zellen im

Medialkern und Diagonalen Band in Verbindung gebracht werden. Die Fasern sollen zum Hippocampus gehen und wurden von SHUTE u. LEWIS (1963, 1967) als „septale Radiation" beschrieben. Durch solche Fasern ist nach KRNJEVIC u. SILVER (1965) der Medialkern auch mit dem Hippocampus *supra*commissuralis und anderen Teilen der supracallosen Rinde verbunden.

Die *MAO*-Aktivität ist insgesamt schwach (SHIMIZU *et al.*, 1959; MANOCHA *et al.*, 1967), im Diagonalen Band aber etwas stärker als im Nucleus medialis. Nach ROBINSON (1967) findet sich bei 30 Tage alten Ratten eine mittlere Aktivität sowohl in den medialen als auch den lateralen Kerngebieten; sie ist im medialen Gebiet etwas stärker und vergrößert sich bis zum 90. Tag noch. Insbesondere sind dann auch deutlich gefärbte Fasern zu erkennen. Eine deutliche *SDH*-Aktivität findet sich nach FRIEDE (1961a) im Medialkern und im Diagonalen Band des Meerschweinchens in den Perikarya und Dendriten. Der Medialkern hat ein Neuropil mit sehr geringer Aktivität, das Diagonale Band ein irreguläres Neuropil mit schwacher Aktivität. Über stärkere Aktivitäten für SDH und *Cytochrom-Oxydase* berichten MANOCHA u. BOURNE (1967) bei *Saimiri*. MANOCHA (1970a) fand weiterhin eine mittlere bis starke Aktivität für *Saure Phosphatase* und *ATPase*. Auch bei diesen Enzymen ist die Aktivität im Diagonalen Band stärker als im Nucleus medialis. In medialen Abschnitten des Medialkerns findet sich nach SCOTT (1967) eine hohe *5'-Nucleotidase*-Aktivität. Dieser Teil ist in den Sulfid-Silber-Untersuchungen von HAUG (1973) besonders schwach gefärbt und hierin vom Diagonalen Band nicht zu trennen.

8.6.4. Morphologie und Ultrastruktur der Bauelemente

Über die Morphologie und Ultrastruktur der Bauelemente der septalen Gebiete finden sich in der Literatur einige Angaben (CAJAL, 1902b, d, 1903, 1911; VALVERDE, 1963a, 1965, Maus; RAISMAN, 1969b, Ratte; PRICE u. POWELL, 1970e, Ratte), die aber nur in geringem Ausmaß die Oberflächengebiete betreffen. Soweit den Nucleus medialis betreffend, werden wir die Angaben von VALVERDE (Zellmorphologie) und RAISMAN (Ultrastruktur und Synaptologie) mit erörtern, ohne mit Sicherheit sagen zu können, ob die Beschreibungen ganz oder teilweise für das Gebiet der Pars anterior dieses Kerns (unsere Regio periseptalis) zutreffen[289]).

Regio periseptalis: Im Golgi-Material vom Spitzhörnchen (*Tupaia*, Abb. 265) lassen sich die Zellen der Regio periseptalis wie folgt charakterisieren: Die Zellkörper sind überwiegend oval und länglich und liegen mit ihren längeren Achsen meist parallel zur Oberfläche und den durchziehenden Fasern. Die Dendriten gehen überwiegend von den beiden Polen ab und verlaufen meist ebenfalls in der angegebenen Richtung. Daneben gibt es solche, die schräg oder quer verlaufen. Die Dendriten sind lang und wenig verzweigt. Auf den Zellkörpern und den Anfangsabschnitten der Dendriten finden sich keine oder nur wenige Spines, auf den übrigen Abschnitten der Dendriten sind sie reichlich.

Nach CAJAL (1902d, 1911) sind die Zellen des Medialkerns von mittlerer Größe, irregulär, teilweise fusiform und in der Faserrichtung orientiert. Ihre Dendriten verlaufen in alle Richtungen, insbesondere aber vertikal. Dort wo beide Seiten medial miteinander verschmolzen sind (Pars posterior und/oder dorsales Diagonales Band), bilden sie nach CAJAL eine beachtliche protoplasmatische Commissur.

[289]) Bei VALVERDE ist hierfür die Wahrscheinlichkeit groß (s. Abb. 226), während RAISMAN in seiner Abb. 1 ein Gebiet als Medialkern bezeichnet, welches nach unserer Auffassung nicht zur Pars posterior dieses Kerns, sondern zum Diagonalen Band gehört. Dies gilt ähnlich auch für den von CAJAL als Medialkern beschriebenen Abschnitt. In einem Übergangsbereich bestehen generelle Schwierigkeiten in der Grenzziehung zwischen diesen Strukturen.

Nach VALVERDE (1963a, 1965) gehen die *Axone* des Nucleus medialis (die wir bei *Tupaia* nur in ihren Anfangssegmenten darstellen konnten) nach lateral unter der Commissura anterior hindurch in die präoptische Region, an die sie viele Kollateralen abgeben. Im weiteren Verlauf gehen sie durch den lateralen Hypothalamus und bilden eine Komponente des medialen Vorderhirnbündels. Andere Axone gehen nach VALVERDE (1963a) zum Diagonalen Band. Oberflächliche Fasern der Radiatio olfactoria interna[290]) sollen Kollateralen an die Zellen des Nucleus medialis abgeben, die überwiegend mit den Dendriten in Verbindung zu treten scheinen (s. Abb. 226).

Nach RAISMAN (1969b) unterscheidet sich der Medialkern des Septum vom Lateralkern in Semidünnschnitten vor allem durch die Anwesenheit von Bündeln markhaltiger Fasern des präcommissuralen Fornix. Diese bilden ein komplexes Maschenwerk und in Verbindung mit ihnen finden sich viele interfasciculäre Oligodendrocyten. Die Nervenzellen sind unterschiedlich in Größe und in kleinen Gruppen angeordnet. Das Neuropil ist durchsetzt von einem Maschenwerk dendritischer Profile, die in Größe und Orientierung stark variieren. Im elektronenmikroskopischen Bild ist das Neuropil viel unregelmäßiger als im Lateralkern und durchsetzt von vielen großen dendritischen Stämmen, auf denen gelegentlich Spines erkannt werden können, und von vielen kleinen marklosen Ausläufern. Die Synapsen finden sich spärlicher als im Lateralkern und die Größe der synaptischen Boutons ist variabler.

RAISMAN unterscheidet zwei Kategorien von Synapsen: solche in Beziehung zum Zellsoma und solche zum Neuropil. Die letzteren werden als axodendritisch angesehen, wobei nicht (oder nur sehr selten) unterschieden werden konnte zwischen Synapsen mit den Dendritenstämmen und solchen mit den Spines. Axoaxonische Synapsen wurden nicht festgestellt.

Die am häufigsten auftretenden synaptischen Bläschen sind rund und hell und haben einen Durchmesser von 400—600 Å. Selten kommen auch abgeflachte Vesikel vor. Ein zweiter Typ synaptischer Bläschen hat einen Durchmesser von 800—1000 Å und ein dichtes Zentrum (dense core). Diese Bläschen kommen nicht isoliert vor, sondern immer zusammen mit den kleineren hellen. Im allgemeinen liegen sie weiter vom synaptischen Kontaktfeld entfernt als diese. Die dense core-Bläschen scheinen im Übergangsbereich vom Nucleus medialis in das Diagonale Band (hierzu auch Fußnote 289) zahlreicher zu sein als im Rest des Septum.

Regio diagonalis: In ihrer Morphologie sind die Zellen der Regio diagonalis des Spitzhörnchens von jenen der Regio periseptalis deutlich verschieden. Die Zellkörper sind ohne bevorzugte Richtung orientiert und die Dendriten verlaufen wenig verzweigt in alle Richtungen. Sie sind lang und gleichbleibend dick und haben keine oder nur wenige Spines, hingegen flache Anschwellungen (Abb. 266). Zwischen der dorsalen und der ventralen Komponente haben wir keine bemerkenswerten Unterschiede finden können. Hingegen erwähnen PRICE u. POWELL (1970e) für die Ratte, daß in der dorsalen Komponente die Dendriten zu einer Anordnung parallel oder im rechten Winkel zu den Fasern des Diagonalen Bandes tendieren, während in der ventralen Komponente die dicken, sich verzweigenden Dendriten vom Zellkörper in alle Richtungen abgehen und ihm so seine charakteristische multipolare Form geben. Die Dendriten dehnen sich nach PRICE u. POWELL über eine beträchtliche Entfernung innerhalb des Feldes aus, erstrecken sich aber nicht

---

[290]) Die Radiatio olfactoria interna (= Tractus olfactorius medialis bei VALVERDE, 1963a) besteht nach VALVERDE (1965) aus lockeren Faszikeln subpialer Fasern, die zwischen der diagonalen und der medialen septalen Region verlaufen. Die Fasern sollen von Regio retrobulbaris, Hippocampus praecommissuralis und medialen Teilen des Tuberculum olfactorium kommen (hierzu auch Abschnitt 8.6.6.1.).

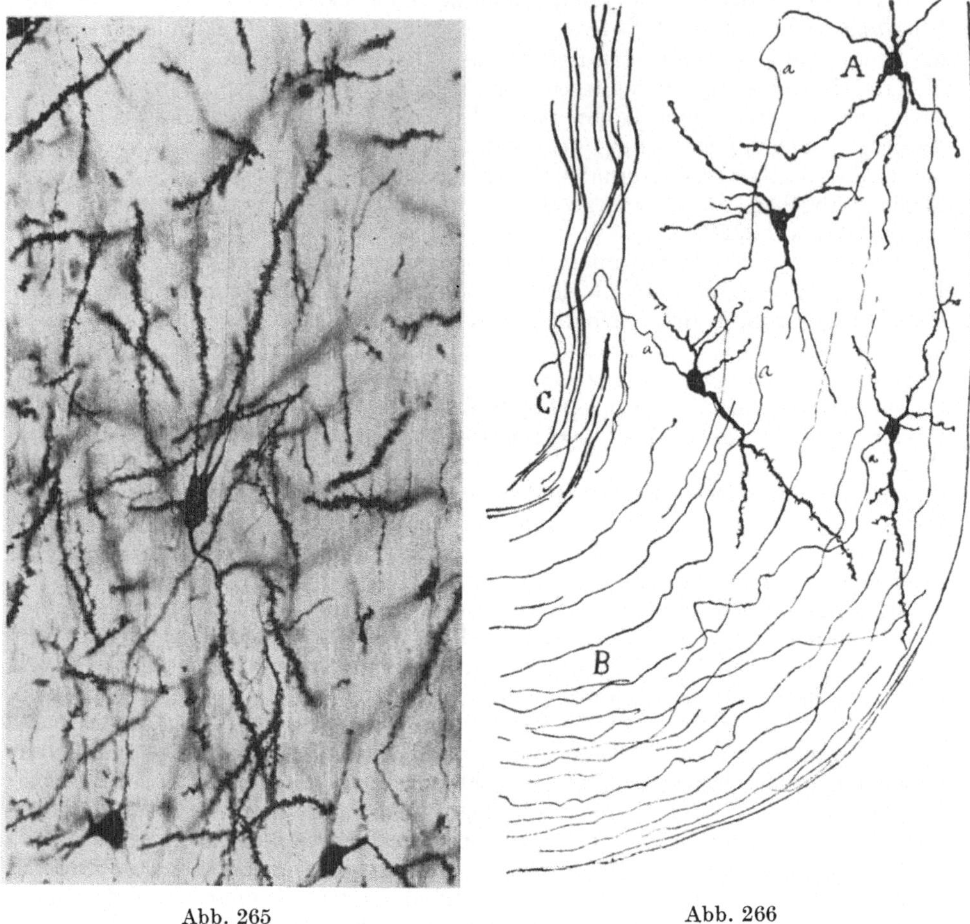

Abb. 265 Abb. 266

Abb. 265. Zellen der Regio periseptalis des Spitzhörnchens *(Tupaia glis)*. Golgi-Methode; 265 × vergrößert. Fotomontage aus verschiedenen Schärfenebenen. Meningeale Oberfläche ist links

Abb. 266. Zellen der Regio diagonalis der 12 bis 15 Tage alten Maus (aus CAJAL, 1911). Golgi-Methode. *A* große Zelle, *B* absteigende Axone der großen Zellen, *C* vordere und absteigende Bündel des Cingulum, *a* Axone

weit darüber hinaus. Das Gebiet erhält dadurch einen dichten und deutlich begrenzten dendritischen Plexus.

CAJAL (1902b, 1903) beschreibt bei der Maus eine untere innere Rinde des Stirnlappens, die ohne Zweifel dem Diagonalen Band entspricht (Abb. 266). Die Rinde besitzt sehr charakteristische Merkmale: Fehlen einer Schichtenbildung, Mangel einer bestimmten Richtung bei den Dendriten, Vorhandensein von großen Zellen von variabler Gestalt (vermengt mit kleineren Zellen), zwischen den Zellen Existenz einer großen Zahl von Tangential-Bündeln und -Fasern mit großenteils absteigendem Verlauf. — Die parallelen *Axone* kommen nach CAJAL aus dreieckigen, stern- oder spindelförmigen, großen oder mittelgroßen Zellen, die ohne radiäre Orientierung in allen Ebenen zerstreut liegen. Nicht alle Fasern kommen aus autochthonen Zellen. Insbesondere die dicken Fasern sollen aus dem Septum hervorgehen und sich in der Zuckerkandlschen Strahlung fortsetzen.

Nach VALVERDE (1965) können die Axone der meisten Zellen des Diagonalen Bandes lateralwärts bis in eine Gegend verfolgt werden, die von Fasern des medialen Vorderhirnbündels eingenommen wird. VALVERDE konnte jedoch nicht entscheiden, ob Fasern des Diagonalen Bandes in das mediale Vorderhirnbündel eintreten.

8.6.5. Synaptische Organisation

Von den Fasersystemen, die auf den Nucleus medialis (s. Fußnote 289) konvergieren, hat RAISMAN (1969a, b) die des Fornix und des medialen Vorderhirnbündels untersucht. Nach elektrolytischer Läsion dieser Faserbahnen und Zählung und Klassifizierung der Synapsen im elektronenmikroskopischen Bild ergab sich, daß in dem von RAISMAN untersuchten Teil des Medialkerns 35% der Endigungen von hippocampalen Fasern stammen. Diese sind fast ausschließlich axodendritisch, und die synaptischen Bläschen sind vom helleren, kleineren Typus (s. 8.6.4.). 43% der Synapsen werden von Fasern aus dem medialen Vorderhirnbündel (nach RAISMAN vom Hypothalamus kommend) gebildet; davon endigen 19% axodendritisch und 24% axosomatisch. Viele dieser Endigungen hypothalamischer Fasern (63% nach RAISMAN) enthalten neben den kleineren Bläschen einen höheren Anteil größerer dense core-Bläschen.

Interessant und von allgemeinerem Interesse sind Untersuchungen über die neuronale Plastizität im Bereich des Nucleus medialis des Septum (RAISMAN, 1969a). RAISMAN führte nach einer ersten Läsion in dem einen Fasersystem nach langer Zeit, d. h. nach Verschwinden der Degenerationsfragmente aus der ersten Läsion, eine zweite Läsion im anderen Fasersystem durch. Nach kurzer Überlebenszeit zeigt sich dann, daß die Verteilung der Synapsen des zweiten Systems als Folge der ersten Deafferenzierung modifiziert ist. Geht die Läsion der hippocampalen Fasern vorweg, dann besteht die Modifikation darin, daß die hypothalamischen Axonendigungen nun mit einer ungewöhnlich großen Zahl dendritischer Profile Kontakt haben. Wenn die Läsion der hypothalamischen Fasern vorweggeht, besteht die Modifikation darin, daß nun die hippocampalen Fasern auch Endigungen auf den Zellkörpern haben. Beide Beobachtungen deuten auf eine Wiederbesetzung der deafferenzierten Stellen durch lokale intakte Endfasern hin. Diese schnelle Wiederbesetzung durch örtliche heterotypische Endigungen könnte nach RAISMAN ein wesentlicher Faktor für das Ausbleiben effektiver anatomischer Regeneration im Zentralnervensystem sein.

Der zeitliche Ablauf dieser Reinnervierung wurde von RAISMAN u. FIELD (1973, Ratte, Elektronenmikroskopie) untersucht. RAISMAN u. FIELD fanden im normalen Septum 64% der Synapsen auf dendritischen Spines, 32% auf dendritischen Schäften und 4% auf den Zellkörpern. Nach Durchschneidung der ipsilateralen Fimbria zeigten bereits in der ersten Woche bis zur Hälfte der Synapsen auf den dendritischen Spines, aber nur wenige auf den Dendritenschäften Degenerationserscheinungen. Die Zahl der Spine-Synapsen steigt nach dem anfänglichen Abfall innerhalb eines Monats wieder auf normale Zahlen an. Das besagt, daß fast alle deafferenzierten dendritischen Spines reinnerviert werden. Gleichzeitig wird die Zahl jener Axone, die in der gleichen Schnittebene mehr als einen synaptischen Kontakt haben, zunehmend größer und steigt von einem normalerweise niedrigen Pegel zunehmend an. Das Maximum wird etwa einen Monat nach der Operation erreicht.

MOORE *et al.*, (1971, Ratte) untersuchten die adrenerge Innervation bei einseitiger Unterbrechung der Hippocampusfasern und bei Kontrollen. Im normalen

Septum wurden adrenerge Endigungen in allen wichtigen Septumkernen gefunden, am stärksten im Lateralkern, weniger stark im Medialkern und im Diagonalen Band. Nach totaler einseitiger Durchschneidung der Fimbria nimmt die adrenerge Innervation deutlich zu; gleichzeitig steigt der Norepinephrin-Gehalt des Septum. Die Quelle der adrenergen Innervation scheint über das mediale Vorderhirnbündel zu kommen, weil Durchschneidung dieses Bündels eine merkliche Reduktion der adrenergen Innervation der Septumkerne nach sich zieht. Es wird gefolgert, daß die Zunahme der norepinephrin-haltigen Endigungen nach Ausfall der (nicht-adrenergen) hippocampalen Afferenzen eine Folge der Bildung neuer Endigungen ist. Sie sollen aus jenen intakten norepinephrin-haltigen Axonen aussprossen, die auch normalerweise die Septumkerne innervieren. Dies steht mit den oben erörterten Befunden von RAISMAN (1969a) in guter Übereinstimmung.

8.6.6. Faserverbindungen

Über die Faserverbindungen der Regio periseptalis liegen keine speziellen Untersuchungen vor[291]). In einigen Arbeiten sind aber die Verbindungen des Nucleus medialis getrennt von anderen Strukturen des Septum untersucht und beschrieben worden. Da die Regio periseptalis mit dem rostralen Teil dieses Kerns weitgehend identisch ist, können Angaben über den Medialkern mit der gebotenen Vorsicht auf die Regio periseptalis übertragen werden. Für die Regio diagonalis bestehen solche Einschränkungen nicht. Bezüglich ihrer Homologisierung und Synonymie bestehen keine Schwierigkeiten. Eine Auswahl wichtiger Arbeiten über die Faserverbindungen des Septum und Diagonalen Bandes findet sich nachstehend:

VOGT (1898a, Kaninchen, Marchi); GEREBTZOFF (1939, Meerschweinchen, Kaninchen, Marchi); DAITZ u. POWELL (1954, Ratte, Kaninchen, *Macaca*, retrograde Zellveränderungen); POWELL u. COWAN (1955, Ratte, Kaninchen, *Macaca*, Bodian); McLARDY (1955a, b, *Macaca*, retrograde Zellveränderungen); NAUTA (1956, 1958, Ratte, Katze, Nauta-Gygax); CRAGG u. HAMLYN (1959, Kaninchen, Nauta-Gygax); VALENSTEIN u. NAUTA (1959, diverse, Nauta-Gygax); VOTAW (1960a, b, *Macaca*, Marchi); CRAGG (1961a, 1965, Kaninchen, Katze, Nauta-Gygax); BAN u. ZYO (1962, Ratte, Marchi); POWELL (1963, 1966, 1968, Ratte, Katze, *Saimiri*, Nauta-Gygax); VOTAW u. LAUER (1963, *Macaca*, Marchi); ZYO *et al.* (1963, Kaninchen, Marchi); KNOOK (1965, Ratte, Nauta-Gygax); RAISMAN *et al.* (1965, 1966, Ratte, Nauta-Gygax, Nauta); PETSCHE *et al.* (1966, Kaninchen, Nauta-Gygax); RAISMAN (1966, Ratte, Nauta-Gygax, Nauta); DE VITO u. WHITE (1966, *Saimiri*, Nauta); PETROVICKY (1966, Ratte, Nauta-Gygax); POWELL u. HOELLE (1967, Katze, Nauta-Gygax); LEWIS u. SHUTE (1967, Ratte, AChE); GENTON (1969, Waldmaus, Nauta-Gygax); PRICE u. POWELL (1970f, Ratte, Nauta-Gygax, Fink-Heimer); SIMMONS u. POWELL (1970, 1972, *Saimiri*, Nauta-Gygax); SIEGEL u. TASSONI (1971a, b, Katze, Fink-Heimer, Nauta-Gygax); IBATA *et al.* (1971, Katze, Nauta-Gygax, Fink-Heimer, EM); POWELL (1973a, *Saimiri*, Fink-Heimer); PAUL *et al.* (1973, Katze, AChE); MOSKO *et al.* (1973, Ratte, AChE); MELLGREN u. SREBRO (1973, Ratte, AChE, Fink-Heimer); POWELL u. ROBINSON (1974, *Saimiri*, Autoradiographie).

8.6.6.1. Afferente Fasern

Afferenzen von telencephalen Zentren

Afferenzen vom *Bulbus olfactorius* wurden an Normalmaterial mehrfach beschrieben (u. a. LOO, 1931), konnten jedoch in experimentellen Untersuchungen nicht

[291]) Basierend auf normalem Material (Opossum) beschreibt LOO (1931) für die Pars anterior des Nucleus medialis die folgenden Verbindungen: Afferenzen aus Tractus olfactorius ventralis und medialis, retrobulbärer Rinde und Tuberculum olfactorium und aus den Fasern des Zuckerkandlschen Bündels; Efferenzen zur Hippocampusrinde (hauptsächlich Gyrus dentatus).

bestätigt werden[292]). Die experimentellen Befunde sind eindeutig und übereinstimmend; sie gelten sowohl für die Regio periseptalis als auch für die Regio diagonalis.

Die von ventral durch den „Tractus olfactorius medialis" („Radiatio olfactoria interna" bei VALVERDE, 1965) einstrahlenden Fasern kommen offensichtlich nicht vom Bulbus olfactorius, sondern von sekundären olfactorischen Zentren. Neben normalen faseranatomischen Untersuchungen (u. a. GURDJIAN, 1925; LOO 1931; YOUNG, 1936; LAUER, 1945) sprechen hierfür die Golgi-Studien von VALVERDE (1963a, 1965) sowie einige experimentelle Untersuchungen. So berichten SCALIA (1966) über Projektionen aus der *Regio retrobulbaris*, BRODAL (1948a), JOHNSON (1959), BAN u. ZYO (1962), KNOOK (1965), RAISMAN (1966) und FERRER (1971/72) über Projektionen aus dem *Tuberculum olfactorium* (hierzu Abschnitt 8.4.5.2.). Es gibt eine Reihe von Hinweisen darauf, daß diese Projektionen speziell zur Regio periseptalis gehen[293]). Zum ventralen Glied der Regio diagonalis sind Fasern vom Tuberculum olfactorium nach PRICE (1969) und PRICE u. POWELL (1970f) nicht ganz auszuschließen, aber doch unwahrscheinlich. Dies gilt auch für Fasern aus der *Regio praepiriformis* und der *Amygdala*, über die andere Untersucher wiederholt berichtet haben (Abschnitt 8.5.7.2.). Diese Fasern sollen sowohl über die Stria terminalis (dorsal) als auch über das Diagonale Band (ventral) verlaufen und scheinen bezüglich ihres Endigungsgebietes weniger begrenzt zu sein als die Fasern aus dem Tuberculum olfactorium. Nach COWAN *et al.* (1965) und RAISMAN (1966) ist nicht sicher, ob die Fasern aus dem Mandelkern und/oder der präpiriformen Rinde kommen.

Wichtige Projektionen zum Septum und möglicherweise die bedeutendsten Projektionen überhaupt kommen vom *Hippocampus*. Solche Verbindungen sind bereits von GANSER (1882) und CAJAL (1911) beschrieben worden. Mit verschiedenen Methoden wurden sie experimentell bestätigt von GEREBTZOFF (1941/42), FOX (1943), SPRAGUE u. MEYER (1950), SIMPSON (1952), POWELL u. COWAN (1955), NAUTA (1956, 1958), VALENSTEIN u. NAUTA (1957, 1959), JOHNSON (1959), CRAGG u. HAMLYN (1960), VOTAW (1960b), CRAGG (1961a), BAN u. ZYO (1962), VOTAW u. LAUER (1963), KNOOK (1965), RAISMAN *et al.* (1966), SIEGEL u. TASSONI (1971a) und SIEGEL *et al.* (1974). Nach POWELL *et al.* (1957) verläuft nahezu die Hälfte der efferenten Fasern des Hippocampus im präcommissuralen Fornix. Dies weist darauf hin, daß das Septum als einer der Hauptorte betrachtet werden muß, die durch den Hippocampus beeinflußt werden (RAISMAN, 1966).

Nach FOX, SIMPSON, VOTAW, LAUER, CRAGG und HAMLYN gehen die Fasern überwiegend zum Lateralkern des Septum, nach VOTAW u. LAUER auch zum Diagonalen Band. Hingegen fand KNOOK Degenerationen besonders stark im ganzen Medialkern, d. h. im Verlauf des präcommissuralen Fornix, während er im Diagonalen Band viele durchlaufende Fasern, aber nur wenige Endigungen fand.

Am detailliertesten über Ursprung und Endigung der hippocampo-septalen Fasern haben sich RAISMAN *et al.* (1966) und SIEGEL u. TASSONI (1971a) geäußert. Nach RAISMAN *et al.* gehen die Fasern bei der Ratte vom hinteren Teil des Feldes CA1 durch den dorsalen Fornix und durch dorsale Teile des fimbrialen Fornix (s. 8.9.7.2.) über präcommissurale Fasern zum Medialkern (und auch zum Lateral-

---

[292]) Auch CAJAL (1902b, 1903, 1911) fand in Golgi-Untersuchungen keine Hinweise auf diese Verbindung.

[293]) Nach LOO gehen die Fasern zur Pars anterior des Nucleus medialis und auch BRODAL spricht von einer Endigung hauptsächlich im Nucleus medialis. RAISMAN erwähnt, daß die Fasern rostral vom Diagonalen Band zum Medialkern gehen und nach BAN u. ZYO gehen sie zum präcommissuralen Teil des Septum. Nach den Abbildungen von BAN u. ZYO entspricht dieser Teil direkt unserer Regio periseptalis.

kern) des Septum und zum Diagonalen Band. Von CA3 und CA4 sollen die Fasern durch den fimbrialen Fornix zum Medialkern und bilateral zum Lateralkern und zum Diagonalen Band gehen[294]). Solche Unterschiede in der Projektion der Felder des Hippocampus wurden von SIEGEL u. TASSONI bei der Katze nicht gefunden. Statt dessen wurden massive Projektionen vom ventralen Hippocampus zum Lateralkern und eine begrenztere Zahl von Fasern vom dorsalen Hippocampus zum Medialkern gefunden, sowie von beiden Teilen zum Diagonalen Band. Diese Art der Projektion hat sich nach SIEGEL *et al.* (1974) bei diversen Säugern und auch bei *Saimiri* bestätigt. Trotzdem möchten wir die Möglichkeit zwischenartlicher Unterschiede, wie sie vor allem von VALENSTEIN u. NAUTA (1959) hervorgehoben wurde, nicht ausschließen.

Nach KARTEN (1963) projiziert auch das *Praesubiculum* vermittels eines deutlichen, im dorsalen Fornix verlaufenden Bündels zum Septum. Nähere Angaben über das Zielgebiet macht KARTEN nicht.

Auch vom *Isocortex* wurden mehrfach Projektionen beschrieben, und zwar bekommt nach METTLER (1947b, *Macaca*) das Septum Fasern von den Rindenfeldern 4s, 6, 9 und 11, das Diagonale Band von Area 11. SHOWERS (1958, *Macaca*) erwähnt Fasern von der orbitofrontalen Rinde. MCLARDY (1955a, *Macaca*) nimmt an, daß Fasern vom temporalen Isocortex im Lateralkern des Septum endigen, schließt aber nicht aus, daß es sich um durchziehende Fasern handelt. Auch KNOOK (1965) fand nach parietalen und temporalen Abtragungen des Isocortex eine kleine Anzahl von Fasern zum Septum. Fasern vom Gyrus cinguli werden von CRAGG u. HAMLYN (1959), RAISMAN *et al.* (1965) und RAISMAN (1966) verneint, wurden jedoch von POWELL u. ROBINSON (1974) mit autoradiographischen Methoden bei *Saimiri* von vorderen Gebieten (Area 24) gefunden. Insgesamt scheinen die Projektionen des Isocortex auf das Septum schwach und noch nicht genügend belegt zu sein.

Projektionen von subcorticalen Zentren des Telencephalon sollen nach LAUER (1945) bei *Macaca* vom *Nucleus accumbens* kommen. KNOOK (1965) hat sie experimentell bestätigt, fand sie jedoch zahlenmäßig gering. Die Fasern gehen nach KNOOK teilweise zum Nucleus medialis.

Afferenzen von diencephalen Zentren

Fasern aus der *Habenula*, die über die Stria medullaris zum Septum und zum Diagonalen Band verlaufen, wurden von MITCHELL (1963), KNOOK (1965) und AKAGI u. POWELL (1968) beschrieben. Nach AKAGI u. POWELL (Katze, Nauta-Gygax) kommen die Fasern aus dem Nucleus habenularis medialis und enden in großen Teilen des Septum (auch rostroventral) und des Diagonalen Bandes. CRAGG (1961a) hat eine solche Projektion aus der medialen Habenula nicht gefunden. — Fasern vom *Thalamus* zum Diagonalen Band wurden von NAUTA (1962) nach Läsionen im medialen Teil des Nucleus dorsomedialis des Thalamus unter Einbeziehung paramedialer und periventrikulärer Kerne gefunden. KNOOK hat für diese Verbindung keine sicheren Hinweise finden können.

Die bedeutendsten Afferenzen aus dem Diencephalon scheinen über das *mediale Vorderhirnbündel* zu kommen. Sie wurden u. a. von GUILLERY (1957), CRAGG (1961b), ZYO *et al.* (1963), KNOOK (1965), RAISMAN (1966), MIZUNO *et al.* (1969a), PRICE (1969) und PRICE u. POWELL (1970f) beschrieben. Nach GUILLERY

[294]) DE FRANCE *et al.* (1971, 1973a) haben diese Befunde mit elektrophysiologischen Methoden im wesentlichen bestätigt. Danach geht der dorsale Fornix zu dorsomedialen Teilen des Lateralkerns, während Fasern des fimbrialen Fornix ipsi- und kontralateral zu allen dorsalen Teilen des Septum gehen sollen. Der hintere Teil von CA1 soll Fasern zu beiden Bahnen beisteuern.

(Ratte, Nauta-Gygax) gibt es zwei Gruppen aufsteigender Fasern: feinere Fasern, die aus dem *Hypothalamus* zum Lateralkern gehen und grobe Fasern aus dem Mittelhirn zum Medialkern. Zyo *et al.* bestätigen die Endigung stark markhaltiger Fasern im Medialkern und beschreiben darüberhinaus Fasern zum präcommissuralen Teil des Septum, die in der *Rinde* seiner medialen Wand endigen. Diese Beschreibung deutet stark auf unsere Regio periseptalis, so daß für diese eine Projektion aus dem medialen Vorderhirnbündel angenommen werden kann. Nach Raisman (1966) endigt die Hauptmasse der Fasern aus dem medialen Vorderhirnbündel im Diagonalen Band und im Medialkern und nur wenige im Lateralkern. Nach Price u. Powell (1970f) ist der Ursprung der Fasern zum ventralen Glied des Diagonalen Bandes nicht sicher bekannt, nach Price (1969) kommen die Fasern wahrscheinlich vom lateralen Hypothalamus. Mizuno *et al.* (1969a) erwähnten vom präoptischen Feld zum Septum aufsteigende Fasern.

Afferenzen von mesencephalen Zentren

Hinweise auf Projektionen aus dem Mittelhirn zum Septum und Diagonalen Band finden sich bei Guillery (1957), Morest (1961), Mitchell (1963), Knook (1965) und Raisman (1966). Price (1969) und Price u. Powell (1970f) fanden Projektionen zum ventralen Glied des Diagonalen Bandes.

Nach Guillery (1957) verlaufen grobe Fasern aus dem Mesencephalon über das mediale Vorderhirnbündel (auch Raisman) zum Medialkern des Septum. Nach Morest (1961) ist der Nucleus tegmentalis dorsalis die Hauptquelle von Fasern des Pedunculus mamillaris, der auch Diagonales Band und Nucleus medialis des Septum mit Fasern versorgen soll. Diese Verbindung wird auch von Knook (1965) für wahrscheinlich gehalten. Nach Mitchell (1963) projiziert der Nucleus interpeduncularis zum Diagonalen Band und wenige Fasern gehen über den Fornix wahrscheinlich zum Septum. Hingegen fand Cragg (1961a) keine Projektionen aus Mittelhirnzentren, zumindest was den Nucleus tegmentalis dorsalis und Nucleus interpeduncularis betrifft.

Die Angaben über mesencephale Projektionen zum Septum sind noch fragmentarisch und teilweise widersprüchlich. Ein abschließendes Urteil läßt sich daraus nicht bilden.

Afferenzen vom Cerebellum

Mit Hilfe der AChE-Färbungstechnik von Shute u. Lewis haben Paul *et al.* (1973) bei der Katze eine cholinerge Bahn vom Nucleus fastigii zum Septum nachgewiesen. 10—30 Tage nach Läsionen im Nucleus fastigii vermindert sich die AChE-Färbung im ipsilateralen Septum, nicht jedoch nach Läsionen anderswo im Cerebellum. Eine solche Verbindung ist von Heath sowie Harper u. Heath (beide zit. nach Paul *et al.*) auch mit experimentell anatomischen Methoden (Nauta-Gygax, Fink-Heimer) nachgewiesen worden.

Intraseptale Verbindungen

Nach Raisman (1966) besteht eine bedeutende Komponente vom Lateralkern zum Medialkern und zum Diagonalen Band. Hinweise auf solche Fasern finden sich auch bei Powell (1966), der nach Läsionen im Lateralkern Degenerationen im vorderen Nucleus medialis[295]) fand. Angaben über Verbindungen vom Septum zum Diagonalen Band finden sich auch bei Cajal (1911), Loo (1931), Ban u. Zyo (1962), Valverde (1963a, 1965), Knook (1965) und Siegel u. Tassoni (1971b). Umgekehrt scheint auch eine Verbindung vom Diagonalen Band zum Septum zu bestehen (Brodal, 1948a), doch ist sie wegen der großen Zahl durchziehender Fasern schwer zu belegen (Knook, 1965).

[295]) Dieser entspricht wahrscheinlich unserer Regio periseptalis.

Interhemisphärische Verbindungen

Nach PRICE (1969) und PRICE u. POWELL (1970f) hat das ventrale Glied des Diagonalen Bandes eine homotopische Verbindung durch Stria medullaris und Commissura habenularis mit dem Partner der Gegenseite. — Die mehr dorsalen Strukturen des Diagonalen Bandes und des Medialkerns bilden in ihrer Verschmelzungszone nach CAJAL (1911, S. 788) eine Art protoplasmatischer Commissur, an der vor allem die Dendriten beteiligt sind.

8.6.6.2. Efferente Fasern

Die Untersuchung der efferenten Faserverbindungen des Septum, insbesondere der hier interessierenden oberflächlichen medialen Strukturen, wird dadurch erschwert, daß in diesen Strukturen in erheblichem Ausmaß durchziehende Fasern vorhanden sind. Wenn diese Strukturen zwecks Zerstörung der Ursprungszellen efferenter Fasern lädiert werden, werden die durchlaufenden Fasern mit unterbrochen und es bleibt unsicher, ob die degenerierenden Fasern tatsächlich aus dem Septum kommen. Diese Schwierigkeiten sind in vielen Untersuchungen nicht genügend berücksichtigt worden. — Die Untersuchung der efferenten Verbindungen ist nach KNOOK (1965) eher mit der Methode der retrograden Zellveränderungen möglich, nach unserer Auffassung auch mit modernen Transportmethoden (s. S. 215).

Efferenzen zu telencephalen Zentren

Nach PRICE (1969) und PRICE u. POWELL (1970e) ist das ventrale Glied des Diagonalen Bandes Ursprung der zentrifugalen Fasern zum Bulbus olfactorius[296]) (s. auch 8.1.7.3. und Abb. 188). Hingegen bestehen keine efferenten Verbindungen zum Bulbus accessorius (solche wurden von der periamygdalären Rinde gefunden, s. 8.5.7.2.).

Efferenzen zu sekundären olfactorischen Zentren sind mehrfach beschrieben worden, und zwar zur *Regio retrobulbaris* von POWELL (1966) und zum *Tuberculum olfactorium* von BAN u. ZYO (1962), POWELL (1963, 1966), RAISMAN (1966) und SIEGEL u. TASSONI (1971b). Nach SIEGEL u. TASSONI verläuft ein Teil der Fasern durch das Diagonale Band. KNOOK (1965) hält diese Verbindung für unbedeutend und NAUTA (1956) konnte sie von den mehr dorsalen Gebieten des Septum nicht finden. An Normalmaterial beschriebene Projektionen zum Mandelkernkomplex (u. a. VALVERDE, 1963a) konnten mit experimentellen Methoden nicht bestätigt werden; zur präpiriformen Rinde wurden sie von SIEGEL u. TASSONI (1971b) gefunden.

Die wichtigsten Projektionen aus dem Septum gehen offenbar über verschiedene Komponenten des Fornix zum *Hippocampus*, so daß eine starke reziproke Verbindung zwischen Septum und Hippocampus besteht (SIEGEL u. TASSONI, 1971b). Auf solche Verbindungen gibt es Hinweise bei GEREBTZOFF (1939, 1941/42), METTLER (1943)[297]), ROSE u. WOOLSEY (1943b)[297]), MORIN (1950), SPRAGUE u. MEYER (1950), DAITZ u. POWELL (1954), POWELL u. COWAN (1955), MCLARDY (1955a, b), CRAGG u. HAMLYN (1959), VOTAW (1960a), CRAGG (1961a, 1965), BAN u. ZYO (1962), POWELL (1963, 1966), VOTAW u. LAUER (1963), RAISMAN *et al.* (1965), PETSCHE *et al.* (1966), RAISMAN (1966), DEVITO u. WHITE (1966), LEWIS u. SHUTE (1967), GENTON (1969), SIEGEL u. TASSONI (1971b), IBATA *et al.* (1971), MELLGREN u. SREBRO (1973), MOSKO *et al.* (1973) und SEGAL u. LANDIS (1974).

---

[296]) RAISMAN (1972) erwähnt in einer Übersicht diese Verbindung nicht, sondern verlegt den Ursprung der bulbopetalen Fasern in das Gebiet des Tuberculum olfactorium (hierzu s. 8.1.7.3.), hierfür ebenfalls PRICE u. POWELL (1970e) zitierend.

[297]) Zit. nach DE VITO u. WHITE (1966).

Über die *Ursprungsgebiete* der Fasern im Septum und/oder Diagonalen Band herrscht keine einheitliche Auffassung. Auch hier besteht die Möglichkeit von Artunterschieden, wie sie bei den reziproken (afferenten) Verbindungen erwähnt wurden. Die detailliertesten Untersuchungen haben RAISMAN *et al.* (1965) und RAISMAN (1966) für die Ratte, sowie SIEGEL u. TASSONI (1971b) und IBATA *et al.* (1971) für die Katze vorgelegt. Nach RAISMAN *et al.* kommen die Fasern ausschließlich aus dem Medialkern und dem Diagonalen Band. Hinweise auf eine bevorzugte Herkunft aus diesen Gebieten[298]) ergeben sich auch aus den Untersuchungen von DAITZ u. POWELL (1954), LEWIS u. SHUTE (1967), IBATA *et al.* (1971) und MELLGREN u. SREBRO (1973). Nach MELLGREN u. SREBRO finden sich bei AChE-Färbung Veränderungen im hippocampalen Enzymgehalt nur nach Läsionen im Medialkern. DAITZ u. POWELL sahen nach Läsionen der Fimbria schwere retrograde Degenerationen im medialen Septum, die sich im Diagonalen Band darüber hinaus auf dessen dorsale Komponente beschränkten. Im Unterschied hierzu fanden POWELL (1966) und SIEGEL u. TASSONI (1971b) stärkere Projektionen auch vom Lateralkern.

Die Fasern verlaufen nach übereinstimmender Auffassung über den fimbrialen *Fornix*[299]) und nach der Mehrzahl der Untersucher auch über den dorsalen Fornix[299])[300]). Nach CRAGG u. HAMLYN (1959) und LEWIS u. SHUTE (1967) verlaufen septo-hippocampale Fasern auch über die medialen supracallosalen Striae (s. 8.10.7.2.). Diese Fasern sollen hier teilweise auf den Neuronen des supracommissuralen Hippocampus (Indusium griseum, ,,Taenia tecta“) endigen (auch KRNJEVIC u. SILVER, 1965).

Auch über die *Endigungsgebiete* im Hippocampus besteht keine einheitliche Auffassung. Nach RAISMAN *et al.* (1965) und RAISMAN (1966) endigen die aus Medialkern und Diagonalen Band kommenden Fasern in den Feldern CA3 und CA4 sowie im Gyrus dentatus, aber nicht im Subiculum und Praesubiculum. Auch nach GENTON (1969) liegen die hauptsächlichen Zielgebiete der septo-hippocampalen Fasern in CA4 und in der Fascia dentata, nach DEVITO u. WHITE (1966) und MOSKO *et al.* (1973) im Hilus (CA4) und in CA3. Abweichend hiervon fanden SIEGEL u. TASSONI (1971b) keine spezifischen Projektionen auf bestimmte Felder des Hippocampus. Nach SIEGEL u. TASSONI zielen die Fasern vom Medialkern auf alle Felder des dorsalen, die vom Lateralkern auf alle Felder des ventralen Hippocampus, einschließlich des Subiculum. Fasern zum Subiculum sind u. a. auch von CRAGG u. HAMLYN (1959), POWELL (1966), DEVITO u. WHITE (1966), LEWIS u. SHUTE (1967) und IBATA *et al.* (1971) gefunden worden. Auch für die von RAISMAN (1966) verneinten Projektionen zum Feld CA1 finden sich im Schrifttum positive Hinweise. Hier sind besonders die Ergebnisse von IBATA *et al.* (1971) von Interesse, aus denen hervorgeht, daß Degenerationen in CA1 (und CA2) vor allem bei Anwendung der Nauta-Gygax-Methode und im elektronenmikroskopischen Bild gefunden wurden, kaum hingegen mit der Fink-Heimer-Methode. In CA4 fanden IBATA *et al.* nur geringe Degenerationen, im Unterschied zu den weiter oben genannten Untersuchern.

---

298) Nach LOO (1931, Normalmaterial) projiziert die Pars anterior des Nucleus septalis medialis, die unserer Regio periseptalis entspricht, in den Hippocampus über einen schwach markhaltigen Tractus septo-corticalis. Hingegen soll die Pars posterior stark markhaltige Fasern in und durch das Diagonale Band entsenden.

299) Über die Terminologie s. 8.9.7.2. Nach VOTAW u. LAUER (1963) und LEWIS u. SHUTE (1967) liegen diese Fasern im fimbrialen Fornix lateral bzw. außen.

300) Nach RAISMAN (1966) gehen *keine* Fasern über den dorsalen Fornix. Anhaltspunkte für diese Auffassung finden sich nach RAISMAN auch in den Arbeiten von CRAGG u. HAMLYN (1956, 1957), MORIN (1950) und STOLL *et al.* (1951).

Aus einigen der erwähnten Untersuchungen haben sich Hinweise auf eine topographische Organisation der septo-hippocampalen Projektionen ergeben. Ergänzend hierzu sei vermerkt, daß nach DeVito u. White (1966) das rostrale Septum zu rostralen Teilen des Hippocampus projizieren soll. Schließlich fanden Segal u. Landis (1974) mit der Meerrettich-Peroxydase-Methode bei der Ratte Hinweise darauf, daß mediale Teile des Nucleus medialis zum dorsalen Hippocampus projizieren, mehr lateral liegende Zellen des gleichen Kerns zum ventralen Hippocampus.

Neben den Projektionen zum Hippocampus (Archicortex) gibt es offenbar auch solche zu den benachbarten Gebieten des Periarchicortex. Über Projektionen zum *Prae-* und *Parasubiculum* berichten Cragg u. Hamlyn (1957, 1959), Cragg (1965), DeVito u. White (1966) und Siegel u. Tassoni (1971b)[301]), über solche zur *entorhinalen Rinde* Cragg, DeVito u. White und Siegel u. Tassoni und über solche zur *retrosplenialen Rinde* Siegel u. Tassoni. Nach Siegel u. Tassoni kommen die Fasern überwiegend vom Medialkern.

Wiederholt wird auch über Projektionen zum *Gyrus cinguli* berichtet, wobei nicht eindeutig ist, ob diese zu periarchicorticalen und/oder isocorticalen Gebieten gehen. Über solche Projektionen berichten Powell (1963, 1966), Krnjevic u. Silver (1965), Genton (1969) und Kemper *et al.* (1972). Auch aus den Bildern von Gerebtzoff (1939) ergeben sich Hinweise auf solche Verbindungen.

Hinweise auf Projektionen zum *Isocortex* finden sich bei McLardy (1955a, b), Ban u. Zyo (1962) und Powell (1966). McLardy fand bei *Macaca* retrograde Zellveränderungen im medialen Septumkern nach experimenteller Zerstörung des Fornix. Diese werden als Folge der Unterbrechung eines septofugalen Systems angenommen, das zwischen Septum und temporalen Isocortex verlaufen soll. (Auch in umgekehrter Richtung soll eine Verbindung bestehen.) Nach Powell gehen Fasern zum Gyrus rectus.

Projektionen zu subcorticalen Zentren des Telencephalon scheinen sehr begrenzt zu sein. Sie wurden für den *Nucleus accumbens* von Loo (1931, Normalmaterial) erwähnt und von Siegel u. Tassoni (1971b) experimentell gefunden. Nach Siegel u. Tassoni kommen die Fasern überwiegend aus dem Lateralkern — aber auch aus dem Medialkern — und endigen in der rostralen Hälfte des Nucleus accumbens.

Efferenzen zu diencephalen Zentren

Ähnlich wie bei den afferenten Fasern werden hier vor allem drei Verbindungen genannt: 1. zur Habenula, 2. zum Thalamus und 3. zum Hypothalamus. Der Ursprung der Projektionen wird vor allem im caudalen Septum angenommen, liegt aber offenbar auch in Teilen des Diagonalen Bandes und läßt sich für das rostrale Septum nicht ganz ausschließen. Vor allem Powell (1966, 1968) fand keine Anhaltspunkte für eine Begrenzung des Ursprungs dieser Fasern. Eine kurze Erörterung dieser Projektionen ist deswegen geboten.

Über Projektionen zur *Habenula* wurde vielfach berichtet, u. a. von Nauta (1956, 1958), Valenstein u. Nauta (1959), Cragg (1961a), Ban u. Zyo (1962), Powell (1963, 1968), Knook (1965), Raisman (1966), Genton (1969) und Siegel u. Tassoni (1971b). Elektrophysiologisch wurde diese Verbindung eingehend von Mok u. Mogenson (1972a, b) untersucht. Ursprungsgebiet der Fasern scheinen hauptsächlich die caudalen Teile des Septum zu sein, die keine periseptalen Formationen haben, Endigungsgebiet hauptsächlich der mediale Kern der Habenula. Auch Powell (1968) berichtet über diese Art der Projektion, fand

---

[301]) Raisman *et al.* (1965) und Raisman (1966) hatten Projektionen zum Praesubiculum verneint.

daneben aber eine weitere von rostralen Teilen des Septum zum Lateralkern der Habenula. Diese soll bei *Saimiri* größer sein als bei der Ratte.

Weniger einheitlich sind die Befunde über die Projektionen zum *Thalamus*, die u. a. von VOGT (1898a), GUILLERY (1959), CRAGG (1961a), POWELL (1963, 1966), ZYO *et al.* (1963), KNOOK (1965), PETROVICKY (1966), POWELL u. HOELLE (1967), GENTON (1969), SIMMONS u. POWELL (1970), SIEGEL u. TASSONI (1971b) und POWELL (1973a) untersucht wurden. Mehrfach gefunden wurden Projektionen zur vorderen Gruppe der Thalamuskerne (Nucleus anterior thalami), während andere Projektionen nur vereinzelt genannt werden. Hierzu gehören solche zum Nucleus reuniens (SIEGEL u. TASSONI), zu medialen Kernen (PETROVICKY)[302]), zum Nucleus dorsomedialis (GUILLERY; CRAGG; POWELL, 1973a)[302]), zu Mittellinienkernen (POWELL, 1963), zum Nucleus parataenialis (ZYO *et al.*; KNOOK) und zum Nucleus reticularis (POWELL, 1966). Nach KNOOK kommen die Projektionen zum Nucleus parataenialis sowohl vom Septum als auch vom Diagonalen Band und nach GUILLERY die zum Nucleus dorsomedialis vom Medialkern des Septum und vom Diagonalen Band.

Projektionen zum *Hypothalamus* wurden vielfach beschrieben. Hinweise auf solche Verbindungen finden sich u. a. in den experimentell-anatomischen Untersuchungen von NAUTA (1956, 1958), VALENSTEIN u. NAUTA (1959), CRAGG (1961a), BAN u. ZYO (1962), SZENTAGOTHAI *et al.* (1962), ZYO *et al.* (1963), POWELL (1963), KNOOK (1965), RAISMAN (1966), PETROVICKY (1966), GENTON (1969), SIEGEL u. TASSONI (1971b), SIMMONS u. POWELL (1972), POWELL *et al.* (1972), POWELL (1973a). Die Fasern entspringen aus verschiedenen Teilen des Septum und sollen über das mediale Vorderhirnbündel vorwiegend zur präoptischen Region und zum lateralen Feld des Hypothalamus gehen. Daneben bestehen nach KNOOK deutliche Komponenten auch zu anderen Kernen, doch hebt KNOOK einschränkend hervor, daß bei septalen Läsionen hippocampale Fasern auf ihrem Weg zum Hypothalamus mit unterbrochen werden. Entsprechendes gilt für Fasern aus dem Diagonalen Band zum Hypothalamus. Hier werden zusätzlich noch septale Fasern unterbrochen, so daß diese Verbindung insgesamt unsicher ist. Nach den experimentellen Untersuchungen von BAN u. ZYO (1962) besteht sie aus wenigen Fasern. Abweichend hiervon gibt es nach den Untersuchungen von SIMMONS u. POWELL (1972) und POWELL *et al.* (1972) eine deutliche Projektion vom Septum zu den medialen Kernen der Corpora mamillaria. Diese Fasern sollen hauptsächlich durch den Fornix (ipsi- und kontralateral), beträchtlich weniger auch durch das ipsilaterale mediale Vorderhirnbündel verlaufen. In der Region der Corpora mamillaria sollen sie teilweise kreuzen, im Fornix verlaufende Fasern auch im Bereich des Septum. Etwa 40% der beobachteten Projektionen waren nach SIMMONS u. POWELL deutlich septalen Ursprungs. — POWELL *et al.* (1972) untersuchten die Fluorescenz in den Corpora mamillaria und fanden eine deutliche Veränderung nach Läsionen im Septum.

Efferenzen zu mesencephalen Zentren

Über Projektionen des Septum zum Mittelhirn wurde von NAUTA (1956), CRAGG (1961a), BAN u. ZYO (1962), ZYO *et al.* (1963), POWELL (1963, 1966, 1968), KNOOK (1965), GENTON (1969) und POWELL u. HOELLE (1967) berichtet. Als Endgebiete werden genannt der Nucleus interpeduncularis, das zentrale Höhlengrau, der

[302]) PETROVICKY (1966) nennt neben dem Nucleus dorsomedialis im Einzelnen: Nucleus parataenialis, paracentralis und parafascicularis. Den Nucleus anterior thalami nennt er hingegen nicht. — Die Verbindung zum Nucleus dorsomedialis ist elektrophysiologisch von TREMBLY u. SUTIN (1961) bei der Katze untersucht worden.

Colliculus inferior, paramediane Regionen und mehr allgemein das Tegmentum mesencephali. Nach NAUTA (1956) gehen Fasern auch zur Brücke und zum pontinen Tegmentum, doch haben VALENSTEIN u. NAUTA (1959) diesen Befund dahingehend korrigiert, daß die Fasern zum caudalen Mesencephalon nicht aus dem Septum kommen, sondern Komponenten des dorsalen Fornix sind. — Nach POWELL (1968) sind die Fasern zum zentralen Höhlengrau bei *Saimiri* stärker entwickelt als bei Ratte und Katze. Nach POWELL u. HOELLE (1967) gehen die Fasern zum Colliculus inferior dorsal durch Stria medullaris, Stratum zonale des Thalamus und Tectum des Mittelhirns zum Brachium des Colliculus; eine ventrale Projektion verläuft durch Stratum zonale des Thalamus, äußere Marklamelle und Pedunculus inferioris thalami. Terminale Degenerationen finden sich im hinteren ventralen Teil des Colliculus.

8.6.7. Funktion

Über die Funktion des Septum und des Diagonalen Bandes lassen sich nur allgemeinere Aussagen machen. Die sehr gute Differenzierung bereits bei den niedersten Insectivoren weist auf eine fundamentale physiologische Bedeutung hin, die in enger Beziehung zum Hippocampus einerseits und zum Diencephalon, insbesondere zum Hypothalamus, andererseits gesucht werden muß. Mit diesen Strukturen hat das Septum seine stärksten Verbindungen und es wird dementsprechend als wichtiges Bindeglied zwischen Diencephalon und dem limbischen Telencephalon — in dem der Hippocampus die zentrale Rolle spielt — angesehen. Diese Bedeutung ergibt sich u. a. daraus, daß eines der bemerkenswertesten physiologischen Merkmale des Hippocampus, der Theta-Rhythmus, von der Intaktheit des medialen Vorderhirnbündels und der Verbindungen zwischen Septum bzw. Diagonalem Band und Hippocampus abhängig ist[303]).

Zum Hippocampus hingehende, bzw. von ihm ausgehende Erregungen können im Septum modifiziert werden. Modifizierende Impulse können aus sekundären olfactorischen Zentren kommen und hierfür scheint nach topographischer Lage und Faserverbindungen die Regio periseptalis, die weitgehend der Pars anterior des Nucleus septalis medialis entspricht, als Bindeglied zu dienen. — Auch Teile des Diagonalen Bandes spielen bei den wechselseitigen Beziehungen zwischen dem limbischen und dem olfactorischen System eine Rolle; das ventrale Glied dieser Struktur erlaubt durch eine direkte Projektion auf den Bulbus olfactorius eine unmittelbare Einflußnahme auf dessen Erregungszustand.

Bezogen auf die Gesamtheit des Septum und Diagonalen Bandes sind die Beziehungen zum olfactorischen System jedoch untergeordneter Natur (entgegen älteren Auffassungen). Starke Reduktion und völliges Fehlen des olfactorischen Systems haben auf Größe und Struktur des Septum keinen Einfluß. In guter

[303]) Nachstehend eine Auswahl aus elektrophysiologischen und/oder Verhaltensuntersuchungen mit kurzer Angabe der Thematik: BRÜCKE (1960, Natur des hippocampalen ϑ-Rhythmus, Septum als Schrittmacher); BRÜCKE *et al.* (1963, Kaninchen, Zelltätigkeit im Hippocampus bei Septumreizung); PETSCHE *et al.* (1962, Kaninchen, Kontrolle der Weckaktivität des Hippocampus durch das Septum); PETSCHE *et al.* (1964, Kaninchen, Beeinflussung des ϑ-Rhythmus durch elektrische Reizung im Septum); DE FRANCE *et al.* (1972, 1973a, b, c, Ratte, Katze, extra- und intracelluläre Ableitungen nach Reizungen im Hippocampus, im fimbrialen und im dorsalen Fornix). — Untersuchungen über das Verhalten nach Septumläsionen und/oder Septumreizung haben u. a. BOND *et al.* (1957, Katze); HARRISON u. LYON (1957, Ratte); BRADY (1958, Ratte, Katze); HERNANDEZ-PEON *et al.* (1963, Katze, chemische Reizung); NIELSON *et al.* (1965, Ratte); CORMAN *et al.* (1967, Ratte); YUTZEY *et al.* (1967, Ratte) und SCHALTENBRAND *et al.* (1970, Mensch) vorgelegt. — Zusammenfassende Darstellungen über diese Untersuchungen mit Erörterungen über mögliche Funktionen des Septum haben FRIED (1972) und LUBAR u. NUMAN (1973) gegeben; hierin auch weiterführendes Schrifttum.

Übereinstimmung mit den Befunden über die engen Faserverbindungen bestehen aber sehr deutliche Größenbeziehungen zu den Zentren des limbischen Systems (Hippocampus, Schizocortex, vgl. Abb. 372). Die Funktionen des Septum müssen in engem Zusammenhang mit jenen des limbischen Systems gesehen werden (hierzu Kapitel 9) und werden dort noch eingehender erörtert.

8.7. Regio praepiriformis

Die Regio praepiriformis ist von allen Strukturen der Hemisphärenwand, die direkte Projektionen vom Bulbus olfactorius[304]) erhalten, die mit Abstand bedeutendste. Dies zeigt sich sowohl in ihrer Ausdehnung als auch in ihrer Differenzierung. Anders als bei den bisher erörterten Strukturen des Palaeocortex bestehen bezüglich des Rindencharakters der Regio praepiriformis kaum unterschiedliche Auffassungen. Dieses Gebiet entwickelt sich über eine Rindenplatte (s. Abschnitt 7.3.1.) und wird recht allgemein als Rinde anerkannt. In unserer Rindengliederung haben wir die entwicklungsgeschichtlichen und strukturellen Unterschiede dadurch berücksichtigt, daß wir die Regio praepiriformis als *Eupalaeocortex* (Palaeocortex II) den corticoiden Strukturen des Semicortex (Palaeocortex I) gegenübergestellt haben.

8.7.1. Vergleichende mikroskopische Anatomie

Übersichten über die strukturelle Differenzierung der Regio praepiriformis bzw. entsprechender Gebiete in der Phase der nichtsäugenden Wirbeltiere (Literaturauswahl nachstehend) geben Allison (1953a), Nieuwenhuys (1967) und Kirsche (1972, Reptilien). — Bei *Fischen* finden sich neben periventrikulären grauen Massen in mehr oder weniger starker Ausdehnung auch rindenartige Bildungen, von denen jedoch umstritten ist, in welchem Ausmaß sie mit der präpiriformen Rinde der Säuger homologisiert werden können (Nieuwenhuys, 1967). — Bei den *Amphibien* wird der dorsolaterale Abschnitt der Hemisphärenwand als „Primordium piriforme" angesehen, doch geht dieser Bereich nur wenig über den Zustand einer diffusen periventrikulären Zellmasse, die sich kaum von den benachbarten Regionen abhebt, hinaus. — Bei allen *Reptilien* ist nach Rose (1923) ein der präpiriformen Rinde der Säuger entsprechendes Gebiet in beträchtlicher Ausdehnung vorhanden. Sein Rindencharakter tritt deutlich hervor und unter einer oberflächlichen Faserschicht findet sich nun eine dichte, aus großen, multipolaren Neuronen bestehende Zellschicht (Allison, 1953a). — Auch *Vögel* haben nach Rose (1914/15; 1927a, b) und Craigie (1932) eine präpiriforme Rinde, doch ist sie nicht bei allen Formen deutlich. Bei den Singvögeln und Papageien soll sie fehlen, bei den Schwimmvögeln hingegen besonders ausgedehnt sein (Rose). Die Regio praepiriformis der Reptilien und Vögel ist nach Rose in ihrer ganzen Ausdehnung einheitlich gebaut; sie kann nicht in Unterfelder gegliedert werden. In ihrer Größe ist sie jener des Bulbus olfactorius proportional.

Nichtsäuger: Edinger (1896, Reptilien); Herrick (1910a, 1927, 1933a, Amphibien, Reptilien); Lange (1911); Rose (1914/15, Vögel; 1923, Reptilien); Johnston (1915, Schildkröte); Crosby (1917, Alligator); G. E. Smith (1919a, Reptilien); Hines (1923, *Sphenodon*); Holmgren (1925, diverse); Cairney (1926, *Sphenodon*); Kuhlenbeck (1929, diverse); Dur-

[304]) Innerhalb des Gehirns ist der Bulbus olfactorius das primäre Riech*zentrum*. Wenn man ihn, wie hier geschehen, in die corticalen Strukturen einbezieht, wäre auch die Bezeichnung „primäre Riech*rinde*" möglich. Dieser Begriff wird aber allgemeiner für die Regio praepiriformis gebraucht (u. a. von O'Leary, 1937; Pigache, 1970). Um Verwechslungen mit dem Bulbus zu vermeiden, gebrauchen wir den Begriff „primäre Riechrinde" nicht.

WARD (1930, *Sphenodon*); WARNER (1931, Schlange); CRAIGIE (1932, Kolibri); GOLDBY (1934, Eidechse); KAPPERS *et al.* (1936, Eidechse); ALLISON (1953a, Übersicht); GOLDBY u. GAMBLE (1957, Reptilien); CLAIRAMBAULT (1963, 1969, Anuren); CAREY (1966, Schlange); NIEUWENHUYS (1967, Übersicht); NORTHCUTT (1967, Leguan); CLAIRAMBAULT u. DERER (1968, Anuren); SENN (1968, 1970, Reptilien); PLATEL (1969, 1971, Eidechsen); KIRSCHE (1972, Schildkröte und Übersicht); CROSBY u. SCHNITZLEIN (1974, *Myxine*).

Säuger, Nichtprimaten: GANSER (1882, Maulwurf); BRODMANN (1909, diverse); WINKLER u. POTTER (1911, Kaninchen; 1914, Katze); FLORES (1911, Igel); ROSE (1912, kleine Säuger; 1927a, diverse; 1929b, Maus; 1931, Kaninchen); GRAY (1924, Opossum); HERRICK (1924a, Opossum); OBENCHAIN (1925, Opossummäuse); SONNTAG u. WOOLLARD (1925, Erdferkel); I. u. N. POPOFF (1929, Ratte); MITTELSTRASS (1937, Katze, Hund); O'LEARY (1937, Maus); J. E. ROSE (1942, Schaf); KRIEG (1946b, Ratte); KREINER (1949, Ratte, Myeloarchitektonik); VAZ FERREIRA (1951, Ratte, Fibrilloarchitektonik); BREATHNACH (1953, Tümmler); LOHMAN (1963, Meerschweinchen); FILIMONOFF (1965, Delphin); WHITE (1965a, Ratte); GIRGIS (1968a, Biberratte); STEVENS (1969, Katze); LAKOMY (1970, Rind); JACOBS *et al.* (1971, Großer Tümmler *Tursiops*); MIODONSKI (1971, Hund); CAVINESS u. SIDMAN (1972, Maus); PRICE (1973, Ratte).

Säuger, Primaten: ECONOMO u. KOSKINAS (1925, Mensch); ROSE (1927a, *Lemur*; 1927b, Mantelpavian, Mensch); MITTELSTRASS (1937, *Cercopithecus, Papio*); BROCKHAUS (1940b, Mensch); ALLISON (1954, Mensch).

Deutliche Größenbeziehungen zum Bulbus olfactorius bestehen auch bei den *Säugern* (Literaturauswahl vorstehend) und dementsprechend ist der Ausbildungsgrad der präpiriformen Rinde recht unterschiedlich. Bei makrosmatischen Formen ist sie gut entwickelt und nach ROSE in mehrere Unterfelder gliederbar; bei den mikrosmatischen und anosmatischen Formen ist sie hingegen nur schwach ausgebildet und hier bestehen nach ROSE Schwierigkeiten in Untergliederung und Homologisierung. Dies gilt insbesondere auch für den Menschen. Zur Klärung dieser Unsicherheiten ist es wiederum erforderlich, wie bei Regio retrobulbaris und Tuberculum olfactorium, einige der zum Menschen hinführenden Stufen einer „Aufsteigenden Primatenreihe" näher zu untersuchen[305]). Diese Klärung ist auch notwendig, um die überwiegend an Makrosmatikern gewonnenen Befunde über Feinbau, Faserverbindungen usw. möglichst gut fundiert für den Menschen nutzbar machen zu können.

8.7.1.1. Topographie, Terminologie und Gliederung

Topographie

Die Regio praepiriformis schließt sich caudal an die Regio retrobulbaris an und umfaßt das Tuberculum olfactorium von lateral. Bei den niederen makrosmatischen Säugern, wie beim Igel, nimmt es den ganzen Lobus piriformis, mit Ausnahme eines kleinen caudalen Abschnittes ein. Bei den höheren Primaten und beim Menschen hat sich das caudale, von der Regio entorhinalis eingenommene Gebiet stark ausgedehnt, und die Regio praepiriformis ist nun auf einen vergleichsweise kleinen Bereich um die Fossa lateralis cerebri zusammengedrängt (Abb. 52 bis 58). Die Grenze gegen die periamygdaläre Rinde wird häufig durch einen flachen Sulcus semiannularis markiert.

Terminologie

Die so umgrenzte Rinde war von BRODMANN (1909) im Feld 51 zusammengefaßt und als „Area praepyriformis" bezeichnet worden[306]). Schon vor BRODMANN hatte

[305]) Bezüglich der makromorphologischen Veränderungen verweisen wir auf den Vergleich entsprechender Stadien in Abschnitt 4.2.1. und auf die Abb. 52—58.

[306]) BRODMANN hat jedoch eine Regio retrobulbaris nicht abgegrenzt. Sie ist sicherlich in seiner Area praepyriformis enthalten und macht beim Igel einen Teil seiner rostralen Area 51a aus, jedoch nicht das ganze Gebiet der 51a.

SMITH (1907) — durch die Untersuchung makroskopisch erkennbarer Unterschiede an dicken Schnitten — eine Rindenkarte vom menschlichen Gehirn vorgelegt, in der die Ausdehnung des Lobus piriformis sehr präzise bestimmt und als „Area pyriformis" bezeichnet worden war. Anders als BRODMANN hat SMITH aber nicht zwischen der caudalen (entorhinalen) Rinde und der rostralen (präpiriformen) Rinde unterscheiden können. Zwar gliedert SMITH seine Area pyriformis (bzw. den Lobus piriformis) in eine Pars anterior, Pars insularis und Pars posterior; doch ist diese Gliederung rein topographisch, nicht strukturell. Die architektonische Grenze zwischen präpiriformer und entorhinaler Rinde geht mitten durch seine Pars posterior hindurch.

Von den Begriffen „p*y*riform" bzw. „p*i*riform" einerseits und „*prä*pyriform" bzw. „*prä*piriform" andererseits hat sich keiner voll durchsetzen können; beide haben sich bis in das gegenwärtige Schrifttum erhalten[307]). ALPHEN (1969) und PIGACHE (1970) geben Übersichten über die diesbezügliche Terminologie und Literatur. Wir wollen kurz darstellen, welche Gebiete bei den verschiedenen Untersuchern unserer Regio praepiriformis entsprechen.

Der Begriff „Area piriformis" wird u. a. von GRAY (1924, Opossum), ECONOMO u. KOSKINAS (1925, Mensch) und KREINER (1949, Ratte) gebraucht, „Area pyriformis" u. a. von KRIEG (1946a, b). Unserer Regio praepiriformis entspricht die „Area piriformis medialis" von GRAY. Cytoarchitektonisch hat GRAY noch eine „Area piriformis anterior" abgegrenzt, die ganz oder teilweise unserer Regio retrobulbaris (Abschnitt 8.3.) entsprechen dürfte, und eine „Area piriformis posterior", die der Regio entorhinalis entspricht[308]). Bei ECONOMO u. KOSKINAS wird der Terminus „Area piriformis" recht genau für das Gebiet unserer Regio praepiriformis verwandt, während von den vier bei KREINER als „Area piriformis ..." bezeichneten Gebieten zwei (die „A. p. intermedia" und „A. p. superior") der Regio praepiriformis entsprechen dürften. Auch die „Area pyriformis" von KRIEG ist umfassender als unsere Regio praepiriformis und enthält auch die Gebiete der Regio retrobulbaris und Teile unserer periamygdalären Rinde. Unsere Regio praepiriformis dürfte im wesentlichen nur seinen Gebieten 51a und 51b entsprechen. Ähnliche reichhaltige Untergliederungen des Feldes 51 unter Einbeziehung retrobulbärer und periamygdalärer Gebiete haben (in Anlehnung an ROSE, 1912 und KRIEG, 1946a, b) VAZ FERREIRA (1951) und WHITE (1965a) vorgelegt. Der Regio praepiriformis entsprechen bei WHITE wahrscheinlich die Areale 51a, b und c.

Der Begriff „Area bzw. Regio *prae*pyriformis" wurde neben BRODMANN auch von FLORES (1911, Igel); ROSE (1912, 1927a, b, 1929b, 1931, diverse); I. u. N. POPOFF (1929, Ratte); u. a. gebraucht. MEYER u. ALLISON (1949, *Macaca, Papio*); ALLISON (1954, Mensch); WHITE (1965a, Ratte); u. a. sprechen von „prepiriform cortex" und BROCKHAUS (1940b), STEPHAN (1963, 1964) und ALPHEN (1969) von Subregio bzw. Regio praep*i*riformis. — FLORES stimmt ganz mit BRODMANN

307) Wir haben der Bezeichnung „*prä*piriform" den Vorzug gegeben, weil sie Klarheit darüber schafft, daß hierin die Regio entorhinalis *nicht* eingeschlossen ist. Die Bezeichnung ist nicht ganz zutreffend, weil sie nicht auf einen Teil *vor* dem Lobus piriformis hinweist, sondern auf einen Teil des Lobus selbst. Dieser Einwand ist jedoch nicht gravierend genug, um einen neuen Terminus notwendig zu machen. — Zu den Unterschieden in der Schreibweise s. Fußnote 34, S. 40.

308) VALVERDE (1965) hat diese Hauptgliederung von GRAY übernommen. GRAY nennt daneben noch eine Area piriformis dorsalis, fissuralis, ventralis und Area subpiriformis, deren Ausdehnung jedoch nicht im einzelnen angegeben wird. Es hat den Anschein, daß es sich bei diesen Gebieten um Unterabteilungen innerhalb der Area piriformis medialis handelt. Die Area subpiriformis bildet den Übergang in Tuberculum olfactorium und periamygdaläre Rinde.

überein, während ROSE (1912) ein ausgedehntes retrobulbäres Gebiet in die präpiriforme Rinde einschließt. Ab 1927 trennt er es als Regio retrobulbaris wieder ab und gliedert es eng an den Hippocampus an. Jenen caudalen Teil, der dem Mandelkern zwar oberflächlich aufliegt, durch die Capsula externa aber klar von ihm geschieden ist, trennt er seit 1927 als Pam 1 von der Regio praepiriformis ab und rechnet ihn zur Regio periamygdalaris. I. u. N. POPOFF (1929) haben sich dem angeschlossen, gleichzeitig aber auf die Mängel einer solchen Zuordnung hingewiesen.

Diese Abspaltung eines Teils der präpiriformen Rinde (zusammen mit Unsicherheiten in ihrer Homologisierung bei ROSE, hierzu s. auch 8.5.1.1.) hat viel Verwirrung gestiftet und mag auch dafür verantwortlich sein, daß neuerdings von einigen Autoren die ganze temporale Area praepiriformis als Area periamygdaloidea bezeichnet wird. ALPHEN (1969) erwähnt in diesem Zusammenhang SANDERS-WOUDSTRA (1961), LOHMAN (1963) und LOHMAN u. LAMMERS (1963). Nachzutragen wären hier noch VALVERDE (1965) und LEONARD u. SCOTT (1971) (hierzu auch 8.5.4.). Diese Art der Bezeichnungsweise führt zu Verwechslungen mit den wirklichen Oberflächenstrukturen des Mandelkernkomplexes (s. 8.5.) und entspricht in keiner Weise den topographischen Verhältnissen. Sie ist deswegen konsequent abzulehnen.

O'LEARY (1937, Maus) hat die Gliederung von ROSE (1929b) übernommen, das als periamygdaläre Rinde abgespaltene Gebiet (Pam 1) aber wieder mit der präpiriformen Rinde vereinigt und das Gesamtgebiet als ,,primary olfactory cortex“ bezeichnet. PIGACHE (1970) hat sich dem angeschlossen und als international anwendbaren Terminus ,,Cortex olfactorii primus“ vorgeschlagen. Das Gebiet entspricht voll unserer präpiriformen Rinde, und obwohl es in ganzer Ausdehnung Fasern aus dem Tractus olfactorius lateralis erhält, d. h. wirklich eine olfactorische Rinde ist, folgen wir dem vorgeschlagenen Terminus nicht, um Verwechslungen mit dem Bulbus olfactorius, dem primären olfactorischen Zentrum des Gehirns, zu vermeiden (s. auch Fußnote 304 auf S. 427).

Für die Morphologie der Bauelemente der Regio praepiriformis sind die Golgi-Studien von CAJAL (1903, 1911) besonders aufschlußreich, und wir haben uns deswegen bemüht herauszufinden, welche der von CAJAL beschriebenen Strukturen unserer Regio praepiriformis entsprechen. Nach CAJAL werden drei Hauptgebiete von Fasern des Tractus olfactorius lateralis bedeckt: die Rinde des Pedunculus olfactorius (écorce du pédoncule olfactif), die des Frontallappens (écorce du lobe frontal sous-jacente a la racine externe; zu verstehen ist hierunter der vordere Teil unseres Lobus piriformis) und die des äußeren Teils des Temporallappens (temporaler Teil unseres Lobus piriformis). Die ersten beiden Teile werden von CAJAL zusammen beschrieben und diese Beschreibung bezieht sich ohne Zweifel auf unsere Regio praepiriformis, obwohl die Rinde des Pedunculus olfactorius im wesentlichen eine retrobulbäre Rinde ist. Ein der retrobulbären Region entsprechendes Gebiet wurde von CAJAL nicht abgegliedert. Im temporalen Bereich von Katze und Maus beschreibt CAJAL (1911, dort Abb. 439, 451, 460 und 462) eine ,,écorce temporale olfactive“, die dem temporalen Teil unserer Regio praepiriformis entspricht, vermischt diese aber unmittelbar mit seiner ,,région olfactive principale“ des Menschen, bei der es sich zumindest überwiegend um entorhinale Rinde handelt. Beim Menschen entspricht offensichtlich keine der fünf von CAJAL benannten Strukturen des Gyrus hippocampi (,,circonvolution de l'hippocampe“ nach CAJAL, 1911, S. 684; unser Gyrus parahippocampalis, s. Abb. 31) uneingeschränkt dem temporalen Anteil der präpiriformen Rinde (hierzu 8.11.5.).

Gliederung

Die Unterschiede in der Umgrenzung des bei den verschiedenen Autoren als Regio piriformis, praepiriformis oder Area 51 bezeichneten Gesamtgebietes müssen bei einem Vergleich der Intensität seiner Untergliederung eingehend berücksichtigt werden. Unterschiede bestehen vor allem in bezug auf die Regio retrobulbaris — die häufig ganz oder teilweise in die Regio praepiriformis einbezogen ist — und in bezug auf die Regio periamygdalaris, von der Teile bei einigen Autoren ebenfalls einbezogen sind, während andererseits Teile der Regio praepiriformis ihr zugeordnet wurden.

Wenn wir dies berücksichtigen, vermindert sich die angegebene Felderzahl zumeist, am stärksten bei VAZ FERREIRA (1951) und WHITE (1965a) von sieben bis acht beschriebenen Unterfeldern der Area 51 auf zwei bis drei. In den späteren Arbeiten von ROSE ist die angegebene Felderzahl um eins bis zwei zu erhöhen[309].

Recht übereinstimmend ergeben sich dann nach den Untersuchungen von BRODMANN, FLORES, ROSE, VAZ FERREIRA, WHITE und LAKOMY für die niederen und/oder makrosmatischen Säuger in der Regio praepiriformis drei bis vier[310] Felder. Aus den Gliederungen von KRIEG (1946a, b) und KREINER (1949) bei der Ratte bleiben jeweils nur zwei präpiriforme Felder übrig, während I. u. N. POPOFF (1929) bei der Ratte sechs Felder unterscheiden. — Eine sehr starke Untergliederung hat MIODONSKI (1971) in einer überwiegend myeloarchitektonisch fundierten Untersuchung beim Hund durchgeführt. In einem lateralen Gebiet unterscheidet MIODONSKI sechs Felder, in einem medialen acht. Zusammen mit der retrobulbären Rinde benennt MIODONSKI insgesamt 15 Felder.

Unter den höheren, mikrosmatischen Primaten hat ROSE (1927b) beim Mantelpavian vier Felder beschrieben, für die er auch strukturelle Unterschiede angibt, während MEYER u. ALLISON (1949) bei *Macaca* nur zwei (darüberhinaus rein topographische Areale: frontal und temporal) angeben. Beim Menschen hat ROSE die Regio praepiriformis nicht untergliedert, während ECONOMO u. KOSKINAS (1925) und ALLISON (1954) ihre Gliederung in 3 bzw. 2 Felder im wesentlichen auf topographische Unterschiede gründen. ECONOMO u. KOSKINAS unterscheiden (ähnlich wie SMITH, 1907) zwischen einer Area piriformis frontalis (FK), insulae (ID) und temporalis (TJ). BROCKHAUS (1940b) ist aufgrund struktureller Unterschiede ebenfalls zu einer Dreigliederung gekommen.

Eine gleiche oder ähnliche Zahl an Feldern besagt nichts über bestehende oder mögliche Homologien. Bedeutsamer hierfür ist die Lage der Felder, und es ist generell zu erwarten, daß homologe Felder selbst bei recht unterschiedlichen Arten in Lage und Lagebeziehungen ähnlich sind. Große Unterschiede selbst bei gleichen oder eng verwandten Arten würden hingegen darauf hinweisen, daß die für die Gliederung herangezogenen Kriterien nicht auch für eine Homologisierung der Teilgebiete ausreichen. Diese Einschränkung gilt offensichtlich für die überwiegende Zahl der vorliegenden Gliederungen.

Von verschiedenen Forschern (I. u. N. POPOFF, KRIEG, KREINER, VAZ FERREIRA, WHITE und PRICE wurden Ratten untersucht. Die klarsten Rindenkarten stammen von I. u. N. POPOFF (1929) und WHITE (1965a). Die Übereinstimmung ist gering. Sie besteht im wesentlichen darin, daß das von WHITE als Area 51a bezeichnete Areal in ähnlicher Weise bei POPOFF durch drei Areale (Prpy 1, 2 und 4) gebildet wird. Das entsprechende Gebiet grenzt dorsolateral an die Regio retrobulbaris (51 g bei WHITE) und den Sulcus rhinalis und geht caudomedial um das Tuberculum olfactorium herum. Vor allem dieses Gebiet wird vom Tractus olfactorius lateralis bedeckt[311]). Area 51b und c von WHITE werden bei POPOFF in einer ähn-

309) ROSE hat seit 1927 Teile der temporalen Regio praepiriformis als Pam 1 der periamygdalären Rinde zugeschlagen und seit 1929 seine Prpi 1 an die Inselrinde (Bicortex) angegliedert.

310) Auch FILIMONOFF (1965) beim anosmatischen Delphin.

311) Die Dicke des Tractus olfactorius lateralis wird von vielen Untersuchern (betont von WHITE, 1965a) als Kriterium für die Untergliederung der präpiriformen Rinde herangezogen. Wir räumen diesem Merkmal hierfür keinen hohen Wert ein, weil wir eine direkte und durchgehende Beziehung zwischen der örtlich begrenzten Auflagerung des Hauptbündels und dem Bau und der Differenzierung der darunterliegenden Rinde nicht erkennen können.

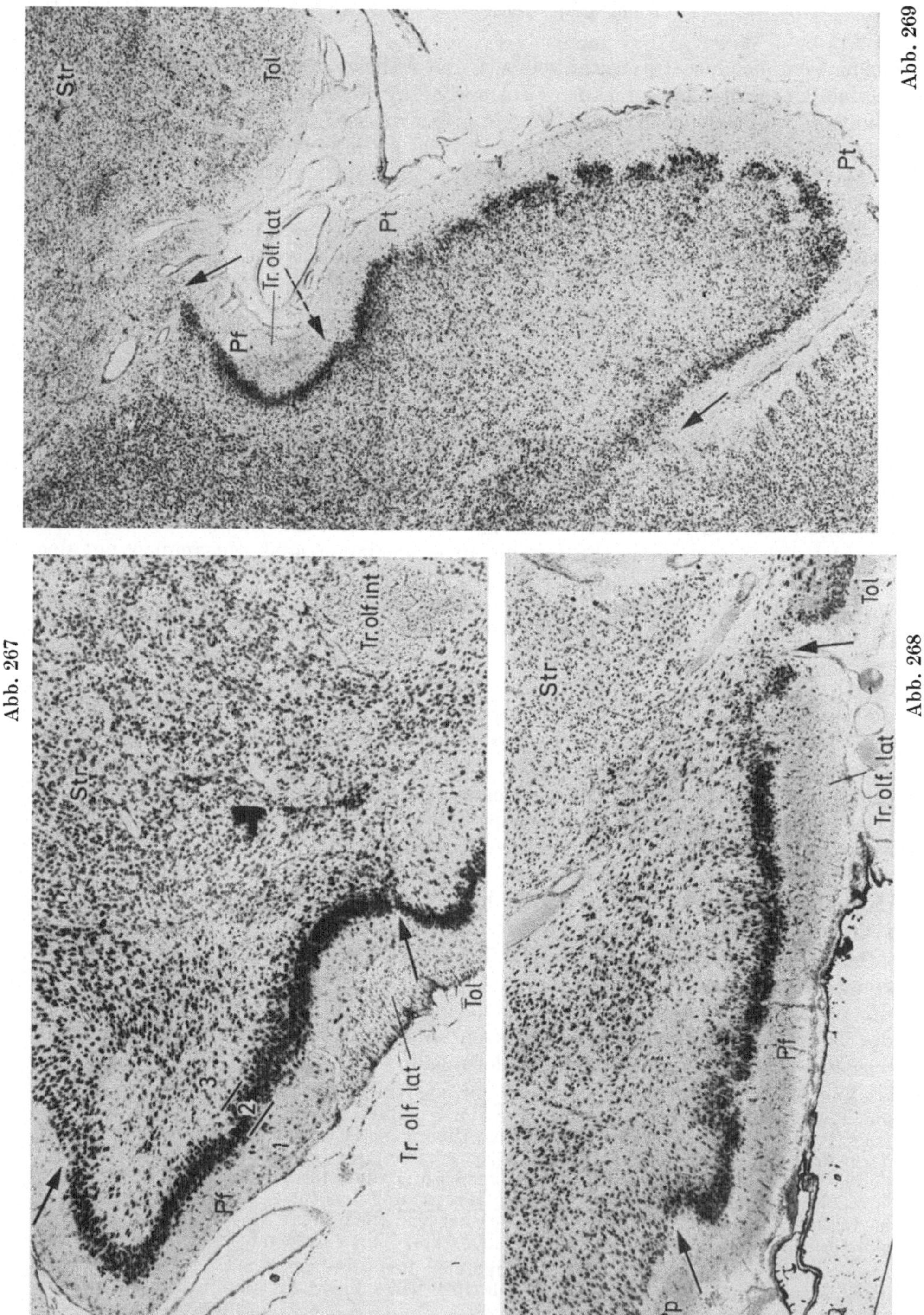

Abb. 267—271. Frontalschnitte durch die Regio praepiriformis. Kresylviolett; alle Schnitte 20 μ dick. Die Pfeile markieren die Grenzen der Gebiete; volle Pfeile zwischen Regionen, gestrichelte Pfeile zwischen Feldern. *Aa* Area periamygdalaris anterior, *Am* Area periamygdalaris medialis, *B* Nucleus basalis des Mandelkerns, *Ce* Nucleus centralis des Mandelkerns,

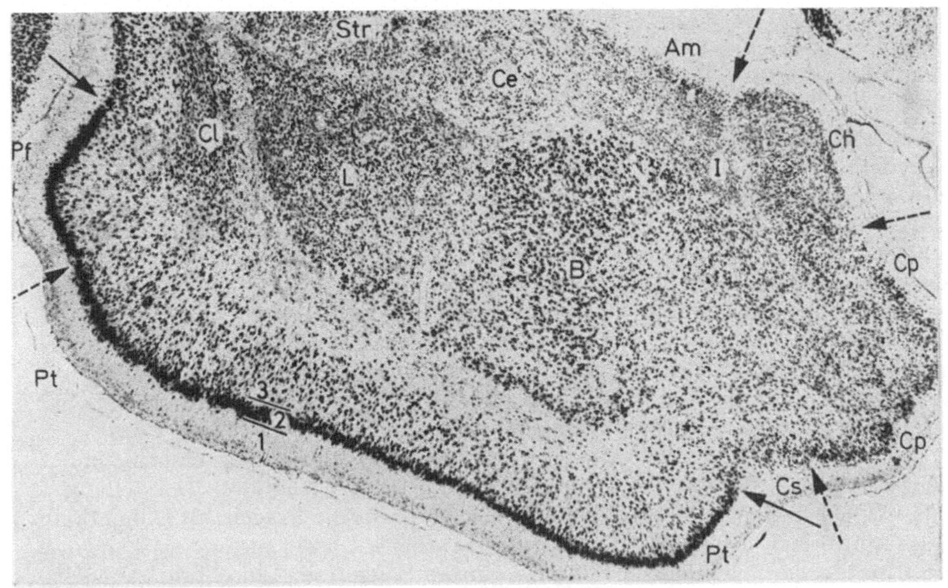

Abb. 270

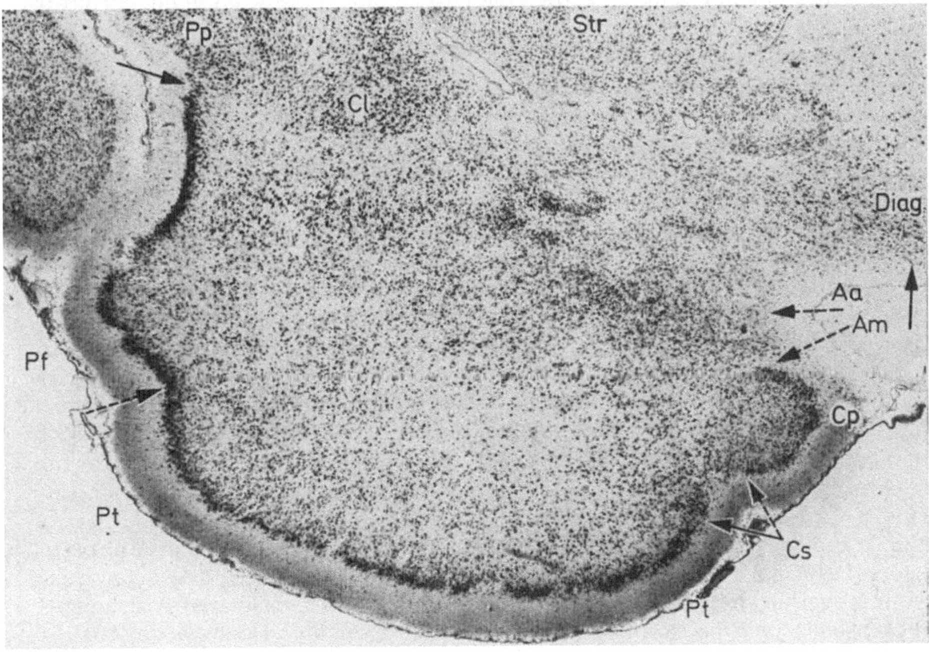

Abb. 271

Ch Area periamygdalaris parahippocampalis, *Cl* Claustrum, *Cp* Area periamygdalaris principalis, *Cs* Area periamygdalaris semiannularis, *Diag* Regio diagonalis, *I* Interstitielle Zellmassen, *L* Nucleus lateralis des Mandelkerns, *Pf* Area praepiriformis frontalis, *Pp* Peripalaeocortex, *Pt* Area praepiriformis temporalis, *Str* Striatum, *Tol* Tuberculum olfactorium, *Tr.olf.lat* Tractus olfactorius lateralis, *Tr.olf.int* Tractus olfactorius internus, *1* Stratum moleculare, *2* Stratum densocellulare, *3* Stratum multiforme. Abb. 267: Spitzhörnchen *(Tupaia glis)*, Schnitt durch Area frontalis, 38,0 × vergrößert; Abb. 268: Indri *(Indri indri)*, Schnitt durch Area frontalis, 27,0 × vergrößert; Abb. 269: Weißnasen-Meerkatze *(Cercopithecus ascanius)*, Übergang der Area frontalis in die Area temporalis, 21,3 × vergrößert; Abb. 270: Spitzhörnchen, Schnitt durch Area temporalis, 22,0 × vergrößert; Abb. 271: Indri, Schnitt durch Area temporalis, 16,0 × vergrößert

lichen Weise von Prpy 3, Prpy 5 und Pam 1 gebildet. Die Grenzen innerhalb dieser Großgebiete stimmen in den Gliederungen nicht überein.

Nach Rose (1927a, b) soll eine Homologisierung der Felder in den meisten Säugetierordnungen leicht durchführbar sein. Nur bei den Primaten soll sie auf Schwierigkeiten stoßen, weil hier zu einer Verlagerung der präpiriformen Rinde (s. Abschnitt 4.2.1.) Rückbildungen in Ausdehnung und Differenzierung hinzukommen. In den ausgedehnten vergleichenden Untersuchungen von Rose läßt sich aber ein einheitliches und durchgehendes Prinzip in Lage und Ausdehnung der Einzelfelder, die die Regio praepiriformis zusammensetzen, nicht erkennen. Die stärksten Abweichungen von einem allgemeineren Typus finden sich bei Opossum und Igel, bei denen statt der üblichen zwei Felder, die dem Sulcus rhinalis anliegen (Prpy 1 vorn und Prpy 3 hinten), nur die Prpy 1 diese Lage hat und die Prpy 3 vom Sulcus ganz abgedrängt ist.

Die präpiriforme Rinde der *Maus* wurde von Rose dreimal untersucht und in Rindenkarten dargestellt (1912, 1927a, und 1929b). Alle drei Darstellungen weichen stark voneinander ab. Es erheben sich daraus die Fragen, ob 1. innerhalb der präpiriformen Rinde überhaupt so wesentliche Unterschiede bestehen, daß eine Untergliederung (möglichst) in der ganzen Säugerreihe durchführbar ist[312]), und, sollte dies der Fall sein, ob 2. die Übereinstimmungen sowohl in der Struktur als auch in den Lagebeziehungen so eindeutig sind, daß eine Homologie auch dieser Untergebiete gut gesichert erscheint.

Wir haben ausgewählte Stadien der aufsteigenden Primatenreihe daraufhin untersucht und gefunden, daß neben vielen örtlichen Varianten, die sich bei einzelnen Arten oder auch bei ganzen Gruppen von Arten finden, zwei Großgebiete stets deutlich voneinander unterscheidbar sind. Die Grenze zwischen den beiden fällt recht genau mit der Vallecula bzw. Fossa lateralis cerebri zusammen, so daß sie sich recht zutreffend als frontales und temporales Gebiet *(Area praepiriformis frontalis* und *temporalis)* bezeichnen lassen. Lateral, dem Sulcus rhinalis anliegend, greift das frontale Feld mehr oder weniger stark auf den Temporallappen über.

Der cytoarchitektonische Hauptunterschied zwischen diesen Feldern liegt in der dritten Schicht[313]). Diese besteht in der Area frontalis aus zwei Lagen, von denen die oberflächliche sehr zellarm, die tiefere zellreicher ist. In der Area temporalis ist diese Zonenbildung viel weniger deutlich und die ganze dritte Schicht ist vergleichsweise zellreich (vgl. Abb. 267 u. 270). — Weitere Argumente für diese Gliederung ergeben sich aus der Myeloarchitektonik des menschlichen Gehirns (s. 8.7.2.) und aus der Histochemie (s. 8.7.4.).

Wir kommen damit zu einer Zweiteilung, wie sie ähnlich auch von Meyer u. Allison (1949) bei Affen und von Rose (1927b) und Allison (1954) beim Menschen durchgeführt wurde. Der Abgliederung eines dritten, insulären Abschnittes beim Menschen (wie bei Economo u. Koskinas, 1925 und Brockhaus, 1940b) sind wir nicht gefolgt, weil wir ein solches intermediäres Teilgebiet vom frontalen Feld strukturell nicht sicher trennen konnten.

Verglichen mit den Gliederungen bei makrosmatischen Säugern entspricht die Area temporalis recht genau dem „Tuber pyriforme" oder Feld 51d von Brodmann (1909) beim Igel. Wesentlicher Bestandteil des temporalen Feldes in den Gliederungen von Rose ist Pam 1.

---

[312]) Viele Untersucher haben die einheitliche Grundstruktur dieser Region hervorgehoben. Nach Pigache (1970) sind dies u. a. Brodmann (1909), O'Leary (1937), Meyer u. Allison (1949), Allison (1954) und Valverde (1965). Zu ergänzen wäre Price (1973).

[313]) White (1965a) untergliederte hingegen vor allem aufgrund von Unterschieden in der 1 α und der Zellschicht (2). Über die Schichten s. 8.7.1.2.

8.7.1.2. Schichtung und Schichtenzahl

Die Zahl der für die Regio praepiriformis angegebenen Schichten variiert zwischen drei und fünf[314]). Drei Schichten werden angegeben von GANSER (1882), WINKLER u. POTTER (1914), GRAY (1924), I. u. N. POPOFF (1929), MITTELSTRASS (1937), VAZ FERREIRA (1951), ORTMANN (1957b), WHITE (1962, 1965a), LOHMAN u. LAMMERS (1967), STEVENS (1969) und PIGACHE (1970), vier Schichten von HERRICK (1924a), O'LEARY (1937), KRIEG (1946b), KREINER (1949), VALVERDE (1965) und MIODONSKI (1971), und fünf Schichten von CALLEJA (1893) und CAJAL (1903, 1911). Bei ROSE schwanken die Angaben zwischen drei und vier Schichten. Die Angaben von BROCKHAUS (1940b) deuten auf vier Schichten.

CALLEJA, CAJAL und MIODONSKI haben die Fasern des Tractus olfactorius als eigene Schicht betrachtet, während diese bei den meisten Untersuchern mit in die Molekularschicht einbezogen werden. Die verbleibenden Unterschiede zwischen einer Dreischichtung einerseits und einer Vierschichtung andererseits beruhen auf einer Unterteilung der Zellschicht — die zumeist als Einheit betrachtet, von VALVERDE hingegen in zwei Schichten untergliedert wird — oder auf einer Unterteilung der tiefen multiformen Schicht. Diese wurde von CALLEJA, CAJAL, O'LEARY, KRIEG und KREINER in zwei Schichten gegliedert. BROCKHAUS (1940b) bezeichnet die Gesamtheit der Zellen als Schicht C und gliedert diese in C α, C β und C γ. Die verschiedene Art der Unterteilung bringt es mit sich, daß identische Schichten nicht bei allen Untersuchern mit gleichen Nummern bzw. Bezeichnungen versehen sind. PIGACHE (1970) hat verschiedene Arten der Unterteilung miteinander verglichen und findet eine Gliederung in drei Schichten am zweckmäßigsten. Wir schließen uns dieser Auffassung an, da sie den Vorteil hat, nicht nur bei allen bisher untersuchten Arten einschließlich des Menschen anwendbar zu sein, sondern auch für die beiden, oben genannten Grundtypen der präpiriformen Rinde.

In entsprechender Weise wie bei den anderen Regionen des Palaeocortex bezeichnen wir die drei Schichten als

(1) Stratum moleculare,
(2) Stratum densocellulare und
(3) Stratum multiforme.

Die Schichten und ihre Bauelemente werden im Abschnitt 8.7.5. näher erörtert. Dort finden sich auch Hinweise auf synonyme Bezeichnungen.

Von ROSE (1912) und VAZ FERREIRA (1951) wurde die Zellschicht (2) mit den Schichten II—III des Brodmannschen Isocortex und die multiforme Schicht (3) mit den Schichten IV—VI homologisiert. ROSE ist später (nach 1926) von dieser Auffassung abgerückt. WINKLER u. POTTER (1914) haben die Zellschicht mit der V. und die multiforme Schicht mit der VI. Schicht identifiziert. Hierzu s. auch S. 14 und 182.

Im *cytoarchitektonischen Grundbild* der Regio praepiriformis (Abb. 267 u. 270) lassen sich diese Schichten wie folgt charakterisieren: Die Molekularschicht (1) ist breit und von der Zellschicht (2) scharf abgesetzt. Letztere ist schmal und sehr dichtzellig und dadurch deutlich auch von der zellärmeren, sehr breiten multiformen Schicht (3) zu trennen. In der Tiefe wird die multiforme Schicht durch die Capsula externa bzw. einen (ventralen) Ausläufer des Claustrum begrenzt. Zellen dieses Ausläufers wurden teilweise in die tiefe Schicht einbezogen (z. B. von ROSE, 1927a, S. 26).

Dieser Grundtypus kann durch zahlreiche Varianten, die in allen drei Schichten vorkommen, abgewandelt werden. In der Molekularschicht (1) tritt das markreiche Substratum (=Sublamina) superficiale (1 α bei FLORES, ROSE, VAZ FER-

---

[314]) Nur zwei Schichten benennt LAKOMY (1970) und als dritte Schicht den Tractus olfactorius lateralis.

REIRA, WHITE, u. a.) in sehr unterschiedlicher Stärke auf. Es enthält die Fasern des Tractus olfactorius lateralis und ist naturgemäß dort am dicksten, wo der gebündelte Tractus olfactorius verläuft. Mit zunehmender Entfernung vom Tractus wird die Faserschicht dünner. An den Grenzen der präpiriformen Region gegen den Peripalaeocortex und die entorhinale Rinde hört diese Schicht ganz oder weitgehend auf. Die markarme Restschicht ist viel gleichmäßiger dick und läßt sich in eine gliazellreichere äußere Unterschicht (1a, Substratum supratangentiale) und eine gliazellärmere innere Unterschicht (1b, Substratum tangentiale) gliedern. Nach VAZ FERREIRA (1951) und WHITE (1965a) enthält 1a weniger Fasern als 1b. Diese Untergliederung ist auch physiologisch fundiert (s. 8.7.6., 8.7.7.). Beim Menschen lassen sich in der ersten Schicht deutliche Unterschiede zwischen der Area frontalis und temporalis erkennen (s. Abschnitt 8.7.2. und Abb. 275—277).

In der zweiten Schicht wird von VALVERDE (1965) eine äußere Schicht kleiner Pyramidenzellen von einer inneren Schicht mittelgroßer Pyramidenzellen abgetrennt. Die innere Zone wurde von I. u. N. POPOFF (1929) als sub-α-Saum bezeichnet. Sie kann bei starkem Auftreten die scharfe Grenze gegen die dritte Schicht verwischen. Deutlich lassen sich diese beiden Lagen in einigen Bereichen der Area frontalis unterscheiden, während dies in der Area temporalis kaum möglich ist. Hier drängen örtlich sogar die größeren Zellen stärker an die Oberfläche. In der Area frontalis ist das in den Peripalaeocortex überleitende Endstück häufig groß- und lockerzelliger (in Abb. 267 in der Lippe des Sulcus rhinalis gelegen), das in das Tuberculum olfactorium überleitende Endstück häufig klein- und dichtzelliger (in Abb. 267 unter dem Tractus olfactorius lateralis).

In der dritten Schicht finden sich cytoarchitektonisch die größten Unterschiede. Im frontalen Feld kann die typische Differenzierung in eine äußere zellarme und eine innere zellreiche Unterschicht im Übergangsbereich zum Tuberculum olfactorium fehlen. Hier ist die multiforme Schicht schmal und insgesamt zelldicht (Abb. 267). Möglicherweise spielt hierbei die durch den Tractus olfactorius lateralis verursachte Einbuchtung (Kompression ?) eine Rolle. Im temporalen Bereich ist die Schicht zelldicht, bei gleichmäßiger Verteilung der Zellen. Hier kann in beiden Übergangsgebieten zu den Nachbarstrukturen unterhalb der zelldichten zweiten Schicht eine Aufhellung auftreten (Abb. 270). Im Bereich des Sulcus rhinalis handelt es sich dabei um ein Mischgebiet, welches überwiegend die Merkmale der Area frontalis hat, und dieser zugeordnet wird.

8.7.1.3. Quantitative Vergleiche

Es gibt eine ganze Reihe allgemeiner Äußerungen dahingehend, daß die Regio praepiriformis vom Ausbildungsgrad des olfactorischen Systems abhängig ist und bei Mikrosmatikern deutliche Rückbildungserscheinungen zeigt[315]). Diese Aussagen haben sich für die Primaten durch Größenmessungen bestätigen lassen: bei den höheren mikrosmatischen Primaten ist die Größe der präpiriformen Rinde deutlich reduziert.

---

[315]) Bezüglich der Anosmatiker gehen die Auffassungen auseinander. Während ROSE (1914/15, 1927b) aufgrund von Untersuchungen bei Vögeln annimmt, daß eine Regio praepiriformis nicht ausgebildet ist, wenn ein Bulbus olfactorius fehlt, haben nach BREATHNACH (1953), FILIMONOFF (1965) und JACOBS *et al.* (1971) auch anosmatische Wale eine deutliche Regio praepiriformis. Wir werden auf die fraglichen Strukturen bei Walen zurückkommen (8.7.1.4.).

In den Tabellen 3 und 6 sind Daten enthalten[316]), die einen Größenvergleich der Regio praepiriformis in einigen Stadien der aufsteigenden Primatenreihe ermöglichen. (Getrennte Angaben über die beiden Felder — frontal und temporal — liegen noch nicht vor.) Aus den *Oberflächen*messungen in Tabelle 3 ergibt sich, daß der Anteil der präpiriformen Rinde am Gesamtpalaeocortex bei 30% liegt und sich von den basalen Insectivoren bis zum primitiven Nachtaffen nicht verändert. Dies und die übrigen in Tabelle 3 enthaltenen Prozentzahlen sprechen dafür, daß die präpiriforme Rinde in einem ähnlichen Ausmaß reduziert wird, wie der Bulbus olfactorius[317]) und weitere olfactorische Zentren wie Tuberculum olfactorium und Regio periamygdalaris. Die gleiche Information ergibt sich aus dem allometrischen Vergleich. Die Indexzahlen der genannten Strukturen stimmen innerhalb einer Art recht gut überein (Tabelle 3) und zeigen, daß die Oberflächen von den basalen Insectivoren bis zum Nachtaffen um etwa drei Fünftel abnehmen.

In den *Volumen*vergleichen der Tabelle 6 ist die Regio praepiriformis in einem Komplex enthalten, der auch Regio retrobulbaris und Tuberculum olfactorium beinhaltet. Da die Regio praepiriformis die mit Abstand größte Struktur dieses Komplexes ist, mögen die dort gegebenen Zahlen den Trend in den Veränderungen der präpiriformen Rinde widerspiegeln. Sowohl Prozentzahlen als auch Indices weisen auf eine starke Reduktion des Gebietes bei den höheren Primaten und beim Menschen hin.

Weitere Volumenmessungen über die Regio praepiriformis liegen vor von KRETSCHMANN u. WINGERT (1969, ontogenetische Größenentwicklung, s. Abschnitt 6.2.) und von KRUSKA u. STEPHAN (1973; Veränderungen in der Domestikation).

STEVENS (1969) hat Messungen über Schichtendicke, Zelldichte und Zellgröße bei der Katze vorgelegt und darin bestätigt, daß die Zellen in der zweiten Schicht ihre größte Dichte haben und in der dritten Schicht durchschnittlich etwas größer sind als in der zweiten. An Schichtendicken (Celloidinmaterial) fand STEVENS 0,4 mm für die erste, 0,3 mm für die zweite und 0,7 mm für die dritte Schicht.

---

316) Die Daten der Tabelle 3 wurden den Oberflächenmessungen von STEPHAN (1961) entnommen. Weitere Oberflächenmessungen liegen vor von ST. ROSE (1927, diverse Säuger); I. u. N. POPOFF (1929, Ratte); HARDE (1950, Maus; 1955, Indische Hörnchen); STEPHAN (1954a, Wanderratte und Laborratte; 1954b, Wild- und Gefangenschaftsfüchse; 1956b, Insectivoren und Primaten); STEPHAN u. BAUCHOT (1959, terrestrische und semiaquatile Talpiden) und FILIMONOFF (1965, diverse Säuger). Die Ergebnisse dieser Untersuchungen, überwiegend in Form von prozentualen Anteilen an größeren Cortexeinheiten ausgedrückt, lassen sich nur schwierig miteinander vergleichen, weil die Bezugssysteme und teilweise auch die Meßorte (Oberfläche der ersten oder zweiten Schicht) verschieden sind.

317) Hingegen verschiebt sich bei ST. ROSE (1927) dieses Verhältnis in einigen Stadien einer aufsteigenden Säugerreihe zugunsten der präpiriformen Rinde. Die unterschiedlichen Ergebnisse sind möglicherweise auf abweichende Grenzziehungen und/oder auf den verschiedenen Ort der Messungen zurückzuführen (meningeale Oberfläche bei ST. ROSE, Mitralzellschicht, bzw. zelldichte Schicht in unseren Messungen).

Legenden zu den nachfolgenden Abbildungen

Abb. 272—274. Frontalschnitte durch die Regio praepiriformis des Menschen. Kresylviolett, 20 μ dick, 7,8 × vergrößert. *e* Regio entorhinalis. Übrige Abkürzungen und Markierungen wie bei Abb. 267—271. Abb. 272: Schnitt (Nr. 1805) durch den rostralen Beginn (= Area temporalis); Abb. 273: Schnitt (Nr. 1895) durch die größte Ausdehnung; Abb. 274: Schnitt (Nr. 1985) durch das caudale Ende

Abb. 275—277. Frontalschnitte durch die Regio praepiriformis des Menschen. Faserfärbung nach Heidenhain-Woelcke, 20 μ dick, 8,1 × vergrößert. Den Schnitten der Abb. 272—274 benachbart. Abb. 275: Schnitt Nr. 1802; Abb. 276: Schnitt Nr. 1902; Abb. 277: Schnitt Nr. 1981

Abb. 272

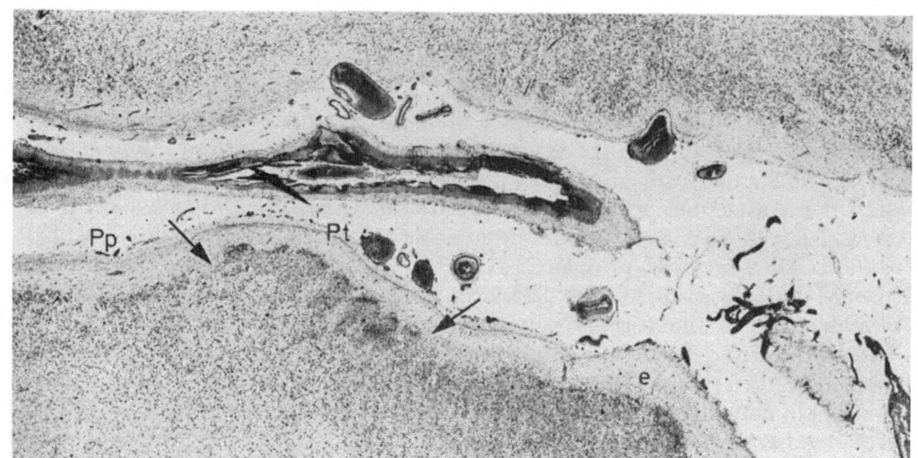

Abb. 273

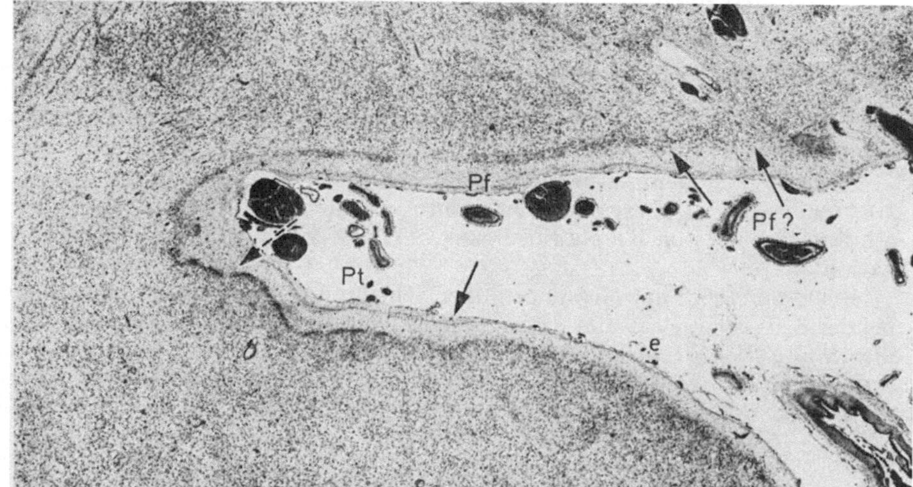

Abb. 274

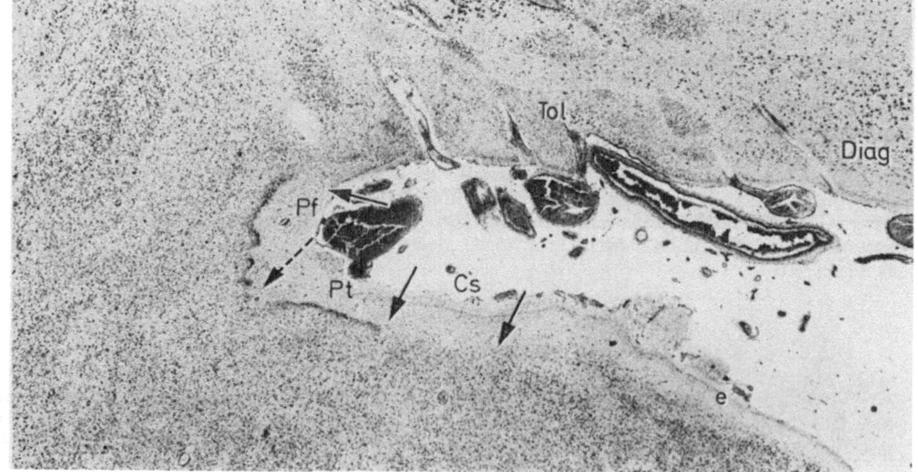

Abb. 272—274 und Abb. 275—277. Legenden siehe S. 437

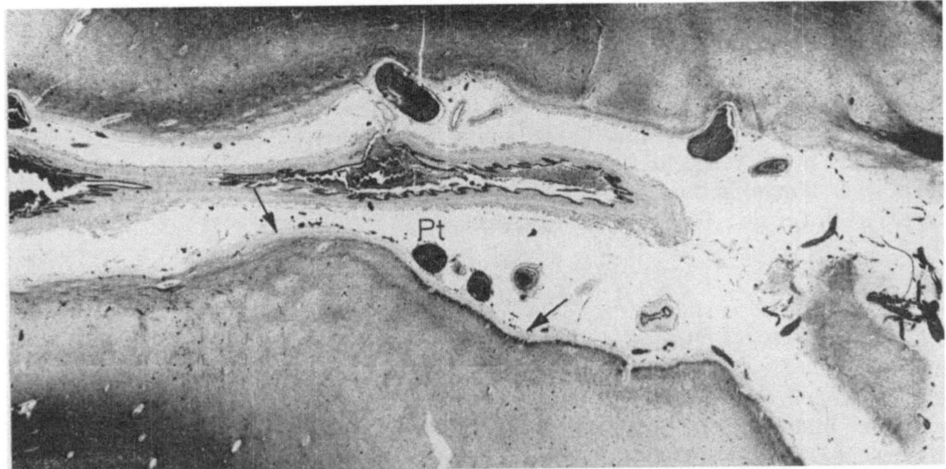

Abb. 275

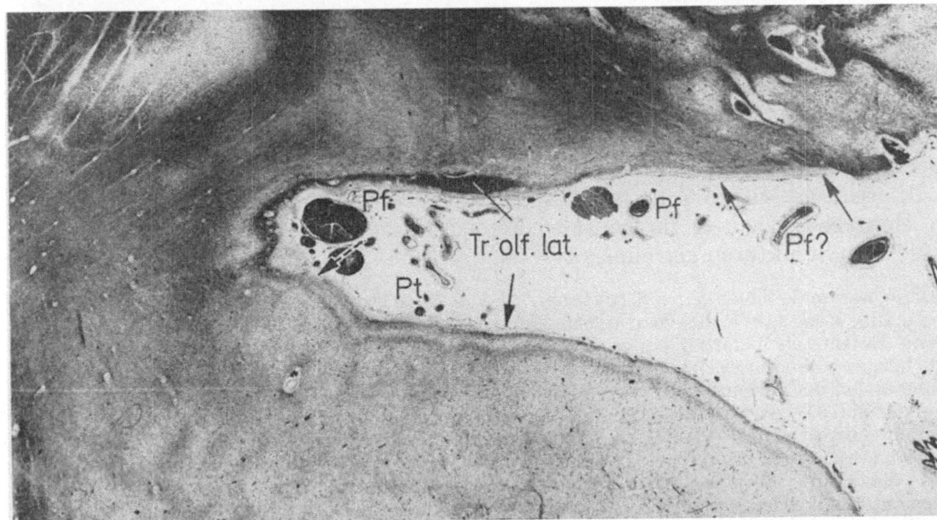

Abb. 276

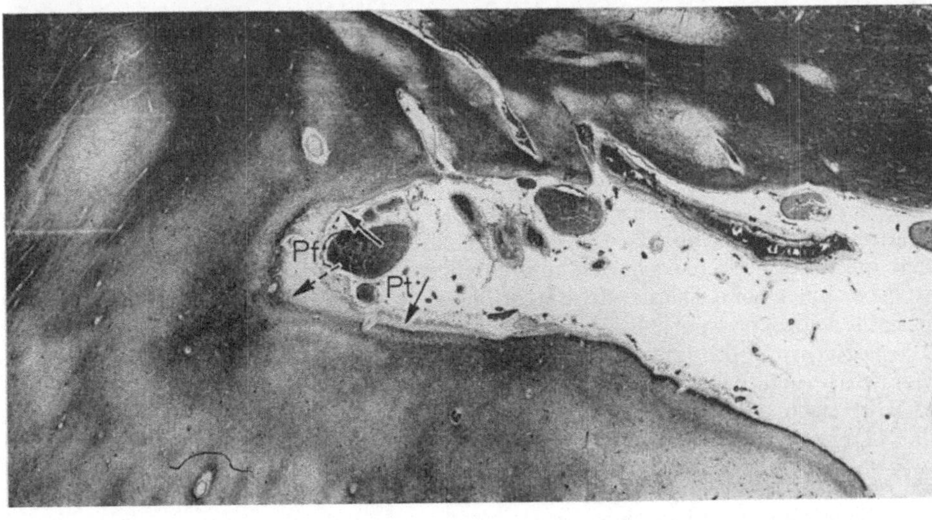

Abb. 277

Eigene Messungen an Paraffinmaterial (stärkere Schrumpfung) führten zu etwas geringeren Werten, und zwar fanden wir 0,2—0,3 mm für die erste (ohne 1 α) 0,1—0,2 mm für die zweite und 0,5—0,7 mm für die dritte Schicht. Wesentliche Unterschiede in Abhängigkeit von der Körpergröße fanden wir nicht, d. h. die angegebenen Werte gelten sowohl für Insectivoren und kleine Halbaffen einerseits, als auch für den Menschen andererseits.

8.7.1.4. Qualitative Vergleiche

Wird die deutliche Größenreduktion der Regio praepiriformis bei den höheren Primaten und beim Menschen von einer entsprechenden Reduktion der strukturellen Differenzierung begleitet? Rose (1927b) hat von Rückbildungserscheinungen in der „inneren" Differenzierung gesprochen; nach Brockhaus (1940b) sind zumindest die vorderen Abschnitte der präpiriformen Rinde des Menschen wahrscheinlich sehr rudimentär.

Vergleichen wir das Spitzhörnchen *(Tupaia)*, eine Form mit sehr stark entwickeltem olfactorischem System, mit je einem Halbaffen und einem Affen mit sehr stark reduziertem olfactorischem System *(Indri* und *Cercopithecus)* und schließlich mit dem Menschen (Abb. 267—277), so können wir feststellen, daß 1. die *strukturellen* Veränderungen vergleichsweise gering sind und 2. die Unterschiede zwischen dem frontalen und dem temporalen Feld voll bestehen bleiben. Die sehr charakteristische dichte Zellschicht bleibt auch bei sehr starker Reduktion, wie beim Menschen, erhalten; im frontalen Bereich bleibt sie durch eine zellarme Zone von tieferen Strukturen getrennt.

Diese Merkmale fehlen jenen Strukturen, die von Breathnach (1953), Filimonoff (1965) und Jacobs *et al.* (1971) bei den anosmatischen Walen als präpiriforme Rinde angesehen werden. Es entstehen daraus einige Zweifel, ob es sich wirklich um diese Rinde handelt. Möglicherweise handelt es sich um tiefe Strukturen (Claustrumausläufer?), die nach kompletter Reduktion der präpiriformen Rinde frei an die Oberfläche treten. Auffällig ist nämlich, daß in der von Jacobs *et al.* als orbito-insulärer Mesocortex bezeichneten Nachbarstruktur[318]) eine dichtzellige zweite Schicht ausgesprochen gut ausgebildet ist. Im Übergang zur „praepyriform area" der Autoren bricht diese Schicht abrupt ab, während sich die Molekularschicht gleichzeitig stark verbreitert. Ein ähnliches Verhalten haben wir bei keinem der hier untersuchten mikrosmatischen Primaten finden können.

Die mäßigen Veränderungen bestehen hauptsächlich in einer allgemeinen Auflockerung der Zellen (auch Stephan u. Andy, 1970), die mit einer zunehmenden Verwischung der Schichten und Durchmischung der Zelltypen einhergeht. Sie sind jedoch nicht so stark wie in Bulbus olfactorius und Tuberculum olfactorium. Die Auflockerung ist in der zelldichten Schicht (2) besonders deutlich. Diese bei *Tupaia* festgefügte Schicht (Abb. 270) zeigt beim *Indri* besonders im temporalen Feld größere Lücken (Abb. 271) und bei *Cercopithecus* (Abb. 269) deutliche Haufenbildungen, die auch beim Menschen stellenweise stark ausgeprägt sind (Abb. 272). — Während *Tupaia* eine klare tiefe Begrenzung der dritten Schicht aufweist, besteht diese klare Grenze bei den untersuchten mikrosmatischen Formen nicht mehr. Aber auch beim Demidoff-Galago, einem makrosmatischen Halbaffen, besteht sie in so großer Deutlichkeit wie bei *Tupaia* nicht.

Die Verlagerung des temporalen Feldes, die in Abschnitt 4.2.1. näher erörtert wurde, wird auch beim Vergleich der Abbildungen deutlich. Die bei *Tupaia* (Abb. 270) nach ventrolateral gerichtete Area temporalis blickt beim *Indri* (Abb. 271) nach ventral, bei *Cercopithecus* (Abb. 269) nach medial und beim

[318]) Bei Filimonoff (1965) wurden offensichtlich auch diese Strukturen (zumindest teilweise) in die präpiriforme Rinde einbezogen.

Menschen (Abb. 272—274) schließlich nach dorsal. Weiterhin liegt die Area temporalis bei den höheren Primaten nicht mehr hauptsächlich hinter der Area frontalis (wie bei *Tupaia* und *Indri*), sondern etwa auf gleicher Höhe *(Cercopithecus)*. Beim Menschen kann sie sogar weiter nach rostral reichen als die Area frontalis.

8.7.2. Die Regio praepiriformis des Menschen

Untersuchungen bzw. Angaben über die Regio praepiriformis des Menschen liegen vor von Economo u. Koskinas (1925), Rose (1927b), Hilpert (1928), Beck (1930/31), Brockhaus (1940b), Allison (1954) und Pigache (1970, Übersicht).

Lage und Ausdehnung

Bezüglich des frontalen Feldes, das in enger Lagebeziehung zum Tractus olfactorius lateralis als schmales Band vom Ansatz des Pedunculus olfactorius bis zum Temporallappen nach lateral zieht (s. Abb. 32), bestehen zwischen den verschiedenen Untersuchern keine wesentlichen Differenzen. Größere Unterschiede bestehen hingegen bezüglich der Lage und Ausdehnung des temporalen Feldes. Hinweise hierauf finden sich bei Rose (1927b), Beck (1930/31), Brockhaus (1940b) und Allison (1954). Übereinstimmung besteht darin, daß die Area praepiriformis temporalis medial von der Verwachsungsstelle zwischen Temporal- und Frontallappen liegt (Abb. 278—280, 288). Bei Rose, Beck und Brockhaus schließt die rostrale Grenze dieses Feldes etwa mit der Vorderkante der Verwachsungszone ab, während das Feld bei Allison weiter nach rostral vorspringt. Wir haben bei der Untersuchung diverser Gehirne gefunden, daß beide Varianten vorkommen. Bei dem in den Abb. 272—277 dargestellten Gehirn liegen die Verhältnisse wie von Allison angegeben; in anderen Frontalserien beginnt die Area temporalis erst nach der Verschmelzung.

Die Ausdehnung des Gebietes ist bei Beck nur gering, bei Rose[319]) und Allison deutlich größer. Vor der periamygdalären Zone steht bei Rose (Abb. 278) die präpiriforme Region durch einen schmalen Saum mit der entorhinalen Rinde in Verbindung[320]). Bei Allison (Abb. 280) ist diese Kontaktzone sehr breit und die periamygdaläre Rinde schiebt sich nicht zwischen die präpiriforme und entorhinale Rinde hinein, während bei Beck präpiriforme und entorhinale Rinde ganz durch die weit nach rostral reichende periamygdaläre Zone voneinander getrennt sind (Abb. 279). In eigenen Schnittserien fanden wir sowohl die von Rose als auch die von Allison dargestellten Verhältnisse verwirklicht, nicht hingegen die von Beck dargestellten. Bei der offensichtlich sehr großen Variabilität in diesem dorsalen temporalen Bereich mögen jedoch auch solche Verhältnisse vorkommen[321]). Dies gilt auch für das von Vogt (1919) gegebene Schema (unsere Abb. 3). Bei Vogt wird ein der Area praepiriformis temporalis entsprechendes Gebiet als ai^5

---

[319]) Bei Rose bestanden Zweifel, ob das in unserer Abb. 278 als Pam 1 bezeichnete Areal wirklich zur periamygdalären Rinde gehört, oder Teil der präpiriformen Rinde ist. Bei den tierischen Primaten werden von Rose verschiedene Gebiete als Pam 1 bezeichnet. Bei *Lemur* steht Pam 1 für ein Gebiet, welches unserer Area praepiriformis temporalis entspricht, bei *Papio* hingegen für ein wirklich periamygdaläres Gebiet. Letzteres scheint auch für den Menschen zuzutreffen, wie ein Vergleich der Tafel 60 von Rose (cytoarchitektonisches Bild) mit eigenen Schnittserien ergab.

[320]) Ähnlich bei Brockhaus (1940b) mit seinem Feld prAmo.

[321]) In Anbetracht dieser erheblichen Variabilität halten wir den Versuch von Allison (1954), seine eigenen Befunde über Lage und Ausdehnung des temporalen präpiriformen Feldes voll mit jenen von Rose und Beck in Deckung bringen zu wollen, für bedenklich. Fehlerhaft ist sicherlich auch seine Feststellung, daß große Teile seiner präpiriformen Rinde der vorderen entorhinalen Rinde von Rose entsprechen (auch Pigache, 1970).

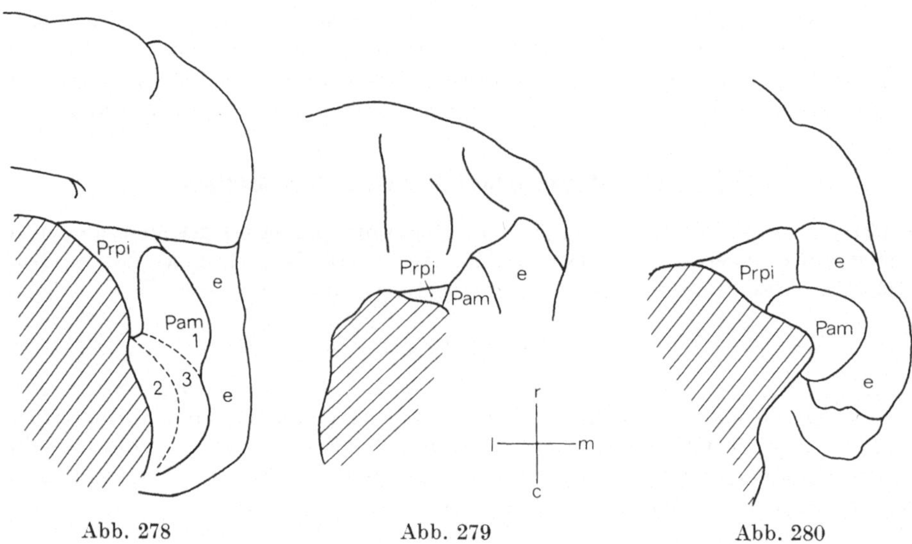

Abb. 278—280. Rekonstruktionen der Area praepiriformis temporalis des Menschen. *e* Regio entorhinalis, *Pam* Regio periamygdalaris, *Prpi* Regio praepiriformis. Richtungsbezeichnungen: *c* caudal, *l* lateral, *m* medial, *r* rostral. Abb. 278: nach Rose (1927b), seitenverkehrt; Abb. 279: nach Beck (1930/31); Abb. 280: nach Allison (1954)

bezeichnet. PNA und Seml sind periamygdaläre Gebiete (Pam in Abb. 278—280), λ ist entorhinale Rinde (e). Ein Vergleich zeigt, daß sich in der Darstellung von Vogt Anklänge an alle drei Schemata (Abb. 278—280) finden.

Gliederung

Es wurde schon ausgeführt (s. S. 431), daß Rose (1927b) die präpiriforme Rinde des Menschen nicht untergliedert hat (Regio praepiriformis communis). Von Allison (1954) wurde sie in zwei und von Economo u. Koskinas (1925) nach topographischen Gesichtspunkten in drei Felder unterteilt. Brockhaus (1940b) hat nach strukturellen Merkmalen in drei Felder gegliedert, und zwar in Area dorsalis, intermedia und ventralis. Für die Trennung der beiden erstgenannten Felder haben wir in architektonischen Studien keine eindeutigen Hinweise finden können; auch vergleichend-anatomisch fanden wir hierfür keine ausreichende Begründung. Wir haben diese Gebiete deswegen — wie bei den nichtmenschlichen Säugern — in der Area frontalis zusammengefaßt und sie der Area temporalis (ventralis bei Brockhaus) gegenübergestellt. Wir kommen somit zur gleichen Einteilung wie Allison (1954).

Differenzierung

Einige Angaben zur laminären und/oder arealen Differenzierung der präpiriformen Rinde des Menschen finden sich bei Economo u. Koskinas (1925) und Brockhaus (1940b). In der *ersten Schicht* (Molekularschicht) fanden Economo u. Koskinas eigentümliche subpiale, zur Oberfläche parallel und reihenweise liegende Gliakernzüge, die auf eine breite Markfaserschicht hinweisen. Diese Gliazone tritt in den Abb. 272—274 deutlich hervor und ein Vergleich mit Faserfärbungen (Abb. 275 bis 277) zeigt, daß sie oberhalb der Fasern des Tractus olfactorius lateralis liegt. Der markfaserfreie Außensaum wird wahrscheinlich von den peripheren Ausläufern der Gliazellen gebildet. — Auch nach BROCKHAUS hat die Area praepiriformis des Menschen eine besonders breite, faserreiche erste Schicht mit einer eigentümlichen Lagenbildung, die durch die durchziehenden kompakten Fasermassen des Tractus olfactorius lateralis bedingt ist. In der Area frontalis (dorsalis bei BROCKHAUS) lassen sich nach dem Gliagehalt drei Zonen unterscheiden: ganz außen ein schmaler gliareicher Randstreifen, dann eine etwa doppelt so breite Zone von mittlerem Gliareichtum, und dann eine wiederum etwas gliaärmere Zone, die als lichter Streifen erscheint. Im Faserbild hat BROCKHAUS die erste Schicht sogar fünffach untergliedert, doch weist er darauf hin, daß die Zonen unregelmäßig ausgebildet sind und eine starke individuelle Variabilität besteht.

Die *zweite Schicht* ist nach BROCKHAUS (dort C α) unterbrochen und von wechselnder Breite sowie von wechselndem Zellreichtum. Die Zellen dringen auch in die erste Schicht vor. Die äußere Zone der *dritten Schicht* (C β bei BROCKHAUS) ist sehr zellarm und die Zellen sind etwas größer als in der zweiten Schicht. Die tiefere Zone der dritten Schicht (C γ bei BROCKHAUS) ist breiter und hat noch größere Zellen. Auf die innerste Zellschicht folgt nach BROCKHAUS ein der Capsula extrema entsprechender Zwischenraum, der die Rinde überall vom sehr breiten Hauptteil des zellreichen *Claustrum* abgrenzt. Auch wir halten die unterhalb der dritten Schicht liegenden Zellen für Unterlagerungen benachbarter subcorticaler Strukturen und/oder benachbarter höherer Rinden. Hingegen haben ECONOMO u. KOSKINAS (1925) diese Zellen einbezogen und danach, ähnlich wie für den Isocortex, sechs Schichten beschrieben (eine vierte Schicht soll allerdings nicht ausgebildet sein). Unsere abweichende Auffassung ist vergleichend-anatomisch fundiert.

Nach den *cytoarchitektonischen* Vergleichen ist beim Menschen die bereits bei den mikrosmatischen Primaten beginnende Auflockerung der Zellen bei gleichzeitiger Verbreiterung und Verwischung der klaren Grenzen der Schichten weiter fortgeschritten (Abb. 272—274). Die Auflockerung der Zellen ist örtlich unterschiedlich, so daß es zur zunehmenden Bildung von Zellinseln kommt. Für beide Areale (frontal und temporal) bleiben aber die typischen cytoarchitektonischen Merkmale erhalten und die Homologisierung der Strukturen kann als hinreichend gesichert gelten.

In *myeloarchitektonischen* Vergleichen bestätigen sich die cytoarchitektonischen Befunde, sowohl was die Umgrenzung des Gesamtgebietes, als auch was dessen Untergliederung in ein frontales und temporales Feld betrifft (Abb. 275—277). Die *Area frontalis* (Abb. 276—277) enthält in der oberen Hälfte der ersten Schicht den dichten Tractus olfactorius lateralis, in der unteren Hälfte eine weniger dichte Zone häufig schräg verlaufender Fasern. Die Schrägfasern reichen von den Tractusfasern bis zur Oberfläche der Zellschicht. Die Zellschicht selbst erscheint als deutliches helles Band, in dem jedoch ebenfalls reichlich Markfasern vorhanden sind. In Lücken mit Verdünnung der Zellen stoßen die Fasern tiefer hinein. Unterhalb der zweiten Schicht nehmen die Markfasern an Dichte wieder zu. In der Verlaufsrichtung der Fasern gibt es Unterschiede zwischen dem an der Basis des Vorderhirns liegenden Abschnitt und dem in den Temporallappen überleitenden insulären Teil. Im ersten tendieren die Fasern in Querschnitten zu einem oberflächenparallelen, im letzten zu einem oberflächensenkrechten Verlauf. Die Fasern der dritten Schicht bilden im insulären Übergangsteil ein bezüglich der Richtung ungeordnetes Netzwerk. Die Grenze dieser Schicht gegen die Tiefe hin ist nicht deutlich.

Das Faserbild der *Area temporalis* (Abb. 275—277) ist deutlich verschieden. Die Hauptunterschiede betreffen die erste Schicht und bestehen 1. in einer geringeren Faserdichte und 2. in einem deutlichen Aufhellungsstreifen, der zwischen zwei faserdichten Zonen liegt. Die äußere Zone liegt unterhalb der markanten

Gliazone, die innere direkt oberhalb der Zellschicht. Während in der äußeren Zone radiäre Fasern stark vertreten sind, finden sich in der inneren Zone in stärkerem Ausmaß auch Schräg- und Tangentialfasern (Horizontalfasern). Die Zellschicht und die zellreiche dritte Schicht erscheinen im Markfaserbild als helle Zonen.

In den Nachbargebieten der präpiriformen Rinde findet sich ein deutlich verschiedenes Markfaserbild, so daß sich die präpiriforme Rinde von diesen Strukturen deutlich unterscheidet (Abb. 275—277). Trotz der beim Menschen so klaren Ergebnisse haben wir auf ein vergleichendes Studium der Myeloarchitektonik verzichten müssen, weil die Markfaserdarstellung nicht nur bei den niederen Säugern, sondern auch bei den höheren tierischen Primaten sehr unbefriedigend ausfiel.

Insgesamt weisen die architektonischen Vergleiche darauf hin, daß Rückbildungserscheinungen in der Struktur der präpiriformen Rinde des Menschen offensichtlich nicht sehr stark sind. Hinzu kommt, daß beim Menschen die größenabhängigen Veränderungen (z. B. Vergrößerung und Auflockerung der Zellen) am stärksten sein werden, weil der Mensch allen anderen hier verglichenen Arten an Körper- und Hirngröße überlegen ist.

Die ohne Zweifel vorhandene Rückbildung der präpiriformen Rinde des Menschen scheint insgesamt stärker in einer deutlichen Verminderung ihrer Ausdehnung als in einer Veränderung ihrer Struktur zu bestehen.

8.7.3. Angioarchitektonik

Pfeifer (1940) hat für die angioarchitektonische Gliederung beim Rhesusaffen die Termini von Economo u. Koskinas (1925, Mensch) übernommen. Diesen Autoren folgend gliedert er die Regio praepiriformis in ein frontales, ein insuläres und ein temporales Feld (FK, ID, TJ).

Die *Area frontalis* ist nach Pfeifer (1940) allokortisch dreischichtig und besteht aus einer gefäßarmen hellen Randschicht, einer darunterliegenden schmalen, dichten Gefäßgirlande und einer tiefen, sehr breiten und hellen Schicht, die diffus ins Mark übergeht. Die Verzweigung der Gefäße ist regellos. — Die von Pfeifer dargestellte Area insularis gehört nach unserer Auffassung zur Area frontalis[322]). In dem von Pfeifer dargestellten lateralen Abschnitt erfolgt die Durchblutung von zwei Seiten her. Durch Gefäße aus der einen Richtung entsteht eine Schichtung mit schmaler, lichter Außenzone, gefolgt von einer schmalen, dichten Gefäßgirlande, die durch eine helle Zone von einer lockeren Gefäßschicht abgesetzt ist. Durch Gefäße aus einer anderen Richtung wird diese Schichtung schräg gekreuzt. Es entsteht eine Art Schraffur, die an keiner anderen Stelle des Gehirns vorkommen soll. In einem schmalen Band ist die Gefäßdichte außerordentlich groß. Nach Ortmann (1957b, Maus) entspricht diese gefäßdichte Zone der tiefen Molekularschicht, während der oberflächliche Tractus olfactorius lateralis wenig capillarisiert ist. Ortmann fand eine deutliche Parallele zur SDH-Aktivität (s. Histochemie, S. 445).

Die *Area temporalis* ist nach Pfeifer ein ,,schmaler, deutlich geschichteter Rindensaum mit relativ breiter, gefäßarmer Außenzone, einer schmalen, gefäßdichteren Mittelzone und einer spärlicheren, sehr wechselnd durchbluteten Innen-

---

[322]) Pfeifers Abbildung von der Area insularis stammt von der Basis des Frontallappens, wo das Rindenband noch nicht in Richtung auf den Temporallappen umgebogen ist. Sie stellt sogar den Hauptabschnitt unserer Area frontalis dar, während es sich bei dem von Pfeifer als Area frontalis bezeichneten Gebiet offenbar um die Übergangszone in das Tuberculum olfactorium handelt. Da auch die Verhältnisse beim Menschen gezeigt haben, daß der insuläre Abschnitt strukturell zur Area frontalis gehört, können wir die Beschreibung der Area insularis von Pfeifer unbedenklich als für unsere Area frontalis gültig auffassen.

zone" (1940, S. 313). Ein Vergleich der Angioarchitektonik von Area frontalis und temporalis ist nicht möglich, weil die Abbildung der Area temporalis (Abb. 130 bei PFEIFER) offensichtlich von einer nur unvollkommen injizierten Rinde stammt.

8.7.4. Histochemie, Chemoarchitektonik

Spezielle Untersuchungen über die Histochemie der Regio praepiriformis liegen unseres Wissens nicht vor. Einige Details lassen sich den Arbeiten von ORTMANN (1957a, b; diverse Säuger; SDH), SHIMIZU *et al.* (1959; Nager; MAO), GEREBTZOFF (1959; Ratte; AChE), FRIEDE (1960a, b; Meerschweinchen; SDH), HASHIMOTO *et al.* (1962; Kaninchen; MAO) und GIRGIS (1967, 1968b, c, 1969a; Biberratte, *Galago*, *Cercopithecus*; AChE) entnehmen. Über die postnatale Entwicklung von MAO und SDH haben ROBINSON (1967; Ratte; MAO) und LABEDSKY u. LIERSE (1968; Maus; SDH) berichtet (hierzu 7.3.). — PAASONEN *et al.* (1957) erwähnen für die präpiriforme Rinde des Hundes einen hohen Gehalt an 5-Hydroxytryptamin und nach FELGENHAUER u. STAMMLER (1962) zeigt das Meerschweinchen in der Molekularschicht dieser Rinde eine mittlere Dehydrogenasen- und Diaphorasen-Aktivität.

AChE: GEREBTZOFF (1959, Ratte) fand eine mittelmäßige AChE-Aktivität in der ersten und dritten Schicht der präpiriformen Rinde der Ratte, nicht hingegen in der dazwischenliegenden Zellschicht. Dies steht in direktem Gegensatz zu den Befunden von GIRGIS (1967, 1968c), wonach die Aktivität bei der Biberratte *(Myocastor)* besonders in der Zellschicht lokalisiert ist, und zwar im temporalen Feld stärker als im frontalen. Die Fasern des Tractus olfactorius lateralis bleiben ungefärbt. Bei *Galago* (1969a) und *Cercopithecus* (1968b, c) fand GIRGIS keine AChE-Aktivität in der präpiriformen Rinde.

MAO: SHIMIZU *et al.* (1959) geben eine schwache Aktivität bei Maus, Ratte und Kaninchen an und eine mittelmäßige beim Meerschweinchen. ROBINSON (1967) beschreibt für 30 und 55 Tage alte Ratten eine schwache, für 90 Tage alte Ratten eine mittlere Reaktion. Differenzen in den verschiedenen Schichten werden weder bei SHIMIZU *et al.* noch bei ROBINSON erwähnt. Solche lassen sich aber einer Abbildung von HASHIMOTO *et al.* (1962, dort Fig. 8) entnehmen. Danach färbt sich die Molekularschicht am stärksten, die multiforme Schicht ebenfalls stark und die dichtzellige Schicht am schwächsten.

SDH: Die SDH-Aktivität ist nach ORTMANN (1957b, Maus) und FRIEDE (1960a, b, Meerschweinchen) stark und zeigt eine typische Schichtung. Der aufgelagerte Tractus olfactorius lateralis ist fast enzymfrei und hebt sich damit deutlich vom Rest der Molekularschicht ab, die außerordentlich intensiv gefärbt ist und nach FRIEDE eine der stärksten Aktivitäten im ganzen Gehirn aufweist. Die Zellschicht (2) hebt sich deutlich heller ab[323]), die multiforme Schicht (3) ist wiederum deutlich dunkler und zeigt eine mittlere Aktivität. Die Unterschiede in den Schichten haben nach ORTMANN (1957b) eine Parallele in der Capillarisierung, die in der tiefen Molekularschicht besonders stark ist. — FRIEDE (1960a) fand in der Area temporalis[324]) in allen Schichten eine deutlich schwächere Aktivität als in

[323]) Auch nach LABEDSKY u. LIERSE (1968) erreicht die Molekularschicht starke, die Ganglienzellschicht nur geringe Aktivitäten. Im Widerspruch hierzu steht aber eine Abbildung, die FRIEDE (1960b, dort Fig. 6) publiziert hat. Danach trifft die außerordentlich intensive Färbung nur für die äußere Zone der Molekularschicht zu, während die innere Zone deutlich heller ist. Diese innere Zone scheint bei FRIEDE (1960a) als Zellschicht angesprochen worden zu sein. Das der Zellschicht entsprechende, tiefer liegende Gebiet ist aber ebenso wie die multiforme Schicht deutlich dunkler.

[324]) Tuber olfactorius bei FRIEDE.

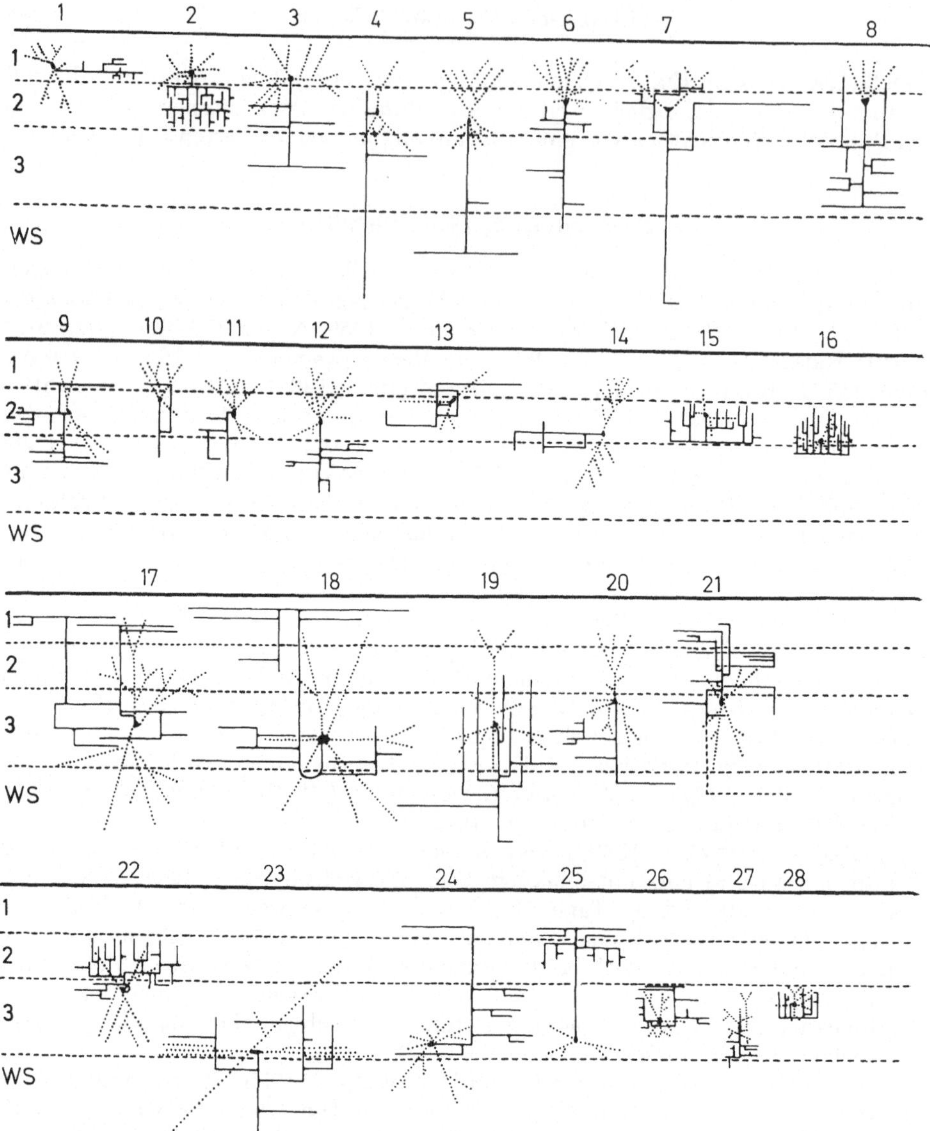

Abb. 281. Schematisierte Neuronentypen der Regio praepiriformis (aus PIGACHE, 1970). Beschriftung der Schichten geändert. Dendriten sind mit gepunkteten Linien, Axone mit ausgezogenen Linien dargestellt. Die Fasern des Tractus olfactorius lateralis in der oberflächlichen ersten Schicht sind nicht eingezeichnet. Die Originalbilder der Zellen finden sich in den folgenden Arbeiten: 1. CAJAL (1911), Zellen 1, 2, 5, 6, 7, 13, 15, 16, 20, 25, 26, 27, 28; 2. O'LEARY (1937), Zellen 2, 3, 5, 6, 8, 9, 12, 16, 20, 21, 22, 25, 26; 3. VALVERDE (1965), Zellen 4, 5, 7, 9, 10, 11, 13, 14, 17, 18, 19, 20, 21, 23, 24; 4. STEVENS (1969), Zellen 5, 21. Bei der Zelle 21 ist die axonale Projektion nach VALVERDE gestrichelt eingetragen; ohne diese entspricht diese Zelle einer kurzaxonigen Zelle, wie von O'LEARY beschrieben. *Zellen der tiefen ersten Schicht: 1* kurzaxonige Zelle, *2* kurzaxonige Zelle, unvollständige Körbe bildend, *3* Pyramidenzelle. — *Zellen der zweiten Schicht: 4, 5* u. *6* Pyramidenzellen, *7* halbmondförmige Zelle, *8* Pyramidenzelle, *9, 10* u. *11* kurzaxonige Zellen (spindelförmig oder polygonal), *12* Pyramidenzelle, *13* halbmondförmige Zelle, *14* spindelförmige Zelle, *15* ovoide oder trianguläre Zelle, *16* kurzaxonige Zelle (ovoid oder rund, Körbe bildend). — *Zellen der dritten Schicht: 17* große Pyramidenzelle, *18* polygonale Zelle, *19* u. *20* große Pyramidenzellen, *21* polygonale Zelle, *22* kurzaxonige Zelle, *23* Horizontalzelle, *24* polygonale Zelle, *25* kurzaxonige Zelle (pyramiden- oder spindelförmig), *26, 27* u. *28* kurzaxonige Zellen. *WS* Weiße Substanz

der Area frontalis, während sich weitere, mit cytoarchitektonischen Methoden mehrfach abgegliederte Felder (s. Abschnitt 8.7.1.1.) nicht unterschieden. Wir sehen hierin einen weiteren Beleg für die Zweckmäßigkeit der von uns durchgeführten Gliederung der präpiriformen Rinde in nur zwei Felder.

Schwermetalle: Nach den Untersuchungen von HAUG (1973) mit der Sulfid-Silber-Methode ergeben sich bei der Ratte die folgenden laminären Unterschiede: Die oberflächliche Zone in der Molekularschicht ist blaß, ebenso wie die entsprechende Schicht in der retrobulbären Rinde. Der Rest der Schichten (1b, 2 und 3) zeigt eine starke Neuropilfärbung, während die Färbung der Perikarya unterschiedlich ist. In der zweiten Schicht fehlt eine Färbung fast ganz, in der dritten Schicht ist sie hingegen deutlicher. — OTSUKA *et al.* (1966) fanden bei intravitaler Dithizonfärbung (diverse Säuger) eine intensive Rotfärbung im „Cortex pyriformis", während alle anderen Rindengebiete nur ganz schwach tingiert waren. Der Arbeit konnte aber nicht eindeutig entnommen werden, ob unter „Cortex pyriformis" präpiriforme oder entorhinale Rinde zu verstehen ist.

8.7.5. Morphologie und Ultrastruktur der Bauelemente

Unser Grundwissen über die feinere Struktur der Regio praepiriformis beruht auf einer Untersuchung von CALLEJA (1893), die von CAJAL (1903, 1911) eingehend erörtert und ergänzt wurde. Weitere Golgi-Studien liegen vor von O'LEARY (1937), VALVERDE (1963a, 1965) und STEVENS (1969). PIGACHE (1970) gibt eine Übersicht über diese Untersuchungen und einen schematischen Vergleich der darin beschriebenen Zelltypen (Abb. 281). Weitere Einzelheiten über die Morphologie der Zellen lassen sich den Studien von KOELLIKER (1894, 1896), JONES u. THOMAS (1962), HEIMER (1968, 1969), WESTRUM (1969), SANIDES (1972) und COWAN *et al.* (1972) entnehmen. — Studien über die Ultrastruktur hat WESTRUM (1966, 1969) vorgelegt, über die Fibrilloarchitektonik VAZ FERREIRA (1951).

Typisch für die Regio praepiriformis ist das Auftreten von je einem dichten Plexus in der ersten und dritten Schicht (VALVERDE, 1963a, 1965) und von Doppelpyramiden mit deutlich radialer Anordnung (u. a. KOELLIKER, 1894, 1896; GRAY, 1924; HERRICK, 1924a). Typische Doppelpyramiden finden sich aber nicht bei allen Arten.

(1) Stratum moleculare

Fibrilläre Schicht oder Schicht der äußeren Wurzel und molekulare oder plexiforme Schicht (CALLEJA, CAJAL), Lamina molecularis (WINKLER u. POTTER; ORTMANN), Lamina zonalis (ROSE, I. u. N. POPOFF, KREINER, VAZ FERREIRA), fibrillar layer (VALVERDE), fibrillar layer und plexiform layer (O'LEARY), plexiform oder dendritic layer (WESTRUM), superficial fibre und plexiform layer (PIGACHE), molecular layer (STEVENS).

Diese Schicht wird zweckmäßig in drei Unterschichten gegliedert, die mit ROSE, FLORES, VAZ FERREIRA, WHITE u. a. als 1 α (Substratum superficiale), 1a (Substratum supratangentiale) und 1b (Substratum tangentiale) bezeichnet werden. 1 α wurde von CALLEJA (1893), CAJAL (1903, 1911), JONES u. THOMAS (1962), u. a. als eigenständige Schicht angesehen. Diese Unterschicht besteht aus den markreichen Fasern und Kollateralen des Tractus olfactorius lateralis, die schräg in tiefere Zonen absteigen (CALLEJA, CAJAL). Übereinstimmung besteht darüber, daß die Masse dieser Fasern in den tieferen Unterschichten der Molekularschicht endigt, und zwar auf den peripheren Dendriten tieferer Zellen, die in sehr großer Zahl in diese Schicht aufsteigen (Abb. 282). Nach neueren Befunden endigen sie überwiegend oder ausschließlich in 1a. Nach zahlreichen, überwiegend älteren Angaben dringt ein Teil der Fasern auch in tiefere Schichten (1b, 2 und 3) vor (s. 8.7.6.).

Cajal beschreibt lange Kollateralen, die bis in das Gebiet der kleinen Pyramiden oder oberflächlichen polymorphen Zellen vordringen. Sie sollen bei Maus und Kaninchen sehr selten, bei Hund und Katze etwas häufiger sein. Vor allem im Bereich der temporalen Rinde soll es nach Cajal aberrante Fasern des Tractus olfactorius lateralis geben, die einen gewundenen Verlauf in der Tiefe der Molekularschicht haben und auch die tieferen Schichten mit Kollateralen versorgen. Im Gehirn der Katze sollen solche Fasern relativ leicht zu imprägnieren sein.

Die Fasern und Kollateralen des Tractus olfactorius lateralis tragen in der Molekularschicht zu einem der verwickeltsten Plexus bei, die nach Cajal im Zentralnervensystem überhaupt vorkommen. Sie bilden varicöse Aufzweigungen, die mit den peripheren Dendritenbüscheln der Pyramidenzellen tieferer Schichten synaptischen Kontakt haben. Die durch die Fasern des Tractus kommenden olfactorischen Impulse werden auf diese Zellen übertragen. Die Molekularschicht ist die wesentliche receptorische Zone der präpiriformen Rinde.

Quantitativ machen die aufsteigenden Dendriten, die nach Calleja manchmal bis in die Faserschicht (1 α) vordringen, einen erheblichen Teil der Molekularschicht aus (Abb. 282, 283). Weitere Komponenten sind die Ausläufer autochthoner Zellen und aufsteigende Fasern. Bei den Letzteren handelt es sich 1. um afferente Fasern, die aus der weißen Substanz aufsteigen und im Bereich der Molekularschicht überwiegend oder ausschließlich in 1 b endigen und 2. nach Calleja, Cajal, O'Leary und Valverde um Axone und Kollateralen kurzaxoniger Zellen, die in den tieferen Schichten (2 und 3) liegen. Ein Teil der Axone geht nach O'Leary unter Abgabe von Kollateralen durch 1 a und 1 b hindurch zur 1 α. Hierbei könnte es sich nach O'Leary um Assoziationsfasern handeln. Ihr Ursprung ist nicht bekannt. In die Molekularschicht aufsteigende Axone bzw. Kollateralen haben in der schematischen Darstellung von Pigache (1970) die Zellen 7—10 und 13 aus der dichtzelligen Schicht (2) und die Zellen 17, 18, 21, 24 und 25 aus der multiformen Schicht (3). Bis zu den Fasern des Tractus olfactorius lateralis dringen offenbar die Axone der Zellen 17 und 18 vor (Abb. 281).

Die Zahl der in der Molekularschicht liegenden *Nervenzellen* ist gering. Calleja betrachtet sie als verlagerte Pyramiden der darunterliegenden dichtzelligen Schicht. O'Leary (1937) hat sie eingehender beschrieben und Pigache (1970) die wesentlichen Typen schematisch dargestellt (Zellen 1—3 in Abb. 281). Die Zellen kommen nach Pigache sowohl im frontalen als auch im temporalen Feld vor, doch wurden Korbzellen (Zelle 2) von Stevens (1969) im frontalen Feld nicht gefunden. O'Leary (1937) hat Zellen beschrieben, deren Axone bis in die dritte Schicht absteigen (Zelle 3) und Calleja (1893) und Valverde (1965) berichten über horizontale Zellen (Zelle 1 in Abb. 281).

Westrum (1969) untersuchte die Molekularschicht *elektronenmikroskopisch* am normalen Material und nach Entfernung des Bulbus olfactorius einer Seite. Unmittelbar unterhalb der markreichen Axone des Tractus olfactorius fand Westrum viele kleine, dicht gepackte Profile von 0,2—0,4 μ, die aufgrund ihrer Kontinuität mit bläschen-gefüllten präsynaptischen Boutons als präterminale Axone identifiziert werden konnten. Daneben kommen dünne Dendritenausläufer vor, die postsynaptisch zu den erwähnten Boutons liegen. Sie werden in tieferen Zonen größer und deutlicher.

Synapsen wurden von Westrum in großer Zahl gefunden. Sie sind axodendritisch und finden sich auf den Dendritenstämmen, -zweigen, ihren Anschwellungen, dendritischen Spines verschiedenen Typs und anderen lateralen Fortsätzen. Die Mehrzahl der Kontakte ist vom Typ I (Gray) mit runden Bläschen. Auf den Stämmen und größeren Zweigen der Dendriten überwiegen diese Kontakte nicht so stark. Hier finden sich häufiger Typ II-Kontakte mit ab-

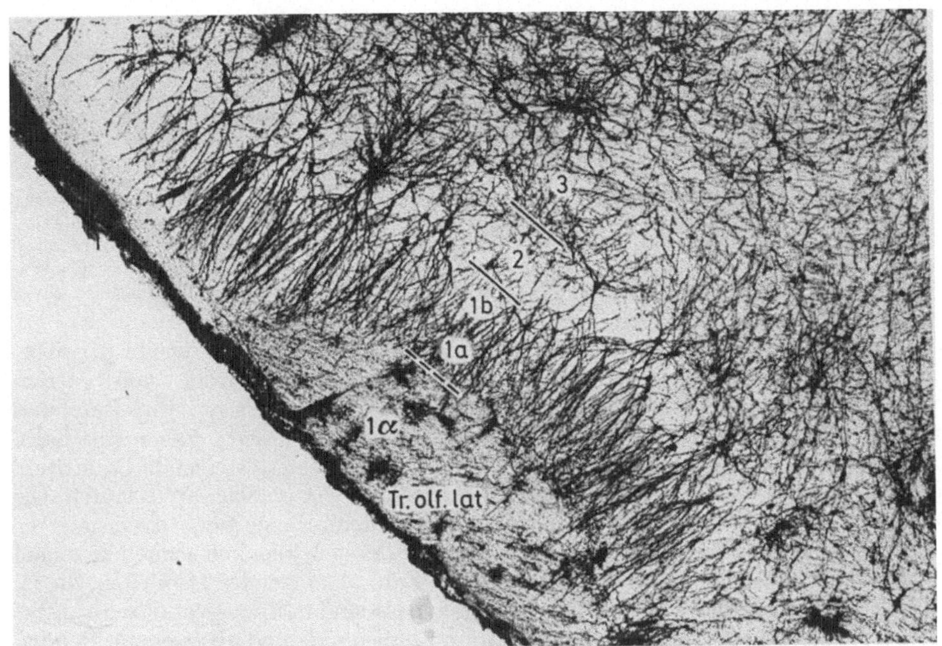

Abb. 282

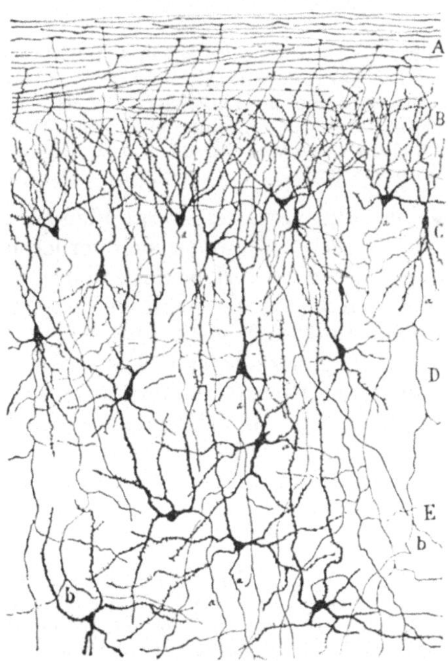

Abb. 283

Abb. 282. Frontalschnitt durch die Area praepiriformis frontalis des Spitzhörnchens *(Tupaia glis)*. Golgi-Methode; 57 × vergrößert. *Tr.olf.lat* Tractus olfactorius lateralis, *1* Stratum moleculare, *1α* Substratum superficiale, *1a* Substratum supratangentiale, *1b* Substratum tangentiale, *2* Stratum densocellulare, *3* Stratum multiforme

Abb. 283. Schnitt durch die Area praepiriformis frontalis des 25 Tage alten Kaninchens (aus CAJAL, 1911). Golgi-Methode. *A* Substratum superficiale (1α = olfactorische Fasern), *B* Substrata supratangentiale und tangentiale (1a + 1b), *C* Stratum densocellulare (2), *D* u. *E* Stratum multiforme (3). *a* Axon, *b* Axonverzweigung

geflachten Bläschen; insgesamt sind diese aber selten. Axoaxonische oder dendrodendritische Kontakte konnten nicht beobachtet werden.

(2) Stratum densocellulare

Schicht der kleinen und mittelgroßen Pyramiden (Calleja, Cajal), Lamina ganglionaris (Winkler u. Potter; Ortmann), α-Schicht (Rose, I. u. N. Popoff), Lamina cellularum corticis piriformis (Kreiner), layer of small pyramidal cells and layer of medium sized pyramidal cells (Valverde), layer of superficial pyramids (O'Leary), cell body layer, pyramidal layer (Westrum), superficial soma layer (Stevens, Pigache), intermediate layer (White).

Nach Calleja und Cajal könnte man diese Schicht auch als Schicht der oberflächlichen polymorphen Zellen bezeichnen, weil die Neurone von extrem variabler Gestalt sind (C in Abb. 283). Die Schicht erscheint als gewelltes Band und ihre Grenzen sind ziemlich scharf. Die oberflächlichen Elemente haben eine halbmondförmige, dreieckige oder mitrale Form. Ihnen fehlen absteigende Dendriten, aber sie haben 3—4 aufsteigende Ausläufer, die in der ersten Schicht verlaufen. Die mittleren Zellen nähern sich je mehr der Pyramidenform, je tiefer sie liegen. Sie sind mit einem peripheren Stamm ausgestattet, der sich ziemlich schnell zu einem Endbüschel entfaltet und haben eine gewisse Zahl absteigender Dendriten, die zu Bündeln vereinigt sein können. Die tiefen Neurone sind in ihrer Gestalt sehr unterschiedlich. Sie tendieren zur Spindelform und haben auf- und absteigende Dendriten (Doppelpyramiden). Daneben finden sich noch dreieckige und sternförmige Elemente. Alle entsenden zumindest *einen* peripheren Dendriten in die erste Schicht.

Typische Doppelpyramiden (Abb. 283 u. Zelle 5 in Abb. 281) kommen nicht bei allen Arten vor. Koelliker (1896) fand sie bei Katze und Kaninchen, nicht hingegen bei Ratte und Maus. Auch in den Golgi-Bildern von Jones u. Thomas (1962), Heimer (1968) und Cowan *et al.* (1972) (alle Ratte) und Valverde (1963a, Maus) sind keine Doppelpyramiden zu erkennen. Gray (1924) und Herrick (1924a) fanden sie beim Opossum; bei *Tupaia* sind sie nach eigenen Beobachtungen ebenfalls vorhanden.

Die *Axone* aller kleinen und mittleren Pyramidenzellen steigen nach Cajal in die weiße Substanz ab (a in Abb. 283), wo sie sich verlieren. Sie entsenden Kollateralen, die sich oft schon in der inneren Zone der zweiten Schicht verzweigen. Nach Koelliker (1894) lassen sich die Axone bis in die Capsula externa verfolgen; ihre Kollateralen sind zahlreich und reich verzweigt. Nach Valverde (1963a, 1965) gehen die Axone nach Abgabe horizontaler Kollateralen in den Tractus tuberculo-piriformis (der Fasern in beiden Richtungen enthalten soll), bzw. in das Diagonale Band, in subcorticale Zentren, oder sie verzweigen sich im tiefen Plexus der dritten Schicht. Für den frontalen Teil der präpiriformen Rinde erwähnt Valverde einen möglichen Beitrag der Axone zum medialen Vorderhirnbündel, für den temporalen Teil zur Capsula externa mit einer Kollateralen zum Lateralkern der Amygdala (s. Zelle j in Abb. 247) und für beide Teile zur Commissura anterior.

Eine unterschiedliche Auffassung über den Verbleib der Axone der typischen, dominanten Zellen der zweiten Schicht vertritt O'Leary (1937). O'Leary nimmt an, daß die endgültige Axonverzweigung der Pyramidenzellen der zweiten Schicht hauptsächlich um die Zellkörper und basalen Dendriten der tiefen Pyramidenzellen und polymorphen Zellen der dritten Schicht geschieht. Nur gelegentlich sollen Axone der zweiten Schicht den Cortex durch die darunterliegende weiße Substanz verlassen.

Die Vielfältigkeit der Neurone der zweiten Schicht geht aus der Abb. 281 deutlich hervor. Wir brauchen deswegen auf die detaillierten Beschreibungen von O'Leary (1937) und Valverde (1965), die von Pigache mit ausgewertet wurden, nicht näher einzugehen. — Nahezu alle Zellen haben Dendriten, die in die erste Schicht aufsteigen, während tiefe Dendriten bei einigen Zellen spärlich sind oder fehlen (Zellen 6—8 und 10—12). Dies ist nach PIGACHE für Pyramidenzellen besonders bemerkenswert. Die Pyramidenzellen 4—6 tragen nach Abgabe von Kollateralen in der dritten Schicht zur Projektionsbahn der präpiriformen Rinde bei. Zelle 6 gibt zahlreiche Kollateralen auch in die zweite Schicht, und dies ist nach O'LEARY besonders dann der Fall, wenn diese Zellen oberflächlich in der zweiten Schicht liegen. Zelle 5 stellt nach PIGACHE den dominanten Zelltyp dar. Eine andere häufig vorkommende Zelle, die ebenfalls zur Projektionsbahn beiträgt, ist Zelle 7 (nach VALVERDE). Sie hat einen halbmondförmigen Zellkörper, spärliche absteigende Dendriten und Axonkollateralen, die sich in der zweiten Schicht weit ausbreiten und mitunter auch in die erste Schicht aufsteigen.

Die übrigen Zellen (8—16) sind verbindende Elemente innerhalb der zweiten Schicht und/oder zwischen den Schichten in verschiedenen Kombinationen. O'LEARY (1937) unterscheidet zumindest 3 deutliche Typen kurzaxoniger Zellen in der zweiten Schicht (Zellen 8, 9 und 16). Zelle 8 wurde von O'LEARY nur gelegentlich gefunden und nach VALVERDE ist auch Zelle 14 selten. Er vergleicht sie mit einer Doppel-Büschelzelle. Über die Häufigkeit der übrigen Zellen gibt es keine Angaben.

Aus der Abb. 281 läßt sich auch deutlich ablesen, wie vielfältig die Komponenten sind, die zur zweiten Schicht beitragen. Neben den dichtliegenden Zellkörpern enthält diese Schicht: 1. die aufsteigenden Dendriten der Zellen der dritten Schicht, 2. eine große Anzahl verschiedener Axone und Kollateralen aus allen drei Schichten und 3. sicherlich auch Axone und Kollateralen von afferenten Fasern, die aus der weißen Substanz bzw. dem Plexus der dritten Schicht aufsteigen. Über solche Fasern, deren Existenz aus dem Studium der synaptischen Organisation (8.7.6.) und der Faserverbindungen (8.7.7.) wahrscheinlich wird, liegen aus Golgi-Studien aber keine näheren Angaben vor. KOELLIKER (1896) hat sie für die dritte Schicht als stark verästelte Axonfortsätze beschrieben.

(3) Stratum multiforme

Schicht der polymorphen Zellen und Schicht der weißen Substanz (CALLEJA, CAJAL), Lamina multiformis (WINKLER u. POTTER; ORTMANN), sub-α-Zone (I. u. N. POPOFF), Lamina granularis und Lamina multiformis corticis piriformis (KREINER), deep plexus (VALVERDE), layer of deep pyramids and layer of polymorph cells (O'LEARY), deep layer (WHITE), deep soma layer (STEVENS), deep soma and plexiform layer (PIGACHE).

Die dritte Schicht enthält deutlich weniger Zellen als die zweite, und die Zellkörper sind im allgemeinen etwas größer. Die Zellen sind polymorph (sternförmig, spindelförmig, dreieckig und mitralförmig nach CALLEJA und CAJAL) (D und E in Abb. 283). In peripheren Lagen finden sich in stärkerem Ausmaß auch große Pyramidenzellen (GANSER, 1882; PIGACHE, 1970; u. a.). In den tieferen Zonen werden die Zellen seltener und die Fasern häufiger. Die meisten Zellen der dritten Schicht haben nicht die typische Orientierung der Pyramidenzellen; sie entsenden Dendriten in alle Richtungen (CAJAL). Zumeist geht jedoch einer von ihnen nach einem variablen Verlauf in die Molekularschicht[325]) (Zellen 17—20 in Abb. 281).

Nach VALVERDE (1963a, 1965) kommen an der unteren Grenze der dritten Schicht in großer Zahl auch spindelförmige Zellen vor, deren Dendriten vorwiegend in horizontaler Richtung verlaufen (Horizontalzellen; Zelle 23 in Abb. 281).

Die *Axone* der Zellen der dritten Schicht sind teilweise absteigend, teilweise aufsteigend. Die absteigenden Axone geben zahlreiche Kollateralen ab, bevor sie in

---

[325]) Dies steht in Widerspruch zu der Aussage von STEVENS (1969), daß nur die Dendriten der zweiten Schicht in die Molekularschicht vordringen und nicht auch die der dritten Schicht. Nach den Befunden der meisten Autoren (u. a. Abb. 283, 284) und eigenen Golgi-Bildern von *Tupaia* trifft dies aber nicht zu.

die weiße Substanz gehen (CAJAL)[326]). Ein Teil dieser Kollateralen ist nach VALVERDE (1963a) rückläufig und kann bis in die zweite Schicht verfolgt werden. Sie verzweigen sich zwischen den basalen Dendriten der Zellen der zweiten Schicht, die in die oberflächlichen Lagen der dritten Schicht hineinragen.

In der Tiefe der Schicht gruppieren sich die absteigenden Axone zu vertikalen Paketen und verwickeln sich zu einem irregulären und komplizierten Plexus (CAJAL), der sich in der darunterliegenden weißen Substanz fortsetzt (VALVERDE). Nahezu alle sollen an der Umbiegungsstelle eine oder mehrere Kollaterale(n) abgeben, deren feinste, wie CAJAL glaubte, für die vordere Commissur bestimmt ist. Axone von anderen Zellen der dritten Schicht der Area frontalis gabeln sich. Der eine der beiden Zweige (oft der dickere) verläuft nach CAJAL nach hinten und verliert sich in der Gegend der vorderen Commissur, während der andere nach vorn geht und sich möglicherweise in der Rinde des Pedunculus olfactorius (= Regio retrobulbaris) aufzweigt.

Projektionsfasern gehen nach VALVERDE (1965) auch von den Horizontalzellen aus. Die Axone sollen schräg zum Tractus tuberculo-piriformis absteigen und einige rückläufige Kollateralen entsenden, die in die dritte Schicht zurückgehen (Zelle 23 in Abb. 281).

Nach den Abbildungen von VALVERDE erhält der Tractus tuberculo-piriformis Faserzuflüsse auch von anderen Zellen der dritten Schicht (s. Abb. 226). Die Fasern sollen Kollateralen an die Area amygdaloidea anterior abgeben und in der Ebene der präoptischen Region an das Tuberculum olfactorium. Der Hauptzweig soll sich in der präoptischen Region nach caudal wenden und mit dem medialen Vorderhirnbündel verlaufen.

Neben diesen Zellen mit absteigenden Axonen gibt es eine ganze Reihe von Typen mit aufsteigenden Axonen (Zellen 17, 18, 22, 24 und 25), die sich in den beiden oberen Schichten verzweigen, und kurzaxonige Zellen, deren Verzweigungen auf die dritte Schicht begrenzt sind (Zellen 26—28 der Abb. 281). Einen interessanten Typus stellen hierbei die von VALVERDE (1963a) als Sternzellen bezeichneten Neurone dar, die im mittleren Teil der Schicht liegen (Zellen 17 und 18). Die Dendriten dieser Zellen strahlen in alle Richtungen aus und die Axone steigen anfangs ab (Zelle 18) oder direkt in die erste Schicht auf (Zelle 17). Sie geben viele Kollateralen in die dritte Schicht ab und gehen dann ohne weitere Verzweigung durch die zweite Schicht hindurch. In der ersten Schicht entsenden sie zahlreiche Kollateralen, die zum dichten Plexus dieser Schicht beitragen.

Der wesentlichste Beitrag zum kompliziert verwobenen Plexus der dritten Schicht wird nach VALVERDE durch die sehr zahlreichen Kollateralen der Axone der in dieser Schicht liegenden (autochthonen) Zellen gebildet. Die Komponenten, aus denen die dritte Schicht noch zusammengesetzt ist, lassen sich aus der Abb. 281 ablesen. Es sind dies neben den dort vorkommenden Zellen und ihren Ausläufern 1. die tiefen Dendriten von Zellen der zweiten Schicht und 2. die Axone (Projektionsfasern und interne Fasern) und Kollateralen von Zellen der ersten und zweiten Schicht. Weiterhin gibt es aufsteigende (zentripetale), stark verästelte Axonfortsätze, die nach KOELLIKER (1896) wahrscheinlich von der Capsula externa kommen. Nach VALVERDE (1965) verzweigen sich hier auch aus der vorderen Commissur kommende Fasern (Abb. 284). (Über die laminäre Verteilung der aufsteigenden Afferenzen s. 8.7.6.).

WESTRUM (1966, Ratte) gibt einige Details über die Ultrastruktur von Elementen der dritten Schicht, die auf axoaxonale Kontakte hinweisen. In der Zone

---

[326]) Abweichend über den Verbleib der Axone der Zellen der dritten Schicht hat sich STEVENS (1969) geäußert. Nach STEVENS gehen aus der dritten Schicht keine oder nur ganz wenige Projektionsfasern hervor; die Axone sollen ganz oder überwiegend innerhalb der präpiriformen Rinde enden.

unmittelbar unterhalb der dichtzelligen Schicht (2) fand WESTRUM 0,4—1,0 μ dicke marklose Axonsegmente, deren Kontinuität mit markhaltigen Axonen von 0,5—1,5 μ er nachweisen konnte. Er konnte jedoch nicht entscheiden, ob es sich hierbei um das axonale Anfangssegment einer der darüberliegenden Zellen handelt (efferentes Axon) oder um das marklose Endstück eines afferenten Axons, welches auf diesen Neuronen endet. Auf diesen Segmenten wurden präsynaptische Boutons beobachtet. Der Ursprung der Fasern, die diese präsynaptischen Endigungen auf marklosen Fasern bilden, ist unbekannt. Möglich erscheinen Interneurone, aber auch die von KOELLIKER beschriebenen afferenten Fasern.

Die marklosen postsynaptischen Segmente enthalten Filamente, Mitochondrien, multivesiculäre Körper, glattes endoplasmatisches Reticulum, tubuläre Strukturen und manchmal Ribosomen. Das Vorkommen von Ribosomen deutet nach WESTRUM darauf hin, daß es sich um Anfangssegmente handeln könnte. Die präsynaptischen Boutons enthalten hauptsächlich ellipsoidale und polymorphe Bläschen. Die Kontakte sind zumeist vom Typ II von GRAY, doch sind die Membranverdickungen „of variable density" (WESTRUM, 1966, S. 1290) (hierzu s. auch Fußnote S. 237).

8.7.6. Synaptische Organisation

Hinweise auf die synaptische Organisation der präpiriformen Rinde ergeben sich aus Untersuchungen mit recht verschiedenen Methoden: 1. normales Golgi-Bild (STEVENS, 1969, Katze; O'LEARY, 1937, Maus; VALVERDE, 1965, Maus, Ratte, Katze), 2. Veränderungen im Golgi-Bild nach Deafferenzierung (=Abtrennung bzw. Läsion des Bulbus olfactorius) (JONES u. THOMAS, 1962, Ratte; WHITE u. WESTRUM, 1964, Ratte), 3. normales elektronenmikroskopisches Bild (WESTRUM, 1966, 1969, Ratte), 4. elektronenmikroskopisches Bild nach Deafferenzierung (WESTRUM, 1969, Ratte), 5. Faserdegenerationsmethoden (CLARK u. MEYER, 1947, Kaninchen; WHITE, 1962, 1965a, Ratte; STEVENS, 1969, Katze; HEIMER, 1968, 1969, Ratte; PRICE u. POWELL, 1970c, e, Ratte) und 6. Transport radioaktiv markierten Materials (COWAN *et al.*, 1972, Ratte; PRICE, 1972, 1973, Ratte).

Die bisherigen Befunde sprechen dafür, daß klare Unterschiede in den laminären Endgebieten zwischen den vom Bulbus olfactorius kommenden Fasern einerseits und den übrigen Afferenzen andererseits bestehen; letztere setzen sich aus assoziativen, interhemisphärischen und zentrifugalen Fasern zusammen.

Fasern vom Bulbus olfactorius

Die durch den Tractus olfactorius lateralis aus dem Bulbus olfactorius kommenden Fasern[327]) endigen ganz überwiegend in der Molekularschicht und hier insbesondere in den oberflächlichen Unterschichten 1 α und 1a. Hierfür gibt es Hinweise aus Untersuchungen mit der Golgi-Methode und aus experimentell-anatomischen Studien (CALLEJA, 1893; CAJAL, 1911; O'LEARY, 1937; CLARK u. MEYER, 1947; CRAGG, 1961b; WHITE, 1962, 1965a; LOHMAN, 1963; LOHMAN u. LAMMERS, 1963, 1967; VALVERDE, 1965; POWELL *et al.*, 1965; MASCITTI u. ORTEGA, 1966; HEIMER, 1968, 1969; STEVENS, 1969; PRICE u. POWELL, 1970c, e; COWAN *et al.*, 1972; PRICE, 1972, 1973). Daneben erwähnen viele Autoren wie KOELLIKER (1896),

[327]) Die Fasern geben nach Golgi-Studien während ihres Verlaufs Kollateralzweige ab (CAJAL, u. a.). Daraus ergibt sich, daß ein einzelnes Axon synaptische Verbindungen mit den Zellen eines Cortexstreifens eingehen kann. Weiterhin ist nach STEVENS (1969) zu erwarten, daß die oberflächlich liegenden Zellen synaptische Verbindungen mit mehreren der im Tractus olfactorius lateralis verlaufenden Axone haben.

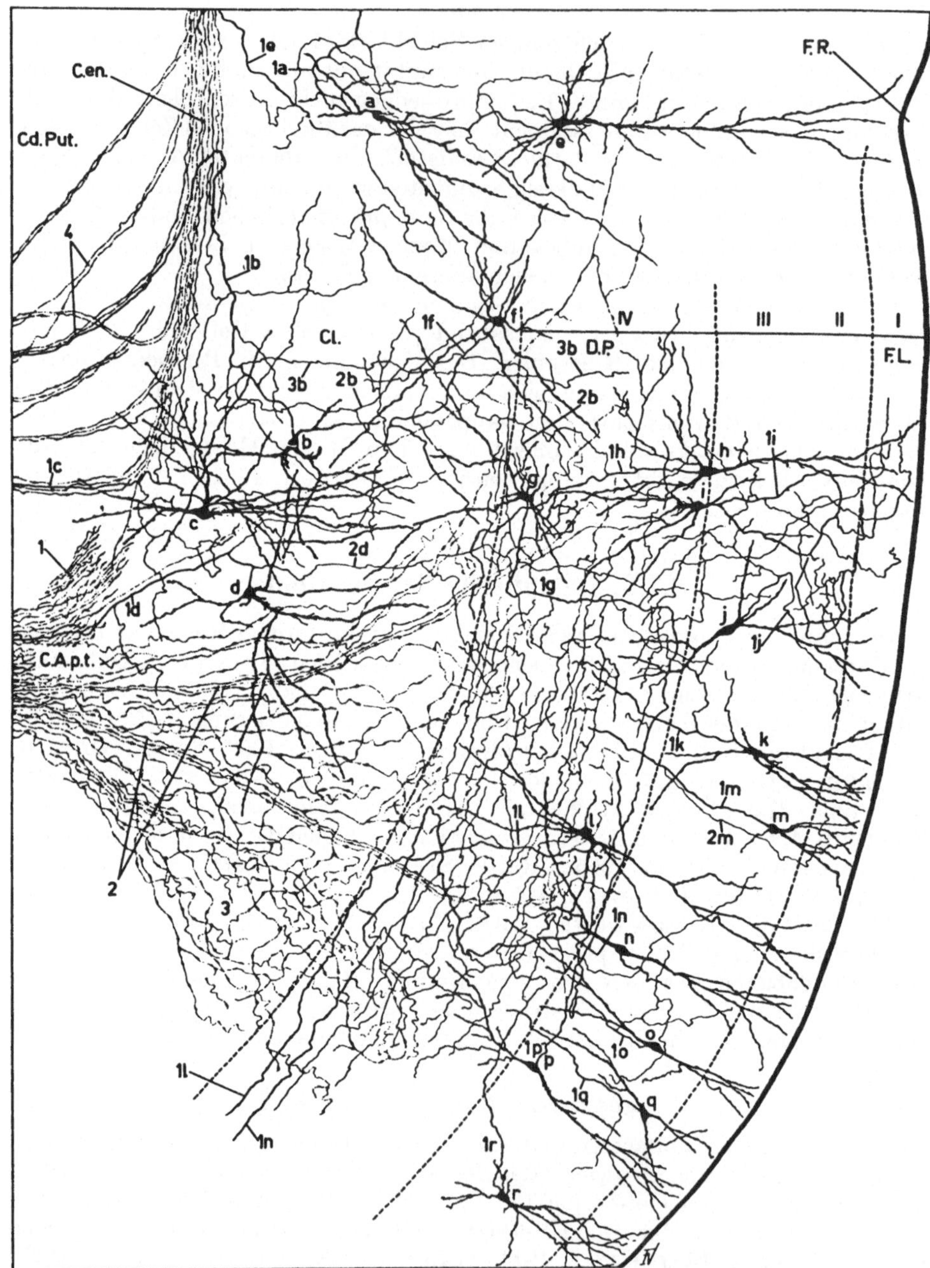

Abb. 284. Frontalschnitt durch die Regio praepiriformis der 4 Tage alten Ratte (aus VALVERDE, 1965). Golgi-Methode. *C.A.p.t.* Pars temporalis der Commissura anterior, *Cd.Put.* Striatum, *C.en.* Capsula externa, *Cl.* Claustrum, *D.P.* tiefer Plexus unserer dritten Schicht, *F.L.* Faserschicht (wahrscheinlich unsere 1a), *F.R.* Sulcus rhinalis lateralis, *g—r* Zellen der präpiriformen Rinde, *1* Axone dieser Zellen, *2m* rückläufige Kollaterale der Zelle m, *2* Bündel der Pars temporalis der Commissura anterior, in den tiefen Plexus der präpiriformen Rinde gehend, I—IV Schichten nach VALVERDE. II + III entsprechen unserer zweiten Schicht, doch sind hierin wahrscheinlich auch Teile der ersten und dritten Schicht enthalten, denn die Proportionen stimmen mit unseren Abb. 267—271 und den Abbildungen anderer Autoren nicht überein

LOEWENTHAL (1897), CAJAL (1911), CRAGG (1961 b), LOHMAN u. LAMMERS (1963, 1967), VALVERDE (1965), WHITE (1965 a) und HEIMER (1968, 1969) kleinere Faserkontingente auch zu tieferen Schichten[328]). Die unterschiedlichen Befunde sind möglicherweise auf die Anwendung verschiedener Methoden zurückzuführen. So fanden MASCITTI u. ORTEGA (1966) mit der Nauta-Methode Degenerationsspuren auch in der Nähe der Perikarya der Pyramidenzellen, mit der Glees-Methode hingegen nicht. PRICE (1973) konnte solche Endigungen in tieferen Schichten mit autoradiographischen Methoden nicht bestätigen. Nach PRICE endigen *alle* Fasern vom Bulbus in der Unterschicht 1 a, und er erwägt, ob nicht die Degenerationsspuren in den tieferen Schichten eine Folge transneuronaler Degenerationen innerhalb der präpiriformen Rinde sind. Bei den degenerierenden Neuronen müßte es sich dann um solche handeln, die von den Zuflüssen aus dem Bulbus abhängig sind und deren Ausläufer auch in die tieferen Schichten gehen.

In der Tat sind Zuflüsse aus dem Tractus olfactorius lateralis für die peripheren Dendriten so bedeutend, daß deutliche Veränderungen an ihnen auftreten, wenn die Olfactoriusfasern durch Abtrennung bzw. Läsion des Bulbus olfactorius unterbrochen werden. Solche Deafferenzierung führt zu einer verminderten Verzweigung der Dendriten (JONES u. THOMAS, 1962; WHITE u. WESTRUM, 1964) und einer Verminderung der Anschwellungen. Verbleibende Dendritensegmente können ganz von Spines entblößt sein, und solche sind in jenen Zonen der ersten Schicht, die bei den Silbermethoden bevorzugt Degenerationen zeigen, deutlich häufiger als in anderen Zonen bzw. Schichten (WHITE u. WESTRUM, 1964). Bei Ratten haben JONES u. THOMAS (1962) in den Dendriten von nicht deafferenzierten Zellen durchschnittlich 15 Verzweigungspunkte gezählt, während es nach Bulbusabtrennung durchschnittlich nur noch vier waren. Hingegen waren die von der Zelle ausgehenden (primären) Stämme der peripheren Dendriten zahlenmäßig nicht reduziert. Auch die zellnahen Verzweigungen waren nur geringfügig vermindert, während die zellfernen, d. h. jene in den oberflächlichen Zonen, eine starke Abnahme zeigten. Die tiefen Dendriten der gleichen Zellen zeigten keine Veränderungen. — Eine Reduktion der Zellzahl konnte von JONES u. THOMAS (1962) nicht beobachtet werden.

Veränderungen nach Deafferenzierung finden sich nach HEIMER (1968) nicht nur im Golgi-, sondern auch im Zellbild und im Silberbild. Viele der Zellen der präpiriformen Rinde — insbesondere in vorderen Regionen — zeigen eine starke Argyrophilie. Hierbei handelt es sich vorwiegend um kleine Pyramiden aus den oberflächlichen Zonen der zweiten Schicht. Neben dichten Ansammlungen argyrophiler Körner in den Zellkörpern und proximalen Teilen der Dendriten werden oft Pyknose und Verlagerung des Kerns beobachtet. Auch beim Menschen wurden nach Durchtrennung des Pedunculus olfactorius von UYEMATSU (1921) und ALLISON (1954) Veränderungen in den Zellen der präpiriformen Rinde in Form von deutlicher Schrumpfung und Pyknose gefunden. Diese Veränderungen, die zuerst von WINKLER (1918, Kaninchen) und später von ALLISON (1953 b, Ratte, Kaninchen) beobachtet wurden, kommen nach ALLISON nur innerhalb der Grenzen der Regio praepiriformis vor; sie werden als transneuronale Degeneration gedeutet. ALLISON (1950, 1953 a) hielt deswegen die Fasern vom Bulbus olfactorius für die einzigen Afferenzen dieser Zellen.

Ob solche bulbusabhängigen Zellen tatsächlich existieren, erscheint ungewiß. Dagegen spricht, daß 1. bisher keine Zellen gefunden wurden, deren Dendriten sich auf das Substratum 1 a (Endgebiet der Olfactoriusfasern) beschränken, 2. im

[328]) Nach WHITE (1965 a) und HEIMER (1968) finden sich solche innerhalb der präpiriformen Rinde vor allem im frontalen Feld, nach LOHMAN u. LAMMERS (1967) und CAJAL (1911), der hierfür LOEWENTHAL (1897) zitiert, hingegen im temporalen Feld.

Substratum 1 b reichhaltig andere Afferenzen endigen und 3. von JONES u. THOMAS (1962) zwar starke Veränderungen in den peripheren Dendriten, aber keine Abnahmen der Zellzahlen gefunden wurden. — Möglicherweise sind aber für gewisse Zellen die olfactorischen Zuflüsse so dominierend, daß ihr Fortfall zu *transneuronalen* Degenerationserscheinungen führt, wie sie auch von PRICE (1973) vermutet wurden. Im Unterschied hierzu nimmt HEIMER (1968) an, daß *retrograde* degenerative Phänomene vorliegen. HEIMER vermutet in den degenerierenden Zellen die Ursprungszellen bulbopetaler Fasern (hierzu abweichende Auffassungen in Abschnitt 8.1.7.3.).

Aus den bisher vorliegenden Untersuchungen ergibt sich, daß die synaptischen Kontakte der Olfactoriusfasern ganz überwiegend oder sogar ausschließlich im Substratum supratangentiale (1 a) der Molekularschicht stattfinden, d. h. mit den peripheren Abschnitten der apikalen Dendriten tieferer Zellen. Solche axodendritischen Kontakte sind von WESTRUM (1969) und HEIMER (1969) durch elektronenmikroskopische Untersuchungen experimentellen Materials bestätigt worden.

Assoziative, interhemisphärische und zentrifugale Fasern

Endigungen assoziativer, interhemisphärischer und zentrifugaler Fasern wurden für das Substratum tangentiale (1 b) und für die tieferen Schichten (2 und 3) beschrieben. In der ersten Schicht endigen die *Assoziationsfasern*[329]) nach WHITE (1962, 1965 a), HEIMER (1968, 1969), POWELL u. PRICE (1970 c, e) und PRICE (1973) sehr spezifisch in der Unterschicht 1 b, d. h. im Vergleich zu den Olfactoriusfasern auf mehr proximalen Abschnitten der apikalen Dendriten der tieferen Neurone. Olfactoriusfasern und Assoziationsfasern haben eine komplementäre Verteilung, wobei die Trennung recht deutlich ist (WHITE, 1962, 1965 a) und es wenig oder keine Überlappung gibt (PRICE, 1972, 1973). Ob entsprechende oder ähnliche Verhältnisse auch für die interhemisphärischen und/oder zentrifugalen Afferenzen gelten, muß dahingestellt bleiben. Hinweise auf die laminären Endigungsgebiete solcher Fasern sind spärlich.

Möglicherweise gehen Axone intracorticaler bzw. intraarealer Assoziationsfasern auch in die Unterschicht 1 a. Hinweise hierfür finden sich in den Golgi-Bildern (Abb. 281) und bei WESTRUM (1969). WESTRUM hat gezeigt, daß nach Exstirpation des Bulbus olfactorius ein großer Anteil präsynaptischer Boutons in dieser Unterschicht unverändert erhalten bleibt. Er nimmt an, daß diese Boutons zu intracorticalen oder intraarealen Fasern gehören. Auch bei Bulbus- bzw. Tractusläsionen unverändert bleibende markhaltige Axone unterhalb des degenerierenden Tractus olfactorius lateralis könnten zu assoziativen Neuronen gehören, ebenso wie die von WESTRUM (1966) beschriebenen axo-axonischen Synapsen in einer Zone unterhalb der zelldichten Schicht.

Zu den Assoziationsfasern können auch jene Fasern gerechnet werden, die von der retrobulbären Rinde kommen (s. 8.3.5.2.) und sowohl in oberflächlichen als auch in tieferen Schichten der präpiriformen Rinde endigen.

Nach ALPHEN (1969, Kaninchen) endigen *interhemisphärische* Fasern aus dem hinteren Glied der vorderen Commissur im dorsocaudalen Teil der präpiriformen

[329]) Diese Fasern gehören nach HEIMER (1968, 1969) zu einem vorwärtsgerichteten Assoziationssystem, das neben der Regio praepiriformis auch andere Gebiete umfassen soll. Rostral soll es nach HEIMER bis zum Bulbus olfactorius gehen (abweichende Auffassungen hierzu in Abschnitt 8.4.5.2.). — Wir haben nicht immer Klarheit darüber gewinnen können, welchen Verlauf diese Fasern nehmen, d. h. ob sie ihr Endigungsgebiet in der gleichen Schicht verlaufend als Horizontalfasern (= Tangentialfasern) erreichen, oder ob sie als Radiärfasern aus der Tiefe kommend in das Endigungsgebiet aufsteigen. Horizontalfasern dürften am ehesten im Kreise kürzerer Assoziationsfasern zu erwarten sein.

Rinde nahe dem Sulcus rhinalis massiv in der ganzen plexiformen Schicht[330]) mit Ausnahme ihres oberflächlichsten Teils. In rostralen und ventralen Gebieten nimmt die Degeneration ab und ist dann nach ALPHEN ausschließlich in den tiefen Teilen der plexiformen Schicht lokalisiert. — VALVERDE (1965) konnte interhemisphärische Fasern bis in den tiefen Plexus der dritten Schicht verfolgen (2 in Abb. 284).

In den Schichten 1b und 3 soll auch eine interhemisphärische Komponente der Stria terminalis endigen, die von OLMOS u. INGRAM (1972) und OLMOS (1972) beschrieben wurde. Wahrscheinliches Ursprungsgebiet ist der Nucleus tractus olfactorii lateralis. PRICE (1973) beschreibt eine begrenzte homotopische interhemisphärische Verbindung mit Endigung in den Schichten 1b, 2 und 3.

Über die Endigungsgebiete *zentrifugaler* Afferenzen ist wenig bekannt. STEVENS (1969) hat auf Axone hingewiesen, die nach Läsion des Bulbus nicht degenerieren und aus der Tiefe kommend durch die Zellschicht in die tiefe Zone der Molekularschicht gehen. Die genannten Fasern können zentrifugal, aber auch assoziativ oder interhemisphärisch sein.

So gut die Auffassungen über den Ort der Übertragung der olfactorischen Erregungen auf die Neuronen der präpiriformen Rinde abgesichert erscheinen, so vielseitig und spekulativ sind die Ansichten über den weiteren Verlauf der Erregungen. Dies ist bei der Vielfalt der vorkommenden Neuronentypen (Abb. 281) bei gleichzeitiger Unsicherheit über ihre Häufigkeit und den Verbleib ihrer Axone nicht überraschend. Die nachstehenden Ausführungen über die Auffassungen verschiedener Autoren sollten dementsprechend mit gebührender Zurückhaltung aufgenommen werden.

Nach PIGACHE (1970) ist die Zelle 5 in Abb. 281 ein dominantes Element und es kann angenommen werden, daß sie modifizierte olfactorische Erregungen zu subcorticalen Zentren weiterleitet. Nach O'LEARY (1937) gehen die efferenten Fasern aber vorwiegend von den tiefen Zellen (Schicht 3) aus und die oberflächlichen Zellen der zweiten Schicht projizieren überwiegend auf diese efferenten Zellen und auf kurzaxonige Zellen. Die kurzaxonigen Zellen projizieren zurück auf Gruppen oberflächlicher Zellen; nach O'LEARY liegt ihre Bedeutung in der Synchronisation der Aktivität dieser Zellgruppen. Die tiefen Zellen erhalten nicht nur Impulse von den oberflächlichen Zellen, sondern — soweit sie ihre Dendriten in die erste Schicht entsenden — auch direkt von den olfactorischen Nervenfasern. STEVENS (1969) stellt das Vorkommen solcher Zellen in Abrede. Nach STEVENS erhalten alle tiefen Zellen ihre olfactorischen Erregungen nur durch Vermittlung oberflächlicher Zellen. Sie haben Verbindungen mit benachbarten tiefen Zellen und mit darüberliegenden oberflächlichen Zellen. STEVENS nimmt an, daß eine oberflächliche Zelle mit einer Anzahl von tiefen Zellen in Verbindung steht, und daß eine tiefe Zelle wiederum synaptischen Kontakt mit einer Anzahl oberflächlicher Zellen hat. Aufgrund der Orientierung der oberflächlichen Zellen senkrecht zur Oberfläche und weil die kollaterale Verzweigung ihrer Axone begrenzt sein soll, nimmt STEVENS eine zylindrische Einflußzone von etwa 200—400 μ Durchmesser an. (Eine ähnliche Ausbreitung haben die Spitzendendriten dieser Zellen.) Information verläßt den Cortex nach STEVENS durch die Axone der oberflächlichen Zellen, nicht oder kaum durch solche tiefer Zellen.

---

[330]) Wir haben nicht sicher feststellen können, ob unter der Bezeichnung „plexiforme Schicht" die erste oder die dritte Schicht zu verstehen ist. Der Mangel an Zellen in der Abb. 19 von ALPHEN weist auf die erste Schicht hin.

VALVERDE (1965) vermutet, daß die großen Pyramidenzellen und polygonalen Zellen (17 und 18 in Abb. 281), verbunden mit gleichen oder anderen Zellformen, Ketten bilden können, die zwischen den Schichten 1 und 3 zickzackartig hin und her verlaufen. Diese könnten an multisynaptischen Bahnen teilhaben, die Verbindungen innerhalb der präpiriformen Rinde und dieser mit benachbarten Rinden herstellen. Eine weitere ähnliche Verbindung könnte aus den Horizontalzellen gebildet werden (Zelle 23 in Abb. 281), die in der Lage sein sollen, rostro-caudal entfernte Teile der Rinde miteinander zu verbinden, bzw. nach PIGACHE (1970) weit auseinander liegende Säuleneinheiten.

Das allgemeine Grundschema der Rinde, nach dem die äußere Hauptschicht spezifische Afferenzen erhält und Assoziationsfasern aussendet und von der inneren Hauptschicht die Projektionsfasern ausgehen, gilt für die präpiriforme Rinde nach PIGACHE (1970) nicht. Die Unterschiede bestehen darin, daß 1. jede Ebene der präpiriformen Rinde mit den spezifischen Afferenzen (sekundäre olfactorische Fasern) in Verbindung steht, 2. jede Ebene der Rinde mit allen anderen in Verbindung steht und 3. alle Ebenen zum tiefen Plexus beitragen.

8.7.7. Faserverbindungen

Wesentliche Beiträge über die Faserverbindungen der Regio praepiriformis wurden u. a. vorgelegt von LAMMERS u. LOHMAN (1957, Katze, Romanes); SANDERS-WOUDSTRA (1961, Ratte, Nauta-Gygax); CRAGG (1961 b, 1962, Kaninchen, Ratte, Katze, Nauta-Gygax); POWELL *et al.* (1963, 1965, Ratte, Nauta, Nauta-Gygax, Glees); KNOOK (1965, Ratte, Nauta-Gygax); GIRGIS u. GOLDBY (1967, Biberratte, Nauta-Gygax); HEIMER (1968, 1969, Ratte, Nauta, Nauta-Gygax, Fink-Heimer); ALPHEN (1969, Kaninchen, Nauta, Fink-Heimer); FERRER (1969 b, Hamster, Nauta-Gygax, Fink-Heimer); DRUGA (1971, 1972 c, Katze, Nauta-Gygax); HEIMER (1972, Ratte, Nauta-Gygax, Fink-Heimer, EM); HJORTH-SIMONSEN (1972, Ratte, Fink-Heimer); PRICE (1972, 1973, Ratte, Autoradiographie); VAN HOESEN *et al.* (1972, *Macaca*, Nauta, Fink-Heimer); VAN HOESEN u. PANDYA (1973, *Macaca*, Nauta, Fink-Heimer).

8.7.7.1. Afferente Fasern

Die afferenten Fasern lassen sich zwanglos gliedern in Afferenzen von den olfactorischen Primärzentren und Afferenzen von anderen Zentren. Interne und commissurale Verbindungen werden mit bei den Afferenzen erörtert, weil sie für mindestens ein Teilgebiet der präpiriformen Rinde afferent sind.

Afferenzen von den olfactorischen Primärzentren

Afferenzen vom Nebenbulbus sind nicht bekannt. Für den Hauptbulbus ist die Regio praepiriformis das Hauptprojektionsgebiet, welches in seiner ganzen Ausdehnung von Fasern des Tractus olfactorius lateralis versorgt wird[331]). Experimentelle Untersuchungen hierzu liegen vor von CLARK u. MEYER (1947), MEYER u. ALLISON (1949), ADEY (1953), JOHNSON (1959), LOHMAN u. LAMMERS (1961, 1963, 1967), SANDERS-WOUDSTRA (1961), CRAGG (1961 b, 1962), BAN u. ZYO (1962), WHITE (1962, 1965 a), LOHMAN (1963), POWELL *et al.* (1963, 1965), KNOOK (1965),

[331]) WHITE (1965 a) fand bei der Ratte sein Gebiet 51 d ausgespart. Dieses könnte dem Übergangsgebiet zwischen präpiriformer und periamygdalärer Rinde entsprechen (evtl. unserer Area periamygdalaris semiannularis). Nach HEIMER (1968, Ratte) wird dieses Gebiet aber ebenfalls von olfactorischen Fasern versorgt.

Scalia (1966), Mascitti u. Ortega (1966), Girgis u. Goldby (1967), Heimer (1968, 1969), Lohman u. Mentink (1969), Ferrer (1969a), Price u. Powell (1971), Cowan *et al.* (1972), Price (1973), u. a. Die Fasern endigen im Substratum supratangentiale (1a) (s. 8.7.5. und 8.7.6.) nach Cajal (1911) und Clark u. Meyer (1947) in rostralen Teilen stärker mit Kollateralen, in caudalen Teilen mit Endfasern. Die Aussagen von White (1965a) und Mascitti u. Ortega (1966), daß die Degeneration rostral stärker ist und nach caudal abnimmt, könnten technisch bedingt, aber auch Ausdruck einer unterschiedlich starken Versorgung sein.

Für echte Unterschiede spricht ein entsprechendes Gefälle in der SDH-Aktivität der gleichen Schicht, welches von Friede (1960a) zwischen dem frontalen und dem temporalen Bereich gefunden wurde (s. 8.7.4.). Dagegen spricht die autoradiographische Untersuchung von Price (1973), nach der im Gegensatz zu einer präzisen laminären Organisation im Zielgebiet praktisch keine Hinweise auf eine topographische Organisation gefunden wurden.

Alle Fasern verlaufen durch den Tractus olfactorius lateralis; Degenerationen in tieferen Fasersystemen, wie von Cragg (1961b), Powell *et al.* (1963), Scalia (1966) berichtet, treten offenbar nur auf, wenn die Regio retrobulbaris mitverletzt wird (Powell *et al.*, 1965; Girgis u. Goldby, 1967).

Afferenzen von anderen telencephalen Zentren

Über die Afferenzen von den Regionen des *Palaeocortex* wurde bereits berichtet, so daß eine kurze Übersicht genügt. Vom *Septum* (s. 8.6.6.2.) wurden Afferenzen experimentell von Siegel u. Tassoni (1971b) beschrieben, vom *Tuberculum olfactorium* (s. 8.4.5.2.) von Ferrer (1971/72), von Shute u. Lewis (1963, 1967) als Teil ihrer cholinergen „olfactorischen Radiation“ und von Valverde (1963a, 1965) nach Untersuchungen am Golgi-Material. Diese Verbindungen scheinen nicht sehr stark zu sein, auch nicht die von der *Regio periamygdalaris* (s. 8.5.7.2.), für die sich vor allem Hinweise bei Olmos (1972) finden. Nach Knook (1965) verlaufen Fasern vom Mandelkernkomplex in die Regio praepiriformis direkt oder über die Capsula externa und einen Fasciculus uncinatus, nicht jedoch durch das mediale Vorderhirnbündel. Stärkere Zuflüsse bestehen offenbar von der *Regio retrobulbaris* (s. 8.3.5.2.). Sie wurden sowohl über den Tractus olfactorius lateralis beschrieben (Lohman u. Lammers, 1963; Ferrer, 1969b), als auch über tiefere Bahnen[332] (Cragg, 1961b; Powell *et al.*, 1963, 1965; Scalia, 1966; Girgis u. Goldby, 1967). Powell *et al.* (1965) betrachten diese tiefen Verbindungen als Duplikation der Projektion des Tractus olfactorius lateralis. Ein Ursprung dieser Fasern (ganz oder teilweise) im Bulbus olfactorius, wie von Cragg (1961b) und Scalia (1966) angenommen, wird von Powell *et al.* (1965) und Girgis u. Goldby (1967) verneint.

Vereinzelt wird über weitere telencephale und diencephale Quellen afferenter Fasern zur präpiriformen Rinde berichtet. Über Fasern vom *Claustrum* berichtet Knook (1965), schließt jedoch nicht aus, daß diese Fasern von anderen Quellen kommen und im Claustrum unterbrochen werden. Projektionen vom *Neocortex* fanden Knook (1965, von frontaler Rinde) und Mizuno *et al.* (1969b, vom vorderen Teil des Gyrus orbitalis über die Capsula externa verlaufend). Auch nach Showers (1959, *Macaca*, Marchi) gehen Fasern von der orbitofrontalen Rinde über die Capsula externa in die präpiriforme Rinde („pyriform cortex“ bei Showers). Alphen (1969) gibt Hinweise auf mögliche gekreuzte Afferenzen vom Neocortex und Putamen der Gegenseite. Die Existenz solcher Fasern erscheint vorerst noch schwach gesichert, ebenso wie die weiterer Fasern, die nach Knook (1965) durch

[332]) Unserem Tractus olfactorius internus entsprechend, auch als vorderes Glied der vorderen Commissur bezeichnet; bei Ferrer (1969b) mediales Vorderhirnbündel.

die Stria terminalis den Mandelkernkomplex durchdringend bis in die präpiriforme Rinde verlaufen und teilweise aus dem *Hypothalamus* kommen sollen (laterale und mediale hypothalamische Gebiete, mediales präoptisches Feld).

Intraareale Verbindungen

Hinweise auf intraareale Verbindungen finden sich u. a. bei POWELL *et al.* (1963, 1965) und DRUGA (1972). POWELL *et al.* berichten über Degenerationen im temporalen Teil der präpiriformen Rinde nach Läsionen im frontalen Teil. Degenerationen finden sich sowohl in den oberflächlichen, als auch in den tiefen Schichten. — DRUGA (1972c) fand bei kleinen Läsionen in der präpiriformen Rinde Degenerationen in unmittelbarer Nachbarschaft, die auf kurze interne Verbindungen hinweisen. Auf die Existenz eines solchen intraarealen Systems könnten auch jene, nach Läsionen im Bulbus olfactorius in den tieferen Schichten auftretenden Degenerationen hinweisen, die wiederholt beschrieben und von PRICE (1973) als transneuronal angesehen wurden (hierzu 8.7.6.).

Interhemisphärische Verbindungen

Angaben über homotopische Verbindungen, d. h. zwischen den präpiriformen Rinden beider Seiten, sind uneinheitlich und teilweise widersprüchlich. Nach GUDDEN (1870, Kaninchen, Atrophiemethode) und KNOOK (1965, Ratte, Nauta-Gygax) verbindet die vordere Commissur die Lobi piriformes beider Seiten miteinander. BRODAL (1948a) fand mit einer modifizierten Guddenschen Methode, daß die Fasern der Commissura anterior von der ganzen präpiriformen Rinde kommen. Er konnte jedoch nicht entscheiden, ob die Verbindungen homotopisch sind, da die Methode nichts über den Verbleib der Fasern aussagt. Nach FOX u. SCHMITZ (1943, Marchi) verbindet bei der Katze das *vordere* Glied der vorderen Commissur den vorderen Teil des Lobus piriformis beider Seiten, während von FOX *et al.* (1948) bei *Macaca* und von PANDYA *et al.* (1973) bei *Saimiri* solche Verbindungen nicht gefunden wurden[333]). Auch von LOHMAN u. LAMMERS (1967, Kaninchen, Meerschweinchen) und ALPHEN (1969, Kaninchen) werden sie für das vordere Glied verneint. Nach SANDERS-WOUDSTRA (1961, Ratte) verbindet aber das *hintere* Glied der vorderen Commissur die präpiriformen Gebiete beider Seiten miteinander, wobei neben homotopischen Fasern auch solche vorkommen sollen, die den vorderen Teil der präpiriformen Rinde der einen mit dem hinteren Teil der anderen Seite verbinden (nach ALPHEN, 1969). Nach ALPHEN überwiegen solche Projektionen, die als heterotopisch bezeichnet werden[334]). Verbindungen bestehen nach ALPHEN aber nicht nur zwischen den präpiriformen Regionen beider Seiten. Die Fasern des hinteren Gliedes der vorderen Commissur kommen nach ALPHEN von der Regio praepiriformis, dem Neocortex und dem Putamen der einen Seite und gehen zur Regio praepiriformis, zum Putamen, Mandelkern, Nucleus accumbens und Tuberculum olfactorium der anderen Seite. Wenn diese Befunde zutreffen, kann die Regio praepiriformis neben Projektionen vom Partner der Gegenseite auch gekreuzte Afferenzen bekommen, die ihren Ursprung in Neocortex und Putamen der Gegenseite haben. Andererseits könnten efferente Verbindungen von der präpiriformen Rinde zu kontralateralen Teilen des Putamens, lateralen Mandelkerns, Nucleus accumbens und Tuberculum olfactorium gehen. ALLISON (1950, 1953a) erwähnt entsprechende Fasern zur kontralateralen agranulären Inselrinde.

[333]) Nach PANDYA *et al.* (1973) liegen hier offenbar deutliche Unterschiede zwischen den Arten vor.

[334]) Überwiegend scheint der Begriff „heterotopisch“ aber für Verbindungen zwischen unterschiedlichen Grundregionen zu stehen.

PRICE (1973) beschreibt begrenzte homotopische Projektionen, die in Ursprung und Endigung regional begrenzt sein sollen, und vor allem zwischen Teilen der präpiriformen Rinde, die unmittelbar lateral vom hinteren Glied der Commissura anterior liegen, verlaufen sollen. Hingegen fand PRICE im Unterschied zu ALPHEN mit autoradiographischen Methoden keine interhemisphärischen Verbindungen von der präpiriformen Rinde zu anderen olfactorischen Rinden der Gegenseite (heterotopische Verbindungen). — OLMOS u. INGRAM (1972) und OLMOS (1972) beschrieben eine interhemisphärische Komponente der Stria terminalis, die offenbar aus dem Nucleus tractus olfactorii lateralis kommt und teilweise in der präpiriformen Rinde endigt (51a in Abb. 250).

8.7.7.2. Efferente Fasern

Die ipsilateralen efferenten Verbindungen der Regio praepiriformis — die kontralateralen wurden im Zusammenhang mit den interhemisphärischen Verbindungen soeben erörtert — können zwanglos in solche zu telencephalen und solche zu diencephalen und tieferen Zentren untergliedert werden.

Efferenzen zu telencephalen Zentren

Bulbus olfactorius und Semicortex: Fasern von der präpiriformen Rinde zum *Bulbus olfactorius* wurden von BAN u. ZYO (1962), CRAGG (1962), GIRGIS u. GOLDBY (1967) und HEIMER (1968, 1969) beschrieben. Nach PRICE u. POWELL (1970e) kommen die Fasern zum Bulbus olfactorius jedoch von der Regio diagonalis, während die Fasern aus der Regio praepiriformis nach rostral nicht über die Regio retrobulbaris hinausprojizieren (s. auch 8.1.7.3.). Diese Fasern zur *Regio retrobulbaris* sind Teil eines longitudinalen Assoziationssystems (SANDERS-WOUDSTRA, 1961; CRAGG, 1962; HEIMER, 1968, 1969; PRICE u. POWELL, 1970e; PRICE, 1973) (s. auch 8.3.5.1.), welches nach den autoradiographischen Untersuchungen von PRICE (1972, 1973) die präpiriforme Rinde mit allen Gebieten verbindet, die direkte Projektionen vom Bulbus olfactorius erhalten, d. h. mit Regio retrobulbaris, Hippocampus praecommissuralis, Tuberculum olfactorium, vorderes Mandelkernfeld mit Nucleus tractus olfactorii lateralis, Regio periamygdalaris und laterale Regio entorhinalis. — Fasern zum ipsilateralen *Tuberculum olfactorium* werden auch von POWELL *et al.* (1965) — zu vorderen und lateralen Teilen —, DRUGA (1972c) und HEIMER (1972) erwähnt, zum Tuberculum olfactorium der Gegenseite erscheinen sie nach den Untersuchungen von ALPHEN (1969) möglich. Hinweise auf Projektionen zur *Regio diagonalis* finden sich bei POWELL *et al.* (1965), RAISMAN (1966) und DRUGA (1972c), während solche Verbindungen zum *ventralen* Glied der Regio diagonalis nach PRICE u. POWELL (1970f) unwahrscheinlich sind.

Projektionen von der präpiriformen Rinde zur *Regio periamygdalaris* könnten ebenfalls Teil der longitudinalen Assoziationssysteme sein (hierzu auch 8.5.7.1.). Hinweise auf solche Verbindungen finden sich bei POWELL *et al.* (1963, 1965), DRUGA (1972c) und PRICE (1973). POWELL *et al.* erwähnen eine Verbindung zum vorderen Mandelkernfeld (unsere Area Aa), DRUGA darüber hinaus ebenso wie PRICE auch Verbindungen zur übrigen periamygdalären Rinde. Fasern zu tieferen Teilen des Mandelkernkomplexes wurden mehrfach erwähnt, u. a. von HERRICK (1924a), POWELL *et al.* (1963, 1965), COWAN *et al.* (1965) und VALVERDE (1965). Nach COWAN *et al.* finden sich Hinweise auf diese Verbindung auch bei BAN u. OMUKAI (1959), nach VALVERDE auch bei LAMMERS u. LOHMAN (1957). Nach VALVERDE ist die Regio praepiriformis sogar eine der Hauptquellen der Projektionen zum Mandelkernkomplex (s. auch Abb. 247).

Peripalaeocortex: ALLISON (1950, 1953a) berichtet über bilaterale Projektionen zur agranulären Inselrinde. Die gekreuzten Fasern sollen durch die vordere Commissur verlaufen.

Archicortex und Periarchicortex: Über Projektionen zum Hippocampus praecommissuralis haben HEIMER (1972), HJORTH-SIMONSEN (1972) und PRICE (1973) berichtet; Projektionen zum retrocommissuralen Hauptteil (einschl. Subiculum) wurden von CRAGG (1961b), VALVERDE (1965) und HJORTH-SIMONSEN (1972) gefunden. Nach CRAGG gehen die Fasern hauptsächlich zum Feld CA1, nach HJORTH-SIMONSEN zur Molekularschicht von Subiculum und CA1, nach VALVERDE zum ventralen Hippocampus. Auch ALLEN (1948a) fand nach Läsionen am ventralen Ende des Hippocampus retrograde Zellveränderungen in einigen Zellen der präpiriformen Rinde. ALLISON (1950, 1953a) und POWELL *et al.* (1965) fanden direkte Verbindungen zum Hippocampus nicht. Nach diesen Autoren und nach BRODAL (1947a, b) ist der Hippocampus mit der präpiriformen Rinde nur indirekt über die Gebiete des Periarchicortex, insbesondere über die Regio entorhinalis verbunden. Projektionen zur *Regio entorhinalis* wurden von ALLISON (1950, 1953a), CRAGG (1961b), VALVERDE (1965), POWELL *et al.* (1965), PRICE u. POWELL (1971), VAN HOESEN *et al.* (1972) und PRICE (1973) beschrieben, von VAN HOESEN u. PANDYA (1973) auch zur Area perirhinalis dieser Region (s. auch 8.11.7.1.). VAN HOESEN *et al.* (1972) konnten Fasern sowohl zu den lateralen als auch zu den medialen Teilgebieten der entorhinalen Rinde verfolgen, hauptsächlich jedoch zum lateralen Teilgebiet. Hierin besteht Übereinstimmung mit den autoradiographischen Befunden von PRICE (1973). Nach CRAGG gehen Fasern auch zum Parasubiculum und zum Praesubiculum. — CRAGG fand zwei Verbindungswege: der eine verläuft durch die erste Schicht und besteht aus feinen Fasern, der zweite verläuft parallel dazu in der Tiefe und besteht aus groben Fasern. Von den tieferen Fasern sollen einige in der dorsalen Hippocampuscommissur kreuzen und in entsprechenden Regionen der Gegenseite enden. — Die Degenerationen in den von CRAGG beschriebenen Projektionsfeldern waren nach Läsionen im hinteren Teil der präpiriformen Rinde dichter als nach Läsionen weiter vorn. Neben langen Fasern vermutet CRAGG multisynaptische Bahnen, auf die auch elektrophysiologische Untersuchungen von MORILLO (1962) hinweisen. Auch nach VALVERDE (1965) bestehen kurzaxonige Ketten zwischen der präpiriformen Rinde und der Regio entorhinalis, möglicherweise in Form intracorticaler Zickzack-Verbindungen und horizontaler Ketten (s. 8.7.6.).

POWELL *et al.* (1965) haben die Befunde von CRAGG bezüglich einer oberflächlichen und tiefen Bahn zur (lateralen) Regio entorhinalis bestätigt. Darüber hinaus erwähnen sie Verbindungen nach frontal zur Rinde unter und vor dem Balkenknie. Auch hierbei dürfte es sich zumindest teilweise um periarchicorticale Strukturen handeln (Area subgenualis ?).

Claustrum: DRUGA (1971, 1972c) fand nach Läsionen in der präpiriformen Rinde Hinweise auf direkte Projektionen zum ventralen Claustrum. — Hinweise auf weitere Projektionen zu gleichseitigen *subcorticalen Strukturen* des Telencephalon haben wir im Schrifttum nicht gefunden. Nach ALPHEN (1969) sind Projektionen zu Putamen und Nucleus accumbens der Gegenseite möglich (Kreuzung in der vorderen Commissur).

Efferenzen zu diencephalen Zentren

Die Regio praepiriformis entsendet Fasern in das mediale Vorderhirnbündel (HERRICK, 1924a; SANDERS-WOUDSTRA, 1961; SZENTAGOTHAI *et al.*, 1962; KNOOK, 1965; POWELL *et al.*, 1965; RAISMAN, 1966; MILLHOUSE, 1969; MIZUNO *et al.*, 1969a; PRICE u. POWELL, 1970f; DRUGA, 1972c) die überwiegend in diencephalen Zentren enden, nach MILLHOUSE (Golgi-Material) aber auch bis ins rostrale Mesencephalon gehen. Als Endigungsgebiete dieser Fasern werden genannt: 1. die präoptische Region (MIZUNO *et al.*), speziell deren medialer (ALLISON, 1950, 1953a) bzw. lateraler Teil (POWELL *et al.*, 1963, 1965; DRUGA), 2. der Hypothalamus (MIZUNO *et al.*), speziell laterale (SANDERS-WOUDSTRA; DRUGA) bzw. rostrale Gebiete (POWELL *et al.*), 3. der Thalamus (MIZUNO *et al.*), speziell der Nucleus dorsomedialis thalami (SANDERS-WOUDSTRA; POWELL *et al.*; KNOOK; HEIMER) und 4. die Habenula[334a]) (KNOOK), speziell deren Lateralkern (POWELL *et al.*; RAISMAN; PRICE u. POWELL, 1971).

Die Projektionen zur präoptischen Region bestehen nach POWELL *et al.* (1963) sowohl vom vorderen als auch vom hinteren Teil der präpiriformen Rinde. — Neben der direkten Projektion zum Hypothalamus besteht nach POWELL *et al.* (1965) und RAISMAN (1966) noch eine indirekte über den Mandelkernkomplex und das Diagonale Band. — Zum Thalamus verlaufen die Fasern über den Pedunculus thalami inferior, zur Habenula über die Stria medullaris. Im Nucleus dorsomedialis thalami enden die Fasern nach POWELL *et al.* (1965) im ventralen Teil ipsilateral, im dorsalen bilateral und nach KNOOK (1965) direkt medial von jenen aus dem Tuberculum olfactorium, so auf eine topische Organisation hindeutend.

8.7.8. Funktion

Wenn man die *Verbindungen der präpiriformen Rinde* zusammenfassend überblickt, dann stellen auf der afferenten Seite die olfactorischen Zuflüsse offensichtlich mit Abstand die bedeutendsten dar, während die übrigen (tiefe Afferenzen und Assoziationssysteme) hauptsächlich modifizierenden Einfluß auf den Ablauf der olfactorischen Erregungen zu haben scheinen. Auf der efferenten Seite könnten die Assoziationssysteme ein wesentlicher Faktor bei der Weiterleitung der modifizierten olfactorischen Erregungen zu benachbarten Rinden sein, die Hauptefferenz scheint jedoch über das mediale Vorderhirnbündel in diencephale Zentren abzusteigen. So erscheint es zwar recht pointiert, aber nicht ganz unberechtigt, wenn VALVERDE (1965) die präpiriforme Rinde im wesentlichen als Glied zwischen dem Tractus olfactorius lateralis einerseits und dem medialen Vorderhirnbündel andererseits betrachtet. Als solches könnte die Regio praepiriformis in olfactorisch-somatische Korrelationen eingeschaltet sein, wie JOHNSTON (nach ALLEN, 1941) annahm. Nach RIOCH u. BRENNER (1938) treten bei Reizung der präpiriformen Rinde schnüffelnde Bewegungen auf und diese Autoren folgern, daß die zentralen Repräsentanten der Fütterungsreaktionen, die mit dem Geruch in Beziehung stehen, wahrscheinlich in der präpiriformen Rinde liegen. KRUSKA u. STEPHAN (1973) haben auf die starke Reduktion der präpiriformen Rinde in der Domestikation (Wildschwein-Hausschwein) hingewiesen und sie mit den bei Haustieren stark erleichterten Bedingungen bei Nahrungssuche und -findung in Verbindung gebracht.

POWELL *et al.* (1963, 1965) haben auf die Rolle hingewiesen, die die präpiriforme Rinde aufgrund ihrer Verbindungen für Sexualverhalten und Fortpflanzung spielen könnte. Die sehr starken Einflüsse des olfactorischen Systems auf diese Verhaltensweisen konnten durch viele Beobachtungen eindrucksvoll aufgezeigt werden (POWELL *et al.* nennen LEE u. BOOT, 1955; WHITTEN, 1958; BRUCE u. PARROTT, 1960; PARKES u. BRUCE, 1961, 1962). Der Geruchssinn spielt bei der hypothalamischen Regulation der Fortpflanzung eine dominierende Rolle, und die

[334a]) Läsionen der Habenula ergeben nach RAUSCH u. LONG (1971) deutliche Veränderungen des auf den Riechsinn bezogenen Verhaltens.

Regio praepiriformis ist aufgrund ihrer Verbindungen in der Lage, die olfactorischen Erregungen den Zentren des Hypothalamus zu übermitteln.

Abschließend sei eine Auswahl elektrophysiologischer Untersuchungen an der präpiriformen Rinde mit kurzer Angabe der Thematik gegeben. (Weiterführende Literatur in diesen Arbeiten.)

MAC LEAN *et al.* (1952, Kaninchen, Katze, *Saimiri*, Reaktionen auf olfactorische und nichtolfactorische Reize; 1957, Opossum, Kaninchen, Affe ?, Ableitung nach elektrischer Reizung der Fila, des Bulbus und des Tractus olfactorius); GOZZANO *et al.* (1954, Katze, Ableitung nach olfactorischen Reizen); FREEMAN (1959—1968b, Katze; 1959, Ableitung nach Reizung des Tractus olfactorius; 1960a, b, Korrelation zwischen elektrischer Aktivität und Verhalten; 1968a, Beziehungen zwischen Einheitsaktivität und evozierten Potentialen; 1968b, Einfluß chirurgischer Isolation auf elektrophysiologische Parameter); BOUDREAU u. FREEMAN (1963, Katze, Komputeranalyse der elektrischen Aktivität); CALLENS (1967, Katze, extra- und intracelluläre Ableitung nach elektrischer Reizung des Bulbus und Tractus, Ableitung vom Bulbus nach Reizung der präpiriformen Rinde); BIEDENBACH u. STEVENS (1969a, Katze, Ableitung nach Reizung des Tractus olfactorius; 1969b, Katze, intracelluläre Ableitung nach Reizung des Tractus olfactorius).

Bevor wir auf die restlichen Gebiete des Allocortex primitivus, nämlich den Archicortex eingehen, sei hier der Peripalaeocortex zwischengeschaltet, der sich in seiner Lage und strukturellen Differenzierung eng an den Eupalaeocortex (Regio praepiriformis) anschließt.

8.8. Regio peripalaeocorticalis claustralis

Die Regio peripalaeocorticalis claustralis liegt dem Palaeocortex (Regio praepiriformis) an dessen äußerer Grenze an. Es handelt sich bei ihr, wie der Name besagt, um ein Gebiet des *Peri*allocortex (Peripalaeocortex), das strukturell höher differenziert ist, als die bisher erörterten Gebiete des Palaeocortex. Bei vielen Makrosmatikern ist die Grenze zwischen den beiden Gebieten (Palaeocortex und Peripalaeocortex) durch einen deutlichen Sulcus rhinalis lateralis markiert. Dieser fehlt jedoch bei kleinen Makrosmatikern und den meisten Mikrosmatikern. Über Lage und Lageveränderungen in Phylogenese und Ontogenese informieren die Abschnitte 4.2.2. und 6.3.2.2.

Die Regio peripalaeocorticalis claustralis gehört zu einem Gebiet, dessen besonderes Charakteristikum eine Unterlagerung durch das *Claustrum* ist. Ein bedeutender Teil des unterlagerten Gebietes ist bei den höheren Primaten und vor allem beim Menschen opercularisiert und in die Tiefe verdrängt, wo es eine Art „Insel" bildet. Die ganze unterlagerte Rinde wird danach häufig als „Inselrinde" bezeichnet, was nicht ganz korrekt ist, weil makromorphologische Insel und claustrumunterlagerte Rinde nicht übereinstimmen. Bei den meisten niederen Säugern gibt es eine besondere Insel nicht, alle haben jedoch ein Claustrum und eine „Inselrinde". BROCKHAUS (1940b) hat deswegen die Bezeichnung „Claustrocortex" eingeführt, die diesen Mangel behebt (s. auch 4.2.2.).

Bei den höheren Primaten und beim Menschen zeichnet sich der Claustrocortex dadurch aus, daß in ihm alle Rindentypen vom primitiven Palaeocortex — auch die Regio praepiriformis zeigt in Teilen eine gewisse Unterlagerung durch das Claustrum — bis zum hochdifferenzierten Isocortex vertreten sind. Die Übergangsgebiete ähneln strukturell entweder dem Allocortex oder dem Isocortex und werden von uns dementsprechend in eine periallocorticale oder proisocorticale Zone eingegliedert. Im Bereich des Claustrocortex sind die Übergänge aber so fein gestuft, daß die äußere Grenze der Regio peripalaeocorticalis claustralis nur schwer festzulegen ist.

8.8.1. Vergleichende mikroskopische Anatomie

8.8.1.1. Terminologie und Gliederung

Anders als bei den meisten Regionen des Palaeocortex ist der Peripalaeocortex beim Menschen mehrfach und auch detailliert untersucht und gegliedert worden. Wir wollen der Vollständigkeit halber trotzdem einen kurzen Blick auf die vergleichende Anatomie werfen, nicht zuletzt in der Hoffnung, daß die Verhältnisse bei den Tieren Hinweise auf die schwer festzulegende äußere Grenze des Peripalaeocortex geben können.

Nichtsäuger: Nach Rose (1929a, S. 604) kommt eine Inselrinde bei Nichtsäugern nicht vor. Sie tritt erst bei den Säugern auf und soll bei diesen einer der konstantesten Rindentypen sein. Abweichend hiervon sind in entwicklungsgeschichtlichen Untersuchungen der Inselrinde entsprechende Formationen wiederholt auch bei Nichtsäugern abgegrenzt worden, u. a. von Kuhlenbeck (1929) und Kirsche (1972, 1974) (hierzu auch 4.1.4.). Jedoch stellen die Übergangsrinden zwischen Palaeocortex und Neocortex selbst bei den primitivsten rezenten *Säugern* architektonische Differenzierungsstufen dar, wie sie bei Nichtsäugern noch nicht vorkommen. Hierauf basierend erscheint die auf vergleichend-architektonischen Untersuchungen begründete Aussage von Rose verständlich.

Säuger: Vergleichend-anatomisch ist die Inselrinde bzw. der Claustrocortex von Brodmann (1905, 1908b, 1909) und M. Rose (1929a) untersucht worden[335]. Brodmann unterschied vier Felder (Areae 13—16), die er jedoch in keiner seiner Rindenkarten nach Lage und Ausdehnung präzisiert. Bei *Cercopithecus* (1905) hat er ihre Lage in Umrißzeichnungen von Horizontalschnitten dargestellt. Beschreibungen der diversen Typen belegt durch Zellbilder hat er 1905 für *Cercopithecus* und 1908b für Halbaffen (Abbildungen wahrscheinlich von *Lemur*) vorgelegt. Brodmann weist auf die Schwierigkeiten bei der Homologisierung der einzelnen Typen hin und hat offenbar deswegen in seiner zusammenfassenden Darstellung (1909) auf eine Trennung dieser Felder überhaupt verzichtet. Wiederholt finden sich jedoch Hinweise darauf, daß sich eine rostroventrale agranuläre von einer caudodorsalen granulären Subregion unterscheiden läßt (Ziesel, Wickelbär, *Cercopithecus*, Mensch). Beim Menschen hat Brodmann von der vorderen agranulären Inselrinde einen rudimentär gebauten Typus abgegrenzt, der an der Inselschwelle liegt (Pars olfactoria insulae, Area 16). — Beim Wickelbär und beim Pinseläffchen *(Callithrix, = Hapale)* finden sich Hinweise darauf, daß die Inselrinde auf den Temporallappen übergreift.

Anders als Brodmann hat Rose (1929a) in der Inselrinde eine sehr unterschiedliche Zahl von Feldern beschrieben: von nur einem Feld bei der Mausohrfledermaus *(Vespertilio murinus)* bis zu 35 Feldern beim Menschen. Dabei unterschied er zwischen agranulären, propeagranulären und granulären Feldern, die er zu Regionen zusammenfaßte. Bei Fledermaus und Igel fand Rose nur Felder des

---

[335]) Myeloarchitektonisch wurde die Inselrinde von Mauss (1908, *Cercopithecus*, *Macaca*; 1911, Gibbon, Orang-Utan); Zunino (1909, Kaninchen); Flores (1911, Igel); Rose (1912, kleine Säuger) und Beck (1928, Mensch, nur temporales Gebiet) untersucht; fibrilloarchitektonisch von Vaz Ferreira (1951, Ratte); cytoarchitektonisch u. a. von Gray (1924, Opossum); Gurewitsch u. Chatschaturian (1928, Feliden); Gurewitsch *et al.* (1929, Nager); Krieg (1946b, Ratte); J. E. Rose (1942, Schaf); Benjamin u. Akert (1959, Ratte); Roberts u. Akert (1963, *Macaca*); Sanides u. Krishnamurti (1967, Plumplori *Nycticebus*). Einige allgemeinere Angaben, die vor allem das Claustrum betreffen, finden sich auch in den Arbeiten von Vries (1910b, diverse); Landau (1919, diverse); Gurdjian (1928a, Ratte); Loo (1931, Opossum); Young (1936, Kaninchen); Rae (1954a, Mensch); Pilleri (1962, Biber, Nager); Narkiewicz (1964, Katze); Druga (1966a, Katze) und Filimonoff (1966, Mensch). Eine Übersicht geben Crosby *et al.* (1962).

agranulären Typus (ai-Felder); granuläre Typen (i-Felder) beschrieb er für Nager und Primaten und bei den letzteren auch propeagranuläre Typen. Es ist von Interesse, daß ROSE eine Zunahme der Felderzahl nicht nur bei den hochdifferenzierten granulären, sondern auch bei den einfacher gebauten agranulären und propeagranulären Gebieten fand. Von *Lemur* über den Mantelpavian bis zum Menschen wächst bei ROSE die Zahl der agranulären Felder von 3 über 4 auf 5, die der propeagranulären von 1 auf 6 (Pavian und Mensch) und die der granulären von 3 über 14 auf 24. Den stärksten Zuwachs fand ROSE demnach bei den granulären Feldern und dies nicht nur nach der Zahl, sondern auch nach ihrer Ausdehnung. Bei den niederen Säugetieren ist die agranuläre Inselregion stets größer als die granuläre, bei den höheren hingegen kommt es nach ROSE zur Umkehrung dieses Verhältnisses. Beim Menschen schließlich übertrifft die Regio insularis granularis die agranuläre Inselregion mehrfach an Ausdehnung.

Zur Frage der Homologisierbarkeit der Gebiete hat sich ROSE mehrfach geäußert. Im Unterschied zu sehr entschiedenen Homologisierungen in anderen Rindengebieten[336]) zeigt er hier (ebenso wie BRODMANN) große Zurückhaltung. Unter den *größeren Gebieten* glaubt er eine anatomische Gleichwertigkeit der Regio insularis agranularis bei den Affen und niederen Säugetieren als sicher annehmen zu können. Hingegen stößt die Äquivalenzfrage der Regio insularis propeagranularis nach ROSE bei den Halbaffen, Affen und beim Menschen auf große Schwierigkeiten. Gleiche Benennung weist nicht auf mögliche Homologien hin. — Eine Identifizierung *einzelner Felder* der agranulären Region scheint nach ROSE (1929a) möglich[337]), in der granulären Region konnte er eine Homologisierung selbst innerhalb der Primaten nicht durchführen.

ROSE stimmt mit BRODMANN darin überein, daß die primitiven Typen der Inselrinde (ai-Felder bei ROSE) der präpiriformen Rinde benachbart liegen. Zum Neocortex hin treten nach ROSE immer neue Differenzierungsstufen hinzu, und es muß bei der derzeitigen Unmöglichkeit der Homologisierung von Einzelfeldern und selbst von Haupttypen für jede Art neu entschieden werden, wo die Grenzen zwischen Peripalaeocortex, Proisocortex und Isocortex zu setzen sind.

SANIDES u. KRISHNAMURTI (1967) haben beim Plumplori *(Nycticebus)* Angaben über Lage und Ausdehnung der Grundformationen gemacht, und SANIDES (1968, 1969, 1970, 1972) gibt für diverse Arten einzelne Schnittbilder, in denen sich Hinweise auf diese Gebiete finden und teilweise auch die Grenzen zwischen ihnen markiert sind. Die durch ein Claustrum unterlegte Rinde wird bei allen untersuchten Formen (Angaben über Igel, Mausohrfledermaus, Ratte, Plumplori, Totenkopfäffchen und Rhesusaffe) in eine periallocorticale und eine proisocorticale Zone gegliedert. Eine isocorticale Zone, wie von BROCKHAUS für den Menschen beschrieben, wird von SANIDES bei keiner der erwähnten Arten benannt, auch nicht bei den höheren Primaten *(Saimiri, Macaca)*. Möglicherweise wird der Claustrocortex insgesamt als primitiver angesehen als der Isocortex. Zumindest betont SANIDES (1969), daß die durch ein Claustrum unterlegte Rinde im Bereich der Tiefenwindung der Insel primitiver sei als die claustrumfreie, die hier in geringer Ausdehnung dorsal ebenfalls vorkommt.

Die ausführlichste und detaillierteste Darstellung der menschlichen Inselrinde stammt von BROCKHAUS (1940b), der auch versucht hat, die bei den verschiedenen

[336]) Diese erwiesen sich nicht immer als zutreffend (z. B. in der Regio periamygdalaris, s. 8.5.1.1.).

[337]) Nach ROSE wirkt hierbei aber der Umstand besonders erschwerend, daß einzelne Teile dieser Region von Tier zu Tier eine oft weitgehende Rückbildung erfahren. Wir haben erhebliche Zweifel, daß solche punktförmigen „Rückbildungen" im Gefüge der Inselrinde wirklich vorhanden sind, und neigen eher dazu, unterschiedliche strukturelle Differenzierungen anzunehmen, die die Identität einander entsprechender (homologer) Gebiete verschleiern.

Autoren einander entsprechenden Gebiete zu bestimmen (Tabelle 11). In diesen Vergleich einbezogen wurden neben den bereits erwähnten Untersuchungen von BRODMANN und ROSE auch jene von C. u. O. VOGT (1919) und ECONOMO u. KOSKINAS (1925). Während ECONOMO u. KOSKINAS in vier Felder gliedern, die teilweise recht gut den BRODMANNschen Feldern entsprechen (hinzu kommen einige Modifikationen und Varianten), haben C. u. O. VOGT den Komplex in 13 Felder gegliedert (i1—i6 und ai1—ai7; Abb. 2—4, 285). Die ai-Felder werden von C. u. O. VOGT zum Allocortex gerechnet, die i-Felder zum Isocortex. Während BROCKHAUS bei den i-Feldern die Terminologie von C. u. O. VOGT übernimmt, die Felder jedoch weiter untergliedert — er faßt sie zur Regio claustralis isocorticalis

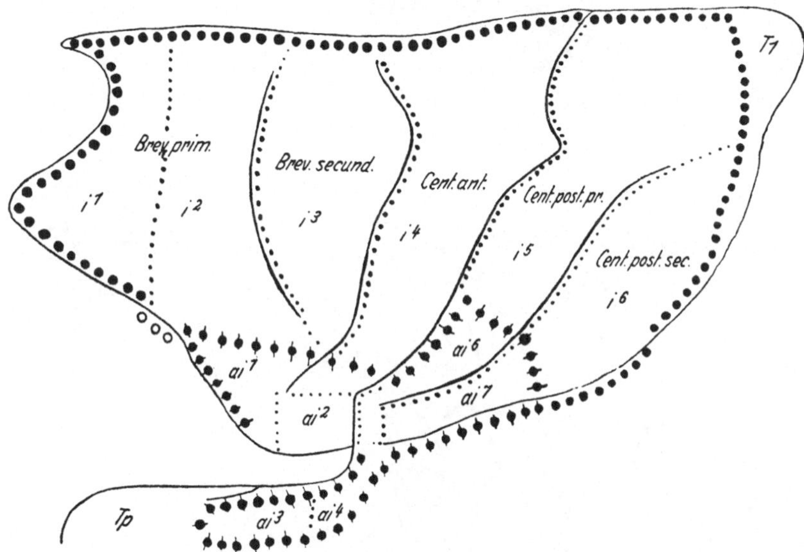

Abb. 285. Rindenfelder der menschlichen Inselrinde nach C. u. O. VOGT (aus BROCKHAUS, 1940b)

zusammen —, benennt er die ai-Felder von C. u. O. VOGT neu und faßt sie mit Ausnahme von ai2 und ai5 in seinem *Gradus claustralis mesocorticalis* zusammen. ai5 ist die Regio praepiriformis und wird von BROCKHAUS in seine Regio claustralis allocorticalis einbezogen. Hierzu wird von BROCKHAUS auch ai2 von C. u. O. VOGT gerechnet.

BROCKHAUS (1940b) gliedert die Insel (Claustrocortex) also in je eine allocorticale, mesocorticale und isocorticale Zone, wobei in der mesocorticalen alle Zwischenstufen zwischen allo- und isocorticalen Formationen enthalten sind. BROCKHAUS untergliedert diese Zone also nicht, wie SANIDES und wir, in einen periallocorticalen und eine proisocorticalen Abschnitt und dementsprechend enthält der mesocorticale Claustrocortex bei BROCKHAUS recht unterschiedliche Differenzierungsstufen.

Bei der Grenzziehung zwischen Allocortex und Mesocortex neigen wir im Unterschied zu BROCKHAUS dazu, die Felder aio und aic (ai2 von C. u. O. VOGT; s. Tabelle 11) nicht in den engeren Allocortex (zusammen mit präpiriformen und periamygdalären Gebieten) sondern in den Periallocortex einzustufen. Hierfür sind

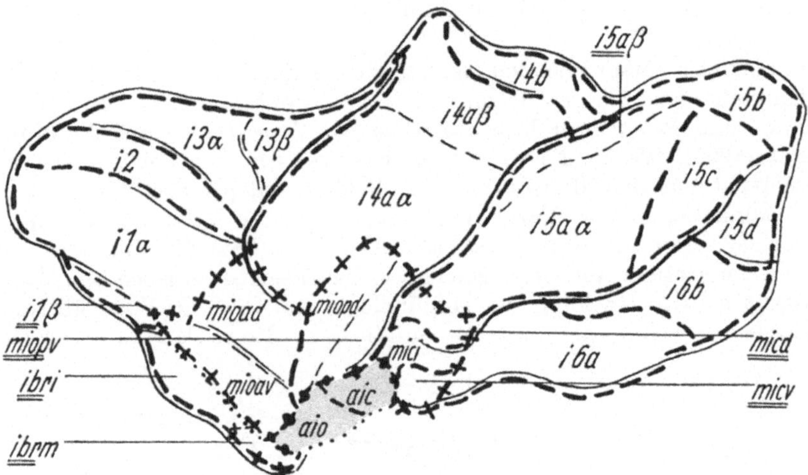

Abb. 286. Lateralansicht des Inselteils des Claustrocortex. Rostral ist links

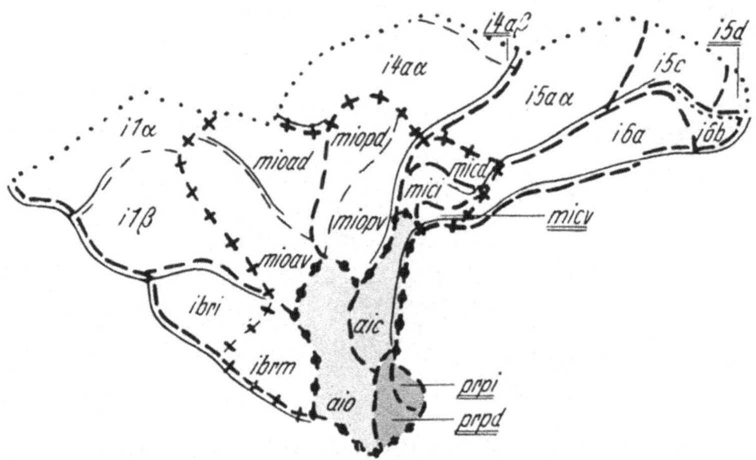

Abb. 287. Ventralansicht. Lateral ist oben

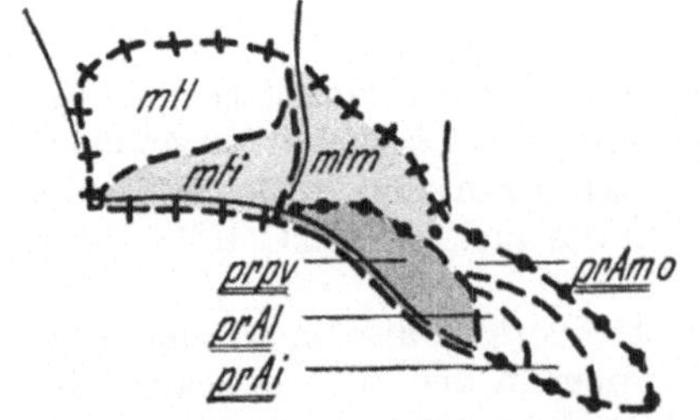

Abb. 288. Dorsalansicht der auf dem Temporallappen gelegenen Teile des Claustrocortex. Rostral ist oben, lateral ist links

Abb. 286—289. Felder des menschlichen Claustrocortex in Rekonstruktionen und Schnittdiagrammen nach Brockhaus (1940b). Gehirn A 61, Frontalserie, linke Hemisphäre. Palaeocorticale (dunkel) und peripalaeocorticale Gebiete (hell) durch Grauraster markiert. Zuordnung der Felder zu größeren Einheiten s. Tabelle 11. Bedeutung der Abkürzungen der nichtisocorticalen Felder s. Text. i-Felder = isocorticale Felder

---

Abb. 289. Neu zusammengestellt. Die Nummern unter den Zeichnungen geben Block- und Schnittnummern an

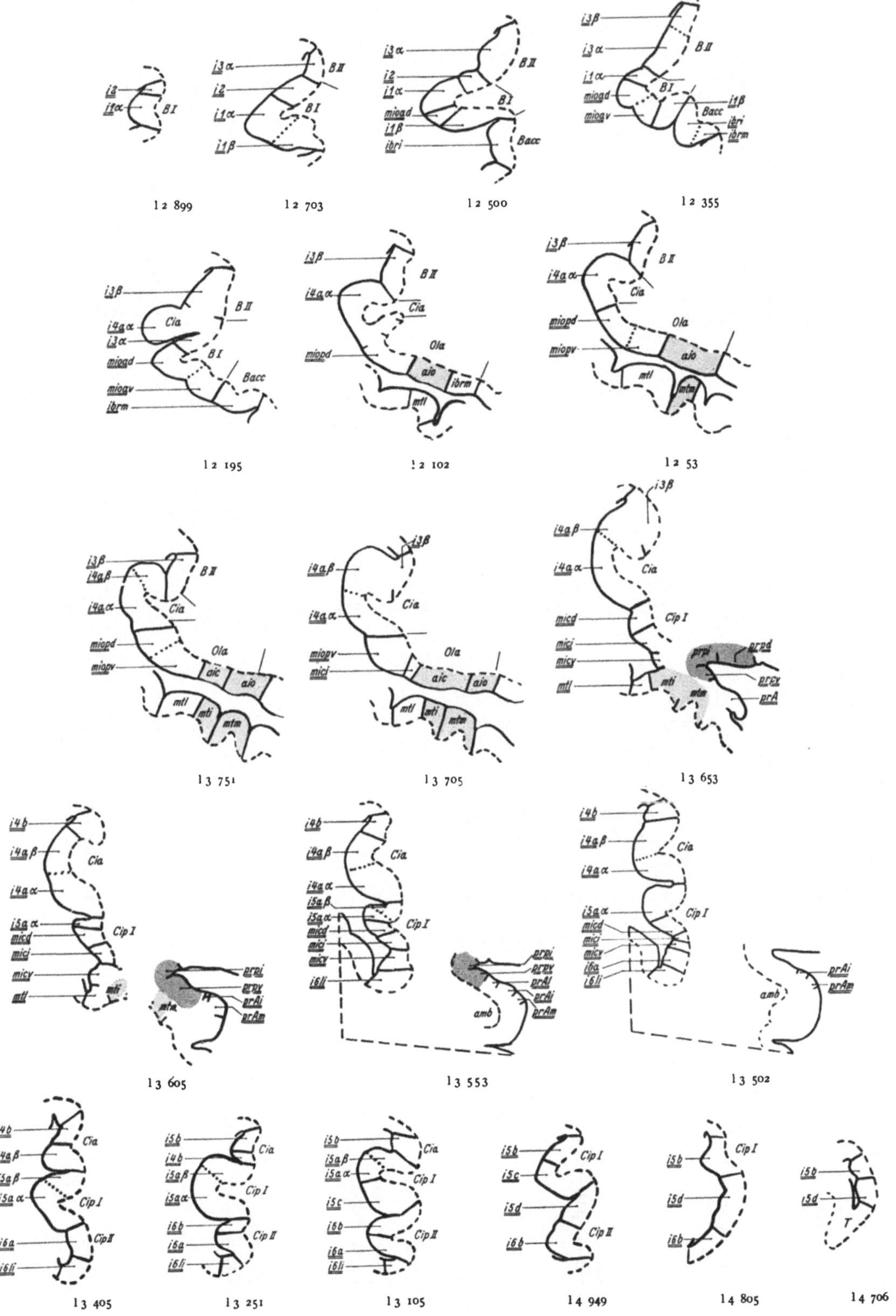

Abb. 289

Tabelle 11. Vergleich architektonischer Gliederungen der Inselrinde bzw. des Claustrocortex (aus BROCKHAUS, 1940b). Leicht umgestellt und erweitert

BRODMANN	ECONOMO, KOSKINAS	M. ROSE	C. u. O. VOGT	BROCKHAUS Felder	Subregionen bzw. Formationen	Gradus bzw. Regionen	Eigene Grundgliederung
Ia = 14	IA_1	i1, i5	i1	i1α	(orale Felder)	Gradus claustralis	Isocortex
(Insula anterior)		i2		i1β		isocorticalis =	
		i4	i2	i2		Regio claustralis	
		(i3)	i3	i3		isocorticalis	
	IA_2 u. IAB	ai8, (ai6)	i4	i4aα			
		i9		i4aβ			
		i7 + i8		i4b			
Ip = 13	IB u. IBT	i11 + i12	i5	i5aα	(caudale Felder)		
(Insula posterior)		i10, i17		i5aβ			
		(i20)		i5b			
		i18 + i19, i21		i5c			
		(i23 + i24) caudaler Teil		i5d			
		(i15)	i6	i6b			
		(i16) dorsaler Teil					
		(i23 + i24) caudaler Teil					
		i13 + i14		i6a			
		(i16) ventraler Teil		i6li			
Iv = 15	FI z. T. FK	(zu ai1)	zu ai1 ?	ibri			
(Insula ventralis)		ai1, (ai4)		ibrm	Formatio	Gradus claustralis	Proisocortex
im caudalen Teil zu Io		(ai2)		mioav	mesocorticalis	mesocorticalis	
	IC	i6, ai7α + ai3		mioad	insularis oralis (mio)		
		ai6		miopd			
				miopv			
		—	ai6	micd	Formatio meso-		
Io = 16	ID	(ai7)	ai7	mici	corticalis insularis		
(Insula olfactoria)		—		micv	caudalis (mic)		
	TI	(ai9, ai11)	ai3	mtl	Formatio meso-		
				mti	corticalis temporalis		Peripalaeo-
		ai10		mtm	(mt)		cortex
	zur S. p. a.	(ai4)	ai2	aio	Subregio insularis (ai)	Gradus claustralis	
		ai5		aic		allocorticalis =	
A. praepyriformis	TK	Prpy 2	(zu Tb2 ?)	prpd	Subregio prae-	Regio claustralis	
= 51		Prpy 1 bei Macac. rh.	ai5	prpi	piriformis (prp)	allocorticalis	Palaeocortex
		Prpy 3		prpv			
—	—	Pam 1β	PNA	prAl	Subregio prae-		
		Pam 1γ		prAi	amygdalea (prA)		
		eγ		prAm			

vor allem vergleichend-anatomische Untersuchungen ausschlaggebend, die zeigen, daß bei den Säugern zwischen der präpiriformen Rinde einerseits und den sich anschließenden höheren Differenzierungsstufen der Rinde andererseits keine weiteren Allocortexstufen zwischengeschaltet sind. Auf die präpiriforme Rinde folgen *peri*allocorticale Typen.

Für die Abgrenzung innerhalb des Mesocortex zwischen Periallocortex und Proisocortex helfen vor allem zwei einfache Kriterien: 1. die Strukturen des Periallocortex liegen dem Allocortex benachbart und 2. sie zeigen strukturell stärkere Anklänge an den primitiven Allocortex als an den hochdifferenzierten Isocortex.

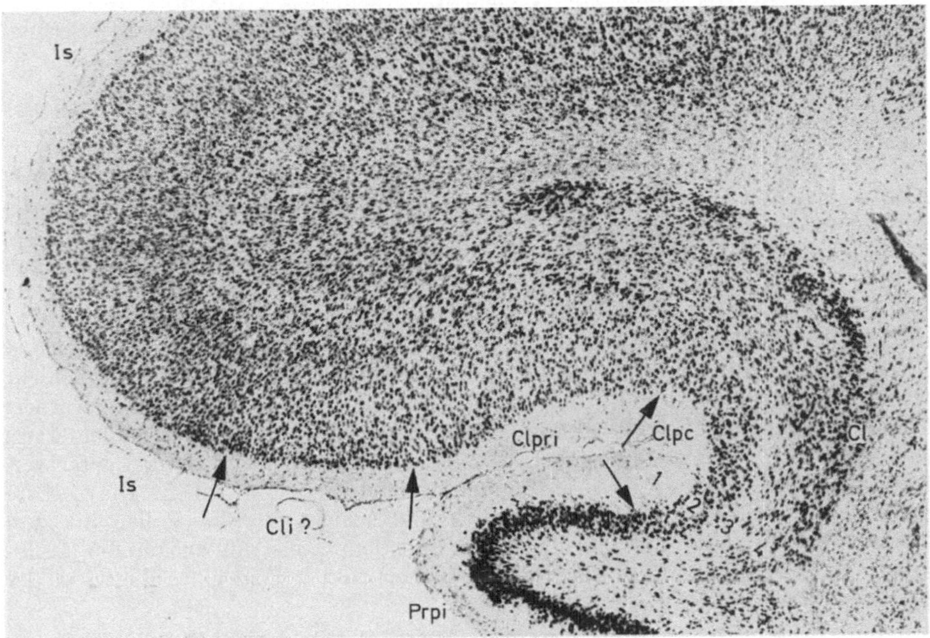

Abb. 290. Frontalschnitt durch den vorderen Claustrocortex des Spitzhörnchens *(Tupaia glis)*. Kresylviolett, 20 µ dick, 30 × vergrößert. Die Pfeile deuten auf areale Grenzen hin. *Cl* Claustrum, *Cli* Claustrocortex isocorticalis, *Clpri* Claustrocortex proisocorticalis, *Clpc* Claustrocortex peripalaeocorticalis, *Is* Isocortex, *Prpi* Regio praepiriformis (Palaeocortex)

Wenn wir diese Kriterien auf die Grenzziehung bei Sanides u. Krishnamurti (1967) und bei Sanides (1968, 1969, 1970, 1972) anwenden, so neigen wir dazu: 1. im Claustrocortex den periallocorticalen Bereich enger zu fassen, den proisocorticalen Bereich also näher an die präpiriforme Rinde heranzurücken und 2. bei den höheren Primaten, wie von Brockhaus beim Menschen durchgeführt, auch einen *iso*corticalen Claustrocortex anzuerkennen.

Wenn wir die oben genannten Kriterien auf die Gliederung von Brockhaus (1940b) anwenden, dann dürften von der Rinde des Frontallappens jene Strukturen zum Periallocortex gehören, die Brockhaus zum eigentlichen Allocortex gerechnet hat (also die Felder aio und aic, Abb. 287) und von der des Temporallappens die Felder mtm und mti von Brockhaus (Abb. 288) (ai4 von C. u. O. Vogt, Abb. 2, 3). Hingegen zeigt mtl bereits einen höheren Differenzierungsgrad und leitet in den Isocortex über. Wahrscheinlich handelt es sich bei diesem Feld um die proisocorticale Übergangsstufe.

Wir glauben, daß man den Peripalaeocortex auf die genannten Gebiete begrenzen und die übrigen Gebiete des Mesocortex von BROCKHAUS dem Proisocortex zuordnen kann. Die etwas abweichenden Ergebnisse von SANIDES u. KRISHNAMURTI (1967) und SANIDES (1968, 1969, 1970, 1972)[338]) deuten aber darauf hin, daß für die Grenzziehung zwischen Peripalaeocortex und Proisocortex auch andere Kriterien herangezogen werden können. Wir werden deswegen bei der Beschreibung der Übergangsstrukturen im menschlichen Gehirn (8.8.2.) den Kreis weiter ziehen und alle von BROCKHAUS im Mesocortex zusammengefaßten Rindengebiete einbeziehen. Damit soll vermieden werden, daß Strukturen übergangen werden, die mit gewisser Berechtigung ebenfalls in den Peripalaeocortex einbezogen werden können.

8.8.1.2. Schichtung und Schichtenzahl

Der Übergangscharakter des Palaeocortex, der in den Schwierigkeiten bei seiner Abgrenzung zutage tritt, wird auch in der nachstehenden Diskussion über die Schichtenzahl deutlich. BRODMANN (1905, 1908b, 1909) beschreibt in allen vier Feldern seiner Inselrinde die Schichten nach seinem sechsschichtigen isogenetischen Grundschema. Er weist jedoch darauf hin, daß das Feld 16 (1905 = Insula olfactoria; 1908b = Area insularis ventralis)[339]) eine Rindenformation darstellt, in der alle Schichten nur wenig entwickelt sind und eine Abgrenzung zwischen ihnen nahezu fehlt. Nach BRODMANN sind in dieser Rinde zweite und dritte Schicht wenig differenziert und gehen ohne Grenze ineinander über. Eine innere Körnerschicht (vierte Schicht) fehlt. An ihrer Stelle und an Stelle der fünften Schicht kann sich ein heller, zellarmer Streifen bzw. eine Lage durchgehend dunkel gefärbter, langgestreckter, spindel- und pyramidenförmiger Zellen abheben. Die sechste Schicht verliert sich allmählich im Mark und schickt einzelne Zellen bis zum Claustrum *(Cercopithecus)* bzw. fließt ganz mit dem Claustrum zusammen (Halbaffen). In den Abbildungen, die BRODMANN von diesem Feld gibt, überwiegt der Eindruck einer Vierschichtung.

Auch ROSE (1929a) legt der Inselrinde insgesamt den isocorticalen Schichtungstypus zugrunde, der bei ihm aber anders als bei BRODMANN und in Übereinstimmung mit VOGT und BROCKHAUS durch Untergliederung der sechsten Schicht siebenschichtig ist. Weiterhin werden von ROSE Capsula extrema und Claustrum als Schichten der Inselrinde gewertet, so daß ROSE in der granulären (isocorticalen) Inselrinde bis zu neun Schichten unterscheidet. In der agranulären Region faßt ROSE die Schichten zwei bis vier zusammen, so daß ebenfalls eine Vierschichtung resultiert, wenn die zusätzlichen tiefen Schichten unberücksichtigt bleiben.

Nach SANIDES u. KRISHNAMURTI (1967) besteht der Peripalaeocortex aus zwei Hauptschichten, die durch eine schmale, zellarme Schicht voneinander getrennt sind („Lamina dissecans" bei SANIDES, 1970). Zusammen mit der Molekularschicht ergibt dies ebenfalls eine Vierschichtung.

---

[338]) In den Untersuchungen dieser Autoren bei Säugern ist der Peripalaeocortex offensichtlich etwas weiter gefaßt. Für die Grenzziehung im *menschlichen* Gehirn ergeben sich daraus nur indirekte Hinweise. Insgesamt haben die bisherigen vergleichend-anatomischen Untersuchungen (einschl. der von BRODMANN und ROSE) aufgrund der unsicheren Homologien zur Klärung des Problems der Grenzen zwischen den Grundformationen nicht wesentlich beitragen können.

[339]) Nach der Vergleichstabelle von BROCKHAUS (1940b) ist unser Peripalaeocortex im Feld 16 enthalten (s. Tabelle 11).

Brockhaus (1940b) beschreibt für die Felder aio und aic des Menschen — die er im Gegensatz zu uns zum engeren Allocortex rechnet — neben der Molekularschicht eine C-Schicht, die er in Ca, Cb und Cc untergliedert, von denen Cb und Cc jeweils noch einmal in zwei Lagen gegliedert sind (Abb. 291). Für die mt-Felder beschreibt Brockhaus die sieben Schichten des Isocortex. Bei mtm und mti fehlt eine vierte Schicht, bei mtl ist sie vorhanden. Wenn bei mtm und mti die tiefen Schichten (fünf bis sieben bei Brockhaus) zusammengefaßt werden, ähnelt die von Brockhaus abgebildete Rinde dem besonders von Sanides u. Krishnamurti hervorgehobenen Typus zweier zellreicherer Zonen, die durch eine zellarme Zone voneinander getrennt sind (Abb. 293, 294).

Im Peripalaeocortex überwiegt der Eindruck einer Vierschichtung, die zwischen der Dreischichtung der Regio praepiriformis und der Fünfschichtung der höheren (proisocorticalen und isocorticalen) Typen vermittelt. Verglichen mit der Regio praepiriformis (Eupalaeocortex) stimmen erste und zweite Schicht überein, während die dritte Schicht nun deutlich zu untergliedern ist in eine zellärmere oberflächliche (Lamina dissecans bei Sanides, 1970) und eine zellreichere tiefe Schicht. Eine derartige Tendenz hatte sich beim rostralen Feld der präpiriformen Rinde bereits angedeutet (s. 8.7.1.1.). Die vier Schichten des Peripalaeocortex (Abb. 290) ließen sich in Anlehnung an die des Palaeocortex bezeichnen als:

(1) Stratum moleculare,
(2) Stratum densocellulare,
(3) Stratum dissecans,
(4) Stratum multiforme.

Im Übergang zu den höheren Rindentypen differenziert sich dann die breiter werdende zweite Schicht in die zweite und dritte Schicht (Abb. 290) des Brodmannschen isogenetischen Grundtypus, während sich etwa im Bereich des zellarmen Streifens der primitiven dritten Schicht in den agranulären Typen eine fünfte Schicht entwickelt. Zu ähnlichen Ergebnissen kam Rose (1929a).

Bei der Beschreibung des menschlichen Mesocortex, bei der wir ganz der detaillierten Darstellung von Brockhaus (1940b) folgen, werden wir diese Vierschichtung aber nicht anwenden, sondern die Bezeichnungsweise von Brockhaus beibehalten. Damit soll eine zusätzliche Komplizierung vermieden werden. Hinweise auf die einfachere Vierschichtung werden wir von Fall zu Fall geben.

8.8.1.3. Quantitative Vergleiche

Einige Angaben zur Größe der Inselfelder haben Gurewitsch u. Chatschaturian (1928, Feliden) und Gurewitsch *et al.* (1929, Nager) vorgelegt. Aus den Daten ergibt sich ein Anteil der Insel am Gesamtcortex bei diversen Nagern (hier Felder 13 + 14) zwischen 2,45% (Springmaus) und 5,1% (Maus) und bei der Katze (hier Felder 13—16) mit 1,5%. Die entsprechenden Anteile am Isocortex liegen bei den Nagern zwischen 3,6 und 7,2% und bei der Katze bei 1,7%[340]). In beiden Vergleichen ist der Anteil der Insel bei der Katze geringer als bei den Nagern, während der Anteil der höheren isocorticalen Rinden größer ist. Ähnliche Trends können in der aufsteigenden Primatenreihe erwartet werden, doch haben wir hierzu keine Angaben finden können.

Messungen über Zellgröße, -zahl und -dichte der Inselrinde finden sich bei Ryzen u. Campbell (1955) für eine Spitzmaus *(Sorex pacificus)*. Die Zellen liegen in der zweiten Schicht besonders dicht, in den übrigen Schichten ziemlich gleichmäßig verteilt. Die mit Abstand größten Zellen hat die fünfte Schicht (isocorticale

---

[340]) Für die einzelnen Felder geben Gurewitsch u. Chatschaturian (1928) die folgenden Werte: Feld 13 = 0,4%, 14 = 1,2%, 15/16 = 0,2%.

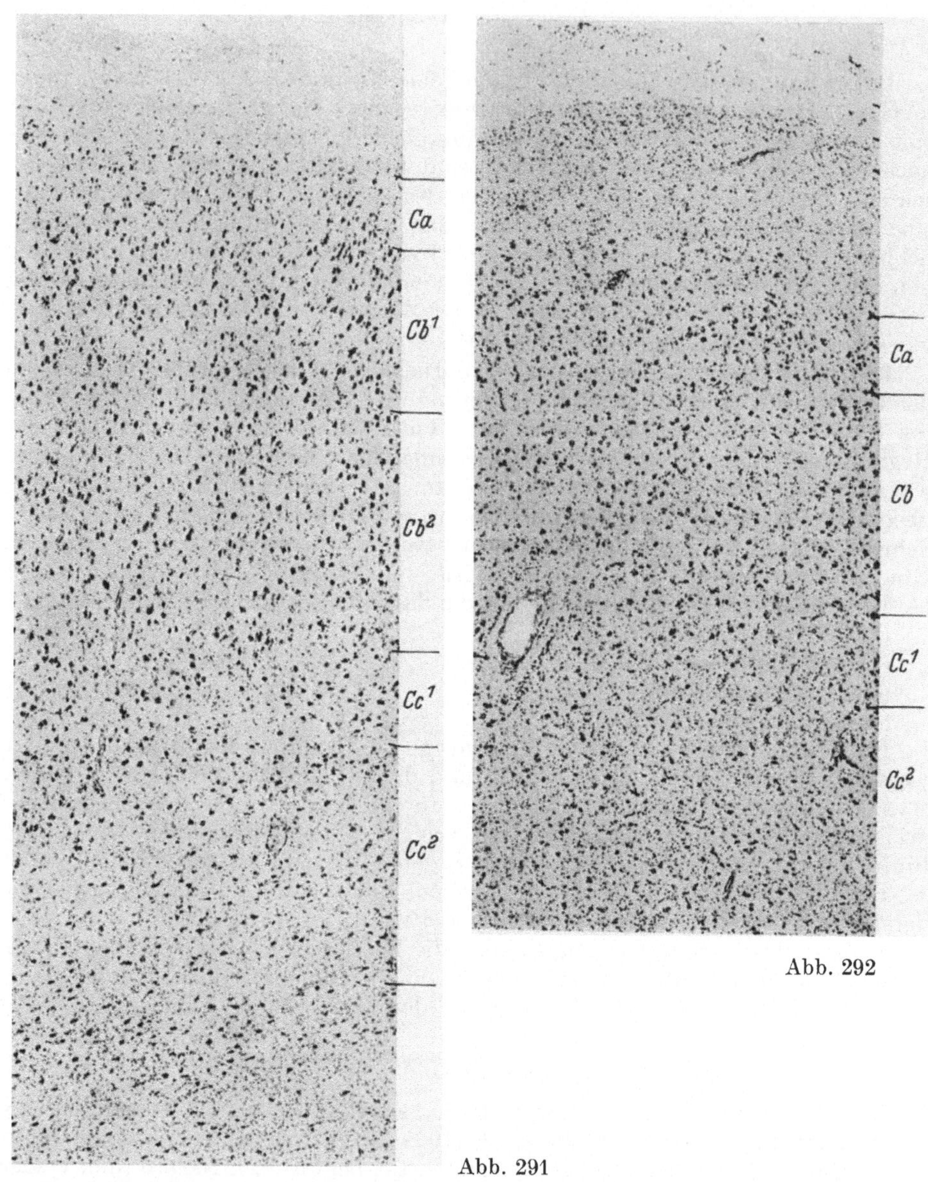

Abb. 292

Abb. 291

Abb. 291—300. Frontalschnitte durch die Felder des Claustrocortex mesocorticalis (= Claustrocortex peripalaeocorticalis + Claustrocortex proisocorticalis) des Menschen (aus BROCKHAUS, 1940b; unverändert). Kresylviolett, 20 μ dick, 40 × vergrößert

Abb. 291: Area peripalaeocorticalis insularis oralis (aio); Abb. 292: Area peripalaeocorticalis insularis caudalis (aic)

Schichtenzählung bei RYZEN u. CAMPBELL), während das Claustrum überwiegend kleinzellig ist.

8.8.2. Die Regio peripalaeocorticalis claustralis des Menschen

Angaben über *quantitative* und qualitative Unterschiede der Regio peripalaeocorticalis claustralis des Menschen im Vergleich zur entsprechenden Region bei Ver-

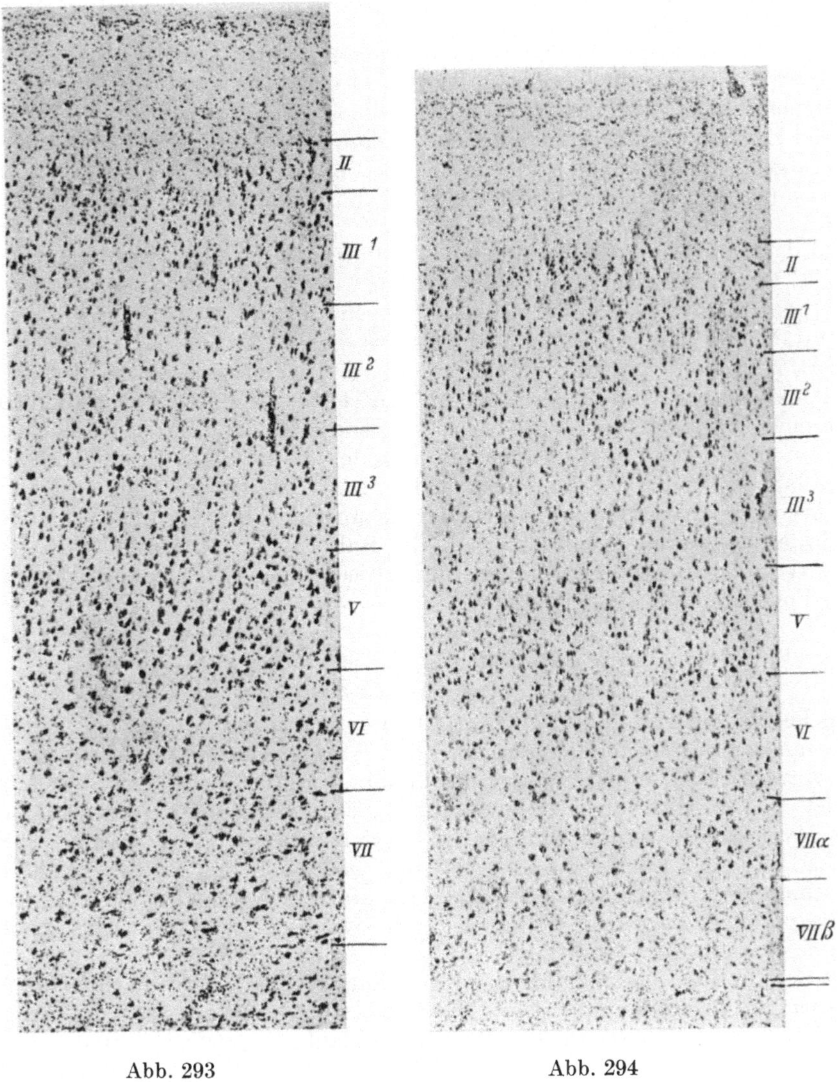

Abb. 293 Abb. 294

Abb. 293: Area mesocorticalis temporalis medialis (mtm); Abb. 294: Area mesocorticalis temporalis intermedia (mti)

tretern der aufsteigenden Primatenreihe liegen nicht vor. Auf die von Rose (1929a) erwähnten Verschiebungen *innerhalb* der Inselrinde von rein agranulären Typen bei den primitiven Insectivoren auf überwiegend granuläre Typen beim Menschen, hatten wir bereits hingewiesen (8.8.1.1.). Beim Menschen sollen die granulären Gebiete die agranulären mehrfach an Ausdehnung übertreffen. Dies besagt jedoch nichts über die echte Größenentwicklung der agranulären Gebiete. Trotz ihrer relativen Minderung innerhalb der Inselrinde können sie sich durchaus progressiv entwickeln. Die von Rose beschriebene zunehmende Zahl der unterscheidbaren agranulären Felder von zwei beim Igel über drei bei *Lemur*, vier beim Mantelpavian auf schließlich fünf beim Menschen weist auf eine progressive Entfaltung auch der agranulären Inselrinde hin[341]).

Klare Trends über *qualitative* Veränderungen in aufsteigenden Reihen hervorzuheben ist nicht möglich, solange die Homologisierung selbst der wesentlichen Grundgebiete so unsicher ist. Ein gewisser Trend zu einer zunehmenden Auflockerung der Zelldichte ist aber unverkennbar. Diese Auflockerung ist aber zumindest teilweise größenabhängig (zunehmende Körper- und Hirngröße). Auch eine gewisse Verwischung der Schichten könnte ihren Grund in der bloßen Auflockerung der Zellen haben.

Bei der Erörterung der strukturellen Differenzierung des menschlichen Peripalaeocortex werden wir uns im wesentlichen auf die Untersuchung von Brockhaus (1940b) stützen. Von den Grenzziehungen zwischen den Hauptregionen bei Brockhaus weichen wir insofern ab, als wir die Felder aio und aic nicht dem Allocortex, wie bei Brockhaus, sondern aus vergleichend-anatomischen Gründen dem Periallocortex zuordnen (s. 8.8.1.1.). Innerhalb des Mesocortex untergliedern wir in einen Peripalaeocortex und einen Proisocortex. Zum Peripalaeocortex gehören unseres Erachtens die Felder aio und aic von Brockhaus im Bereich des Frontallappens und die Felder mtm und mti im Bereich des Temporallappens. Alle übrigen Felder des Mesocortex werden als proisocortical angesehen (Tabelle 11). Sie würden dementsprechend außerhalb des Rahmens des vorliegenden Beitrages liegen. Wegen der unsicheren Grenzziehung zwischen den Zonen sollen jedoch auch sie im Folgenden mit erörtert werden.

Subregio peripalaeocorticalis insularis

(ai-Felder, = Subregio allocorticalis insularis bei Brockhaus)

Die ai-Felder (ai2 von C. u. O. Vogt, 1919) liegen rostral von der präpiriformen Rinde auf der Basalfläche der Insel und der Oralfläche neben der Verwachsungsstelle von Hirnbasis und Temporallappen (Abb. 4, 285, 286, 287, 289). Die Schichtung ist nach Brockhaus noch unentwickelt mesocortical und nur schwach ausgeprägt. Myeloarchitektonisch ist diese Unterregion infraradiär und stark deszendent supraradiär (d. h. Fasern dringen von der Oberfläche her in die Rinde ein). Brockhaus unterscheidet zwei Felder: Area oralis und caudalis.

Area peripalaeocorticalis insularis oralis (aio, = Area allocorticalis insularis oralis bei Brockhaus) (Abb. 291).

Im Zell- und im Faserbild hat das Feld Ähnlichkeit mit der benachbarten Area mesocorticalis insularis oralis (mio). Dies gilt sowohl bezüglich der Schichtung als auch der Zellen. Es herrscht ein allgemein schlanker Zelltyp vor, und es treten typische schlanke, von Economo u. Koskinas (1925) näher beschriebene Spezialzellen auf.

Die Schichtung ist sehr gering ausgeprägt und insbesondere fehlt ein klares Stratum dissecans (unsere dritte Schicht). In Abb. 291 dürfte diese Schicht etwa dem Grenzgebiet zwischen Cb^1 und Cb^2 von Brockhaus entsprechen. Die erste Schicht ist sehr breit und gliareich und hat einen breiten, unscharf abgesetzten gliösen Randstreifen. In der ganzen Schicht finden sich kleine Nervenzellen zerstreut. Die Schicht Ca von Brockhaus ist unregelmäßig. Die Zellen springen stellenweise in die erste Schicht vor und sind teilweise in Nestern zusammengelagert. Cb^2 ist zellreicher und die Zellen sind etwas größer als in Cb^1. — Im Markfaserbild untergliedert Brockhaus die erste Schicht in 1°, 1a, 1b und 1c, von denen die 1b faserdichter ist als die breitere, tiefere 1c.

[341]) Roses agranuläre Inselrinde entspricht weitgehend unserer Regio peripalaeocorticalis claustralis. Die fünf von Rose als agranulär benannten Felder sind ai4, ai5, ai7, ai10 und ai11. Über ihren Vergleich mit anderen Gliederungen s. Tabelle 11.

Area peripalaeocorticalis insularis caudalis (aic, = Area allocorticalis insularis caudalis bei BROCKHAUS) (Abb. 292).

Sowohl im Zell- als auch im Faserbild ist dieses Feld nach BROCKHAUS ganz verschieden von aio gebaut. Die erste Schicht ist breiter und gliareicher als in aio und zeigt nach außen hin eine starke Gliazunahme. Die Schicht Ca enthält kleine Inseln von Nervenzellen und fehlt stellenweise, so daß dann die zellarme Cb bis an die erste Schicht reicht. Die Nervenzellen der Cb sind nach BROCKHAUS groß, breitbasig, gut gefärbt, mit starker Trabantzellbildung und sehr unregelmäßig gelagert. Die Cc ist nur wenig zellärmer, etwas kleinzelliger, vor allem aber wesentlich gliareicher. — Im Faserbild ist die außerordentlich breite erste Schicht sehr faserreich. Im Unterschied zu aio ist hier die faserdichte 1b (1β bei BROCKHAUS) am breitesten, während die 1c (1γ) sehr schmal ist.

In einer Reihe von strukturellen Eigenarten ähnelt das Feld aic den mic-Feldern. Gemeinsam ist ihnen nach BROCKHAUS die deutlich geringere Rindenbreite, der plumpe Zelltyp, das Fehlen der schlanken, charakteristischen Spezialzellen und der größere Gehalt an Grundfasern.

Subregio mesocorticalis temporalis

(mt-Felder, = Formatio[342]) mesocorticalis temporalis bei BROCKHAUS)

Die mt-Felder (ai3 und ai4 von C. u. O. VOGT, 1919) liegen auf der Dorsalfläche des Temporallappens, rostral von dessen Vereinigungsstelle mit der Hirnbasis (Abb. 2, 3, 285, 288, 289). Caudomedial grenzen sie an die Regio praepiriformis, von der sie in manchen Fällen ein Stück weit überschichtet werden. Besondere Kennzeichen sind die große Breite und der große Zellreichtum der fünften Schicht bei Zellarmut der oberen Zellschichten und sehr geringer Entwicklung der tieferen Schichten. Spezialzellen und Gabelzellen treten nur vereinzelt auf. In den mt-Feldern klingt deutlich die bei Säugern vorherrschende Vierschichtung an. — Faserarchitektonisch[343]) ist diese Unterregion wie die ai-Felder infraradiär und descendent supraradiär. Die Capsula extrema ist sehr breit.

BROCKHAUS unterscheidet 3 Felder (Area medialis, intermedia und lateralis), die alle nach caudalwärts eine deutliche Verschmälerung ihrer Rindenbreite erfahren, die wesentlichen Strukturmerkmale aber unverändert beibehalten.

Area mesocorticalis temporalis medialis (mtm) (Abb. 293).

In seiner Struktur zeigt Feld mtm deutliche Annäherung an die benachbarte Regio entorhinalis, die caudomedial an sie angrenzt. Die erste Schicht ist sehr breit und gliareich und hat einen schmalen, gut ausgeprägten gliösen Randstreifen. Die zweite Schicht ist breit und zellarm und springt unregelmäßig gegen die erste Schicht vor. Die dritte Schicht wird von BROCKHAUS in 3 Unterschichten gegliedert, von denen die beiden inneren dem zellarmen Stratum dissecans entsprechen dürften. Eine vierte Schicht fehlt, die fünfte Schicht stellt ein breites, zellreiches, schon makroskopisch sichtbares Band dar. Bei seinen Zellen handelt es sich um dicht stehende, radiär geordnete, gut gefärbte, ziemlich große Pyramidenzellen. Die sechste Schicht ist sehr gering entwickelt, die siebente großzelliger und zellreicher. — Faserarchitektonisch zeigt die erste Schicht zwei sehr verschiedene

[342]) BROCKHAUS vermeidet die Begriffe „Regio" und „Subregio" in der mesocorticalen Stufe des Claustrocortex, um nicht den Eindruck eines auch funktionellen Zusammenhanges der darin zusammengefaßten Gebiete zu erwecken (BROCKHAUS, 1940b, S. 288, Fußnote). Er spricht hier von „Gradus" und „Formatio" (s. Tabelle 11).

[343]) Myeloarchitektonisch wurde das temporale Gebiet des Menschen auch von BECK (1928) untersucht. BECK bezeichnet es als Regio temporalis insularis und untergliedert es in ti1, ti2 und ti3, wovon ti3 der Regio praepiriformis (Prpi) benachbart liegt.

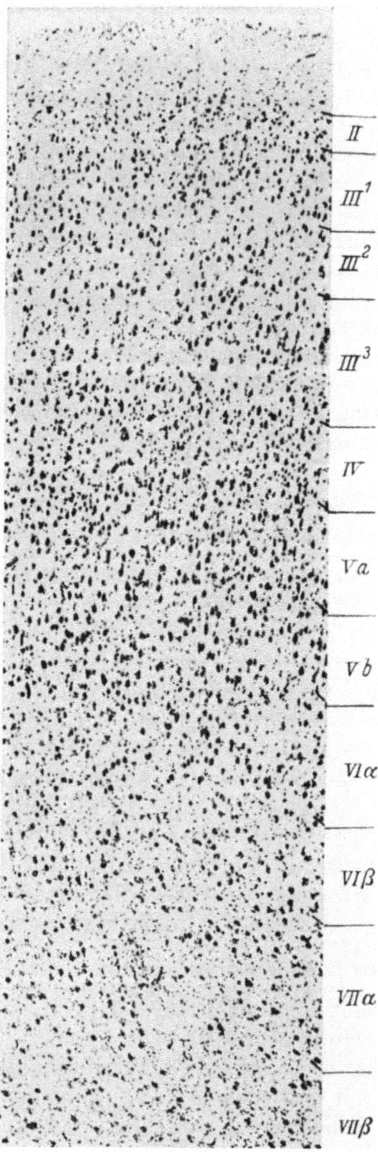

Abb. 295: Area mesocorticalis temporalis lateralis (mtl) (Sammellegende der Abb. 291—300 auf S. 474)

Unterschichten, von denen die äußere ausgesprochen faserreich, die innere hingegen faserarm ist. Beide sind etwa gleich breit.

Area mesocorticalis temporalis intermedia (mti) (Abb. 294).

Dieses Feld liegt lateral von mtm und ist insgesamt etwas schmaler, kleinzelliger und zellreicher als dieses Feld. Die zweite und fünfte Schicht heben sich nicht so deutlich von den anderen Schichten ab wie dort. In der ersten Schicht ist der äußere Teil gliareicher als der innere; ein gliöser Randstreifen ist nicht scharf abgesetzt. Die zweite Schicht ist schwierig von der dritten zu trennen und enthält bizarre Nervenzellen mit feinen, weit gefärbten Fortsätzen. Die fünfte Schicht ist kleinzelliger und zellreicher als im Feld mtm. Die Zellen sind schlanker und es kommen vereinzelt Spezial- und Gabelzellen vor. — Das Faserbild ähnelt dem des Feldes mtm, ist aber etwas deutlicher geschichtet.

Area mesocorticalis temporalis lateralis (mtl) (Abb. 295).

Dieses Feld liegt rostrolateral vom Feld mti. Im Zellbild zeigt es eine deutliche innere Körnerschicht, im Faserbild einen schwachen äußeren Baillargerschen Streifen und längere und dickere Bündel von Radiärfasern. Damit zeigt das Feld mtl bereits deutliche Anklänge an den Isocortex. Im Vergleich zu diesem haben aber die wesentlich größeren Nervenzellen, die weniger scharfe Schichtung, die dysgranuläre vierte Schicht, die faserreiche Molekularschicht und die caudalwärts immer zahlreicher werdenden Supraradiärfasern Brockhaus veranlaßt, dieses Feld in den Mesocortex einzubeziehen. Hier gehört es wegen seiner Ähnlichkeit mit dem Isocortex zweifellos zur proisocorticalen Zone.

In der breiten und zellreichen fünften Schicht kann eine zellreichere, noch stark mit Körnern durchsetzte äußere Zone (Va in Abb. 295) von einer großzelligeren und zellärmeren inneren Zone (Vb) unterschieden werden. — Im Faserbild ist die erste Schicht viel faserärmer als in den anderen mt-Feldern.

Wir neigen dazu, die nachfolgend erörterten Gebiete (ebenso wie die Area mtl) zum *Proisocortex* zu rechnen. Brockhaus hat sie in zwei Unterregionen (Formationen, s. Tab. 11) gegliedert. Vor allem für diese Stufe gilt die folgende Charakteristik, die Brockhaus für seinen gesamten claustrocorticalen Mesocortex gegeben hat: Schichtung weniger stark ausgeprägt als im Isocortex. Einzelne Schichten zeigen baulich wesentliche Abweichungen, doch ist die Schichtung prinzipiell die gleiche wie im Isocortex und die einzelnen Schichten lassen sich einwandfrei mit denen des Isocortex gleichsetzen. Die Körnerschicht fehlt oder ist nur ganz schwach angedeutet. Die Zonalschicht ist wesentlich faserreicher als im Isocortex, aber faserärmer als im Allocortex. In der Radiärfaserung finden sich Abweichungen vom Isocortex, die in den einzelnen Formationen verschieden sind.

Subregio mesocorticalis insularis oralis

(mio-Felder, = Formatio mesocorticalis insularis oralis bei Brockhaus)

Die mio-Felder (ai1 von C. u. O. Vogt, 1919) liegen rostroventral in der Insel und bedecken den sog. Inselpol und die angrenzenden ventralen Teile der Gyri breves, die sich hier unter allmählicher Abflachung zu einem einzigen Gyrus vereinigen (Abb. 4, 285, 286, 287, 289).

Charakteristisch sind große Rindenbreite und besonders starke Entwicklung der fünften und sechsten Schicht. Vor allem in der fünften Schicht herrscht ein allgemein sehr schlanker Zelltyp vor, und es treten massenhaft besonders lange, schlanke Spezialzellen, die nach Brockhaus auch von Cajal, Marinesco und Goldstein sowie Economo u. Koskinas beschrieben wurden, und Gabelzellen auf (nach Brockhaus von Ngowyang beschrieben). — Myeloarchitektonisch ist das Gebiet als medio- und supraradiär zu bezeichnen. Die supraradiären Fasern sind von der Molekularschicht bis in die dritte Schicht zu verfolgen und von dickerem Kaliber als die Radiärfasern der tieferen Schichten.

Brockhaus unterscheidet in der Subregio mesocorticalis insularis oralis zwei Felder (Area anterior und posterior), die er beide in je zwei Unterfelder gliedert,

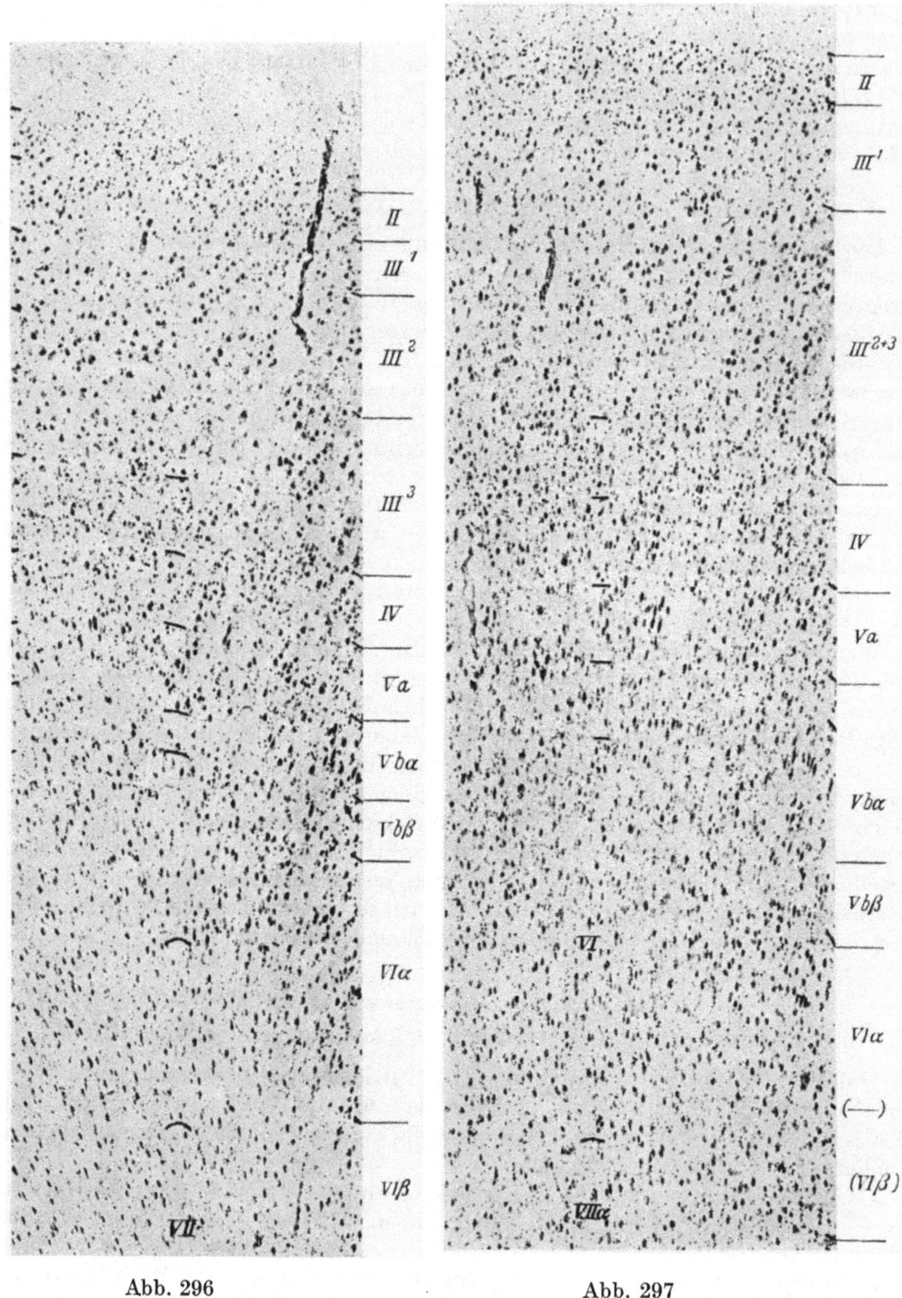

Abb. 296 Abb. 297

Abb. 296: Area mesocorticalis insularis oralis anterior, Subarea dorsalis (mioad); Abb. 297: Area mesocorticalis insularis oralis anterior, Subarea ventralis (mioav) (Sammellegende der Abb. 291—300 auf S. 474)

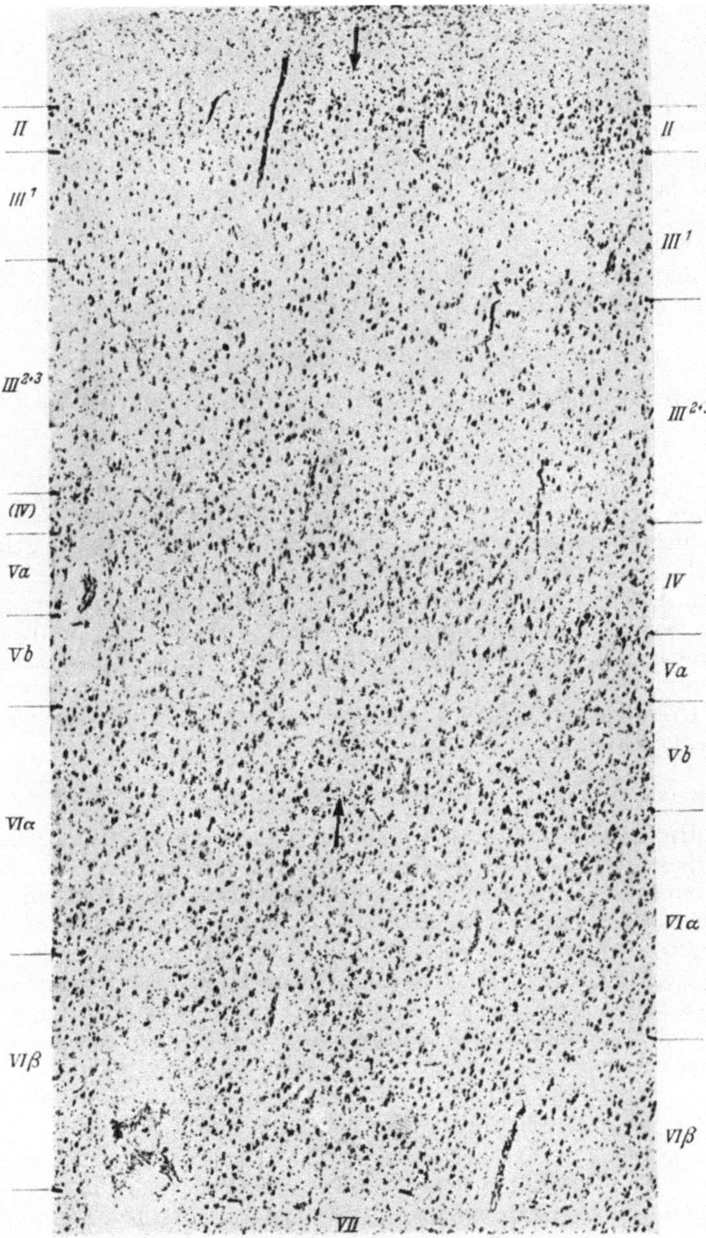

Abb. 298: Area mesocorticalis insularis oralis posterior (miop) (Sammellegende der Abb. 291—300 auf S. 474)

und rechnet hierher auch das Unterfeld ibrm der Area insularis biregionalis (ibr, s. Tab. 11).

Area mesocorticalis insularis oralis anterior (mioa) (Abb. 296, 297).

Die Rinde dieses Feldes ist großzellig, die Zellen sind locker gelagert. Die Schichtung ist der des Isocortex verwandt. Eine zweite Schicht hebt sich deutlich von der zellarmen dritten Schicht ab, eine vierte Schicht ist angedeutet, die fünfte Schicht ist breit und zellarm, die tiefen Schichten (6 und 7) sind sehr breit und ebenfalls zellarm. Das ventrale Unterfeld (mioav, Abb. 297) ist allgemein kleinzelliger und weniger scharf geschichtet als das dorsale (mioad, Abb. 296). — Im Faserbild finden sich in der ersten Schicht nur vergleichsweise wenige Fasern. Aus der Tiefe kommende Radiärfasern sind bis in die vierte Schicht hinein erkennbar.

Area mesocorticalis insularis oralis posterior (miop) (Abb. 298).

Die Rinde dieses Feldes ist deutlicher geschichtet als die des Feldes mioa und unterscheidet sich insbesondere durch eine deutlich hervortretende fünfte Schicht, und eine zellreichere sechste Schicht. Die zweite Schicht ist recht deutlich, die dritte Schicht zellarm mit mittelgroßen Pyramidenzellen. Eine schmale, zellarme dysgranuläre vierte Schicht hebt sich mehr oder weniger deutlich ab. In der fünften Schicht findet sich eine schmale oberflächliche Zone intensiv gefärbter und typisch palisadenförmig aufgereihter Spezialzellen mit besonders vielen schlanken Gabelzellen. Diese hebt sich deutlich von einer zellärmeren breiteren tiefen Zone ab. — Das ventrale Unterfeld unterscheidet sich vom dorsalen vor allem dadurch, daß die Schichten 2, 4 und 5 weniger deutlich sind. — Im Faserbild dringen die aus der Tiefe kommenden Radiärfasern bis an die Grenze der dritten Schicht vor. Im ventralen Unterfeld ist die erste Schicht breiter, weniger scharf geschichtet und in allen Unterschichten faserreicher als im dorsalen Unterfeld.

Subarea insularis biregionalis mesocorticalis (ibrm) (Abb. 299a).

Dieses Unterfeld liegt rostral von aio und bildet den proisocorticalen Übergang zwischen diesem peripalaeocorticalen Feld und dem isocorticalen Unterfeld (ibri) der Area biregionalis von Brockhaus. Die Schichtung der Rinde dieses Feldes ist nicht deutlich. Die erste Schicht ist breit, zweite und dritte Schicht sind schmal und undeutlich begrenzt, eine vierte Schicht ist als solche nicht erkennbar, doch liegen verstreute Körner zwischen den mittelgroßen, plumpen Pyramidenzellen der sehr breiten fünften Schicht. Die innere Zone der fünften Schicht (Vb) enthält große, sehr schlanke Spezialzellen und vereinzelt Gabelzellen. Sechste und siebente Schicht sind ebenfalls sehr breit, aber wesentlich zellärmer. Caudalwärts wird die Rinde dieses Unterfeldes deutlich schmaler. Die architektonischen Merkmale sind dann nicht mehr so deutlich, im wesentlichen aber unverändert.

Subregio mesocorticalis insularis caudalis

(mic-Felder, = Formatio mesocorticalis insularis caudalis bei Brockhaus)

Die mic-Felder (ai6 und ai7 von C. u. O. Vogt, 1919) liegen caudal von den mio-Feldern und vom Sulcus centralis insulae an der Vereinigungsstelle der Gyri centrales posteriores (Abb. 285, 286, 287, 289).

Gegenüber den mio-Feldern haben die mic-Felder eine deutlich geringere Rindenbreite. Cytoarchitektonisch herrscht in allen Schichten ein ziemlich einheitlicher plumper Zelltyp vor. Die dritte Schicht ist sehr schmal, die fünfte weniger hervortretend und mit weniger deutlicher Unterschichtung. Spezialzellen und Gabelzellen sind nur vereinzelt vorhanden und stets von mehr gedrungener

Gestalt, die sechste Schicht ist sehr breit und zellreich. Myeloarchitektonisch sind die mic-Felder stärker infraradiär und radiärfaserärmer als die mio-Felder. Die den Supraradiärfasern entsprechenden Fasern in der zweiten und dritten Schicht fehlen fast ganz.

Brockhaus unterscheidet in der Subregio mesocorticalis insularis caudalis drei Felder (Area dorsalis, intermedia und ventralis).

Area mesocorticalis insularis caudalis dorsalis (micd) (Abb. 299b).

Die Rinde dieses Feldes hat eine locker gebaute zweite Schicht, die zahlreiche, sehr kleine, dunkle Pyramidenzellen enthält. Die dritte Schicht ist relativ schmal und enthält ziemlich dicht stehende, mittelgroße, plumpe Pyramidenzellen. Eine vierte Schicht ist angedeutet, die fünfte Schicht ist breit und hat zwei deutliche Unterschichten. Die tieferen Schichten (6 und 7) sind zusammen ebenso breit, wie die Schichten 1—5. — Faserarchitektonisch finden sich in der Tiefe der ersten Schicht zahlreiche dicke Faserbündel, die sich nach Brockhaus bis in den Tractus olfactorius lateralis verfolgen lassen[344]). Sie kommen verdünnt auch in den tieferen Schichten vor.

Area mesocorticalis insularis caudalis intermedia (mici) (Abb. 300a).

In Zellart und Schichtung hat dieses Feld nach Brockhaus mit dem Feld aic Ähnlichkeit. Die erste Schicht ist sehr breit und gliareich und hat einen breiten, scharf abgesetzten gliösen Randstreifen. Im Zellband treten die zweite und sechste Schicht durch Zellreichtum besonders hervor. In der zweiten Schicht sind die Nervenzellen zu größeren Inseln zusammengelagert, die unregelmäßig gegen die erste und dritte Schicht vorspringen. Die dritte Schicht ist schmal und sehr gering entwickelt. Eine vierte Schicht fehlt, die fünfte Schicht ist schmal und ohne Unterschichten, die sechste Schicht breit und zellreich. — Im Faserbild ist die erste Schicht von ungleichmäßigem Faserreichtum. Die oberen Schichten (2—5) sind sehr arm an Fasern.

Area mesocorticalis insularis caudalis ventralis (micv) (Abb. 300b).

Strukturell ähnelt die Rinde dieses Feldes der des Feldes mici. Im Unterschied zu dieser ist die erste Schicht schmaler und gliaärmer und der gliöse Randstreifen fehlt. Die fünfte Schicht ist wesentlich schmaler und zellreicher und besteht aus kleineren Pyramiden- und Gabelzellen, die allgemein etwas schlanker und radiär gestellt sind. An der Grenze zwischen der dritten und fünften Schicht sind Körnerzellen eingelagert und es entsteht stellenweise die Andeutung einer vierten Schicht. Die sechste Schicht ist sehr breit und vor allem in ihrer oberen Unterschicht sehr zellreich. — Im Faserbild ist die erste Schicht wesentlich faserärmer als im Feld mici. Sie enthält derbe Einzelfasern und vereinzelte Faserbüschel. Die aus der Tiefe kommenden Radiärfasern lassen sich bis in die fünfte Schicht verfolgen.

Claustrum

Brockhaus (1940b) hat auch das Claustrum zell- und faserarchitektonisch untersucht und es in ein dorsal gelegenes Claustrum insulare und ein ventrales Claustrum temporale gegliedert. Letzteres wird von Brockhaus weiter untergliedert in ein Claustrum temporale laterale, Claustrum praepiriforme, Claustrum praeamygdaleum und Claustrum temporale reticulare. Während das Claustrum insulare nach Brockhaus ein zusammenhängendes Grau darstellt, wird das Claustrum temporale durch Fasermassen weitgehend zergliedert und in zahlreiche

[344]) Experimentell nicht bestätigt; s. 8.8.6.

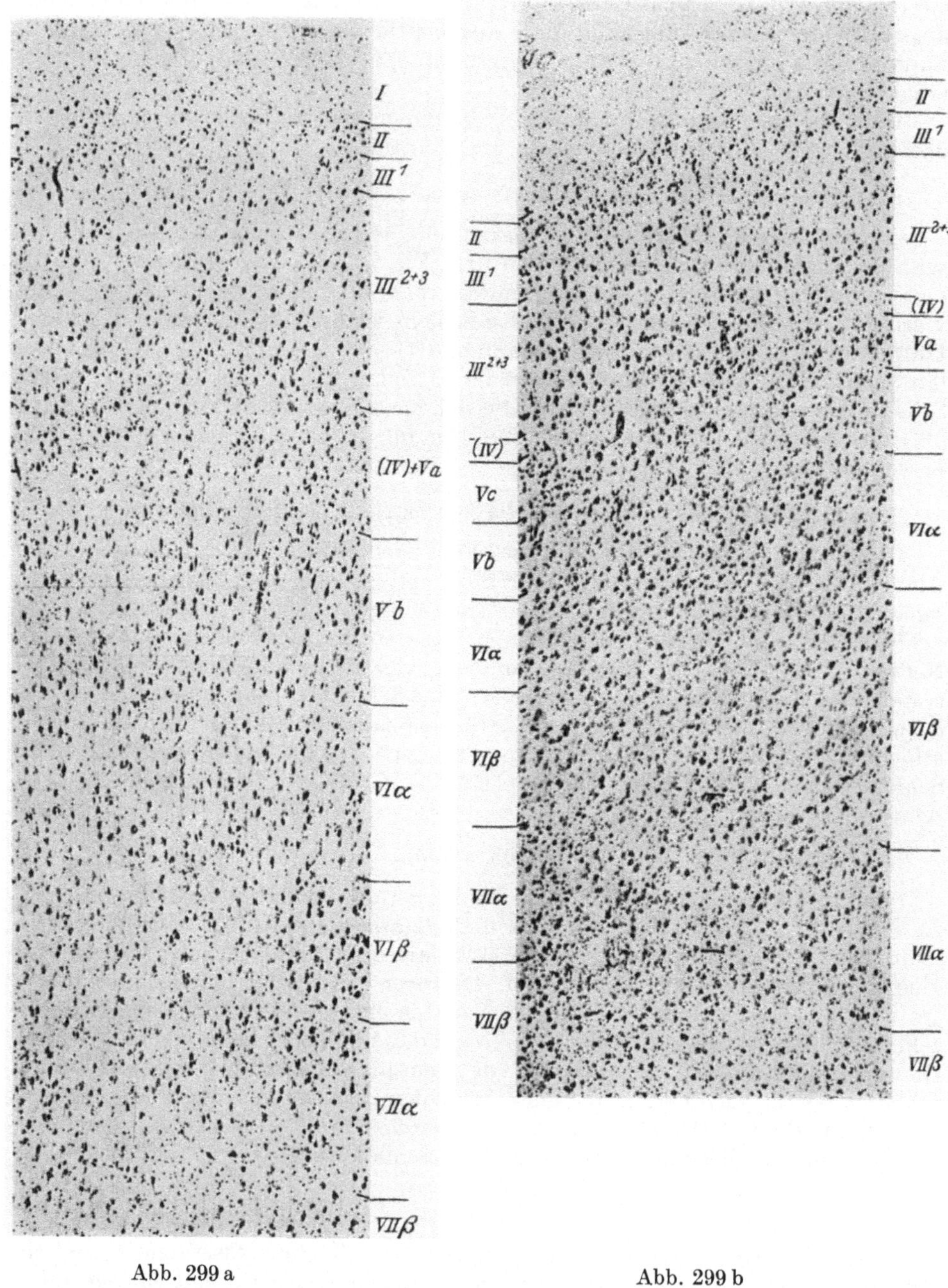

Abb. 299 a

Abb. 299 b

Abb. 299a: Subarea insularis biregionalis mesocorticalis (ibrm); Abb. 299b: Area mesocorticalis insularis caudalis dorsalis (micd) (Sammellegende der Abb. 291—300 auf S. 474)

Abb. 300a: Area mesocorticalis insularis caudalis intermedia (mici); Abb. 300b: Area mesocorticalis insularis caudalis ventralis (micv) (Sammellegende der Abb. 291—300 auf S. 474)

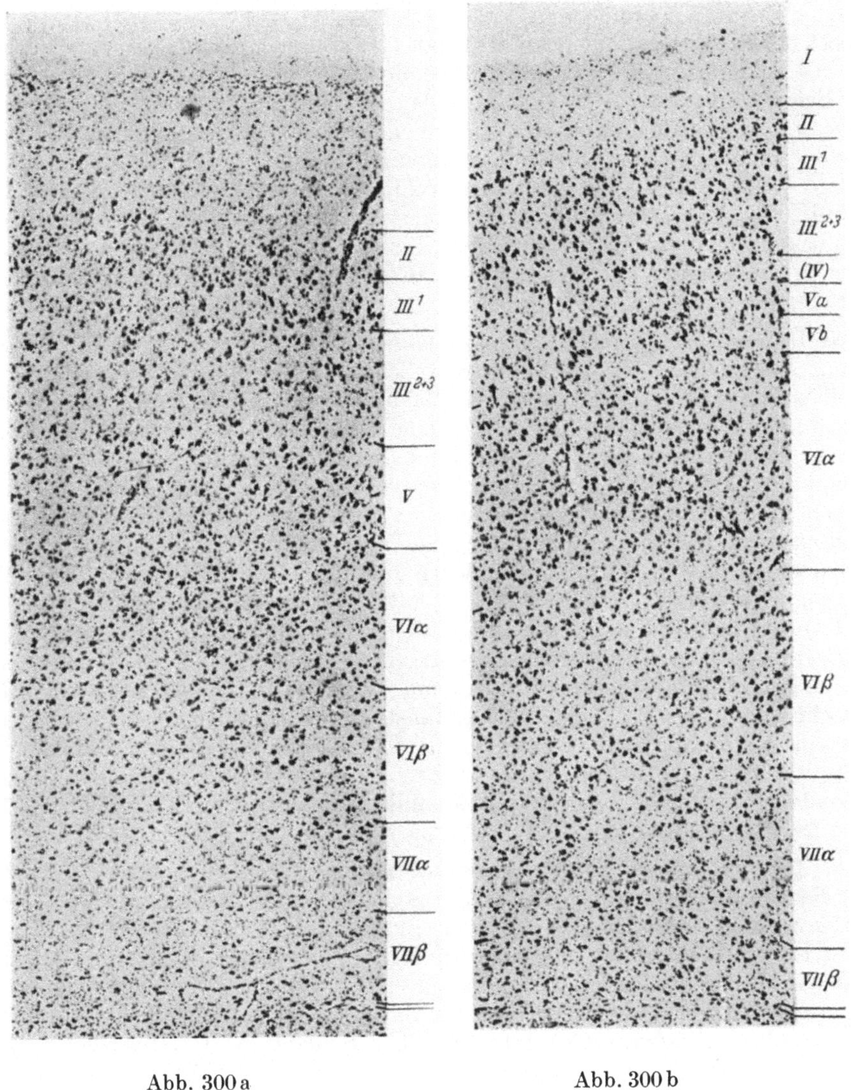

Abb. 300a Abb. 300b

große Inseln aufgelöst. Gemeinsam unterscheiden sich die Strukturen des temporalen Claustrum von jenen des insulären Claustrum cytoarchitektonisch durch einen größeren, plumperen Zelltyp und myeloarchitektonisch durch einen sehr viel geringeren Fasergehalt und ein deutlicheres Hervortreten einer Eigenstruktur.

Rae (1954a) hat das Claustrum des Menschen ebenfalls in einen kompakten dorsalen und einen fragmentierten ventralen Abschnitt gegliedert. Die detaillierte Untersuchung von Brockhaus wird von Rae nicht erwähnt. — Crosby *et al.* (1962, S. 388) geben eine zusammenfassende Übersicht und heben hervor, daß das Claustrum durch eine große Zahl spindelförmiger Zellen charakterisiert ist. Das ventrale Claustrum wird auch als Claustrum diffusum (Macchi, 1941, zit. nach Crosby *et al.*, 1962) oder Claustrum parvum (Landau, 1936, 1938) bezeichnet.

8.8.3. Angioarchitektonik

PFEIFER (1940, *Macaca*) hat nach HASSLER (1948) die Inselrinde angioarchitektonisch in 4 Feldergruppen eingeteilt: 1. eine (dorsal gelegene) Flachfeldergruppe mit guter Schichtung und parietalem Einschlag (IB und IBP), 2. eine Tiefenfeldergruppe mit unmittelbarem Gefäßzusammenhang mit dem Claustrum (IA und IAB), 3. eine Gruppe von Flachfeldern, die zart und dürftig durchblutet sind [IC, ICT und IC(D)] und 4. eine Area angioarchitectonica ID. ID wurde als insulärer Abschnitt der Regio praepiriformis[345]) bereits beschrieben (8.7.3.). Die Felder der ersten beiden Gruppen entsprechen nach HASSLER (1948) dem insulären *Iso*cortex, die der dritten Gruppe überwiegend dem *Meso*cortex. Nur die letzteren sollen hier näher erörtert werden.

Die *Area angioarchitectonica orbito-insularis* (IC) liegt oral und ventral von den höheren Inselfeldern. An der Inselschwelle (dort wo der Tractus olfactorius lateralis umbiegt, d. h. in unmittelbarer Nachbarschaft mit dem Abschnitt ID der präpiriformen Rinde) findet sich eine regionale Modifikation, die von PFEIFER als IC(D) bezeichnet wird. PFEIFER beschreibt die Felder wie folgt: „Sehr schmale, zart und dürftig durchblutete Rinde. Flachfeld mit scharfer Markgrenze. Kapillarmaschen in den oberen Schichten vertikal und langgestreckt, in den unteren Schichten die zytoarchitektonische Schicht V deutlich durch dichtere, rundliche Kapillarschlingen. Von allen Rindenfeldern am kümmerlichsten durchblutet. Was die regionäre Modifikation Ar. ang. IC(D) anbelangt, so stammt sie doch wohl aus dem Kontakt mit dem Allokortex, nämlich der Nachbarschaft des Gyrus olfactorius lateralis. Die Abänderung besteht einmal in der allokortisch regellosen Verteilung der Gefäße über das Rindenband. Die radiäre Struktur erscheint völlig verwischt durch eine Schräglage der Gefäßstämme in der Rinde, die noch deutlicher eine perspektivische Verzerrung in der Höhenachse zeigt als die bereits erwähnte windschiefe Stellung der Gefäße in Ar. ang. FJ. Zum anderen ergibt sich die Sonderstellung dieser regionären Modifikation aus seiner Tiefenfeldstruktur mitten im Flachfeld Ar. ang. IC" (PFEIFER, 1940, S. 198).

Die *Area angioarchitectonica marginalis ventralis insulae in limine temporale* (ICT) liegt nach PFEIFER in der Fossa Sylvii auf der Medianseite der ersten Schläfenwindung entlang der unteren Begrenzungsfurche der Insel. Angioarchitektonisch wird sie von PFEIFER wie folgt beschrieben: „Breiter als Ar. ang. IC. Flachfeld mit unscharfer Markgrenze. Reichere Gefäßentwicklung, deutlichere Differenzierung der Schichten. Vertikal langmaschige Oberschicht, rundliche Kapillarschlingen in der zytoarchitektonischen Schicht IV, Gefäßverdichtung in der V, breite, lichter durchblutete VI." ... und ... „Mit Ar. ang. IC besteht zwar eine sichtliche Verwandtschaft in der Schmalheit der Rinde und der Dürftigkeit der Durchblutung, aber in der Ar. ang. ICT ist die Schichtung doch sehr viel deutlicher und das Hervortreten der Gürtelzone in der V eindrucksvoller" (PFEIFER, 1940, S. 198).

---

[345]) Neben ID waren FK und TJ von ECONOMO u. KOSKINAS (1925, Cytoarchitektonik, Mensch) und PFEIFER (1940, Angioarchitektonik, Rhesusaffe) als Teile der präpiriformen Rinde beschrieben worden. Abweichend hiervon werden sie von BROCKHAUS (1940b) zumindest teilweise als Teile seines Mesocortex bewertet (s. Tabelle 11). Sollte diese Bewertung zutreffen (der direkte, von BROCKHAUS durchgeführte Vergleich der Abbildungen spricht dafür), dann wird doch recht unsicher, ob die Bezeichnungen, die PFEIFER aus der Untersuchung von ECONOMO u. KOSKINAS beim Menschen auf seine Studien beim Rhesusaffen übertragen hat, für *homologe* Strukturen stehen. Im cytoarchitektonischen Bild erwies sich eine Homologisierung bisher als undurchführbar. Möglicherweise ist sie angioarchitektonisch einfacher, doch liegen hierüber keine direkten Untersuchungen vor.

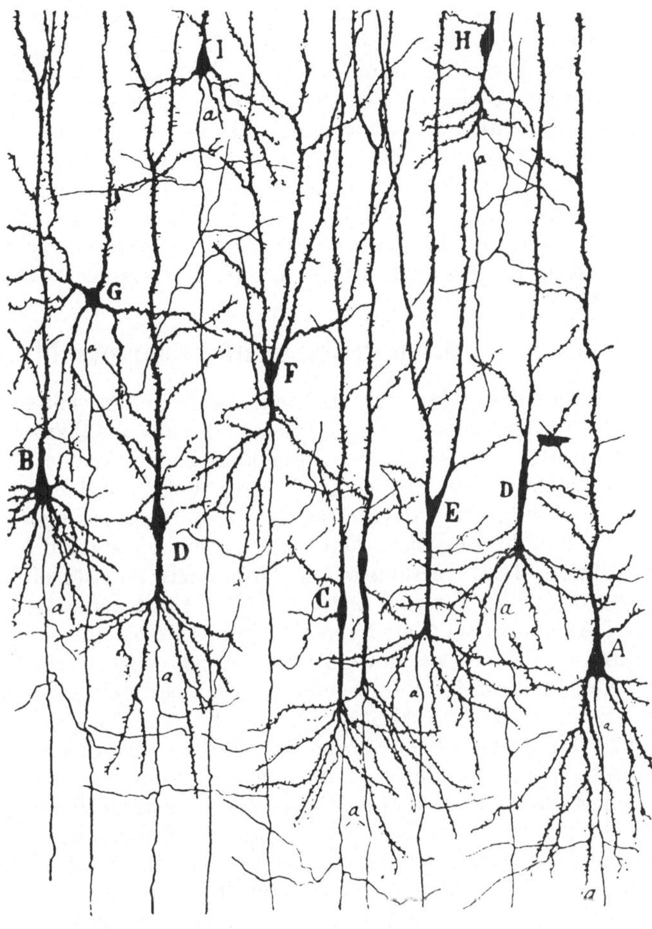

Abb. 301. Querschnitt durch die Schicht der großen Pyramiden- und Spindelzellen der Inselrinde des einmonatigen Kindes (aus CAJAL, 1902a, 1911). Golgi-Methode. *A*, *B* gewöhnliche große Pyramiden, *C*, *D* Spindelzellen mit absteigenden Dendritenbüscheln, *E*, *F* Zellen mit zwei oder mehr aufsteigenden, bis in die Molekularschicht gehenden Schäften, *G* Sternzelle mit zwei Radiärschäften, *H*, *I* zur Schicht der Körner gehörende kleine Zellen mit langen Axonen, *a* Axon

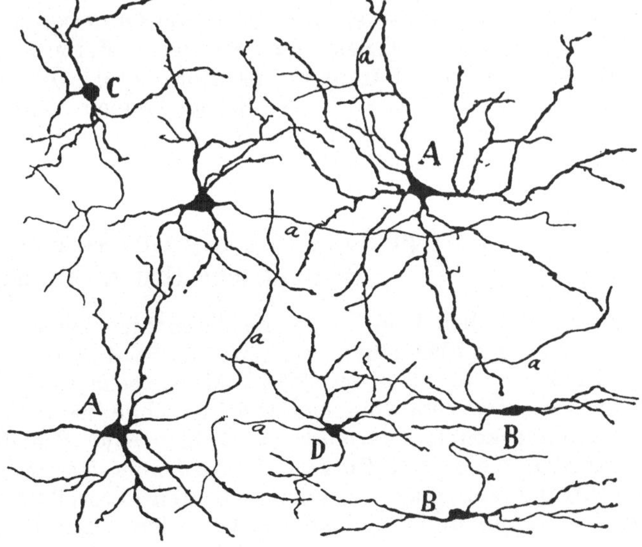

Abb. 302. Zellen des Claustrum des 25 Tage alten Kindes (aus CAJAL, 1902a). Golgi-Methode. *A* sternförmiger Riesentypus, *B* kleiner, spindelförmiger Typus, *C* kugeliger Typus, hier zufällig mit kurzem Axon, *D* kleiner, sternförmiger Typus, *a* Axon

Wir nehmen mit HASSLER (1948) an, daß die von PFEIFER beschriebenen Strukturen überwiegend zum Mesocortex gehören, lassen jedoch wegen der sehr unsicheren Homologisierung (s. auch Fußnote 345) offen, ob es sich ganz oder teilweise um solche des Periallocortex oder um solche des Proisocortex handelt.

Untersuchungen zur Capillardichte der (nicht untergliederten) Inselrinde der Ratte hat CRAIGIE (1921) vorgelegt. Nach diesen Untersuchungen zeigen die Schichten in der folgenden Reihenfolge zunehmende Capillardichte (isocorticale Schichtenzählung): I, VI, V, III, IV. Im Vergleich mit anderen (isocorticalen) Rinden zeigt die Inselrinde eine durchschnittlich geringe Capillarisierung. Die postnatale Entwicklung dieser Capillarisierung hat CRAIGIE (1925b) ebenfalls untersucht.

8.8.4. Histochemie, Chemoarchitektonik

Die wenigen Angaben zur Histochemie beziehen sich entweder auf das Gesamtgebiet der Inselrinde (FRIEDE, 1960a) oder auf das Claustrum (FRIEDE u. FLEMING, 1962; ISHII u. FRIEDE, 1967; MANOCHA u. BOURNE, 1967; MANOCHA *et al.*, 1967; PARENT, 1971). Nur GIRGIS (1973) bezieht sich speziell auf den agranulären Teil der Inselrinde von *Cebus apella*, für den er eine bemerkenswerte AChE-Aktivität verneint. Detailliertere histochemische Untersuchungen der Inselrinde unter Berücksichtigung ihrer verschiedenen Differenzierungsstufen gibt es offenbar nicht. FRIEDE (1960a) fand in der Inselrinde des Meerschweinchens eine sehr geringe SDH-Aktivität, im Claustrum (FRIEDE, 1961a) eine schwache. Nach MANOCHA u. BOURNE (1967) ist sie im Claustrum von *Saimiri* in den Neuronen mittelstark und im Neuropil mäßig. Entsprechende Angaben gelten auch für die CYO-Aktivität, während die MAO-Aktivität unwesentlich bis schwach ist (auch MANOCHA *et al.*, 1967). Hingegen zeigen einige der Fasern, die in das Claustrum gehen (wahrscheinlich aus der Capsula externa und extrema) eine mittlere MAO-Reaktion. Nach HASHIMOTO *et al.* (1962) hat das Claustrum beim Kaninchen eine deutliche MAO-Aktivität. PARENT (1971) fand bei *Macaca* eine geringe, im rostroventralen Teil des Claustrums etwas stärkere AChE-Aktivität. Nach OKINAKA *et al.* (1961) entspricht die Cholinesterase-Aktivität in der Inselrinde etwa den im Isocortex vorherrschenden Werten, im Claustrum ist sie deutlich stärker (etwa 3mal so groß).

ISHII u. FRIEDE (1967) berichten über die Verteilung von Enzymen im *menschlichen* Claustrum, wobei sie auf Daten von OKINAKA *et al.* (1961, AChE), TYLER (1960, Malat-Dehydrogenase) und FRIEDE u. FLEMING (1962, NAD-Diaphorase) Bezug nehmen. Nach FRIEDE u. FLEMING zeigt das diffuse Neuropil eine schwache NAD-Diaphorase-Reaktion. Die Zellen können vom Neuropil unterschieden werden (im ventralen Teil besser), zeigen aber ebenfalls eine nur schwache oder mittelmäßige Reaktion.

8.8.5. Morphologie und Ultrastruktur der Bauelemente, Synaptische Organisation

Angaben über den Feinbau der insulären Strukturen liegen nur vereinzelt vor. CAJAL (1902a, 1911) geht in seinen Golgi-Studien nur kurz auf die menschliche Inselrinde ein und findet im Golgi-Bild eine sehr große Ähnlichkeit mit der Hörrinde (erste Temporalwindung). Die Inselrinde besitzt nach CAJAL jedoch einige Eigentümlichkeiten, ,,darunter das Fehlen einer Schicht oberflächlicher großer Pyramiden, die geringe Entwicklung und unbestimmte Abgrenzung der Körnerschicht, das Vorhandensein einer siebenten fibrocellulären Schicht, die Existenz des Claustrums und vor allem die besondere Form der Pyramiden der fünften

Schicht" (CAJAL, 1902a, S. 64). Obwohl angenommen werden muß, daß es sich bei der von CAJAL beschriebenen Inselrinde zumindest um Strukturen der proisocorticalen, wahrscheinlich aber der isocorticalen Stufe handelt, wollen wir auf seine Beschreibung kurz eingehen.

CAJAL (1902a) unterscheidet sieben Schichten (1. plexiforme, 2. kleine Pyramiden, 3. mittelgroße Pyramiden, 4. Körner, 5. große Pyramiden und Spindelzellen, 6. dreieckige Zellen und kleine Spindelzellen, 7. Substantia fibro-cellularis = Capsula extrema) und schließlich das Claustrum als Zone tiefer Stern- und Spindelzellen. Nach CAJAL gibt es zwischen diesen Schichten aber viel weniger Kontraste als in den übrigen Rindengegenden, was die Bestimmung und Bezeichnung der Schichten beträchtlich erschwert.

In der *plexiformen Schicht* (Stratum moleculare) finden sich spärlich horizontale Zellen und Spezialzellen, wie in anderen Rindenregionen auch. Daneben gibt es kurzaxonige Zellen mit einem reichen Geflecht an Ästen, die sich in Martinottischen Fasern fortsetzen.

Die Zellen der *Schicht der kleinen Pyramiden* scheinen ganz überwiegend kurzaxonig zu sein und ähneln jenen der Temporalrinde.

Die *Schicht der mittelgroßen Pyramiden* ist sehr breit. Neben den Pyramiden und den Zellen mit kurzen, ab- oder aufsteigenden Axonen gibt es hier eine große Zahl doppeltgebüschelter, vorzugsweise mittelgroßer und großer Zellen (CAJAL, 1902a, S. 56).

Die *Schicht der Körner* ist schwach ausgeprägt und könnte auch als Teil der dritten Schicht angesprochen werden. Die kurzaxonigen Zellen konzentrieren sich hier etwas. Es überwiegen Stern- oder Spindelzellen mit aufsteigenden kurzen oder langen Axonen und doppeltgebüschelte und neurogliforme Zellen. Daneben finden sich kleine und mittelgroße Pyramiden mit starken, bogenförmigen Axonkollateralen.

In der *Schicht der großen Pyramiden- und Spindelzellen* (Abb. 301) erscheinen die Pyramiden abgeplattet. Der häufigste und am meisten charakteristische Zelltyp ist ein Spindeltypus mit absteigendem Dendritenbüschel (C, D in Abb. 301). Der Körper ist lang und zart und erscheint manchmal als bloße Verdickung der starken polaren Fortsätze. Der aufsteigende Dendrit geht bis in die Molekularschicht, wo er sich büschelig verzweigt, der absteigende Dendrit löst sich in einiger Entfernung in ein Büschel feiner Dendriten auf. Aus ihm entspringt auch das Axon, welches nach Abgabe von Kollateralen in die weiße Substanz geht. — Schließlich enthält diese Schicht Zellen mit Bifurkationen, d. h. mit zwei oder drei dicken aufsteigenden Dendriten (E, F in Abb. 301), sowie einige kleine polyedrische oder spindelförmige Zellen.

Die *Schicht der dreieckigen Zellen und kleinen Spindelzellen* hat zur vorhergehenden keine klare Grenze. In den tieferen Lagen gehen die Dendriten in alle Richtungen und die Nervenzellen sind oft von zahlreichen Neurogliazellen umgeben. In dieser Schicht finden sich 1. wirkliche Pyramiden mit langen Axonen, 2. spindelförmige und dreieckige Zellen, deren Axone in die weiße Substanz gehen, und 3. kugelige, dreieckige oder spindelförmige Zellen mit langen aufsteigenden Axonen oder kurzen, fein verzweigten Axonen, die sich in dieser und der nächsten Schicht ausbreiten.

Die *Substantia fibro-cellularis* entspricht der *Capsula extrema*. Sie stellt eine Lamelle weißer Substanz dar, zwischen deren Bündel zerstreut dreieckige oder sternförmige Nervenzellen liegen. Die Dendriten dieser Zellen gehen nach allen Seiten, die Axone scheinen lang zu sein und sich in der Kapsel fortzusetzen. Neuroglia ist sehr reichlich vertreten.

Die *Zone der tiefen Stern- und Spindelzellen* entspricht dem *Claustrum*[346]) und enthält vorwiegend zwei Arten von Zellen: 1. große dreieckige oder sternförmige Zellen (A in Abb. 302) und 2. mittelgroße oder kleine, kugelige, spindel- oder sternförmige Zellen (B, C, D in Abb. 302). „Die großen Zellen senden vier, fünf oder mehr, wiederholt gespaltene Dendriten aus, welche sich divergierend über lange Distanzen erstrecken und nach allen Richtungen ziehen, jedoch innerhalb der Schicht selbst enden. Der Axenzylinder ist dick, schlägt verschiedene Richtungen ein und setzt sich in eine Markfaser fort. Bei einigen Zellen stieg dieser Fortsatz direkt nach oben und gelangte bis in die Nähe der fibro-cellulären Schicht. Da wir das Verhalten des Axenzylinders jedoch nicht weiter feststellen konnten, so bleibt die Bedeutung dieser Zellen dunkel. Jedenfalls ist es unzweifelhaft, daß sie Sternzellen mit langem Axenzylinder darstellen.

Was die mittelgroßen und kleinen Zellen (B, C, D) betrifft, so besitzen sie feinere und kürzere Fortsätze, die oft parallel der Ebene des Claustrums gerichtet sind, und einen dünnen Axenzylinder, aus dem einige Kollateralen entspringen. In der kugeligen Zelle C scheint der Axenzylinder sich in eine laxe Endverzweigung aufzulösen und insofern diese Zelle mit denen mit kurzen Axenzylinder, dem sensiblen Typus Golgis, übereinzustimmen; in anderen Zellen jedoch zeigt dieser Nervenfortsatz keine Verzweigungen, weshalb wir (wenn wir auch keinen positiven Beweis haben, da die gut gefärbten Zellen spärlich waren) dazu neigen, sie für Zellen mit kurzem in eine Faser der weißen Substanz sich fortsetzenden Axenzylinder zu halten.“ (Cajal, 1902a, S. 62—63).

Das Fehlen zur Rindenoberfläche gehender Fortsätze veranlaßte Cajal anzunehmen, daß das Claustrum von der Inselrinde unabhängig ist.

Synaptische Organisation

Benevento (1973) fand nach Läsionen im Thalamus in der agranulären Inselrinde von *Macaca* terminale Degenerationen in den unteren Schichten der dicht gepackten Zellen und in der ersten Schicht, während sie in den oberflächlichen Zellschichten selten waren oder ganz fehlten. Dies gibt Hinweise auf den Endigungsort thalamischer Fasern in der Inselrinde (über die umstrittenen thalamischen Projektionen zur Insel s. 8.8.6.). Auch im Claustrum fand Benevento terminale Degenerationen.

8.8.6. Faserverbindungen

Angaben über die Faserverbindungen der Inselrinde finden sich zerstreut in der Literatur, u. a. in den folgenden Arbeiten: Allison (1950, 1953a, Ratte, Kaninchen, retrograde Zellveränderungen, Glees); Rae (1954b, zusammenfassende Übersicht); Chow u. Pribram (1956, *Macaca*, retrograde Zellveränderungen); Benjamin u. Akert (1959, Ratte, retrograde Zellveränderungen); Hurst (1959, *Macaca*, Marchi); Berke (1960, *Macaca*, Marchi); Nauta (1961, *Macaca*, Nauta-Gygax); Showers u. Lauer (1961, *Macaca*, Marchi); Webster (1961, 1965, Ratte, Katze, Glees, Nauta-Gygax); Roberts u. Akert (1963, *Macaca*, retrograde Zellveränderungen); Carman *et al.* (1963, 1964, Kaninchen, Glees, Nauta, Nauta-Gygax); Narkiewicz (1964, 1966, Katze, retrograde Zellveränderungen, Nauta-Gygax); Knook (1965, Ratte, Nauta-Gygax); Druga (1966b, 1968, 1971, 1972a, Katze, Nauta-Gygax); Locke (1967, *Macaca*, retrograde Zellveränderungen), Avancini *et al.* (1969, Katze, Spielmeyer, Nauta); Pandya *et al.* (1971, 1973b, *Macaca, Saimiri*, Nauta, Fink-Heimer); Astruc u. Leichnetz (1973, *Macaca*, Nauta); Benevento (1973, *Macaca*, Fink-Heimer); Wirth (1973, *Macaca*, retrograde Zellveränderungen, Nauta).

Da verschiedene Differenzierungsstufen der Inselrinde zumeist nicht unterschieden werden, sind Angaben über spezifische Verbindungen der *peripalaeocorticalen* Inselgebiete nicht möglich.

[346]) Einige Golgi-Bilder vom Claustrum des Kanadischen Bibers finden sich bei Pilleri (1961/62).

Verbindungen mit telencephalen Zentren

BROCKHAUS hat mehrfach Beziehungen des mesocorticalen Claustrocortex zu den Fasermassen des *Tractus olfactorius lateralis* beschrieben. Die Fasern sollen in der Molekularschicht verlaufen und auch in tiefere Schichten eindringen. Auch ROSE nahm für die agranulären Inselgebiete eine Beziehung zum Riechsinn an. Aus den modernen experimentellen Untersuchungen haben sich aber recht übereinstimmend *keine* direkten Projektionen des Bulbus olfactorius auf die Inselrinde ergeben; olfactorische Einflüsse können dementsprechend nur indirekt sein. Als zwischengeschaltetes Gebiet einer indirekten Verbindung käme die benachbarte *präpiriforme Rinde* in Frage, von der nach ALLISON (1950, 1953a) bilaterale Projektionen zur agranulären Inselrinde gehen. Die interhemisphärischen Fasern sollen über die vordere Commissur verlaufen. Auch von CROSBY *et al.* (1962) werden Beziehungen der Insel zum Gyrus olfactorius lateralis und zum Lobus piriformis erwähnt und auch KNOOK (1965) hält solche Fasern für möglich. Nach AVANCINI *et al.* (1969) gehen Fasern von der Insel zur präpiriformen Rinde. NAUTA (1961) erwähnt Fasern von der *Amygdala* zur ventralen Insel und ist der Ansicht, daß zumindest bei *Macaca* eine reziproke Verbindung zwischen diesen Strukturen besteht. HURST (1959) und WIRTH (1973) fanden Projektionen von der Insel zum Mandelkernkomplex.

Über kurze Assoziationsfasern zwischen der Insel und benachbarten operculären Gebieten des *Isocortex* haben LOCKARD (1948), HURST (1959), BERKE (1960) und SHOWERS u. LAUER (1961) berichtet (CROSBY *et al.*, 1962). Nach BERKE ist die Capsula extrema hauptsächlich ein corticales Assoziationsbündel, das frontale, insuläre und temporale Rinden miteinander verbindet, und auch nach CROSBY *et al.* verbinden in der Capsula extrema verlaufende Fasern die Insel wahrscheinlich mit weiter entfernten Rindengebieten. Solche langen Fasern sind u. a. von AVANCINI *et al.* (1969) und ASTRUC u. LEICHNETZ (1973) nachgewiesen worden. Nach AVANCINI *et al.* gehen bei der Katze viele Fasern von der Insel zu isocorticalen Rinden, u. a. zu ectosylvischen, suprasylvischen, pericruciären und coronalen Gebieten. ASTRUC u. LEICHNETZ fanden bei *Macaca* nach Läsionen in der orbitofrontalen Rinde Faserdegenerationen in der agranulären Inselrinde, also in einem Gebiet, das zum Peripalaeocortex gehören dürfte.

Über Verbindungen mit dem *Striatum* haben RAE (1954b), HURST (1959), SHOWERS u. LAUER (1961), WEBSTER (1961, 1965), CARMAN *et al.* (1963) und AVANCINI *et al.* (1969) berichtet.

Claustrum

Die Verbindungen der Insel mit dem Striatum gehen zumindest teilweise durch das Claustrum und ein Teil der Fasern endet nach RAE (1954b) und SHOWERS u. LAUER (1961) dort. Das Claustrum hat nach RAE direkte monosynaptische Verbindungen mit der Insel, aber auch mit anderen Teilen des Telencephalon. RAE (1954b), NARKIEWICZ (1964, 1966), CARMAN *et al.* (1964) und DRUGA (1966b, 1968, 1971, 1972a) geben zusammenfassende Darstellungen dieser Verbindungen. Danach sind Fasern, die die Inselrinde mit dem Claustrum verbinden, auch von BIANCHI (1922), BERLUCCHI (1927), KATO (1938), METTLER (1945) und BERKE (1960) beschrieben worden. CAJAL (1902a), PINTUS (1932) und MACCHI (1948a) fanden solche Verbindungen hingegen nicht. Die letztgenannten Befunde deuten auf weniger enge Beziehungen zwischen diesen beiden Strukturen als erwartet, und nach RAE und NARKIEWICZ ist in diesem Zusammenhang von Interesse, daß infolge angeborener Mißbildung bei fehlender Insel das Claustrum vorhanden sein kann (LANDAU, 1923a, b), oder umgekehrt bei vorhandener Insel das dorsale Claustrum fehlen kann (DODGSON, 1955).

Projektionen vom *Isocortex* zum Claustrum wurden u. a. von CARMAN *et al.* (1964), DRUGA (1966b, 1968) und ASTRUC u. LEICHNETZ (1973) nachgewiesen. Nach CARMAN *et al.* ähneln diese Projektionen jenen vom Isocortex zum Striatum. Alle isocorticalen Regionen scheinen zu diesen beiden Grisea (Striatum und Claustrum) Fasern zu senden und *alle* Teile dieser Grisea scheinen Fasern von der Rinde zu bekommen. In den Projektionen herrscht eine gut definierte topographische Organisation derart, daß vordere und hintere Teile der Rinde zu entsprechenden Teilen des Claustrum projizieren. Von der frontalen Rinde scheint ein besonders starker Zufluß zu bestehen (CARMAN *et al.*, 1964). Nach ASTRUC u. LEICHNETZ (1973) wurden nach Läsionen in der orbitofrontalen Rinde präterminale Degenerationen auch in ventralen Teilen des Claustrum gefunden, d. h. in jenen Abschnitten, die unter der präpiriformen Rinde liegen. Ganz entsprechende Degenerationen fand DRUGA (1971) nach Läsionen in der *präpiriformen Rinde* selbst. Über Verbindungen zwischen dem Claustrum und der präpiriformen Rinde haben weiterhin KNOOK (1965) und nach RAE (1954b) auch BERLUCCHI (1927) und PAPEZ (1945, zwischen Claustrum und „*piriformer*" Rinde beim Menschen) berichtet.

Nach DRUGA (1972a) ist das *Putamen* die einzige subcorticale telencephale Struktur, zu der das Claustrum projiziert. Keine Projektionen vom dorsalen (insulären) Claustrum sollen hingegen zum Pallidum gehen. Von der Insel kommend wurden solche Fasern hingegen mehrfach beschrieben (s. unten).

Interhemisphärische Verbindungen

Über interhemisphärische Verbindungen finden sich einige Hinweise bei ALLISON (1950, 1953a), AVANCINI *et al.* (1969) und PANDYA *et al.* (1971, 1973b). AVANCINI *et al.* fanden nach Läsionen in der Insel der Katze degenerierende Fasern durch den Balken zur Insel der Gegenseite gehend. Solche *homotopischen* Fasern könnten jenen entsprechen, die PANDYA *et al.* (1971) bei *Macaca* nach Unterbrechungen im caudalen Balken zur Insel verfolgen konnten. Weiterhin fanden PANDYA *et al.* (1973b) nach Unterbrechung der Commissura anterior bei *Saimiri* geringe Mengen degenerierender Endigungen in den vordersten Abschnitten der unteren Wand der Sylvischen Furche (Sulcus lateralis) und im Claustrum. *Heterotopische*, durch die Commissura anterior von der kontralateralen präpiriformen Rinde zur Insel verlaufende Fasern wurden von ALLISON (1950, 1953a) erwähnt.

Verbindungen mit di- und mesencephalen Zentren

Hinweise auf insuläre Projektionen zum Pallidum finden sich bei SHOWERS u. LAUER (1961) und AVANCINI *et al.* (1969), doch handelt es sich hierbei nach übereinstimmenden Angaben um eine nur schwache Verbindung.

Lange Zeit umstritten waren die Verbindungen zwischen der Insel und dem Thalamus. Nach einer klassischen Auffassung ist die Inselrinde athalamisch, d. h. erhält keine *Afferenzen* aus dem Thalamus. Unter den experimentellen Untersuchungen sprechen u. a. die Ergebnisse von CLARK u. RUSSELL (1939), LOCKE (1967) und BENJAMIN u. BURTON (1968) für diese Auffassung. Nach LOCKE (1967) treten retrograde Zelldegenerationen im Thalamus nur dann auf, wenn die Opercula mit lädiert werden, nicht hingegen, wenn allein die Insel geschädigt ist. Solche Einschränkungen mögen vor allem für die von AVANCINI *et al.* genannten Projektionen aus dem Corpus geniculatum mediale gelten. Nach AVANCINI *et al.* (1969) ergeben sich Hinweise auf („sustained") Projektionen von Kernen der posterior-Gruppe und vom Corpus geniculatum mediale aus den Untersuchungen von ROSE u. WOOLSEY, DIAMOND *et al.*, SYCHOWA, sowie KAAS *et al.* Möglicherweise gehen diese Projektionen zumindest überwiegend zu den Nachbarregionen der Insel.

Aus der Mehrzahl der experimentellen Untersuchungen ergeben sich deutliche Hinweise *für* thalamische Projektionen zur Inselrinde. Für diese Verbindungen sprechen die Untersuchungen der retrograden Zelldegenerationen von CHOW u. PRIBRAM (1956), BENJAMIN u. AKERT (1959), ROBERTS u. AKERT (1963) und WIRTH (1973), sowie über antegrade Faserdegenerationen von LEONARD (1969), BENEVENTO (1973) und WIRTH (1973). Ursprungskern der thalamischen Projektionen zur Inselrinde soll hauptsächlich der Nucleus ventralis posterior (bzw. caudalis) sein, daneben erwähnt LEONARD (1969) eine Projektion vom Nucleus ventralis medialis (VM) zu einem Gebiet in der Tiefe des vorderen Sulcus rhinalis, welches nach unserer Auffassung zur Inselrinde gehört.

Ob die thalamischen Projektionen vom Nucleus ventralis auch die *mesocorticalen* Gebiete der Inselrinde versorgen, ist fraglich, erscheint aber möglich. Nach BENJAMIN u. AKERT (1959) ergeben sich bei Ratten Degenerationen im Thalamus auch dann, wenn ein schmaler, dem Sulcus rhinalis benachbarter Streifen der Inselrinde lädiert wird. Diese Ergebnisse lassen sich nur mit großen Vorbehalten auf höhere Primaten und den Menschen übertragen, doch weisen auch die Untersuchungen von BENEVENTO (1973) bei *Macaca* darauf hin, daß Afferenzen vom Thalamus die agranuläre Inselrinde erreichen, wo sie in den tiefen Zellschichten und der ersten Schicht endigen.

Efferente Fasern von der Insel zum Thalamus sind von AVANCINI *et al.* (1969) und WIRTH (1973) beschrieben worden. Nach WIRTH projiziert die Insel zum Nucleus ventralis caudalis, Nc. ventralis caudalis ventralis, und Nc. ventralis caudalis parvocellularis. Weitere Projektionen bestehen nach WIRTH zum Nucleus centralis, Nc. parafascicularis, Nc. dorsalis oralis und Nc. intralaminaris. Insgesamt ähneln die Projektionen jenen des überliegenden frontoparietalen Operculum. AVANCINI *et al.* (1969) fanden nur schwache Projektionen zum Nucleus ventralis (anterior und lateralis) sowie zum Nc. reticularis, Nc. lateralis posterior und zum Pulvinar, hingegen eine deutliche Projektion zum Corpus geniculatum mediale. Zur Stützung dieser letzten Verbindung führen AVANCINI *et al.* auch Befunde von DESMEDT u. MECHELSE, RASMUSSEN sowie WALTHER u. RASMUSSEN an.

Möglicherweise gelten hier aber die gleichen Einschränkungen, wie für die reziproke Verbindung (s. oben), d. h. daß bevorzugt die Nachbarregionen der Insel betroffen, d. h. Ursprungsort der Fasern sind.

An *efferenten* Projektionen[347]) von der Insel zum *Mesencephalon* beschreiben AVANCINI *et al.* (1969) solche zur Substantia nigra und zum Tegmentum des Mittelhirns. Hinweise auf solche Fasern finden sich auch bei BERKE (1960) und CROSBY *et al.* (1962). BERKE fand nach Läsionen in der Insel degenerierende corticotegmentale Fasern in der äußeren Kapsel und nach CROSBY *et al.* könnte ein Tractus corticotegmentalis, der zumindest von den mehr caudalen Teilen der Insel zum Tegmentum mesencephali nachweisbar ist, mit ontogenetisch früh entwickelten Fasern identisch sein.

8.8.7. Funktion

Die sehr unterschiedlichen Differenzierungsstufen der Inselrinde lassen eine einheitliche Funktion des Gesamtkomplexes nicht erwarten. Für die peripalaeocorti-

---

[347]) NOBEL u. DEWSON (1966) fanden bei der Katze mit der Methode der Strychnin-Neuronographie eine direkte gleichseitige Verbindung zwischen Insel und Colliculus inferior. Aus experimentell-anatomischen Untersuchungen haben sich für diese Verbindung bislang keine Hinweise ergeben.

cale Stufe mögen Verbindungen mit der benachbarten Regio praepiriformis auf olfactorisch beeinflußte Funktionen hinweisen, doch sind Existenz und Ausmaß dieser Verbindungen vorerst nur schwach fundiert. In höheren Stufen der Inselrinde scheinen u. a. Geschmacksfunktionen lokalisiert zu sein, Die Untersuchungen von BENJAMIN u. BURTON (1968) haben gezeigt, daß die ipsilateralen Projektionen der Geschmacksnerven bei *Saimiri* im vorderen operculären und insulären Cortex liegen. SANIDES (1968, 1972) hat dieses Projektionsgebiet architektonisch untersucht und gefunden, daß es sich beim tiefen Geschmacksfeld (seine Area G) um ein granuläres Feld am vorderen Rand der Insel handelt. Es soll nach SANIDES außerhalb der proisocorticalen Inselformation liegen. Da dieses Gebiet von einem Claustrum unterlagert ist, liegt es wahrscheinlich in jener Zone, die von BROCKHAUS (1940b) als isocorticale Stufe des Claustrocortex betrachtet wird.

Weitere Hinweise auf die Funktionen der Insel (bzw. auf die der unmittelbaren Nachbargebiete) finden sich u. a. in den elektrophysiologischen Untersuchungen von HOFFMAN u. RASMUSSEN (1953, *Macaca*); SHOWERS u. LAUER (1961, *Macaca*); AMASSIAN (zit. nach WHITE, 1965b) und AVANCINI *et al.* (1969, Katze). PANDYA u. SANIDES (1973) haben mögliche Beziehungen zwischen architektonischen und experimentell-anatomischen Befunden und solchen der Elektrophysiologie erörtert. KIRSCHE (1972) hat die mutmaßlichen Funktionen der Insel unter Bezugnahme auf entwicklungsgeschichtliche Befunde diskutiert. Insgesamt ergeben sich Hinweise dafür, daß der Gesamtkomplex der Inselrinde von *allen* Hauptsinnessystemen beeinflußt wird.

CROSBY *et al.* (1962, S. 477, dort weiterführende Literatur) fassen die möglichen Beziehungen der Inselrinde zu funktionellen Systemen wie folgt zusammen: Auf der afferenten Seite gibt es Hinweise auf abdominale und vielleicht auch andere Typen genereller visceraler Funktionen, sowie auf solche des Geschmacks und wahrscheinlich des Geruchs. Diese werden weiter angereichert von den begrenzenden operculären Regionen durch Impulse des Hautsinns und des Hörsinns. Von den Afferenzen her kann die Inselregion deswegen allgemein als Korrelationsgebiet sowohl für somatische als auch für viscerale Impulse angesehen werden. Die efferenten Beziehungen sind gleichermaßen somatisch als auch visceral. Skelettmuskelaktivität ist in einem Lokalisationsmuster über große Teile der Oberfläche der Insel und ihrer begrenzenden Opercula vertreten. Viscerale Antworten auf Reizungen sind hauptsächlich von caudalen Teilen berichtet worden.

In vieler Hinsicht hat die Inselrinde (die phylogenetisch als erste sich entwickelnde neopalliale Stufe angesehen werden kann) nach CROSBY *et al.* (1962) den Charakter des primitiven allgemeinen „general cortex“ der Submammalier. Die efferenten Verbindungen der Insel direkt zum Tegmentum mesencephali und über die Basalganglien zum Mittelhirn ähneln ebenfalls den ableitenden Bahnen dieses „general cortex“. Die Lage der Insel über den Basalganglien und ihre extrapyramidalen Beziehungen weisen auf primitive Verhältnisse hin, die auch durch eine frühe ontogenetische Entwicklung (s. 7.4.) belegt werden (auch KIRSCHE, 1972). Die korrelativen Funktionen der Inselrinde werden durch Assoziationsfasern gefördert, die bei höheren Formen an Bedeutung gewinnen; die Insel wird zunehmend von hochentwickelten Projektions- und Assoziationsrinden umgeben.

8.9. Hippocampus retrocommissuralis

Im Hippocampus[348]) (=Ammonsformation, =*Archicortex*) unterscheiden wir mit SMITH (1897a, d) drei Abschnitte: Hippocampus retrocommissuralis, supracommissuralis und praecommissuralis. Der Hippocampus praecommissuralis erstreckt sich vom Balkenknie bis zum Ansatz des Pedunculus olfactorius und ist selten auch makromorphologisch markiert. Der Hippocampus supracommissuralis (auch unter der Bezeichnung Indusium griseum beschrieben) liegt dem Balken auf.

[348]) Über den historischen Ursprung des Terminus „Hippocampus“ s. LEWIS (1943).

Beide Abschnitte sind strukturell weniger differenziert als der Hippocampus retrocommissuralis oder Hippocampus im engeren Sinne, der in der dem Hirnstamm zugewandten Medialfläche des Gehirns zwischen dem Balkensplenium dorsal und dem Mandelkernkomplex ventral liegt (Abb. 55—58). Die balkennahen dorsalen Abschnitte sind beim Menschen und den höheren tierischen Primaten im Vergleich zu den ventralen nur schwach entwickelt. Letztere werden zunehmend in die Tiefe eingesenkt (Sulcus hippocampi, Seitenventrikel) und treten beim Menschen im wesentlichen nur noch im Uncus frei an die Oberfläche. Über die erheblichen Lageveränderungen in der Phylogenese, die in der Ontogenese eine Parallele haben, informieren die Abschnitte 4.2.3., 4.2.4. und 6.3.2.3.; zur Histogenese s. 7.5.

Nach Unterschieden in der Struktur läßt sich der Hippocampus retrocommissuralis in Subiculum, Cornu ammonis und Fascia dentata gliedern[349]). Eine klar ausgeprägte Fascia dentata ist nur im retrocommissuralen Hippocampus deutlich. Eine weitere Besonderheit dieses Abschnittes besteht darin, daß er regional mit seiner tiefsten Schicht (in der dem Thalamus anliegenden Oberfläche und im Uncus) frei an der Oberfläche liegt. Wir haben diese Gebiete als Cornu ammonis inversum bezeichnet (s. Abschnitt 3.1.).

Lorente de No (1934) unterscheidet bei der Untersuchung der Struktur des Hippocampus drei Perioden: 1. Die älteren Autoren (Meynert, Krause, Toldt, Kahler, Honegger, Koelliker, Duval, Giacomini, Kupffer) untersuchten die generelle Morphologie und gliederten den Hippocampus in verschiedene Schichten aufgrund des Aussehens in Karmin- und Frischschnitten. Diese Periode betrachtet Lorente de No mit Obersteiner (1892) als abgeschlossen. — 2. Golgi, Sala, Lugaro, Schaffer, Cajal, Koelliker und Azoulay untersuchten die Feinstruktur hauptsächlich mit der Golgi-Methode. Diese Periode wird mit dem Buch von Koelliker (1896) als abgeschlossen betrachtet. — 3. Brodmann, Doinikow, Vogt, Rose, u. a. haben den Hippocampus in architektonische Felder untergliedert. Diese Periode schließt mit Roses Monographie (1927a, b) ab. — Lorente de No (1934) selbst verband die in der 2. und 3. Periode verwandten Methoden miteinander.

Moderne Methoden, die wesentliche Beiträge zur Kenntnis der Struktur des Hippocampus geliefert haben, sind die Elektronenmikroskopie (etwa seit 1960), die Histochemie (etwa seit 1954) und die experimentelle Untersuchung der Bahnverbindungen mit Silbermethoden (etwa seit 1956).

Über den Hippocampus gibt es eine Fülle von Untersuchungen, von denen u. a. die von Brodal (1947a, b), Ule (1954), Green (1960a, 1964), Crosby *et al.* (1962, 1966), Hassler (1964a), Meissner (1966, 1967), Macchi (1968) und Altman *et al.* (1973) kurze allgemeine Übersichten geben und auch zu funktionellen Problemen Stellung nehmen.

8.9.1. Vergleichende mikroskopische Anatomie

Der Hippocampus retrocommissuralis des Menschen ist gut entwickelt und es könnte auf eine Erörterung seiner vergleichenden Anatomie verzichtet werden, wenn die Homologisierung der Grundstrukturen (Subiculum, Cornu ammonis und

---

[349]) Hippocampus und Ammonshorn (Cornu ammonis) sind bei dieser Gliederung nicht miteinander identisch (im Gegensatz zu Abbie, 1938; Thomalske *et al.*, 1957; Gastaut u. Lammers, 1961; u. a.). Das Ammonshorn ist nur einer der drei Teile des Hippocampus. Droogleever Fortuyn (1956) hat das Subiculum nicht in den Hippocampus einbezogen. Neuerdings hat wieder Braak (1972b) Anhaltspunkte dafür erbracht, daß das Subiculum als *selbständige* Formation *innerhalb* des Hippocampus aufzufassen ist.

Fascia dentata) und der diversen Felder des Cornu ammonis bei den Laboratoriums-Säugern (die den meisten histologischen und experimentellen Untersuchungen zugrunde liegen) und dem Menschen eindeutig und unproblematisch wäre. Die bei Tieren gewonnenen Ergebnisse könnten dann ohne die Homologie betreffende Vorbehalte direkt für den Menschen nutzbar gemacht werden. Aber gerade bei den höheren Primaten und beim Menschen erfahren einige der Gebiete des Hippocampus so starke strukturelle Veränderungen, daß eine direkte Homologisierung mit den bei Labortieren vorhandenen Gebieten unsicher ist. Keine Schwierigkeiten bestehen hingegen zwischen den Labortieren und den *niederen* Primaten. Unser besonderes Augenmerk wird deswegen auf ausgewählte Stufen der aufsteigenden Primatenreihe gerichtet sein, während auf die vergleichende mikroskopische Anatomie der Nichtsäuger und (unter den Säugern) die der Nichtprimaten nur kurze Hinweise gegeben werden sollen.

Übersichten über die Phase der nichtsäugenden Wirbeltiere (Literaturauswahl nachstehend) finden sich u. a. bei KUHLENBECK (1927), BECCARI (1943) und CROSBY *et al.* (1966). Nach CROSBY *et al.* ist der Hippocampus bei Cyclostomen und Schwanzlurchen in ganzer Ausdehnung gleichförmig, während er sich bei anderen Nichtsäugern in Abschnitte gliedern läßt, die denen der Säuger grob vergleichbar sind. Diese Abschnitte sind jedoch nicht so gut differenziert und sollen auch in funktioneller Hinsicht verschieden sein. Bei Cyclostomen, Fischen und Amphibien liegen die Zellmassen des Hippocampus noch periventrikulär; sie enthalten jedoch bei manchen Fischen und Froschlurchen bereits modifizierte Pyramidenzellen. Letzteres gilt auch für die Reptilien. Eine erste Tendenz zur Rindenbildung findet sich bei einigen Froschlurchen durch peripher verlagerte Zellen. Bei Reptilien und Vögeln tritt dann eine rindenartige Anordnung, ähnlich jener bei Säugern auf. Nach M. ROSE (1914/15, 1927a, b) verhält sich der Hippocampus bei den einzelnen Ordnungen der Vögel nicht einheitlich. Während er bei den meisten Vogelordnungen gut ausgebildet ist, ist er bei den Singvögeln rudimentär und bei den Papageien nicht nachweisbar. Auch bei den Reptilien bestehen sowohl bezüglich der Lage als auch der Ausdehnung des Ammonshorns stärkere Unterschiede zwischen den einzelnen Ordnungen (M. ROSE, 1923, 1927a).

Nichtsäuger: Cyclostomen: JOHNSTON (1912); HERRICK u. OBENCHAIN (1913); JANSEN (1930); HEIER (1948); SCHOBER (1964); CROSBY u. SCHNITZLEIN (1974). *Fische:* SHELDON (1912); SCHNITZLEIN (1962, 1966a). *Lungenfische:* SCHNITZLEIN u. CROSBY (1967). *Amphibien:* HERRICK (1910a, b, 1927, 1933a, b); KAPPERS u. HAMMER (1918); SÖDERBERG (1922); HOFFMAN (1963, 1966a, b); CLAIRAMBAULT (1963, 1965, 1969); KUHLENBECK *et al.* (1966); CLAIRAMBAULT u. DERER (1968). *Reptilien:* A. MEYER (1892); EDINGER (1893, 1911b); LANGE (1911); JOHNSTON (1915); CROSBY (1917); ROSE (1923); CAIRNEY (1926); KIESEWALTER (1928); KUHLENBECK (1929); DURWARD (1930); SHANKLIN (1930); GOLDBY (1934); CURWEN (1937); FILIMONOFF (1964); GIESEMANN (1964); CAREY (1966); NORTHCUTT (1967); PLATEL (1969). *Vögel:* EDINGER *et al.* (1903); ROSE (1914/15); HUBER u. CROSBY (1929); CRAIGIE (1930a, 1932, 1935); DURWARD (1932).

Säuger, Nichtprimaten: DUVAL (1881, 1882); GANSER (1882, Maulwurf); SMITH (1897c, Schnabeltier); LEVI (1904c, d, diverse Säuger); DOINIKOW (1908, Kaninchen); WINKLER u. POTTER (1914, Katze); ADDISON (1915, Delphin); GRAY (1924, Opossum); M. ROSE (1927a, diverse; 1929b, Maus; 1931, Kaninchen); I. u. N. POPOFF (1929, Ratte); LORENTE DE NO (1934, Maus); ABBIE (1938, diverse; 1940, Monotremata); J. E. ROSE (1942, Schaf); BREATHNACH u. GOLDBY (1954, Tümmler *Phocaena*); FIFKOVA-FISCHEROVA u. MARSALA (1960, Katze); R. W. SMITH u. WHITE (1964, Katze, Fibrilloarchitektonik); FILIMONOFF (1965, Delphin); HAMEL (1966, Opossum); CROSBY *et al.* (1966, Übersicht); CAVINESS u. SIDMAN (1973, Maus).

Säuger, Primaten: ECONOMO u. KOSKINAS (1925, Mensch); M. ROSE (1927a, *Lemur*; 1927b, Pavian, Mensch); LORENTE DE NO (1934, *Macaca*); C. u. O. VOGT (1937, Mensch); J. E. ROSE (1940, Mensch); CROSBY *et al.* (1962, Mensch, Übersicht); GERTZ *et al.* (1972, Mensch, Variabilität); BRAAK (1972b, Mensch, Pigmentarchitektonik des Subiculum).

Bei den Säugern sind die drei Grundgebiete (Subiculum, Cornu ammonis und Fascia dentata) stets deutlich unterscheidbar. Innerhalb des Cornu ammonis werden verschiedene Felder unterschieden, über deren Zahl und Abgrenzung keine einheitliche Auffassung besteht.

8.9.1.1. Gliederung und Terminologie, Topographie der Einzelfelder

Die Grundgliederung des Hippocampus in Subiculum, Cornu ammonis und Fascia dentata geht weit zurück und findet sich u. a. bereits bei CAJAL (1893a) und KOELLIKER (1896). Spätere weitere Untergliederungen dieser drei Grundelemente sind am detailliertesten für das Cornu ammonis vorgelegt worden, am geringsten für die Fascia dentata.

Fascia dentata: Die Fascia dentata wird allgemein als Einheit betrachtet und nur gelegentlich, insbesondere für deskriptive Zwecke, in einen inneren (eine Wand des Sulcus hippocampi bildenden) und einen äußeren Schenkel gegliedert (hierzu s. auch Abschnitt 7.5.).

Cornu ammonis: Auch den älteren Untergliederungen des Cornu ammonis liegen überwiegend deskriptive Zwecke zugrunde. Gegliedert wurde in eine „obere Region" (CAJAL, 1893a; Région hippocampique von DEJERINE; erstes oder ventrales Blatt von KOELLIKER, 1896) und eine „untere Region" (CAJAL, 1893a; Région godronné von DEJERINE; zweites oder dorsales Blatt von KOELLIKER, 1896)[350]). Diese alte Grundgliederung bekam nach LORENTE DE NO (1934) erhebliche Bedeutung, als CAJAL die Unterschiede zwischen den Pyramiden der verschiedenen Blätter beschrieb (nach CAJAL, 1893a, S. 627, hatte bereits GOLGI erkannt, daß solche Unterschiede bestehen), und GOLGI, SALA und SCHAFFER feststellten, daß die Moosfasern der Fascia dentata nicht auch auf die obere Region übergreifen. Die beiden Blätter mußten nun als Teile mit spezieller Struktur und verschiedenen Verbindungen betrachtet werden. Nach solchen Merkmalen hat LORENTE DE NO (1934) unter breiter Verwendung von Golgi-Material den Hippocampus weiter untergliedert (Maus, *Macaca*). Untergliederungen mit überwiegend cytoarchitektonischen Methoden liegen vor von C. u. O. VOGT (1919, 1937, Mensch); ECONOMO u. KOSKINAS (1925, Mensch) und M. ROSE (1927a, b, diverse Säuger, (inschl. Mensch) mit cyto- und myeloarchitektonischen Methoden von J. E. ROSE e1940, Mensch).

C. u. O. VOGT gliederten das Ammonshorn ursprünglich (1919, S. 298) in drei Felder (h^1—h^3), später (1937, S. 307), nach Unterteilung von h^2, in vier Felder (h^1, h^{2a}, h^{2b}, h^3) (Abb. 303). Jedes dieser vier Felder wurde von C. u. O. VOGT weiter untergliedert, und zwar in 6, 3, 2 und 3 Unterfelder. — J. E. ROSE (1940) hat sich der ursprünglichen Gliederung von C. u. O. VOGT in drei Grundgebiete (Subregionen bei ROSE) angeschlossen und kommt insgesamt zu einer sehr ähnlichen und ebenfalls sehr starken Untergliederung (h^1—h^3 mit 6 Feldern und zusammen 14 Unterfeldern). Bezüglich der Charakterisierung dieser Vielzahl von Unterfeldern müssen wir auf die Originalarbeiten verweisen. Ein Teil der von C. u. O. VOGT abgegrenzten Unterfelder ist in der Abb. 303 dargestellt.

M. ROSE (1927a, b) hat das Cornu ammonis in fünf Felder (h1—h5) gegliedert und diese Gliederung auch für den Menschen vorgelegt, so daß ein direkter Vergleich mit der Gliederung von C. u. O. VOGT, deren differenzierte Gliederung zeitlich später liegt, möglich ist. Dieser Vergleich wurde von C. u. O. VOGT (1937, S. 324) durchgeführt. Nach C. u. O. VOGT entsprechen die Felder h3—h5 von

[350]) KOELLIKER unterscheidet daneben noch das in die Fascia dentata eindringende „Endblatt".

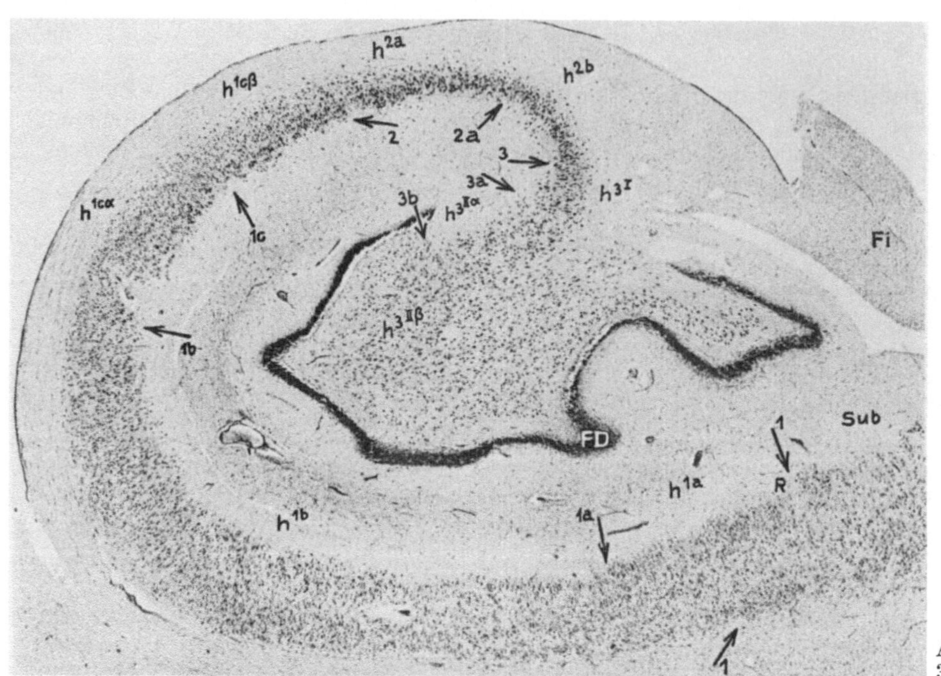

Abb
303

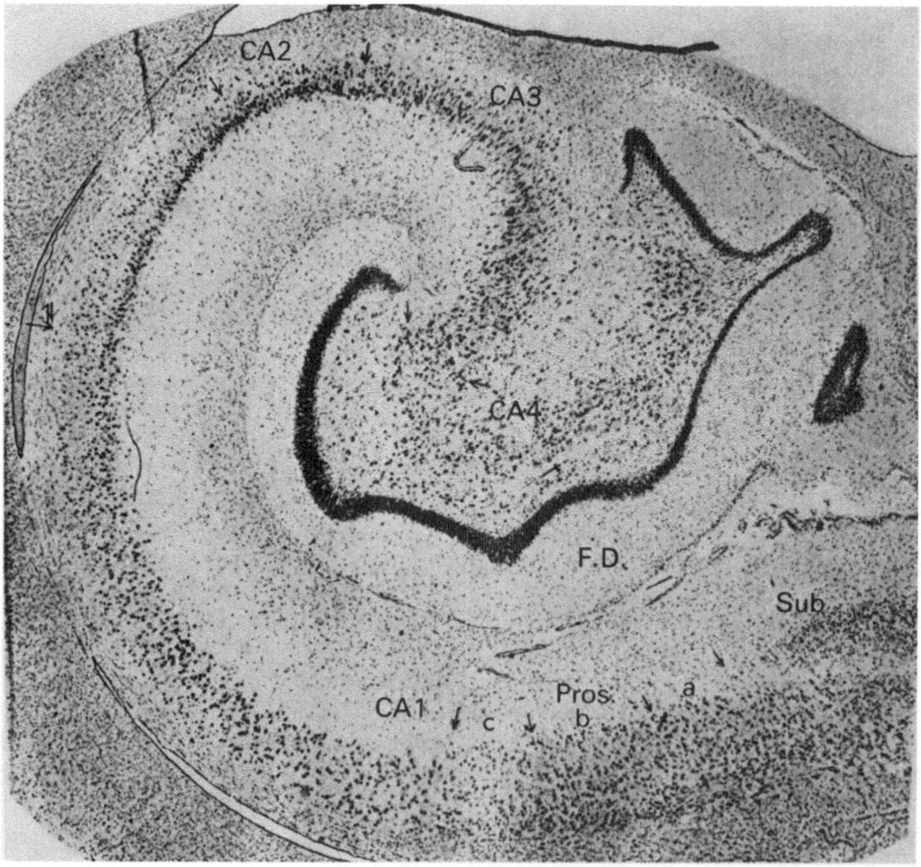

Abb
304

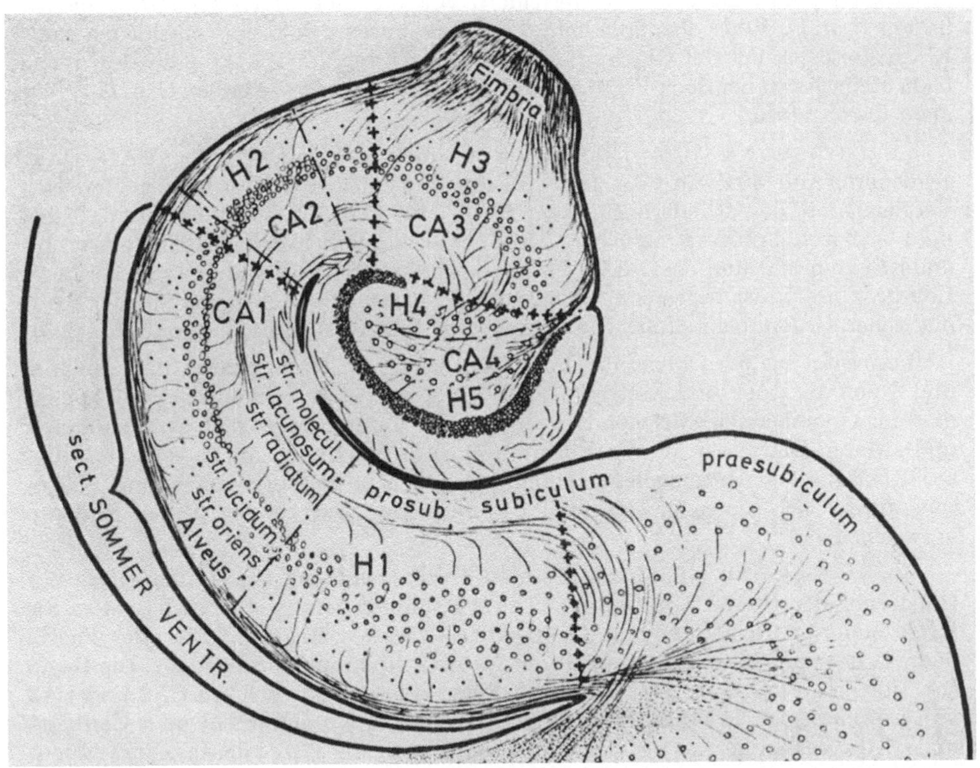

Abb. 305. Vergleich der Gliederungen von ROSE (+ + + +) und LORENTE DE NO (– · – · –) (aus GASTAUT u. LAMMERS, 1961). Seitenverkehrt, Beschriftung reduziert. Als Substratum lucidum fassen wir abweichend von GASTAUT u. LAMMERS nicht die Zellschicht des Cornu ammonis selbst, sondern mit GANSER (1882) die unmittelbar über dem Zellband gelegene Zone in CA 2/3 auf (s. Abb. 310, 1 d)

Abb. 303. Frontalschnitt durch den Hippocampus retrocommissuralis des Menschen (aus C. u. O. VOGT, 1937). Etwa 13 × vergrößert. Mit ↑ 1, ↑ 2, ↑ 2a und ↑ 3 beginnen nach C. u. O. VOGT die Areae h^1, h^{2a}, h^{2b} und h^3. Die übrigen ↑ ↑ in h^1 und h^3 markieren Grenzen von Unterfeldern. *FD* Fascia dentata, *Fi* Fimbria, *Sub* Subiculum

Abb. 304. Frontalschnitt durch den Hippocampus retrocommissuralis von *Macaca* (aus LORENTE DE NO, 1934). Original um 180° gedreht und seitenverkehrt. *F.D.* Fascia dentata, *Pros* Prosubiculum, *Sub* Subiculum

M. Rose in etwa ihren drei Unterfeldern von h^3. Von diesen drei Unterfeldern hatten C. u. O. Vogt ebenfalls betont, daß sie unter sich recht verschieden sind. Einen Vergleich mit der Gliederung von Lorente de No (1934) — die zwar nicht beim Menschen, aber doch bei *Macaca* durchgeführt wurde — haben C. u. O. Vogt nicht durchgeführt.

Lorente de No (1934) hat das Cornu ammonis in vier Felder (CA1—CA4) gegliedert (Abb. 304). In CA1 und CA3 unterscheidet er je drei Unterfelder. Der Vergleich mit den Gliederungen von Rose und C. u. O. Vogt ergibt, daß das Feld CA3 von Lorente de No bei Rose wahrscheinlich den beiden Feldern h3 und h4 entspricht und bei C. u. O. Vogt den Unterfeldern h^{3I} und $h^{3II\alpha}$[351]). CA2 von Lorente de No ist begrenzter als h2 von M. Rose. Dies geht auch aus der schematischen Gegenüberstellung von Gastaut u. Lammers (1961) hervor (Abb. 305).

Insgesamt ist die Gliederung bzw. Zuordnung im Grenzbereich der Felder 2 und 3 von M. Rose und Lorente de No offensichtlich am schwierigsten. Es ist dies der Grenzbereich zwischen der oberen und unteren Region (bzw. dem ersten und zweiten Blatt) der älteren Autoren. Doinikow (1908) fand in seiner fibrilloarchitektonischen Untersuchung beim Kaninchen in diesem Bereich eine *Mischzone*, in der sich die sonst so klaren Unterschiede zwischen den beiden Blättern verwischen.

Auch Blackstad (1956) ist in seinen Untersuchungen am Ammonshorn der Gliederung der älteren Autoren in nur zwei Regionen gefolgt. Er bezeichnet sie als Regio superior (dem Subiculum benachbart) und als Regio inferior (der Fascia dentata benachbart). Fast alle späteren Autoren sind ihm hierin gefolgt. Die Regio superior entspricht dem Feld CA1, die Regio inferior den Feldern CA2 und CA3 von Lorente de No (1934). CA4 von Lorente de No entspricht dem Endblatt und wird von Blackstad mit der Fascia dentata zu einer Area dentata zusammengefaßt.

In vergleichend-cytoarchitektonischen Untersuchungen kamen wir unabhängig von den älteren Autoren und Blackstad zu einer ganz entsprechenden Gliederung. Sie ließ sich als einzige durch die ganze Säugerreihe ohne größere Schwierigkeiten — und dementsprechend ohne größere Unsicherheiten bezüglich der Homologisierung — aufrechterhalten und machte somit einen Vergleich überhaupt erst möglich. Cytoarchitektonisch unterscheiden sich die beiden Grundgebiete durchgehend durch verschiedene Zellgröße und Färbungsintensität. Das Gebiet der kleineren, helleren Zellen (= „obere Region") bezeichnen wir mit Lorente de No (1934)[352]) als CA1, das der größeren, dunkleren Zellen — soweit sie eine geschlossene Schicht

---

351) Es ist jedoch wahrscheinlich, daß in das Feld CA3 von Lorente de No auch noch das Unterfeld h^{2b} von C. u. O. Vogt einzubeziehen ist, von dessen Abschnitt $h^{2b\beta}$ C. u. O. Vogt äußern, daß es sich dem Unterfeld h^{3I} durch besondere Zartheit der Spitzendendriten baulich nähert.

352) Wir schließen uns an Lorente de No vor allem deswegen an, weil in seiner Terminologie deutlich zum Ausdruck kommt, daß es sich um Felder des Cornu ammonis (= CA) handelt (während die Bezeichnung h oder H genereller auf Hippocampus hinweist) und zum anderen, weil Lorente de No seine Untersuchungen nicht nur an Nissl-Schnitten, sondern parallel dazu auch am Golgi-Material durchgeführt hat. Dadurch ermöglicht es die Untersuchung von Lorente de No, für diverse architektonische Felder auch Aussagen über die feinere Morphologie der Strukturelemente machen zu können. — Rose hat einen breiten, rein cytoarchitektonischen Vergleich durchgeführt, auf den wir im Einzelnen nicht eingehen werden. C. u. O. Vogt haben ihre cytoarchitektonische Gliederung beim Menschen in erster Linie für die Beurteilung topistischer (örtlicher, strukturgebundener) Erkrankungen des Ammonshorns erarbeitet. Spätere Autoren haben sich teils der Gliederung und Terminologie von M. Rose oder C. u. O. Vogt (h-Felder) teils jener von Lorente de No (CA-Felder) angeschlossen.

bilden — (=„untere Region“) als CA2/3[353]). CA4 ist zwar ebenfalls großzellig, aber ganz abweichend gebaut. Wir werden auf dieses Gebiet erst im Zusammenhang mit der Schichtung (s. S. 507) näher eingehen.

Während sich die beiden Hauptgebiete (CA1 und CA2/3) in der ganzen Säugerreihe durchgehend durch verschiedene Zellgröße unterscheiden, unterliegt die Zelldichte (besonders in CA1) sehr starken Veränderungen und ist deswegen als Unterscheidungsmerkmal nur wenig geeignet (hierüber Näheres in Abschnitt 8.9.1.4.). Weitere, teilweise sehr klare Unterschiede betreffen einzelne Schichten und lassen sich mit histochemischen Methoden besonders deutlich darstellen (Abschnitt 8.9.4., dort weitere differenzierende Merkmale der Schichten und Felder).

Im ventralen Endgebiet des Hippocampus findet sich noch eine Sonderdifferenzierung, die sich in das Schema — Subiculum, CA1, CA2/3, Fascia dentata — nicht eingliedern läßt. Diese Sonderdifferenzierung liegt stets dort, wo der Hippocampus direkten Kontakt mit der periamygdalären Rinde hat. Obwohl sie dementsprechend in ganz ähnlicher Weise zwischen dem Hippocampus und der periamygdalären Rinde liegt, wie das Subiculum zwischen Hippocampus und präsubikulärer Rinde, hat sie mit dem Subiculum keine Ähnlichkeit. Hingegen zeigt dieses Gebiet, besonders bei den niederen Säugern, starke Anklänge an das Feld CA1. Wir beziehen es deswegen in das Ammonshorn ein und bezeichnen es, da es dem Feld CA1 vorgelagert ist, als CAØ.

Vergleichend-cytoarchitektonisch werden wir uns auf die Gliederung in Subiculum, CAØ, CA1, CA2/3 und Fascia dentata beschränken[354]). Diese Gliederung hat eine gewisse Ähnlichkeit mit der von Economo u. Koskinas (1925) beim Menschen vorgenommenen. Economo u. Koskinas (1925) haben Subiculum und Cornu ammonis des Menschen in einer Area pyramidalis (HE) zusammengefaßt und unterscheiden in diesem Feld vier Varianten. Davon entspricht die Area pyramidalis subiculi glomerulosa ($HE_{1\alpha}$) in etwa unserem Subiculum, die Area pyramidalis subiculi simplex ($HE_{1\beta}$) in etwa dem ersten Feld der übrigen Autoren, und die Area pyramidalis ammonica (HE_2) den übrigen Feldern. Das Feld HE_3 (Area pyramidalis unci) ist eine für den Bereich des Uncus beschriebene Sonderdifferenzierung, die jedoch bei Economo u. Koskinas sehr viel weiter ausgedehnt ist als unser Feld CAØ. Auch in der Abgrenzung der übrigen Felder stimmen wir mit Economo u. Koskinas nur recht begrenzt überein.

Subiculum: Starke Unterschiede bestehen in der Festlegung der äußeren Grenze des ersten Feldes (h1 bzw. CA1). M. Rose (1927b) hat sowohl beim Mantelpavian als auch beim Menschen im Anschluß an das Feld h1 ein *Prosubiculum* abgebildet, bezeichnet es dann aber beim Menschen im Text als Unterfeld von h1. Stark abweichend ist hier die Auffassung von Lorente de No (1934), der sowohl bei der Maus als auch bei *Macaca* zwischen dem Subiculum und dem Feld CA1 ein sehr breites Prosubiculum abgliedert (Abb. 304), und dieses in beiden Fällen in drei Unterfelder (a, b und c) gliedert. Lorente de No führt an, daß die Bezeichnung Prosubiculum von C. u. O. Vogt für eine speziell strukturierte Zone zwischen dem Subiculum und dem unteren Blatt des Ammonshorns eingeführt

---

353) Nach den Merkmalen der Zellgröße und Färbungsintensität haben wir CA2 und CA3 zusammengefaßt. In anderen Merkmalen (etwa dem Vorhandensein einer Moosfaserschicht) kann sich CA2 von CA3 unterscheiden, so daß CA2 als eigenständiges Feld (aber vorwiegend wohl als Mischzone) eine gewisse Berechtigung hat. Die Problematik des Feldes CA2 wird in Abschnitt 8.9.8. eingehender erörtert. In cytoarchitektonischen Untersuchungen tritt CA2 nicht genügend deutlich hervor um es als eigenständiges Feld bei allen Säugern homologisieren zu können.

354) Bei der Diskussion über andere mikroskopisch-anatomische Details des Hippocampus wird es fallweise nötig, über diese Gliederung hinaus auf das Feld CA2 und auf Unterfelder von CA1 und CA3 einzugehen. Hinweise auf die Lage dieser Unterfelder geben die Abb. 330 u. 357.

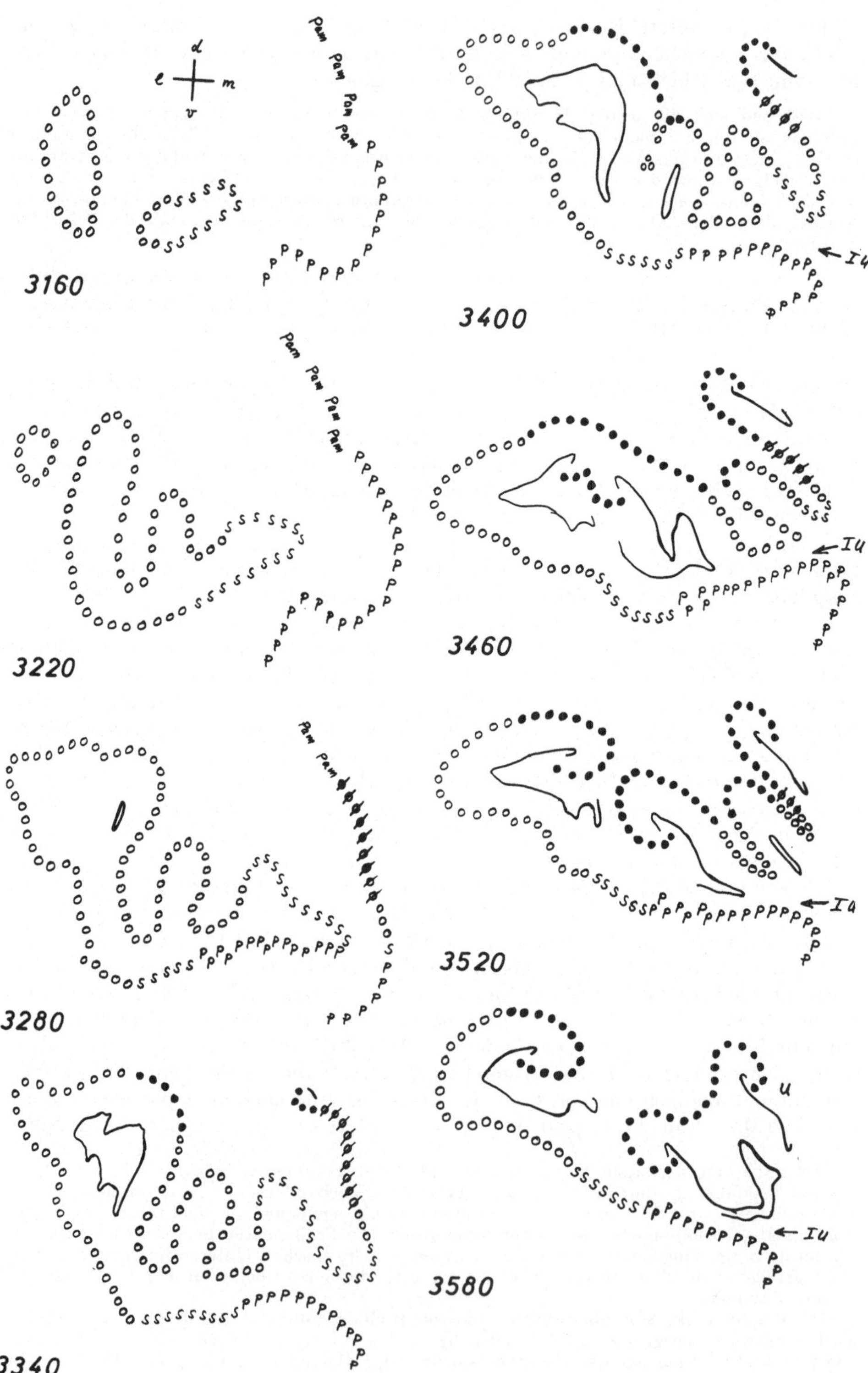
d
l
m
v
3160
3220
3280
3340
3400
3460
3520
3580
IU
U

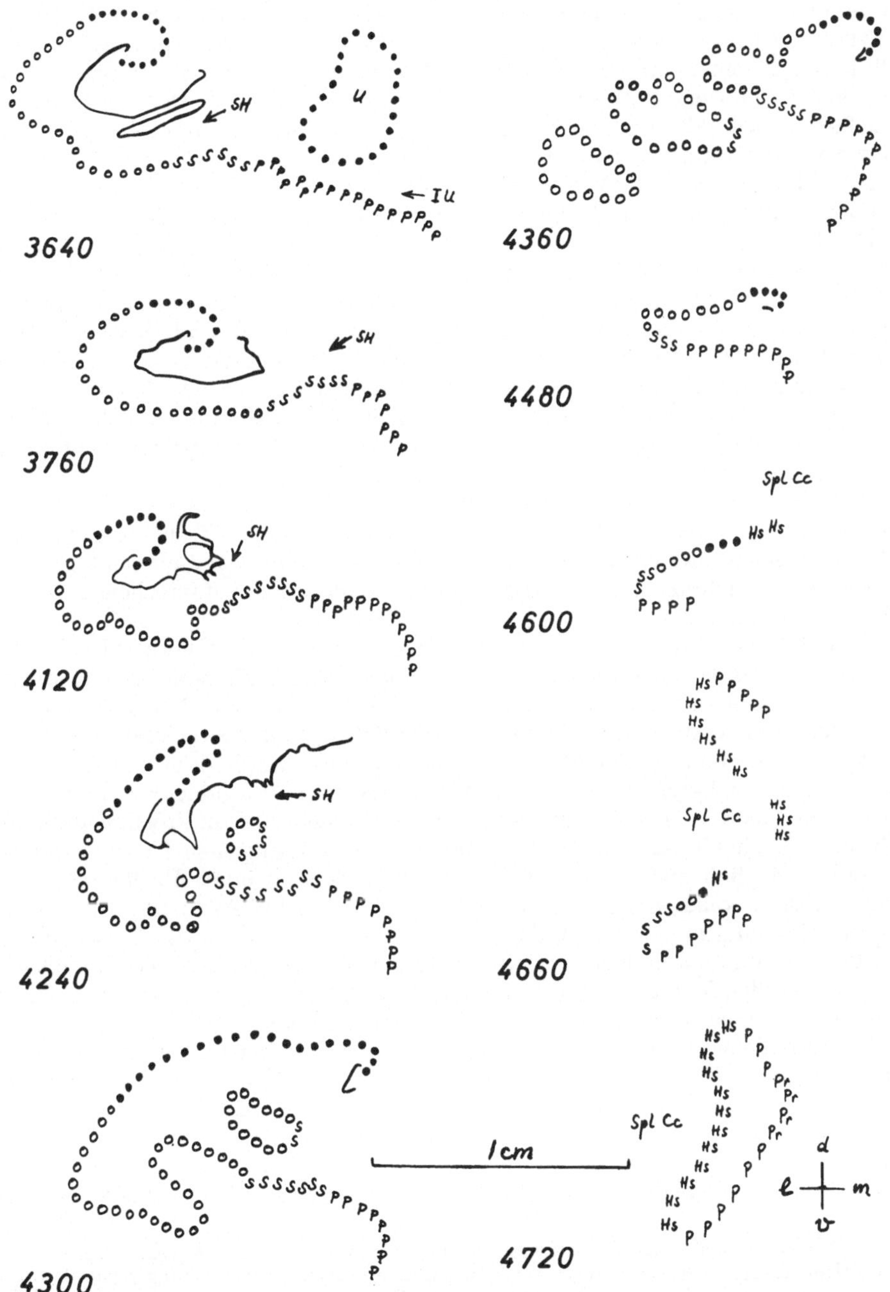

Abb. 306. Schnittdiagramme einer Frontalschnittserie durch den Hippocampus retrocommissuralis des Menschen. Rechte Hemisphäre von rostral nach caudal; 3,2 × vergrößert. Die Schnittnummern sind vom Frontalpol aus gezählt; Schnittdicke 20 μ. Markierungen: Ausgezogene Linie Fascia dentata, ⌀ CAØ, ○ CA1, ● CA2/3. *Hs* Hippocampus supracommissuralis, *P* Periarchicortex, *Pam* Regio periamygdalaris des Palaeocortex, *S* Subiculum. *IU* Incisura unci, *SH* Sulcus hippocampi, *Spl Cc* Splenium corporis callosi, *U* Uncus. Richtungsbezeichnungen: *d* dorsal, *l* lateral, *m* medial, *v* ventral

wurde, ohne jedoch jemals klar definiert worden zu sein (LORENTE DE NO, 1934, S. 134). Offensichtlich sind C. u. O. VOGT später (1937) zur Auffassung gekommen, daß die fraglichen Strukturen dem Feld h^1 angegliedert werden sollten ($= h^{1a}$ in Abb. 303 ?), denn ein Prosubiculum tritt hier nicht mehr auf. Der Vergleich der Abb. 303 u. 304 läßt vermuten, daß es sich beim Prosubiculum b und c von LORENTE DE NO um das Unterfeld h^{1a} von C. u. O. VOGT handelt und daß sein Prosubiculum a bei C. u. O. VOGT Teil des eigentlichen Subiculum ist. Bei C. u. O. VOGT (1937) geht h^1 direkt bis an das Subiculum heran (Abb. 303).

Ein Prosubiculum als Teil des Subiculum taucht in Form von zwei Feldern (Area prosubicularis oralis und caudalis) bei J. E. ROSE (1940) wieder auf. J. E. ROSE gliedert das Subiculum (*Subregio* subicularis bei ROSE) in vier Felder, von denen drei nochmals in je zwei Unterfelder gegliedert sind (insgesamt also sieben Teilgebiete). Zu einer ähnlich starken Untergliederung kommt BRAAK (1972b) aufgrund pigmentarchitektonischer Untersuchungen. Die Möglichkeit zu dieser starken Untergliederung ergibt sich nach BRAAK daraus, daß die autochthonen Schichten des Subiculum durch Schichten aus benachbarten Feldern ergänzt werden, die verschieden weit in das Subiculum eindringen. Dadurch kann die Zahl der Schichten in den verschiedenen Feldern unterschiedlich sein (3—6), und da alle Schichten ihre Breite beständig ändern, ist das Erscheinungsbild des Subiculum einem steten Wechsel unterworfen. — *Vergleichend*-pigmentarchitektonische Untersuchungen liegen noch nicht vor, so daß über entsprechende Gebiete bei niederen Säugern vorerst keine Angaben möglich sind.

Bezüglich der Grenze des Subiculum zum ersten Ammonshornfeld schließen wir uns aus vergleichend-anatomischen Gründen der Auffassung von LORENTE DE NO an, beziehen jedoch abweichend von diesem — aber in Übereinstimmung mit vielen älteren Autoren und BLACKSTAD (1956) — in das Subiculum *nicht* auch Strukturen mit einer oberflächlichen Körnerlage ein (= Subiculum b bei LORENTE DE NO). Diese gehören nach unserer Auffassung zum Praesubiculum und damit zum Periarchicortex (s. Abschnitt 8.12.). Eine Aufgliederung in Prosubiculum und Subiculum ist nach unseren vergleichend-cytoarchitektonischen Untersuchungen nur selten möglich und auch BLACKSTAD (1956) fand in einer fibrilloarchitektonischen Studie keine Unterschiede. Abweichend von LORENTE DE NO, aber in Übereinstimmung mit fast allen Autoren, wird der ganze Komplex zwischen CA1 und der präsubikulären Rinde als Subiculum zusammengefaßt. Dies hat gleichzeitig den großen Vorzug, daß die einfache Grundgliederung in Subiculum, Cornu ammonis und Fascia dentata unverändert bestehen bleibt.

Ein räumlicher Eindruck der Lage, Zusammenordnung und Ausdehnung der verschiedenen Felder ist durch zweidimensionale Abbildungen nur schwierig zu vermitteln. Dies gilt besonders für den recht kompliziert ineinander verschlungenen menschlichen Hippocampus[355]). Am zweckmäßigsten erschien uns die Wiedergabe von Schnittdiagrammen einer Querschnittserie (Abb. 306), in die wir unsere Auffassung über die Lage der Feldergrenzen eingetragen haben. Die architektonischen

[355]) Auch die reichhaltigen Illustrationen, die ECONOMO u. KOSKINAS (1925) vom menschlichen Hippocampus gegeben haben, ermöglichen eine räumliche Vorstellung nicht. Dies gilt in noch stärkerem Maße für die Abbildungen von ROSE (1927b) und C. u. O. VOGT (1937) beim Menschen und von LORENTE DE NO (1934) bei *Macaca*. Die Verhältnisse im Bereich des menschlichen Uncus hat ECONOMO (1925/26) rekonstruiert und für die inversen Strukturen des Gyrus intralimbicus zwei weitere Felder benannt, und zwar Area pyramidalis uncoammonica (HE_4) und Area pyramidalis duplex (HE_5). Wir haben entsprechende Felder vergleichend-anatomisch nicht abgliedern können.—Rekonstruktionen über die Lage diverser Felder bei der Ratte haben I. u. N. POPOFF (1929) gegeben; eine schematische Darstellung des ventralen Übergangsbereichs in den Mandelkernkomplex findet sich bei McLARDY (1963, Eichhörnchen).

Grenzen wurden gemeinsam mit J. MANOLESCU (Bukarest, jetzt Tel-Aviv) erarbeitet; die Ergebnisse werden hier erstmals veröffentlicht[356]).

8.9.1.2. Schichtung und Schichtenzahl

Subiculum: Angaben über die Schichtung des Subiculum finden sich u. a. bei CAJAL (1893a, 1911), LORENTE DE NO (1934), GASTAUT u. LAMMERS (1961) und BRAAK (1972b). CAJAL gliedert das Subiculum ursprünglich (1893a) in fünf Schichten: 1. Molekularlage, 2. Lage der kleinen Pyramiden, 3. Lage der großen Pyramiden, 4. Lage der polymorphen Körperchen und 5. weiße Substanz. Später (1911) faßt CAJAL die beiden Pyramidenzell-Lagen zu einer Schicht zusammen. LORENTE DE NO (1934) unterscheidet in seinem Prosubiculum ohne die weiße Substanz vier Schichten, die er als plexiform layer (I), layer of modified ammonshorn pyramids (II), layer of prosubicular pyramids (III) und layer of polimorph cells (IV) bezeichnet. Die vierte Schicht hat LORENTE DE NO in ein Stratum of globular cells (IVa) und ein Stratum of poligonal cells (IVb) untergliedert. In seinem Subiculum unterscheidet LORENTE DE NO fünf Schichten, und zwar plexiform layer (I), layer of islands of small pyramids (II), layer of big pyramids (III), layer of small deep pyramids (IV) und layer of polimorph cells (V). Die zweite Schicht ist aber nur in seinem Subiculum a deutlich ausgeprägt, welches wir zur präsubikulären Rinde rechnen, nicht (oder nur sehr schwach) hingegen in seinem Subiculum b. Letzteres bildet er deswegen in seiner Abb. 15 auch vierschichtig ab. Anklänge an die frühe Schichtengliederung von CAJAL sind bei LORENTE DE NO deutlich vorhanden, während GASTAUT u. LAMMERS (1961) der späteren, vereinfachten Version von CAJAL (1911) folgen und in Molekularschicht, Pyramidenzellschicht und Schicht der polymorphen Zellen gliedern. Wir schließen uns dieser vereinfachten laminären Gliederung an, die sich auch mit den pigmentarchitektonischen Untersuchungen von BRAAK (1972b) in Einklang bringen läßt. Nach BRAAK hat das Subiculum zwei autochthone Zellschichten (Lamina pyramidalis externa und interna subiculi) die dicht aneinander liegen. Unter Einbeziehung der Molekularschicht kommen wir auch hier zu einem dreischichtigen Grundtyp. Durch das Eindringen fremder Zellblätter aus den angrenzenden Feldern kann dieser dreischichtige Grundtypus nach BRAAK bis auf sechs Schichten erweitert werden. „Aus diesem Grunde kann auch eine Angabe über die Zahl der Rindenschichten niemals für alle Teile des Subiculum gültig sein" (BRAAK, 1972b, S. 251).

Cornu ammonis: Hier ist zunächst eine bemerkenswerte Schichtengliederung von GANSER (1882) zu erwähnen, in der erstmals das Stratum lucidum erwähnt wird (Abb. 365). Dieses entspricht, wie wir heute wissen, den Moosfasern der Fascia dentata und GANSER erkannte, daß es nicht im ganzen Ammonshorn vorhanden ist (es ist auf CA3 begrenzt). In vielen späteren laminären Gliederungen wird es nicht erwähnt. Es wurde aber, wie BLACKSTAD (1956) berichtet, auch von HONEGGER (1892) abgebildet und von KOELLIKER (1896) als Stratum suprapyramidale bezeichnet.

GANSER (1882) hat im Ammonshorn vier Schichten unterschieden, und zwar 1. das Stratum album superficiale mit mehreren Unterschichten (Kernblatt oder Lamina medullaris im engeren Sinne, Stratum lacunosum und Stratum radiatum), 2. ein Stratum lucidum, 3. ein Stratum corporum nerveorum und 4. ein Stratum album profundum (Abb. 365).

CAJAL (1893a) unterscheidet, basierend auf älteren Autoren (von denen er KUPFFER, MEYNERT, KRAUSE, TOLDT u. KAHLER und OBERSTEINER nennt) die

---

[356]) Bezüglich Lage und Ausdehnung des Subiculum besteht recht gute Übereinstimmung mit den pigmentarchitektonischen Untersuchungen von BRAAK (1972b).

folgenden sieben Schichten: 1. Ependym, 2. Alveus, 3. Stratum oriens, 4. Schicht der Pyramidenzellen, 5. Stratum radiatum, 6. Stratum lacunosum und 7. Stratum moleculare.

Abgesehen von der ungewöhnlichen Numerierung von der Tiefe zur Oberfläche hin und der Einbeziehung von Ependym und Alveus ist diese Gliederung, obwohl sie deutliche Mängel aufweist, von der großen Mehrzahl der Autoren unverändert bis in die Gegenwart hinein übernommen worden.

Die größten Bedenken bestehen gegen die Verwendung der Bezeichnung Stratum moleculare. Diese Bezeichnung steht bei allen anderen Rinden für die Gesamtheit der zellarmen Zone, die peripher vom Zellband liegt. Dies gilt ohne Einschränkung auch für die übrigen Strukturen des Archicortex (Hippocampus), wie Subiculum und Fascia dentata. Hier beim Cornu ammonis hingegen wird als Stratum moleculare nur ein kleiner, oberflächlicher Teil dieser Schicht bezeichnet und diese in mehrere selbständige Schichten untergliedert. Dies ist umso unverständlicher, als die Ähnlichkeit mit der Fascia dentata immer wieder betont wird und dort (auch von CAJAL) die *ganze* zellarme Zone oberhalb der Körnerschicht als Stratum moleculare bezeichnet wird.

Hier ist eine Vereinheitlichung dringend geboten. Ansätze hierzu finden sich bei GASTAUT u. LAMMERS (1961), die in allen Grundstrukturen des Hippocampus drei Schichten unterscheiden, von denen die erste als Molekularschicht, die zweite als Pyramidenzellschicht (bzw. Granularschicht in der Fascia dentata) und die dritte als Schicht der polymorphen Zellen bezeichnet wird. Während wir uns dieser Grundgliederung voll anschließen — die, abgesehen vom Stratum lucidum und andersartigen Schichtenbezeichnungen, ganz mit der Gliederung von GANSER übereinstimmt —, können wir ihr weder in der Abgrenzung dieser Schichten, noch in ihrer Benennung folgen[357]). Innerhalb der Molekularschicht, des Stratum moleculare, erkennen wir nur *Unterschichten* an[358]), die als solche auch in ihrer Terminologie gekennzeichnet werden sollen. Wir bezeichnen sie als Substrata (dieser Begriff ist nicht ganz eindeutig, doch sind Verwechslungen hier wohl kaum zu befürchten) und gliedern das Stratum moleculare (1) in die folgenden Substrata: Sstr. eumoleculare (1a), lacunosum (1b), radiatum (1c) und lucidum (1d). Darunter folgt das Stratum pyramidale (2) und darunter das Stratum oriens (3), welches in Anlehnung an die übrigen Strukturen des Hippocampus oft auch als Schicht der polymorphen Zellen oder Stratum polymorphicum bezeichnet wird. Wir haben diese Schicht in anderen allocorticalen Rinden als Stratum multiforme bezeichnet und wollen diese Bezeichnung auch hier beibehalten. Ansonsten haben wir bei der Benennung der Unterschichten die gebräuchlichen Termini beibehalten und nur die als Substratum moleculare zu bezeichnende Unterschicht durch den Zusatz „eu-“ gekennzeichnet, um eine deutliche Unterscheidung vom *Stratum* moleculare zu haben. — Die ersten beiden Unterschichten werden in vielen Arbeiten zu einem

[357]) GASTAUT u. LAMMERS (1961) gliedern die Molekularschicht in Stratum moleculare (ein Widerspruch in sich) und Stratum lacunosum, die Pyramidenzellschicht in Stratum radiatum und Stratum lucidum. Als Stratum lucidum wird hier offensichtlich, wie auch bei DOINIKOW (1908) und LORENTE DE NO (1928), die Lage der Pyramidenzellen selbst bezeichnet. Dies ist unzweckmäßig und verwirrend und weicht eindeutig von der Definition von GANSER ab, nach der diese Schicht oberhalb der Zellschicht liegt und nicht im ganzen Ammonshorn vorhanden ist. Weiterhin ist die Einbeziehung des Stratum radiatum in die Pyramidenschicht abzulehnen. Es gibt dann kaum einen Grund, die restlichen Oberflächenzonen nicht ebenfalls einzubeziehen.

[358]) Ähnlich bei J. E. ROSE (1940). ROSE faßt ebenfalls die oberhalb des Zellbandes liegende Zone zu *einer* Schicht (Z) zusammen, die er in vier Unterschichten gliedert: zonalis (Zz), molecularis (Zm), lacunosa (Zl) und radiata (Zr). Zr wird regional weiter untergliedert, Zm und Zl werden regional zusammengefaßt.

„Stratum lacunosum-moleculare" zusammengefaßt[359]), eine Zone, die von uns entsprechend als Substratum eumoleculare-lacunosum bezeichnet wird.

Die beschriebene Schichtengliederung gilt aber nur für die Ammonshornfelder CA1 bis CA3, nicht auch für CA4. Diese, im Endblatt liegende Formation, die sowohl von ROSE und C. u. O. VOGT als auch von LORENTE DE NO als Feld des Ammonshorns beschrieben wurde, hat keine klare Schichtung. Den ungeordnet liegenden Zellen fehlt ein deutliches Stratum moleculare[360]), welches bei den übrigen Gebieten des Hippocampus durch seine ungewöhnliche Breite imponiert. Auch eine tiefe polymorphe Schicht ist nicht mit Sicherheit abgrenzbar, und man gewinnt den Eindruck, daß es sich bei der Gesamtheit der im Endblatt liegenden Zellen um eine breite und zellreiche polymorphe Schicht handelt (Abb. 303, 304). Wenn dies so ist, kann es sich nur um eine Schicht der Fascia dentata handeln und die Diskussion des Problems, ob die großen Zellen des Hilus zum Ammonshorn oder zur Fascia dentata gehören, geht bis auf GANSER (1882) und HONEGGER (1892) zurück. GANSER hat ganz entschieden dafür plädiert, diese Zellen zur Fascia dentata zu rechnen und bezeichnet sie als die großen Nervenkörper der Fascia dentata (Abb. 365); HONEGGER hat dem sehr wortreich widersprochen.

Dieses Problem ist bis heute nicht zufriedenstellend gelöst. Eine Zuordnung zum Ammonshorn findet sich vor allem bei den Cytoarchitektonikern (VOGT, ROSE, LORENTE DE NO), eine Zuordnung zur Fascia dentata vorwiegend in anderen Forschungsrichtungen (BLACKSTAD, 1956; ANGEVINE, 1965; HUMPHREY, 1966a). HUMPHREY zitiert als Zeugen dieser Auffassung auch SMITH (1910a), CAJAL (1911) und KAPPERS *et al.* (1936).

Auch bei sorgfältiger Prüfung ist keine der beiden Lösungen voll befriedigend. Nach ihrer Morphologie und ihren Beziehungen zum Moosfasersystem gehören die großen Zellen des Hilus eindeutig zum Ammonshorn (modifizierte Pyramidenzellen). In der Anordnung der Zellen und in der Schichtenbildung haben sie aber mit den übrigen Feldern des Ammonshorns überhaupt keine Ähnlichkeit. In ihrer ungeordneten Verteilung ähneln sie einer polymorphen Schicht; als solche könnten sie nur zur Fascia dentata gehören. Die modifizierten Pyramidenzellen sind im Hilus mit echten polymorphen Zellen durchmischt. Eine Abgrenzung zwischen diesen ist nicht möglich und der Hilus stellt sich so als eine echte Mischformation dar, die in sehr enger räumlicher Beziehung zur Fascia dentata steht (= Hilus fasciae dentatae). Wir werden diese Struktur im Zusammenhang mit der Fascia dentata erörtern, für die großen modifizierten Pyramidenzellen mit LORENTE DE NO aber auch den Ausdruck „CA4-Pyramiden" gebrauchen.

Fascia dentata: Die Fascia dentata wird recht allgemein in eine Molekularschicht, Körnerschicht und Schicht der polymorphen Zellen gegliedert (u. a. CAJAL, 1893a, 1911; KOELLIKER, 1896; LORENTE DE NO, 1934; GASTAUT u. LAMMERS, 1961). Während die Verhältnisse im Stratum moleculare hier sehr ein-

[359]) Hierzu hat BLACKSTAD (1956) den folgenden Kommentar gegeben, der für viele niedere Säuger zutrifft: Häufig wird neben Stratum moleculare und Stratum lacunosum noch ein Stratum zonale (= Kernblatt, Lamina medullaris involuta) abgegrenzt. Das Stratum zonale ist eine dichte Kondensation von markhaltigen und marklosen tangentialen Fasern, die in der oberflächlichsten Ebene der Hippocampusrinde liegt. Bei der Ratte ist die Dichte dieser Fasern zu gering, um sie als getrennte Schicht zu definieren. Auch Stratum moleculare und Stratum lacunosum können mit der Silbermethode (und auch anderen Methoden) nicht unterschieden werden. Deswegen hat BLACKSTAD alle „Schichten" oberhalb des Stratum radiatum zu einem Stratum lacunosum-moleculare (= Stratum reticulare von KUPFFER, 1859) zusammengefaßt.

[360]) Bei manchen Arten ist ein Stratum moleculare im Nissl-Präparat durch Aufhellungen angedeutet. In der Gestaltung des Endblatts gibt es zwischen den Arten sehr große Unterschiede, die u. a. von LORENTE DE NO (1934) und GENESER-JENSEN (1972b) näher erörtert wurden und auch beim Vergleich der Abb. 307—309 erkennbar werden.

fach liegen[361]), ist, wie gerade ausgeführt, die Definition und Begrenzung des Stratum multiforme ein mit letzter Sicherheit kaum zu bewältigendes Problem. Diese Schicht fassen wir mit den CA4-Pyramiden im Hilus fasciae dentatae zusammen. — BLACKSTAD (1956) hat bei einem entsprechenden Vorgehen den gesamten Komplex als *Area* dentata bezeichnet und faßt in der *Fascia* dentata nur die beiden äußeren Schichten (Stratum moleculare und Stratum granulare) zusammen (auch GENESER-JENSEN, 1972b, u. a.).

Zusammengefaßt kommen wir zur folgenden Schichtengliederung der Grundstrukturen des Hippocampus:

Subiculum: (1) Stratum moleculare
(2) Stratum pyramidale
(3) Stratum multiforme

Cornu ammonis: (1) Stratum moleculare
mit Substratum eumoleculare (1a)
lacunosum (1b)
radiatum (1c)
lucidum (1d)
(2) Stratum pyramidale
(3) Stratum oriens (= Stratum multiforme)

Als Zone markhaltiger Fasern liegt in der Tiefe der Alveus.

Fascia dentata: (1) Stratum moleculare
(2) Stratum granulare (granulosum)
(3) Hilus fasciae dentatae

Eine noch weitergehende laminäre Gliederung der Fascia dentata und der Felder des Ammonshorns ergibt sich mit histochemischen Methoden (8.9.4.), nach den Golgi-Untersuchungen (8.9.5.) und auch nach der synaptischen Organisation (8.9.6.). Es handelt sich dabei um Möglichkeiten der Darstellung teilweise sehr interessanter und auch wichtiger Zonen, die mit den üblichen architektonischen Methoden nicht erkennbar sind, und offenbar deswegen nicht in den Rang von Schichten bzw. Unterschichten erhoben wurden. In der Molekularschicht der Fascia dentata hat GANSER (1882) solche Zonen nach Goldpräparaten schon sehr detailliert dargestellt (s. Abb. 365).

8.9.1.3. Quantitative Vergleiche

Oberflächenmessungen am Hippocampus wurden durchgeführt von ST. ROSE (1927, diverse Säuger); I. u. N. POPOFF (1929, Ratte); HARDE (1950, Maus; 1955, Indische Hörnchen); STEPHAN (1954a, Ratten; 1954b, Füchse; 1956a, b, 1960a, 1961, Insectivoren und Primaten); STEPHAN u. BAUCHOT (1959, Talpiden); FILIMONOFF (1965, Delphin); STEPHAN u. MANOLESCU (unveröffentlicht, Insectivoren und Primaten)[362]). Volumenmessungen liegen vor von STEPHAN (1966, 1967a, b, c, 1972, Insectivoren und Primaten); STEPHAN u. ANDY (1964a, 1969, 1970, Insectivoren und Primaten); STEPHAN u. PIRLOT (1970, Fledermäuse);

---

[361]) Das Stratum moleculare der Fascia dentata wurde mehrfach untergliedert (s. 8.9.4. und 8.9.5.4.), ohne daß sich eine dieser laminären Gliederungen endgültig durchgesetzt hat.

[362]) Die Ergebnisse der Untersuchungen verschiedener Autoren (überwiegend in Form von prozentualen Anteilen an größeren Rindeneinheiten ausgedrückt) lassen sich zumeist nur schwierig miteinander vergleichen, weil die Bezugssysteme und teilweise auch die Meßorte verschieden sind.

STEPHAN *et al.* (1970, Insectivoren und Primaten; 1974, Fledermäuse); KRUSKA u. STEPHAN (1973, Wild- und Hausschweine); EBINGER (1974, Wild- und Hausschafe) und ANDY u. STEPHAN (1974, Insectivoren und Primaten). Weitere Hinweise auf Messungen an „limbischen Gebieten" finden sich in der Zusammenstellung von Zahlen und Tabellen von BLINKOV u. GLEZER (1968).

Weitere messende Untersuchungen, auf die jeweils an passender Stelle eingegangen wird, sind u. a. Faserzählungen im Fornix (SIMPSON, 1952, *Macaca;* DAITZ, 1953, Mensch; GUILLERY, 1955, Kaninchen, Katze; POWELL *et al.*, 1957, Ratte, Kaninchen, Katze, *Macaca*, Mensch); Spines-Zählungen in CA1 (WENZEL *et al.*, 1972, 1973, Ratte); Anteile der verschiedenen Strukturen im elmiskopischen Bild (BLACKSTAD u. DAHL, 1962, Ratte; NAFSTAD u. BLACKSTAD, 1966, Ratte, Meerschweinchen); Anteile der Boutons mit runden und flachen synaptischen Bläschen (GOTTLIEB u. COWAN, 1972a, Ratte, Katze). Wiederholt wurden Schichtendicken gemessen (u. a. von KOELLIKER, 1896, Mensch; WENZEL *et al.*, 1973, Ratte), doch werden wir hierauf wegen der starken Abhängigkeit von der Größe der jeweils untersuchten Art nicht eingehen. Von besonderem Interesse sind hier aber die innerartlichen Vergleiche von WALSH *et al.* (1969, Ratte), die bei Anreicherung der Umwelt in Teilen des Hippocampus eine Dickenzunahme fanden.

Wir hatten weiter vorn (Abschnitt 4.2.) bereits auf die methodischen Schwierigkeiten hingewiesen, die sich der exakten Erfassung der Oberflächen an Schnittserien entgegenstellen, bei Volumenmessungen hingegen nicht vorhanden sind. Wir sind deswegen auch bei Messungen am Hippocampus mehr und mehr zu Volumenmessungen übergegangen, soweit es sich um Untersuchungen über dessen Gesamtgröße handelt. Beim Vergleich der verschiedenen Teile des Hippocampus können aber trotz der methodischen Vorbehalte Oberflächenmessungen aufschlußreicher sein, weil die für die Volumenmessungen notwendige Grenzziehung in den zellarmen Schichten (1 und 3) zu beiden Seiten der schmalen zelldichten Schicht (2) mehr oder weniger blind erfolgen muß. In diesen, zumeist breiten Schichten fehlen im cytoarchitektonischen Bild klare Merkmale, die auf die Grenze hinweisen. Bei Oberflächenmessungen entfällt diese Grenzziehung, weil die Oberflächen zweckmäßig unmittelbar an der Zellschicht selbst (zwischen den Schichten 1 und 2) gemessen werden.

Untersucht wurden Größenveränderungen in der Domestikation und in der phylogenetischen Entwicklung. In den Untersuchungen über Veränderungen in Domestikation bzw. Gefangenschaft wurden bei Ratten und Füchsen (STEPHAN, 1954a, Oberflächenvergleich Wanderratte — Laborratte; 1954b, Wildfuchs — Gefangenschaftsfuchs) keine signifikanten Unterschiede im Anteil des Hippocampus am gesamten Allocortex und in der Zusammensetzung des Hippocampus aus seinen 3 Grundstrukturen (Subiculum, Cornu ammonis, Fascia dentata) gefunden. Ein allometrischer Vergleich wurde nicht durchgeführt, so daß über eventuelle Veränderungen in den absoluten Größen keine Aussagen möglich sind[363]).

Volumenmessungen am Hippocampus mit allometrischem Vergleich der Daten wurden von KRUSKA u. STEPHAN (1973) bei Wild- und Hausschweinen durchgeführt. Die Untersuchungen ergaben bei einer Hirngewichtsabnahme von knapp 34% eine Abnahme des Hippocampus von etwa 43%. Es war dies die stärkste Abnahme, die für ein Teilgebiet des Allocortex überhaupt gefunden wurde. Mögliche Beziehungen zu den Verhaltensänderungen vom Wild- zum Haustier wurden diskutiert. Die Ergebnisse von EBINGER (1974) bei Schafen (Abnahme des

---

[363]) Als Hirngewichtsabnahme von der Wanderratte zur Laborratte wurden 9,3% (8,7% bei EBINGER, 1972 und HERRE u. RÖHRS, 1973) gefunden, so daß eine leichte Abnahme des Hippocampus möglich erscheint. Bei den Füchsen lagen die Werte höher (10—25%).

Hippocampus von etwa 41 %) haben die bei Schweinen gewonnenen Befunde voll bestätigt.

Daten zu den Größenänderungen in der aufsteigenden Primatenreihe (die wir phylogenetisch interpretieren) sind in den Tabellen 2, 4 und 6 sowie in den Abb. 369 bis 375 enthalten. Die Daten der Tabelle 2 gelten für den gesamten Archicortex (= Hippocampus retrocommissuralis + H. supracommissuralis + H. praecommissuralis). Sie besagen, daß der Archicortex in seinem Anteil an der Gesamtrinde von 23,3 % bei den niederen Insectivoren auf 7,5 % beim Nachtaffen *(Aotes)* absinkt. Nach FILIMONOFF (1965) beträgt sein Anteil beim Menschen nur noch 2,2 %. Diese relative Abnahme darf aber nicht im Sinne einer Reduktion des Hippocampus in der aufsteigenden Primatenreihe gedeutet werden, denn die aus dem allometrischen Vergleich (Abb. 369)[364]) resultierenden Indices der Abb. 370 und Tabelle 2 zeigen deutlich, daß der Archicortex größer wird. Das Absinken der Relativwerte ist auf die sehr starke Größenzunahme des Isocortex (= Neocortex) zurückzuführen. Dessen Anteil am Gesamtcortex nimmt in der aufsteigenden Reihe sehr stark zu (s. Tabelle 2, letzte Spalte).

Die Indices für den Archicortex deuten darauf hin, daß seine Vergrößerung in der aufsteigenden Primatenreihe nicht kontinuierlich fortschreitet. Der Wert für den Simier *Aotes* liegt sogar niedriger als die Werte für die Prosimier. Dieses Ergebnis hat durch neuere Oberflächenmessungen (Tabelle 12), vor allem aber durch Volumenmessungen (Abb. 370), die an einem sehr viel breiteren Material durchgeführt wurden (Literaturnachweis siehe oben; ausgewählte Daten finden sich in Tabelle 6), eine Bestätigung erfahren. Der Hippocampus der Primaten ist gegenüber dem der basalen Insectivoren auf ein ziemlich einheitliches Niveau vergrößert. Innerhalb dieses Niveaus gibt es erhebliche Schwankungen, die aber keine klaren Beziehungen zur Neocorticalisation (die für uns ein wichtiges Kriterium für die Evolutionshöhe darstellt) erkennen lassen (Abb. 375). Der Mensch hat jedoch einen ungewöhnlich großen Hippocampus[365]), wie aus Abb. 370 und den Indices in Tabelle 6 (Volumenindex = 416) und Tabelle 12 (Oberflächenindex = 354) hervorgeht.

Volumenkorrelationen ergeben sehr gute Größenbeziehungen zwischen Hippocampus einerseits und Septum (Abb. 372) sowie Schizocortex (Abb. 373) andererseits, jedoch sehr schwache, praktisch fehlende Beziehungen zum Bulbus olfactorius (Abb. 374). Diese Korrelationen stehen in voller Übereinstimmung mit bekannten funktionellen Beziehungen zwischen diesen Strukturen, die sich besonders in den Faserverbindungen (8.9.7.) widerspiegeln.

Nachstehend soll noch geprüft werden, ob diese (für den Gesamt-Hippocampus gemachten) Aussagen in gleicher Weise auch für den hier in Frage stehenden Hippocampus retrocommissuralis und für seine verschiedenen Strukturgebiete gelten. Für die Gesamtheit des retrocommissuralen Hippocampus läßt sich diese Frage bejahen. Die sehr deutliche Übereinstimmung überrascht nicht, wenn man in Betracht zieht, daß durchschnittlich etwa 90 % des gesamten Hippocampus auf den retrocommissuralen Hippocampus entfallen (s. Tabelle 4)[366]).

[364]) Zur Methodik des allometrischen Vergleichs s. Abschnitt 4.2. und Abb. 369—375.

[365]) Stark nach oben abweichende Werte kommen aber auch in anderen Gruppen vor, wie z. B. innerhalb der (progressiven) Insectivoren bei den Rüsselspringern (Macroscelididae) und bei den Halbaffen beim Fingertier *(Daubentonia)* (u. a. STEPHAN u. ANDY, 1970) (Abb. 370).

[366]) Kombiniert man die Daten über den Anteil des retrocommissuralen Hippocampus am Gesamtarchicortex (Tabelle 4) mit den Angaben über den Anteil des letzteren am Gesamtcortex (Tabelle 2), dann zeigt sich, daß der Anteil des retrocommissuralen Hippocampus an der Gesamtrinde von durchschnittlich 21,6 % bei den basalen Insectivoren auf etwa 6,7 % beim Nachtaffen absinkt. Aus den von FILIMONOFF (1965) gegebenen Daten ergibt sich beim Menschen etwa ein Anteil von 1,7 %.

Tabelle 12. Progressionsindices des Hippocampus retrocommissuralis (Hr) und seiner Teilgebiete (Sub, CAØ, CA1, CA2/3, FD) und prozentuale Anteile der Teilgebiete (nach Daten von STEPHAN u. MANOLESCU, unveröffentlicht) (Oberflächenmessungen)

	n	Hr	Subiculum		CAØ		CA1		CA2/3		FD	
		Index	%	Index	%	Index	%	Index	%	Index	%	Index
Basale Insectivoren	10	100	12,7	100	2,2	100	22,8	100	23,4	100	38,9	100
Tupaia	1	164	10,0	131	2,0	155	27,4	198	21,4	145	39,2	166
Prosimier (ohne *Tupaia*)	3	176	10,3	144	2,0	142	29,4	227	24,3	158	34,0	155
Nichtmenschliche Simier	3	146	7,9	95	2,5	167	27,7	186	22,5	130	39,3	151
Mensch	1	354	11,8	331	1,8	291	42,7	659	15,6	166	28,1	255

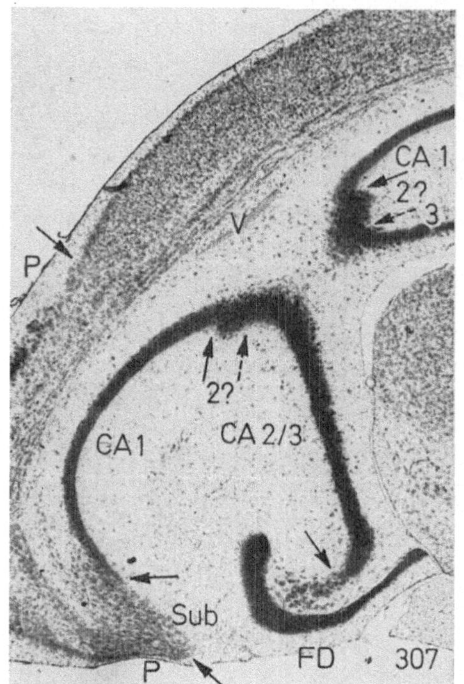
CA 1
2?
3
V
P
2?
CA1
CA 2/3
Sub
P
FD
307

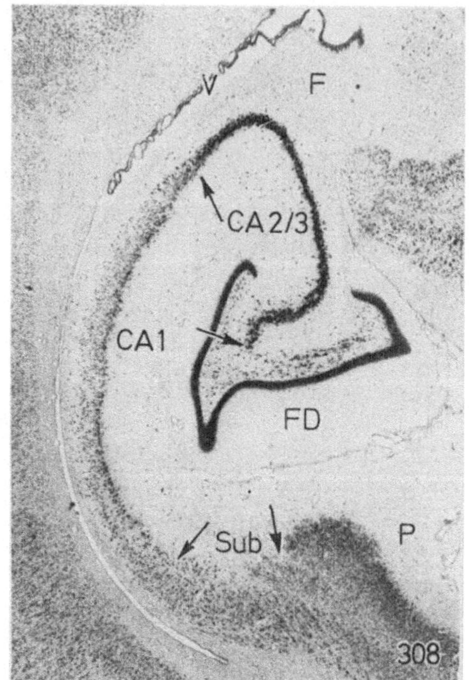
V
F
CA 2/3
CA1
FD
Sub
P
308

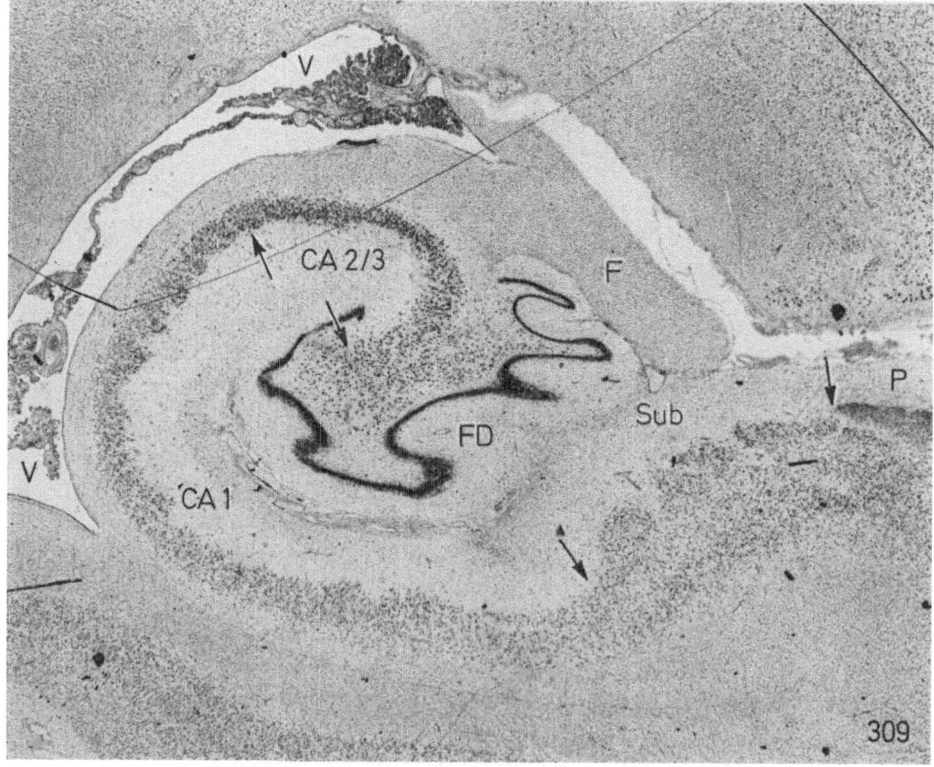
V
CA 2/3
F
P
Sub
FD
V
CA 1
309

Abb. 307—311. Frontalschnitte durch den Hippocampus retrocommissuralis. Zellfärbungen mit Kresylechtviolett (Abb. 307—309) bzw. Faserfärbungen nach Heidenhain-Woelcke (Abb. 310—311). Die Pfeile markieren die Grenzen der Gebiete, der gestrichelte Pfeil die mögliche, aber unsichere Grenze zwischen CA2 und CA3. *A* Alveus, *CA1—CA3* Felder des Cornu ammonis, *F* Fimbria, *FD* Fascia dentata, *P* Periarchicortex, *Sub* Subiculum, *V* Ventrikel; (1) Stratum moleculare mit *a* Substratum eumoleculare, *b* Substratum lacunosum, *c* Substratum radiatum und *d* Substratum lucidum, (2) Stratum pyramidale bzw. granulare (Fascia dentata), (3) Stratum oriens bzw. Hilus fasciae dentatae, (2 + 3) Stratum pyramidale-oriens. Abb. 307: Zwergspitzmaus *(Sorex minutus)*, Schnitt 170, 20 μ dick, 36,6 × vergrößert; Abb. 308: Schwarzkopfmaki *(Lemur fulvus)*, Schnitt 1410, 15 μ dick, 13,0 × vergrößert; Abb. 309: Mensch *(Homo sapiens)*, Schnitt 3940, 20 μ dick, 9,5 × vergrößert; Abb. 310: Schwarzkopfmaki, Schnitt 1401; Abb. 311: Mensch, Schnitt 3941

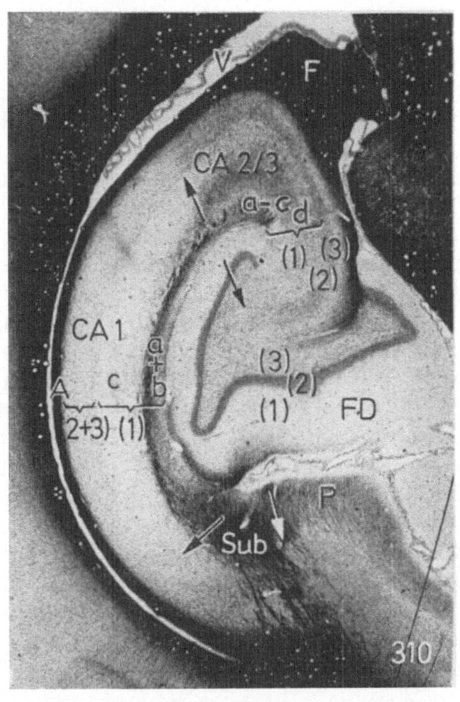

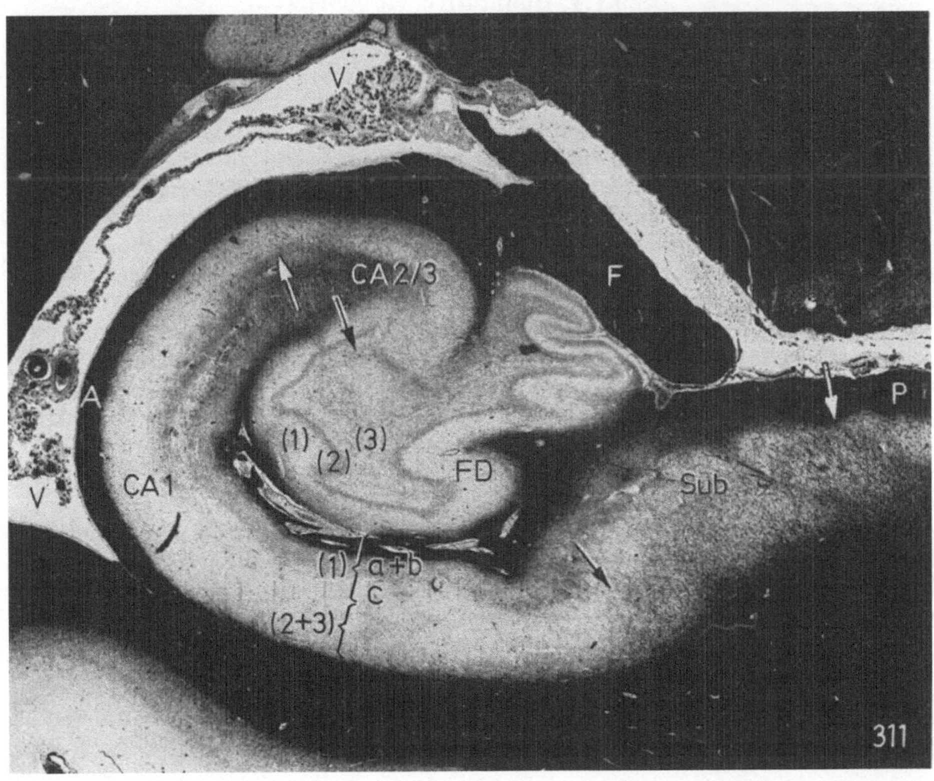

In den verschiedenen Regionen und Feldern sind die Größenänderungen nicht einheitlich. Dies gilt nicht nur für den Menschen, wird aber bei dessen Einbeziehung besonders deutlich (Tabelle 12). Die mit Abstand stärkste Vergrößerung zeigt das Feld CA1, welches beim Menschen etwa $6^1/_2$mal so groß ist, wie bei einem theoretisch denkbaren basalen Insektenfresser gleicher Körpergröße (Index 659). Auch bei den übrigen Primaten liegen die Indices für dieses Feld jeweils am höchsten. Das Subiculum zeigt beim Menschen ebenfalls recht hohe Indexwerte. Demgegenüber sind diese bei den übrigen Primaten besonders niedrig, teilweise sogar niedriger als bei den basalen Insectivoren[367]). Das relativ sehr kleine Gebiet CAØ (durchschnittlich etwa 2% des retrocommissuralen Hippocampus) ist beim Menschen ebenfalls vergleichsweise groß. Geringer sind die Vergrößerungen von Fascia dentata und CA2/3. Während die Indices dieser beiden Strukturen bei den tierischen Primaten recht übereinstimmende Werte zeigen, ist beim Menschen der Wert für die Fascia dentata deutlich höher als der für das Feld CA2/3.

Zusammengefaßt ergeben die Größenvergleiche: Der Hippocampus retrocommissuralis nimmt (ausgehend von den basalen Insectivoren) bei allen Primaten an Größe zu, ist jedoch bei den Simiern durchschnittlich nicht größer als bei den Prosimiern. Beim Menschen ist er hingegen besonders groß. Die Vergrößerung ist nicht proportional, d. h. für alle Teilgebiete gleich, sondern für das Feld CA1 besonders stark, für das Feld CA2/3 und die Fascia dentata hingegen vergleichsweise schwach. Es soll im folgenden untersucht werden, ob diese unterschiedliche Progression auch in einer unterschiedlichen strukturellen Differenzierung dieser Gebiete zum Ausdruck kommt.

8.9.1.4. Qualitative Vergleiche

Den nachfolgenden Beschreibungen und Vergleichen liegen ganz überwiegend Zellfärbungen (Kresylechtviolett) und Faserfärbungen (markhaltige Fasern nach Heidenhain-Woelcke) zugrunde. Wenn nicht besonders erwähnt, beziehen sich die Ausführungen auf die zellreichen Schichten (Stratum pyramidale bzw. granulare). In den Vergleich einbezogen wurden folgende Arten: Insectivoren: *Sorex minutus*, *S. araneus*, *Crocidura russula*, *C. occidentalis*, *Suncus murinus*, *Echinops telfairi*, *Hemicentetes semispinosus*, *Setifer setosus*, *Tenrec ecaudatus*, *Erinaceus europaeus;* Prosimier: *Tupaia glis* (s. S. 59—60), *Lepilemur ruficaudatus*, *Lemur fulvus*, *Galago crassicaudatus;* Simier: *Callithrix jacchus*, *Saimiri sciureus*, *Cercopithecus talapoin*, *Homo sapiens*.

Subiculum: Wenn man in Querschnittserien von rostral nach caudal fortschreitet, taucht das Subiculum bei den meisten Säugern in zwei getrennten Teilen, einem ventralen und einem dorsalen auf. Welcher dieser beiden Teile zuerst auftaucht, hängt von der Lage des Gesamt-Hippocampus ab. Diese ist bei den Arten verschieden und wesentlich von der Evolutionshöhe der jeweiligen Art abhängig (hierzu Abschnitt 4.2.3. und Abb. 55—58). Dementsprechend ist auch die Ausdehnung der beiden Teile verschieden.

Bei den primitivsten Insectivoren, den Igeltanreks (Tenrecinae) von Madagaskar fehlt ein topographisch unterscheidbares ventrales Subiculum weitgehend oder besser gesagt, ist vom dorsalen Subiculum nicht abzugrenzen. Hingegen ist bei den meisten Prosimiern das dorsale Subiculum nur schwach ausgebildet und bei den

[367]) Es besteht die Möglichkeit, daß beim Menschen Teile von CA1 mit in das Subiculum einbezogen wurden. Diese Strukturen sind beim Menschen cytoarchitektonisch nur schwierig zu trennen, im Gegensatz zu einer sehr einfachen Unterscheidung bei niederen Formen (hierzu Abschnitt 8.9.1.4.). Sollte dies der Fall sein, würden nach Korrektur die Indices für CA 1 noch größer werden.

höheren Simiern fehlt es ganz. So steigt beim Menschen das zuerst ventral erscheinende, und dort gut ausgebildete Subiculum nach caudal hin sukzessive an, so daß in Querschnittsserien zwei getrennte Teile des Subiculum, die erst weiter caudal miteinander verschmelzen, nicht vorhanden sind (Abb. 306).

Das Subiculum liegt stets zwischen dem Feld CA1 und den Rindenformationen des Periarchicortex. Ob es sich bei der periarchicorticalen Nachbarstruktur ausschließlich um die Regio praesubicularis handelt, ist jedoch nicht sicher zu entscheiden. Mitunter besteht der Eindruck, daß begrenzte Kontakte auch mit anderen Regionen bestehen (Regio retrosplenialis, Regio entorhinalis, Abb. 307), doch läßt sich nicht ausschließen, daß sich auch in diesen Fällen ein schmaler Streifen einer atypischen Regio praesubicularis zwischen diese Strukturen einschiebt. Bei einigen Arten kann der ventrale Abschnitt des Subiculum rostral in einem sehr begrenzten Bereich auch zwischen CAØ und diesen Formationen liegen (s. auch Abb. 306).

Bei Primaten, bei denen beide Teile deutlich ausgebildet sind, ist der ventrale Abschnitt im allgemeinen größer und besser differenziert als der dorsale. Er ist breiter und zelldichter. Die oberflächliche Zone des Stratum pyramidale kann etwas verdichtet sein, doch findet sich eine deutliche Haufenbildung eigentlich nur bei Homo. Sicherlich handelt es sich hierbei um das von LORENTE DE NO (1934) als Prosubiculum bezeichnete Gebiet. Bei anderen Arten haben wir entsprechende Bildungen nicht feststellen können; Andeutungen fanden sich bei *Cercopithecus*.

Die Zellschicht des Subiculum ist stets breit, die Zellen sind diffus verteilt. Von der Regio praesubicularis unterscheidet sich das Subiculum bei allen Arten durch die fehlende granuläre Oberflächenzone im Zellband. Auch eventuell angrenzende andere Nachbarstrukturen (s. oben) haben eine dichte Oberschicht; dies gilt auch für CAØ. Von CA1 ist das Subiculum bei den basalen Insectivoren stets sehr deutlich unterschieden, da das Stratum pyramidale von CA1 sehr viel schmaler und dichtzelliger ist (Abb. 307)[368]). Im Übergangsgebiet kann in Fortsetzung von CA1 in der obersten Zone des subikulären Stratum pyramidale eine Zellverdichtung vorhanden sein.

Auch bei den meisten Halbaffen ist das Subiculum von CA1 noch deutlich verschieden; es ist breiter und die Lagerung der Zellen ist diffuser (Abb. 308). Bei *Lemur* verwischen diese Unterschiede und bei den Simiern ist es cytoarchitektonisch nicht immer leicht, beide Felder voneinander zu trennen. Als weitere Kriterien für die Unterscheidung zwischen den beiden Gebieten können jedoch folgende Merkmale herangezogen werden, die einzeln oder gemeinsam eine Grenzziehung erleichtern: 1. Die Zellen im Subiculum sind oft unregelmäßiger gelagert und dunkler als in CA1. 2. Das Stratum multiforme enthält vielfach kleinere Zellen[369]). 3. Die Zellen gehen bis an die Reste des Seitenventrikels (*Sorex*, Abb. 307) bzw. bis an die tiefe weiße Substanz heran (*Lemur*, *Homo*, Abb. 308 u. 309). Zellarme, bzw. zellfreie tiefe plexiforme Zonen, wie bei den meisten niederen Säugern in CA1 (= Stratum oriens), bestehen nicht. 4. Die Molekularschicht des Subiculum ist sehr reich an Markfasern; ein markloses Substratum radiatum wie in der benachbarten CA1 fehlt. In diesem Merkmal besteht jedoch vielfach keine scharfe Grenze. Einige weitere Anhaltspunkte ergeben sich aus histochemischen Untersuchungen (8.9.4.) und den Golgi-Studien (8.9.5.).

---

[368]) Bei der Spitzmaus *Crocidura occidentalis* ist diese Grenze weniger deutlich, weil CA1 hier aufgelockert ist.

[369]) Die Grenzen zwischen Stratum pyramidale und Stratum multiforme sind innerhalb des Subiculum nicht deutlich ausgeprägt, doch bietet sich eine Untergliederung des Zellbandes in zwei Schichten auch cytoarchitektonisch an. LORENTE DE NO (1934) unterschied im Golgi-Material weitere Schichten bzw. Unterschichten.

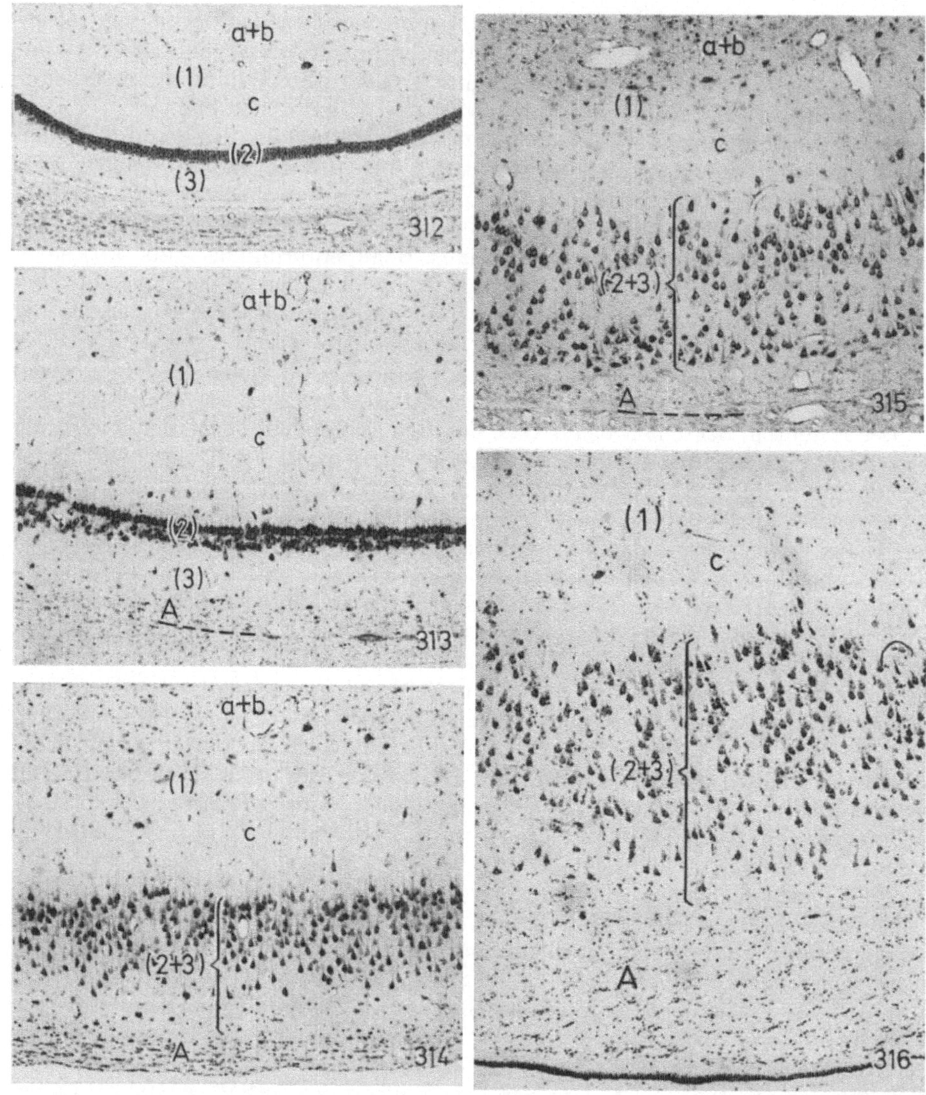

Abb. 312—316. Frontalschnitte durch CA1 des Hippocampus retrocommissuralis. Zellfärbungen mit Kresylechtviolett; alle 56 × vergrößert. *A* Alveus, *V* Ventrikel bzw. dessen Reste (stellenweise auch gestrichelt); (1) Stratum moleculare mit *a* + *b* Substratum eumoleculare-lacunosum und *c* Substratum radiatum, (2) Stratum pyramidale, (3) Stratum oriens, (2 + 3) Stratum pyramidale-oriens. Abb. 312: Moschusspitzmaus *(Suncus murinus)*, Schnittdicke 15 μ; Abb. 313: Wieselmaki *(Lepilemur ruficaudatus)*, Schnittdicke 15 μ; Abb. 314: Schwarzkopfmaki *(Lemur fulvus)*, Schnittdicke 15 μ; Abb. 315: Zwergmeerkatze *(Cercopithecus talapoin)*, Schnittdicke 20 μ; Abb. 316: Mensch *(Homo sapiens)*, Schnittdicke 20 μ

Cornu ammonis, CAØ: Zwischen dem Hippocampus und dem Mandelkernkomplex liegt stets ein kleines Kontaktfeld mit spezifischen Eigenarten. Im cytoarchitektonischen Bild besteht das typische Feld CAØ im Zellband aus einer dichten Oberschicht und einer diffusen Unterschicht, die sich in der Tiefe zunehmend auflockert. Diese Charakteristik gilt mit leichten Varianten sowohl bei den primitiven Insectivoren als auch in der ganzen aufsteigenden Primatenreihe. Auch beim Menschen läßt sich dieses Feld nach diesen Merkmalen erkennen. Eine deutliche Variante zeigt *Lepilemur*. Sie besteht darin, daß unter der sehr dichten Oberschicht eine schmale, ganz zellarme Zone folgt, ehe die diffuse Unterschicht beginnt.

Cornu ammonis, CA1: Bei den Spitzmäusen (Soricidae) hat CA1 ein sehr dichtzelliges Stratum pyramidale (2) (Abb. 312), welches stets deutlich schmaler ist, als das Zellband des Subiculum. Stratum moleculare (1) und Stratum oriens (3) sind außerordentlich arm an Zellen. Bei den Madagaskarigeln (Tenrecinae) und beim Europäischen Igel *(Erinaceus)* fanden wir eine beginnende Auswanderung der Zellen in das Stratum oriens hinein, also tiefenwärts[370]). Diese ist jedoch noch vergleichsweise gering und eine geschlossene oberflächliche Lage von Zellen bleibt bei allen Arten erhalten. Die Auswanderung ist in jenen Gebieten besonders stark, die dem Subiculum benachbart liegen.

Die Abgrenzung von CA2/3 ist bei den Sorex-Arten außergewöhnlich deutlich (Abb. 307). Bei den übrigen basalen Insectivoren ist sie stets gut und mit ausreichender Sicherheit bereits nach der Zellgröße durchführbar: die Zellen von CA1 sind kleiner und blasser (weniger Nissl-Substanz) als die von CA2/3. Nur im rostroventralen Anfangsgebiet ist diese Grenze undeutlich. Dies gilt entsprechend auch bei den Primaten.

Bei den Prosimiern wird die Auswanderung von Zellen in das Stratum oriens hinein stärker. Schwerpunkte liegen in der Nähe des Subiculum und in caudalen Bereichen. Bei *Tupaia* und *Galago* findet sich noch eine kräftige, dichte Oberschicht. Bei *Lepilemur* (Abb. 313) ist die Oberschicht schmal und einschichtig, maximal zweischichtig. Darunter findet sich eine helle, zellarme Zone, die von einer schmalen, dichtzelligen Zone gefolgt wird. Während die Oberschicht bei *Lepilemur* noch eine geschlossene Lage darstellt, beginnt bei *Lemur* (Abb. 314) eine Aufspaltung und Auflockerung auch dieser Zone. Im gesamten Zellband liegen die Zellen oberflächlich aber noch deutlich dichter und werden tiefenwärts lockerer.

Bei den Simiern (Abb. 315, 316) ist eine dichtere Oberschicht nur noch sehr undeutlich und stellenweise gar nicht mehr erkennbar. Das Zellband von CA1 wird gleichmäßig locker und diffus und die Unterscheidung vom Zellband des Subiculum wird zunehmend schwieriger. Deutliche Unterschiede bleiben aber im Stratum moleculare (1) erhalten, welches in CA1 ein sehr helles und klares Substratum radiatum aufweist. Auch die Substrata eumoleculare und lacunosum treten in CA1 deutlich hervor (deutlicher in Faserfärbungen, Abb. 311, aber auch im Zellbild). Abgrenzung und Definition des Stratum oriens (3) wird hingegen zunehmend problematischer.

Bei den Spitzmäusen (Abb. 307) liegt das *Stratum oriens* zwischen dem dichtzelligen Stratum pyramidale und dem Alveus, der den Resten des Seitenventrikels als schmale Zone aufliegt (Abb. 312). Das Stratum oriens erscheint als breite, plexiforme Schicht. Bei den Halbaffen wandern nun in zunehmendem Ausmaß Zellen aus dem Stratum pyramidale in das Stratum oriens ein und die ursprünglich rein plexiforme (zellfreie bzw. zellarme) Schicht wird mehr und mehr durch eine cellulär-plexiforme Mischzone verdrängt. Während bei den Halbaffen zwischen der Mischzone und dem Alveus noch eine mehr oder weniger breite, rein plexiforme Zone erhalten bleibt (Abb. 314), dringen die Zellen bei den höheren Primaten und beim Menschen bis an den Alveus vor (auch Koelliker, 1896), so daß eine Unter-

[370]) Nur bei der Spitzmaus *Crocidura occidentalis* fanden wir stellenweise eine starke Auswanderung der Zellen in das Substratum radiatum hinein, also gegen die Oberfläche hin. Die Zellschicht spaltet sich dabei in mehrere schollige Lagen.

scheidung zwischen Mischzone und plexiformer Zone nicht mehr möglich ist[371]). Durch die gleichzeitige Auflösung des Stratum pyramidale erscheint die ganze Zone zwischen Stratum moleculare und Alveus als einheitliche Schicht. Diese läßt sich auch cytoarchitektonisch nicht untergliedern: alle Zellen scheinen vom gleichen Typus zu sein; lageabhängige Größenunterschiede scheinen nicht zu bestehen. Es erscheint sinnvoll, den ganzen Komplex schon mit beginnender Auswanderung von Zellen als Stratum pyramidale-oriens zu bezeichnen.

Cornu ammonis, CA2/3: CA2 und CA3 sind mit den üblichen cyto- und myeloarchitektonischen Methoden nicht sicher voneinander zu unterscheiden und werden deswegen zusammengefaßt. Das Feld CA2, d. h. die Mischzone zwischen CA1 und CA3 scheint mitunter sehr klein zu sein. Von CA1 unterscheiden sich die CA2/3-Zellen deutlich. Sie sind größer und dunkler gefärbt. Innerhalb der Insectivoren setzt von den kleinen zu den größeren Arten hin bereits eine deutliche Auflockerung der CA2/3-Zellen ein.

Bei den kleinen Spitzmäusen liegen die Zellen noch sehr dicht gepackt in vielen Lagen übereinander (Abb. 307), bei den größeren Madagaskarigeln und beim Europäischen Igel sind sie deutlich aufgelockert und liegen nur noch in zwei bis drei Lagen übereinander. Besonders in Annäherung an die Fascia dentata wird diese Auflockerung deutlich. Bei den Primaten, und hier besonders bei den höheren Formen finden sich sowohl bezüglich der Breite (=Dicke) des Zellbandes als auch der Zelldichte große örtliche Unterschiede. Solche treten insbesondere auch im Bereich des Uncus auf und es lassen sich einige Haupttypen wie folgt charakterisieren: 1. schmales und dichtes Zellband, 2. Zellband mit dichter Oberschicht und diffuser Unterschicht und 3. Zellband mit wechselnder Breite und insgesamt diffuser Zellverteilung. Gemeinsam ist all diesen Varianten als Bauelement eine große und dunkel gefärbte Zelle, durch die eine Unterscheidung von CA1 zumeist recht deutlich ist.

Im Markscheidenbild ist das Stratum moleculare von CA2/3 markreicher als das von CA1 und auch stärker differenziert (Abb. 310, 311). Ein plexiformes (zellarmes) Stratum oriens tritt ebenso wie in CA1 in der aufsteigenden Primatenreihe mehr und mehr zurück. Bei den Halbaffen (Abb. 310) ist zwischen dem Zellband und dem Alveus noch eine deutliche plexiforme Schicht vorhanden, beim Menschen geht das Zellband bis an den Alveus heran. Stratum pyramidale und oriens sind nicht mehr voneinander zu trennen und auch hier erscheint es sinnvoll, wie in CA1 von einem Stratum pyramidale-oriens zu sprechen.

Fascia dentata: Die Abgrenzung von CA2/3 gegen die im Hilus der Fascia dentata liegenden Zellen, die als CA4-Zellen bezeichnet werden und mit den multiformen Zellen der Fascia dentata vermischt sind, ist bei den verschiedenen Arten unterschiedlich deutlich. Sehr deutlich sind die Unterschiede bei den Spitzmäusen (Abb. 307). Hier sind die Zellen des Hilus deutlich größer und lockerer gelagert als die der CA2/3. Bei den höheren Primaten sind diese Unterschiede weniger deutlich, vor allem deswegen, weil sich die ursprünglich dichtzellige CA2/3 auflockert und somit ein wesentliches Differenzierungsmerkmal verloren geht (Abb. 309).

Das Stratum granulare ist bei den Spitzmausarten außergewöhnlich breit, dunkel und dichtzellig (Abb. 307). Die Breite kann örtlich jedoch sehr unterschiedlich sein. Zu den größeren Arten hin findet sich eine deutliche Auflockerung und Aufhellung, ohne daß die mittlere Breite des granulären Bandes wesentlich zunimmt. Beim Menschen findet sich eine teilweise recht lockere Lagerung dei

---

[371]) Lorente de No (1934) hat bei *Macaca* noch ein schmales Stratum oriens abgegliedert (s. Abb. 366).

Zellen mit örtlich begrenzter Auflösung des granulären Zellbandes. — Das Stratum moleculare der Fascia dentata zeigt in der aufsteigenden Primatenreihe eine deutliche Zunahme der oberflächlich liegenden Markfasern.

Zusammenfassung: Die vergleichende Architektonik zeigt, daß das Feld CA1 des Cornu ammonis die deutlichsten Veränderungen in der aufsteigenden Primatenreihe zeigt. Die starken strukturellen Veränderungen haben eine deutliche Parallele in den quantitativen Veränderungen, die ebenfalls für das Feld CA1 am stärksten waren. Dieses Feld zeigt in der aufsteigenden Primatenreihe und insbesondere beim Menschen die stärkste Vergrößerung (Tabelle 12). Die generelle Auflockerung der Zelldichte, die in allen Gebieten auftritt[372]), ist sicherlich zu einem guten Teil auf die zunehmende Größe der Arten und Gehirne zurückzuführen.

8.9.1.5. Allgemeine cytoarchitektonische Charakterisierung der Grundgebiete des Hippocampus

Trotz der teilweise starken Veränderungen in der aufsteigenden Primatenreihe lassen sich folgende, allgemein gültige Charakteristika der Regionen bzw. Felder hervorheben:

Das Zellband des *Subiculum* ist stets breiter als das der anderen Regionen, seine Untergliederung in Stratum pyramidale und multiforme ist möglich, aber nicht deutlich. Die Verteilung der Zellen ist diffus. Wenn markhaltige Fasern darstellbar sind (Primaten), finden sie sich in der oberflächlichen Zone des Stratum moleculare stark ausgebildet. Ein Substratum radiatum fehlt dem Subiculum. Diese Unterschicht ist für das *Feld CA1* des Ammonshorns charakteristisch. Das Zellband von CA1 ist allgemein schmaler als das des Subiculum, unterliegt aber in der aufsteigenden Primatenreihe sehr deutlichen Veränderungen durch Auswanderung der Zellen in das Stratum oriens hinein. Ein getrennt vorhandenes, plexiformes (zellarmes) Stratum oriens findet sich bei den hier untersuchten höheren Primaten nicht mehr. Weder die Breite des Zellbandes noch die Zelldichte sind sichere Merkmale zur Abgrenzung gegen CA2/3. Unterschiede liegen aber in den Zellen selbst, die in CA1 kleiner und blasser gefärbt sind als in CA2/3. Durch diese Zellen und das deutliche Substratum radiatum läßt sich CA1 architektonisch hinreichend klar bestimmen. Charakteristisch für das *Feld CA2/3* ist neben den großen, dunklen Zellen ein schmales, unmittelbar über dem Zellband liegendes Substratum lucidum. Im Übergangsgebiet zu CA1 kann es undeutlich werden oder fehlen. Die Differenzierung der *Fascia dentata* macht keinerlei Schwierigkeiten, doch ist es nicht immer leicht, das Mischgebiet der modifizierten CA4-Pyramiden und der tiefen multiformen Zellen gegen CA2/3 zu begrenzen.

8.9.2. Der Hippocampus retrocommissuralis des Menschen

Untersuchungen zur Architektonik des retrocommissuralen Hippocampus des Menschen liegen vor von Economo u. Koskinas (1925), M. Rose (1927b), C. u. O. Vogt (1937), J. E. Rose (1940) und Braak (1972b, nur Subiculum); Crosby *et al.* (1962) geben eine allgemeine Übersicht. Die mit Abstand stärksten Gliederungen (14 Unterfelder im Cornu ammonis, s. Abschnitt 8.9.1.1.) haben C. u. O. Vogt und J. E. Rose vorgelegt; Braak unterscheidet im Subiculum acht Felder. Wir möchten auf diese sehr detaillierten Arbeiten[373]) besonders hinweisen,

[372]) Sie ist u. a. auch von Cajal (1893a, S. 626) beschrieben worden (Kaninchen, Meerschweinchen und Maus gegen Mensch).

[373]) In den Arbeiten von C. u. O. Vogt und J. E. Rose wurden die Erkrankungen des Hippocampus (normale und pathologische Architektonik) besonders berücksichtigt.

aber nicht näher auf sie eingehen. Die Möglichkeit eines Vergleichs mit den Verhältnissen bei nichtmenschlichen Säugern, insbesondere auch bei solchen Formen, die bevorzugt für experimentelle Untersuchungen herangezogen werden, besteht vorerst nicht.

Es sei jedoch vermerkt, daß C. u. O. VOGT auch die Untergliederung des Zellbandes in Schichten bzw. Unterschichten sehr weit vorangetrieben und dieses in manchen Unterfeldern in bis zu fünf Unterschichten gegliedert haben. Hingegen hat ROSE nur eine etwas dichtere oberflächliche Lage (α) und eine lockere tiefere Lage (β) unterschieden, Verhältnisse, die wir besonders im Bereich des Uncus fanden. Bemerkenswert ist, daß ECONOMO u. KOSKINAS im Cornu ammonis cytoarchitektonisch insgesamt nur zwei Schichten unterscheiden (Molekularschicht und Zellschicht), eine Auffassung, zu der wir aufgrund der Durchmischung von Stratum pyramidale und oriens bei den höheren Primaten und beim Menschen ebenfalls gekommen sind. Das Zellband wird bei ECONOMO u. KOSKINAS mit den Schichten fünf und sechs des Isocortex (=innere Hauptschicht) homologisiert.

Wenn wir den retrocommissuralen Hippocampus des Menschen mit jenem niederer Säuger vergleichen (Abb. 307 u. 309)[374]), dann zeigen sich so deutliche Unterschiede, daß eine Homologisierung der verschiedenen Felder nicht unproblematisch ist. So ähnelt das Feld CA1 des Menschen auf dem ersten Blick dem Subiculum der Spitzmaus viel stärker als deren Feld CA1, und Teile von CA2/3 des Menschen lassen nach Zelldichte und Rindenbreite Übereinstimmung mit CA1 der Spitzmaus erwarten. Die Untersuchung von Zwischenstadien der aufsteigenden Primatenreihe führt aber zu weitgehend gesicherten Homologien, die auch durch die Einheitlichkeit der in Abschnitt 8.9.1.5. aufgeführten charakteristischen Merkmale der verschiedenen Gebiete belegt werden. Die Besonderheiten des menschlichen Hippocampus stellen gewissermaßen das Endstadium der Veränderungen in der aufsteigenden Primatenreihe dar und sind im Wesentlichen schon genannt worden. Sie sollen im folgenden kurz zusammengefaßt werden:

1. Im Vergleich zu den niederen Säugern und tierischen Primaten zeichnet sich der Hippocampus des Menschen durch eine starke Auflockerung der Zellen unter gleichzeitiger Verbreiterung des Zellbandes aus. 2. Im Bereich des Cornu ammonis wandern die Zellen tiefenwärts bis an den Alveus heran, so daß ein echtes Stratum oriens beim Menschen nicht mehr vorhanden ist[375]). Dies gilt auch für höhere tierische Primaten. 3. Im Bereich des Uncus finden sich sowohl bezüglich der Stärke des Zellbandes als auch der Zelldichte große örtliche Unterschiede, die sicherlich teilweise durch die wechselnde Lage der Strukturen zur Schnittebene bedingt sind. Wir hatten die in Abb. 306 erkennbaren Verzahnungen der Strukturen auf eine Stauchung des Hippocampus beim Menschen zurückgeführt (s. Abschnitt 4.2.4.). 4. Das granuläre Band der Fascia dentata ist beim Menschen ebenfalls stark aufgelockert; örtlich begrenzt kann es unterbrochen sein. 5. Quantitative Vergleiche in der aufsteigenden Primatenreihe haben ergeben, daß der Hippocampus retrocommissuralis des Menschen nicht reduziert, sondern im Gegen-

---

[374]) Dieser Vergleich ist deswegen von so großem Interesse, weil die wesentlichen experimentellen Untersuchungen bei den niederen Säugern durchgeführt wurden. Für eine Auswertung der Ergebnisse auch für den Menschen sollten zumindest die Homologien einigermaßen abgesichert sein. Die Frage, inwieweit die Funktionen stark abgewandelter Gebiete identisch bleiben, ist sehr schwer zu beantworten. Bei der Übertragung der bei einer Art gewonnenen Erkenntnisse auf Arten ganz unterschiedlichen Evolutionsniveaus dürften Vorbehalte generell am Platze sein. Eine grundsätzliche Änderung der Funktion kann aber sicherlich ausgeschlossen werden.

[375]) KOELLIKER (1896, S. 768) nimmt an, daß sich die Pyramiden wesentlich auch über das Stratum radiatum ausdehnen, welches beim Menschen fast ganz fehlen soll. Wir können dem nicht zustimmen.

teil sogar besonders gut entfaltet ist. Diese progressive Entwicklung betrifft nicht alle Regionen bzw. Felder im gleichen Ausmaß, sondern ist für das Feld CA1 besonders stark. Parallel hierzu zeigt dieses Feld auch die stärkste strukturelle Differenzierung von den niederen Säugern bis zum Menschen.

KOELLIKER (1896, S. 762) hat an Besonderheiten des menschlichen Hippocampus noch die Breite des Zellbandes hervorgehoben und gibt folgende Daten: In CA1 (ventrales oder erstes Blatt bei KOELLIKER) 1,0—1,2 mm, in CA2/3 (dorsales oder zweites Blatt) um 0,5 mm und gegen den Hilus der Fascia dentata zu wieder 1,0 mm. In CA1 zählte er 20—25 Lagen von Zellen, in CA2/3 7—10 Lagen. In der Fascia dentata fand er an dünnen Stellen (0,05 mm) 3—4 Reihen von Körnern, an den dicksten Stellen (0,37 mm) bis zu 10 Lagen.

8.9.3. Angioarchitektonik

Die Blutversorgung des Hippocampus im Zusammenhang mit der selektiven Vulnerabilität einiger Sektoren wurde weiter vorn diskutiert (Abschnitt 5.2.4.). Hier soll nun das Gefäßmuster der Präcapillaren und Capillaren und seine Unterschiede in den verschiedenen Regionen und Feldern erörtert werden. Untersuchungen bzw. Angaben hierüber liegen vor von LORENTE DE NO (1928), PFEIFER (1930, 1940), ORTMANN (1957b) und SCHMIDT u. LIERSE (1968).

LORENTE DE NO (1928) stellte bei Kaninchen und *Macaca* die Capillaren mit der Golgi-Cox-Methode dar. Bei stärker zerstreuter Lagerung der Zellen (Subiculum und bei *Macaca* auch CA1) fand er ein gleichmäßig gebautes Capillarnetz, bei enger Lagerung der Zellen ein außerordentlich dichtes Netz in Höhe der Zellenreihe. In den benachbarten Schichten des Stratum moleculare einerseits und des Stratum oriens andererseits fand er eine größere Maschenbreite.

Innerhalb von CA1 fand LORENTE DE NO eine deutliche angioarchitektonische Grenze zwischen CA1a und CA1b, hingegen keine klare angioarchitektonische Grenze zwischen CA1 und CA2/3.

Im Gegensatz zum Ammonshorn, dessen Gefäße ganz überwiegend durch den Sulcus hippocampi kommen, dringen die Gefäße der Fascia dentata und des Endblatts von der Oberfläche her ein. In der Molekularschicht (Zonalschicht bei LORENTE DE NO) findet sich nach LORENTE DE NO ein Netz mit länglich breiten Maschen, in der Granularschicht ein dichtes Netz und in der multiformen Schicht des Hilus wiederum ein breitmaschiges Netz.

Die Befunde über die besondere Capillardichte in den zellreichen Schichten sind von ORTMANN (1957b) in Frage gestellt worden. ORTMANN gibt einen Querschnitt durch den Hippocampus der Maus (Tusche-Gelatine-Injektion) und hebt hervor, daß die Granularschicht der Fascia dentata eine geringe Capillarisierung aufweist, während diese im Stratum moleculare reicher ist. Dies steht in Übereinstimmung mit Untersuchungen von CRAIGIE (1930b)[376]) und Unterschieden in der Succinat-Dehydrogenase-Aktivität der verschiedenen Schichten.

Die differenzierteste und detaillierteste Untersuchung über die Angioarchitektonik des retrocommissuralen Hippocampus hat PFEIFER (1940) für den Rhesus-

---

[376]) COBB (1929, Kaninchen); CRAIGIE (1930b, Ratte); LIERSE (1963b, c, Wirbeltiere) und SCHMIDT u. LIERSE (1968, Igel) machen Angaben zur Capillardichte. CRAIGIE fand, daß sowohl im Cornu ammonis als auch in der Fascia dentata die Molekularschicht (ohne Substratum radiatum, also unser Substratum eumoleculare-lacunosum umfassend) am reichsten vascularisiert ist und hierin die gleiche Schicht des Neocortex übertrifft. Sehr gering vascularisiert sind hingegen das Substratum radiatum des Cornu ammonis und das Stratum granulare der Fascia dentata. — Nach LIERSE (1963b) hat der Hippocampus (= Cornu ammonis) bei Ratte und Mensch 1,5 Vol-% Capillaren. Im Gyrus dentatus des Menschen liegen die Werte etwas niedriger.

affen *(Macaca mulatta)* vorgelegt; einige Angaben über den menschlichen Hippocampus finden sich bei PFEIFER (1930). Da die Beschreibungen von PFEIFER (1940) kurz und prägnant sind und sich kaum weiter komprimieren lassen, sollen die Passagen über die Angioarchitektonik unverändert übernommen werden. PFEIFER gliedert den Hippocampus in sieben angioarchitektonische Felder, die sich nach den gegebenen Abbildungen und Beschreibungen mit den cytoarchitektonischen Feldern wie folgt identifizieren lassen: HE1α = Subiculum, HE1β = CA1a, HE2 = CA1b, HE3 = CA2/3, HE4 = ?, HE5 = CAØ (?), HF = Fascia dentata.

Area angioarchitectonica HE1α: „Deutlich drei Schichten: eine der Fissura hippocampi anliegende gefäßreiche schmale Randzone, eine etwa die Mitte des Rindenbandes einnehmende gefäßlichte Zone und eine reichlich durchblutete, etwas breitere, dunkle Innenzone, die der Pyramidenschicht entspricht. Die Versorgung dieser letzteren Schicht geschieht von regellos sich verzweigenden, kräftigen Arterienästen, deren Endaufteilung auch angioarchitektonisch das Bild fokaler Kapillarverdichtungen hervorruft" (PFEIFER, 1940, S. 327).

Area angioarchitectonica HE1β: „Das Rindenband ist breiter als das von Ar. ang. HE1α und im allgemeinen wenig unterschiedlich durchblutet, vor allem was die Trennung der hellen Mittelzone und dunklen Innenzone betrifft. Dagegen ist die äußerste Saumgirlande entlang der Fissura hippocampi hier breiter und dichter und setzt stufenförmig gegen die Umgebung ab besonders zu Ar. ang. HE2" (PFEIFER, 1940, S. 327—328).

Area angioarchitectonica HE2: „Die schon im Randsaum von HE1β entlang der Fissura hippocampi enthaltene und dort relativ breite Gefäßgirlande verschmälert sich an der Feldergrenze von Ar. ang. HE2 stufenförmig und wird kompakt gefäßdicht. Sie setzt relativ scharf von einer darunter sich ausbreitenden schmalen, hellen Zone ab, die ihrerseits dann in jene ebenmäßig durchblutete, breite Gefäßschicht übergeht, die das ganze Rindenband bis zum Alveus hin ausfüllt. Mangels Gefäßen gröberen Kalibers im Alveus erfolgt die Durchblutung fast ausschließlich von der Fissura hippocampi her" (PFEIFER, 1940, S. 328).

Area angioarchitectonica HE3: „Dreischichtiges Feld, dessen Konfiguration aus einer doppelten Gefäßversorgung, nämlich von der Ventrikelseite her aus der Arteria chorioidea und der Seite der Fissura hippocampi her aus den langstämmigen Arterien dieser Furche, entsteht. Diese typische Querdurchblutung geht dem Felde HE2 völlig ab, weil es nach dem Ventrikel hin durch den fast blutleeren Alveus abgesperrt ist. Dagegen hat HE3 eine dichte Gefäßschicht sowohl an der Oberfläche des Ammonshorns als auch eine ebensolche an der Oberfläche der der Fissura hippocampi zugekehrten Seite, während zwischen diesen beiden dunkleren Gefäßschichten sich eine dritte lichte Gefäßzone mit lebhaftem Gefäßaustausch zwischen den beiden Randschichten hinzieht. An der hellen Mittelschicht und der doppelten, von entgegengesetzten Seiten her erfolgenden Gefäßversorgung ist das Feld Ar. ang. HE3 leicht wiederzuerkennen und abzugrenzen. Entsprechend der seltsam bevorzugten Lage zur Gefäßversorgung sieht man hier auch wieder Besonderheiten des regulierenden Kreislaufabschnittes (PFEIFER), besonders Anastomosen aller Art und auch, wie wir zu zeigen vermochten, Gefäße mit umkehrbarer Stromrichtung" (PFEIFER, 1940, S. 330).

HE1β und HE2 entsprechen nach PFEIFER dem Sommerschen Sektor, HE3 dem resistenten Sektor von Spielmeyer. Cytoarchitektonisch entspricht der Sommersche Sektor dem Feld CA1 (s. Abb. 305), der resistente Sektor von Spielmeyer dem Feld CA2/3. Diese Auffassungen stimmen gut mit der Gegenüberstellung der angio- und cytoarchitektonischen Felder überein (s. oben).

Area angioarchitectonica HE4: „Auch dreischichtig, aber durchaus feinkalibrig in der Gefäßausstattung. Die helle Mittelschicht trennt zwei dunklere Schichten

Sommerscher Sektor

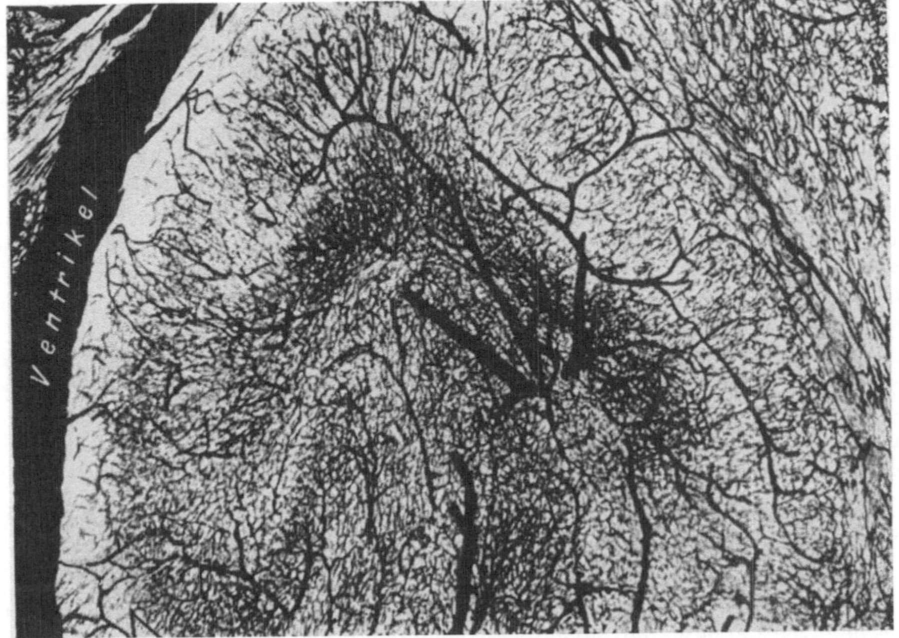

Subiculum

Sommerscher Sektor

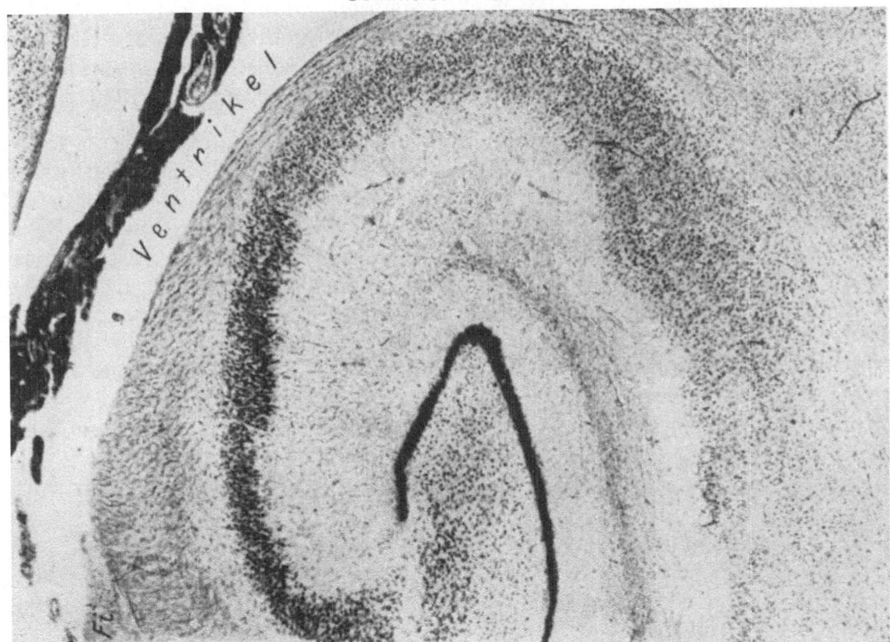

Subiculum

Abb. 317. Gegenüberstellung von Cyto- und Angioarchitektonik des menschlichen Hippocampus (aus PFEIFER, 1930). Frontalschnitt aus dem vorderen Drittel; etwa 17fach vergrößert. *Fi* Fimbria

voneinander. Die obere dem Ventrikel zugekehrte Schicht ist ein wenig besser durchblutet als die untere und hat kleine, zierlichere Kapillarschlingen. Wegen der Zartheit der Gefäßausstattung ist die Dreischichtung nur bei stärkerer Vergrößerung sichtbar und nie schon bei schwächerer Vergrößerung so grob ablesbar wie in Ar. ang. HE3, mit dem das Feld im Aufbau eine gewisse Ähnlichkeit hat. Aber Ar. ang. HE3 ist an der Oberfläche dunkel eingesäumt und hat eine helle, breite Mittelschicht. In Ar. ang. HE4 jedoch sind die drei Schichten ungefähr gleich breit, und der Unterschied ist weniger gefäßmorphologisch bedingt als durch die Dichte eines mehr oder weniger homogen gebauten Gefäßgeflechtes ausgesprochen. Auch ist die Gesamtbreite des Rindenbandes eine verschiedene nämlich hier breiter als dort" (Pfeifer, 1940, S. 332).

Area angioarchitectonica HE5: „Ebenfalls dreischichtig aber in der Schwerpunktsverteilung der Durchblutung im Vergleich zu Ar. ang. HE4 gerade entgegengesetzt. Man erblickt eine dunkle Mittelschicht zwischen je einer oberen und unteren hellen Schicht. Die obere helle Schicht ist von der dunkleren mittleren Schicht durch eine ganz schmale, lichte Zone getrennt (Pfeifer, 1940, S. 332).

Nach ihren Lagebeziehungen zur periamygdalären Rinde könnte es sich bei diesem Feld um unsere Area CAØ handeln.

Area angioarchitectonica HF: „Dreischichtig in der Gefäßanordnung. An eine zierliche äußere Gefäßgirlande aus rundlichen und horizontal gestellten Kapillarmaschen, die der äußeren Molekularschicht entspricht, schließt sich eine breite mittlere Schicht radiärgestellter und lang ausgezogener Kapillarschlingen, die daliegen, als ob mit ihnen das zelldichte Band in seiner Lage fixiert werden sollte. Binnenwärts folgt dann wieder eine schmale, recht dürftige Gefäßentwicklung, die offenbar der inneren Molekularschicht entspricht. Man bemerkt, daß die obere und mittlere Schicht inniger zusammenhängen und mehr gemeinsame Gefäßäste aus der Fissura hippocampi besitzen als die innere Schicht, welche schon aus den Falten der Fascia dentata ihre Blutversorgung bezieht" (Pfeifer, 1940, S. 334).

Einige Angaben über die Angioarchitektonik des *menschlichen* Hippocampus, insbesondere im Hinblick auf die selektive Vulnerabilität, finden sich bei Pfeifer (1930). Pfeifer (1930, S. 128) fand im Gebiet des Sommerschen Sektors (CA1) eine verhältnismäßig lockere Gefäßentwicklung, in Spielmeyers resistentem Sektor hingegen eine Verdichtung (Abb. 317). Dem dichten Zellband der Fascia dentata entspricht nach Pfeifer bei den Gefäßen eher eine Auflockerung als eine Vermehrung bzw. Verdichtung. Auch die starke Gefäßkonzentration in der „Tiefe des Sommerschen Sektors" (=Stratum moleculare von CA1) steht nicht mit einer entsprechenden Zellanhäufung in Verbindung. Diese Befunde haben in den eingangs (S. 521) erwähnten Befunden von Ortmann über unterschiedliche Capillardichte in den diversen Strukturen des Hippocampus eine Bestätigung gefunden.

8.9.4. Histochemie, Chemoarchitektonik

Eine zusammenfassende Darstellung einiger histochemischer Aspekte unter besonderer Berücksichtigung der Verhältnisse beim Menschen hat Friede (1966a, b) gegeben. Über das außerordentlich reichhaltige, vor allem auf niedere Säuger bezogene Schrifttum soll die nachstehende, chronologisch geordnete Auswahl eine Übersicht geben:

Lowry *et al.* (1954, diverse Enzyme, Kaninchen); Maske (1955, Zink nach Dithizon-Methode, diverse Nager, Katze); Fleischhauer u. Horstmann (1957, Zink nach Dithizon-Methode, diverse Säuger); Ishii (1957, AChE, Nager); Ortmann (1957a, b, SDH, diverse Säuger; 1961, 1964, diverse Enzyme, insbesondere SDH und AChE, Maus); Paasonen *et al.*

(1957, 5-Hydroxytryptamin, Hund); SHIMIZU u. MORIKAWA (1957, SDH, Nager); SHIMIZU *et al.* (1957, SDH, CYO, Kaninchen; 1959, MAO, Nager); TIMM (1958, Zink nach Sulfid-Silber-Methode, Schwein, Rind, Ratte, Meerschweinchen); FLEISCHHAUER (1958, Zink nach Dithizon-Methode, diverse Säuger; 1959, Zink, saure Phosphatase, AChE, SDH, Maus, Meerschweinchen); GEREBTZOFF (1959, 1960, AChE, Ratte); KNOLLE (1959, SDH, diverse Säuger); FRIEDE (1960a, b, SDH, Meerschweinchen); McLARDY (1960, 1962, 1963, 1964, 1974, Zink nach Dithizon- und Sulfid-Silber-Methoden, Meerschweinchen, Katze, Mensch); PONCELET (1960, AChE, Ratte, Meerschweinchen)[377]); CUS u. STERN (1961, Dithizon, Ratte); GRIMMER (1961, SDH, *Macaca*); SHUTE u. LEWIS (1961a, b, 1965, 1966, AChE, Ratte); THOMAS u. PEARSE (1961, Dehydrogenasen, Ratte, Hund; 1964, Solitärzellen mit TPN-Diaphorase, diverse Säuger); EULER (1962, Zink nach Dithizon- und Sulfid-Silber-Methoden, Autoradiographie mit Zn^{65}, Nager); FELGENHAUER u. STAMMLER (1962, Dehydrogenasen, Diaphorasen, Meerschweinchen); FRIEDE u. FLEMING (1962, NAD-Diaphorase, Mensch; 1963, LDH, *Macaca*); HASHIMOTO *et al.* (1962, MAO, Kaninchen); OTSUKA *et al.* (1962, 1965, 1966, Zink nach Dithizon- und Sulfid-Silber-Methoden, Meerschweinchen, diverse Säuger); FELGENHAUER (1963, spezifische und unspezifische Phosphatasen, Meerschweinchen); FRIEDE *et al.* (1963, CYO, SDH, NAD-Diaphorase, LDH, G-6-P, *Macaca*, Mensch); STORM-MATHISEN u. BLACKSTAD (1964, AChE, Ratte); FRIEDE u. KNOLLER (1965, saure Phosphatase, *Macaca*); SCOTT (1965, 1967, 5'-Nucleotidase, Maus); FARKAS-BARGETON u. THIEFFRY (1966, diverse Enzyme, Mensch, Ontogenese); FRIEDE (1966a, zusammenfassende Darstellung; 1966b, Zink nach Sulfid-Silber-Methode, saure Phosphatase, LDH, NAD-Diaphorase, AChE, Ratte, Kaninchen, Katze, *Macaca*, Mensch); MIETKIEWSKI u. KOZIK (1966, Arylsulphatase, Kaninchen); OTSUKA u. KAWAMOTO (1966, Zink nach Sulfid-Silber-Methode und Autoradiographie, Maus); WITKAM (1966, AChE, SDH, LDH, saure Phosphatase, Hamster, Meerschweinchen, postnatale Entwicklung); BLACKSTAD *et al.* (1967, noradrenalin-haltige Nervenendigungen, Ratte, Meerschweinchen); FRIEDE (1967, Butyryl-Cholinesterase, Ratte, Katze, *Macaca*, Mensch); GIRGIS (1967, 1968b, c, 1969a, 1973, 1974, AChE, Biberratte, *Galago*, *Cercopithecus*, *Cebus*, *Saimiri*); HAUG (1967, 1973, Zink nach Sulfid-Silber-Methode, Ratte); ISHII u. FRIEDE (1967, AChE, NAD-D, Mensch); MANOCHA *et al.* (1967, MAO, *Saimiri*); MELLGREN u. BLACKSTAD (1967, oxydative Enzyme, Ratte); ROBINSON (1967, MAO, Ratte, postnatale Entwicklung); CHOY u. CRAVIOTO (1968, Arylsulphatase, saure Phosphatase, Ratte, postnatale Entwicklung); HERMAN u. LAPHAM (1968, DNA, Katze); LABEDSKY u. LIERSE (1968, SDH, Maus, postnatale Entwicklung); SCHMIDT u. MANHART (1968, Zink, Mensch); WENDER u. KOZIK (1968, saure Phosphatase, alkalische Phosphatase, TPPase, ATPase, AChE, ChE, Arylsulphatase, Maus, Ontogenese); DUCKETT u. PEARSE (1969, diverse Enzyme, Mensch, Ontogenese); IBATA u. OTSUKA (1969, Zink nach Dithizon- und Sulfid-Silber-Methoden, Kaninchen);

[377]) LAMMERS u. GASTAUT (1962) haben basierend auf den frühen Untersuchungen von LOWRY *et al.* (1954), FLEISCHHAUER (1959), GEREBTZOFF (1960), PONCELET (1960) und McLARDY (1960) die laminäre Verteilung verschiedener Enzyme in übersichtlicher Form miteinander verglichen.

Legenden der nachfolgenden Abbildungen

Abb. 318—321. AChE-Reaktion im Hippocampus bei Ratte und Meerschweinchen. Abb. 318: Ratte, Horizontalschnitt (aus STORM-MATHISEN u. BLACKSTAD, 1964). Etwa 25fach vergrößert. *fim.* Fimbria, *ps.d.* Psalterium dorsale, I—IV Schichten der Regio entorhinalis. Die arabischen Ziffern beziehen sich auf Hinweise im Text von STORM-MATHISEN u. BLACKSTAD. Abb. 319: Meerschweinchen, Horizontalschnitt (aus GENESER-JENSEN, 1972a). Etwa 28fach vergrößert. *a—d* Grenzen zwischen den Regionen bzw. Arealen. Der Terminus Hippocampus entspricht unserem Cornu ammonis. Abb. 320: Ratte, Frontalschnitt durch den dorsalen Teil des Hippocampus (aus RITTER *et al.*, 1971/72). Etwa 24fach vergrößert; seitenverkehrt; neu beschriftet. Schichtenbezeichnungen von oben nach unten: *alv* Alveus, *or* Stratum oriens, *pyr* Stratum pyramidale mit infrapyramidaler (i) und suprapyramidaler (s) Zone, *rad* Substratum radiatum, *lac* Substratum lacunosum, *mol* Substratum eumoleculare, bzw. in der Fascia dentata Stratum moleculare mit äußerer (au), mittlerer (m) und innerer (c) Zone, *gra* Stratum granulare. Weitere Abkürzungen: *hil* Hilus fasciae dentatae, *lm* Substratum eumoleculare-lacunosum, *mf* Substratum lucidum (Zone der Moosfasern), *Sub* Subiculum. Abweichend von RITTER *et al.* nehmen wir an, daß 1. das als *Sub* bezeichnete Gebiet ein Teil von CA1 ist und sich das eigentliche Subiculum rechts davon anschließt, und 2. das als CA2 bezeichnete Gebiet ebenfalls Teil von CA1 ist und die Mischzone (CA2) links davon in etwa gleicher Breite liegt. Abb. 321: Meerschweinchen, Sagittalschnitt durch den dorsalen Teil des Hippocampus (aus GENESER-JENSEN, 1972a). Etwa 25fach vergrößert. *a.d.* Area dentata, *sub.* Subiculum.

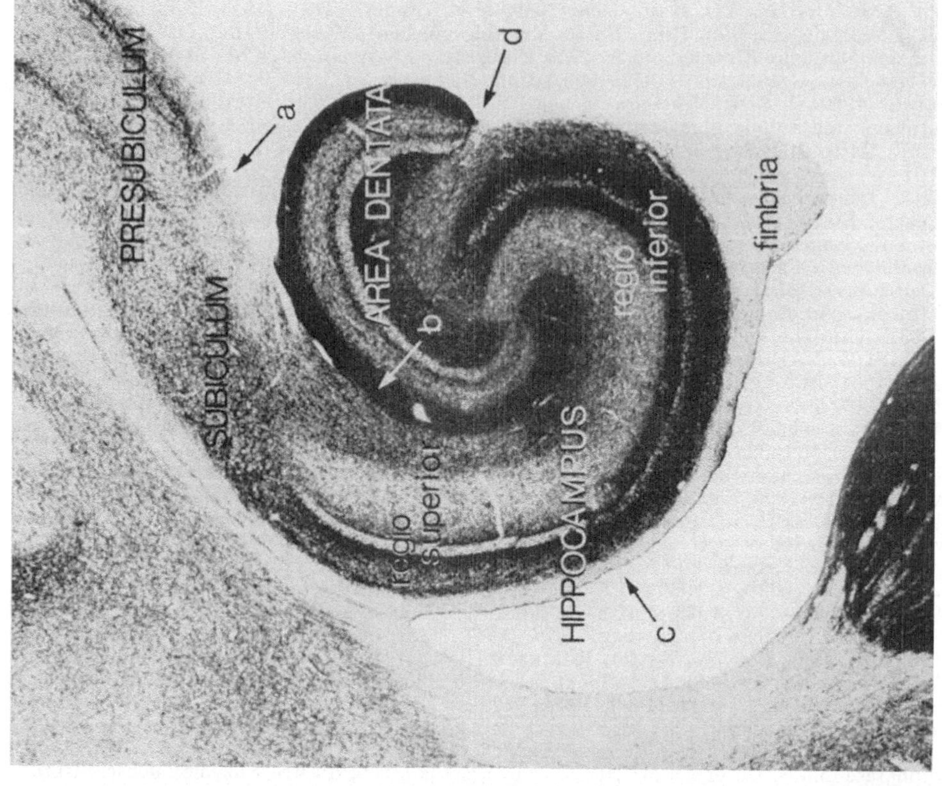

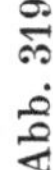
Abb. 319

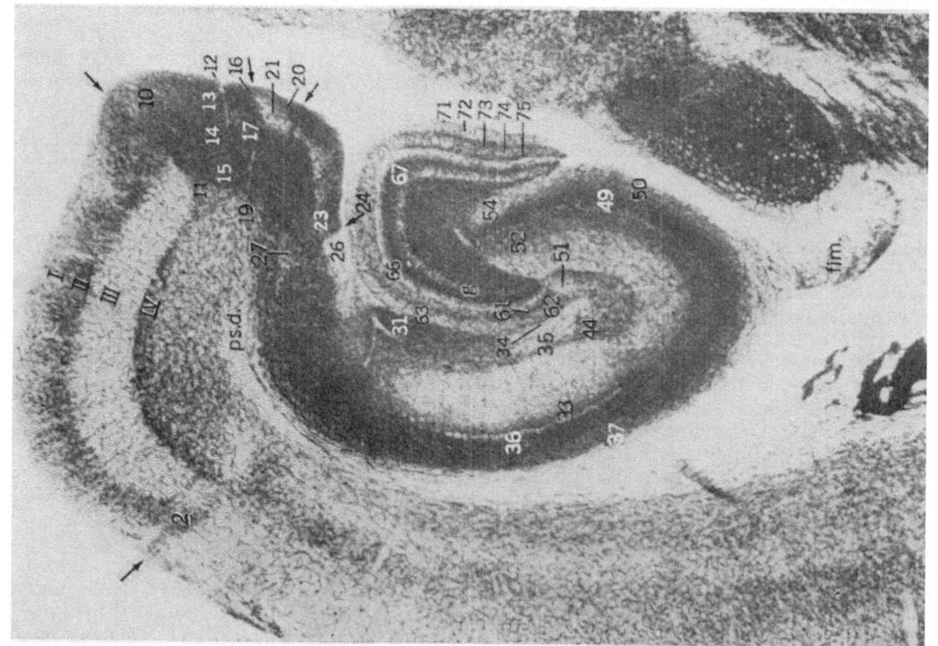

Abb. 318

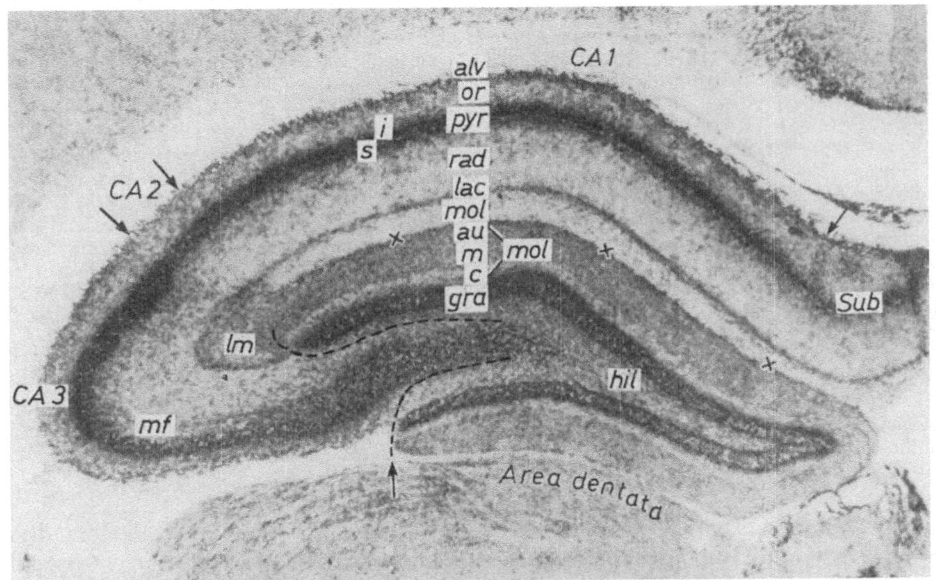

Abb. 320

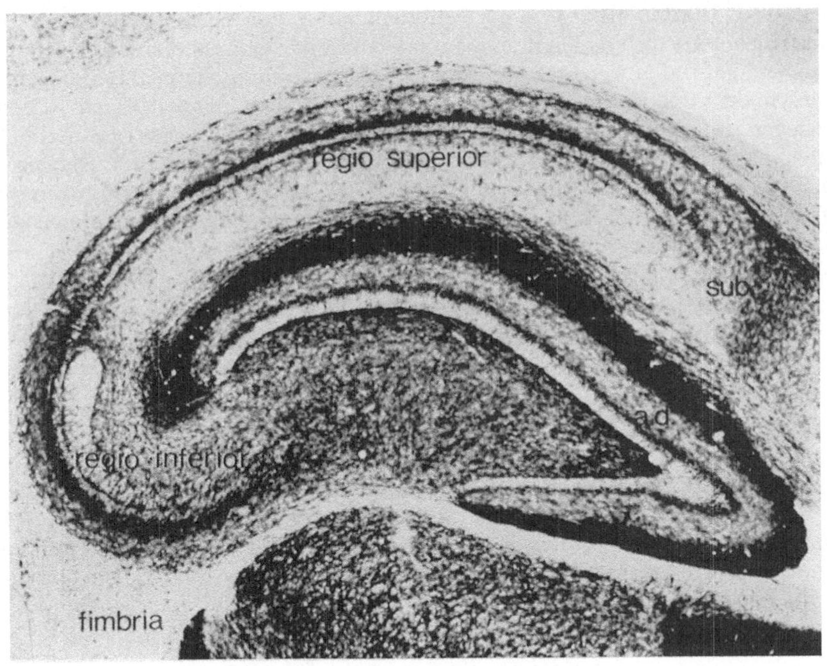

Abb. 321

Abb. 318—321. Legende siehe S. 525

Kultas *et al.* (1969, AChE, Kaninchen); Storm-Mathisen u. Fonnum (1969, 1971, 1972, Transmitterenzyme, Ratte); Wenzel *et al.* (1969/70, diverse Enzyme, Meerschweinchen); Carreres Quevedo (1970, RNA-Gehalt beim Lernen, Ratte); Fonnum (1970, Cholin-Acetyltransferase, Ratte); Manocha (1970a, saure Phosphatase, ATPase, *Saimiri*; 1970b, AChE, *Saimiri*); Pohle u. Matthies (1970, AChE, MAO, GABA-T, biogene Amine, Kaninchen); Shimada (1970, SDH, NAD-Diaphorase, Hamster, Ontogenese); Storm-Mathisen (1970, 1972, AChE, GAD, Ratte); Wender u. Kozik (1970, saure und alkalische Phosphatase, ATPase, TPPase, 5'-Nucleotidase, Arylsulphatase, nichtspezifische Esterase und Cholinesterase, AChE, Kaninchen, Ontogenese); Geneser-Jensen (1971b, 1972a, b, 1973, MAO, AChE, Meerschweinchen); Haug *et al.* (1971, Zink nach Sulfid-Silber-Methode, Ratte); Mellgren (1971, LDH, Ratte; 1973a, Tetrazolium-Reduktasen, Ratte, postnatale Entwicklung; 1973b, AChE, Ratte, postnatale Entwicklung); Meyer *et al.* (1971, oxydative Enzyme, Hydrolasen, Transmitterenzyme, Ratte; 1971/72, Oxydoreduktasen, Ratte, Ontogenese); Ritter *et al.* (1971/72, Transmitterenzyme, BuChE, AChE, MAO, Ratte, Ontogenese); Borre u. Geneser-Jensen (1972, Aspartat-Aminotransferase, Meerschweinchen); Crawford u. Connor (1972, Zink, Ratte, ontogenetische Entwicklung); Lynch *et al.* (1972, AChE nach entorhinalen Läsionen, Ratte); Mellgren u. Geneser-Jensen (1972, MAO, Ratte); Mellgren u. Srebro (1973, AChE nach septalen Läsionen, Ratte); Torskaya *et al.* (1973, biogene Amine, MAO, Kaninchen); Wenk *et al.* (1973, AChE, Ratte); Zimmer (1973b, Sulfid-Silber-Färbung nach früher postnataler Deafferenzierung, Ratte); Geneser-Jensen *et al.* (1974, Sulfid-Silber-Methode, Meerschweinchen).

Über Besonderheiten des chemischen Aufbaus und Eigentümlichkeiten des Stoffwechsels im Hippocampus hat u. a. Hassler (1964a, 1967) zusammenfassend berichtet. — Eine Diskussion über die allgemeinere Bedeutung der Enzyme würde über den Rahmen des vorliegenden Beitrages hinausgehen. Hinweise hierauf finden sich u. a. in den Arbeiten von Colmant (1961), Wender u. Kozik (1968) und Wenzel *et al.* (1969/70).

Wenzel *et al.* fanden in Übereinstimmung mit Friede (1961b), Thomas (1962), Labedsky u. Lierse (1968), u. a., daß auch unter den Nervenzellen des Hippocampus solche mit unterschiedlicher Lokalisation der Enzymaktivität (z. B. SDH, Diaphorase) gefunden werden: 1. Zellen des „somatischen" Typs mit Bevorzugung der Enzymaktivität in den Perikarya und 2. Zellen des „dendritischen" Typs mit Überwiegen im Neuropil und wenig Aktivität in den Perikarya. Schließlich kommen nach Wenzel *et al.* (1969/70) in allen Teilen des Ammonshorns auch Zellen vor, die im Perikaryon *und* in den Fortsätzen gleiche Aktivitäten zeigen („diffuse Aktivitätsverteilung"). Labedsky u. Lierse (1968) bezeichnen sie als „indifferenten Zelltyp".

Pohle u. Matthies (1970) fanden, daß sich im Hippocampus MAO- und GABA-T-Reaktion ausschließen, während sich Aminfluorescenz und MAO-Reaktion im wesentlichen entsprechen. Hohe AChE-Reaktion ist überwiegend mit hoher GABA-T-Reaktion verbunden, nur teilweise mit hoher MAO-Reaktion oder Aminfluorescenz.

Im folgenden sollen nur solche Enzyme bzw. Substanzen näher erörtert werden, die für die Gliederung des Hippocampus in Regionen und Felder, bzw. solche, die innerhalb der verschiedenen Regionen und Felder für die laminäre Differenzierung einen Beitrag leisten können. Es sind dies neben der Acetylcholinesterase (AChE) die saure Phosphatase, Adenosin-Triphosphatase (ATPase), NAD-Diaphorase, Succinat-Dehydrogenase (SDH) und Lactat-Dehydrogenase (LDH). Eine besondere Rolle im Hippocampus spielt das Zink.

8.9.4.1. Laminäre Unterschiede

Die detailliertesten Ergebnisse über die laminäre Differenzierung des Hippocampus, die teilweise deutlich über die architektonische Differenzierung hinausgehen, gibt die Acetylcholinesterase- (AChE-) Reaktion[378]) (Abb. 318—323). Auf Besonderheiten einzelner Zonen finden sich wertvolle Hinweise auch bei anderen Enzymreaktionen. Das Interesse an den Ergebnissen der histochemischen laminären Differenzierung liegt weniger in der Möglichkeit einer Erweiterung der ohnedies schon sehr detaillierten laminären Gliederung, als vielmehr in ihrem Vergleich mit den in den jeweiligen Zonen vorkommenden Strukturen (8.9.5.) und mit der laminär gegliederten synaptischen Organisation des Hippocampus (8.9.6.).

Subiculum

Auf die Untersuchung der Neurolipofuscine durch BRAAK (1972b) sind wir weiter vorn (8.9.1.1., 8.9.1.2.) mehrfach eingegangen. Es hat sich gezeigt, daß die von BRAAK als Pigmentarchitektonik bezeichnete Methode beim Menschen eine sehr detaillierte laminäre und auch areale Gliederung erlaubt. Vergleichend-anatomische Untersuchungen stehen noch aus. Aus den histochemischen Untersuchungen im engeren Sinne ergeben sich für das Subiculum nur wenige weitere Hinweise. Einige Angaben liegen vor über AChE (STORM-MATHISEN u. BLACKSTAD, 1964, Ratte; GENESER-JENSEN, 1972a, Meerschweinchen; GIRGIS, 1973, *Cebus*), oxydative Enzyme (MELLGREN u. BLACKSTAD, 1967), SDH (FRIEDE, 1960a, b), LDH (MELLGREN, 1971) und Schwermetalle (GENESER-JENSEN *et al.*, 1974).

In der AChE-Reaktion ist das Stratum moleculare nicht einheitlich. In der Nähe der präsubikulären Rinde ist die oberflächliche Zone dieser Schicht, durch die der Tractus perforans geht, AChE-negativ (26 in Abb. 318). In Annäherung an das Ammonshorn bekommt diese Zone eine starke Aktivität (31 in Abb. 318), die sich in das Ammonshorn hinein fortsetzt (STORM-MATHISEN u. BLACKSTAD, GENESER-JENSEN)[379]). In der tieferen Zone findet sich einheitlich eine mittlere Aktivität, die sich von jener des Zellbandes nicht unterscheidet. Die Zellkörper sind teilweise gefärbt, teilweise ungefärbt. Im tieferen Zellband findet sich ein relativ heller Streifen, der zum Praesubiculum hin breiter wird (27). In den tiefsten Zonen, an der Grenze zur weißen Substanz, findet sich beim Meerschweinchen die intensivste Färbung, besonders zum Ammonshorn hin. Die weiße Substanz ist praktisch ungefärbt. — Die Dehydrogenasen zeigen nach MELLGREN u. BLACKSTAD (1967) eine starke Ähnlichkeit mit dem AChE-Muster und auch hier hat die innere Zone des Stratum moleculare mehr Ähnlichkeit mit dem Zellband als mit der äußeren Zone der Molekularschicht (auch MELLGREN, 1971, LDH). — Die Verteilung der Schwermetalle (Sulfid-Silber-Methode) läßt nach GENESER-JENSEN (1974) in der Molekularschicht 3 Zonen erkennen, und zwar eine oberflächliche blasse, eine intermediäre dunkle mit groben Körnern und eine tiefe, mittelstark gefärbte, mit feineren und etwas helleren Körnern. In der Zellschicht findet sich regional eine helle Zone; die Zellkörper sind allgemein stark gefärbt. — Die Ergebnisse lassen sich insgesamt mit dem von BRAAK (1972b) besonders hervorgehobenen Eindringen laminärer Zonen aus den benachbarten Regionen (Praesubicularis, CA1) in Einklang bringen.

---

[378]) Quantitative Untersuchungen über die AChE-Reaktion mit colorimetrischen und radiometrischen Mikromethoden liegen vor von STORM-MATHISEN (1970, Ratte) und mit mikrospektrometrischen Methoden von WENK *et al.* (1973, Ratte) (Abb. 322). Die Ergebnisse stimmen weitgehend überein und bestätigen die histologischen Befunde. Letztere wurden bereits sehr klar von SHUTE u. LEWIS (1961a) dargestellt. Nach SHUTE u. LEWIS (1966) entsprechen die AChE-dichten Schichten Zonen dichten cholinergen Neuropils.

[379]) Bei RITTER *et al.* (1971/72) fehlt im Querschnitt durch den dorsalen Hippocampus (Abb. 320) diese von STORM-MATHISEN u. BLACKSTAD beschriebene und auch von RITTER *et al.* im Horizontalschnitt abgebildete stark aktive Oberflächenzone in dem als Sub bezeichneten Gebiet. Wir halten die in Abb. 320 als Sub bezeichnete Zone für einen Teil von CA1.

Cornu ammonis

Substratum eumoleculare-lacunosum: Beim Substratum eumoleculare-lacunosum bestehen deutliche Artunterschiede in der AChE-Reaktion. Nach STORM-MATHISEN u. BLACKSTAD (1964) setzt sich bei der Ratte die vom Subiculum her eindringende, stark reagierende Oberflächenzone fort und verliert sich dann zunehmend in Annäherung an CA2/3[380]). Hingegen bleibt die innerste, an das Substratum radiatum angrenzende Zone, die dem Substratum lacunosum entsprechen dürfte, stark aktiv erhalten (Abb. 318). Diese Zone tritt in den Untersuchungen von RITTER *et al.* (1971/72, ebenfalls Ratte) besonders deutlich hervor (Abb. 320). Sie wurde bereits von SHUTE u. LEWIS (1961 a) hervorgehoben und von

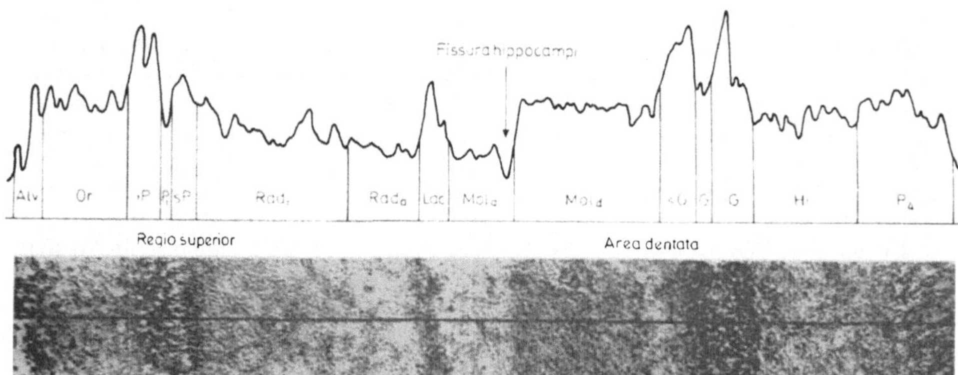

Abb. 322. Extinktionskurve des Hippocampus der Ratte nach histochemischer Darstellung der AChE-Aktivität (aus WENK *et al.*, 1973). Dargestellter Streifen der Mitte der Abb. 320 entsprechend. Schichtenbezeichnungen von oben nach unten: *Alv* Alveus, *Or* Stratum oriens, *iP* infrapyramidale Zone, P_1 Stratum pyramidale des Feldes CA1, *sP* suprapyramidale Zone, Rad_i innere Zone und Rad_a äußere Zone des Substratum radiatum, *Lac* Substratum lacunosum, Mol_a Substratum eumoleculare des Ammonshorns, Mol_d Stratum moleculare der Fascia dentata, *sG* supragranuläre Zone, *G* Stratum granulare, *iG* infragranuläre Zone, *Hi* Hilus fasciae dentatae, P_4 CA4-Pyramiden

STORM-MATHISEN (1970) und WENK *et al.* (1973) (alle Ratte) auch quantitativ belegt. GIRGIS (1973) erwähnt sie auch für *Cebus*. Für das Meerschweinchen beschreibt GENESER-JENSEN (1972a) hingegen eine hohe und ziemlich einheitliche Färbung, die graduell in Richtung auf CA2/3 hin abnimmt (Abb. 319). Ein deutliches Substratum lacunosum läßt sich hier nicht erkennen, auch nicht im dorsalen Teil (Abb. 321), wo diese Schicht bei der Ratte so klar hervortritt (Abb. 320). Beim Übergang zu CA2/3 steigt die Färbungsintensität plötzlich an. Während beim Meerschweinchen in CA2/3 eine einheitliche Verteilung vorliegt, ist bei der Ratte neben einer breiteren und helleren Oberflächenzone, die hier der Fascia dentata anliegt, wieder ein dunkleres Substratum lacunosum zu erkennen (besonders in den Abbildungen von RITTER *et al.*, unsere Abb. 320, aber auch bei STORM-MATHISEN u. BLACKSTAD, Abb. 318). Dies gibt einen Hinweis darauf, daß auch für CA2/3 die Möglichkeit einer Abgliederung des Substratum lacunosum besteht; es wird hier allgemein mit dem Substratum eumoleculare zusammengefaßt.

[380]) Nur GEREBTZOFF (1959) fand bei der Ratte ein umgekehrtes Verhältnis, welches bereits von SHUTE u. LEWIS (1961 a) korrigiert wurde. Es widerspricht allen späteren Befunden.

Substratum radiatum: Das Substratum radiatum zeigt übereinstimmend bei allen Untersuchern eine nur schwache AChE-Reaktion (Abb. 318—322), die sich deutlich von der stärkeren Reaktion des Substratum lacunosum (bzw. eumoleculare-lacunosum) abhebt[380]). Die Mehrzahl der in dieser Schicht liegenden Zellen ist nach STORM-MATHISEN u. BLACKSTAD AChE-aktiv. In CA2/3 ist die Reaktion zumeist etwas stärker als in CA1.

In Annäherung an die Pyramidenschicht wird die AChE-Reaktion sehr stark (suprapyramidale Zone). Da eine ähnliche Zone auch unmittelbar unterhalb der Pyramidenschicht besteht (infrapyramidale Zone), erörtern wir diese beiden Zonen gemeinsam mit dem Stratum pyramidale. Es sei aber betont, daß wir die suprapyramidale Zone weiterhin als Teil des Substratum radiatum, die infrapyramidale Zone als Teil des Stratum oriens auffassen.

Stratum pyramidale mit Zona suprapyramidalis und Zona infrapyramidalis: In der AChE-Darstellung tritt dieser Komplex, der sich in sehr ähnlicher Form auch in der Fascia dentata findet, als sehr auffälliges dunkles Doppelband mit hellerer Zwischenzone in Erscheinung[381]). Er ist in dieser Form von vielen Untersuchern beschrieben bzw. abgebildet worden (u. a. PONCELET, 1960; ORTMAN, 1961; SHUTE u. LEWIS, 1961a; STORM-MATHISEN u. BLACKSTAD, 1964; WITKAM, 1966; WENDER u. KOZIK, 1968; RITTER *et al.*, 1971/72; GENESER-JENSEN, 1972a) (Abb. 318—322).

Nach WENDER u. KOZIK (1968) besteht dieser Komplex aus einem stark AChE-aktiven Netzwerk, in dessen Maschen leere, den Zellkörpern entsprechende Zonen liegen, die zum größten Teil keine positive AChE-Reaktion zeigen. Die Pyramiden scheinen jedoch nicht überall negativ bzw. überwiegend negativ zu reagieren. So beschreibt FRIEDE (1966b) für das Feld CA2/3 des Menschen überwiegend positiv reagierende Zellen. In CA1 ist die Reaktion beim Menschen weniger stark und auch nach GENESER-JENSEN (1972a, Meerschweinchen) ist das Zellband in CA1 heller als in CA2/3. Unterschiede zwischen CA1 und CA2/3 bestehen auch in den supra- und infrapyramidalen Zonen. In CA1 ist die infrapyramidale Zone deutlich prominenter als die suprapyramidale. Dies bezieht sich sowohl auf die Breite als auch auf die Färbungsintensität. Quantitative Untersuchungen bestätigen dies (STORM-MATHISEN, 1970; WENK *et al.*, 1973) (Abb. 322). In CA2/3 ist das Verhältnis in der Breite ausgeglichener, doch ist die infrapyramidale Zone deutlich dunkler als die suprapyramidale. Speziell im mittleren Teil von CA2/3 ist die Reaktion der infrapyramidalen Zone nach WENDER u. KOZIK (1968) besonders stark. Nach SHUTE u. LEWIS (1961a) dringt hier die Färbung in das sonst ungefärbte Stratum oriens ein.

Komplizierter sind die Verhältnisse im Bereich der suprapyramidalen Zone von CA2/3, weil eine entsprechende Zone ja gleichzeitig von den Moosfasern eingenommen wird (s. S. 554). Soweit sich bereits Klarheit darüber gewinnen läßt, sind die Moosfasern selbst nicht mit dem AChE assoziiert (GENESER-JENSEN, 1972a). Die AChE-aktiven suprapyramidalen Strukturen liegen zwischen den Moosfasern und umgeben die Moosfaserschicht mantelartig. Nach STORM-MATHISEN u. BLACKSTAD (1964) und GENESER-JENSEN (1972a) ist die AChE-Reaktion des ganzen Komplexes mittelmäßig bis stark. Nach beiden Seiten hin zeigen sich deutlich dunklere Zonen, während der intermediäre Teil etwas heller ist. Die sich hier befindenden hellen Stränge entsprechen den Bündeln der Moosfasern. Der beim Meerschweinchen vorhandene Endbulbus der Moosfasern ist fast ungefärbt (Abb. 321) und wird besonders von der Pyramidenschicht durch eine schmale, dunkle Zone abgegrenzt (GENESER-JENSEN).

[381]) Die Endigungen der cholinergen Afferenzen sind nach SHUTE u. LEWIS (1966) im Hippocampus überwiegend axodendritisch. Axosomatische Endigungen auf den Pyramidenzellen (helle Zwischenzone) sind selten.

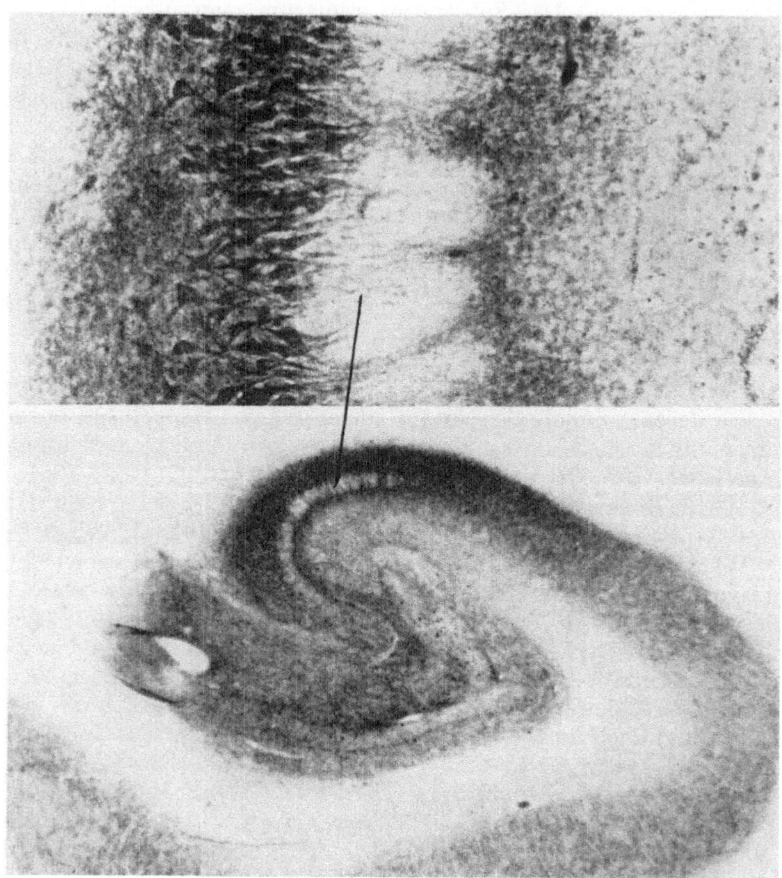

Abb. 323. AChE-Reaktion im Hippocampus beim Menschen (aus FRIEDE, 1966b). Um 180° gedreht. Das obere Bild von CA3 zeigt die starke Reaktion in den Zellkörpern. Die von den apikalen Dendriten durchkreuzte Zone schwacher Enzymreaktion entspricht der Zone hohen Zinkgehalts, also der Lage der Moosfasern

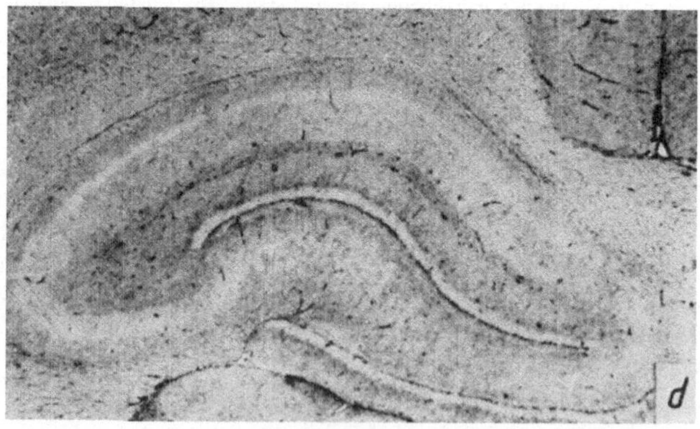

Abb. 324. ATPase-Reaktion im Hippocampus beim Meerschweinchen (aus WENZEL *et al.*, 1969/70). Etwa 20fach vergrößert. Starke Reaktion einer schmalen infragranulären Zone

Der Einschluß der Moosfaserschicht geht besonders deutlich auch aus den Darstellungen von FRIEDE (1966b) beim Menschen hervor (Abb. 323). Beim Menschen geht nach FRIEDE die AChE-Reaktion weit in die apikalen Dendriten hinein. Die Dendriten kreuzen eine Neuropilzone, die wenig AChE-Aktivität aufweist und der Zone hohen Zinkgehaltes entspricht. Diese Zone entspricht der Moosfaserschicht. Zum Substratum radiatum hin findet sich wiederum eine stark AChE-haltige Zone. Der hohe Zinkgehalt entspricht nach FRIEDE geringer Reaktion nicht nur bei AChE, sondern auch bei LDH und NAD-Diaphorase.

Anhand ihres Zinkgehaltes läßt sich die Moosfaserschicht insbesondere mit der Sulfid-Silber-Methode sehr spezifisch darstellen (Abb. 325—326). Erste Hinweise

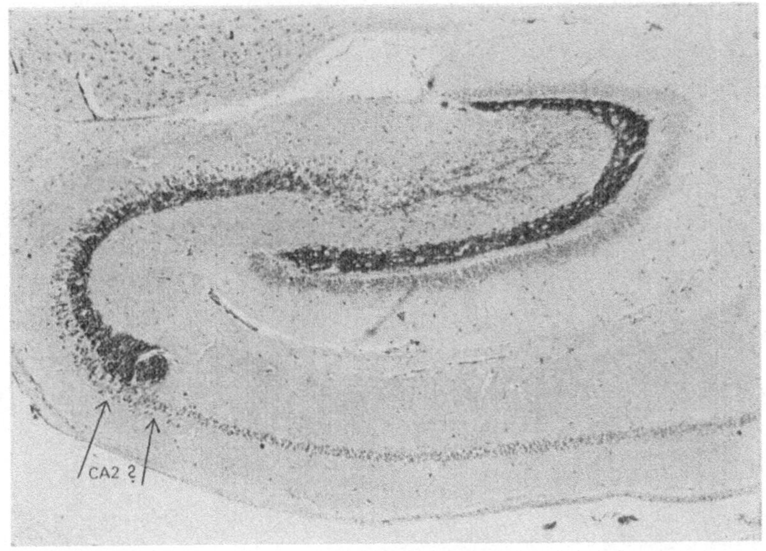

Abb. 325

Abb. 325—326. Zink-Darstellung mit der Sulfid-Silber-Methode nach TIMM. Hohe Konzentrationen finden sich im Hilus fasciae dentatae und in der Zone der Moosfasern (= Substratum lucidum). Abb. 325: Meerschweinchen, Frontalschnitt (aus McLARDY, 1963). Seitenverkehrt. Gegenfärbung mit Methylenblau. Substratum lucidum mit deutlichem Endbulbus. Mögliches Feld CA2 durch Pfeile markiert

auf direkte Beziehungen zwischen dem Zink und dem Moosfasersystem finden sich bei McLARDY (1960, 1962) und EULER (1962). Das Zink findet sich in den Boutons der Moosfasern gleichmäßig verteilt, aber nicht in den Mitochondrien (HAUG, 1967, 1973); es liegt nach IBATA u. OTSUKA (1969) den synaptischen Bläschen auf. — Ganz entsprechende Verhältnisse herrschen — allerdings bei fehlender Schichtung — im Bereich der CA4-Pyramiden.

Stratum oriens: Axosomatische Endigungen cholinerger Afferenzen, die auf den Pyramidenzellen selten sind, finden sich nach SHUTE u. LEWIS (1966) reichlich auf den Golgi II-Zellen des Stratum oriens. Viele der Zellen des Stratum oriens zeigen AChE-Reaktion. Diese mögen nach GENESER-JENSEN (1972a) überwiegend jenen Korbzellen entsprechen, deren Axonverzweigungen den dichten Plexus um die Pyramidenzellen bilden.

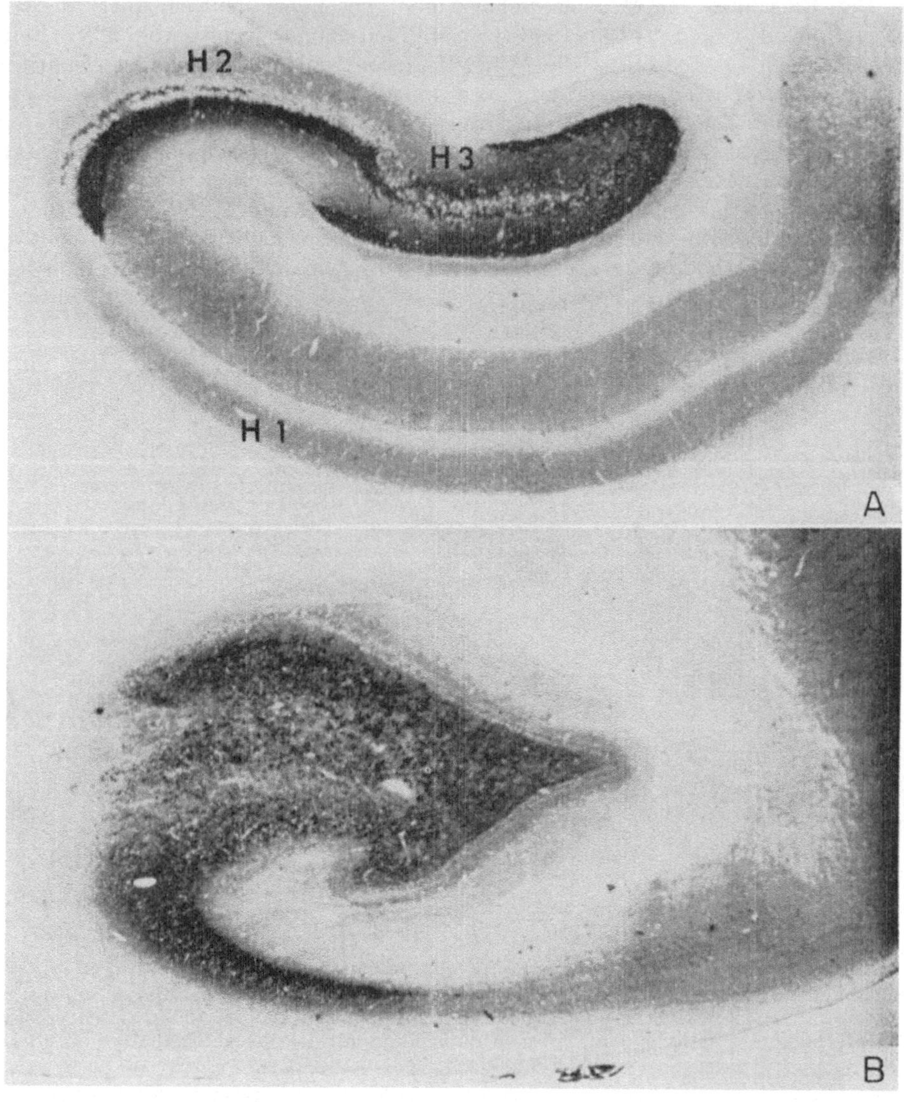

Abb. 326: *A* Kaninchen, *B* Mensch (aus FRIEDE, 1966a). Besonders beim Menschen fließendes Ausklingen der Moosfaserzone. H1 = CA1, H2 = CA3, H3 = CA4. (Sammellegende s. vorige Seite)

Auf die stark AChE-aktive infrapyramidale Zone folgt in CA1 eine Zone mittlerer Reaktion, die durch ein schmales Band hoher Intensität gegen den Alveus begrenzt wird (GENESER-JENSEN, 1972a). In Annäherung an CA2/3 verschwindet die hellere Zwischenzone beim Meerschweinchen und das Stratum oriens ist dann insgesamt stark gefärbt (Abb. 321). Die besondere Grenzzone gegen den Alveus ergibt sich auch aus den Untersuchungen mit der Sulfid-Silber-Methode von McLARDY (1964). Nach McLARDY findet sich hier eine schmale zinkreiche Zone über die ganze Länge von CA1, die bei vielen Tieren nachgewiesen wurde (Ratte, Kaninchen, Hamster, Katze, Hund und *Macaca*), beim Meerschweinchen aber besonders deutlich zu sein scheint. Diese Zone enthält zinkreiche synaptische Boutons geringerer Größe, die mit hier befindlichen Horizontalzellen (s. S. 548) in Verbindung stehen sollen (McLardy). — Hinweise auf diese Zone lassen sich auch den Abbildungen von Ritter *et al.* (1971/72) von der Ratte entnehmen (s. Abb. 320). Im *Alveus* färben sich AChE-aktive Fasern (u. a. Shute u. Lewis, 1961a).

Fascia dentata

Stratum moleculare: Im Stratum moleculare der Fascia dentata lassen sich aufgrund unterschiedlicher AChE-Reaktionen 4 Zonen unterscheiden. Die tiefste dieser Zonen wird wie beim Ammonshorn durch eine supragranuläre (beim Ammonshorn suprapyramidale) Zone gebildet, die stark AChE-aktiv ist. Oberhalb dieser findet sich eine schmale helle Zone (Shute u. Lewis, 1961a; Storm-Mathisen u. Blackstad, 1964; Pohle u. Matthies, 1970; Storm-Mathisen, 1970; Meyer *et al.*, 1971; Ritter *et al.*, 1971/72; Wenk *et al.*, 1973; alle Ratte), die zusammen mit der supragranulären Zone bei der Ratte etwa ein Drittel der Gesamtbreite der Molekularschicht einnimmt (s. Abb. 318, 320). Die äußeren zwei Drittel der Molekularschicht haben eine mittlere Intensität, wobei nach Storm-Mathisen u. Blackstad die innere Zone etwas dichter ist als die äußere (s. auch Abb. 318). Beim Kaninchen ist nach Pohle u. Matthies (1970) die äußere Zone dunkler als die mittlere. Beim Meerschweinchen (Geneser-Jensen, 1972a, b) ist die auf die schmale, dunkle, supragranuläre Zone folgende helle Zone relativ viel breiter (Abb. 319, 321), und die dunkleren Außenzonen erscheinen einheitlicher.

Die laminäre Gliederung des Stratum moleculare der Fascia dentata wird auch bei Darstellung der Cytochrom-Oxydase (CYO), Succinat-Dehydrogenase (SDH), und der NAD-Diaphorase deutlich (Friede, 1960a, 1966a; Friede u. Fleming, 1962; Friede *et al.*, 1963). Die äußeren zwei Drittel zeigen dabei eine höhere Reaktion als das innere Drittel. Umgekehrt kann bei der Zinkdarstellung nach der Sulfid-Silber-Methode das innere Drittel deutlich dunkler sein als die äußeren zwei Drittel, wie aus einer Abbildung von Haug (1967) zu entnehmen ist und auch von Haug (1973) für die Ratte beschrieben wurde. Die innere Zone reagiert stark, die mittlere am geringsten, die äußere intermediär. Ganz entsprechende Färbungsintensitäten finden sich auch bei den Reaktionen auf LDH (Mellgren, 1971) und MAO (Geneser-Jensen, 1973).

Stratum granulare mit Zona supragranularis und Zona infragranularis: Bei der AChE-Darstellung gibt es im Stratum granulare nach Shute u. Lewis (1966) gefärbte und ungefärbte Zellen, wobei die ungefärbten überwiegen (Shute u. Lewis, 1961a). Nach Storm-Mathisen u. Blackstad (1964) sind die Körnerzellen ungefärbt, es finden sich aber schwere Niederschläge in den Zwischenräumen zwischen ihnen. Die Körnerschicht liegt als helles Band zwischen zwei stark reagierenden Zonen (Witkam, 1966; Meyer *et al.*, 1971; Ritter *et al.*, 1971/72; Geneser-Jensen, 1972a, b; Girgis, 1973). Quantitativ wurden die Unterschiede in der Intensität von Storm-Mathisen (1970) und Wenk *et al.* (1973) bestätigt (Abb. 322).

Die supragranuläre Zone scheint allgemein prominenter zu sein als die infragranuläre. Sie wurde von Shute u. Lewis (1961a) sehr klar beschrieben und soll in der Position des von Cajal beschriebenen supragranulären Plexus liegen (s. S. 568). Daneben beschreibt Cajal noch einen intra- bzw. intergranulären Plexus, aber keinen sub- bzw. infragranulären. Nach Friede (1966a) ist auch die AChE-Reaktion in der infragranulären Zone nicht bei allen Arten vorhanden. Friede fand sie bei *Macaca*, nicht aber bei Mensch, Katze und Ratte. Nach Ritter *et al.* (1971/72) und Wenk *et al.* (1973) ist sie aber auch bei der Ratte sehr deutlich vorhanden (Abb. 320). Für *Cebus* ist sie auch von GIRGIS (1973) beschrieben worden.

Das Vorhandensein einer besonders gearteten schmalen infragranulären Zone ergibt sich auch nach anderen histochemischen Methoden. Bei der Zink-Darstellung mit der Sulfid-Silber-Methode erscheint die infragranuläre Zone als sehr deutlicher, schmaler, zinkfreier bzw. -armer, heller Spalt (Abb. 325)[382]. Hell erscheint sie auch bei Gammaaminobutyrat-Transaminase (GABA-T) (MEYER *et al.*, 1971). Nach FRIEDE (1960a) liegt unterhalb der Körnerschicht eine schmale Zone mit schwacher SDH-Reaktion. Bei LDH wird nach MELLGREN (1971) hingegen eine Verdichtung deutlich, die aber nur im inneren Schenkel der Fascia dentata auftreten soll.

Die ATPase-Reaktion ist in der infragranulären Zone besonders stark (FELGENHAUER, 1963); nach WENZEL *et al.* (1969/70) ist sie hier am höchsten (Abb. 324). MANOCHA (1970a) fand ATPase in beiden, den Körnerzellen benachbarten Zonen. Nach FELGENHAUER (1963) findet sie sich im hinteren Teil der Fascia dentata nur unter dem äußeren Schenkel und hört nach Umknickung zum inneren Schenkel plötzlich auf. Sie wird als ausgesprochenes Neuropil-Enzym angesehen. WENDER u. KOZIK (1968) ordnen die positive ATPase-Reaktionen den Gliafüßen von Astrocyten zu.

Hilus fasciae dentatae: STORM-MATHISEN u. BLACKSTAD (1964) fanden eine starke AChE-Reaktion, wobei auch die Mehrzahl der Zellkörper (modifizierte Pyramiden und polymorphe Zellen) und viele dicke Dendriten Niederschläge aufwiesen. Bei RITTER *et al.* (1971/72) und WENK *et al.*(1973) war der Bereich zwischen der infragranulären Zone und den CA4-Zellen nur mittelmäßig gefärbt, der Bereich der CA4-Zellen selbst stärker (Abb. 320). GENESER-JENSEN (1972b) unterscheidet im Hilus des Meerschweinchens 5 Zonen (a—e)[383]. a ist schmal und AChE-reich, b ist breiter und arm an AChE[384], c ist wiederum AChE-reicher und breit, d zeigt eine mittlere Reaktion und e zeigt schließlich eine mittlere bis starke Reaktion. Eine so intensive Zonierung ist auch beim Kaninchen möglich, nicht aber bei Maus und Ratte. Hierin bestehen deutliche Artunterschiede.

Im Gegensatz zur infrapyramidalen Zone ist das tiefere Gebiet des Hilus zinkreich. Während sich nach BLACKSTAD (1963) und MCLARDY (1974) beim Meerschweinchen dieser Zinkreichtum auf eine begrenzte Zone konzentriert (bei GENESER-JENSEN, 1972b, und GENESER-JENSEN *et al.*, 1974, auf die Zone c) und hier besonders intensiv ist (Abb. 325), wurde bei der Ratte diese Konzentration nicht beobachtet (hierzu auch FLEISCHHAUER u. HORSTMANN, 1957; MCLARDY, 1962; EULER, 1962; HAUG, 1967, 1973), sondern der ganze Hilus, von der infragranulären Zone abgesehen, enthält Zink. Eine Zone besonderer Konzentration fehlt nach MCLARDY (1974) auch beim Menschen.

[382]) Zwischen der Körnerschicht und dieser hellen Zone kann (zumindest bei einigen Arten) noch ein sehr schmaler, mit der Sulfid-Silber-Methode stark reagierender Saum unterschieden werden (GENESER-JENSEN *et al.*, 1974, Meerschweinchen). Dieser Saum scheint nicht bei allen Arten zu existieren. — Hinweise auf die Möglichkeit einer Untergliederung der infragranulären Zone finden sich bisher bei Meerschweinchen und Kaninchen und haben sich hier mit verschiedenen Methoden ergeben [POHLE u. MATTHIES (1970, AChE, GABA-T); GENESER-JENSEN (1972b, AChE; 1973, MAO)]. Während beim Kaninchen nach POHLE u. MATTHIES jedoch die tiefere Zone die stärkere AChE-Reaktion zeigen soll, reagiert nach GENESER-JENSEN beim Meerschweinchen (hier Zonen a und b) die körnernahe Zone stärker. Es bleibt insgesamt eine Unsicherheit, ob bei verschiedenen Arten und/oder Methoden ähnlich liegende Zonen in jedem Fall einander identisch sind.

[383]) Diese Zonenbildung hat sich auch mit anderen Methoden (MAO, GENESER-JENSEN, 1973; Schwermetalle mit Sulfid-Silber-Methode, GENESER-JENSEN *et al.*, 1974) bestätigt. Bezüglich der Zonen a und b s. auch vorige Fußnote.

[384]) Beim Meerschweinchen würde dementsprechend die Zone a allein der weiter vorn beschriebenen AChE-reichen infragranulären Zone entsprechen.

8.9.4.2. Areale Unterschiede

Unterschiede zwischen Subiculum und CA1

Hinweise auf histochemische Grenzen zwischen dem Subiculum und dem Feld CA1 des Ammonshorns finden sich u. a. bei FRIEDE (1960a, b), STORM-MATHISEN u. BLACKSTAD (1964), FRIEDE u. KNOLLER (1965), ISHII u. FRIEDE (1967), MELLGREN u. BLACKSTAD (1967), SCOTT (1967) und GENESER-JENSEN (1972a).

Nach FRIEDE u. KNOLLER (1965, dort Abb. 6) bleibt die Molekularschicht bei Darstellung der sauren Phosphatase im Subiculum relativ hell und einheitlich diffus, während sie in CA1 dunkler ist und deutliche laminäre Unterschiede aufweist. — Die deutlichsten Unterschiede ergeben sich aus den AChE-Untersuchungen von STORM-MATHISEN u. BLACKSTAD (1964, Ratte), RITTER *et al.* (1971/72, Ratte) und GENESER-JENSEN (1972a, Kaninchen). Das für CA1 charakteristische helle Substratum radiatum fehlt im Subiculum und ebenso die helle Pyramidenschicht, die von den beiden stark reagierenden supra- und infrapyramidalen Zonen begleitet wird. Diese Unterschiede scheinen beim Meerschweinchen (Abb. 319) klarer hervorzutreten als bei der Ratte (Abb. 318).

Unterschiede zwischen CA1 und CA2/3

In vielen histochemischen Merkmalen unterscheiden sich diese beiden Grundfelder des Ammonshorns deutlich voneinander. Besonders kraß sind die Unterschiede im Zinkgehalt; die zinkreiche suprapyramidale Zone (Moosfaserzone) existiert nur in CA2/3 (Abb. 325, 326). Sie wurde mit der Dithizon-Methode von FLEISCHHAUER u. HORSTMANN (1957) und FLEISCHHAUER (1958, 1959) bei vielen Arten in identischen Positionen nachgewiesen und gilt als Beleg dafür, daß sich homologe cytoarchitektonische Felder chemisch gleichartig verhalten. Auch mit der sehr spezifischen Sulfid-Silber-Methode wurde die Moosfaserzone bei vielen Säugern dargestellt, von FRIEDE (1966b) auch für den Menschen (Abb. 326 B).

Mit anderen histochemischen Methoden fand FRIEDE (1966b) keine so scharfen Grenzen. So sind bei Darstellungen von saurer Phosphatase und LDH die Übergänge von einer schwächeren Reaktion in CA1 auf eine stärkere Reaktion in CA2/3 nicht plötzlich, sondern verlaufen über Mischzonen. Bei der Katze ist die Mischzone besonders groß, bei *Macaca* hingegen ist sie nach FRIEDE kürzer als beim Menschen. Die zinkreiche Zone scheint beim Menschen von CA2/3 her nur bis an den Anfang der Mischzone heranzureichen, d. h. daß sich die Moosfaserschicht nicht auch über die Mischzone erstreckt.

Sicherlich ist es nicht unberechtigt zu vermuten, daß die bei manchen histochemischen Methoden auftretende Mischzone mit der cytoarchitektonischen Mischzone (s. S. 500) identisch ist[385]). Diese entspricht in etwa dem von LORENTE DE NO (1934) als CA2 bezeichneten Feld, welches wir wegen seines Gehaltes an Riesenpyramiden mit dem Feld CA3 zusammengefaßt haben. Nach den Ausführungen von FRIEDE (1966b) ist anzunehmen, daß CA2 *keine* Moosfaserschicht hat. Dies stimmt mit der Auffassung von LORENTE DE NO überein (s. Abb. 366). Wir haben unsere Auffassung über Lage und Ausdehnung der Mischzone in Abb. 325 (Meerschweinchen nach MCLARDY) zum Ausdruck gebracht.

Deutliche Unterschiede zwischen den beiden Grundfeldern bestehen nach ORTMANN (1961) auch bei der SDH-Reaktion. Nach FRIEDE (1966a) liegen die Unterschiede bei SDH und CYO vor allem im Bereich der apikalen Dendriten, also in der Molekularschicht. SCOTT (1967) erwähnt deutliche Unterschiede bei 5'-Nucleotidase und MELLGREN u. BLACKSTAD (1967) in ihren Dehydrogenase-Untersuchungen. Die Grenzen sind hier teilweise in mehreren Schichten deutlich,

[385]) Eine detailliertere Charakterisierung dieser Mischzone findet sich im Abschnitt 8.9.8.

ebenso wie bei der AChE-Reaktion, bei der in vielen Schichten bzw. Unterschichten und Zonen Unterschiede bestehen. Auch bei der AChE-Darstellung gibt es Hinweise auf die oben erwähnte Mischzone. Sie scheint beim Meerschweinchen begrenzter zu sein als bei der Ratte (vgl. Abb. 321 mit 320). Die Bilder enthalten auch Anhaltspunkte dafür, daß die Moosfaserschicht auf diese Mischzone nicht übergreift.

Bestehende *Artunterschiede* hat FRIEDE (1966 b) dahingehend zusammengefaßt, daß die Unterschiede im Zinkgehalt bei den Tieren betonter sind als beim Menschen, die Unterschiede in den Enzym-Reaktionen (saure Phosphatase, LDH, NAD-Diaphorase) hingegen beim Menschen größer.

Unterschiede zwischen CA2/3 und Hilus fasciae dentatae

MELLGREN u. BLACKSTAD (1967, Oxydative Enzyme) bestätigen die cytoarchitektonischen Befunde von BLACKSTAD (1956), daß sich keine der Schichten des Ammonshorns in den Hilus fortsetzt. Nach MELLGREN (1971) ist die Grenze besonders in der LDH-Darstellung sehr deutlich. Auch in einigen der AChE-Bilder ergeben sich sehr deutliche Unterschiede (Abb. 318), während die Grenzen in anderen Bildern (z. B. Abb. 321) nicht sicher zu erkennen sind.

8.9.4.3. Chemische Grenzen — selektive Vulnerabilität — Pathoklise

C. u. O. VOGT (1937) führten die bei toxischen Einflüssen, Sauerstoffmangel oder anderen Erkrankungen im menschlichen Ammonshorn sektoriell auftretenden Zellveränderungen und -ausfälle auf physiko-chemische Unterschiede zwischen den verschiedenen Zellpopulationen zurück, ohne daß es ihnen seinerzeit möglich war, hierfür den direkten Nachweis zu erbringen. Sie bezeichneten diese Dispositionen zu spezifischen Erkrankungen als „Pathoklise". Die zwischenzeitlich aufgedeckten chemischen Unterschiede halten sich weitgehend an die aufgrund der selektiven Vulnerabilität abgegrenzten Sektoren: Der Sommersche Sektor entspricht dem Feld CA1, der resistente Sektor dem Feld CA2/3 und das Endblatt dem Feld CA4 (s. auch S. 500). Die von C. u. O. VOGT (1937) geforderten Zusammenhänge haben damit eine wesentliche Bestätigung erfahren. Wichtige Beiträge hierzu hat FRIEDE (1966a, b) geliefert. Weitere Diskussionen mit entsprechenden Ergebnissen finden sich u. a. bei GREEN (1964), HASSLER (1964a, 1967), WENDER u. KOZIK (1970) und MEYER *et al.* (1971/72) (s. auch Abschnitt 5.2.4.).

8.9.5. Morphologie und Ultrastruktur der Bauelemente

Frühe Befunde über die Morphologie der Bauelemente des Hippocampus retrocommissuralis (Golgi-Methode) liegen u. a. vor von SALA (1891, 1892), SCHAFFER (1892), CAJAL (1893a, 1903), DEJERINE (1895), KOELLIKER (1896) und DOINIKOW (1908). Diese Periode[386]) hat mit der klassischen Monographie von CAJAL (1911) ihren Abschluß gefunden, doch gibt LORENTE DE NO (1934) wesentliche und grundsätzliche Ergänzungen zu den Befunden der genannten Autoren[387]). Die zweite bedeutsame Periode in der morphologischen Untersuchung der Bauelemente des Hippocampus ist die der elektronenmikroskopischen Untersuchungen (hierzu 8.9.5.3. und 8.9.5.5.).

[386]) Als Vertreter dieser Periode nennt LORENTE DE NO (1934) noch GOLGI, LUGARO und AZOULAY.

[387]) Weitere Golgi-Bilder vom Hippocampus finden sich u. a. in den Arbeiten von BLACKSTAD u. KJAERHEIM (1961), GREEN u. MAXWELL (1961), BLACKSTAD (1963), McLARDY (1963), IBATA (1968) und WENZEL *et al.* (1972, 1973). — Eine Golgi-Studie über die Gliazellen des Hippocampus bei Katze, Maus und Ratte hat CUPEDO (1970) vorgelegt.

Die Beschreibung der Feinstruktur des Hippocampus wird für seine Hauptteile (Subiculum, Cornu ammonis und Fascia dentata) getrennt durchgeführt, für die Hauptfelder des Cornu ammonis (CA1, CA2/3) nur, insofern sich deutliche Unterschiede zeigen. Innerhalb der Strukturen wird die Beschreibung nach Schichten erfolgen.

8.9.5.1. Subiculum

Von allen Grundstrukturen des Hippocampus hat das Subiculum die geringste Beachtung gefunden. Die folgenden Ausführungen basieren auf den Untersuchungen von LORENTE DE NO (1934).

Wie weiter vorn (Abschnitt 8.9.1.1.) bereits ausgeführt, gliedert LORENTE DE NO das Gebiet zwischen der Regio praesubicularis und dem Cornu ammonis, das wir in seiner Gesamtheit (in Übereinstimmung mit vielen Autoren wie CAJAL, BLACKSTAD, u. a.) als Subiculum auffassen, in Prosubiculum und Subiculum. Im Subiculum unterscheidet er zwei (Sub a und b), im Prosubiculum drei Felder (Prosub a, b und c) doch betont er selbst, daß die Grenzen mehr oder weniger willkürlich sind. Wir haben diese Untergliederung nicht übernommen. Sub a hat eine oberflächliche Körnerlage und wird von uns zur präsubikulären Rinde des Periarchicortex gerechnet. LORENTE DE NO hat aufgrund der großen Ähnlichkeit dieser Nachbarstrukturen diese Möglichkeit der Zusammenfassung ebenfalls offengelassen. — Die Beschreibung des Subiculum von CAJAL (1903, 1911) scheint sich ebenfalls auf dieses körnerreiche Gebiet zu beziehen und wir werden sie wegen dieser Unsicherheit nur sehr begrenzt berücksichtigen.

(1) Stratum moleculare

Plexiforme Schicht bei CAJAL (1903, 1911) und LORENTE DE NO (1934).

Diese Schicht (I in Abb. 327—329) ist sehr breit und vor allem in oberflächlichen Lagen reich an Markfasern. Sie enthält den aus der entorhinalen Rinde kommenden „Tractus perforans" (P.f. in Abb. 329). Einige der Fasern geben nach LORENTE DE NO im Subiculum absteigende Kollateralen ab, die im allgemeinen in der tiefen Zone des Stratum moleculare horizontale Fasern bilden, sich manchmal aber auch zwischen den Pyramiden der zweiten Schicht verzweigen. — Wesentlicher Bestandteil der tieferen Zone des Stratum moleculare sind die peripheren Dendriten der Pyramidenzellen des darunterliegenden Zellbandes. Aus dem Zellband kommen weiterhin aufsteigende Axone (CAJAL, 1893a) und Axonkollateralen (Abb. 327) dieser Pyramidenzellen, sowie Dendriten und Axonverzweigungen kurzaxoniger Zellen (Abb. 328).

Die wenigen Nervenzellen[388]) der Molekularschicht entsprechen wahrscheinlich kurzaxonigen Zellen (Abb. 329), wie sie in der gleichen Schicht auch im Ammonshorn vorkommen. Sie konnten von LORENTE DE NO nicht mit der Golgi-Methode selbst, sondern nur mit der Modifikation nach Golgi-Cox dargestellt werden. Auch CAJAL (1893a) erwähnt Golgi II-Zellen, deren Axone sich mehr oder weniger horizontal in der Molekularschicht verzweigen.

(2) Stratum pyramidale

Schicht der mittelgroßen und großen Pyramiden bei CAJAL (1903); Schicht der modifizierten Ammonshornpyramiden und Schicht der prosubikulären Pyramiden (im Prosubiculum) bzw. Schicht der großen Pyramiden und Schicht der kleinen tiefen Pyramiden (im Subiculum) bei LORENTE DE NO (1934).

Das Zellband des Subiculum ist nur undeutlich in ein Stratum pyramidale und ein Stratum multiforme geschieden. Die Pyramidenzellen der oberflächlichen Zone des Stratum pyramidale (II in Abb. 327—329) entsenden ihre Spitzendendriten

[388]) Die von CAJAL (1903) erwähnten Zellinseln — bei LORENTE DE NO sind sie Teil des Zellbandes — gehören nach unserer Auffassung zum präsubikulären Nachbargebiet.

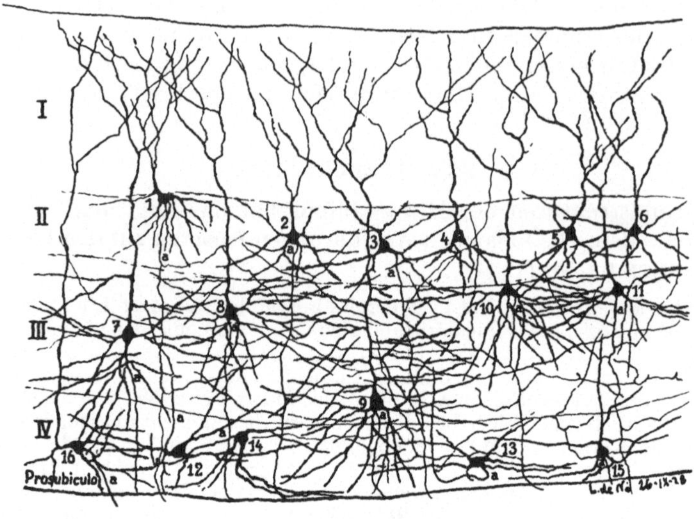

Abb. 327

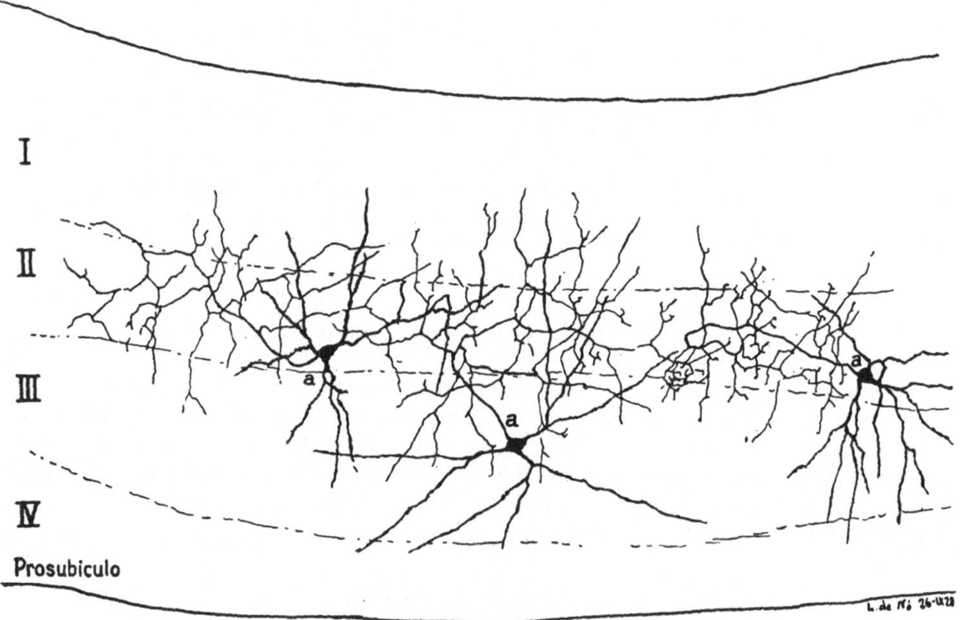

Abb. 328

Abb. 327—328. Einige Zelltypen aus dem Subiculum der Maus (aus LORENTE DE NO, 1934). Golgi-Methode, *a* Axon, I—IV Schichten des Subiculum (Prosubiculum bei LORENTE DE NO). Abb. 327: *1—6* kleine oberflächliche Pyramiden (modifizierte Ammonshorn-Pyramiden); *7, 8, 10, 11* prosubikuläre Pyramiden; *9* große Pyramide aus dem unteren Teil der Schicht III; *12, 13, 14* Zellen mit aufsteigenden Axonen; *15, 16* Zellen der Schicht IV mit in die weiße Substanz absteigenden Axonen. Abb. 328. Kurzaxonige Zellen der Schichten II und III, die den Korbzellen des Ammonshorns ähnlich sind

in die Molekularschicht. Die basalen Dendriten bilden einen Plexus, der hauptsächlich aus horizontal orientierten Zweigen besteht, die über die Grenzen der Zone nicht hinausgehen (Abb. 327). Die Körper der Pyramidenzellen der tieferen Zone (III in Abb. 327—329) haben eine weniger elegante Form und sind in Nissl-Präparaten oft dreieckig. Im Unterschied zu den mehr oberflächlichen Pyramiden haben ihre peripheren Dendritenstämme Seitenzweige, die sich in der gleichen

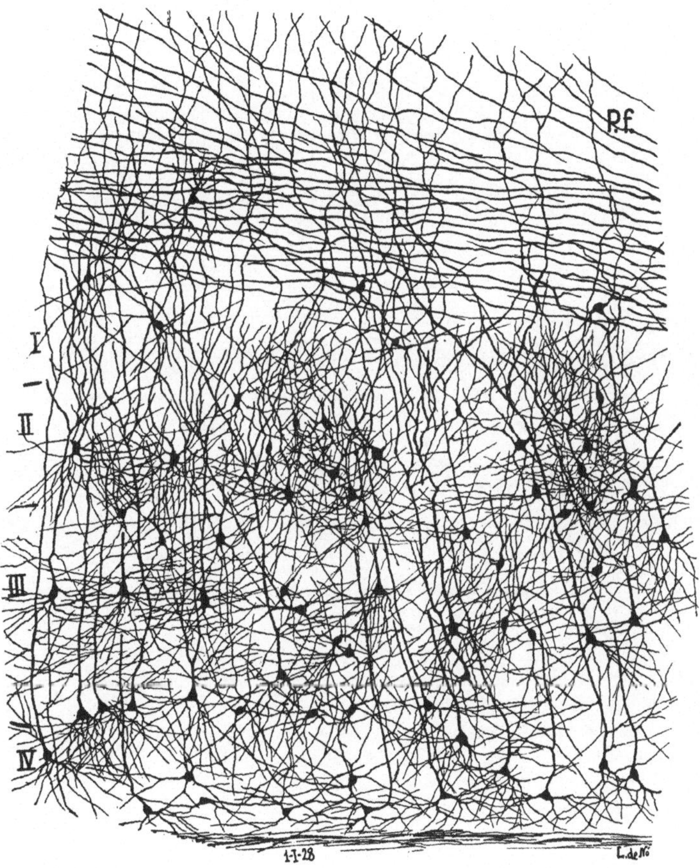

Abb. 329. Zelltypen des Subiculum bei *Macaca* (aus Lorente de Nó, 1934). Golgi-Methode. *P.f.* Fasern des Tractus perforans, I—IV Schichten des Subiculum (Prosubiculum bei Lorente de Nó)

Zone verzweigen und hier einen protoplasmatischen Plexus bilden (Abb. 327). Beim Durchgang durch die mehr oberflächlichen Pyramiden fehlen diese Seitenzweige; in der Molekularschicht verzweigen sich die peripheren Stämme ebenso wie die der oberflächlichen Pyramiden. — Die Axone aller Pyramiden gehen in die weiße Substanz, häufig nach Abgabe mehrerer Kollateralen. Einige der Axone gehen nach Lorente de Nó in den Periarchicortex (präsubikuläre und entorhinale Regionen), die Mehrzahl jedoch in den Alveus des Ammonshorns. Sie sollen Kollateralen in CA1 und möglicherweise auch in CA2 abgeben und sich der Fimbria anschließen (Abb. 359).

Im Stratum pyramidale gibt es weiterhin viele kurzaxonige Zellen, die nach Lorente de No den Korbzellen des Ammonshorns ähneln. Mit ihren Ausläufern scheinen sie vor allem die oberflächlichen Pyramiden einzuhüllen (Abb. 328).

Die Aussage von Schaffer (1892), daß im Subiculum oberflächliche kleinere Pyramiden und tiefere Riesenpyramiden besonders deutlich zu unterscheiden seien, läßt sich mit der Beschreibung von Lorente de No nur schwer vereinbaren. Auch Cajal (1903, S. 68) weist darauf hin, daß sich die oberflächlichen und tiefen Zellen größenmäßig wenig unterscheiden; in Nissl-Präparaten gewinnt man den gleichen Eindruck.

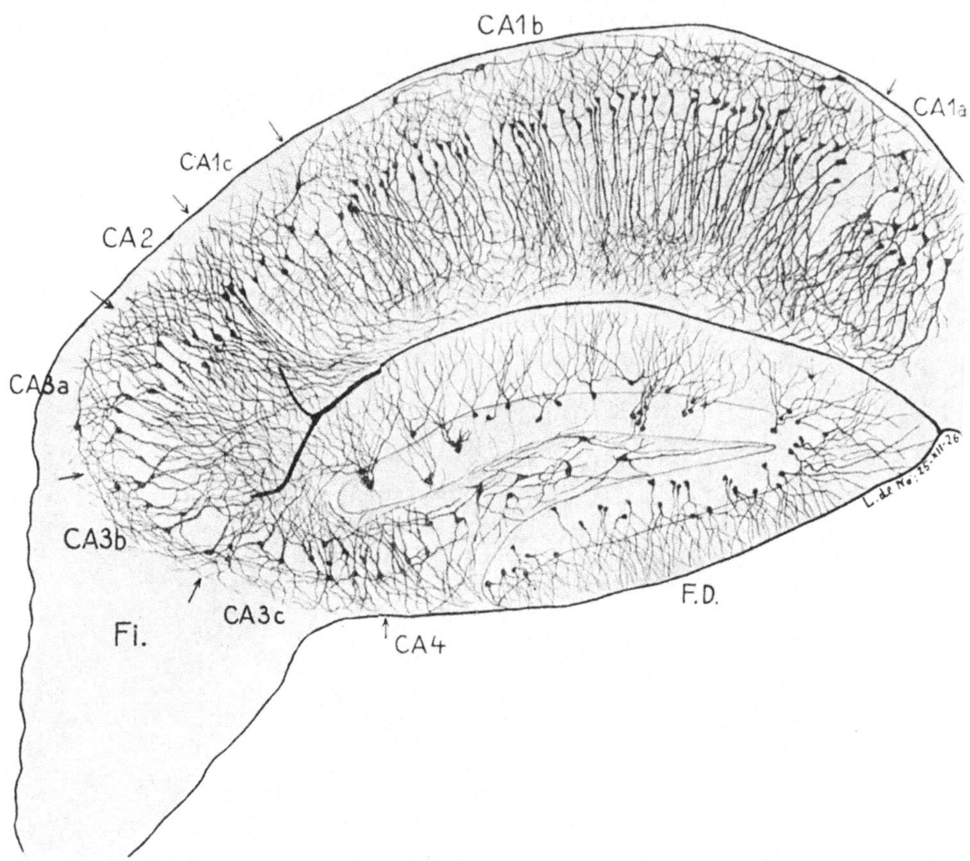

Abb. 330. Sagittalschnitt durch den Hippocampus der adulten Maus mit Darstellung der Unterfelder (aus Lorente de No, 1934). Golgi-Cox-Methode. *F.D.* Fascia dentata, *Fi.* Fimbria

Als Besonderheit der großen subikulären Neurone hebt Braak (1972b, Mensch) hervor, daß sich neben Pigmentansammlungen im apikalen Cytoplasma bemerkenswerte Konzentrationen von Lipofuscinen auch in mittleren Teilen der apikalen Dendriten finden. Ein solches Verteilungsmuster soll im Zentralnervensystem des Menschen sehr selten sein. Im Unterschied dazu findet sich in den Neuronen der Lamina interna (unser Stratum multiforme ?) das Lipofuscin nur in den Perikarya.

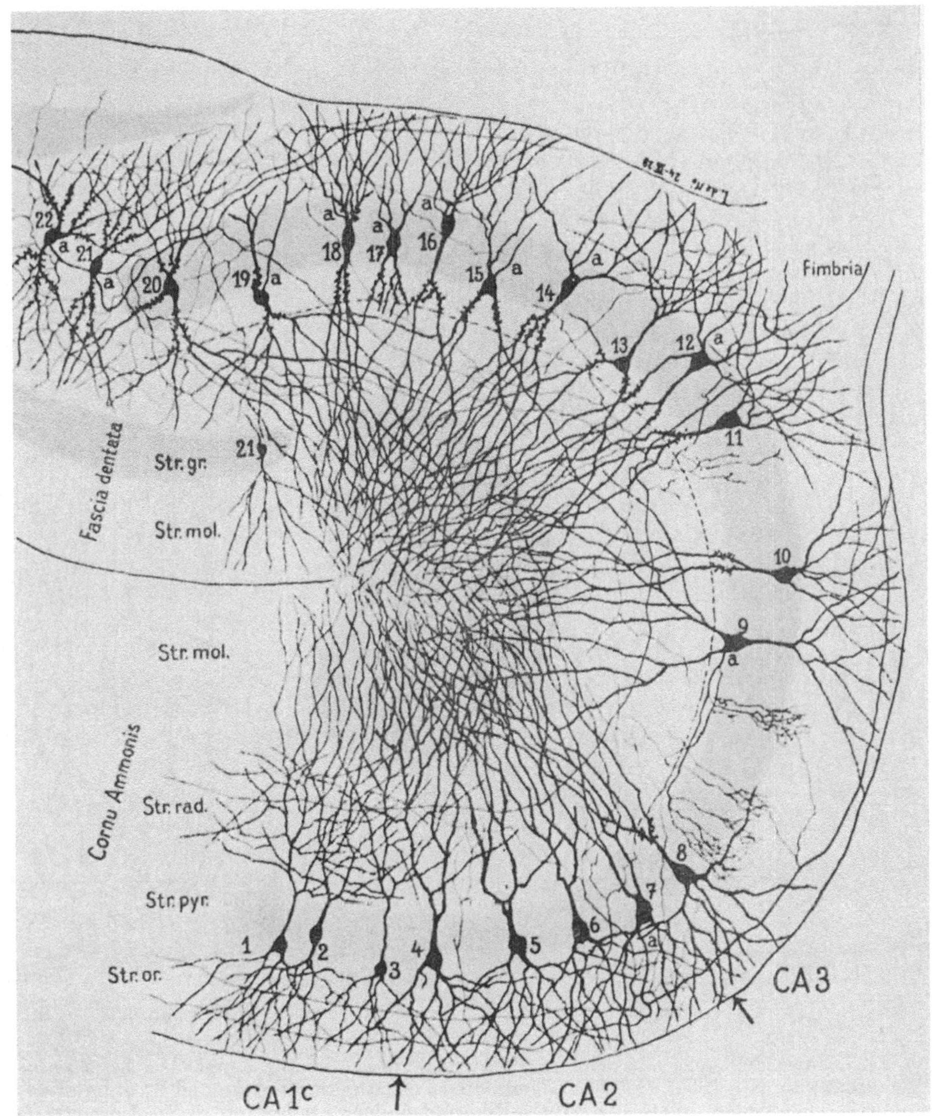

Abb. 331. Typen von Pyramidenzellen in verschiedenen Ammonshornfeldern der 12 Tage alten Maus (aus LORENTE DE NO, 1934). Golgi-Methode. Schichten von oben nach unten: *Str.gr.* Stratum granulare, *Str. mol.* Stratum moleculare in der Fascia dentata bzw. Substratum eumoleculare-lacunosum im Ammonshorn, *Str.rad.* Substratum radiatum, *Str. pyr.* Stratum pyramidale, *Str.or.* Stratum oriens. *1—3* CA1-Pyramiden, *4—7* CA2-Pyramiden, *8*, *10—20* CA3-Pyramiden, *9* pyramidale Korbzelle, *21—22* CA4-Pyramiden, *21* Körnerzelle der Fascia dentata. *a* Axon

(3) *Stratum multiforme*

Auch in dieser Schicht (IV in Abb. 327—329) unterscheidet LORENTE DE NO (1934) zwei Lagen, und zwar eine Lage der Kugelzellen und eine Lage der polygonalen Zellen. In der Lage der Kugelzellen beschreibt LORENTE DE NO drei Typen: 1. Zellen, deren Dendritenstamm die plexiforme Schicht erreicht, ohne Seiten-

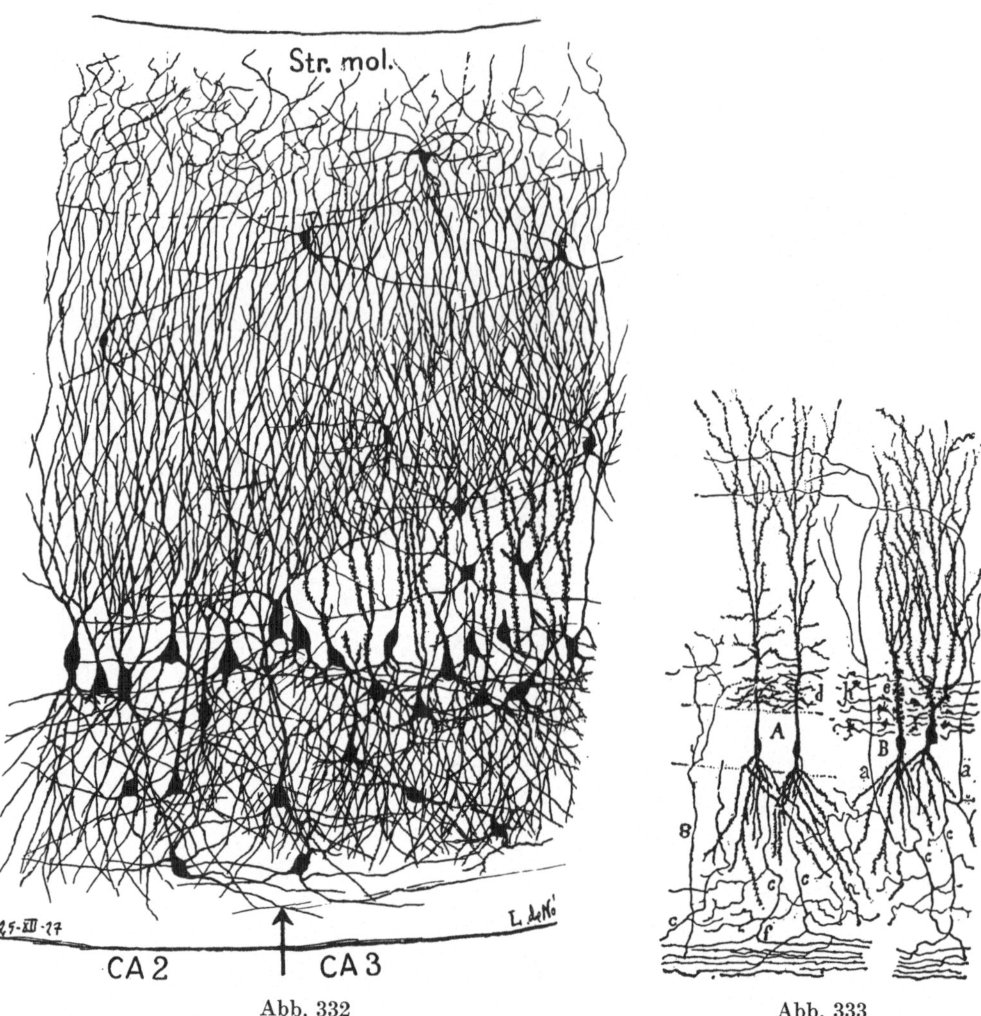

Abb. 332

Abb. 333

Abb. 332. Einige Zelltypen aus dem Übergangsgebiet zwischen CA2 und CA3 bei *Macaca* (aus LORENTE DE NO, 1934). Golgi-Cox-Methode. In Stratum moleculare und Stratum oriens kurzaxonige Zellen. In CA3 haben die Pyramiden einen Stamm mit dicken Dornen

Abb. 333. Gegenüberstellung von CA1- und CA3-Pyramiden (aus CAJAL, 1911). Golgi-Methode. Einen Monat altes Kaninchen. *A* CA1-Pyramiden, *B* CA3-Pyramiden, *a* Schaffer-Kollateralen, *c* Axone, *d* kleine dornige Zweige des Stammes der CA1-Pyramiden, *e* dicke Auswüchse des Stammes der CA3-Riesenpyramiden, *f* feine Kollateralen in der weißen Substanz, *g* Kollaterale aus einer Faser des Alveus, *h* Moosfasern

zweige in das Stratum pyramidale zu entsenden (16 in Abb. 327), 2. Zellen, deren Dendriten im Stratum pyramidale endigen (15 in Abb. 327) (die Axone beider Typen gehen die weiße Substanz) und 3. Kugelzellen mit aufsteigenden Axonen. — In der Lage der polygonalen Zellen haben die Zellen im allgemeinen aufsteigende Axone (12, 13, 14 in Abb. 327), die zumeist nicht über das Stratum pyramidale hinausgehen.

8.9.5.2. Cornu ammonis, Golgi-Studien

Cytoarchitektonisch hatten wir deutliche Unterschiede, die für die ganze aufsteigende Säugerreihe gelten, nur zwischen CA1 einerseits und CA2/3 andererseits gefunden. Diese Unterschiede treten auch in der Struktur der Bauelemente im Golgi-Bild deutlich hervor, wie bereits SCHAFFER (1892), CAJAL (1893a, 1903, 1911), u. a. gezeigt haben. LORENTE DE NO (1934) kam in seiner Untersuchung, in der beide Methoden kombiniert sind, durch Berücksichtigung feinerer Unterschiede auch im Golgi-Bild zu einer mehr detaillierten Gliederung. Er unterscheidet in CA1 und CA3 jeweils drei Unterfelder (a, b und c) (Abb. 330).

Die nachfolgende Beschreibung der Morphologie der Strukturelemente des Ammonshorns wird sich im wesentlichen auf die Untersuchungen der vorstehend erwähnten Autoren stützen, insbesondere auf jene von LORENTE DE NO. Wir beginnen diese Beschreibung nicht mit der ersten Schicht, dem Stratum moleculare (1), sondern mit den wichtigsten strukturellen Elementen des Ammonshorns, den Pyramidenzellen, die mit ihren Ausläufern zu den übrigen Schichten und Unterschichten wesentlich beitragen, diese beeinflussen und formen.

(2) Stratum pyramidale

Stratum corporum nerveorum (GANSER, 1882); Stratum cellularum pyramidalium (SCHAFFER, 1892; DOINIKOW, 1908); Stratum pyramidale (LORENTE DE NO, 1934).

LORENTE DE NO (1934) unterscheidet in dieser Schicht drei Zelltypen, und zwar typische Pyramiden, pyramidale Korbzellen und Pyramidenzellen mit aufsteigenden Axonen.

Die *typischen Pyramiden* (Abb. 331—333) wurden von GOLGI entdeckt, der auch ihre charakteristische Form beschrieb. Nach CAJAL (1893a) unterscheiden sie sich von den Pyramidenzellen des Isocortex durch die Spindel- oder Eiform des Zellkörpers und durch den Mangel an seitlichen Dendriten. Die basalen Dendriten sind hingegen mächtig entwickelt, und ähneln den Wurzeln eines Baumes (SCHAFFER, 1892). Sie verzweigen sich im Stratum oriens (3), wo sie mit einem Plexus aus Fasern und Kollateralen in Verbindung stehen. Der aufsteigende Dendritenstamm bleibt bis zum Substratum radiatum ungeteilt und bildet dann zahlreiche Nebenäste und Büschel divergierender Fasern, die bis an die Peripherie der Rinde gehen. Alle Ausläufer sind stark dornig.

Die Axone der typischen Pyramiden gehen vom Zellkörper oder einem starken Dendriten schräg absteigend unter Abgabe mehrerer verästelter Kollateralen in den Alveus. Die Kollateralen bilden ein sehr dichtes Geflecht (Abb. 333). Sie endigen zwischen tiefen polymorphen Zellen und stehen nach CAJAL mit vielen Ästen von Golgi II-Zellen in Kontakt[389]). Andere steigen auf und verzweigen sich oberhalb der Pyramidenschicht (auch SALA, 1891). Nach SCHAFFER sind die Kollateralen durchwegs auffallend dünner als die Axone. Letztere können sich bei der Umbiegung in den Alveus in einen dickeren und einen dünneren Ast teilen (CAJAL).

In einem Teil des Zellbandes (CA3 nach LORENTE DE NO; näheres auf S. 618) geben die dicken Axone der Pyramiden Kollateralen ab, von denen einige kurz sind und im Stratum oriens oder zwischen anderen Pyramidenzellen endigen. Eine der Kollateralen ist jedoch sehr dick und markhaltig. Sie kreuzt das Stratum pyramidale und das Substratum lucidum bzw. radiatum und geht in das Substratum lacunosum, wo sie zu einer horizontalen Faser wird (Abb. 333). Diese besondere Form der Kollateralen wurde von SCHAFFER (1892) entdeckt und wird

[389]) In dieses Geflecht sollen auch Kollateralen von Fasern des Alveus eintreten.

seit KOELLIKER (1896), der sie auch beim Menschen darstellte, als Schaffersche Kollaterale bezeichnet.

In ihrer Gesamtheit bilden die Schaffer-Kollateralen einen wesentlichen Bestandteil des markhaltigen Stratum lacunosum. Nach CAJAL (1893a) geben die Fasern feine Ästchen ab, die sich vor allem in CA1 im Substratum lacunosum selbst oder im darunterliegenden Substratum radiatum verzweigen. Auf diesem Wege besteht nach CAJAL eine Verbindung zwischen den beiden Hauptgebieten (CA2/3 und CA1; nach LORENTE DE NO nur mit Teilen von CA1, s. Abb. 361).

Weitere Unterschiede zwischen CA1 und CA2/3 bestehen in den Pyramidenzellen selbst. Die großen, auch als Riesenpyramiden bezeichneten Zellen von CA2/3 sind, wie schon GOLGI gezeigt hat, unregelmäßiger und ihre Dendritenbüschel kürzer und gröber (CAJAL, 1893a). Der Stamm ihrer aufsteigenden Dendriten zeigt im Bereich des Substratum lucidum große seitliche Auswüchse, wahre Warzen, zwischen denen sich Ausbuchtungen befinden, die dazu bestimmt sind, die von den Körnerzellen der Fascia dentata kommenden Axone (Moosfasern) aufzunehmen (Abb. 331—333). Solche Auswüchse fehlen an den Pyramiden von CA1. Letztere kommen nach CAJAL nicht mit gröberen Fasern, sondern nur mit feinsten Kollateralen in Verbindung und besitzen dementsprechend viele kurze und feine Dornen. In CA4 und benachbarten Teilen von CA3 finden sich die Auswüchse an allen Dendritenstämmen (Abb. 331).

Die *pyramidalen Korbzellen* (9 in Abb. 331, 1 und 4 in Abb. 334) haben nach LORENTE DE NO (1934) Körper und Dendriten, die jenen der typischen Pyramidenzellen ähnlich sind. Der Unterschied liegt im Feld CA3, wo sich die pyramidalen Korbzellen von den echten Pyramiden dadurch unterscheiden, daß sie nicht in Kontakt mit den Axonen der Körnerzellen der Fascia dentata (Moosfasern) stehen, und ihnen deswegen die für diesen Kontakt charakteristischen Warzen fehlen. — Die Axone liegen entweder horizontal und haben zahlreiche absteigende Zweige, oder sie sind aufsteigend und haben mehrere horizontale Zweige. Aufsteigende Axone verzweigen sich im Substratum radiatum, erreichen aber auch das Substratum eumoleculare. Die von den horizontalen Zweigen absteigenden Kollateralen verzweigen sich im Stratum pyramidale und bilden pericelluläre Nester.

Die *Pyramidenzellen mit aufsteigenden Axonen* (1 in Abb. 335, 3 in Abb. 336) wurden nach LORENTE DE NO von KOELLIKER (1896) entdeckt. Die Zellkörper und absteigenden Dendriten ähneln jenen der Pyramidenzellen, aber die aufsteigenden Dendriten gehen ohne Vermittlung eines Stammes direkt vom Zellkörper aus. Sie verzweigen sich im Substratum radiatum und haben im allgemeinen auch Zweige für das Substratum eumoleculare. Die Axone erzeugen im Substratum radiatum einen Plexus hauptsächlich aus horizontalen Zweigen; nur wenige Zweige steigen in das Stratum pyramidale ab (im Unterschied zu den Korbzellen).

Wegen der innigen Vermischung, die besonders bei den höheren Primaten zwischen Stratum pyramidale und Stratum oriens auftritt, und die es teilweise unmöglich macht, diese Schichten voneinander zu trennen (s. S. 518), soll noch vor dem Stratum moleculare das Stratum oriens erörtert werden. Da im Nissl-Bild bei den höheren Primaten klare Unterschichten in der gemischten Schicht (Stratum pyramidale-oriens) nicht deutlich sind (Abb. 315, 316), ist es wahrscheinlich, daß sich verschiedene der nachstehend für das Stratum oriens beschriebenen Zelltypen zumindest teilweise mit den Zellen des Stratum pyramidale durchmischen. Die Beschreibung kann entsprechend dem Grad der Durchmischung nur bedingt für alle Arten zutreffen.

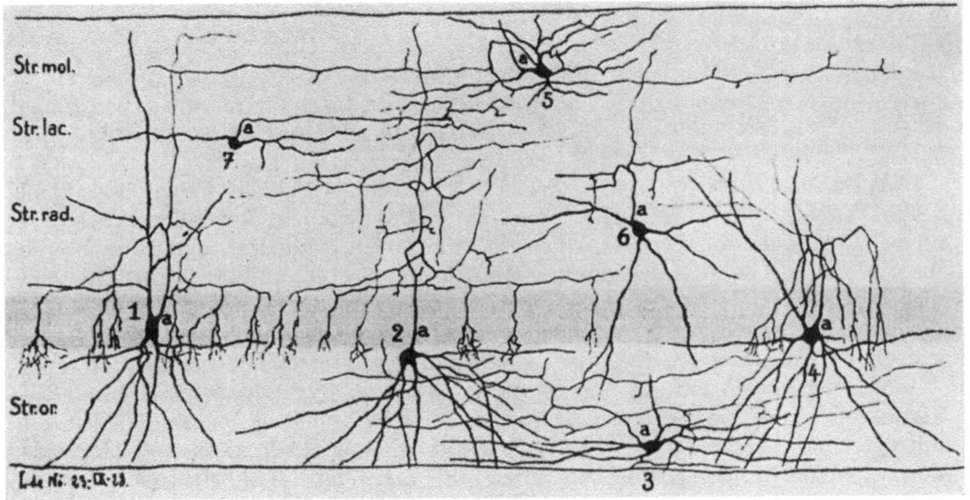

Abb. 334

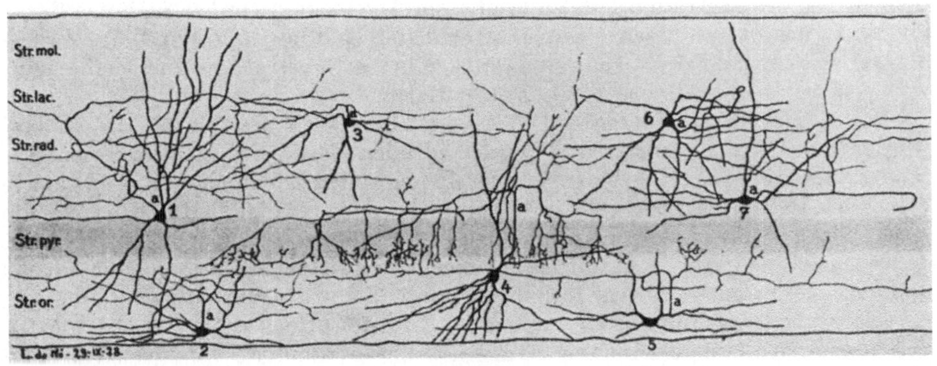

Abb. 335

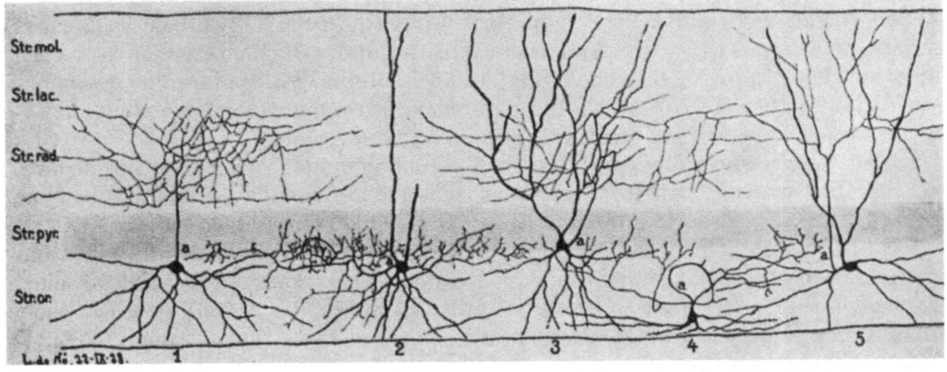

Abb. 336

Abb. 334—336. Kurzaxonige Zellen aus dem Feld CA1 der 12 Tage alten Maus (aus LORENTE DE NO, 1934). Golgi-Methode. Schichten von oben nach unten: *Str.mol.* Substratum eumoleculare, *Str. lac.* Substratum lacunosum, *Str.rad.* Substratum radiatum, *Str.pyr.* Stratum pyramidale, *Str.or.* Stratum oriens. *a* Axon. Hinweise auf die Ziffern im Text

(3) *Stratum oriens*

Stratum moleculare primum (KUPFFER, 1859, nach HENLE, 1871); Stratum album profundum (GANSER, 1882); Stratum oriens (SCHAFFER, 1892; CAJAL, 1893a; KOELLIKER, 1896; u. a.); Stratum multiforme (IBATA, 1968).

Ausführliche Beschreibungen der Elemente dieser Schicht haben SCHAFFER (1892), CAJAL (1893a) und LORENTE DE NO (1934) gegeben. Sowohl SCHAFFER als auch CAJAL haben das Stratum oriens in zwei Zonen gegliedert, und zwar in eine obere subpyramidale (SCHAFFER) bzw. plexiforme (CAJAL) und in eine untere Zone oder Zone der spindelförmigen und multiformen Zellen (CAJAL). KOELLIKER (1896) hat diese Untergliederung bemängelt und es ist wahrscheinlich, daß für die verschiedenen Auffassungen die oben erwähnten Artunterschiede maßgeblich sind.

LORENTE DE NO hat alle unterhalb des Stratum pyramidale vorkommenden Nervenzellen zusammengefaßt und beschreibt sechs Typen: horizontale Zellen mit aufsteigenden Axonen, polygonale Zellen mit aufsteigenden Axonen, horizontale Korbzellen, polygonale Korbzellen, horizontale Zellen mit im Substratum radiatum verzweigten Axonen und Zellen mit horizontalen Axonen. Die folgende Beschreibung lehnt sich eng an jene von LORENTE DE NO (1934, S. 123) an.

Die horizontalen Zellen mit aufsteigenden Axonen (a in Abb. 337) liegen im tiefsten Teil des Stratum oriens und selbst im Alveus und wurden auch von SALA, SCHAFFER und CAJAL beschrieben. Die Dendriten sind horizontal und ihre Zweige bleiben im Stratum oriens. Die Axone steigen in das Substratum eumoleculare auf, wo sie sich in mehrere horizontale Zweige teilen.

Die *polygonalen Zellen mit aufsteigenden Axonen* (5 in Abb. 336, A in 338) wurden von CAJAL entdeckt und werden in allen Zonen des Stratum oriens gefunden. Sie sind den zuvor beschriebenen horizontalen Zellen ähnlich, weil sie wie diese viele Dendriten haben, die im Stratum oriens verzweigt sind und Axone, die in das Substratum eumoleculare aufsteigen. Sie unterscheiden sich jedoch darin, daß sie einen bis in das Substratum eumoleculare aufsteigenden Dendriten haben, und daß das Axon manchmal Kollateralen in das Substratum radiatum gibt.

Charakteristisch für die *Korbzellen* des Stratum oriens ist der reiche Plexus, der von ihren Axonverzweigungen im Stratum pyramidale gebildet wird. Den tiefen Dendriten sollen nach CAJAL (1893a) die für die Dendriten der Pyramidenzellen so charakteristischen Spitzen und Dornen fehlen (Kaninchen), doch betont KOELLIKER (1896, S. 745) ihr Vorhandensein bei der Katze.

Die *horizontalen Korbzellen* (2 in Abb. 334, C in Abb. 338) haben Dendriten nur im Stratum oriens. Die Axone steigen auf und erreichen das Substratum radiatum, manchmal auch die höheren Unterschichten. Während ihres aufsteigenden Verlaufs geben sie viele horizontale Zweige ab, von denen absteigende Kollateralen abgehen, die sich im Stratum pyramidale verzweigen.

Die *polygonalen Korbzellen* (2 in Abb. 336) haben neben zahlreichen Dendriten, die sich im Stratum oriens verzweigen, einen aufsteigenden Stamm, der das Substratum eumoleculare erreicht (b in Abb. 337 und D in Abb. 338 nach LORENTE DE NO wahrscheinlich unvollständig). Die Axone gehen nicht durch das Stratum pyramidale hindurch, sondern teilen sich in zwei oder mehr horizontale Zweige, die im Stratum pyramidale oder unmittelbar darunter liegen und ziemlich viele aufsteigende Kollateralzweige abgeben, die sich wiederholt teilen. Einige Kollateralen verbleiben im Stratum oriens.

Die *horizontalen Zellen mit im Substratum radiatum verzweigten Axonen* (1 in Abb. 336) haben horizontale Dendriten, die im Stratum oriens verbleiben.

Die *Zellen mit horizontalen Axonen* (3 in Abb. 334, 2 und 5 in Abb. 335, 4 in Abb. 336) wurden von KOELLIKER (1896) entdeckt. Sie haben kugelförmige Körper; die Dendriten verbleiben im Stratum oriens. Die Axone gehen horizontal und geben ziemlich viele Kollateralen ab, die sich im Stratum oriens verzweigen. Mitunter gehen Zweige auch in das Stratum pyramidale.

Einen wesentlichen Bestandteil des Stratum oriens machen die Dendritenbüschel der basalen Dendriten der Pyramiden aus. Der mit ihnen in Kontakt stehende *Faserplexus* besteht nach SCHAFFER aus den zum Alveus gehenden Axonen der Pyramidenzellen und deren reichen Kollateralen (Abb. 333), sowie den Axonen und Verzweigungen von polymorphen, fusiformen und Golgi II-Zellen. Hinzu kommen aus dem Alveus aufsteigende afferente Fasern und Kollateralen (s. Abschnitt 8.9.7.1.), sowie in CA2/3 die Anfangsstrecken der Schaffer-Kollateralen und in Nachbarschaft von CA4 auch die infrapyramidalen Moosfasern (s. Abb. 357).

Alveus oder Muldenblatt

Obwohl der Alveus keine Rindenschicht des Ammonshorns ist, sondern dessen weiße Substanz darstellt, soll er hier der Vollständigkeit halber mit erwähnt werden. Im wesentlichen setzt er sich aus den Efferenzen des Ammonshorns, d. h. den Axonen der Pyramidenzellen zusammen, wobei diese nach CAJAL (1893a) nicht von gleicher Dicke sind, sondern feine und grobe Fasern gemischt vorkommen. Die feinen Fasern sind in der „oberen Region" (CA1) besonders zahlreich und sollen in Höhe des Subiculum ein dickes Bündel bilden. CAJAL vermutet in ihnen Kollateralen der Pyramidenaxone, die möglicherweise mit der Commissura hippocampi[390]) in Verbindung stehen. Für das Ammonshorn der Gegenseite wären diese Fasern afferent. Weitere im Alveus verlaufende afferente Fasern kommen von der Regio entorhinalis (Tractus alvearis). An weiteren Bestandteilen des Alveus wurden beschrieben: 1. Axone von polymorphen Zellen (CAJAL, 1893a), 2. kleine Gruppen meist spindelförmiger Zellen (GOLGI, 1886; SALA, 1891), bei denen es sich wahrscheinlich um verlagerte Zellen des Stratum oriens handelt und 3. basale Dendriten der Pyramidenzellen (SCHAFFER, 1892). — Nach SALA (1891) gehen auch Axone von den Körnerzellen der Fascia dentata in den Alveus, ein Befund, der in späteren Untersuchungen nicht bestätigt wurde.

Ependym und Glia

Nach CAJAL (1893a) zeigt die dem Seitenventrikel zugewandte Oberfläche eine einfache Schicht von Ependymzellen prismatischer oder kubischer Gestalt. Der von der Tiefe ausgehende starke Fortsatz verändert sich mit dem Alter der Tiere. Er kann bei Neugeborenen noch das ganze Ammonshorn durchdringen, wird dann aber mit zunehmendem Alter reduziert. Beim Erwachsenen sind die sehr stachligen und gefiederten Ausläufer auf den Bereich der markhaltigen Fasern des Alveus begrenzt.

SCHAFFER (1892) beschreibt für den Alveus zwei Arten von Gliazellen. In der Nähe der Ansatzstelle der Fimbria sowie an der Umbiegungsstelle des Subiculum in das Ammonshorn fallen Gliazellen auf, die an der Ventrikeloberfläche des Alveus wie Ependymzellen nebeneinander aufgereiht sind. Diese haben neben feinen, sehr zahlreichen, welligen, kurzen Fortsätzen *einen* starken Fortsatz aufwärts gegen die Pyramiden gerichtet. Dieser biegt in Höhe der fusiformen Zellen des Stratum oriens in die Richtung der Alveusfasern um und verläuft in geschwungenem Bogen aufwärts gegen den Hilus bzw. das Substratum lacunosum. Mit den Alveusfasern, mit denen er eine Strecke verläuft, ist er nicht zu verwechseln, weil er mit feinsten Anhängseln reich besetzt ist, während die Axone vollkommen glatt erscheinen. Solche Zellen kommen auch im Alveus vor. — Die

[390]) Psalterium dorsale (s. S. 601).

zweite Art von Gliazellen findet sich im Alveus und in allen Schichten des Ammonshorns. Es handelt sich um frei im Gewebe liegende Zellen, die zahlreiche feine Fäden in alle Richtungen entsenden.

CUPEDO (1970) hat die vorkommenden Gliazellen mit der Golgi-Cox-Methode eingehender untersucht. Nach CUPEDO überwiegen Mikrocyten, die hauptsächlich im Stratum pyramidale und im Substratum radiatum liegen und hier vielfach inmitten der dendritischen Verzweigungen der Pyramidenzellen. Daneben wurde eine kleinere Zahl von Oligodendrocyten und protoplasmatischen Astrocyten beobachtet, während fibröse Astrocyten nicht dargestellt werden konnten. Zwischen diesen klassischen Typen der Gliazellen bestehen Übergänge. Perineuronale Satellitenzellen, hauptsächlich Mikrocyten, haben Kontakt mit den Zellkörpern und Dendriten einer oder mehrerer Pyramidenzellen.

(1) Stratum moleculare

Stratum album superficiale (GANSER, 1882); Lamina zonalis (ROSE, 1927a, b; u. a.).

Die Gesamtheit der zellarmen äußeren Schicht, die von der Rindenoberfläche bis an das Zellband heranreicht, bezeichnen wir ebenso wie in anderen Rindengebieten als Stratum moleculare. Dieses Stratum wird nach diversen histologischen Untersuchungsmethoden im Ammonshorn in verschiedene Unterschichten gegliedert (s. 8.9.1.2.).

(1a) Substratum eumoleculare

Stratum moleculare (CAJAL, 1893a, 1911; LORENTE DE NO, 1934).

Bei vielen der älteren Autoren wurde das Substratum eumoleculare in eine markfaserreiche oberflächliche Zone und eine markfaserärmere tiefe Zone untergliedert.

Oberflächliche Zone: Lamina nuclearis oder Kernblatt (MEYNERT, 1872; GANSER, 1882; SALA, 1891; SCHAFFER, 1892); Lamina medullaris (MEYNERT, 1872; GANSER, 1882); Lamina medullaris circumvoluta (KRAUSE, 1876; SALA, 1891); Lamina medullaris involuta (SCHAFFER, 1892); Stratum zonale (KOELLIKER, 1896; DOINIKOW, 1908).

Tiefe Zone: Stratum moleculare (SCHAFFER, 1892; KOELLIKER, 1896; DOINIKOW, 1908; u. a.).

Die oberflächliche Zone wird nach SCHAFFER (1892) vor allem von jenen Tangentialfasern gebildet, die auch dem Subiculum aufliegen (auch CAJAL, 1893a)[391]). Hinzu kommen die Axonverzweigungen der im Stratum oriens (3) liegenden polymorphen Zellen mit aufsteigenden Axonen. Nach Abgabe von Seitenzweigen in das Substratum lacunosum enden diese, sich dichotomisch verzweigend, im Substratum eumoleculare. Durch die Verzweigung dieser Endfasern entsteht nach SCHAFFER ein ziemlich dichter Filz aus feinsten Filamenten. Nach DOINIKOW (1908) fallen die aufsteigenden Axone zwischen den dünnen und mitteldicken Fasern durch ihre besondere Dicke auf. In der Peripherie angelangt, biegen sie um und nehmen einen tangentialen Verlauf. Mitunter teilen sie sich in mehrere Ästchen, die in verschiedene Richtungen gehen.

In der tieferen Zone des Substratum eumoleculare enden viele der peripheren Dendriten der Pyramidenzellen. Die feinen, radiär verlaufenden Spitzendendriten biegen nach SCHAFFER (1892) hier um und verlaufen teils schräg, teils oberflächen-

---

[391]) Es handelt sich hierbei um die Fasern des aus der Regio entorhinalis kommenden Tractus perforans, die hier und in der tieferen Zone des Substratum eumoleculare sowie im Substratum lacunosum mit den apikalen Dendriten der Ammonshornpyramiden in Kontakt treten (s. Abb. 355).

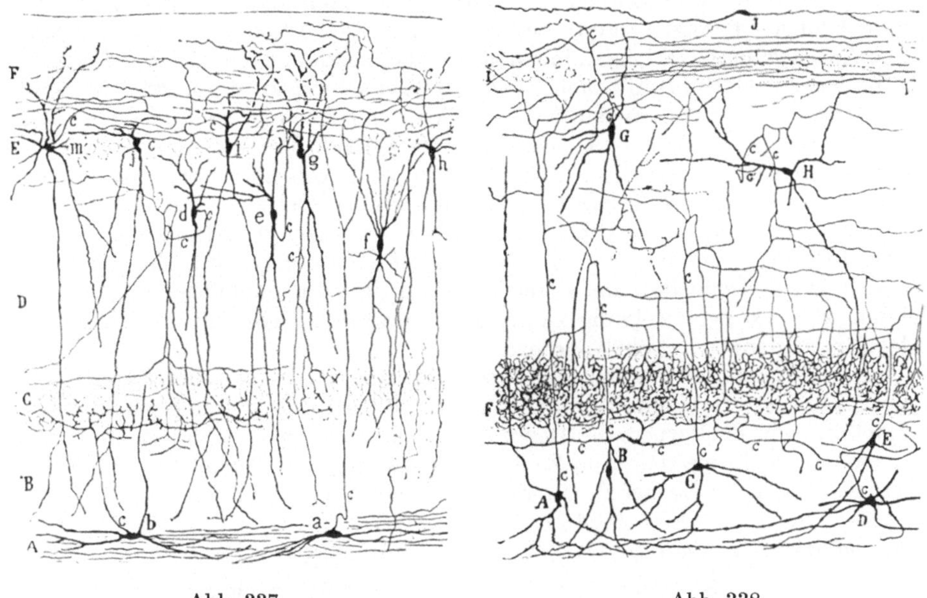

Abb. 337

Abb. 338

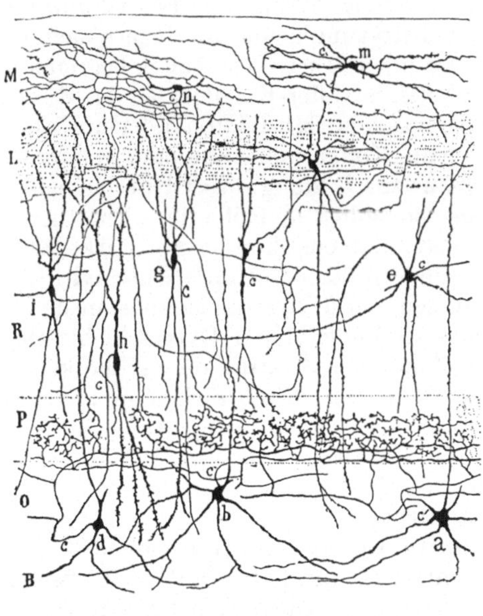

Abb. 339

Abb. 337—339. Kurzaxonige Zellen aus dem Ammonshorn des einen Monat alten Kaninchens (aus CAJAL, 1911). Golgi-Methoden. *c* Axone. Hinweise auf die Einzelzellen im Text. Abb. 337: Schichten von oben nach unten: *F* Substratum eumoleculare, *E* Substratum lacunosum, *D* Substratum radiatum, *C* Stratum pyramidale, *B* Stratum oriens, *A* weiße Substanz (Alveus). Abb. 338: *F* pericellulärer Plexus des Stratum pyramidale, *I* horizontale Fasern im Substratum lacunosum. Abb. 339: Schichten von oben nach unten: *M* Substratum eumoleculare, *L* Substratum lacunosum, *R* Substratum radiatum, *P* Stratum pyramidale, *O* Stratum oriens, *B* weiße Substanz (Alveus)

parallel. Sie werden kontinuierlich dünner und sind mit rosenkranzähnlichen Anschwellungen besetzt. Häufig enden sie nach SCHAFFER mit einer knopfähnlichen Anschwellung. Daneben finden sich viele Fasern aus den tieferen Schichten und solche, deren Herkunft nach CAJAL (1893a) schwer zu bestimmen ist, sowie zwei Arten von kurzaxonigen Nervenzellen: sternförmige und spindelförmige (CAJAL) bzw. polygonale und fusiforme (SCHAFFER). Die *kleinen sternförmigen (polygonalen) Nervenzellen* (m, n in Abb. 339, 5 in Abb. 334) haben nach CAJAL schlanke, stark varicöse Dendriten, die zumeist parallel zur Oberfläche in verschiedene Richtungen verlaufen. Die Axone sind zart und lösen sich in sehr reiche Endverästelungen von feinen varicösen Fäserchen auf. Sie verbleiben ebenso wie die Dendriten im Bereich des Substratum eumoleculare. Die Ausdehnung der Axonverzweigung kann nach LORENTE DE NO verschieden sein, ist jedoch im allgemeinen recht begrenzt.

Die nach LORENTE DE NO (1934) seit RETZIUS als Cajal-Zellen bezeichneten *Spindelzellen oder Horizontalzellen* (J in Abb. 338) sind sehr selten. Sie haben einen spindelförmigen Zellkörper; die Dendriten verlaufen horizontal und nehmen nach und nach, je mehr sie sich vom Zellkörper entfernen, das Aussehen von Nervenfasern an. Einer der Zweige dürfte das Axon sein.

(1b) Substratum lacunosum

Stratum lacunosum (MEYNERT, 1872; GANSER, 1882; u. a.); Stratum reticulare (KUPFFER 1859); Stratum medullare medium (SCHAFFER, 1892; CAJAL, 1893a).

Neben den peripheren Dendriten der Pyramidenzellen enthält diese Unterschicht nach CAJAL (1893a) viele markhaltige Fasern und unregelmäßig gelagerte Zellen. Die Fasern des Substratum lacunosum lagern sich vielfach zu parallelen, horizontalen Bündeln zusammen. Diese bestehen in begrenzten Gebieten (Abb. 361) zu einem guten Teil aus den Schaffer-Kollateralen der Riesenpyramiden von CA3 und CA4[392]). Sie verzweigen sich im Substratum radiatum, aber auch im Substratum lacunosum bildet oft jede Kollaterale zwei oder mehrere Ästchen. Weiterhin tragen nach CAJAL (1893a) zur Bildung dieser Unterschicht bei: 1. Feinste Kollateralen aus dem Alveus. Sie sollen in Höhe des Hilus besonders zahlreich sein. 2. Aus der weißen Substanz (Alveus) kommende starke Endfasern. Sie entsenden im allgemeinen Kollateralen in das Stratum oriens und in das Substratum radiatum. Die Endverzweigungen im Substratum lacunosum sind varicös und bilden ein dichtes Geflecht, welches die Zellen dieser Unterschicht umgibt. 3. Endverzweigungen der Axone von Zellen des Stratum oriens, die keine Kollateralen an den interpyramidalen Plexus abgeben. Diese dicken und wenig verzweigten Fasern enden im allgemeinen mit einer gabeligen Spaltung, deren Teiläste in entgegengesetzten Richtungen das Substratum lacunosum durchziehen. 4. Nervenfaserendigungen der Zellen des Substratum radiatum und 5. solche der Zellen des Substratum lacunosum selbst.

Die *Zellen* des Substratum lacunosum (7 in Abb. 334; g, h, i, j, m in Abb. 337) sind dreieckig oder sternförmig und haben auf- und absteigende Dendriten. Die absteigenden gehen meist von einem dicken Stamm aus, der sich bald gabelt, können aber auch getrennt vom unteren Rand der Zellen entspringen. Sie endigen verzweigt im Stratum oriens. Die aufsteigenden Dendriten divergieren stark und verlaufen im Substratum lacunosum mehr oder weniger horizontal. Hier oder im

---

[392]) Nach CAJAL (1893a), KOELLIKER (1896), RAISMAN *et al.* (1965), u. a. ist das Substratum lacunosum als eigenständige „Schicht" nur in CA1 deutlich. Nach dem Verlauf der Schaffer-Kollateralen (Abb. 361) dürfte es als schmale Zone aber auch in CA3 vorhanden sein. Auch histochemische Befunde (s. S. 530) deuten dies an.

Substratum eumoleculare laufen sie mit sehr feinen Endigungen aus. — Das Axon entspringt meist seitlich und verläuft horizontal zwischen den Nervenfasern des Substratum lacunosum. Es endet stark verzweigt mit meist horizontalen Ästchen. Viele dieser Fasern nehmen an der Bildung der horizontalen Bündel teil, andere steigen auf und enden in verschiedenen Höhen der darüberliegenden Unterschicht. — Mitunter kommen auch Zellen vor, deren Axone sich im Stratum pyramidale ausbreiten.

Lorente de No (1934) hat die Zellen des Substratum lacunosum von jenen des Substratum radiatum nicht getrennt und sie gemeinsam nach dem Verzweigungsort ihrer Axone wie folgt klassifiziert:

1. *Zellen mit im Substratum radiatum verzweigten Axonen* (3, 6, 7, in Abb. 335; d in Abb. 337; G, H in Abb. 338; f, i in Abb. 339). Sie lassen sich sowohl nach dem Verlauf der Dendriten als auch nach dem der Axone in jeweils zwei Typen aufgliedern. Nach dem Dentritenverlauf gibt es Zellen, deren Dendriten auf Substratum radiatum und Substratum lacunosum begrenzt sind und solche, die oberflächenwärts darüber hinausgehen; nach dem Axonverlauf gibt es solche, die sich nur im Substratum radiatum und Substratum lacunosum verzweigen und andere, die auch Zweige zum Stratum pyramidale abgeben.

2. *Zellen mit weiter aufsteigenden Axonen* (6 in Abb. 334; e, f, g, h, i, j, m in Abb. 337). Ihre Dendriten sind in Substratum lacunosum, Substratum radiatum und Stratum pyramidale verzweigt und manchmal sogar im Stratum oriens. Die Axone geben Zweige zum Substratum radiatum und lacunosum und enden in den höheren Unterschichten (Substratum eumoleculare).

3. *Horizontale Zellen mit im Substratum lacunosum verzweigten Axonen* (bzw. im Gebiet der Schaffer-Kollateralen verzweigten Axonen) (7 in Abb. 334; 3 in Abb. 335). Diese haben Dendriten, die ebenfalls auf diese Unterschicht begrenzt sind, oder auch in das darunterliegende Substratum radiatum und tiefer vordringen.

(1c) Substratum radiatum

Stratum radiatum (Meynert, 1872; Ganser, 1882; u. a.); Stratum striatum (Kupffer, 1859, zit. nach Henle, 1871).

Ein wesentlicher Anteil dieser Unterschicht wird von den peripheren, radiär geordneten Dendriten der Pyramidenzellen gebildet. Sie entspringen nach Schaffer (1892) einfach oder geteilt aus den Zellkörpern der Pyramiden und teilen sich spitzwinklig, so daß besenförmige Büschel entstehen (Abb. 331—333). Die feineren Verzweigungen sind reichlich mit Spines besetzt und enden teilweise im Substratum radiatum, während andere bis an die Oberfläche gehen.

Cajal (1893a) hat im Substratum radiatum 4 Arten von Nervenzellen beschrieben, die alle nicht häufig sind:

1. Verlagerte Pyramidenzellen, die prinzipiell den typischen Pyramiden gleichen (h, g in Abb. 339).

2. Sternförmige oder dreieckige Zellen mit drei oder mehr Dendriten, die sich stark dichotomisch verzweigen und varicös aussehen (G, H in Abb. 338; e, f in Abb. 339). Die stärksten Dendriten verlaufen gewöhnlich über weite Strecken oberflächenparallel. Absteigende Äste können die Pyramidenschicht kreuzen und bis ins Stratum oriens gehen. Die Axone entspringen seitlich vom Zellkörper oder von einem dicken Dendriten; sie verlaufen horizontal oder schräg mit weiter, ungerichteter Verästelung im Substratum radiatum selbst. Einige Endäste gehen auch in das Substratum lacunosum.

3. Dreieckige oder spindelförmige Zellen mit basalen Dendriten, die bis ins Stratum oriens reichen, und reich verästelten bis ins Substratum moleculare aufsteigenden Dendriten (e, f in Abb. 337). Das Axon ist aufsteigend und läuft im Substratum lacunosum mit horizontalen Endzweigen aus. Ähnliche Zellen hat Cajal auch für das Substratum lacunosum beschrieben.

4. Spindelförmige oder dreieckige Zellen mit vertikal absteigenden Axonen, die im Substratum radiatum Kollateralen abgeben und sich in der Zellschicht an der

Bildung des dortigen Plexus beteiligen. Manchmal entsenden sie auch Ästchen in das Substratum lacunosum (d, g in Abb. 337; i in Abb. 339).

An der Bildung des Plexus im Substratum radiatum beteiligen sich nach CAJAL (1893a) u. a. die folgenden Fasern: 1. Die Kollateralen der Zellen mit aufsteigenden Axonen, 2. feine Ästchen der dicken, zum Stratum lacunosum aufsteigenden Kollateralen, 3. Axonverzweigungen der sternförmigen Zellen des Substratum radiatum und 4. Kollateralen aufsteigender Axone, die aus dem Alveus kommen. Nach den fibrilloarchitektonischen Untersuchungen von DOINIKOW (1908) besteht dieser Plexus vorwiegend aus marklosen dünnen horizontalen Nervenfasern, die einen dichten Filz bilden, der in den Randlagen (zu den benachbarten Schichten bzw. Unterschichten hin) noch verdichtet ist.

(1d) Substratum lucidum

Stratum lucidum (GANSER, 1882; HONEGGER, 1892; KOELLIKER, 1896; u. a.); Stratum lucidum oder pyramidale (DOINIKOW, 1908; LORENTE DE NO, 1934; GASTAUT u. LAMMERS, 1961); Regio suprapyramidalis (KOELLIKER, 1896).

SCHAFFER (1892) hat erkannt, daß diese erstmals von GANSER (1882) beschriebene Unterschicht aus einer Lage markloser Axone besteht, die von den Körnerzellen der Fascia dentata kommen. Die Axone und ihre Zweige sammeln sich nach dem Verlassen des Hilus fasciae dentatae entlang der Pyramidenschicht in zwei Hauptbündeln (SCHAFFER, DOINIKOW, LORENTE DE NO), von denen das eine unterhalb der Pyramiden (infrapyramidales Bündel), das andere, dickere oberhalb (suprapyramidales Bündel) verläuft. Die Bündel verlaufen an der Basis der Dendritenstämme, die hier durch große seitliche Auswüchse charakterisiert sind (Abb. 331—333). Das untere Bündel endet bald (nach LORENTE DE NO etwa an der Grenze zwischen CA3b und CA3c, s. Abb. 357), das obere (= Substratum lucidum) geht weiter[393]) und endet nach LORENTE DE NO, NIKLOWITZ, u. a. an der Grenze zwischen CA2 und CA3. Hingegen gehen nach BLACKSTAD *et al.* (1970) Fasern des Substratum lucidum bis an die Grenze zu den feinen Pyramiden von CA1 heran[394]).

Im Endbereich kann es zu einer starken Verdickung des Substratum lucidum kommen (Endbulbus nach MCLARDY, 1960; s. Abb. 321, 325) und hier sollen nach CAJAL (1893a) und MCLARDY (1960) die Fasern in einen longitudinalen Verlauf umbiegen (nach MCLARDY in Richtung auf den Uncus). KOELLIKER (1896) hat einen solchen Verlauf nicht gefunden, und es erscheint möglich, daß die unterschiedlichen Befunde auf stärkere zwischenartliche Unterschiede zurückzuführen sind. Der Endbulbus ist nämlich nicht bei allen Arten vorhanden. Er ist nach MCLARDY bei Meerschweinchen, Eichhörnchen und *Macaca* deutlich, schwach oder nicht erkennbar hingegen bei Maus, Kaninchen, Katze und Mensch. Auch bei der Ratte fehlt er, und bei dieser Art wird von BLACKSTAD *et al.* (1970) ein longitudinaler Verlauf von Moosfasern bestritten. Hingegen enthält der Endbulbus beim Meerschweinchen eine große Zahl dichtgepackter Moosfasern (BLACKSTAD, 1962), und zwar mehr, als hier mit Terminalboutons endigen können. BLACKSTAD nimmt deswegen an, daß die Fasern „in andere Ebenen übergehen".

[393]) BLACKSTAD *et al.* (1970) haben die verschiedene Länge der Bahnen dahingehend interpretiert, daß die Fasern des infrapyramidalen Bündels sukzessive zu jenen des suprapyramidalen aufsteigen. Diesen Eindruck gewinnt man auch aus der Originalabbildung von SCHAFFER (1892, dort Abb. 15). — Nach NIKLOWITZ (1966b, c) geht das infrapyramidale Bündel fast ebenso weit wie das suprapyramidale. Dafür gibt es jedoch keine weiteren Hinweise und die Befunde von LORENTE DE NO (1934), daß nur die hilusnahen Riesenpyramiden von CA3c dicke Dornen auch auf den tiefen Dendriten haben (Abb. 331), sprechen gegen diese Aussage.

[394]) Wir werden bei einer abschließenden Erörterung der Kriterien, die zur Differenzierung und Abgrenzung der verschiedenen Felder geführt haben, auf diese unterschiedlichen Auffassungen noch näher eingehen (8.9.8.).

Die Verdickungen der Fasern, durch die sie Kontakte mit den Riesenpyramiden aufnehmen, sind ähnlich wie die der *Moosfasern* des Kleinhirns, weswegen CAJAL die gleiche Bezeichnung auch für die Axone der Körnerzellen der Fascia dentata eingeführt hat. Ihre Auswüchse und Verdickungen sind nach CAJAL unregelmäßig.

8.9.5.3. Cornu ammonis, EM-Studien

Wesentliche Beiträge zur elektronenmikroskopischen Untersuchung des Ammonshorns liegen u. a. vor von BLACKSTAD u. KJAERHEIM (1961, Moosfasern und ihre synaptischen Kontakte, Ratte); HAMLYN (1961, 1962, Feinstruktur der Boutons der Moosfasern, Kaninchen); WESTRUM u. BLACKSTAD (1962, Substratum radiatum von CA1, Ratte); BLACKSTAD (1963, 1967, Übersicht und Besonderheiten, Ratte, Meerschweinchen); HAMLYN (1963, CA1, insbesondere synaptische Formationen, Kaninchen); NIKLOWITZ u. BAK (1965, Pyramidenzellen, vor allem CA3, Kaninchen); NAFSTAD u. BLACKSTAD (1966, Verteilung der Mitochondrien in CA1-Pyramiden, Ratte); NIKLOWITZ (1966a, b, Feinstruktur der Boutons der Moosfasern, Kaninchen), IBATA (1968, Unterschiede in den Pyramidenzellen der verschiedenen Felder, Kaninchen); GOTTLIEB u. COWAN (1972a, Verteilung der präsynaptischen Profile und Form der synaptischen Bläschen, Ratte, Katze); WENZEL *et al.* (1973, CA1-Neurone und ihre synaptischen Formationen, Ratte).

Ergänzende Einzelheiten finden sich auch in den Arbeiten von GREEN (1960b, Kaninchen); GREEN u. MAXWELL (1959, 1961, Ratte, Kaninchen); BLACKSTAD (1962, Ratte, Meerschweinchen); ANDERSEN *et al.* (1966a, Ratte); LAATSCH u. COWAN (1966, Ratte); HAUG (1967, Ratte); IBATA u. OTSUKA (1968, 1969, Ratte, Kaninchen) und FERRES-TORRES (1972, Katze).

(2) Stratum pyramidale

NIKLOWITZ u. BAK (1965) haben die elektronenmikroskopische Feinstruktur und Ultrastruktur der Pyramidenzellen eingehend beschrieben. Danach „zeichnen sich die Perikarya aller Pyramidenzellen der Ammonshornfelder durch eine charakteristische Anordnung und Lokalisation der Zellorganellen aus. Der stets zentral gelegene Kern wird von einem unvollständigen Ergastoplasmasaum umgeben. Im Bereich des apikalen Dendritenabgangs vergrößert sich dieser Saum zur sog. Kernkappe. Daran schließt sich eine Cytoplasmazone an, die außer einigen Ergastoplasmaanteilen in der Hauptsache die Golgi-Komplexe, zum größten Teil aber auch die Mitochondrien und Zellgranula enthält. An diese Zone des Perikaryons grenzt der Randschollensaum des Ergastoplasmas, das hier die massivste Aggregation von geordnetem Ergastoplasma in der Pyramidenzelle bildet. Sowohl die Zone des Randschollensaums des Ergastoplasmas als auch die Zone der Golgi-Komplexe setzen sich in die Dendriten fort" (NIKLOWITZ u. BAK, 1965, S. 544—545). NIKLOWITZ u. BAK vermuten, daß der größte Teil der Zellgranula zu den Lysosomen gehört.

Signifikante Unterschiede im Aufbau und in der Substruktur konnten zwischen den Pyramidenzellen der verschiedenen Felder des Ammonshorns von NIKLOWITZ (1964) und NIKLOWITZ u. BAK (1965) nicht festgestellt werden. Hingegen beschreibt IBATA (1968) eine geringere Ausbildung der Zellorganellen in CA1. In CA2/3 soll vor allem die Entwicklung des endoplasmatischen Reticulums, sowie der Polysomen und Mitochondrien deutlich stärker sein.

Die Zellkörper (und in CA1 auch die Anfangssegmente der Dendritenstämme) sind glatt (BLACKSTAD, 1963; HAMLYN, 1963; WENZEL *et al.*, 1973), d. h. somatische Spines, wie sie an anderen corticalen Neuronen nachgewiesen wurden und auch in CA3 und CA4 vorkommen, fehlen bzw. sind in CA1 sehr selten. Die wenigen

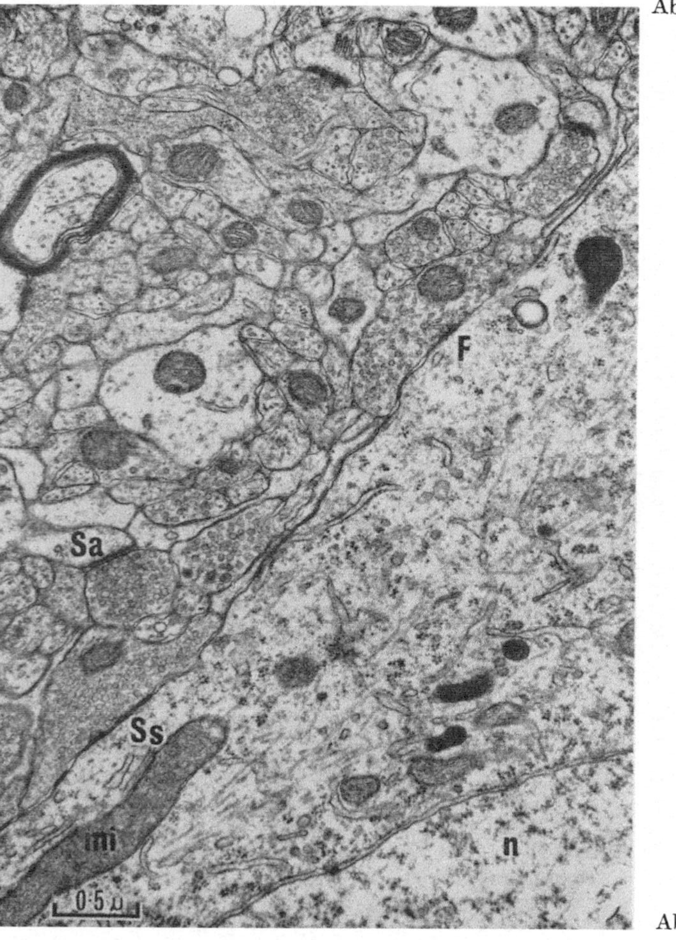

Abb. 340

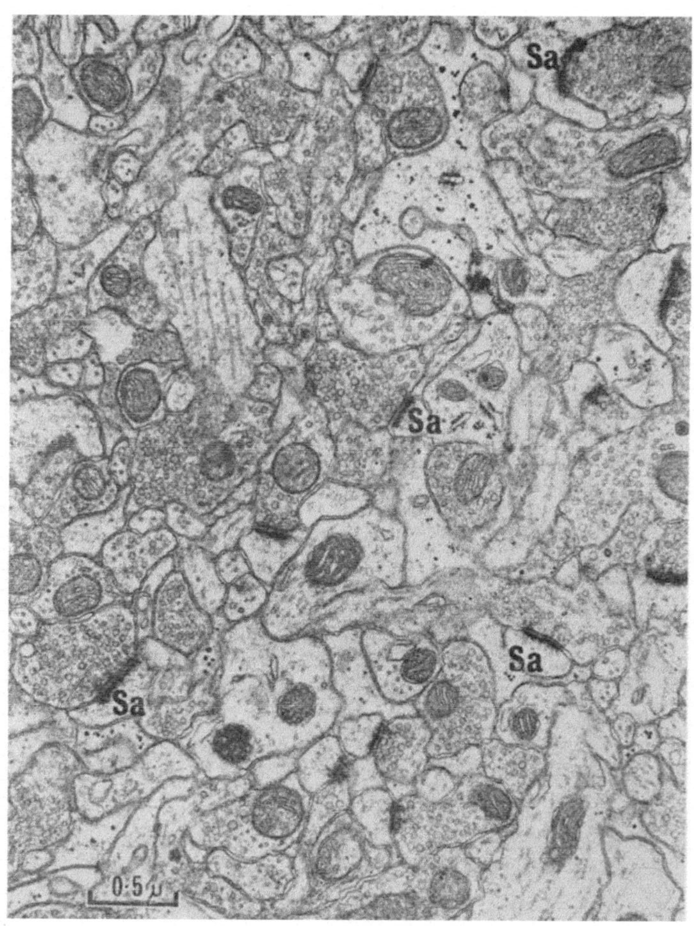

Abb. 341

Abb. 340—341. Elektronenmikroskopische Bilder aus dem Feld CA1 der Ratte (aus GOTTLIEB u. COWAN, 1972a). Etwa 23000fach vergrößert. Abb. 340 vom äußeren Teil des Stratum pyramidale; Abb. 341 vom Substratum radiatum. *F* symmetrische axosomatische Synapse mit mehrheitlich flachen oder ellipsoiden Bläschen im präsynaptischen Element, *mi* Mitochondrium, *n* Nucleus, *Sa* asymmetrische Synapsen mit runden Bläschen und starken postsynaptischen Membranverdickungen auf Dendritenspines. *Ss* symmetrische axosomatische Synapse mit runden Bläschen

axosomatischen Synapsen[395]) haben große Terminalboutons[396]) (nach HAMLYN, 1963, teilweise größer als 2 μ), die dem Zellkörper flach aufliegen (Abb. 340, 342), neben synaptischen Bläschen auch Mitochondrien enthalten und von großen Gliaausläufern umgeben sind. Synaptische Membranverdickungen finden sich nur in einem relativ kleinen Bereich des Gesamtkontakts (auch BLACKSTAD u. FLOOD, 1963) und sind prä- und postsynaptisch gleich stark (symmetrische Synapsen, Gray II). In diesen Endigungen finden sich keine Neurofilamente, doch sah HAMLYN im Axon selbst filamentöse und tubuläre Strukturen. Nach GOTTLIEB u. COWAN (1972a) stellen diese symmetrischen Synapsen die auf den Perikarya und den größeren dendritischen Stämmen vorherrschende Synapsenform dar. Nach WENZEL *et al.* (1973) kommen Axonendigungen mit unterschiedlich großen Bläschen vor. „In der Mehrzahl enthalten sie runde Vesikel (250—500 Å), ovale Vesikel (750—1000 Å) und große mit elektronendichtem Material gefüllte, runde bis ovale Vesikel (‚dense core vesicles', 1250 bis max. 2000 Å)" (WENZEL *et al.*, 1973, S. 390).

Nach GREEN (1960b) und GREEN u. MAXWELL (1961) ist das marklose Anfangssegment des Axons von vielen synaptischen Endigungen bedeckt. RNS-Granula fehlt, aber es gibt viele feine, parallele, fibröse und tubuläre Strukturen.

(1) Stratum moleculare

NAFSTAD u. BLACKSTAD (1966) legten Daten über die submikroskopische *Zusammensetzung des Gewebes* im Stratum moleculare (und Stratum oriens) vor und zeigten, daß etwa 35% aus Dendriten, 31% aus Boutons, 11% aus Axonen (im Substratum radiatum jedoch etwa 18%) und 6% aus Glia bestehen. Der Rest war nicht zu klassifizieren. Weiterhin untersuchten NAFSTAD u. BLACKSTAD die Verteilung der Mitochondrien in den Pyramidenzellen von CA1 und ihren Anteil am Gesamtplasma. Es zeigte sich, daß die Dendritenstämme im Substratum radiatum besonders arm an Mitochondrien sind (etwa 2%), daß diese in den Dendritenzweigen mit zunehmender Entfernung vom Zellkörper zahlreicher werden und in den oberflächlichen Unterschichten nahezu 13% ausmachen. Am reichsten an Mitochondrien sind die Boutons, doch finden sich hier größere örtliche Unterschiede.

Auch über die *Verteilung der Dendritenspines* liegen quantitative Untersuchungen vor. Die Auffassung von WESTRUM u. BLACKSTAD (1962), daß sie auf den Anfangsteilen der Dendritenstämme selten sind und zur Oberfläche hin zunehmen, haben WENZEL *et al.* (1973) für die apikalen Hauptdendriten des Feldes CA1 der Ratte bestätigt. Nach WENZEL *et al.* besitzt der erste, unmittelbar an den Zellkörper anschließende Abschnitt keine Spines. In den folgenden Abschnitten nehmen die Spines mit zunehmender Entfernung vom Perikaryon stark zu. Im Substratum lacunosum hat die Dichte ein Maximum und fällt dann zur Peripherie hin wieder ab. Als durchschnittliche Dichte ergab sich eine Zahl von 27 sichtbarer Spines pro Segment von 50 μ Länge.

---

[395]) Durch ihre geringe Zahl nehmen sie nur einen kleinen Teil der Oberfläche der Zellkörper ein. Nach Schätzungen von GOTTLIEB u. COWAN (1972a, Katze) liegt die von Synapsen bedeckte Oberfläche in CA1 bei höchstens einem Sechstel, in CA3 bei einem Achtel, und in den Körnerzellen der Fascia dentata bei einem Viertel, doch vermuten GOTTLIEB u. COWAN, daß in exakten Messungen gewonnene Werte noch deutlich niedriger liegen werden.

[396]) Nach BLACKSTAD (1963) sind sie hingegen im Vergleich zu den axodendritischen Synapsen von normaler Größe.

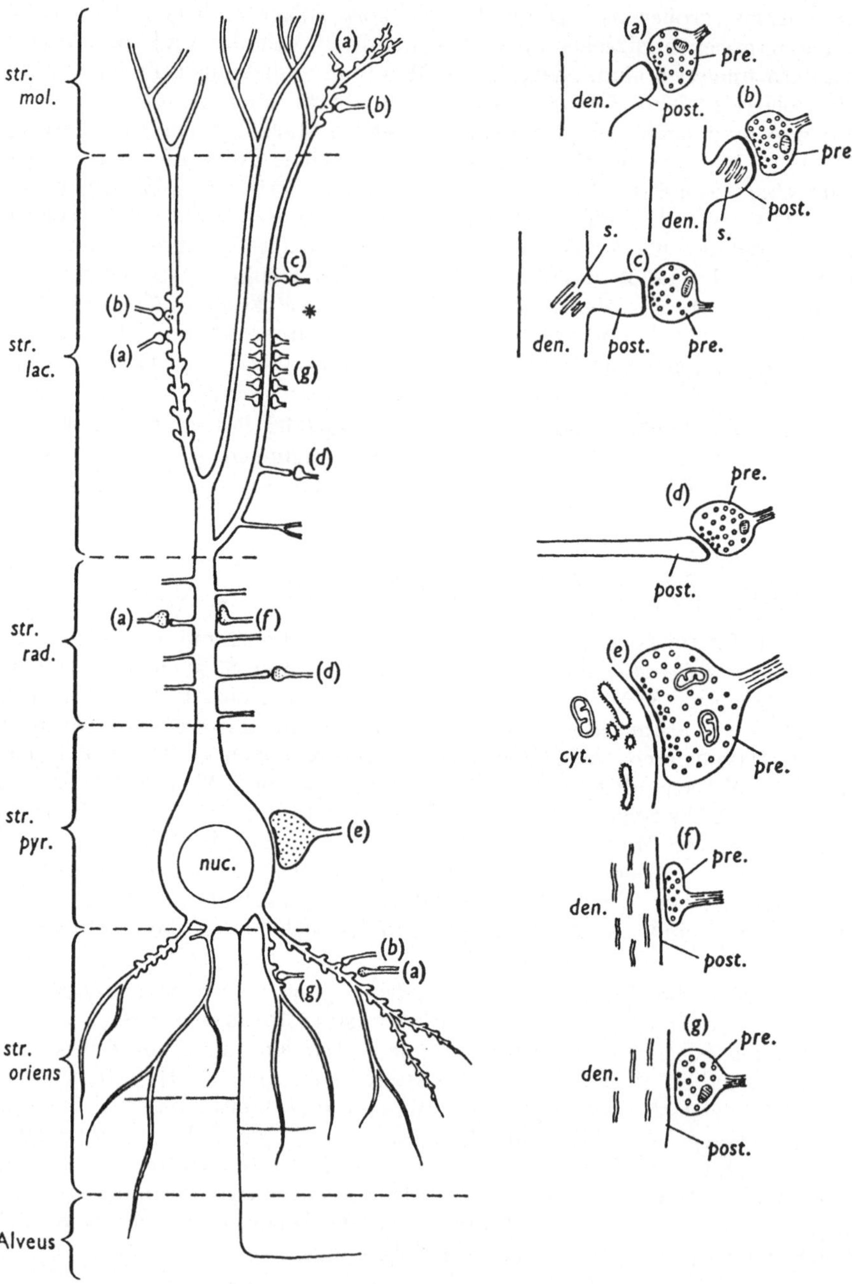

Abb. 342. Schema einer CA1-Pyramide des Kaninchens mit verschiedenen Typen synaptischer Kontakte (aus HAMLYN, 1963). (*a*)—(*g*) verschiedene Synapsentypen, *cyt.* Cytoplasma, *den.* Dendrit, *nuc.* Nucleus, *pre.* präsynaptisches Element (Bouton), *post.* postsynaptisches Element, *s* Spine-Apparat

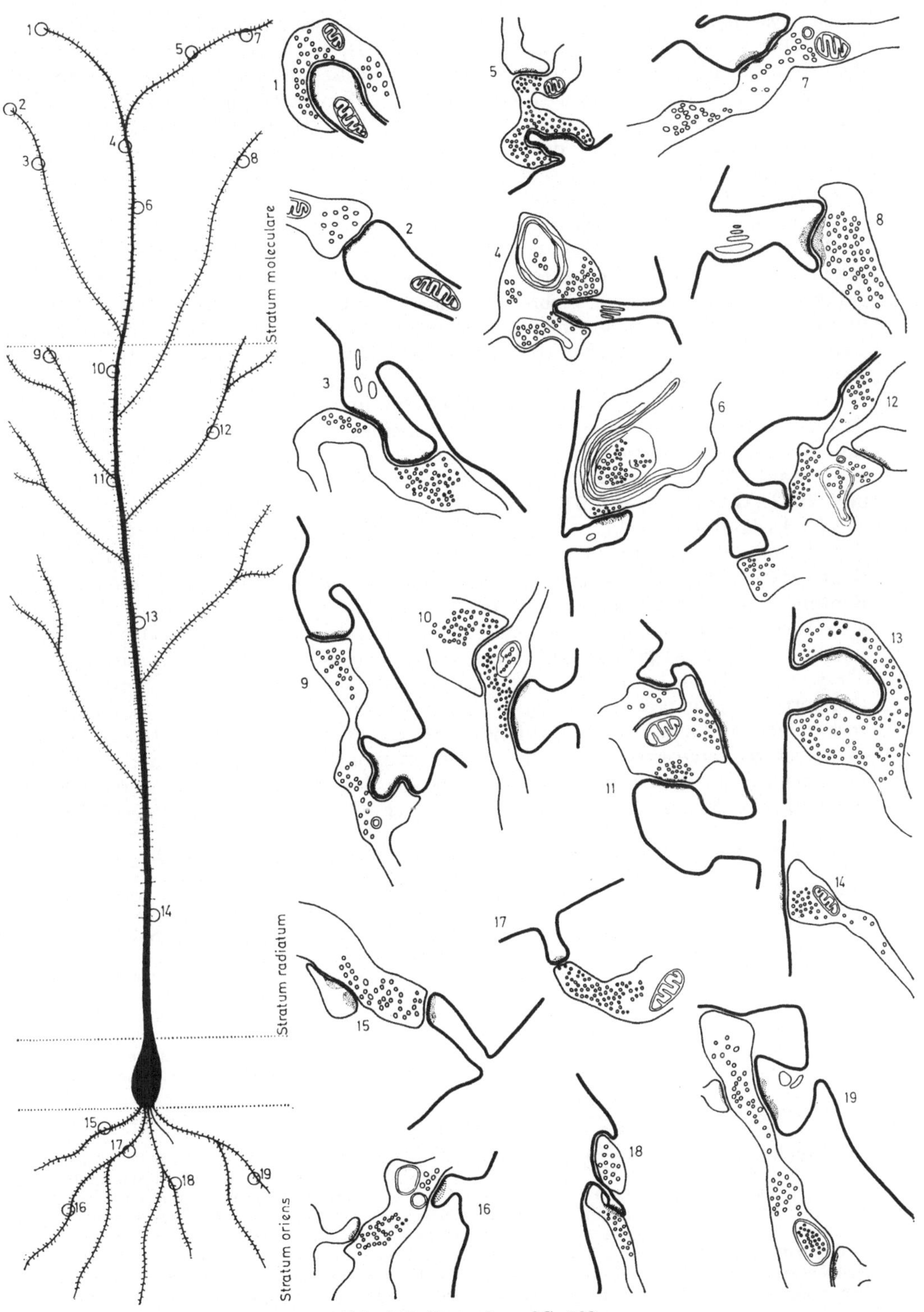

Abb. 343. Legende auf S. 560

Morphologie des Spines: Auf dem Hauptdendriten werden rundliche Spines[397]) mit großer synaptischer Kontaktfläche am häufigsten gefunden, auf den Seitendendriten (auch im Stratum oriens) hingegen langstielige Spines mit rundlichem Endprofil (Abb. 342). Verzweigte oder rundliche Profile kommen hier ebenfalls vor, sind aber selten (WENZEL *et al.*, 1973, für CA1). — Die gestielten Spines haben in ihrer Mehrzahl einen Kopf, der auf einem sehr dünnen (oft mikroskopisch nicht sichtbaren) und immer unverzweigten Stiel sitzt (BLACKSTAD, 1963). Rekonstruktionen an elektronenmikroskopischen Serienschnitten von WESTRUM u. BLACKSTAD (1962) haben dies für das Substratum radiatum von CA1 sichergestellt.

Ein Spine-Apparat[398]) (wie von GRAY für die Sehrinde beschrieben) wird nach WENZEL *et al.* (1973) grundsätzlich in Spines aller Schichten des Hippocampus gefunden und ist sicherlich verbreiteter als von WESTRUM u. BLACKSTAD (1962) und HAMLYN (1963) angenommen, aber seltener als im Neocortex. Oft ist er in den basalen und mittleren Abschnitten der Spines gelegen und besitzt nur teilweise intermediäre Bänder.

Synapsen: Die präsynaptischen Strukturen finden sich nach WESTRUM u. BLACKSTAD (1962) sehr oft in Form ziemlich kleiner ,,Boutons en passage"[399]); sie sind mit den Spines sowie dünnen und stärkeren Teilen der dendritischen Zweige in Kontakt. Axodendritische Synapsen auf dem Hauptstamm sind selten (HAMLYN, 1963; WENZEL *et al.*, 1973); hier scheint ein großer Teil der Oberfläche von gliären Ausläufern bedeckt zu sein (HAMLYN). Die bei weitem häufigsten Synapsen sind die mit den dendritischen Spines. Jeder der Spines hat nach WESTRUM u. BLACKSTAD (1962) Kontakt mit nur einem Bouton, während die zumeist größeren Boutons in der Regel Kontakt mit mehreren Spines haben. Feine submikroskopische Ausläufer der Spines (als Spinules bezeichnet) dringen in die Boutons ein.

Die weit überwiegende Zahl der synaptischen Kontakte ist asymmetrisch (Gray I) (Abb. 341) und WESTRUM u. BLACKSTAD (1962) bezweifelten, daß symmetrische Synapsen (Gray II) in Substratum radiatum von CA1 überhaupt vorkommen. WENZEL *et al.* (1973) fanden sie aber zu 5—10% und stellten gleichzeitig fest, daß eine strenge Zuordnung der axospinodendritischen Synapsen zum asymmetrischen Typ nicht besteht. Auch auf den Spines kommen vereinzelt symmetrische Synapsen vor (Abb. 343). Nach GOTTLIEB u. COWAN (1972a)

[397]) HAMLYN (1963) beschreibt für das Substratum radiatum keine Dendritenspines, sondern dünne Dendritenzweige mit einem Durchmesser von 0,2 μ und weniger (Abb. 342). Offenbar hat HAMLYN das Substratum radiatum stärker begrenzt als andere Autoren. Der apikale Dendrit verzweigt sich bei HAMLYN erst oberhalb dieser Unterschicht in seine Hauptstämme. In seinem Schema ist das Substratum lacunosum doppelt so breit wie das Substratum radiatum. Die wirklichen Verhältnisse sind aber umgekehrt.

[398]) Die Spine-Apparate bestehen nach HAMLYN (1962, 1963) aus parallelen elektronendichten Stäbchen, die durch membranöse Säcke voneinander getrennt sind.

[399]) ,,Boutons en passage" sind Ausstülpungen entlang der Axone, Terminalboutons solche an den Spitzen der Axone oder der axonalen Zweige. — Die Axone sind nach BLACKSTAD (1963) im Substratum radiatum sehr dünn (0,1—0,2 μ). Sie enthalten stets Tubuli (200 Å); Filamente sind sehr selten und finden sich meist im Übergang zu den Boutons.

Abb. 343. Schema einer CA1-Pyramide der Ratte mit verschiedenen Typen synaptischer Kontakte (aus WENZEL *et al.*, 1973). *1, 2,* Dendritenendprofile mit axodendritischen Synapsen; *3, 5, 7* ,,Boutons en passage" an Dendritenspines; *4, 6* ,,Boutons terminaux" an Dendritenspines; *8* symmetrische axospinodendritische Synapse; *9, 10, 12* ,,Boutons en passage"-Synapsen mit Dendritenspines; *11, 13* an Dendriten endigende ,,Boutons terminaux" mit axodendritischen und axospinodendritischen Kontakten; *14* axodendritischer Kontakt am perikaryonnahen Teil des Hauptdendriten; *15—19* verschiedene Formen des axospinodendritischen Kontaktes im Stratum oriens, überwiegend vom ,,Boutons en passage"-Synapsentyp

scheinen gewisse Preferenzen derart zu bestehen, daß die symmetrischen Synapsen auf den Perikarya und den größeren dendritischen Stämmen vorherrschen, während die asymmetrischen Synapsen hier nicht (Perikarya) oder vergleichsweise selten (Stämme) gefunden werden. Nur in der Fascia dentata kommen nach GOTTLIEB u. COWAN einige asymmetrische Synapsen auch auf den Zellkörpern vor.

GOTTLIEB u. COWAN untersuchten quantitativ auch die Häufigkeit der präsynaptischen Boutons mit runden bzw. abgeflachten Bläschen und fanden, daß alle Boutons mit abgeflachten Bläschen (1—8% der Gesamtzahl) symmetrische Synapsen auf mittelgroßen oder großen Dendritenstämmen bilden. In der Pyramidenschicht sind die (axosomatischen) Synapsen mit flachen Bläschen bei der Ratte 2—3mal zahlreicher als die mit runden Bläschen, bei der Katze sind sie etwa gleichstark vertreten.

Sonderbildungen im Stratum moleculare: Als Besonderheit für das *Substratum radiatum* beschreibt BLACKSTAD (1963) seltene, aber sehr charakteristische perlschnurartige Dendriten. In diesen lösen sich spindelförmige Segmente mit Einschnürungen ab. In den dünnen Teilen kommen Neurotubuli dicht gepackt vor; in den spindelförmigen Verdickungen sind sie nicht erkennbar.

Im *Substratum lacunosum* wurden von HAMLYN (1963) synaptische Kontakte mit den Hauptzweigen der Dendriten beschrieben, die in Form ganzer Manschetten (4 μ und länger) diese Zweige umgeben (Abb. 342). Diese Synapsen sind nach HAMLYN symmetrisch; ihre Membranverdickungen machen nur einen Teil der Kontaktzone aus.

Im *Substratum lucidum* (Moosfaserschicht) treten Synapsenformen auf, die in ihrer Art im Zentralnervensystem einzigartig zu sein scheinen. Sie haben elektronenmikroskopisch vielfaches Interesse gefunden. — Die Anfangsteile der Dendritenstämme der Pyramiden (Pyramidenstämme) weisen verzweigte Auswüchse auf, die vor allem von HAMLYN (1961, 1962) und BLACKSTAD u. KJAERHEIM (1961, auch Rekonstruktion) untersucht wurden. Ihre Identität mit den im Golgi-Material beschriebenen Auswüchsen (CAJAL, 1893a, 1911) bzw. Dornen (LORENTE DE NO, 1934) ist sichergestellt. Sie dringen fingerartig verzweigt in Riesenboutons ein, die mit den im Golgi-Bild erkennbaren Anschwellungen der Moosfasern identisch sind (Abb. 344).

Die intraterminalen dendritischen *Spines* haben nach HAMLYN (1962), NIKLOWITZ (1966b) und ANDERSEN *et al.* (1966a) Spine-Apparate (s. Fußnote 398), nach BLACKSTAD u. KJAERHEIM (1961) jedoch verschiedenartige Strukturen, die sich vom Spine-Apparat (wie von GRAY für die Sehrinde beschrieben) unterscheiden. Sie enthalten nach BLACKSTAD u. KJAERHEIM dichte Körner, helle Bläschen und zusammengesetzte Vacuolen, aber keine Neurofilamente und Tubuli.

Die *marklosen Axone* der Körnerzellen (Moosfasern) sind sehr dünn[400]) und bilden Bündel, in denen nach BLACKSTAD u. KJAERHEIM (1961) viele Fasern in unmittelbarem Kontakt miteinander stehen und nur durch einfache Zellmembranen begrenzt sind. Jede Faser enthält Neurofilamente oder Tubuli (3—12 je Axon), die nach HAMLYN (1962) in den Boutons fehlen[401]). Mitochondrien finden sich vor

[400]) 0,15—0,25 μ bei der Ratte (BLACKSTAD u. KJAERHEIM, 1961), 0,30 μ beim Kaninchen (HAMLYN, 1962).

[401]) Hierauf ist nach HAMLYN möglicherweise zurückzuführen, daß sich (wie CAJAL feststellte) mit den reduzierten Silbermethoden die Boutons nicht färben, während die Axone selbst gut imprägniert werden. Nach LAATSCH u. COWAN (1966) finden sich jedoch auch in den Boutons einige Neurotubuli.

allem in schlanken, spindelförmigen Erweiterungen der Fasern. Neben diesen Erweiterungen haben die Axone starke Auftreibungen, die im Vergleich zu den dünnen Fasern gewaltig erscheinen. Nach BLACKSTAD u. KJAERHEIM (1961) sollen auf jede Faser 3—5 solcher Auftreibungen kommen; der mittlere Abstand zwischen ihnen soll bei der Ratte 250—450 μ betragen (4 in Abb. 352). Diese Anschwellungen bilden „en passant" Kontakte mit den Dendriten und Spines der Riesenpyramiden von CA4 (und CA3), bevor sie mit Terminalboutons in CA3 endigen. Die meisten Boutons sollen nach LAATSCH u. COWAN (1966) mit mehreren dendritischen Ausstülpungen Kontakt haben. Die Boutons fallen nicht nur durch ihre Größe, sondern

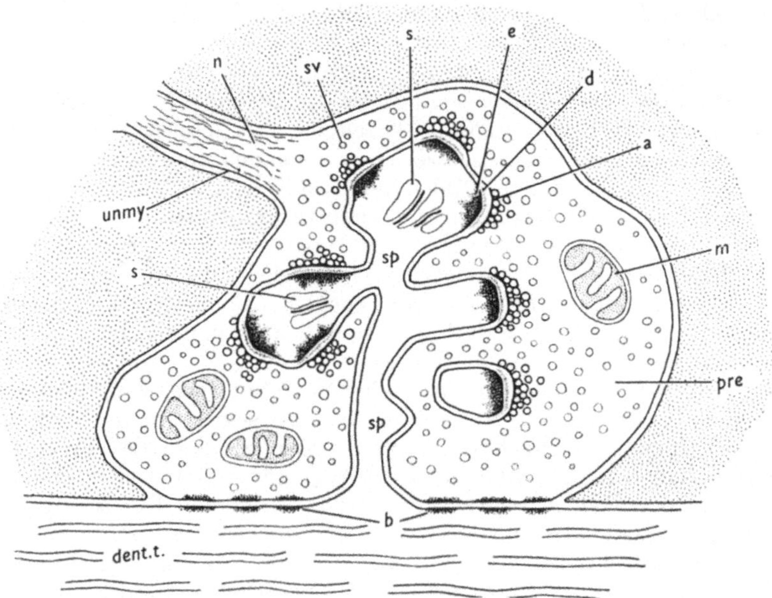

Abb. 344. Schema der strukturellen Merkmale einer Moosfaserendigung (aus HAMLYN, 1962). *a* asymmetrische Kontakte mit Dendritenspines, *b* symmetrische Kontakte mit Dendriten, *d* erweiterter Zwischenraum zwischen den Membranen, *dent.t.* dendritische Tubuli, *e* postsynaptische Verdickung, *m* Mitochondrien, *n* Tubuli oder Neurofilamente, *pre* präsynaptischer Riesenbouton, *s* Spine-Apparat, *sp* Dendritenspine, *sv* sphärische Vesikel, *unmy* markloses Axon (Moosfaser)

elektronenmikroskopisch auch durch die Dichte der in ihnen enthaltenen Vesikel auf (Abb. 345, 352). Neben der großen Masse typischer heller Vesikel (200—600 Å Durchmesser) werden gelegentlich größere Vesikel bis zu 2500 Å gefunden, die u. a. von HAMLYN (1962), LAATSCH u. COWAN (1966), NIKLOWITZ (1966b) und IBATA u. OTSUKA (1968) beschrieben wurden. Darunter befinden sich auch granuläre oder dense core-Vesikel, doch überwiegen nach LAATSCH u. COWAN die agranulären. Die granulären Vesikel sind nach IBATA u. OTSUKA (1968) beim Kaninchen 600—800 Å groß. Neben den Bläschen finden sich einige Mitochondrien, nach HAMLYN (1962) bis zu 6 in einem Bouton.

Die *synaptischen Kontakte* sind nach den übereinstimmenden Befunden von BLACKSTAD u. KJAERHEIM (1961), HAMLYN (1962), BLACKSTAD u. FLOOD (1963) und NIKLOWITZ (1966b) auf den dendritischen Dornfortsätzen asymmetrisch (Gray I), auf den Dendritenstämmen hingegen symmetrisch (Gray II) (Abb. 344).

Die asymmetrischen Synapsen zeigen nach HAMLYN (1962) und IBATA u. OTSUKA (1968) Verdickungen beider Membranen, doch ist die postsynaptische Membran stärker und dichter. Die Membranen sind nach BLACKSTAD u. KJAERHEIM (1961) nur in einem Teil (etwa der Hälfte) der Kontaktfläche verdickt. Im Bereich der

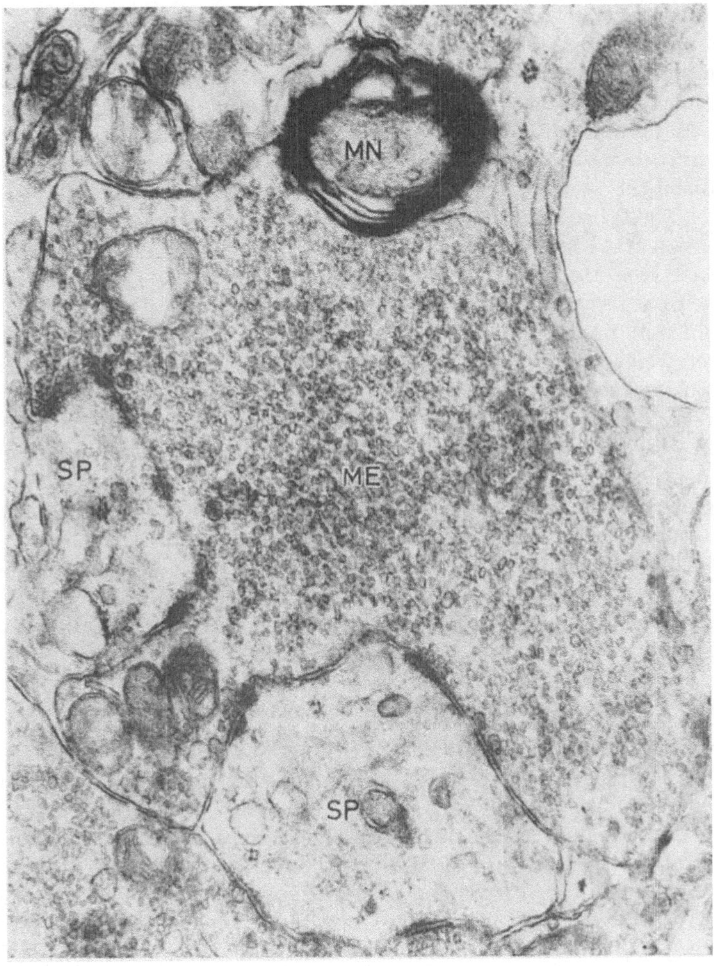

Abb. 345. Elektronenmikroskopisches Bild einer Moosfaserendigung (aus IBATA u. OTSUKA, 1968). Kaninchen. Etwa 28000fach vergrößert. *ME* Moosfaserendigung, *MN* markhaltige Nervenfaser, *SP* Dendritenspines

Verdickungen sind die synaptischen Bläschen etwas elektronendichter[402]); der Spalt zwischen den Membranen ist erweitert (200—300 Å) und enthält elektronendichtes Material.

[402]) IBATA u. OTSUKA (1968) beobachteten Boutons, die eine große Zahl kompakter Bläschen enthielten, jedoch nicht als degenerierende Boutons interpretiert wurden, weil ihnen andere Merkmale degenerierender Endigungen fehlen sollen.

Die Kontakte zwischen den Boutons und den Dendritenstämmen sind nach BLACKSTAD u. KJAERHEIM weitgehend frei von diesen Spezialisationen. Hier finden sich nach HAMLYN (1962) in Intervallen Membranverdickungen, die keine Verbreiterung des Spaltraums zwischen den Membranen zeigen und in denen die Verdichtungen beider Membranen in Stärke und Dichte gleich sind (Abb. 344). Der Spalt enthält kein elektronendichtes Material, und eine Zusammenballung und Zunahme der synaptischen Bläschen im Gebiet der Membranverdickung war nicht immer erkennbar. Die Ausdehnung dieser symmetrischen Synapsen ist mit 0,18 μ deutlich geringer als die des asymmetrischen Typs, die bis zu 1 μ gehen. Es kommt vor, daß beide Typen von Synapsen vom gleichen präsynaptischen Bouton gebildet werden. — Manchmal stehen die Boutons auch mit den Perikarya in Verbindung. Sie sind dann kleiner und es konnten keine in sie eindringenden postsynaptischen Finger beobachtet werden.

HAMLYN (1962) beobachtete beim Kaninchen, daß die präsynaptischen Boutons im Gebiet von CA4 am größten waren (bis zu 6 μ im Durchmesser) und am distalen Ende der Moosfasern (Übergang von CA3 in CA1) am kleinsten. Dies wurde von BLACKSTAD (1963) bestätigt und dahingehend erweitert, daß beim Meerschweinchen im Gebiet des Endbulbus etwas kleinere präsynaptische und weniger verzweigte postsynaptische Strukturen gefunden wurden als in der übrigen Moosfaserschicht.

Die Moosfaserschicht ist außerordentlich zinkreich (Abb. 325—326). BLACKSTAD (1962) vermutete, daß die Dithizon-Zink-Reaktion nicht nur in den Boutons, sondern auch in den Fasern lokalisiert sei, weil im Hilus fasciae dentatae beim Meerschweinchen in einer Zone Zink nachweisbar ist, in der die besonderen Synapsenformen der Moosfasern nicht gefunden wurden. Die elektronenmikroskopischen Untersuchungen von HAUG (1967) und IBATA u. OTSUKA (1968, 1969) haben aber gezeigt, daß die elektronendichten Partikel in den Moosfaserendigungen (Sulfid-Silber-Methode) auf den synaptischen Bläschen lokalisiert sind. Das übrige Nervengewebe soll nach IBATA u. OTSUKA (1969) davon frei sein.

(3) Stratum oriens

Die Anfangsabschnitte der basalen Dendriten sind nach WENZEL *et al.* (1973) fast völlig frei von Spines; mit zunehmender Entfernung vom Perikaryon nimmt die Zahl zu. Überwiegend handelt es sich um langstielige, kleinere Typen (Abb. 343). Verzweigte und an den Enden aufgetriebene Spines kommen seltener vor. Der Spine-Apparat wird nur selten beobachtet (auch HAMLYN, 1963). Die präsynaptischen Strukturen finden sich überwiegend in Form kleinerer „Boutons en passage". Auffällig ist das vermehrte Auftreten von „dense core vesicles". — Markhaltige Axone sind am häufigsten in der Nähe des Alveus und nehmen zum Stratum pyramidale hin zahlenmäßig ab (HAMLYN, 1963; WENZEL *et al.*, 1973). Nur wenige finden sich nach HAMLYN zwischen den Perikarya des Stratum pyramidale; im Substratum radiatum sind sie sehr selten.

FERRES-TORRES (1972) gibt elektronenmikroskopische Unterschiede zwischen zwei Zelltypen an, die im Stratum oriens vorkommen. Einer dieser Typen, in dem ausgewanderte Pyramidenzellen vermutet werden, zeichnet sich durch einen besonders stark entwickelten Golgi-Apparat aus.

8.9.5.4. Fascia dentata, Golgi-Studien

In der Grundstruktur hat die Fascia dentata viel Ähnlichkeit mit dem Ammonshorn. Wir unterscheiden wie dort drei Schichten, die auch in der gleichen Reihenfolge (2, 3, 1) beschrieben werden sollen: eine zentrale Schicht mit den Körpern der Körnerzellen, eine Molekularschicht, in der sich die Dendriten dieser Zellen verzweigen und synaptische Kontakte mit den Afferenzen der Fascia dentata herstellen und eine innere multiforme Schicht, in der die meisten der kurzaxonigen Zellen liegen und durch die die Axone der Körnerzellen auf ihrem Wege zu CA3 des Ammonshorns hindurchziehen (LAATSCH u. COWAN, 1966). Die polymorphen Zellen dieser Schicht liegen vermischt mit den modifizierten CA4-Pyramiden, und wir bezeichnen diese Mischzone als Hilus fasciae dentatae.

(2) Stratum granulare

Stratum corporum nerveorum arctorum (MEYNERT, 1868a, 1872); Schicht der kleinen Nervenkörper (GANSER, 1882); Stratum granulosum (SALA, 1891; SCHAFFER, 1892; KOELLIKER, 1896; u. a.).

Die sehr dicht gelagerten Zellkörper der Körnerzellen (Abb. 346, 348) wurden als rund oder oval (SALA), eiförmig (CAJAL), birnförmig (SCHAFFER beim Kaninchen) und keilförmig (SCHAFFER beim Schwein) beschrieben. Sie haben nach LAATSCH u. COWAN (1966) drei Besonderheiten: 1. eine große Armut an Cytoplasma, 2. ein Fehlen von Nissl-Schollen oder größeren Ansammlungen granulären endoplasmatischen Reticulums und 3. eine bemerkenswert dichte Lage. Die Armut an Cytoplasma ist im Hinblick auf den ausgedehnten Dendritenbaum und auf die Länge ihrer Axone und deren große Endboutons bemerkenswert. — Die peripheren Dendriten (2—4 nach SCHAFFER, 4—6 nach SALA) entspringen im allgemeinen direkt aus dem Zellkörper (CAJAL, 1893a). Abweichend hiervon weisen die tiefsten Körner — sie sind am kleinsten — einen peripheren Stamm auf, der von Verzweigungen und dornigen Anhängen frei ist (8,9 in Abb. 348). Nach Durchkreuzen der Körnerschicht verzweigen sich die daraus entspringenden Dendriten ähnlich wie die der mehr oberflächlichen Zellen stark divergierend im Stratum moleculare. Alle peripheren Dendriten sind reichlich mit Dornen und Körnern besetzt und ähneln einem Hirschgeweih (SCHAFFER). Sie gehen bis zur Oberfläche der Molekularschicht. Nach SALA und CAJAL fehlen basale Dendriten fast ganz, nach SCHAFFER sind sie hingegen vorhanden und den oberflächlichen ähnlich, im Verlauf aber kürzer. Sie verzweigen sich im Faserplexus (Reticulum) direkt unterhalb der Körnerschicht (d in Abb. 346). Nach DOINIKOW (1908) bestehen Unterschiede zwischen der Lamina superficialis und der Lamina profunda[403]). Im Gebiet der Lamina superficialis sind die Körner im allgemeinen kleiner und sollen seltener basale Dendriten haben; im Gebiet der Lamina profunda (besonders am freien Ende) sind die Zellen besonders groß und plasmareicher und sollen in der Mehrzahl basale Dendriten besitzen. Möglicherweise haben SCHAFFER und DOINIKOW hier Zellen einbezogen, die CAJAL für seine Grenzschicht beschreibt (a, b in Abb. 347).

Das feine, marklose Axon entsteht nach SCHAFFER mit einem deutlichen Ursprungskegel und durchläuft gewunden den Hilus. Bald nach seinem Ursprung entsendet es mehrere feinste, zumeist rechtwinklig abgehende Seitenzweige, die unter der Körnerschicht einen sehr feinen und verwickelten Plexus bilden (SALA, SCHAFFER, CAJAL; Zona reticularis von HONEGGER, 1892) (C in Abb. 346). Dieser Plexus verdichtet sich nach CAJAL noch um die in dieser Zone liegenden Zellen. Die Kollateralen sind fein, geschlängelt und varicös und bilden in gewissen Fällen starke Anschwellungen und selbst rosettenartige Figuren (CAJAL).

Auch nach LORENTE DE NO findet man mitunter moosige Verdickungen, die dazu bestimmt sind, mit den Dendriten modifizierter Pyramiden Kontakt aufzu-

[403]) Wir haben sie als äußeren und inneren Schenkel der Fascia dentata bezeichnet (Abschnitt 7.5.). Der äußere Schenkel liegt frei, der innere bildet die eine Wand des Sulcus hippocampi. Diese Schenkel unterscheiden sich auch in ihrer ontogenetischen Bildung (s. S. 186) und in der Zusammensetzung der afferenten Fasern (s. S. 599).

nehmen (Abb. 348). Insgesamt ist der subgranuläre Plexus aber durch das *Fehlen* solcher Verdickungen charakterisiert. Die feinen Kollateralen stehen mit den Dendriten der polymorphen Zellen in Verbindung. Aus dem Plexus steigen nach SCHAFFER einzelne Zweigchen auf und beteiligen sich an der Bildung der oberflächlichen Tangentialfaserschicht. Nach LORENTE DE NO verzweigen sich solche Fasern zwischen anderen Körnerzellen und in der Molekularschicht. CAJAL (1893a, S. 649) hat sie nicht gefunden.

Während des weiteren Verlaufs zeigen die Axone charakteristische Verdickungen und geben keine echten Kollateralen mehr ab (LORENTE DE NO), oder diese sind selten und im allgemeinen rückläufig (CAJAL). Die Axone teilen sich nicht selten in zwei oder mehrere Äste, die nach CAJAL in verschiedene Richtungen verlaufen. Einer, zumeist der dünnere, geht in das Innere des Hilus, wo er sich

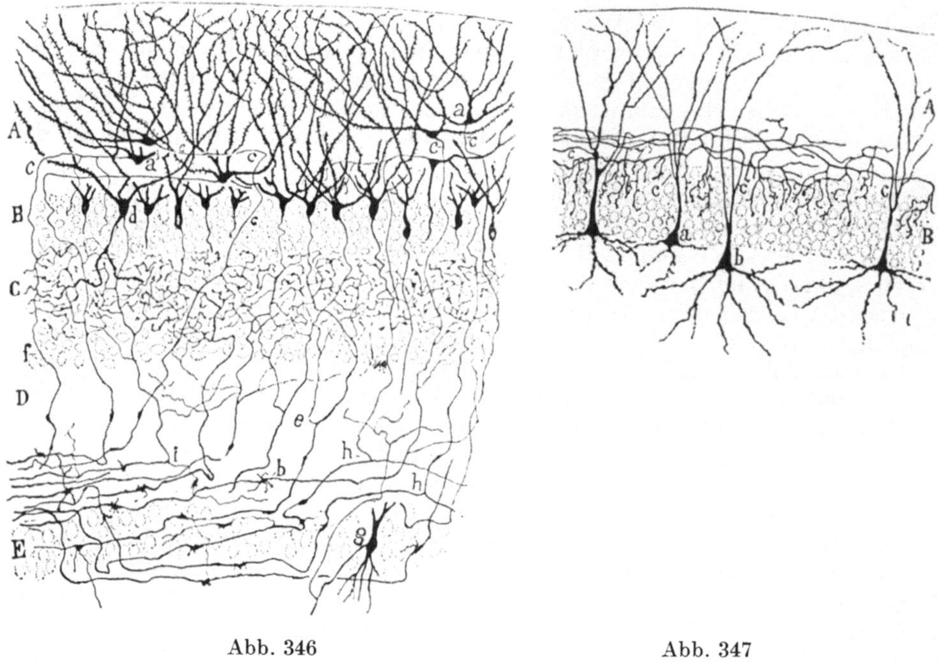

Abb. 346

Abb. 347

zwischen den Körpern und Stämmen der dortigen Zellen verliert, der andere geht nach außen in Richtung auf die Riesenpyramiden von CA3. Mit großer Gewißheit gehen nach BLACKSTAD *et al.* (1970) keine Axone der Körnerzellen in den Alveus, wie dies von GOLGI (1886) und SALA (1891) angenommen wurde, aber bereits von CAJAL (1893a, 1911), LORENTE DE NO (1934), u. a. verneint worden war. Hierin besteht nach CAJAL ein wichtiger physiologischer Unterschied zwischen den Körnerzellen und den Pyramidenzellen.

Die Axone der Körnerzellen gehen nicht in die weiße Substanz, sondern bilden ein besonderes Fasersystem, welches die Körner mit den Riesenpyramiden von CA3 verbindet. Nach CAJAL gibt es *keine* Moosfasern, die nicht in engen Kontakt mit den Stämmen der Riesenpyramiden kommen, und es gibt umgekehrt *keine* Riesenpyramiden, die sich nicht mit einer bedeutenden Zahl von Moosfasern verbänden. (Dies gilt nach LORENTE DE NO aber *nicht* für die pyramidalen Korbzellen von CA3; S. s. 546.) CAJAL vermutet, daß die Riesenpyramiden mit der Fascia dentata eine physiologische Einheit bilden.

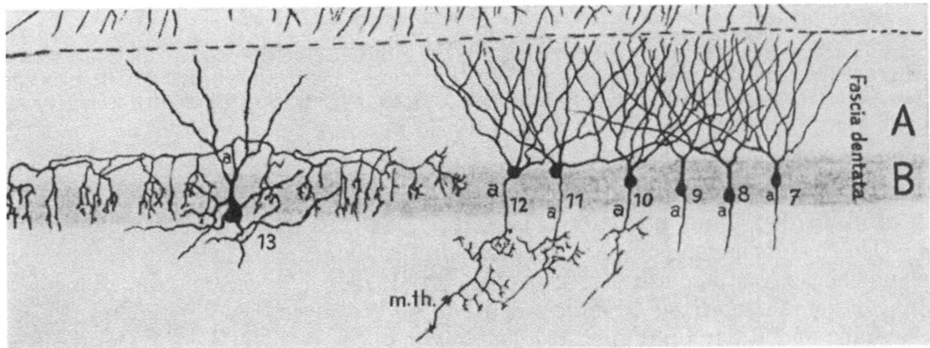

Abb. 348

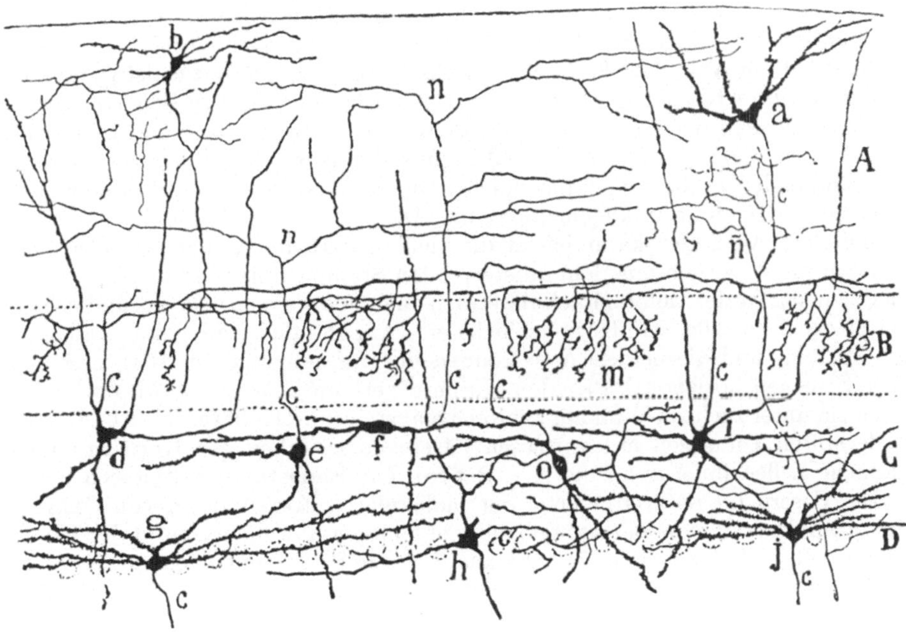

Abb. 349

Abb. 346—349. Verschiedene Zelltypen aus der Fascia dentata. Golgi-Methoden. Schichten von oben nach unten: *A* Stratum moleculare, *B* Stratum granulare, *C—E* Hilus fasciae dentatae, *E* CA4-Pyramiden. Abb. 346: Einen Monat altes Meerschweinchen (aus CAJAL, 1911). *a* verlagerte Körnerzelle, *b* Moosfaser, *c* Axon, *d* Körnerzelle mit absteigendem Dendriten, *e* rückläufige (aufsteigende) Kollateralen eines Körnerzellaxons, *f* Axon einer verlagerten Körnerzelle, *h* Verzweigung eines Körnerzellaxons, *i* feiner Kollateralzweig einer Moosfaser. Abb. 347: Einen Monat altes Kaninchen (aus CAJAL, 1911). *a*, *b* Zellen mit aufsteigenden Axonen aus der Grenzschicht (infragranuläre Zone), *c* Axon. Abb. 348: Maus (aus LORENTE DE NO, 1934). Um 180° gedreht; neu beschriftet. *7—12* Körnerzellen, *13* Korbzelle. *a* Axon, *m.th.* Moosfaserverdickung. Abb. 349: 8 Tage altes Kaninchen (aus CAJAL, 1911). *a* verlagerte Körnerzelle, *b* kurzaxonige Zelle, *c* Axon, *d* Zelle mit aufsteigendem Axon und Axonverzweigungen zwischen den Körnern, *e*, *f* Zellen, deren Axone (n) sich im Stratum moleculare verzweigen, *h* kurzaxonige Zelle, *g*, *j* Zellen mit absteigenden Axonen

(3) Hilus fasciae dentatae

Schicht der großen Nervenkörper (GANSER, 1882); Hilus et Nucleus fasciae dentata (SCHAFFER, 1892); Lage der polymorphen Zellen (KOELLIKER, 1896; DOINIKOW, 1908); Stratum polymorphe (RAISMAN *et al.*, 1965; GOTTLIEB u. COWAN, 1972a); Stratum multiforme (IBATA, 1968).

CAJAL (1893a) hat den Bereich unseres Hilus in drei Lagen gegliedert, und zwar in a) eine Grenzzone oder Lage der Pyramidenzellen, b) eine mittlere oder netzförmige Lage und c) eine tiefe Lage oder Lage der spindelförmigen Zellen.

Den Ausführungen von CAJAL liegen Untersuchungen an Meerschweinchen und Kaninchen zugrunde, und GENESER-JENSEN (1972b) hat gezeigt, daß Zonenbildungen bei diesen Arten besonders deutlich sind, während sie bei anderen Arten, wie Maus und Ratte (und auch bei der Spitzmaus, s. Abb. 307), sehr viel weniger deutlich sind. Die Variabilität ist sehr groß, und die Darstellungen von CAJAL lassen sich sicherlich nicht uneingeschränkt auf alle Arten übertragen. Wir werden nach der Erörterung der Zellmorphologie prüfen, inwieweit sich die von CAJAL genannten Zonen mit anderen Angaben über die laminäre Struktur (z. B. aus histochemischen Untersuchungen) in Deckung bringen lassen.

Grenzzone: Die Zellen der Grenzzone lassen sich in solche mit aufsteigenden und solche mit absteigenden Axonen trennen. Die *Zellen mit aufsteigenden Axonen* (Abb. 347, 13 in Abb. 348) besitzen typische Merkmale. Sie sind meist pyramidenförmig und ihre Körper und Dendritenstämme liegen zwischen den Körnern[404]. Die Basis liegt in der Grenzzone. Der Dendritenstamm ist dick und teilt sich in mehrere glatte Zweige. Nach Durchdringung der Körnerschicht verzweigen sich diese und enden in der Molekularschicht. Die basalen Dendriten, drei oder mehr, sind sehr varicös und im allgemeinen kurz. Die seitlichen enden in der Grenzzone, der mittlere Ausläufer kann bis in die tiefe Unterzone reichen. — Die Axone kommen meist seitlich aus dem aufsteigenden Stamm, mitunter erst in der Molekularschicht. In der tiefen Molekularschicht nehmen sie an Dicke zu und schwenken plötzlich parallel zur Körnerschicht ein. Am Ort der Umbiegung können sie sich spalten, und die beiden Äste können in entgegengesetzten Richtungen auf lange Strecken horizontal über den Körnern verlaufen. Während dieses Verlaufs geben sie unter rechten Winkeln zahlreiche absteigende Kollateralen ab, die unter wiederholten Teilungen mit varicösen Fäserchen zwischen den Körnern endigen (ähnliche Zellen im Ammonshorn, s. S. 548). Die Endäste verhalten sich ebenso.

Die Fasern im unteren Viertel der molekularen Zone werden von CAJAL als supragranulärer Plexus bezeichnet, die viel feineren und dichteren in der Körnerschicht selbst als intragranulärer Plexus. Letzterer erscheint wie ein dichter Filz und ist im wesentlichen auf die äußere Hälfte bzw. die äußeren Zweidrittel der Körnerschicht begrenzt.

Die *Zellen mit absteigenden Axonen* (m in Abb. 350) sind viel seltener als die eben besprochenen. Sie sind stern- oder spindelförmig und auch von SALA (1891) und SCHAFFER (1892) beschrieben worden. Ihre Dendriten verlaufen mehr oder weniger horizontal. Sie teilen sich in der mittleren oder netzförmigen Unterzone. Einige gehen auch in die Körnerschicht. Das Axon geht in den Alveus.

Netzförmige oder mittlere Lage: Diese Lage ist breit, von netzförmigem Aussehen und arm an Zellen. Die Zellen lassen sich in solche mit aufsteigenden, absteigenden

---

[404]) In der Körnerschicht des Gyrus dentatus können nach SHUTE u. LEWIS (1966) in der Lokalisation der Acetylcholinesterase helle und dunkle Zellen unterschieden werden. Möglicherweise sind die Zellen mit aufsteigenden Axonen mit den dunklen Zellen identisch. Eine gewisse Ähnlichkeit besteht mit den Golgi II-Zellen des Stratum oriens, auf denen sich nach SHUTE u. LEWIS (1966) reichlich axosomatische, cholinerge Endigungen finden.

und kurzen Axonen gliedern. — Die *Zellen mit aufsteigenden Axonen* (d, e, f, o, i in Abb. 349) sind kugelig und haben stark divergierende Ausläufer oder sie sind spindelförmig. Die Dendriten verzweigen sich in der netzförmigen Zone selbst, mitunter aber auch aufsteigend in der Molekularschicht. Die Axone entspringen aus dem oberen Zellkörper oder aus dem dicken Dendritenstamm. Sie durchziehen die Körnerschicht, verzweigen sich in der Molekularschicht und enden in horizontalen Zweigen. Die tieferen tragen zum Plexus im unteren Viertel der Molekularschicht bei und können absteigende Verzweigungen für das intragranuläre Geflecht liefern. — Die *Zellen mit absteigenden Axonen* (n in Abb. 350) kommen hauptsächlich in der unteren Hälfte der Zone vor und sind spindel- oder sternförmig. Die Dendriten, die sich durch große Länge und haariges Aussehen auszeichnen, verlaufen gewöhnlich horizontal, ohne die Körnerschicht zu berühren. Das Axon gibt auf seinem Weg in den Alveus in der Molekularschicht der großen Pyramiden eine oder mehrere rückläufige Kollateralen ab, die in der netzförmigen Zone mit ausgedehnten varicösen Verzweigungen endigen. Die Zellen mit absteigenden Axonen werden von Lorente de Nó (1934) offensichtlich als modifizierte Pyramiden des Ammonshorns angesehen, die Zellen mit aufsteigenden Axonen mit zu den kurzaxonigen Zellen gerechnet. — Die *kurzaxonigen Zellen* (Golgi II) sind gewöhnlich sternförmig und geben Dendriten in alle Richtungen ab. Einige verzweigen sich in der Molekularschicht. Die Axone tragen zum Netz dieser Zone bei. Parallel zur Körnerschicht verlaufende Äste können aufsteigende Zweige abgeben, die über den Körnern in der Molekularschicht endigen. Lorente de Nó beschreibt noch Zellen mit horizontalen Axonen, die bei Cajal erst für die dritte Zone beschrieben werden.

Zone der spindelförmigen Zellen: Sie stellt sich als eine breite Binde dar, die aus spindel- oder sternförmigen, in eine oder zwei unregelmäßige Reihen angeordneten Zellen besteht. Sie enthält a) sternförmige und b) spindelförmige Zellen mit absteigenden Axonen, sowie c) sternförmige Golgi II-Zellen. — Die Dendriten der ersteren (g, j in Abb. 349) verzweigen sich vorzugsweise in der netzförmigen Lage. Die dicken Axone durchkreuzen Molekular- und Pyramidenschicht des Ammonshorns und treten in den Alveus ein. Eine oder mehrere Kollateralen gehen in die Ursprungszone zurück. — Die horizontalen, spindelförmigen Zellen unterscheiden sich von den eben genannten Zellen dadurch, daß sie keine aufsteigenden dornigen Dendriten haben. Das Axon kommt gewöhnlich aus einem Dendritenstamm und geht mehr oder weniger schräg absteigend unter Abgabe einiger Kollateralen in den Alveus. — Kurzaxonige Zellen (h in Abb. 349) sind dreieckig oder sternförmig. Die Dendriten können bis in die Molekularschicht gehen, die Axone verzweigen sich schnell und stark.

Daneben erwähnt Cajal (1893a, S. 646—647) noch pyramidenförmige oder dreieckige Zellen mit in die Molekularschicht aufsteigenden, horizontalen und absteigenden Dendriten und einem in den Alveus absteigenden Axon (r, q in Abb. 350), sowie schließlich Zellen mit aufsteigenden Axonen. Letztere haben reichlich verzweigte, dicke Axone, die über weite Strecken horizontal oder schräg in der netzförmigen Unterzone verlaufen und Kollateralen in diese abgeben. Diese Zweige gehen schließlich in die Molekularschicht, wo sie mit ausgebreiteten Verästelungen enden.

Vergleich mit anderen laminären Gliederungen (s. auch S. 535): Die Zellen der Grenzzone von Cajal liegen so stark in der Körnerschicht oder unmittelbar unter dieser, daß diese Zone cytoarchitektonisch nicht abgegrenzt werden kann. Im cytoarchitektonischen Bild (Abb. 309) tritt unterhalb der Körnerschicht eine helle zellarme Zone hervor, die sicherlich mit der netzförmigen oder mittleren Lage von

CAJAL identisch ist, deren Zellarmut er ebenfalls betont. Diese Lage entspricht sicherlich auch jener der infragranulären Zone, die eine starke AChE-Reaktion zeigt und sich besonders bei den zinkdarstellenden Methoden als schmaler, zinkarmer, heller Spalt hervorhebt (Abb. 325)[405]). Auch bei anderen histochemischen Reaktionen zeigt diese Zone Besonderheiten (s. S. 536), und bereits GANSER (1882) hat sie als stark fibrilläre Zone deutlich hervorgehoben (Abb. 365). Die dritte Lage von CAJAL, die Lage der spindelförmigen Zellen, soll nach LORENTE DE NO (1934) seinem Feld CA4 entsprechen, also modifizierte Riesenpyramiden enthalten. Die Argumentation von LORENTE DE NO ist überzeugend. Er führt aus, daß die hier vorkommenden Zellen viele Merkmale mit den Pyramiden gemeinsam haben (auch SCHAFFER, 1892), obwohl sie im allgemeinen polygonal oder fusiform sind. Die Zellkörper haben glatte Konturen, aber die Hauptdendriten und sogar ihre Zweige sind von dicken Dornen bedeckt, welche für den *Kontakt mit den Moosfasern der Fascia dentata* charakteristisch sind. Die Endteile der Dendriten haben nur feine Dornen und stellen den Kontakt mit anderen Fasern her. — Die Axone der modifizierten Pyramiden haben einen ähnlichen Verlauf wie jene der Pyramiden von CA3c. Der größte Teil von ihnen hat eine Schaffer-Kollaterale und wenige haben nur kurze Kollateralen, die sich zwischen den gleichartigen Zellen (fellow cells) und im Stratum radiatum von CA3 verzweigen.

Der Kontakt der modifizierten Pyramiden mit den Moosfasern ist zwischenzeitlich auch elektronenmikroskopisch nachgewiesen worden und der für Moosfaserkontakte typische Zinkreichtum ist hier ebenfalls vorhanden (Abb. 325).

BLACKSTAD (1963) hat beide Zonen — die zinkarme infrapyramidale und die zinkreiche tiefere — in Golgi-Präparaten und elektronenmikroskopisch untersucht. In Golgi-Präparaten fand er in der *zinkreichen* Zone einen Plexus verschlungener Moosfaserkollateralen. Ihre Anschwellungen (Boutons) scheinen größer zu sein als hippocampale Boutons im allgemeinen, aber nicht so groß wie in der eigentlichen Moosfaserschicht. Die Spines oder Auswüchse eines großen Teils der Dendriten in dieser zinkreichen Zone waren größer als die in der zinkarmen Zone. Sie waren dicker und oft leicht verzweigt. Es kommen aber Übergänge zu kleineren und auch zu stärker verzweigten Typen vor. Auch elektronenmikroskopisch zeigte die zinkreiche Zone größere Boutons als allgemein üblich, aber nicht so große, wie in der Moosfaserschicht. Stämmige und leicht verzweigte spine-artige Ausläufer dringen teilweise in die Boutons ein und bilden Typ I-Kontakte. Obwohl gewisse Unterschiede bestehen, teilt nach BLACKSTAD (1963) die zinkreiche Zone wesentliche morphologische Kriterien mit der Moosfaserschicht. Ein wesentlicher Unterschied besteht aber darin, daß hier die Moosfasern und Empfängerzellen nicht nebeneinander, sondern miteinander vermischt liegen.

Bei der Ratte fand BLACKSTAD (1963) eine derartig besonders zinkreiche Zone wie beim Meerschweinchen nicht (hierzu auch FLEISCHHAUER u. HORSTMANN, 1957; MCLARDY, 1962; EULER, 1962; HAUG, 1967). Der ganze Hilus ist reich an Zink, ausgenommen die infragranuläre Zone. Die Synapsen sind im wesentlichen die gleichen wie in der Moosfaserschicht. In der zinkarmen infrapyramidalen Zone fand BLACKSTAD (1963) diese für Moosfaserkontakte typischen Synapsen nicht.

(1) Stratum moleculare

Lamina medullaris fasciae dentatae (GANSER, 1882); Stratum moleculare (LORENTE DE NO, 1934).

Die Molekularschicht wurde auch in der Fascia dentata mehrfach untergliedert, wobei die oberflächliche Zone als Stratum marginale (SCHAFFER, 1892) oder Stratum zonale (KOEL-

[405]) Hinweise auf eine Zweiteilung dieser Zone, wie hier bei CAJAL in Grenzzone und netzförmige Zone, ergaben sich auch aus histochemischen Untersuchungen (POHLE u. MATTHIES, 1970; GENESER-JENSEN, 1972b) (s. S. 536).

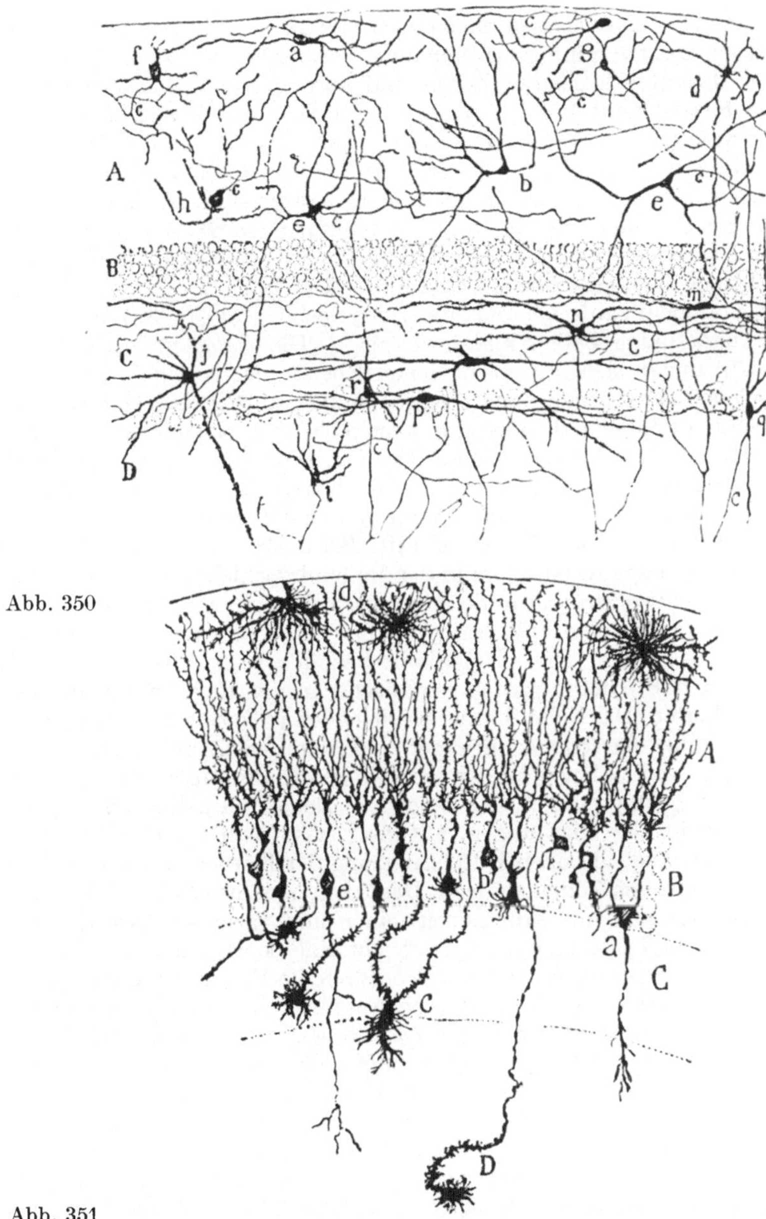

Abb. 350

Abb. 351

Abb. 350—351. Verschiedene Zelltypen aus der Fascia dentata (aus CAJAL, 1911). Golgi-Methoden. Schichten von oben nach unten: *A* Stratum moleculare, *B* Stratum granulare, *C—D* Hilus fasciae dentatae. Abb. 350: Einen Monat altes Kaninchen. *c* Axon. Hinweise auf die Einzelzellen im Text. Abb. 351: Neugeborenes Kaninchen, Neurogliazellen. *a* Neurogliazelle mit absteigendem Ausläufer, *b* piriforme Neurogliazelle, *c* tiefe Gliazelle, *d* spinnennetzartige Zelle, *e* spindelförmige Neurogliazelle

LIKER, 1896; DOINIKOW, 1908) bezeichnet wurde und die tiefe Zone als Stratum reticulare (KUPFFER, 1859, nach HENLE, 1871), Stratum lacunosum (MEYNERT, 1872; GANSER, 1882), Stratum moleculare (SCHAFFER, 1892) oder Stratum radiatum fasciae dentatae (KOELLIKER, 1896; DOINIKOW, 1908).

Das Stratum moleculare besteht nach CAJAL (1893a) wie alle Schichten gleichen Namens aus zwei Arten von innigst miteinander vermischten Fasern: den dornigen Dendriten der darunter liegenden Zellen und aus nervösen Endfäserchen. Die oberflächliche Faserschicht besteht nach SALA (1891) aus feinen markhaltigen Fasern[406]). Im inneren Schenkel der Fascia dentata ist diese Zone vom Substratum eumoleculare des Ammonshorns nicht sicher zu trennen (Abb. 311), weil hier die Wände des Sulcus hippocampi miteinander verschmolzen sind. Die Trennungslinie ist durch zahlreiche Gefäße angedeutet, doch besteht nach SALA ohne Zweifel ein Übergang von Nervenfasern aus der einen in die andere Schicht. Im äußeren freien Schenkel liegt über der Faserzone ein Gliasaum (Abb. 311).

Die Zellen sind nicht zahlreich und lassen sich nach CAJAL (1893a) in verlagerte Körner und kurzaxonige Zellen klassifizieren. — Die *verlagerten Körner* (a in Abb. 346 u. 349) finden sich in verschiedenen Ebenen der Molekularschicht und gleichen ganz jenen der Körnerschicht, ausgenommen, daß sie dreieckig oder halbmondförmig sind. Peripher haben sie drei oder mehr aufsteigende, stark unregelmäßige Dendriten mit stellenweise echten Dornen. Die Axone steigen teils direkt ab, teils verlaufen sie horizontal weit über die Körnerlage, um dann senkrecht durch die Körner abzusteigen. Ebenso wie die Axone der echten Körner bilden sie eine Moosfaser, die in gleicher Weise verläuft. Bei hoch in der Molekularschicht gelegenen Zellen kann das Axon schon in der Molekularschicht einige Kollateralen abgeben, die sich verzweigen und in deren unterem Drittel endigen. — Unter den *kurzaxonigen Zellen* (a, b, d, e, f, g, h in Abb. 350) unterscheidet CAJAL zwischen oberflächlichen und tiefen. Die kleinen oberflächlichen sind birnen-, ei- oder spindelförmig und haben feine protoplasmatische, in der Regel horizontale oder absteigende Ausläufer. Das sehr dünne Axon endet in geringer Entfernung im äußeren Teil der Molekularschicht mit einer zarten und wenig ausgebreiteten Verästelung. Die tiefen Zellen liegen in der unteren Hälfte der Molekularschicht und sind größer und dreieckig oder sternförmig. Die Dendriten gehen unter wiederholter Zweiteilung in alle Richtungen. Mitunter sieht man einen oder zwei absteigende Dendriten, die sich nach Durchkreuzung der Körner verzweigen und in der Lage der polymorphen Zellen endigen. Das Axon ist stärker als bei den oberen Zellen und verzweigt sich mit zahlreichen feinen und varicösen Zweigen in der Molekularschicht. Ein Teil dieser Zweige erreicht eine bemerkenswerte Länge. — Alle Zellen der Molekularschicht zeichnen sich durch die Dünne der Dendriten und durch den Mangel an Spines oder stärkeren Anschwellungen aus. Die Dendriten können deswegen nicht immer sicher von den Axonen unterschieden werden.

Insgesamt enthält die Molekularschicht eine große Zahl feiner Fasern, die ein dichtes Netz bilden, in dessen Maschen die Dendriten der Körner und einiger Zellen der polymorphen Schicht liegen. Nach CAJAL haben die Fasern folgenden Ursprung: 1. Axonverzweigungen von Zellen der Molekularschicht, 2. Kollateralzweige der Axone einiger verlagerter Körner, 3. axonale Endverzweigungen der Zellen mit aufsteigenden Axonen, 4. solche von Golgi II-Zellen, die in der polymorphen Schicht liegen und 5. Kollateralen und Endfasern aus der weißen Substanz des Alveus.

Glia

Die in der Fascia dentata vorkommenden Gliazellen (Abb. 351) wurden von SALA (1891), SCHAFFER (1892), CAJAL (1893a, 1911) und CUPEDO (1970) beschrieben. Die sternförmigen Gliazellen der Molekularschicht ähneln nach CAJAL jenen in der gleichen Schicht des Isocortex. Sie entsenden nach SCHAFFER sternförmig

[406]) Sie kann jedoch nicht bei allen Arten in Markscheidenfärbungen dargestellt werden. Dies ist vor allem bei kleinen und primitiven Arten schwierig.

mehrere Fortsätze, von denen die zur Oberfläche gelangenden sich dort mit einer kleinen dreieckigen Anschwellung inserieren. Zellkörper und Fortsätze sind reichlich mit Körnchen besetzt. Eine zweite Gliaart findet sich nach SCHAFFER im Hilus und besteht aus kleinen kugeligen Elementen. CAJAL beschreibt eine weitere Art, als aus spindelförmigen oder verlängerten Zellen bestehend, die sich zwischen den Körnerzellen, besonders aber unter diesen in einer oder mehreren unregelmäßigen Reihen findet. Nach CAJAL sind die Zellen teilweise eiförmig mit einem einzigen Ausläufer, der sich in der Molekularschicht büschelartig zerteilt, oder sie sind spindelförmig oder dreieckig und geben — neben einem ähnlichen peripheren Ausläufer — auch nach unten einen oder zwei kurze, grobe und stark varicöse Anhänge ab. SCHAFFER unterscheidet bei seinen kleinen kugeligen Elementen zwischen starken und schwachen Fortsätzen. Die starken gehen teilweise zur Oberfläche, verzweigen sich teilweise aber auch im Hilus dichotomisch und spitzwinklig; die Zweige können sehr dünn werden. Die schwachen Fortsätze sind kurz und wurzelähnlich und gehen in alle Richtungen. — Nach CUPEDO (1970) überwiegen Mikrocyten. Sie liegen hauptsächlich im Stratum granulare und moleculare. Perineuronale Satellitenzellen haben Kontakt mit den Zellkörpern und Dendriten einer oder mehrerer Körnerzellen oder Sternzellen.

8.9.5.5. Fascia dentata, EM-Studien

Wesentliche Beiträge hierzu liegen u. a. vor von BLACKSTAD (1960, Körper und Dendriten der Körnerzellen, Ratte) und LAATSCH u. COWAN (1966, eingehende Beschreibung aller Schichten, Ratte). — Ergänzende Einzelheiten finden sich auch in den Arbeiten von BLACKSTAD (1962, 1963, 1967, Ratte, Meerschweinchen); BLACKSTAD u. DAHL (1962, Ratte); DAHL (1963, Ratte); IBATA (1968, Kaninchen) und GOTTLIEB u. COWAN (1972a, Ratte, Katze).

(2) Stratum granulare

Das Stratum granulare enthält die Körper der Körnerzellen, die Axone einiger Zellen der polymorphen Schicht, Dendriten der tieferen Körner und Axonverzweigungen, die auf diesen Dendriten und auf den Zellkörpern endigen. Mit Ausnahme der aufsteigenden Axone konnten alle diese Elemente von LAATSCH u. COWAN (1966) elektronenmikroskopisch identifiziert werden. Die *Zellkörper* zeigen die für Neurone typischen ultrastrukturellen Merkmale mit Ausnahme des Fehlens größerer Anhäufungen des granulären endoplasmatischen Reticulums, das die Nissl-Substanz darstellt. Die Zellkerne sind vergleichsweise groß, rund oder oval und haben gelegentlich seichte Einziehungen; sie sind durch die Zahl und Vielfältigkeit cytoplasmatischer Zisternen bemerkenswert. Das Chromatin ist gleichmäßig verteilt, doppelte Nucleoli sind nicht selten. Das Cytoplasma bildet einen schmalen Saum um den Zellkern und enthält die üblichen Organellen; nach IBATA (1968) sind diese nur spärlich vorhanden. Sie werden von LAATSCH u. COWAN eingehend beschrieben, und wir verweisen auf diese Arbeit. — Zwischen die Membranen benachbarter Körnerzellen schieben sich nach BLACKSTAD (1960) und LAATSCH u. COWAN kleine, zungenartige Gliaausläufer über einen größeren Teil der Oberfläche der Körnerzellen. Es wird angenommen, daß diese Ausläufer hauptsächlich, wenn nicht ausschließlich, astrocytisch sind. In großen Bereichen sind aber die Membranen benachbarter Körnerzellen in direktem Kontakt miteinander bzw. mit Dendritenmembranen.

BLACKSTAD u. DAHL (1962) untersuchten submikroskopisch den Anteil der verschiedenen Gewebetypen, die das Perikaryon einer Körnerzelle der Fascia dentata bedecken. Sie fanden, daß bei der Ratte etwa 35% von Glia bedeckt sind,

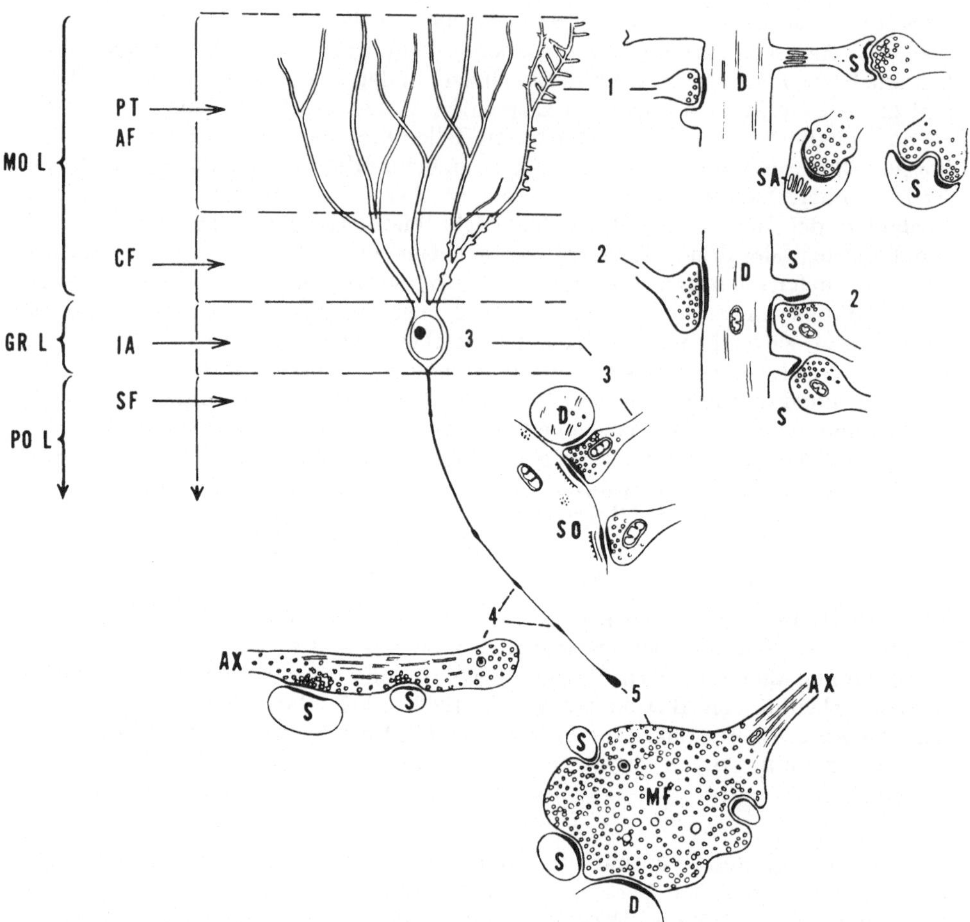

Abb. 352. Schema einer Körnerzelle mit verschiedenen Typen synaptischer Kontakte (aus LAATSCH u. COWAN, 1966). *1—5* verschiedene Synapsentypen. Schichten von oben nach unten: *MO L* Stratum moleculare, *GR L* Stratum granulare, *PO L* Hilus fasciae dentatae. Afferenzen von oben nach unten: *PT* Tractus perforans, *AF* mögliche Assoziationsfasern von CA1, *CF* commissurale Fasern, *IA* interne Assoziationsfasern, *SF* Fasern septalen Ursprungs (?). Sonstige Bezeichnungen: *AX* Körnerzellaxon, *D* Dendrit, *MF* Moosfaserendigung, *S* Spine, *SA* Spine-Apparat, *SO* Körnerzellsoma

---

Abb. 353—354. Elektronenmikroskopische Bilder aus der Fascia dentata der Ratte (aus LAATSCH u. COWAN, 1966). Abb. 353: Körnerzellschicht. Etwa 13700fach vergrößert. *c* Zisternen, *D* Dendrit, *G* Glykogengranula, *g* Golgi-Apparat, *n* Nuclei. Zwischen den feinen Pfeilen sind die Plasmamembranen zweier Zellen in direktem Kontakt. Die großen Pfeilköpfe weisen auf axosomatische Synapsen hin und in der Mitte des Bildes auf einen Bouton, der neben einem axosomatischen auch einen axodendritischen Kontakt hat. Abb. 354: Hilus fasciae dentatae. Etwa 15600fach vergrößert. *AX* Körnerzellaxon, *D* Dendrit, *MF* Moosfaserendigung, *s* Spine. Dendriten und Spines sind von CA4-Pyramiden. Die feinen Pfeile weisen auf Synapsen hin, die großen Pfeilköpfe auf „dense core“ Vesikel und die Winkel < auf große helle Vesikel

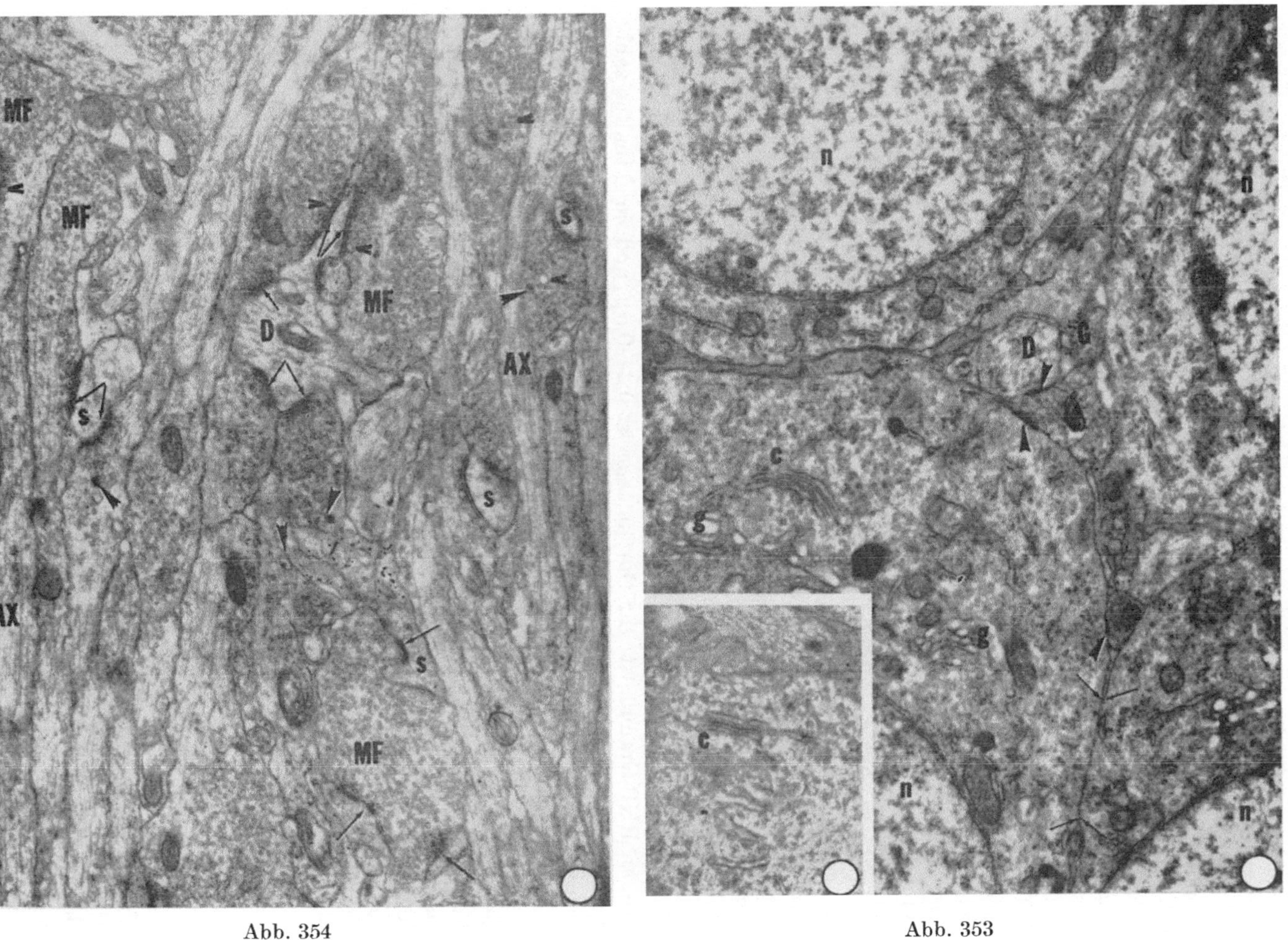

Abb. 354

Abb. 353

21% von extracellulärem Raum, 15% von synaptischen Endigungen, 8% von benachbarten Perikarya, 3% von Dendriten und 1% von Markscheiden. Etwa 17% waren nicht sicher identifizierbar.

Axosomatische Kontakte kommen auf den Körnerzellen häufig vor. Flache Kontakte überwiegen (3 in Abb. 352, 353), es kommen nach BLACKSTAD u. DAHL (zit. nach BLACKSTAD, 1963) aber auch kleine dornenartige Knospen mit dünnen Stielen vor, die aus dem Soma der Körner heraussprossen und in Boutons eindringen, die auf den Zellkörpern endigen. Die Kontakte selbst sind vom symmetrischen Typ (Gray II), wobei die Membranverdickungen auf einen Teil der Kontaktzone begrenzt sind. In begrenztem Ausmaß fanden GOTTLIEB u. COWAN (1972a) bei der Ratte auch asymmetrische Synapsen. Die präsynaptischen Elemente scheinen keine Neurofilamente zu enthalten, doch wurden in ihnen gelegentlich ein oder mehrere „dense cores" mit etwa 800—1200 Å Durchmesser neben den zahlreicheren klaren oder agranulären Vesikeln (250—600 Å Durchmesser) gefunden (LAATSCH u. COWAN, 1966). BLACKSTAD (1963) hob die bemerkenswert geringe Dichte dieser synaptischen Bläschen im Vergleich zur großen Dichte in den Boutons des Moosfasersystems hervor. Quantitative Untersuchungen über die Häufigkeit der Boutons mit runden bzw. flachen Bläschen wurden von GOTTLIEB u. COWAN (1972a) durchgeführt und ergaben, daß im Stratum granulare Boutons mit flachen Bläschen gehäuft vorkommen. Bei der Ratte sind die axosomatischen Synapsen mit flachen Bläschen zwei- bis dreimal so zahlreich wie die mit runden Bläschen. Bei der Katze sind sie etwa gleichstark vertreten. Im Stratum pyramidale des Ammonshorns ergaben sich ähnliche Verhältnisse.

Die *Axone* entspringen nach LAATSCH u. COWAN (1966) aus einem Gebiet, das arm an RNP-Granula ist. Ihr Durchmesser ist 0,2—0,5 μ, und sie enthalten zahlreiche feine Tubuli und einige Mitochondrien. Sie sind marklos. Daneben finden sich im Stratum granulare feine markhaltige Fasern mit einem Durchmesser von 0,5—2 μ, deren Ursprung und Verbleib unbekannt ist.

Eine weitere Komponente des Stratum granulare sind die primären Dendriten tiefer liegender Körnerzellen mit ihren synaptischen Kontakten und die Dendriten kurzaxoniger, in den Nachbarschichten liegender Zellen. Die Mehrzahl der synaptischen Endigungen im Stratum granulare liegt auf den dicken Dendriten, morphologisch sind die Synapsen aber identisch mit jenen, die sich auf den Zellkörpern selbst finden. Gelegentlich konnten präsynaptische Fasern beobachtet werden, die gleichzeitig Kontakte zum Soma einer Zelle *und* einem proximalen Dendriten einer anderen Zelle hatten.

DAHL (1963) beschrieb für die Körnerzellen der Fascia dentata Cilien vom 8 + 1-Typ. Jede Körnerzelle soll ein Cilium haben mit einer basalen Organisation, bestehend aus zwei Centriolen und feinen Wurzelfasern, die aus dem eigentlichen Basalkörper in das Cytoplasma einstrahlen. Funktion und Bedeutung dieser Cilien sind nicht sicher bekannt; Diskussion darüber bei DAHL.

(1) Stratum moleculare

Viele der Elemente des Stratum moleculare konnten nach LAATSCH u. COWAN (1966) elektronenmikroskopisch identifiziert werden. Zellen wurden häufiger in der inneren Zone der Molekularschicht gefunden. Bei der Mehrzahl handelt es sich wahrscheinlich um verlagerte Körnerzellen. Elektronenmikroskopisch waren sie diesen ähnlich, zeigten jedoch mehr Cytoplasma. Kurzaxonige Zellen konnten nicht sicher identifiziert werden. Das gleiche gilt für aufsteigende Dendriten und Axone von Zellen der multiformen Schicht. In den äußeren zwei Dritteln der Schicht sind Zellkörper und große Dendritenausläufer seltener, hingegen gibt es deutlich mehr Axone, sowohl markhaltige als auch marklose. Zwischen der äußeren Zone und dem inneren Drittel gibt es Unterschiede auch in den Synapsen.

Im inneren Drittel der Molekularschicht finden sich nach LAATSCH u. COWAN drei Varianten von *Synapsen* auf den großen Dendritenausläufern der Körnerzellen (2 in Abb. 352). Der erste Typ findet sich auf dem Hauptstamm selbst. Er besteht aus einer ziemlich großen präsynaptischen Endigung, die mit synaptischen Bläschen gefüllt ist und einen oder mehrere Mitochondrien enthält. Membranverdickungen erstrecken sich über die ganze Ausdehnung der Kontaktzone. Gleichzeitige Kontakte mit mehreren Dendritenausläufern wurden beobachtet. Der zweite Typ ist ähnlich, doch sind die Membranverdickungen auf einen Teil der Kontaktzone begrenzt. Einige dieser Endigungen wurden mit einem großen dense core-Vesikel gefunden. Im dritten Typ haben die präsynaptischen Endigungen, die von gleicher Größe wie in den beiden ersten sind, Kontakte mit kleinen Spines, die lateral aus den Hauptstämmen hervorsprießen. Die Ausdehnung der postsynaptischen Membranverdickung ist variabel. Die präsynaptischen Boutons können mit mehreren Spines in Verbindung stehen oder gleichzeitig mit einem Spine und dem Hauptstamm (Abb. 352). Die Mehrzahl der Synapsen aller drei Typen scheint von feinen Astrocytenausläufern umgeben zu sein, die gewöhnlich Glykogenkörner und Bündel feiner Fibrillen enthalten.

Die äußeren zwei Drittel der Molekularschicht erscheinen mehr komplex. Die Dendritenausläufer haben eine geringere Größe und sind etwa von der gleichen Größenordnung wie die präterminalen Axone. Die Synapsen (1 in Abb. 352) sind sehr vielfältig und können ohne Rekonstruktion nicht sicher klassifiziert werden. An wesentlichen Unterschieden zum inneren Drittel heben LAATSCH u. COWAN hervor, daß vergleichsweise wenige Synapsen auf den Hauptstämmen bzw. -zweigen der Dendriten zu finden sind. Weiterhin sind kurze dendritische Spines, wie sie im inneren Teil der Schicht vorkommen, offenbar seltener. Hingegen enthält der äußere Teil in beträchtlicher Zahl ziemlich lange, spine-artige Sprosse oder horizontal gerichtete Seitenzweige, auf denen sich die Mehrzahl der Synapsen findet. Ein typischer Spine-Apparat ist in diesen Seitenzweigen allgemein vorhanden; seine proximo-distale Lage ist verschieden.

In elektronenmikroskopischen Schnitten lassen sich die synaptischen Kontakte mit diesen Spines den folgenden drei Typen zuordnen[407]) (1 in Abb. 352): 1. Die Kontaktfläche ist mehr oder weniger eben, 2. das präsynaptische Element springt kuppenartig in den dendritischen Spine vor und 3. aus dem zentralen Teil des postsynaptischen Elements stößt ein nasenartiger Sproß in das präsynaptische Element hinein. Möglicherweise wird hier ein besonders enger Kontakt hergestellt. Ein ähnlicher Spine-Typ war auch für CA1 beschrieben und von WESTRUM u. BLACKSTAD (1962) als „Spinules" bezeichnet worden. — Bei allen Formen ist die postsynaptische Membran nur über einen Teil der Kontaktfläche verdickt, und beim dritten Typ liegen die verdickten Areale stets auf beiden Seiten des zentralen Sprosses. Wahrscheinlich sind viele dieser präsynaptischen Strukturen nicht „terminal", sondern stellen „Boutons en passage" dar.

Der Anteil der Boutons mit flachen Bläschen ist nach GOTTLIEB u. COWAN (1972a) in der Molekularschicht der Fascia dentata etwas höher als in den Zonen der apikalen und basalen Dendriten von CA1 und CA3 (10% gegenüber 1—8%). Auch hier bilden sie symmetrische Kontakte auf den Dendritenstämmen.

(3) Hilus fasciae dentatae

Elektronenmikroskopisch am auffallendsten sind nach LAATSCH u. COWAN (1966): 1. die vielen markhaltigen Fasern, die vor allem in der körnernahen Grenzschicht (CAJAL) zu beobachten sind und wahrscheinlich aus dem Alveus kommen, 2. die

[407]) Untersuchungen über die dreidimensionale Form dieser Kontakte stehen offenbar noch aus.

Axone der Körnerzellen, die die charakteristischen Bündel der marklosen Moosfasern bilden und 3. die varicösen Ausstülpungen dieser Fasern, mit denen sie während ihres Verlaufes synaptische Kontakte „en passant“ mit Spines oder gelegentlich auch größeren dendritischen Ausläufern von CA4-Zellen bilden (4 in Abb. 352). In jeder dieser Ausstülpungen findet sich eine große Zahl synaptischer Bläschen, von denen die meisten den üblichen Durchmesser von 250—600 Å haben (Abb. 354), doch werden gelegentlich deutlich größere Vesikel (bis zu 1500—2000 Å gefunden). Gewöhnlich sind diese vereinzelt, aber es kommen auch drei bis vier zusammen vor. Zusätzlich zu diesen agranulären Bläschen werden auch typische „dense core-Vesikel“ gefunden. Die Membranverdickungen sind im allgemeinen begrenzter als die ausgedehnten Kontakte und in jedem Fall ist die postsynaptische Membran die dickere (asymmetrische Synapsen).

Diese besonderen Synapsen entsprechen prinzipiell jenen der Moosfaserschicht und wurden weiter vorn ausführlich erörtert (s. S. 561). Im Bereich des Hilus fasciae dentatae finden sie sich nach BLACKSTAD (1962) bei der Ratte nur in jener tieferen Zone des Hilus, die zinkreich ist, nicht hingegen in der zinkarmen subgranulären Grenzschicht. Beim Meerschweinchen konnten sie hingegen in einem ebenfalls zinkreichen Gebiet des Hilus nicht gefunden werden[408]). — In allen Zonen finden sich auch axodendritische Kontakte des üblichen Typs. Nach BLACKSTAD (1963) wurden Spines beobachtet, die von zwei bis vier Boutons umgeben waren; sie bildeten mit diesen asymmetrische Kontakte.

8.9.6. Synaptische Organisation

Wichtige Beiträge zur synaptischen Organisation des Hippocampus lassen sich u. a. den folgenden Arbeiten entnehmen (EM = elektronenmikroskopische Untersuchung): BLACKSTAD (1956, 1958, commissurale und entorhinale Afferenzen, Ratte, Nauta); HAMLYN (1962, 1963, Morphologie der Synapsen, Kaninchen, EM); RAISMAN *et al.* (1965, Afferenzen, Ratte, Nauta-Gygax, Nauta); ANDERSEN *et al.* (1966a, commissurale Afferenzen, Ratte, EM); LAATSCH u. COWAN (1967, commissurale Afferenzen in FD, Ratte, EM); NAFSTAD (1967, entorhinale Afferenzen, Ratte, EM); IBATA *et al.* (1971, septale Afferenzen, Katze, EM); ZIMMER (1971, intrahippocampale Afferenzen zu FD, Ratte, Fink-Heimer); GOTTLIEB u. COWAN (1972a, Morphologie der Synapsen, Ratte, Katze, EM); HJORTH-SIMONSEN u. JEUNE (1972, entorhinale Afferenzen, Ratte, Nauta, Fink-Heimer); CHRONISTER *et al.* (1973, Veränderungen in der Zahl der Synapsen mit zunehmendem Alter bzw. bei Umwelteinflüssen, Ratte, Rasmussen-Methode); GOTTLIEB u. COWAN (1973, commissurale Afferenzen, Ratte, Autoradiographie); MOSKO *et al.* (1973, septale Afferenzen, Ratte, Fink-Heimer, AChE); WENZEL *et al.* (1973, Morphologie der Synapsen in CA1, Ratte, EM). — Eine Übersicht über elektrophysiologische Befunde findet sich bei SCHEIBEL u. SCHEIBEL (1970).

Bezugnahmen auf histochemische Befunde und Hinweise auf mögliche Neurotransmitter verschiedener afferenter Systeme finden sich u. a. bei SHUTE u. LEWIS (1961a), BLACKSTAD (1963), LEWIS *et al.* (1964, 1967), STORM-MATHISEN u. BLACKSTAD (1964), LAATSCH u. COWAN (1966), MCGEER *et al.* (1969), STORM-MATHISEN u. FONNUM (1969, 1971, 1972), STORM-MATHISEN (1970, 1972), FONNUM (1970), CSILLIK *et al.* (1971), GENESER-JENSEN (1972a), MELLGREN u. SREBRO (1973), MOSKO *et al.* (1973) und TORSKAYA *et al.* (1973).

---

[408]) Dies steht im Widerspruch zu dem inzwischen erfolgten Nachweis, daß bei Anwendung der Sulfid-Silber-Methode nach TIMM die elektronendichten Silberpartikel ausschließlich in den Moosfaserboutons zu finden und dort auf den synaptischen Bläschen lokalisiert sind (HAUG, 1967; IBATA u. OTSUKA, 1968, 1969).

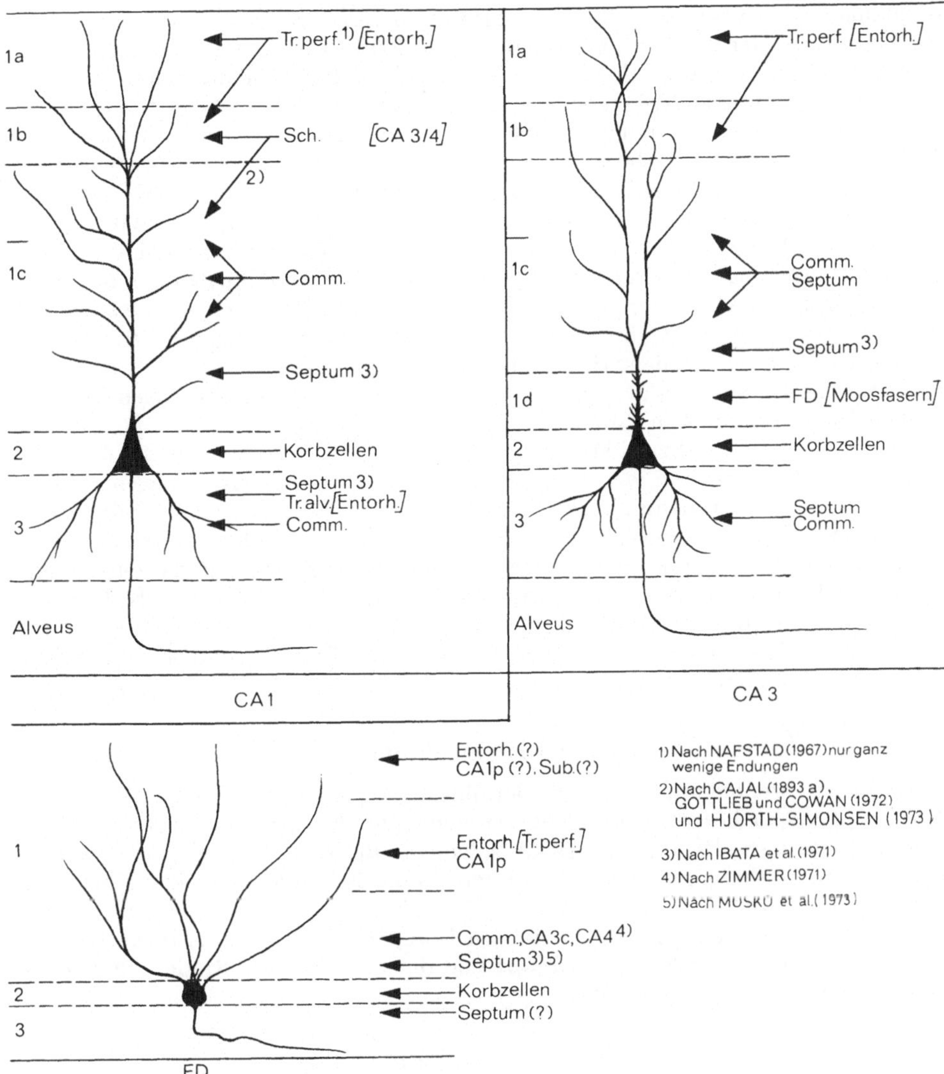

Abb. 355. Schema der Endigungszonen der afferenten, commissuralen und assoziativen Fasern auf den Pyramidenzellen von CA1 und CA3 und auf den Körnerzellen der Fascia dentata. *Comm.* Commissurale Fasern, *Entorh.* Fasern von der Regio entorhinalis, *FD* Fascia dentata, *Sch.* Schaffer-Kollateralen, *Sub.* Subiculum, *Tr.alv.* Tractus alvearis, *Tr.perf.* Tractus perforans. *1—3* Schichten des Ammonshorns bzw. der Fascia dentata

Untersuchungen zur neuronalen Plastizität im Bereich des Hippocampus wurden mit den Methoden der Faserdegeneration, Histochemie, Autoradiographie und Elektrophysiologie bei Ratten durchgeführt und liegen u. a. vor von LYNCH *et al.* (1972, 1973a, c, 1974), STEWARD *et al.* (1973, 1974) und ZIMMER (1973a, b, 1974). Wir werden auf diese Untersuchungen abschließend (8.9.6.5.) etwas näher eingehen.

Über getrennte Endigungen verschiedener Zuflüsse auf den Neuronen der Pyramidenzellen des Hippocampus hat sich schon CAJAL (1903) geäußert. Danach empfangen die Pyramidenzellen drei Arten von Nervenfasern: 1. Im Niveau der Zellkörper und der absteigenden Dendriten die Endverzweigungen der zahlreichen Zellen mit kurzen Axonen des Stratum oriens, 2. in der Höhe des Schafts und der ersten Verzweigungen die langen rückläufigen und assoziativen Kollateralen sowie die Verzweigungen der Commissurenfasern des Psalterium ventrale und 3. in den Endbüscheln schließlich die extrahippocampalen Fasern. In der Fascia dentata enden nach CAJAL auf den Körpern und dem Anfang des Schafts der Körnerzellen die Verzweigungen der Zellen mit kurzen und aufsteigenden Axonen aus der tieferen plexiformen Schicht, während die peripheren Dendritenbüschel mit den freien Verzweigungen zahlreicher exogener Fasern in Verbindung treten, die durch die periphere Schicht kommen. — Nach LORENTE DE NO, der ein erstes Schema dieser Zuflüsse gibt (1934, dort Abb. 34), endigen die kurzaxonigen Zellen auf allen Teilen der Pyramidenzellen. Hingegen sind die Synapsen der übrigen Faserarten nicht vermischt, sondern gruppieren sich auf den Ausläufern der Zellen in spezifischen Regionen, die sich etwas überlappen.

Eine wesentliche Erweiterung und Präzisierung der Kenntnisse über die synaptische Organisation wurde durch die Anwendung moderner Degenerationsmethoden und elektronenmikroskopischer Überprüfung der degenerierenden Endigungen erreicht. RAISMAN *et al.* (1965) geben eine sehr klare Darstellung der Organisation der Afferenzen unter besonderer Bezugnahme auf die elektronenoptischen Untersuchungen von HAMLYN (1962, 1963) über die Feinstruktur der Synapsen. Wesentliche Ergänzungen finden sich in den Arbeiten von GOTTLIEB u. COWAN (1972a) und WENZEL *et al.* (1973). — Die Befunde sind schematisch in der Abb. 355 zusammengefaßt.

8.9.6.1. Subiculum

Es liegen nur wenige und nicht sehr detaillierte Angaben über Endigungen in der Molekularschicht dieser Struktur vor. Danach enden Fasern vom Septum in dieser Schicht (ALKSNE u. BLACKSTAD, 1965), solche aus der kontralateralen Hemisphäre sind mit ihren Endigungen auf die äußere Zone der Molekularschicht begrenzt (BLACKSTAD, 1956).

Sicherlich enden auch einige der u. a. von LORENTE DE NO (1934) beschriebenen Fasern, die über den Tractus perforans von der entorhinalen Rinde kommen, in dieser Schicht (s. 8.9.5.1., S. 539).

8.9.6.2. Cornu ammonis — CA1

(1) Stratum moleculare

In den beiden *äußeren Unterschichten des Stratum moleculare* (1a und 1b) sollen die Fasern (bzw. Kollateralen) des aus der entorhinalen Rinde kommenden Tractus perforans synaptische Kontakte mit den distalen Zweigen der apikalen Dendriten der Ammonshorn-Pyramiden haben (BLACKSTAD, 1958; RAISMAN *et al.*, 1965; GOTTLIEB u. COWAN, 1972a; HJORTH-SIMONSEN u. JEUNE, 1972).

Nach BLACKSTAD und HJORTH-SIMONSEN u. JEUNE finden sich Degenerationen nach Läsion des Tractus perforans vor allem in der Nachbarschaft des Substratum radiatum, nicht aber in diesem selbst. Nach HJORTH-SIMONSEN u. JEUNE (1972) handelt es sich dabei in CA1 um „en passage“ Kontakte[409]), während die Faser-

[409]) Auch nach WENZEL *et al.* (1973) sind die „Boutons en passage“ und nicht die „Boutons terminaux“ der vorherrschende Verbindungstyp. Nur in den Substrata lacunosum und radiatum wurden Boutons terminaux nachgewiesen, wobei aber offengelassen wurde, ob sie zu spezifischen afferenten Fasern oder zu internen kurzaxonigen Neuronen gehören.

endigungen selbst in CA3 liegen. Über das Ausmaß der CA1-Kontakte herrscht jedoch keine einheitliche Auffassung. Während RAISMAN *et al.* (1965) starke Degenerationen beschreiben, sind sie nach NAFSTAD (1967) außerordentlich gering und betreffen nur 0,8% der Gesamtzahl der Boutons, wohingegen die Zahlen in CA3, vor allem aber in der Fascia dentata sehr viel höher liegen sollen. Gestützt werden die Ergebnisse von NAFSTAD durch die Golgi-Studien von LORENTE DE NO (1934) (hierzu s. 8.9.7.1.) und durch die elektrophysiologischen Untersuchungen von ANDERSEN *et al.* (1966c), die nach NAFSTAD auf nur unbedeutende monosynaptische Verbindungen mit CA1 hinweisen.

Falls sich diese Ergebnisse von NAFSTAD (1967) in weiteren Untersuchungen bestätigen sollten, ist vorerst noch ganz ungeklärt, zu welchen Fasern die im Substratum eumoleculare liegenden synaptischen Kontakte gehören. Es gibt vorerst keine Hinweise auf größere Faserkontingente anderen Ursprungs. Zwei mögliche Quellen, die aber beide sicherlich nicht sehr stark sind, könnten im dorsalen Psalterium (s. 8.9.7.1., S. 601) und in internen kurzaxonigen Zellen liegen. Bei Zerstörung des dorsalen Psalterium hat BLACKSTAD (1956) in der äußeren Molekularschicht von CA1 einige Degenerationen gefunden. Hinweise auf Zuflüsse von kurzaxonigen Zellen und von Zellen mit aufsteigenden Axonen finden sich in den Golgi-Studien (s. S. 552).

Im Bereich des Stratum pyramidale (s. unten) sollen die Axone der kurzaxonigen Zellen auf den Zellkörpern der Pyramiden mit symmetrischen Synapsen (Gray II) endigen. In den Unterschichten des Stratum moleculare finden sich solche symmetrischen Synapsen ebenfalls (5—10% der Gesamtzahl der Synapsen nach WENZEL *et al.*, 1973), häufiger auf den Dendritenstämmen, nach WENZEL *et al.* aber auch auf den Spines. Es erscheint naheliegend, auch hier die Zugehörigkeit der präsynaptischen Boutons, die in symmetrischen Kontakten endigen, zu kurzaxonigen Neuronen anzunehmen. Auch die von WENZEL *et al.* ermittelte Häufigkeit symmetrischer Synapsen, verbunden mit der vergleichsweise geringen Zahl der kurzaxonigen Zellen, läßt eine Beziehung zwischen beiden als möglich erscheinen. Die vorstehenden Überlegungen, die noch nicht durch sichere Befunde untermauert sind, beziehen sich nicht nur auf die äußeren Unterschichten von CA1, sondern in gleicher Weise auf alle Unterschichten und Schichten aller Gebiete des Hippocampus.

Im *Substratum lacunosum* (1b) und nach CAJAL (1893a) und GOTTLIEB u. COWAN (1972a) auch in den peripheren Zonen des Substratum radiatum[410]), endigen die von CA3 und CA4 kommenden Schaffer-Kollateralen. Nach den experimentellen Untersuchungen von RAISMAN *et al.* (1965, Läsionen in CA3 und CA4) weisen die Degenerationen auf sehr dicht liegende Endigungen hin. Daraus kann abgeleitet werden, daß die synaptischen Kontakte asymmetrisch sind; symmetrische Kontakte sind selten. Nach ANDERSEN *et al.* (1966a) unterscheidet sich die synaptische Morphologie dieser Kontakte nicht bemerkenswert von den typischen Kontakten im Substratum radiatum und Stratum oriens, während RAISMAN *et al.* (1965) für diese Endigungen auch die von HAMLYN (1963) beschriebenen „Manschetten" von Synapsen (g in Abb. 342) in Anspruch nehmen, die die Hauptdendriten und ihre primären Verzweigungen ganz umhüllen. Da diese nach den Befunden von HAMLYN jedoch symmetrisch sind, ist ein Zusammenhang nicht wahrscheinlich.

---

[410]) HJORTH-SIMONSEN (1973) fand bei Läsionen im Bereich von CA3 *keine* Degenerationen im Substratum lacunosum, sondern (neben solchen im Stratum oriens) nur im Substratum radiatum. Nach diesem Befund dürften die Schaffer-Kollateralen zumindest überwiegend im Substratum radiatum endigen.

Im *Substratum radiatum* (1c) enden neben den bereits erwähnten Schaffer-Kollateralen (in peripheren Zonen) commissurale Fasern (in ganzer Breite) und wahrscheinlich auch septale Fasern (vorwiegend in der tiefen Zone).

Über die Endigungszonen der commissuralen Fasern liegen Untersuchungen von BLACKSTAD (1956), RAISMAN *et al.* (1965), GOTTLIEB (1971), GOTTLIEB u. COWAN (1972a, 1973) und COWAN *et al.* (1972) vor. Nach BLACKSTAD (1956) und GOTTLIEB (1971) sind die Degenerationen nach Zerstörung der interhemisphärischen Afferenzen hier in CA1 besonders stark, in CA3 hingegen viel schwächer. Nach RAISMAN *et al.* (1965) wurden hier in CA1 nur endigende Commissuralfasern gefunden, in CA3 hingegen auch septale Endigungen. Solche wurden von IBATA *et al.* (1971) aber nicht nur für CA3, sondern auch für CA1 beschrieben und auch von WENZEL *et al.* (1973) erwähnt.

Ein einfacher Vergleich läßt es zweifelhaft erscheinen, daß die commissuralen Afferenzen in CA1 eine so ausschließliche Rolle spielen, wie von RAISMAN *et al.* angenommen. Bei den höheren Primaten und beim Menschen wird das Psalterium ventrale, durch das diese commissuralen Fasern verlaufen sollen (s. S. 601), sehr deutlich rückgebildet und es muß angenommen werden, daß die Zahl der commissuralen Fasern bei den erwähnten Formen recht begrenzt ist. Hingegen entwickelt sich das Feld CA1 besonders progressiv, und es gibt keine Anzeichen dafür, daß das Substratum radiatum diese Entwicklung nicht mitmacht. — Das Septum, vor allem aber die Regio entorhinalis erfahren ebenfalls eine deutliche Vergrößerung. Möglicherweise werden hier Verbindungen ausgebaut, die bei den niederen Formen eine vergleichsweise geringere Rolle spielen[411]).

(2) Stratum pyramidale

Die einzigen bekannten Fasern, die hier endigen, sind nach RAISMAN *et al.* (1965) die von CAJAL (1893a, 1911) und LORENTE DE NO (1934) beschriebenen Korbzellen, die pericelluläre Nester bilden (s. S. 548). Die Axonendigungen dieser Korbzellen sollen die präsynaptischen Elemente der symmetrischen axosomatischen Synapsen bilden, die weiter vorn beschrieben wurden (s. S. 557). Sie enthalten flache oder runde Vesikel, doch sind hier nach GOTTLIEB u. COWAN (1972a) die Boutons mit flachen Vesikeln besonders zahlreich.

Aus elektrophysiologischen Untersuchungen haben ANDERSEN *et al.* (1964a, b, 1966a) geschlossen, daß die Hemmung im Hippocampus durch Erregung kurzaxoniger Zellen (Golgi II) in oder direkt unterhalb des Stratum pyramidale entsteht. Die kurzen Axone dieser Zellen sollen auf die Körper der Pyramidenzellen wirken und langdauernde inhibitorische postsynaptische Potentiale erzeugen.

Der Befund, daß hier im Brennpunkt postsynaptischer Hemmung die Mehrzahl der Axonendigungen abgeflachte synaptische Bläschen enthält, während in den Regionen der extrahippocampalen, commissuralen oder langen assoziativen Bahnen, die alle erregend sein sollen, fast alle Synapsen runde Bläschen enthalten, stützt nach GOTTLIEB u. COWAN (1972a) die Auffassung, daß Endigungen mit flachen Bläschen im Hippocampus postsynaptische oder direkte Hemmung vermitteln. Eingehend wurde diese Frage auch bei WENZEL *et al.* (1973) diskutiert.

---

[411]) Auffällig ist, daß IBATA *et al.* (1971, Katze) für die Fasern vom Septum zum Hippocampus recht ähnliche Endigungsgebiete fanden, wie von GOTTLIEB u. COWAN (1972a) für Fasern von den Commissuren beschrieben. Nach IBATA *et al.* wurden die Degenerationen auch kontralateral gefunden. Möglicherweise handelt es sich hierbei um den erwähnten Ausbau von Faserverbindungen, die bei niederen Formen weniger stark sind, möglicherweise aber auch um eine unterschiedliche Interpretation der Ursprungsgebiete der Fasern (Septum versus kontralateraler Hippocampus durch das Psalterium ventrale). Da das Psalterium ventrale im caudalen Septum liegt, erscheint eine Mitverletzung bei experimentellen Eingriffen möglich.

Bei den septo-hippocampalen Fasern, die BLACKSTAD (1963) für diesen Bereich erwähnt und für deren Existenz er ANDERSEN *et al.* (1961b) und SHUTE u. LEWIS (1961a) zitiert, handelt es sich wahrscheinlich um Fasern, die in Nachbarzonen des Stratum pyramidale endigen. Sie wurden vor allem für das Stratum oriens beschrieben. Bei der starken Auswanderung von Pyramidenzellen in das Stratum oriens hinein (wie weiter vorn vor allem bei höheren Primaten beschrieben) lassen sich die Endgebiete von Fasern gleichen Ursprungs nicht mehr nach Unterschichten bzw. Zonen, sondern nur noch nach Endigungen in bezug auf die Pyramiden selbst (apikale Dendriten, Zellkörper, basale Dendriten) beschreiben. Innerhalb der gemischten Schicht werden hier hemmende Synapsen auf den Zellkörpern und erregende auf den basalen Dendriten mehr peripher liegender Zellen in den gleichen Ebenen vorkommen. Bei den niederen Säugern, die der nachfolgenden Beschreibung zugrunde liegen, sind diese Ebenen noch klarer getrennt.

(3) Stratum oriens

Vom Septum kommende Fasern wurden für CA1 von IBATA *et al.* (1971) beschrieben. Sie sollen in der pyramidennahen Zone des Stratum oriens enden. Hinweise auf solche Fasern finden sich auch bei BLACKSTAD (1963)[412]) (s. auch vorstehenden Abschnitt). Diese Fasern sollen bei der Aktivierung der Pyramiden sehr effizient sein.

Von vielen Untersuchern werden für das Stratum oriens Fasern von der Regio entorhinalis über den Tractus alvearis und solche von den Commissuren beschrieben (BLACKSTAD, 1956; RAISMAN *et al.*, 1965; GOTTLIEB, 1971; GOTTLIEB u. COWAN, 1972a, 1973; COWAN *et al.*, 1972). Nach GOTTLIEB (1971) sind die Degenerationen nach Unterbrechung der Commissuren in CA1 am schwersten und hier degenerieren 38% aller vorhandenen Synapsen. In CA3 sind die Degenerationen schwächer. Auch hier gelten die für das Substratum radiatum (s. oben) gemachten Einwände bezüglich des Mißverhältnisses zwischen den sehr kleinen Commissuren und dem sehr großen Feld CA1 bei den höheren Primaten.

8.9.6.3. Cornu ammonis — CA3

(1) Stratum moleculare

In den *äußeren Unterschichten* enden (wie in CA1) Fasern, die über den Tractus perforans von der Regio entorhinalis kommen (BLACKSTAD, 1958; NAFSTAD, 1967; GOTTLIEB u. COWAN, 1972a; u. a.). (Über die unterschiedlichen Auffassungen bezüglich der Stärke der Endigungen s. S. 581.) NAFSTAD (1967) fand, daß nach Unterbrechung des Tractus perforans 13,1% der Boutons degenerieren (gegenüber 0,8% in CA1) und daß die Fasern stets asymmetrische Synapsen mit dendritischen Spines bilden. Schaffer-Kollateralen (wie in CA1) enden in CA3 nicht.

Im *Substratum radiatum* wurden von den Commissuren und vom Septum kommende Fasern gefunden. Die commissuralen Fasern endigen nach GOTTLIEB u. COWAN (1973) auf dem mittleren Teil der apikalen Dendriten der Ammonshornpyramiden. Sie sind schwächer vertreten als in CA1 (s. dort), die Fasern vom Septum hingegen stärker. Letztere sind für CA3 von mehreren Untersuchern gefunden worden (RAISMAN *et al.*, 1965; IBATA *et al.*, 1971; GOTTLIEB u. COWAN, 1972a). Nach IBATA *et al.* endigen sie in den tiefen Zonen des Substratum radiatum.

Im *Substratum lucidum* enden die von den Körnerzellen der Fascia dentata kommenden Fasern mit ganz speziellen Synapsen; sie sind weiter vorn eingehend beschrieben worden (s. S. 561).

---

412) Während BLACKSTAD (1963) die Möglichkeit einer Endigung solcher Fasern auf den Zellkörpern für möglich hält, haben IBATA *et al.* (1971) nie axosomatische Endigungen der vom Septum kommenden Fasern beobachtet, weder auf den Körpern der Pyramiden des Ammonshorns, noch auf jenen der Körnerzellen der Fascia dentata.

(2) Stratum pyramidale

Die bei CA1 gemachten Ausführungen gelten entsprechend auch für CA3.

(3) Stratum oriens

Die hier endenden Fasern kommen von den Commissuren und vom Septum (Blackstad, 1956; Raisman *et al.*, 1965; Ibata *et al.*, 1971; Gottlieb, 1971; Gottlieb u. Cowan, 1972a, 1973; Cowan *et al.*, 1972). Die Degenerationen nach Unterbrechung der Commissuren sind hier in CA3 schwächer als in CA1 (Gottlieb, 1971). Keiner der Untersucher beschreibt Fasern von der Regio entorhinalis (wie in CA1) und hierin scheint ein deutlicher Unterschied zwischen diesen beiden Hauptfeldern des Ammonshorns zu bestehen, der möglicherweise auch bei der sehr unterschiedlichen strukturellen Differenzierung in der aufsteigenden Primatenreihe eine Rolle spielt (hierzu s. S. 514—518).

8.9.6.4. Fascia dentata

(1) Stratum moleculare

Die stärksten hier endenden Faserkontingente kommen über den Tractus perforans von der Regio entorhinalis (Blackstad, 1958; Raisman *et al.*, 1965; Laatsch u. Cowan, 1966; Nafstad, 1967; van Hoesen u. Pandya, 1971; Hjorth-Simonsen u. Jeune, 1972) und über die Commissuren (Blackstad, 1956; Blackstad *et al.*, 1965; Raisman *et al.*, 1965; Laatsch u. Cowan, 1966, 1967; Gottlieb, 1971; Cowan *et al.*, 1972).

Die *commissuralen Fasern* enden ganz spezifisch im inneren (tiefen) Drittel der Molekularschicht[413]), nach Laatsch u. Cowan (1967) sowohl auf den Stämmen der Dendriten als auch auf den kurzen dendritischen Spines (8.9.5.5., s. S. 577). Die üblichen der im EM sichtbaren Degenerationserscheinungen finden sich in allen drei Typen der von Laatsch u. Cowan (1966) beschriebenen präsynaptischen Strukturen, also sowohl in den Spine-Synapsen als auch in den Stamm-Synapsen. Insgesamt ist aber nur jeder vierte Bouton degeneriert (auch Gottlieb, 1971, spricht von vergleichsweise wenigen degenerierten Endigungen), und Laatsch u. Cowan (1967) nehmen an, daß die nicht degenerierten Boutons möglicherweise von Zellen mit aufsteigenden Axonen stammen, die in der multiformen Schicht des Hilus liegen; solche Zellen waren von Cajal beschrieben worden.

Cowan *et al.* (1972, autoradiographische Studie) heben hervor, daß die Endigungszone der commissuralen Fasern nicht unmittelbar bis an die Körnerschicht heranreicht, sondern durch einen schmalen Saum von ihr getrennt ist. Hier könnten von Ibata *et al.* (1971) und Mosko *et al.* (1973) beschriebene septale Afferenzen endigen (s. unten).

Die *entorhinalen Fasern* enden nach Blackstad (1958) überwiegend im mittleren Drittel des Stratum moleculare, weniger auch im äußeren Drittel, nicht aber im inneren Drittel. Diese Befunde haben sich durch Untersuchungen von Nafstad (1967) und Hjorth-Simonsen u. Jeune (1972) im wesentlichen bestätigt[414]). Nach Hjorth-Simonsen u. Jeune enthalten die äußeren Teile des Stratum moleculare nur Kontakte „en passage“. Nafstad (1967) fand im äußeren Drittel kaum Degenerationen, im mittleren Drittel hingegen in 37,5% der Boutons.

---

[413]) Bei der Ratte in einer begrenzten, nur etwa 30—40 μ dicken Zone (Gottlieb u. Cowan, 1972b, 1973).

[414]) Hingegen fanden Raisman *et al.* (1965) die Hauptendigungen des Tractus perforans im äußeren Drittel der Molekularschicht (neben möglichen Fasern von CA1). Im mittleren Drittel sollen nur Fasern vom gleichseitigen Feld CA1 (posterior) enden.

(Entsprechende Zahlen im Stratum moleculare der Ammonshornfelder lagen deutlich niedriger.) Diese Boutons bildeten stets das präsynaptische Element einer asymmetrischen Synapse und fanden sich immer nur auf dendritischen Spines, also nicht auch auf Dendritenstämmen.

Die Herkunft der Fasern zum oberflächlichen Drittel der Molekularschicht der Fascia dentata ist noch ungewiß. Eine mögliche Quelle ist das ipsilaterale Ammonshornfeld CA1. Entsprechende Angaben finden sich bei RAISMAN *et al.* (1965), LAATSCH u. COWAN (1966), NAFSTAD (1967) und HJORTH-SIMONSEN u. JEUNE (1972). LAATSCH u. COWAN (1966) halten es für möglich, daß hier stärkere interne Systeme endigen, z. B. Fasern aus einer Assoziationsbahn vom hinteren Teil des Feldes CA1; sie diskutieren in diesem Zusammenhang Befunde von STORM-MATHISEN u. BLACKSTAD (1964) und SHUTE u. LEWIS (1961a) (s. auch S. 599). HJORTH-SIMONSEN u. JEUNE (1972) fanden im äußeren Drittel Degenerationen, wenn das Subiculum, der dem Subiculum benachbarte Teil von CA1, der Tractus angularis oder der laterale Teil der Regio entorhinalis[415]) lädiert waren.

Ob die verschiedenen, im mittleren und oberflächlichen Drittel der Molekularschicht endenden Bahnen bestimmten Typen der von LAATSCH u. COWAN (1966) beschriebenen Synapsenformen (s. S. 577) zugeordnet werden können, ist offenbar noch nicht untersucht worden.

Neben den möglichen Fasern von CA1, die im oberflächlichen Drittel der Molekularschicht der Fascia dentata enden sollen, gibt es offenbar noch solche, die von CA3c und CA4 kommen und im tiefen Drittel zusammen mit den commissuralen Fasern enden. Diese ipsilateralen afferenten Fasern wurden von ZIMMER (1971) und GOTTLIEB u. COWAN (1972a, b) beschrieben. Nach GOTTLIEB u. COWAN kommen die ipsi- und kontralateralen Fasern von der gleichen, im Hilus der Fascia dentata liegenden Klasse von Neuronen. Sie zeigen in der Längsrichtung des Hippocampus (septo-temporal) eine beträchtliche Ausbreitung und scheinen innerhalb der Fascia dentata eine longitudinale Assoziationsbahn zu bilden.

Nach IBATA *et al.* (1971) und MOSKO *et al.* (1973) enden in der tiefen Zone der Molekularschicht auch Fasern vom Septum. Als Ort der Endigungen werden die dendritischen Stämme der Körner in geringer Entfernung von den Zellkörpern angenommen. Möglicherweise besteht hier eine Identität mit Septumfasern, die nach RAISMAN *et al.* (1965) unmittelbar unterhalb der Körnerzellen endigen sollen, die von IBATA *et al.* dort aber nicht gefunden wurden.

(2) Stratum granulare

Die beim Stratum pyramidale von CA1 gemachten Ausführungen (s. S. 582) gelten entsprechend auch für das Stratum granulare der Fascia dentata.

(3) Hilus fasciae dentatae

RAISMAN *et al.* (1965) fanden nach Läsionen im Septum Degenerationen in der Grenzzone der multiformen Schicht unmittelbar unterhalb der Körnerzellen. Sie vermuten, daß diese septalen Fasern auf den Zellen der multiformen Schicht oder bei den Anfangssegmenten der Körnerzellaxone enden. Nach IBATA *et al.* (1971) enden hier keine septalen Fasern.

BLACKSTAD (1956) fand im Hilus im Bereich der CA4-Zellen deutliche Degenerationen nach Zerstörung der interhemisphärischen Afferenzen, so daß angenommen werden kann, daß hier neben den Moosfasern auch commissurale Fasern endigen.

---

[415]) Auch NAFSTAD (1967) hält Fasern von der lateralen Entorhinalis für möglich.

8.9.6.5. Zusammenfassung, Bezugnahme auf histochemische Befunde und neuronale Plastizität

Zusammenfassung

Die verschiedenen Schichten und Unterschichten der Regionen und Felder des Hippocampus, d. h. die verschiedenen Abschnitte der Dendriten der Pyramiden- und Körnerzellen, haben spezifische Zuflüsse, die teils über längere Assoziationsfasern aus anderen Teilen des gleichseitigen, teils über Commissuralfasern vom kontralateralen Hippocampus und teils aus extrahippocampalen Strukturen kommen. Diese Zuflüsse endigen nicht ungeordnet auf den Zellen des Hippocampus, insbesondere den Pyramidenzellen, sondern spezifisch in verschiedenen Schichten und Unterschichten. Daneben gibt es kurzaxonige interne Verbindungen, die teilweise mehr diffuse, teilweise aber ebenfalls recht spezifische Endigungsgebiete haben, wie es etwa von den Endigungen der Korbzellen auf den Pyramidenzellen des Ammonshorns bzw. auf den Körnerzellen der Fascia dentata berichtet wird. Zwischen den verschiedenen Haupttypen des Hippocampus (Ammonshorn und Fascia dentata) und innerhalb des Ammonshorns zwischen CA1 und CA3 bestehen einerseits bemerkenswerte Übereinstimmungen im prinzipiellen Aufbau, andererseits werden recht bedeutsame Unterschiede erkennbar. Über das Subiculum ist bezüglich der synaptischen Organisation fast nichts bekannt; eine gewisse Ähnlichkeit mit CA1 kann vermutet werden. — Die Ergebnisse sind in der Abb. 355 zusammengefaßt.

Über mögliche Beziehungen zwischen der Art der Afferenzen einerseits und den vorkommenden Synapsenformen andererseits gibt es generelle Erwägungen von GOTTLIEB u. COWAN (1972a). Nach GOTTLIEB u. COWAN sollen alle extrahippocampalen, commissuralen und langen assoziativen Bahnen erregend sein. Da die asymmetrischen Synapsen mit den runden Vesikeln die überwältigende Mehrheit in den Terminalgebieten dieser Bahnen bildet, ist wahrscheinlich, daß die Fasern aus diesen Quellen *nicht* mit symmetrischen Synapsen endigen, die flache Vesikel enthalten (auch ANDERSEN *et al.*, 1966a). Diese Folgerung wird auch durch die EM-Degenerationsstudien von NAFSTAD (1967) über die entorhinalen Afferenzen, von LAATSCH u. COWAN (1967) über die commissuralen Verbindungen der Fascia dentata und von GOTTLIEB u. COWAN (1972a) über die commissuralen Verbindungen der Felder CA1 und CA3 gestützt. Aus diesen Untersuchungen ergibt sich, daß die afferenten Fasern überwiegend auf den dendritischen Spines der Pyramiden und Körnerzellen, d. h. nicht auf Dendritenstämmen endigen und immer asymmetrische Synapsen bilden (auch ANDERSEN *et al.*, 1966a).

Die Quelle für die Mehrzahl der Synapsen mit flachen Bläschen sind wahrscheinlich gewisse kurzaxonige Zellen (Golgi II). Nach CAJAL und LORENTE DE NO gibt es mehrere Formen solcher Zellen sowohl im Ammonshorn als auch in der Fascia dentata, von denen die sog. Korbzellen eine besondere Rolle zu spielen scheinen. Ihre Zellkörper liegen in oder unmittelbar unterhalb der Pyramiden- bzw. Körnerzellschicht und ihre Axone enden nach Bildung dichter pericellulärer Verzweigungen auf diesen Zellen.

Bezugnahme auf histochemische Befunde

Plexus der Korbzellen: Der von den Korbzellen gebildete Plexus deckt sich mit den supra- und infrapyramidalen (bzw. -granulären) Zonen, die sich durch eine starke AChE-Reaktion auszeichnen (Abb. 319—321). Ob indes direkte Beziehungen zwischen dieser Reaktion und den Fasern der Korbzellen bestehen, ist ungewiß. Ein positiver Zusammenhang wurde von STORM-MATHISEN u. BLACKSTAD (1964) angenommen. LAATSCH u. COWAN (1966) haben die Konsequenzen dieser Auffassung in bezug auf die Fascia dentata diskutiert und führen u. a. aus: STORM-MATHISEN u. BLACKSTAD fanden, daß die den intragranulären Plexus bildenden Fasern cholinesterase-positiv sind. Da dieses System der Korbzellen hemmend sein soll (ANDERSEN *et al.*, 1963, 1964a, b), wäre die logische Folge aus den Befunden von STORM-MATHISEN u. BLACKSTAD, daß im Stratum granulosum der Fascia dentata Acetylcholin als hemmender Transmitter wirkt.

In neuerer Zeit mehren sich die Befunde, daß das Acetylcholin *nicht* mit dem Plexus der Korbzellen assoziiert ist, sondern daß GABA der Transmitter der Korbzellen ist und AChE der Transmitter septaler Afferenzen, die in entsprechenden bzw. benachbarten Zonen endigen (Abb. 355). STORM-MATHISEN (1972) fand, daß nach Unterbrechung der verschiedenen afferenten Bahnen in keinem Fall eine Abnahme der Glutamat-Decarboxylase-(GAD-) Aktivität gefunden werden konnte. Dies spricht dafür, daß GAD in internen Zellen lokalisiert ist und stützt die Annahme, daß Gamma-Amino-Buttersäure (GABA) der Transmitter der hemmenden Korbzellen ist (auch STORM-MATHISEN u. FONNUM, 1969, 1971, 1972; CSILLIK *et al.*, 1971). Nach STORM-MATHISEN u. FONNUM (1972) erzeugen die Korbzellen eine recurrierende Hemmung möglicherweise durch Ausschüttung von GABA auf die Körper der Pyramiden- und Körnerzellen. Nach CSILLIK *et al.* (1971) weisen cytochemische und autoradiographische Untersuchungen darauf hin, daß die limbische Hemmung vor allem mit dem GABA-Stoffwechsel der Gliazellen in Beziehung steht.

Septo-hippocampale Fasern: Nach Unterbrechung der septo-hippocampalen Fasern verschwinden sowohl AChE als auch ChAc[416]) (bzw. sinken deutlich ab) (LEWIS *et al.*, 1964, 1967; MCGEER *et al.*, 1969; STORM-MATHISEN u. FONNUM, 1969, 1972; STORM-MATHISEN, 1970, 1972; MOSKO *et al.*, 1973; MELLGREN u. SREBRO, 1973). Diese Reduktion findet sich nach STORM-MATHISEN (1972) *nur* nach Unterbrechung der septalen Afferenzen, nicht hingegen nach anderen Läsionen. Dies ist ein starker Beleg dafür, daß es sich bei den cholinergen Elementen im Hippocampus um Afferenzen vom Septum handelt. Ihre Endigungen konzentrieren sich nach STORM-MATHISEN u. FONNUM (1972) auf eine infrapyramidale Zone im Hippocampus und im Hilus und auf ein supragranuläres Band in der Fascia dentata (s. Abb. 355)[417]) und sind wahrscheinlich erregend. Hierfür gibt es nach FONNUM (1970) Hinweise aus der Elektrophysiologie. Die septo-hippocampalen Fasern sollen bei der Aktivierung der hippocampalen Zellen sehr effizient sein.

Insgesamt steht die Verteilung von ChAc und AChE mit der Auffassung im Einklang, daß die Pyramiden- und Körnerzellen durch cholinerge Boutons erregt werden, die hauptsächlich an den apikalen und basalen Dendriten in der Nähe der Zellkörper lokalisiert sind (FONNUM, 1970).

Tractus perforans und Commissuren: Läsionen, die den Tractus perforans bzw. die Commissuren betreffen, führen zu der vorstehend beschriebenen Beeinträchtigung nicht und es wird daraus geschlossen, daß weder die Fasern des Tractus perforans, noch die commissuralen Fasern cholinerg sind. Bezüglich der commissuralen Fasern sind entsprechend auch die Endgebiete, vor allem das Sub-

---

[416]) Die Cholin-Acetyltransferase (ChAc) ist als Indikator für cholinerge Strukturen spezifischer als die Acetylcholinesterase (AChE). ChAc wurde u. a. von LEWIS *et al.* (1964, 1967), FONNUM (1970) und STORM-MATHISEN (1970, 1972) untersucht. Die Lokalisation von ChAc entspricht weitgehend der von AChE.

[417]) Die cholinergen Strukturen um die Zellbänder herum waren bereits von BLACKSTAD (1963) mit septo-hippocampalen Fasern in Verbindung gebracht worden. BLACKSTAD zitiert als weitere Zeugen hierfür ANDERSEN *et al.* (1961b) und SHUTE u. LEWIS (1961a).

stratum radiatum, arm an histologisch nachweisbarer Cholinesterase[418]) (STORM-MATHISEN u. BLACKSTAD, 1964); bezüglich der Endgebiete des Tractus perforans trifft dies jedoch nicht zu. Diese zeigen insbesondere in CA3 und in der Fascia dentata sogar eine sehr hohe AChE-Reaktion (Abb. 318—321). Trotzdem scheint auch hier eine direkte Beziehung zu AChE *nicht* zu bestehen. Neben dem Fehlen von Veränderungen nach Durchschneidung des Tractus perforans spricht nach FONNUM (1970), GENESER-JENSEN (1972a) und HJORTH-SIMONSEN u. JEUNE (1972) gegen die cholinerge Natur dieser Bahn auch das Fehlen der AChE-Reaktion im äußeren Stratum moleculare des Subiculum (26 in Abb. 318, 319). Der Tractus perforans durchläuft diese Zone.

LAATSCH u. COWAN (1966) nehmen an, daß die meisten der im Endgebiet des Tractus perforans in der Fascia dentata vorkommenden cholinergen Fasern ihren Ursprung in der Fascia dentata selbst haben (interne Fasern), halten es aber auch für möglich, daß einige aus einer Assoziationsbahn vom hinteren Teil des Feldes CA1 stammen.

Schaffer-Kollateralen: Bei der Ratte (Abb. 320) ist die dem Substratum lacunosum entsprechende Zone durch eine besonders starke AChE-Reaktion gekennzeichnet. Möglicherweise besteht hier eine Beziehung zu den Schaffer-Kollateralen.

Zellband des Subiculum: GENESER-JENSEN (1972a) erwägt einen möglichen Zusammenhang zwischen der starken AChE-Reaktion im Zellband des Subiculum und einem reichen Faserplexus, der von CAJAL (1911) und LORENTE DE NO (1934) beschrieben wurde und in dieser Art nur im Subiculum vorkommen soll. In diesen Fasern werden hauptsächlich Kollateralfasern aus dem Tractus alvearis mit Ursprung aus der entorhinalen Rinde vermutet. Weiterhin könnten zu diesem Plexus Axonverzweigungen von Zellen beitragen, die den Korbzellen des übrigen Hippocampus ähneln (s. Abb. 328).

Andere Transmitter

Hinweise auf weitere Transmitter finden sich u. a. bei STORM-MATHISEN u. FONNUM (1972) und TORSKAYA *et al.* (1973). Nach STORM-MATHISEN u. FONNUM findet sich *Noradrenalin* (NA) in relativ diffus verteilten Nervenendigungen von Afferenzen, die von Zellen des Hirnstamms kommen und über das mediale Vorderhirnbündel und den Fornix aufsteigen. STORM-MATHISEN u. FONNUM halten es für wahrscheinlich, daß diese Endigungen hemmend sind. — Auch nach TORSKAYA *et al.* (1973) kommen die afferenten Axone mit noradrenergen Endigungen über den Fornix. Die Endigungen sollen sich auf den Pyramidenzellkörpern finden, aber häufiger noch auf den apikalen Dendriten der Ammonshornpyramiden und auf den basalen Teilen der Fascia dentata-Körner. Auf einigen pyramidalen, granulären und polymorphen Neuronen sollen noradrenerge und serotoninerge Endigungen konvergieren. — *5-Hydroxytryptamin* (5-HT) ist nach STORM-MATHISEN u. FONNUM (1972) in Nervenendigungen enthalten, die aus verschiedenen Gruppen von Hirnstammneuronen kommen, eine andere Verteilung als jene mit NA-Endigungen, ansonsten aber die gleichen Merkmale haben.

Neuronale Plastizität

In neuerer Zeit (seit 1972) wird in zunehmendem Maße die neuronale Plastizität nach Deafferenzierung untersucht. Die hiermit im Zusammenhang stehenden

---

[418]) Bemerkenswerterweise fanden COWAN *et al.* (1972, Ratte) in einer autoradiographischen Studie, daß in der Molekularschicht der Fascia dentata die Endigungszone der commisuralen Fasern nicht unmittelbar bis an die Körnerschicht heranreicht, sondern durch eine schmale Zone von ihr getrennt ist. Offenbar enden in der stark AChE-aktiven supragranulären Zone keine commissuralen Fasern.

Probleme (s. auch 8.6.5.) können im Bereich des Hippocampus mit seiner laminär sehr klar gegliederten neuronalen Organisation besonders erfolgreich angegangen werden. Das Prinzip der Methode besteht darin, afferente Systeme zu unterbrechen und die Veränderungen (Aussprossung der Endigungen anderer afferenter Systeme) 1. mit histochemischen, autoradiographischen und elektrophysiologischen Methoden zu untersuchen, oder 2. nach einem größeren Zeitraum eine weitere Läsion in einem der noch intakten afferenten Systeme zu machen und dann die anterograden Zelldegenerationen mit solchen zu vergleichen, wie sie nach einfachen Läsionen in diesem zweiten System (d. h. ohne vorherige primäre Läsion) auftreten.

Es zeigt sich, daß nach Läsionen in der entorhinalen Rinde — bzw. nach Unterbrechung des von dieser zum Hippocampus führenden Tractus perforans — die Endigungszonen (Substratum lacunosum-eumoleculare im Ammonshorn, äußere Zone der Molekularschicht in der Fascia dentata) 1. nur $^1/_2$—$^2/_3$ ihrer normalen Breite erreichen, wenn die Läsionen bei jungen (5—30 Tage alten) Ratten durchgeführt werden (ZIMMER, 1973b) und 2. in großem Ausmaß nun Faserendigungen enthalten (bei jungen Ratten mehr als bei alten), die dort normalerweise nicht oder viel schwächer vorkommen. Nachgewiesen wurde eine Zunahme bzw. ein Einsprossen von Endigungen septaler (LYNCH *et al.*, 1972), interhemisphärischer (LYNCH *et al.*, 1973a, c; ZIMMER, 1973a; STEWARD *et al.*, 1973, 1974)[419]) und assoziativer Fasern (ZIMMER, 1973a).

Interhemisphärische und ipsilaterale Systeme erweitern also ihre Endigungszonen, wenn die über den Tractus perforans kommenden afferenten Zuflüsse aus der entorhinalen Rinde unterbrochen werden. Umgekehrt tritt nach Unterbrechung der interhemisphärischen Afferenzen aber *keine* Erweiterung des Endigungsgebietes der entorhinalen (LYNCH *et al.*, 1974; ZIMMER, 1974) und der AChE-haltigen (septalen?) Afferenzen ein (LYNCH *et al.*, 1974). ZIMMER (1974) vermutet, daß andere ipsilaterale Fasern, die in den gleichen laminären Zonen wie die kontralateralen Fasern endigen (s. Abb. 355), durch ihre bevorzugte Lage die vakanten synaptischen Plätze einnehmen und dadurch ein Einwachsen der Axone des Tractus perforans verhindern.

8.9.7. Faserverbindungen

Da der Hippocampus in großen Teilen vom Ventrikel einerseits und der meningealen Oberfläche andererseits begrenzt ist, konzentrieren sich die Faserverbindungen auf die verbleibenden Kontakte mit den benachbarten Hirnzentren. Solche bestehen nach ventral und caudal mit den Gebieten des Periarchicortex, vor allem mit der Entorhinalis, und nach rostral und dorsal über Fimbria und Fornix mit dem Septum. In den caudalen Kontaktzonen verlaufen überwiegend afferente Fasern, in den rostralen efferente Fasern.

CAJAL (1903, 1911) gab nach seinen klassischen Untersuchungen am Golgi-Material eine Darstellung der Faserverbindungen (Abb. 356), die sich in ihren wesentlichen Teilen durch spätere experimentelle Studien bestätigt hat. Neuere zusammenfassende Darstellungen finden sich u. a. bei MEISSNER (1966), RAISMAN (1970) und ALTMAN *et al.* (1973). Eine Auswahl aus experimentellen Untersuchungen findet sich nachstehend:

---

[419]) Nach den elektrophysiologischen Untersuchungen von STEWARD *et al.* (1974) bilden sich von der kontralateralen Entorhinalis Projektionen, die vom 9. Tag nach der Operation an funktionstüchtig sein sollen und dann permanent erhalten bleiben.

Afferenzen zum Hippocampus (einschl. interhemisphärische und assoziative Fasern):

Gerebtzoff (1939, 1941/42, Kaninchen, Meerschweinchen, Marchi); Allen (1944, 1948a, b, Hund, Marchi); Morin (1950, Meerschweinchen, Marchi); Sprague u. Meyer (1950, Kaninchen, Glees); Adey (1951, Kaninchen, Glees); Adey u. Meyer (1952b, *Cercopithecus, Macaca*, Marchi, Glees); Daitz u. Powell (1954, Ratte, Kaninchen, *Macaca*, Bodian, retrograde Zelldegeneration); McLardy (1955a, *Macaca*, retrograde Zelldegeneration); Blackstad (1956, 1958, Ratte, Nauta); Cragg u. Hamlyn (1957, 1959, Kaninchen, Nauta-Gygax); Votaw (1960a, b, *Macaca*, Marchi); Cragg (1961b, 1965, Kaninchen, Ratte, Katze, Nauta, Nauta-Gygax); Karten (1963, Katze, Nauta); E. W. Powell (1963, Ratte, Nauta; 1966, Katze, Nauta); Votaw u. Lauer (1963, *Macaca*, Marchi); Knook (1965, Ratte, Nauta-Gygax); Raisman *et al.* (1965, Ratte, Nauta, Nauta-Gygax); Raisman (1966, Ratte, Nauta); Petsche *et al.* (1966, Kaninchen, Nauta-Gygax); de Vito u. White (1966, *Saimiri*, Nauta); Laatsch u. Cowan (1967, Ratte, EM); Lewis u. Shute (1967, Ratte, Acetylcholinesterase); Genton (1969, Waldmaus, Nauta-Gygax); Andersen *et al.* (1971b, Kaninchen, Elektrophysiologie, EM); Gottlieb (1971, Ratte, Autoradiographie, EM); Ibata *et al.* (1971, Katze, Nauta-Gygax, Fink-Heimer, EM); Siegel u. Tassoni (1971b, Katze, Fink-Heimer); van Hoesen u. Pandya (1971, *Macaca*, Nauta, Fink-Heimer); Zimmer (1971, Ratte, Nauta, Fink-Heimer); Cowan *et al.* (1972, Ratte, Autoradiographie); Chronister u. White (1972, Ratte, Nauta, Fink-Heimer); Hjorth-Simonsen (1972, 1973, Ratte, Fink-Heimer); Hjorth-Simonsen u. Jeune (1972, Ratte, Nauta, Fink-Heimer); van Hoesen *et al.* (1972, *Macaca*, Nauta, Fink-Heimer); Gottlieb u. Cowan (1973, Ratte, Autoradiographie); Lynch *et al.* (1973b, Maus, Ratte, Meerrettich-Peroxydase); Leichnetz u. Astruc (1974, *Saimiri*, Nauta, Fink-Heimer); Heath u. Harper (1974, Katze, *Macaca*, Nauta-Gygax, Fink-Heimer) und Segal u. Landis (1974, Ratte, Meerrettich-Peroxydase).

Schlüsselarbeit ist die Arbeit von Raisman *et al.* (1965). Sie findet wesentliche Ergänzungen in einigen der neueren Arbeiten.

Efferenzen vom Hippocampus:

Edinger u. Wallenberg (1902, Kaninchen, Marchi); Gerebtzoff (1941/42, Kaninchen, Meerschweinchen, Marchi); Fox (1943, Katze, Marchi); Allen (1944, Hund, Marchi); Sprague u. Meyer (1950, Kaninchen, Glees); Simpson (1952, *Macaca*, Faserzählungen); Daitz (1953, Mensch, Faserzählungen); Daitz u. Powell (1954, Ratte, Kaninchen, *Macaca*, Bodian, retrograde Zelldegeneration); Guillery (1955, Kaninchen, Katze, Faserzählungen); Powell u. Cowan (1955, Ratte, Kaninchen, *Macaca*, Bodian); Guillery (1956, Ratte, Nauta-Gygax); Nauta (1956, 1958, Ratte, Nauta-Gygax); Powell *et al.* (1957, Ratte, Kaninchen, Katze, *Macaca*, Faserzählungen); Valenstein u. Nauta (1957, 1959, Ratte, Meerschweinchen, Katze, *Macaca*, Nauta-Gygax); Cragg u. Hamlyn (1959, 1960, Kaninchen, Nauta-Gygax); Johnson (1959, Meerschweinchen, Nauta; 1965, Katze, Nauta); Votaw (1960b, *Macaca*, Marchi); Cragg (1961a, Kaninchen, Nauta-Gygax); Ban u. Zyo (1962, Ratte, Marchi); Carman *et al.* (1963, Kaninchen, Glees, Nauta, Nauta-Gygax); Votaw u. Lauer (1963, *Macaca*, Marchi); Knook (1965, Ratte, Nauta-Gygax); Raisman (1966, Ratte, Nauta); Raisman *et al.* (1966, Ratte, Nauta); Hjorth-Simonsen (1971, Ratte, Fink-Heimer); Siegel u. Tassoni (1971a, Katze, Nauta-Gygax, Fink-Heimer); Chronister u. Zornetzer (1973, Ratte, Nauta, Fink-Heimer); de Vito (1974, *Saimiri*, Nauta, Autoradiographie) und Siegel *et al.* (1974, *Saimiri*, Fink-Heimer).

Schlüsselarbeiten sind die von Nauta (1956) und Raisman *et at.* (1966). Ergänzungen über caudale Efferenzen finden sich bei Hjorth-Simonsen und Siegel u. Tassoni.

8.9.7.1. Afferente, assoziative und interhemisphärische Fasern

Nach den Untersuchungen von Cajal (1903, 1911) am Golgi-Material kommen die afferenten Fasern des Hippocampus aus drei Quellen[420]): 1. dem Cingulum, 2. den Nervi Lancisii — zusammen mit dem Indusium griseum Teil unseres Hippocampus supracommissuralis — und 3. der Regio entorhinalis des Periarchicortex (spheno-

[420]) Als vierte Quelle schließt Cajal in die Afferenzen noch subikulo-ammonische Verbindungen ein, die wir wegen der Einbeziehung des Subiculum in den Hippocampus als interne Fasern ansehen.

occipitale Riechrinde, Ganglion oder Ecorce temporale supérieur bei CAJAL). In der zusammenfassenden Darstellung von RAISMAN *et al.* (1965) werden drei weitere mögliche Quellen afferenter Fasern benannt, und zwar 4. Septum und Diagonales Band, 5. Fornix dorsalis und 6. piriforme Rinde (= Regio praepiriformis und R. periamygdalaris).

Entorhinale Afferenzen

Die mit Abstand wichtigsten Afferenzen sind offensichtlich die von der entorhinalen Rinde. Sie wurden von CAJAL in einer großen temporo-ammonischen Bahn zusammengefaßt, die aus drei Bündeln besteht: 1. den perforierenden oder direkten temporo-ammonischen Bündeln (c in Abb. 356; P.p. in Abb. 357) (= Tractus perforans nach HASSLER, 1964a), 2. der temporo-alveären Bahn (f in Abb. 356; A.p. in Abb. 357) (= Tractus alvearis nach HASSLER) und 3. dem gekreuzten oder Winkelstrang (G in Abb. 356) (Tractus angularis). Da letzterer überwiegend aus commissuralen Fasern besteht, soll er etwas später im Zusammenhang mit den Commissuren erörtert werden.

Tractus perforans: Die bedeutendste und in der Folgezeit auch experimentell am besten abgesicherte afferente Bahn ist der Tractus perforans. Der Name geht darauf zurück, daß die Fasern sehr auffallend in starken Bündeln das Subiculum durchdringen (Abb. 310, 357). Sie kommen aus der weißen Substanz des Gyrus parahippocampalis und gelangen in das Stratum moleculare des Subiculum. Von hier aus gehen sie in die gleiche Schicht des Ammonshorns und der Fascia dentata.

Der *Ursprung* des Tractus perforans in der entorhinalen Rinde wurde mit experimentellen Methoden von ALLEN (1948a, b), ADEY u. MEYER (1952b), BLACKSTAD (1958), KARTEN (1963), RAISMAN *et al.* (1965), VAN HOESEN u. PANDYA (1971), VAN HOESEN *et al.* (1972), HJORTH-SIMONSEN u. JEUNE (1972) und SEGAL u. LANDIS (1974) nachgewiesen. Unterschiedlich sind die Auffassungen darüber, ob er von begrenzten Teilen der Entorhinalis kommt. Die Auffassung von LORENTE DE NO (1934, Golgi-Studien) über die Herkunft der Fasern von lateralen Teilen der entorhinalen Rinde wurde durch die experimentellen Untersuchungen von ADEY u. MEYER (1952b) und RAISMAN *et al.* (1965) (Abb. 358) gestützt. ADEY u. MEYER haben das Ursprungsgebiet mit der Regio perirhinalis (35 von BRODMANN) identifiziert. Sie beziehen sich dabei auf LORENTE DE NO, bei dem wir eine so starke Einengung auf dieses Randgebiet der entorhinalen Rinde jedoch nicht gefunden haben. Solche Fasern von der perirhinalen Rinde sind neuerdings wieder von CHRONISTER u. WHITE (1972) gefunden worden. Sie sollen sich im Gebiet des Balkensplenium mit dem Tractus perforans vereinigen. Abweichend davon fanden VAN HOESEN u. PANDYA (1973) keine Zuflüsse von der Regio perirhinalis zum Hippocampus und auch HJORTH-SIMONSEN u. JEUNE (1972) fanden bei lateralen Läsionen keine Degenerationen; sie betonen die Herkunft der Fasern des Tractus perforans von medialen Teilen der Entorhinalis, schließen aber solche von der Pars lateralis nicht aus. Ein Ursprung sowohl in medialen als auch in lateralen Teilen ist von HJORTH-SIMONSEN (1972) und SEGAL u. LANDIS (1974) gefunden worden. Nach HJORTH-SIMONSEN verlaufen die Fasern in zwei unterscheidbaren Fasersystemen, und zwar in einem medialen Tractus perforans mit Ursprung in medialen Teilen der Entorhinalis und in einem lateralen Tractus perforans mit Ursprung in lateralen Teilen der Entorhinalis. Die beiden Teile des Tractus perforans sollen in ihren laminären Projektionsgebieten in CA3 und FD verschieden sein, und zwar sollen die Fasern des medialen Teils in mittleren, die des lateralen Teils in oberflächlichen Zonen der Molekularschichten endigen.

Die Ursprungszellen der Fasern des Tractus perforans liegen nach HJORTH-

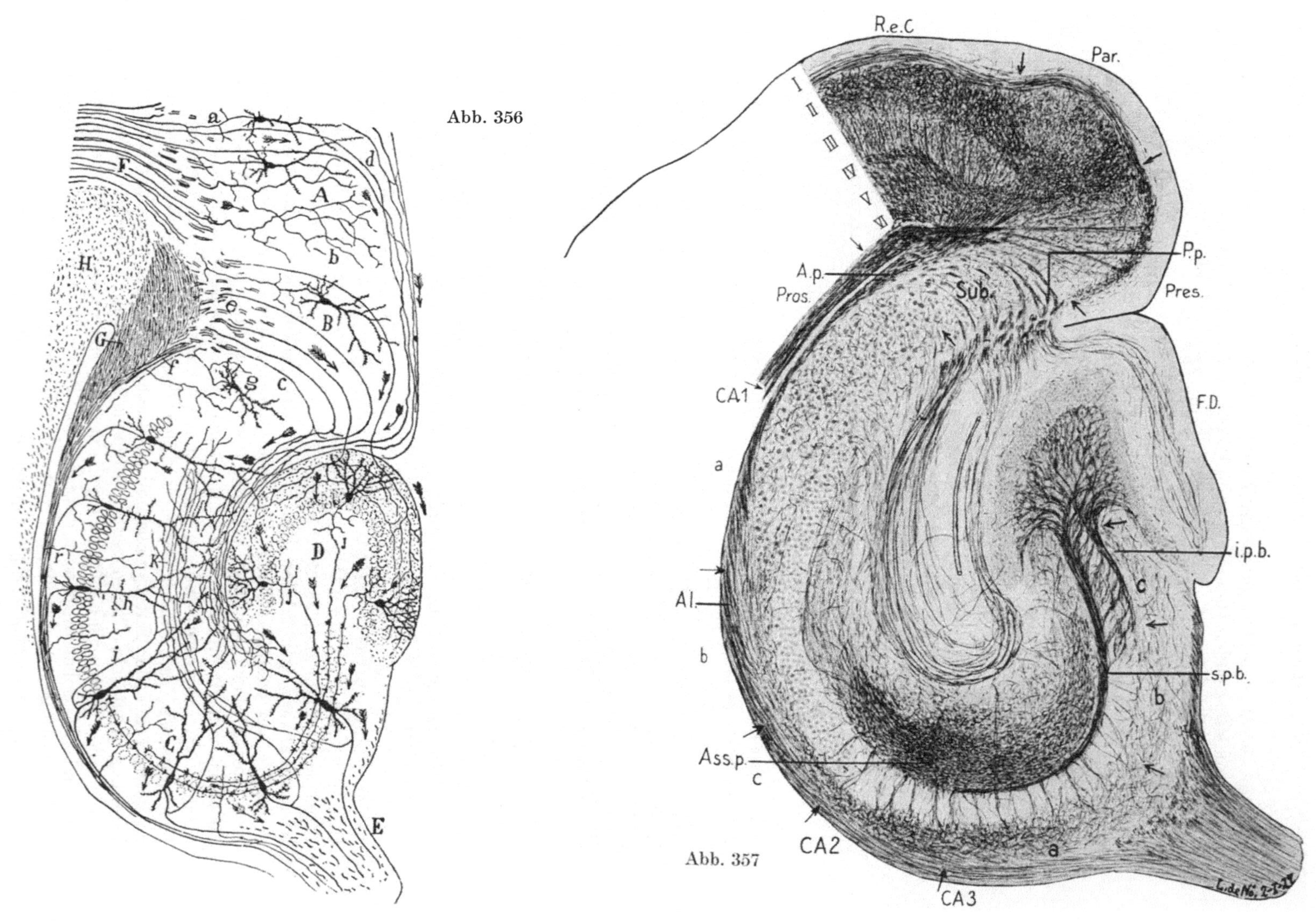

Abb. 356

Abb. 357

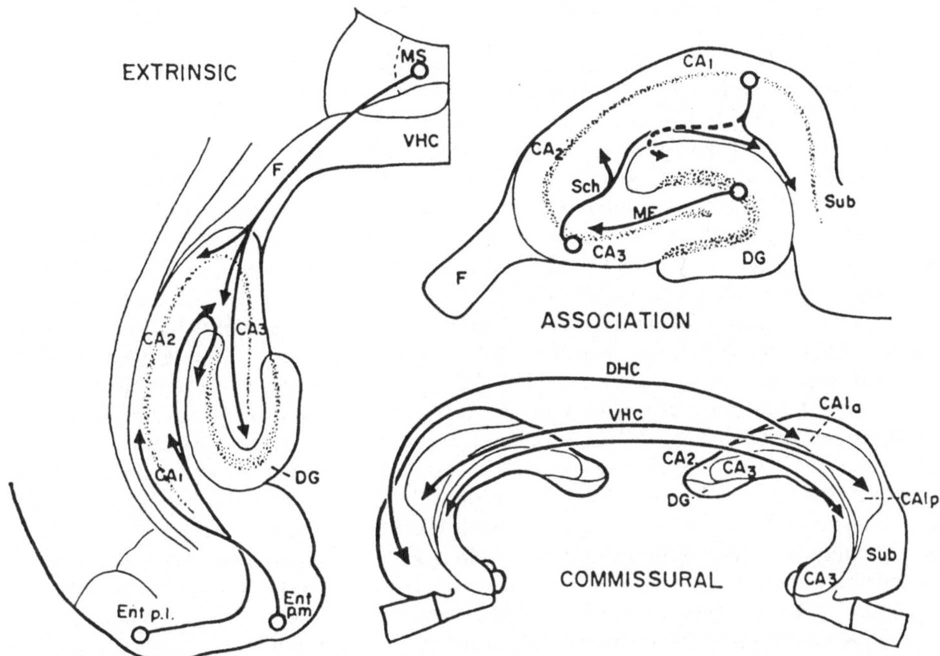

Abb. 358. Schematische Darstellung der afferenten, assoziativen und commissuralen Faserverbindungen des Hippocampus (aus RAISMAN *et al.*, 1965). CA1a und CA1p vorderer und hinterer Abschnitt des Feldes CA1, *DG* Fascia dentata, *DHC* Psalterium dorsale, *Ent.p.l.* und *Ent.p.m.* lateraler und medialer Teil der Regio entorhinalis, *F* Fimbria/Fornix, *MF* Moosfasern, *MS* mediales Septum, *Sch* Schaffer-Kollateralen, *Sub* Subiculum, *VHC* Psalterium ventrale

---

Abb. 356. Schema der Struktur und der Faserverbindungen des Hippocampus (aus CAJAL, 1911). *A* Periarchicortex (Occipitalganglion bei CAJAL), *B* Subiculum, *C* Ammonshorn, *D* Fascia dentata, *E* Fimbria, F Cingulum, *G* Tractus angularis, *H* Corpus callosum, *K* Schaffer-Kollateralen. *a* ins Cingulum gehendes Axon, *b* in A endende Fasern aus dem Cingulum, *c* Fasern des Tractus perforans, *d* Fasern aus dem Cingulum zum Tractus perforans, *e* Ebene der oberen temporo-ammonischen Fasern, *f* Tractus alvearis (bei CAJAL nicht erläutert), *g* Zelle des Subiculum, *h* CA1-Pyramide, *i* Schaffer-Kollaterale, *j* Körnerzellaxon, *r* Kollaterale einer Alveusfaser

Abb. 357. Horizontalschnitt durch das Gehirn der adulten Maus (aus LORENTE DE NO, 1934). Silberimprägnation nach Cajal.*Al.* Alveus, *A.p.* Tractus alvearis, *Ass.p.* longitudinale (axiale) Assoziationsbahn, *F.D.* Fascia dentata, *i.p.b.* infrapyramidales Moosfaserbündel, *Par.* Regio parasubicularis, *P.p.* Tractus perforans, *Pres.* Regio praesubicularis, *Pros.* Prosubiculum (von uns zum Subiculum gerechnet), *R.e.C.* Regio entorhinalis, *s.p.b.* suprapyramidales Moosfaserbündel, *Sub.* Subiculum. I—VI Schichten der Regio entorhinalis

Befund, der von SEGAL u. LANDIS (1974) durch Untersuchungen mit Meerrettich-Peroxydase bestätigt wurde.

Die *Projektionsgebiete* des Tractus perforans sind das Subiculum, die Felder des Ammonshorns und die Fascia dentata; es bestehen unterschiedliche Auffassungen über die Stärke der Projektionen. Nach LORENTE DE NO projiziert der Tractus perforans schwach zu Subiculum und CA1a, mittelstark zum Rest von CA1 und stark zu CA2 und CA3. Gestützt wird diese Auffassung durch die Untersuchungen von NAFSTAD (1967), der nach Läsion des Tractus perforans in CA3 bedeutend mehr degenerierte Boutons fand als in CA1. Nach RAISMAN *et al.* (1965) sind hingegen die Projektionen zu CA1 stärker als zu CA3. Wiederum abweichend fanden VAN HOESEN u. PANDYA (1971) die stärksten Degenerationen in CA2 und nur einige in CA1 und CA3. (Das dieser Aussage zugrundeliegende Abstrakt enthält jedoch keine Abbildungen, aus der die Begrenzung dieser Gebiete hervorgeht.) Nach HJORTH-SIMONSEN u. JEUNE (1972) stammen die Degenerationen im Stratum lacunosum-moleculare von CA1 von „en passage"-Kontakten, während die Faserendigungen in CA3 liegen. Übereinstimmung besteht zwischen LORENTE DE NO, RAISMAN *et al.* und VAN HOESEN u. PANDYA darin, daß keine Fasern zu CA4 gehen. Hingegen dringen zahlreiche Fasern von der Oberfläche her in die Molekularschicht der Fascia dentata vor. Sie teilen sich nach CAJAL in zwei Züge. Im äußeren (oberflächlichen) Schenkel sollen die mitteldicken Fasern überwiegen, im inneren, dem Sulcus hippocampi anliegenden Schenkel die dicken Fasern. Nach LORENTE DE NO (1934, S. 143) erhält der innere Schenkel insgesamt viel mehr Fasern als der äußere. Die Fasern endigen im mittleren Teil der Molekularschicht (s. auch Abschnitt 8.9.6.4.). Äußere und innere Zone dieser Schicht haben nach HJORTH-SIMONSEN u. JEUNE (1972) „en passage"-Kontakte mit Tractus perforans-Fasern. Über starke Projektionen zur Fascia dentata wird in fast allen neueren Arbeiten berichtet.

Nach CHRONISTER u. WHITE (1972) führen Läsionen in der *perirhinalen* Rinde (Area 35) zu beträchtlichen Degenerationen in der Molekularschicht der Fascia dentata bei gleichzeitigem Fehlen von Degenerationen im Ammonshorn. Nach CHRONISTER u. WHITE wird die Fascia dentata sowohl von der Entorhinalis als auch von der Perirhinalis innerviert, während das Ammonshorn Fasern nur von der Entorhinalis erhalten soll. Hierin könnte ein Widerspruch zu Befunden von VAN HOESEN *et al.* (1972) bestehen, die darauf hinweisen, daß das mediale Gebiet der Entorhinalis bevorzugt zur Fascia dentata projiziert, das laterale, zur Perirhinalis hin gelegene, mehr diffus sowohl zum Ammonshorn als auch zur Fascia dentata. Bei der Schwierigkeit der Grenzziehung zwischen perirhinaler und entorhinaler Rinde ist jedoch ungewiß, ob diese Befunde wirklich miteinander unvereinbar sind.

Hinweise auf eine *topische Organisation* finden sich schon bei CAJAL (1903, 1911). Danach innervieren obere oder aufsteigende perforierende Bündel das obere Segment des Ammonshorns, untere dessen unteren Teil. Nach LORENTE DE NO (1934), der das Ammonshorn in drei Segmente gliedert, soll die entorhinale Rinde nur in das untere Segment projizieren, der Gyrus limbicus in das obere Segment und die supracallosalen Striae in die oberste Spitze. HJORTH-SIMONSEN u. JEUNE (1972) fanden in experimentellen Untersuchungen jedoch, daß der Tractus perforans auf den ganzen Hippocampus projiziert, wobei die dorsalen Teile des Hippocampus (septale Teile der Autoren) von dorsalen Abschnitten und entsprechend die ventralen (temporalen) Teile des Hippocampus von ventralen Abschnitten der Entorhinalis versorgt werden.

Eine weitere Präzisierung dieser topographischen Organisation haben ANDERSEN *et al.* (1971b) mit überwiegend elektrophysiologischen Methoden gegeben. Danach verlaufen die Fasern des Tractus perforans einander parallel nahezu senkrecht zur longitudinalen (septo-temporalen) Achse des Hippocampus, ebenso wie die Moosfasern, die Schaffer-Kollateralen und auch die Blutgefäße. In der so entstehenden lamellären Organisation können die Lamellen nach ANDERSEN *et al.* als relativ unabhängige funktionelle Einheiten betrachtet werden.

Tractus alvearis: Bei dieser von CAJAL (1903, 1911) beschriebenen Bahn handelt es sich um Fasern, die ebenfalls aus der Entorhinalis kommen, zum Unterschied von den Fasern des Tractus perforans das Zellband des Subiculum aber nicht durchdringen. Die Fasern verbleiben in der Tiefe und gehen aus der weißen Substanz des Gyrus parahippocampalis in die weiße Substanz des Hippocampus (= Alveus) über, von wo aus sie in das Stratum oriens eindringen (A.p. in Abb. 357). In experimentellen Untersuchungen ist diese Bahn mehrfach bestätigt worden (z. B. von ALLEN, 1948a, b und ADEY u. MEYER, 1952b). Hingegen wurde sie von HJORTH-SIMONSEN u. JEUNE (1972) nicht erwähnt, und nach VAN HOESEN u. PANDYA (1971) und HJORTH-SIMONSEN (1972) ist unsicher, ob der Hippocampus auf diesem Wege überhaupt Afferenzen von der entorhinalen Rinde bekommt. Aus den experimentell-anatomischen Untersuchungen dieser Autoren ergaben sich hierfür keine Hinweise.

Nach LORENTE DE NO (1934), RAISMAN *et al.* (1965) (Abb. 358) und RAISMAN (1970) entspringen die Fasern des Tractus alvearis hauptsächlich in medialen Teilen der Entorhinalis. Experimentell ist dies von ADEY u. MEYER (1952b) bestätigt worden, doch entstehen durch die weiter oben in bezug auf den Tractus perforans erörterten neueren Befunde einige Zweifel an dieser Einschränkung. — Nach CAJAL gehen die Fasern durch den Alveus in das Subiculum und ins Ammonshorn. Im Ammonshorn sind die Projektionen nach LORENTE DE NO auf CA1a begrenzt und hier schwächer als im Subiculum. Auch nach ALLEN ist der Tractus alvearis nur ein kleines Stück über das Subiculum hinaus zu verfolgen; nachRAISMAN (1970) sind die Fasern möglicherweise ganz auf das Subiculum begrenzt. — Nach LORENTE DE NO geben die Fasern zum Subiculum und zu CA1 auch Kollateralen ab. Wir werden auf diese Bahn bei der Erörterung einiger Besonderheiten des menschlichen Hippocampus (s. Abschnitt 8.9.7.4.) zurückkommen.

Im Zusammenhang mit den eben besprochenen Bahnen (Tractus perforans und alvearis) wird fast ausschließlich von einem Ursprung in der entorhinalen Rinde gesprochen. Zwischen dieser und dem Hippocampus liegt jedoch noch die Regio praesubicularis (einschl. R. parasubicularis) (Abb. 357), die insbesondere bei den höheren Primaten und beim Menschen den Hippocampus weit nach dorsal begleitet, während die entorhinale Rinde auf ventrale Gebiete begrenzt ist (Abb. 57, 58). Wir halten es für möglich, daß die dargestellten Faserverbindungen nicht nur für die entorhinale Rinde, sondern auch für die prä- und parasubikulären Gebiete gelten. Experimentelle Untersuchungen hierüber liegen offenbar nur von KARTEN (1963) vor. Nach KARTEN projiziert neben der Entorhinalis auch die Praesubicularis zum Hippocampus und bevorzugt zur Fascia dentata. Auch diese Projektion weist nach KARTEN — ebenso wie die von der entorhinalen Rinde — eine topographische (topische) Organisation entlang der longitudinalen Achse auf (s. S. 594).

Nach VAN HOESEN u. PANDYA (1971) und VAN HOESEN *et al.* (1972) ist die entorhinale Rinde das einzige Gebiet unter den ventralen frontalen und temporalen Rinden, das direkt zum Hippocampus projiziert, doch bezieht sich diese Einschränkung offensichtlich auf die proisocorticalen und isocorticalen Nachbargebiete, nicht auch auf die prä- und parasubikulären.

Cingulum

Wie die entorhinalen Afferenzen kommen auch die cingulären zumindest teilweise aus Rindengebieten des Periarchicortex, falls solche Verbindungen überhaupt bestehen. CAJAL (1903, 1911) beschreibt ein massives Bündel von der cingulären Rinde, welches um das Balkensplenium herumkommt, und in die weiße Substanz der retrosplenialen Rinde (Occipitalganglion bei CAJAL) eintritt. Die Fasern vermischen sich im Bereich des oberen Subiculum mit jenen des Tractus perforans und sollen in die Rinde des Subiculum eintreten. Nach CAJAL und LORENTE DE NO (1934) erreichen sie teilweise auch das Ammonshorn. Nach den elektrophysiologischen Untersuchungen von ALKSNE *et al.* (1966) erstrecken sich die Afferenzen vom Cingulum über fast den ganzen Hippocampus (zit. nach HJORTH-SIMONSEN, 1971).

Aus experimentellen Untersuchungen haben sich bisher nur wenige Hinweise auf cinguläre Afferenzen zum Hippocampus ergeben[421]), und auch zum Subiculum wurden sie von WHITE (1959) und RAISMAN *et al.* (1965) vermißt, während solche von GARDNER u. FOX (1948), ADEY (1951) und ADEY u. MEYER (1952a) gefunden wurden. Nach ADEY erhält das Subiculum einen starken Zufluß von den hinteren cingulären und retrosplenialen Feldern durch zwei deutliche Bänder. Das oberflächliche soll schwächer sein und in der äußersten Zone des Subiculum liegen, das tiefere soll stärker sein und zahlreiche degenerierende Endigungen zeigen. Auch nach Läsionen in der vorderen cingulären Rinde sollen im oberen Teil des Subiculum Degenerationen auftreten.

Die wesentlichen Projektionen des Cingulum gehen zum *Peri*archicortex und es erscheint nach den vorliegenden Untersuchungen unsicher, ob Afferenzen zum Hippocampus überhaupt bestehen. Während sie in frühen Untersuchungen mit Marchi- und Glees-Methoden gefunden wurden, ergeben sich aus den späteren Untersuchungen mit den Nauta-Methoden keine sicheren Hinweise auf solche Verbindungen.

Hippocampus supracommissuralis

Der supracommissurale Hippocampus setzt sich aus verschiedenen Komponenten zusammen, deren mikroskopische Anatomie in einem gesonderten Kapitel erörtert wird (s. Abschnitt 8.10.). Hier sei nur erwähnt, daß die von CAJAL, LORENTE DE NO u. a. als Striae longitudinales oder supracallosae (auch Stria interna, Stria medialis, Stria lateralis, Nervi Lancisii und Indusium griseum) bezeichneten Strukturen Teile dieses Hippocampus supracommissuralis sind. Nach CAJAL sind die Fasern der Stria interna die Axone der Zellen des Indusium griseum. Unter diesen soll es Fasern geben, die um das Balkensplenium herum bis zu den dorsalen Ausläufern des Hippocampus gehen (erwähnt werden Fasciola cinerea[422]) und Fascia dentata) und hier in der Molekularschicht enden. Ebenso wie diese Fasern soll sich ein großer Teil jener Fasern verhalten, die (z. B. vom Septum kommend) den Balken von ventral nach dorsal durchdringen, die Molekularschicht des Indusium erreichen und dann den oben erwähnten Fasern folgen. Nach LORENTE DE NO (1934, S. 114, 142) stellen diese Fasern die wesentliche afferente Bahn seines dorsalen Hippocampussegments dar. Experimentelle Untersuchungen über diese Verbindungen liegen kaum vor. CRAGG u. HAMLYN (1959) erwähnen über den dorsalen Fornix und die Stria medialis verlaufende Fasern zum Subiculum, PANDYA u. KUYPERS (1969, *Macaca*, Nauta) über die supracallosalen Striae verlaufende

---

[421]) ADEY (1951) beschreibt cinguläre Fasern zur oberen Fascia dentata, die in ihrem Verlauf den Fasern des Tractus perforans ähneln sollen. Wahrscheinlich gehören sie auch ihrem Ursprung nach dem perforierenden System an. — Neuerdings haben LEICHNETZ u. ASTRUC (1974) über Fasern aus der medialen granulären präfrontalen Rinde berichtet. Von hier sollen diese Fasern sowohl durch das Cingulum als auch durch den Fasciculus uncinatus nicht nur zur entorhinalen Rinde und zum Subiculum gehen, sondern über Tractus alvearis und Tractus perforans auch in das Ammonshorn eintreten. Hier wurden präterminale Degenerationen im Substratum radiatum von CA1, CA2 und CA3 gefunden, nicht aber in CA4.

[422]) s. Def.

Fasern, die vom Pol des Temporallappens kommend zu caudalen Teilen des Hippocampus gehen sollen. Nach RAISMAN *et al.* (1965) sind diese Afferenzen ungewiß und wenn vorhanden, sicherlich gering und unbedeutend. Nach SIMPSON (1952) gibt es Hinweise darauf, daß die Stria medialis in Bezug auf den Hippocampus efferent ist.

Fornix dorsalis

Bei CAJAL wird der Fornix dorsalis[423]) nicht als Quelle afferenter Fasern zum Hippocampus genannt. Nach RAISMAN *et al.* (1965) weisen einige experimentelle Befunde auf diese mögliche Quelle hin. Wir halten uns in der nachfolgenden Darstellung eng an die Ausführungen dieser Autoren. Danach beschrieb als erster GEREBTZOFF (1939) nach Läsionen im Diagonalen Band Fasern, die über den dorsalen Fornix verlaufen. Bestätigungen kamen von SPRAGUE u. MEYER (1950) und GUILLERY (1957). GUILLERY konnte die Fasern bis zum Stratum moleculare des Ammonshorns und zu medialen Teilen des Subiculum verfolgen. CRAGG u. HAMLYN (1959) fanden ebenfalls Fasern zum Subiculum, nicht aber solche zum Ammonshorn. RAISMAN *et al.* konnten die Fasern sogar nur bis in die Regio praesubicularis verfolgen, sie erreichten den Hippocampus also nicht. — Der genaue Ursprungsort des dorsalen Fornix ist nach RAISMAN *et al.* noch ungewiß. Nach GEREBTZOFF kommen Fasern aus dem Diagonalen Band, nach GUILLERY möglicherweise auch einige aus dem Hypothalamus und dem rostralen Mittelhirn. RAISMAN *et al.* fanden nach Läsionen in präoptischen und hypothalamischen Gebieten Fasern im dorsalen Fornix. — Ebenso wie Cingulum und Hippocampus supracommissuralis ist der Fornix dorsalis keine *sichere* Quelle afferenter Fasern zum Hippocampus.

Septum und Diagonales Band

CAJAL (1903, 1911) nahm an, daß die über Fimbria und Fornix bestehenden Verbindungen zwischen Hippocampus und Septum in Bezug auf den Hippocampus rein efferent seien. Reziproke afferente Verbindungen wurden inzwischen experimentell vielfach nachgewiesen, und sie bilden eine der Hauptquellen hippocampaler Afferenzen (Abb. 358). In Abschnitt 8.6.6.2. wurden sie als Efferenzen des Septum eingehender erörtert. Auch aus elektrophysiologischen Untersuchungen gibt es viele Hinweise auf diese bedeutende Verbindung, und nach LEWIS *et al.* (1964, 1967) sind diese Fasern für die cholinerge Innervation des Hippocampus verantwortlich.

Präpiriforme und periamygdaläre Rinde

Diese Gebiete sind als Quellen direkter Afferenzen zum Hippocampus unsicher und falls bestehend, sehr begrenzt. Bedeutsamer sind sicherlich die indirekten Verbindungen über die Regio entorhinalis. Wir verweisen auf die Ausführungen in 8.5.7.2. und 8.7.7.2.

Weitere Afferenzen

Es wird vermutet, daß die über den fimbrialen und dorsalen Fornix (einschl. supracallosale Striae) zum Hippocampus gehenden Fasern aus dem Septum kommen. Möglicherweise haben solche Fasern aber auch andere Quellen. Einige (präoptische und hypothalamische Gebiete, Mittelhirn) wurden im Zusammenhang mit dem Hippocampus supracommissuralis und dem Fornix dorsalis (s. oben) bereits erwähnt. Eine Bestätigung solcher Afferenzen fanden SEGAL u. LANDIS (1974) mit der Meerrettich-Peroxydase-Methode. SEGAL u. LANDIS fanden nach Injektionen

[423]) Bezüglich der Terminologie s. S. 605.

in den Hippocampus Markierungen im Locus coeruleus, in Kernen der dorsalen und medianen Raphe und in der supramamillären Region. — Auch GRANTYN u. GRANTYN (1970) halten es in einer zusammenfassenden Darstellung über die aus dem Hirnstamm aufsteigenden „limbischen" Systeme für möglich, daß aus dem Fasciculus medialis telencephali kommende Fasern direkt bis zum Hippocampus gehen. — Nach HEATH u. HARPER (1974) kommen direkte Fasern vom Nucleus fastigii des Cerebellum und gehen zum Feld CA3, zur Fascia dentata und zu subikulären Gebieten.

Zusammenfassung

Hauptquellen der extrahippocampalen Afferenzen sind die entorhinale Rinde und das Septum. Mit der möglichen Ausnahme des dorsalen Fornix senden die anderen genannten Quellen (Cingulum, supracommissuraler Hippocampus, präpiriforme und periamygdaläre Rinde) Fasern nur zum Periarchicortex und evtl. einige zum Subiculum, aber offenbar keine zum Ammonshorn und zur Fascia dentata.

Assoziative Verbindungen

Es wurde eine ganze Anzahl assoziativer Verbindungen beschrieben, die sich ordnen lassen in solche zwischen den Grundkomponenten des Hippocampus (Subiculum, Ammonshorn, Fascia dentata) und solche, die innerhalb dieser Komponenten Verbindungen herstellen. Letztere bestehen vor allem innerhalb des Ammonshorns und es kann zwischen Quer- und Längsverbindungen unterschieden werden. Die Assoziationsbahnen sind teilweise sehr spezifisch und klar umrissen, teilweise mit anderen Fasern vermischt und diffus.

Subiculum ⟶ Ammonshorn und Fascia dentata

Solche Fasern werden von CAJAL (1903) im Zusammenhang mit dem Tractus alvearis (alveäre temporo-ammonische Bahn) erwähnt. Nach LORENTE DE NO (1934) geben die Axone der Pyramiden des Subiculum (Pros. bei LORENTE DE NO) während ihres Verlaufs durch den Alveus Kollateralen in die Felder CA1 und CA2 ab. Die Axone selbst gehen in die Fimbria (Abb. 359). — Experimentell konnten Fasern nach kleinen elektrolytischen Läsionen im Subiculum von CHRONISTER u. ZORNETZER (1973, Ratte) sowohl zum Ammonshorn als auch zur Fascia dentata verfolgt werden. Die Autoren heben jedoch die Schwierigkeit in der Entscheidung hervor, ob die Fasern im Subiculum ihren Ursprung haben oder dort nur passieren.

Ammonshorn ⟶ Subiculum

CAJAL (1911) beobachtete Fasern vom Hippocampus zum Subiculum. Er vermutete, daß diese Fasern für eine reziproke Innervation zwischen den beiden Strukturen verantwortlich seien. Experimentell belegt wurden sie von RAISMAN *et al.* (1965) und HJORTH-SIMONSEN (1973). Nach RAISMAN *et al.* kommen sie von caudalen Teilen des Feldes CA1 (Abb. 358); nach HJORTH-SIMONSEN verlaufen die Fasern durch den Alveus, gehen am stärksten in die Grenzgebiete des Subiculum zum Praesubiculum und haben eine topographische Organisation senkrecht zur longitudinalen Achse (wie viele andere Fasersysteme auch).

Ammonshorn ⟶ Fascia dentata

Nach RAISMAN *et al.* (1965) führen Läsionen in caudalen Abschnitten der CA1 zu Degenerationen in den äußeren Zonen des Stratum moleculare der Fascia dentata. Dies weist auf eine assoziative Verbindung zwischen diesen Strukturen hin

(Abb. 358, gestrichelt). HJORTH-SIMONSEN (1973) hat solche Verbindungen von CA1 zur Fascia dentata nicht gefunden. Weitere Hinweise auf ipsilaterale Verbindungen finden sich bei ZIMMER (1971), HJORTH-SIMONSEN u. JEUNE (1972) und GOTTLIEB u. COWAN (1972b). ZIMMER fand Degenerationen in der tiefen (körnernahen) Zone der Molekularschicht der Fascia dentata nach Läsionen in CA3c und CA4 und nimmt entsprechende assoziative Verbindungen an[424]). Es würde sich hierbei um eine reziproke Verbindung zum Moosfasersystem handeln. ZIMMER sieht hierin einen feed-back-Mechanismus zu den Körnerzellen der Fascia dentata. Die Fasern zeigen nach ZIMMER eine beträchtliche Ausbreitung in der Längsrichtung des Hippocampus; sie sollen innerhalb der Fascia dentata eine longitudinale Assoziationsbahn bilden.

Diese Fasern von CA3 und CA4 sollen nach GOTTLIEB u. COWAN (1972b) nicht nur in der gleichen schmalen laminären Zone (in der Molekularschicht der Fascia dentata) endigen wie die kontralateralen Fasern zur Fascia dentata, sondern auch aus den gleichen Arten von Ursprungszellen im Hilus kommen. Das Ausmaß der ipsi- und kontralateralen Endigungen ist in den verschiedenen Teilen der Fascia dentata deutlich verschieden. Während im Schenkel, der in der Tiefe des Sulcus hippocampi liegt (dorsales Blatt nach GOTTLIEB u. COWAN) dreimal so viele ipsilaterale wie kontralaterale Synapsen vorhanden sind, sind diese im Scheitel nur zweimal so häufig und im freien Schenkel (zur Fimbria hin liegend) ist das Verhältnis nahezu 1:1. Diese Unterschiede werden mit temporalen Unterschieden in der ontogenetischen Entwicklung in Verbindung gebracht (s. auch 7.5.).

Fascia dentata ⟶ Ammonshorn

Diese wichtige und sehr starke Assoziationsverbindung wird durch das Moosfasersystem gebildet (Abb. 356; i.p.b. und s.p.b. in Abb. 357; MF in Abb. 358). Die Fasern kommen von den Körnerzellen der Fascia dentata und gehen zu den Ammonshornfeldern CA4 und CA3 (hierzu s. auch S. 554 u. 561). RAISMAN *et al.* (1965) weisen darauf hin, daß nach Zerstörung von Teilen der Körnerschicht keine Degenerationen in den Moosfasern auftreten. BLACKSTAD *et al.* (1970) fanden hingegen solche Degenerationen und konnten nachweisen, daß jede Ebene der Fascia dentata räumlich geordnet auf ein schmales nahezu senkrecht zur longitudinalen Achse stehendes Segment von CA3 projiziert und diese assoziativen Verbindungen das Muster einer präzisen Lokalisation darstellen. Diese Befunde sind von LYNCH *et al.* (1973b) mit der Meerrettich-Peroxydase-Methode voll bestätigt worden. Ein Umbiegen in einen longitudinalen Verlauf (s. S. 554) scheint mit der Bildung eines Endbulbus parallel zu gehen und fehlt nach BLACKSTAD *et al.* bei der Ratte, die einen solchen Endbulbus nicht hat.

Assoziationsverbindungen innerhalb des Ammonshorns

Eine eingehende experimentelle Untersuchung über diese Verbindungen hat HJORTH-SIMONSEN (1973) vorgelegt. Da die ipsilateralen Fasern von der Regio inferior (CA2/3) zu anderen Teilen dieser Region und zur Regio superior (CA1) mit interhemisphärischen Fasern durchmischt sind, ist eine selektive Zerstörung der ipsilateralen assoziativen Fasern bei normalen Tieren (Ratten) nach HJORTH-

[424]) Da die Fasern ein gleiches Endgebiet haben, wie die commissuralen Fasern, konnte ihr Nachweis nur an decommissurierten Tieren erbracht werden. Bei solchen Experimenten muß die Möglichkeit erwogen werden, daß die gefundenen Verbindungen beim normalen Tier nicht existieren, sondern erst die durch den experimentellen Eingriff frei werdenden synaptischen Plätze durch Boutons normalerweise nicht vorhandener Axonkollateralen besetzt werden (Diskussion bei ZIMMER, 1971) (s. auch 8.9.6.5.).

Simonsen nicht möglich. Hjorth-Simonsen hat deswegen Tiere untersucht, bei denen die Commissuren im Alter von 8 Tagen durchschnitten wurden[425]). Spätere Läsionen in CA2/3 führen zu umschriebenen Degenerationen in anderen Teilen von CA2/3 und in CA1. Die Fasern endigen im Stratum oriens und im Substratum radiatum, nicht aber im Substratum lacunosum-moleculare und auf den Zellkörpern der Pyramiden. Die Ausbreitung entlang der longitudinalen Achse ist etwa 4—5 mm. Wenn die Läsionen auf die Fascia dentata und angrenzende Teile von CA2/3 begrenzt sind, sind die Degenerationen in CA1 im oberflächlichen Substratum radiatum besonders betont, fehlen aber im Stratum oriens. Die Fasern, die in CA2/3 verbleiben, haben eine besondere Art der Endigung: dorsal von der Läsion finden sich Degenerationen in der tieferen Hälfte des Substratum radiatum und im Stratum oriens, ventral von der Läsion finden sie sich hauptsächlich in der oberflächlichen Zone des Substratum radiatum.

Die Befunde von Hjorth-Simonsen sprechen gegen eine Endigung der von der Regio inferior kommenden und zur Regio superior gehenden *Schaffer-Kollateralen* (Abb. 361 und Tabelle 13) im Substratum lacunosum (1b der Abb. 355), wie sie sich vor allem in Golgi-Untersuchungen darstellte. Stattdessen endigen die Schaffer-Kollateralen nach Hjorth-Simonsen im Substratum radiatum, ein Befund, für den sich Anhaltspunkte auch bei Cajal (1893a) und Gottlieb u. Cowan (1972) finden (hierzu auch Abb. 355). Der Verlauf der Schaffer-Kollateralen (K in Abb. 356; Sch in Abb. 358) wurde weiter vorn eingehender erörtert (s. S. 545). Das System ist experimentell auch von Raisman *et al.* (1965) bestätigt worden. Eine reziproke Verbindung scheint nicht zu bestehen; sie wurde auch in den experimentellen Untersuchungen von Hjorth-Simonsen (1973) nicht gefunden.

Intraammonische Assoziationsfasern scheinen auch im Alveus und in der Fimbria zu verlaufen. Für den Alveus wurden Querverbindungen beschrieben. Lorente de No (1934) stellt sie in Form von Kollateralfasern seines „fimbrial path“ dar (Abb. 359 und Tabelle 13). Nach Gerebtzoff (1941/42) bestehen sie in der Fimbria auch in Form von Längsverbindungen, die caudale und orale (bzw. ventrale und dorsale) Teile des Ammonshorns miteinander verbinden. Möglicherweise beruht das Fehlen retrograder Zelldegenerationen nach Fornixdurchschneidung, wie von Daitz u. Powell (1954) und McLardy (1955a) beschrieben, zumindest teilweise auf der Existenz eines solchen Assoziationssystems.

Eine weitere Verbindung wird von Lorente de No (1934) als mächtige longitudinale oder axiale Assoziationsbahn beschrieben, die im Grenzgebiet zwischen CA1 und CA3 verlaufen soll (Ass.p. in Abb. 357, Abb. 360). Diese longitudinale Assoziationsbahn wurde wiederholt auch bei älteren Autoren erwähnt und von Smith (1897d) als „longitudinal association-fibres“, von Obenchain (1925) als „Cingulum ammonis“ bezeichnet. Die nach Smith reichlich vorhandenen Fasern werden hauptsächlich als Kollateralen der Axone der Pyramidenzellen angesehen und sollen in unterschiedlicher Entfernung vom Ort ihres Ursprungs endigen. — Eine experimentelle Bestätigung dieser Bahn steht noch aus. Hjorth-Simonsen (1973) hält es für möglich, daß dieses System mit dem System der Schaffer-Kollateralen identisch ist.

Commissurale (interhemisphärische) Verbindungen

Den interhemisphärischen Verbindungen des Hippocampus stehen zwei Wege zur Verfügung, die als Psalterium ventrale und Psalterium dorsale bezeichnet werden können (hierzu auch 4.3. und Definition Commissura hippocampi).

---

[425]) Hierzu aber Fußnote 424.

Psalterium dorsale: Der aus der weißen Substanz des Gyrus parahippocampalis hervorgehende Tractus angularis (Winkelstrang, gekreuzte temporo-ammonische Bahn) kreuzt ventral vom Balkensplenium die Seiten (Abb. 356) und bildet hier das Psalterium dorsale. Dieser wichtige Querstrang besteht nach CAJAL aus mindestens 3 Arten von Fasern, und zwar 1. Commissuralfasern des Praesubiculum, 2. Commissuralfasern der entorhinalen Rinde und 3. gekreuzten Fasern von der Entorhinalis zum Hippocampus. Das Psalterium dorsale bildet danach die wesentliche Commissur des *Peri*archicortex, in der Fasern, die in Verbindung mit dem Hippocampus stehen, nur eine untergeordnete Rolle spielen.

Eine experimentelle Bestätigung der beiden echt commissuralen (homotopischen) Komponenten des Periarchicortex wurde nach RAISMAN *et al.* (1965) von ADEY u. MEYER (1952 b) für *Cercopithecus* und *Macaca* und von BLACKSTAD (1958) für die Ratte vorgelegt. Über Vorhandensein, Ursprung, Verlauf und Endigung weiterer Komponenten liegen keine einheitlichen Ergebnisse vor. Nach CRAGG (1965) verlaufen einige Fasern vom Hippocampus durch das Psalterium dorsale zur Entorhinalis der Gegenseite[426]). Im Vergleich zu CAJAL fand er damit einen umgekehrten Verlauf der Fasern. ALLEN (1948 a) fand degenerierte commissurale Fasern von Entorhinalis und Ammonshorn der einen Seite zum kontralateralen Ammonshorn. Neben der von CAJAL erwähnten Komponente beschreibt er damit eine echte Verbindung zwischen den Hippocampi beider Seiten. Auch BLACKSTAD (1956) und RAISMAN *et al.* (1965) beschreiben solche Fasern für das Psalterium dorsale.

Nach Läsionen des Psalterium dorsale oder der caudalen CA1 und des Subiculum fanden RAISMAN *et al.* Degenerationen in allen Teilen der CA1 und des Subiculum der Gegenseite. Der präzise Ursprung dieser Fasern konnte jedoch nicht bestimmt werden, so daß nicht sichergestellt ist, ob auch homotopische Verbindungen vorkommen.

Die Auffassung von CAJAL, daß das Psalterium dorsale mit dem Ammonshorn nur schwache Verbindungen hat, erweist sich nach diesen Untersuchungen als zutreffend. Die wesentliche Commissur des Hippocampus ist das Psalterium ventrale.

Psalterium ventrale: Im caudalen Septum gehen aus der Fimbria (bzw. bei höheren Säugern aus dem horizontalen Fornix, s. S. 605) sehr feine Fasern hervor, die die Mittelebene kreuzen und hier das Psalterium ventrale bilden. Sie gehen durch Fimbria und Alveus der Gegenseite, durchkreuzen das Band der Pyramidenzellen und verzweigen sich nach LORENTE DE NO im Substratum radiatum des gesamten Ammonshorns, erreichen jedoch das Subiculum nicht. Diese Angaben sind durch experimentelle Untersuchungen[427]) bestätigt worden, die darüber hinaus Verbindungen mit der Fascia dentata sichergestellt haben. Besonders aufschlußreich sind die Untersuchungen von BLACKSTAD (1956), RAISMAN *et al.* (1965) und GOTTLIEB u. COWAN (1973). Aus ihnen ergibt sich, daß die Verteilung der commissuralen Fasern regional unterschiedlich ist. In CA1 finden sich deutlich mehr Fasern als in CA3 und CA4. An der Grenze zwischen CA1 und dem Subiculum

[426]) Mögliche, aber doch unsichere Hinweise auf solche Fasern ergeben sich aus den autoradiographischen Untersuchungen von DEVITO (1974). Nach DEVITO bestehen kontralaterale Projektionen zu Parasubiculum und Entorhinalis. Den Ausführungen konnten wir aber nicht sicher entnehmen, ob der Ursprung dieser Fasern im Hippocampus oder in der Entorhinalis liegt.

[427]) Solche liegen vor von ALLEN (1948 a, b), SPRAGUE u. MEYER (1950), BLACKSTAD (1956), CRAGG u. HAMLYN (1957), RAISMAN *et al.* (1965), LAATSCH u. COWAN (1967), GOTTLIEB (1971), COWAN *et al.* (1972) und GOTTLIEB u. COWAN (1973).

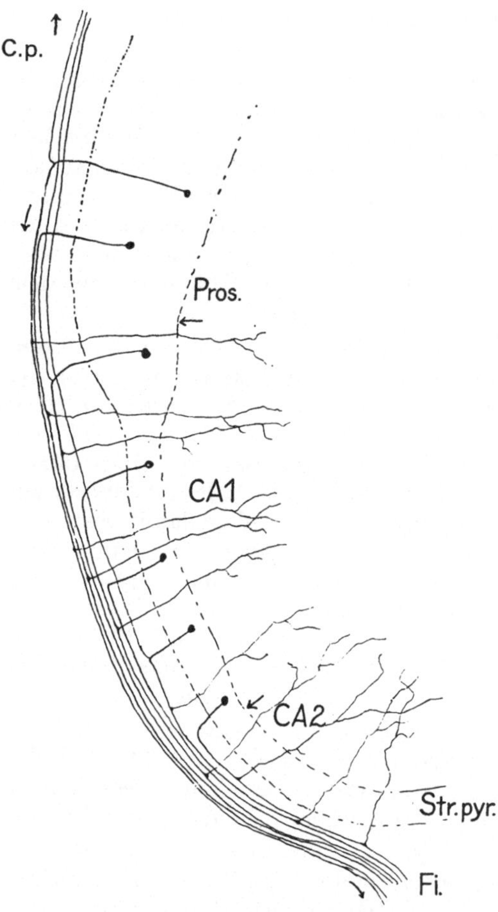

Abb. 359—361. Schematische Darstellung des Verlaufs der Kollateralfasern von verschiedenen Feldern bzw. Unterfeldern des Ammonshorns (aus LORENTE DE NO, 1934). *C.p.* durch den Tractus alvearis zur Regio entorhinalis gehende Fasern, *F.D.* Fascia dentata, *Fi.* Fimbria, *Pros.* Prosubiculum (von uns zum Subiculum gerechnet), *Str.pyr.* Stratum pyramidale. Abb. 359: Fasern und Kollateralen vom Subiculum (Pros.) und CA1

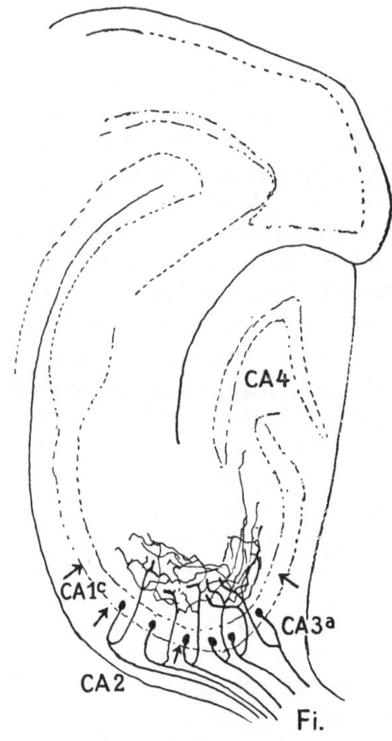

Abb. 360: Ursprung der longitudinalen (axialen) Assoziationsbahn aus den Axonkollateralen der Pyramidenzellen von CA2 und CA3a

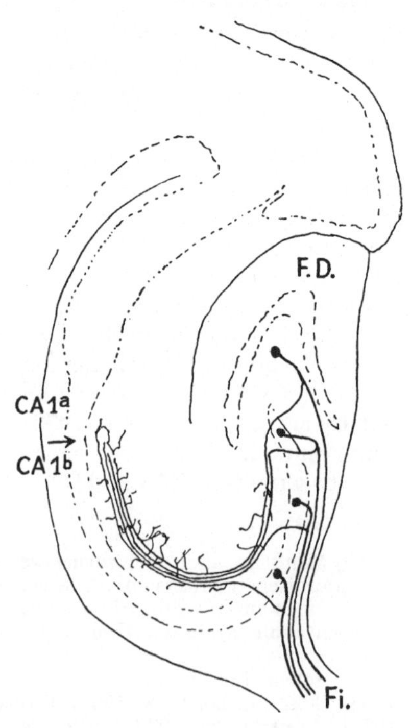

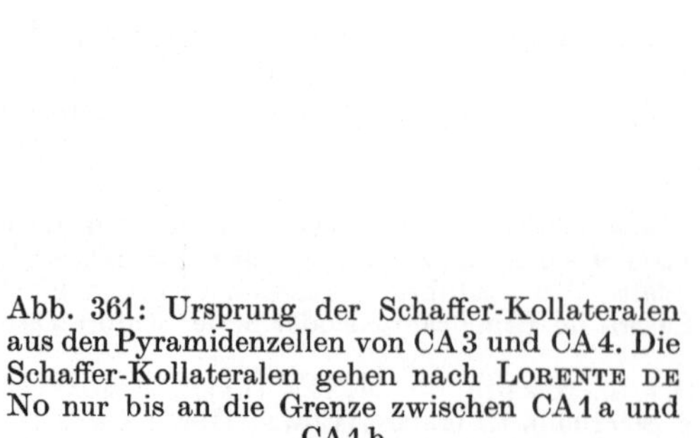

Abb. 361: Ursprung der Schaffer-Kollateralen aus den Pyramidenzellen von CA3 und CA4. Die Schaffer-Kollateralen gehen nach LORENTE DE NO nur bis an die Grenze zwischen CA1a und CA1b

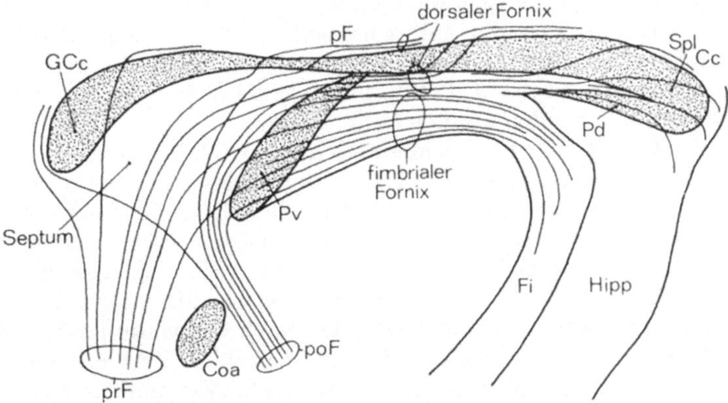

Abb. 362. Schema der Fasern des Fornix (nach SMITH, 1896e) auf die räumlichen Verhältnisse bei einem Halbaffen übertragen. *Coa* Commissura anterior, *Fi* Fimbria, *GCc* Genu corporis callosi, *Hipp* Hippocampus, *Pd* Psalterium dorsale, *pF* den Balken perforierende Fasern, *poF* postcommissurale Fasern, *prF* präcommissurale Fasern, *Pv* Psalterium ventrale, *SplCc* Splenium corporis callosi

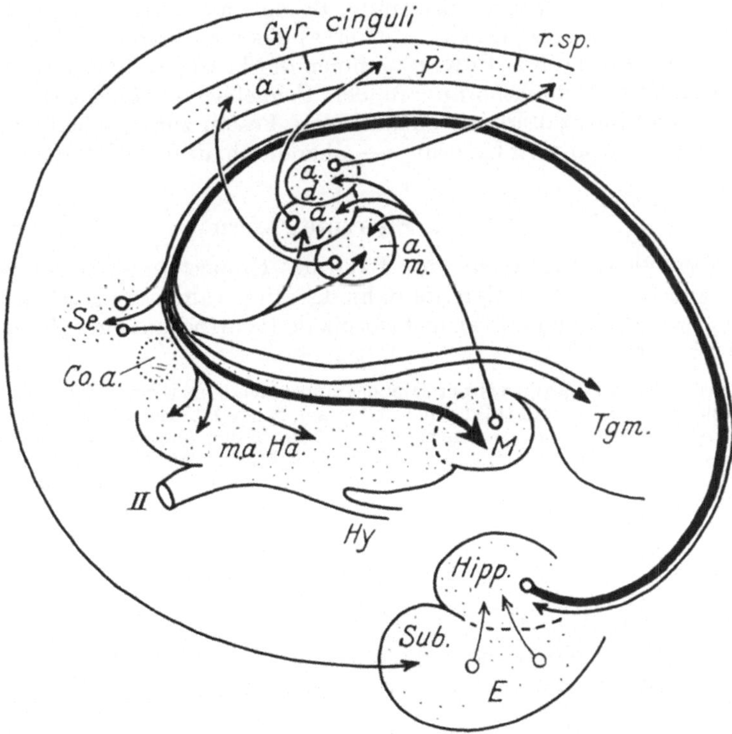

Abb. 363. Schema der Faserverbindungen zwischen Hippocampus (Hipp.), Corpus mamillare (M), vorderem Thalamuskernkomplex (ad., av., am.) und dem Gyrus cinguli (vordere Region a, hintere Region p, Regio retrosplenialis r.sp.) (aus DIEPEN, 1962). *Co.a.* Commissura anterior, *E* Regio entorhinalis, *Hy* Hypophyse, *ma.Ha.* markarmer Hypothalamus, *Se.* Septum, *Sub.* Subiculum, *Tgm.* Tegmentum, *II* Tractus opticus

brechen sie abrupt ab. Die Fascia dentata wird reichlich versorgt[428]); die Fasern enden hier im tiefen Drittel der Molekularschicht. Während BLACKSTAD (1956) über den Ursprung der Fasern nichts Sicheres aussagen konnte, finden sich hierüber Angaben bei RAISMAN *et al.* (1965) und GOTTLIEB u. COWAN (1973), die wie folgt zusammengefaßt werden können (Abb. 358):

Die caudalen Gebiete von CA1 beider Seiten sind nach RAISMAN *et al.* (1965) mit einem hohen Grad von Symmetrie reziprok durch das Psalterium ventrale verbunden. Hingegen scheinen von den rostralen Teilen dieses Feldes keine Fasern in eine der Commissuren zu gehen, wohl aber sollen solche durch das dorsale Psalterium kommen. Ihr Ursprung konnte von RAISMAN *et al.* nicht bestimmt werden, nach GOTTLIEB u. COWAN (1972b, 1973) kommen sie überwiegend (wenn nicht ausschließlich) vom kontralateralen Feld CA3. Nach GOTTLIEB u. COWAN scheint dieses, von RAISMAN *et al.* für rostrale Teile beschriebene Verbindungsmuster für das ganze Feld CA1 zu gelten[429]); eine homotopische Verbindung wurde für CA1 nicht gefunden. Solche homotopischen Verbindungen bestehen jedoch nach übereinstimmenden Befunden für die großzelligen Ammonshornfelder (CA2—4 bei RAISMAN *et al.*[430]), CA3 bei GOTTLIEB u. COWAN). Die Fasern verlaufen nach RAISMAN *et al.* im Psalterium ventrale und haben entlang der longitudinalen (septotemporalen) Achse nach GOTTLIEB u. COWAN eine weite Ausdehnung. Letzteres gilt auch für eine weitere Verbindung, die vom Hilus der Gegenseite zur Fascia dentata gehen soll. Diese Fasern gehen nach RAISMAN *et al.* ebenfalls durch das Psalterium ventrale; als Quelle wurde unter Bezugnahme auf elektrophysiologische Untersuchungen von ANDERSEN *et al.* (1961a) das kontralaterale Feld CA3 angenommen. Nach GOTTLIEB u. COWAN kommen die Fasern wahrscheinlich von den im Hilus liegenden Ammonshornpyramiden. Schließlich erwähnen RAISMAN *et al.* (1965) noch, daß im Psalterium ventrale keine Fasern zum Subiculum enthalten sind, solche — unbekannten Ursprungs — aber durch die dorsale Commissur gehen sollen.

8.9.7.2. Efferente Fasern

Die mit Abstand wichtigste efferente Bahn des Hippocampus ist der Fornix. Er wurde lange Zeit als einzige efferente Bahn des Hippocampus angesehen, doch gibt es nunmehr einige Befunde über nichtfornikale (ventrocaudal gerichtete) Projektionen zur Entorhinalis.

Nach SIMPSON (1952) projiziert der Hippocampus auch zum Hippocampus supracommissuralis (Indusium griseum und supracallosale Striae). Auch DEVITO (1974) fand nach hippocampalen Läsionen bei *Saimiri* degenerierende Fasern in den supracallosalen Striae und im Gyrus subcallosus und konnte autoradiographisch bestätigen, daß diese Fasern efferent sind. Sollten sich diese Befunde dahingehend bestätigen, daß Fasern in den Strukturen des supra- und präcommissuralen Hippocampus endigen, müßte diese Verbindung zu den intrahippocampalen (assoziativen) gerechnet werden. Die Fasern, die zum Gyrus subcallosus weiterlaufen und/oder den Balken perforieren (s. unten), können wir zwanglos in den Fornixkomplex einbeziehen.

Fornix

Das Fornix-System enthält nach LORENTE DE NO (1934) alle Axone von den Pyramidenzellen des Ammonshorns und Subiculum. Es besteht aus mehreren

[428]) Hingegen fanden MOSKO *et al.* (1973) eine nur schwache Versorgung der Fascia dentata, während sie die starke Versorgung von CA1 bestätigen.

[429]) Hierfür sprechen auch die Untersuchungen mit der Meerrettich-Peroxydase-Methode von SEGAL u. LANDIS (1974). SEGAL u. LANDIS fanden bei Injektionen in das Ammonshorn Markierungen in Zellen der Felder CA3 und CA4 des kontralateralen Ammonshorns.

[430]) Nach RAISMAN *et al.* (1965) weisen auch die elektrophysiologischen Untersuchungen von ANDERSEN (1959a, b) auf diese Verbindung hin.

Komponenten, für die von verschiedenen Untersuchern[431]) in großer Zahl Bezeichnungen eingeführt wurden, die teilweise mehr Verwirrung als Klarheit gebracht haben. Die geringe Übereinstimmung beruht nicht zuletzt auf den großen makromorphologischen Unterschieden zwischen den Arten. Wesentliche Untersuchungen hierzu liegen u. a. von GANSER (1882) und VOGT (1895) vor. Nach GANSER reichen bei vielen niederen Säugern (wie beim Kaninchen) die Hippocampi einerseits bis zur Mittellinie, wo sie miteinander verwachsen, und andererseits weit nach vorn, bis in das Septum hinein. Zur Bildung reiner Faserbahnen, die nicht von hippocampalen Zellmassen begleitet sind, kommt es nicht. Hingegen liegen beim Menschen die Hippocampi weit auseinander und sind auch deutlich vom Septum getrennt. Zwischen diesen Strukturen verlaufen lange und reine Faserbündel[432]). Die vergleichende Identifizierung verschiedener Komponenten ist wegen der sehr unterschiedlichen Morphologie schwierig. VOGT (1895) hat dies in einer bemerkenswerten Gegenüberstellung von Maus und Mensch versucht.

In modernen experimentellen Untersuchungen, die zumeist an niederen Säugern durchgeführt werden, ist es üblich, alle Fasern, die nicht über die Fimbria („Fornix fimbrialis") verlaufen, zum „Fornix dorsalis" zusammenzufassen. Dieser dorsale Fornix umfaßt im allgemeinen sowohl die subcallosalen Längsbündel, als auch die den Balken perforierenden Fasern, die sich bei früher (caudaler) Perforation dem Längsbündel anschließen, bei später (rostraler) Perforation direkt in das Septum eintreten (Abb. 362). Die durch das Psalterium ventrale verlaufenden commissuralen Fasern gehen aus dem fimbrialen Fornix hervor.

Wenn zwischen Hippocampus und Septum reine Faserbahnen verlaufen, liegen Fornix dorsalis und fimbrialer Fornix — der dann in Form horizontaler Fornixsäulen in Erscheinung tritt — eng benachbart, und es kann nicht sicher entschieden werden, wo die eine der Komponenten aufhört und die andere beginnt. Offenbar kommt es in diesem Bereich zu einem Faseraustausch, der bei den niederen Säugern erst im caudalen Septum stattfindet. Im Septum spaltet sich der Gesamtkomplex in bezug auf die Commissura anterior in zwei Teile: präcommissurale und postcommissurale Fasern. Beide Teile werden sowohl von Fasern des fimbrialen als auch von solchen des dorsalen Fornix beschickt. Die präcommissuralen Fasern scheinen jedoch überwiegend aus der Fimbria hervorzugehen, die postcommissuralen aus dem Fornix dorsalis. Hinweise hierfür finden sich nach RAISMAN *et al.* (1966) bei POWELL u. COWAN (1955), GUILLERY (1956) und CRAGG u. HAMLYN (1959, 1960). Die postcommissuralen Fasern bilden dann die eigentlichen absteigenden Fornixsäulen (Abb. 362).

Der Ursprung der Fasern des Fornix-Komplexes ist schwierig zu bestimmen, weil nach Läsionen in den Faserbündeln retrograde Zelldegenerationen ausbleiben[433]). Es gibt nach RAISMAN *et al.* (1966) jedoch vielfältige Hinweise dafür, daß der dorsale Fornix vom vorderen Teil des Feldes CA1 kommt (u. a. von DAITZ u. POWELL, 1954; POWELL u. COWAN, 1955; GUILLERY, 1956; NAUTA, 1956 und

[431]) Untersuchungen liegen u. a. vor von GUDDEN (1881), GANSER (1882), ZUCKERKANDL (1889, 1903, 1904), BEEVOR (1891), HONEGGER (1892), O. VOGT (1895), SMITH (1896e, 1897b), EDINGER u. WALLENBERG (1902) und HILPERT (1921). Dabei verwendete Termini sind u. a. Fornix longus, periphericus, superior, inferior, internus, obliquus, ventralis und dorsalis. Die hier verwendete Terminologie geht im wesentlichen auf SMITH (1897b) zurück.

[432]) Eine sehr klare Darstellung des makroskopischen Verlaufs der Fimbria und des Fornix beim Menschen findet sich bei KLINGLER (1948).

[433]) Während nach ALLEN (1944) beim Hund alle Pyramiden des Ammonshorns nach Zerstörung des Fornix chromatolytisch sind, konnten weder DAITZ u. POWELL (1954) bei diversen Säugern noch McLARDY (1955a) bei *Macaca* retrograde Zelldegenerationen feststellen. Sie führen dies auf ein reiches System rückläufiger Kollateralen von den proximalen Teilen der Axone zurück.

Cragg u. Hamlyn, 1959), der fimbriale Fornix von den übrigen Feldern. Die vor der Commissura anterior verlaufenden (präcommissuralen) Fasern projizieren zum Septum und Diagonalen Band, zum Nucleus accumbens und vorderen Hypothalamus, die postcommissuralen zum vorderen Hauptkern des Thalamus (Nucleus anterior), zum Corpus mamillare und zum rostralen Mittelhirn (Abb. 363).

In welchem Ausmaß es sich bei den Fasern, die den Balken perforieren, um Projektionsfasern aus dem Hippocampus retrocommissuralis handelt, ist ungewiß. Möglicherweise überwiegen Fasern, die ihren Ursprung im Hippocampus supracommissuralis haben (u. a. werden solche von Smith, 1896e, erwähnt) oder auch im Cingulum und der cingulären Rinde. Vor allem bei den höheren Primaten und beim Menschen gibt es Hinweise dafür, daß der Fornix-Komplex in größerem Ausmaß Fasern enthält, die nicht direkt (efferent oder afferent) mit dem Hippocampus in Verbindung stehen. Dies gilt nicht nur für die perforierenden Fasern und den dorsalen Fornix, sondern auch für die Fimbria. Wir werden hierauf im Zusammenhang mit einigen Besonderheiten des menschlichen Hippocampus zurückkommen (s. S. 613). Auch bezüglich der Projektionsgebiete gibt es nach Valenstein u. Nauta (1959) eine beträchtliche Variabilität zwischen verschiedenen Arten (untersucht wurden Ratte, Meerschweinchen, Katze und *Macaca*). Die Unterschiede sollen aber mehr in einer verschiedenen Anzahl der Zwischenschaltungen liegen, mit denen identische Bestimmungsgebiete letztlich erreicht werden.

Faserzählungen im Fornix wurden von Simpson (1952, *Macaca*), Daitz (1953, Mensch), Guillery (1955, Kaninchen, Katze) und Powell *et al.* (1957, Ratte, Kaninchen, Katze, *Macaca*, Mensch) durchgeführt. Powell *et al.* geben eine zusammenfassende Darstellung dieser Daten. Im subcallosalen Fornix (dem frei verlaufenden Teil zwischen Hippocampus und Septum) zählte Simpson bei *Macaca* etwa 500000 Fasern pro Seite, Daitz beim Menschen etwa 2,7 Millionen[434]). Die entsprechenden Werte der postcommissuralen Fasern (in der Nähe der vorderen Commissur) sind etwa 220000 bei *Macaca* und 1,2 Millionen beim Menschen, so daß bei den höheren Primaten etwas mehr als die Hälfte der Fasern des subcallosalen Faserpakets einen präcommissuralen Verlauf nimmt.

Bei den übrigen Säugern ergaben sich nach Powell *et al.* folgende Zahlen postcommissuraler Fasern: Ratte etwa 58000, Kaninchen 219000 und Katze 262000. Unmittelbar vor dem Corpus mamillare sind die entsprechenden Werte: Ratte etwa 20000, Kaninchen 80000, Katze 100000, *Macaca* 103000 (110000 nach Simpson) und Mensch 720000 (912000 nach Daitz). Die Faserabgabe zwischen diesen beiden postcommissuralen Ebenen ist bei den höheren Primaten prozentual geringer als bei den anderen untersuchten Säugern. Insbesondere beim Menschen verläuft das Bündel relativ ungeschmälert durch den vorderen Hypothalamus. Zwischen den Arten gibt es deutliche Unterschiede. — Das Verhältnis zwischen der Zahl der ankommenden Fasern vom Hippocampus und der Zahl der Zellen des mamillären Medialkerns verschiebt sich nach Powell *et al.* (1957) von 1:2 bei der Ratte, über 1:1 bei Kaninchen, Katze und *Macaca* auf 2:1 beim Menschen.

Projektionen zu telencephalen Zentren

Septum und Diagonales Band: Im Septum und Diagonalen Band endigen viele der präcommissuralen Fasern des Fornix, und diese Strukturen gehören zu den wichtigsten Empfangsgebieten hippocampaler Projektionen überhaupt. Über Ursprung, Verlauf und Endigung der Fasern wurde im Zusammenhang mit den Afferenzen des Septum (Abschnitt 8.6.6.1.) ausführlicher berichtet.

---

[434]) Dünne Fasern von höchstens 1 μ Stärke (u. a. Hassler, 1967).

Nucleus accumbens: Von den telencephalen Nachbargebieten des Septum bekommt offenbar nur der Nucleus accumbens direkte Projektionen vom Hippocampus. Dies ergibt sich aus vielen experimentellen Untersuchungen, u. a. von Fox (1943), Sprague u. Meyer (1950), Cragg u. Hamlyn (1960), Carman *et al.* (1963), Knook (1965), Raisman *et al.* (1966) und Siegel u. Tassoni (1971a). Die präcommissuralen Fasern kommen nach Raisman *et al.* (1966) über den dorsalen Fornix und dorsale Teile der Fimbria von hinteren Teilen der CA1, und über die Fimbria von CA3 und CA4. Nach Siegel u. Tassoni (1971a) kommen die Fasern vom ventralen Hippocampus, Chronister u. Zornetzer (1973) fanden solche vom Subiculum. Nach Carman *et al.* (1963) gehen sie zu allen Teilen des Nucleus accumbens. Angaben anderer Autoren über begrenzte Degenerationen (z. B. Cragg u. Hamlyn, 1960) führen Carman *et al.* auf begrenzte Läsionen zurück, was auf eine gewisse topische Organisation der Verbindungen hindeuten würde. — Interessant ist, daß Fox (1943) im Hinblick auf die allgemeinere Projektion des Isocortex auf das Striatum hierin eine ebenbürtige Projektion vom Hippocampus sieht.

Hippocampale Projektionen *zu anderen Gebieten des Telencephalon* wurden mehrfach aus Normalmaterial abgeleitet. Johnson (1957b) vermutete Projektionen zum Tuberculum olfactorium über den präcommissuralen Fornix und Gurdjian (1928a) und Young (1936) Verbindungen zur periamygdalären Rinde. In experimentellen Untersuchungen konnten diese vermuteten Verbindungen nicht bestätigt werden[435]). Hingegen haben sich aus solchen Untersuchungen Hinweise auf Projektionen zur entorhinalen Rinde ergeben. Obwohl sie nicht über den Fornix verlaufen, sollen sie an dieser Stelle erörtert werden, weil es sich bei ihnen ebenfalls um Projektionen zu telencephalen Zentren handelt.

Regio entorhinalis (und praesubicularis): Nach Adey *et al.* (1956, unter Berufung auf Green u. Shimamoto, 1953) bleibt auch nach Fornixdurchschneidung die Ausbreitung hippocampaler Anfälle auf die Rindenfelder erhalten. Dieser Befund weist auf eine caudal gerichtete efferente hippocampale Bahn hin[436]). Votaw (1960b) fand nach Läsionen im Ammonshorn degenerierende Fasern, die im Gyrus parahippocampalis (= Regio entorhinalis) und anderen Teilen des Temporallappens endigen sollen. Votaw weist auf diese nichtfornikale efferente Bahn besonders hin und bezeichnet sie als hippocampo-temporale Bahn. Neuerdings wurden solche Verbindungen wieder von Siegel u. Tassoni (1971a), Hjorth-Simonsen (1971) und Chronister u. Zornetzer (1973) beschrieben. Chronister u. Zornetzer fanden nach kleinen elektrolytischen Läsionen im Subiculum Degenerationsspuren zum Praesubiculum. Nach Siegel u. Tassoni kommen Fasern vom ventralen Hippocampus, verlaufen ventral durch den Alveus zum Subiculum und endigen in der innersten Schicht der Entorhinalis (= pyriform cortex der Autoren). Nach Hjorth-Simonsen kommen die Fasern aus dem Feld CA3 des temporalen Hippocampus, verlaufen durch Substrata radiatum und eumoleculare-lacunosum nach caudal und enden in der Pars medialis der Entorhinalis in der tiefen Zellschicht (IV von Lorente de Nó). Die Art der Ursprungszellen in CA3 ist noch unsicher. Die Projektion, die nach Hjorth-Simonsen (1971) einen „feed-back Mechanismus" darstellen könnte, ist topisch organisiert, und zwar liegen Ursprungs- und Endgebiet etwa in einer Horizontalebene hintereinander. Im Verlauf (weniger im Endigungsgebiet) scheinen sich die Fasern von den von Siegel u. Tassoni beschriebenen zu unterscheiden.

Möglicherweise werden diese Verbindungen zwischen Hippocampus und Entorhinalis von Kollateralen der Pyramidenzellaxone gebildet. Hinweise auf

---

[435]) Neuerdings haben jedoch Siegel *et al.* (1974) eine Projektion zum Tuberculum olfactorium beschrieben, die von allen Teilen des Hippocampus ausgehen soll.

[436]) Elektrophysiologische Belege hierfür auch bei Green u. Adey (1956).

solche Kollateralen finden sich in den Golgi-Untersuchungen von CAJAL und LORENTE DE NO. LORENTE DE NO (1934) bildet einen „centrifugal path" ab (C.p. in Abb. 359), der durch den Alveus zur Entorhinalis gehen soll und der aus Kollateralen von Axonen aus dem Subiculum (Prosubiculum bei LORENTE DE NO) und CA1 besteht. LORENTE DE NO hat besonders hervorgehoben, daß ein Teil der feinen Afferenzen der Regio entorhinalis vom Ammonshorn kommt. Diese Fasern entsprechen in ihrem Verlauf den von SIEGEL u. TASSONI beschriebenen. CAJAL beschrieb Fasern vom Hippocampus zum Subiculum, die (falls sie sich in die Entorhinalis fortsetzen) für das beschriebene Projektionssystem ebenfalls eine Rolle spielen könnten.

Projektionen zu diencephalen Zentren

Neben Projektionen zum Hypothalamus (vorderer Hypothalamus und Corpus mamillare) sind solche zum vorderen Hauptkern des Thalamus bekannt. Die hypothalamischen Verbindungen sind in diesem Handbuch (IV/7) von DIEPEN (1962) eingehend erörtert worden (s. auch Abb. 363).

Vorderer Hypothalamus: Projektionen zum vorderen Hypothalamus ergeben sich aus den experimentellen Untersuchungen von EDINGER u. WALLENBERG (1902), GEREBTZOFF (1941/42), POWELL u. COWAN (1955), GUILLERY (1956), NAUTA (1956), VALENSTEIN u. NAUTA (1957, 1959), JOHNSON (1959, 1965), CRAGG u. HAMLYN (1960), VOTAW (1960b), RAISMAN *et al.* (1966), SIEGEL u. TASSONI (1971a) und DEVITO (1974). Über das Ausmaß dieser Projektionen besteht keine einheitliche Auffassung. Als gering anzusehen sind sie nach den Arbeiten von RAISMAN *et al.* und SPRAGUE u. MEYER (1950)[437]). Ein breiteres Projektionsspektrum wird u. a. von NAUTA und SIEGEL u. TASSONI beschrieben. Im einzelnen werden folgende Projektionsgebiete genannt: *präoptische Gebiete* (JOHNSON, DEVITO), insbesondere laterale (NAUTA, VALENSTEIN u. NAUTA) bzw. mediale (CRAGG u. HAMLYN); *periventrikuläre Regionen* (GUILLERY, JOHNSON, CRAGG u. HAMLYN), insbesondere Nucleus tubero-infundibularis mit Quelle der Fasern im caudalen Drittel des Hippocampus (NAUTA), bzw. Nucleus paraventricularis mit Quelle im dorsalen Hippocampus (SIEGEL u. TASSONI), bzw. Gebiete im ventralen Winkel des dritten Ventrikels dicht beim Nucleus suprachiasmaticus mit Quelle der Fasern im Subiculum (RAISMAN *et al.*), bzw. der Nucleus suprachiasmaticus selbst (CRAGG u. HAMLYN); *mediale hypothalamische Zonen* nur bei Ratte und Meerschweinchen, nicht bei Katze und *Macaca* (NAUTA u. VALENSTEIN); *lateraler Hypothalamus* (VALENSTEIN u. NAUTA), insbesondere rostrale Hälfte mit Quelle der Fasern im ventralen Hippocampus und caudale Hälfte mit Quelle im dorsalen Hippocampus (SIEGEL u. TASSONI); *dorsales hypothalamisches Feld* (NAUTA, JOHNSON); *postero-dorsaler Hypothalamus* (GUILLERY), bzw. posteriore hypothalamische Felder (JOHNSON), bzw. Nucleus posterior hypothalami mit Quelle der Fasern im dorsalen Hippocampus (SIEGEL u. TASSONI); *Nucleus perifornicalis* (SPRAGUE u. MEYER, JOHNSON, DEVITO).

Die Angaben sind insgesamt recht unterschiedlich und sehr vielfältig, und es ist noch schwierig, ein Bild über bevorzugte Projektionsgebiete zu gewinnen. Das

---

[437]) SPRAGUE u. MEYER fanden keine Hinweise darauf, daß vor dem Corpus mamillare liegende hypothalamische Kerne (abgesehen vom Nucleus perifornicalis) Fasern vom Fornix erhalten. Selbst wenn hier unter Fornix möglicherweise nur das postcommissurale Bündel gemeint ist, deutet die Abnahme der Faserzahl in diesem Bündel (s. S. 606) auf Endigungen im Hypothalamus hin, es sei denn, diese Abnahme geht ganz zu Lasten der zum Thalamus ziehenden Fasern. Nach POWELL *et al.* (1957) erreichen von den Fasern des postcommissuralen Fornix etwa $^1/_2$—$^2/_3$ die Corpora mamillaria nicht, sondern enden im rostralen Drittel des Hypothalamus bzw. bilden die direkte hippocampo-thalamische Bahn.

gleiche gilt bezüglich einer räumlich geordneten Projektion, für die es einige Hinweise gibt.

Corpus mamillare: Nach SIMPSON (1952) ist es wahrscheinlich, daß alle Fasern, die im Fornix verlaufen und im Corpus mamillare enden, vom Hippocampus kommen. Es wird vermutet, daß diese Projektion bei Primaten die bedeutendste Efferenz des Hippocampus ist.

Projektionen zum Corpus mamillare wurden in allen einschlägigen experimentellen Untersuchungen gefunden, u. a. von GUDDEN (1881), O. VOGT (1898b), EDINGER u. WALLENBERG (1902), SPRAGUE u. MEYER (1950), SIMPSON (1952), POWELL u. COWAN (1955), GUILLERY (1956), NAUTA (1956), VALENSTEIN u. NAUTA (1957), VOTAW (1957, 1960b), JOHNSON (1959), CRAGG u. HAMLYN (1959, 1960), KNOOK (1965), RAISMAN *et al.* (1966), SIEGEL u. TASSONI (1971a) und POWELL *et al.* (1972). Hier einzubeziehen sind auch die Befunde beim Menschen u. a. von HASSLER u. RIECHERT (1957) und BECK u. CORSELLIS (1963).

Weitgehende Übereinstimmung besteht darin, daß die Projektionen hauptsächlich zum Medialkern gehen und in geringerem Ausmaß zum Lateralkern. Daneben besteht wahrscheinlich eine geringe diffuse Projektion zu den restlichen Teilen des Corpus mamillare.

Nach POWELL u. COWAN (1955) gehen die meisten Fasern wahrscheinlich über den dorsalen Fornix, ihre Quelle haben sie nach SIEGEL u. TASSONI (1971a) im dorsalen Hippocampus. Für die Fasern zum *Medialkern* nennen CRAGG u. HAMLYN (1959) als Quellen das Subiculum und das Feld CA1. Als bevorzugte Projektionsgebiete werden genannt: laterale Teile (NAUTA), laterale und hintere Teile (GUILLERY; CRAGG u. HAMLYN, 1960), basale und intermediäre Teile (SPRAGUE u. MEYER). Am detailliertesten wird die Projektion von RAISMAN *et al.* (1966) beschrieben. Danach entsendet das hintere Feld CA1 Fasern über den dorsalen Fornix und über den dorsalen Teil der Fimbria zum Corpus mamillare. Mehr spezifisch sind die Projektionen von der vorderen CA1, die durch den dorsalen Fornix zum medialen und lateralen Kern gehen, jedoch nicht zur ventralen Lamina des caudalen Teils des Medialkerns. Dieser Teil soll eine Projektion von CA2 über die Fimbria bekommen.

Fasern zur *supramamillären Region* wurden u. a. beschrieben von VOGT (1898b), KOELLIKER (nach VOGT), NAUTA (1956), CRAGG u. HAMLYN (1960), gekreuzte Verbindungen u. a. von VOGT (1898b), EDINGER u. WALLENBERG (1902) und CRAGG u. HAMLYN (1960). Nach EDINGER u. WALLENBERG können letztere außerordentlich variabel sein, selbst innerhalb der gleichen Art.

Thalamus: Von den postcommissuralen Fornix-Fasern zweigt nach HASSLER (1967) ein beträchtlicher Teil, sicherlich mehr als ein Drittel, in der Ebene des Foramen Monroi vom Hauptbündel ab, um über die Stria medullaris zu vorderen und medialen Thalamuskernen, zum oberflächlichen Kern (D. sf = LD)[438]) und wohl auch zu den unspezifischen intralaminären Kernen zu gelangen[439]). Projektionen zum vorderen Hauptkern des Thalamus wurden u. a. beschrieben von GUILLERY (1956), NAUTA (1956), POWELL *et al.* (1957), VALENSTEIN u. NAUTA (1957, 1959), JOHNSON (1959, 1965), CRAGG u. HAMLYN (1960), KNOOK (1965), RAISMAN *et al.* (1966), SIEGEL u. TASSONI (1971a) und POWELL (1973a). Weitere thalamische Projektionen wurden beschrieben zu den Kernen der Mittellinie von NAUTA (1956), und zu den intralaminären Kernen (VALENSTEIN u. NAUTA, 1959;

---

438) Hinweise auf mögliche Verbindungen mit dem Nucleus lateralis dorsalis thalami (LD) finden sich u. a. bei VALENSTEIN u. NAUTA (1957, *Macaca*), VAN BUREN u. BORKE (1970, Mensch) und DEVITO (1974, *Saimiri*).

439) Über die wichtigen Verbindungen dieser Thalamuskerne mit den Feldern des Periarchicortex s. Abschnitt 8.14.7.2.

JOHNSON, 1965). Nach VALENSTEIN u. NAUTA bestehen Artunterschiede derart, daß bei Katze und Meerschweinchen die Projektionen hauptsächlich zu rostralen Teilen des intralaminären Komplexes gehen und nur wenige Fasern zum vorderen Hauptkern, während dieses Verhältnis bei Ratte und *Macaca* umgekehrt ist. Für die Katze hat JOHNSON (1965) diese Befunde bestätigt.

Weitgehende Übereinstimmung besteht darin, daß die Projektion im vorderen Hauptkern hauptsächlich zum Nucleus anteroventralis geht, weniger zum Nucleus anteromedialis[440]) und keine oder praktisch keine zum Nucleus anterodorsalis. Über Ursprungsgebiete und Verlauf dieser Fasern äußern sich RAISMAN *et al.* (1966) dahingehend, daß sie vom vorderen Gebiet des Feldes CA1 über den dorsalen Fornix kommen, vom hinteren Gebiet des Feldes CA1 auch über dorsale Teile der Fimbria und von CA2 über die Fimbria. CA3 und CA4 haben offenbar keine Projektionen zum Thalamus.

Bemerkenswert ist nach NAUTA (1956), daß bereits GUDDEN (1881) im normalen Kaninchengehirn massive Verbindungen von Fornixfasern zum vorderen Teil des Thalamus gefunden hatte, eine Beobachtung, die später bestätigt und experimentell mit der Marchi-Methode von O. VOGT (1898a) untermauert wurde. (VOGT nahm den Ursprung dieser Fasern jedoch im Septum an.) Diese Verbindung ist praktisch in Vergessenheit geraten und nur CAJAL (1911) beschrieb Kollateralen von Fornix-Fasern zum Thalamus.

Da der vordere Hauptkern des Thalamus auch eine starke Projektion vom Corpus mamillare (über den Tractus mamillothalamicus, Vicq d'Azyrsches Bündel) erhält, besteht neben der direkten auch eine indirekte hippocampale Verbindung. Die Abhängigkeiten sind hier so groß, daß nach Unterbrechung des Fornix beim Menschen das gleichseitige Corpus mamillare transneuronal sehr schwer degeneriert (HASSLER u. RIECHERT, 1957; BECK u. CORSELLIS, 1963), und darüber hinaus eine transneuronale Degeneration zweiter Ordnung in Zellen des vorderen Hauptkerns eintreten kann. — Nach NAUTA (1956) enden die indirekten Fasern, im Unterschied zu den direkten, stärker im Nucleus anteromedialis. Faserzählungen von POWELL *et al.* (1957) haben ergeben, daß die Zahl der direkten Fasern etwa jener des Tractus mamillothalamicus entspricht.

Epithalamus: GEREBTZOFF (1941/42), VOTAW (1960b) und VALENSTEIN u. NAUTA (1957) beschrieben Projektionen zur Habenula, GEREBTZOFF auch zur Epiphyse. Solche Fasern wurden von anderen Autoren nicht gefunden und werden mitunter ausdrücklich verneint. Möglicherweise beruhen die abweichenden Befunde auf einer Mitverletzung des Septum bei den experimentellen Läsionen. Da GEREBTZOFF keine Fasern zum Thalamus beschreibt, könnte es sich teilweise auch um solche handeln.

Projektionen zu mesencephalen Zentren

Hinweise auf direkte Projektionen vom Hippocampus zu mesencephalen Strukturen finden sich in vielen experimentellen Untersuchungen, wie jenen von GEREBTZOFF (1941/42), GUILLERY (1956), NAUTA (1956, 1958), VALENSTEIN u. NAUTA (1957, 1959), KNOOK (1965), RAISMAN *et al.* (1966) und SIEGEL u. TASSONI (1971a). Nach NAUTA (1956) sind solche Fasern möglicherweise erstmals von EDINGER u. WALLENBERG (1902) erwähnt worden. SIMPSON (1952), JOHNSON (1959) und VOTAW (1960b) haben solche Fasern nicht gefunden.

An speziellen Projektionsgebieten werden genannt: rostrale periventrikuläre Gebiete (GUILLERY, NAUTA), der Nucleus von Darkschewitsch mit Quelle der Fasern ausschließlich im dorsalen Teil des Hippocampus (SIEGEL u. TASSONI), die Area tegmentalis (H-Feld von Forel) bei Meerschweinchen und *Macaca*, aber nicht bei

---

[440]) JOHNSON (1959) fand beim Meerschweinchen keine Projektionen zu diesem Kern.

Ratte und Katze, und schließlich mediale Teile des hinteren Mittelhirns, insbesondere der Nucleus tegmentalis medialis von Bechterew (VALENSTEIN u. NAUTA). Die letztgenannte Verbindung wurde nur bei Ratte und Meerschweinchen gefunden; die Fasern könnten nach VALENSTEIN u. NAUTA ihren Ursprung hauptsächlich im Gyrus fornicatus (Gyrus cinguli) haben, wie möglicherweise überhaupt viele der Fasern zum Mesencephalon dem supracommissuralen Hippocampus (Indusium griseum) entstammen könnten (NAUTA, 1958). NAUTA weist darauf hin, daß neben den (vergleichsweise geringfügigen) direkten Verbindungen zum Mesencephalon viele indirekte Verbindungen nach Zwischenschaltung im Septum (Abb. 363) und Hypothalamus bestehen. Auch hier mögen Unterschiede zwischen den Arten eher in der Zahl der Zwischenschaltungen als in den endgültigen Bestimmungsorten liegen.

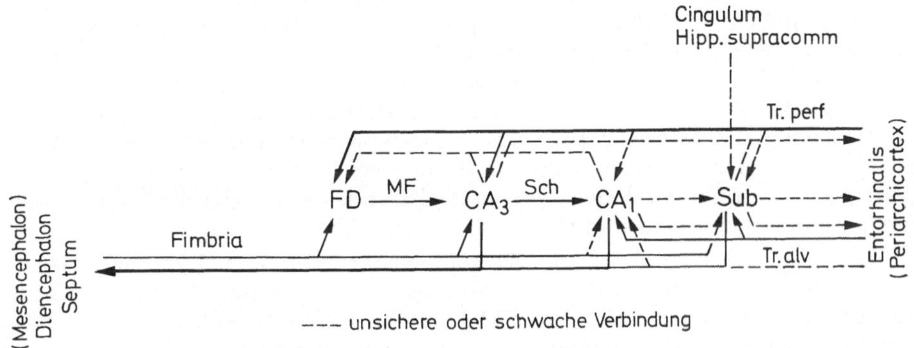

Abb. 364. Schema der Faserverbindungen des Hippocampus und seiner Hauptgebiete. *FD* Fascia dentata, *Hipp. supracomm* Hippocampus supracommissuralis, *MF* Moosfasersystem, *Sch* Schaffer-Kollateralen, *Tr.alv* Tractus alvearis, *Tr.perf* Tractus perforans

Projektionen zu rhombencephalen Zentren

Projektionen zu Zentren des Rhombencephalon wurden von CRAGG u. HAMLYN (1959, 1960) erwähnt. Die Fasern sollen im Subiculum und im Feld CA1 ihren Ursprung haben und über den dorsalen Fornix verlaufen. Als Endgebiet wird die Brücke (1959), speziell der ventrale Teil des Nucleus reticularis tegmenti pontis genannt (1960).

8.9.7.3. Zusammenfassung

Die bisher bekannten ipsilateralen Faserverbindungen sind in Abb. 364 zusammengefaßt. Die wichtigsten Verbindungen sind 1. die Afferenzen von der Entorhinalis, 2. reziproke Verbindungen mit dem Septum und 3. Efferenzen zum vorderen Thalamus, entweder direkt oder über die Corpora mamillaria (u. a. ALTMAN *et al.*, 1973). Die Einwirkung der Regio entorhinalis auf das Feld CA1 scheint zumindest bei den niederen Säugern überwiegend polysynaptisch zu sein, über die Körnerzellen der Fascia dentata — CA3-Pyramiden — CA1-Pyramiden. Diese über den Tractus perforans gehende Verbindung soll nach elektrophysiologischen Untersuchungen eine große Rolle spielen. Nach HJORTH-SIMONSEN (1971) zeigten ANDERSEN *et al.* (1966b) eindeutig, daß Reizung der Regio entorhinalis den Hippocampus durch Aktivierung dieser polysynaptischen Bahn stark erregt. Es finden sich aber indirekte Hinweise darauf, daß bei den höheren Primaten auch die von der Regio entorhinalis über den Tractus alvearis nach CA1 verlaufende, monosynaptische Bahn zunehmende Bedeutung gewinnt (hierzu Abschnitt 8.9.7.4., S. 614).

Raisman *et al.* (1966) haben versucht, die unterschiedlichen Verbindungen der beiden Hauptkomponenten des Ammonshorns (CA1 und CA3) herauszuarbeiten. Obwohl sich nicht alle neueren Befunde diesem Schema widerspruchslos einordnen lassen, wollen wir diesen Versuch von Raisman *et al.* als mögliches Grundgerüst einer Systematisierung der Verbindungen des Hippocampus kurz erwähnen:

Nach Raisman *et al.* projiziert CA1 sowohl direkt als auch indirekt zu den vorderen Thalamuskernen. Die Erregungen wirken über Faserverbindungen auf den Gyrus cinguli und dann durch das Cingulum auf die Entorhinalis. Von hier gehen Fasern hauptsächlich zu CA1. Der Tractus alvearis soll ganz nach hier gehen, der Tractus perforans mit starken Komponenten. Dieses System entspricht weitgehend dem limbischen Ring der klassischen Anatomie. — CA3 (und CA4) projiziert direkt zum Medialkern des Septum und zum Diagonalen Band und über den Lateralkern auch indirekt zu diesen Gebieten. Diese Gebiete projizieren zurück auf CA3 und CA4. — Die Fascia dentata wirkt als Bindeglied zwischen den beiden Systemen. Ihre Afferenzen kommen von der Entorhinalis und sind möglicherweise durch Fasern von CA1 verstärkt, die Efferenzen projizieren ausschließlich auf CA3 und CA4. So wirkt das erste System auf das zweite durch eine Schaltung in der Fascia dentata, während in den Schaffer-Kollateralen eine reziproke Bahn besteht, durch die die Felder CA3 und CA4 auf CA1 einwirken können.

Raisman (1970) spricht im Zusammenhang mit den hypothalamischen Projektionen von 4 Ebenen der Organisation: a) FD — CA3, b) CA3 — Septum und zurück mit Kollateralen zu CA1, c) CA1 — postcommissuraler Fornix, aber auch Fasern zum Subiculum und d) Projektionen vom Subiculum zum Hypothalamus durch den medialen Tractus cortico-hypothalamicus. Das Subiculum soll hier in der höchsten Ebene der Organisation stehen.

Nach Altman *et al.* (1973) zeichnet sich der Hippocampus durch das Fehlen direkter Verbindungen mit primären sensorischen und motorischen Strukturen aus. Stattdessen ist er Brennpunkt zweier Schleifen: der direkten septo-hippocampalen Schleife vermittels der Zellen der Fascia dentata und CA3 und einer indirekten cortico-hippocampalen Schleife unter Einschluß der Entorhinalis, CA1, Corpora mamillaria, vordere Thalamuskerne und cinguläre Rinde (hierzu auch Kapitel 9).

8.9.7.4. Besonderheiten des menschlichen Hippocampus

Obwohl prinzipiell sicherlich mit den vor allem bei Laboratoriumstieren gewonnenen Erkenntnissen übereinstimmend, weisen die Fasersysteme bei den höheren Primaten und beim Menschen einige Besonderheiten auf, die einer Erörterung wert sind.

1. Das Psalterium ventrale ist stark reduziert (Simpson, 1952, *Macaca;* Andy u. Stephan, 1966a, b, diverse; 1968, Mensch). Der gleichen Reduktion verfällt der septale Begleitkern, der Nucleus septalis triangularis. Es ist anzunehmen, daß die commissuralen Verbindungen bei den höheren Primaten und beim Menschen stark abnehmen. Auf Ursache und Auswirkung dieser Veränderungen können wir keine Hinweise geben.

2. Im Gegensatz zur Reduktion des ventralen Psalterium wird das postcommissurale Projektionssystem progressiv größer und erreicht beim Menschen Höchstwerte (Andy u. Stephan, 1966a). Die Projektionen zum Corpus mamillare scheinen an Bedeutung zu gewinnen.

3. Die absteigenden Säulen des Fornix sind beim Menschen ganz scharf gegen das Septum abgesetzt, während bei niederen Säugern der vordere Rand durch eine große Zahl dort aus- (oder ein-)tretender Fasern ganz unscharf ist. Beim Menschen treten die reziproken Verbindungen zwischen Hippocampus und Septum offensichtlich überwiegend dorsal in das Septum ein bzw. aus (s. auch 8.6.1.1., Regio diagonalis). Da die experimentellen Befunde bei den Säugern darauf hinweisen, daß viele über die Fimbria verlaufende Fasern zum Septum gehen, muß angenommen werden, daß diese Fasern beim Menschen bereits vor dem Erreichen des Septum in dorsale, nach rostral verlaufende Bündel überwechseln. Da umgekehrt viele Fasern des dorsalen Fornix zum Corpus mamillare gehen sollen, müssen diese in jenen Strang überwechseln, der in die absteigenden Säulen übergeht. Der Faseraustausch kann in jenem mittleren subcallosalen Bereich vonstatten gehen, in dem dorsaler und fimbrialer Fornix über eine größere Strecke gemeinsam verlaufen[441]) (Abb. 362). Eine Bestätigung findet diese Annahme durch einen Befund von Beck u. Corsellis (1963). Diese fanden bei völliger Unterbrechung der hinteren („aufsteigenden") Fornixsäule eine volle Degeneration nur im hinteren Drittel des Fornix, während im mittleren Drittel allmählich wieder normale Markfasern auftraten, die den entmarkten Anteil fortschreitend nach lateral abdrängten. In Höhe der vorderen Fornixsäulen war die degenerierte Seite zwar noch dünner als die normale, enthielt jedoch ein starkes Bündel normaler Markfasern. Sicherlich handelt es sich hierbei um Fasern, die aus dem Bereich des dorsalen Fornix übergewechselt sind. Nach Beck u. Corsellis (1963) sind diese Fasern wahrscheinlich isocorticalen Ursprungs.

4. Hinweise auf Fasern nichthippocampalen Ursprungs, die durch das Fornix-System verlaufen sollen, finden sich bei mehreren Untersuchern. Es ist jedoch nicht sicher, ob es sich hierbei um eine Besonderheit der höheren Primaten und des Menschen handelt oder um eine allgemeinere Erscheinung. So berichten u. a. Edinger u. Wallenberg (1902, Kaninchen, Marchi), daß die Fornixfasern auch aus dem Gyrus cinguli stammen und Zuckerkandl (1903), daß bei Beuteltieren neben den Hippocampusfasern im Alveus in großer Menge auch Palliumfasern verlaufen sollen. Auffällig ist jedoch, daß wir neuere Hinweise auf solche Fasern überwiegend im Zusammenhang mit höheren Primaten gefunden haben. Sie liegen sowohl für den dorsalen als auch für den fimbralen Fornix vor und sowohl für die präcommissuralen als auch für die postcommissuralen Fasern. Nach Simpson (1952, *Macaca*) ist wahrscheinlich, daß viele der präcommissuralen Fasern nicht hippocampalen Ursprungs sind. Für postcommissurale Fasern zum Mesencephalon war von Valenstein u. Nauta (1959) ein möglicher Ursprung im Gyrus cinguli genannt worden. McLardy (1955a) fand Hinweise auf eine zweibahnige Verbindung zwischen dem Septum und dem temporalen Isocortex über den fimbrialen Fornix. Diese letzte Verbindung ist besonders von Pilleri (1959a) betont worden. Pilleri kommt nach hirnpathologischen Befunden zur Auffassung, daß beim Menschen die Fasern des fimbrialen Fornix nur zu einem kleineren Teil aus den Pyramidenzellen des Ammonshorns stammen, während der größere Teil seinen Ursprung in der Rinde des Gyrus parahippocampalis hat. Ein Ausfall dieser Rinde ergibt nach einem Fall von Glees u. Griffith (1952) eine Degeneration von $^3/_4$ der Fornixfasern. Bei ausgedehnter Zerstörung der Ammonshornrinde fand Pilleri hingegen nur eine geringe Schädigung der Fimbria. Auch Votaw (1960b) fand in experimentellen Untersuchungen an *Macaca*, daß bei fast völliger Zerstörung des Hippocampus weniger als die Hälfte der Fornix-Fasern degeneriert war.

---

[441]) Bei den niederen Säugern findet dieser Faseraustausch offenbar im caudalen Septum statt.

Die Fasern gehen nach PILLERI aus der weißen Substanz des Gyrus parahippocampalis in den Alveus. Sie nehmen hier den gleichen Verlauf wie der Tractus alvearis, der von der entorhinalen Rinde auf das Feld CA1 des Ammonshorns projiziert. Möglicherweise wird bei den höheren Primaten und beim Menschen dieses System stark ausgebaut[442]).

In diesem Zusammenhang sind zwei weitere Besonderheiten des menschlichen Hippocampus von Interesse, und zwar die Größenbeziehungen zwischen der entorhinalen Rinde und dem Feld CA1 und die besonders starken Veränderungen, die gerade dieses Ammonshornfeld in der aufsteigenden Primatenreihe erfahren hat.

5. Das Feld CA1 erfährt von allen Feldern des Ammonshorns in der aufsteigenden Primatenreihe die stärksten strukturellen Veränderungen. Aus vergleichenden Untersuchungen (8.9.1.4.) hat sich ergeben, daß die stark diffuse Zellverteilung der Pyramidenzellen bei den höheren Primaten und beim Menschen auf eine Auswanderung der Zellen in das Stratum oriens hinein, also von der Oberfläche weg, zurückzuführen ist. Wenn man annimmt, daß die wesentlichen Afferenzen durch das oberflächliche Substratum eumoleculare-lacunosum kommen, so ist dies im Hinblick auf eine mögliche Neurobiotaxis zumindest unerwartet. Wenn man aber annimmt, daß mit zunehmender Evolutionshöhe die durch den Alveus (Tractus alvearis) kommenden Afferenzen zunehmende Bedeutung erlangen, dann könnte die Richtung der Zellwanderung damit in Zusammenhang gebracht werden. Gleichzeitig enthielte diese Annahme einen Hinweis darauf, warum in CA3 die Diffusion der Zellen so deutlich geringer ist: CA3 erhält keine *alveären* Zuflüsse aus der stark progressiven entorhinalen Rinde.

6. Die Annahme einer starken Beziehung zwischen der entorhinalen Rinde und dem Feld CA1 findet in den Größenmessungen eine indirekte Bestätigung. Vergleicht man die Progressionsindices der Tabelle 12, aus denen sich die unterschiedliche Entwicklung der verschiedenen Anteile des Hippocampus von den basalen Insectivoren bis zum Menschen ablesen läßt, mit den Indices des Schizocortex in Tabelle 6 (der Schizocortex besteht zu einem sehr hohen Prozentsatz aus der entorhinalen Rinde), dann zeigen sich beim Menschen deutliche Beziehungen zwischen den Indices von CA1 und dem Schizocortex. Die Indices beider Strukturen (659 für die Oberfläche von CA1, 552 für das Volumen des Schizocortex) sind sehr hoch und haben trotz der verschiedenen Dimension der Meßwerte Ähnlichkeit miteinander. Die Indices der übrigen hippocampalen Strukturen fallen hingegen deutlich ab. Die Ergebnisse der Größenmessungen stehen in gutem Einklang mit den Erörterungen über möglicherweise zunehmende alveäre Faserverbindungen (s. oben).

8.9.8. Abschließende Charakterisierung der Felder des Hippocampus

Wichtige Merkmale, durch die sich die einzelnen Felder unterscheiden, sollen zusammenfassend noch einmal erörtert werden. Hierbei sind vor allem 3 Fragen

[442]) Hierfür wären mehrere Möglichkeiten denkbar. Einmal könnte die alveäre Verbindung zwischen Entorhinalis und CA1 auch bei den niederen Säugern auf *Kollateralfasern* beruhen. Wenn auch hier die Endfasern zur Fimbria gehen, könnte das System in seiner bestehenden Form vergrößert werden. Wenn hingegen bei den niederen Säugern die Verbindung mit CA1 durch Endfasern hergestellt wird, dürften diese bei den höheren Primaten und beim Menschen durch Kollateralen ersetzt werden. Neben eine Bahn mit Zwischenschaltung (die CA1-Pyramiden entsenden ihre Axone ja ebenfalls in die Fimbria) würde dann eine durchgehende Bahn treten. Eine dritte Möglichkeit wäre der Ausbau (bzw. die Entstehung) einer ganz vom Ammonshorn unabhängigen Bahn, doch halten wir dies für unwahrscheinlich.

von Interesse: 1. welche Hinweise gibt es auf die Berechtigung der von Lorente de No (1934) durchgeführten Unterteilung der Felder CA1 und CA3 in jeweils 3 Unterfelder, 2. gibt es klare Hinweise auf ein eigenständiges Feld CA2, und 3. kann man CA4 als eigenständiges Feld definieren.

Subiculum: Im Subiculum läßt sich im Stratum moleculare kein Substratum radiatum abgliedern. Mit der Gegenseite ist es im Unterschied zum Ammonshorn (wenn überhaupt) durch das Psalterium dorsale verbunden, nicht hingegen durch das Psalterium ventrale. Commissurale Fasern des letzteren sollen abrupt an seiner Grenze endigen.

CA1: Riesenpyramiden fehlen in CA1. Die Pyramiden haben nach Cajal und Lorente de No im Substratum radiatum sehr viele feine Seitenzweige, die in CA2 und CA3 nicht vorkommen. Körper und Anfangsteil des Stammes haben keine Spines. Die Zellen lassen sich nach Lorente de No ohne klare Grenzlinie in oberflächliche und tiefe untergliedern, wobei die Kontakte mit dem Plexus der Korbzellen bei den oberflächlichen Zellen am stärksten sind und zur Tiefe hin immer geringer werden. Diese Besonderheiten fehlen in CA2 und CA3. — Die Unterschiede zwischen den Unterfeldern von CA1 sind morphologisch nicht scharf und beruhen nach Lorente de No (1934) vor allem auf ihren verschiedenen Verbindungen (s. Tabelle 13). Nur CA1a erhält (neben dem Subiculum) Fasern von der Regio entorhinalis auch über die im Alveus verlaufende Bahn (Tractus alvearis). Hingegen erhält dieses Unterfeld keine Schaffer-Kollateralen. CA1b erhält Schaffer-Kollateralen in einem geringeren Ausmaß als CA1c und steht im Gegensatz zum letzteren mit dem longitudinalen Assoziationssystem *nicht* in Verbindung (Abb. 360).

CA2: Das Gebiet zwischen CA1 und CA3 stellt sich als „Mischzone" dar (Doinikow, 1908) und auch McLardy (1960) spricht von einer „CA3/CA1 transition zone". Auch Lorente de No (1934) erkennt den Charakter dieses, von ihm als CA2 bezeichneten Gebietes als Mischzone an, hebt aber als wesentliche Differenzierungsmerkmale hervor, daß dieses Gebiet zwar die Riesenpyramiden mit CA3 gemeinsam hat, ihm aber die in CA3 vorhandenen Moosfasern fehlen (Abb. 366)[443]. Weitere Unterschiede bestehen nach Lorente de No darin, daß die Dendriten keine dicken Dornen haben und das Axon keine Schaffer-Kollaterale entsendet. Hingegen gibt es verschiedene Kollateralen an den longitudinalen (= axialen) Assoziationsstrang ab. Diese Bahn soll einen wesentlichen Teil des Stratum moleculare von CA2 einnehmen.

Das Fehlen der Moosfasern, der dicken Dornen und der Schaffer-Kollateralen ist zweifellos so charakteristisch, daß CA2 damit ohne Schwierigkeiten definierbar wäre, wenn diese Merkmale immer in so klaren Grenzen auftreten würden, wie in Abb. 366 dargestellt. Es gibt aber eine ganze Reihe von Formen, bei denen die Moosfaserschicht nicht mit einer so scharfen Grenze oder mit einem Endbulbus abschließt, sondern allmählich ausläuft. Dies ist z. B. bei der Katze der Fall (McLardy, 1963; u. a.).

Nach den bisherigen Untersuchungen gibt es zumindest 3 Möglichkeiten der Gestaltung der Mischzone: 1. Breite Zone mit klaren Grenzen, wie von Lorente de No (1934) bei *Macaca* dargestellt (Abb. 366). 2. Sehr schmale Mischzone bei klarer Grenze der Moosfasern (evtl. unter Bildung eines Endbulbus) und Übergang der Riesenpyramiden in die kleineren Pyramiden in enger Nachbarschaft zum Ende der Moosfasern (im allgemeinen gehen die Riesenpyramiden etwas weiter als die

[443]) Dies geht neben der erwähnten Abbildung auch aus dem Text hervor, während Lorente de No in einer Übersicht (s. Tabelle 13) auf vorkommende Moosfasern hinweist. Möglicherweise spiegeln sich hierin Unterschiede zwischen verschiedenen Arten wider.

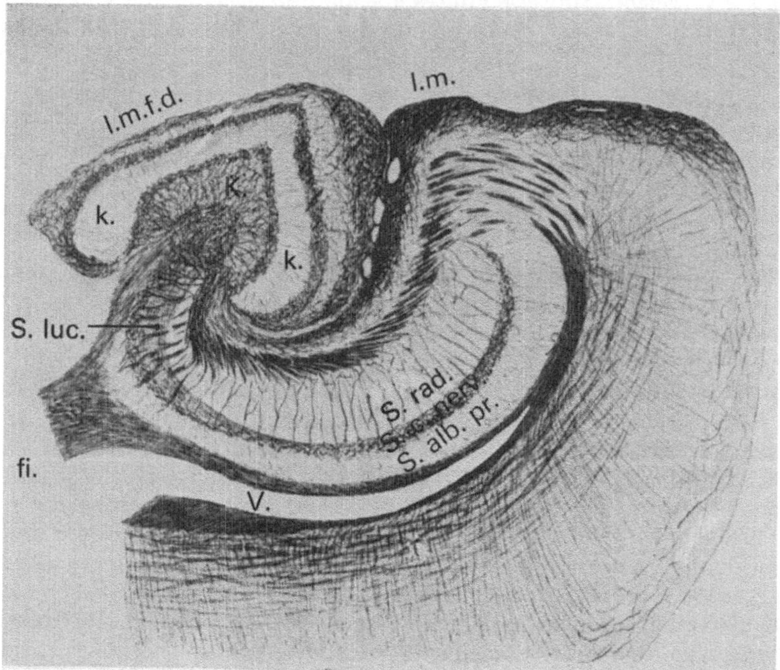

Abb. 365. Schnitt durch den Hippocampus des Maulwurfs *(Talpa europaea)* (aus GANSER, 1882). Mit Originalbeschriftung von GANSER. Um den Vergleich mit *Macaca* (Abb. 366) zu erleichtern, wurde das Original um 180° gedreht und seitenverkehrt wiedergegeben. *fi.* Fimbria, *k.* Schicht der kleinen Nervenkörper der Fascia dentata (Stratum granulare), *K.* Schicht der großen Nervenkörper der Fascia dentata (Hilus fasciae dentatae), *l.m.* Lamina medullaris, *l.m.f.d.* Lamina medullaris fasciae dentatae, *s.alb.pr.* Stratum album profundum (Stratum oriens), *s.c.nerv.* Stratum corporum nerveorum (Stratum pyramidale), *s.luc.* Stratum lucidum (Substratum lucidum), *s.rad.* Stratum radiatum (Substratum radiatum), *V.* Ventrikel

---

Abb. 366. Schnitt durch den Hippocampus des Rhesusaffen *(Macaca)* (aus LORENTE DE NO, 1934). *Alv.* Alveus, *Alv.p.* Tractus alvearis, *A.p.* longitudinale (axiale) Assoziationsbahn, *B.p.* Plexus der Axone der Korbzellen in der Fascia dentata, *F.D.* Fascia dentata, *m.f.* Moosfasern, *P.p.* Tractus perforans, *Pros.* Prosubiculum (von uns zum Subiculum gerechnet), *Sch.col.* Schaffer-Kollateralen, *Str.gr.* Stratum granulare, *Str.or.* Stratum oriens, *Str.pyr.* Stratum pyramidale, *Sub.* Subiculum

Pros
F.D.
Fimbria
CA3
CA2
CA1
Alv.p.
P.p.
Pros.
P.p.
Sub
CA4
B.p.
Str.gr.
CA3
Sch.col.
Str.pyr.
Str.or.
Alv.
A.p.
CA1
CA2
m.f.
Sch.col.

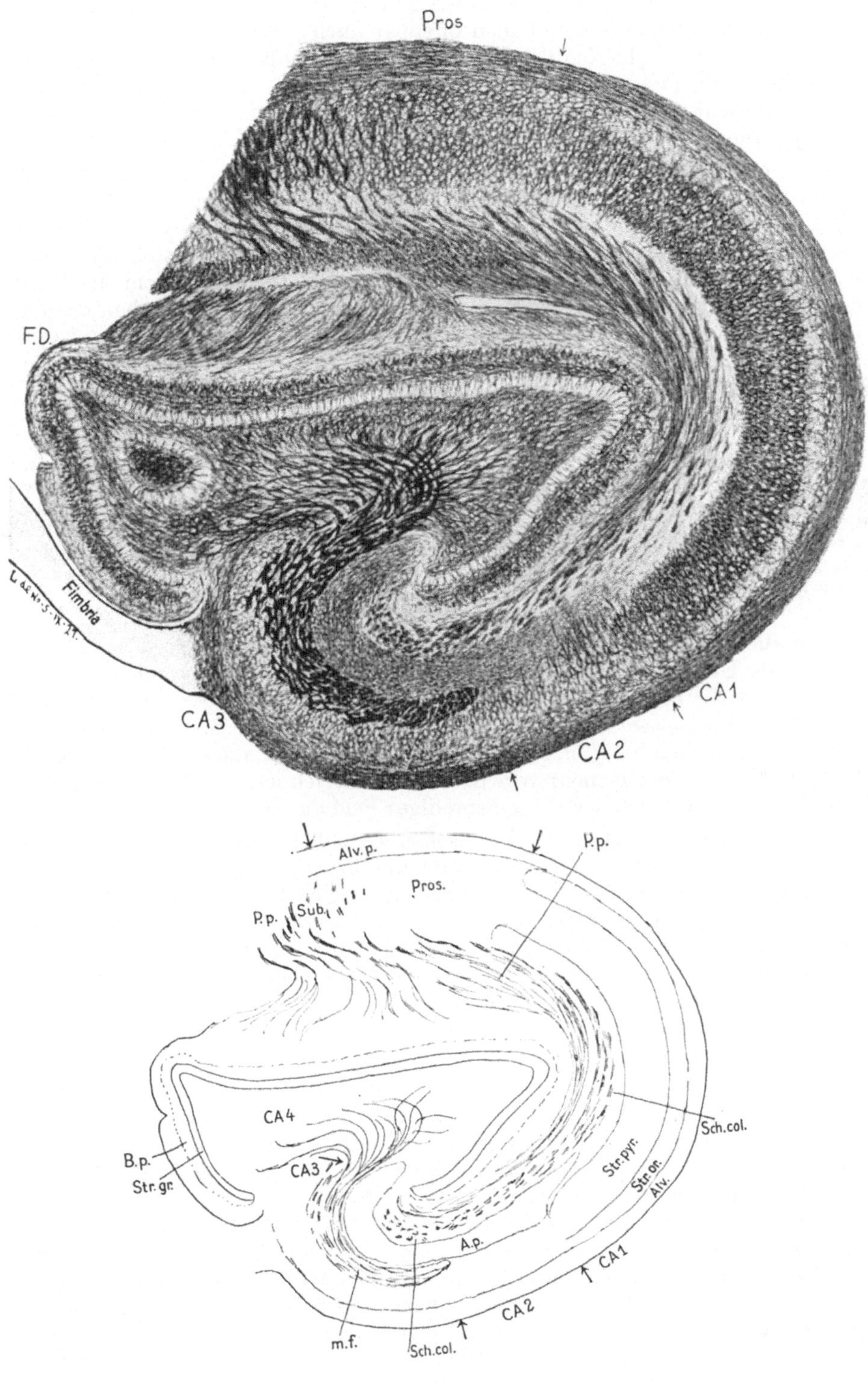

Abb. 366

Moosfasern). 3. Überlappung der beiden Typen von Pyramidenzellen über eine längere Strecke und in diesen Fällen offenbar auch ein langsames Auslaufen der Moosfaserschicht. Ob hierbei die letzten Riesenpyramiden mit den letzten Moosfasern räumlich mehr oder weniger zusammenfallen, ist offensichtlich noch nicht untersucht. In Analogie zu den Fällen 1 und 2 wäre es denkbar, daß die Riesenpyramiden auch hier etwas über den Moosfaserbereich hinausgehen.

Der von LORENTE DE NO bei *Macaca* dargestellte erste Typus (Abb. 366) scheint selten zu sein, die beiden anderen Typen hingegen häufiger. Ein durchgehender Vergleich der Moosfaserverteilung mit den Grenzen im cytoarchitektonischen Bild, mit dem möglicherweise dieses Problem in zufriedenstellender Weise gelöst werden könnte, liegt offensichtlich noch nicht vor. Vor allem die Untersuchungen an Arten mit sehr schmaler Mischzone (zweiter Typ) haben dazu geführt, die Existenz eines Feldes CA2 in Frage zu stellen. So weist u. a. BLACKSTAD (1963) darauf hin, daß in Elektronenmikroskopie und Histochemie wesentliche Besonderheiten des typischen Feldes CA3 bis an CA1 heranreichen (auch BLACKSTAD *et al.*, 1970).

Als weitere Erschwerung kommt hinzu, daß mit CA2 bzw. h2 offenbar nicht immer identische Gebiete bezeichnet werden. So definiert MCLARDY (1963) als CA2 jene Zone von Riesenpyramiden (CA3-Typ), deren apikale Dendriten in Kontakt mit dem Endbulbus des Moosfasersystems sind. Dieses Gebiet rechnen wir wegen seiner Moosfaserkontakte eindeutig zu CA3. Mitunter werden auch CA1-Gebiete als CA2 angesehen, wenn sie einige Unterschiede aufweisen (z. B. in Abb. 320). FLEISCHHAUER u. HORSTMANN (1957) und FLEISCHHAUER (1959) bezeichnen ein Gebiet als h2, welches unserem CA1 entspricht.

Sicherlich ist es berechtigt, CA2 als besonderes Gebiet abzugrenzen, wenn so gravierende Unterschiede zu den Riesenpyramiden von CA3 bestehen, wie von LORENTE DE NO beschrieben. Trotzdem schließen wir uns wegen der offensichtlichen Vielfalt in diesem Übergangsgebiet und beim geringen Stand unserer gegenwärtigen vergleichend-anatomischen Kenntnisse der Auffassung von BLACKSTAD (1963) an, daß es derzeit mehr verwirrend als hilfreich ist, den Terminus CA2 als Bezeichnung für ein definiertes, selbständiges Feld zu benutzen.

Die von uns aus cytoarchitektonischen Gründen bevorzugte Grenzziehung zwischen den kleinen Pyramiden einerseits und den Riesenpyramiden andererseits hat den Vorteil, daß das CA2-Gebiet einheitlich an CA3 angegliedert wird. In jenen Fällen, in denen sich die zwei unterschiedlichen Pyramidenformen über größere Strecken überlagern, bleiben Schwierigkeiten bestehen. Da in diesen Fällen die Riesenpyramiden im allgemeinen an der Oberfläche liegen, haben wir deren Ausdehnung als Grenzmarkierung herangezogen. Wir glauben, daß damit die größte, derzeit mögliche Einheitlichkeit erreicht werden kann.

CA3: Der Anfangsteil des Stammes der CA3-Riesenpyramiden hat sehr dicke Dornen, die mit den Moosfasern der Fascia dentata in Kontakt stehen. Die Axone entsenden die dicken Schaffer-Kollateralen. Während die älteren Autoren (SCHAFFER, CAJAL, KOELLIKER) annahmen, daß *alle* Riesenpyramiden eine Schaffer-Kollaterale haben, konnte LORENTE DE NO zeigen, daß dies nur für CA3c gilt, für CA3a hingegen am wenigsten zutrifft. In CA3b entsenden etwa die Hälfte der Riesenpyramiden eine Schaffer-Kollaterale. Mit diesem Merkmal lassen sich nach LORENTE DE NO aber keine exakten Grenzen zwischen den Unterfeldern ziehen, weil die Pyramiden mit und ohne Schaffer-Kollateralen gemischt sind. Die Grenze zwischen CA3a und CA3b ist niemals scharf, die zwischen CA3b und CA3c entspricht etwa jenem Punkt, in dem das *infra*pyramidale Bündel der Moosfasern endigt. Dementsprechend haben die Pyramiden von CA3c auch auf den Stämmen ihrer *basalen* Dendriten dicke Dornen (Abb. 331). Von diesen CA3c-Pyramiden

Tabelle 13. Zusammenfassung der Charakteristika der Felder des Ammonshorns (aus LORENTE DE NO, 1934)

Fields	Receive branches		Are in connection with the mossy fibres	Receive branches from the Schaffer-collaterals	Are in connection with the axial association path	Receive branches from the fimbrial path	Have basket plexus	The pyramids have side branches in the Stratum radiatum	Give rise to Schaffer collaterals	Receive collaterals from Prosubiculum and CA1
	from the alvear paths	from the perforant path								
Prosub.	+ +	+	–	–	–	–	only the upper layers			see Fig. 359 (Prosub.–CA1c)
CA1a	+	+	–	–	–	+	+	+		
CA1b	–	+ +	–	+	–	+	+	+		
CA1c	–	+ +	–	+ +	+	+	+	+		
CA2	–	+ + +	+	+ +	+ + +	+	+	–		+
CA3a	–	+ + +	+ +	see Fig. 361 (CA3a–CA4)	+ +	+	+	–	+	–
CA3b	–	+ + +	+ +		+ +	+	+	–	+ +	–
CA3c	–	+ + +	+ + +		+	+	+	–	+ + +	–
CA4	–	–	+ + +		–	+ +	–		+ + +	–

gehen nach ZIMMER (1971) Verbindungen zur Molekularschicht der Fascia dentata (Abb. 355), die den Pyramiden von CA3a und b offenbar fehlen.

BLACKSTAD (1956) hat den Teil, der dem Hilus benachbart ist, als „lower end" bezeichnet und beschreibt als Besonderheiten, daß der Plexus des Stratum radiatum weniger dicht ist und das Stratum pyramidale sowohl mit infra- als auch mit suprapyramidalen Moosfasern in Kontakt ist. Dieses „lower end" dürfte damit dem CA3c von LORENTE DE NO entsprechen. Das Gebiet nahe der Regio superior (unserem Feld CA1) wird von BLACKSTAD als „upper end" bezeichnet. Möglicherweise entspricht es einem Feld CA2. Der nach BLACKSTAD ziemlich einheitliche Cortex zwischen diesen beiden Enden wird als „main middle portion" bezeichnet und dürfte hauptsächlich CA3a und CA3b von LORENTE DE NO entsprechen.

Hilus fasciae dentatae: Das sogenannte Endblatt wird von uns zur tiefen Zone der Fascia dentata gerechnet. Der in ihm vorkommende dominierende Zelltyp ist der der CA4-Pyramiden. Diese können in Lagen konzentriert sein, diese Lagen können gefaltet sein. Die Länge dieser gefalteten Lagen und ihre topographische Verteilung kann sehr unterschiedlich sein. Die Mannigfaltigkeit ist sehr groß; einige Details finden sich bei LORENTE DE NO (1934) und GENESER-JENSEN (1972b). Nach LORENTE DE NO läßt sich CA4 von CA3 sicher dadurch unterscheiden, daß der Plexus der Korbfasern mit CA3 aufhört und die Zellen polygonal und fusiform werden.

Einer der Gründe, dieses Gebiet als CA4 zum Ammonshorn zu rechnen, besteht darin, daß die in ihm enthaltenen Zellen ihre Axone ebenfalls in den Alveus entsenden, die Körner der Fascia dentata hingegen nicht. Weiterhin haben die Zellen dicke Dornen, die mit Moosfasern in Kontakt stehen, und entsenden ebenfalls Schaffer-Kollateralen. In all diesen Merkmalen entsprechen sie den CA3-Pyramiden.

Die innige Durchmischung dieser Riesenpyramiden, die ihrer ganzen Natur nach zum Ammonshorn gehören, mit den polymorphen Zellen der Fascia dentata macht jedoch jede Abgrenzung mehr oder weniger willkürlich. Der Hilus stellt eine echte Mischformation dar, die stets in sehr enger räumlicher Beziehung zur Fascia dentata steht, und deren Zellen überwiegend ungeordnet sind. In diesem Merkmal bestehen zu den übrigen Feldern des Ammonshorns sehr deutliche Unterschiede. Die Zusammenfassung des gesamten Komplexes im Hilus fasciae dentatae ist zwar keine überzeugende, aber doch eine brauchbare Lösung. Eine in jeder Hinsicht befriedigende Lösung haben wir nicht gefunden.

8.9.9. Funktion

Die Beziehungen des Hippocampus zum olfactorischen System hat BRODAL (1947a) in einem Übersichtsreferat eingehend diskutiert. BRODAL gelangte zu der Auffassung, daß olfactorische Erregungen den Hippocampus nicht direkt erreichen, sondern daß eine Beeinflussung nur über eine Reihe synaptischer Zwischenschaltungen, etwa über Regio praepiriformis — Regio entorhinalis oder über Tuberculum olfactorium — Septum möglich ist. Die Verbindungen sind so geartet, daß dem Hippocampus der Rang eines olfactorischen Zentrums nicht eingeräumt werden kann[444]). Mit dieser Bewertung stimmen unsere eigenen metrischen Untersuchungen (Abschnitt 8.9.1.3.) gut überein. Sie zeigen, daß in der aufsteigenden Primatenreihe einer starken Abnahme der olfactorischen Zentren eine deutliche Zunahme des Hippocampus gegenübersteht (Abb. 375).

[444]) Ebenso wie die olfactorischen erreichen auch andere sensorische Impulse den Hippocampus über Zwischenstationen, ohne daß deswegen versucht wird, den Hippocampus in die entsprechenden sensorischen Systeme einzugliedern.

Da die mit Abstand wesentlichsten Afferenzen des Hippocampus von den Rindengebieten des Periarchicortex, insbesondere von der Regio entorhinalis kommen, soll eine Diskussion der Funktion bis nach Erörterung dieser Strukturen zurückgestellt werden (s. Kapitel 9). Hier sei nur gesagt, daß eine eindeutige Antwort auf die Frage nach der Funktion des Hippocampus noch nicht gegeben werden kann. Als mögliche Funktionen bzw. funktionelle Komponenten werden u. a. diskutiert: Beziehungen zum emotionalen Verhalten, emotionale Reaktionen und Aggressivität, Integration emotionaler Prozesse mit somatischen und autonomen Funktionen, affektive und intellektuelle Leistungen, Aufmerksamkeit, Aktivität, Antriebs- und Aktivierungsfunktionen, Kurzzeitgedächtnis, Langzeitgedächtnis, Merkfähigkeit, zeitliche Einordnung und Markierung der Erlebnisse und Bewußtseinsinhalte, Bedeutung beim Lernprozeß, Arterhaltung.

Wesentliche Aussagen bzw. Diskussionen hierzu finden sich u. a. bei: HERRICK (1933d), PAPEZ (1937), SPIEGEL *et al.* (1940), BRODAL (1947a, b, 1948b), GRÜNTHAL (1947), MAC LEAN (1949, 1954, 1958, 1962), ROTHFIELD u. HARMAN (1954), SCOVILLE (1954), ULE (1954), GREEN u. MACHNE (1955), MILNER u. PENFIELD (1955), MAC LEAN *et al.* (1955/56), GREEN u. ADEY (1956), SCOVILLE u. MILNER (1957), BRADY (1958), PENFIELD u. MILNER (1958), SWEET *et al.* (1959), VOTAW (1959), STEPIEN *et al.* (1960), VICTOR *et al.* (1961), CROSBY *et al.* (1962), GREEN (1960a, 1963, 1964), AKERT u. HUMMEL (1963), DRACHMAN u. OMMAYA (1964), HASSLER (1964a, b, 1967), CRAGG (1965), DRACHMAN u. ARBIT (1966), MEISSNER (1966, 1967), DOUGLAS (1967), ELAZAR u. ADEY (1967), SMYTHIES (1967), DELMAS u. BOUSQUET (1968), MACCHI (1968), RISS *et al.* (1969), CAMPBELL *et al.* (1971), ALTMAN *et al.* (1973), SCOVILLE u. CORRELL (1973), WENZEL *et al.* (1973), ANDY u. STEPHAN (1974).

Einige der genannten Arbeiten sind elektrophysiologisch. Aus der sehr umfangreichen Literatur dieser Arbeitsrichtung seien noch die folgenden wichtigen und/oder modernen Arbeiten genannt, die aber sicherlich keinen repräsentativen Querschnitt darstellen: LENNOX u. MADSON (1951), GOZZANO *et al.* (1954), CRAGG u. HAMLYN (1955), CREUTZFELD (1956), ADEY *et al.* (1956, 1957), ADEY (1958, 1959, 1967), DUNLOP (1958), ANDERSEN (1959a, b, 1960a, b), CRAGG (1959, 1960), BRÜCKE (1960), EULER (1960), EULER u. GREEN (1960a, b), ANDERSEN *et al.* (1961a, b, 1963, 1964a, b, 1966a, b, c, 1969, 1971a, b), FUJITA u. NAKAMURA (1961), GLOOR *et al.* (1961, 1962, 1963a, b, 1964), SPENCER u. KANDEL (1961), ANDERSEN u. LOYNING (1962), FELDMAN (1962), FUJITA u. SAKATA (1962), PETSCHE *et al.* (1962, 1964), SAGER u. BUTKHUZI (1962), BRÜCKE *et al.* (1963), GLOOR (1963), ANDERSEN u. LØMO (1966), GESSI *et al.* (1966a, b), GERGEN (1967), SPERTI *et al.* (1970a, b), GRANTYN *et al.* (1971, 1972), LØMO (1971a, b), DEFRANCE *et al.* (1972, 1973a, b, c), CHRONISTER *et al.* (1974).

Über die Beziehungen zwischen Elektrophysiologie und Verhalten beim Menschen haben u. a. LIBERSON *et al.* (1950, 1951) und PAMPIGLIONE u. FALCONER (1960) berichtet, bei nichtmenschlichen Säugern u. a. ADEY (1961), RANCK (1971), SEGAL (1972, 1973), SEGAL u. OLDS (1972, 1973), COSTIN u. MOISE (1973) und SENBA u. IWAHARA (1974). Angaben über strukturelle Veränderungen im Hippocampus durch Umwelteinflüsse oder beim Lernen finden sich u. a. bei CARRERES QUEVEDO (1970, Ratte, Einbau von Uridin-5-T in die RNS bei Lernversuchen); YANAGIHARA u. HYDEN (1971, Ratte, Proteinsynthese während des Lernens) und CHRONISTER *et al.* (1973, Ratte, Zunahme der synaptischen Boutons in der Molekularschicht der Fascia dentata als Folge einer Alterszunahme und/oder durch Umwelteinflüsse).

8.10. Hippocampus supra- und praecommissuralis

Im Bereich des Balkenspleniums geht der Hippocampus retrocommissuralis in den Hippocampus supracommissuralis über und dieser wiederum im Bereich des Balkenknies bzw. -rostrums in den Hippocampus praecommissuralis. Der gesamte Komplex liegt bogenförmig um den Balken und den Hilus der Hemisphäre herum und bildet den inneren Rand der Rinde (Randbogen, Gyrus marginalis).

Nach außen hin gehen alle Teile des Hippocampus in periarchicorticale Rinden über, der retrocommissurale Hippocampus in die Regio entorhinalis (8.11.) und Regio praesubicularis (8.12.), die supra- und präcommissuralen Abschnitte in die balkennahen Teile des Gyrus cinguli (Regio retrosplenialis, 8.13. und Regio cingularis periarchicorticalis, 8.14.).

Dieser Übergang geschieht nach unserer Auffassung stets unter Vermittlung eines Subiculum, das jedoch sehr schmal und wenig charakteristisch sein kann. In der Literatur finden sich hierzu nur wenige Angaben (u. a. von ROSE, 1927b, 1931; HUMPHREY, 1936; ABBIE, 1942; FILIMONOFF, 1965); sie stehen zu unserer Auffassung nicht in Widerspruch.

Strukturell sind supra- und präcommissuraler Hippocampus deutlich geringer differenziert als der retrocommissurale Hippocampus. Der Hippocampus supracommissuralis liegt als dünner grauer Belag (= Indusium griseum) dem Balken flach auf oder bildet einen schmalen, als Gyrus supracallosus bezeichneten Windungszug. Der Hippocampus praecommissuralis zieht als zumeist schmale Zone an der medialen Oberfläche vom Balkenknie bzw. -rostrum aus zum medialen Ansatz des Pedunculus olfactorius an die Hemisphären (Abb. 55—58). Beide Abschnitte sind ähnlich gebaut und die Grenzziehung wird ganz überwiegend aufgrund der Lagebeziehungen zum Balken durchgeführt. Fehlt der Balken, wie bei den balkenlosen Monotremen und Marsupialiern, wird die Trennung der beiden Abschnitte sehr schwierig. Es ist dann notwendig, auch einen gemeinsamen Begriff für beide Teile zu haben. Hierbei sollen jedoch Ausdrücke, die auf einen rudimentären Charakter des supra- und präcommissuralen Hippocampus hinweisen, vermieden werden, weil nach unserer Auffassung durchaus zweifelhaft ist, daß diese Strukturen (zumindest überwiegend) rudimentär sind (hierzu 8.10.1.3.). In Anlehnung an OBENCHAIN (1925) werden wir als gemeinsamen Begriff den Terminus „Hippocampus anterior" verwenden.

Über die phylogenetische und ontogenetische Entwicklung der Oberflächenstrukturen dieses vorderen Hippocampus sowie über seine Histogenese (Corticogenese) wurde weiter vorn berichtet (4.2.3., 6.3.2.3. und 7.5.).

8.10.1. Vergleichende mikroskopische Anatomie

Obwohl auch bei den nichtsäugenden Wirbeltieren regionale Unterschiede bestehen, wird eine Untergliederung des Hippocampus im allgemeinen nicht durchgeführt[445]). Auch bei den balkenlosen Säugern (Monotremata, Marsupialia) ist die Abgliederung des Hippocampus anterior — ganz abgesehen von dessen weiterer Untergliederung — nicht einfach[446]). Wir nehmen an, daß bei diesen Formen der (teilweise recht kurze) flachliegende rostrale Abschnitt, in dem eine deutlich entwickelte Fascia dentata fehlt, dem Hippocampus anterior der placentalen Säuger entspricht (s. auch 4.2.3. und Abb. 60—62).

Wir teilen diese Auffassung mit OBENCHAIN (1925), stehen hierin aber im Widerspruch zu TILNEY (1939) und ABBIE (1942), wonach die Fascia dentata ebenso wie das Subiculum bis zum vorderen Ende des Hippocampus gehen sollen. Während bei TILNEY zwischen diesen beiden Strukturen stets ein Teil des Ammonshorns liegen soll (= fasciolar area bei TILNEY), sollen Fascia dentata und Subiculum nach ABBIE im Hippocampus anterior des Beuteldachses *(Perameles)* unmittelbar nebeneinander liegen. Solche Verhältnisse kommen ansonsten im Hippocampus aber nirgendwo vor, und es ist wahrscheinlich, daß es sich bei der von ABBIE (1938, 1942) als Fascia dentata bezeichneten Zone um das dem Subiculum benachbarte Ammonshorn handelt (wie von OBENCHAIN, 1925, beschrieben).

---

[445]) CROSBY u. SCHNITZLEIN (1974) und CROSBY u. HUMPHREY (1939b) haben eine „anterior continuation of the hippocampus" auch bei *Myxine* und bei Reptilien beschrieben. — Eine kurze Übersicht über die Phase der nichtsäugenden Wirbeltiere und eine Literaturauswahl wurden beim Hippocampus retrocommissuralis (8.9.1.) gegeben.

[446]) Nach ROSE (1927a) ist bei fehlendem Balken kein eigentlicher Hippocampus anterior („Taenia tecta" bei ROSE) ausgebildet. ROSE weist jedoch darauf hin, daß bei den balkenlosen Formen der vorderste Teil des Hippocampus stark an die „Taenia tecta" der höheren Säuger erinnert, weil er ohne Fascia dentata dicht oberhalb des Septum frei an der medianen Oberfläche liegt und direkt in die Regio retrobulbaris übergeht. All dies sind nach unserer Auffassung sehr deutliche Hinweise auf ein unserem Hippocampus anterior entsprechendes Gebiet.

Auch bei den placentalen Säugern sind die freie flache Lage auf dem Balken oder an der medialen Oberfläche des Gehirns (ohne Sulcus hippocampi) einerseits und das Fehlen einer Fascia dentata andererseits die wesentlichsten Charakteristika des Hippocampus anterior (Übereinstimmung u. a. mit LANDAU, 1926; HALLERSTEIN, 1934; KLINGLER, 1948 und MACCHI, 1951). Wenn bei diesen Säugern die Fascia dentata über den caudalen Balken übergreift, wie bei manchen Fledermäusen, dann hebt sie sich ebenso deutlich von den übrigen Hippocampusstrukturen ab wie im Hippocampus retrocommissuralis, und wir fassen deswegen bei solchen Arten den übergreifenden Abschnitt als Teil des retrocommissuralen Hippocampus auf.

Abweichend von dieser Auffassung setzt sich nach GIACOMINI (1883), ZUCKERKANDL (1887), KOELLIKER (1896), SMITH (1896e, 1897d), SONNTAG u. WOOLLARD (1925), TILNEY (1939), THOMALSKE *et al.* (1957) und HJORTH-SIMONSEN (1972) auch bei den placentalen Säugern die Fascia dentata in den supracommissuralen Hippocampus fort, speziell im Gebiet der Stria longitudinalis medialis. Das Ammonshorn soll hingegen seine Fortsetzung im Gebiet der Stria longitudinalis lateralis finden. Möglicherweise liegen bei einigen der von den genannten Autoren untersuchten Arten ähnliche Verhältnisse wie bei den Fledermäusen vor, die abweichend von unserer Auffassung interpretiert werden. Wenn solche klaren Unterschiede aber fehlen, haben wir strukturelle Differenzen, die auf eine medial liegende Fascia dentata und ein lateral liegendes Ammonshorn hinweisen, nicht finden können.

Säuger, Nichtprimaten: ZUCKERKANDL (1887, diverse); HONEGGER (1892, Übersicht); FISH (1893, Schaf, Katze); HILL (1895, diverse, u. a. Entenwal *Hyperoodon*); KOELLIKER (1896, Übersicht); SMITH (1897d, diverse, Phylogenese, Übersicht); CAJAL (1903, 1911, Maus, Kaninchen); ISENSCHMID (1911, Maus); FLORES (1911, Igel); M. ROSE (1912, Maus, Meerschweinchen, Maulwurf, Spitzmaus, Fledermaus; 1927a, diverse; 1929b, Maus; 1931, Kaninchen); JOHNSTON (1913, diverse); GRAY (1924, Opossum); HERRICK (1924a, Opossum); OBENCHAIN (1925, Opossumratten *Orolestes* und *Caenolestes*); SONNTAG u. WOOLLARD (1925, Erdferkel *Orycteropus afer*); I. u. N. POPOFF (1929, Ratte); LOO (1930, 1931, Opossum); TILNEY (1933/34, Ratte; 1939, diverse); HUMPHREY (1936, Fledermaus *Tadarida mexicana*); YOUNG (1936, Kanichen); ABBIE (1938, diverse; 1940, Monotremata; 1942, Nasenbeuteldachs *Perameles nasuta*); FOX (1940, Katze); J. E. ROSE (1942, Schaf); LAUER (1949, Panda); VAZ FERREIRA (1951, Ratte, Fibrilloarchitektonik); JOHNSON (1957a, Meerschweinchen; 1957b Maulwurf *Scalopus aquaticus*); FIFKOVA-FISCHEROVA u. MARSALA (1960, Katze); STEPHAN (1961, Insectivoren); FILIMONOFF (1965, Delphin); SMIALOWSKI (1965b, Hund), CAVINESS u. SIDMAN (1973, Maus); PRICE (1973, Ratte).

Säuger, Primaten: ZUCKERKANDL (1887, Mensch); FISH (1893, *Macaca*, Schimpanse, Mensch); KOELLIKER (1896, Mensch); CAMPBELL (1905, Mensch); SMITH (1907, Mensch); ECONOMO u. KOSKINAS (1925, Mensch); M. ROSE (1927a, *Lemur catta*; 1927b, Pavian, Mensch); LAUER (1945, *Macaca*); STEPHAN (1964, Mensch).

Eine kurze vergleichende Übersicht über den supracommissuralen Hippocampus hat HUMPHREY (1937) gegeben; eine sehr sorgfältige, ausführliche und vergleichend-anatomisch gut fundierte Beschreibung — auch über die Übergangsgebiete in den Hippocampus retrocommissuralis — bei niederen Säugern und Primaten findet sich bei LEVI (1904d).

Übersichten über die älteste Literatur finden sich u. a. bei HONEGGER (1892), FISH (1893), KOELLIKER (1896), SMITH (1897d), CAJAL (1903) und LEVI (1904d). An Autoren, die zur Kenntnis des Hippocampus anterior Wesentliches beigetragen haben, werden in diesen Übersichten u. a. genannt: LANCISIUS, VALENTIN, JASTROWITZ, HENLE, GIACOMINI, GOLGI, ZUCKERKANDL, OBERSTEINER und BLUMENAU. Diese Forscher befaßten sich ganz überwiegend mit dem Hippocampus supracommissuralis (= Indusium griseum), während der präcommissurale Hippocampus kaum erwähnt wird. LANCISIUS beschrieb als erster longitudinale Wülste auf der Balkenoberfläche, VALENTIN als erster die dort liegenden Zellen.

8.10.1.1. Gliederung und Terminologie

Die Grundgliederung des Hippocampus anterior in einen Hippocampus supracommissuralis und einen Hippocampus praecommissuralis ist, wenn auch unter teilweise anderen Bezeichnungen, für die placentalen Säuger weitgehend anerkannt. Für die nicht-placentalen Säuger wird eine solche Trennung im allgemeinen nicht durchgeführt, doch hat HERRICK (1924a) für das Opossum ebenfalls eine Zweiteilung vorgelegt[447]). — Für den Gesamtkomplex und seine beiden Teilgebiete gibt es eine Vielzahl von Bezeichnungen, von denen einige nachstehend zusammengestellt sind:

Hippocampus anterior: Hippocampus anterior (OBENCHAIN, 1925); Cortex hippocampi (hippocampalis) anterior bzw. davon abgeleitete Vulgärnamen (GRAY, 1924; OBENCHAIN, 1925; LOO, 1930, 1931); Cortex hippocampi cruralis + anterior (HERRICK, 1924a; LOO, 1930, 1931); Anterior and dorsal hippocampus (SCOTT, 1967); Vestigia hippocampi (SMITH, 1907); Vestigial remnants of the hippocampus (LAUER, 1945, 1949); Hippocampal rudiment (RANSON, zit. nach SMIALOWSKI, 1965b); Anterior rudiment of the hippocampus (PRICE, 1973), Taenia (tenia) tecta (ROSE, 1912, 1927a, b, 1929b, 1931; FIFKOVA-FISCHEROVA u. MARSALA, 1960; FILIMONOFF, 1965).

Hippocampus supracommissuralis: Hippocampus supracommissuralis bzw. davon abgeleitete Vulgärnamen (SMITH, 1897a, d; JOHNSTON, 1913; KUHLENBECK, 1927; STEPHAN, 1964); Hippocampus supracallosalis bzw. davon abgeleitete Vulgärnamen (STEPHAN, 1961; FILIMONOFF, 1965); Area supracallosa (FLORES, 1911; ROSE, 1912; VAZ FERREIRA, 1951); Gyrus supracallosus (ZUCKERKANDL, 1887); Hippocampus pericallosalis bzw. davon abgeleitete Vulgärnamen (MACCHI, 1968); Indusium (= Induseum) griseum[448]) (Vielzahl von Autoren seit OBERSTEINER, 1892); Induseal area (Area A5) (TILNEY, 1933/34); Taenia tecta (J. E. ROSE, 1942; VAZ FERREIRA, 1951); Taenia tecta supracallosa (FIFKOVA-FISCHEROVA u. MARSALA, 1960); Dorsal hippocampus (ZEMAN u. INNES, 1963; SCOTT, 1967; CHOY u. CRAVIOTO, 1968); Fasciola cinerea, Feld 0 (ISENSCHMID, 1911).

Hippocampus praecommissuralis: Hippocampus praecommissuralis (= precommisuralis) bzw. davon abgeleitete Vulgärnamen (SMITH, 1897a, d; JOHNSTON, 1913; OBENCHAIN, 1925[449]); KUHLENBECK, 1927; YOUNG, 1936; JOHNSON, 1957a, b; STEPHAN, 1961, 1964; SMIALOWSKI, 1965a); Hippocampus praecallosalis (= precallosalis) bzw. davon abgeleitete Vulgärnamen (FILIMONOFF, 1965; MACCHI, 1968); Area praecallosa (FLORES, 1911); Anterior hippocampus (PRICE u. POWELL, 1971); Anterior hippocampal cortex (HUMPHREY, 1936; CAVINESS u. SIDMAN, 1973); Anterior hippocampal nucleus (CLARK u. MEYER, 1947; MEYER u. ALLISON, 1949; ADEY, 1953); Anterior continuation of the hippocampus (CROSBY u. HUMPHREY, 1939b; FOX, 1940; LAUER, 1945, 1949; BRODAL, 1947a; ZYO *et al.*, 1963; KNOOK, 1965; SCALIA, 1966; HJORTH-SIMONSEN, 1972); Anterior rudiment of the hippocampus (PRICE u. POWELL, 1970f, 1971; PRICE, 1973); Hippocampal rudiment (WOODS *et al.*, 1969); Taenia tecta anterior (FIFKOVA-FISCHEROVA u. MARSALA, 1960); Preseptal area (Area A4) (TILNEY, 1933/34); Feld P (ISENSCHMID, 1911).

In den Hippocampus supracommissuralis beziehen wir auch jene wenig differenzierten Strukturen ein, die bei den höheren Säugern ventral um das Balkensplenium herumziehen, um Anschluß an den höher differenzierten Hippocampus retrocommissuralis zu bekommen (Abb. 33)[450]). In einigen Gliederungen wurde dieser subspleniale Abschnitt als besonderer Teil des Hippocampus aufgefaßt und benannt, u. a. von I. u. N. POPOFF (1929) bei der Ratte als tt_5 und von FIFKOVA-FISCHEROVA u. MARSALA (1960) bei der Katze als „Taenia tecta infracallosa“. Auch im rostralen Übergang zwischen dem supra- und dem präcommissu-

---

[447]) Hierbei ist jedoch nicht sicher, ob die von HERRICK abgegrenzten Strukturen (Cortex hippocampi cruralis und Cortex hippocampi anterior) mit den bei placentalen Säugern abgegrenzten (Hippocampus prae- und supracommissuralis) uneingeschränkt identisch sind.

[448]) Das Indusium griseum wurde vielfach direkt mit den Striae longitudinales Lancisii (s. S. 625) gleichgesetzt, wobei jedoch berücksichtigt werden sollte, daß es sich bei den Striae streng genommen nur um die Fasern der Rinde des supracommissuralen Hippocampus handelt.

[449]) Von OBENCHAIN (1925) offenbar im gleichen Sinne wie Hippocampus anterior, d. h. für den Gesamtkomplex (einschließlich Hippocampus supracommissuralis) gebraucht.

[450]) Über die beim Menschen vorkommenden Oberflächenstrukturen unterhalb des Balkenspleniums wurde weiter vorn (s. 3.4., S. 57) eingehender berichtet. Dort findet sich auch eine Stellungnahme zu der in der älteren Literatur sehr eingehend geführten Diskussion, in welche der Teilstrukturen des Hippocampus retrocommissuralis der Hippocampus supracommissuralis übergeht.

ralen Hippocampus und im letzteren selbst wurden selbständige Abschnitte abgegliedert, u. a. von I. u. N. POPOFF (1929) bei der Ratte und von FILIMONOFF (1965) beim Delphin. FILIMONOFF unterscheidet zwischen dem supra- und dem präcallosalen Abschnitt noch einen subcallosalen oder subgenualen Abschnitt. I. u. N. POPOFF unterscheiden im präcallosalen Bereich insgesamt 3 Abschnitte (tt_1—tt_3). Davon umgreift tt_3 den Balken rostral und erstreckt sich etwas nach ventral; tt_2 schließt sich ventral an und reicht bis zur Regio retrobulbaris. Diese beiden Teile können als Bestandteile unseres Hippocampus anterior aufgefaßt werden, nicht hingegen tt_1, welches vor dem Tuberculum olfactorium an der Basis des Gehirns liegt und als Teil der retrobulbären bzw. präpiriformen Rinde anzusehen ist.

Die Grenzziehung ist in diesem ventralen Übergangfeld zwischen dem präcommissuralen Hippocampus und der Regio retrobulbaris nicht unumstritten. Während I. u. N. POPOFF (1929) nach unserer Auffassung das Gebiet des präcommissuralen Hippocampus zu stark ausgedehnt haben, wurde es von anderen Untersuchern (u. a. von ROSE, 1912, Area 51e; MACCHI, 1951; GASTAUT u. LAMMERS, 1961) zu stark eingeengt, d. h. die Grenze wurde zugunsten der retrobulbären bzw. präpiriformen Strukturen des Palaeocortex in Richtung auf den Balken vorgeschoben. ROSE hat später (1927—1931) das als Area 51e bezeichnete Feld in seine Taenia tecta einbezogen und kam damit zum gleichen Ergebnis wie die weit überwiegende Mehrzahl der Untersucher, daß nämlich der Hippocampus anterior bis an den Pedunculus olfactorius heranreicht, teilweise sogar in ihn eindringt.

Eine weitere Abweichung von der einfachen Zweiteilung des Hippocampus anterior findet sich bei ECONOMO u. KOSKINAS (1925, Mensch). ECONOMO u. KOSKINAS haben im Bereich des Hippocampus supracommissuralis nebeneinanderliegende longitudinale Felder abgegliedert, die in unterschiedlicher Zahl auftreten und verschieden weit laufen, und so auch zu einer Querteilung dieses Bereiches führen. Ausgehend vom Balkenrostrum und sich über die vorderen zwei Drittel des Balkenrückens erstreckend, unterscheiden ECONOMO u. KOSKINAS medial eine Area indusei (LB_2) und lateral eine Area ultracingularis anterior (LB_1). Während sich die Area indusei auch über das restliche Drittel des Balkenrückens und um das Balkensplenium herum fortsetzt, wird die Area ultracingularis anterior caudal durch *zwei* longitudinale Streifen ersetzt, die von medial nach lateral als Area obtecta (LF_2) und Area ultracingularis posterior (LF_1) bezeichnet werden (Abb. 8). Wir werden bei der Erörterung des Hippocampus anterior des Menschen noch näher auf die von ECONOMO u. KOSKINAS beschriebenen Areale eingehen, haben sie für eine Grundgliederung aber nicht berücksichtigt. Wir beschränken uns bei der Grundgliederung auf die einfache und allgemeiner akzeptierte Zweiteilung in *Hippocampus prae- und supracommissuralis*, die sich bei allen placentalen Säugern durchführen läßt.

Es ist schwierig, die Grenze zwischen diesen beiden Teilen genau zu fixieren. Wir haben die Grenzziehung aufgrund der einfachen Lagebeziehungen zum Balken durchgeführt. Es ist aber ein durchaus offenes Problem, ob alle strukturellen Unterschiede und evtl. bestehende Unterschiede in den Faserverbindungen in jedem Fall zu einer übereinstimmenden Grenzziehung führen werden.

Die durch ECONOMO u. KOSKINAS in eine cytoarchitektonische Untersuchung übernommene Gliederung in longitudinale Felder geht sicherlich auf ältere Beobachtungen zurück (zuerst LANCISIUS), wonach longitudinal über den Balkenrücken des menschlichen Gehirns beiderseits je ein medialer und ein lateraler Wulst verlaufen (Abb. 34)[451]). Bei diesen, in der Folge zumeist als Striae longitudinales

[451]) Nach ROSE (1927b) findet sich bei den niederen Säugern nur *ein* mehr oder weniger gut ausgebildeter Windungszug. — Besonders bezüglich der Stria lateralis ist es in der Tat ganz unsicher, ob von allen Autoren hierunter einander entsprechende Fasermassen verstanden werden. Dieses Problem wird nachstehend noch eingehender diskutiert (s. S. 627).

Lancisii mit Stria medialis (auch interna) und Stria lateralis (auch externa) bezeichneten Streifen soll es sich um Bündel longitudinal verlaufender Fasern handeln[452]). Vielfach werden die gleichen Bezeichnungen unter Einbeziehung der Zellen aber auch für den Gesamtkomplex gebraucht, so daß daraus letztlich eine ähnliche Gliederung resultiert, wie cytoarchitektonisch durch ECONOMO u. KOSKINAS vorgelegt.

Über die sicherlich bestehenden topographischen Beziehungen zwischen den Zellen und Fasern des Gesamtkomplexes können der Literatur nur vereinzelt brauchbare Hinweise entnommen werden. Insgesamt herrscht eine verwirrende Vielfalt von Auffassungen und Termini, die unseres Erachtens auf mehrere Fakten zurückzuführen sind: 1. Ausbildungsgrad des Gesamtkomplexes sowie Lage und Entwicklung seiner diversen Komponenten können bei den verschiedenen Arten sehr unterschiedlich sein. Selbst innerhalb der gleichen Art können große Unterschiede auftreten. Hierauf haben u. a. ZUCKERKANDL (1887), HONEGGER (1892), KOELLIKER (1896) und SMITH (1897d) hingewiesen.

2. Es strahlen in größerem Ausmaß Fremdfasern ein, die dem Komplex des Fornix dorsalis zuzurechnen sind (s. 8.9.7.2.), und die gemeinsam mit den Fasern des Hippocampus supracommissuralis verlaufen. Solche regional möglicherweise stark überwiegenden Fasermassen verwischen das Grundbild.

3. Die Diskussion über den grundsätzlichen Aufbau des Hippocampus anterior wurde vielfach ohne genügende Berücksichtigung der Verhältnisse im Hippocampus retrocommissuralis geführt. Stattdessen wurde versucht, etwa bei Fragen der laminären Struktur, die Verhältnisse im benachbarten Gyrus cinguli, als dessen minderwertige Ausläufer die Gebiete des Hippocampus anterior vielfach angesehen werden, zur Klärung heranzuziehen. Dies scheint eine solche aber eher behindert zu haben. — Wir wollen bezugnehmend auf den gut ausgebildeten caudalen Teil des Hippocampus versuchen, zu einer möglichst gut fundierten Konzeption zu kommen.

In Subiculum und Cornu ammonis des Hippocampus retrocommissuralis haben wir 3 Schichten unterschieden (Stratum moleculare, pyramidale und multiforme bzw. oriens). Im Ammonshorn waren die beiden Zellschichten nicht immer zu trennen, sondern mußten zu einem Stratum pyramidale-oriens zusammengefaßt werden. Darunter liegt die Zone der weißen Substanz, die im Ammonshorn als Alveus bezeichnet wird. Weitere beachtliche Fasermengen finden sich einmal in der Molekularschicht (hier besonders im Subiculum) und durchdringen zum anderen aus dem Mark des benachbarten Periarchicortex kommend auf ihrem Wege in das Stratum moleculare des Ammonshorns als Tractus perforans das Rindenband des Subiculum. Neben diesen querverlaufenden Fasern sollen sich im Stratum moleculare auch longitudinal verlaufende Fasern finden, auf deren Existenz besonders LORENTE DE NO (1934, Golgi-Studien) hingewiesen hat.

Können die für den Hippocampus anterior beschriebenen Zell- und Fasermassen hierzu in Analogie gesetzt werden? — Eine erste Schwierigkeit besteht darin, daß in den Beschreibungen für die Fasern des Hippocampus anterior — dies gilt insbesondere für den supracommissuralen Abschnitt — fast alle Lagebezeichnungen ausschließlich mit medial und lateral angegeben werden, sich hingegen kaum einmal eine Angabe auf verschiedene Höhenlagen im Querschnitt finden. Es liegen mit anderen Worten kaum Hinweise dafür vor, ob die als Stria longitudinalis medialis bzw. lateralis bezeichneten Faserbündel in der Molekularschicht — ähnlich wie die longitudinalen Assoziationsfasern des caudalen Hippocampus — oder als weiße Substanz (Alveus) verlaufen.

---

[452]) Nach ROSE (1927a) sind die Striae Erhebungen des Indusium.

Einige Anhaltspunkte hierfür fanden wir in den Arbeiten von HONEGGER (1892), SMITH (1897d), JOHNSTON (1913), SMIALOWSKI (1965b) und CAVINESS u. SIDMAN (1973). HONEGGER (1892) erwähnt für die Stria lateralis einen deutlichen Nervenfaser*belag* der Rinde, der im Winkel des Sinus corporis callosi, d. h. in der Tiefe des Sulcus corporis callosi liegt. Er bezeichnet diesen als „Taenia tecta“[453]), was möglicherweise einen Hinweis auf eine oberflächliche Lage gibt, und nur die mediale Bahn als Stria oder Nervus Lancisii (auch DEJERINE, 1895; HILL, 1895; KOELLIKER, 1896; SMITH, 1897d; CAJAL, 1903; 1911, CAMPBELL, 1905; ROSE, 1927b; YAKOVLEV u. LOCKE, 1961; u. a.).

Nach SMITH (1897d) finden sich Fasern, die den longitudinalen Assoziationsfasern des Hippocampus retrocommissuralis entsprechen, auch in der Molekularschicht des Hippocampus supracommissuralis; die in der Tiefe liegenden Fasern werden mit dem Alveus verglichen. SMITH hat auf Stria medialis und Stria lateralis nicht direkt Bezug genommen, weist aber darauf hin, daß die in der Molekularschicht verlaufenden Assoziationsfasern in der Tiefe des Sulcus corporis callosi zahlreicher seien.

Es gibt also Hinweise dafür, daß die Fasern der Stria lateralis zumindest bevorzugt den longitudinalen Assoziationsfasern entsprechen, die der Stria medialis dem Alveus. Zu ganz entsprechenden Auffassungen bzw. Bezeichnungen kamen auch JOHNSTON (1913) beim Opossum und SMIALOWSKI (1965b) beim Hund. CAVINESS u. SIDMAN (1973) erwähnen, daß die Stria medialis *unter* dem Zellband liegt.

Hingegen sollen sich nach CAJAL (1903, 1911) die Fasern der Stria lateralis ebenso verhalten wie die der Stria medialis. Die Stria lateralis soll von einer zarten Faserschicht gebildet werden, die die Stria medialis mit dem inneren Rand des Cingulum verbindet, also unterhalb der Zellschicht verläuft. Die mehr lateral liegenden Zellen werden von CAJAL als graue Rinde der Stria lateralis angesehen.

Hinweise auf Fasern, die jenen des Tractus perforans im Hippocampus retrocommissuralis ähneln, haben YAKOVLEV u. LOCKE (1961) auch für den Hippocampus supracommissuralis gegeben. Danach soll die Stria lateralis (Taenia tecta) mit dem Cingulum, d. h. der weißen Substanz der benachbarten periarchicorticalen Rinde, durch perforierende Fasern verbunden sein. Die Fasern werden als „corticoperforant radiations of the cingulum to the hippocampus (induseum)“ (YAKOVLEV u. LOCKE, 1961, S. 374) bezeichnet.

Zusammengefaßt ergeben sich Hinweise darauf, daß sich — von der Fascia dentata und ihren Verbindungen abgesehen — wesentliche Strukturelemente des Hippocampus retrocommissuralis auch im Hippocampus anterior und dort in entsprechenden Lagebeziehungen zueinander finden.

8.10.1.2. Schichtung und Schichtenzahl

Übereinstimmung besteht darin, daß der Rinde des Hippocampus anterior zumindest 2 Schichten zugebilligt werden müssen, und zwar eine oberflächliche Molekularschicht und eine tiefe Zellschicht. Eine Reihe von Untersuchern wie GIACOMINI (1883; zit. nach FISH, 1893), CAJAL (1891, 1903; hier weiße Substanz als dritte Schicht), ROSE (1929b, 1931), I. u. N. POPOFF (1929) und TILNEY (1933/34, für den Bereich des supracommissuralen Hippocampus) belassen es bei dieser einfachen laminären Gliederung, während andere die Zellschicht weiter untergliedern und insgesamt zu einer Dreischichtung (ZUCKERKANDL, 1887, im Bereich der Stria

[453]) Auch Stria obtecta (HILL, 1895; ROSE, 1927b) und Ligamentum tectum (CAMPBELL, 1905). Die spätere Übernahme der Bezeichnung Taenia tecta auf die Gesamtstruktur des Hippocampus anterior geht offenbar auf ROSE (1912) zurück.

medialis; HAMMARBERG, 1895, zit. nach ROSE, 1927a; FLORES, 1911; ROSE, 1912, 1927a, b, teilweise auch Zweischichtung; VAZ FERREIRA, 1951; CAVINESS u. SIDMAN, 1973), bzw. sogar Vierschichtung kommen (ZUCKERKANDL, 1887, im Bereich der Stria lateralis; TILNEY, 1933/34 für den Bereich des Hippocampus praecommissuralis). — Nach ECONOMO u. KOSKINAS (1925) setzen sich die isocorticalen Schichten III, V und VI bis in den Hippocampus anterior fort. Regional sollen sich unter der Molekularschicht nur unordentliche Häufchen und Gruppen von Zellen finden.

Es erscheint sinnvoll, die laminäre Gliederung der vorderen Hippocampusstrukturen an den gut ausgebildeten Hippocampus retrocommissuralis anzugleichen und die folgende Dreischichtung zu akzeptieren:

(1) Stratum moleculare
(2) Stratum pyramidale
(3) Stratum multiforme

Hierbei kann die dritte Schicht, ganz den Verhältnissen im caudalen Hippocampus entsprechend (s. 8.9.1.4. und Abb. 316), nicht immer als selbständige Schicht abgegliedert werden. — Die in der Tiefe liegenden, dem Alveus entsprechenden Fasern werden nicht als unmittelbare Rindenschicht aufgefaßt, wohl aber als wesentlicher Teil des Hippocampus anterior hier mit erörtert.

8.10.1.3. Quantitative Vergleiche

Oberflächenmessungen[454]) und Vergleiche am Hippocampus anterior liegen vor von I. u. N. POPOFF (1929, Ratte), HARDE (1950, 1955, Maus, Hörnchen), STEPHAN (1954a, Ratten; 1954b, Füchse; 1956b, 1961, Insectivoren und Primaten) und FILIMONOFF (1965, diverse). Sie wurden durchgeführt im Hinblick auf Veränderungen in der Wachstumsintensität während der postnatalen Ontogenese (HARDE), Veränderungen in der Domestikation (STEPHAN, 1954a, b) und unter phylogenetischen Gesichtspunkten (STEPHAN, 1956b, 1961; FILIMONOFF). Die meisten Ergebnisse lassen nur einen Vergleich der prozentualen Anteile an größeren Rindeneinheiten zu. Ein allometrischer Vergleich (zur Methode s. 4.2.) wurde nur von STEPHAN (1961) vorgelegt.

Daneben gibt es eine Reihe allgemeiner Aussagen, die darin übereinstimmen, daß der Hippocampus anterior eine rudimentäre (verkümmerte, atrophische) Struktur sei (u. a. ZUCKERKANDL, 1887; FISH, 1893; SMITH, 1897d; ROSE, 1927b, 1931; I. u. N. POPOFF, 1929; GEREBTZOFF, 1959 und MACCHI, 1968). Zur Rückbildung soll es nach ROSE (1927b, 1931) mit dem Auftreten und der Entwicklung des Balkens kommen und auch nach HUMPHREY (1936) soll der Entwicklungsgrad des Hippocampus anterior vom Ausbildungsgrad des Balkens abhängen. Beim Menschen soll eine besonders starke Reduktion vorhanden sein (u. a. ZUCKERKANDL, 1887; ROSE, 1927b), woraus dann von ZUCKERKANDL auf eine olfactorische Funktion geschlossen wurde.

Die Angaben über die prozentualen Anteile des Hippocampus anterior lassen eine Stellungnahme zu diesen allgemeinen Auffassungen nicht zu. Zwar sinken die prozentualen Anteile an der Gesamtrinde von 2,0% beim Schnabeligel auf 0,4% beim Menschen[455]), doch haben wir einen solchen Abfall bei anderen Strukturen

[454]) In allen bisher durchgeführten *Volumen*messungen haben wir eine getrennte Vermessung der verschiedenen Teile des Hippocampus nicht vorgenommen. Quantitative Vergleiche am Gesamthippocampus wurden im Zusammenhang mit dem Hippocampus retrocommissuralis erörtert (s. 8.9.1.3.).

[455]) Die Werte stammen von FILIMONOFF (1965). Weitere Werte, die von anderen der genannten Untersucher gegeben wurden, bzw. aus gegebenen Daten errechnet werden konnten, liegen ebenfalls in diesem Bereich.

auf die starke Vergrößerung des Isocortex zurückführen können. — Wenn unter Ausschluß des Isocortex die Anteile des Hippocampus anterior am Allocortex und am Archicortex errechnet werden, ergibt sich ein gegenteiliger Trend. So beträgt der Anteil des menschlichen Hippocampus anterior am Allocortex 9,8% (bei einer Kumulierung der Werte für tierische Säuger zwischen 2 und 6%) und am Archicortex 22,4% (bei einer Kumulierung zwischen 6 und 12%)[456]).

Die allometrischen Vergleiche (STEPHAN, 1961; Indices von einigen der untersuchten Arten in Tabelle 4), die für die beiden Teile des Hippocampus anterior getrennt durchgeführt wurden, haben für den Hippocampus supracommissuralis einen progressiven, für den Hippocampus praecommissuralis hingegen einen regressiven Trend ergeben. Es ergibt sich für den präcommissuralen Hippocampus eine leichte Reduktion von den Basalen Insectivoren (Index = 100) über die Halbaffen (*Galago* = 83, *Perodicticus potto* = 79) bis zum primitiven Simier *Aotes* (Nachtaffe = 67), während der supracommissurale Hippocampus gleichzeitig eine deutliche Zunahme zeigt.

Die beiden Teile sind in ihren Größenveränderungen in der aufsteigenden Primatenreihe offenbar unabhängig voneinander. Die Skala für den präcommissuralen Hippocampus weist ein ähnliches Verhalten auf, wie vergleichbare Skalen olfactorischer Zentren und wir sahen darin einen starken Hinweis auf möglicherweise bestehende engere Bindungen zum olfactorischen System (STEPHAN, 1961). Für den supracommissuralen Hippocampus wurden solche ausgeschlossen. Letzterer ist bei Arten mit reduzierten olfactorischen Strukturen und bei solchen mit stark entwickeltem Isocortex besonders groß. Eine direkte Beziehung zur Größe des Isocortex sollte daraus aber nicht abgeleitet werden, weil die Größe des Isocortex für die Balkengröße bestimmend ist und letztere sicherlich rein mechanisch die Oberflächengröße des supracallosalen Hippocampus mit beeinflußt. „Wir sind also nicht sicher, ob der supracallosale Hippocampus in seiner ‚funktionellen Größe' durch Oberflächenmessungen richtig erfaßt werden kann" (STEPHAN, 1961, S. 40). Vergleichende Zellzählungen wären hier möglicherweise aufschlußreicher.

Insgesamt glauben wir aber, daß die bisherigen quantitativen Vergleiche einige Hinweise darauf geben, daß (unabhängig von den möglichen mechanischen Einflüssen) der supracommissurale Hippocampus bei den ranghöheren Arten eine echte Vergrößerung erfahren hat, hierin dem Hippocampus retrocommissuralis ähnelnd.

8.10.1.4. Qualitative Vergleiche

Die Untersuchung möglicherweise bestehender Trends in der strukturellen Differenzierung, die den quantitativen Vergleich ergänzen soll, wird erschwert durch den Einfluß mehrerer, unterschiedlich zu bewertender Faktoren. Solche sind 1. eine zunehmende mechanische Streckung durch den sich stark ausdehnenden Balken und 2. eine mögliche generelle Auflockerung der Zelldichte.

1. Die mechanische Streckung durch den Balken wird sich vor allem auf den supracommissuralen Hippocampus auswirken. Sie ist bei niederen placentalen Säugern mit kleinem Balken praktisch noch nicht vorhanden, nimmt dann aber bei den höheren Formen zu und dürfte beim Menschen ein Maximum erreichen. Die Oberfläche des Balkens, die dem Hippocampus supracommissuralis als Unterbau dient, vergrößert sich stark; der Hippocampus supracommissuralis könnte sich theoretisch ebenso stark ausdehnen. Nach den Messungen zu urteilen, gibt es zwar

---

[456]) Der Delphin nimmt nach FILIMONOFF (1965) eine Sonderstellung ein. Bei ihm beträgt der Anteil des Hippocampus anterior am Allocortex etwas über 20%, der Anteil am Archicortex über 55%. Nach den Oberflächenmessungen von FILIMONOFF gehört über die Hälfte des bei diesem Tier sehr kleinen Archicortex zum Hippocampus anterior.

eine Vergrößerung, die aber nicht so stark zu sein scheint, wie es dem Platzangebot nach möglich wäre. Als strukturelle Veränderungen dürften dann entweder eine stärkere Zerstreuung der Zellen oder aber eine Entblößung größerer Balkenflächen von der Zellschicht erfolgen. Es gibt Hinweise darauf, daß beide Möglichkeiten verwirklicht sind. Die immer wieder hervorgehobene große Variabilität weist darauf hin, daß die beiden Möglichkeiten artlich und auch individuell in unterschiedlichem Ausmaß verwirklicht wurden. Dies ist sicherlich mit eine der Ursachen dafür, daß der Grundplan des Hippocampusbaus bei vielen höheren Arten im Hippocampus supracommissuralis regional so schwierig zu erkennen ist (s. 8.10.1.1.).

2. Eine generelle Auflockerung der Zelldichte haben wir im Hippocampus retrocommissuralis gefunden (8.9.1.4. und Abb. 312—316) und die Abb. 446—449 geben Hinweise darauf, daß sie auch im Hippocampus anterior existiert. Sie ist teilweise auf die zunehmende Größe der Arten und Gehirne zurückzuführen, wurde beim retrocommissuralen Hippocampus aber auch als Merkmal einer progressiven Evolution gewertet. Dort konnte gezeigt werden, daß die Zellen der zweiten Schicht zunehmend in die dritte Schicht einwandern und die ursprünglich scharf umschriebene zweite Schicht dadurch mehr und mehr ihre Prägnanz verliert. Ganz entsprechende Veränderungen zeigen sich auch im Hippocampus anterior und hier insbesondere im präcommissuralen Abschnitt (Abb. 446—449), während sie supracommissural geringer zu sein scheinen. Nach den Größenmessungen wäre eher ein gegensätzliches Verhalten zu erwarten gewesen, so daß die Verhältnisse in den beiden Teilgebieten des Hippocampus anterior einer Wertung der Zellauflockerung als Merkmal einer progressiven Entwicklung eher entgegenstehen. Möglicherweise sind hier wiederum mechanische Faktoren von größerem Einfluß.

Zusammenfassend ist festzustellen, daß sich für die vielfach behauptete starke Reduktion des Hippocampus anterior — dieser soll beim Menschen nach Rose (1927b, S. 380) äußerst rudimentär sein — keine sicheren Anhaltspunkte ergeben haben. Aus den Größenmessungen gibt es Hinweise darauf, daß der präcommissurale Hippocampus kleiner wird, während der supracommissurale Hippocampus eine Vergrößerung erfährt. Die Vergleiche der strukturellen Differenzierung erlauben keine eindeutige Stellungnahme.

8.10.2. Hippocampus supra- und praecommissuralis des Menschen

Beiträge zur Charakterisierung und/oder Gliederung des Hippocampus anterior des Menschen haben u. a. Koelliker (1896), Campbell (1905), Smith (1907), Economo u. Koskinas (1925) und Rose (1927b) vorgelegt.

Smith (1907) hat eine sehr gute Darstellung der Ausdehnung der „Vestigia hippocampi" des Menschen gegeben und gezeigt, daß diese auch beim Menschen vom Rostrum des Balkens aus nach ventral gehen (Abb. 5). — Koelliker (1896) hat die Striae longitudinales an Markfaserpräparaten untersucht. Die Striae mediales fand er überall gut ausgebildet und fast ohne Ausnahme über die Mittelebene hinweg untereinander verbunden. Die Striae laterales fand er wenig ausgebildet und oft gar nicht abzugrenzen gegen Längsfasern im Sinus corporis callosi (wir halten diese beiden Faserkategorien für identisch). — Campbell (1905) beschreibt den Hippocampus supracommissuralis als Fortsetzung der Rinde des Gyrus fornicatus als sehr dünne Schicht über dem Balken. Die Stria lateralis soll eine nur schwache Erhebung bilden, die Stria medialis hingegen stärker sein und nahe der Mittelebene liegen. Über ihr soll sich ein Streifen merkwürdiger Nervenzellen befinden, bestehend aus unregelmäßig angeordneten mittelgroßen Pyramiden, die mit chromophilen Elementen nur schwach versorgt sind. In der rostralen Hälfte des Balkens sollen diese Zellen aber nicht mehr vorhanden sein. — Nach ROSE (1927b, S. 380) ist der Hippocampus des Menschen („Taenia tecta“ bei ROSE) zwar äußerst rudimentär, soll architektonisch jedoch deutlich ausgeprägt sein. ROSE unterscheidet eine sehr breite Zonalschicht und eine viel schmalere Zellschicht.

Die ausführlichste Beschreibung der Strukturen des Hippocampus anterior beim Menschen findet sich bei ECONOMO u. KOSKINAS (1925). Der *Hippocampus praecommissuralis*, der im wesentlichen mit der Area geniculata (FM) von ECONOMO u. KOSKINAS identisch sein dürfte, wird als spitz zulaufender Rindensaum beschrieben, der aus allen Schichten der benachbarten FL_3 hervorgehen soll[457]). Dabei sollen die Schichten II, III und Va eine gemeinsame Zone (wahrscheinlich unserer Schicht 2 entsprechend) und die Schichten Vb und VI eine weitere Zone (unsere 3 ?) bilden. Die dichtere tiefere Zone soll sich am spitz zulaufenden Ende des Feldes in die obere Zone hineindrängen, so daß das Rindenende ein Konglomerat der Zellen aller Schichten darstellt.

Der *Hippocampus supracommissuralis* besteht bei ECONOMO u. KOSKINAS (1925) im Bereich der rostralen zwei Drittel des Balkens aus 2 Streifen (LB_2 = Area indusei und LB_1 = Area ultracingularis anterior), im hinteren Drittel aus 3 Streifen (LB_2 = Area indusei, LF_2 = Area obtecta und LF_1 = Area ultracingularis posterior). Diese Gliederung ist weiter vorn (8.10.1.1.) bereits beschrieben worden. In den rostralen zwei Dritteln soll die LB_1 aus einer Molekularschicht bestehen, unter der sich die tiefen Schichten der benachbarten LA_3 (und LC_3), und zwar die Schichten III, V und VI fortsetzen sollen, ohne jedoch eine klare Schichtung beizubehalten. Die Zellen sollen zu unregelmäßigen kleinen Häufchen gruppiert sein und werden als spindelförmig oder dreieckig beschrieben, durchmischt mit einzelnen schlanken pyramidalen Formen. Die Area indusei (LB_2) soll eine bloße mediale Fortsetzung der Molekularschicht auf die Balkenoberfläche darstellen, in der sich ab und zu einzelne ovale Zellen finden. Sie soll unverändert, jedoch etwas zellreicher, auch im caudalen Drittel vorhanden sein, während sich die laterale Zone aufspalten und ihren Charakter caudal deutlich verändern soll. Die lateral liegende Area ultracingularis posterior (LF_1), der sich die höher differenzierte retrospleniale Area LE_2 anschließt, zeigt unter der Molekularschicht eine Zellbildung, die von ECONOMO u. KOSKINAS als Fortsetzung der Schichten V und VI von LE_2 angesehen wird. Einzelne darin peripher liegende Zellen werden als Fortsetzung der Körnerzellschicht der retrosplenialen Rinde angesehen. Darunter findet sich eine 0,2 mm breite Schicht aus überschlanken, spitz zulaufenden, radiär gestellten, lanzettförmigen Pyramidenzellen (V) und darunter eine 0,15 mm breite Schicht (VI) von kleinen, meist horizontal gestellten spindel- und dreiecksförmigen Zellen. LF_2 ist ähnlich wie LB_1, doch stehen die Zellen viel dichter. Sie weist in ihrer größten Gesamtdicke 0,7—0,8 mm auf. Die Molekularschicht ist 0,35 mm dick, ziemlich gliareich und zellarm. Die Zellschicht ist ungefähr 0,35 mm dick und besteht aus einer oberen, sehr zelldichten Lage ovaler cytoplasmareicher Zellen und einer unteren zellärmeren Zone, die der V. Schicht entsprechen soll. Daran soll sich eine 0,1 mm breite, graue, dichte Schicht anschließen, die flachgedrückte, schmale, horizontal gestellte Zellen als Fortsetzung der Schicht VI enthält. Caudal lassen sich LF_1 und LF_2 weniger gut auseinanderhalten.

Bei der wiederholt hervorgehobenen großen intraspezifischen Variabilität der Strukturen des Hippocampus anterior können diese Beschreibungen aber nur ein Gerüst geben, das in Details abgewandelt sein kann.

[457]) Auch nach ZUCKERKANDL (1887) sollen sich sämtliche Schichten der benachbarten Rinde in den Hippocampus supracommissuralis fortsetzen. Wir folgen dieser Schichtenhomologisierung nicht, sondern nehmen für den gesamten Hippocampus ein vom Isocortex unabhängiges Schichtungsmuster in Anspruch.

Die den Balken vorn zellarm, hinten zellreicher überziehende Area indusei (LB_2) wird nach ECONOMO u. KOSKINAS unter dem Balkensplenium zur Fasciola dentata, die sich kappenförmig auf die Ammonsformation legt. Die Area ultracingularis anterior (LB_1) geht vorn in die Area geniculata (FM) über und setzt sich nach hinten in die Area obtecta (LF_2) und die Area ultracingularis posterior (LF_1) fort. Die Area obtecta endet in der Area pyramidalis ammonica (HE_2), die Area ultracingularis posterior in der Area pyramidalis subiculi (HE_1) des Hippocampus retrocommissuralis.

Die Frage, in welche der makroskopischen und mikroskopisch-anatomischen Strukturen die Bänder des menschlichen Hippocampus supracommissuralis rostral und caudal übergehen, hat besonders im älteren Schrifttum eine sehr breite Beachtung gefunden. Einige weitere Angaben hierzu finden sich im Abschnitt 3.4.

8.10.3. Angioarchitektonik

Einige Angaben zur Angioarchitektonik der Strukturen des Hippocampus anterior hat PFEIFER (1940) vom Rhesusaffen *(Macaca)* gemacht. PFEIFER hat die Terminologie der cytoarchitektonischen Untersuchung von ECONOMO u. KOSKINAS (1925, Mensch) übernommen und unterscheidet wie diese die Felder FM, LB_1, LB_2, LF_1 und LF_2. Während aber die LF-Felder bei ECONOMO u. KOSKINAS dem Balken aufliegen und dem Hippocampus anterior wirklich zugehören, sind sie bei PFEIFER Abschnitte der dorsalen Wand des Sulcus corporis callosi und gehören ohne Zweifel zum benachbarten retrosplenialen Periarchicortex. Sie werden dementsprechend dort einbezogen und beschrieben (8.13.3.).

Die subgenuale *Area angioarchitectonica FM* entspricht sicherlich dem Hippocampus praecommissuralis, teilweise möglicherweise aber auch der benachbarten periarchicorticalen cingulären Rinde (Area FL_3, Abb. 18), doch ist dies am angioarchitektonischen Bild nicht sicher zu entscheiden. Nach PFEIFER (1940, S. 162) handelt es sich um eine angioarchitektonisch dreischichtige Rinde mit schmalem, fast capillarfreiem Außensaum, locker gefäßversorgter Oberschicht und dichter mit Capillaren besetzter Unterschicht (Abb. 454). Letztere ist deutlich schmaler als in der benachbarten Area angioarchitectonica FL_3 und erscheint im ganzen nach der Oberschicht zu verlagert. Die Abgrenzung gegen das Mark ist relativ scharf. — Die *Area angioarchitectonica LB_1* wird von PFEIFER (1940, S. 170) als lichte, ausdruckslose, schmale Gefäßgirlande beschrieben, die auf dem Frontalschnitt die horizontale Schichtung des Nachbarfeldes LA_3 (s. 8.14.3.) vertikal abriegelt (Abb. 452). Über die in der gleichen Abbildung erkennbare *Area angioarchitectonica LB_2* vermerkt PFEIFER (1940, S. 172) nur, daß sie eine banale Gefäßgirlande im Wulst des Indusium darstellt.

8.10.4. Histochemie, Chemoarchitektonik

Zur Histochemie der Strukturen des Hippocampus anterior sind uns nur wenige Angaben bekannt geworden, aus denen aber hervorgeht, daß sich diese Strukturen histochemisch recht auffällig verhalten und von der Umgebung deutlich abheben.

GEREBTZOFF (1959, Ratte, Meerschweinchen, AChE) hat unseren Hippocampus supracommissuralis als „rudimentären Palaeocortex" des Indusium griseum bezeichnet. Er beobachtete in der schmalen Schicht der Nervenzellen eine hohe AChE-Aktivität, die von der der Umgebung deutlich verschieden ist.

Nach SCOTT (1967) zeigen die Strukturen des Hippocampus anterior bei der Maus eine mittelmäßige bis starke 5'-Nucleotidase-Aktivität. Der Hippocampus praecommissuralis (anterior hippocampus bei SCOTT) zeigt in seinen ventralen

Teilen eine nur geringe Aktivität. Diese nimmt nach dorsal zu, bis sie jener ziemlich starken Aktivität entspricht, die im lateralen Teil des dorsalen Hippocampus (Stria longitudinalis lateralis) gefunden wird. Die größere Stria longitudinalis medialis zeigt hingegen eine geringere (mittlere) Aktivität. Die zwischen den beiden Striae liegende Zellschicht ist heller. Nach caudal zu bleiben die beschriebenen Verhältnisse mehr oder weniger konstant.

Choy u. Cravioto (1968) untersuchten die postnatale Entwicklung der Arylsulphatasen A und B und der sauren Phosphatase bei der Ratte und fanden ein frühestes Erscheinen von Reaktionen in einem Gebiet, welches sie als Indusium griseum bzw. dorsalen Hippocampus bezeichnen. Die Illustration der Autoren (ihre Abb. 1) weist jedoch auf einen Ort in der Tiefe der cingulären Rinde etwa im Bereich des dorsalen Cingulum hin, der als Indusium griseum (Hippocampus supracommissuralis) nicht bezeichnet werden kann.

8.10.5. Morphologie der Bauelemente

Angaben zur Morphologie der Bauelemente der Strukturen des Hippocampus anterior liegen nur spärlich vor; elektronenmikroskopische Untersuchungen über den Feinbau dieser Elemente fehlen offenbar noch ganz. Cajal (1903, 1911) hat seine Untersuchungen mit der Golgi-Methode hauptsächlich bei Maus und Kaninchen durchgeführt, ist jedoch überzeugt, daß sich die bei diesen Arten gewonnenen Resultate ohne Bedenken auf die gyrencephalen Tiere und den Menschen verallgemeinern lassen. Seine Erörterungen beschränken sich weitgehend auf den Hippocampus supracommissuralis und dort auf die Fasern, während die Zellen nur kurz erwähnt werden. Hierzu finden sich weitere Angaben bei Koelliker (1896), in denen teilweise auf eine frühere Arbeit von Cajal (1891) Bezug genommen wird. — Einige Angaben über die fibrilläre Struktur der Schichten, wie sie von Flores (1911) beim Igel und von Vaz Ferreira (1951) bei der Ratte erarbeitet wurden, sollen ebenfalls mit erörtert werden.

(1) Stratum moleculare

Nach Koelliker (1896) kommen hier die Endaufzweigungen zentripetaler Fasern, die apikalen Dendriten der Zellen der zweiten Schicht und Axonkollateralen dieser Zellen zusammen. Die fibrillären Elemente verlaufen vorwiegend longitudinal, und zwischen ihnen finden sich einzelne Cajalsche Spindelzellen, ähnlich wie in der Molekularschicht anderer Hirnrinden. Auch Cajal (1903, 1911) weist darauf hin, daß die Molekularschicht des Hippocampus supracommissuralis ganz der anderer Rinden entspricht.

Der Fasergehalt der Molekularschicht scheint regional und zonal verschieden zu sein. Während nach Flores (1911) beim Igel die Fasern an Dichte zur Oberfläche hin zunehmen und eine Sublamina supratangentialis nicht erkennbar ist, unterscheidet Vaz Ferreira (1951) bei der Ratte im Bereich des Balkenknies eine dünne, faserarme Sublamina supratangentialis und eine breite, faserreiche Sublamina tangentialis (entsprechend auch Rose, 1912, für rostrale Abschnitte). — Nach Price (1973) lassen sich nur im ventralen Teil des Hippocampus praecommissuralis zwei Unterschichten (A und B) unterscheiden, während im dorsalen Teil die oberflächliche IA nicht mehr erkennbar ist.

(2) Stratum pyramidale

Die Zellen dieser Schicht liegen nach Cajal in drei oder vier Lagen übereinander und sind ei- oder spindelförmig und oberflächlich kleiner als in der Tiefe. Die als

„atrophierte Gehirnpyramiden" bezeichneten Zellen haben einen Radiärschaft (der den oberflächlicher liegenden Zellen fehlt), ein aufsteigendes dendritisches Büschel, das sich bis in die Molekularschicht erstreckt, und ein absteigendes Axon, das sich in der Nähe des Balkens häufig in einen nach vorn und einen nach hinten verlaufenden Ast aufspaltet. Mitunter gehen die Äste aber auch in die gleiche Richtung (entweder nach vorn oder nach hinten), ohne solche in die Gegenrichtung auszusenden. Die Fasern geben Kollateralen ab, die sich besonders in der Molekularschicht verzweigen. Um die Zellen herum findet sich ein außerordentlich reicher Plexus, der nach CAJAL ebenfalls von den Kollateralfasern, sicherlich aber auch von Endfasern erzeugt wird. KOELLIKER (1896) nennt die Verzweigungen reich und stark varicös. — Auch im Faserbild (FLORES, 1911; VAZ FERREIRA, 1951) erscheint die zweite Schicht faserreich. Die Zellen sind in einem irregulären, weitmaschigen Plexus dicker, intensiv imprägnierter Nervenfasern eingebettet.

Bei den niederen Säugern ist die zweite Schicht des präcommissuralen Hippocampus im allgemeinen breiter und zellreicher als die des supracommissuralen Hippocampus (VAZ FERREIRA, 1951; STEPHAN, 1961).

(3) Stratum multiforme

Eine dritte Schicht wurde von CAJAL nicht beschrieben. Ihre Existenz ergibt sich aber aus den Faseruntersuchungen von FLORES und VAZ FERREIRA und besonders deutlich im Bereich des Hippocampus praecommissuralis auch aus cytoarchitektonischen Untersuchungen (Abb. 446, 447). Sie besteht nach FLORES aus feinen, dicht zusammenliegenden Fasern, die senkrecht zum Balken verlaufen. Vor dem Balken verbreitert sie sich allmählich und bleibt durch Radiärfasern in Verbindung mit dem Mark (auch VAZ FERREIRA).

Durch die tiefe polymorphe Zone des Hippocampus praecommissuralis verläuft nach CAVINESS u. SIDMAN (1973) eine heterogene Gruppe „septo-corticaler" Faserbündel (unter Berufung auf Befunde von HERRICK, 1924a, und SIDMAN *et al.*, 1971).

Alveus

Zwischen der Rinde des Hippocampus supracommissuralis und dem Balken liegt eine mehr oder weniger dünne Schicht dichter, gut imprägnierbarer Fasern, die in longitudinaler Richtung verlaufen. Sie entsprechen der Stria longitudinalis medialis und bei manchen Autoren (u. a. CAJAL) auch der Stria lateralis (über unsere abweichende Auffassung bezüglich der Stria lateralis s. S. 627). Lateral erstrecken sie sich bis zum inneren Winkel des Cingulum (u. a. SMITH, 1897d; VAZ FERREIRA, 1951). Die Gesamtheit dieser Fasern kann, den Verhältnissen im Hauptteil des Hippocampus entsprechend, mit SMITH als Alveus bezeichnet werden.

Nach CAJAL (1903, 1911) haben viele, vielleicht sogar alle Fasern dieser „rudimentären" weißen Substanz ihren Ursprung in den Nervenzellen des Indusium griseum, d. h. den Zellschichten des supracommissuralen Hippocampus. Die Axone dieser Zellen lassen sich nach ihrer Verlaufsrichtung in drei Typen einordnen: solche, die sich in einen vorderen und einen hinteren Ast spalten, solche, die einen rein frontalen Verlauf nehmen und solche mit rein caudalem Verlauf. Nach der Art ihrer Zielorte unterscheidet CAJAL 1. Projektionsfasern, die zum Corpus striatum ziehen, 2. intrafokale Assoziationsfasern, die mit freien Verzweigungen im Hippocampus supracommissuralis selbst endigen, und 3. extrafokale Assoziationsfasern, die zur Fascia dentata gehen sollen.

Über Ursprung und Verlauf der Fasern des Hippocampus anterior, insbesondere des Hippocampus supracommissuralis, gibt es eine ausgedehnte Literatur, die fast ausschließlich auf Untersuchungen am Normalmaterial (Golgi-Methoden und

Faserfärbungen) beruht. Sie sollen als Ergänzung zu den für den supracommissuralen Hippocampus nur sehr spärlich vorhandenen Befunden aus experimentellen Untersuchungen nachstehend (8.10.7.) mit erörtert werden.

8.10.6. Synaptische Organisation

Hierzu liegen einige Angaben von HJORTH-SIMONSEN (1972), OLMOS (1972) und PRICE (1973) vor, die sich auf den Hippocampus *prae*commissuralis beziehen. Nach PRICE (1973) gehen in dessen ventralem Teil die Projektionen vom Bulbus olfactorius zur Unterschicht IA der Molekularschicht und sind auf diese begrenzt, während die Fasern von der präpiriformen Rinde komplementär in der Unterschicht IB endigen. Im dorsalen Teil verschwindet die IA, und die ganze Molekularschicht wird von Fasern aus der präpiriformen Rinde eingenommen. Auch nach HJORTH-SIMONSEN (1972) werden Fasern aus der präpiriformen Rinde in der ganzen Ausdehnung des präcommissuralen Hippocampus gefunden, im Widerspruch zu PRICE sollen sie hier aber (ziemlich genau) die *äußere* Hälfte der Molekularschicht einnehmen. Nach OLMOS (1972) enden von der Amygdala (über die Stria terminalis) kommende Fasern in der tiefen multiformen Schicht (3) und in der inneren Hälfte der Molekularschicht (Sublamina tangentialis Ib).

8.10.7. Faserverbindungen

8.10.7.1. Hippocampus praecommissuralis

Angaben über die Faserverbindungen des Hippocampus praecommissuralis aufgrund experimenteller Studien liegen vor von CLARK u. MEYER (1947, Kaninchen, Glees); MEYER u. ALLISON (1949, *Macaca*, *Papio*, Glees); ADEY (1953, Fuchskusu = Beuteltier, Glees); KUHLENBECK (1960, Maus, experimentelle Virus-Infektion); SCALIA (1966, Kaninchen, Nauta); PANDYA u. KUYPERS (1969, *Macaca*, Nauta); WOODS *et al.* (1969, Kaninchen, Nauta-Gygax, Elektrophysiologie); PRICE u. POWELL (1970f, 1971, Ratte, Nauta-Gygax, Fink-Heimer); HEIMER (1972, Ratte, Nauta-Gygax, Fink-Heimer, EM); HJORTH-SIMONSEN (1972, Ratte, Fink-Heimer); OLMOS (1972, Ratte, Kupfer-Silber-Methode) und PRICE (1973, Ratte, Autoradiographie).

Afferenzen

Bulbus olfactorius: Aus den Untersuchungen am Normalmaterial waren wiederholt direkte olfactorische Zuflüsse vom Bulbus olfactorius zum Hippocampus praecommissuralis behauptet worden, u. a. von JOHNSTON (1923, diverse); HERRICK (1924a, Opossum); GURDJIAN (1925, Ratte); LOO (1931, Opossum); YOUNG (1936, Kaninchen); HUMPHREY (1936, Fledermaus); FOX (1940, Katze); JESERICH (1945, Nerz). Auch unsere Oberflächenmessungen bei Insectivoren und Primaten (STEPHAN, 1961, s. 8.10.1.3.) enthielten Hinweise auf Verbindungen dieser Art. Ein Teil der vom Bulbus olfactorius kommenden Fasern soll über einen Tractus olfactorius medialis (dorsomedialis bei HERRICK) auf die Medialseite der Hemisphären übergehen und zu bzw. in einem Gebiet verlaufen, welches architektonisch als Hippocampus praecommissuralis erkannt worden war. Nach HERRICK senden die Zellen dieser Rinde ihre peripheren Dendriten in das Verteilungsfeld der olfactorischen Fasern.

All diese, am normal-anatomischen Material durchgeführten Untersuchungen würden nicht überzeugen, wenn nicht in zunehmendem Maße auch experimentelle Befunde auf diese Verbindungen hinweisen würden. Direkte Fasern aus dem

Bulbus olfactorius zum ventralen Teil des präcommissuralen Hippocampus wurden beschrieben von MEYER u. ALLISON (1949), SCALIA (1966) und PRICE (1973). Auch die von KUHLENBECK (1960) erwähnte transsynaptische Ausbreitung von Viren von der Riechschleimhaut über die Mitralzellen des Bulbus olfactorius, die zu fleckenhaften Degenerationen auch im präcommissuralen Hippocampus führt, spricht positiv für direkte Verbindungen. CLARK u. MEYER (1947) und ADEY (1953) haben diese Verbindungen nicht erwähnt bzw. sie verneint, obwohl aus ihren Abbildungen deutlich hervorgeht, daß Degenerationen nach Läsionen des Bulbus olfactorius in der Molekularschicht des präcommissuralen Hippocampus gefunden wurden. Auch CRAGG (1961b), LOHMAN (1963) und PRICE u. POWELL (1971) haben diese Verbindungen verneint. Bei PRICE u. POWELL und auch bei LOHMAN beruht dies nach PRICE (1973) aber darauf, daß die medialen Projektionsgebiete olfactorischer Fasern, die dem präcommissuralen Hippocampus entsprechen, der Regio retrobulbaris (Pars medialis des Nucleus olfactorius anterior) zugeordnet wurden.

Insgesamt gibt es gute Anhaltspunkte dafür, daß der Hippocampus praecommissuralis, zumindest in seinen ventralen (vorderen) Abschnitten, direkte Fasern vom Bulbus olfactorius erhält.

Regio retrobulbaris: Hinweise auf Afferenzen von der Regio retrobulbaris finden sich bei HERRICK (1924a) und LOO (1931) beim Opossum. — LOO erwähnt auch Fasern vom *Septum*, die aber möglicherweise bei diesem Beuteltier zu einem dem Hippocampus *supra*commissuralis der placentalen Säugern entsprechenden Teil des Hippocampus anterior gehen.

Präpiriforme und periamygdaläre Rinde: Nach Läsionen in der hinteren piriformen Rinde und im Mandelkern finden sich nach PRICE u. POWELL (1970f, 1971), HJORTH-SIMONSEN (1972), HEIMER (1972), OLMOS (1972) und PRICE (1973) spezifische Faserdegenerationen in der Molekularschicht des Hippocampus praecommissuralis[458])[459]).

Ursprünglich war erwartet worden, daß die Fasern aus der entorhinalen Rinde kommen, doch haben dort gesetzte Läsionen diese Annahme nicht bestätigen können (PRICE u. POWELL, 1971). Nach HJORTH-SIMONSEN (1972) gehen die Fasern zum ganzen präcommissuralen Hippocampus, nach PRICE (1973) zu allen Teilen der „Taenia tecta", die sich nach dorsal über den Balken fortsetzt, so daß nach diesen Aussagen auch eine Projektion auf den Hippocampus *supra*commissuralis möglich erscheint.

Isocortex: PANDYA u. KUYPERS (1969) berichten beim Rhesusaffen über Projektionen vom Pol des Lobus temporalis zum präcommissuralen Hippocampus und über weitere Fasern, die über die Striae longitudinales zum Hippocampus supracommissuralis und zu caudalen Teilen des Hippocampus retrocommissuralis gehen sollen.

Weitere Afferenzen: Über weitere afferente Zuflüsse zum Hippocampus praecommissuralis gibt es nur unsichere und/oder experimentell nicht bestätigte Angaben. ZYO *et al.* (1963, Kaninchen, Marchi), halten einen Ursprung von Fasern, die durch das mediale Vorderhirnbündel zur „anterior continuation of the hippocampus" aufsteigen, in der Area praeoptica lateralis bzw. Area hypothalamica medialis für möglich. KNOOK (1965, Ratte, Nauta-Gygax) fand jedoch nur in einem Fall mit einer Läsion in der Area praeoptica lateralis wenige degenerierende Fasern im präcommissuralen Hippocampus.

---

458) Degenerierende Fasern nach ähnlichen Läsionen waren von COWAN *et al.* (1965) beschrieben worden, ohne daß die Endgebiete genau bestimmt wurden (PRICE u. POWELL, 1971).

459) Nach OLMOS (1972) enden die über die Stria terminalis aus der Amygdala kommenden Fasern auch in der tiefen multiformen Schicht (3).

Zu nennen sind hier noch die auf normal-anatomischem Material beruhenden Angaben, wonach Fasern aus dem Hippocampus *supra*commissuralis um das Balkenknie herumgehen und sich über ein Gebiet verteilen, das den Hippocampus praecommissuralis in sich einschließt. (An weiteren Gebieten werden benachbarte periarchicorticale Abschnitte, Septum und Corpus striatum genannt.) An dieser Projektion soll vor allem die Stria longitudinalis medialis beteiligt sein, während die Stria longitudinalis lateralis nach Honegger (1892) und Zuckerkandl (zit. nach Rose, 1927b) rostral *nicht* um das Balkenknie herumgreift, sondern bereits auf dem Balken endet. Nach Cajal (1903, 1911) entspringen die Fasern der Stria medialis aus den Zellen des supracommissuralen Hippocampus.

Efferenzen

Über den Verbleib der Axone, die von den Zellen des Hippocampus praecommissuralis ausgehen, ist kaum etwas Sicheres bekannt. Zwar gibt es eine experimentelle Untersuchung von Woods *et al.* (1969), doch liegen hier die Läsionen (und elektrophysiologischen Reizungsorte) offenbar in der Tiefe des präcommissuralen Hippocampus inmitten der dort verlaufenden Fasern, so daß der Ursprung der degenerierenden Fasern unsicher erscheint. Ansonsten gibt es nur Angaben, die auf Untersuchungen am normal-anatomischen Material beruhen.

Loo (1930) erwähnt, daß die Axone des Cortex hippocampi cruralis des Opossum (möglicherweise dem Hippocampus praecommissuralis placentaler Säuger entsprechend) nach ventral zum Tuberculum olfactorium und nach dorsal zur frontalen Rinde gehen. Möglicherweise gehen nach Loo auch einige Fasern in die vordere Commissur.

Woods *et al.* (1969) fanden schwere Faserdegenerationen, die unter dem Balkenknie und im Fornix dorsalis zu hinteren Teilen des Septum gehen und teilweise im Nucleus septo-hippocampalis und Nucleus septalis fimbrialis endigen. Die Degenerationen im hinteren Septum setzen sich in der absteigenden Komponente der Fornixsäulen zum Hypothalamus fort. Endigungen fanden sich im Nucleus paraventricularis[460]) und im periventrikulären Grau des Thalamus. Einige degenerierende Fasern wurden auch für das mediale Vorderhirnbündel beschrieben, mit Endigungen im Nucleus accumbens sowie in lateralen hypothalamischen und in präoptischen Gebieten. Weitere degenerierende Fasern und Endigungen fanden sich im Tuberculum olfactorium.

Von besonderem Interesse im Hinblick auf ältere Angaben sind die Berichte von Woods *et al.* über degenerierende Fasern, die im Bereich des Cingulum dorsal über den Balken verfolgt werden konnten. Die Fasern sollen in den tiefen Schichten der cingulären Rinde endigen. Sie nehmen damit einen ähnlichen Verlauf wie die Fasern der Stria longitudinalis medialis, die ja die mediale Fortsetzung des Cingulum über dem Balken darstellt. — Mit solchen Verbindungen treten wir in den Komplex der Striae longitudinales ein, die als Gesamtheit im Zusammenhang mit dem Hippocampus supracommissuralis erörtert werden sollen.

8.10.7.2. Hippocampus supracommissuralis

Die weitaus meisten Angaben über die Faserverbindungen des Hippocampus supracommissuralis wurden aufgrund normal-anatomischer Befunde gemacht. Angaben aus experimentellen Untersuchungen liegen nur wenige vor und sind

[460]) Diese Verbindung wird von Price u. Powell (1971) besonders hervorgehoben, weil in ihr neben der gut gesicherten Bahn von der Entorhinalis über Hippocampus *retro*commissuralis und Fimbria zum Hypothalamus auch eine Bahn von der Entorhinalis oder den benachbarten Regionen über den Hippocampus *prae*commissuralis zum Hypothalamus zu existieren scheint.

überdies zumeist nicht eindeutig. — Die im Bereich des Hippocampus supracommissuralis verlaufenden Fasern werden, wie bereits erörtert (8.10.1.1.), allgemein unter dem Begriff der Striae longitudinales (Stria medialis und lateralis) zusammengefaßt. Sie werden als Teil des Fornix dorsalis aufgefaßt und bilden dementsprechend eine Komponente des hippocampalen Fornixsystems (8.9.7.2.).

In den Striae longitudinales gibt es neben Fasern, die ihren Ursprung aus den Zellen des Hippocampus supracommissuralis selbst nehmen (efferente Fasern) und die besonders von CAJAL (1903, 1911) beschrieben wurden[461]) (8.10.5.), und solchen, die synaptische Kontakte mit diesen Zellen herstellen (afferente Fasern)[462]), möglicherweise auch solche, die die Striae in beiden Richtungen durchziehen[463]) und hauptsächlich Verbindungen zwischen dem Hippocampus *retro*commissuralis einerseits und dem Septum und Diencephalon andererseits herstellen (8.9.7.). Einen räumlich getrennten Verlauf dieser verschiedenen Komponenten gibt es offensichtlich nicht. — In allen genannten Gruppen können in bezug auf den Balken zwanglos solche Faserkontingente unterschieden werden, die rostral um den Balken herumziehen, solche, die caudal um ihn herumgehen und schließlich solche, die den Balken durchdringen (perforierende Fasern).

Afferenzen

Rostrale und perforierende Afferenzen: Über rostrale, in den Striae longitudinales zum Hippocampus supracommissuralis verlaufende Afferenzen wird nach CAJAL (1903) in der älteren Literatur mehrfach berichtet[464]). Der Ursprung dieser Fasern wurde vielfach in die *Riechzentren* verlegt, wobei vor allem eine Beziehung zum Tractus olfactorius medialis angenommen wurde. Über solche Fasern hat auch JOHNSTON (1913) berichtet. Nach JOHNSTON wird die Stria medialis von präcommissuralen Fasern gebildet, und zwar von einem sehr primitiven System olfacto-corticaler Fasern, das schon bei niederen Wirbeltieren vorhanden sein soll. Bei den Säugern soll dieses System an Bedeutung verlieren. Die Stria lateralis soll auch Fasern aus dem Tuberculum olfactorium enthalten, bei den höheren Säugern aber hauptsächlich aus hippocampalen Assoziationsfasern bestehen (hierzu auch S. 641).

Experimentell haben sich für Fasern, die von den primären olfactorischen Zentren kommend bis zum supracommissuralen Hippocampus durchgehen, bisher keine Anhaltspunkte ergeben. Hingegen gibt es aus experimentellen Untersuchungen Hinweise auf eine mögliche Verbindung dieser Art mit Zwischenschaltung im Hippocampus praecommissuralis (s. S. 636).

Die über das Balkenknie in den supracommissuralen Hippocampus einstrahlenden Fasern sollen ihren Ursprung nicht nur im präcommissuralen Hippocampus haben, sondern vor allem im *Septum*, und möglicherweise in der Regio retrobulbaris und im Hypothalamus. Neben den im Abschnitt 8.9.7.1. (Fornix dorsalis) erwähnten Autoren gibt es weitere Hinweise auf solche Fasern bei LOO (1931), BAN u. ZYO (1962) und LEWIS u. SHUTE (1967)[465]).

---

[461]) CAJAL ist der Auffassung, daß *alle* Fasern der Striae von den Zellen des Hippocampus supracommissuralis kommen, also efferent sind.

[462]) LEWIS u. SHUTE (1967) vertreten bezüglich der Stria medialis die Auffassung, daß die Fasern afferent sind.

[463]) Nach CRAGG u. HAMLYN (1959) ziehen im dorsalen Fornix nach caudal verlaufende Fasern durch die Stria medialis zum Subiculum.

[464]) Über die abweichende Auffassung von CAJAL s. Fußnote 461.

[465]) Erwähnt sei hier auch, daß von den Fasern aus der präpiriformen und periamygdalären Rinde, die PRICE (1973) für den Hippocampus praecommissuralis beschrieben hat, möglicherweise einige zum Hippocampus supracommissuralis gehen.

Nach den normal-anatomischen Untersuchungen von Loo gehen beim Opossum Fasern vom Nucleus olfactorius anterior (= Regio retrobulbaris) über einen Tractus olfacto-corticalis und vom Septum über eine Tractus septo-corticalis, der nach JOHNSTON (1913) der Stria longitudinalis lateralis entsprechen soll, auch zu den vorderen Teilen des Hippocampus. — BAN u. ZYO (1962, Ratte, Marchi) beschreiben Fasern zum Indusium griseum und Cingulum, die caudal bis zum Hippocampus retrocommissuralis gehen sollen, und schließlich wird von SHUTE u. LEWIS (1963) und LEWIS u. SHUTE (1967) nach stereotaktischen Läsionen und anschließender Untersuchung der AChE-Verteilung eine septale Radiation beschrieben, die u. a. (nicht ausschließlich) auch über die Stria medialis verlaufen soll. Die Fasern sollen vom medialen Septumkern und dem Diagonalen Band kommen und teilweise auch Afferenzen für den Hippocampus supracommissuralis enthalten (auch KRNJEVIC u. SILVER, 1965), d. h. nicht ausschließlich aus durchziehenden Fasern bestehen, die zum retrocommissuralen Hippocampus (Subiculum) gehen.

Besonders unter den vom Septum kommenden Fasern werden sich viele den Balken perforierende befinden. Eine strenge Trennung zwischen den perforierenden und den den Balken rostral umziehenden Fasern läßt sich nicht durchführen und kann auch physiologisch nicht sicher begründet werden.

Die Frage ist jedoch, ob Fasern, die weder mit dem supracommissuralen Hippocampus noch mit den benachbarten Strukturen der cingulären Rinde afferente oder efferente Beziehungen haben, auf ihrem Wege vom Septum zum retrocommissuralen Hippocampus als rein durchziehende Fasern *über* dem Balken laufen werden. Solchen Fasern dürfte eher der unter dem Balken verlaufende kürzere Schenkel des Fornix dorsalis vorbehalten sein (Abb. 362).

Zu den perforierenden Fasern dürften auch die Verbindungen vom *Thalamus* gehören, die von YAKOVLEV *et al.* (1960, *Macaca*), LOCKE *et al.* (1961, Mensch) und LOCKE u. KRUPER (1965, *Macaca*) aufgrund von Zellveränderungen, Entmarkung und Gliose erschlossen wurden. Danach projizieren die Mittellinienkerne des Thalamus (paraventrikuläre und parataeniale Kerne) auf die Strukturen des supracommissuralen Hippocampus, und zwar soll der mediane Nucleus paraventricularis auf die medial liegende Area indusei (LB_2 von ECONOMO u. KOSKINAS), der mehr lateral liegende Nucleus centralis superior auf die laterale Area LB_1 projizieren.

PANDYA u. KUYPERS (1969, *Macaca*, Nauta) berichten schließlich über Projektionen vom Pol des *Lobus temporalis* über die Striae longitudinales zum Hippocampus supracommissuralis und zu caudalen Teilen des Hippocampus retrocommissuralis.

Caudale Afferenzen: Vom Hippocampus retrocommissuralis kommende Fasern sollen caudal um das Balkensplenium herumlaufen und mit den Striae longitudinales ziehen (Abb. 362). Nach SIMPSON (1952, *Macaca*, Faserzählungen) haben sie mit den Zellen des Hippocampus supracommissuralis synaptischen Kontakt (s. 8.9.7.2.). Dieser bisher noch vereinzelte Befund würde auf eine intrahippocampale Verbindung hinweisen.

Neben den longitudinal verlaufenden Fasern wurden von YAKOVLEV u. LOCKE (1961, *Macaca*, Zellveränderungen, Entmarkung, Gliose) Fasern beschrieben, die vom Cingulum, d. h. der weißen Substanz der benachbarten periarchicorticalen Rinde, zur Stria lateralis gehen und als „cortico-perforant radiations of the cingulum to the hippocampus (induseum)“ bezeichnet werden. Der Ursprung dieser Fasern ist unbekannt, möglicherweise kommen sie aber aus dem benachbarten Periarchicortex. Wir haben sie weiter vorn (8.10.1.1., S. 627) mit dem Tractus perforans des Hippocampus retrocommissuralis verglichen.

Efferenzen

Die rostralen Efferenzen wurden teilweise im Zusammenhang mit den Afferenzen des Hippocampus praecommissuralis bereits erwähnt. Alle dort gemachten Angaben beruhen auf normal-anatomischen Untersuchungen. Nach CAJAL (1903) gehen die rostralen Projektionsfasern des Hippocampus supracommissuralis um das Balkenknie herum und am vorderen Rand des Septum entlang hauptsächlich zum Corpus striatum. Daneben gehen nach rostral noch einige, von VOGT und KOELLIKER genauer beschriebene, perforierende Fasern, die den Balken durchdringen und in den Fornix longus von FOREL eintreten (Fornix dorsalis, s. S. 605). Nach CAJAL sind diese Fasern im hinteren Drittel der Striae und in der Umgebung des Balkensplenium relativ zahlreich, nach KOELLIKER (1896) hingegen im mittleren und vorderen Teil des Balkens. Nach CAJAL kommen alle Fasern von den Zellen des Hippocampus supracommissuralis[466]), KOELLIKER hingegen bezweifelt aus rein quantitativen Gründen, daß alle perforierenden Balkenfasern aus dieser Quelle kommen können und vermutet, daß auch Längsfasern der Stria medialis, die einen anderen Ursprung haben, zu perforierenden Fasern werden[467]).

Zu den perforierenden Fasern werden auch jene Projektionen zum Mesencephalon gehören, die nach den experimentellen Untersuchungen von VALENSTEIN u. NAUTA (1959, Ratte, Meerschweinchen, Katze, Rhesusaffe, Nauta-Gygax) ihren Ursprung hauptsächlich im Gyrus fornicatus (Gyrus cinguli) haben. Nach NAUTA (1958, Ratte, Nauta-Gygax) könnten überhaupt viele der aus dem System des dorsalen Fornix kommenden und zum Mesencephalon verlaufenden Fasern dem supracommissuralen Hippocampus entstammen (s. 8.9.7.2., S. 611).

Caudale Efferenzen: Nach vielen normal-anatomischen Untersuchungen älterer Autoren (u. a. HONEGGER, 1892, und KOELLIKER, 1896; CAJAL, 1903, nennt weiterhin GOLGI, HENLE, GIACOMINI und BLUMENAU), soll die Stria medialis caudal in die Fasciola cinerea und die Fascia dentata des Hippocampus retrocommissuralis übergehen, die Stria lateralis hingegen in den Gyrus hippocampi (Gyrus parahippocampalis und damit periarchicorticale Rinde). Nach CAJAL (1903) gehen *beide* Striae in die Fasciola cinerea und die Fascia dentata. Die Fasern der Stria medialis sollen sich teilweise aufspalten und in die Molekularschicht von Cornu ammonis und Fascia dentata gehen. Experimentell-anatomisch haben sich diese normal-anatomischen Aussagen bisher nicht genügend absichern lassen. Die diesbezüglichen spärlichen Befunde werden im Zusammenhang mit den Afferenzen des Hippocampus retrocommissuralis (8.9.7.1., s. S. 596) und der präsubikulären Rinde (8.12.7.1., s. S. 754) erörtert.

8.10.7.3. Vergleich der Faserverbindungen von Hippocampus prae- und supracommissuralis mit jenen des Hippocampus retrocommissuralis

Insgesamt sind die Faserverbindungen des Hippocampus *supra*commissuralis und auch die des Hippocampus *prae*commissuralis nur ungenügend bekannt. Die Angaben beruhen zumeist auf normal-anatomischen Untersuchungen, die Stützung durch experimentell-anatomische Befunde — die nicht immer eindeutig sind — ist

[466]) Sie sollen in ihrer Mehrheit aus dem lateralen Abschnitt kommen, der abweichend von unserer Auffassung (s. S. 627) als Stria lateralis bezeichnet wurde. Wir sehen als Stria lateralis die im Stratum moleculare verlaufenden Fasern an.

[467]) DOMESICK (1969) diskutiert Faserdegenerationen, die im Fornix dorsalis nach Läsionen in caudalen cingulären Gebieten auftreten und von CRAGG u. HAMLYN (1959) beim Kaninchen beschrieben wurden. Nach DOMESICK beruhen sie wahrscheinlich auf Zerstörungen im Indusium griseum (Stria longitudinalis lateralis). DOMESICK wirft die Frage auf, ob diese Fasern wirklich im Indusium griseum entspringen oder in der weiter caudal gelegenen parahippocampalen Rinde.

noch unbefriedigend. Es dürfte deswegen von einigem Interesse sein, durch Vergleich mit den besser bekannten Verbindungen des *retro*commissuralen Hippocampus einige zusätzliche Hinweise zu gewinnen. Ein solcher Vergleich scheint überraschenderweise zuvor noch nicht versucht worden zu sein.

Die hauptsächlichen Afferenzen des retrocommissuralen Hippocampus bestehen aus den querverlaufenden Fasern des Tractus perforans und kommen aus dem benachbarten Periarchicortex. Weitere Afferenzen kommen aus dem Fornix-System über den Alveus. Alveus und Fornix sind jedoch in erster Linie efferent, während die Efferenzen zum benachbarten Periarchicortex vergleichsweise geringer zu sein scheinen (Abb. 364).

Übertragen auf den *Hippocampus supracommissuralis* würde das von YAKOVLEV u. LOCKE (1961) beschriebene System der aus dem Cingulum kommenden Fasern eine große afferente Bedeutung bekommen, während die tiefen Fasern der Stria medialis überwiegend efferenten Charakter haben werden — CAJAL vermutete rein efferenten Charakter — und überwiegend nach rostral verlaufen bzw. den Balken perforieren. Bei den in der Molekularschicht verlaufenden longitudinalen Fasern (Stria lateralis?) dürfte es sich in erster Linie um Assoziationsfasern handeln, die verschiedene Teile des Hippocampus miteinander verbinden. Sie wurden im Hippocampus retrocommissuralis in vergleichbarer Lage von SMITH (1897d), OBENCHAIN (1925) und LORENTE DE NO (1934) beschrieben.

Übertragen auf den *Hippocampus praecommissuralis* erscheinen Afferenzen aus dem benachbarten Periarchicortex (Area subgenualis, Area 25 nach BRODMANN, s. 8.14.) möglich, sind aber bisher noch nicht belegt worden. Die für die ventralen Abschnitte des Hippocampus praecommissuralis beschriebenen Afferenzen aus dem primär-olfactorischen Bulbus olfactorius sind für den Hippocampus ungewöhnlich und stellen offenbar die einzige, von einem sensorischen Primärgebiet kommende Afferenz dar, die für den gesamten Hippocampus bisher beschrieben wurde. — Nach den Untersuchungen von WOODS *et al.* (1969) gehen die Efferenzen bevorzugt in das Septum und in das Diencephalon, was sich mit den Erwartungen, die aus den Befunden am Hippocampus retrocommissuralis abgeleitet werden können, gut in Deckung bringen läßt.

8.10.8. Funktion

ZUCKERKANDL (1887) glaubte sicher nachgewiesen zu haben, daß der Hippocampus ein Riechzentrum ist. Als wesentlichen Beleg hierfür sah er die geringe Ausbildung beim anosmatischen Delphin an. Zweifel an dieser Auffassung meldeten schon bald danach FISH (1893), HILL (1895), SMITH (1897d) u. a. an, insbesondere auch für den Hippocampus anterior. FISH fand einen schwach entwickelten Hippocampus supracommissuralis bei der makrosmatischen Katze, einen gut entwickelten hingegen bei mikrosmatischen Formen (Mensch und Schimpanse). HILL fand den supracommissuralen Hippocampus beim anosmatischen Entenwal *(Hyperoodon)* gut entwickelt. Nach SMITH variiert seine Größe nicht direkt mit der Bedeutung des Riechsinns, wie von älteren Autoren angenommen.

Vergleichende Messungen (STEPHAN, 1961) gaben Hinweise darauf, daß sich prä- und supracommissuraler Hippocampus in der aufsteigenden Primatenreihe, in der eine Reduktion des olfactorischen Systems stattfindet, nicht gleichartig verhalten, sondern daß nur der prācommissurale Hippocampus abnimmt — in Übereinstimmung mit möglichen olfactorischen Einflüssen — der supracommissurale hingegen zunimmt. Experimentelle Untersuchungen (SCALIA, 1966; PRICE, 1973) ergaben direkte Zuflüsse aus dem primär-olfactorischen Bulbus olfactorius zum ventralen Teil des Hippocampus praecommissuralis, so daß dieser Teil nach SCALIA als eines der olfactorischen Rindengebiete betrachtet werden kann.

BRODAL (1947a) hat darauf hingewiesen, daß der präcommissurale Hippocampus kaum einen bedeutenden Teil des olfactorischen Systems darstellen kann. Auch im Vergleich mit der Gesamtgröße des Hippocampus ist sein Anteil recht gering. Wir glauben aber, daß diese mögliche Verbindung für eine spezifische olfactorische Teilfunktion, die sich noch nicht näher definieren läßt, von hoher Bedeutung sein könnte. Möglicherweise spielt sie eine Rolle in den von WOODS *et al.* (1969) gefundenen Beziehungen des Hippocampus praecommissuralis zu Systemen, die die neurohypophysäre Hormonausschüttung beeinflussen.

PRICE u. POWELL (1971) schließlich diskutieren Ähnlichkeiten der Verbindungen des präcommissuralen Hippocampus mit jenen des retrocommissuralen Hippocampus. Neben der gut gesicherten Bahn von der Regio entorhinalis über Hippocampus retrocommissuralis und Fimbria zum Hypothalamus scheint hier eine Bahn von den Nachbarregionen der Entorhinalis (präpiriforme und periamygdaläre Rinde) über den Hippocampus praecommissuralis zum Hypothalamus zu existieren. Ähnlichkeiten mit dem Hippocampus retrocommissuralis scheinen im Hippocampus supracommissuralis noch deutlicher hervorzutreten, wobei die im retrocommissuralen Hippocampus überwiegenden entorhinalen Zuflüsse durch cinguläre ersetzt sein könnten. Über die Funktionen des retrocommissuralen Hippocampus bzw. des limbischen Systems insgesamt geben der Abschnitt 8.9.9. und Kapitel 9. weitere Aufschlüsse.

8.11. Regio entorhinalis

Mit der Regio entorhinalis treten wir in jenen Kreis von Strukturen ein, die zum *Periarchicortex* zusammengefaßt wurden, und die in ihrer Gesamtheit zwischen dem Hippocampus (= Archicortex) und dem Isocortex vermitteln. Der Hauptteil dieses Periarchicortex liegt dem Hauptgebiet des Hippocampus (Hippocampus retrocommissuralis) benachbart und wurde von BRODMANN (1909) als „hippocampale" Hauptregion bezeichnet. Ein wesentliches gemeinsames Charakteristikum dieser Hauptregion ist das Auftreten heller, zellarmer Zonen im Rindenband, und dieses Merkmal veranlaßte ROSE (1926, 1927a, b), diesem Gebiet den besonderen Status eines *Schizocortex* zu geben. Wir haben den Begriff des Schizocortex in metrischen Untersuchungen im gleichen Sinne verwandt, und bevorzugen ihn auch hier gegenüber dem Begriff der „hippocampalen" Hauptregion, weil er eine Verwechslung mit dem eigentlichen Hippocampus ausschließt.

Nach LORENTE DE NO (1934) hat der gesamte Komplex nicht nur einen gleichen Schichtungsplan, sondern erweist sich auch aufgrund seiner Faserverbindungen als Einheit. Nach morphologischen Unterschieden und solchen in den internen Verbindungen bietet sich nach LORENTE DE NO eine Untergliederung in zwei Einheiten an, und zwar in die Regio entorhinalis, in die die perirhinale Rinde einzubeziehen ist, und in die Regio praesubicularis (einschließlich parasubikulärer Rinde).

Die Regio entorhinalis nimmt den caudalen Abschnitt des Lobus piriformis ein, der bei den höheren Primaten und beim Menschen als Gyrus parahippocampalis bezeichnet wird (Abb. 52—58). Dieser Teil des Gehirns erfährt in Phylogenese und Ontogenese besonders starke Lageveränderungen (Abschnitte 4.2.4. und 6.3.2.4.). Eine ausführliche Erörterung der Histogenese findet sich im Abschnitt 7.6.1.

Eine zusammenfassende Darstellung über die entorhinale Region gibt es bislang nicht. Wesentliche Arbeiten sind u. a. die von Rose (1927b, vergleichende Cytoarchitektonik), Lorente de No (1933, Untersuchungen am Golgi-Material), Brodal (1947a, Übersicht und funktionelle Probleme), Blackstad (1956, Übersicht und interhemisphärische Verbindungen) und Braak (1972a, Pigmentarchitektonik).

8.11.1. Vergleichende mikroskopische Anatomie

Die Regio entorhinalis ist beim Menschen sehr gut entwickelt und erreicht sowohl in ihrer Größe (Abschnitt 8.11.1.3.) als auch in ihrer cytoarchitektonischen Differenzierung (Abschnitt 8.11.1.4.) ein Niveau, welches über das der übrigen Säuger hinausgeht. Trotzdem kann auf eine vergleichende Betrachtung nicht verzichtet werden, weil sich aus den wesentlichen histologischen, histochemischen und experimentell-anatomischen Untersuchungen — die fast ausschließlich an Laboratoriumstieren und tierischen Primaten durchgeführt wurden — areale Unterschiede innerhalb der entorhinalen Region ergeben haben, die auf funktionelle Unterschiede hinweisen. Es soll geprüft werden, ob genügend vergleichend-architektonische Anhaltspunkte vorhanden sind, die es erlauben, die bei tierischen Säugern gewonnenen Befunde auf den Menschen zu übertragen.

Eine spezifische Regio entorhinalis findet sich nur bei den Säugern. Bei den höheren Nichtsäugern (Reptilien, Vögel) findet sich zwar eine Parahippocampusrinde (Abschnitt 4.1.4. und D_2am in Abb. 47), doch ist es nicht möglich, bei nichtsäugenden Wirbeltieren einzelne Felder mit jenen des Periallocortex der Säuger zu homologisieren. Die von Rose (1914/15, 1926) und teilweise auch von Craigie (1935, Emu) versuchte Homologisierung von Strukturen des Vogel- und Reptilgehirns mit der Regio entorhinalis der Säuger ist nur schwach fundiert. Gegen diese Homologisierung sprechen einerseits das Vorhandensein des Gebietes auch bei solchen Vögeln, denen nach Rose (1914/15) ein Hippocampus fehlt, und zum anderen die sehr geringe Entwicklung der Entorhinalis bei primitiven Säugern.

Bei den Säugern (Literaturauswahl nachstehend) wurde eine Regio entorhinalis stets gefunden, unabhängig davon, ob es sich um makrosmatische, mikrosmatische oder anosmatische Arten handelt.

Säuger, Nichtprimaten: Cajal (1903, 1911, Maus, Kaninchen, Katze); Campbell (1905, Katze, Hund, Schwein); Brodmann (1909, Igel, Kaninchen, Ziesel, Wickelbär, Flughund); Zunino (1909, Kaninchen, Myeloarchitektonik); Flores (1911, Igel, Myeloarchitektonik); Rose (1912, kleine Säuger; 1927a, diverse; 1929b, Maus; 1931, Kaninchen); Winkler u. Potter (1914, Katze); Droogleever-Fortuyn (1914, Nager); Gray (1924, Opossum); Gurewitsch u. Chatschaturian (1928, Feliden); Gurewitsch *et al.* (1929, Nager); I. u. N. Popoff (1929, Ratte); Lorente de No (1933, Maus, Ratte, Kaninchen, Katze); Abbie (1940, 1942, Monotremata, *Perameles*); J. E. Rose (1942, Schaf); Krieg (1946a, b, Ratte); Vaz Ferreira (1950, 1951, Ratte, Fibrilloarchitektonik); Blackstad (1956, Ratte); White (1959, Ratte, Fibrilloarchitektonik); R. W. Smith u. White (1964, Katze, Fibrilloarchitektonik); Filimonoff (1965, Delphin); Lakomy (1970, Rind); Caviness u. Sidman (1973, Maus); Price (1973, Ratte).

Säuger, Primaten: Cajal (1903, 1911, Mensch); Campbell (1905, Orang-Utan, Schimpanse, Mensch); Smith (1907, Mensch); Mauss (1908, *Macaca*, *Cercopithecus*; 1911, Gibbon, Orang-Utan, Myeloarchitektonik); Brodmann (1908a, b, 1909, *Lemur*, *Hapale*, *Cercopithecus*, Mensch); Economo u. Koskinas (1925, Mensch); Rose (1927a, *Lemur*; 1927b, Mantelpavian, Mensch); Lorente de No (1933, *Macaca*, Mensch); Sgonina (1938, *Macaca*, Mantelpavian, Menschenaffen, Mensch); Braak (1972a, Mensch, Pigmentarchitektonik).

8.11.1.1. Gliederung und Terminologie

Der Terminus „entorhinalis“ geht zurück auf BRODMANN (1908a, b, 1909)[468]; die Bezeichnung dieser Rinde als Typus 28 taucht schon 1905 auf (hier zusammen mit Typus 27 als „Subiculum gyri hippocampi“). Bei fast allen untersuchten Säugern gliedert BRODMANN die Area entorhinalis (28) in zwei Unterfelder, die als 28a und 28b (bzw. beim Igel als 28a und 28p) bezeichnet werden. Das Feld 28a liegt lateral und grenzt an die Area perirhinalis (35) an, die im allgemeinen den caudalen Teil des Sulcus rhinalis oder bei dessen Fehlen eine adäquate Position im Übergang zu den isocorticalen Rindentypen einnimmt. Das Feld 28b liegt medial und grenzt an die Area parasubicularis (49) an. Beim Menschen wird das an die Area 35 angrenzende Feld als 28, das weiter entfernt liegende als 34 bezeichnet (Abb. 6). Diese Gliederung in zwei selbständige Felder findet sich in BRODMANNS Untersuchungen nur beim Menschen[469]). Sie könnte im Sinne einer fortgeschrittenen Differenzierung dieses Gebietes interpretiert werden. — Die Terminologie und die numerischen Bezeichnungen von BRODMANN haben sich weitgehend durchgesetzt und werden auch im neuzeitlichen Schrifttum überwiegend verwandt. Abweichend von BRODMANN haben u. a. KRIEG (1946a, b), VAZ FERREIRA (1951), WHITE (1959) und VAN HOESEN *et al.* (1972) das laterale Gebiet als 28b und das mediale Gebiet als 28a bezeichnet (Abb. 405).

Die umfassendsten vergleichenden Untersuchungen haben ROSE (1912—1931) und SGONINA (1938) vorgelegt. ROSE war ursprünglich (1912) noch der Numerierung von BRODMANN gefolgt, führte später (seit 1926) aber eigene Kurzbezeichnungen in Kombination mit „e“ ein[470]). Er fand, daß sich die Regio entorhinalis mit zunehmender Entwicklungshöhe strukturell mehr und mehr differenziert und beschrieb bei niederen Säugern (Insektenfressern, Fledermäusen, Nagern) 3—5 Felder, beim Hund 8, beim Lemur 11, beim Mantelpavian 14 und beim Menschen 23 (Abb. 11, 383b). Hingegen soll die perirhinale Rinde, die beim Kaninchen (ROSE, 1931) in 2 Felder (anterior und posterior) gegliedert wurde, bei den höheren Affen und beim Menschen (ROSE, 1927b) äußerst rudimentär sein. Sie wird hier als Unterfeld der Entorhinalis aufgefaßt. Bezüglich der Möglichkeit der Homologisierung der Einzelfelder der Regio entorhinalis in der aufsteigenden Säugerreihe äußert sich ROSE zurückhaltend. Während dies bei einzelnen Feldern recht leicht sein soll, konnte er die überwiegende Zahl der Felder nicht homologisieren. Viele der beim Menschen auftretenden Felder sollen bei keinem Tier vorhanden sein und werden von ROSE als spezifisch menschliche Strukturen aufgefaßt.

---

[468]) In noch früheren Arbeiten finden sich Hinweise auf dieses Gebiet bei CAMPBELL (1905, Cortex covering the Lobus pyriformis, olfactory area; ohne klare Trennung von der präpiriformen Rinde) und bei SMITH (1907, Area pyriformis, s. Abb. 5). — Parallel zu den cytoarchitektonischen Untersuchungen von BRODMANN wurden myeloarchitektonische Untersuchungen durchgeführt, die zu sehr ähnlichen Ergebnissen führten. Hierher gehören die Untersuchungen von MAUSS (1908, 1911), ZUNINO (1909), FLORES (1911) und ROSE (1912). Terminologie und Numerierung wurden von BRODMANN übernommen. — WINKLER u. POTTER (1914) bezeichnen Feld 28 als Area entorhinica und 35 als Area perirhinica.

[469]) Ein Feld 34 kommt nach den myeloarchitektonischen Untersuchungen von MAUSS (1911) auch den Menschenaffen zu. Es ist aber zweifelhaft, ob das so bezeichnete Gebiet dem Feld 34 von BRODMANN entspricht, weil seine Lage eine ganz andere ist. Bei MAUSS liegt das Feld 34 neben dem Feld 35, das Feld 28 hingegen weiter rostral. — Die Area perirhinalis (35) wird von MAUSS als Area entorhinalis ventralis posterior bezeichnet, also eng an die entorhinale Region angeschlossen.

[470]) Weitere Arbeiten, die sich mit mehr oder weniger starken Abweichungen an die Terminologie von M. ROSE anlehnen, sind u. a. die von I. u. N. POPOFF (1929, Ratte, ea—ef, wovon ed und ef weiter untergliedert sind); GUREWITSCH *et. al.* (1929, Nager, e_1—e_8); J. E. ROSE (1942, Schaf, Ena, Enp, End) und FILIMONOFF (1947, Mensch, et, ep, ea; 1965, Delphin, em, er).

Hingegen hat SGONINA (1938) alle beim Menschen vorkommenden Teilgebiete mit entsprechenden Strukturen bei höheren Affen homologisiert. Ähnlich wie ROSE untergliedert er die Regio entorhinalis sehr stark, und zwar in 5 Subregionen mit 12 Feldern (Abb. 383 c). In der Terminologie vermittelt SGONINA zwischen ROSE und C. u. O. VOGT. C. u. O. VOGT (1919) gliedern die Oberflächengebiete der Gyrus parahippocampalis in α- und λ-Felder (von denen etwa λ 8—λ 15 und die α-Felder der entorhinalen Rinde entsprechen; s. Abb. 2, 383 a). Zusammen mit den zwei α-Feldern unterscheiden C. u. O. VOGT in der entorhinalen Rinde des Menschen 10 Felder. — SGONINA (1938) benutzt in seiner Arbeit die Terminologie von C. u. O. VOGT, überführt sie dann aber abschließend in mit „*e*" beginnende Buchstabenkombinationen, die er für den Menschen mit den Terminologien von C. u. O. VOGT (1919) und ROSE (1927 b) vergleicht (Tabelle 15).

Neuerdings hat BRAAK (1972 a) durch Darstellung der Neurolipofuscine (Pigmentarchitektonik) die entorhinale Rinde des Menschen in 16 Felder gegliedert, die er ebenfalls als e-Felder bezeichnet. 7 dieser Felder liegen auf dem Gyrus parahippocampalis mit stufenweise abnehmender Organisationshöhe um ein hochdifferenziertes Zentrum, 4 weitere unter ähnlichen Bedingungen auf dem Gyrus ambiens, den wir zum Gyrus parahippocampalis im weiteren Sinne rechnen (s. Def.).

Nach BRODMANN (Felder 28, 34 und 35), C. u. O. VOGT (α- und λ-Felder), M. ROSE und BRAAK (e-Felder) wurde eine vierte, völlig unterschiedliche Terminologie von ECONOMO u. KOSKINAS (1925) für den Menschen eingeführt[471]). ECONOMO u. KOSKINAS fassen in ihrer Regio hippocampi (H) die Oberflächengebiete des Gyrus parahippocampalis und den Hippocampus selbst zusammen. Auf dem Gyrus parahippocampalis werden die Gebiete von rostral nach caudal als Area uncinata (HA), Area parauncinata (HB) und Area rhinalis limitans (HC) bezeichnet (Abb. 8). ECONOMO u. KOSKINAS nehmen an, daß ihr Feld HA mit 34 von BRODMANN identisch ist, HB mit dem rostralen und HC mit dem caudalen Teil von 28. Der Vergleich der von ECONOMO u. KOSKINAS wiedergegebenen Tafelabbildungen ergibt aber, daß in HC auch die Area parasubicularis (Feld 49 von BRODMANN) eingeschlossen ist. HA, HB und HC sollen nach ECONOMO u. KOSKINAS sehr allmähliche Übergänge ineinander zeigen, so daß man sie auch als eine einzige Formation auffassen könnte (ECONOMO u. KOSKINAS, 1925, S. 745).

LORENTE DE NO (1933) hat eine außerordentlich detaillierte Golgi-Studie der Regio entorhinalis vorgelegt, gibt daneben aber auch Nissl-Bilder, aus denen hervorgeht, daß er neben der Regio entorhinalis (R.e.r.) eine Regio perirhinalis (R.p.r.) anerkennt. Eine Untergliederung der Regio entorhinalis findet sich in einer späteren Arbeit (1934), und zwar gliedert er in Richtung vom Neocortex zum Hippocampus in die Teile A, B und C, wobei er nun die Regio perirhinalis als Aa in die entorhinale Rinde einbezieht (Abb. 367). Kriterien für diese Gliederung sind bei LORENTE DE NO (1934) neben architektonischen Merkmalen vor allem unterschiedliche Faserverbindungen mit dem Hippocampus, die aber nicht mehr unumstritten sind (s. Abschnitt 8.9.7.1.). Vom Teil A sollen die Fasern zum Hippocampus aus-

[471]) Daneben gibt es noch einige interessante Gliederungen, die sich mit ihren Termini jedoch nicht durchgesetzt haben. Hierzu gehören u. a. die Gliederungen von GRAY (1924, Opossum) und ABBIE (1940, 1942, Monotremen und Marsupialier). Bei GRAY wird das der Regio entorhinalis entsprechende Gebiet als Area piriformis posterior bezeichnet. Daneben kennt GRAY auch eine Area perirhinalis, die aber unterhalb der Inselrinde liegt und mit dem gleichnamigen Gebiet von BRODMANN nichts gemein hat. ABBIE (1940) weist darauf hin, daß die Area 28 von BRODMANN wahrscheinlich seinem „posterior piriform cortex" (PyP) entspricht und die Area 35 seiner „parapiriformis 1" (PPy1) (Abb. 13—14). In einer späteren Arbeit (1942) wird PPy1 aber als Area temporalis des Isocortex angesprochen, was bei der großen Ausdehnung des so bezeichneten Gebiets sicherlich zutreffender ist.

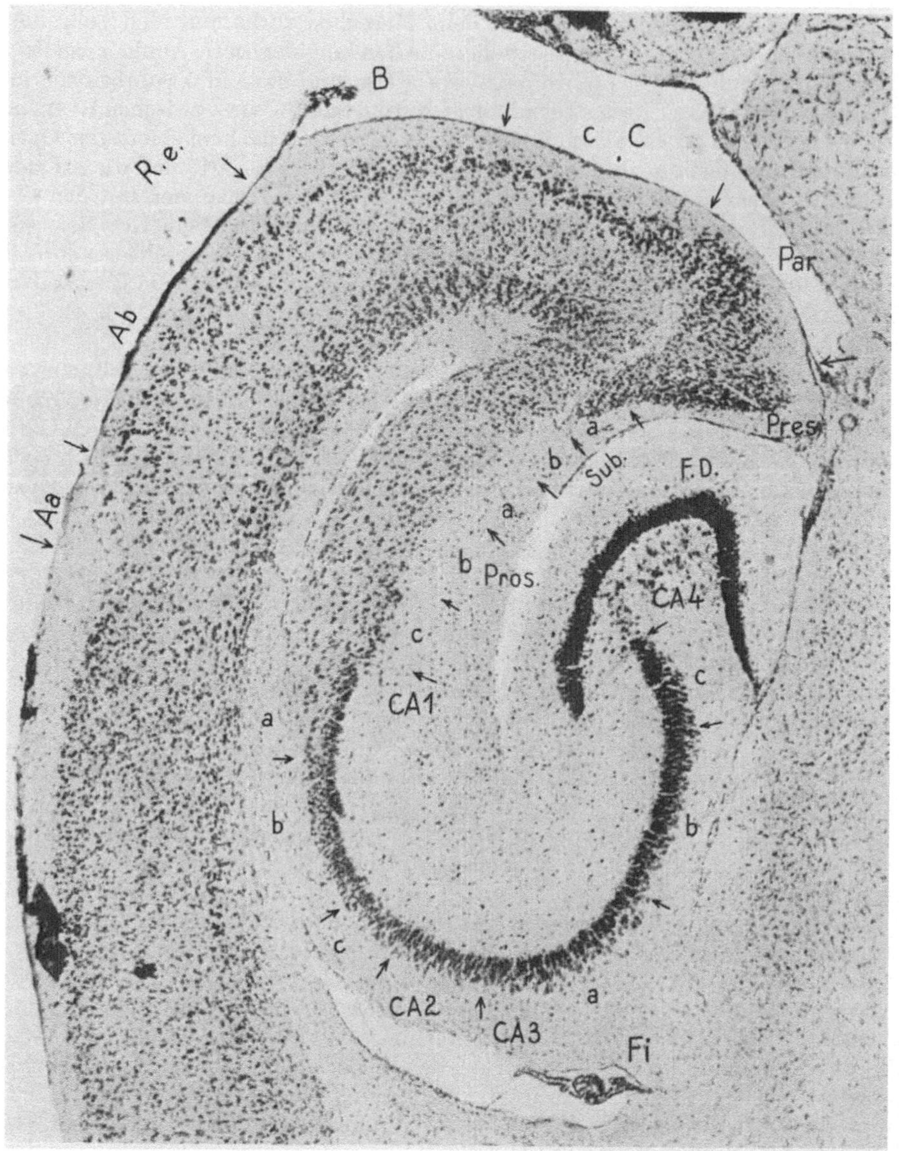

Abb. 367. Horizontalschnitt durch den caudalen Lobus piriformis und Hippocampus der Maus (aus LORENTE DE NO, 1934). Nissl-Färbung. *Aa*, *Ab*, *B*, *C* Felder der Regio entorhinalis (R.e.), *CA1*, *CA2*, *CA3*, *CA4* Felder des Ammonshorns (teilweise mit Unterfeldern a, b, c), *F.D.* Fascia dentata, *Fi* Fimbria, *Par* Parasubiculum, *Pres* Praesubiculum, *Pros* Subiculum, (Prosubiculum nach LORENTE DE NO), *Sub* Subiculum

schließlich durch den Tractus perforans verlaufen, vom Teil C durch den Tractus alvearis und vom Teil B durch beide Bahnen. Die Golgi-Studien von LORENTE DE NO (1933) beziehen sich auf seinen Teil B, also auf ein mittleres Gebiet. BLACKSTAD (1956) nimmt an, daß sowohl den Untersuchungen von LORENTE DE NO als auch jenen von CAJAL (1902b, 1903, 1911) vorwiegend dorsale Ebenen zugrunde liegen, nicht auch ventrale und laterale Gebiete.

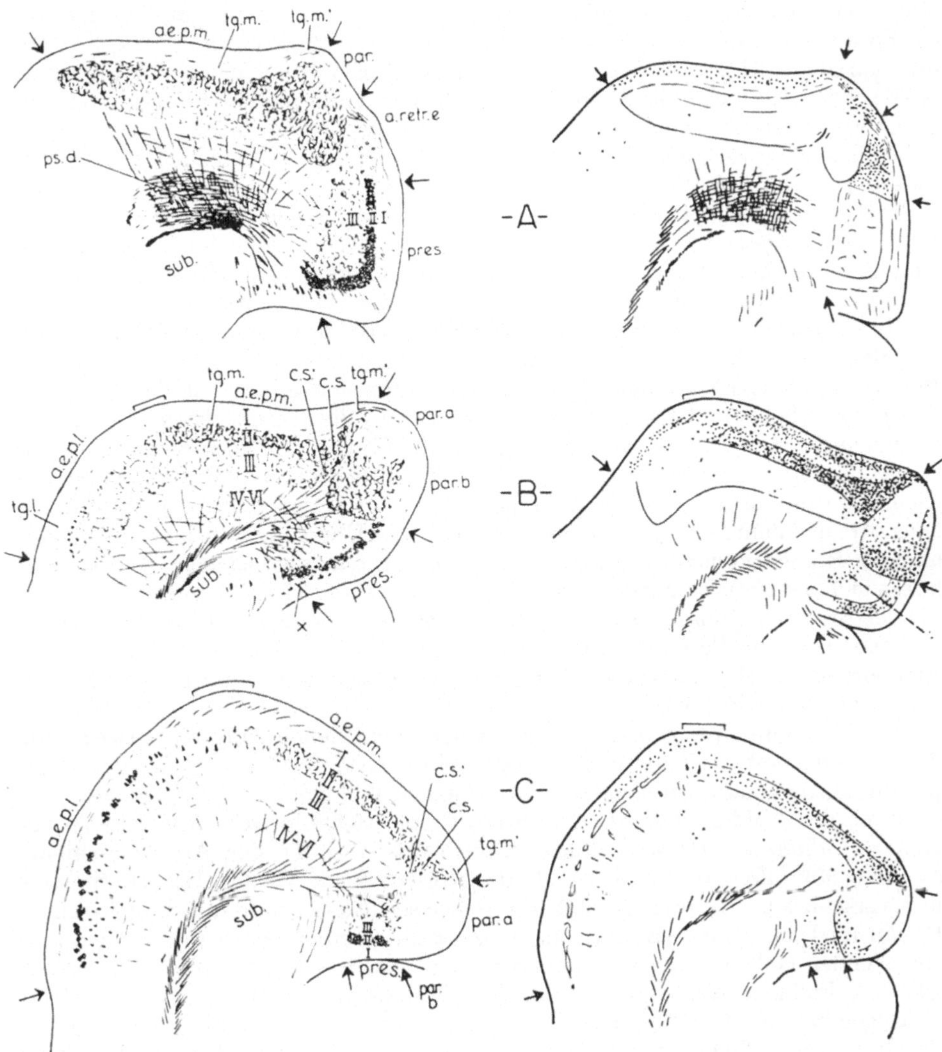

Abb. 368. Darstellung silberimprägnierter Horizontalschnitte durch den caudalen Lobus piriformis der Ratte (aus Storm-Mathisen u. Blackstad, 1964). -A-, -B-, -C- dorsale, mittlere und basale Ebenen, über deren Lage die Abb. 407a informiert. Links normale Architektonik, rechts Verteilung der commissuralen Afferenzen. *a.e.p.l.*, *a.e.p.m.* Pars lateralis bzw. medialis der entorhinalen Rinde, *a.retr.e* Area retrosplenialis e, *c.s.* und *c.s'*. Erweiterung der zweiten Schicht an der Grenze zum Parasubiculum, *par.*, *par.a*, *par.b* Parasubiculum mit Unterfeldern a und b, *pres* Praesubiculum, *ps.d.* Psalterium dorsale, *sub.* Subiculum, *tg.l.*, *tg.m.*, *tg.m.'* tangentiale Fasern im Stratum moleculare, I—VI Schichten der entorhinalen und präsubikulären Rinde

Blackstad (1956) hat in eine Pars lateralis, die in etwa dem Teil A von Lorente de No entsprechen soll, und in eine Pars medialis (Teile B und C von Lorente de No) gegliedert (Abb. 368). Dieser Gliederung liegen neben cytoarchitektonischen auch fibrilloarchitektonische Kriterien zugrunde (ähnlich auch bei R. W. Smith u. White, 1964), sowie deutliche Unterschiede in den Degenerationsorten interhemisphärischer Fasern. Die Grenze zwischen den beiden Gebieten läuft etwa der Regio parasubicularis (49 nach BRODMANN) parallel und die Gliederung gewinnt damit Ähnlichkeit mit jener von BRODMANN (1908a, b, 1909) und KRIEG (1946b), sowie den fibrilloarchitektonischen Studien von VAZ FERREIRA (1951). Diese einfache Gliederung, die auch dem vorliegenden Beitrag zugrunde gelegt werden soll, wurde in der Folge durch weitere Befunde, wie z. B. über unterschiedliche Faserverbindungen (Abschnitt 8.11.7.) und über histochemische Unterschiede (Abschnitt 8.11.4.) erhärtet.

Das laterale Übergangsgebiet in den Isocortex wurde von BRODMANN (1908a, b, 1909) als *Area perirhinalis* (Area 35) bezeichnet. Während die Regio entorhinalis zumindest als Gesamtkomplex klar definierbar und homologisierbar ist, ist dies für die Area perirhinalis sehr viel schwieriger. Dieses Randgebiet der entorhinalen Rinde wird sehr unterschiedlich beurteilt und es ist nicht immer möglich zu entscheiden, was sich unter dem Terminus „perirhinalis" oder „35" verbirgt. Die Bewertung als eigenständiges Feld ist nicht unumstritten, und in den Fällen, in denen seine Selbständigkeit anerkannt wird, sind die Unterschiede in den Auffassungen über seine Charakterisierung und Zuordnung fast ebenso zahlreich, wie die Äußerungen über dieses Gebiet selbst. Wesentliche Übereinstimmung besteht eigentlich nur darin, daß die Area perirhinalis zwischen der Area entorhinalis einerseits und dem Isocortex andererseits liegt. Der Übergang von dem einen in den anderen Rindentypus scheint sich in mehreren Stufen zu vollziehen[472]). Allgemein lassen sich zwei Stufen unterscheiden[473]) (hier als I und II bezeichnet), von denen die der Area entorhinalis benachbarte (I) mit dieser Rinde große Ähnlichkeit hat und wie diese dem Periarchicortex zugerechnet werden soll, die dem Isocortex benachbarte Stufe (II) hingegen höher differenziert ist und nach unserer Auffassung zum Proisocortex gehört.

Der Terminus „perirhinalis" wurde von verschiedenen Autoren entweder auf die eine oder auf die andere Stufe angewandt, so daß die als Area oder Regio perirhinalis bezeichneten Gebiete nicht in jedem Fall einander entsprechen.

Nach den Abbildungen, die BRODMANN gibt (1909, dort die Abb. 24—26 von *Lemur*, *Callithrix* = *Hapale*, *Macaca*), versteht er unter der Area perirhinalis (= Area 35) offenbar überwiegend die proisocorticale Stufe (II). Hierin sind ihm verschiedene Autoren gefolgt, die teilweise folgerichtig dann die perirhinale Rinde, im Unterschied zu BRODMANN, ganz aus dem Allocortex bzw. den entsprechenden Gebieten ausgeklammert haben (u. a. I. u. N. POPOFF, 1929; ABBIE, 1940, s. Fußnote 471; KRIEG, 1946b; BLACKSTAD, 1956; ANGEVINE, 1965). Hingegen hat ROSE (1927a, b) als Area perirhinalis (Prh) (zumindest überwiegend) die Rinde der einfacher strukturierten Übergangsstufe (I) aufgefaßt. Er hat dieser später den Rang einer eigenen Region eingeräumt (ROSE, 1929b, 1931). Während sich die Aufwertung zur Region nicht durchgesetzt hat und sicherlich auch nicht berechtigt ist, sind ihm mehrere Untersucher in der Definition des Rindengebietes gefolgt (u. a. LORENTE DE NO, 1934). Auch unseren metrischen Untersuchungen liegt, soweit eine Area perirhinalis abgegrenzt wurde, diese Auffassung zugrunde (Abschnitt 8.11.1.3., Prh in Tabelle 5). Bei vielen Autoren ist die so definierte Area perirhinalis dann folgerichtig als Teil der entorhinalen Rinde eingestuft worden (u. a. MAUSS, 1911; ROSE, 1927b bei den höheren Primaten und beim Menschen;

---

[472]) Für die Existenz mehrerer Übergangszonen sprechen besonders deutlich auch die angioarchitektonischen Untersuchungen von PFEIFER (1940) (s. Abb. 19) und die pigmentarchitektonischen Studien von BRAAK (1972a) (s. Abb. 384—385).

[473]) Nach BRAAK (1972a) besteht zwischen den rein allocorticalen Feldern und dem Isocortex ein breiter Übergangsbereich, der in vier Felder untergliedert wird. In diesen Feldern sollen allo- und isocorticale Schichten fugenartig ineinander greifen. Die Stufungen ergeben sich dadurch, daß die einzelnen Schichten bzw. Unterschichten unterschiedlich weit vordringen.

LORENTE DE NO, 1934), und die Bezeichnung „perirhinalis" wird teilweise gar nicht mehr verwendet (u. a. FILIMONOFF, 1947, 1965; BRAAK, 1972a)[474]). Demgegenüber weisen Untersuchungen über den Fasergehalt[475]) und solche über Faserverbindungen (JONES u. POWELL, 1970; VAN HOESEN u. PANDYA, 1973; s. Abschnitt 8.11.7.1.) darauf hin, daß dieses Randgebiet der entorhinalen Rinde eine gewisse Eigenständigkeit beanspruchen kann. Wir fassen deswegen die perirhinale Rinde als eigenständiges Feld neben der Area entorhinalis innerhalb der *Regio* entorhinalis auf. Auch nach LORENTE DE NO (1934) bilden BRODMANNS Felder 28 und 35 eine zusammengehörige Region, die u. a. durch einen gleichen Schichtungsplan charakterisiert ist.

Areale Grundgliederung: Regio entorhinalis
- Area entorhinalis (28, 34)
  - Pars lateralis
  - Pars medialis
- Area perirhinalis (35)

Von einigen Untersuchern ist die Regio entorhinalis bzw. ein entsprechendes, aber anders bezeichnetes Gebiet nicht von ihren medialen Nachbargebieten, insbesondere von der Area parasubicularis (49 nach BRODMANN) getrennt worden (u. a. bei CAJAL, 1902b, 1903, 1911 und ECONOMO u. KOSKINAS, 1925). Zumeist wird die Area parasubicularis jedoch als eigenständiges Feld abgegliedert. Wir werden sie zusammen mit der Area praesubicularis (27 nach BRODMANN) im nächsten Teilkapitel (8.12.) erörtern.

Abschließend soll noch erörtert werden, ob und wie sich die verschiedenen, von CAJAL (1902b, 1903, 1911) beschriebenen Gebiete mit der entorhinalen Rinde und ihren Grundabschnitten in Beziehung bringen lassen. Dies ist deswegen so bedeutsam, weil CAJAL eine der wichtigsten Untersuchungen über die Morphologie der Bauelemente vorgelegt hat. CAJAL (1911, S. 684—685) hat seine Untersuchungen überwiegend auf Golgi-Material begründet, bildet aber auch Nissl-Schnitte ab. Teilweise auf früheren Arbeiten basierend, gliedert er die „circonvolution de l'hippocampe", die dem Gyrus parahippocampalis entspricht, in 5 Regionen: 1. Région olfactive principale (auch Région olfactive principale de l'hippocampe, Région olfactive centrale, Région olfactive centrale de l'hippocampe, Région olfactive de l'hippocampe, Ecorce temporale olfactive), 2. Subiculum, 3. Presubiculum (= Praesubiculum), 4. Région externe ou fissuraire und 5. Région olfactive supérieure ou caudale (auch Ecorce temporale postérieure, Ecorce temporale supérieure, Centre temporal supérieur, Noyau temporal supérieur, Noyau angulaire).

Schwierigkeiten beim Versuch, diese Regionen mit den Komponenten der hier vorgelegten Grundgliederung in Deckung zu bringen, ergeben sich nicht nur aus der Vielzahl der von CAJAL für identische Gebiete gebrauchten Termini, sondern vor allem auch aus dem Fehlen von Rindenkarten. Nach den Abbildungen von CAJAL ist es sehr wahrscheinlich, daß die *erste* Region nicht nur präpiriforme und periamygdaläre Rinde enthält, sondern auch Teile der entorhinalen Rinde. Möglicherweise sind beim Menschen einerseits und den tierischen Säugern andererseits verschiedene Gebiete unter dem gleichen Terminus beschrieben worden. Die für die Katze abgebildeten Strukturen (Nissl-Bild) haben charakteristische Merkmale der präpiriformen Rinde, während die für den Menschen abgebildeten

---

[474]) J. E. ROSE (1942) beschreibt eine Area entorhinalis dorsalis, die der perirhinalen Rinde entsprechen dürfte.

[475]) Nach M. ROSE (1912), VAZ FERREIRA (1950) u. a. ist die perirhinale Rinde außerordentlich faserarm und hebt sich dadurch deutlich von den beiderseitigen Nachbarfeldern ab.

Strukturen deutlich auf entorhinale Rinde hinweisen[476]). Soweit die für die „Région olfactive principale" gegebenen Beschreibungen auf die entorhinale Rinde zutreffen, dürften sie bevorzugt für solche Gebiete gelten, die der präpiriformen Rinde benachbart sind, also für rostrale bzw. rostrolaterale Gebiete. Diese dürften überwiegend der Pars lateralis zugehören.

Bei der *vierten* von CAJAL beschriebenen Region handelt es sich um ein Gebiet, das im Sulcus rhinalis, bzw. bei Fehlen dieser Furche in adäquater Lage liegt. Eine Identität mit der Area perirhinalis von BRODMANN erscheint möglich. Bei der *fünften* Region von CAJAL handelt es sich mit Sicherheit um entorhinale Rinde, und es gibt aus der Beschreibung Hinweise darauf, daß sie weitgehend der Pars medialis entspricht. Ähnliche Auffassungen (bei unterschiedlicher Terminologie) ergeben sich auch aus den Diskussionen bei SCALIA (1966) und KERR u. DENNIS (1972). Auf *keinen* Fall ist es korrekt, diese fünfte Region mit der entorhinalen Rinde schlechthin gleichzusetzen (wie z. B. bei LORENTE DE NO, 1933; BRODAL, 1947a, b; ADEY *et al.*, 1957). In der Gliederung von LORENTE DE NO dürfte vor allem sein Teil C (und evtl. B) der fünften Region von CAJAL entsprechen. In ROSES Gliederung vom Kaninchen (1931) sind es nach SCALIA (1966) die Felder e8 und e9. — Eingeschlossen in die „écorce temporale supérieure" von CAJAL ist die Area parasubicularis (49 von BRODMANN). Wahrscheinlich entspricht sie einer Sonderdifferenzierung, die CAJAL erwähnt hat.

8.11.1.2. Schichtung und Schichtenzahl

Eher noch vielfältiger als die Zahl der vorliegenden arealen Gliederungen ist im Bereich der entorhinalen Rinde die laminäre Gliederung. Es gibt nur wenige Arbeiten, die in der Intensität der laminären Gliederung und in der Terminologie der einzelnen Schichten übereinstimmen. Einige der wichtigsten Gliederungen sind von R. W. SMITH u. WHITE (1964) miteinander verglichen worden (s. Tabelle 14).

Im wesentlichen stehen sich zwei Gruppen gegenüber, von denen die eine die laminäre Gliederung des Isocortex auf die entorhinale Rinde übertragen möchte (BRODMANN, MAUSS, ZUNINO, FLORES, WINKLER u. POTTER, ECONOMO u. KOSKINAS, VAZ FERREIRA), während die andere einer vom Isocortex unabhängigen laminären Gliederung den Vorzug gibt (ROSE, GRAY, I. u. N. POPOFF, SGONINA, FILIMONOFF, BLACKSTAD, LAKOMY)[477]). Zu dieser letzten Gruppe gehört auch LORENTE DE NO, der jeder Schematisierung der laminären Struktur kritisch gegenübersteht. Wir stimmen dieser Auffassung zu und folgen LORENTE DE NO (1933), der die entorhinale Rinde in sechs Schichten gliedert. Diese Gliederung wurde durch moderne histochemische Untersuchungen (Abschnitt 8.11.4.) auch in jenen Punkten bestätigt, in denen sie bemerkenswert von allen anderen laminären Gliederungen abweicht. Hierbei handelt es sich in erster Linie um die Bewertung der zellarmen tiefen Zonen, die eines der wesentlichsten Merkmale der entorhinalen Rinde darstellen[478]). Vor allem ROSE (1926, 1927a, b) hatte diesen Zonen eine große Bedeutung zugesprochen und auf ihrer Existenz das Konzept des Schizocortex aufgebaut. Die Hauptzone soll als Lamina dissecans das Zellband in je eine

[476]) Entsprechend sind diese Strukturen auch von ECONOMO u. KOSKINAS (1925) mit ihren Regionen HA und HB identifiziert worden, bei denen es sich eindeutig um entorhinale Rinde handelt. Bereits bei CAMPBELL (1905) finden sich Hinweise bzw. Abbildungen, aus denen solche Beziehungen hervorgehen.

[477]) Nach BRAAK (1972a) greifen in den Übergangsgebieten zwischen Entorhinalis und Isocortex die Schichten über größere Strecken fugenartig ineinander, so daß diese Übergangsfelder teilweise aus allocorticalen, teilweise aus isocorticalen Schichten bestehen.

[478]) Über ihre Rolle in der ontogenetischen Entwicklung wurde weiter vorn (Abschnitt 7.6.1.) ausführlicher berichtet.

äußere und innere Hauptschicht trennen. ROSE gelangte so zu einer Vierschichtung (Tabelle 14), die auch im modernen Schrifttum noch anzutreffen ist (u. a. bei R. W. SMITH u. WHITE, 1964; BRAAK, 1972a; CAVINESS u. SIDMAN, 1973).

Nach LORENTE DE NO entsprechen die zellarmen Zonen, die er für den fundamentalen Schichtungstypus der Rinde viel weniger hoch bewertet, protoplasmatischen oder fibrillären Plexus, die sich mit der Nissl-Methode nicht anfärben. In der entorhinalen Rinde sollen sie im wesentlichen aus protoplasmatischen Plexus bestehen, die von den basalen Dendriten der darüberliegenden Zellen gebildet werden. LORENTE DE NO betrachtet die zellarmen Zonen dementsprechend als Unterschichten der jeweils darüber liegenden Schichten. Sie kommen unter der dritten und vierten Schicht vor (Abb. 379).

Eine lateinische Terminologie wurde von LORENTE DE NO (1933), der in seiner englischen Bezeichnungsweise der Schichten im wesentlichen die spanischen bzw. französischen Bezeichnungen von CAJAL (1902b, 1911) übersetzt hat, nicht eingeführt und fehlt bis heute. Sie wird nachstehend vorgelegt, wobei wir abweichend von den meisten Autoren, aber in konsequenter Fortsetzung der Bezeichnungsweise bei den bisher erörterten Rindenstrukturen des Allocortex bzw. Periallocortex, die Schicht als Stratum (auch FILIMONOFF, 1947) und nicht als Lamina bezeichnen, wie im Isocortex allgemein üblich. Aus den gleichen Gründen werden auch die römischen Ziffern durch arabische ersetzt.

Laminäre Grundgliederung:

(1) Stratum moleculare
(2) Stratum stellare
(3) Stratum pyramidale
mit Substratum dissecans (3diss)
(4) Stratum magnocellulare
mit Substratum dissecans (4diss)
(5) Stratum parvocellulare
(6) Stratum multiforme

Mit Rücksicht auf die eingehenden cyto- und myeloarchitektonischen Untersuchungen der entorhinalen Rinde des Menschen (Abschnitt 8.11.2.) durch ROSE (1927b) und SGONINA (1938) soll kurz dargestellt werden, wie die Schichten bzw. Unterschichten einander entsprechen. ROSE und SGONINA haben die entorhinale Rinde gegliedert in: Lamina zonalis (1), Lamina principalis externa (Pre), Lamina dissecans (Ds) und Lamina principalis interna (Pri)[479]).

Die *Lamina zonalis* ist mit unserem Stratum moleculare voll identisch. Sie wurde von SGONINA in vier Unterschichten (1°, 1a, 1b und 1c) gegliedert (Abb. 386), von denen die äußere (1°) frei von Markfasern ist und dem gliösen Randsaum entsprechen dürfte. 1a und 1b enthalten die meisten Fasern (sie können nicht immer unterschieden werden), während 1c zumeist deutlich faserärmer ist. Die faserreiche äußere Zone (1a + 1b) wird zumeist als Sublamina supratangentialis, die faserärmere innere als Sublamina tangentialis bezeichnet (u. a. BLACKSTAD, 1956; WHITE, 1959). — Die *Lamina principalis externa* (Pre) entspricht den Schichten 2 und 3 ohne 3diss. SGONINA unterscheidet in ihr vier Unterschichten (a—d), von denen er c häufig noch untergliedert. Davon entsprechen Prea und teilweise wohl auch Preb unserer Schicht 2, die übrigen der Schicht 3. — Die *Lamina dissecans* (Ds) entspricht der 3diss, der 4 und der 4diss, doch ist dies konsequent nur von SGONINA durchgeführt worden, während ROSE beim Fehlen der 3diss die vierte Schicht auch in die äußere Hauptschicht, beim Fehlen der

[479]) BRAAK (1972a) hat bei einer entsprechenden laminären Grundgliederung bis zu 11 Schichten bzw. Unterschichten unterschieden, von denen die Preα unserer Schicht 2 entspricht, die Preβ und Preγ zusammen unserer Schicht 3, die Lamina dissecans der 3diss, die Priα wahrscheinlich der vierten Schicht, die Priβ der fünften und die Priγ der sechsten Schicht, doch ist die Homologisierung besonders bei den unteren Schichten unsicher. Einen Vergleich mit der laminären Gliederung von SGONINA (1938) hat BRAAK nicht durchgeführt.

Tabelle 14. Vergleich der Terminologie verschiedener Autoren, die laminäre Gliederung der entorhinalen Rinde betreffend (nach R. W. SMITH u. WHITE, 1964; leicht verändert)

Author	Layers (laminae)							Animals
CAJAL ('01)	I plexiform	II star cell	III pyramids	IV deep plexiform	V horizontal spindle cells	VI small pyramids with recurrent axis cylinder	VII polymorph and spindle cells	rodents, kittens, human
BRODMANN ('09)	I molecular	II external granular	III pyramidal	IV internal granular	V ganglionic		VI polymorph	human
ZUNINO ('09)	I zonal	II—III supra-striata		IV external stria of Baillargeri	V infrastriata plus internal stria of Baillargeri		VI substriata and limitans	rabbit
ROSE ('29)	I zonal	principalis externa		dissecans		principalis interna		mouse
LORENTE DE NO ('33, '34)	I plexiform	II star cell	III (IIIa) superficial pyramids		IV deep pyramids	V small pyramids with recurrent axis cylinder	VI polymorph cells	rodents, primates
KRIEG ('46)	i	ii	iii	iv	v		vi	rat
VAZ FERREIRA ('51)	I zonal	II—III supra-striata		IV external stria of Baillargeri	V infrastriata plus internal stria of Baillargeri		VI substriata and limitans	rat
BLACKSTAD ('56)	I zonal	II—III			IV			rat
SMITH u. WHITE ('64)	I zonal	II		III		IV		cat

4diss in die innere Hauptschicht eingegliedert hat. SGONINA hat die Lamina dissecans in drei Unterschichten (a—c) gegliedert, die unseren 3diss, 4 und 4diss voll entsprechen. — Die *Lamina principalis interna* (Pri) entspricht den Schichten 5 und 6. Sie wurde auch von SGONINA maximal in zwei Unterschichten gegliedert (a und b), blieb aber in vielen Arealen ungegliedert. Die Unterschiede zwischen diesen beiden Schichten sind histologisch selten deutlich, können histochemisch (Abschnitt 8.11.4.) aber beachtlich sein.

8.11.1.3. Quantitative Vergleiche

Nur wenige der bisher vorliegenden Oberflächen- und Volumenmessungen beziehen sich auf die Area entorhinalis allein. Bei den meisten Messungen wurde diese Region von den Nachbarstrukturen nicht getrennt, sondern teilweise mit der Area

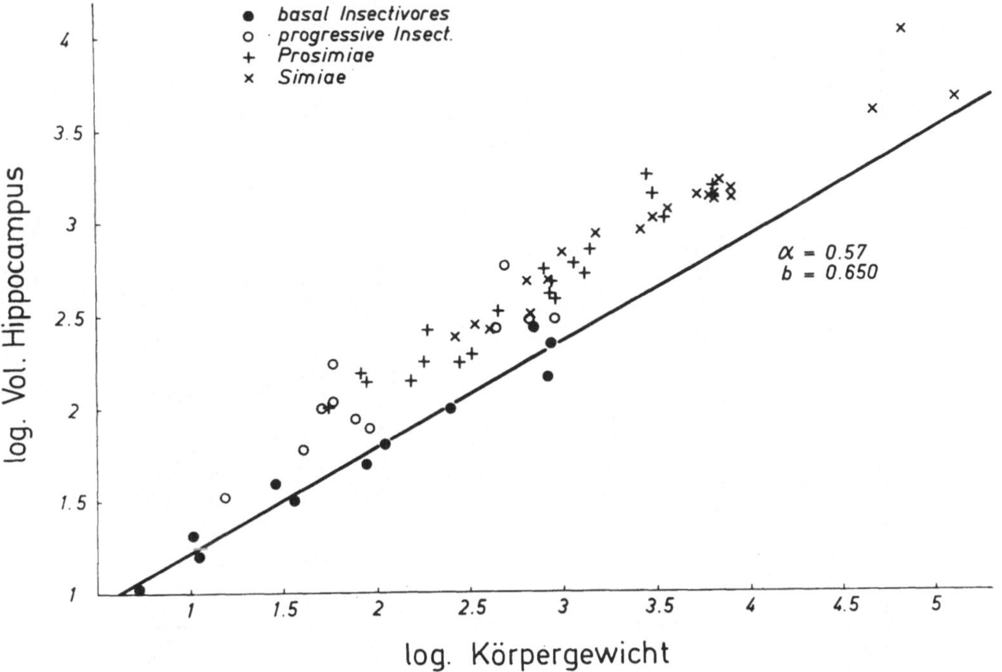

Abb. 369. Volumen des Hippocampus bezogen auf das Körpergewicht im doppelt logarithmischen Koordinatensystem. Als Bezugsbasis wurde eine Gerade mit dem Anstieg 0.57 durch den Schwerpunkt der basalen Insectivoren gelegt. Der Wert 0,57 wurde aus dem Vergleich möglichst vieler verwandter Gruppen ermittelt. Weitere Angaben zur Methode in Kapitel 4.2.

perirhinalis, teilweise auch mit den übrigen Strukturen des Schizocortex (Area praesubicularis + parasubicularis) zusammen ausgemessen.

Oberflächenmessungen, Entorhinalis: ST. ROSE (1927, diverse), I. u. N. POPOFF (1929, Ratte), STEPHAN (1954b, Wild- und Gefangenschaftsfüchse; 1961, Insectivoren und Primaten); *Entorhinalis + perirhinalis:* STEPHAN (1954a, Wanderratte und Albinoratte), FILIMONOFF (1965, diverse; das gemessene Gebiet als Entorhinalis bezeichnet, aber sicherlich auch Perirhinalis enthaltend); *Schizocortex:* HARDE (1950, Maus; 1955, Hörnchen), STEPHAN (1956b, Insectivoren; 1960a, Insectivoren, Primaten).

Volumenmessungen, Schizocortex: STEPHAN (1966, 1967a, b, c, 1972, Insectivoren, Primaten), STEPHAN u. ANDY (1964a, 1969, 1970, Insectivoren, Primaten),

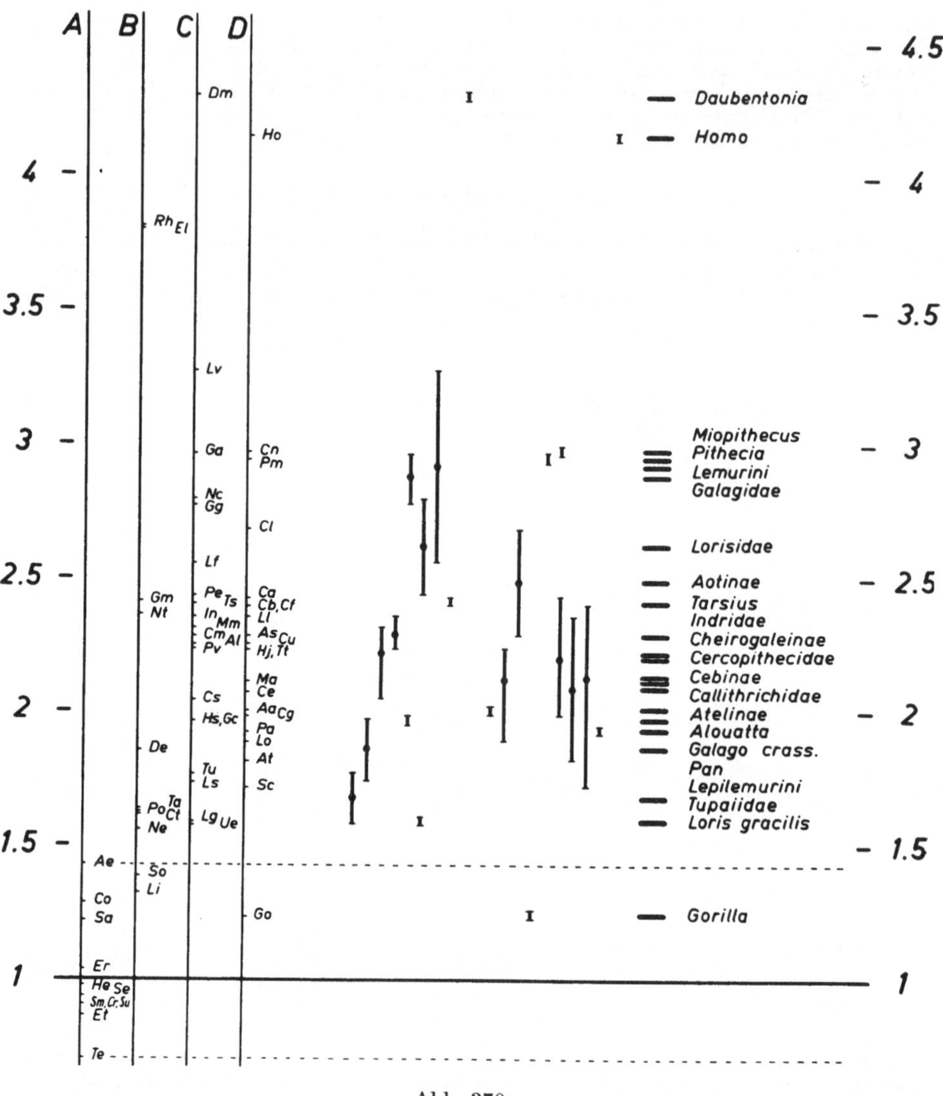

Abb. 370

Abb. 370—371. Progressionsindices des Hippocampus (Abb. 370) und des Schizocortex (Abb. 371). Die Indices geben an, um wieviel mal so groß die entsprechenden Strukturen bei einer beliebigen Art im Vergleich zu denen eines typischen basalen Insektenfressers gleichen Körpergewichts sind. Weitere Erläuterungen zu den Skalen bei Abb. 51, Liste der untersuchten Arten S. 6

Stephan u. Pirlot (1970, Fledermäuse), Stephan *et al.* (1974, Fledermäuse), Kruska u. Stephan (1973, Wild- und Hausschweine).

Messungen zur Zellzahl, -dichte und -größe bei einer amerikanischen Spitzmaus (*Sorex pacificus*) haben Ryzen u. Campbell (1955) vorgelegt. Sie fanden deutliche Unterschiede zu anderen Rindenregionen, insbesondere durch einen sehr hohen Anteil *großer* Zellen in der Regio entorhinalis. — Lorente de No (1933) hat die Zahl der in der Regio entorhinalis vorkommenden Zelltypen abgeschätzt und sie

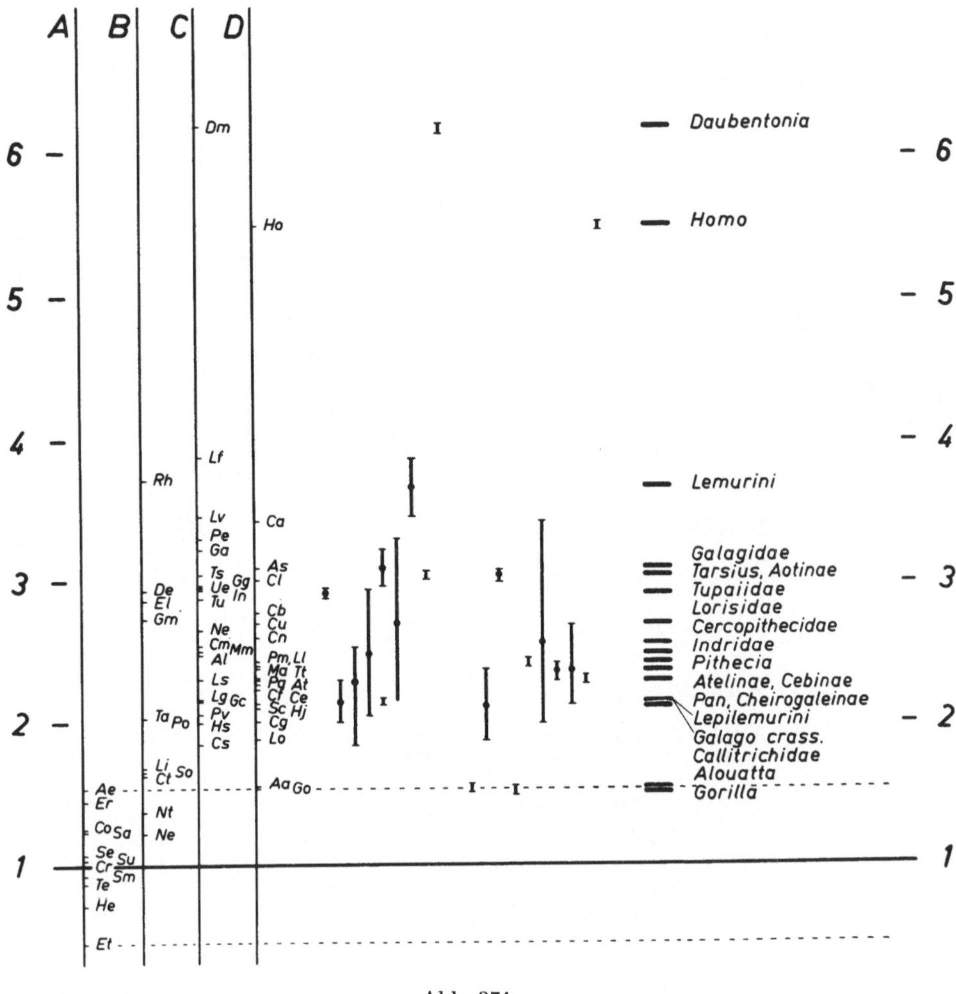

Abb. 371

entsprechenden Schätzungen für ein isocorticales Feld gegenübergestellt. Bei der Maus fand er in der entorhinalen Rinde nur etwa 30 gut definierte Zelltypen gegenüber mehr als 60 in der isocorticalen Area 22. Nach LORENTE DE NO ist die Entorhinalis damit einer der einfachsten Rindentypen.

Meß- und Vergleichsmethoden der eigenen Messungen wurden weiter vorn (Abschnitt 4.2.) erörtert. Bei vielen Oberflächenmessungen und allen Volumenmessungen wurde der Schizocortex in seiner Gesamtheit erfaßt (Tabellen 2 und 6). Aus weiteren Oberflächenmessungen läßt sich aber abschätzen, wie groß der Anteil der entorhinalen Rinde am Schizocortex ist, und ob die Schizocortexmessungen für diese Rinde repräsentativ sein können.

Hier sei auf die Daten in Tabelle 5 verwiesen, die bei Insectivoren und Primaten auf einen relativen Anteil der Area entorhinalis am Schizocortex zwischen 50 und 65% hinweisen. Die Area perirhinalis allein hat einen prozentualen Anteil am Schizocortex von 7—10%; Entorhinalis und Perirhinalis zusammen haben einen Anteil von 59—72%. Für den Menschen gibt FILIMONOFF (1965) einen entspre-

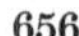

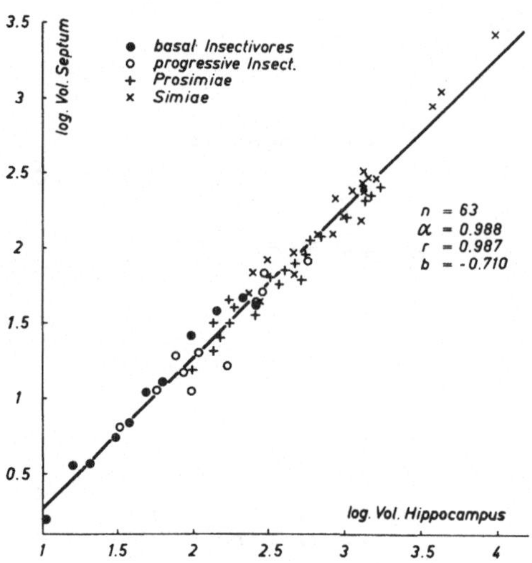

Abb. 372

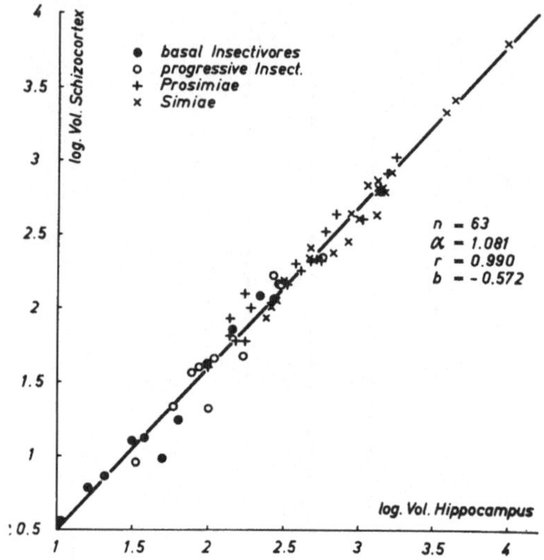

Abb. 373

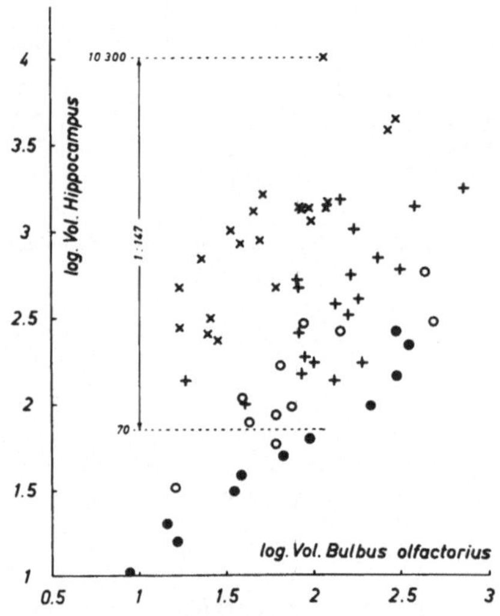

Abb. 374

Abb. 372—374. Größenkorrelationen zwischen Septum und Hippocampus (Abb. 372), Schizocortex und Hippocampus (Abb. 373) und Hippocampus und Bulbus olfactorius (Abb. 374) im doppelt logarithmischen Koordinatensystem. In den Abb. 372 u. 373 liegen die Punkte der Regressionsgeraden sehr nahe, in Abb. 374 sind sie weit zerstreut. Hippocampus und Bulbus olfactorius sind in ihrer Größe weitgehend unabhängig voneinander. Als Beispiel wird die Größe des Hippocampus beim Menschen (10300 mm^3) mit der eines basalen Insektenfressers (70 mm^3) verglichen. Bei gleicher Größe des Bulbus olfactorius ist hier der Hippocampus einer Art rund 150mal so groß wie der einer anderen

chenden Wert von knapp 77 %. Weitere Werte von FILIMONOFF (diverse Säuger) liegen zwischen 62 und 89 %. Weder aus ihnen noch aus den in Tabelle 5 gegebenen Werten ergeben sich deutlich gerichtete Veränderungen mit zunehmendem Evolutionsniveau. Durchschnittlich entfallen etwa 75 % (also $^3/_4$) des Schizocortex

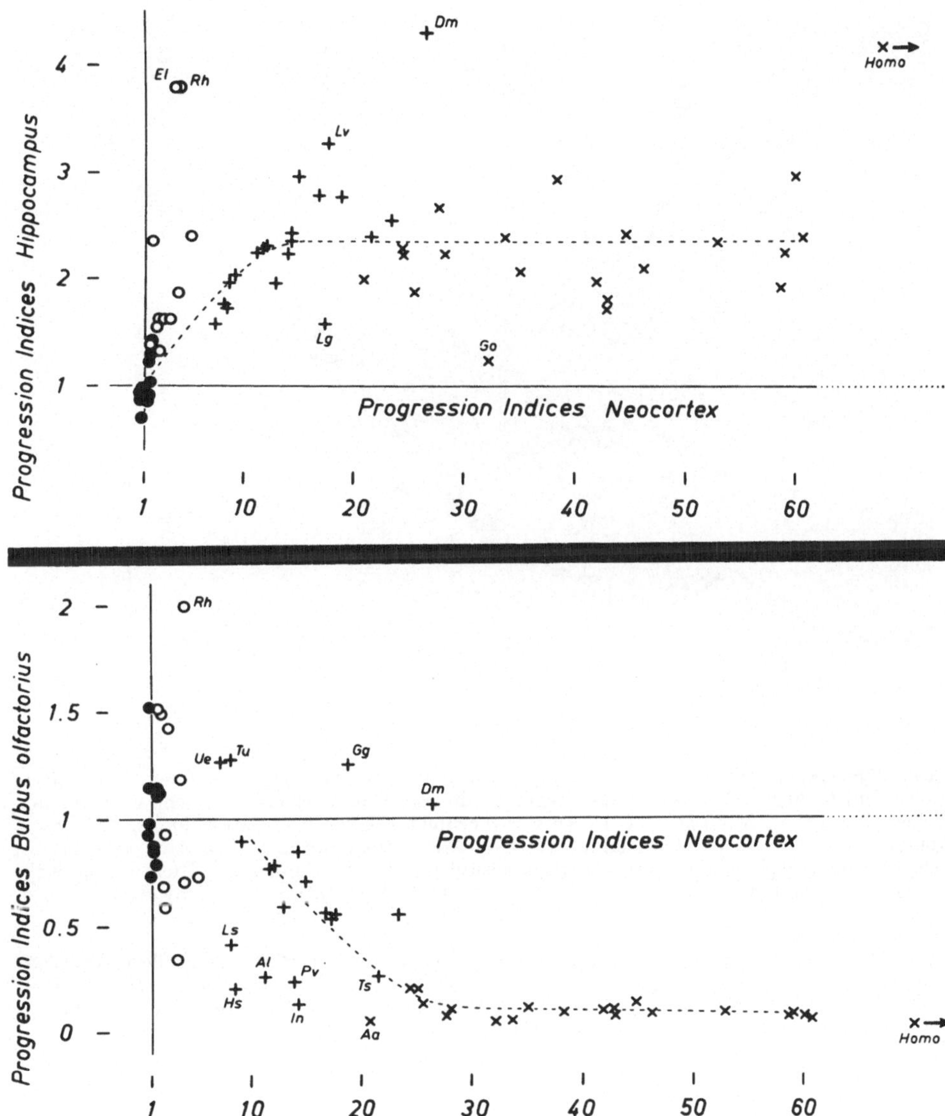

Abb. 375. Progressionsindices des Hippocampus (oben) und des Bulbus olfactorius (unten) im Vergleich zu jenen des Neocortex. Die gestrichelten Linien stellen den allgemeineren Verlauf der Größenentwicklung dieser Strukturen in der aufsteigenden Primatenreihe dar. Abkürzungen s. S. 6

auf die Regio entorhinalis. Entsprechend können Messungen am Gesamt-Schizocortex durchaus als repräsentativ für das Größenverhalten der entorhinalen Rinde angesehen werden.

Unsere eigenen Untersuchungen wurden im Hinblick auf Größenänderungen in der Domestikation und in der phylogenetischen Entwicklung durchgeführt. Bei den Untersuchungen über Veränderungen der Oberflächengrößen in der *Domestikation bzw. Gefangenschaft* fanden wir (1954a) beim Vergleich Wanderratte—Weiße Ratte eine leichte relative Zunahme der Entorhinalis. Ein allo-

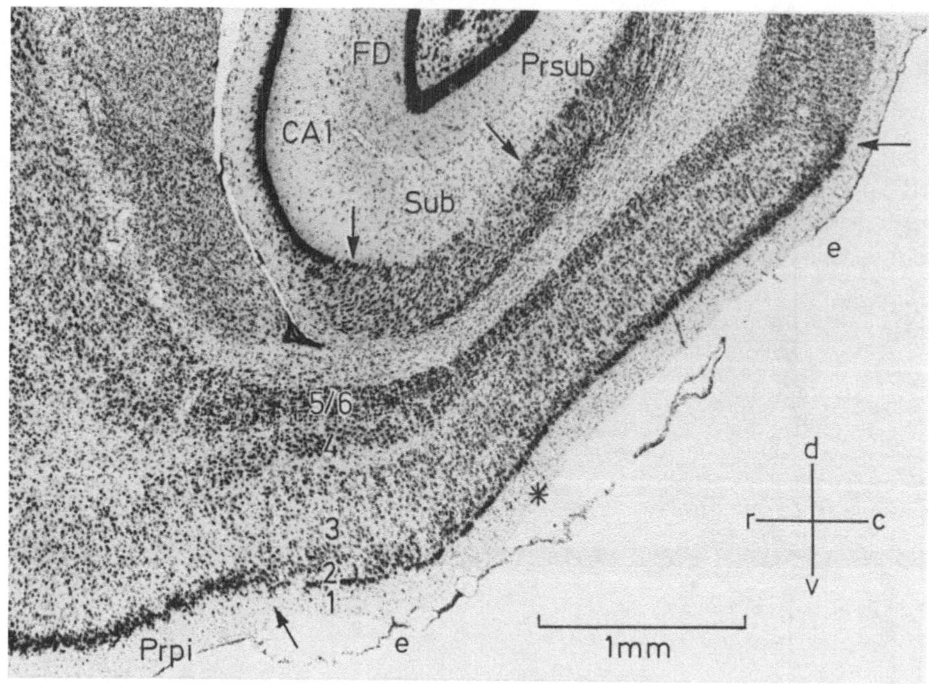

Abb. 376

Abb. 376—381. Schnitte durch die Regio entorhinalis. Zellfärbungen mit Kresylechtviolett; alle Schnitte 20 μ dick. Grenzen der Regionen durch Pfeile markiert, mögliche Grenzen zwischen Untergebieten durch **. *CA 1* Ammonshornfeld CA1, *e* Area entorhinalis, *FD* Fascia dentata, *Pam* Regio periamygdalaris, *Parsub* Area parasubicularis, *Prh* Area perirhinalis, *Prpi* Regio praepiriformis, *Prsub* Area praesubicularis, *Sub* Subiculum. Richtungsbezeichnungen: *c* caudal, *d* dorsal, *l* lateral, *m* medial, *r* rostral, *v* ventral. *1—6* Schichten der entorhinalen Rinde

Abb. 376: Demidoff-Galago *(Galago demidovii)*, Sagittalschnitt, 27,0 × vergrößert. Abb. 377: Igel *(Erinaceus europaeus)*, Horizontalschnitt, 30,5 × vergrößert. Abb. 378: Weißnasen-Meerkatze *(Cercopithecus ascanius)*, Frontalschnitt, 20,2 × vergrößert

metrischer Vergleich wurde nicht durchgeführt, so daß über eventuelle Veränderungen in den absoluten Größen keine sicheren Aussagen gemacht werden können. Der leichten relativen Zunahme steht aber eine deutliche Abnahme des Gesamthirns von 9,3% (8,7% bei EBINGER, 1972, und HERRE u. RÖHRS, 1973) gegenüber, so daß insgesamt eher mit einer *absoluten Abnahme* zu rechnen ist. Eine deutliche Abnahme fand sich auch beim Vergleich von Wild- und Gefangenschaftsfüchsen (STEPHAN, 1954b, Vergleich von Relativwerten, Hirngewichtsabnahme 10 bis 25%) und beim Vergleich von Wild- und Hausschweinen (KRUSKA u. STEPHAN, 1973, Volumenmessungen, Gesamt-Schizocortex, allometrischer Vergleich). Bei den Schweinen beträgt die Abnahme knapp 40%, und sie wird nur von der des Hippocampus (Abschnitt 8.9.1.3.) übertroffen. — Insgesamt deuten die Ergebnisse darauf hin, daß in Gefangenschaft und Domestikation die Regio entorhinalis (bzw. der gesamte Schizocortex) eine mehr oder weniger deutliche Reduktion erfährt.

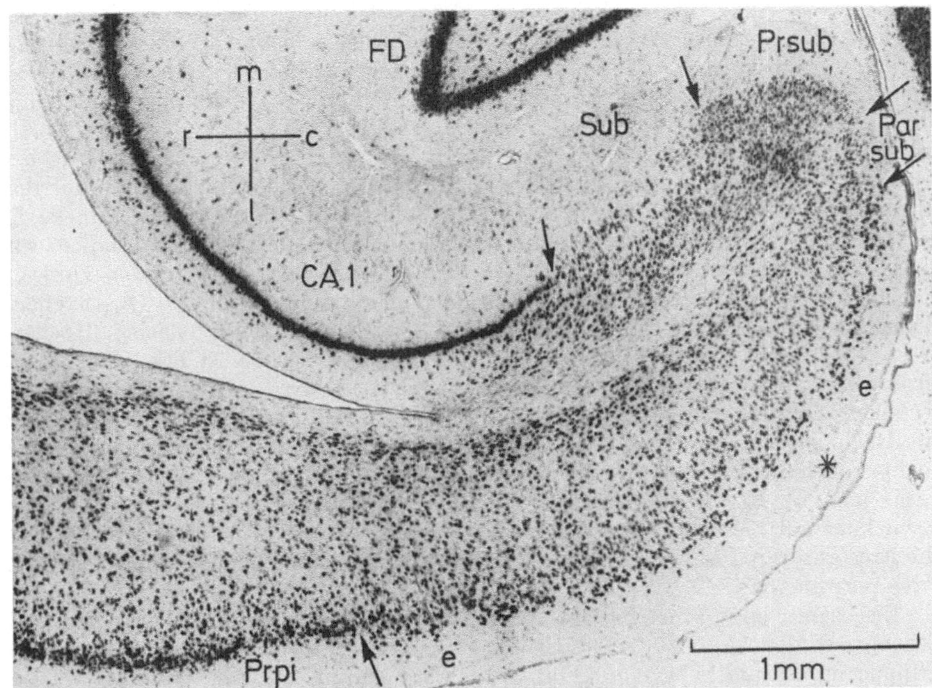

Abb. 377

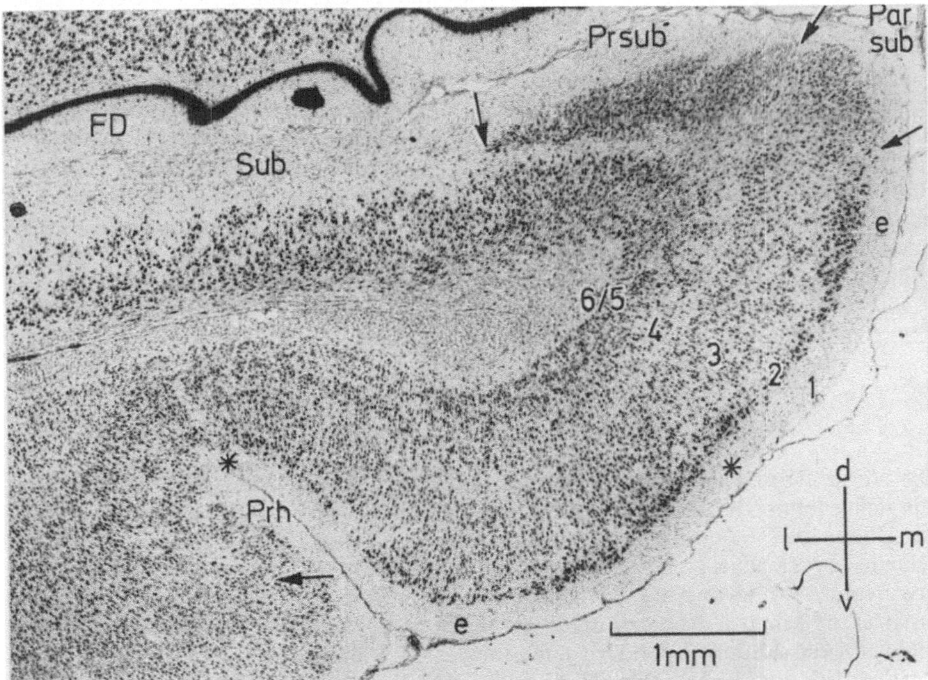

Abb. 378

Daten zu den *Größenänderungen in der aufsteigenden Primatenreihe*, die wir phylogenetisch interpretieren, sind in den Tabellen 2, 5 und 6 und in Abb. 371 enthalten. Die Daten in Tabelle 2 beziehen sich auf den Gesamt-Schizocortex. Sie besagen, daß der Schizocortex in seinem Anteil an der Gesamtrinde von 8,6% bei den basalen Insectivoren auf 4,0% beim Nachtaffen *(Aotes)* absinkt. Nach FILIMONOFF (1965) beträgt sein Anteil beim Menschen nur noch 1,3%. Wie bei vielen anderen der bisher erörterten Strukturen beruht diese starke Abnahme der Relativwerte auf der sehr starken Größenzunahme des Isocortex (s. Tabelle 2, letzte Spalte). Dies geht auch aus dem allometrischen Vergleich der Indices für den Schizocortex eindeutig hervor. Die Indices sind bei den Primaten zumeist deutlich höher als bei den Insectivoren (Tabellen 2 und 5 für die Oberflächen, Tabelle 6 und Abb. 371 für Volumina) und erreichen für den Menschen Höchstwerte (552 nach Tabelle 6). Der Schizocortex des Menschen ist etwa $5^1/_2$mal so groß wie der eines basalen Insektenfressers gleicher Körpergröße. Alle Indices der Tabellen 2, 5 und 6 und die Abb. 371 deuten aber darauf hin, daß die Vergrößerung der Regio entorhinalis (bzw. des Schizocortex) in der aufsteigenden Primatenreihe nicht kontinuierlich fortschreitet, sondern schon in frühen Prosimier-Stadien recht hohe Werte erreicht werden, die dann innerhalb der tierischen Primaten recht konstant bleiben bzw. sogar wieder abfallen können. Dies gilt nicht nur für die Area entorhinalis, sondern nach Tabelle 5 in sehr ähnlicher Weise auch für die Area perirhinalis.

Insgesamt waren sehr ähnliche Befunde für den Hippocampus (= Archicortex) erhoben worden (Abb. 370). Die Größenkorrelationen zwischen Schizocortex und Hippocampus sind sehr eng (Abb. 373). Da bekannt ist, daß zwischen diesen Strukturen sehr enge funktionelle Beziehungen bestehen (Abschnitt 8.9.7.), ist dieser Befund zugleich ein Hinweis darauf, daß aus dem Vorhandensein oder Fehlen von Größenkorrelationen Rückschlüsse auf funktionelle Beziehungen möglich sind. Zwischen Bulbus olfactorius und Schizocortex fehlt eine entsprechende Korrelation. Das Korrelationsdiagramm würde dem zwischen Bulbus olfactorius und Hippocampus ähneln (Abb. 374). Einer Zunahme der Größe des Schizocortex und des Hippocampus steht in der aufsteigenden Primatenreihe eine deutliche Abnahme der Größe des Bulbus olfactorius gegenüber (Abb. 375).

Auch ST. ROSE (1927) hatte festgestellt, daß bei den niederen Säugern (Opossum, Igel) die Regio entorhinalis deutlich kleiner ist als der Bulbus olfactorius, und daß sich dieses Verhältnis bei den höheren Primaten und insbesondere beim Menschen umkehrt. Beim Menschen ist die Oberfläche der Regio entorhinalis 10mal so groß wie die des Bulbus olfactorius. Bei ihm fand ST. ROSE die absolut größte Regio entorhinalis; sie war hier $2^1/_2$mal so groß wie beim Schimpansen (720 gegen 290 mm^2).

8.11.1.4. Qualitative Vergleiche

Laminäre Differenzierung

Die Vergrößerung der Regio entorhinalis, die sich nicht nur aus dem absoluten Vergleich (ohne Berücksichtigung von Unterschieden in der Körpergröße, wie bei ST. ROSE, 1927), sondern auch aus dem allometrischen Vergleich, der diese Unterschiede berücksichtigt (Tabellen 2, 5 u. 6) ergibt, geht mit einer deutlichen progressiven Veränderung der Struktur einher, wie STEPHAN u. ANDY (1970) in cytoarchitektonischen Untersuchungen gezeigt haben. Diese Veränderungen betreffen nicht nur die laminäre, sondern auch die areale Differenzierung.

Ein systematischer Vergleich der strukturellen (laminären) Differenzierung der drei Grundkomponenten (Pars lateralis und Pars medialis in Area entorhinalis,

Area perirhinalis) steht noch aus. Die nachstehenden Ausführungen beziehen sich auf die Gesamtregion.

Die Abgrenzung der Regio entorhinalis von ihren Nachbarstrukturen ist bei allen Säugern möglich[480]). Sehr schwierig ist sie bei den Tenreks von Madagaskar, die ein sehr niedriges Evolutionsniveau haben (Et, He, Te und Se in Abb. 51). Bei diesen ist die strukturelle Differenzierung deutlich geringer als beim Igel. Auch beim Igel (Abb. 377, 382) ist die Verteilung der Zellen noch vergleichsweise diffus, die Schichten und Unterschichten sind dementsprechend nicht sehr deutlich. Die äußeren und inneren Lagen des Zellbandes sind jedoch dichtzelliger als eine breite mittlere Zone. Ein Substratum dissecans hebt sich aus der hellen mittleren Zone cytoarchitektonisch nicht deutlich hervor. Bei den tierischen Primaten (*Galago* in Abb. 376, *Lepilemur* in Abb. 382, *Cercopithecus* in Abb. 378 u. 382) ist hingegen ein äußeres Substratum dissecans (3diss) überall deutlich. Von den äußeren Schichten (2 und 3), die zumeist viel breiter sind als die inneren (5 und 6), ist die schmale zweite Schicht sehr dichtzellig, die breite dritte Schicht sehr viel lockerer. In der tieferen Zone der zweiten Schicht können besonders in den caudalen Gebieten in großer Anzahl Körnerzellen vorkommen, die in Gruppen oder in einer geschlossenen Lage formiert sind (Abb. 376).

Eine deutliche vierte Schicht (und davon abhängig eine 4diss) fanden wir bei *Galago* nur regional gut ausgebildet (links unten in Abb. 376). In entsprechenden, der präpiriformen und periamygdalären Rinde benachbarten Gebieten treten beim Menschen beide zellarme Zonen (3diss und 4diss) sehr deutlich hervor und schließen die schmale, groß- und dichtzellige vierte Schicht zwischen sich ein (rechts oben in Abb. 379). In anderen Regionen des menschlichen Gehirns ist die 3diss nur undeutlich vorhanden oder nicht sicher erkennbar (Abb. 380). Bei der in Abb. 380 in Erscheinung tretenden hellen Zone scheint es sich im wesentlichen um eine 4diss zu handeln. Örtliche Unterschiede treten besonders zahlreich im Horizontalschnitt hervor (Abb. 381), der beim Menschen einen größtmöglichen Überblick über die Area entorhinalis erlaubt.

Zusammengefaßt ergeben sich aus den qualitativen Vergleichen Hinweise auf eine deutliche progressive Differenzierung der laminären Struktur (Abb. 382). Trotz dieser deutlichen Differenzierung bleiben von den niederen Säugern bis hinauf zum Menschen so charakteristische Merkmale erhalten, daß an der Homologie des Gesamtgebietes kein Zweifel bestehen kann (auch Brodmann, 1909; Rose, 1927b). Auch Lorente de No (1934) fand bei allen untersuchten Arten (Maus, Kaninchen, Katze, *Macaca*) einen gleichen strukturellen Aufbau. Die progressive laminäre Differenzierung ermöglicht es aber, mehr und mehr *areale* Unterschiede zu erkennen. Solche wurden von einigen Autoren (Rose, Sgonina, Braak) bei den höheren Primaten und beim Menschen in großer Anzahl beschrieben und waren Anlaß zu sehr detaillierten arealen Gliederungen, deren Bedeutung recht unterschiedlich bewertet wird.

Areale Differenzierung

Eine progressive areale Differenzierung hat vor allem Rose (1927a, b) beschrieben. Danach steigt die Zahl der cytoarchitektonisch unterscheidbaren Felder von 3—5 bei niederen Säugern bis zu 23 beim Menschen. Die beim Menschen vorkommenden Felder sollen teilweise bei keinem Tier auftreten; sie werden als spezifisch menschliche Strukturen aufgefaßt.

Lorente de No (1934) hat sich kritisch mit den Untersuchungen von Rose auseinandergesetzt und festgestellt, daß die verwendeten Kriterien nicht durch die

[480]) Die Lage der Regio entorhinalis in ausgewählten Stadien der aufsteigenden Primatenreihe ergibt sich aus den Abb. 52—58.

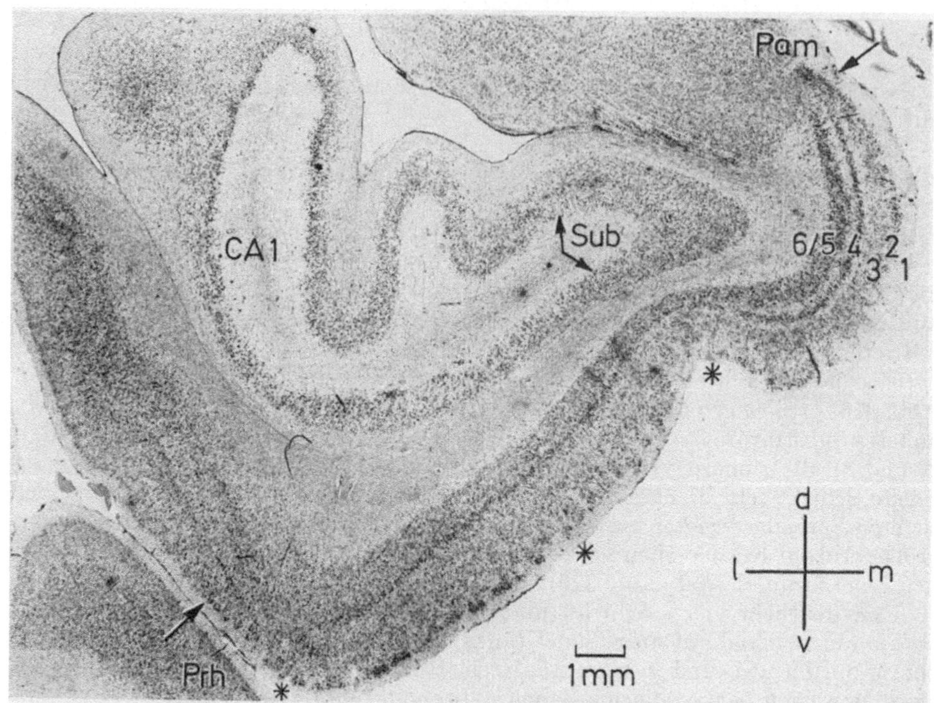

Abb. 379

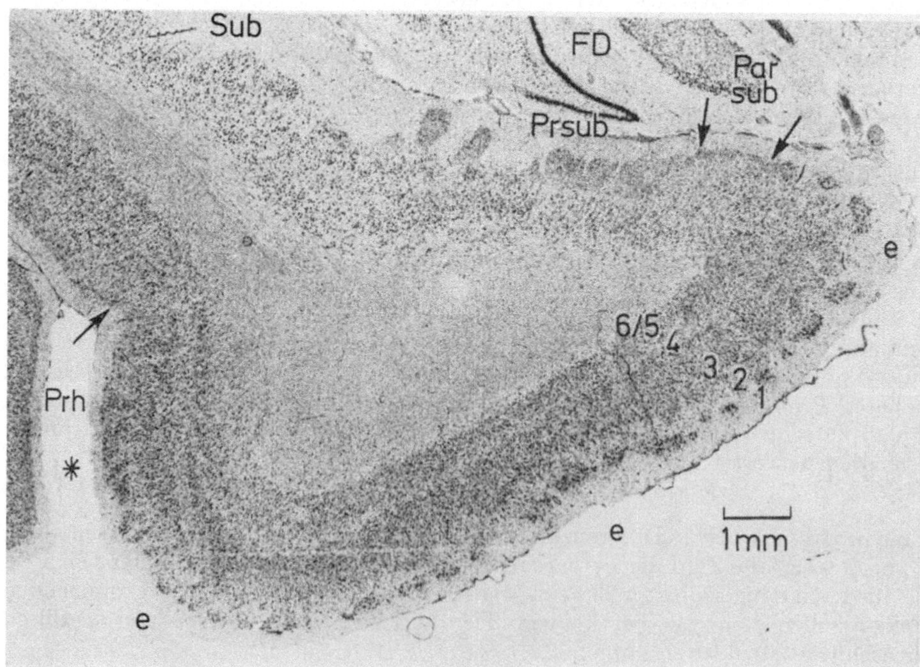

Abb. 380

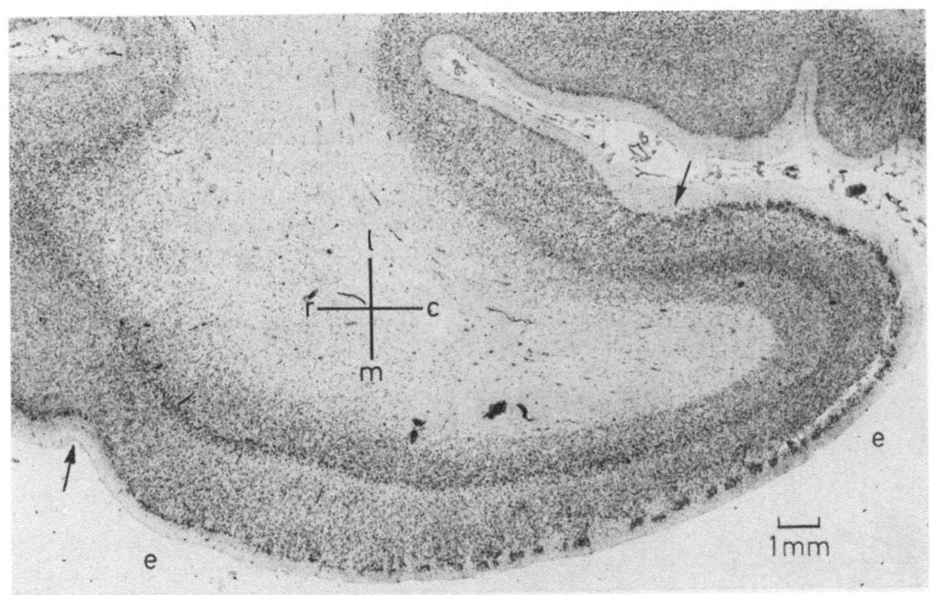

Abb. 381

Abb. 379: Mensch *(Homo sapiens)*, Frontalschnitt in der Ebene vor dem Uncus, 6,25 × vergrößert. Abb. 380: Mensch, Frontalschnitt in der Ebene des Uncus (etwa 7 mm caudal von Abb. 379), 8,5 × vergrößert. Abb. 381: Mensch, Horizontalschnitt, 5,5 × vergrößert. Der Horizontalschnitt zeigt eine ganze Reihe regionaler Varianten. (Sammellegende zu den Abb. 376—381 siehe S. 658)

ganze Säugerreihe hindurch einheitlich sind. Dies macht nach LORENTE DE NO die Rindenkarten von jeweils zwei Säugern unvergleichbar und die phylogenetischen Schlußfolgerungen ungerechtfertigt. LORENTE DE NO untersuchte Maus, Kaninchen, Katze und *Macaca* und fand, daß die Regio entorhinalis bei allen Arten nach dem gleichen Plan gebaut und die Zahl der Felder konstant ist. Nach LORENTE DE NO war dies zu erwarten, weil die Endstation der efferenten entorhinalen Fasern, das Ammonshorn, bei allen Säugern gleichartig gebaut sei. Man könne deswegen annehmen, daß betreffs der Anzahl der Felder der Entorhinalis keine phylogenetische Evolution stattgefunden hat. Wir halten diese Argumentation von LORENTE DE NO nicht für schlüssig. Einmal entwickelt sich das Ammonshorn durchaus progressiv und zum anderen wird ein Feld nicht nur durch seine Efferenzen, sondern zumindest ebenso stark durch seine Afferenzen beeinflußt. Diese kommen in einem erheblichen Ausmaß aus dem Isocortex (Abschnitt 8.11.7.1.), und dieser zeigt eine sehr starke progressive Entwicklung.

LORENTE DE NO (1934) hat in drei Hauptabschnitte (A, B, C) gegliedert, die nach seiner Auffassung weiter untergliedert werden können, die Abschnitte B und C in mindestens vier Unterfelder, wahrscheinlich aber mehr. Die gleiche Anzahl müßte dann aber — nach seiner Auffassung, daß die Zahl der Glieder konstant ist— bei allen Arten, selbst den primitivsten Säugern vorhanden sein. Dies erscheint wohl möglich, doch sind diese Unterfelder nach unseren Erfahrungen cytoarchitektonisch dort nicht zu erkennen und es ist zweifelhaft, ob sie mit fibrilloarchitektonischen und Golgi-Methoden unterscheidbar sind.

Sicherlich macht es die zunehmende laminäre Differenzierung (Abb. 382) erst möglich, auch areal stärker differenzieren zu können. Von da her sind wir der Auffassung, daß in der zunehmend detaillierten Gliederung von ROSE eine wirkliche progressive Differenzierung zum Ausdruck kommt.

Eine andere Frage ist, ob und wie diese arealen Einheiten — bzw. die durch Zusammenfassung gebildeten höheren Einheiten —, insbesondere die des Menschen, auf die bei niederen Säugern[481]) überwiegend gefundenen Grundeinheiten zurückgeführt werden können. Um diesem Problem der Homologisierung zumindest etwas näher zu kommen, soll in den nächsten Abschnitten versucht werden, zu-

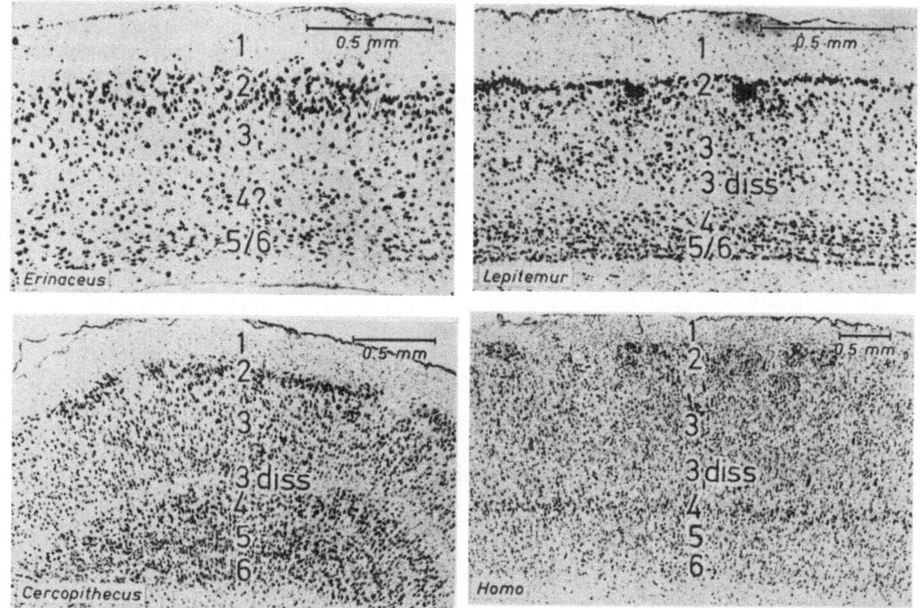

Abb. 382. Frontalschnitte durch typische Gebiete der Area entorhinalis zum Vergleich der laminären Differenzierung. Zellfärbungen mit Kresylechtviolett. *Erinaceus* (Igel, Insektenfresser), 10 µ dick, 33 × vergrößert; *Lepilemur* (Wieselmaki, Halbaffe), 15 µ dick, 35 × vergrößert; *Cercopithecus* (Meerkatze, höherer Affe), 20 µ dick, 21,5 × vergrößert; *Homo* (Mensch), 20 µ dick, 13,7 × vergrößert

nächst einige der wesentlichen Merkmale der Grundeinheiten herauszuschälen (Abschnitt 8.11.1.5.), um dann schließlich die beim Menschen definierten Einheiten damit zu vergleichen (Abschnitt 8.11.2.). Für homologe Gebiete müssen neben Ähnlichkeiten in den strukturellen Grundelementen auch solche in den Lagebeziehungen erwartet werden.

8.11.1.5. Wesentliche architektonische Merkmale der Grundgebiete

Area entorhinalis

Unter den charakteristischen laminären Strukturen der entorhinalen Rinde sind nicht die tiefen zellarmen Zonen (Substrata dissecantia) am konstantesten,

[481]) Niedere Säuger liegen den meisten experimentellen und histochemischen Untersuchungen zugrunde.

sondern die schmale groß- und dichtzellige zweite Schicht, deren Zellen oft zur Inselbildung neigen. Sehr konstant ist auch die breite dritte Schicht, die (abgesehen von 3diss) sehr gleichförmig mit mittelgroßen Pyramidenzellen besetzt ist. Unauffällig sind die tiefen Schichten 5 und 6. Dazwischen liegt als vierte Schicht eine zumeist schmale Zone großer Zellen, die einseitig oder auf beiden Seiten von zellarmen Zonen begleitet wird. Dieser mittlere Komplex zeigt innerhalb der entorhinalen Rinde die größte Variabilität. Die zellarmen Zonen können sehr deutlich sein oder aber mehr oder weniger fehlen. Die äußere (3diss) kann deutlicher sein als die innere (4diss), oder umgekehrt. Darauf läßt sich vor allem bei höheren Arten eine Fülle arealer Unterschiede aufbauen. Bei den niederen Säugern sind die zellarmen Zonen und die vierte Schicht im allgemeinen viel weniger auffällig (Abb. 382). Diese laminären Strukturen haben deswegen für die Unterscheidung der beiden Grundabschnitte der entorhinalen Rinde (Pars lateralis und Pars medialis) nur begrenzten Wert. Angaben über klarer differenzierende Merkmale liegen bislang sehr spärlich vor; sie wurden überwiegend für niedere Säuger gegeben (z. B. für die Ratte von KRIEG, 1946b und BLACKSTAD, 1956). LORENTE DE NO (1934) hat neben Maus, Kaninchen und Katze auch einen Affen *(Macaca)* untersucht. Die von ihm angegebenen Unterschiede zwischen Pars lateralis und Pars medialis beruhen ganz überwiegend auf Besonderheiten der beiden Substrata dissecantia und der vierten Schicht.

Da diese Unterschiede im cytoarchitektonischen Bild bei niederen Säugern nicht erkennbar sind, nehmen wir an, daß die Ausführungen von LORENTE DE NO auf den Verhältnissen bei *Macaca* (und auf Golgi-Studien ?) beruhen.

BLACKSTAD (1956) beschreibt in einer kombiniert cyto- und fibrilloarchitektonischen Studie als charakteristische Merkmale für die *Pars medialis* in der zweiten Schicht große, helle, dicht gelagerte Zellen, die eine geschlossene Lage bilden. Sie sind in einem dichten Faserplexus eingebettet, der reichlich dicke Fasern enthält (Abb. 368) und der in der dritten Schicht weniger dicht ist. An der Oberfläche des caudalen Lobus piriformis nimmt das so charakterisierte Gebiet bei der Ratte caudodorsal die ganze Region ein und reicht medial mit einer schmalen Zunge bis an ihre vordere Grenze. — Nach LORENTE DE NO (1934) ist in den Teilen B und C, die zumindest überwiegend der Pars medialis entsprechen, die Unterschicht 3diss (IIIa bei LORENTE DE NO) deutlich vorhanden. Da auch der protoplasmatische Plexus der vierten Schicht gut entwickelt ist, ist die vierte Schicht im Nissl-Bild beiderseits von hellen Zonen begleitet. In beiden Zonen ist ein Plexus horizontaler Fasern ausgebildet.

In der *Pars lateralis* tendieren die Zellen der zweiten Schicht nach BLACKSTAD zu einer insulären Anordnung und färben sich dunkler. Die Unterschiede in der Ausbildung des Faserplexus der Schichten 2 und 3 sind weniger groß. Der Plexus der dritten Schicht ist eher stärker entwickelt als der der zweiten. An der Oberfläche des caudalen Lobus piriformis hat die Pars lateralis ventrolateral ihre größte Ausdehnung. Nach caudal läuft sie bei der Ratte lateral spitz aus; im letzten Viertel der Region ist sie nicht mehr vertreten. — Nach LORENTE DE NO fehlt in seinem lateralen Teil A der protoplasmatische Plexus der Unterschicht 3diss und es gibt deswegen im Nissl-Bild keine helle Zone zwischen den Schichten 3 und 4. Die Pyramiden der vierten Schicht haben keine absteigenden basilaren Dendriten und deswegen ist der protoplasmatische Plexus der vierten Schicht weniger breit als in den anderen Feldern. Die vierte Schicht scheint mit der fünften verbunden zu sein.

Während die Grenzen zwischen den beschriebenen Teilen oft nicht scharf sind, sind sie nach BLACKSTAD (1956) gegenüber den Nachbargebieten teilweise besonders deutlich. Dies gilt vor allem für den dorsalen Bereich (A in Abb. 368), wo die Grenzen der entorhinalen Rinde durch das plötzliche Verschwinden des Plexus charakterisiert sind.

Gegen die mediale Grenze, also gegen das Parasubiculum hin, verbreitert sich die zweite Schicht auf Kosten der Schichten 1 und 3. Die Gesamtdicke dieser drei äußeren Schichten bleibt aber fast unverändert. Die starke Ausdehnung der zweiten Schicht verhindert einen Kontakt der dritten Schicht mit dem Parasubiculum annähernd oder gänzlich.

Area perirhinalis

Nach Lorente de No (1934) hat die Area perirhinalis den gleichen Schichtungsplan wie die Area entorhinalis. Über ihre strukturellen Besonderheiten ist wenig bekannt. Cytoarchitektonisch ist die Rinde unauffällig. Sie besteht zumeist aus einem, im Vergleich mit den Nachbarrinden schmalen, nur undeutlich geschichteten Zellband. Von der Rinde der Area entorhinalis unterscheidet sie sich durch die weniger dichte und scharf abgesetzte zweite Schicht und durch das weitgehende Fehlen zellarmer Zonen. Auch Lorente de No betont, daß die protoplasmatischen Plexus, die in der Area entorhinalis die zellarmen Zonen bilden, hier weniger dicht und mehr diffus sind. — Wenn ein Sulcus rhinalis vorhanden ist, liegt die Area perirhinalis in seinem caudalen Abschnitt.

8.11.2. Die Regio entorhinalis des Menschen

Area entorhinalis

Wichtige Beiträge zur Charakterisierung und/oder Gliederung der entorhinalen Rinde des Menschen haben u. a. Campbell (1905), Brodmann (1909), C. u. O. Vogt (1919), Economo u. Koskinas (1925), Rose (1927b), Sgonina (1938) und Braak (1972a) geliefert[482]).

Campbell (1905) hat das Gebiet der entorhinalen Rinde nicht untergliedert. Er gibt aber eine Beschreibung und eine sehr schöne Illustration der Zell- und Faserarchitektonik von einer Gegend, die er als ,,as near as possible the central point of the lobule" — gemeint ist sicherlich der Gyrus parahippocampalis — beschreibt (Campbell, 1905, Plate XVII). Er gliedert die Rinde in sechs Schichten. An Besonderheiten hebt er die großen Fasermassen im Stratum moleculare hervor, und die bemerkenswerten Zellnester an der Oberfläche des Zellbandes, die im Faserbild durch besondere Faserarmut auffallen. Die Molekularschicht ist ungewöhnlich breit. Die zweite Schicht enthält zwei Typen von Zellnestern. Einmal solche aus ,,polymorphen Riesenzellen" (Cajal) und solche aus kleinen Pyramidenzellen[483]). Die großen Zellen haben beim Menschen einen mittleren Durchmesser von 28 μ und sind bevorzugt sternförmig. Der Kern ist klein und liegt im Zentrum des Zellkörpers. Die kleinzelligen Nester enthalten viele sehr kleine Zellen. Campbell beschreibt als vierte Schicht den zellarmen Streifen (unser Substratum dissecans, 3diss), der im Faserbild lagemäßig dem Baillarger-Streifen entsprechen soll. Darunter liegt ein Band großer fusiformer oder dreieckiger Zellen (unsere vierte Schicht). An Unterschieden zum Isocortex erwähnt Campbell die Quastzellen von Cajal. Dies stimmt mit unserer Auffassung überein, daß zumindest

[482]) Auf die Beschreibungen von Cajal (1902b, e, 1903, 1911) über die Morphologie der neuronalen Elemente im Golgi-Bild werden wir später im Zusammenhang eingehen (8.11.5.). Auch Lorente de No (1933) hat in seine Golgi-Studien menschliches Material einbezogen.

[483]) Diese charakteristischen Zellnester sind neben Cajal auch von Hammarberg und Flechsig beschrieben worden (Campbell, 1905, S. 179). Nach Economo u. Koskinas (1925) hat möglicherweise Betz die ,,glomeruli corticales" des ,,vorderen Teils der Ammonswindung und des Temporalpols" erstmals beschrieben.

Teile des von CAJAL unter „Région olfactive principale" beschriebenen Gebietes zur Regio entorhinalis gehören (8.11.1.1.). Die Quastzellen wurden von CAJAL für diese Region beschrieben.

BRODMANN (1908a, 1909) gliedert die Area entorhinalis des Menschen in zwei Felder (28 und 34) und stellt die Lage dieser Felder dar (Abb. 6). Er gibt jedoch keine Beschreibung der Struktur dieser Rinde beim Menschen. C. u. O. VOGT (1919) haben erstmals eine stärkere Gliederung der entorhinalen Rinde des Menschen vorgelegt (Abb. 2, 383a), aber ebenso wie BRODMANN keine Beschreibung der architektonische Merkmale gegeben.

ECONOMO u. KOSKINAS (1925) haben umgekehrt das der entorhinalen Rinde entsprechende Gebiet schwächer untergliedert (HA, HB, HC in Abb. 8), aber die so abgegrenzten Strukturen sehr eingehend beschrieben. An Besonderheiten heben ECONOMO u. KOSKINAS hervor: eine sehr breite Molekularschicht; Unterbrechungen in der dichtzelligen zweiten Schicht und hier Bildung glomeruli-artiger Formationen; eine breite dritte Schicht; Fehlen einer Körnerschicht und an deren Stelle Vorhandensein eines zellarmen hellen Streifens (unsere 3diss); dieser kann stellenweise gedoppelt sein und schließt dann die vierte Schicht (V bei ECONOMO u. KOSKINAS) zwischen sich ein.

Als Charakteristika von HA werden hervorgehoben: allgemein große Rindenbreite, großzellige warzenförmige Glomeruli (in 2), heller, zellarmer Streifen (3diss) und darunterliegende streifenförmige, großzellige Zone (4). — In HB sind nach ECONOMO u. KOSKINAS (1925) die Glomeruli weniger deutlich, doch ist die zweite Schicht noch nicht ganz kontinuierlich. In den hinteren Partien können in dieser Unterschicht anstelle der Glomerulizellen kleinere Sternzellen und Körnerzellen auftreten. Die zellarme Zone (3diss) verschwindet bzw. ist viel undeutlicher; auch die vierte Schicht ist weniger deutlich, hingegen kann die 4diss deutlicher hervortreten. — In HC ist die Dicke der Rinde geringer und nimmt von rostral nach caudal hin noch ab. Die zweite Schicht erscheint geschlossener.

In HA und HB können nach ECONOMO u. KOSKINAS jeweils drei Varianten unterschieden werden (Abb. 8). Das Gebiet von HC soll eine stärkere individuelle Variabilität zeigen (ECONOMO u. KOSKINAS haben hier offensichtlich auch die parasubikuläre Rinde einbezogen). Unter Einbeziehung der Varianten ergeben sich bei ECONOMO u. KOSKINAS Hinweise auf die Möglichkeit einer Untergliederung in zumindest sieben Areale.

Die reichhaltigsten Gliederungen der entorhinalen Rinde wurden von ROSE (1927b), SGONINA (1938) und BRAAK (1972a) vorgelegt. ROSE hat in der Regio entorhinalis des Menschen 23 Felder unterschieden, von denen er jedes einzelne beschrieben und abgebildet hat. Wir wollen auf diese Kleingebiete hier nicht näher eingehen[484]), sondern uns auf die größeren Einheiten beschränken. Wenn überhaupt, können nur von diesen Einheiten Übereinstimmungen mit den bei niederen Säugern konzipierten Grundgebieten erwartet werden.

ROSE hat seine 23 Felder zu 9 Subregionen zusammengefaßt, die er wie folgt charakterisiert:

1. Die *Subregio gyri ambientis anterior* umfaßt die Felder eα, eβ und eγ (Abb. 383b) und hat eine sich sehr gut abhebende, aber relativ schmale Lamina principalis externa (Pre) mit einer mehr oder weniger deutlich ausgebildeten Dreischichtung. Die Lamina dissecans (Ds) ist sehr breit, die Lamina principalis interna (Pri) breit[485]).

[484]) Hinweise auf solche, bei den höheren Primaten und beim Menschen mit cytoarchitektonischen Methoden gefundenen Kleingebiete konnten mit anderen, z. B. histochemischen Untersuchungsmethoden bislang nicht gefunden werden. Es gibt auch keine Hinweise auf funktionelle Unterschiede.

[485]) Vergleich der Schichtenbezeichnungen mit der in vorliegendem Beitrag verwendeten Terminologie in Abschnitt 8.11.1.2. (S. 651).

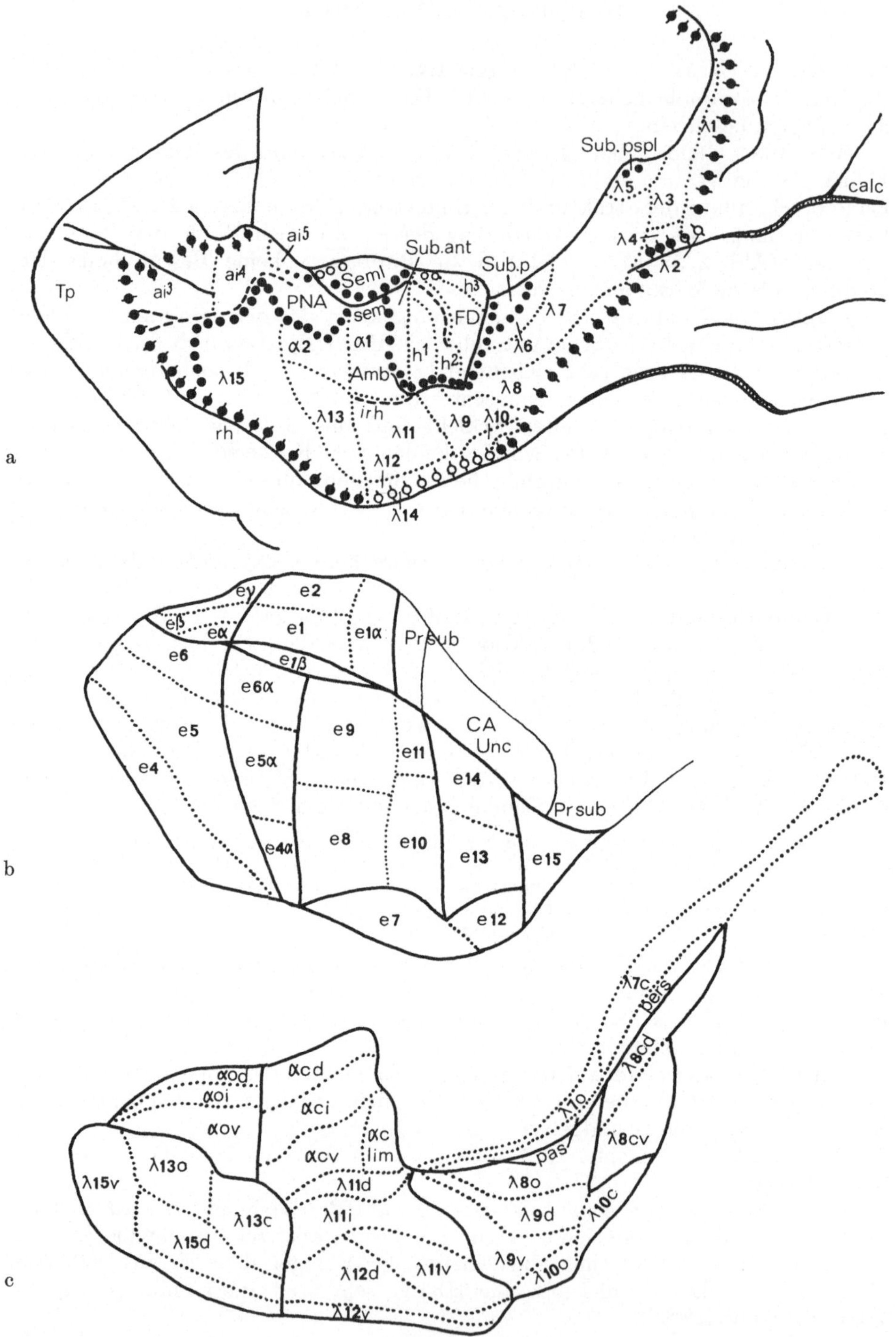

Abb. 383a—c. Areale Gliederungen der Regio entorhinalis des Menschen nach C. u. O. Vogt (a), M. Rose (b) und Sgonina (c). Die Grenzen der Unterregionen wurden in b und c durch durchgehende Linien hervorgehoben. Dem Vergleich der drei Rindenkarten dient auch die Tabelle 15, S. 671

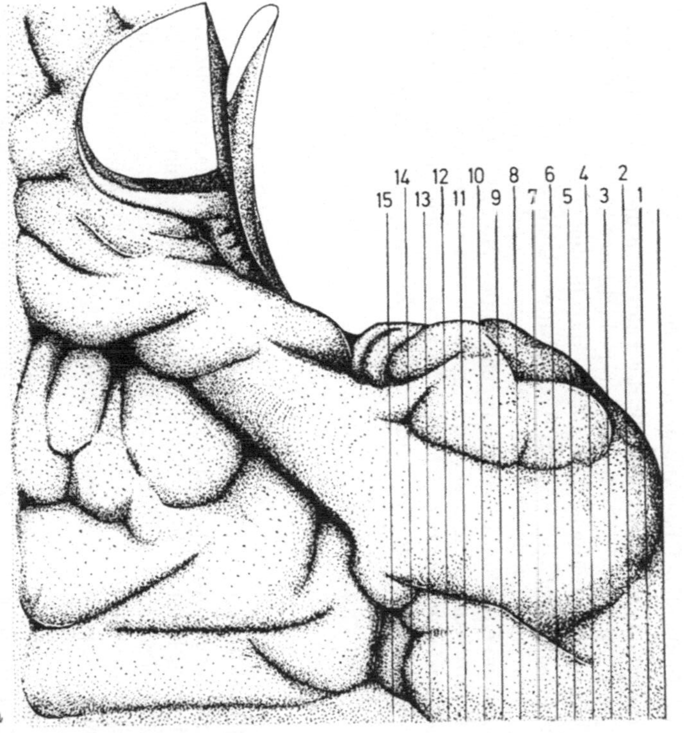

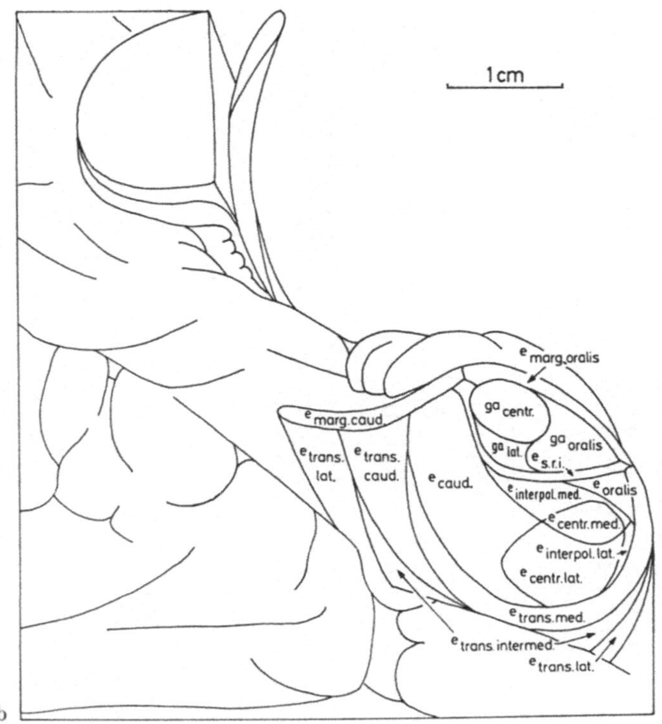

Abb. 384a u. b. Makromorphologie des Gyrus parahippocampalis (a) und pigmentarchitektonische areale Gliederung der Regio entorhinalis des Menschen (b) nach BRAAK (1972a). Ein Teil der Übergangsfelder zum Isocortex ist im Sulcus rhinalis lateralis verborgen. Die Ziffern 1—15 kennzeichnen die Lage der in Abb. 385 wiedergegebenen Schnitte. $e_{caud.}$ Area entorhinalis caudalis, $e_{centr.\,lat.}$ Area entorhinalis centralis lateralis, $e_{centr.med.}$ Area entorhinalis centralis medialis, $e_{interpol.lat.}$ Area entorhinalis interpolaris lateralis, $e_{interpol.med.}$ Area entorhinalis interpolaris medialis, $e_{marg.caud.}$ Area entorhinalis marginalis caudalis, $e_{marg.oral.}$ Area entorhinalis marginalis oralis, $e_{oral.}$ Area entorhinalis oralis, $e_{s.r.i.}$ Area entorhinalis sulci rhinencephali inferioris, $e_{trans.caud.}$ Area entorhinalis transitiva caudalis, $e_{trans.intermed.}$ Area entorhinalis transitiva intermedia, $e_{trans.lat.}$ Area entorhinalis transitiva lateralis, $e_{trans.med.}$ Area entorhinalis transitiva medialis, $ga_{centr.}$ Area entorhinalis gyri ambientis centralis, $ga_{lat.}$ Area entorhinalis gyri ambientis lateralis, $ga_{oral.}$ Area entorhinalis gyri ambientis oralis, *S.rhin.lat.* Sulcus rhinalis lateralis, *S.rhin.inf.* Sulcus rhinencephali inferior

2. Die *Subregio gyri ambientis posterior* umfaßt die Felder e2, e3 und e1α. Sie hat eine breite Pre, eine ebenfalls breite Ds mit drei Unterschichten und eine sehr markante, dichte, sich scharf gegen das Mark absetzende Pri.

3. Bei der *Subregio sulci rhinencephali inferioris* (Feld e1β) handelt es sich nach ROSE um ein im Sulcus rhinencephali inferior[486]) liegendes rudimentäres Feld, welches eine schmale und sehr rückgebildete Rinde haben soll.

4. Die *Subregio entorhinalis polaris* besteht aus den Feldern e4, e5 und e6 und hat eine sehr breite, in drei Unterschichten gegliederte Pre mit sehr deutlichen Zellinseln in der ersten Unterschicht (unsere 2), eine breite, fast zellfreie Ds und eine fließend in das Mark übergehende Pri. Die Pri gliedert sich in drei Unterschichten, von denen die oberste die für diese Unterregion sehr typische Zone großer, stark tingierbarer Pyramidenzellen darstellt. Sicherlich handelt es sich hierbei um unsere vierte Schicht, die von ROSE sehr unterschiedlich eingeordnet wurde (teils Pre, teils Ds, teils Pri; s. auch S. 651).

5. Die *Subregio entorhinalis anterior* umfaßt die Felder e4α, e5α und e6α. Die gemeinsamen Merkmale sind spindelförmige, radiär stehende Zellen in der tiefen Zone der Pre, sehr deutliche Teilung der Ds in drei Unterschichten und relativ schmale, scharf gegen das Mark abgesetzte Pri.

6. Die *Subregio entorhinalis intermedia* umfaßt die Felder e8, e9, e10 und e11. Sie läßt eine Gliederung der Pre in vier Unterschichten zu, hat eine schmale aber sehr deutliche Ds ohne Unterschichten und eine in zwei Unterschichten gliederbare Pri. In den tieferen Unterschichten der Pre haben die Zellen eine radiäre Stellung.

7. Die *Subregio entorhinalis ventralis* umfaßt die Felder e7 und e12. Sie zeichnet sich durch eine stark laminäre Gliederung der Pre aus, in der ROSE fünf Unterschichten unterscheidet. Hingegen ist die Ds schmal und nicht deutlich ausgeprägt; die Pri ist schmal mit fließenden Übergängen ins Mark.

8. Die *Subregio entorhinalis posterior* umfaßt die Felder e13 und e14 und zeichnet sich durch Besonderheiten in der äußeren Unterschicht der Pre aus (= unsere zweite Schicht). Hier finden sich abwechselnd Zellnester die aus großen und solche die aus kleinen Zellen bestehen. Der Verlauf dieser Unterschicht ist wellenförmig und die Wellenberge werden stets durch kleine, die Wellentäler durch große Zellen gebildet. Das zur Subregio entorhinalis ventralis gehörende Feld e12 hatte ähnliche Eigenschaften und könnte wohl auch dieser Subregio posterior zugerechnet werden.

9. Die *Subregio entorhinalis extrema* (Feld e15) zeichnet sich durch eine zusammenhängende, breite, dicht gefügte, aus kleinen Zellen zusammengesetzte zweite Schicht aus.

Während ROSE seine Gliederung auf rein cytoarchitektonische Methoden basiert hat, hat SGONINA (1938) cyto- und myeloarchitektonische Methoden nebeneinander verwandt. Myeloarchitektonisch enthalten nach SGONINA die Lamina zonalis (= Stratum moleculare) und die beiden zellarmen Streifen der Lamina dissecans (Dsa und Dsc) die meisten horizontal verlaufenden Fasern, während die mittlere Unterschicht der Lamina dissecans (Dsb, unserer Schicht 4 entsprechend) und die äußeren Unterschichten der äußeren Hauptschicht besonders arm an markhaltigen Horizontalfasern sind. Zellgruppen im oberflächlichen Zellband der äußeren Hauptschicht (unserer zweiten Schicht) entsprechen im Faserbild faserarmen Gebieten. Diese Faserarmut gilt sowohl für die Horizontal- als auch für die Radiärfasern (Abb. 386).

Als allgemeine Charakteristika der entorhinalen Rinde führt SGONINA an: Supraradiäre Rinde mit einer gegliederten Lamina dissecans (Ds) und starker

---

[486]) Der Einziehung der Oberfläche in Abb. 379 entsprechend.

Tabelle 15. Sgoninas Gliederung der entorhinalen, präsubikulären und parasubikulären Rinde und Vergleich mit den Gliederungen von C. u. O. Vogt (1919) und Rose (1927b) (nach Sgonina, 1938)

Regio entorhinalis *(e)*.
Subregio orolimitans (*eolim* = α 2 C. u. O. Vogt = Subregio gyri ambientis anterior Rose).
3 Unterfelder: *eolimd* = α od
eolimi = α oi = e β Rose
eolimv = α ov = e α Rose

Subregio oralis *(eo)*
2 Felder *eov* (λ 15 C. u. O. Vogt)
2 Unterfelder: *eovv* = λ 15v
eovd = λ 15d
eod (λ 13 C. u. O. Vogt)
2 Unterfelder: *eodo* = λ 13o
eodc = λ 13c

Subregio intermedia *(ei)*
4 Felder *eid* (α 1 C. u. O. Vogt = Subregio gyri ambientis posterior Rose)
4 Unterfelder: *eidv* α cv = e 1 Rose
eidi α ci = e 2 Rose
eidd α cd = e 3 Rose
eidl α clim = e 1 α Rose
eii (λ 11 C. u. O. Vogt)
3 Unterfelder: *eiiv* = λ 11v
eiii = λ 11i
eiid = λ 11d
eivd = λ 12d
eivv = λ 12v
(λ 12d, λ 12v und λ 10o bilden λ 12 C. u. O. Vogt)

Subregio caudalis *(ec)*
3 Felder *ecv*
2 Unterfelder: *ecvo* = λ 10o = e 7 Rose
ecvc = λ 10c = e 12 Rose
eci (= λ 9 C. u. O. Vogt)
2 Unterfelder: *eciv* = λ 9v
ecid = λ 9d
ecd (oraler Teil von λ 8 C. u. O. Vogt) = λ 8o = e 11 Rose
Bei den asiatischen Affen zu unterteilen:
ecdv = λ 8ov
ecdd = λ 8od

Subregio caudolimitans *(eclim)* kaudaler Teil von λ 8 C. u. O. Vogt
2 Felder *eclimv* = λ 8cv
2 Unterfelder: *eclimvd* = λ 8cvd
eclimvv = λ 8cvv
eclimd = λ 8cd

Regio praesubicularis (*Psb* = λ 7 C. u. O. Vogt = Prsub Rose)
Subregio 1: Praesubiculum *(Prs)*
2 Felder *Prso* = λ 7o = Prsub I Rose
2 Unterfelder: *Prsov* = λ 7ov
Prsod = λ 7od
Prsc = λ 7c = Prsub II Rose
2 Unterfelder: *Prscpr* = λ 7cd
Prsclim = λ 7cv
Subregio 2: Parasubiculum *(Pas)*
2 Unterfelder: *Pasv*
Pasd
Subregio 3: Perisubiculum *(Pers)*

laminärer Untergliederung der Schichten. Die Pyramidenzellen der äußersten Zone der Lamina principalis externa (Prea, = unsere Schicht 2) heben sich stets deutlich ab, sie sind meist stark gefärbt und haben gut sichtbare Fortsätze.

Sgonina hat die entorhinale Rinde des Menschen in 12 Felder gegliedert (8 von diesen untergliedert er weiter in insgesamt 20 Unterfelder), die er in 5 Subregionen zusammenfaßt. Hierbei haben das Verhalten der Lamina dissecans (Dsa, Dsb und Dsc, unseren 3diss, 4 und 4diss entsprechend) und der oberflächlichen Zone der äußeren Hauptschicht (Prea = unsere 2) besondere Berücksichtigung gefunden. An charakteristischen Merkmalen hebt Sgonina hervor:

1. Die *Subregio orolimitans* (eolim) mit dem Feld ∝o (d, i und v) der Abb. 383c enthält myeloarchitektonisch nur wenige Grundfasern. Cytoarchitektonisch sind von den drei Unterschichten der Lamina dissecans nur die beiden äußeren (Dsa, Dsb) ausgebildet, während die dritte (Dsc) fehlt oder ganz schwach ist. Die in Dsb vorhandenen Nervenzellen sind von jenen der Lamina principalis interna (Pri) nur schwer zu unterscheiden. Die Lamina principalis externa (Pre) enthält überwiegend kleine Nervenzellen.

2. Die *Subregio oralis* (eo) mit den Feldern λ 13 (o und c) und λ 15 (v und d) hat in Ds zumeist eine dritte Unterschicht (Dsc), die aber schmaler ist als die erste (Dsa). Die Zellen der mittleren Unterschicht (Dsb) sind deutlich von jenen der Pri zu unterscheiden. Sie sind kleiner als die in Prea.

3. Die *Subregio intermedia* (ei) mit den Feldern ∝c (d, i, v und lim), λ 11 (d, i und v), λ 12d und λ 12v hat in Ds eine Dsc, die etwa ebenso breit ist wie die Dsa. Die Zellen der Dsb sind etwa ebenso groß und so dicht stehend wie die in Prea.

4. In der *Subregio caudalis* (ec) mit den Feldern λ 8o, λ 9 (d und v) und λ 10 (c und o) ist die Dsc meist breiter als die Dsa. Die Dsb ist schmaler als die Prea. Die tiefen Unterschichten der Pre sind zellreich.

5. In der *Subregio caudolimitans* (eclim) mit den Feldern λ 8cv und λ 8cd der Abb. 383c sind Dsa und Dsc etwa gleich breit. In Prea sind kleine und große Pyramidenzellen vorhanden, in den tieferen Unterschichten überwiegen mittelgroße kurze Pyramidenzellen. Die Pri ist sehr schwach entwickelt.

Nach Sgonina entwickelt sich die entorhinale Rinde nicht in allen Unterregionen in gleichem Ausmaß progressiv. Er fand beim Vergleich mit den tierischen Primaten die stärkste Progression in der Subregio oralis (λ 13 und λ 15 in Abb. 383c).

Braak (1972a) gliedert die entorhinale Rinde des Menschen aufgrund der Verteilung der Neurolipofuscine (Pigmentarchitektonik) in 16 Felder, von denen 11 ausschließlich aus allocorticalen Schichten bestehen sollen, während die restlichen, den Übergang in den Isocortex bildenden, aus einer wechselnden Zahl allo- und isocorticaler Schichten zusammengesetzt sein sollen. Von den 11 rein allocorticalen Feldern finden sich 7 im Gyrus parahippocampalis und 4 im Gyrus ambiens (Abb. 384b). Die 7 Felder des Gyrus parahippocampalis gruppieren sich ringartig mit stufenweise abnehmender Organisationshöhe um ein hochdifferenziertes Zentrum, das im oralen und lateralen Bezirk der Regio entorhinalis liegt. Eine ähnliche areale Gradation findet sich nach Braak auch unter den 4 Feldern des Gyrus ambiens. Von dieser Zusammenfassung der Felder des Gyrus ambiens einerseits und des Gyrus parahippocampalis[487]) andererseits, sowie von einer gewissen Separation der Übergangsgebiete in den Isocortex abgesehen, hat Braak keine Gruppierungen vorgenommen. — Bezüglich der Lage, Form und Größe der von Braak abgegliederten Felder sowie der Verteilung der Neurolipofuscine in serienmäßigen Rindenquerschnitten sei auf die Abb. 384 u. 385 verwiesen.

[487]) Wir fassen den Gyrus ambiens als Teil des Gyrus parahippocampalis auf, s. Def.

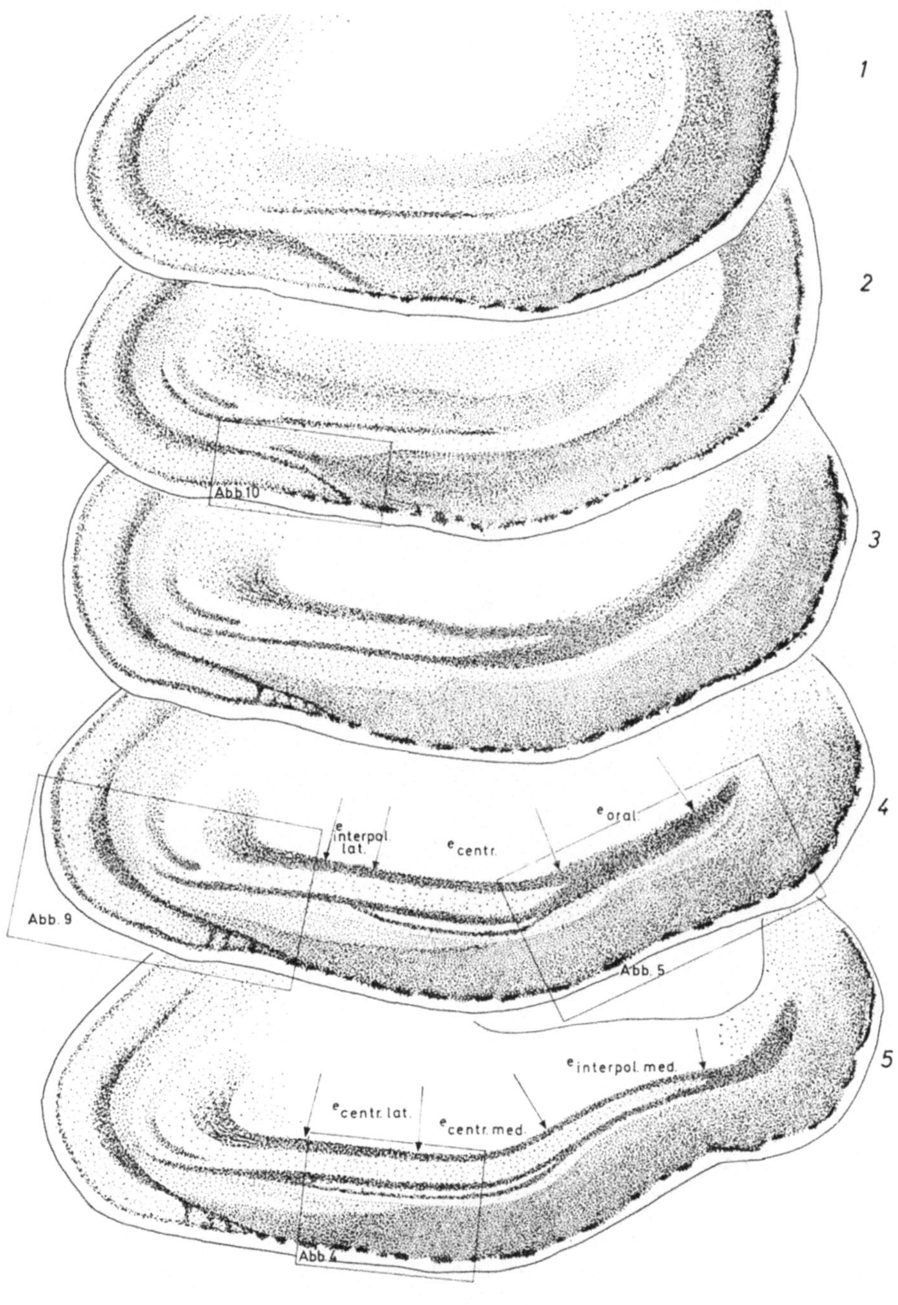

Abb. 385a

Abb. 385a—c. Halbschematische Darstellung von 15 Querschnitten durch die Regio entorhinalis des Menschen (aus Braak, 1972a). Der Abstand der Teilfiguren beträgt jeweils 1,6 mm. Lage der Schnitte wie in Abb. 384a angegeben. Bedeutung der Abkürzungen wie bei Abb. 384

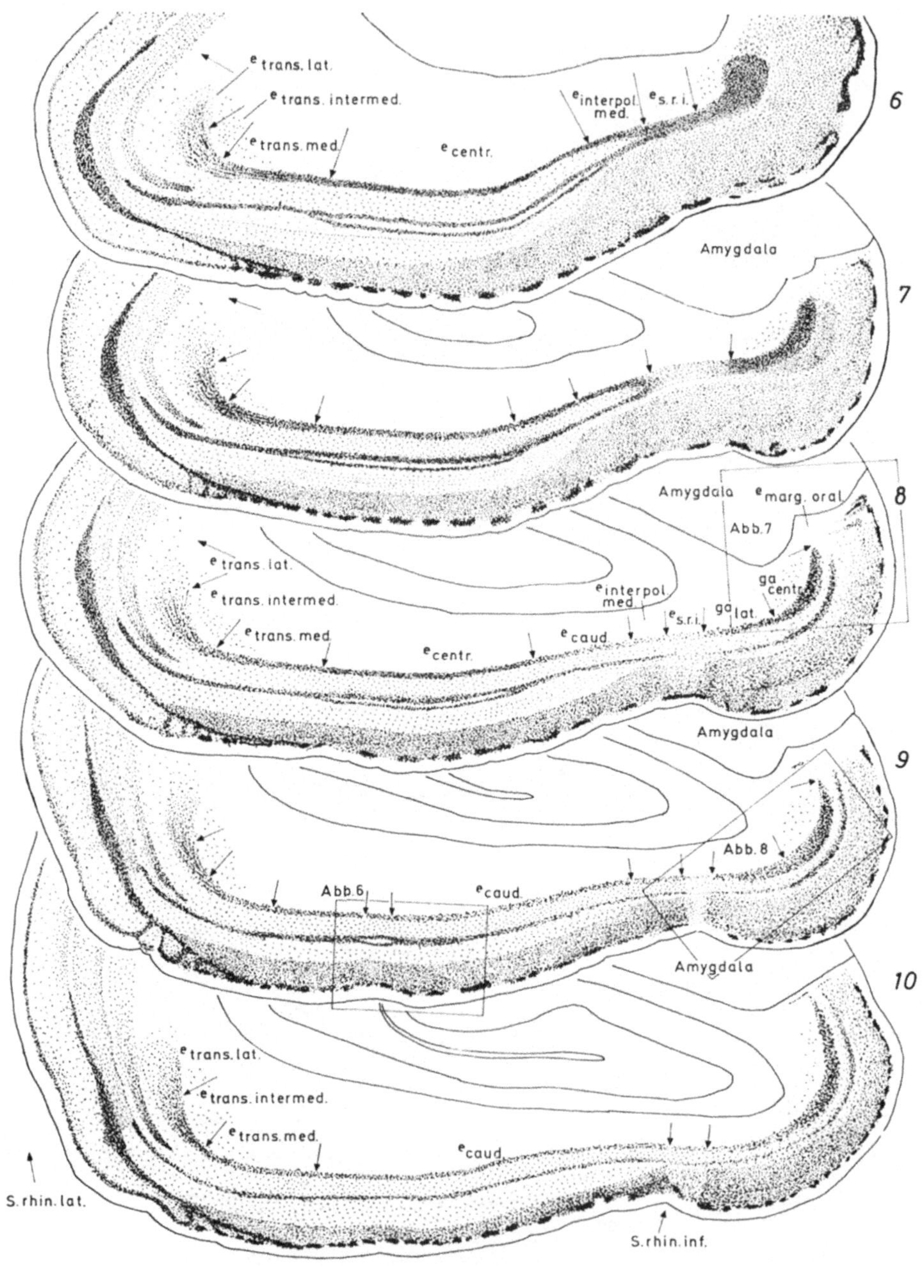

Abb. 385 b

Der Vergleich der diversen Gliederungen (Abb. 383 u. 384) läßt nur wenig Übereinstimmung erkennen. Dies gilt nicht nur bezüglich der Einzelfelder, sondern in den Gliederungen von ROSE und SGONINA auch für die Subregionen, die in den Abbildungen (383 b u. c) besonders hervorgehoben sind. Dies besagt aber, daß es zumindest mit den von diesen Autoren angewandten cyto- und myeloarchitektoni-

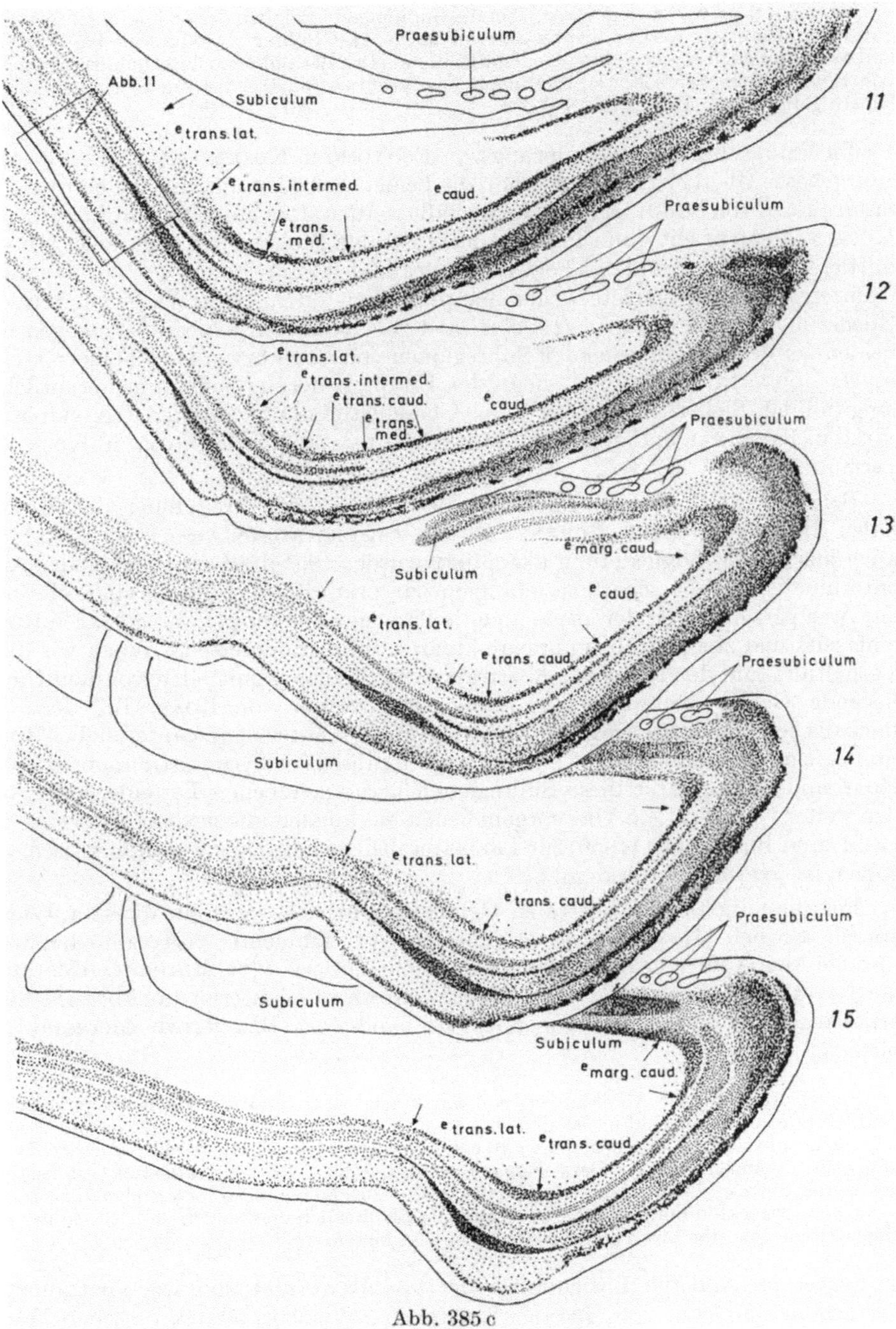

Abb. 385c

schen Kriterien offenbar nicht möglich ist, adäquate Gebiete sicher zu erkennen, nicht einmal im Bereich vergleichsweise grober Grundgliederungen[488]).

[488]) Möglicherweise kann hier die von Braak (1972a) angewandte Pigmentarchitektonik weiterhelfen. Diese Methode hat jedoch ihre Feuerprobe (gleiche oder doch ähnliche Untersuchungsergebnisse *verschiedener* Wissenschaftler) noch nicht bestanden.

Nach SGONINA bestehen gewisse Übereinstimmungen bezüglich der ersten (dorsorostralen) Subregion (Subregio gyri ambientis anterior bei ROSE = Subregio orolimitans bei SGONINA) und auch bezüglich seiner Subregio caudalis, die in etwa der Subregio entorhinalis intermedia von ROSE entsprechen soll. Darüberhinaus hat SGONINA Annäherung nur in einigen Einzelfeldern gefunden (s. Tabelle 15, S. 671).

Im Vergleich mit der Gliederung von ECONOMO u. KOSKINAS (1925) ergibt sich eine gewisse Übereinstimmung, wenn die beiden rostralen und die beiden caudalen Subregionen von SGONINA zusammengefaßt werden. Das Feld HA von ECONOMO u. KOSKINAS entspricht dann in etwa den rostralen Subregionen, das Feld HB der mittleren Subregion und das Feld HC den caudalen Subregionen von SGONINA. Die Grenzen der Hauptgebiete liegen hauptsächlich quer. Beim Vergleich mit der Gliederung von BRODMANN (1909) ähnelt die Lage des Feldes 34 hingegen den beiden vor dem Uncus liegenden Subregionen von ROSE bzw. den α-Feldern von C. u. O. VOGT. In diesem Fall liegt die Hauptgliederungsachse im wesentlichen longitudinal. Sicherlich besteht *keine* Übereinstimmung zwischen HA von ECONOMO u. KOSKINAS und dem Feld 34 von BRODMANN, wie ECONOMO u. KOSKINAS vermuteten.

Bei der wiederholt durchgeführten Zweiteilung (bzw. Dreiteilung) der entorhinalen Rinde (BRODMANN, LORENTE DE NO, BLACKSTAD, teilweise auch ROSE), die auch hier als Grundgliederung akzeptiert wurde, zeigt die Pars lateralis der Area entorhinalis Nachbarschaftsbeziehungen zur präpiriformen Rinde einerseits und zur Area perirhinalis andererseits und die Pars medialis zur periamygdalären Rinde einerseits und zur para- bzw. präsubikulären Rinde andererseits. Wenn wir diese Verhältnisse auf den Menschen übertragen, müßte das unmittelbar vor dem Uncus liegende Gebiet (Subregio gyri ambientis posterior von ROSE) Teil der Pars medialis sein, das rostroventrale Gebiet (Subregio entorhinalis anterior bei ROSE, Subregio oralis bei SGONINA) Teil der Pars lateralis. Eine Übereinstimmung der von ROSE und SGONINA für diese Subregionen hervorgehobenen Besonderheiten mit den weiter vorn (8.11.1.5.) hervorgehobenen Merkmalen, die nach LORENTE DE NO (1934) und BLACKSTAD (1956) für Pars lateralis bzw. medialis charakteristisch sein sollen, ist jedoch nicht erkennbar[489]).

Für die aufgeführten rostralen Gebiete ergibt sich sogar ein direkter Widerspruch. So hebt ROSE für seine Subregio gyri ambientis posterior eine inselförmige Anordnung der Zellen der zweiten Schicht hervor (bei BLACKSTAD Merkmal der lateralen Rinde) und für die Subregio entorhinalis anterior (in Abb. 381 links erkennbar) ein zusammenhängendes Zellband (bei BLACKSTAD Merkmal der medialen Rinde).

Eine Durchsicht der Abbildungen von ROSE zeigt aber, daß das geschlossene Zellband deutlich nur in seinem Feld e4 ist und daß e5 und e6 in der zweiten Schicht durchaus auch Zellinseln aufweisen. Entsprechendes gilt beim Vergleich von λ15v (geschlossenes Zellband) und λ15d (Zellinseln) in den Darstellungen von SGONINA. — Diese deutlichen Unterschiede der Felder e4 bzw. λ15v zu den Nachbarfeldern — zusammen mit ihrer peripheren Lage und ihrer sehr gestreckten Form – läßt es zumindest als möglich erscheinen, daß wir es hier mit einem Homologon der Area perirhinalis (I) zu tun haben.

Insgesamt sind die Beziehungen der von ROSE und SGONINA abgegrenzten Subregionen und der von BRAAK abgegrenzten pigmentarchitektonischen Felder zu den nach BLACKSTAD formulierten Grundgebieten noch sehr unklar. Ein gewisser Grad der Übereinstimmung scheint mit der Gliederung von ECONOMO u.

---

[489]) Nach einem Vergleich der angegebenen Merkmale müßte die Mehrzahl der entorhinalen Gebiete nach der Beschreibung von ROSE in die Pars lateralis eingeordnet werden, nach der Beschreibung von SGONINA in die Pars medialis.

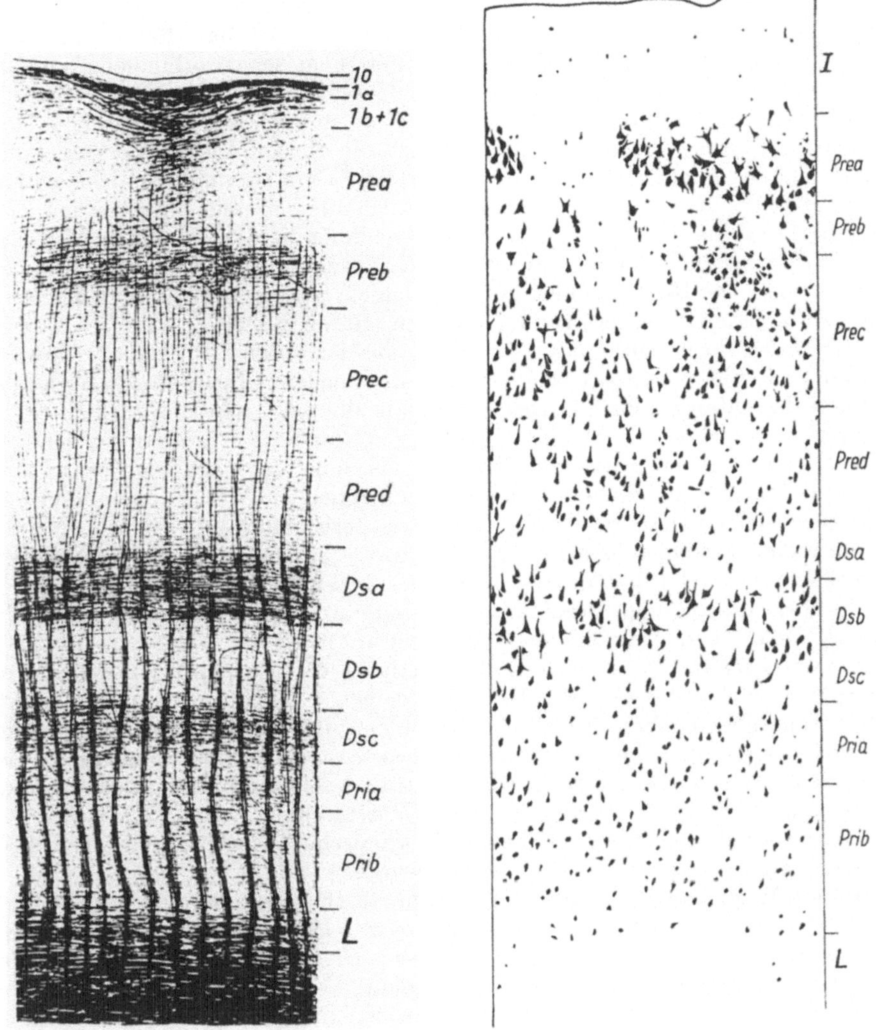

Abb. 386. Myelo- und cytoarchitektonische Darstellung des Feldes λ 11i von SGONINA (aus SGONINA, 1938). Die Lage dieses Feldes ergibt sich aus der Abb. 383c. *1* bzw. *I* Stratum moleculare mit Unterschichten o, a, b und c; *Pre* Lamina principalis externa mit den Unterschichten a—d; *Ds* Lamina dissecans mit den Unterschichten a—c; *Pri* Lamina principalis interna mit den Unterschichten a und b. Übertragen auf unsere laminäre Gliederung (nach LORENTE DE NO) entspricht: Prea = 2, Preb + Prec + Pred = 3, Dsa = 3 diss, Dsb = 4, Dsc = 4 diss, Pria = 5 und Prib = 6. *L* zellarme Übergangszone in die weiße Substanz

KOSKINAS (Abb. 8) zu bestehen. In den angegebenen Struktureigentümlichkeiten ergeben sich Ähnlichkeiten des Feldes HA von ECONOMO u. KOSKINAS mit der lateralen Rinde (für beide werden Zellinseln angegeben) und des Feldes HC mit der medialen Rinde (beide sollen eine geschlossene zweite Schicht haben). HB könnte einen Übergang zwischen beiden darstellen. Ein intermediäres Gebiet wird auch von LORENTE DE NO und BLACKSTAD erwähnt.

Area perirhinalis

Eine Beschreibung der Area perirhinalis I beim Menschen hat offenbar nur Rose (1927b) gegeben[490]). Er faßt sie hier als (Unter-)Feld der entorhinalen Rinde auf und beschreibt sie wie folgt: eine auffallend breite Lamina zonalis (= Stratum moleculare), eine Lamina principalis externa, welche sich aus mittelgroßen, stark tingierbaren Pyramidenzellen zusammensetzt, die dicht unterhalb der Molekularschicht eine verdichtete Zone bilden, eine relativ schmale und zellreiche Lamina dissecans und eine Lamina principalis interna, die aus einer einheitlichen Zone polymorpher Zellen besteht. — Eine Unterscheidung dieses Feldes beim Menschen gelang Rose erst nach dem Studium der Verhältnisse bei den niederen Säugern. Bei diesen ist nach Rose das Feld gut ausgebildet; hingegen soll es beim Menschen (und den höheren Primaten) rudimentär sein (1927b, S. 388).

Wir halten diese Auffassung von Rose aus mehreren Gründen für unwahrscheinlich: 1. Für die evolutive Phase von den niederen Insectivoren bis zu den mittleren Primaten macht die Area perirhinalis durchaus den Eindruck einer sich progressiv entwickelnden Struktur. Um der Auffassung von Rose zu genügen, müßte dann von den mittleren Primaten bis zum Menschen eine sehr starke Reduktion eingesetzt haben, was kaum anzunehmen ist. — 2. Für sein Feld λ 15, welches möglicherweise in Teilen der Area perirhinalis entspricht, beschrieb Sgonina eine besonders starke Progression. — 3. Die Area perirhinalis liegt zwischen zwei sich deutlich progressiv entwickelnden Nachbargebieten. Besonders im Hinblick auf die enge Beziehung zur Area entorhinalis erscheint es unwahrscheinlich, daß sie in ihrer Differenzierung so grundsätzlich verschieden sein soll. — 4. Braak (1972a) beschreibt mit der Methode der Pigmentarchitektonik ein breites, mehrfach untergliedertes Übergangsgebiet. — 5. Untersuchungen über die Faserverbindungen (Abschnitt 8.11.7.) deuten darauf hin, daß die perirhinale Rinde eine wichtige Schaltstation zwischen dem Isocortex und der entorhinalen Rinde ist. Diese Bedeutung dürfte bei der progressiven Entwicklung beider Nachbargebiete kaum geringer werden. — Es wäre keine Überraschung, wenn sich dieses Feld bei einer sorgfältigen vergleichend-architektonischen Überprüfung auch beim Menschen als deutlich progressiv erweisen würde.

Auf die Möglichkeit, daß die Area perirhinalis (I) ganz oder teilweise dem Feld e4 von Rose (Abb. 383b) bzw. λ 15v (und evtl. λ 12v) von Sgonina (Abb. 383c) entspricht, hatten wir oben schon hingewiesen. Die periphere Lage dieser Felder, ihre sehr gestreckte Form und die recht prägnanten Unterschiede zu den entorhinalen Nachbargebieten lassen sich mit einer solchen Interpretation gut vereinbaren. Da wir uns der Auffassung von Lorente de No anschließen, daß die Area perirhinalis (I) am zweckmäßigsten als peripheres Feld der Regio entorhinalis aufzufassen ist — sie stellt beim Menschen eine von vielen regionalen Differenzierungen dieser Rinde dar—, würde die Bestätigung einer solchen Homologie eine grundsätzliche Neugliederung nicht notwendig machen.

[490]) Wir hatten die Area perirhinalis aus praktischen Gründen in zwei Zonen gegliedert: in eine einfacher gebaute, der Area entorhinalis direkt benachbarte (I) und in eine höher differenzierte, dem Isocortex benachbarte und diesem ähnlichere Zone (II). Brodmann (1909) weist für die von ihm abgegrenzte Area perirhinalis (wahrscheinlich II) darauf hin, daß sie sich durch eine starke Rückbildung der Schichtung, namentlich durch das Fehlen einer inneren Körnerschicht auszeichnet. Economo u. Koskinas (1925) führen bezugnehmend auf Brodmann aus, daß sie dieses Feld als eigenes Areal beim Menschen nicht finden konnten. Sie halten es für wahrscheinlich, daß der vordere Teil der Area 35 dem agranulären Abschnitt ihrer Area temporopolaris (TGa) entspricht und der hintere Teil jenem Saum agranulärer Rinde, den sie mit THa bezeichnet haben. Braak (1972a) unterscheidet im Übergangsgebiet zwischen Entorhinalis und Isocortex beim Menschen vier Felder, deren Lage sich aus den Abb. 384 und 385 ergibt. Möglicherweise gehören alle vier Felder zur Zone I, doch ist eine sichere Zuordnung nicht möglich.

Zusammenfassung

Es besteht weitgehend Übereinstimmung darin, daß die *Area entorhinalis* sowohl in ihrer laminären als auch in ihrer arealen Differenzierung beim Menschen besonders progressiv ist. Nach ROSE hat sie hier die weitestgehende Differenzierung unter allen Säugern erfahren. — Im Unterschied zu ROSE nehmen wir eine deutliche progressive Entwicklung auch für die *Area perirhinalis* an.

Die bisher vorgelegten Gliederungen der entorhinalen Region des Menschen (VOGT, ECONOMO u. KOSKINAS, ROSE, SGONINA, BRAAK) unterscheiden sich nicht nur im Ausmaß der Untergliederung und in der Definition von Einzelfeldern, sondern selbst in der Grundgliederung und in der Charakterisierung der Grundgebiete sehr stark. Es ist derzeit noch nicht mit ausreichender Sicherheit möglich, die beim Menschen zweifellos vorhandenen, architektonisch unterscheidbaren Zentren mit den von BLACKSTAD bei niederen Säugern definierten Grundgebieten — die sich auch histochemisch und durch unterschiedliche Faserverbindungen auszeichnen — in Übereinstimmung zu bringen. Hierfür wäre eine sehr gründliche, auf verschiedenen Methoden aufbauende Neuuntersuchung notwendig, die den Rahmen des vorliegenden Beitrages weit überschreiten würde. Das gleiche gilt für die im perirhinalen Grenzbereich liegenden Strukturen.

8.11.3. Angioarchitektonik

Angaben zur Angioarchitektonik der entorhinalen Rinde liegen von LORENTE DE NO (1928) und PFEIFER (1940) vor. LORENTE DE NO (Kaninchen, *Macaca*) beschreibt ein über alle Schichten gleichmäßig gebautes Capillarnetz, welches nur in einer über dem Substratum dissecans (3diss) liegenden Zone etwas dichter sein soll. PFEIFER beschreibt bei *Macaca* die Angioarchitektonik ausführlicher und gliedert ähnlich wie ECONOMO u. KOSKINAS (1925) und unter Verwendung der Terminologie dieser Autoren im Bereich der entorhinalen Rinde in die Areae angioarchitectonicae HA, HB und HCD.

Nach der Lage der Felder (Abb. 18 u. 19) und ihrem Vergleich mit dem cytoarchitektonischen Bild (Abb. 378 im Vergleich mit 387) ist das Feld HA von PFEIFER der laterale Teil der Area entorhinalis, entspricht aber sicherlich nicht der Area perirhinalis, weder im Sinne von BRODMANN noch im Sinne von ROSE. Die Area HB von PFEIFER entspricht dem Hauptteil der entorhinalen Rinde. Im ventralen Bereich von HCD ist sicherlich ebenfalls entorhinale Rinde enthalten. Ein Vergleich der Abb. 18 mit 57 deutet auf diese Wahrscheinlichkeit hin. Bei der Area HC handelt es sich ohne Zweifel um die parasubikuläre Rinde (Abb. 411).

Die von PFEIFER vorgenommene Homologisierung seiner Area angioarchitectonica HA mit der Area uncinata (HA) von ECONOMO u. KOSKINAS ist sicherlich nur teilweise richtig. Die Area uncinata umfaßt den ganzen vorderen Teil des Gyrus parahippocampalis und schließt sicherlich große Teile der Area angioarchitectonica HB von PFEIFER in sich ein.

Area angioarchitectonica pararhinica HA

Diese Rinde ist nach PFEIFER angioarchitektonisch grob zweischichtig, aufgeteilt durch das Substratum dissecans (3diss), das als schmaler, sehr gefäßarmer „Hohlsaum“ in Erscheinung tritt. Dieser Saum wird durch „Brückenkapillaren“ aus der darüber- und darunterliegenden Schicht spärlich besetzt. Oberhalb des Substratum dissecans kann man bei starker Vergrößerung drei Zonen erkennen. „Die oberste davon liegt unmittelbar unter der Oberfläche und hebt sich durch die ihr eigentümliche geometrische Kapillarmaschenform wie ein gleichmäßig geflochtenes

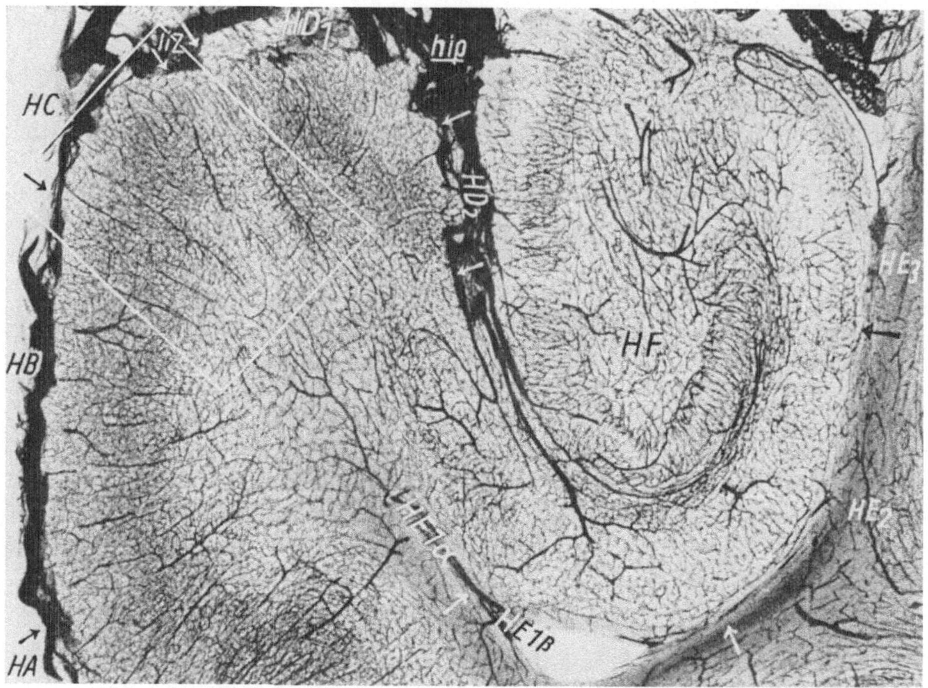

V

III

II

I

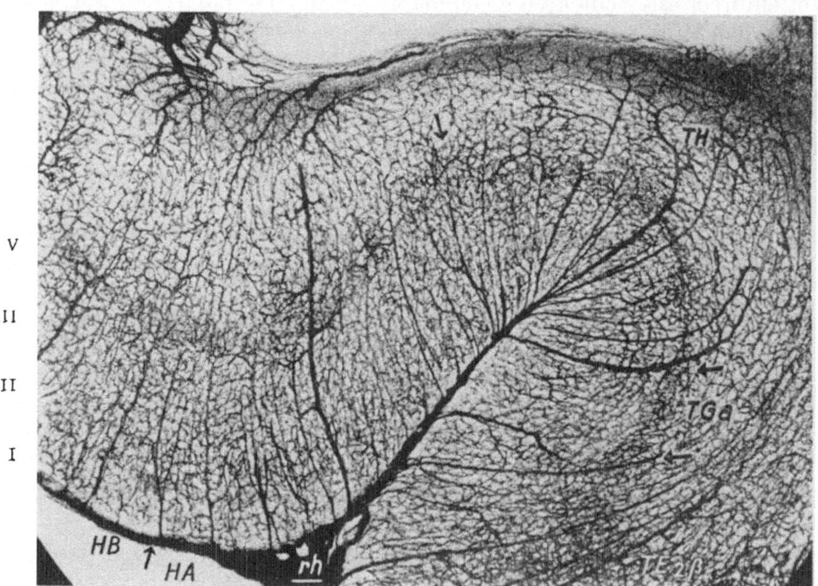

Abb. 387—388. Angioarchitektonik der archicorticalen und periarchicorticalen Rinde (aus PFEIFER, 1940). Abb. 387: Übersicht. 14,5 × vergrößert. Abb. 388: Bereich des Sulcus rhinalis. 20 × vergrößert. *HA*, *HB* Area entorhinalis, *HC* Area parasubicularis, HD_1, HD_2 Area praesubicularis, $HE_{1\alpha}$ Subiculum, $HE_{1\beta}$, HE_2 Feld CA1 des Ammonshorns, HE_3 Feld CA2/3 des Ammonshorns, *HF* Fascia dentata, *hip* Sulcus hippocampi, *liZ* limitrophe Zone, *rh* Sulcus rhinalis, $TE_{2\beta}$, *TGa*, *TH* der temporalen Rinde zugeordnete angioarchitektonische Zonen, die zumindest teilweise der Area perirhinalis entsprechen, I—V angioarchitektonische Schichten nach PFEIFER

Bandmuster von der darunterliegenden Schicht ab. Die nächste Schicht zeigt gröbere aber immer noch rundliche Kapillarschlingen und die dritte Unterschicht vertikal gestellte, längliche und größere Maschen. Unterhalb der Lamina dissecans sind noch deutlich zwei Unterschichten zu erkennen, von denen die obere die etwas reichlicher durchblutete ist. Die Arterien zeigen oft oben kurze und unten längere Äste und neigen zur Entwicklung von Kraushaarkonvoluten vorwiegend in den unteren Schichten. Ganz unscharfe Markgrenze" (PFEIFER, 1940, S. 320).

Area angioarchitectonica HB

Dieses Feld nimmt den Hauptteil des Gyrus parahippocampalis ein. „Das Rindenbild erhält sein typisches Gepräge durch die Kraushaarentwicklung seiner Kapillaren, deren wechselnde Dichte allein die Schichtung ausmacht. Im Vergleich zu Ar. ang. HA ist die I. Schicht hier breiter als dort, ebenso wie die VI. Schicht größere Breite erhält durch die plaqueförmige Etablierung von Kapillarkonvoluten. An der Markgrenze spinnt sich das Kraushaarfiligran mit allmählicher Auflockerung in das Mark hinüber, bleibt aber auch dort noch deutlich ausgeprägt" (PFEIFER, 1940, S. 320).

Area angioarchitectonica hippocampica propria caudalis HCD

Für dieses Feld, dessen Lage sich aus den Abb. 18 u. 19 ergibt, hat PFEIFER Ähnlichkeiten mit isocorticalen Rinden erkannt. „Der Schwerpunkt der Durchblutung liegt in der mittleren Schicht des Rindenbandes, die sich breit und dunkel heraushebt, ohne nach oben und unten scharf abgegrenzt zu sein. Gleichwohl kann man in der äußeren Zone noch zwei Unterschichten bemerken von mehr oder weniger starker Aufhellung, während die Innenzone im Vergleich zum Ebenmaß der Durchblutung in Ar. ang. HC hier ein geflecktes und scheckiges Aussehen hat und sich eine Schichtenaufgliederung dem Auge nicht ohne weiteres anbietet, es sei denn, daß man eine allmähliche Aufhellung nach dem Mark zu dafür ansprechen will. Die Markgrenze ist allenthalben unscharf und die Durchblutung des gesamten Rindenbandes dichter im Vergleich zu Ar. ang. HC. Die Gefäßmorphologie in Ar. ang. HCD hat durchaus transitorischen Charakter. Man findet nicht mehr die büschelförmige Aufteilung der Arterien wie in Ar. ang. HC und HD, auch nicht die Kraushaararterien wie in Ar. ang. HB oder die baumkronenförmige Verzweigung der Arterien wie in Ar. ang TF, dagegen aber eine Form der Arterien und Venen, die an das Vorkommen derer in Ar. ang. HO erinnert, ein Feld, von dem Ar. ang. HCD kaudal abgelöst wird. Die Venen sind häufig sperrig gespreizt und die Arterien zeigen regellose Verzweigungswinkel. Die Äste wirken wegen ihres mangelhaften Präkapillarbesatzes recht kahl" (PFEIFER, 1940, S. 324).

Zusammengefaßt tritt in der Area angioarchitectonica HA eine dem Substratum dissecans (3diss) entsprechende schmale Zone durch besondere Gefäßarmut hervor. In HB ist diese kaum andeutungsweise vorhanden und in der Molekularschicht erscheint dieses Feld wesentlich aufgehellter (gefäßärmer). Dann folgt ein breites, ziemlich gleichmäßig gefäßversorgtes Rindenband, „welches in seinem Kapillaraufbau dreidimensional plastisch wirkt wie ein Filigrangewebe aus Draht" (PFEIFER, 1940, S. 316). Davon hebt sich die Area angioarchitectonica HC (= Parasubiculum) wieder durch eine schmalere Molekularschicht und eine „grobe Zweischichtigkeit des daruntergelegenen Rindenbandes bei ausgesprochen radiärer Struktur ab" (PFEIFER).

Im Bereich des *perirhinalen* Randgebietes gibt es nach PFEIFER vier schmale Zonen, die er in Richtung von der entorhinalen Rinde auf den Isocortex als HA, TH, TGa und $TE_{2\beta}$ bezeichnet (Abb. 18, 19). Nach einem Vergleich der Lage dieser

Felder mit unserer Abb. 378 könnten vor allem die Felder TH und TGa der Area perirhinalis entsprechen. Beide Felder liegen bei *Macaca* in der Tiefe des Sulcus rhinalis (Abb. 388).

Area angioarchitectonica TH

Dieses Feld[491]) fällt nach PFEIFER durch das Hervortreten einer wunderschönen Gefäßgirlande in der V. Schicht (unsere Schicht 4) ganz aus dem üblichen Rahmen. Diese Girlande „erhält ihre Gefäßbetonung durch besonders starke Arterienäste, die hier in dieser Schicht abzweigen, während die aus den gleichen Arterienstämmen in anderer Schichthöhe entspringenden Äste dürftiger sind und daher nicht diese Bedeutung gewinnen. Der oberhalb der V. Schicht gelegene Rindenabschnitt ist relativ gleichmäßig durchblutet und zeigt ein zierliches Kapillargeflecht. Die hellere und breitere VI. Schicht hat eine gute Markgrenze" (PFEIFER, 1940, S. 306).

Verglichen mit den Nachbarfeldern übernimmt TH nach PFEIFER die radiäre Struktur von TGa und die Gefäßbetonung der V. Schicht (unsere 4) von HA. Oberhalb und unterhalb der V. Schicht sind die Durchblutungsverhältnisse von einer schichtenlosen Gleichmäßigkeit, wie sie so leicht an keiner anderen Stelle angetroffen wird. Im Unterschied zu diesem Ebenmaß der Durchblutung zeigt HA eine Gefäßgirlande dicht unter der Oberfläche, während in TGa die III. Schicht reicher durchblutet ist (PFEIFER, 1940, S. 308).

Area angioarchitectonica TGa

Dieses Feld hat rostral seine größte Ausdehnung und soll sich dann nach caudal hin als schmale Zone in die äußere Wand des Sulcus rhinalis zurückziehen (Abb. 18, 388). Nach PFEIFER stellt diese Rinde ein ausgesprochenes Tiefenfeld dar, das er wie folgt beschreibt: „Grob zweischichtig mit einer breiten Oberschicht, die im wesentlichen aus länglichen Kapillarmaschen besteht und einer noch breiteren Unterschicht, die mehr rundliche Kapillarschlingen enthält, welche aber im Gefäßbild durch die großen, annähernd horizontal gestellten Arterienäste deutlich hervortritt. Abgesehen von diesen auffallenden Arterienverzweigungen, . . . macht die Rinde von TGa einen gleichförmigen, wenig gegliederten Eindruck. . . . Das Bild dichter, feiner, radiärer Streifung entsteht durch die massenhaften langen und zarten Venen, die wie ausgekämmtes Frauenhaar das ganze Rindenband durchqueren. Am dichtesten ist die radiäre Streifung des Feldes an der Fissura rhinica" (PFEIFER, 1940, S. 312).

8.11.4. Histochemie, Chemoarchitektonik

Wesentliche Beiträge zur Kenntnis der Histochemie der entorhinalen Rinde wurden u. a. vorgelegt von FRIEDE (1960a, Meerschweinchen, SDH); STORM-MATHISEN u. BLACKSTAD (1964, Ratte, AChE); GIRGIS (1967, Biberratte, AChE; 1973, *Cebus*, AChE); MELLGREN u. BLACKSTAD (1967, Ratte, oxydative Enzyme); GENESER-JENSEN (1971a, Meerschweinchen, MAO); GENESER-JENSEN u. BLACKSTAD (1971, Meerschweinchen, AChE); MELLGREN (1971, Ratte, LDH); MELLGREN u. GENESER-JENSEN (1972, Ratte, MAO) und BORRE u. GENESER-JENSEN (1972, Meerschweinchen, Aspartat-Aminotransferase). HAUG (1973) und GENESER-JENSEN *et al.* (1974) untersuchten die Verteilung von Schwermetallen mit der Sulfid-Silber-Methode von TIMM bei Ratte und Meerschweinchen. — Über die postnatale Entwicklung der Tetrazolium-Reduktasen und der Acetylcholin-

[491]) Der Homologisierung mit dem menschlichen Feld TH von ECONOMO u. KOSKINAS (1925) können wir nicht zustimmen. Dieses Feld liegt weiter caudal und ist echt isocortical.

esterase bei der Ratte hat MELLGREN (1973a, b) berichtet (hierzu 7.6.1.). — Weitere Hinweise bzw. Abbildungen, aus denen sich Einzelheiten über die Histochemie der entorhinalen Region entnehmen lassen, finden sich u. a. noch in den Arbeiten von PAASONEN *et al.* (1957, Hund, 5-Hydroxytryptamin); GEREBTZOFF (1959, Ratte, AChE); FOLDES *et al.* (1962, Mensch, AChE, BuChE); HASHIMOTO *et al.* (1962, Kaninchen, MAO); SCOTT (1965, 1967, Maus, 5'-Nucleotidase); FRIEDE (1966a, diverse Säuger, Übersicht); ISHII u. FRIEDE (1967, Mensch, AChE, NAD-Diaphorase); GIRGIS (1968c, Biberratte, *Galago*, *Cercopithecus*, AChE) und RITTER *et al.* (1971/72, Ratte, AChE, MAO). ISHII u. FRIEDE erwähnen noch Messungen der AChE von OKINAKA *et al.* (1961) und der NAD-Diaphorase von FRIEDE u. FLEMING (1962).

Zwischen den bisher untersuchten Arten bestehen in Konzentration und Verteilung der diversen Enzyme mehr oder weniger große Unterschiede. So fand GIRGIS eine (leichte) AChE-Reaktion bei Biberratte (1967) und *Cebus* (1973), keine hingegen bei *Galago* (1969a) und *Cercopithecus* (1968b). Nach GENESER-JENSEN u. BLACKSTAD (1971) zeigt die AChE-Reaktion beim Meerschweinchen einerseits eine große Ähnlichkeit mit der bei der Ratte (die von STORM-MATHISEN u. BLACKSTAD, 1964, untersucht wurde), doch bestehen andererseits auch deutliche Unterschiede (vgl. Abb. 389 mit 390). Bezüglich der MAO-Aktivität spricht GENESER-JENSEN (1971a) beim Meerschweinchen (Abb. 412) von charakteristischen laminären Mustern, während von MELLGREN u. GENESER-JENSEN (1972) bei der Ratte keine klare Differenzierung der Schichten gefunden wurde.

Wegen solcher Unterschiede soll vor der Diskussion der Ergebnisse, die für die Beurteilung der laminären und/oder arealen Gliederung der entorhinalen Rinde und für die Abgrenzung dieser Rinde von benachbarten Gebieten von Bedeutung sind, eine kurze Übersicht über die zugrunde liegenden Befunde gegeben werden.

Es muß vorweggenommen werden, daß sich aus den meisten der nachstehend berücksichtigten Arbeiten deutliche areale Unterschiede innerhalb der entorhinalen Region ergeben, die eine Abtrennung der Area perirhinalis sowie eine Untergliederung der Area entorhinalis in Pars lateralis und Pars medialis erhärten. Die nachstehende Beschreibung bezieht sich im wesentlichen auf die *Pars medialis* der entorhinalen Rinde, und hier insbesondere auf die Transmitterenzyme, unter denen die Acetylcholinesterase (AChE) die differenziertesten Ergebnisse liefert. Sehr aufschlußreich ist auch die Darstellung der Schwermetalle nach GENESER-JENSEN *et al.* (1974, Meerschweinchen). Die intraregionalen Unterschiede und solche zu den Nachbarstrukturen werden abschließend erörtert.

(1) Stratum moleculare

AChE: Bei Biberratte, *Galago*, *Cercopithecus*, *Cebus* fand GIRGIS in der Molekularschicht keine AChE-Reaktion; nach RITTER *et al.* ist sie bei der Ratte schwach, nach STORM-MATHISEN u. BLACKSTAD mittelmäßig (Abb. 389). Die gefärbten Fasern sollen hier den Tangentialfasern entsprechen, die auch bei Silberimprägnationen deutlich hervortreten (Abb. 368). Nach GENESER-JENSEN u. BLACKSTAD dominiert beim Meerschweinchen die Färbung in den oberflächlichen Zonen (Abb. 390).

MAO: Die Reaktion ist deutlich (RITTER *et al.*, MELLGREN u. GENESER-JENSEN für die Ratte; GENESER-JENSEN für das Meerschweinchen), die Lokalisation der Färbung ist auf die hier überwiegend horizontal verlaufenden Fasern begrenzt.

Schwermetalle: Zwei deutliche Unterschichten, von denen die äußere mit der Sulfid-Silber-Methode nach TIMM beim Meerschweinchen nur schwach dargestellt werden kann, die tiefere hingegen deutlich gefärbt ist (GENESER-JENSEN *et al.*).

(2) Stratum stellare

AChE: Für Biberratte, *Cebus* (GIRGIS) und Ratte (RITTER *et al.*, STORM-MATHISEN u. BLACKSTAD) wurde in dieser Schicht eine deutliche Aktivität gefunden, die stärker ist als in der Molekularschicht. Im deutlichen Unterschied hierzu ist die Reaktion beim Meerschweinchen merklich geringer (vgl. Abb. 389 mit 390). Die großen Sternzellen zeigen keine Reaktion (Ratte, Meerschweinchen).

MAO: MELLGREN u. GENESER-JENSEN fanden bei der Ratte eine schwache Reaktion, die überwiegend in den horizontalen Fasern lokalisiert sein soll; RITTER *et al.* fanden beim gleichen Tier keine Reaktion.

Schwermetalle: Beim Meerschweinchen deutlich blasser als die tiefe Zone der Molekularschicht. Dies beruht nach GENESER-JENSEN *et al.* hauptsächlich auf einer schwachen Färbung der Zellen, während das umgebende Neuropil stärker reagiert. Es finden sich aber auch einige Sternzellen, die sich stark färben.

(3) Stratum pyramidale

AChE: Diese Schicht ist nach übereinstimmenden Befunden praktisch ungefärbt (STORM-MATHISEN u. BLACKSTAD, GIRGIS, GENESER-JENSEN u. BLACKSTAD, RITTER *et al.*), enthält aber trotz ihres hellen Aussehens einige AChE-haltige Strukturen. Hierzu gehören 1. wenige dunkle Zellen in der großen Mehrzahl ungefärbter Zellen und 2. einige gefärbte Fasern. Letztere sind im allgemeinen vertikal, wenige sind schräg oder horizontal, und kommen einzeln oder in kleinen Gruppen vor. Möglicherweise handelt es sich um aufsteigende Axone (STORM-MATHISEN u. BLACKSTAD). Das Substratum dissecans (3diss) ist in diese Charakterisierung eingeschlossen, hat beim Meerschweinchen sogar die geringste Färbung (GENESER-JENSEN u. BLACKSTAD).

MAO: Bei der Ratte ist die Reaktion nach RITTER *et al.* deutlich, nach MELLGREN u. GENESER-JENSEN hingegen nur schwach, aber doch deutlicher als in der zweiten Schicht. Letzteres gilt nach GENESER-JENSEN auch für das Meerschweinchen. Die Aktivität soll auf die Fasern begrenzt und medial stärker sein als lateral.

Schwermetalle: Mittlere Färbung der Schicht mit deutlicher Unterscheidung der 3diss, die als schmaler heller Streifen erscheint (GENSER-JENSEN *et al.*).

(4) Stratum magnocellulare

AChE: Nach übereinstimmenden Befunden ist diese Schicht besonders deutlich gefärbt und hebt sich als schmale dunkle Zone von beiden Nachbarschichten ab.

MAO: RITTER *et al.* fanden bei der Ratte eine nur schwache Reaktion. Hingegen berichtet GENESER-JENSEN beim Meerschweinchen über eine intensiver gefärbte schmale vierte Schicht.

LDH: Nach MELLGREN (1971) tritt bei der Ratte eine dunkle vierte Schicht besonders hervor.

NADPH-DH: Nach MELLGREN u. BLACKSTAD (1967) zeigt diese Schicht bei der Ratte eine sehr spezifische dunkle Färbung; dabei sind Zellen und Neuropil gefärbt.

(5) Stratum parvocellulare

AChE: GIRGIS fand bei allen von ihm untersuchten Arten, auch bei Biberratte und *Cebus*, keine Reaktion. Hingegen berichten RITTER *et al.* bei der Ratte von einer schwachen und STORM-MATHISEN u. BLACKSTAD beim gleichen Tier von einer mittleren Intensität diffuser Niederschläge. Beim Meerschweinchen ist diese Schicht nach GENESER-JENSEN u. BLACKSTAD arm an Niederschlägen.

MAO: Bei der Ratte geben RITTER *et al.* eine schwache, MELLGREN u. GENESER-JENSEN eine stärkere Reaktion an. Beim Meerschweinchen ist diese Schicht nach GENESER-JENSEN etwas heller als die intensiv gefärbte vierte Schicht.

α-GPDH: Die fünfte Schicht enthält bei der Ratte sehr reichlich α-GPDH und unterscheidet sich hierin deutlich von der sechsten Schicht, in der dieses Enzym merklich geringer nachweisbar ist (MELLGREN u. BLACKSTAD, 1967).

(6) Stratum multiforme

AChE: Nach GIRGIS ist diese Schicht bei der Biberratte und bei *Cebus* ungefärbt. Bei der Ratte zeigt sie nach RITTER *et al.* eine deutliche Reaktion, die etwas stärker ist als in der fünften Schicht (Abb. 389). Dies gilt nach GENESER-JENSEN u. BLACKSTAD auch für das Meerschweinchen (Abb. 390).

MAO: Nach RITTER *et al.* ist die Reaktion bei der Ratte deutlicher als in der fünften Schicht. MELLGREN u. GENESER-JENSEN (Ratte) und GENESER-JENSEN (Meerschweinchen) fanden hingegen ähnliche Reaktionen. Sie sollen in beiden Schichten mittelmäßig sein.

SDH: Nach FRIEDE (1960a) enthält diese Schicht beim Meerschweinchen zerstreut liegende sternförmige Zellen mit mäßiger SDH in einem Neuropil mit schwacher SDH.

Laminäre Gliederung

Aus den histochemischen Untersuchungen lassen sich einige wertvolle Erkenntnisse entnehmen, die für die Klärung umstrittener Fragen der laminären Gliederung der entorhinalen Rinde von Bedeutung sind. Solche Befunde sind vor allem von MELLGREN u. BLACKSTAD (1967) diskutiert worden.

Abb. 389

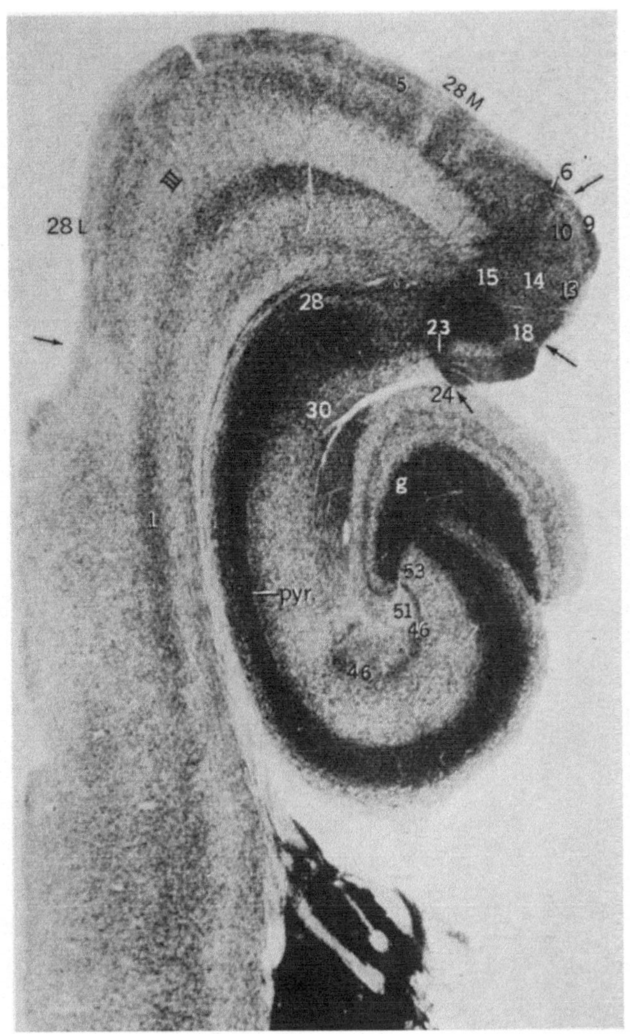

Abb. 390

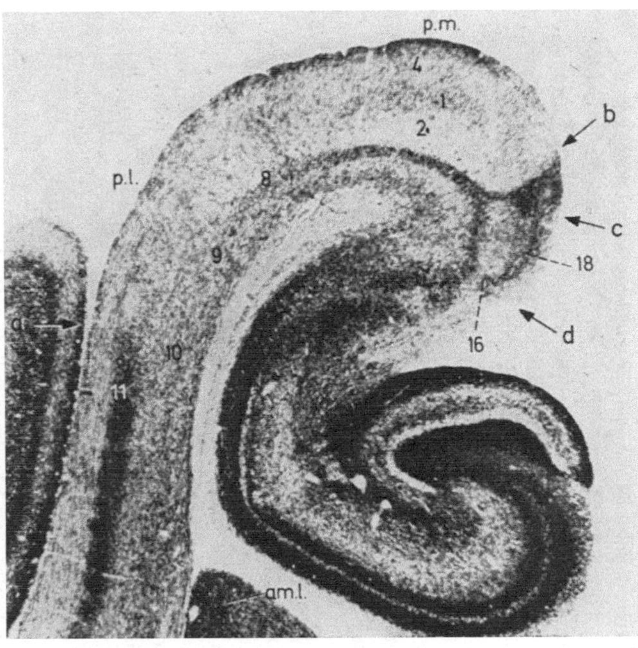

Abb. 389—390. AChE-Reaktion der archicorticalen und periarchicorticalen Rinde. Die arabischen Ziffern beziehen sich auf Hinweise in den Texten der Originalarbeiten. Abb. 389: Ratte, Horizontalschnitt (aus STORM-MATHISEN u. BLACKSTAD, 1964). Etwa 27 × vergrößert. *28L* und *28M* Pars lateralis und Pars medialis der Area entorhinalis, *III* dritte Schicht der entorhinalen Rinde, *g* Körnerschicht der Fascia dentata, *pyr.* Stratum pyramidale des Ammonshorns. Abb. 390: Meerschweinchen, Horizontalschnitt (aus GENESER-JENSEN u. BLACKSTAD, 1971). 19 × vergrößert. *am.l.* Nucleus amygdalae lateralis, *p.l.* und *p.m.* Pars lateralis und Pars medialis der Area entorhinalis. Die mit a—d bezeichneten Pfeile markieren Grenzen zwischen den Arealen: *a* zur Area entorhinalis, *b* zur Area parasubicularis, *c* zur Area praesubicularis, *d* zum Subiculum

Das *Substratum dissecans* (3diss) verhält sich in vielen histochemischen Reaktionen wie der Rest der dritten Schicht. Diese Zone, die von LORENTE DE NO (1933) der dritten Schicht zugeordnet worden war, weil sie die basalen Dendriten der höher liegenden Zellen dieser Schicht enthält, war von den meisten Untersuchern als eigene Schicht, teilweise sogar als besonders wichtige Grundschicht angesehen worden (tiefe plexiforme Schicht bei CAJAL, Lamina dissecans bei ROSE). Die Mehrzahl der histochemischen Befunde erhärtet die Auffassung von LORENTE DE NO.

Das *Stratum magnocellulare* (4) war von SGONINA (1938) in die Lamina dissecans einbezogen worden, verhält sich aber histochemisch ganz anders als diese. Diese Schicht hebt sich bei vielen histochemischen Methoden als schmale Zone klar von den Nachbarschichten ab. Dies stimmt gut mit den Befunden von LORENTE DE NO überein, daß sie eine Anzahl besonderer struktureller Merkmale hat (spezifische dendritische und axonale Plexus), die abrupt an den oberflächlichen und tiefen Grenzen enden.

Stratum parvocellulare (5) und *Stratum multiforme* (6) unterscheiden sich histologisch im allgemeinen nur wenig voneinander. Histochemisch zeigen sie mitunter deutliche Unterschiede, die die Berechtigung der Trennung dieser beiden Schichten unterstreichen. So ist z. B. α-GPDH in der fünften Schicht viel reichlicher als in der sechsten.

Areale Gliederung

Die gegebene Beschreibung der laminären Struktur gilt für die Pars medialis der entorhinalen Rinde. Die Pars lateralis ist laminär viel weniger klar gegliedert (Abb. 389, 390) und weicht auch in Einzelheiten deutlich von der Pars medialis ab. In noch stärkerem Maße gilt dies für die Area perirhinalis.

Area entorhinalis

AChE: Die Unterschiede sind nach STORM-MATHISEN u. BLACKSTAD (1964, Ratte) in der dritten Schicht am deutlichsten (Abb. 389). Diese ist in der Pars medialis hell und hebt sich darin deutlich von den beiden Nachbarschichten ab. In der Pars lateralis ist sie merklich dunkler und unterscheidet sich nur noch wenig von der zweiten Schicht, die hier blasser ist als in der Pars medialis. Ähnlich verhalten sich die Unterschiede zwischen der dritten und der vierten Schicht. — Abgesehen von deutlich geringeren Kontrasten zwischen der zweiten und dritten Schicht in der Pars medialis gelten für das Meerschweinchen (GENESER-JENSEN u. BLACKSTAD, 1971) die gleichen Unterschiede (Abb. 390).

MAO: Aus den Abbildungen von HASHIMOTO *et al.* (1962, Kaninchen) ergibt sich, daß die MAO-Aktivität in der Pars medialis deutlich stärker ist als in der Pars lateralis. Nach GENESER-JENSEN (1971a) liegen in der Pars medialis des Meerschweinchens (Abb. 412) die Schichten zwei und drei als helles Band zwischen den dunkleren übrigen Schichten. In der Pars lateralis zeigt dann besonders die dritte Schicht eine zunehmende Aktivität, und das für die Pars medialis charakteristische Schichtungsmuster geht dadurch verloren. Im Unterschied zu den Befunden von HASHIMOTO *et al.* beim Kaninchen läßt hier die Pars lateralis eine insgesamt stärkere Aktivität erkennen als die Pars medialis.

Schwermetalle: Neben deutlichen Unterschieden zwischen der Pars lateralis und der Pars medialis haben GENESER-JENSEN *et al.* (1974) mehrere Übergangsgebiete beschrieben („modified medial and lateral parts of the entorhinal area and entorhinal-pyriform transition"). Auf diese Übergangsgebiete greift eine für die präpiriforme Rinde typische, sehr blasse subpiale Zone der Molekularschicht über, die dem Terminalgebiet der Projektionen vom Bulbus olfactorius zu entsprechen scheint.

Area perirhinalis

Aus cyto- und angioarchitektonischen Untersuchungen ergab sich, daß der Übergang von der entorhinalen Rinde in den Isocortex in mehreren Stufen vor sich geht (s. Abschnitt 8.11.1.1., 8.11.2. und 8.11.3.). Die Unsicherheit, welche der Stufen sich in den verschiedenen Veröffentlichungen unter dem Terminus „perirhinalis" verbirgt, gilt in gleicher Weise auch für die histochemischen Untersuchungen. Angaben über ein als Area perirhinalis bezeichnetes Gebiet liegen vor von FRIEDE (1960a), STORM-MATHISEN u. BLACKSTAD (1964), SCOTT (1965, 1967) und GENESER-JENSEN u. BLACKSTAD (1971).

Nach FRIEDE (1960a) hat die Area perirhinalis — ebenso wie die Area entorhinalis — beim Meerschweinchen nur eine schwache SDH-Aktivität. Nach SCOTT (1965, 1967) zeichnet sich bei der Maus ein als „perirhinal area" bezeichnetes Gebiet durch eine besonders starke 5'-Nucleotidase-Aktivität aus. Das Gebiet zeigt darin eine größere Ähnlichkeit mit dem Isocortex als mit dem benachbarten entorhinalen Feld. — Bei der Ratte geht die dunkle AChE-reiche Zone der vierten entorhinalen Schicht lateral in eine breite dunkle Zone über, die bis an die Oberfläche reicht (STORM-MATHISEN u. BLACKSTAD, 1964). Beim Meerschweinchen erscheint an der lateralen Grenze im Bereich des Sulcus rhinalis in der zweiten Schicht eine Zone sehr starker AChE-Aktivität (11 in Abb. 390). In beiden Untersuchungen wird die Möglichkeit erwogen, daß es sich hierbei um eine der Area perirhinalis entsprechende Zone handelt. Histochemisch unterscheiden sich die beschriebenen Gebiete deutlich von der Area entorhinalis.

Auch für die caudolateralen Gebiete der Regio entorhinalis, in denen eine Area perirhinalis im allgemeinen nicht abgegrenzt wird, wurden in begrenztem Umfang histochemische Übergangszonen in den Isocortex beschrieben (u. a. von STORM-MATHISEN u. BLACKSTAD, 1964, Ratte, AChE). Hier bestehen wegen der charakteristischen Merkmale der Pars medialis der Area entorhinalis sehr deutliche Grenzen gegen den Isocortex. Diese Unterschiede sind nach MELLGREN u. BLACKSTAD (1967) bei vielen histochemischen Methoden größer als die zwischen der entorhinalen Rinde und den restlichen Gebieten des Periarchicortex bzw. Archicortex. Unmittelbares Nachbargebiet der Entorhinalis ist vor allem die parasubikuläre Rinde. Auch hier ist die Grenze zumeist sehr deutlich. In Annäherung an das Parasubiculum dehnt sich die AChE-reiche zweite Schicht der Entorhinalis stark aus und erreicht nahezu die Oberfläche (STORM-MATHISEN u. BLACKSTAD, 1964). Die helle dritte Schicht bricht abrupt ab. In den tiefen Schichten bestehen beim Meerschweinchen hingegen keine so starken Unterschiede (GENESER-JENSEN u. BLACKSTAD, 1971, AChE).

8.11.5. Morphologie der Bauelemente

Die wesentlichen Untersuchungen zur Morphologie der Bauelemente der entorhinalen Rinde (Golgi-Material) wurden von CAJAL (1902b, e, 1903, 1911) und von LORENTE DE NO (1933) vorgelegt. Untersuchungen über die Ultrastruktur gibt es offenbar noch nicht.

Im Abschnitt 8.11.1.1. hatten wir dargelegt, daß von den fünf Regionen, die CAJAL für die „circonvolution de l'hippocampe" (= Gyrus parahippocampalis) beschrieben hat, die „écorce temporale supérieure" im wesentlichen der Pars medialis der entorhinalen Rinde entsprechen dürfte, Teile der „région olfactive

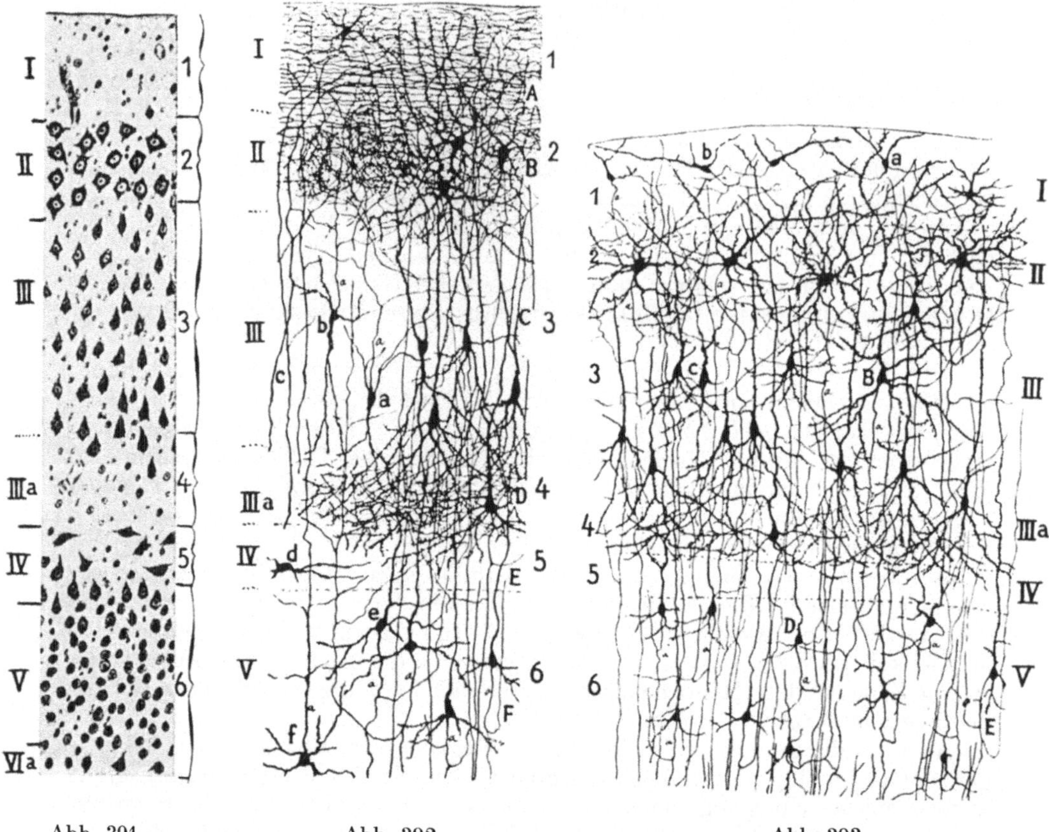

Abb. 391 Abb. 392 Abb. 393

Abb. 391—396. Zell- und Fasertypen aus der entorhinalen Rinde (nach CAJAL aus LORENTE DE NO, 1933). Abb. 391 Nissl-Färbung; Abb. 392—396 Golgi-Methode. Arabische Ziffern bzw. Großbuchstaben an den Bildrändern = laminäre Gliederung nach CAJAL, römische Ziffern nach LORENTE DE NO. *a* Axon. Abb. 391: Kaninchen, adult; Frontalschnitt. Abb. 392: Kaninchen, 6 Tage alt; Frontalschnitt. *a*, *b* zwei Zellen mit aufsteigenden Axonen, *c* zwei dicke, in das Stratum moleculare aufsteigende Fasern, *d* Horizontalzelle. Abb. 393: Maus, Horizontalschnitt. *a*, *b* kurzaxonige Zellen der ersten Schicht, *A* Sternzelle, *B* Pyramidenzelle, *C* kurzaxonige Spindelzelle mit aufsteigendem Axon, *D*, *E* kleine tiefe Pyramidenzellen mit rückläufigen Axonen. Abb. 394: Maus, 8 Tage alt; Sagittalschnitt durch den lateralen Teil der entorhinalen Rinde im Grenzgebiet zum Neocortex. *a* mittelgroße Pyramidenzelle, *b*, *c* Zellen mit aufsteigenden Axonen, *d* Pyramidenzelle im Grenzgebiet des Feldes, *e* Zelle mit kurzem, horizontalem Axon, *f* Sternzelle. Abb. 395: Maus; tiefe Schichten. *a* Horizontalzelle, *b*, *c* kurzaxonige Zellen, *d* Zelle mit aufsteigendem Axon, *e* kleine Pyramidenzelle mit efferentem Axon, *f*, *g* die unteren Schichten durchquerende Faserbündel, *h* Ventrikel. Abb. 396: Maus, 8 Tage alt. *a*, *b*, *c*, *d* sich in den oberen Schichten verzweigende corticopetale Fasern, *e* weiße Substanz

principale“ der Pars lateralis und die „région externe ou fissuraire“ möglicherweise der Area perirhinalis. Für letztere gibt CAJAL nur eine sehr kurze, allgemein gehaltene Beschreibung. Am ausführlichsten hat er die „écorce temporale supérieure“ beschrieben und auch die Untersuchungen von LORENTE DE NO beziehen sich offenbar auf ein entsprechendes Gebiet. Nach BLACKSTAD gibt es Hinweise darauf, daß beide Untersuchungen vorwiegend an dorsalen (dorsocaudalen) Ebenen durchgeführt wurden. Die nachstehenden Beschreibungen basieren auf diesen Untersuchungen und beziehen sich somit, zumindest stark überwiegend, auf

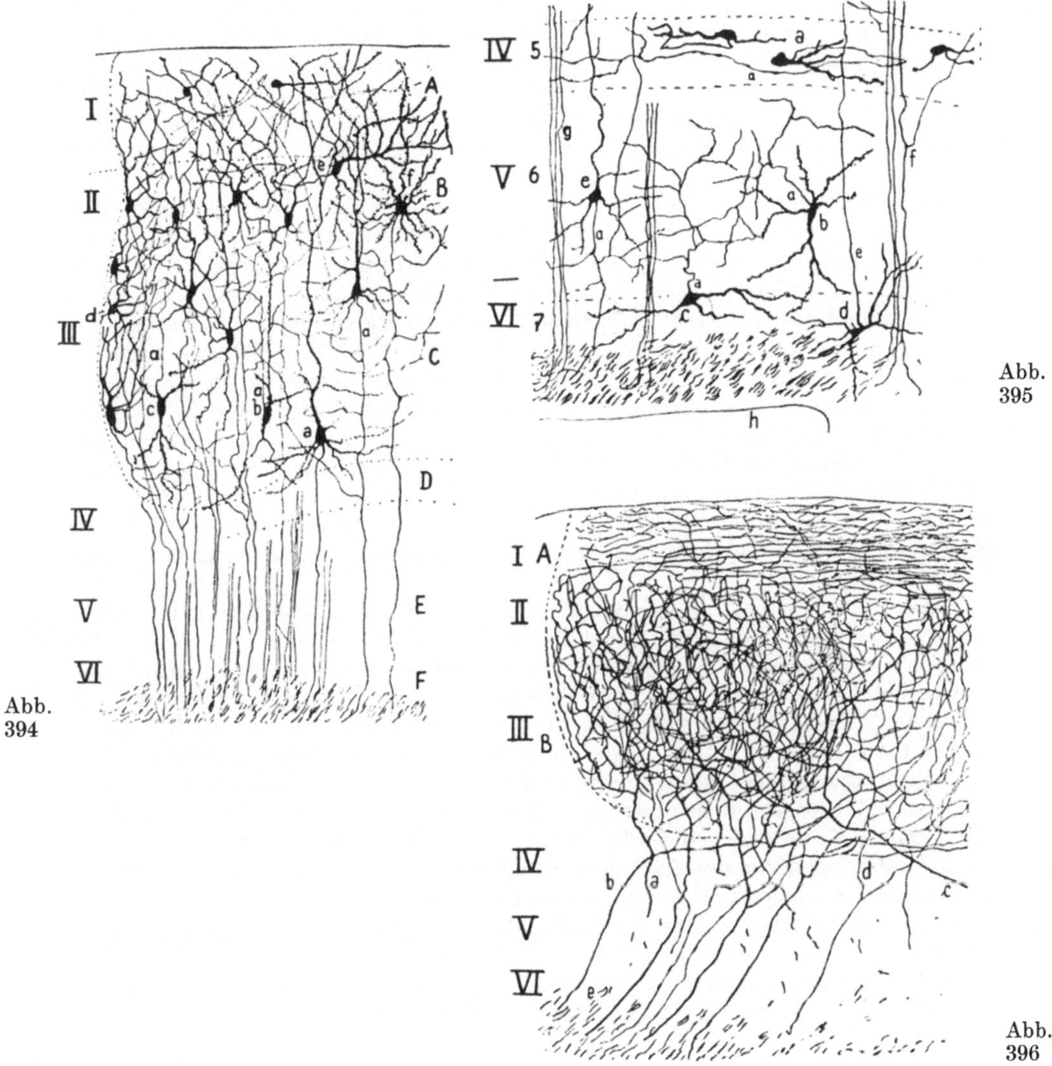

Abb. 394

Abb. 395

Abb. 396

die Pars medialis. CAJALs Befunde wurden von LORENTE DE NO bestätigt und teilweise ergänzt; die Schichtung wurde leicht modifiziert.

Bei der „région olfactive principale" ist kaum sicher zu entscheiden, welches Bild und welche Beschreibung auf welchen der drei hier möglichen Rindentypen (entorhinalis, praepiriformis und periamygdalaris) zutrifft. Wir haben abschließend einige Bilder und Beschreibungen, die nach unserer Auffassung für die entorhinale Rinde typisch sind, kurz erörtert, wegen der großen Unsicherheiten auf eine breitere Darstellung aber verzichtet.

(1) Stratum moleculare

Plexiforme Schicht (CAJAL, 1903), couche plexiforme (CAJAL, 1911), plexiform layer (LORENTE DE NO, 1933). In der Architektonik auch Zonalschicht (u. a. ROSE) bzw. Molekularschicht (u. a. BRODMANN) (s. auch Tabelle 14).

Das Stratum moleculare zeigt nach CAJAL in der entorhinalen Rinde eine Struktur, die jener in der übrigen Rinde ähnlich ist. Die Molekularschicht enthält a) spindel-, kugel- oder sternförmige Zellen mit kurzen Axonen, b) seltenere horizontale Zellen, c) aufsteigende Dendriten der darunterliegenden Sternzellen (Schicht 2) und protoplasmatische Büschel der dann folgenden Pyramiden (Schicht 3), d) aufsteigende Martinotti-Fasern und e) rückläufige Kollateralen von Zellen tieferer Schichten.

In der entorhinalen Rinde ist das Stratum moleculare bemerkenswert dick. CAJAL führt dies auf eine große Zahl aufsteigender Fasern und Kollateralen zurück, die diese Schicht erreichen und in allen Ebenen, besonders jedoch in der Nachbarschaft der Sternzellen — also in den tieferen Zonen der Schicht — in die Horizontale umbiegen und einen extrem dichten und diffusen Plexus bilden. Zwischen den Elementen des Plexus finden sich einige dicke Fasern (c in Abb. 392), die durch das ganze Feld verlaufen und eine große Anzahl von Kollateralen abgeben. Diese Kollateralen verzweigen sich nicht nur in der Molekularschicht, sondern besonders auch in der Schicht der großen Sternzellen (2). Keine dieser dicken Fasern geht über die Grenzen des Feldes hinaus. Wenn diese Fasern in Richtung auf ihren Ursprung verfolgt werden, so findet man nach CAJAL, daß sie nach kürzerem oder längerem Verlauf in die mittleren oder tieferen Schichten absteigen, wo die Imprägnation plötzlich aufhört, als ob das Silberchromat die Ursprungszellen aussparen würde.

Nach LORENTE DE NO geben die afferenten Fasern, wenn überhaupt, nur dünne Kollateralen in das Stratum moleculare. Deswegen muß angenommen werden, daß die von CAJAL beschriebenen dicken Fasern Achsenzylinder von Zellen mit aufsteigenden Axonen sind (CAJAL spricht von einem peripheren Verlauf endogener Leitungen). Es gibt nach LORENTE DE NO jedoch noch eine andere Art dicker horizontaler Fasern, die die Regio entorhinalis von den Nachbarfeldern (Parasubiculum, Praesubiculum) erreichen und die er als Assoziationsfasern betrachtet.

In der Molekularschicht finden sich nach LORENTE DE NO 5 Arten von Fasern:

1. dünne Kollateralen der afferenten Fasern (Abb. 401),
2. Kollateralen von den Axonen der Zellen mit langen Achsenzylindern (Sternzellen, oberflächlichen und tiefen Pyramiden) (Abb. 398),
3. Assoziationsfasern der Nachbarfelder, die durch die plexiforme Schicht ankommen,
4. Kollateralen der Zellen mit kurzen Achsenzylindern (Abb. 399, 400) und
5. Endaufzweigungen aufsteigender Axone (Abb. 399, 400).

(2) Stratum stellare

Schicht der großen Sternzellen (CAJAL, 1903), couche des grandes cellules étoilées (CAJAL, 1911), layer of the star cells with long axis cylinder (LORENTE DE NO, 1933).

Sternzellen: Nach CAJAL enthält das Stratum stellare große Zellen (24—30 μ), die im Nissl-Bild polygonale oder sternförmige Zellkörper haben, ein chromatinreiches Plasma und einen großen Kern. Die Zellen sind im allgemeinen in zwei oder drei irregulären Reihen angeordnet und neigen zur Bildung von inselartigen Zellgruppen.

Mit der Golgi-Methode konnte CAJAL zahlreiche Dendriten nachweisen (Abb. 393). Diese sind von irregulärem Verlauf und mit Dornen versehen. Sie können von jedem Punkt des Zellkörpers ausgehen, verlaufen in alle Richtungen und teilen sich mehrmals. Die mehr oder weniger zahlreichen aufsteigenden Dendriten verzweigen sich in der ersten Schicht. Sie gehen jedoch nicht aus einem direkt aufsteigenden Schaft hervor und sind weder länger noch dicker als die lateralen oder absteigenden Dendriten. Durch diese Besonderheiten unterscheiden sich die Sternzellen sowohl von den Pyramiden als auch von den Zellen der zweiten Schicht des Subiculum, Praesubiculum und des „olfactorischen temporalen Cortex“. Das dicke Axon kommt direkt vom Zellkörper oder von einem der unteren Dendriten, steigt durch alle tieferen Schichten ab und wird zu einer Faser der weißen Substanz. Sowohl in seiner Anfangsstrecke als auch während seines Verlaufs durch die dritte Schicht gibt es vier, fünf oder mehr Kollateralen ab, davon einige horizontal, andere schräg und rückläufig. Zwischen diesen gibt es einige, die — ähnlich wie auch bei den großen Sternzellen der menschlichen Sehrinde — ebenso dick sind wie (oder dicker als) der absteigende Teil des Axons selbst. Die rückläufigen Kollateralen verzweigen sich sowohl in der zweiten als auch in der ersten Schicht. Sie tragen hier zur Bildung des Plexus bei. Die unteren Kollateralen verzweigen sich hauptsächlich in verschiedenen Ebenen der dritten Schicht.

Neben den Sternzellen enthält die zweite Schicht nach CAJAL wenige Pyramidenzellen, kurzaxonige Zellen und einige Zellen mit dreieckigen Körpern. Letztere haben einen sehr schräg aufsteigenden Dendritenstamm und ein Axon, das offensichtlich horizontal geht (e in Abb. 394). LORENTE DE NO hat diese von CAJAL nur kurz erwähnten Zellen eingehender beschrieben. Neben den Sternzellen unterscheidet er im Stratum stellare zwei Arten von Nervenzellen, und zwar Zellen mit horizontalen Axonen und Zellen mit aufsteigenden Axonen. Alle drei Zellarten sollen nach LORENTE DE NO ähnliche Zuflüsse haben; alle scheinen in Kontakt mit den gleichen Kategorien von Nervenendigungen zu stehen.

Bezüglich der Sternzellen (1—4 in Abb. 397, 1 in Abb. 398) fügt LORENTE DE NO der Beschreibung von CAJAL hinzu, daß die absteigenden Dendriten in den Grenzen der zweiten Schicht verbleiben und nur ein kleiner Teil der Endaufzweigungen in die oberste Lage der dritten Schicht eindringt. Es scheint, daß sich die absteigenden und lateralen Dendriten der Sternzellen so verzweigen, daß sie Verbindungen nur mit dem Fibrillenplexus der zweiten Schicht selbst herstellen. — Die Axone geben während ihres absteigenden Verlaufes etwa 6—10 Kollateralen ab (1a in Abb. 398). Einige von diesen steigen in die erste Schicht auf, andere verzweigen sich in der ersten und dritten Schicht und nur wenige in der fünften und sechsten Schicht. Die vierte Schicht scheint keine Kollateralen von den Sternzellen zu bekommen.

Zellen mit horizontalen Axonen (e in Abb. 394, 5 in Abb. 397): Die Zellkörper sind nach LORENTE DE NO etwas kleiner als jene der Sternzellen und die Dendriten etwas dünner und weniger verzweigt. Andererseits sind die Zellen einander sehr ähnlich und nur dann sicher unterscheidbar, wenn das Axon gefärbt ist. Das Axon zeigt ein sehr charakteristisches Verhalten. Es hat einen horizontalen Verlauf und gibt sehr viele kurze Kollateralen ab, die sich bald in zahlreiche Fibrillen aufzweigen, die innerhalb der Grenzen der zweiten Schicht einen Plexus bilden. LORENTE DE NO nimmt an, daß die Endfibrillen dieses Plexus auf den Körpern der Sternzellen endigen.

Zellen mit aufsteigenden Axonen (1 in Abb. 399): Diese Zellen sind etwas kleiner als die beiden anderen Typen. Sie haben Dendriten, die in der ersten und zweiten Schicht verzweigt sind und aufsteigende Axone, die sich in der ersten Schicht in zwei oder mehrere Tangentialfasern teilen, von denen jede eine gewisse Anzahl kleiner Kollateralen aufweist.

Nach CAJAL befindet sich zwischen den Zellen der zweiten Schicht ein komplizierter Plexus (2 in Abb. 392). Er besteht aus den kurzen Axonen autochthoner Zellen, aus Kollateralen und Endigungen von den Tangentialfasern der ersten Schicht und aus den Endaufzweigungen der Zellen mit aufsteigenden Achsenzylindern der dritten Schicht. Nach LORENTE DE NO beteiligen sich an der Bildung

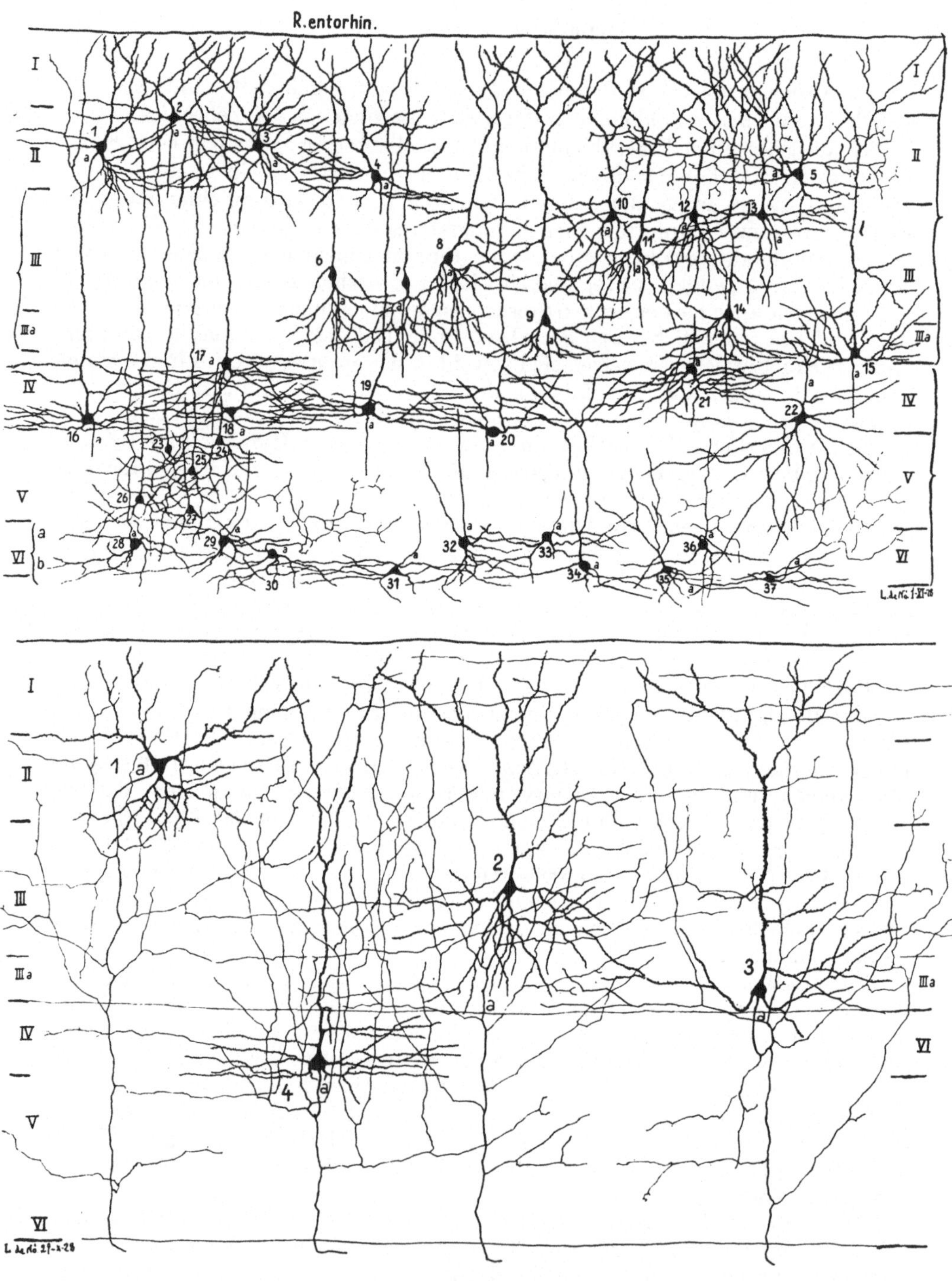

Abb. 398

Abb. 397—400. Zelltypen aus der entorhinalen Rinde der Maus (aus LORENTE DE NO, 1933). Golgi-Methode. *a* Axon. Abb. 397: *1—4* Sternzellen, *5* kurzaxonige Zelle mit kurzem, horizontalem Axon, *6*, *7* Spindelzellen, *8—15* Pyramidenzellen der dritten Schicht, *16*, *17*, *19*, *20* tiefe Pyramiden der vierten Schicht, *18* Horizontalzelle, *21*, *22* Zellen mit aufsteigenden Axonen, *23—27* Pyramiden mit rückläufigen Axonen, *28*, *29*, *32*, *33*, *36* Kugelzellen mit auf-

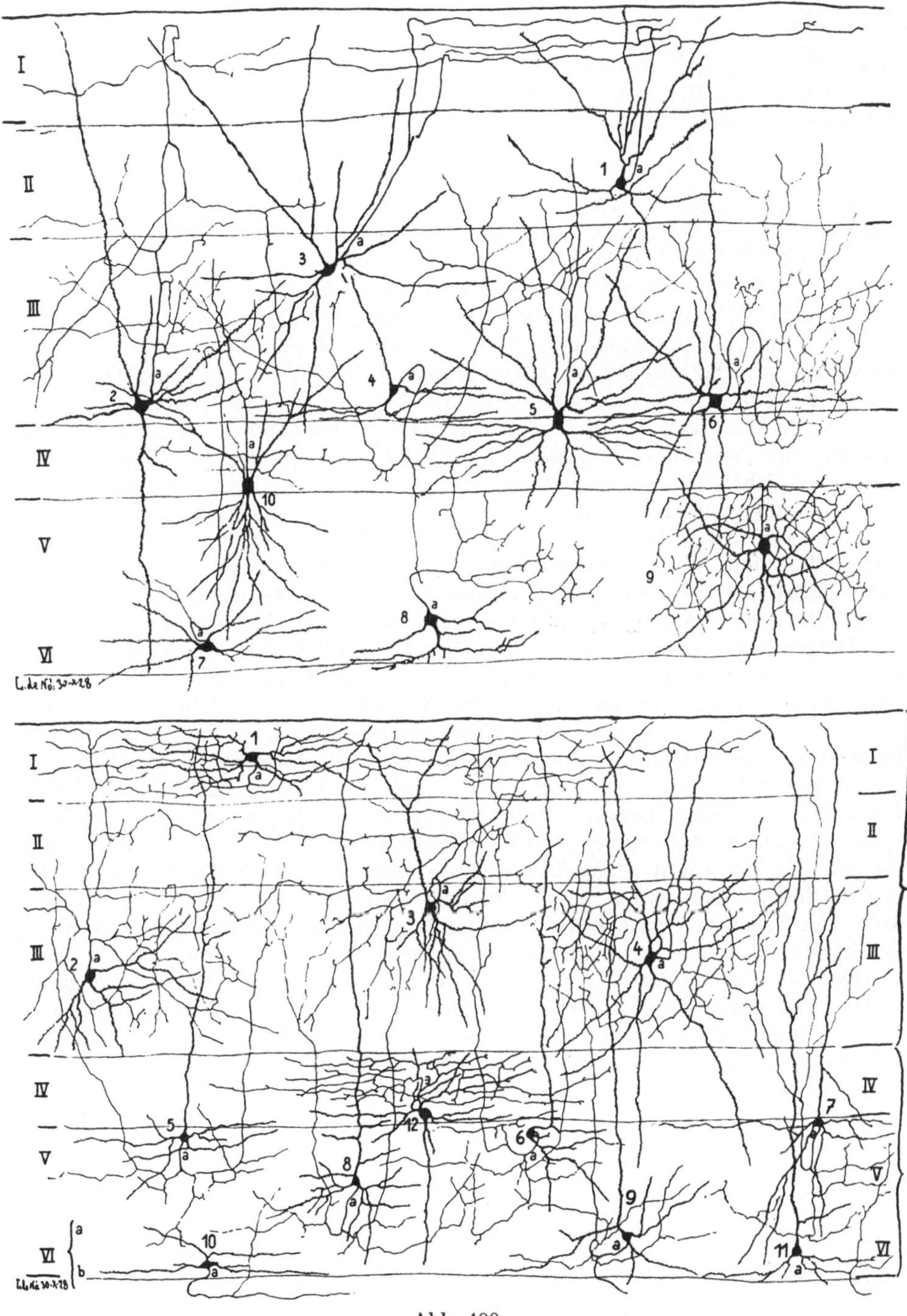

Abb. 400

steigenden Axonen, *30* kurzaxonige Kugelzelle, *31* polygonale Zelle mit aufsteigendem Axon, *34* Kugelzelle mit efferentem Axon, *35* polygonale Zelle mit efferentem Axon, *37* polygonale Zelle mit kurzem Axon. Abb. 398: *1* Sternzelle, *2*, *3* Pyramiden der dritten Schicht, *4* tiefe Pyramidenzelle. Abb. 399: Verschiedene Typen kurzaxoniger Zellen. Hinweise auf die Ziffern im Text. Abb. 400: *1* Zelle mit kurzem, horizontalem Axon, *2—4* kugelförmige und pyramidenartige Zellen mit aufsteigenden Axonen, *5—8* Pyramiden mit rückläufigen Axonen, *9*, *11* Pyramiden mit efferenten Axonen, *10* polygonale Zelle mit efferentem Axon, *12* Horizontalzelle

dieses Plexus auch Kollateralen und Fasern von Zellen tieferer Schichten (Abb. 398, 400), sowie schließlich in größerem Ausmaß auch Fasern, die aus der weißen Substanz aufsteigen (Abb. 401).

(3) Stratum pyramidale mit Substratum dissecans (3diss)

Schicht der mittelgroßen Pyramiden und plexiforme Schicht (CAJAL, 1903), Couche des cellules pyramidales moyennes und couche plexiforme profonde (CAJAL, 1911), layer of superficial pyramids (LORENTE DE NO, 1933).

Die plexiforme Schicht (CAJAL) bzw. Lamina dissecans (ROSE) wurde von LORENTE DE NO in die dritte Schicht einbezogen. Als Begründung führt LORENTE DE NO an, daß sie keine eigentliche Zellschicht darstellt und mitunter sehr schwach entwickelt ist. Der protoplasmatische Plexus erscheint nur in jenen Teilen der entorhinalen Rinde, wo die tiefen Pyramiden der dritten Schicht zahlreiche absteigende Dendriten haben, nicht aber, wie in den lateralen Feldern, wo die basalen Dendriten einen hauptsächlich horizontalen Verlauf haben. Hier existiert eine 3diss nicht. — Die von LORENTE DE NO vollzogene Zusammenfassung hat durch Befunde histochemischer Untersuchungen eine Bestätigung gefunden.

Für seine dritte Schicht gibt CAJAL folgende Beschreibung: Nissl-Schnitte zeigen, daß diese breite Schicht mehrere Lagen von *mittelgroßen Pyramidenzellen* hat, ähnlich den Pyramiden des übrigen Cortex. Die Zellen, die dicht an der zweiten Schicht liegen, sind im allgemeinen etwas kleiner als die tieferen, doch sind die Unterschiede zumeist nur gering. Die Pyramidenform überwiegt, aber es kommen auch spindel- und kugelförmige sowie dreieckige Zellen vor. Alle Zellen haben a) einen oder zwei Stämme, die vom Körper ausgehen und in die Molekularschicht aufsteigen —abgehende Seitenäste verzweigen sich in einigem Abstand— und b) mehrere Basilardendriten, die mehr oder weniger abwärts verlaufen, aber nie solche Büschel bilden wie in den Quastzellen der temporalen olfactorischen Pyramiden. Die absteigenden Dendriten der unteren Lagen der dritten Schicht bilden im Substratum dissecans (vierte Schicht bei CAJAL) einen sehr dichten Plexus. Die Dendriten gehen kaum über diesen Plexus hinaus. In der dritten Schicht finden sich nach CAJAL noch folgende Nervenzellen: 1. Spindelförmige oder dreieckige Zellen von geringer Größe mit aufsteigenden Axonen, die sich sowohl in der dritten, zweiten als auch ersten Schicht verzweigen (a, b in Abb. 392). 2. Große zottige Spindelzellen, deren Körper mit Dornen versehen sind. Dieser Zelltyp hat äußere und innere Dendritenstämme und ein aufsteigendes Axon, das sich in mehrere lange horizontale Fasern teilt, die sich hauptsächlich in der zweiten Schicht aufzweigen (C in Abb. 393). 3. Sternzellen mit Axonen, die in kurzer Distanz vom Zellkörper verzweigt sind (klassische Golgi II-Zellen).

Seine vierte Schicht (unsere 3diss) beschreibt CAJAL wie folgt: In Nissl-

a) Der von CAJAL gegebenen Beschreibung der *Pyramidenzellen* fügt LORENTE DE NO hinzu, daß sich die aus den unteren Lagen aufsteigenden Dendritenstämme zwar in der dritten, nicht aber in der zweiten Schicht verzweigen (8—11 in Abb. 397). Nach ihrer Ankunft in der Molekularschicht teilen sie sich mehrmals und bilden die gut bekannten Dendritenbüschel. Jene Pyramiden jedoch, die in den oberen Lagen liegen (12, 13 in Abb. 397), haben aufsteigende Stämme ohne Seitenzweige; sie beginnen erst bei ihrer Ankunft an der Grenze zwischen zweiter und erster Schicht Seiten- und Endzweige abzugeben. Es scheint daher, daß die Dendriten der Pyramiden dazu bestimmt sind, Impulse hauptsächlich von den Fasern des Plexus der ersten und dritten Schicht aufzunehmen, und daß sie nur sehr geringen Kontakt mit dem Faserplexus der zweiten Schicht haben. — Die Axone der Pyramidenzellen haben 5—10 Kollateralen, die sehr lang sind und zahlreiche dünne Fibrillen abgeben. Die Endverzweigungen der Kollateralen finden sich in der ersten, vor allem aber in der dritten Schicht; einige Endzweige gehen auch in die zweite und die fünfte Schicht. Nach LORENTE DE NO ist es bedeutsam, daß keine Kollateralen in der vierten Schicht endigen. Er hält es jedoch für möglich, daß rückläufige Kollateralen während ihres Verlaufs durch die vierte Schicht Verbindungen mit den Basilardendriten der Pyramiden dieser Schicht haben.

b) Die *Spindelzellen* (6, 7 in Abb. 397) haben ebenfalls lange Axone. Sie sind etwas kleiner als die Pyramiden und haben neben zahlreichen Basilardendriten, die sich mehrmals verzweigen, einen dünnen aufsteigenden Stamm, der ohne Abgabe irgendwelcher Seitenzweige bis in die erste Schicht aufsteigt. Hier endet er ohne Verzweigung oder anderweitige Endbüschel. Der dendritische Apparat dieser Zellen scheint dazu bestimmt, Kontakte im wesentlichen mit dem Fibrillenplexus der dritten Schicht herzustellen. LORENTE DE NO nimmt an, daß die Axone nach Abgabe einiger Kollateralen die weiße Substanz erreichen.

c) *Zellen mit sehr variablen Zellkörpern und langen, sehr wenig verzweigten Dendriten*, von denen die aufsteigenden die erste Schicht erreichen und die absteigenden die untere Grenze der dritten Schicht. Die Axone steigen ohne Abgabe von Kollateralen zur ersten Schicht auf, wo mehrere Tangentialfasern aus ihnen hervorgehen (3 in Abb. 399).

d) *Zellen mit Körpern und Dendriten, die den Pyramiden sehr ähnlich sind, aber ein kurzes Axon haben.* Aufgrund zahlreicher hintereinanderfolgender Teilungen ist das Axon Ursprung dichter Verzweigungen in der ersten, zweiten und dritten Schicht (3 in Abb. 400).

e) *Kleine Zellen mit globulären Körpern und wenigen kurzen, sehr wenig verzweigten Dendriten*, die innerhalb der Grenzen der Schicht bleiben. Das Axon ist aufsteigend und endet in der ersten Schicht. Während seines Verlaufs gibt es eine große Anzahl horizontaler Zweige ab, die sich auf die ersten drei Schichten ver-

h) *Kleine Zellen mit globulären Körpern und sehr wenigen Dendriten*, die innerhalb der dritten Schicht verzweigt sind (4 in Abb. 399). Das Axon teilt sich in verschiedene Zweige, drei oder mehr, die Kollateralen in der dritten, vierten und fünften Schicht haben.

i) *Zellen mit polygonalen Körpern* und ziemlich langen, jedoch sehr wenig verzweigten Dendriten. Die Axone erzeugen einen Plexus in der dritten und vierten Schicht (6 in Abb. 399).

Die dritte Schicht zeigt (ebenso wie die zweite) nach CAJAL in gut gefärbten Golgi-Präparaten einen extrem reichen Plexus, der an der tiefen Grenze des Substratum dissecans plötzlich aufhört. Der ungewöhnliche Reichtum dieses Plexus, der einer der kompliziertesten und dichtesten des ganzen Nervensystems ist, seine klare Begrenzung an der Grenze zur nächsten Schicht und sein plötzliches Verschwinden an den Grenzen des corticalen Feldes, stellen sehr charakteristische Merkmale der entorhinalen Rinde dar. Sie erlauben eine Unterscheidung von den angrenzenden Feldern, in denen sich ein entsprechender Plexus nicht findet.

An der Bildung des Plexus sind folgende Fasern beteiligt: a) Extrem zahlreiche Kollateralen von den Axonen der Sternzellen der zweiten Schicht und Pyramiden der dritten Schicht, b) Endaufzweigungen von den Zellen mit kurzen Achsenzylindern der dritten Schicht und von Martinotti-Zellen, c) eine große Anzahl bogenförmig rückläufiger Kollateralen von den kleinen Pyramiden der fünften Schicht, d) Verzweigungen von Endfasern und Kollateralen, die aus der weißen Substanz aufsteigen.

(4) Stratum magnocellulare

Schicht der horizontalen Spindelzellen (CAJAL, 1903), couche des cellules fusiformes horizontales (CAJAL, 1911), layer of deep pyramids (LORENTE DE NO, 1933).

Bei dieser Schicht (in der Zählweise von CAJAL ist sie die fünfte) handelt es sich um ein schmales Zellband, welches cytoarchitektonisch bei den höheren Säugern meist klarer hervortritt als bei den niederen, aber ebenso wie die Unterschicht 3diss nicht überall in der entorhinalen Rinde deutlich ist. Dementsprechend trifft auch die Angabe von CAJAL, daß diese Schicht in Nissl-Präparaten nur wenige, spindel- oder eiförmige Zellen enthält, die durch große Zwischenräume getrennt sind, nicht generell zu.

CAJAL hebt als Charakteristikum der Zellen dieser Schicht ihre Widerspenstigkeit gegen die Golgi-Imprägnation hervor. Die wenigen gefärbten Zellen (nur drei in einigen Hunderten von Schnitten) hatten einen dicken, kugelförmigen Körper (Abb. 395) mit einem oder zwei starken lateralen, horizontal verlaufenden Dendriten. Das kräftige Axon verläuft geschlängelt und ebenfalls horizontal nahe der dritten Schicht, in der es sich hauptsächlich verzweigt. Die Schicht ist sehr arm an

Substanz ab und bilden eine efferente Faser. Vorher geben sie etwa 3 oder 4 Kollateralen ab, die sich mehrfach verzweigen und den Ursprung zahlreicher Zweige bilden, die bis in die erste Schicht vordringen (Abb. 398). Während die Kollateralen der Sternzellen (Schicht 2) und der oberflächlichen Pyramiden (Schicht 3) einen mehr oder weniger schrägen Verlauf haben, steigen die Kollateralen der tiefen Pyramiden zumeist senkrecht auf und nehmen dadurch Verbindungen nur mit der Nachbarschaft der Ursprungszellen auf.

b) *Horizontalzellen* haben Zellkörper von variabler Form und eine variable Anzahl von Dendriten (18 in Abb. 397, 12 in Abb. 400). Die Dendriten verzweigen sich hauptsächlich innerhalb der vierten Schicht und gehen nur ausnahmsweise in die Nachbarschichten. Das Axon hat einen horizontalen Verlauf und erzeugt durch wiederholte Teilung einen Plexus innerhalb der vierten Schicht. Es ist sehr wahrscheinlich, daß seine Endfasern Kontakt mit den Körpern der tiefen Pyramiden aufnehmen.

c) *Die Kugelzellen mit aufsteigenden Axonen* sind ziemlich klein und haben zahlreiche horizontale Dendriten, die innerhalb der vierten Schicht verzweigt sind. Das Axon ist aufsteigend, doch ist nicht bekannt, wo es endet (21 in Abb. 397).

d) *Polygonale Zellen mit aufsteigenden Axonen* sind von der gleichen Größe wie die tiefen Pyramiden. Die sehr langen und sehr zahlreichen Dendriten erstrecken sich über die dritte, vierte und fünfte Schicht. Das Axon ist aufsteigend und verzweigt sich in den oberen drei Schichten (5, 10 in Abb. 399).

e) *Die Sternzellen mit aufsteigenden Axonen* haben polygonale Zellkörper und sehr zahlreiche lange Dendriten, die sich über die vierte und fünfte Schicht erstrecken (22 in Abb. 397). Das Axon ist aufsteigend; seine Endigung ist unbekannt.

(5) Stratum parvocellulare

Schicht der Körner oder der kleinen Pyramiden mit bogenförmigem Axencylinder (Cajal, 1903), couche des grains ou des petites cellules pyramidales à cylindre-axe arciforme (Cajal, 1911), layer of the small pyramids with recurrent axis cylinder (Lorente de No, 1933).

In der Zählweise von Cajal ist dies die sechste Schicht, die er wie folgt beschreibt: Der mit Abstand häufigste und bedeutsamste Zelltyp dieser Schicht wird von *kleinen Pyramidenzellen* gebildet, die *rückläufige Axone* haben. Diese Zellen (e in Abb. 392, D in Abb. 393) haben einen dünnen Spitzendendriten, der die erste Schicht erreicht, mehrere zarte basilare Dendriten und ein dünnes Axon, das zuerst absteigt, dann einen eleganten Bogen beschreibt, sich aufwärts wendet und in die oberen Schichten aufsteigt, wo es verzweigt endet. Von dem Bogen gehen mehrere Kollateralen aus, die sich in den unteren Ebenen des Stratum parvocellulare (5) verzweigen. Manchmal scheint es, daß einer der absteigenden Zweige in die weiße Substanz geht (e in Abb. 395). Dieser Zweig repräsentiert dann nach seiner Verlaufsrichtung die Fortsetzung des Axons, gemäß seiner Dicke jedoch eine lange Kollaterale. Manchmal erzeugt das Axon nicht nur einen, sondern zwei und drei Bögen (E in Abb. 393) und wird damit zum Ursprung vieler rückläufiger Fasern.

Lorente de No hat zur Beschreibung von Cajal einige Ergänzungen und Korrekturen gegeben. Danach hat der aufsteigende Dendritenstamm überhaupt

plasmatischen Plexus erzeugen (23—27 in Abb. 397), der zur vierten Schicht hin eine klare Grenze hat, aber ohne Unterbrechung in den Plexus der sechsten Schicht übergeht. — Das Axon gibt einige Kollateralen ab, die sich in der fünften Schicht verteilen, vor allem aber einen, zwei oder drei aufsteigende Zweige, die infolge wiederholter Teilung viel zum Plexus in der ersten, zweiten und dritten Schicht beitragen (5—8 in Abb. 400). Zweige für die vierte Schicht sind nicht vorhanden. LORENTE DE NO sah keine Zellen dieses Typs, deren Fasern in die weiße Substanz gingen. Derartige von CAJAL beschriebene Zellen scheinen zu einem anderen Typus zu gehören.

In dieser Schicht kommen weiterhin einige Pyramidenzellen mit langen Axonen (CAJAL) sowie kugelförmige und spindelförmige Zellen vor (CAJAL, LORENTE DE NO). Nach LORENTE DE NO haben die *Kugelzellen* (9 in Abb. 399) ziemlich lange Dendriten innerhalb der Grenzen der fünften und sechsten Schicht und Axone, die innerhalb der gleichen Grenzen sehr dicht verzweigt sind.

Spindelzellen, ähnlich jenen von CAJAL beschrieben, hat LORENTE DE NO nur in Cox-Präparaten gesehen. Er konnte deswegen nicht angeben, wie sich ihre Axone verhalten. Nach CAJAL haben sie kurze Axone (b in Abb. 395).

(6) Stratum multiforme

Schicht der polymorphen und Spindelzellen (CAJAL, 1903), couche des cellules polymorphes et fusiformes (CAJAL, 1911), layer of polymorph cells (LORENTE DE NO, 1933).

In der Zählweise von CAJAL ist dies die siebente Schicht, die er nur kurz erwähnt. Die Zellen (c, d in Abb. 395) sollen wenig zahlreich sein und keine klar begrenzte Schicht bilden. Die großen, polygonalen, spindelförmigen oder dreieckigen Zellen liegen nach CAJAL zwischen den Radialbündeln von Nervenfasern und selbst in der weißen Substanz. In der Mehrzahl haben die Zellen aufsteigende Axone, die sich in den oberen Schichten verzweigen.

Nach LORENTE DE NO ist die Grenze zwischen der fünften und sechsten Schicht nicht deutlich. Die protoplasmatischen und fibrillären Plexus der beiden Schichten gehen kontinuierlich ineinander über. LORENTE DE NO sah keinen anderen Grund, das innere Drittel der entorhinalen Rinde in die Schichten fünf und sechs zu untergliedern, als die Unterschiede in Form und Ausläufern der Zellen[492]). Er betrachtet als fünfte Schicht nur jene Zone, die fast ausschließlich kleine Pyramiden mit rückläufigen Axonen und nur wenige kurzaxonige Zellen enthält, und als sechste Schicht jene tiefere Zone in der keine oder nur sehr wenige kleine Pyramiden mit rückläufigen Axonen vorhanden sind.

Bei den Elementen der sechsten Schicht handelt es sich nach LORENTE DE NO hauptsächlich um kugelförmige und polygonale Zellen, die in zwei Lagen angeordnet sind. Die obere Lage enthält meist kugelförmige, die untere meist polygonale Elemente.

LORENTE DE NO unterscheidet die folgenden Zelltypen:

a) Kleine Pyramidenzellen mit dendritischen Apparaten ähnlich jenen der Pyramiden mit rückläufigen Axonen. Sie bilden jedoch eine ganz andere Zellart, weil das Axon nur eine geringe Anzahl von Kollateralen hat und in eine Faser der weißen Substanz übergeht (9, 11 in Abb. 400).

b) Große Kugelzellen mit hauptsächlich horizontalen und absteigenden Den-

d) Kugelzellen mit wenigen horizontalen und absteigenden Dendriten und einem oder zwei aufsteigenden Dendriten. Letztere verzweigen sich in der vierten Schicht in einem nicht sehr komplizierten Endbüschel. Die Axone gehen, ohne irgendwelche Kollateralen abzugeben, in die weiße Substanz (34 in Abb. 397).

e) Polygonale Zellen mit kurzen Dendriten, die in der fünften und sechsten Schicht verzweigt sind und Axonen, die in die weiße Substanz gehen. Diese Axone haben mitunter eine Kollaterale (10 in Abb. 400), doch kann diese auch fehlen (35 in Abb. 397).

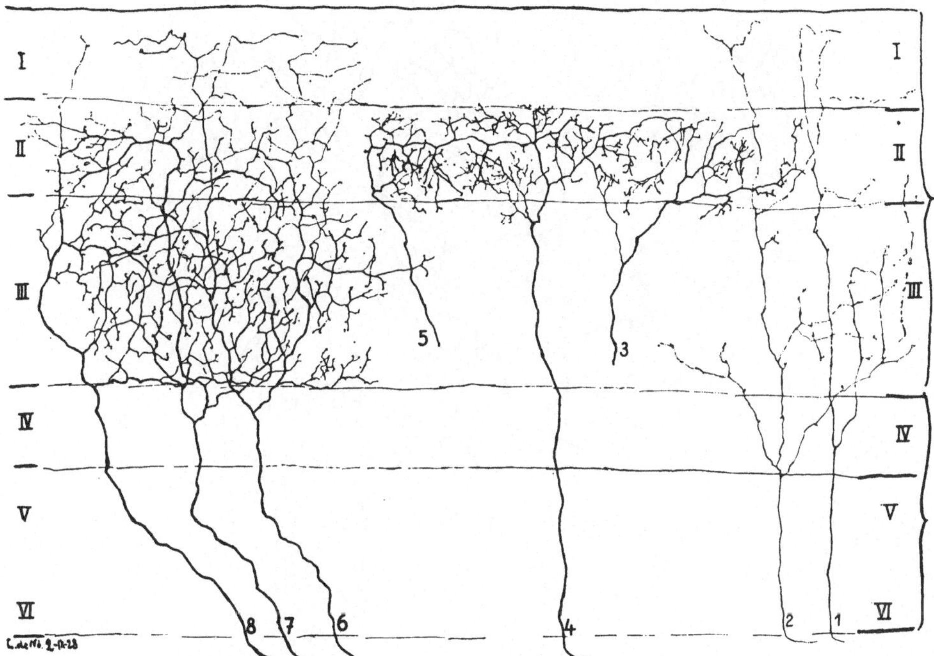

Abb. 401. Drei Arten corticopetaler Fasern der entorhinalen Rinde der Maus (aus Lorente de No, 1933). Golgi-Methode. *1*, *2* dünne Fasern (Assoziationsfasern ?), *3*—*5* afferente Fasern für die zweite Schicht, *6*—*8* afferente Fasern für die ersten drei Schichten

f) Polygonale Zellen mit in der fünften und sechsten Schicht verzweigten Dendriten und aufsteigenden Axonen (31 in Abb. 397, 7 in Abb. 399).

g) Polygonale Zellen mit horizontalen Dendriten und kurzen aufsteigenden Axonen, die sich in der fünften Schicht verzweigen (37 in Abb. 397).

Die Axone der unter b) und f) beschriebenen Zellen steigen wahrscheinlich in die Molekularschicht auf. Diesen Schluß zog Lorente de No aus dem Verhalten der Axone ähnlicher Zellen in anderen Rindenregionen.

Afferente Fasern und Plexus

Lorente de No (1933, 1934) beschrieb drei Arten afferenter Fasern, die durch die weiße Substanz in die entorhinale Rinde einstrahlen, und zumindest zwei Arten horizontaler bzw. tangentialer Assoziationsfasern. Von den letzteren soll die eine von den Nachbarfeldern (Prae- und Parasubicularis) kommen und im Stratum moleculare verlaufen, die andere in der Unterschicht 3 diss seines mittleren Sektors (B) und im Sektor C und im Parasubiculum endigen. Über die drei aus der weißen Substanz kommenden Fasertypen berichtet LORENTE DE NO (1933), daß es mit rein anatomischen Methoden nicht möglich sei, ihren Ursprung festzustellen. Er schließt jedoch aus den Verhältnissen in anderen Rindenregionen, daß zwei Arten (dicke Fasern) Afferenzen darstellen, die von niederen Zentren aufsteigen, die dritte hingegen (dünne Fasern) Assoziationsfasern sind — möglicher-

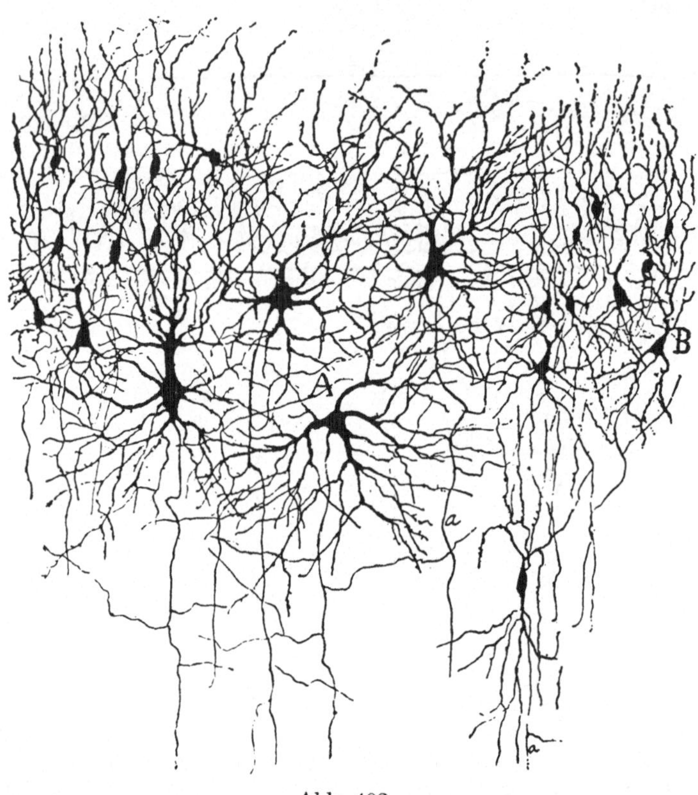

Abb. 402

Abb. 402—403. Charakteristische Zelltypen aus der „région olfactive de l'hippocampe" bzw. „écorce temporale olfactive" (aus CAJAL, 1903, 1911). Mensch, einen Monat alt. Golgi-Methode. *a* Axon. Abb. 402: Zellinseln der zweiten Schicht. *A* Insel der polymorphen Riesenzellen, *B* Insel der kleinen Pyramidenzellen. Abb. 403: *A* kleine Quastenpyramide, *B*, *G*, *H* große Quastenpyramiden, *C*, *D* Spindelzellen mit seitlichem Ursprung des Axons, *E* dreieckige Zelle mit bogenförmigem Axon, *F* normale Pyramidenzelle

weise auch commissurale Fasern —, die in Rindengebieten gleicher oder höherer Ordnung ihren Ursprung haben. Später (1934) nimmt LORENTE DE NO an, daß zumindest ein Teil dieser dünnen Fasern die Endigungen feiner, rückläufiger Kollateralen von Neuriten der Hippocampuspyramiden sind.

LORENTE DE NO (1933) beschreibt die Fasertypen wie folgt:

a) Dicke Fasern, die während ihrer Passage durch die sechste, fünfte und vierte Schicht keine Kollateralen abgeben. Sie wurden auch von CAJAL (1903, 1911) beschrieben. Sie teilen sich erst unmittelbar vor oder nach dem Erreichen der dritten Schicht (6—8 in Abb. 401). Innerhalb dieser Schicht erzeugen sie einen komplizierten Plexus von Terminalfibrillen, welcher teilweise die zweite Schicht erreicht und sogar die untere Zone der ersten Schicht. Die Hauptfaser und ihre Zweige sind markhaltig und bilden keine Synapsen; die Endfasern sind hingegen marklos und bilden sehr zahlreiche „en passant" und Endsynapsen.

b) Dicke Fasern, die mit einer dichten Verzweigung nur in der zweiten Schicht endigen (3—5 in Abb. 401). Die Faserstämme konnten nur selten bis in die weiße Substanz verfolgt werden.

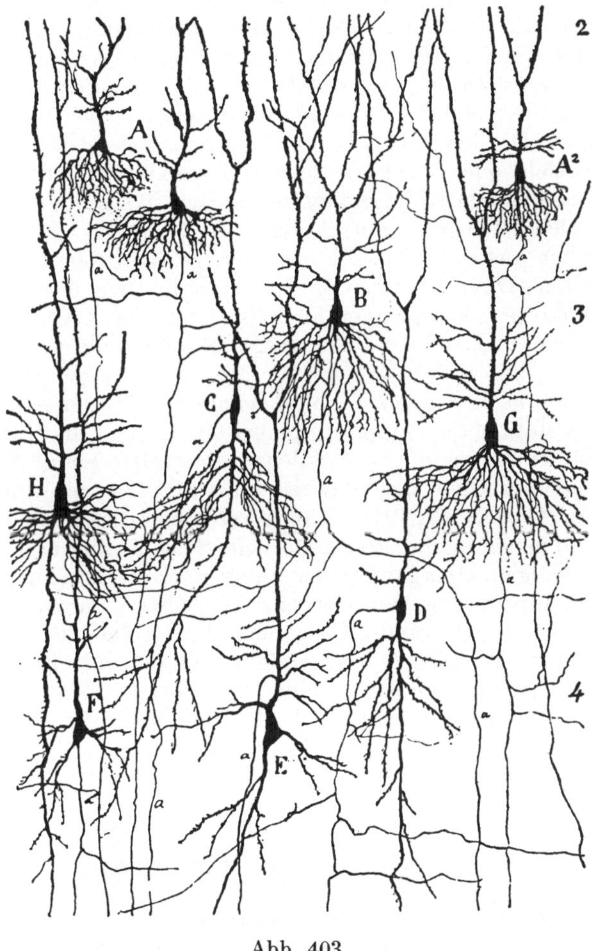

Abb. 403

c) Dünne Fasern, wahrscheinlich Assoziationsfasern, die von der weißen Substanz aufsteigen und sich innerhalb der vier oberen Schichten schwach verzweigen (1, 2 in Abb. 401). Sie geben nur eine geringe Anzahl von Kollateralen ab und sind marklos bzw. markarm.

Die Plexus definiert Lorente de No (1933) als Rindenzonen, in denen spezielle Kontakte hergestellt werden. In der Regio entorhinalis unterscheidet er vier

Zu erwähnen sind abschließend noch jene von Cajal beschriebenen Gebiete, die nach unserer Auffassung ebenfalls (zumindest teilweise) entorhinale Rinde enthalten (Pars lateralis).

In der „*Région olfactive principale ou centrale de l'hippocampe*“ hebt Cajal als besonders charakteristisch hervor: für die zweite Schicht Inseln polymorpher Riesenzellen, die mit Gruppen kleiner Zellen abwechseln und für die dritte Schicht die „Quastenpyramiden“.

Die *polymorphen Riesenzellen* (A in Abb. 402) sind sehr groß und überwiegend sternförmig. Sie haben zahlreiche dicke, divergierende Dendriten, die sich bald verzweigen. Der Radiärschaft kann durch zwei oder drei, sich in der ersten Schicht verzweigende Dendriten ersetzt sein. Die seitlichen und absteigenden Dendriten neigen zur Plexusbildung. Das Axon ist sehr dick und steigt in die weiße Substanz ab. Während seines Verlaufs gibt es Kollateralen ab, von denen einige rückläufig sind und sich oberhalb der Zellen der Ursprungsinsel verzweigen.

Die *Inseln der kleinen Zellen* (B in Abb. 402) sind dichter und liegen etwas oberflächlicher. Sie enthalten ei-, spindel- oder pyramidenförmige Zellen von geringem Umfang. Die Mehrzahl dieser Zellen besitzt einen aufsteigenden, sich bald verzweigenden Dendritenschaft und dünne absteigende Dendriten. Das Axon ist sehr fein und zieht quer durch die darunterliegenden Schichten. Von ihm ausgehende, zarte, rückläufige Kollateralen verzweigen sich in den Zellinseln.

Die tiefen Dendriten der mittelgroßen und großen „*Quastenpyramiden*“ (Abb. 403) bestehen aus einer Unzahl varicöser, gekräuselter, stachliger und sehr verwickelter Fäden. Diese Quasten sind außerordentlich charakteristisch. Von der Seite des Zellkörpers entspringen niemals Dendriten. Die Axone entspringen aus der Basis, ziehen mehr oder weniger radiär abwärts und geben einige Kollateralen ab.

Die „*Région externe ou fissuraire*“ soll das äußere Drittel des Gyrus parahippocampalis (circonvolution de l'hippocampe bei Cajal) und die Nachbarschaft des „Sulcus limbicus“ einnehmen (s. Def. Sulcus collateralis). Sie dürfte damit jenem lateralen Gebiet entsprechen, das teilweise auch als *Area perirhinalis* bezeichnet wird. Nach Cajal (1903, S. 43; 1911, S. 705) treten hier die Inseln der Riesenzellen zurück. Die Zellen gehen in eine kontinuierliche Schicht über und werden kleiner. Abgesehen von einigen Übergangserscheinungen (Unterbrechungen und einige unregelmäßige Gruppierungen der Nervenzellen) ähnelt die zweite Schicht dann ganz jener der isocorticalen Rinde. Cajal nennt die folgenden Schichten: plexiforme Schicht, Schicht der kleinen Pyramidenzellen, der mittelgroßen Pyramidenzellen, der äußeren großen Pyramidenzellen, der Körner, der tiefen mittleren und großen Pyramidenzellen und schließlich der spindelförmigen und dreieckigen Zellen. Etwas unerwartet für einen Abschnitt des Gyrus parahippocampalis ist der Hinweis auf Körnerzellen.

8.11.6. Synaptische Organisation

Aussagen über die feinere synaptische Organisation der entorhinalen Rinde sind derzeit noch nicht möglich, weil elektronenmikroskopische Untersuchungen über die Morphologie der Synapsen und vor allem auch EM-Studien kombiniert mit experimentell-anatomischen Methoden offenbar noch ganz fehlen. Bei der großen Komplexität der entorhinalen Rinde wird aber auch durch solche Untersuchungen

Studien (8.11.5.) mit Angaben über spezifische Endigungsgebiete diverser Afferenzen in verschiedenen Schichten bzw. Unterschichten gewinnen. Beiträge hierzu können u. a. den folgenden Arbeiten entnommen werden (mit Angabe des Ursprungs der Afferenzen): BLACKSTAD (1956, interhemisphärische Verbindungen); WHITLOCK u. NAUTA (1956, Isocortex); WHITE (1959, Cingulum; 1965a, Bulbus olfactorius); CRAGG (1961b, präpiriforme Rinde; 1965, Isocortex); POWELL *et al.* (1965, präpiriforme Rinde); DIAMOND *et al.* (1968, Isocortex); HEIMER (1968, Bulbus olfactorius); HJORTH-SIMONSEN (1971, CA3 des Ammonshorns); OLMOS (1972, periamygdaläre Rinde); PRICE (1973, Bulbus olfactorius und präpiriforme Rinde) und SHIPLEY (1974, Praesubiculum).

Viele dieser Untersuchungen weisen auf regionale Unterschiede hin, die sich mit der Untergliederung in eine Pars (ventro-) lateralis und eine Pars (dorso-) medialis gut in Einklang bringen lassen.

(1) Stratum moleculare

An Strukturen, die als postsynaptische Elemente in Frage kommen, überwiegen in dieser Schicht die Dendriten der zweiten und dritten Schicht mit ihren Verzweigungen. In geringerem Umfang erreichen auch Dendriten der tieferen Schichten die Molekularschicht (Abb. 397—400). Gering an Zahl sind auch die autochthonen Zellen. Diesen möglichen postsynaptischen Strukturen steht eine ganze Zahl afferenter Fasern gegenüber, die überwiegend auch in dieser Schicht endigen sollen. Bei ihnen handelt es sich teilweise um Horizontalfasern, die aus der Molekularschicht benachbarter Rindengebiete kommen oder diese durchlaufen und um aus der Tiefe der weißen Substanz aufsteigende Radiärfasern.

Als Ursprungsgebiete der *Horizontalfasern* wurden genannt: der Bulbus olfactorius (WHITE, 1965a; HEIMER, 1968; PRICE, 1973), präpiriforme und periamygdaläre Rinde (CRAGG, 1961b; POWELL *et al.*, 1965; OLMOS, 1972; PRICE, 1973) und der Isocortex (CRAGG, 1965; DIAMOND *et al.*, 1968). Alle bisher experimentell belegten Horizontalfasern sind auf das Gebiet oder auf Teile der Pars lateralis der entorhinalen Rinde begrenzt. LORENTE DE NO (1933) beschrieb darüber hinaus in Golgi-Untersuchungen horizontale Fasern (s. S. 699), die von para- und präsubikulären Rinden kommen sollen, und die dementsprechend bevorzugt die Pars medialis erreichen dürften. Experimentell wurden aus dem Praesubiculum kommende Fasern von SHIPLEY (1974) bestätigt. Sie endigen in der tiefen Zone der Molekularschicht. Wir haben der Beschreibung aber nicht eindeutig entnehmen können, ob diese Fasern in ihrem Endverlauf horizontal oder radiär sind.

Die vom primär-olfactorischen Zentrum (Bulbus olfactorius) kommenden Fasern endigen nur in der äußeren Unterschicht des Stratum moleculare, die von den sekundär olfactorischen Zentren (Praepiriformis und Periamygdalaris) nur in der inneren Unterschicht; die Überlappungszone soll sehr gering sein. PRICE (1973) spricht von einer komplementären laminären Verteilung der Endigungen. Für die Fasern aus dem benachbarten Isocortex ist eine solche spezifische Unterschichtung nicht bekannt.

Radiärfasern sind bisher von der Entorhinalis der kontralateralen Hemisphäre (BLACKSTAD, 1956) und aus dem Cingulum (WHITE, 1959) bekannt. Sie sollen nicht diffus über die ganze Molekularschicht verteilt endigen, sondern in bestimmten Zonen. Im Unterschied zu den Horizontalfasern sind sie experimentell sowohl für die Pars lateralis als auch für die Pars medialis beschrieben worden. Nach BLACKSTAD (1956) enden die commissuralen Fasern in den dorsalen und mittleren Ebenen (A und B in Abb. 368) der Pars medialis in der äußeren Zone der Molekularschicht, in der Pars lateralis in einer mittleren Zone. Die über das Cingulum kommenden Afferenzen endigen nach WHITE (1959) im Grenzbereich zur zweiten Schicht, also in der tiefen Zone der Molekularschicht (Abb. 404). Zu den Radiärfasern gehören möglicherweise auch die nach SHIPLEY (1974) aus dem Praesubiculum kommenden Fasern. Nach SHIPLEY sind sie nicht identisch mit den aus dem Cingulum kommenden Fasern, sondern unterscheiden sich von diesen in mehrfacher Hinsicht (s. S. 711).

Viele der vorstehend erwähnten Autoren haben für die spezifischen, von ihnen untersuchten Afferenzen synaptische Kontakte mit den Hauptelementen der Molekularschicht diskutiert, d. h. mit den peripheren Dendriten der Zellen der zweiten und dritten Schicht. Ob indes die gleichen Zellen bzw. Zelltypen alle möglichen Zuflüsse bekommen, oder ob sie mehr oder weniger spezifische Verbindungen haben, läßt sich anhand der vorliegenden Befunde nicht entscheiden.

(2) Stratum stellare

Die dominierenden Elemente dieser Schicht sind die Sternzellen bzw. in den mehr ventrolateralen Gebieten die polymorphen Riesenzellen. Verschiedene Formen kleinerer Zellen kommen vor und können örtlich recht zahlreich sein. Schließlich durchqueren die apikalen Dendriten der Pyramidenzellen tieferer Schichten das Stratum stellare, wobei die der dritten Schicht besonders zahlreich sind. — An afferenten Fasern, die in dieser Schicht endigen, sind bisher interhemisphärische (BLACKSTAD, 1956) und cinguläre Fasern (WHITE, 1959) bekannt. Die cingulären Fasern, die nicht sehr zahlreich zu sein scheinen, sollen besonders im Grenzgebiet zur ersten Schicht endigen und sowohl in der Pars medialis als auch in der Pars lateralis vorkommen (Abb. 404). Interhemisphärische Fasern finden sich in der zweiten Schicht hingegen nur in der Pars medialis, wobei sie stark massiert in den mittleren und unteren Ebenen auftreten (B und C in Abb. 368). An der Grenze zur dritten Schicht hören sie im allgemeinen abrupt auf. BLACKSTAD nimmt an, daß die in der zweiten Schicht endigenden Fasern überwiegend von der parasubikulären Rinde der Gegenseite kommen, also heterotopisch sind. Sie sollen ihre Impulse auf die Sternzellen dieser Schicht übertragen und nicht auf die Dendriten der Pyramidenzellen der dritten Schicht. Einen Beleg dafür sieht BLACKSTAD in dem Befund von LORENTE DE NO (1933), daß sich die Dendriten der dritten Schicht beim Durchgang durch die zweite Schicht nicht verzweigen (Abb. 397), während sie dies in der dritten und ersten Schicht reichlich tun. Die Sternzellen haben hingegen in der zweiten Schicht reich verzweigte Dendriten (Abb. 393 u. 397).

(3) Stratum pyramidale mit Substratum dissecans (3 diss)

Nach SHIPLEY (1974) endigen in der dritten Schicht in größerem Ausmaß Fasern aus dem Praesubiculum. Für das Substratum dissecans (3 diss) beschrieb WHITE (1959) Endigungen cingulärer Fasern, die in der Pars lateralis stärker vertreten, aber auch in der Pars medialis vorhanden sind (Abb. 404). LORENTE DE NO (1934) hat für die gleiche Zone horizontale Assoziationsfasern beschrieben, die in seinem mittleren Sektor (B in Abb. 367) verlaufen und im Sektor C und im Parasubiculum endigen sollen. — Als postsynaptisches Element bietet sich für das Substratum dissecans der von CAJAL und LORENTE DE NO beschriebene sehr dichte und komplizierte protoplasmatische Plexus an, der aus den tiefen Dendriten der Pyramiden der dritten Schicht gebildet wird (D in Abb. 392).

(4) Stratum magnocellulare

Bezüglich der über das Cingulum kommenden Afferenzen (WHITE, 1959) finden sich ähnliche Verhältnisse wie in 3 diss (Abb. 404). Daneben hat HJORTH-SIMONSEN (1971) Fasern aus dem Feld CA3 des Ammonshorns beschrieben, die ebenfalls in der vierten Schicht der entorhinalen Rinde endigen sollen. Sie sind nach

Hjorth-Simonsen auf die Pars medialis begrenzt. — Postsynaptische Elemente sind unter den fünf von Lorente de No beschriebenen Zelltypen dieser Schicht, aber auch in Dendritenverzweigungen der Zellen höherer und tieferer Schichten zu suchen. Der dominierende Zelltypus ist nach Lorente de No der der tiefen Pyramiden. Die Zellen haben viele horizontale Dendriten (4 in Abb. 398), die einen sehr dichten protoplasmatischen Plexus bilden, der gegen die dritte und fünfte Schicht scharf abgegrenzt ist. Es kann angenommen werden, daß die afferenten Fasern vor allem mit diesem Plexus autochthoner Zellen in Kontakt stehen.

Endigungen in den *tiefen Schichten* der Pars lateralis der entorhinalen Rinde wurden auch für Fasern aus der präpiriformen und periamygdalären Rinde beschrieben. Möglicherweise gelten die nachstehend für die fünfte und sechste Schicht beschriebenen Afferenzen teilweise auch für die vierte Schicht.

(5) Stratum parvocellulare und (6) multiforme

Faserendigungen in diesen Schichten wurden bislang nur für die Pars lateralis beschrieben. Neben den Fasern vom Cingulum (White, 1959) sollen hier Fasern aus der periamygdalären Rinde (Olmos, 1972)[493]), präpiriformen Rinde (Cragg, 1961 b; Powell *et al.*, 1965) und dem temporalen Isocortex (Whitlock u. Nauta, 1956; Cragg, 1965) endigen. — Unter den Strukturen, die sich als postsynaptische Elemente anbieten, dominieren in der fünften Schicht die kleinen Pyramidenzellen mit rückläufigen Axonen. In der sechsten Schicht gibt es keine derart dominierenden Zellen, sondern viele unterschiedliche Typen. Eine begründete Diskussion darüber, ob bestimmte Afferenzen mit bestimmten Zelltypen in Verbindung stehen, ist mit den geringen bisherigen Kenntnissen nicht möglich.

Vergleich der spezifischen Endigungszonen mit den im Golgi-Material beschriebenen afferenten Fasern und Plexus sowie mit histochemischen Befunden

Die Frage, ob die bisher gefundenen und auf bestimmte laminäre Zonen begrenzten afferenten Endigungen mit bestimmten, in Golgi-Untersuchungen beschriebenen Fasern oder auch mit histochemisch auffälligen laminären Zonen in Verbindung gebracht werden können, ist wiederholt diskutiert worden.

Nach Blackstad (1956) können die laminären Degenerationszonen der *interhemisphärischen Verbindungen* (s. Abb. 368) in einem gewissen Ausmaß mit den von Cajal und Lorente de No in Golgi-Präparaten beschriebenen afferenten Fasern in Verbindung gebracht werden. Insbesondere erscheinen Beziehungen zu den sich isoliert in der zweiten Schicht verzweigenden Fasern möglich, die von Lorente de No beschrieben wurden (3—5 in Abb. 401). Hingegen wurde von Cajal und Lorente de No *kein* Fasertypus beschrieben, der sich mit den in der ersten Schicht auftretenden Degenerationen korrelieren ließe. Auch die in dieser Schicht in Pars medialis und Pars lateralis unterschiedlich auftretenden Faserendigungen haben in Golgi-Studien vorerst kein Korrelat. Blackstad diskutiert die Möglichkeit, daß es sich um Fasern des dünn verzweigten Typus von Lorente de No handeln könnte (1 und 2 in Abb. 401). Diese Fasern müßten dann aber in der ersten Schicht stärker verzweigt sein. Die von Lorente de No dargestellten breit verzweigten Fasern (6—8 in Abb. 401) sind nach Blackstad sicherlich ipsilateralen Ursprungs. Es gibt zur Zeit jedoch noch keinen Nachweis ipsilateraler Fasern, die

[493]) Die von Olmos beschriebenen Fasern sollen nicht nur die tieferen Zellen versorgen, sondern auch in die tiefe Zone der Molekularschicht aufsteigen, wo auch die oberflächlichen tangentialen Fasern aus der periamygdalären Rinde endigen.

in dieser Art endigen[494]). Auch den von WHITE (1959) beschriebenen Fasern aus dem Cingulum fehlt die diesen Fasern eigene starke Verzweigung in der dritten Schicht.

Nach STORM-MATHISEN u. BLACKSTAD (1964) entsprechen in den ersten beiden Schichten die AChE-reichen Zonen den Endgebieten der commissuralen Fasern. Diese Endgebiete sind jedoch weniger weit ausgedehnt als die AChE-reichen Zonen und es erscheint nach STORM-MATHISEN u. BLACKSTAD durchaus möglich, daß die commissuralen Fasern *nicht* mit AChE assoziiert sind. Hingegen besteht hierfür für die von WHITE (1959) beschriebenen Fasern aus dem *Cingulum* eine größere Wahrscheinlichkeit. Insbesondere die laterale Erweiterung der Degenerationszone an der inneren Grenze der dritten Schicht (Abb. 404) stimmt mit einer entsprechenden AChE-Verteilung überein[495]). AChE-reiche Fasern, die von SHUTE u. LEWIS (1961a) im Cingulum beschrieben wurden, könnten hier ihre Endgebiete haben.

Insgesamt sollten nach STORM-MATHISEN u. BLACKSTAD solche Beziehungen aber nur mit größter Vorsicht diskutiert werden. *Eine* Folgerung kann nach diesen Autoren sicherlich gezogen werden, nämlich die, daß die geringe AChE-Reaktion in der dritten Schicht darauf hinweist, daß der dichte, von CAJAL und LORENTE DE NO hier nachgewiesene Faserplexus nicht mit AChE assoziiert ist. Der Ursprung dieser Fasern ist noch ganz unbekannt. Weder sind sie interhemisphärisch, noch kommen sie aus dem Cingulum[496]).

Eine besonders starke AChE-Reaktion zeigt die *vierte Schicht der Pars medialis* (Abb. 389 u. 390). GENESER-JENSEN u. BLACKSTAD (1971) halten es für wahrscheinlich, daß nicht die dort liegenden Zellen, sondern externe, sich in dieser Schicht verzweigende Fasern mit dem AChE assoziiert sind. Sie diskutieren die Möglichkeit einer Identität mit den von WHITE beschriebenen Fasern aus dem Cingulum oder auch mit den Fasern aus CA3, die von HJORTH-SIMONSEN (1971) beschrieben wurden. Nach GENESER-JENSEN u. BLACKSTAD deutet der Reichtum von AChE im Neuropil zwischen den Zellkörpern darauf hin, daß der AChE-haltige axonale Plexus nicht nur Kontakte mit den Somata, sondern vor allem oder ausschließlich mit den Dendriten hat.

Auch in anderen histochemischen Reaktionen (z. B. Dehydrogenasegehalt) unterscheidet sich die vierte Schicht deutlich von den Nachbarschichten. LORENTE DE NO beschrieb für sie einen eigenen, von den übrigen Schichten differierenden Plexus.

Afferente Fasern zur vierten Schicht wurden weder von CAJAL noch von LORENTE DE NO beschrieben. CAJAL beschrieb Fasern, die diese Schicht kreuzen; nach LORENTE DE NO ist diese Schicht arm an Nervenfasern. Die Fasern, die nach LORENTE DE NO (1934) über einen „centrifugal path" aus dem Ammonshorn kommen sollen, sollen einen Teil der „feinen" Afferenzen der entorhinalen Rinde darstellen[497]). Diese Fasern (1 und 2 in Abb. 401) enden nicht in der vierten Schicht und sind experimentell bisher nicht bestätigt worden.

Einen tiefen Plexus beschrieb LORENTE DE NO für die Schichten fünf und sechs. In diesen Schichten enden nach CRAGG (1965) Fasern aus dem temporalen

[494]) Möglicherweise lassen sie sich mit den von SHIPLEY (1974) beschriebenen Fasern aus dem Praesubiculum in Verbindung bringen. Weitergehende Beschreibungen fehlen noch, sind von SHIPLEY aber angekündigt.

[495]) Übereinstimmungen bestehen nach STORM-MATHISEN u. BLACKSTAD (1964) auch in den para- und präsubikulären Gebieten, was die Wahrscheinlichkeit eines Zusammenhangs erhöht.

[496]) Möglicherweise Endigungsort von Fasern aus dem Praesubiculum (s. Fußnote 494).

[497]) Sie sollen im Unterschied zu den von HJORTH-SIMONSEN beschriebenen Fasern (von CA 3) aus Kollateralen von Fasern aus dem Subiculum und CA 1 bestehen.

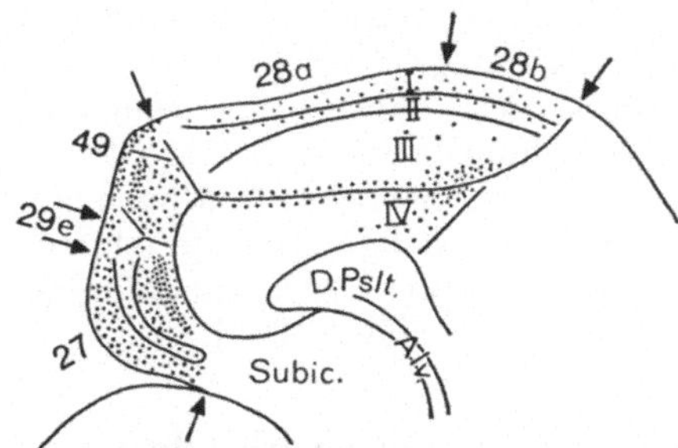

Abb. 404. Verteilung der durch das Cingulum kommenden Afferenzen bei der Ratte (aus WHITE, 1959). Horizontalschnitt. Intensität und Verteilung der terminalen Degenerationen nach kompletter Durchschneidung des Cingulum ist durch Punkte markiert. *Alv.* Alveus, *D.Pslt.* Psalterium dorsale, *Subic.* Subiculum, *27* Area praesubicularis, *28a*, *28b* Pars medialis und Pars lateralis der Area entorhinalis, *29e* Area retrosplenialis e, *49* Area parasubicularis, *I* Stratum moleculare, *II* Stratum stellare, *III* Stratum pyramidale, *IV* restliche tiefe Schichten

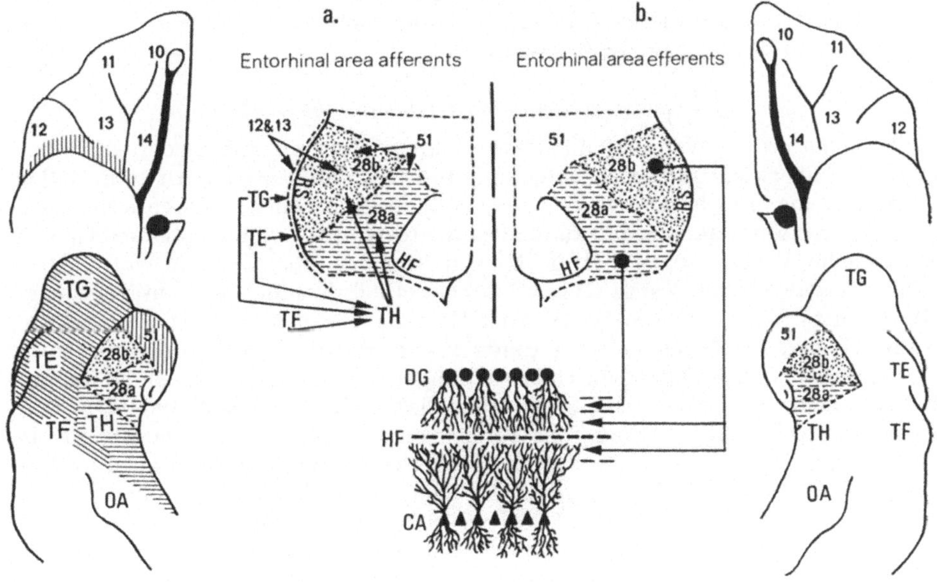

Abb. 405. Einige der afferenten und efferenten Verbindungen der entorhinalen Rinde bei *Macaca* (nach VAN HOESEN *et al.*, 1972). Umgezeichnet. Die Ursprungsgebiete efferenter Fasern sind schraffiert. Die diagonal schraffierten Gebiete projizieren überwiegend in die Tiefe des Sulcus rhinalis (Area perirhinalis), die senkrecht schraffierten Gebiete überwiegend zur Pars lateralis (28b), die horizontal schraffierten überwiegend zur Pars medialis (28a). Die efferenten Fasern der entorhinalen Pars medialis gehen bevorzugt zur Fascia dentata, die der Pars lateralis sowohl zu dieser als auch zum Ammonshorn. *CA* Ammonshorn, *DG* Fascia dentata, *HF* Sulcus hippocampi, *RS* Sulcus rhinalis, *OA*, *TE*, *TF*, *TG*, *TH* occipitale und temporale isocorticale Gebiete nach BONIN u. BAILEY (1947), *10*, *11*, *12*, *13*, *14* orbitofrontale isocorticale Gebiete nach WALKER (1940), *28a*, *28b* Pars medialis und Pars lateralis der Area entorhinalis, *51* Regio praepiriformis und periamygdalaris

Neocortex. Spezifische, zu diesen Schichten gehende afferente Fasern sind aus den Golgi-Studien nicht bekannt geworden.

Zusammengefaßt ergibt sich, daß nur für wenige der Endigungszonen afferenter Fasern mögliche Beziehungen zu den in Golgi-Untersuchungen dargestellten Fasern und Plexus sowie zu histochemisch auffälligen laminären Zonen aufgezeigt werden können. Für die meisten Endigungszonen fehlen solche Beziehungen noch oder sind sehr unsicher. Die synaptische Organisation der entorhinalen Rinde ist ein für künftige Forschungen weit offenes Feld.

8.11.7. Faserverbindungen

Angaben über die Faserverbindungen der entorhinalen Rinde finden sich in der Literatur weit verstreut, und für eine zusammenfassende Darstellung muß eine Vielzahl einzelner Arbeiten berücksichtigt werden. Ausgesprochene Schlüsselarbeiten fehlen.

8.11.7.1. Afferente, assoziative und interhemisphärische Fasern

Als Quellen afferenter Fasern zur entorhinalen Rinde werden zahlreiche Strukturen genannt, die wir zwanglos in vier Gruppen gliedern können, und zwar a) primäre und sekundäre olfactorische Zentren, b) Hippocampus, Fornix und Septum, c) Isocortex und d) diencephale Zentren.

a) Primäre und sekundäre olfactorische Zentren

Bulbus olfactorius: Während die ersten Untersuchungen mit modernen Silbermethoden überwiegend zu der Auffassung führten, daß *keine* Fasern vom Bulbus olfactorius die entorhinale Rinde monosynaptisch erreichen, mehren sich neuerdings die Hinweise darauf, daß zumindest die rostro- bzw. ventrolateralen Gebiete *doch* solche Verbindungen haben. Hierfür sprechen die Befunde von White (1965a, Ratte, Nauta, Nauta-Gygax); Scalia (1966, Kaninchen, Nauta); Heimer (1968, Ratte, Nauta, Nauta-Gygax, Fink-Heimer); Price u. Powell (1971, Ratte, Nauta-Gygax, Fink-Heimer) und Price (1973, Ratte, Autoradiographie) sowie u. a. die elektrophysiologischen Untersuchungen von Dennis u. Kerr (1968) und Kerr u. Dennis (1972) bei der Katze. Auch die von Kuhlenbeck (1960) erwähnte transsynaptische Ausbreitung von Viren von der Riechschleimhaut über die Mitralzellen des Bulbus olfactorius, die zu fleckenhaften Degenerationen auch in der entorhinalen Rinde führt, spricht *für* eine direkte Verbindung. Eine Diskussion dieser Verbindung findet sich auch bei 8.1.7.3.

Die widersprüchlichen Auffassungen sind sicherlich teilweise auf eine unterschiedliche Umgrenzung der entorhinalen Rinde zurückzuführen. Diskussionen hierüber finden sich u. a. bei Scalia (1966), Price u. Powell (1971) und Kerr u. Dennis (1972). Wenn die „écorce temporale supérieure" von Cajal mit der entorhinalen Rinde gleichgesetzt wird (wie u. a. bei Lorente de No, 1933; Brodal, 1947a; Adey *et al.*, 1957), dann erhält die entorhinale Rinde *keine* direkten olfactorischen Fasern; wenn man den Begriff der entorhinalen Rinde jedoch im ursprünglichen Sinne von Brodmann auffaßt, wie allgemeiner üblich und auch hier geltend, dann erhält sie in ventrolateralen Teilgebieten solche Fasern. Diese Gebiete sind bei Cajal in die „écorce temporale olfactive" einbezogen worden (s. auch Abschnitt 8.11.1.1.), die auch präpiriforme und periamygdaläre Rinde enthält.

Price u. Powell (1971) sprachen jene Strukturen, in denen sich Degenerationen finden, als Übergangsrinde zwischen der präpiriformen und der entorhinalen Rinde an. PRICE (1973) räumt dann aber ein, daß es sich bei diesen Gebieten um die Pars lateralis der entorhinalen Rinde handelt. Ob die olfactorische Fasern erhaltenden Gebiete in ihren Grenzen direkt mit der Pars lateralis der entorhinalen Rinde übereinstimmen, scheint noch nicht ausreichend geklärt zu sein[498]).

Bezüglich der Afferenzen von den *sekundären olfactorischen Zentren* stimmen alle Angaben, die sich über eine regionale Begrenzung dieser Afferenzen äußern, darin überein, daß sie ebenfalls auf die Pars lateralis begrenzt sind bzw. ganz überwiegend nach dort gehen.

Regio retrobulbaris: Über Projektionen von diesem Gebiet zur entorhinalen Rinde ist nichts Sicheres bekannt. PRICE u. POWELL (1971) erwähnen jedoch, daß Degenerationen, die nach Läsionen des Bulbus olfactorius auftreten, nach Mitverletzung der retrobulbären Rinde stärker sind.

Tuberculum olfactorium: Nur CRAGG (1961 b) fand degenerierende Fasern vom Tuberculum olfactorium zur entorhinalen Rinde, ein Befund, der von FERRER (1971/72) nicht bestätigt werden konnte.

Regio periamygdalaris: Über Verbindungen von der periamygdalären Rinde (bzw. vom Mandelkernkomplex) zur entorhinalen Rinde (s. auch Abschnitt 8.5.7.2.) berichten CRAGG (1961 b), SHUTE u. LEWIS (1963, 1967), VALVERDE (1965), OLMOS (1972) und VAN HOESEN *et al.* (1972). VAN HOESEN u. PANDYA (1973) berichten über entsprechende Verbindungen zur Area *peri*rhinalis.

Regio praepiriformis: Über Verbindungen von der präpiriformen zur entorhinalen Rinde (s. auch Abschnitt 8.7.7.2.) berichten ALLISON (1950, 1953 a), CRAGG (1961 b), POWELL *et al.* (1965), VALVERDE (1965), PRICE u. POWELL (1971), VAN HOESEN *et al.* (1972) und PRICE (1973). Obwohl sie von ADEY u. MEYER (1952 b) nicht gefunden wurden, erscheinen diese Verbindungen genügend sicher belegt. Nach den autoradiographischen Untersuchungen von PRICE (1973) sind sie sogar stärker als bislang angenommen. Nach VAN HOESEN *et al.* (1972) gehen die Afferenzen hauptsächlich zur Pars lateralis (28 b in Abb. 405), erreichen aber auch die Pars medialis (28 a). VAN HOESEN u. PANDYA (1973) berichten über entsprechende Verbindungen auch zur Area *peri*rhinalis.

b) Hippocampus, Fornix, Septum

Hippocampus: Die Projektionen vom Hippocampus zur entorhinalen Rinde sind im Abschnitt 8.9.7.2. erörtert worden. Die vom Feld CA3 des Ammonshorns kommenden Fasern gehen nach HJORTH-SIMONSEN (1971) ausschließlich zur Pars medialis, nicht auch zur Pars lateralis. Auch aus diesen Verbindungen ergeben sich danach deutliche Hinweise auf Unterschiede zwischen den beiden Teilen der entorhinalen Rinde.

Fornix, Septum: Über Fornixfasern, die durch den Alveus zur weißen Substanz des Gyrus parahippocampalis gehen, berichten DE VITO u. WHITE (1966). Sie sollen in der entorhinalen und prä- und parasubikulären Rinde endigen[499]). Der Ursprung der Fasern konnte nicht ermittelt werden; septale Herkunft wird diskutiert. Hinweise auf ähnliche Verbindungen vom Septum zur entorhinalen Rinde lassen sich auch den Arbeiten von CRAGG (1965) und SIEGEL u. TASSONI (1971 b) entnehmen (s. Abschnitt 8.6.6.2.).

---

[498]) Aus den Untersuchungen über die Verteilung der Schwermetalle (Sulfid-Silber-Methode nach TIMM) ergeben sich Hinweise dafür, daß olfactorische Fasern nur in Teilen der Pars lateralis und begrenzt auch in solchen der Pars medialis endigen.

[499]) Elektrophysiologisch ist eine solche Verbindung nach DEVITO u. WHITE auch von ADEY *et al.* (1957) nachgewiesen worden. ADEY *et al.* konnten nach Reizung des Fornix Antworten von der entorhinalen Rinde ableiten.

c) *Isocortex* (= *Neocortex*)

Über isocortiale Projektionen zur entorhinalen Rinde liegen zahlreiche Angaben vor. Am häufigsten wird über temporale und cinguläre Projektionen berichtet, seltener über insuläre und frontale. Bezüglich der cingulären Projektionen ist jedoch nicht sicher geklärt, ob und in welchem Ausmaß sie wirklich vom Isocortex kommen.

Temporaler Isocortex: Über Projektionen des temporalen Isocortex zur entorhinalen Rinde berichten ADEY u. MEYER (1952b, *Cercopithecus*, *Macaca*, Marchi, Glees); WHITLOCK u. NAUTA (1956, *Macaca*, Nauta-Gygax); CRAGG (1965, Katze, Nauta); JONES u. POWELL (1970, *Macaca*, Nauta-Gygax, Fink-Heimer); PRICE u. POWELL (1971, Ratte, Nauta-Gygax, Fink-Heimer); VAN HOESEN *et al.* (1972, *Macaca*, Nauta, Fink-Heimer) und VAN HOESEN u. PANDYA (1973, *Macaca*, Nauta, Fink-Heimer).

ADEY u. MEYER (1952b) konnten nach Läsion bzw. nachfolgender Erweichung von großen Teilen des isocorticalen Temporallappens Degenerationen in die lateralen Teile der entorhinalen Rinde verfolgen, fanden jedoch keine in der Pars medialis. WHITLOCK u. NAUTA (1956) fanden eine Bahn von ventralen Teilen des temporalen Isocortex zur ventralen Hälfte des Gyrus parahippocampalis, und auch nach CRAGG (1965) kommen die Projektionen vom ventralen temporalen Isocortex. Diese Verbindung soll jedoch nicht stark sein und Degenerationen sollen nur auftreten, wenn die Läsion dicht am Sulcus rhinalis liegt.

VAN HOESEN *et al.* (1972) haben die Projektionen des temporalen Isocortex auf die entorhinale Rinde bei *Macaca* eingehender untersucht und kommen zur folgenden differenzierteren Darstellung (Abb. 405): Nach Läsionen von TG, TE und TF (Gliederung nach BONIN u. BAILEY, 1947) finden sich terminale Degenerationen hauptsächlich in den lateralen Teilen von 28b, aber auch von 28a, besonders aber auch in dem Feld TH, welches unmittelbar caudal von der Regio entorhinalis liegt (Abb. 405). Dieses Feld TH soll eine bedeutende Quelle afferenter Fasern der entorhinalen Rinde sein (auch SELTZER u. PANDYA, 1974) und hauptsächlich auf die Pars medialis projizieren. Die lateralen Gebiete, die Projektionen von TG, TE und TF erhalten, liegen hauptsächlich in der Tiefe und in den Wänden des Sulcus rhinalis und werden von VAN HOESEN u. PANDYA (1973) als perirhinale Rinde (Area 35) angesprochen. Auch JONES u. POWELL (1970) fanden Degenerationen besonders in der Area perirhinalis und nehmen an, daß sich auch die Befunde früherer Untersucher bevorzugt auf dieses Gebiet beziehen[500]). Die Zuflüsse kommen nach JONES u. POWELL aus den temporalen Feldern 20, 21 und 22 (BRODMANN).

Frontaler Isocortex: Neben den Projektionen von der temporalen Rinde erhalten die perirhinale (35) und die laterale entorhinale Rinde (28b) nach VAN HOESEN *et al.* (1972) und VAN HOESEN u. PANDYA (1973) auch Projektionen von caudalen Teilen der orbitofrontalen Felder 12 und 13 (in der Gliederung von WALKER, 1940) (Abb. 405). Diese greifen nicht auch auf das mediale Gebiet (28a) über, sondern scheinen an dessen Grenze abrupt abzubrechen. Auch CRAGG (1965) fand nach Läsionen in der orbitalen und ASTRUC u. LEICHNETZ (1973, *Macaca*, Nauta) nach solchen in der orbitofrontalen Rinde Degenerationen in der entorhinalen Region.

---

[500]) In bezug auf die entorhinale Rinde weisen die Untersuchungen von JONES u. POWELL (1970) und VAN HOESEN u. PANDYA (1973) stark daraufhin, daß die perirhinale Rinde ein wichtiges Glied in der Verbindungskette zwischen dem Isocortex und der limbischen Rinde ist. Daneben gibt es nach VAN HOESEN u. PANDYA aber auch Bahnen (z. B. jene von TH, s. Abb. 405), die an der perirhinalen Rinde vorbei direkt zur Entorhinalis gehen.

Insulärer Isocortex: Hinweise auf Projektionen von insulären Gebieten zur entorhinalen Rinde ergeben sich aus den Arbeiten von CRAGG (1965), DIAMOND *et al.* (1968) und JONES u. POWELL (1970). DIAMOND *et al.* konnten bei Läsionen im Bereich des Sulcus lateralis (Sylvii), die teilweise die Inselrinde betreffen, degenerierte Fasern über den Sulcus rhinalis hinaus in die lateralen Gebiete der entorhinalen Rinde verfolgen. Im Stratum moleculare tangential verlaufende degenerierte Fasern reichen weiter in die Entorhinalis hinein, als die in den tieferen Schichten vorkommenden.

Cinguläre Rinde, Cingulum: Die Fasern des Cingulum scheinen hauptsächlich zu den retrosplenialen und präsubikulären Gebieten des Periarchicortex zu gehen, und wir werden dieses Bündel später näher erörtern (Abschnitt 8.14.7.). Es gibt jedoch auch Hinweise auf Projektionen zur entorhinalen Rinde. Solche sind u. a. von GARDNER u. FOX (1948, *Macaca* ?, Marchi); ADEY u. MEYER (1952a, *Cercopithecus*, Glees); NAUTA u. WHITLOCK (1954, Katze, Nauta); WHITE (1959, Ratte, Nauta, Nauta-Gygax); CRAGG (1965, Katze, Nauta); RAISMAN *et al.* (1965, Ratte, Nauta, Nauta-Gygax); DE VITO u. WHITE (1966, *Saimiri*, Nauta); SHUTE u. LEWIS (1967, Ratte, AChE-haltige Fasern); DOMESICK (1973, Ratte, Fink-Heimer) und SHIPLEY (1974, Meerschweinchen, Fink-Heimer).

Die Herkunft der durch das Cingulum in die entorhinale Rinde einstrahlenden Fasern konnte nicht in jedem Fall ermittelt werden, und es ist möglich und wahrscheinlich, daß neben isocorticalen Fasern auch solche vom Periarchicortex (balkennahe Teile des Gyrus cinguli), vom Septum und vom Thalamus kommen.

GARDNER u. FOX (1948) berichten über degenerierte Fasern nach Unterbrechung des Cingulum in Area 24. ADEY u. MEYER (1952a) fanden spärliche Fasern nach Läsionen in der medialen granulären präfrontalen Rinde; die Fasern konnten zu jenen Teilen der entorhinalen Rinde verfolgt werden, die dem Praesubiculum benachbart liegen (sicherlich Pars medialis). Hingegen berichteten RAISMAN *et al.* (1965) über degenerierende Fasern nach Läsionen in der medialen Rinde, die über die ganze Entorhinalis verteilt sind. CRAGG (1965) erwähnt eine kleine Zahl von Fasern zu ventralen und vorderen Teilen der entorhinalen Rinde nach einer großen Läsion über der Mitte des Balkens und bis an diesen heranreichend.

DOMESICK (1973) fand nach Läsionen im vorderen Thalamus und solchen im Cingulum Degenerationen, die bis in den caudalen Teil der *Entorhinalis* verfolgt werden konnten (Ratte). Bei entsprechenden Läsionen fand SHIPLEY (1974) solche Degenerationen im caudolateralen Teil der Entorhinalis auch beim Meerschweinchen. Die Degenerationen unterscheiden sich nach SHIPLEY von jenen nach Läsionen im Praesubiculum (s. Assoziationsfasern, S. 712): 1. Sie sind immer deutlich geringer, 2. sie sind immer auf caudolaterale Teile begrenzt, während das Praesubiculum zu dorsomedialen Teilen projiziert, und 3. die Projektionen gehen zu verschiedenen Schichten.

Die ausführlichsten Untersuchungen über die cingulären Projektionen hat WHITE (1959) vorgelegt. Danach treten Degenerationen in der Entorhinalis auf, wenn das Cingulum komplett durchschnitten ist. Dabei ist es gleichgültig, ob die Durchschneidung rostral oder caudal im Cingulum erfolgt. Innerhalb des Cingulum ergeben sich Hinweise auf eine topische Organisation; die zur Entorhinalis gehenden Fasern sollen am weitesten medial liegen. Sie kommen wahrscheinlich teilweise, wenn nicht ausschließlich, vom Thalamus und scheinen jenen Projektionen zu entsprechen, die NAUTA u. WHITLOCK (1954) beschrieben haben.

d) Diencephale Zentren

Thalamus: NAUTA u. WHITLOCK (1954) beschrieben bei der Katze Cingulum-Degenerationen und Veränderungen in entorhinalen Rindengebieten (neben cingulären und präsubikulären) nach Läsionen in den rostralen Mittellinienkernen und den intralaminären Thalamuskernen.

Hypothalamus: SHUTE u. LEWIS (1963, 1967) berichten für die Ratte über eine „amygdaloide Radiation", die vom lateralen präoptischen Feld ausgehend die Amygdala durchdringen soll, und die dann durch den unteren Teil der Capsula externa verlaufend in der entorhinalen Rinde enden soll. — Weiterhin sollen nach SHUTE u. LEWIS (1967) den Balken perforierende (aus der Area praeoptica lateralis kommende ?) AChE-haltige Fasern das Cingulum erreichen und auf diesem Wege zur Entorhinalis gehen (cinguläre Radiation).

Assoziative Verbindungen

Im Zusammenhang mit der synaptischen Organisation der entorhinalen Rinde hatten wir von LORENTE DE NO (1933) beschriebene, afferente Fasern aus den prä- und parasubikulären Nachbargebieten erwähnt, die durch die Molekularschicht verlaufen sollen. LORENTE DE NO rechnet sie zu den assoziativen Verbindungen. Experimentell konnten sie in dieser Verlaufsrichtung durch KARTEN (1963, Katze, Nauta) und SHIPLEY (1974, Meerschweinchen, Fink-Heimer) nachgewiesen werden, wobei wir aus den Beschreibungen aber keine Klarheit über den genauen Weg dieser Fasern gewinnen konnten. Nach SHIPLEY handelt es sich um eine kräftige Verbindung, die laminär und topographisch organisiert ist, und die zusammen mit einer entsprechenden kontralateralen Verbindung (s. S. 713) zu den Hauptprojektionen des Praesubiculum gehört. Die Fasern gehen zu dorsomedialen Teilen der Entorhinalis und sind nach SHIPLEY nicht identisch mit den aus dem Cingulum kommenden Fasern. Sie unterscheiden sich von diesen in mehrfacher Hinsicht (s. S. 711).

CRAGG (1965) erwähnt reziproke Verbindungen, die von der entorhinalen Rinde zum dorsalen Praesubiculum und zur retrosplenialen Rinde gehen sollen. Er bezeichnet sie als aufsteigende intra-allocorticale Fasern.

Als Assoziationsfasern im engeren Sinne können hier auch die Verbindungen zwischen der entorhinalen und der perirhinalen Rinde einbezogen werden, die von VAN HOESEN u. PANDYA (1973) beschrieben wurden. Danach bestehen reziproke Verbindungen zwischen diesen beiden Feldern. Die perirhinale Rinde scheint dabei ein wichtiges Glied in den Verbindungen zwischen der entorhinalen Rinde und dem temporalen Isocortex zu sein.

Über assoziative Verbindungen innerhalb der Area entorhinalis ist kaum etwas bekannt. Neben der experimentell nicht belegten Annahme von LORENTE DE NO (1934), daß im Stratum dissecans (3 diss) Fasern aus den lateralen Gebieten der Entorhinalis zu den medialen Gebieten und zur parasubikulären Rinde gehen sollen, gibt es noch einen Hinweis von ADEY u. MEYER (1952b), daß nach Läsionen in den rostrolateralen Teilen der entorhinalen Rinde (Pars lateralis) der dichte Plexus in der Pars medialis nur wenig geschädigt erscheint.

Interhemisphärische Verbindungen

Die wichtigsten Befunde über interhemisphärische Verbindungen der entorhinalen Rinde finden sich bei BLACKSTAD (1956, Ratte, Nauta). Weitere Angaben bzw. Hinweise können den folgenden Arbeiten entnommen werden: CAJAL (1903, 1911, Kaninchen, Meerschweinchen, Maus, Weigert, Golgi-Methoden); KRIEG (1947, Ratte, Marchi); BRODAL (1948a, Ratte, retrograde Zellveränderungen); CRAGG u. HAMLYN (1957, Kaninchen, Nauta-Gygax); JACOBSON (1963, Ratte, Markscheidenbildung); CRAGG (1965, Katze, Nauta); RAISMAN *et al.* (1965, Ratte, Nauta, Nauta-Gygax); HJORTH-SIMONSEN (1971, Ratte, Fink-Heimer); PANDYA *et al.* (1973b, *Saimiri*, Nauta, Fink-Heimer) und SHIPLEY (1974, Meerschweinchen, Fink-Heimer). ADEY u. MEYER (1952b, *Cercopithecus*, *Macaca*, Marchi, Glees) und VAN HOESEN u. PANDYA (1971, *Macaca*, Nauta, Fink-Heimer) fanden keine Hinweise auf interhemisphärische Verbindungen.

Die Angaben beziehen sich auf drei mögliche Verbindungswege: Commissura anterior, Psalterium ventrale und Psalterium dorsale.

Commissura anterior: BRODAL (1948a) fand nach Durchschneidung der vorderen Commissur retrograde Zellveränderungen in der entorhinalen Rinde und nahm an, daß diese Region Fasern in die vordere Commissur entsendet. Er vermutete homotopische Verbindungen mit der Entorhinalis der Gegenseite[501]). KRIEG (1947, zit. nach BRODAL, 1948a) fand nach Läsionen in der entorhinalen Rinde solche Fasern nicht; auch die Befunde von HJORTH-SIMONSEN (1971) enthalten deutliche Hinweise darauf, daß in der vorderen Commissur keine entorhinalen Verbindungen enthalten sind. — Aus den Befunden von PANDYA *et al.* (1973b) ergeben sich Hinweise für Fasern aus der Commissura anterior zu den unteren Temporalwindungen, die sich bis zur Area perirhinalis erstrecken.

Psalterium ventrale: BLACKSTAD (1956) führt aus, daß Fasern zu ventralen Teilen der entorhinalen Rinde nicht nur durch das Psalterium dorsale, sondern wahrscheinlich auch durch das Psalterium ventrale verlaufen.

Psalterium dorsale: Hauptverbindungsweg interhemisphärischer Fasern, die in Beziehung zur entorhinalen Rinde stehen, ist das Psalterium dorsale und, in dessen Fortsetzung, der Tractus angularis (s. auch S. 601). In bezug auf die entorhinale Rinde sind afferente, efferente und echt commissurale (homotopische) Fasern beschrieben worden.

Die *homotopischen Verbindungen* sind naturgemäß efferent für die Entorhinalis der einen und afferent für die der anderen Seite. Solche Verbindungen sind von CAJAL (1903, 1911), BLACKSTAD (1956) und JACOBSON (1963) beschrieben worden. Nach BLACKSTAD handelt es sich hierbei um jene Fasern, die in der Molekularschicht endigen (s. Abschnitt 8.11.6.). — Durch Untersuchung der Markscheidenbildung konnte JACOBSON (1963) im dorsalen Psalterium der Ratte verschiedene Faserkomponenten darstellen, die offenbar die gegenseitigen Areale 28 und 35 miteinander verbinden. KRIEG hatte eine entsprechende *callosale* Verbindung beschrieben, doch vermutet JACOBSON nach Überprüfung der Serien, daß auch diese Fasern durch das Psalterium dorsale und nicht durch den Balken gehen.

Afferente, heterotopische Fasern wurden vom kontralateralen Hippocampus (CRAGG, 1965), von der präsubikulären Rinde (CRAGG u. HAMLYN, 1957; SHIPLEY, 1974) und von der parasubikulären Rinde der Gegenseite (BLACKSTAD, 1956)[502]) beschrieben. Bei der von BLACKSTAD beschriebenen Verbindung soll es sich um jene Fasern handeln, die ausschließlich in der zweiten Schicht der Pars medialis endigen (s. Abschnitt 8.11.6.). — Nach CRAGG handelt es sich bei dieser interhemisphärischen Verbindung um eine der größeren afferenten Projektionen zur entorhinalen Rinde. Die Fasern sollen zu dorsocaudalen Teilen der entorhinalen Rinde gehen, worin bezüglich des Projektionsgebietes Übereinstimmung mit BLACKSTAD besteht, weil die dorsocaudalen Gebiete im wesentlichen von der Pars medialis eingenommen werden. — Nach SHIPLEY (1974) gehen sowohl die ipsi-, als auch die kontralateralen Projektionen aus dem Praesubiculum zu dorsomedialen Teilen der Entorhinalis.

---

[501]) ADEY *et al.* (1956) berichteten über heterotopische Projektionen zu tegmentalen Regionen des Mittelhirns, die bilateral sein sollen und von denen die kontralaterale durch die vordere Commissur gehen soll (s. Abschnitt 8.11.7.2.).

[502]) Ein Ursprung von anderen Feldern wird von BLACKSTAD aber nicht ausgeschlossen.

Efferente, heterotopische Fasern, d. h. solche, die von der entorhinalen Rinde ausgehend, zu nicht-entorhinalen Gebieten der Gegenseite gehen, wurden zum kontralateralen Hippocampus (CAJAL, 1903, 1911; BLACKSTAD, 1956) und zur parasubikulären Rinde (BLACKSTAD, 1956) beschrieben. Die Fasern zum Hippocampus sollen nach BLACKSTAD nicht zahlreich sein und zum Subiculum und dem Feld CA1 gehen. Hingegen konnten CRAGG u. HAMLYN (1957) nach kompletter Durchschneidung der gekreuzten Bahn keinerlei Degenerationen im kontralateralen Hippocampus finden (zit. nach RAISMAN *et al.*, 1965).

8.11.7.2. Efferente Fasern

Die bedeutendste efferente Projektion der entorhinalen Rinde geht zum Hippocampus und wurde im Abschnitt 8.9.7.1. ausführlich erörtert. Daneben wurden einige weitere efferente Verbindungen beschrieben, über deren Ausmaß und deren Bedeutung zumeist noch keine Klarheit herrscht. Die möglicherweise bestehenden, gekreuzten Projektionen wurden vorstehend erörtert, und von den ipsilateralen Efferenzen wurden im Zusammenhang mit den Assoziationsfasern mögliche Verbindungen zu den präsubikulären und retrosplenialen Rinden erwähnt. Als weitere ipsilaterale Projektionsgebiete efferenter Fasern der entorhinalen Rinde wurden der temporale Isocortex, der Mandelkernkomplex, der Thalamus und das Mittelhirn genannt, als mögliche Projektionsbahn efferenter Fasern auch der Fornix.

Über Projektionen zum *temporalen Isocortex* haben VAN HOESEN u. PANDYA (1973) berichtet. Danach gehen die efferenten Fasern der entorhinalen Rinde nicht über die laterale Grenze der perirhinalen Rinde hinaus (bereits bei den assoziativen Fasern erwähnt), während die der *perirhinalen* Rinde Verbindungen mit dem temporalen Isocortex herstellen. Es soll sich hierbei überwiegend um kurze Verbindungen handeln. Direkte monosynaptische Projektionen von der *entorhinalen* Rinde zum temporalen Isocortex wurden von VAN HOESEN u. PANDYA nicht gefunden. — KARTEN (1963) erwähnt Fasern, die durch die Capsula externa zum lateralen Mandelkern und zur periamygdalären Rinde gehen sollen.

Die Möglichkeit, daß der *Fornix* in größerem Ausmaß auch efferente Fasern der Rindengebiete des Gyrus parahippocampalis, und damit zumindest teilweise der entorhinalen Rinde enthält, wurde besonders von PILLERI (1959a) aufgrund einiger menschlicher Fälle diskutiert (näheres hierüber in Abschnitt 8.9.7.4.). — DE VITO (1974, *Saimiri*, Nauta, Autoradiographie) fand eine dichte Projektion von der parahippocampalen Rinde (Entorhinalis) zum Nucleus lateralis dorsalis des Thalamus.

Projektionen zu *tegmentalen Regionen des Mittelhirns* wurden von ADEY *et al.* (1956) bei einem Beuteltier, dem Fuchskusu (*Trichosurus*) gefunden (Glees- und Nauta-Methoden). Die Bahn soll anfänglich über die Capsula externa verlaufen, zur vorderen Commissur gehen und dann bilateral durch die Stria medullaris über die dorsale Oberfläche des Thalamus nach hinten ziehen. Projektionen des Hippocampus auf die entorhinale Rinde sollen auf diesem Wege zu retikulären Formationen des Mittelhirns weitergeleitet werden können. Nach ADEY *et al.* (1957) gibt es elektrophysiologische Hinweise darauf, daß es sich hierbei um eine monosynaptische Bahn handelt, und später (ADEY *et al.*, 1958) wird dieser dorsalen noch eine ventral verlaufende Bahn hinzugefügt, die durch den dorsalen Hypothalamus gehen soll.

8.11.7.3. Zusammenfassung

Die Berechtigung der Untergliederung der Regio entorhinalis in eine Area entorhinalis mit Pars lateralis und Pars medialis und in eine Area perirhinalis hat durch

Unterschiede in den Faserverbindungen eine wesentliche Stütze erhalten. Es gibt Hinweise darauf, daß die *perirhinale Rinde* ein wichtiges Glied in den Verbindungen vom Isocortex zur entorhinalen Rinde und in entsprechenden reziproken Verbindungen ist (VAN HOESEN u. PANDYA, 1973; JONES u. POWELL, 1970; u. a.). Diese wichtige Rolle würde unsere Vermutung stützen, daß die perirhinale Rinde im Gegensatz zur Auffassung von ROSE (1927b) bei den höheren Primaten und beim Menschen nicht rückgebildet ist, sondern sich im Gegenteil progressiv entwickelt hat.

Die *Pars lateralis der Area entorhinalis* bekommt Fasern vom Bulbus olfactorius und hat eine starke afferente Versorgung von der präpiriformen Rinde und vom orbitofrontalen Isocortex. Auch andere isocorticale Verbindungen wurden mehrfach genannt, doch ist eine klare Trennung von der Area perirhinalis nicht überall durchgeführt worden (wohl auch nicht immer möglich), so daß hier zweifellos Überschneidungen mit entsprechenden Angaben für das perirhinale Feld vorliegen.

Die *Pars medialis der Area entorhinalis* hat eine starke afferente Versorgung vom caudalen temporalen Feld TH (Abb. 405). Überwiegend sollen hier auch die Fasern aus dem Cingulum endigen und sicherlich auch jene aus dem Praesubiculum. Die Fasern von CA3 und jene von den heterotopischen kontralateralen Feldern (Praesubicularis bzw. Parasubicularis) sollen ganz auf dieses Unterfeld begrenzt sein. Hingegen sollen Fasern von der präpiriformen Rinde — sie stammen sicherlich überwiegend von periamygdalären Gebieten — nur gering vertreten sein; von der orbitofrontalen Rinde sollen keine Fasern hier endigen.

Nach VAN HOESEN *et al.* (1972) unterscheiden sich die beiden Unterfelder der Area entorhinalis auch in ihren efferenten Projektionen zum Hippocampus (s. Abb. 405).

8.11.8. Funktion

Die metrischen Untersuchungen (Abschnitt 8.11.1.3.) deuten darauf hin, daß die entorhinale Rinde kein Riechzentrum im Range der sekundären olfactorischen Zentren ist. Nachdem sich nun aber die Befunde mehren, daß zumindest die rostrolateralen Teile der Pars lateralis direkte Zuflüsse vom Bulbus olfactorius bekommen, wäre ein getrennter quantitativer Vergleich verschiedener (auch Übergangs-) Strukturen von großem Interesse. Voraussetzung hierfür wäre aber die Möglichkeit einer weitgehend gesicherten Homologisierung der diversen Teile in der ganzen aufsteigenden Primatenreihe. Es ist denkbar, daß sich die Teile in ihrer Größenentwicklung, besonders auch zum Menschen hin, unterschiedlich verhalten.

BRODAL (1947a) vermutet, daß die verschiedenen Verbindungen der Teilgebiete der entorhinalen Region auf Unterschiede in der Funktion hindeuten, ohne nähere Angaben hierzu machen zu können. Er nahm in seinem klassischen Übersichtsreferat (1947a) an, daß die Entorhinalis aufgrund ihrer Verbindungen der Assoziation und Integration olfactorischer Impulse mit anderen corticalen Impulsen dient. Diese Auffassung hat sich im wesentlichen bestätigt und die isocorticalen Felder, die zur entorhinalen Region projizieren, sind nach JONES u. POWELL (1970), VAN HOESEN *et al.* (1972), VAN HOESEN u. PANDYA (1973) und SELTZER u. PANDYA (1974) ihrerseits Empfänger von Zuflüssen aus den wesentlichen sensorischen Systemen und somit eine mögliche Quelle sensorischer Informationen für das limbische System. Insbesondere sendet nach JONES u. POWELL die dritte Stufe in der Kette der sensorischen Projektionen, das sind die Felder 7 (somatisch), 21 (visuell) und 22 (auditorisch), Fasern zur *Area perirhinalis* (und zum Gyrus cinguli). Die Area perirhinalis soll auch Fasern aus einer früheren Stufe in der visuellen Bahn, und zwar von Area 20 bekommen. JONES u. POWELL sprechen von einer Konvergenz somatischer, visueller und auditorischer Projektionen auf die entorhinale Region (über die Area perirhinalis) und auf Areale des Gyrus cinguli.

Nach den Untersuchungen von ADEY *et al.* (1956) stellt die entorhinale Region ein wichtiges Glied auch im efferenten Schenkel des Hippocampus dar, indem von dort kommende Impulse über die Entorhinalis zum Mittelhirn weitergeleitet werden. Nach dem Ausmaß der bisher bekannten Verbindungen geht der Hauptstrom der Fasern aber umgekehrt von der entorhinalen Rinde zum Hippocampus. Die wichtigste Funktion der Entorhinalis ist sicherlich im afferenten Schenkel des Hippocampus zu suchen und sie wird hier, wie oben dargelegt, ein wichtiges corticales Glied zwischen den verschiedenen sensorischen Systemen und dem Hippocampus darstellen.

Eine Auswahl aus physiologischen Untersuchungen (mit Angabe der Thematik), die sich bevorzugt mit der entorhinalen Rinde befassen, findet sich nachstehend. Diese Auswahl aus Reiz- und/oder Läsionsexperimenten erhebt nicht den Anspruch vollständig oder repräsentativ zu sein: W. K. SMITH (1948, 1949, Katze, *Macaca*, Reizeffekte und Verhalten bei elektrischer Reizung); WALL u. DAVIS (1951, *Macaca*, Schimpanse, Atmungs- und Blutdruckänderungen bei elektrischer Reizung); ADEY (1958, Übersicht); HOLMES u. ADEY (1960, Katze, Elektrophysiologie und Verhalten); ENTINGH (1971, Katze, Verhaltensänderungen nach Läsionen).

Eine abschließende Diskussion der Funktionen des limbischen Systems, von dem die entorhinale Region einen wichtigen Teil darstellt, findet sich im Kapitel 9.

8.12. Regio praesubicularis

Die Regio praesubicularis gehört wie die Regio entorhinalis zum Schizocortex von ROSE bzw. zur „hippocampalen" Hauptregion von BRODMANN. Neben vielen Ähnlichkeiten mit der Regio entorhinalis weist sie wesentliche strukturelle Unterschiede auf, die ihre Abtrennung als eigene Region rechtfertigen. In dieser Region wird eine Gruppe von Rindentypen zusammengefaßt, die in ihrer Gesamtheit als schmale, längliche Zone zwischen dem Hippocampus und der Regio entorhinalis liegen (Abb. 55—58). Die Regio praesubicularis begleitet den Hippocampus weiter nach dorsal (in Richtung auf das Balkensplenium) als die Regio entorhinalis; sie liegt dem Sulcus hippocampi an, in dessen äußere Wand sie eindringt. — Die Histogenese der präsubikulären Region wurde in Abschnitt 7.6.2. ausführlicher erörtert. Eine zusammenfassende Darstellung über diese Region gibt es bislang nicht.

8.12.1. Vergleichende mikroskopische Anatomie

Die Regio praesubicularis ist beim Menschen gut entwickelt, sowohl was ihre Größe (Abschnitt 8.12.1.3.) als auch was ihre architektonische Differenzierung (Abschnitt 8.12.1.4.) betrifft. Bezüglich der Identität des Hauptkomplexes mit dem der niederen Säuger, bei denen die wesentlichen histologischen, histochemischen und experimentell-anatomischen Untersuchungen durchgeführt wurden, kann kein Zweifel bestehen. Bezüglich der dorsalen Grenze und der internen Gliederung gibt es jedoch Unsicherheiten, die eine vergleichend-anatomische Diskussion erforderlich machen.

Eine Regio praesubicularis ist nur für Säuger beschrieben worden (Literaturauswahl nachstehend); sie wurde hier bei allen untersuchten Arten gefunden.

Säuger, Nichtprimaten: CAJAL (1902b, 1903, 1911, Maus, Kaninchen, Golgi); BRODMANN (1909, Igel, Kaninchen, Ziesel, Wickelbär, Flughund); ZUNINO (1909, Kaninchen, Myeloarchitektonik); FLORES (1911, Igel, Myeloarchitektonik); M. ROSE (1912, kleine Säuger; 1927a, diverse; 1929b, Maus; 1931, Kaninchen); WINKLER u. POTTER (1914, Katze); GRAY (1924, Opossum); I. u. N. POPOFF (1929, Ratte); ABBIE (1942, *Perameles*); J. E. ROSE (1942, Schaf); KRIEG (1946a, b, Ratte); J. E. ROSE u. WOOLSEY (1948, Kaninchen, Katze); VAZ FERREIRA (1950, 1951, Ratte, Fibrilloarchitektonik); BLACKSTAD (1956, Ratte, Fibrilloarchitektonik); WHITE (1959, Ratte, Fibrilloarchitektonik); R. W. SMITH u. WHITE (1964, Katze); CAVINESS u. SIDMAN (1973, Maus).

Säuger, Primaten: CAJAL (1902b, 1903, 1911, Mensch, Golgi); CAMPBELL (1905, Mensch); BRODMANN (1908a, b, 1909, *Lemur*, *Hapale*, *Cercopithecus*, Mensch); MAUSS (1908, *Macaca*, *Cercopithecus*; 1911, Gibbon, Orang-Utan, Myeloarchitektonik); ECONOMO u. KOSKINAS (1925, Mensch); ROSE (1927a, *Lemur*; 1927b, Mantelpavian, Mensch); SGONINA (1938, *Macaca*, Mantelpavian, Menschenaffen, Mensch).

8.12.1.1. Gliederung und Terminologie

Der Terminus „Praesubiculum" geht zurück auf die Untersuchungen von CAJAL (1902b, 1903, überwiegend Golgi-Studien) bei niederen Säugern und beim Menschen. CAJAL beschreibt das Praesubiculum als Teil seiner „circonvolution de l'hippocampe". Beim Menschen schließt er einen Teil aus, der im Übergang zum Subiculum liegt und in seinen typischen Merkmalen (äußere Hälfte des Zellbandes mit dichtliegenden kleinen Zellen) dem Praesubiculum so ähnlich ist, daß er von der Mehrzahl der späteren Autoren in dieses einbezogen wurde. Diese Auffassung wird hier übernommen. CAJAL hat diesen Teil dem Subiculum zugeordnet. Die unterschiedliche Zuordnung der im vorliegenden Beitrag zusammengefaßten Strukturen durch CAJAL und einige spätere Autoren weist auf die Möglichkeit einer Untergliederung in eine subiculumnahe (mediale) und eine subiculumferne (laterale) Zone des Praesubiculum hin. — CAMPBELL (1905) hat das entsprechende Gebiet in einer cyto- und myeloarchitektonischen Studie beim Menschen offenbar nicht untergliedert und als „cortex of the fissura hippocampi" (S. 181), bzw. als „hippocampal area No. 2" (Tafel XVIII, S. 326) bezeichnet und beschrieben. — Die Bezeichnung *Area praesubicularis* (Area 27) wurde von BRODMANN (1908a, b, 1909) in seinen vergleichend-cytoarchitektonischen Untersuchungen verwandt und hat sich allgemein durchgesetzt. Die Benennung dieser Rinde als Typus 27 taucht bei *Cercopithecus* schon 1905 auf (hier zusammen mit Typus 28 als „Subiculum gyri hippocampi"). Eine Area praesubicularis fand BRODMANN bei allen untersuchten Säugern[503]). Bei einigen Arten (Igel, Flughund, Kaninchen, Wickelbär) beschreibt er zwischen der Area praesubicularis (27) und der Area entorhinalis (28) als schmale Trennungszone noch eine *Area parasubicularis* (Area 49), die er aber nicht bei Halbaffen und höheren Primaten fand. Auch MAUSS (1908, 1911) hat in seinen myeloarchitektonischen Untersuchungen bei Primaten dieses Feld nicht gefunden.

Dorsal von den Feldern 27 und 49 und medial von den Feldern 28 und 35 beschreibt BRODMANN bei einer Reihe von Säugern (Igel, Flughund, Ziesel, Kaninchen, Wickelbär) als ein Feld „von eigenem Bau mit scharfer Differenzierung" noch eine *Area postsubicularis* (Area 48), die dorsal bis an das retrospleniale Feld 29 (s. Kapitel 8.13.) reicht. Ein entsprechendes Feld 48 hat BRODMANN für die Halbaffen nicht beschrieben, verwendet die gleiche Nummer aber beim Pinsel-

---

[503]) Nur beim Kaninchen hat BRODMANN den Typus 27 in zwei Felder untergliedert, wobei er dann den rostroventralen schmalen Streifen als Area praesubicularis (27a) bezeichnete, das sich dorsocaudal anschließende breitere Feld aufgrund seines „besonderen Strukturtypus von verwandtem aber doch ganz eigenartigem Bau" hingegen als Area *ecto*subicularis (27b) davon abtrennte. Auch ZUNINO (1909), der die Myeloarchitektonik des Kaninchenhirns untersuchte, gliederte die Area 27 in zwei entsprechende Teile, bezeichnete aber das Feld 27b als Area *retro*subicularis. M. ROSE (1912) bezeichnete schließlich das Feld 27b bei der Maus als Area praesubicularis dorsalis und beim Meerschweinchen als Area *post*subicularis.

äffchen *(Callithrix = Hapale)* für ein Feld, welches direkt hinter dem Feld 27 liegt und welches er hier als Area *retro*subicularis bezeichnet. Er bezeichnet die Homologisierung dieses Feldes als schwierig und es ist unwahrscheinlich, daß es seiner Lage und Ausdehnung nach dem bei niederen Säugern unter der gleichen Ziffer beschriebenen Feld entspricht. Bei *Cercopithecus* hat er ein Feld 48 nicht beschrieben, erwähnt es jedoch für den Menschen. Es soll hier am caudalen Ende der Felder 35 und 27 liegen. In seiner Rindenkarte (Abb. 6) hat BRODMANN dieses Feld nicht eingetragen.

Hier soll noch die Auffassung von BRODMANN über ein Feld angeschlossen werden, welchem später (seit VAZ FERREIRA, 1951) ebenfalls eine Rolle in dem zwischen Entorhinalis und Subiculum liegenden Komplex von Feldern zugesprochen wurde. Es handelt sich um ein kleines Gebiet, welches in den fibrilloarchitektonischen Studien von VAZ FERREIRA bei der Ratte als 29e bezeichnet wurde. BRODMANN hat ein Unterfeld 29e *nur* beim Kaninchen als recht großes Gebiet caudal von der dorsalen Verlängerung des Feldes 35 beschrieben. (BRODMANN hat die Großhirnrinde der Ratte nicht untersucht.) Trotz unterschiedlicher Größe und Lage erscheint es möglich, daß das von VAZ FERREIRA als 29e beschriebene Gebiet dem gleichnamigen Gebiet von BRODMANN entspricht. Bereits BRODMANN hatte darauf hingewiesen, daß dieser Teil vom übrigen Feld 29 deutlich verschieden ist[504]). Übereinstimmung besteht auch darin, daß die fraglichen Gebiete von beiden Autoren als besonders faserarm beschrieben wurden. BRODMANN (1909) bezieht sich hierbei auf die myeloarchitektonischen Untersuchungen von ZUNINO (1909, Kaninchen), der die 29e als außergewöhnlich schmale und faserarme, ja fast faserlose Rinde beschreibt, die er als Area retrolimbica E bezeichnet. ROSE (1912) beschrieb eine Area retrolimbica e bei der Maus.

Synonymie: 27: Area praesubicularis (Übereinstimmung)
27a: Area praesubicularis (BRODMANN, 1909; ZUNINO, 1909)
Area praesubicularis ventralis (ROSE, 1912)
27b: Area ectosubicularis (BRODMANN)
Area retrosubicularis (ZUNINO)
Area praesubicularis dorsalis (ROSE)
Area postsubicularis (ROSE)
29e: Area retrosplenialis granularis e (BRODMANN)
Area retrolimbica E (ZUNINO)
Area retrolimbica e (ROSE)
Area postsplenialis (WINKLER u. POTTER, 1914)
48: Area postsubicularis (BRODMANN)
Area retrosubicularis (BRODMANN)
Area posthippocampica (ZUNINO; FLORES, 1911; ROSE)
49: Area parasubicularis (Übereinstimmung)

Die mit gleichen Nummern versehenen Felder sind sicherlich nicht in jedem Fall homolog. — Ein besonders krasser Fall einer Fehlinterpretation findet sich bei WINKLER u. POTTER (1914), wo auch das dem Subiculum benachbarte Gebiet der ventralen Area praesubicularis (27) als Area 29e bezeichnet wird.

Ein differenzierter Vergleich aller vorliegenden Untersuchungen ist nicht möglich, ohne daß alle Arten erneut und mit unterschiedlichen Methoden untersucht würden. Dies würde den Rahmen des vorliegenden Beitrages bei weitem überschreiten.

Die umfassendsten vergleichenden Untersuchungen haben ROSE (1927—1931) bei einer Vielzahl von Säugern und SGONINA (1938) bei höheren Primaten vorgelegt.

---

[504]) Es ist in diesem Zusammenhang von Interesse, daß CAJAL (1924) in seiner Studie über die retrospleniale Rinde der Nager, in der im allgemeinen die Ergebnisse von BRODMANN bestätigt wurden, die Area 29e nicht eingeschlossen hat (nach VAZ FERREIRA, 1951).

ROSE, der ursprünglich (1912) noch der Numerierung von BRODMANN gefolgt war, bezeichnet nun die Area praesubicularis als *Prsub* und die Area parasubicularis als *Parsub*. Während er eine Area praesubicularis bei allen Säugern fand, beschreibt er eine Area parasubicularis nur bei Maus, Hund und Mantelpavian. Bei anderen Säugern und auch beim Menschen hat ROSE eine Area parasubicularis nicht gefunden. Darüber hinaus beschreibt er in dem hier zur Diskussion stehenden Komplex keine weiteren Felder.

Bei *Lemur* (1927a), Mantelpavian und Mensch (1927b) gliedert ROSE die Prsub in zwei Felder: Area praesubicularis anterior (Prsub 1) und Area praesubicularis posterior (Prsub 2), stellt die Lage dieser Felder in seinen Rindenkarten aber nicht dar (Abb. 11, 383 b)[505]).

Bei der Maus (1929b) und beim Kaninchen (1931) gliedert er ebenfalls in zwei Felder, die er nun aber abweichend als Area praesubicularis dorsalis (Prsub 1) und Area praesubicularis ventralis (Prsub 2) bezeichnet. In dem hinteren oder dorsalen Feld dürfte die Area 48 von BRODMANN ganz oder teilweise enthalten sein. Über den Verbleib eines möglichen Feldes 29e hat sich ROSE nicht geäußert.

Der Begriff der *Regio* praesubicularis taucht erstmals beim Mantelpavian auf, jedoch wird hier die Area *para*subicularis noch nicht in diese Region einbezogen. Dies geschieht erst bei der Maus (1929b) und beim Kaninchen (1931), wo dann die Regio praesubicularis in Area praesubicularis dorsalis, Area praesubicularis ventralis und Area parasubicularis gegliedert wird. Die Zusammenfassung der prä- und parasubikulären Felder in einer Regio praesubicularis findet sich in der Folge auch bei LORENTE DE NO (1934)[506]), SGONINA (1938) und J. E. ROSE (1942).

SGONINA (1938) hat bei den höheren Primaten und beim Menschen die Regio praesubicularis (Psb) in drei Subregionen untergliedert, die er als Praesubiculum (Prs), Parasubiculum (Pas) und Perisubiculum (Pers) bezeichnet (Abb. 383c). In seiner Terminologie vermittelt SGONINA zwischen ROSE und C. u. O. VOGT. Er homologisiert die gesamte Region mit dem Feld λ 7 von C. u. O. VOGT (Tabelle 15), doch sind nach unserer Auffassung noch mehr Felder von C. u. O. VOGT (z. B. λ 5 und λ 6 in Abb. 383a) in die Regio praesubicularis einzubeziehen. Beim Perisubiculum von SGONINA handelt es sich wahrscheinlich um den caudalen Teil des Parasubiculum, der bei den meisten Autoren nicht als eigenes Feld, geschweige denn als eigene Unterregion abgegliedert wird.

Nach BRODMANN (Felder 27, 48, 49), C. u. O. VOGT (λ 7), M. ROSE (Prsub, Parsub) und SGONINA (Psb, Pas, Pers) wurde eine weitere völlig unterschiedliche Terminologie von ECONOMO u. KOSKINAS (1925) für den Menschen vorgelegt.

ECONOMO u. KOSKINAS beziehen in ihre Regio hippocampi (H) eine Area praesubicularis granulosa (HD) ein, die dorsocaudal bis in Höhe des Balkensplenium reicht (Abb. 8), und die sie in drei schmale, nebeneinander liegende Streifen gliedern: Pars limitans, media und glomerulosa (HD_1, HD_2 und HD_3). Die Area parasubicularis haben sie zumindest teilweise in ihre Area rhinalis limitans (HC) einbezogen. Diese Auffassung teilen wir mit KRIEG (1946a, b). KRIEG hat bei der Ratte in eine Area parasubicularis (Area 49, HC) und eine Area prae-

---

[505]) Beim Mantelpavian gliedert ROSE (1927b) jedes dieser Felder longitudinal in zwei Unterfelder, ein laterales und ein mediales. Beim medialen Unterfeld soll das Zellband des Subiculum die tiefe Hauptschicht bilden. Davon abweichend rechnet er aber beim Menschen ein entsprechendes Gebiet nicht zum Präsubiculum, sondern wie CAJAL zum Subiculum, wobei er sich auch auf C. u. O. VOGT beruft.

[506]) LORENTE DE NO (1934) betont, daß Parasubiculum, Praesubiculum und sein Subiculum a (welches wir in das Praesubiculum einschließen) als einheitliche Region betrachtet werden müssen, die einen übereinstimmenden strukturellen Grundplan hat. Das Parasubiculum teilt LORENTE DE NO longitudinal in zwei Teile (a und b), die aber nicht den Rang von Feldern haben sollen.

subicularis (Area 27, HD) gegliedert, mit einer deutlichen Teilung des Feldes 27 in eine ventrale (27a) und eine dorsale Hälfte (27b).

Mit VAZ FERREIRA (1951, Ratte) beginnen fibrilloarchitektonische Untersuchungen in diesem Gebiet, die sich für seine Gliederung als besonders aufschlußreich erwiesen haben. Neben einer Bestätigung der üblichen Gliederung in die Felder 27a und b, 48 und 49 fand VAZ FERREIRA zwischen prä- und parasubikulärer Rinde eine schmale, von dorsal kommende, extrem faserarme Zunge, die dem Unterfeld 29e, welches von BRODMANN (1909) und ZUNINO (1909) beim Kaninchen und von ROSE (1912) bei der Maus beschrieben wurde, entsprechen soll.

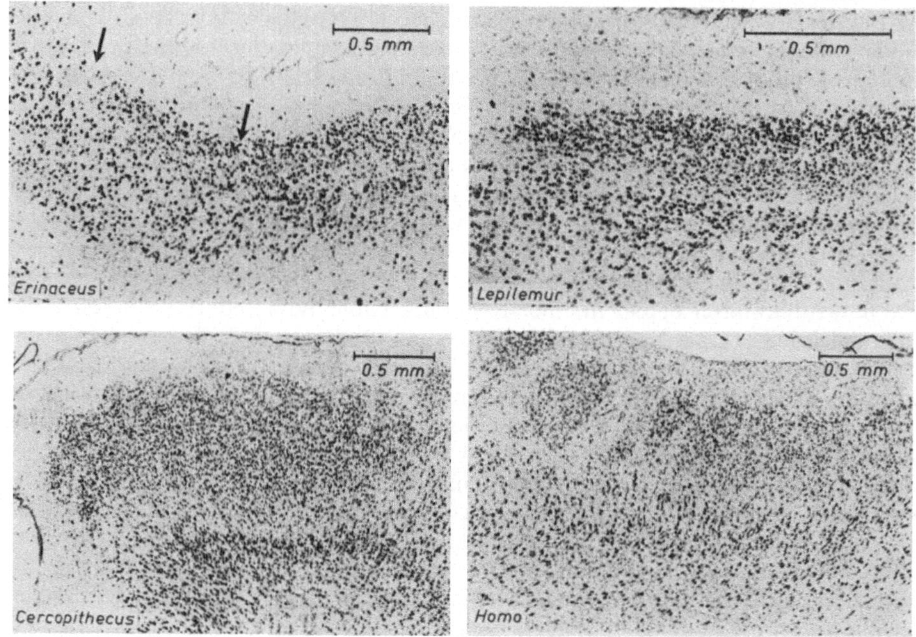

Abb. 406. Frontalschnitte durch die Area praesubicularis. Zellfärbungen mit Kresylechtviolett. *Erinaceus* (Igel, Insektenfresser) 10 μ dick, 26 × vergrößert; *Lepilemur* (Wieselmaki, Halbaffe), 15 μ dick, 39 × vergrößert; *Cercopithecus* (Meerkatze, höherer Affe), 20 μ dick, 21 × vergrößert; *Homo* (Mensch), 20 μ dick, 20 × vergrößert

27a, 27b und 48 zusammen sollen nach VAZ FERREIRA dem Praesubiculum von CAJAL entsprechen.

BLACKSTAD (1956) und WHITE (1959) (beide ebenfalls Ratte) sind zu sehr ähnlichen Ergebnissen gekommen. BLACKSTAD untergliedert das Parasubiculum in einen faserarmen Teil, der als Parasubiculum a dem faserreichen Parasubiculum b gegenübergestellt wird (Abb. 368, 407a). Diese Art der Untergliederung entspricht jener von LORENTE DE NO (1934). WHITE untergliedert das Praesubiculum in je einen ventralen, mittleren und dorsalen Abschnitt, die in etwa den Feldern 27a, 27b und 48 entsprechen sollen[507]). Die Selbständigkeit der Area 29e gegenüber dem übrigen Feld 29, der Area retrosplenialis granularis, wurde von WHITE vor

[507]) Hingegen fanden SMITH u. WHITE (1964) bei der Katze wenig Anhaltspunkte für eine Untergliederung des Praesubiculum.

allem aufgrund unterschiedlicher Faserverbindungen betont. Er betrachtet die Area 29e als nicht zur retrosplenialen, sondern zur hippocampalen Hauptregion von BRODMANN gehörig.

In konsequenter Fortsetzung dieser Zuordnung gliedern SMITH u. WHITE (1964) die 29e vollends in diese Hauptregion ein und ordnen sie als 49c dem Parasubiculum zu (Abb. 407b). Maßgeblich hierfür sind nach SMITH u. WHITE Übereinstimmungen in den Charakteristika der Schichten. Deutliche Unterschiede

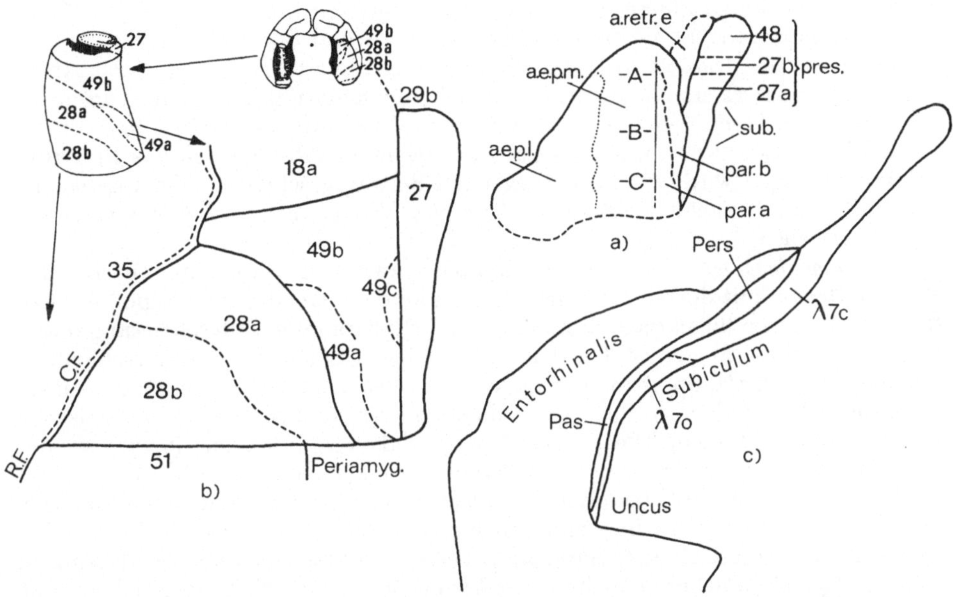

Abb. 407a—c. Areale Gliederung der Regio praesubicularis und Lage der Felder und Unterfelder bei *a* Ratte (aus BLACKSTAD, 1956), *b* Katze (nach R. W. SMITH u. WHITE, 1964; leicht verändert) und *c* Mensch (nach SGONINA, 1938; umgezeichnet). — *Regio praesubicularis:* Area praesubicularis (pres., 27, λ 7o + λ 7c) mit Pars ventralis (27a, λ 7o), Pars intermedia (27b) und Pars dorsalis (48). λ 7c beim Menschen entspricht wahrscheinlich den beiden letzten Teilen. Area parasubicularis (49, par.a + par. b + a. retr.e, Pas + Pers) mit Pars lateralis (49a, par.a, Pas ?), Pars medialis (49b, par.b, Pers ?) und Pars interstitialis (49c, a.retr.e). — *Regio entorhinalis:* Area entorhinalis (28) mit Pars lateralis (28b, a.e.p.l.) und Pars medialis (28a, a.e.p.m.). Area perirhinalis (35). — *C.F.* Sulcus collateralis, *Periamyg.* Regio periamygdalaris, *R.F.* Sulcus rhinalis, *sub.* Subiculum, *51* Regio praepiriformis. -A-, -B- und -C- in Abb. 407a (Ratte) geben die Lage der in der Abb. 368 wiedergegebenen Schnittdiagramme an

bestehen hingegen zum Praesubiculum, wie besonders von BLACKSTAD (1956) hervorgehoben wurde[508]). Wir werden uns im folgenden dieser Auffassung anschließen und die Regio praesubicularis wie folgt untergliedern:

Regio praesubicularis
- Area praesubicularis (27, 48)
  - Pars ventralis (27a)
  - Pars intermedia (27b)
  - Pars dorsalis (48)

[508]) Abweichend hiervon haben J. E. ROSE u. WOOLSEY (1948) die 29e des Kaninchens in ihre Area postsubicularis einbezogen, die sie mit der Area praesubicularis dorsalis von M. ROSE (1931) identifizieren.

Area parasubicularis (49)
Pars lateralis (49a)
Pars medialis (49b)
Pars interstitialis (49c = 29e)

Bei der Area praesubicularis liegt hierbei die Gliederung quer zur longitudinalen Achse des Feldes, bei der Area parasubicularis parallel zu dieser Achse. Es gibt aber vereinzelte Hinweise darauf, daß auch das Parasubiculum quer gegliedert werden kann (z. B. bei SGONINA in Pas und Pers, Abb. 407c), und reichliche Hinweise für eine longitudinale Gliederung des Praesubiculum (u. a. ROSE, 1927b beim Mantelpavian; ECONOMO u. KOSKINAS, 1925 und SGONINA, 1938, Mensch; PFEIFFER, 1940, *Macaca*, Angioarchitektonik). Auch bei CAJAL (1902b, 1903, 1911) und LORENTE DE NO (1934) ergibt sich eine longitudinale Gliederung, wenn das von CAJAL beim Menschen als „Subiculum" beschriebene Gebiet bzw. der in Abb. 367 von LORENTE DE NO als Sub. a bezeichnete Abschnitt in das Praesubiculum einbezogen wird, wie im vorliegenden Beitrag geschehen. Wir werden die dem Subiculum benachbarte Zone als *Zona medialis* der entfernteren *Zona lateralis* gegenüberstellen.

Zusammenfassung: Der ganze Komplex zwischen Subiculum und entorhinaler Region mit dorsaler Ausdehnung bis an die retrospleniale Region wird zu einer Regio praesubicularis zusammengefaßt. Der Grad der Differenzierung dieser Region und ihrer Felder ist bei den verschiedenen Säugerarten unterschiedlich. Hierin ist wohl der Hauptgrund für die recht unterschiedlichen Gliederungen zu suchen, die sich vor allem in den vergleichenden cyto- und myeloarchitektonischen Untersuchungen finden. Die größten Schwierigkeiten bestehen dorsal, wo der Grenzbereich gegen die retrospleniale Rinde bei manchen Arten als selbständiges Feld 48 abgegrenzt wird, bei anderen mitunter nahe verwandten Arten hingegen nicht. Dieses Gebiet wird hier einheitlich mit in die Area praesubicularis einbezogen. Im Grenzbereich zum Subiculum bestehen unterschiedliche Auffassungen über ein Gebiet, welches einerseits sehr kleine Zellen in der oberflächlichen Zone des Zellbandes aufweist, dessen tiefe Zone aber offensichtlich vom Zellband des Subiculum gebildet wird. Wir beziehen dieses Gebiet als Zona medialis mit in das Praesubiculum ein, unterscheiden uns hierin aber u. a. von CAJAL (1903, 1911), ROSE (1927b, Mensch) und LORENTE DE NO (1934), die es als Teil des Subiculum ansehen. Nach ROSE wurde es auch von C. u. O. VOGT zum Subiculum gerechnet.

Das an der Grenze zur Regio entorhinalis liegende Parasubiculum wurde nicht von allen Autoren von der Entorhinalis (bzw. von entsprechenden, anders bezeichneten Gebieten) abgegrenzt (u. a. CAJAL, 1903, 1911; ECONOMO u. KOSKINAS, 1925).

8.12.1.2. Schichtung und Schichtenzahl

Die Bewertung der laminären Struktur ist bei der präsubikulären Rinde eher noch schwieriger als bei der entorhinalen, und es gibt dementsprechend sehr viele unterschiedliche Auffassungen. Die geringste Zahl von Schichten unterschied CAMPBELL (1905) mit drei Schichten. Neben der Molekularschicht unterschied er noch eine oberflächliche kleinzellige und eine tiefe großzellige Schicht. Zwischen den beiden liegt häufig eine zellarme Zone, deren Berücksichtigung als selbständige Schicht zu einer Gliederung in vier Schichten führt, wie bei M. ROSE (1926 bis 1931). Diese zellarme tiefe Zone teilt das Zellband der präsubikulären Rinde in zwei zellreiche Zonen und gibt nach ROSE den Grundtypus des Schizocortex hier besonders deutlich wieder. Die einfache Gliederung von ROSE in Lamina zonalis, Lamina principalis externa, Lamina dissecans und Lamina principalis interna wurde von vielen Untersuchern übernommen (u. a. von SGONINA, 1938;

J. E. Rose, 1942; Blackstad, 1956; White, 1959 und R. W. Smith u. White, 1964). Anders als bei der entorhinalen Rinde besteht die tiefe zellarme Zone hier aber nicht aus einem dendritischen oder protoplasmatischen Plexus, sondern aus einem fibrillären Plexus mit einem starken Anteil markhaltiger Fasern, worauf besonders Lorente de No hingewiesen hat.

Cajal (1902b, 1903, 1911) hat in seinen Golgi-Studien das tiefe Zellband seines Praesubiculum in zwei Schichten untergliedert und kommt somit zu einer Fünfschichtung[509]); Lorente de No (1934) untergliedert darüber hinaus auch das äußere Zellband und kommt zu einer Sechsschichtung[509]). Diese Sechsschichtung der präsubikulären Rinden hat sich in modernen histochemischen Untersuchungen bestätigt (s. Abschnitt 8.12.4. und Abb. 412).

Die tiefen Schichten (5 und 6) zeigen sowohl architektonisch als auch histochemisch volle Übereinstimmung mit den entsprechenden Schichten der entorhinalen Rinde. Deutliche Unterschiede ergeben sich hingegen für die Schichten 2 bis 4. Zweite und dritte Schicht bestehen aus kleinen Zellen, sind architektonisch häufig nur schwierig voneinander zu trennen[510]), können histochemisch aber deutlich verschieden sein. Die vierte Schicht ist histochemisch (AChE) eine direkte Fortsetzung der vierten Schicht der entorhinalen Rinde (Abb. 413), und entspricht in der Praesubicularis offenbar der zellarmen Zone des cytoarchitektonischen Bildes. In der entorhinalen Rinde war diese Schichtung aber großzellig und enthielt eine zellarme Zone höchstens als Unterschicht. Cytoarchitektonisch müßten demnach die histochemisch so ähnlich reagierenden Schichten verschieden sein. Hierfür findet sich in der Tat ein deutlicher Hinweis bei Lorente de No (1934, S. 165), wonach sich die vierte Schicht der Entorhinalis (tiefe Pyramiden) bis zum Parasubiculum verlängern läßt, dann aber plötzlich in einem Gebiet aufhört, welches als Grenze zum Praesubiculum angesehen werden kann.

Eine lateinische Terminologie der Schichten des Praesubiculum gibt es bislang nicht. Cajal hat Bezeichnungen in Spanisch (1902b), Deutsch (1903) und Französisch (1911) vorgelegt, die u. a. von Lorente de No (1933, 1934) auch in Englisch übertragen wurden. Im Sinne einer Vereinheitlichung schlagen wir die nachstehend aufgeführten Bezeichnungen vor, doch dürfte im allgemeinen, wie bereits häufig gehandhabt, einer einfachen Numerierung der Vorzug gegeben werden. Wir haben diese, wie in allen bisher erörterten Strukturen des Allocortex, mit arabischen Nummern durchgeführt.

Laminäre Grundgliederung der Area praesubicularis:

(1) Stratum moleculare
(2) Stratum parvopyramidale externum
(3) Stratum parvopyramidale internum
(4) Stratum plexiforme
(5) Stratum pyramidale
(6) Stratum multiforme

---

509) Dies gilt weder bei Cajal noch bei Lorente de No für unsere Zona medialis der Area praesubicularis. Cajal behandelt in diesem Gebiet die Molekularschicht, das oberflächliche Zellband und die tiefe zellarme Zone als *eine* Schicht und kommt so zusammen mit den zwei tiefen Schichten zu einer Dreischichtung. Lorente de No erkennt zwar das oberflächliche Band als Schicht an, nicht aber die zellarme Zone. Das tiefe Zellband gliedert er in drei Schichten und kommt somit zu einer Fünfschichtung. Diese unterscheidet sich aber deutlich von der Fünfschichtung, die Cajal für die subiculumfernen Abschnitte des Praesubiculum (unsere Zona lateralis) gegeben hat.

510) Nach Blackstad (1956) hebt sich die zweite Schicht fibrilloarchitektonisch durch eine unterschiedliche Farbe des Neuropils und einen geringeren Gehalt an sichtbaren Nervenfasern ab.

Die Identifizierung der Schichten bei Anwendung verschiedener Methoden (Cyto-, Myelo-, Fibrillo-, Angio- und Chemoarchitektonik sowie Golgi-Methoden) ist schwierig und sicherlich nicht in jedem Fall genügend abgesichert.

Alle bisher erwähnten Autoren haben die laminäre Gliederung der präsubikulären Rinde unabhängig von jener des Isocortex durchgeführt. Die letztlich erreichte Übereinstimmung in der Zahl der Schichten (der Grundtypus des Isocortex ist nach BRODMANN sechsschichtig) ist zufällig. LORENTE DE NO hat überzeugend begründet, warum eine Homologisierung der Schichten nicht möglich ist, wie sie vor allem in älteren Arbeiten immer wieder versucht wurde (u. a. von BRODMANN, MAUSS, ZUNINO, FLORES, WINKLER u. POTTER, ECONOMO u. KOSKINAS, KRIEG). In einer frühen Arbeit hatte auch ROSE (1912) diesen Versuch unternommen. Die zellarme Zone wurde teilweise mit der vierten (MAUSS, WINKLER u. POTTER) bzw. der fünften Schicht des Isocortex (ROSE, BRODMANN, 1908b) identifiziert, oder sie wurde in eine der mittleren Zellschichten (III, IV, V) einbezogen (u. a. BRODMANN, ECONOMO u. KOSKINAS).

Die bisherigen Erörterungen beziehen sich auf die Area praesubicularis. Die *Area parasubicularis* hat eine deutlich weniger gegliederte laminäre Struktur. Das Feld liegt oberflächlich stumpf keilförmig zwischen Entorhinalis und Praesubicularis (Abb. 378) und die tiefen Schichten (5 und 6) scheinen zumeist ganz zu fehlen, bzw. nur als ganz schmaler Sektor vorhanden zu sein. Das äußere Zellband (2 + 3) ist recht einheitlich (auch histochemisch) und die Schichten 2, 3 und 4 haben nach LORENTE DE NO einen kontinuierlichen protoplasmatischen Plexus.

8.12.1.3. Quantitative Vergleiche

Es liegen einige Oberflächenmessungen vor, in denen die präsubikuläre Rinde von der Entorhinalis getrennt vermessen wurde (STEPHAN, 1954a, Wanderratte und Albinoratte; 1954b, Wild- und Gefangenschaftsfüchse; 1961, Insectivoren und Primaten; FILIMONOFF, 1965, diverse). Getrennte Volumenmessungen gibt es bislang offenbar nicht.

Bei weiteren Oberflächen- und allen Volumenmessungen wurde der Schizocortex in seiner Gesamtheit erfaßt (Tabellen 2 und 6). Da durchschnittlich etwa 75 % des Schizocortex auf die Regio entorhinalis entfallen (s. Abschnitt 8.11.1.3.), bleiben für die Regio praesubicularis durchschnittlich nur 25 % (also $^1/_4$). Die Wahrscheinlichkeit, daß Messungen am Gesamt-Schizocortex für das Größenverhalten der präsubikulären Region repräsentativ sind, ist damit vergleichsweise gering. Diese Messungen sollen deswegen hier nicht weiter erörtert werden. Wir verweisen hierfür auf Abschnitt 8.11.1.3.

Bei den Vergleichen zwischen Wanderratte und Albinoratte (STEPHAN, 1954a) ergaben sich keine Unterschiede in der relativen Größe der Regio praesubicularis, die hier mit der Regio perirhinalis zum Typ II im Sinne von I. u. N. POPOFF (1929) zusammengefaßt wurde. Da das Gesamthirn in diesem Vergleich um etwa 9% kleiner wird, ist auch für die präsubikuläre Rinde eine geringe absolute Abnahme wahrscheinlich. Entsprechende Befunde und Überlegungen gelten für den Vergleich zwischen Wild- und Gefangenschaftsfüchsen (STEPHAN, 1954b).

Daten zu den *Größenänderungen in der aufsteigenden Primatenreihe*, die wir phylogenetisch interpretieren, sind in der Tabelle 5 (nach STEPHAN, 1961) enthalten. Sie besagen, daß der Anteil der Regio praesubicularis am Schizocortex größeren Schwankungen unterliegt, ohne daß deutlich gerichtete Veränderungen erkennbar sind. Der Anteil am Gesamtcortex (Kombination der Daten von Tabellen 2 und 5) nimmt von etwa 2,7 % bei den basalen Insectivoren über 1,2—1,6 % bei den Halbaffen und beim primitiven Nachtaffen auf 0,3 % beim Menschen[511]) ab. Diese deutliche Abnahme der Relativwerte beruht wiederum auf der sehr

[511]) Die Daten über den Menschen sind einer Arbeit von FILIMONOFF (1965) entnommen. Danach haben der Seehund mit 0,2 % und der Delphin mit 0,1 % noch geringere Anteile der

starken Größenzunahme des Isocortex (s. Tabelle 2, letzte Spalte). Dies geht deutlich aus dem allometrischen Vergleich der Indices (Tabelle 5) hervor. Die Indices sind bei den Primaten deutlich höher als bei den Insectivoren. Wie bei Hippocampus und Entorhinalis läßt sich jedoch keine kontinuierlich fortschreitende Vergrößerung in der aufsteigenden Primatenreihe erkennen, sondern die Werte scheinen von einem frühen Prosimierstadium ab relativ konstant zu bleiben. Es kann angenommen werden, daß für die präsubikuläre Rinde ähnliche Größenbeziehungen gelten, wie sie für Hippocampus (8.9.1.3.) und Entorhinalis (8.11.1.3.) diskutiert wurden.

8.12.1.4. Qualitative Vergleiche

Stephan u. Andy (1970) geben einen kurzen Hinweis darauf, daß die Regio praesubicularis einen ähnlich progressiven Trend zeigt wie die Regio entorhinalis, und daß sie bei den primitiven Insectivoren nur schwer zu erkennen ist. Noch schwieriger als beim Igel (*Erinaceus* in Abb. 406) ist dies bei den Tenreks von Madagaskar, die ein sehr niedriges Evolutionsniveau haben (Et, He, Te und Se in Abb. 51). Beim Igel herrscht eine diffuse Zellverteilung vor und die zellarme vierte Schicht (Stratum plexiforme) ist nur undeutlich erkennbar (Abb. 377). Bei den Halbaffen (*Lepilemur*) und besonders bei den höheren Affen (*Cercopithecus* in Abb. 406) treten sowohl die kleinzelligen Außenschichten als auch das Stratum plexiforme deutlicher hervor und die Schichtung gewinnt insgesamt an Profil. Dies gilt von einer gewissen Auflockerung abgesehen — die nach unserer Auffassung zumindest teilweise größenbedingt ist[512]) — auch für den Menschen. Auch Rose (1927b) hat darauf hingewiesen, daß die Schichtung „bei den niederen Säugern" und den Affen deutlicher ist als beim Menschen.

Beim Menschen tritt noch eine Besonderheit hinzu, die wiederholt beschrieben wurde, und die von Altschul (1933b) als besonderes Evolutionsmerkmal gedeutet wurde. Es handelt sich um die zunehmende Auflösung der kleinzelligen äußeren Schichten (2 und 3) in Zellinseln, die auch als „Glomeruli" bezeichnet werden. Altschul fand solche nicht bei Hund und Schwein. Bei *Macaca* waren sie nur angedeutet, beim Schimpansen in wenigen Schnitten und beim Menschen stets deutlich vorhanden. Auf eine solche zunehmende Zergliederung des kleinzelligen Bandes weisen auch die Abb. 380 u. 406 hin.

Isolierte Zellinseln kommen sicherlich nur in Nachbarschaft des Subiculum (und teilweise über dieses vordringend) vor, während in den entfernteren Abschnitten wahrscheinlicher ist, daß das oberflächliche kleinzellige Rindenband geschlossen ist und nur örtlich von starken Faserbündeln durchbrochen wird. Economo u. Koskinas vermerken, daß die Oberfläche infolge der dichten markhaltigen Tangentialfasern weiß erscheint und die Glomeruli als graue Wärzchen durchschimmern. Der zunehmende Reichtum an markhaltigen Fasern ist sicherlich entwicklungsgeschichtlich bedingt. Nur insofern hat die Wertung von Altschul eine gewisse Berechtigung. Auch Cajal (1903) betont, daß bei den kleinen Säugern die Inseln der kleinen Pyramiden fehlen, und daß hier die dicke erste Schicht keine kompakten Faserbündel enthält, sondern dünne Geflechte. Beim Fehlen der Zellinseln mündet die zellarme tiefe Zone (unsere Schicht 4) beim Aufhören des kleinzelligen Bandes geschlossen in die erste Schicht ein[513]). Ein solcher Übergang zwischen Praesubiculum und Subiculum wird für die Katze auch von Cajal beschrieben. Möglicherweise ist Cajal von dieser Auffassung, die wir teilen, nur beim Menschen abgewichen, indem er nur hier kleinzellige Gebiete in sein Subiculum einschloß. In der Tat ist die Grenzziehung schwierig, weil beim Menschen vereinzelte Inseln kleiner Zellen weit in den Bereich des Subiculum vordringen können.

Wir halten das Auftreten der „Glomeruli" beim Menschen für ein zwar eindruckvolles, aber sicherlich doch recht unwesentliches, mechanisch bedingtes

[512]) Bei einer Zunahme der Körpergröße und der dadurch bedingten Vergrößerung des Gehirns tritt allgemein eine Vergrößerung und Auflockerung der Zellen auf.

Merkmal, welches *nicht* dazu führen sollte, bezüglich der Gliederung des Praesubiculum hieraus eine Sonderstellung des Menschen abzuleiten.

Insgesamt ergeben sich Hinweise auf eine progressive *laminäre* Differenzierung der Praesubicularis, die ähnlich wie die der Entorhinalis, aber offenbar weniger weitgehend ist. Dementsprechend sind auch die Möglichkeiten, innerhalb der Praesubicularis *areal* untergliedern zu können, begrenzter. Es finden sich keine so weitgehenden Gliederungen wie bei der Entorhinalis und auch keine Hinweise auf eine zunehmende Zahl von Feldern in Abhängigkeit von einer zunehmenden Entwicklungshöhe. Selbst die Grundfelder und ihre Unterfelder (s. S. 721) sind mit cytoarchitektonischen Methoden allein nicht sicher zu unterscheiden (und bei primitiven Insectivoren schwieriger als bei Arten mit höherem Evolutionsniveau). Als besonders ergiebig für Gliederung und Definition der Felder haben sich die fibrilloarchitektonischen Methoden erwiesen.

8.12.1.5. Wesentliche architektonische Merkmale der Grundgebiete

Von der Regio entorhinalis unterscheidet sich die *Regio praesubicularis* nach den Untersuchungen von SGONINA (1938) bei den höheren Primaten und beim Menschen durch die folgenden, allgemeinen Merkmale: Geringere laminäre Differenzierung („Rückbildung der Stratifizierung“ bei SGONINA); nur wenige Radiärfasern, aber viele horizontal verlaufende Markfasern; noch stärker entwickeltes Stratum moleculare; in den Schichten 2 und 3 stets kleinere Nervenzellen als in der Entorhinalis.

Area parasubicularis

Abbildungen: Cytoarchitektonik: 367, Maus; 377, Igel; 378, Cercopithecus; 380, Mensch; *Fibrilloarchitektonik:* 357, Maus; 368 Ratte.

Die Area parasubicularis liegt als schmales Band zwischen der entorhinalen und der präsubikulären Rinde. Nach LORENTE DE NO besteht zur Entorhinalis eine extrem scharfe architektonische Grenze (Abb. 357, 420), die eine der schärfsten in der ganzen Großhirnrinde sein soll. Die Schichten 2, 3 und 4 verlieren ihre Individualität und haben einen kontinuierlichen protoplasmatischen Plexus. Auch cytoarchitektonisch lassen sich die äußeren Zellschichten (2 und 3) nicht unterscheiden. Die vergleichsweise locker liegenden Zellen bilden eine einheitliche Zone (u. a. M. ROSE, 1912, 1927a). Die Zellen sind nach M. ROSE kleiner als in der Entorhinalis, aber größer als in der Praesubicularis. Auch J. E. ROSE (1942) hebt als cytoarchitektonischen Unterschied zum Praesubiculum hervor, daß die Zellen des Parasubiculum größer sind und lockerer liegen, und daß es sich bei ihnen fast ausschließlich um Pyramidenzellen handelt. Für die tiefen Schichten (5 und 6) hebt M. ROSE (1912) hervor, daß sie zellärmer seien als in der Entorhinalis, aber zellreicher als in der Praesubicularis.

Eine *Untergliederung der Area parasubicularis* mit cytoarchitektonischen Methoden ist sehr schwierig und wurde im allgemeinen nicht versucht. Eine Ausnahme macht SGONINA (1938), der das Feld quer in Parasubiculum und Perisubiculum gliedert (Abb. 383c) und das Parasubiculum noch einmal longitudinal unterteilt (hierzu s. auch 8.12.2.). Bei R. W. SMITH u. WHITE (1964) findet sich ein Hinweis, daß das mittlere Unterfeld (49b) bei der Katze in der zweiten Schicht sternförmige Zellen enthält, das laterale (49a) große globuläre Zellen. Klare und wohlbegründete Untergliederungen ergeben sich bei Anwendung fibrilloarchitektonischer Methoden (VAZ FERREIRA, 1951; BLACKSTAD, 1956; WHITE, 1959; R. W. SMITH u. WHITE, 1964).

es hebt sich dadurch deutlich von den Nachbarstrukturen ab. Nach caudodorsal läuft dieses faserarme Unterfeld spitz zu und verschwindet nahe am hinteren Rand des Parasubiculum. Nach ventral wird es breiter und verdrängt schließlich am rostroventralen Ende des Parasubiculum das mittlere, faserreiche Unterfeld 49b (BLACKSTAD, Ratte; SMITH u. WHITE, Katze) (Abb. 407). Dieses mittlere Unterfeld enthält in der oberflächlichen Hälfte des Rindenquerschnittes einen dichten Plexus, der in den rostroventralen Abschnitten aber lockerer ist. Sein endgültiges Verschwinden wird von BLACKSTAD als Kriterium für die vordere Grenze des Parasubiculum gewertet. Nach medial bricht dieser Plexus plötzlich ab und markiert so die Grenze zu 49c (a.retr. e in Abb. 368, -A-), bzw. weiter ventral zum Praesubiculum (Abb. 368, -B- und -C-). Das Unterfeld 49c hat ähnlich wie 49a praktisch keine Fasern (von zahlreichen Tangentialfasern in der Zonalschicht abgesehen). Im Rindenquerschnitt erscheint es nach BLACKSTAD (1956, dort 29e) als dreieckiges Feld zwischen Para- und Praesubiculum eingeschoben. Nach VAZ FERREIRA (1951) reicht es nicht bis zur weißen Substanz, sondern besteht nur aus den oberen Schichten. Für die Berechtigung seiner Abgrenzung sprechen nach WHITE (1959) nicht nur die architektonischen Unterschiede, sondern auch die besonderen Degenerationsmuster der commissuralen und ipsilateralen Fasern (s. Abschnitt 8.12.6.). — Beim Vergleich zwischen Nagern und der Katze zeigt das Unterfeld 49c nach SMITH u. WHITE (1964) eine Lageveränderung und eine deutliche Reduktion in seiner Größe (Abb. 407b). Nach diesen Autoren wäre es nicht überraschend, wenn ein entsprechendes Gebiet bei den Primaten ganz fehlen würde.

Area praesubicularis

Abbildungen: Cytoarchitektonik: 367, Maus; 377, Igel; 308, Lemur; 378, Cercopithecus; 309, 380, Mensch; *Myeloarchitektonik:* 310, Lemur; 311, Mensch; *Fibrilloarchitektonik:* 357, Maus; 368, Ratte.

Cytoarchitektonisch am auffallendsten sind die dichtgelagerten kleinen Zellen in der oberflächlichen Hälfte des Zellbandes. Sie geben dem ganzen Feld sein markantes Aussehen und veranlaßten ECONOMO u. KOSKINAS (1925) es als „Koniocortex" zu bezeichnen. Die genannten Zellen ähneln nach Rose (1927b) wegen ihrer Kleinheit sehr den Körnerzellen, sind aber, wie sich bei stärkerer Vergrößerung feststellen läßt, nur z. T. rundlich, daneben auch eckig und pyramidenförmig. CAJAL (1903) hat sie in Golgi-Studien als kleine Spindel- und Pyramidenzellen bezeichnet. — Die tiefen Schichten (5 und 6) sind nach ECONOMO u. KOSKINAS (1925) und ROSE (1927a) vergleichsweise zellarm.

Bei der *Untergliederung der Praesubicularis* ist es zweckmäßig, die longitudinale Gliederung von der transversalen zu trennen. Cytoarchitektonische Hinweise auf die *transversale Gliederung* — die Glieder werden von dorsal nach ventral als 48, 27b und 27a bezeichnet — finden sich u. a. bei M. ROSE (1912, 1927a, b), J. E. ROSE (1942) und KRIEG (1946b).

Nach M. ROSE ist die Lamina zonalis (= Stratum moleculare) im ventralen oder vorderen Feld breiter als im hinteren oder dorsalen und die Lamina principalis externa (unsere Schichten 2 und 3) ist bedeutend breiter und dichter gefügt. Das dorsale Gebiet erinnert an die Area retrosplenialis granularis (29 nach BRODMANN, s. Abschnitt 8.13.), doch bestehen nach M. ROSE wesentliche Unterschiede in den unteren Schichten. Nach J. E. ROSE ist die Schichtung im ventralen Teil deutlicher als im dorsalen und auch KRIEG betont, daß der dorsale Teil homogener ist, während der ventrale besser voneinander getrennte innere und äußere Zellschichten hat. Darüber hinaus soll hier die äußere Zone (unsere Schicht 2) deutlicher abgesetzt und dichtzelliger sein.

Anhaltspunkte für die transversale Gliederung ergeben sich auch aus dem *Faserbild*, wobei weitgehende Übereinstimmung darin besteht, daß die dorsalen Abschnitte deutlich faserreicher sind als die ventralen (Vaz Ferreira, 1951; Blackstad, 1956; White, 1959; R. W. Smith u. White, 1964). Insbesondere nimmt der Plexus der dritten Schicht in seiner Dichte graduell ab. Nach Vaz Ferreira ist für den dorsalen Teil (48) ein dichter Plexus in den tiefen Dreivierteln der Rinde besonders charakteristisch; hinzu kommt ein heller Streifen an der Grenze zum tiefsten Viertel. Nach ventral zu (27b) verschwindet dieser helle Streifen und die faserarme Zone unterhalb der Molekularschicht wird breiter. (Bei der Katze findet sich hingegen nach Smith u. White hier ein starker Plexus.) Der ventrale Abschnitt (27a) hat keine scharfe Grenze gegen 27b, ist aber generell faserarm. — Aufgrund des dichten Plexus sind die Grenzen gegen die Nachbargebiete dorsal deutlicher markiert als ventral.

Anhaltspunkte für eine *longitudinale Gliederung* finden sich u. a. bei Cajal (1902b, 1903, 1911), Economo u. Koskinas (1925), M. Rose (1927b), Lorente de No (1934) und Sgonina (1938). Diese Gliederungen sind überwiegend am menschlichen Gehirn durchgeführt worden und werden im folgenden Abschnitt (8.12.2.) noch näher erörtert. Ein wesentliches Kriterium der Gliederung ist beim Menschen das Vorkommen kleinzelliger Inseln (Abb. 380), die bei den meisten Säugern fehlen. Bei allen Formen werden aber im medialen, dem Subiculum benachbarten Abschnitt (unsere Zona medialis) die tiefen Schichten durch das Zellband des Subiculum gebildet, während diese Schichten in der Zona lateralis anders geartet sind (Rose, Economo u. Koskinas). Diese Auffassungen, sowie weitere Details und Besonderheiten der hier vorgelegten Gliederung, haben durch moderne histochemische Untersuchungen eine Bestätigung erfahren (s. Abschnitt 8.12.4.).

8.12.2. Die Regio praesubicularis des Menschen

Wichtige Beiträge zur Charakterisierung und/oder Gliederung der präsubikulären Rinde des Menschen wurden u. a. von Cajal (1902b, 1903, 1911), Campbell (1905), Brodmann (1908a, 1909), C. u. O. Vogt (1919), Economo u. Koskinas (1925), Rose (1927b) und Sgonina (1938) vorgelegt. Auf die Golgi-Studien von Cajal und Lorente de No, die teilweise am Menschen durchgeführt wurden, wird später eingegangen (8.12.5.).

Das von Cajal beim Menschen als Subiculum bezeichnete Gebiet entspricht unserer Zona medialis des Praesubiculum, das als Praesubiculum bezeichnete entspricht der Zona lateralis. Die *Zona medialis* erkennt man nach Cajal leicht an der enormen Dicke der plexiformen Schicht und dem Vorhandensein von Haufen oder Inseln sehr kleiner Zellen in der ersten Schicht. Diese Inseln bestehen beim Menschen aus zusammengelagerten Pyramidenzellen, die nicht größer sind als 7μ (ausnahmsweise finden sich solche von 12—16μ). Die Zahl der Inseln ist gering, man trifft in einem Querschnitt selten mehr als 3 oder 4. Sie sind völlig vom Nervenplexus der ersten Schicht Cajals (unseren Schichten 1—4 entsprechend) umgeben. Eine außergewöhnliche Masse von Nervenfasern in der ersten Schicht hat fast gänzlich die Spezialzellen derselben verdrängt. — Die zweite Schicht Cajals (unsere 5) zeigt verschiedene unregelmäßige Reihen von mittelgroßen Pyramiden und polymorphen Zellen, die ebenfalls zur Inselbildung neigen. Häufig besitzt diese Schicht Unterbrechungen, welche den Inseln der ersten Schicht gegenüber liegen und von aufsteigenden Strängen weißer Substanz eingenommen werden. In der Tiefe findet sich noch ein Band ziemlich voluminöser Pyramiden, das sich von der Schicht der polymorphen Zellen bis zur weißen Substanz erstreckt.

Die *Zona lateralis* (Praesubiculum bei CAJAL) unterscheidet sich nach CAJAL von der Zona medialis durch eine größere Kompliziertheit der Schichten und speziell durch das Vorhandensein einer mit kleinen Zellen bevölkerten, tiefen plexiformen Schicht. Als Schichten beschreibt CAJAL:

1. Plexiforme Schicht mit birnenförmigen horizontalen und kurzaxonigen Zellen.

2. Schicht kleiner Pyramiden und spindelförmiger Zellen (unseren Schichten 2 und 3 entsprechend) mit einem nicht inselartig aufgelösten, aber welligen Band aus kleinen, spindelförmigen, dreieckigen und pyramidalen Zellen. Hier und da findet sich auch eine etwas größere polygonale, wahrscheinlich kurzaxonige Zelle.

3. Tiefe plexiforme Schicht (unsere 4) als ausgedehntes zellarmes Band mit kleinen und mittelgroßen Pyramiden und einigen sternförmigen und dreieckigen Zellen von verschiedener Größe.

4. Schicht der mittelgroßen und großen Pyramiden (unsere 5), zwischen denen einige spindelförmige und dreieckige Zellen liegen. An gewissen Stellen sind diese Zellen infolge des Durchtritts aufsteigender Bündel von Nervenfasern in Reihen geordnet.

5. Schicht der spindelförmigen und dreieckigen Zellen (unsere 6). Die Zellen sind den der vorigen Schicht ähnlich.

CAMPBELL (1905) hat die präsubikuläre Rinde als „cortex of the fissura hippocampi" (S. 181) bzw. als „hippocampal area No. 2" (Tafel XVIII, S. 326) beschrieben und sehr schöne Abbildungen der Fasern und Zellen gegeben. Er unterscheidet neben der außerordentlich breiten und faserdichten Molekularschicht (plexiform layer) die aus besonders charakteristischen Inseln sehr kleiner, tiefgefärbter, dreieckiger Zellen (Zelldurchmesser 5 μ) bestehende zweite Schicht und eine aus großen Pyramidenzellen bestehende dritte Schicht. In den tieferen Zweidritteln der letzten Schicht stehen die länglichen Pyramiden in parallelen Reihen („Stratum radiatum") und haben große apikale Ausläufer. — Eine Untergliederung der präsubikulären Rinde findet sich bei CAMPBELL nicht.

BRODMANN (1908a, 1909) konnte innerhalb des hier als Regio praesubicularis bezeichneten Gebietes beim Menschen keine Area parasubicularis (49) abgrenzen, fand aber neben dem Hauptfeld 27 noch ein besonderes Gebiet, welches dem Feld 48 der tierischen Säuger entsprechen soll. Es liegt dorsocaudal von den Feldern 27 und 35, ist aber in seiner Rindenkarte (Abb. 6) nicht eingetragen. Eine Beschreibung der Rindenstruktur gibt BRODMANN nicht. Eine solche fehlt auch in der Gliederung von C. u. O. VOGT (1919) (s. Abb. 2, 383a), wo die präsubikuläre Rinde als $\lambda 7$ bezeichnet wird. Unsicher ist hier, ob noch weitere Gebiete, wie $\lambda 5$ und $\lambda 6$ in das Praesubiculum einzubeziehen sind.

ECONOMO u. KOSKINAS (1925) haben eine recht detaillierte cytoarchitektonische Darstellung der präsubikulären Rinde des Menschen vorgelegt, sowohl was die Stärke der Untergliederung, als auch was die Beschreibung der einzelnen Rindentypen und Schichten betrifft. Sie gliedern ihre Area praesubicularis granulosa (HD) in drei schmale, nebeneinanderliegende Streifen (Abb. 8), die sie als Pars limitans, media und glomerulosa bezeichnen (HD_1, HD_2 und HD_3). Die Area parasubicularis dürfte in ihrer Area rhinalis limitans (HC) enthalten sein. Nach ECONOMO u. KOSKINAS besteht in HD_1 die Schicht 2 aus ovalen Körnern, die Schicht 3 hingegen aus kleinen, recht locker liegenden Pyramidenzellen. In Richtung auf HD_2 hin gehen diese kleinen Pyramidenzellen in größere Körnerzellen über und die Schichten 2 und 3 sind dann nicht mehr deutlich zu unterscheiden, sondern bilden eine einheitliche, dichte, breite, zellreiche, wie bestäubt aussehende granulöse Schicht. In HD_3 ballen sich diese Zellen zu großen „Glomeruli" zusammen. Die Durchmesser dieser Zellinseln werden in Richtung zum Subiculum hin geringer und fallen von 0,5 mm bis auf 0,15 mm ab. Auch die „Körnerzellen"

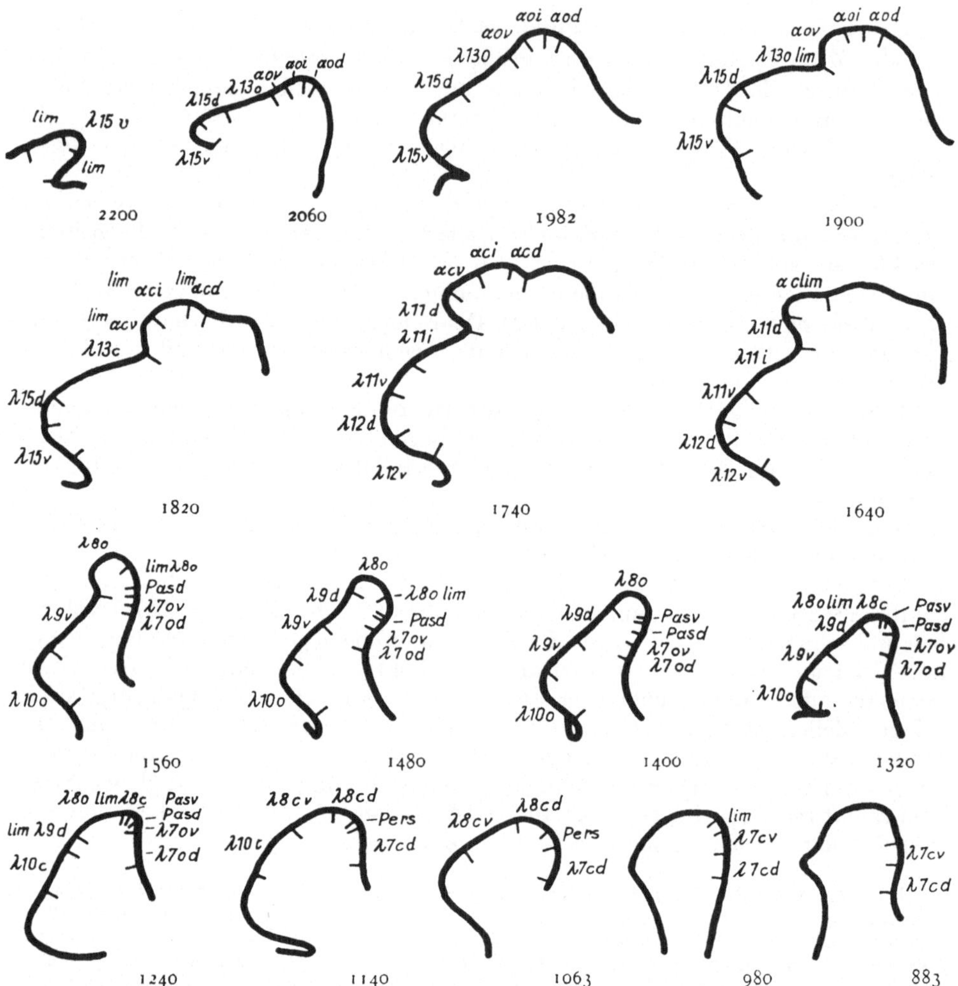

Abb. 408. Schnittdiagramme einer Frontalschnittserie durch Regio entorhinalis und Regio praesubicularis des Menschen (aus SGONINA, 1938). Die Lage der Felder in der Oberflächenrekonstruktion ist in Abb. 383c dargestellt. Die Zahlen unter den Diagrammen sind Schnittnummern

selbst werden nach ECONOMO u. KOSKINAS zum Subiculum hin (von HD_1 zu HD_3) kleiner und sind dichter gelagert. — In den tiefen Schichten finden sich in HD_1 neben den Pyramidenzellen in der sechsten Schicht noch viele Spindelzellen. In HD_2 sind diese Zellen größer und in HD_3 ähneln die tiefen Schichten dann dem Zellband des Subiculum. Wir nehmen dementsprechend an, daß nur HD_3 unserer Zona medialis entspricht und HD_1 und HD_2 zusammen der Zona lateralis. — Neben dieser Hauptgliederung in longitudinale Bänder fanden ECONOMO u. KOSKINAS auch Unterschiede, die auf transversale Grenzen hindeuten. So soll die Dichte der kleinzelligen Schichten in den rostroventralen Teilen relativ gering sein, im mittleren Teil bedeutend zunehmen, um schließlich gegen das caudale Ende hin wieder abzunehmen (1925, S. 763). Auch die Körnerform soll in den dichteren mittleren Abschnitten besser ausgeprägt sein als in den frontalen und

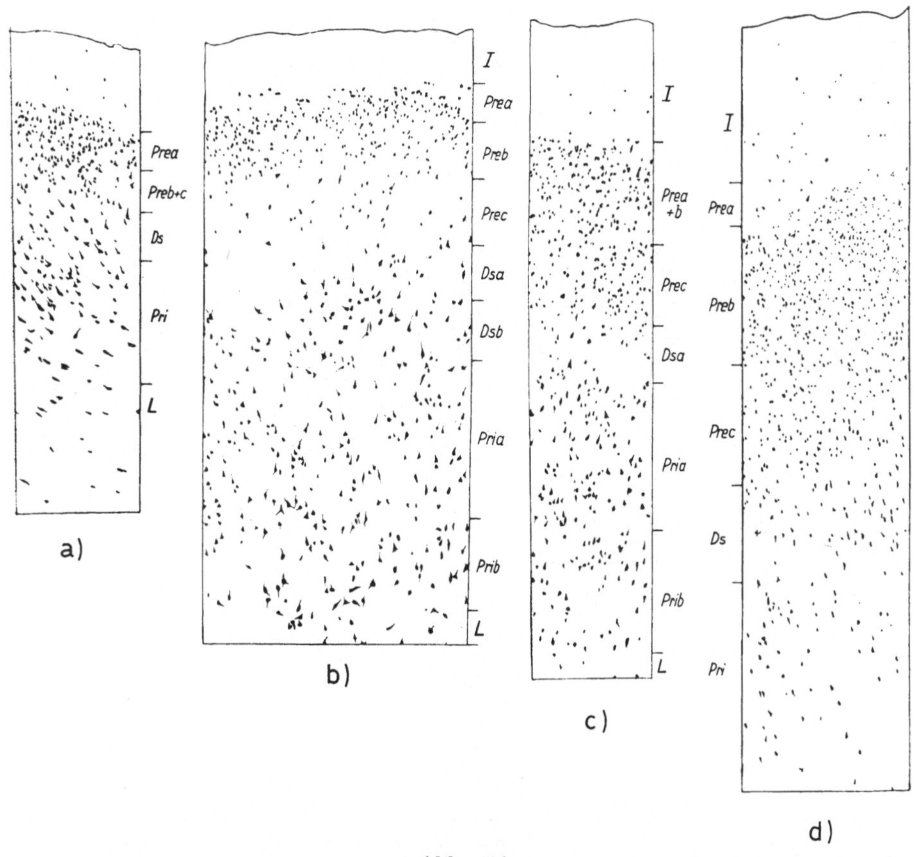

Abb. 409

Abb. 409—410. Schnittbilder der diversen Teile der Regio praesubicularis des Menschen (aus SGONINA, 1938). Zeichnungen nach Zellbildern, alle 38 × vergrößert. *L* zellarme Zwischenschicht. *I* Lamina zonalis (= Stratum moleculare), *Pre* Lamina principalis externa mit Unterschichten a—c, *Ds* Lamina dissecans mit Unterschichten a—c, *Pri* Lamina principalis interna mit Unterschichten a und b. Eine Homologisierung mit unseren Schichten 1—6 ist wegen der sehr schmalen Bildausschnitte nur bedingt möglich. Im allgemeinen dürfte Pre unseren Schichten 2 und 3, Ds unserer 4 und Pri unseren 5 und 6 entsprechen

Abb. 409: Area praesubicularis. a) *λ 7od* (wahrscheinlich unserer Zona medialis der Pars ventralis entsprechend), b) *λ 7ov* (Zona lateralis der Pars ventralis), c) *λ 7cd* (Zona medialis der Partes intermedia und dorsalis), d) *λ 7cv* (Zona lateralis der Partes intermedia und dorsalis)

caudalen. Im dorsocaudalen Teil soll sich ein Übergangsgebiet in die retrospleniale Rinde finden, das als mögliche Area 48 (BRODMANN) diskutiert wird (ECONOMO u. KOSKINAS, 1925, S. 766). — Neben diesen örtlichen werden von ECONOMO u. KOSKINAS erhebliche individuelle Varianten beschrieben.

ROSE (1927b) fand in der Regio praesubicularis des Menschen ein rostroventrales Feld (Prsub 1) und ein caudodorsales (Prsub 2), aber kein Parasubiculum. Die Beschreibung ist weniger ausführlich als die von ECONOMO u. KOSKINAS, im Wesentlichen aber übereinstimmend. Ähnlich wie ECONOMO u. KOSKINAS beschreibt ROSE für den caudodorsalen Abschnitt breitere und dichter gefügte kleinzellige Schichten.

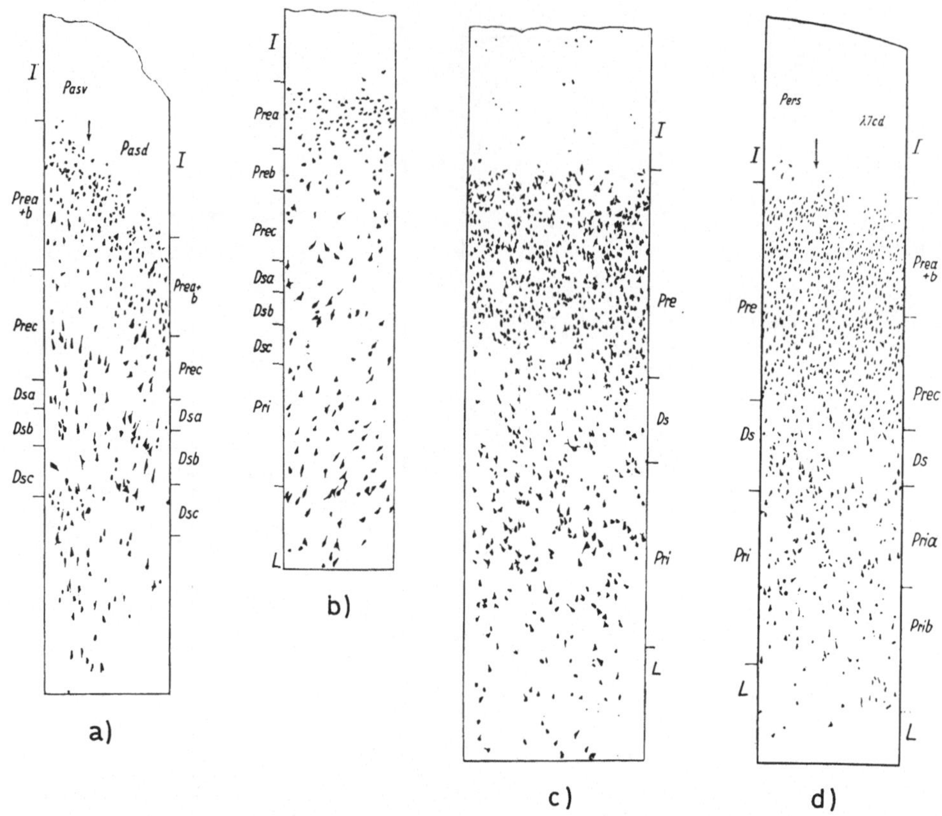

Abb. 410: Area parasubicularis. a) *Pasd/v* und b) *Pasd* (von SGONINA unterschiedene Teile unserer Pars lateralis, 49a), c) *Pers* (wahrscheinlich unserer Pars medialis entsprechend), d) *Pers/λ 7cd* (Übergang des dorsalen Parasubiculum in das Praesubiculum)

SGONINA (1938) hat im Unterschied zu den rein cytoarchitektonischen Untersuchungen von ROSE cyto- und myeloarchitektonische Methoden nebeneinander verwandt. Er gliedert das Praesubiculum (Prs) ebenso wie ROSE in ein vorderes und in ein hinteres Feld, die er als Prso bzw. λ 7o und als Prsc bzw. λ 7c bezeichnet (Abb. 383c) und direkt mit den beiden Feldern von ROSE identifiziert (Tabelle 15). Anders als ROSE untergliedert er jedes dieser beiden Felder longitudinal noch einmal in jeweils zwei Unterfelder und grenzt schließlich als einziger der bisher genannten Autoren auch beim Menschen ein *Parasubiculum* ab. Er bezeichnet jedoch nicht den ganzen Streifen zwischen Entorhinalis einerseits und Praesubicularis andererseits als Parasubiculum (Pas), sondern nur dessen rostroventralen Teil. Den caudalen Teil bezeichnet er als Perisubiculum (Pers) und bewertet ihn nicht nur als selbständiges Feld, sondern sogar als eigene Unterregion (Tabelle 15)[514].

Warum SGONINA eine so scharfe Trennung zwischen seinem Parasubiculum (Pas) und Perisubiculum (Pers) durchgeführt hat, haben wir seiner Arbeit nicht entnehmen können. Einer der Gründe mag die große Ähnlichkeit des Perisubiculum mit dem caudalen Feld des *Prae*subiculum sein, die SGONINA hervorhebt, und die Anlaß gewesen sein könnte, eine engere Bindung an das Parasubiculum zu umgehen.

---

[514]) Die Lagebeziehungen der Felder zueinander und zu den Feldern der Entorhinalis ergeben sich aus Abb. 383c und den Schnittdiagrammen der Abb. 408.

Für das Parasubiculum beschreibt SGONINA eine fast gleichmäßige Zelldichte in den äußeren Schichten und größere Zellen als im Praesubiculum. Diese Merkmale entsprechen ganz jenen, die für andere Säuger beschrieben wurden. Sie wurden von SGONINA auch bei Primaten gefunden und so ist die Identität des Parasubiculum offenbar gut gesichert. Für sein Perisubiculum gibt SGONINA nur einige allgemeinere Anmerkungen, die eine architektonische Identifizierung nicht zulassen.

Insgesamt ist es bei der von SGONINA gewählten Art der Darstellung sehr schwierig, die wesentlichen Charaktere der Felder und die Unterschiede zwischen ihnen richtig erkennen zu können. Hierfür muß auf die Originalarbeit verwiesen werden. Wir beschränken uns auf die Wiedergabe einiger Originalabbildungen von SGONINA (Abb. 409, 410). Soweit ersichtlich, werden die Befunde von ECONOMO u. KOSKINAS (1925) und von ROSE (1927b) bestätigt.

Ein Vergleich der differenziertesten Rindenkarte des Menschen, d. h. jener von SGONINA (1938) mit jenen von niederen Säugern ergibt eine ganze Reihe von Hinweisen auf mögliche bzw. wahrscheinliche Homologien (Abb. 407). Innerhalb der Area praesubicularis dürfte λ 7o von SGONINA der 27a entsprechen, λ 7c der 48 und wahrscheinlich auch der 27b. Bei der Area parasubicularis könnte das Parasubiculum von SGONINA der 49a entsprechen, das Perisubiculum der 49b. Fibrilloarchitektonische Untersuchungen, die diese Frage sicherlich eindeutiger klären könnten, stehen für den Menschen noch aus. Diese könnten möglicherweise auch Aufschluß darüber geben, ob beim Menschen ein Unterfeld 49c existiert, für das R. W. SMITH u. WHITE (1964) eine Rückbildung bei den höheren Säugern vermutet hatten.

Zusammenfassung

Die präsubikuläre Region des Menschen weist im Unterschied zu der entorhinalen Region keine Anzeichen einer besonders starken Progression auf. Für Einzelgebiete wird eine Regression angenommen, doch ist eine solche bisher nicht klar belegt worden. Die bei Säugern mittleren Evolutionsniveaus gefundenen Gebiete sind, soweit sich dies bereits beurteilen läßt, auch beim Menschen vorhanden. Es wird weder eine bemerkenswerte areale Differenzierung noch eine Reduktion erkennbar. Dies gilt auch für die laminäre Differenzierung (Abb. 406), für die keine klaren Veränderungen von den tierischen Primaten zum Menschen hin festgestellt werden konnten. Eine deutliche Progression in der laminären Differenzierung zeichnete sich aber von den niederen Insectivoren zu den tierischen Primaten ab.

8.12.3. Angioarchitektonik

Angaben zur Angioarchitektonik der präsubikulären Region liegen offenbar nur von PFEIFER (1940, *Macaca*) vor. PFEIFER hat die Terminologie von ECONOMO u. KOSKINAS (1925, Mensch) übernommen und gliedert ähnlich wie diese (Abb. 18). In der Area praesubicularis hat er aber nur zwei Längszonen unterscheiden können, die er als HD_1 und HD_2 bezeichnet[515]). Wie bei ECONOMO u. KOSKINAS dürfte auch bei PFEIFER das Parasubiculum dem Feld HC entsprechen, bzw. in diesem enthalten sein (Abb. 387).

---

515) HD_1 dürfte unserer Zona lateralis, HD_2 unserer Zona medialis entsprechen. Da der Hauptunterschied bei den von ECONOMO u. KOSKINAS benannten Feldern offensichtlich zwischen HD_1 und HD_2 einerseits und HD_3 andererseits liegt, ist anzunehmen, daß HD_1 von PFEIFER mit den Feldern $HD_1 + HD_2$ von ECONOMO u. KOSKINAS identisch ist, und HD_2 von PFEIFER mit HD_3 von ECONOMO u. KOSKINAS.

Area angioarchitectonica HC

Bei dieser Rinde (Abb. 411) handelt es sich nach PFEIFER um eine „breite Rinde mit unscharfer Markgrenze. Grob zweischichtig: dunkle breitere Außenzone und helle, gleichförmige Innenzone. Die Außenzone ist mit Leichtigkeit in vier Schichten aufzugliedern, die annähernd gleichbreit sind. Davon ist die oberste Schicht reich mit Maschenwerk durchsetzt, die darunterliegende Schicht mit sehr feinen,

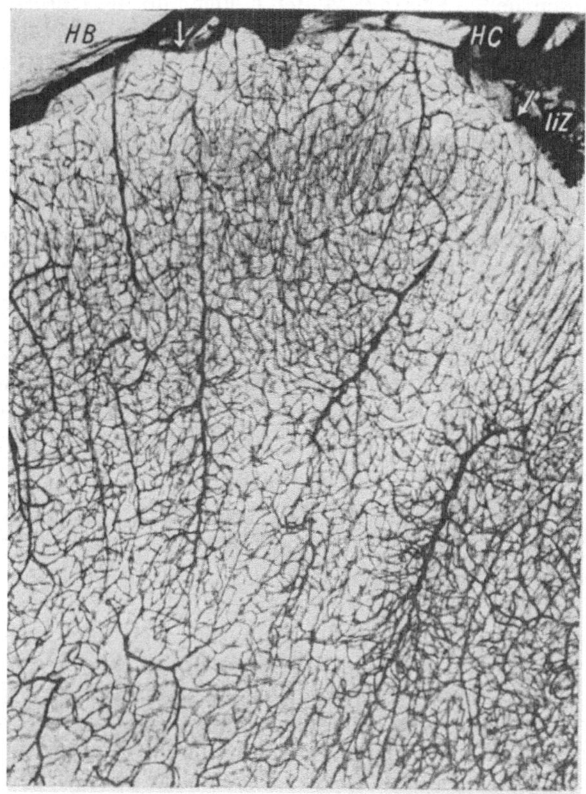

Abb. 411. Angioarchitektonik des Parasubiculum (HC) beim Rhesusaffen (aus PFEIFER, 1940). Ausschnitt aus der Abb. 387; 37 × vergrößert. *liZ* limitrophe Zone gegen die Area angioarchitectonica HD_1 (= Praesubiculum), möglicherweise mit der Pars medialis (49b) des Parasubiculum identisch

vertikal gestellten Kapillarmaschen ausgefüllt, die dritte Schicht wieder kräftiger im Gefäßkaliber und die vierte Schicht feiner aber dichter in der Struktur. Eine Aufgliederung der hellen Innenzone erscheint unmöglich. Gefäßmorphologisch ist die büschelförmige Aufteilung der Arterien besonders in den unteren Schichten ganz auffällig, und zwar ist die unterste, also die vierte Schicht der gefäßdichteren Außenzone, sowie die ganze gefäßlockere Innenzone gleicherweise damit ausgestattet“ (PFEIFER, 1940, S. 322). — Die Schichtengliederung ist, so klar sie sich angioarchitektonisch auch darzustellen scheint, nach PFEIFER mit der cytoarchitektonischen laminären Gliederung nur schwer in Deckung zu bringen.

Area angioarchitectonica HD_1

„Schmäler als die benachbarte Ar.ang. HC-Rinde, aber breiter als die HD_2-Rinde. Auch hier eine grobe Aufteilung in dunkle und helle Unterschicht möglich. Dazwischen ist eine Lamina dissecans auch im angioarchitektonischen Präparat zu erkennen. Die Oberschicht ist kapillarreicher als die entsprechende Schicht von HC. Eine weitere Aufteilung der Oberschicht ist insofern möglich, als sich oberflächlich ein kapillararmer Streifen deutlich von dem übrigen ziemlich gleichmäßig durchbluteten Teil der Oberschicht, welcher offenbar die II und III enthält, abhebt. Die Unterschicht ist in ganzer Breite recht gleichmäßig durchblutet" (PFEIFER, 1940, S. 326). — In der Abb. 387 erscheint das Rindenband „in je eine breite, dunkle Außenzone und ebenso breite, lichte Innenzone aufgeteilt. An der dunklen Außenzone bemerkt man eine allmähliche Aufhellung nach der Oberfläche hin, wodurch es sich von dem Nachbarfeld Ar. ang. HD_2 unterscheidet, welches als dunkler Block an die Oberfläche reicht" (PFEIFER, 1940, S. 326).

Area angioarchitectonica HD_2

„Wieder deutlich zweischichtig. Die reichlich und ganz gleichmäßig durchblutete Oberschicht erscheint in das schmale Rindenfeld wie ein Block eingesenkt. Die deutlich hellere Unterschicht hat auffällig zierliche Kapillaren, die sich über Ar. ang. HD_2 hinaus nach Ar. ang. HE_1 hinziehen. Zwischen der dunklen Außen- und hellen Innenzone liegt schmalspurig auch im angioarchitektonischen Bild eine Lamina dissecans" (PFEIFER, 1940, S. 327). — PFEIFER nimmt an, daß die gefäßdichte Außenzone (Abb. 387) den cytoarchitektonischen Schichten 1—3 entspricht, die gefäßlockere Innenzone den Schichten 5 und 6. Letztere setzt sich nur wenig modifiziert in die Area angioarchitectonica HE_1 (Subiculum) fort.

8.12.4. Histochemie, Chemoarchitektonik

Beiträge zur Histochemie der präsubikulären Rinde wurden u. a. vorgelegt von GEREBTZOFF (1959, Ratte, AChE); FRIEDE (1960a, Meerschweinchen, SDH); STORM-MATHISEN u. BLACKSTAD (1964, Ratte, AChE); SCOTT (1967, Maus, 5'-Nucleotidase); MELLGREN u. BLACKSTAD (1967, Ratte, oxydative Enzyme); GENESER-JENSEN (1971a, Meerschweinchen, MAO); GENESER-JENSEN u. BLACKSTAD (1971, Meerschweinchen, AChE); MELLGREN und GENESER-JENSEN (1972, Ratte, MAO); BORRE u. GENESER-JENSEN (1972, Meerschweinchen, Aspartat-Aminotransferase). HAUG (1973) und GENESER-JENSEN *et al.* (1974) untersuchten die Verteilung von Schwermetallen mit der Sulfid-Silber-Methode von TIMM (1958) bei Ratte und Meerschweinchen. Über die postnatale Entwicklung der Tetrazolium-Reduktasen und der Acetylcholinesterase bei der Ratte hat MELLGREN (1973a, b) berichtet (hierzu 7.6.2.). — Hinweise bzw. Abbildungen, aus denen sich Einzelheiten über die Histochemie der präsubikulären Region entnehmen lassen, finden sich weiterhin in den Arbeiten von HASHIMOTO *et al.* (1962, Kaninchen, MAO); ISHII u. FRIEDE (1967, Mensch, AChE, NAD-Diaphorase); MELLGREN (1971, Ratte, LDH) und RITTER *et al.* (1971/72, Ratte, AChE, MAO). ISHII u. FRIEDE erwähnen noch Messungen über den AChE-Gehalt beim Menschen von OKINAKA *et al.* (1961) und FOLDES *et al.* (1962) und über NAD-Diaphorase beim Menschen von FRIEDE u. FLEMING (1962).

FRIEDE (1960a) hebt die allgemein stärkere SDH-Reaktion in der Molekularschicht der Zentren der präsubikulären Region im Vergleich mit dem Isocortex hervor. — ISHII u. FRIEDE (1967) fanden im Gesamtgebiet der präsubikulären Region und des Schizocortex eine hohe NAD-Diaphorase-Aktivität aber eine nur geringe AChE-Aktivität. — Nach GEREBTZOFF (1959) ist die Ähnlichkeit in der AChE-Aktivität ein weiterer Beleg für die Beziehungen zwischen den limbischen (cingulären) und den retrosubikulären Gebieten (Area 48, von uns als Teil des Praesubiculum aufgefaßt).

Area praesubicularis

Asp-AT: Die äußeren Zellschichten (2 und 3) zeigen nach BORRE u. GENESER-JENSEN (1972) bei Aspartat-Aminotransferase-Färbung schwere Niederschläge und lassen sich mit dieser Methode nicht voneinander trennen. Die vierte Schicht ist deutlich heller. Die Grenzen zum Parasubiculum und dessen Grenzen zur entorhinalen Rinde sind deutlich.

SDH: FRIEDE (1960a) beschreibt beim Meerschweinchen eine starke SDH-Aktivität für cin Gebiet, welches der granulären retrosplenialen Rinde benachbart und von dieser durch eine nahezu lineare schmale Zone schwacher SDH-Reaktion getrennt ist. Er bezeichnet diese Art der Trennung als einzigartig in der Rinde. Nach Lage des Gebietes und nach der großen Übereinstimmung seiner Beschreibung und Abbildung mit jener von VAZ FERREIRA (1951, Fibrilloarchitektonik), handelt es sich bei diesem Gebiet sicherlich um das präsubikuläre Unterfeld 48[515a]) und nicht, wie FRIEDE annahm, um das (parasubikuläre) Feld 49. Die SDH ist nach FRIEDE hier stärker als im eigentlichen Praesubiculum (Feld 27), in ihrer Verteilung aber ähnlich.

Die dicke Molekularschicht zeigt eine sehr deutliche Abnahme von einer sehr starken SDH-Aktivität in der oberflächlichen Zone zu einer schwachen in der tiefen Zone. Die Schichten 2—5 sind verschmolzen und bilden ein Band mit sehr starker SDH im Neuropil. Der obere Teil dieses Bandes entspricht den Schichten 2 und 3; die in ihm enthaltenen kleinen Nervenzellen unterscheiden sich durch eine etwas stärkere Aktivität schwach vom Neuropil. Der tiefe Teil des Bandes entspricht der fünften Schicht und die in ihm enthaltenen großen Nervenzellen sind durch starke Aktivität gut vom Neuropil zu unterscheiden. Das dichte Band ist von den benachbarten Schichten (1 und 6) scharf getrennt und ermöglicht auch eine klare Abgrenzung dieses Feldes von den benachbarten Rinden. Die Schicht 6 zeigt geringe SDH im Neuropil und stärkere in den Zellkörpern.

5'-Nucleotidase: Das Praesubiculum der Maus ist nach SCOTT (1967) charakterisiert durch eine schmale Zone höherer Enzymaktivität, die der zweiten Schicht zu entsprechen scheint. Die erste Schicht ist wenig aktiv und auch unter der zweiten Schicht findet sich eine aufgehellte Zone. Die tieferen Schichten sind aktiver.

MAO: Das Meerschweinchen hat nach GENESER-JENSEN (1971a) ein stark MAO-aktives oberflächliches Band, das sich weiter untergliedern läßt (Abb. 412). Die äußere Zone zeigt geringere Aktivität als die tiefere, die sich wiederum in eine äußere Zone mittlerer und eine tiefste Zone stärkster Aktivität untergliedern läßt. Die innerste Zone besteht aus Bündeln stark gefärbter Fasern, die die von ihr umschlossenen Zellen der Schicht 2 in Inseln aufspalten. Die beiden höher gelegenen Zonen machen zusammen die Molekularschicht (1) aus. Die Inselbildung wird zum Subiculum hin und in mehr dorsalen Ebenen stärker.

Unter der Schicht 2 findet sich eine sehr breite, schwach gefärbte Schicht 3, mit scharfen Grenzen sowohl zur zweiten als auch zur vierten Schicht. Die Schicht 4 zeigt stärkere Aktivität; ihr folgt wiederum eine hellere Zone (Schichten 5 und 6). Diese ist von der stark aktiven weißen Substanz deutlich abgesetzt. Die Schichten 4 und 5/6 stellen in ihren Enzymmustern Fortsetzungen der entsprechenden Schichten der Entorhinalis und des Parasubiculum dar (Abb. 412). In Richtung zum

---

[515a]) Dieses Feld 48 wird auch von GEREBTZOFF (1959) als Übergangszone zwischen der Rinde des Lobus limbicus (Gyrus cinguli) und des Gyrus parahippocampalis wegen seiner vergleichsweise hohen AChE-Aktivität hervorgehoben.

Subiculum geht die vierte Schicht an die Oberfläche, wobei sich die dritte Schicht entsprechend verschmälert; die Schichten 5/6 werden breiter.

AChE: Die wesentlichen Untersuchungen wurden von STORM-MATHISEN u. BLACKSTAD (1964) bei der Ratte und GENESER-JENSEN u. BLACKSTAD (1971) beim Meerschweinchen durchgeführt. Zwischen diesen beiden Arten zeigen sich im Praesubiculum deutliche Unterschiede. Bei der Ratte (Abb. 318, 389) sind die Schichten 1 und 3 sehr dunkel und nur die zweite Schicht ist heller, während beim Meerschweinchen (Abb. 319, 390, 413) die dritte Schicht sehr viel blasser ist. Insgesamt ist die Interpretation der Schichten schwierig.

Bei der Ratte sind die schweren Niederschläge im allgemeinen sehr stark in der ersten — wo sie sich bis zur Oberfläche erstrecken — und in der dritten Schicht. Die zweite Schicht ist nur gering gefärbt. Die in ihr enthaltenen kleinen Zellen können inselartig aufgelöst sein; in den Zwischenräumen finden sich AChE-haltige Fasern. Dicht beim Subiculum kann auch die zweite Schicht eine beträchtliche Menge an Niederschlägen enthalten. Im Übergang zum Subiculum erfährt die erste Schicht einen extrem starken Abfall der Färbungsintensität. Auch zum Parasubiculum ist die Grenze scharf; u. a. ist die Färbungsintensität in der dritten Schicht des Praesubiculum viel größer. — Eine eindeutige Möglichkeit der Untergliederung des Praesubiculum in 27a, 27 b und 48 anhand der AChE-Verteilung, ist nach STORM-MATHISEN u. BLACKSTAD (1964) bei der Ratte nicht möglich. Das Bild ist in allen dorsoventralen Ebenen nahezu identisch.

Beim Meerschweinchen (GENESER-JENSEN u. BLACKSTAD, 1971) ist das laminäre Muster differenzierter als bei der Ratte und hat viel Ähnlichkeit mit dem Muster der MAO-Verteilung (Abb. 412). Die erste Schicht läßt eine Unterteilung in eine blasse oberflächliche Zone und eine intensiver gefärbte tiefe Zone erkennen (Abb. 319, 413); diese Komplexität ist jedoch nicht überall deutlich. Die zweite Schicht ist relativ arm an Niederschlägen und kann wie bei der Ratte von Brücken durchsetzt sein, für die jedoch keine Fasern sicher nachweisbar waren. In der Tiefe ist sie von einer schmalen AChE-reichen Zone begrenzt. Der ganze dunkel gefärbte Komplex, der die zweite Schicht umgibt, kann selbst wiederum inselartig fragmentiert sein. Die dritte Schicht ist breit und sehr blaß, an der Grenze zum Subiculum dunkler. Die Schichten 4—6 sind ähnlich wie in der Entorhinalis und im Parasubiculum. Die fünfte Schicht hat im Grenzgebiet zum Subiculum die Merkmale einer subikulären Struktur, die keilförmig in die präsubikuläre Rinde eindringt. Dies geschieht jedoch nur ein Stück weit, und der Rest der fünften Schicht ist von diesem Keil durch eine etwas stärker gefärbte Zone getrennt (15 in Abb. 413).

Das laminäre Muster des Praesubiculum ist beim Meerschweinchen sehr charakteristisch und hebt die Struktur deutlich von den benachbarten Rinden (Retrosplenialis, Parasubiculum und Subiculum) ab, die alle eine deutlich unterschiedliche Schichtung haben. — Die beschriebenen Inselbildungen im Bereich der zweiten Schicht sind in den dorsalen Teilen des Praesubiculum am deutlichsten, ventral hingegen weniger deutlich oder fehlend. Da ventral auch die innere dunkle Zone an der Grenze zwischen den Schichten 2 und 3 fehlt, ist das Praesubiculum hier einfacher gebaut als dorsal.

Schwermetalle: Die oberflächliche Zone der Molekularschicht ist nach den Untersuchungen von GENESER-JENSEN *et al.* (1974) beim Meerschweinchen blaß, die tiefere Zone etwas dunkler. Die zweite Schicht färbt sich intensiv und hat eine scharfe Grenze gegen die dritte Schicht, die allgemein schwach gefärbt ist. In der Tiefe wird sie durch eine schmale dunkle vierte Schicht begrenzt. Die Gliederung der tiefen Schichten, wie überhaupt das laminäre Muster insgesamt und regional

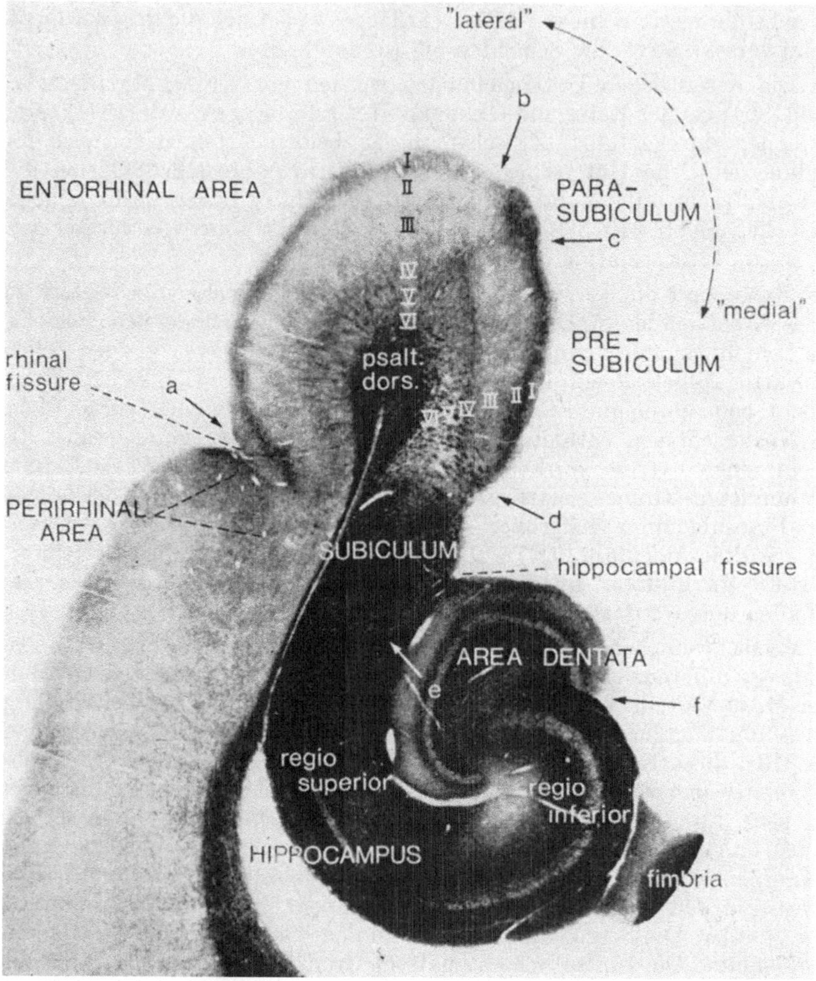

Abb. 412. Monoamin-Oxydase-(MAO-)Reaktion der archicorticalen und periarchicorticalen Rinde des Meerschweinchens (aus GENESER-JENSEN, 1971a). Horizontalschnitt, 40 μ dick, etwa 20 × vergrößert

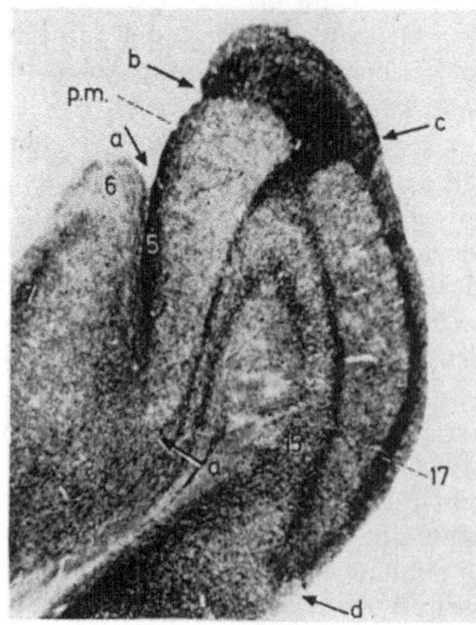

Abb. 413. Acetylcholinesterase-(AChE-)Reaktion der periarchicorticalen Rinde des Meerschweinchens (aus GENESER-JENSEN u. BLACKSTAD, 1971). Horizontalschnitt, 40 μ dick, etwa 19 × vergrößert. Die arabischen Ziffern beziehen sich auf Hinweise im Text der Originalarbeit. Die Pfeile markieren die Grenzen zwischen den Regionen bzw. Feldern. Zwischen *a* und *b* Pars medialis der Area entorhinalis, zwischen *b* und *c* Parasubiculum, zwischen *c* und *d* Praesubiculum

bestehende Differenzen, stimmen mit den Ergebnissen der AChE-Untersuchungen gut überein.

Area parasubicularis

5'-Nucleotidase: Das Parasubiculum zeigt nach SCOTT (1967) eine 5'-Nucleotidase-Aktivität, die der der entorhinalen Region ähnlich und mit dieser kontinuierlich ist. Es existiert aber ein halbkreisförmiges Feld, in dem die Enzymaktivität fehlt und für das eine Identität mit 49c (= 29e) diskutiert wird.

Oxydative Enzyme: Aus den Untersuchungen der Dehydrogenasen durch MELLGREN u. BLACKSTAD (1967) sind besonders drei Ergebnisse bemerkenswert: 1. Die zwischen 49a und 49b bestehenden, architektonisch nachgewiesenen Unterschiede treten auch bei einigen der angewendeten histochemischen Methoden hervor. — 2. Die inneren Schichten verhalten sich wie die entsprechenden Schichten der Entorhinalis. Wie dort ergeben einige der Methoden deutliche Hinweise auf eine Unterteilung in zwei Schichten (5 und 6). — 3. Die architektonisch zellarme Zone (unsere vierte Schicht, = Lamina dissecans) erstreckt sich an der Grenze zur Entorhinalis in Richtung zur Oberfläche hin, ohne jedoch die erste Schicht zu erreichen. Sie reagiert histochemisch wie die vierte Schicht der Entorhinalis.

MAO: Beim Meerschweinchen (Abb. 412) zeigt das keilförmig zwischen Entorhinalis und Praesubicularis liegende Parasubiculum nach GENESER-JENSEN (1971a) vor allem in den tieferen Schichten große Ähnlichkeit mit der Entorhinalis. In den äußeren Schichten (1—3) ist es etwas stärker gefärbt und markiert damit eine klare Grenze gegen das Praesubiculum, in dem die dritte Schicht nur schwach gefärbt ist. Bei der Ratte ist nach MELLGREN u. GENESER-JENSEN (1972) die Aktivität gering, die Grenzen sind diffus. In der ersten Schicht folgt auf eine schmale subpiale Zone eine hellere Zone, die an der Grenze zur zweiten Schicht in ein stark reagierendes Gewebe übergeht. Es wird vermutet, daß es sich bei letzterem um jene gut imprägnierten Fasern handelt, die in Nauta-Präparaten im inneren Teil der ersten Schicht erkennbar sind.

AChE: In der AChE-Reaktion des Parasubiculum finden sich deutliche Unterschiede zwischen Meerschweinchen (GENESER-JENSEN u. BLACKSTAD, 1971) und Ratte (STORM-MATHISEN u. BLACKSTAD, 1964). Bei der Ratte (Abb. 318, 389) ist dieses Feld stark gefärbt, vor allem in dorsalen und mittleren Ebenen des Gehirns, hat jedoch — in Übereinstimmung mit den architektonischen Befunden — nicht die deutliche Schichtung wie die anderen Gebiete des Schizocortex. Die tiefen Schichten 5 und 6 laufen von der Entorhinalis zum Praesubiculum durch und es ist unsicher, ob man einen Teil davon für das Parasubiculum in Anspruch nehmen kann. Dieses scheint mehr oberflächlich aufzusitzen. Die stark gefärbte vierte Schicht der Entorhinalis steht mit einer ebenso stark gefärbten Zone des Parasubiculum in Verbindung. Gegen die Oberfläche hin (in den Schichten 2 und 3) nimmt die Färbungsintensität ab. In 49c (= 29e) erscheinen diese Schichten als helles Dreieck, welches mit einer entsprechenden hellen Zone im Praesubiculum in Verbindung steht, sich in seiner Färbungsintensität aber deutlich von 49a und b unterscheidet. Im tiefen Substratum tangentiale der Molekularschicht sind einige der Fasern gefärbt; im äußeren Drittel der Schicht werden die Niederschläge wieder spärlich. Zu beiden Nachbarfeldern hin nimmt die Dichte der Färbung im Stratum moleculare zu und erstreckt sich bis zur Oberfläche. — Insgesamt ist 49a schwächer gefärbt als 49b.

Auch beim Meerschweinchen (Abb. 390, 413) ist das Parasubiculum nach GENESER-JENSEN u. BLACKSTAD (1971) sehr reich an AChE. Der dreieckige oberflächliche Teil besteht aus einer Molekularschicht (1) und einer tieferen Zone

(Schichten 2 und 3). Er hat in der Tiefe einen kurzen Stamm oder Stiel, der die schmale AChE-reiche Schicht 4 erreicht. Die stielartige Struktur hat ihre größte Länge in dorsalen und mittleren Ebenen, während in ventralen Ebenen die vierte Schicht breiter erreicht wird.

Schwermetalle: Mit der Sulfid-Silber-Methode läßt sich das Parasubiculum leicht identifizieren, da es in seinem äußeren keilförmigen Teil eine intensive Reaktion zeigt (HAUG, 1973; GENESER-JENSEN *et al.*, 1974). Die tiefen Schichten (4—6) können von jenen der Nachbarstrukturen nicht unterschieden werden und auch hier wird die Frage diskutiert, ob man diese Schichten überhaupt für das Parasubiculum in Anspruch nehmen kann.

Laminäre und areale Gliederung

Aus den histochemischen Untersuchungen lassen sich einige wertvolle Erkenntnisse für die laminäre und areale Gliederung der Rinde der präsubikulären Region entnehmen.

Laminär: Die cytoarchitektonisch nur schwer unterscheidbaren Schichten 2 und 3 des Praesubiculum zeigen beim Meerschweinchen eine sehr verschiedene MAO-Aktivität (GENESER-JENSEN, 1971a). Während MAO in der zweiten Schicht eine Zone stärkster Aktivität aufweist, ist sie in der dritten Schicht nur schwach vertreten. — Bei der Ratte ist die dritte Schicht deutlich AChE-aktiver als die zweite (STORM-MATHISEN u. BLACKSTAD, 1964), beim Meerschweinchen ist sie deutlich heller (GENESER-JENSEN u. BLACKSTAD, 1971). Die Trennung der Schichten 2 und 3 scheint danach genügend gut gesichert.

Die Schichten 4, 5 und 6 gehen nach den AChE-Untersuchungen kontinuierlich von der Entorhinalis bis zum Praesubiculum durch. Die cytoarchitektonisch nicht immer leicht zu trennenden Schichten 5 und 6 zeigen Unterschiede in der Färbungsintensität (auch bezüglich der Dehydrogenasen, MELLGREN u. BLACKSTAD, 1967). Die histochemische Kontinuität der vierten Schicht ist besonders im Hinblick auf die architektonischen Unterschiede (große Zellen in der Regio entorhinalis, zellarm in der Regio praesubicularis) von Interesse und wurde weiter vorn (S. 723) bereits erörtert.

Areal: Nach den AChE-Untersuchungen von GENESER-JENSEN u. BLACKSTAD (1971) ist das *Prae*subiculum beim Meerschweinchen ventral einfacher gebaut als dorsal, was mit den Angaben aus der Cytoarchitektonik (s. Abschnitt 8.12.1.5.) voll übereinstimmt. Für die Gliederung in longitudinale Bänder (s. S. 722) ist ein Befund der gleichen Autoren von Interesse, der besagt, daß das Subiculum (als fünfte Schicht) nur ein Stück weit in das Praesubiculum eindringt und durch eine stärker gefärbte AChE-Zone gegen die Fortsetzung der fünften Schicht begrenzt ist. — Für eine longitudinale Gliederung des *Para*subiculum finden sich Hinweise in den Untersuchungen von SCOTT (1967, 5-Nucleotidase, 49c = 29e), MELLGREN u. BLACKSTAD (1967, Dehydrogenasen, 49a, 49b) und STORM-MATHISEN u. BLACKSTAD (1964, AChE, 49a, 49b, 49c = 29e).

8.12.5. Morphologie der Bauelemente

Untersuchungen zur Morphologie der Bauelemente (Golgi-Material) haben CAJAL (1902b, 1903, 1911) und LORENTE DE NO (1933, 1934) vorgelegt. CAJAL beschrieb beim Menschen sein *Prae*subiculum als besonderen Abschnitt seiner „circonvolution de l'hippocampe" (= Gyrus parahippocampalis), bezieht aber die dem Subiculum benachbarte Zone trotz ihrer oberflächlichen Inseln kleiner Zellen nicht in das Praesubiculum ein, sondern betrachtet sie als Bestandteil des Subiculum.

Wir haben abweichend von CAJAL dieses Gebiet als *Zona medialis* in das Praesubiculum einbezogen. Das von CAJAL enger gefaßte Praesubiculum entspricht unserer *Zona lateralis*. Ihre Struktur ist nicht sicher bekannt. Auch CAJAL hat nach LORENTE DE NO (1934) nicht alle vorkommenden Zelltypen beschrieben. — LORENTE DE NO gibt für die mediale Zone, die er als Sub. a bezeichnet, wesentliche Ergänzungen zu den Ausführungen von CAJAL.

Über die Morphologie der Bauelemente des *Para*subiculum liegen nur wenige Anmerkungen und eine Abbildung (s. Abb. 420) von LORENTE DE NO (1933, *Macaca*) vor, während es durch CAJAL offensichtlich nicht von der Entorhinalis abgegrenzt wurde. — Elektronenmikroskopische Untersuchungen über die Zentren der präsubikulären Region gibt es offenbar noch nicht.

8.12.5.1. Area praesubicularis, Zona lateralis

(1) Stratum moleculare

Plexiforme Schicht (CAJAL, 1903); couche plexiforme (CAJAL, 1911). In der Architektonik zumeist Lamina zonalis.

Diese Schicht enthält nach CAJAL zahlreiche Markfasern, die aus der weißen Substanz kommen, sowie große Horizontalzellen und kurzaxonige Zellen. Daneben gehen viele Dendriten und aufsteigende Axone tieferer Schichten in diese Schicht (Abb. 414).

Nach myeloarchitektonischen Untersuchungen vieler Autoren und den fibrilloarchitektonischen Untersuchungen von VAZ FERREIRA (1951), BLACKSTAD (1956), WHITE (1959) und R. W. SMITH u. WHITE (1964) enthält diese Schicht im allgemeinen ein dünnes Substratum supratangentiale und ein breites und faserdichtes Substratum tangentiale. Letzteres läßt sich nach VAZ FERREIRA stellenweise in äußere und innere Zone untergliedern, von denen die innere faserdichter ist.

(2) Stratum parvopyramidale externum und
(3) Stratum parvopyramidale internum

Schicht der kleinen Spindel- und Pyramidenzellen (CAJAL, 1903); couche de petites cellules pyramidales et de cellules fusiformes (CAJAL, 1911). In der Architektonik häufig Lamina principalis externa.

Die kleinen Zellen dieser Schichten (2 in Abb. 414) sind nach CAJAL äußerst variabel; neben dreieckigen und pyramidalen Zellen herrschen ei- und spindelförmige Elemente vor. Vom äußeren Teil des Zellkörpers entspringt ein dünner Radiärschaft, der sich in der ersten Schicht verzweigt, vom inneren Teil entweder eine Gruppe zarter Basilardendriten oder ein Schaft, der sich sogleich in einige absteigende Ästchen auflöst. Das feine Axon ist oft an seinem Ursprung etwas gebogen. Es zieht nach unten und verliert sich in den tieferen Schichten. In die Schichten 1 und 2 gibt es zwei oder mehr sehr zarte, rückläufige Kollateralen ab. — Zwischen diesen typischen Zellen kommen nach CAJAL (1911) mitunter ziemlich große polygonale Zellen vor, die wahrscheinlich kurzaxonig sind. — Bei Maus und Kaninchen (Abb. 415) herrscht der spindelförmige Typ vor. Hier konnten die Axone bis in die weiße Substanz verfolgt werden, wo sie sich in einer feinen Nervenfaser fortzusetzen scheinen.

(4) Stratum plexiforme

Plexiforme Schicht (CAJAL, 1903); couche plexiforme profonde (CAJAL, 1911). In der Architektonik häufig Lamina dissecans.

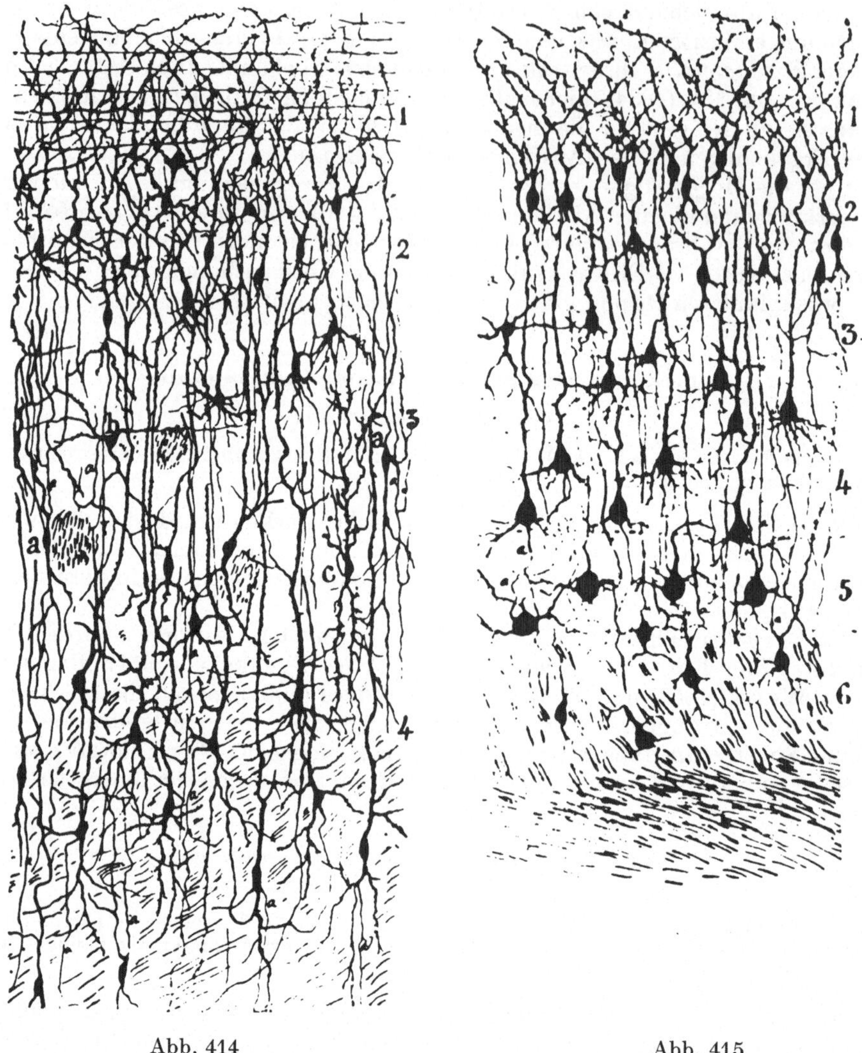

Abb. 414 Abb. 415

Abb. 414—417. Zell- und Fasertypen aus der präsubikulären Rinde der Maus und des Menschen (aus Cajal, 1903, 1911). Golgi-Methoden. *a* Axon. Abb. 414: Mensch (Cajal, 1903). *a* kurzaxonige spindelförmige Elemente, *b* kurzaxonige Sternzelle, *c* spindelförmige Zelle mit aufsteigendem Axon und stachligen Dendriten. Schichten wie bei Abb. 415. Abb. 415: Maus (Cajal, 1903). *1—6* Schichten nach Cajal, die unseren Schichten wahrscheinlich wie folgt entsprechen: 1 = 1, 2 = 2 + 3, 3 = 4, 4 = 5, 5 + 6 = 6. Abb. 416: Maus, Sagittalschnitt. *A* Praesubiculum, *B* Fascia dentata, *C* Ammonshorn, *D* Tractus angularis, *E* weiße (plexiforme) Substanz, *F* dichter Endplexus von exogenen Fasern des Psalterium dorsale (hiervon abweichende Auffassung im Text, S. 751), *S* Subiculum; *a* Molekularschicht, *b* Schicht der spindelförmigen Zellen (unsere Schicht 2 und evtl. 3), *g* perforierende Bündel, *h* zum Subiculum gehende Kollateralfasern. Abb. 417: Mensch, 15 Tage alt. *A*, *F* Inseln kleiner Pyramiden, *B* oberflächliche markhaltige Fasern, *C*, *D*, *E* Bündel markhaltiger Fasern, die in die tiefe weiße Substanz absteigen, *G*, *H* große und mittlere Pyramidenzellen, deren Dendriten unter Vermeidung der kleinzelligen Inseln bis in die Molekularschicht aufsteigen, *b* Axonverzweigungen

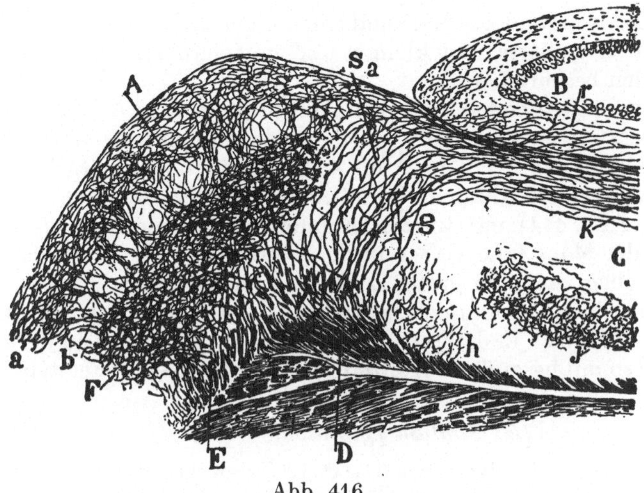

Abb. 416

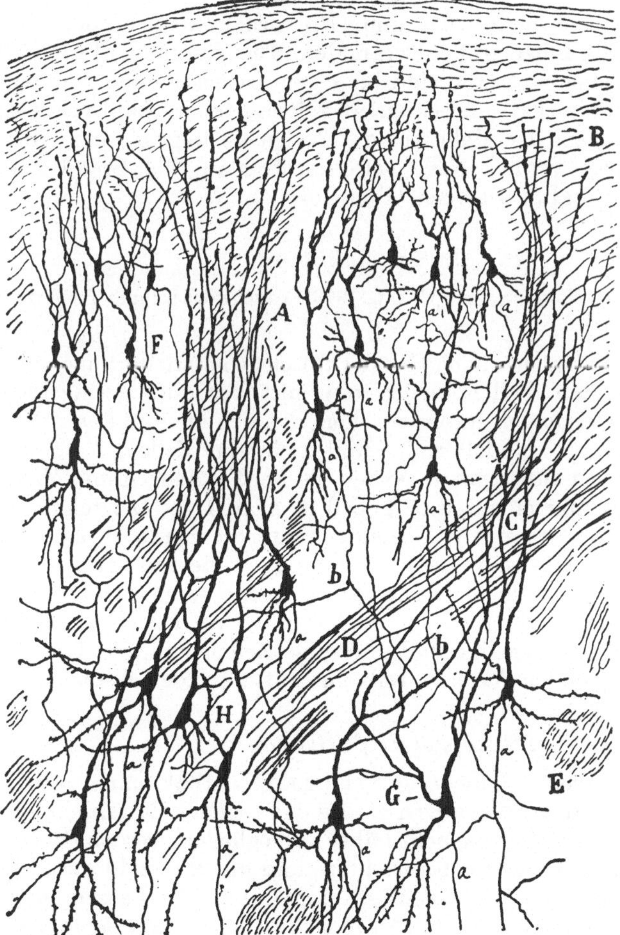

Abb. 417

Diese Schicht enthält als besonderes Merkmal einen dichten Faserplexus (s. unten) und wird von CAJAL als zellarm, mit kleinen und mittelgroßen, in der Mehrzahl spindelförmigen Zellen beschrieben.

Es gibt Zellen mit aufsteigenden und solche mit absteigenden Axonen. Die aufsteigenden Axone verzweigen sich in der gleichen oder in den höheren Schichten. Diese spindelförmigen Zellen (a, c in Abb. 414) sind den doppeltgebüschelten Zellen anderer Rindengebiete ähnlich. Daneben finden sich Sternzellen des üblichen Typus (b in Abb. 414) mit kurzen Axonen und kleine und mittelgroße Pyramiden. — Bei der Maus fand CAJAL in der oberen Zone dieser Schicht (3 in Abb. 415) auch kugelige, ziemlich große Zellen mit radiär ausstrahlenden, varicösen Dendriten und einem gewöhnlich horizontal verlaufenden oder aufsteigenden Axon. Das Axon löst sich in dichten Verzweigungen um die Zellen der oberen kleinzelligen Schichten mit besonderer Konzentration in der Tiefe der ersten Schicht auf.

(5) *Stratum pyramidale*

Schicht der mittelgroßen und großen Pyramiden (CAJAL, 1903); couche des cellules pyramidales grandes et moyennes (CAJAL, 1911). In der Architektonik zusammen mit der Schicht 6 meist als Lamina principalis interna bezeichnet.

Die in dieser Schicht (4 in Abb. 414 und 415) vorkommenden Zellen sind nach CAJAL nicht größer als mittelgroße Pyramiden. Die Pyramidenform selbst ist jedoch selten. Zahlreicher vertreten sind hingegen dreieckige und spindelförmige Zellen mit dickem Radiärschaft und einem absteigenden, sich bald verzweigenden Dendriten. Das Axon, bei der Mehrzahl der Zellen absteigend, kann bis in die weiße Substanz verfolgt werden. Nicht selten trifft man auch Spindelzellen mit aufsteigenden Axonen und Sternzellen (Typ Golgi).

(6) *Stratum multiforme*

Schicht der dreieckigen und Spindelzellen (CAJAL, 1903); couche des cellules fusiformes et triangulaires (CAJAL, 1911).

In dieser Schicht finden sich nach CAJAL zahlreiche spindelförmige, dreieckige, eiförmige und pyramidale Zellen, meist von mittlerer oder geringerer Größe. Sie sind mit einem absteigenden Axon versehen, das sich in einer Faser der weißen Substanz fortsetzt. Einige spindelförmige und dreieckige Zellen, die ohne langen Radiärschaft sind, haben aufsteigende Axone. — Bei Kaninchen und Maus unterscheidet CAJAL zwei Unterschichten (5 und 6 in Abb. 415). Die schmale äußere Unterschicht erscheint in manchen Gegenden unterbrochen und ohne deutliche Differenzierung. Sie enthält fast ausschließlich große runde und pyramidenförmige Zellen mit aufsteigendem, in die erste Schicht gehendem Axon. Die breitere innere Unterschicht wird von den Bündeln der weißen Substanz durchsetzt. Sie hat viel kleinere, birnenförmige, dreieckige und eiförmige Zellen mit teils langen, in die weiße Substanz absteigenden Axonen, teils mit aufsteigenden Axonen.

Plexus und weiße Substanz

Plexus: Die zellarme vierte Schicht (3 bei CAJAL) enthält einen sehr dichten Plexus, der von den Endverzweigungen zahlloser exogener Fasern gebildet wird. Beim Menschen konnte der Plexus nicht näher aufgegliedert werden. Bei der Maus (Abb. 416) konnte CAJAL hingegen beobachten, daß die Mehrzahl der Fasern aus der benachbarten Ebene der weißen Substanz stammt. Die Fasern spalten sich wiederholt in den tiefen Schichten und lösen sich in freie Verzweigungen auf, die alle Schichten, mit Ausnahme der kleinzelligen (unsere Schichten 2 und 3) bedecken[516]). Dieses Zellband wird von zahlreichen aufsteigenden Ästchen unter Bildung von unregelmäßigen Bündeln durchkreuzt. Viele dieser Ästchen verlaufen, nachdem sie die erste Schicht erreicht haben, horizontal bis über das Subiculum hinaus und treten in das Ammonshorn ein. Der präsubikuläre Plexus ist einer der dichtesten im ganzen Nervensystem und konnte von CAJAL auch bei Katze und Kaninchen dargestellt werden.

Weiße Substanz: Bei Maus, Meerschweinchen und Kaninchen konnte CAJAL in der weißen Substanz zwei Zonen finden: eine tiefe, die aus feinen Fasern besteht, und sich im Psalterium dorsale fortsetzt und eine mehr oberflächliche, unter der Rinde liegende. Sie wird von dicken Fasern gebildet, die zu Bündelchen angeordnet sind. Die Fasern der letzten Zone sind nach CAJAL von dreierlei Art:

1. Solche, die die Fortsetzung der Axone der präsubikulären Rinde darstellen. Die Fasern teilen sich häufig in einen dicken und einen dünnen Ast. Einer der Äste, gewöhnlich der dickere, geht nach innen und vorn und tritt in die Commissuralbahn ein.

2. Zahlreiche verzweigte Fasern, die aus der weißen Substanz kommen und sich in den oben beschriebenen dichten Plexus fortsetzen.

3. Kollateralen dicker Fasern, die sich in der präsubikulären Rinde verzweigen, und sowohl aus endogenen als auch aus exogenen Fasern stammen können.

8.12.5.2. Area praesubicularis, Zona medialis

Diese Zone wurde von CAJAL zum Subiculum gerechnet. Da er die dichtzelligen Inseln kleiner Zellen als Bestandteil der ersten Schicht auffaßt, unterscheidet er insgesamt nur drei Schichten, und zwar eine erste (plexiforme) Schicht, eine Schicht mittelgroßer und großer Pyramiden und eine Schicht polymorpher Zellen. In der ersten Schicht von CAJAL sind unsere Schichten 1—4 enthalten, die beiden tiefen Schichten entsprechen den Schichten 5 und 6. Von LORENTE DE NO (1934) wurde die entsprechende Zone ebenfalls zum Subiculum gerechnet und als Sub. a bezeichnet. Im Unterschied zu CAJAL beschreibt LORENTE DE NO jedoch fünf Schichten, und zwar plexiform layer (I), layer of islands of small pyramids (II), layer of big pyramids (III), layer of small deep pyramids (IV) and layer of polymorph cells (V). Hier dürfte die Schicht II von LORENTE DE NO unseren Schichten 2 und 3 entsprechen. Unsere plexiforme Schicht (4) scheint der äußeren Zone seiner III zu entsprechen, deren tiefere Zone und IV unserer Schicht 5 und schließlich seine V unserer 6.

(1) Stratum moleculare

Erste (plexiforme) Schicht (CAJAL, 1903); couche première ou plexiforme (CAJAL, 1911); plexiform layer (LORENTE DE NO, 1934).

Diese Schicht ist nach LORENTE DE NO sehr breit, da sie zahlreiche Bündel der afferenten Bahnen des Ammonshorns enthält. Diese bilden eine oberflächliche weiße Substanz. Darunter befindet sich eine plexiforme Zone, die die Endbüschel der Dendritenstämme tieferer Schichten (III und IV bzw. 4 und 5) enthält. Es gibt nur wenige Nervenzellen in dieser Schicht, die wahrscheinlich kurze Axone haben (auch CAJAL). Sie konnten von LORENTE DE NO mit der Golgi-Methode aber niemals dargestellt werden.

---

516) Während dieses Band kleiner Zellen nach WHITE (1959) auch bei der Ratte faserarm ist, werden bei der Katze nach R. W. SMITH u. WHITE (1964) seine dichtgepackten Zellen fast ganz durch einen dichten Plexus radialer und ungeordnet liegender Fasern überdeckt.

I
II
III
IV
V
a
Pres.
Sub. a
a

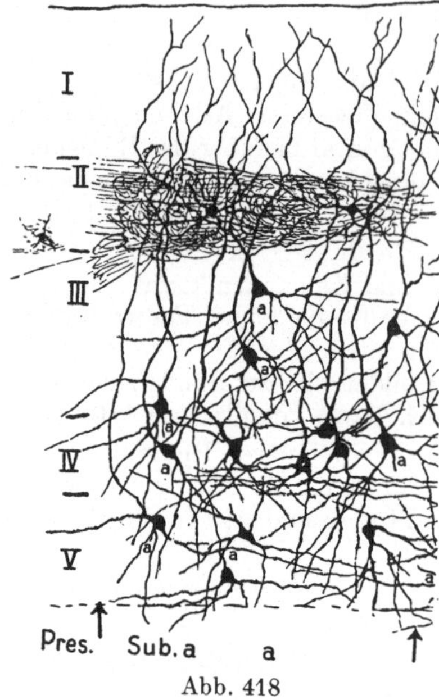

Abb. 418

Abb. 418—419. Zell- und Fasertypen aus der präsubikulären Rinde der Maus und des Rhesusaffen (aus LORENTE DE NO, 1934). Golgi-Methoden. *Pres.* Zona lateralis des Praesubiculum, *Sub.a.* Zona medialis des Praesubiculum, *Sub.b.* Subiculum; I—V Schichten nach LORENTE DE NO, die unseren Schichten wahrscheinlich wie folgt entsprechen: I = 1, II = 2 + 3, III + IV = 4 + 5, V = 6. Abb. 418: Maus, 15 Tage alt. *a* Axon. Abb. 419: *Macaca*, adult

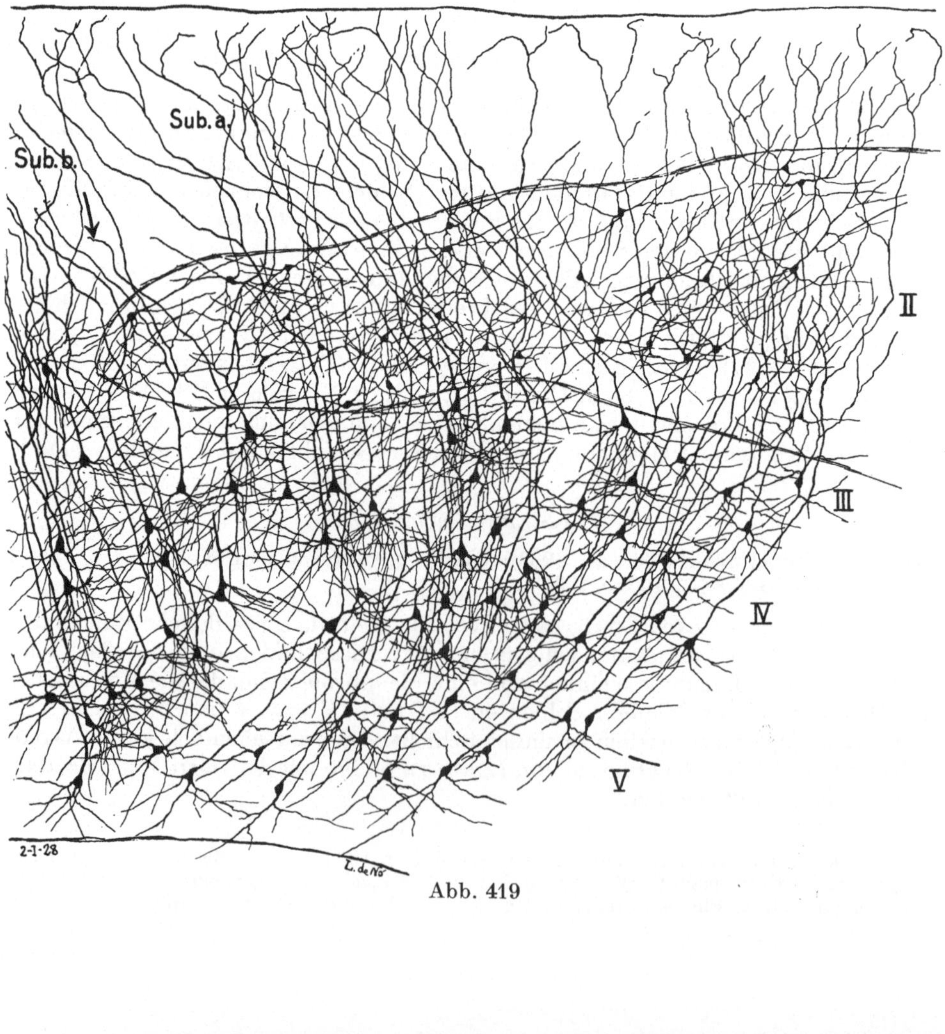

Sub. a
Sub. b.
II
III
IV
V
2-1-28
L. de Nó

Abb. 419

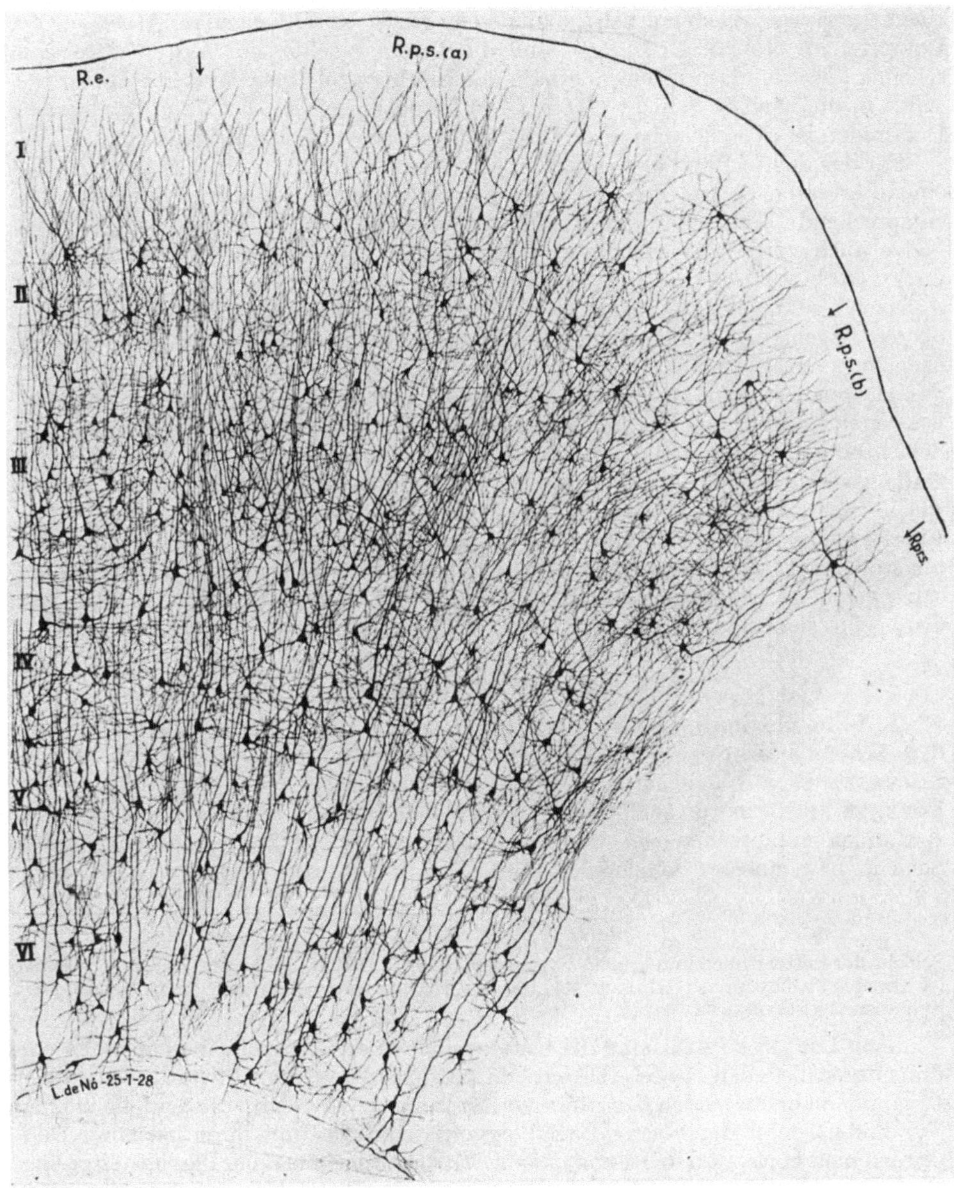

Abb. 420. Zelltypen der parasubikulären Rinde des Rhesusaffen (aus LORENTE DE NO, 1933). Golgi-Cox-Methode. Im Parasubiculum (R.p.s.) können zwei Teile (a und b) unterschieden werden. *R.e.* Regio entorhinalis, *R.pr.s.* Praesubiculum

(2) Stratum parvopyramidale externum und (3) Stratum parvopyramidale internum

Zellinseln (CAJAL, 1903); îlots cellulaires (CAJAL, 1911); layer of islands of small pyramids (LORENTE DE NO, 1934).

Diese Schicht (II in Abb. 418 u. 419) stellt nach LORENTE DE NO eine kontinuierliche Zone dar, die von markhaltigen Fasern perforiert wird. Dies steht in einem gewissen Wiederspruch zu der sich gleich anschließenden Aussage von LORENTE DE NO (1934, S. 138), daß die Inseln geschlossene Gruppen zu sein scheinen, weil die Dendriten innerhalb der Inseln verbleiben[517]). Keine Dendriten sollen in die nächste Schicht (III bzw. 4) hinunter gehen. Das Axon der kleinen Pyramiden ist absteigend und erreicht wahrscheinlich die weiße Substanz.

Für das dichte Band kleiner Zellen (II bzw. 2 + 3) beschreibt LORENTE DE NO einen fibrillären Plexus, der mit jenem des Praesubiculum (unserer Zona lateralis entsprechend) kontinuierlich zu sein scheint. Ein solcher Plexus war bei der Katze auch von R. W. SMITH u. WHITE (1964) beschrieben worden, spart bei CAJAL (Abb. 416) diese Schicht aber geradezu aus.

Nach CAJAL sind die kleinen Zellen mehr ei- als pyramidenförmig und in den oberen Lagen (unsere Schicht 2) kleiner als in den tiefen (3). Der Radiärschaft endet mit verschiedenen, über die oberflächliche weiße Substanz verstreuten Verzweigungen (different zu LORENTE DE NO). Das dünne und gewundene Axon wendet sich nach innen und teilt sich gewöhnlich vor seinem Eintritt in die tieferen Schichten der Rinde in einen inneren und einen äußeren Ast (b in Abb. 417). Im Anfangsverlauf sendet es mannigfache, gewöhnlich rückläufige Kollateralen aus, welche sich zwischen den Zellen der gleichen Insel verzweigen (A in Abb. 417). Eine besondere Eigentümlichkeit besteht darin, daß die Zellen der tieferen Schichten mit den Inseln keinen Kontakt zu haben scheinen. Ihre langen Radiärfortsätze gehen zwischen den Inseln hindurch und bilden starke Bündel von Dendriten, die sich manchmal bis an die Oberfläche der Rinde erstrecken.

(4) Stratum plexiforme

Ein Stratum plexiforme wird weder bei CAJAL noch bei LORENTE DE NO als besondere Schicht beschrieben. Bei CAJAL ist es Bestandteil seiner ersten Schicht, bei LORENTE DE NO möglicherweise die äußere Zone seiner Schicht III (Abb. 418). LORENTE DE NO hat diese Schicht III mit seiner IV zusammen besprochen. Beide zusammen entsprechen sie wahrscheinlich der von CAJAL genannten zweiten Schicht, bzw. unserer Schicht 5.

(5) Stratum pyramidale

Schicht der mittelgroßen und großen Pyramiden (CAJAL, 1903); couche des cellules pyramidales grandes et moyennes (CAJAL, 1911); layer of big pyramids (III) and layer of small deep pyramids (IV) (LORENTE DE NO, 1934).

Nach LORENTE DE NO sind die Unterschiede in der Zellgröße in den beiden von ihm unterschiedenen Zonen (III und IV in Abb. 418 u. 419) nicht stark. Die großen Pyramiden ähneln jedoch den üblichen Pyramiden sehr stark, während die kleinen Pyramiden mehr kugelförmig oder polygonal sind und mit ihren basilaren Dendriten einen horizontalen Plexus bilden. Der protoplasmatische Plexus der großen Pyramiden ist mehr irregulär. — Die Axone aller Pyramiden gehen in die weiße Substanz.

Nach CAJAL sind die mehr oberflächlichen Pyramiden zuweilen ei- oder spindelförmig, doch unterscheiden sie sich in ihrer Größe wenig von den tieferen Pyramiden (G, H in Abb. 417). Jede Pyramide besitzt einen Radiärschaft, der sich unter Vermeidung der Zellinseln in der ersten Schicht verzweigt. Daneben finden sich ziemlich lange und verzweigte seitliche Dendriten und basilare Dendriten. Letztere sind ebenfalls ziemlich lang, aber niemals quasten- oder pinselförmig angeordnet. — Das Axon steigt in die weiße Substanz ab und scheint sich in Richtung zum Ammonshorn zu wenden. Bei den kleinen Säugern bestätigt sich,

[517]) Siehe hierzu auch 8.12.1.4., S. 725.

daß sich die Fasern in einen dicken inneren, für das Ammonshorn bestimmten Ast und einen dünnen, sich in der weißen Substanz verlierenden spalten.

Zwischen diesen Pyramiden kommen beim Menschen konstant einige Zellen mit kurzen Axonen vor. Diese sind teils größer, teils klein und sternförmig. Daneben finden sich Zellen mit aufsteigenden Axonen, die sich in den benachbarten Lagen der Pyramiden und in der Molekularschicht verzweigen.

(6) Stratum multiforme

Schicht der polymorphen Zellen (CAJAL, 1903); couche des cellules polymorphes (CAJAL, 1911); layer of polimorph cells (LORENTE DE NO, 1934).

Nach LORENTE DE NO enthält diese Schicht (V in Abb. 418 und 419) hauptsächlich polygonale Zellen mit aufsteigenden Axonen, ähnlich jenen, die für das Subiculum beschrieben wurden. Nach CAJAL sind die im allgemeinen dreieckigen, sternförmigen oder spindelförmigen Zellen dieser Schicht in Bündel horizontal verlaufender, markhaltiger Fasern eingestreut. Die Zellen sind kleiner als die Pyramiden der vorigen Schicht und haben Dendriten, die in verschiedene Richtungen gehen. Das Axon entspringt oben aus dem Zellkörper und geht unter Abgabe von Seitenästen bis in die Nähe der Molekularschicht. Daneben gibt es in dieser Schicht auch einige Pyramiden- und Spindelzellen mit langem Radiärfortsatz und mit einem in die weiße Substanz gehenden Axon.

8.12.5.3. Area parasubicularis

Die parasubikuläre Rinde, von der LORENTE DE NO (1933) zwar ein Golgi-Bild (Abb. 420), aber keine nähere Beschreibung gibt, hat nach WHITE (1959) ein gut ausgebildetes Stratum moleculare mit Substratum supratangentiale und tangentiale. Beide Unterschichten sind mit jenen der Nachbarrinden kontinuierlich. Nach SMITH u. WHITE (1964) findet sich bei der Katze in der Molekularschicht ein horizontaler Faserplexus und im Zellband (Schichten 2 und 3) ein Plexus aus radialen und ungeordneten Fasern, deren Dichte zur Oberfläche hin allmählich abnimmt.

8.12.6. Synaptische Organisation

Ähnlich wie bei der entorhinalen Rinde fehlen elektronenmikroskopische Untersuchungen über die Morphologie der Synapsen in der Regio praesubicularis noch. Es lassen sich aber einige Hinweise auf die synaptische Organisation aus der Kombination der Golgi-Studien (8.12.5.) mit den Angaben über spezifische, laminär organisierte Endigungsgebiete verschiedener Afferenzen gewinnen. Die wesentlichsten Beiträge über die Endigungsgebiete haben BLACKSTAD (1956, Ratte, interhemisphärische Verbindungen) und WHITE (1959, Ratte, Cingulum) vorgelegt. Diese Untersuchungen weisen auf regionale Unterschiede hin, die sich mit der vorliegenden arealen Gliederung gut in Einklang bringen lassen.

Area praesubicularis

Als mögliche postsynaptische Strukturen kommen, soweit sich dies aus den noch unvollständigen Golgi-Untersuchungen bereits ableiten läßt, bevorzugt in Frage:

Schicht 1: Dendriten der tieferen Schichten. Bei LORENTE DE NO (1934) gewinnt man jedoch den Eindruck, daß die Mehrzahl der Dendriten der Schichten 2/3 nur sehr begrenzt über diese Schichten (2/3) hinausgeht. Für seine Sub. a (Abb. 418, 419) (unsere Zona medialis) erwähnt LORENTE DE NO, daß die Dendriten hier innerhalb der Zellinseln verbleiben. Als postsynaptische Elemente würden sich dann in der ersten Schicht bevorzugt die apikalen Dendriten der Schichten 5 und 6 anbieten.

Schichten 2/3: Diese Schichten enthalten viele Dendriten der dort liegenden Zellen. Nach CAJAL u. LORENTE DE NO vermeiden die aus tieferen Schichten kommenden Dendriten in der Zona medialis die Zellinseln, so daß synaptische Kontakte mit solchen Dendriten in dieser Schicht höchstens begrenzt möglich sind.

Schicht 4: Diese, der Lamina dissecans entsprechende Schicht ist zellarm, enthält aber einen dichten Faserplexus. Da die kleinen Zellen der höheren Schichten offenbar nur sehr begrenzt absteigende Dendriten haben — in der Zona medialis gehen nach LORENTE DE NO keine Dendriten in die tieferen Schichten —, bieten sich als postsynaptische Elemente bevorzugt die aufsteigenden Dendriten der tieferen Schichten an.

Schichten 5/6: Die Zellen dieser Schichten haben neben den im allgemeinen starken apikalen Dendriten viele und teilweise recht lange horizontal verlaufende Dendriten.

Die Endigungen der *interhemisphärischen Fasern* sind nach BLACKSTAD (1956) mit geringen Abweichungen auf zwei schmale Bänder innerhalb der corticalen Schichten begrenzt. Das äußere Band liegt in der zweiten Schicht, das tiefe Band unmittelbar an der Grenze zwischen der vierten und der fünften Schicht. Auch die Fasern aus dem *Cingulum* zeigen nach WHITE (1959) ein konstantes laminäres Degenerationsmuster mit starken Degenerationen in der ersten und dritten Schicht[518]).

Bei beiden Faserkategorien gibt es deutliche regionale Unterschiede, die weniger für die synaptische Organisation als für die areale Gliederung von Bedeutung sind und die im Zusammenhang mit den Faserverbindungen (Abschnitt 8.12.7.) noch eingehender erörtert werden. Hier sei nur erwähnt, daß das dorsale Gebiet (48) und die mediale Zone keine interhemisphärischen Fasern erhalten.

Die Frage der Beziehungen dieser Degenerationsbänder zu den in Golgi-Untersuchungen beschriebenen Fasern und Plexus ist von BLACKSTAD (1956) und WHITE (1959) diskutiert worden. Danach steht die Art der Aufzweigung, wie sie von CAJAL (1903, 1911) für die afferenten Fasern beschrieben wurde, mit den Befunden von WHITE (1959) über die Endigung der Fasern aus dem Cingulum in voller Übereinstimmung. Es kann angenommen werden, daß die cingulären

[518]) Ein solches Degenerationsmuster erwähnt bereits BLACKSTAD (1956) nach ipsilateralen Läsionen, ohne hierauf näher einzugehen. Hinweise auf ähnliche Muster finden sich auch in den Untersuchungen von ADEY (1951, Kaninchen); ADEY u. MEYER (1952a, *Cercopithecus*); CRAGG (1965, Katze); SHIPLEY (1974, Meerschweinchen) und POWELL *et al.* (1974, Katze). SHIPLEY (1974) machte Läsionen im Praesubiculum und hält es für möglich, daß ein Teil, wenn nicht alle im gleichen Rindenfeld ventral von der Läsionsstelle auftretenden Degenerationen die Folgen einer Unterbrechung der durch das Cingulum kommenden Afferenzen sind. — Nach ADEY (1951) verlaufen die Fasern von den hinteren cingulären und den retrosplenialen Feldern in zwei deutlichen Bändern vertikal abwärts. Das oberflächliche schwächere Band liegt in der Molekularschicht. Die in der ersten Schicht verlaufenden Fasern überziehen nach Abb. 2 von ADEY das ganze Praesubiculum (nicht auch Subiculum, wie ADEY meinte) bis zur Grenze der Entorhinalis, wo sie abrupt abbrechen. Die Fasern zeigen schwere Degenerationen und in der darunter liegenden Pyramidenschicht sind viele geschwollene Endigungen erkennbar. Das tiefe Band liegt in den tiefsten Zonen des Zellbandes. Es zeigt nur wenige Degenerationen im Praesubiculum, hingegen stärkere im Subiculum. — WHITE erwähnt, daß eine vollständige Bewertung der tiefen Schichten wegen der Verunreinigung mit präterminalen Degenerationen nicht möglich ist. Die für terminale Degenerationen charakteristischen Veränderungen sollen jedoch, wenn überhaupt vorkommend, selten sein. — Schließlich nennen POWELL *et al.* (1974) als Ort der degenerierenden Fasern nach Läsionen in der retrosplenialen Rinde die Schichten I und VI des Praesubiculum. — Es ist möglich, daß es sich bei den von ADEY einerseits und WHITE andererseits für die Molekularschicht erwähnten Fasern um verschiedene Typen handelt. Die von ADEY genannten Fasern könnten tangential verlaufen, während die von WHITE genannten offenbar radiär aus der weißen Substanz aufsteigen.

Fasern mit dem von CAJAL beschriebenen Faserplexus endigen[519]). Für den Endigungsort der interhemisphärischen Afferenzen, d. h. für die zweite Schicht, spart CAJAL den Plexus geradezu aus. Für diese Schicht beschrieb aber LORENTE DE NO (1934) einen fibrillären Plexus (Abb. 418) in seinem Areal Sub. a (unsere Zona medialis), von dem er beobachtete, daß er sich in den fibrillären Plexus seines Praesubiculum fortsetzt. Dieser von LORENTE DE NO beschriebene fibrilläre Plexus könnte von den interhemisphärischen Fasern gebildet sein.

Ein möglicher Grund dafür, daß CAJAL diese Fasern mit der Golgi-Methode nicht darstellen konnte, mag nach BLACKSTAD in der sehr geringen Dicke dieser Fasern liegen.

BLACKSTAD (1956) hat Degenerationen auch an der Grenze zwischen der vierten und fünften Schicht gefunden (Abb. 368, -B-) und diskutiert die Frage, ob die beiden Degenerationsbänder im Praesubiculum einen oder mehrere Fasertypen repräsentieren. Fasern, die sich nacheinander in mehreren Zonen verzweigen, sind möglich und wurden von CAJAL (1924) für die retrospleniale Rinde beschrieben (Abschnitt 8.13.5. und Abb. 435). Sollte sich hingegen jede Zone als Repräsentant einer eigenen Art von Fasern erweisen, von denen jede aus dem kontralateralen Praesubiculum kommt, erhebt sich die Frage, ob diese verschiedenen Typen homotopischer interhemisphärischer Fasern von räumlich getrennten oder von durcheinander liegenden Zellen kommen.

Nach BLACKSTAD (1956) stellt das Praesubiculum ein klares Beispiel dafür dar, daß afferente Fasern verschiedenen Ursprungs spezifische Endigungsorte haben bzw. haben können. Die commissuralen Fasern endigen innerhalb begrenzter laminärer Bänder und die ipsilateralen Afferenzen nehmen bevorzugt solche Ebenen ein, die von den commissuralen Fasern streng gemieden werden. So ist es wahrscheinlich, daß die ipsilateralen und commissuralen Fasern auf verschiedene Elemente der präsubikulären Rinde einwirken. Wenn die apikalen Dendriten der Schicht 3 beim Durchgang durch Schicht 2 ärmer an Seitenzweigen sind als darüber und darunter (wie in der Area entorhinalis), würde dies die funktionelle Trennung erhöhen, die in der topischen Trennung der beiden Typen von Afferenzen bereits erkennbar wird.

Bezogen auf die Golgi-Untersuchungen von CAJAL und LORENTE DE NO ergeben sich Hinweise dafür, daß die Afferenzen aus dem Cingulum bevorzugt auf den plasmatischen Ausläufern der großen Zellen der tieferen Schichten 5 und 6 (und der zellarmen Schicht 4) endigen, die interhemisphärischen Fasern hingegen auf jenen der kleinen Zellen der Schichten 2 und 3. Für das tiefe Degenerationsband der interhemisphärischen Fasern (Übergang von Schicht 4 in 5) wären horizontal verlaufende Dendriten der tiefen Zellen als postsynaptische Elemente diskutabel.

Area parasubicularis

Golgi-Studien über die parasubikuläre Rinde sind so lückenhaft, daß über mögliche postsynaptische Elemente nur sehr begrenzte Aussagen gemacht werden können. Der oberflächliche keilförmige Teil (Abb. 378) enthält unter der Molekularschicht gleichmäßig dicht gelagerte Zellen, deren Dendriten radiär in alle Richtungen ausstrahlen und nur sehr begrenzt über diesen Zellkomplex hinauszugehen scheinen (Abb. 420). Sie scheinen jedoch in die tiefen Zonen der Molekularschicht einzudringen. Hierher scheinen auch Dendriten von Zellen tieferer Schichten zu gehen. Ob sich diese bei ihrem Durchgang durch den oberflächlichen Zellkomplex

---

[519]) Nach BLACKSTAD (1956) ergeben sich aus den Untersuchungen von CAJAL (1903, 1911) Hinweise darauf, daß die Fasern dieses Plexus aus dem Tractus angularis kommen. Da sich dieser nach CAJAL im Psalterium dorsale fortsetzt, weist dies auf einen commissuralen Ursprung dieser Fasern hin (s. auch F in Abb. 416). Dem widersprechend hat bereits LORENTE DE NO (1934, S. 142) darauf hingewiesen, daß es sich bei dem von CAJAL als „cordon angulaire“ bezeichneten Bündel (CAJAL, 1911, dort Abb. 488) sicherlich um das Cingulum handelt, und in diesem die wirkliche Quelle der in Betracht kommenden Fasern zu suchen sei.

verzweigen und postsynaptische Elemente bilden, kann der Abbildung 420 nicht sicher entnommen werden. Auch sind differenzierende Aussagen über die Golgi-Struktur der verschiedenen Teile des Parasubiculum (49a, b, c) vorerst nicht möglich.

Nach Zerstörung der Commissuren oder nach kontralateralen Läsionen unter Einschluß der entorhinalen und parasubikulären Gebiete fand BLACKSTAD (1956) Degenerationen in der Pars medialis (49b) und der Pars interstitialis (49c = 29e) des Parasubiculum, keine hingegen in der faserarmen Pars lateralis (49a) (Abb. 368). In der 49b sind die Degenerationen über den ganzen dichten parasubikulären Plexus (unterhalb des Plexus fehlen sie) und im inneren Teil der Molekularschicht vorhanden. Zur Oberfläche hin werden sie allmählich geringer. Am stärksten sind die Degenerationen im oberflächlichen Teil des Plexus und im tiefen Teil der Molekularschicht, am geringsten im zentralen Teil des Plexus. In dorsalen Ebenen (-A- in Abb. 368) sind die Degenerationen auf den oberflächlichen Teil des Plexus und auf die Molekularschicht begrenzt. In 49c finden sich starke Degenerationen im faserarmen triangulären Teil, während die Molekularschicht strikt gemieden wird.

Da Degenerationen in der faserarmen 49a ganz fehlen, ist in den unteren Ebenen, wo dieser Teil überwiegt (Abb. 407a), mehr als die Hälfte des Parasubiculum nach kontralateralen Läsionen ohne bemerkenswerte terminale Degeneration (Abb. 368). Nach ipsilateralen Läsionen, die er nicht näher beschreibt, fand BLACKSTAD in 49a — im Unterschied zur umgebenden Rinde — schwere Degenerationen[520]). Die nach ipsilateralen *cingulären* Läsionen von WHITE (1959) beschriebenen Degenerationen unterscheiden sich hiervon, indem sie so deutliche Unterschiede zwischen 49a und 49b nicht erkennen lassen (Abb. 404). WHITE fand starke Degenerationen in der ersten Schicht, die in 49a besonders konzentriert waren. In den Schichten 2 und 3 ist die Degeneration in ganzer Ausdehnung vorhanden, in 49b aber oberflächlich (Schicht 2) stärker. In 49a sind die Unterschiede weniger deutlich. 49c fällt durch das völlige Fehlen von Degenerationen in der faserarmen Zone auf (wahrscheinlich Schichten 2/3), während die Degenerationen in der ersten Schicht deutlich sind und wie eine Brücke zwischen 49b und Praesubiculum wirken.

Die geringsten Unterschiede in der Verteilung der interhemisphärischen und cingulären Afferenzen finden sich in 49b, wo beide Arten von Fasern über den ganzen parasubikulären Plexus (Abb. 368) und über die Molekularschicht verbreitet sind. In 49a und 49c sind hingegen deutliche Unterschiede vorhanden. In 49a fehlen die commissuralen Fasern, während die cingulären ähnlich wie in 49b vorhanden und verteilt sind. In 49c schließlich haben commissurale und cinguläre Fasern eine komplementäre Verteilung. Während die interhemisphärischen Faserendigungen nur im Plexus vorhanden sind und in der Molekularschicht fehlen, fehlen die cingulären umgekehrt im Plexus, sind aber in der Molekularschicht vorhanden.

Wie die commissuralen afferenten Fasern aussehen könnten, hat BLACKSTAD (1956) erörtert. Er nimmt an, daß die schweren oberflächlichen Degenerationen in 49b (die besonders in dorsalen Ebenen zu finden sind, -A- in Abb. 368) zu Fasern gehören, die sich nur oberflächlich verzweigen. Gleichzeitige Degenerationen in tiefen *und* oberflächlichen Zonen (-B- und -C- in Abb. 368) könnte eine Kombination verschiedener Fasern bedeuten, die entweder tief oder oberflächlich endigen, oder aber es handelt sich um Fasern, die sowohl tief als auch oberflächlich endigen. Übergänge zwischen den beiden Typen hält BLACKSTAD für möglich. — In 49c deutet der Typ der Degenerationen an, daß die interhemisphärischen

---

[520]) Zwischen dem faserarmen Aussehen und der Zahl der Afferenzen scheint demnach keine direkte Beziehung zu bestehen (BLACKSTAD, 1956).

Afferenzen wahrscheinlich aufsteigende Fasern sind, die sehr wenige Kollateralen aussenden, bevor sie mit komplizierten terminalen Verzweigungen im Plexus des triangulären Teils endigen.

Vergleich mit histochemischen Befunden

Die Untersuchungen über die Endigungsorte der afferenten Fasern in Prae- und Parasubiculum wurden fast ausschließlich an Ratten durchgeführt. Da sich bezüglich der Histochemie (z. B. der wichtigen AChE-Verteilung) dieser Regionen die untersuchten Arten recht unterschiedlich verhalten (Abschnitt 8.12.4.), ist es sinnvoll, den Vergleich auf die Ratte zu begrenzen.

Storm-Mathisen u. Blackstad (1964) fanden im Praesubiculum der Ratte eine starke AChE-Reaktion in den Schichten 1 und 3, die eine relativ wenig gefärbte Schicht 2 in sich einschließen (Abb. 318, 389). Die Endigungen der cingulären Fasern in den Schichten 1 und 3 zusammen mit dem Nachweis AChE-haltiger Fasern im Cingulum durch Shute u. Lewis (1961a) sprechen dafür, daß es die Endigungen der cingulären Fasern sind, die mit dem AChE dieser Schichten assoziiert sind. Für die interhemisphärischen Fasern ist eine solche Beziehung sehr unwahrscheinlich. Entsprechende Zusammenhänge gelten auch für das Parasubiculum.

Für die Prüfung möglicher Beziehungen zwischen den interhemisphärischen oder cingulären Fasern einerseits und der AChE-Konzentration andererseits erweist sich 49c (= 29e) des Parasubiculum als besonders günstig, weil sich hier die Endigungsorte der beiden Faserarten wie Positiv und Negativ verhalten. Cinguläre Fasern endigen in der Molekularschicht, fehlen aber in den tieferen Schichten, während die interhemisphärischen Fasern hier endigen, aber in der Molekularschicht fehlen. Die AChE-Konzentration stimmt voll mit der Verteilung der cingulären Afferenzen überein. Eine positive Reaktion in der Molekularschicht steht einer sehr schwachen im tieferen Komplex gegenüber. Entsprechende Beziehungen zwischen den cingulären Fasern und dem AChE-Gehalt waren auch für die entorhinale Rinde gefunden worden.

8.12.7. Faserverbindungen

Angaben über die Faserverbindungen der Regio praesubicularis und ihrer diversen Teilgebiete liegen nur vereinzelt vor und sind in der Literatur zerstreut. Sie beziehen sich ganz überwiegend auf afferente und interhemisphärische Verbindungen. Auf die efferenten Verbindungen gibt es fast gar keine Hinweise. Offenbar wird allgemein angenommen, daß die efferenten Fasern, wie die der entorhinalen Region, zum Hippocampus gehen.

8.12.7.1. Afferente, assoziative und interhemisphärische Fasern

Wie bei der entorhinalen Rinde gliedern wir die möglichen Quellen afferenter Fasern zur präsubikulären Region in vier Gruppen: a) primäre und sekundäre olfactorische Zentren, b) Hippocampus, Fornix und Septum, c) Cingulum (Isocortex) und d) diencephale Zentren.

a) primäre und sekundäre olfactorische Zentren

Afferente Fasern vom Bulbus olfactorius, dem primären olfactorischen Zentrum, sind nicht bekannt. Über solche von Tuberculum olfactorium und der präpiriformen (und periamygdalären) Rinde hat Cragg (1961b, Kaninchen, Ratte, Katze, Nauta-Gygax) berichtet. Danach sollen feine Fasern durch die Molekularschicht von Entorhinalis, Parasubiculum und Praesubiculum gehen; sie sollen hauptsächlich im Hippocampus endigen.

b) Hippocampus, Fornix, Septum

Hippocampus: Über Projektionen vom Hippocampus zur präsubikulären Region haben wir keine Angaben finden können. Möglicherweise bestehen jedoch ähnliche Verbindungen, wie im Abschnitt 8.9.7.2. für die entorhinale Region beschrieben.

Fornix, Septum: Über Fornixfasern zum Praesubiculum berichten CRAGG u. HAMLYN (1957, 1959, Kaninchen, Nauta-Gygax); CRAGG (1965, Katze, Kaninchen, Nauta-Gygax) und DE VITO u. WHITE (1966, *Saimiri*, Nauta). CRAGG u. HAMLYN (1957) verfolgten eine ipsilaterale Komponente der Fimbria zur präsubikulären Rinde. Der Ursprung der Fasern ist nicht sicher bekannt, doch sollen elektrophysiologische Untersuchungen auf septale Herkunft hindeuten. Auch nach CRAGG (1965) gehen Fasern vom Septum durch Fimbria und Alveus in das Praesubiculum. Nach DEVITO u. WHITE (1966) verlaufen Fasern durch den Alveus zur weißen Substanz des Gyrus parahippocampalis. Die Fasern sollen nicht nur in der entorhinalen, sondern auch in der prä- und parasubikulären Rinde endigen. Der Ursprung der Fasern konnte nicht ermittelt werden. Eine septale Herkunft wird diskutiert.

CRAGG u. HAMLYN (1959) fanden im dorsalen Fornix Fasern zum Praesubiculum (und Subiculum). Die grobkalibrigen Fasern durchdringen das Balkensplenium und vereinigen sich mit den caudal absteigenden Fasern der Stria medialis. Sie konnten in die tiefsten Schichten des Praesubiculum verfolgt werden. Es ist möglich, daß sie Teil des gleichen Systems sind, das nach CRAGG u. HAMLYN (1957) im dorsalen Alveus verläuft. Es wurden Fasern beobachtet, die den dorsalen Alveus verlassen und in den caudalen Teil des dorsalen Fornix eintreten. Marchi-Untersuchungen von GEREBTZOFF (1941/42) deuten nach CRAGG u. HAMLYN (1959) darauf hin, daß diese caudal gerichteten Fasern des dorsalen Fornix aus dem Diagonalen Band kommen. Nach COWAN *et al.* (1965) kommen einige der im dorsalen Fornix verlaufenden Fasern aus dem Hypothalamus (s. weiter unten). — Im Gegensatz zu den genannten Autoren haben RAISMAN *et al.* (1965) lokalisierte Endigungen septaler Fasern im Praesubiculum nicht finden können.

c) Cingulum, Isocortex (= Neocortex)

Die wesentlichsten Afferenzen des Praesubiculum kommen offensichtlich über das Cingulum. CRAGG (1965) hält diese Projektion für größer als irgendeine andere Projektion zum Allocortex.

Das in der Tiefe des Gyrus cinguli verlaufende Cingulum scheint hauptsächlich zu präsubikulären und retrosplenialen Gebieten des Periarchicortex zu gehen. Es wird im Zusammenhang mit den Faserverbindungen des Gyrus cinguli (8.14.7.) näher erörtert werden.

Über Fasern zum Praesubiculum berichten u. a. GEREBTZOFF (1939, Feld 48), KRIEG (1947), ADEY (1951), ADEY u. MEYER (1952a), NAUTA u. WHITLOCK (1954), WHITE (1959), LARSON (1962), CRAGG (1965), DOMESICK (1969, 1973), HAKOVA u. MARSALA (1970), PANDYA *et al.* (1973a) und SHIPLEY (1974).

Nach der Zusammensetzung des Cingulum können die im Praesubiculum endenden Fasern sowohl isocorticalen als auch allocorticalen und schließlich auch subcorticalen Ursprungs sein. Da bei corticalen Läsionen zumeist durchziehende Fasern mit verletzt werden, sind Angaben über den Gesamtverlauf der Komponenten des Cingulum recht spärlich, z. T. auch einander widersprechend.

Während LARSON (1962) über Projektionen von den cingulären Feldern 32 und 24 zum Praesubiculum berichtet, solche vom Feld 23 aber für zweifelhaft hält, gibt es nach PANDYA *et al.* (1973a) eine starke Projektion von der Area 23. HAKOVA u. MARSALA (1970) fanden Degenerationen im Praesubiculum nach Läsionen in den Feldern 23 und 24. DOMESICK (1969) und POWELL *et al.* (1974) berichten über cortico-corticale Fasern von der retrosplenialen Rinde. Die Afferenzen aus der vorderen cingulären Rinde sind nach DOMESICK bei der Ratte außerordentlich gering.

Über spezifische Projektionsgebiete im präsubikulären Komplex berichten u. a. GEREBTZOFF (1939), ADEY (1951) und WHITE (1959). Nach GEREBTZOFF konvergieren die Cingulum-Fasern auf die Area 48, d. h. auf das dorsale Teilgebiet des Praesubiculum. Dies wurde nach GEREBTZOFF zuerst von HOLLANDER (1921) gezeigt. Dieses Feld 48 soll besonders innige Beziehungen mit dem Gyrus cinguli haben[521]).

Nach ADEY (1951) erzeugen Läsionen in der vorderen cingulären Rinde schwere Degenerationen im Cingulum, die caudal um das Balkensplenium herum zu oberen Teilen des Praesubiculum (und Subiculum) gehen. Die starken Verbindungen von den hinteren cingulären und den retrosplenialen Feldern verlaufen in einem oberflächlichen und einem tiefen Band. Die in der ersten Schicht verlaufenden Fasern gehen über das ganze Praesubiculum bis zur Grenze der Entorhinalis, wo sie abrupt abbrechen.

WHITE (1959) hat die Endigungsgebiete stärker differenziert und gefunden, daß die Degenerationen in der *Area praesubicularis* von der Lage der Läsion abhängig sind. Läsionen vor und beim Balkenknie haben deutliche Veränderungen in den vorderen dorsalen und in den ventralen Abschnitten des Praesubiculum zur Folge. Diese Fasern scheinen über dorsale Teile des Cingulum zu verlaufen. Läsionen in mehr caudalen cingulären Rinden führen zu Degenerationen in den mittleren Abschnitten.

Eine extrem laterale Beeinträchtigung des Cingulum führt zu einer mittleren bis deutlichen Degeneration im faserreichen dorsalen Abschnitt. Es gibt keine sicheren Hinweise auf den Ursprung dieser Fasern, doch gibt es einige Anhaltspunkte dafür, daß diese Fasern aus der Capsula interna in das Cingulum gehen und wahrscheinlich subcorticalen Ursprungs sind.

In der *Area parasubicularis* sind nach Läsionen im Cingulum die degenerativen Veränderungen in den dorsalen Abschnitten am stärksten (WHITE). Sie nehmen zu den mittleren und ventralen Ebenen hin ab und können in den letzteren fast ganz fehlen. Die Degenerationen treten nur auf, wenn das ganze Cingulum zerstört ist oder wenn sein medialer Schenkel beeinträchtigt ist. Die Ergebnisse sind bei vorderen und hinteren Läsionen gleich, was für die Mehrzahl der Fasern auf einen vorderen Ursprung hinweist. Angenommen wird von WHITE ein Ursprung von medialen frontalen Feldern, deren größter Repräsentant die Area 24 ist, jedoch schließt WHITE die Möglichkeit von Beiträgen auch von den Feldern 25 und 32 oder tieferen Zentren nicht aus.

d) Diencephalon

Über diencephale Projektionen zur Regio praesubicularis finden sich Hinweise bei STOFFELS (1939), KRIEG (1947), NAUTA u. WHITLOCK (1954), DOMESICK (1970, 1972, 1973) und MACLEAN u. CRESWELL (1970).

[521]) Das Cingulum spielt nach GEREBTZOFF eine Rolle als große afferente Bahn, die alle Ursprungsgebiete der Fasern mit dem hochspezialisierten Feld 48 assoziiert. Die Fasern sollen u. a. von den Feldern 29 b, 23, 24 und von caudalen Teilen der Felder 25 und 32 kommen. Es ist nach GEREBTZOFF noch nicht möglich zu entscheiden, welcher Teil der menschlichen Hirnrinde diesem Feld 48 entspricht.

Thalamus: Fasern aus dem vorderen Hauptkern des Thalamus zur Area praesubicularis wurden von KRIEG (1947) und DOMESICK (1970, 1972, 1973) beschrieben, von KRIEG weiterhin aus dem Medialkern. Diese thalamo-corticalen Fasern kommen über das Cingulum (s. 8.14.7.). Nach LASHLEY (1941) schloß auch STOFFELS (1939) aus Untersuchungen beim Kaninchen, daß der Nucleus anterodorsalis zum Praesubiculum projiziert. Diese spezielle Projektion hat LASHLEY mit der Methode der retrograden Zellveränderungen bei der Ratte nicht finden können; sie ist aber neuerdings von DOMESICK (1970, 1972, 1973) mit der Fink-Heimer-Methode bestätigt worden. Nach DOMESICK erhält das Praesubiculum von allen Teilen des vorderen Hauptkerns thalamische Zuflüsse, d. h. von AM, AV und AD. Sie gehen nach DOMESICK (1973) sowohl zum dorsalen und caudalen Praesubiculum als auch zum Parasubiculum (sowie schließlich zum caudalen Teil der Entorhinalis, s. 8.11.7.1.).

NAUTA u. WHITLOCK (1954) fanden bei der Katze Cingulum-Degenerationen und Veränderungen im Praesubiculum (und in der Entorhinalis) nach Läsionen in den rostralen Mittellinien- und intralaminären Thalamuskernen. Diese Kerne sollen nach NAUTA u. WHITLOCK generell zu phylogenetisch älteren Teilen der Hirnrinde projizieren.

Läsionen im Corpus geniculatum laterale und im Pulvinar führen nach MACLEAN u. CRESWELL (1970, *Saimiri*, Nauta-Gygax, Fink-Heimer) zu Degenerationen in der occipito-temporalen limbischen Rinde. Nach den gegebenen Abbildungen ist es wahrscheinlich, daß die Degenerationen auf para- und präsubikuläre Rinden übergreifen. Hauptsächlich liegen sie aber offensichtlich im benachbarten Isocortex, und zwar in jenem Gebiet, das in unserer Abb. 405 von VAN HOESEN *et al.* (1972) als OA bezeichnet wurde. Elektrophysiologische Hinweise auf Verbindungen dieser Gebiete mit optischen Zentren finden sich u. a. bei CASEY *et al.* (1965).

Hypothalamus: COWAN *et al.* (1965, Ratte, Nauta, Nauta-Gygax) beschrieben nach Läsionen in lateralen präoptischen und hypothalamischen Gebieten degenerierende Fasern, die im medialen Vorderhirnbündel zum Septum aufsteigen. Einige gehen in den dorsalen Fornix und konnten caudal bis zum Praesubiculum verfolgt werden, wo sie zu endigen scheinen (nach RAISMAN *et al.*, 1965).

Assoziative Verbindungen

Über assoziative Verbindungen, die wahrscheinlich in reichem Maße innerhalb der Regio praesubicularis und mit den Nachbarfeldern bestehen, ist nur wenig bekannt. LORENTE DE NO (1933) erwähnt 1. in der ersten Schicht verlaufende, dicke horizontale Fasern, die aus den Nachbarfeldern (Prae- und Parasubiculum) in die entorhinale Rinde gehen sollen und 2. in einer späteren Arbeit (LORENTE DE NO, 1934) tiefere Fasern, die in der Unterschicht 3diss der Entorhinalis verlaufen und aus deren lateralen Gebieten in die medialen und das Parasubiculum gehen sollen. Experimentell konnten die Verbindungen von der Praesubicularis zur Entorhinalis durch KARTEN (1963) und SHIPLEY (1974) bestätigt werden. Nach SHIPLEY handelt es sich hierbei um die Hauptprojektion des Praesubiculum, die laminär und topographisch organisiert ist und nicht nur zur Entorhinalis der gleichen Seite, sondern auch zur kontralateralen Entorhinalis geht. Degenerationen finden sich nach SHIPLEY auch im Praesubiculum selbst, und zwar in der ersten und dritten Schicht der Gebiete ventral von der Läsion. SHIPLEY hält es aber für möglich, daß ein Teil dieser interarealen Degenerationen, wenn nicht alle, die Folge einer Unterbrechung der aus dem Cingulum kommenden Afferenzen ist. — CRAGG (1965) erwähnt Verbindungen, die von der Entorhinalis zum dorsalen Praesubiculum und zur retrosplenialen Rinde aufsteigen sollen. Über reziprok von der Retrosplenialis zum Praesubiculum verlaufende Fasern wurde im Zusammenhang mit dem Cingulum (s. S. 754) und der synaptischen Organisation (8.12.6.) bereits berichtet. In der Molekularschicht verlaufende Fasern wurden hierbei vor allem von ADEY (1951) beschrieben.

BLACKSTAD (1956) hat von den interhemisphärischen Verbindungen auf mögliche bzw. wahrscheinliche ipsilaterale Verbindungen geschlossen und kommt zur Auffassung, daß die ipsilateralen Kontakte zwischen der Entorhinalis und dem Parasubiculum (49b) stärker sein werden als die zwischen Entorhinalis einerseits und Praesubiculum und 49c (= 29e) andererseits. Die Folgerungen von BLACKSTAD würden auch auf stärkere Verbindungen zwischen dem dorsalen Praesubiculum und der parasubikulären 49c hinweisen.

Interhemisphärische Verbindungen

Die wichtigsten Untersuchungen über die interhemisphärischen Verbindungen wurden von BLACKSTAD (1956, Ratte, Nauta) und SHIPLEY (1974, Meerschweinchen, Fink-Heimer) vorgelegt. Weitere Angaben bzw. Hinweise finden sich in den Arbeiten von CAJAL (1903, 1911, Kaninchen, Meerschweinchen, Maus, Weigert, Golgi) und CRAGG u. HAMLYN (1957, Kaninchen, Nauta-Gygax).

Nach CRAGG u. HAMLYN (1957) gibt es Hinweise aus der Elektrophysiologie, daß jene Fasern, die aus dem dorsalen Psalterium kommen und ausgedehnt in der oberen Entorhinalis endigen sollen, dem Praesubiculum der Gegenseite entspringen. SHIPLEY (1974) hat solche Verbindungen von der Praesubicularis zur kontralateralen Entorhinalis experimentell bestätigt, während sie von BLACKSTAD (1956) nicht gefunden wurden. Hingegen bestätigt BLACKSTAD einen Befund von CAJAL, wonach commissurale Verbindungen zwischen den präsubikulären Rinden beider Seiten bestehen sollen. Hierfür finden sich bei SHIPLEY keine Hinweise. BLACKSTAD hält es für wahrscheinlich, daß in diese Aussage von CAJAL auch das *Para*subiculum einbezogen werden muß und erwähnt in diesem Zusammenhang eine Angabe von LORENTE DE NO (1934), wonach Fasern, die mit dem Parasubiculum verbunden sind, wahrscheinlich zum Psalterium dorsale beitragen.

BLACKSTAD (1956) gibt eine differenzierte Darstellung der interhemisphärischen Verbindungen auch für die verschiedenen Teile der präsubikulären Region. In der *Area praesubicularis* fand er interhemisphärische Fasern zu allen dorsoventralen Ebenen des Feldes (bzw. Unterfeldes) 27 (a und b), aber keine zum Feld (Unterfeld) 48. Innerhalb des Unterfeldes 27 fehlen sie auch in unserer Zona medialis, also in jenem Teil, der dem Subiculum benachbart liegt. Der Ursprung der Fasern liegt nach BLACKSTAD zumindest teilweise in der kontralateralen 27. Es handelt sich hierbei um homotopische commissurale Fasern. Mehrere Felder, einschließlich des Parasubiculum und der Entorhinalis, konnten als Ursprungsgebiete interhemisphärischer Fasern zur Praesubicularis ausgeschieden werden.

In der *Area parasubicularis* fand BLACKSTAD nach Durchschneidung der Commissuren oder nach kontralateralen Läsionen unter Einschluß der entorhinalen und parasubikulären Gebiete terminale Degenerationen in allen dorsoventralen Ebenen von 49b und 49c, während sie in 49a praktisch ganz fehlen (s. auch synaptische Organisation, S. 752). Es ergeben sich Hinweise dafür, daß die Fasern zu beiden Unterfeldern teils homotopisch, teils heterotopisch sind. Der Ursprung der heterotopischen Fasern ist nicht sicher bekannt. Zur 49b kommen sie wahrscheinlich von der Entorhinalis der Gegenseite und es gibt zwischen diesen beiden Feldern offenbar auch eine reziproke Verbindung. Die heterotopischen Fasern der 49c (= 29e) kommen wahrscheinlich vom dorsalen Ende des Praesubiculum. Hingegen kommen offenbar keine Fasern von 49 (a + b), vom ventralen Teil der 27 und von der Entorhinalis.

Es gibt nach BLACKSTAD Anhaltspunkte dafür, daß die heterotopischen Verbindungen auf gleichartige ipsilaterale Verbindungen zwischen entsprechenden Feldern hinweisen (s. assoziative Verbindungen).

WHITE (1959) schloß aus den von ihm untersuchten ipsilateralen (cingulären) und den von BLACKSTAD untersuchten interhemisphärischen Verbindungen, daß in der Organisation des Parasubiculum die Unterschiede zwischen dorsalen und ventralen Abschnitten eine maßgebliche Rolle spielen, während beim Praesubiculum und der Entorhinalis die *laminäre* Organisation wesentlicher sei. Er führt in diesem Zusammenhang an, daß die äußeren Schichten (2 und 3) in Entorhinalis und Praesubiculum deutlich unterschieden werden können, während dies im Parasubiculum mit den verfügbaren Kriterien nicht möglich ist. Einschränkend ist hier aber zu vermerken, daß BLACKSTAD deutliche Unterschiede auch bezüglich der afferenten Innervation der verschiedenen dorsoventralen Ebenen der präsubikulären Rinde fand. Es ist nach BLACKSTAD ein noch offenes Problem, ob diese verschiedenen Ebenen auch verschiedene efferente Verbindungen haben.

8.12.7.2. Efferente Fasern

Abgesehen von einer starken efferenten Verbindung zur Entorhinalis, die wir im Zusammenhang mit den assoziativen Verbindungen erörtert haben, einem Befund von KARTEN (1963) und einer Aussage aufgrund dreier klinischer Fälle von PILLERI (1959a), haben wir keine Hinweise auf die efferenten Verbindungen der Regio praesubicularis und ihrer Felder finden können. Nach PILLERI (1959a) soll beim Menschen der Hauptteil des Faserkontingents der Fimbria aus den Pyramidenzellen der Rinden des Gyrus parahippocampalis und damit zumindest teilweise auch aus den Feldern der Regio praesubicularis kommen (s. 8.9.7.4.).

KARTEN (1963, Katze, Nauta) fand, daß das Praesubiculum Fasern über den Fornix longus (= Fornix dorsalis) zum Septum, Nucleus parataenialis thalami, lateralen Teil der medialen Corpora mamillaria und zum ventralen Tegmentum sendet. Andere Fasern sollen zum caudalen Gyrus cinguli, zum Cingulum, zur entorhinalen Rinde und zum Hippocampus gehen. Die Projektion zum Hippocampus soll eine gewisse topographische Organisation entlang der longitudinalen Achse aufweisen.

Eine solche Projektion aus dem Praesubiculum zum Hippocampus (hierzu auch 8.9.7.1.) wurde in schematischen Darstellungen der Faserverbindungen des limbischen Systems wiederholt angegeben (u. a. bei WHITE *et al.*, 1960; HASSLER, 1964b; NAUTA, 1973). Die Untersuchung von KARTEN (1963) scheint aber die einzige zu sein, die diese Verbindung auch experimentell-anatomisch belegt, während sie von SHIPLEY (1974) in einer Untersuchung über die Efferenzen des Praesubiculum nicht erwähnt wird.

8.12.8. Funktion

Aufgrund der bisher nachgewiesenen afferenten und der wahrscheinlichen efferenten Verbindungen spielt die Regio praesubicularis sicherlich eine bedeutsame Rolle im limbischen Ring der klassischen Anatomie (Hippocampus → Thalamus → Gyrus cinguli → Cingulum → präsubikuläre und entorhinale Regionen → Hippocampus), der später im Zusammenhang näher erörtert wird (Kapitel 9).

8.13. Regio retrosplenialis

Die Regio retrosplenialis stellt innerhalb des Komplexes der periarchicorticalen Rinden, die halbkreisförmig den Balken umgeben, den mittleren Sektor dar. Sie liegt, wie der Name ausdrückt, hinter dem Balkensplenium, dieses umgreifend (Abb. 55—58), und vermittelt zwischen den caudalen, bereits erörterten Rinden des Schizocortex (Regio entorhinalis, 8.11., Regio praesubicularis, 8.12.) und den noch zu erörternden Rinden des vorderen Gyrus cinguli (8.14.). Entsprechend ihrer Lage wird sie enger bald an den einen, bald an den anderen Komplex angegliedert.

Rose (1926, 1928a) hat die retrospleniale Rinde mit den vorderen cingulären Gebieten histogenetisch zu einem „Holocortex quinquestratificatus" zusammengefaßt[522]). Beck (1940) hat dieser Zusammenfassung scharf widersprochen und für eine klare Trennung der retrosplenialen von der vorderen cingulären Rinde plädiert. Zu einer ähnlichen Auffassung kam Gubser (1970/71), der für die retrospleniale Rinde eine engere Beziehung zu präsubikulären und entorhinalen Gebieten konstatiert. Strukturell sind hier tatsächlich große Ähnlichkeiten vorhanden, die eine klare Trennung in den Übergangsgebieten erschweren[523]).

Mit Brodmann (1909) fassen wir die retrospleniale Rinde als unabhängige Region (Hauptregion bei Brodmann) auf, die wir in den Gesamtkomplex des Periarchicortex einordnen. Schwierigkeiten bereitet hier aber die Frage, ob diese Zuordnung für die gesamte Region oder nur für Teilgebiete berechtigt ist. Als wichtiges Merkmal des Periarchicortex hatten wir einleitend (S. 28) die geschlossene oberflächliche Zone markhaltiger Fasern angeführt. Diese ist in einem Teil der retrosplenialen Rinde (granuläre Teilgebiete) sehr deutlich, im anderen (agranuläre Teilgebiete) hingegen nur schwach entwickelt (Abb. 427). Daraus ergeben sich Hinweise für eine Zuordnung der agranulären Teilgebiete zur nächsthöheren Rindenstufe (Proisocortex). Sicher belegen läßt sich diese Auffassung mangels eindeutiger Definitionen aber nicht.

8.13.1. Vergleichende mikroskopische Anatomie

Eine spezifische Regio retrosplenialis findet sich nur bei den Säugern. Die median gelegene Parahippocampusrinde der höheren Nichtsäuger (Reptilien, Vögel) (Abschnitt 4.1.4. und D_2am in Abb. 47) läßt sich nicht mit einzelnen Feldern des Periarchicortex der Säuger homologisieren. Bei den Säugern (Literaturauswahl nachstehend) wurde eine Regio retrosplenialis stets gefunden; sie ist jedoch recht unterschiedlich entwickelt.

Säuger, Nichtprimaten: Cajal (1893b, 1903, 1911, 1924, Kaninchen, Meerschweinchen, Ratte, Maus); Brodmann (1909, Igel, Kaninchen, Ziesel, Wickelbär, Flughund); Zunino (1909, Kaninchen, Myeloarchitektonik); Flores (1911, Igel, Myeloarchitektonik); Isenschmid (1911, Maus); Winkler u. Potter (1911, Kaninchen; 1914, Katze); M. Rose (1912, kleine Säuger; 1928a, diverse; 1929b, Maus; 1931, Kaninchen); Droogleever-Fortuyn (1914, Nager); Klempin (1921, Hund); Gray (1924, Opossum); Sonntag u. Woollard (1925, Erdferkel *Orycteropus*); Gurewitsch u. Chatschaturian (1928, Katze, Löwe); Gurewitsch *et al.* (1929, Nager); Villaverde (1932a, b, Nager, Fibrilloarchitektonik); Stoffels (1939, Kaninchen); Abbie (1940, 1942, Monotremata, *Perameles*); J. E. Rose (1942, Schaf); Krieg (1946a, b, Ratte); J. E. Rose u. Woolsey (1948, Kaninchen, Katze); Vaz Ferreira (1951, Ratte, Fibrilloarchitektonik); Ryzen u. Campbell (1955, *Sorex*); Kreiner (1962, Hund; 1971, Katze, Myeloarchitektonik).

---

[522]) Über die histogenetischen Untersuchungen s. 7.6.3. — Eine ähnliche Zusammenfassung findet sich auch bei Abbie (1940, 1942; parahippocampalis PH 1) (Abb. 14). Diese Art der Zusammenfassung wird durch Befunde über die Faserverbindungen (8.14.7.), insbesondere über jene mit dem Thalamus, gestützt.

[523]) Die Ähnlichkeit der Gebiete macht u. a. eine klare Antwort auf die Frage sehr schwierig, ob die Retrosplenialis unter dem Balkensplenium bis an das Subiculum heranreicht, wie Geneser-Jensen u. Blackstad (1971) fanden, oder ob es von diesem durch eine schmale Zunge präsubikulärer Rinde getrennt ist, wie u. a. Adey u. Meyer, 1952a, annahmen, und wie wir ebenfalls vermuten (s. Abb. 421, 422, 425).

Säuger, Primaten: Brodmann (1905, 1908a, b, 1909, *Lemur, Hapale = Callithrix, Cercopithecus,* Mensch); Mauss (1908, *Macaca, Cercopithecus;* 1911, Gibbon, Orang-Utan); Economo u. Koskinas (1925, Mensch); M. Rose (1928a, *Lemur,* Schimpanse, Mensch); Beck (1940, *Aotes, Macaca,* Pavian, Mensch); Bonin (1945, *Galago;* 1951, *Tarsius*); Stephan (1964, Mensch); Gubser (1970/71, *Macaca, Papio, Cercopithecus*).

8.13.1.1. Gliederung und Terminologie

Der Terminus „Regio retrosplenialis" geht zurück auf Brodmann, in dessen Arbeiten wir ihn 1908b (S. 305) erstmals gefunden haben. In seiner klassischen Monographie (1909) wird er dann als Bezeichnung einer seiner elf Hauptregionen fester Bestandteil der Terminologie. In dem dieser Region entsprechenden Gebiet unterscheidet Brodmann ursprünglich (1905) bei *Cercopithecus* nur ein Feld, welches er als Typus 26 (Gyrus hippocampi) bezeichnet. Bei den meisten anderen Arten (einschl. Mensch, Abb. 6) unterscheidet er später (1908a, b, 1909) drei Felder, die er als Area ectosplenialis (26), Area retrolimbica (bzw. retrosplenialis) granularis (29) und Area retrolimbica (bzw. retrosplenialis) agranularis (30) bezeichnet. Bei manchen Arten hat Brodmann die Felder weiter untergliedern können, und zwar das Feld 29 beim Flughund und beim Ziesel[524]) in 29a und b und beim Kaninchen in 29a—e[525]). Beim Flughund konnte Brodmann auch das Feld 30 untergliedern (30a und b), welches er beim Kaninchen nicht finden konnte. Die Homologie der Einzelfelder ist nach Brodmann nicht in allen Fällen zweifelsfrei. — Die Terminologie und die numerischen Bezeichnungen von Brodmann haben sich weitgehend durchgesetzt und überwiegen auch im neuzeitlichen Schrifttum.

Eine eigenartige Stellung nimmt Feld 29e des Kaninchens ein, namentlich auch durch seine große Faserarmut (Zunino)[526]). Brodmann (1909, S. 192) diskutiert eine mögliche Homologie mit dem Feld 30 der Prosimier, hält sie wegen großer cytologischer Unterschiede jedoch für unwahrscheinlich. Auch beim Igel soll das Feld 30 eine eigenartige Struktur haben und nicht sicher zu homologisieren sein (Brodmann).

Bezüglich der Gesamtregion betont Brodmann, daß sie bei manchen makrosmatischen Sippen eine außerordentlich mächtige Ausdehnung besitzt und sich in zahlreiche Felder gliedert, bei anderen hingegen, besonders bei den Primaten, ganz rudimentär entwickelt ist und nur aus einem bis höchstens drei Feldern besteht.

Parallel zu den cytoarchitektonischen Untersuchungen von Brodmann wurden myeloarchitektonische Untersuchungen durchgeführt, die zu sehr ähnlichen Ergebnissen führten. Hierher gehören die Untersuchungen von Mauss (1908, 1911) bei Primaten, von Zunino (1909) beim Kaninchen, Flores (1911) beim Igel und M. Rose (1912) bei kleinen Säugern. Rose hat ebenso wie Winkler u. Potter (1911, 1914) cyto- und myeloarchitektonische Methoden nebeneinander verwandt.

Bei Mauss (1908) entspricht bei *Cercopithecus* nur das Feld 26 dem entsprechenden Feld von Brodmann, während es sich bei 29 und 30 um ganz andere Felder handelt (auch Brodmann hatte bei *Cercopithecus* im retrosplenialen Bereich nur ein Feld 26 beschrieben). Auch

[524]) Beim Ziesel unterscheidet Brodmann vier Felder, die er im Text als 26, 29a, 29b und 30 bezeichnet, in der Abbildung (1909, dort Abb. 109) hingegen als (26), 29a, 29b und 29c.

[525]) Bereits vor Brodmann hat Cajal (1893b, 1903) ein der Regio retrosplenialis entsprechendes Gebiet mit der Golgi-Methode untersucht (s. Abschnitt 8.13.5.). Er bezeichnet es als „Rinde des unteren Hinterhauptslappens" (1893b), bzw. als „Ganglion arcuatum" oder „Ganglion der Occipitalspitze" (1903). In der französischen Ausgabe (1911) wird es entsprechend als „noyau arqué" oder „noyau de la pointe occipitale" bezeichnet und in der ausführlichen Beschreibung (1924) als „suboccipitale Rinde". In dieser letzten Arbeit nimmt Cajal Bezug auf die Untersuchungen von Brodmann und findet bei den Nagern auch im Golgi-Material Unterschiede, die eine Differenzierung des Feldes 29 zulassen (29a—f).

[526]) Dieses Unterfeld wurde der Regio praesubicularis zugeordnet (s. 8.12.1.1.).

beim Gibbon und Orang-Utan (MAUSS, 1911) entspricht nur das Feld 26 jenem von BRODMANN, während die von BRODMANN mit 29 und 30 bezeichneten Nachbarfelder von MAUSS als 41 und 36 bezeichnet werden (41 = Area retrolimbica anterior, 36 = Area retrolimbica posterior). In ihrer Lage entsprechen sie deutlich einander. — FLORES (1911) bezeichnet beim Igel mit 26 (Area supracallosa) ein Feld (auch ROSE, 1912), welches unserem Hippocampus supra- und praecommissuralis (s. Abschnitt 8.10.) (Taenia tecta bei ROSE) entspricht. Das Feld 30 wird bei FLORES als Area paralimbica bezeichnet. — Bei der Maus und beim Meerschweinchen unterscheidet ROSE (1912) je drei Typen, die er mit 29b, c und e (Maus) bzw. 29a, b und c (Meerschweinchen) von BRODMANN homologisiert. — Weitere Gliederungen bei Nagern stammen von KRIEG (1946a, b) und VAZ FERREIRA (1951) (beide Ratte). KRIEG gliedert in zwei Unterfelder (29b, c), VAZ FERREIRA in drei (29a, b, c).

Die umfassendste vergleichend-anatomische Untersuchung hat ROSE (1928a) vorgelegt. ROSE, der ursprünglich (1912) noch der Numerierung von BRODMANN gefolgt war, führte dann später (1928a) eigene Kurzbezeichnungen in Kombination mit „RS" ein. Mit balkennahen Teilen des vorderen Gyrus cinguli (Regio infraradiata bei ROSE) und mit sich rostral anschließenden einfach gebauten Rinden (bei höheren Primaten und beim Menschen subgenual) faßt er die retrosplenialen Rinden zum „Cortex holoprotoptychos quinquestratificatus" zusammen.

In der retrosplenialen Rinde unterscheidet ROSE zwei Regionen, eine granuläre (RSg) und eine agranuläre (RSag), die er in Felder bzw. Unterfelder gliedert. In der *granulären* Region (RSg), die im wesentlichen der Area 29 von BRODMANN entsprechen dürfte, unterscheidet ROSE (1928a) bei Schnabeltier *(Ornithorhynchus)*, Opossum und Igel nur ein Feld, bei Maus (auch ROSE, 1929b) und *Lemur* zwei (α und β), bei Kaninchen (ROSE, 1931), Schimpanse und Mensch drei (α, β und γ). Trotz dieser zunehmenden arealen Differenzierung soll die retrospleniale Rinde beim Schimpansen und beim Menschen hochgradig rückgebildet sein. Die *agranuläre* Region (RSag), die im wesentlichen der Area 30 von BRODMANN entsprechen dürfte, konnte ROSE beim Schnabeltier und Opossum nicht von der Regio infraradiata trennen und faßt sie mit dieser zu einer IR + RSag zusammen. Bei Fledermaus *(Vespertilio)*, Igel, Maus, Schimpanse und Mensch fand ROSE nur *ein* agranuläres Feld, bei *Lemur* hingegen drei Felder. Die Homologisierung dieses Gebietes ist nach ROSE aber schwierig. Beim Kaninchen hat ROSE (1931) eine agranuläre retrospleniale Rinde nicht abgliedern können.

BECK (1940) hat sich sehr kritisch mit dem Cortex quinquestratificatus von ROSE und mit dessen Untergliederung auseinander gesetzt. Er hat die retrospleniale Region sehr eingehend untersucht und unterscheidet in der „graniferen" retrosplenialen Region ein dorsales Gebiet (oberhalb des Balkenspleniums) und ein ventrales (unterhalb). Das letztere trennt er in einen oralen und einen caudalen Teil. Das agranuläre retrospleniale Gebiet zeigt nach BECK keine prinzipiellen Unterschiede zum Isocortex und wird von diesem nicht getrennt.

Eine weitere bemerkenswerte Gliederung wurde von ECONOMO u. KOSKINAS (1925) für den Menschen vorgelegt[527]). ECONOMO u. KOSKINAS unterscheiden um

[527]) Daneben gibt es noch einige interessante Ergebnisse bzw. Angaben, die sich in ihrer Art bzw. mit ihren Termini nicht durchgesetzt haben: Bei C. u. O. VOGT (1919, Mensch) dürfte die retrospleniale Rinde zumindest teilweise den Feldern λ 1—λ 5 (Abb. 383a) entsprechen bzw. in ihnen enthalten sein (auch ROSE, 1928a). — GRAY (1924) hat sie beim Opossum nicht untergliedert, weist aber auf deutliche regionale Unterschiede hin. — Bei ABBIE (1940, 1942) dürfte die retrospleniale Rinde bei Monotremen und Marsupialiern dem als PH 1 bezeichneten Gebiet entsprechen, bzw. Teil von ihm sein (Abb. 14). — J. E. ROSE (1942) hat beim Schaf den ganzen Gyrus cinguli als Regio retrosplenialis aufgefaßt. Seine Area retrosplenialis anterior (Ra.) reicht rostral bis zum Balkenknie und entspricht wahrscheinlich der vorderen cingulären Rinde anderer Autoren, während es sich bei seiner Area retrosplenialis posterior (Rp.) wahrscheinlich um die eigentliche retrospleniale Rinde handelt. — KREINER (1962) hat in seiner myeloarchitektonischen Studie beim Hund die cinguläre Rinde in 15 Felder untergliedert, von denen ihrer Lage nach zur retrosplenialen Rinde wahrscheinlich die Felder LPV I und II gehören. Der Versuch einer Homologisierung seiner Felder mit denen anderer Autoren hat KREINER nicht gemacht.

das Balkensplenium des Menschen herum sechs schmale konzentrische Halbringe, die von innen nach außen als LB_2, LF_2, LF_1, LE_2, LE_1 und LD bezeichnet werden (Abb. 8). Hiervon bezeichnen ECONOMO u. KOSKINAS LD als Area retrosplenialis agranularis und LE als Area retrosplenialis granulosa. Letztere wird in Area retrosplenii granulosa superior (LE_1) und Area retrosplenii granulosa inferior (LE_2) weiter gegliedert. LE_2 entspricht wahrscheinlich dem Feld 26 von BRODMANN, LE_1 dem Feld 29 und LD dem Feld 30. Zu einer entsprechenden Homologisierung kamen auch ADEY u. MEYER (1952a) und STEPHAN (1964), während ECONOMO u. KOSKINAS selbst die Auffassung vertreten, daß die Area 26 von BRODMANN ihrem Feld LF_1 entspricht. Dieses Feld rechnen wir zum Hippocampus supracommissuralis und es läßt sich aus den Ausführungen von ECONOMO u. KOSKINAS eine ähnliche Auffassung ableiten, wie sie von FLORES (1911) vertreten wurde, daß nämlich das Feld 26 dem supracommissuralen Hippocampus (Taenia tecta) entspricht, bzw. Teil von ihm ist. BRODMANN (1908b) hat jedoch Rindenquerschnitte von Halbaffen publiziert, in denen alle drei Felder nebeneinander dargestellt sind (Tafeln 7 u. 8) und aus denen eindeutig hervorgeht, daß der Typus 26 (Tafel 7) *nicht* dem supracommissuralen Hippocampus entspricht, sondern typische retrospleniale Rinde ist.

Neben dem Feld LF_1 von ECONOMO u. KOSKINAS (1925) gehören auch LF_2 und LB_2 zum supracommissuralen Hippocampus (s. 8.10.). Sie werden von ECONOMO u. KOSKINAS zur retrosplenialen Region im weiteren Sinne gerechnet.

Als häufigste Form einer Untergliederung kristallisiert sich eine Zweiteilung in eine granuläre und eine agranuläre Formation (Subregio) heraus, wobei die granuläre oft noch untergliedert werden kann in eine Zone geringer differenzierter Rinde (z. B. im Grunde des Sulcus corporis callosi) und in eine Zone stärker differenzierter Rinde, die sich in Richtung zum agranulären Feld hin anschließt. Diese, insbesondere auch für den Menschen von BRODMANN (1908a, 1909) und ECONOMO u. KOSKINAS (1925) gefundene Gliederung wollen wir hier als Grundgliederung übernehmen.

Areale Grundgliederung

Regio retrosplenialis
- Subregio retrosplenialis granularis
  - Area ectosplenialis (26)
  - Area retrosplenialis granularis (29)
- Subregio retrosplenialis agranularis
  - Area retrosplenialis agranularis (30)

Wir fassen die Area ectosplenialis (26) als einfachere granuläre Stufe auf, die sich an den Hippocampus supracommissuralis („Taenia tecta“ nach ROSE) anschließt. Die Area retrosplenialis granularis (29) ist besser differenziert und wird bei vielen Arten als das eigentliche Herz der Regio retrosplenialis angesehen; bei guter Ausbildung ist sie sehr charakteristisch. Die Area retrosplenialis agranularis (30) stellt den Übergang in höhere Rindentypen dar. Bezüglich dieses Feldes ist schwer zu entscheiden, ob es noch zum periarchicorticalen Gürtel oder bereits zur nächsthöheren Stufe des Proisocortex gehört (auch STEPHAN, 1964). Wir neigen stärker einer Zuordnung zum Proisocortex zu.

In den folgenden Ausführungen müssen wir uns vielfach darauf beschränken, generell von einer retrosplenialen Rinde zu sprechen, weil außer in cyto- und myeloarchitektonischen Untersuchungen Bezugnahmen auf die diversen Teilgebiete kaum vorliegen. Wenn nicht näher angegeben, dürften sich die Ausführungen fast ausschließlich auf das charakteristische granuläre Teilgebiet (26/29) beziehen.

während das weniger charakteristische agranuläre Teilgebiet (30) offensichtlich vernachlässigt wird.

8.13.1.2. Schichtung und Schichtenzahl

Die weit überwiegende Mehrzahl der Autoren versucht die typische Sechs- bzw. Siebenschichtung des Isocortex auf die retrospleniale Rinde zu übertragen[528]). Dabei werden die für das granuläre Teilgebiet charakteristischen Körner als vierte Schicht angesehen[529]) (BRODMANN, 1909; ROSE, 1912; ECONOMO u. KOSKINAS, 1925; u. a.); die darüberliegenden Zellschichten (zweite und dritte Schicht) sollen miteinander verschmolzen sein[530]). Nun hat CAJAL (u. a. 1924) aber gezeigt, daß die Morphologie der Zellen dieser vierten Schicht von jener der isocorticalen Rinde ganz unterschiedlich ist, und BECK (1940) hat gezeigt, daß die Schicht der typischen retrosplenialen Körner höher liegt als die vierte Schicht des Isocortex (auch ECONOMO u. KOSKINAS, 1925), und nicht als Verlängerung dieser Schicht angesehen werden kann[531]). Dies geht deutlich auch aus den Abb. 423 u. 424 hervor. In Verlängerung der isocorticalen vierten Schicht liegt eine diffuse großzellige Schicht, die ganz unterschiedlich gebaut ist. Auch in den tieferen Schichten besteht eine nur sehr begrenzte Übereinstimmung, und es ist insgesamt eine begründete Übertragung des isocorticalen Schichtungstypus auf die retrospleniale Rinde nicht möglich (CAJAL, 1924).

In einer vom Isocortex unabhängigen Gliederung besteht keine Notwendigkeit, die Zone der supragranulären Zellen als das Verschmelzungsprodukt von zwei Schichten (II und III) aufzufassen. Diese Zone kann zwanglos als zweite Schicht aufgefaßt werden, der die typischen retrosplenialen Körner als dritte Schicht folgen. In dieser Auffassung stimmen wir mit CAJAL (1924) überein. Nach CAJAL (1893b, 1924) enthält aber die untere Zone des kleinzelligen Bandes einen ganz spezifischen Faserplexus, der der oberen Zone fehlt. CAJAL hat diese sehr charakteristische plexiforme Zone, die in Nissl-Färbungen nicht deutlich wird, als vierte Schicht bezeichnet. Unterhalb des kleinzelligen Bandes wird dann eine zellarme Zone erkennbar (Abb. 422—425), die auch von BONIN (1945) bei *Galago* als eigenständige Schicht (γ) genannt wird. Lagemäßig entspricht sie der fünften Schicht von CAJAL. In der Tiefe unterscheiden sowohl CAJAL (Schichten 6 und 7) als auch BONIN (δ und ε) zwei weitere Schichten, von denen die erste breit und großzellig, die zweite schmaler und multiform ist. CAJAL (1924) unterscheidet

---

[528]) Hierzu gehören u. a. BRODMANN (1908b, 1909), MAUSS (1908, 1911), ZUNINO (1909), FLORES (1911), WINKLER u. POTTER (1911, 1914), ROSE (1912), GRAY (1924), ECONOMO u. KOSKINAS (1925), KRIEG (1946b), VAZ FERREIRA (1951) und KREINER (1962).

[529]) Möglicherweise weicht KRIEG (1946b) hiervon ab, indem er die helle Zone unter dem dichten äußeren Zellband (und somit unterhalb der typischen Körnerzellen gelegen) als IV bezeichnet.

[530]) ROSE (1926, 1928a) faßt abweichend von seiner früheren Arbeit (1912) die Schichten II bis IV zu einer einheitlichen Lamina granularis primaria zusammen (Abb. 426, 427) und kommt zusammen mit der Lamina zonalis (I), Lamina ganglionaris (V), Lamina multiformis (VI) und Lamina infima (VII) zu einer Fünfschichtung, die ganz entsprechend auch in der Rinde des vorderen Gyrus cinguli vorliegen soll und seinem „Cortex holoprotoptychos quinquestratificatus" zugrunde liegt. Nur bei einzelnen Sippen (z. B. Kaninchen, Affe, Mensch) soll sich an der Oberfläche der Lamina granularis primaria eine Lage größerer Elemente differenzieren. — Gegen die Zusammenfassung vorderer und hinterer Teile des Gyrus cinguli in einen „Cortex holoprotoptychos quinquestratificatus" hat sich vor allem BECK (1940) ausgesprochen. Auch die neueren Untersuchungen von GUBSER (1970/71) sprechen dagegen.

[531]) Als weiteren Beleg für die Verschiedenheit dieser Schichten hebt BECK (1940) hervor, daß sich die retrosplenialen Körner ontogenetisch später differenzieren als die isocorticalen, und daß die ersteren kleiner sind als die letzteren. Um den Unterschied hervorzuheben, [illegible]

damit sieben Schichten, die er wie folgt bezeichnet: 1. plexiforme Zone, 2. Zone der sternförmigen Zellen, 3. Zone der vertikalen Spindelzellen, 4. tiefe plexiforme Zone, 5. Schicht der mittelgroßen Pyramiden, 6. Zone der großen Pyramiden und 7. Zone der polymorphen Körperchen.

Die Abb. 424 u. 425 zeigen, daß die Auffassung einer siebenschichtigen Rinde in der von CAJAL angegebenen Art auch für den Menschen akzeptabel ist. Eine lateinische Terminologie für diese Schichten gibt es bislang nicht. Wir schlagen hierfür die nachstehend aufgeführten Bezeichnungen vor, werden jedoch in den weiteren Erörterungen, wo immer möglich, der einfachen Numerierung den Vorzug geben. Wir haben diese, wie in allen bisher erörterten Strukturen des Allocortex, mit arabischen Nummern durchgeführt.

Laminäre Grundgliederung der Area retrosplenialis granularis

(1) Stratum moleculare
(2) Stratum stellare
(3) Stratum granulare
(4) Stratum plexiforme
(5) Stratum mediopyramidale
(6) Stratum magnopyramidale
(7) Stratum multiforme

Die sechste Schicht läßt sich cytoarchitektonisch deutlich untergliedern in eine breite und zellreiche 6a und eine schmale und zellarme 6b (Abb. 422, 424, 425). — Der in myelo- und fibrilloarchitektonischen Untersuchungen hervortretende äußere Baillarger-Streifen soll der cytoarchitektonischen Schicht IV entsprechen (u. a. ZUNINO, ROSE, VAZ FERREIRA) und beim Kaninchen einen sehr dunklen, scharf begrenzten Streifen darstellen (ZUNINO). Nach CAJAL (1924) überlagert dieser Streifen jedoch nur die tiefere Zone des kleinzelligen Bandes (Schicht 4) (C^1 in Abb. 433).

In einem Teil der granulären retrosplenialen Rinde kann die zweite Schicht fehlen und die kleinen Zellen der dritten Schicht liegen dann direkt unter der Molekularschicht. In der agranulären Rinde (Feld 30) fehlen die kleinzelligen Schichten (3/4). Ihre Position wird von Zellen eingenommen, die sich von jenen der Nachbarschichten cytoarchitektonisch weniger unterscheiden.

8.13.1.3. Quantitative Vergleiche

RYZEN u. CAMPBELL (1955) haben Zellzahl, -dichte und -größe in der retrosplenialen Rinde bei einer amerikanischen Spitzmaus *(Sorex pacificus)* untersucht. Danach zeigt diese Region eine ungewöhnlich hohe Zelldichte in der zweiten Schicht, einen plötzlichen und starken Abfall in den Schichten IV und V (unseren Schichten 5 und 6 entsprechend) und wiederum eine Zunahme in der tiefsten Schicht.

Über die Größe der retrosplenialen Region gibt es einige Messungen von GUREWITSCH u. CHATSCHATURIAN (1928) und GUREWITSCH *et al.* (1929) und einige generelle Angaben von BRODMANN (1909) und M. ROSE (1928a).

Nach GUREWITSCH u. CHATSCHATURIAN (1928) nimmt die Oberfläche der Area 29 bei der Katze 1,1% der Gesamtoberfläche des Isocortex ein, die Area 30 2,6%, beide zusammen also 3,7%. Bei der Area 30 bestehen jedoch Zweifel, ob sie mit dem entsprechend benannten Feld anderer Autoren voll identisch ist. Bei den Nagern ist von GUREWITSCH *et al.* (1929) die Area 29 mit 31 zusammen vermessen worden, und dieser Komplex soll beim Hasen 16,4% der Gesamtober-

5,4%, beim Meerschweinchen 9,0%, bei der Springmaus 13,7%, bei der Ratte 7,2% und bei der Maus 6,6%[532]). Den Rindenkarten der Autoren läßt sich entnehmen, daß der Anteil des Feldes 29 bei Hase und Kaninchen sehr groß ist, so daß möglicherweise die starken Schwankungen in den Relativzahlen im wesentlichen auf Größenunterschieden im retrosplenialen Feld 29 beruhen.

Damit werden Schätzungen von BRODMANN (1909) erhärtet, der bei Nagern eine sehr ausgedehnte retrospleniale Rinde fand und vermutete, daß sie beim Kaninchen mindestens ein Zehntel der ganzen Rindenfläche ausmacht. Hingegen soll die entsprechende Region beim Menschen nach BRODMANN (1909, S. 192) nicht mehr als den 300. Teil der Oberfläche ausmachen. Nach BRODMANN ist die retrospleniale Rinde bei den Primaten ganz rudimentär, bei den Halbaffen jedoch besser entwickelt als bei den Affen.

ROSE (1928a) kommt für die granuläre retrospleniale Rinde zu den gleichen Folgerungen wie BRODMANN, nicht hingegen für die agranuläre. Die granuläre Rinde ist nach Rose beim Halbaffen *(Lemur catta)* gut ausgebildet, beim Schimpansen und beim Menschen hingegen hochgradig rückgebildet. Ihre beste Ausbildung findet sie nach ROSE bei den Nagern, während sie bei den Insektenfressern weit hinter diesen zurücksteht. Diese geringe Ausbildung bei den Insektenfressern läßt aber Zweifel an der behaupteten starken Reduktion bei den höheren Primaten aufkommen[533]). Der Vergleich der prozentualen Anteile am Gesamtcortex belegt eine solche Reduktion nicht, sondern kann auf einer sehr starken Vergrößerung anderer Rindenstrukturen beruhen. Ein allometrischer Vergleich (Abschnitt 4.2.), der die Frage einer möglichen Reduktion klären könnte, steht für die retrospleniale Rinde noch aus. Die nachstehenden qualitativen Vergleiche zeigen aber, daß die strukturelle Differenzierung der Retrosplenialis von den Insektenfressern bis zu den höheren Primaten eher Fortschritte gemacht hat.

---

[532]) HARDE (1950) fand, daß die Oberfläche des ganzen Holocortex 5-stratificatus (Retrosplenialis + Infraradiata + Praecentralis agranularis bei HARDE) bei der erwachsenen Maus 11—13% der Gesamtoberfläche der Großhirnrinde einnimmt. Bei der Maus dürfte danach der Anteil der Retrosplenialis deutlich unter 10% liegen, ein Wert der dem von GUREWITSCH *et al.* gegebenen (6,6% für Felder 29 + 31 bei der Maus) nicht widerspricht.

[533]) Der Vergleich der Primaten mit Insektenfressern ist begründet, weil sich die Primaten stammesgeschichtlich von Insektenfressern ableiten. Eine direkte Bezugnahme auf die Nager ist hingegen nicht statthaft, weil die Primaten ein nagerähnliches Stadium zweifellos nicht durchlaufen haben. Bei den Nagern, insbesondere den Hasenartigen, hat offenbar eine besonders starke und spezifische Differenzierung der granulären retrosplenialen Rinde stattgefunden. Womit diese physiologisch zusammenhängt, ist nach BRODMANN (1909) — und auch heute noch — ein ungelöstes Problem.

Legende zu den nachfolgenden Abbildungen

Abb. 421—425. Frontalschnitte durch die Regio retrosplenialis. Zellfärbungen mit Kresylechtviolett; 20 μ dick. Die Pfeile markieren die wahrscheinlichen Grenzen der granulären und agranulären Subregionen, die ** mögliche Grenzen innerhalb der granulären Subregion. Die möglicherweise identischen Felder wurden mit gleichen Nummern bezeichnet, und zwar (nach BRODMANN) mit 26 und 29 für die granulären Felder und mit 30 für das agranuläre Feld. *1—7* Schichten nach CAJAL (1924). *CA 1* Feld des retrocommissuralen Hippocampus (Hr), *C.c* Corpus callosum, *Hs* Hippocampus supracommissuralis, *Prsub* Praesubiculum, *Sub* Subiculum. Abb. 421: *Hemiechinus auritus* (Wüstenigel, Insektenfresser), hinter dem Balkensplenium, 38 × vergrößert. Abb. 422: *Galago demidovii* (Demidoff-Galago, Halbaffe), hinter dem Balkensplenium, 38 × vergrößert. Abb. 423: *Cercopithecus ascanius* (Weißnasen-Meerkatze, höherer Affe), über dem Balkensplenium, 29,5 × vergrößert. Abb. 424: *Homo sapiens* (Mensch), über dem Balkensplenium, 13,6 × vergrößert. Abb. 425: Mensch, unter dem Balkensplenium, 13,6 × vergrößert

Abb. 421

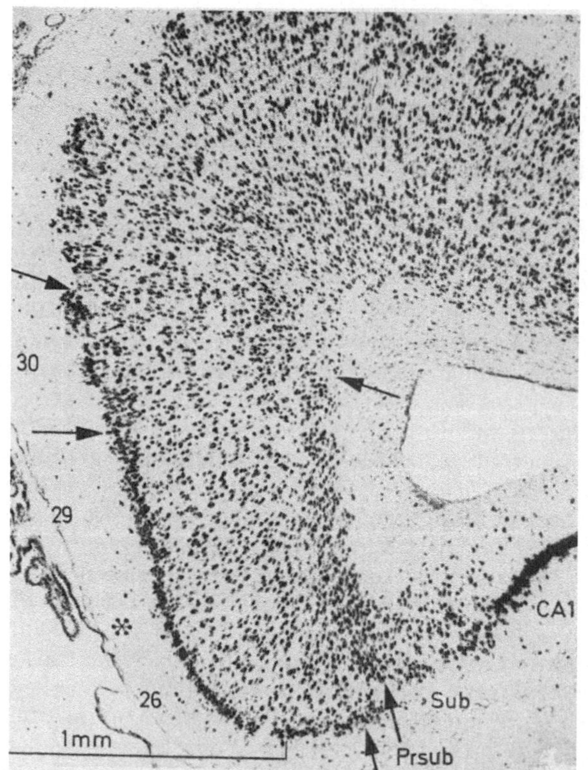

Abb. 422

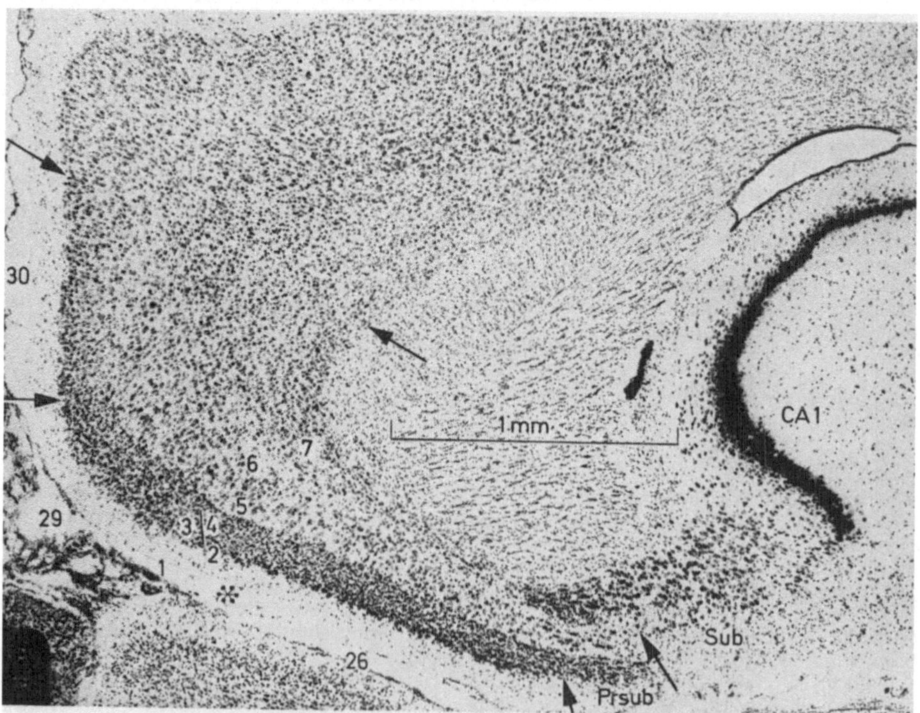

Abb. 421—425. Legende siehe S. 765

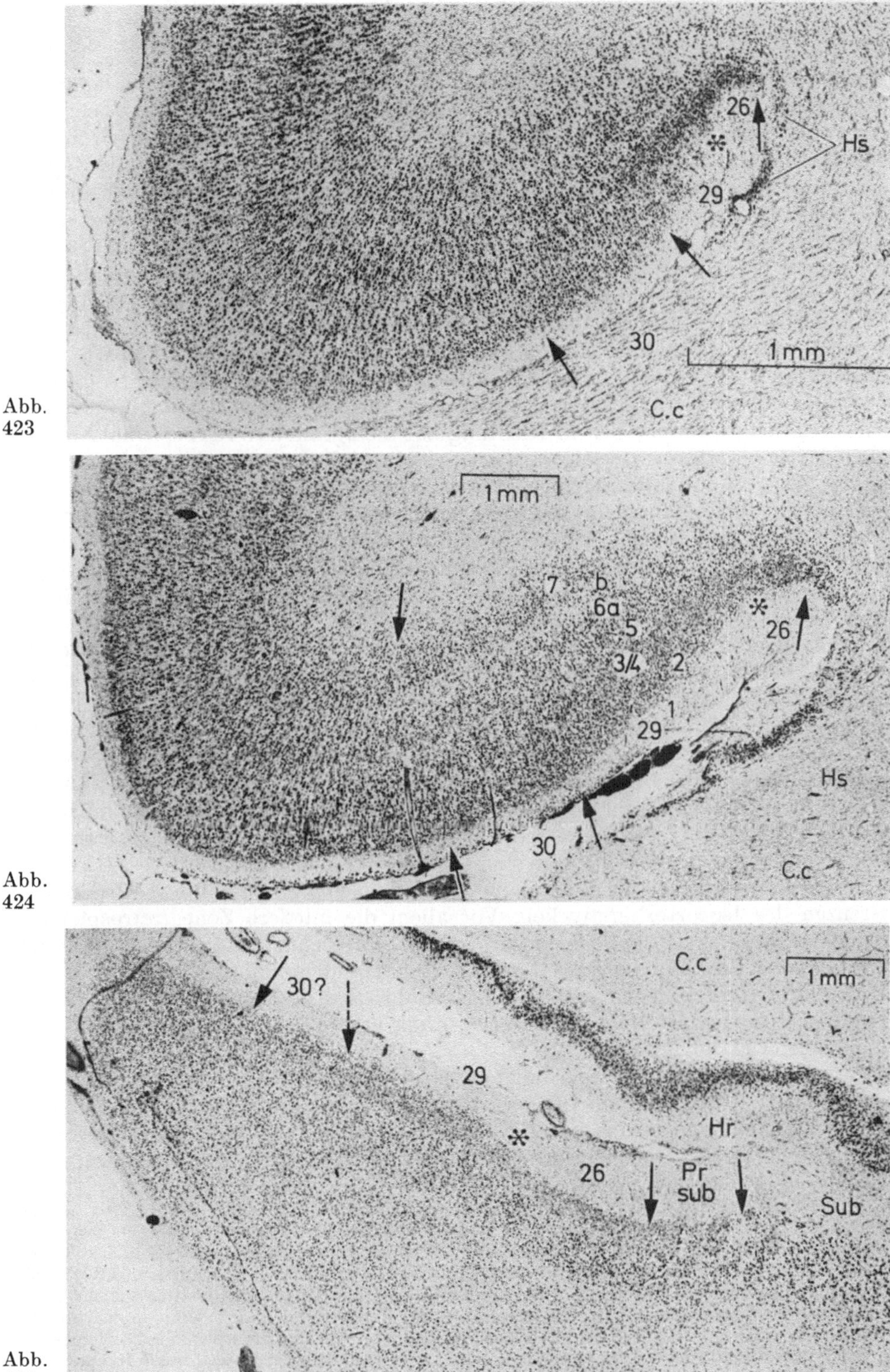

Abb. 423

Abb. 424

Abb. 425

8.13.1.4. Qualitative Vergleiche

Laminäre Differenzierung

Aus einem Vergleich der Abb. 421—425 geht deutlich hervor, daß die laminäre Differenzierung von den primitiven Insectivoren bis hinauf zum Menschen eher progressiv als regressiv ist. Die größten Unterschiede zwischen den Arten finden sich hierbei in den äußeren kleinzelligen Schichten 2 bis 4. Beim Igel (als Repräsentanten der primitiven Insectivoren) lassen sie sich nicht voneinander trennen. Sie bilden ein schmales oberflächliches, dichtzelliges Band (Abb. 421), und es ist nicht sicher auszumachen, wo die tiefe Grenze der Schichten 2—4 liegt. Beim Galago als einem Repräsentanten der Halbaffen (Abb. 422) ist dieses Band deutlich breiter und sehr charakteristisch. Es ist in ganzer Breite dichtzellig. Eine Differenzierung in mehrere Schichten ist auch hier nicht deutlich, doch tritt regional eine stärkere Verdichtung (lateral) bzw. Auflockerung (medial) der Oberflächenzone auf. Bei den höheren Affen (Abb. 423) und beim Menschen (Abb. 424, 425) bleibt diese Konfiguration in den Zonen, die dem Hippocampus benachbart sind, erhalten, während sich in Richtung auf die agranuläre retrospleniale Rinde eine deutliche Differenzierung in zwei Schichten findet, von denen die äußere Schicht (2) groß- und lockerzelliger ist als die innere (Schicht 3/4). Nur die letztere scheint eine Fortsetzung des dichtzelligen Bandes zu sein, und es hat dementsprechend den Anschein, daß den hippocampusnahen Teilen eine zweite Schicht fehlt. Entsprechende Auffassungen bei unterschiedlicher Numerierung der Schichten waren auch von ECONOMO u. KOSKINAS (1925) und BECK (1940) bei den höheren Primaten und beim Menschen vertreten worden.

Die tieferen Schichten verhalten sich beim Vergleich der verschiedenen Arten (Abb. 421—425) sehr viel einheitlicher. Die Schicht 7 bildet ein sehr charakteristisches dichtzelliges Band. Zwischen diesem und dem oberflächlichen dichtzelligen Band (Schichten 2—4) liegt eine ebenfalls sehr charakteristische Formation, die aus zwei zellarmen, hellen Zonen besteht (Schicht 5 und Unterschicht 6b) zwischen denen eine breite Zone mit dichter liegenden größeren Zellen (Unterschicht 6a) eingeschlossen ist[534]). In der Ausbildung dieser mittleren und unteren Schichten gibt es keine wesentlichen Unterschiede zwischen Insectivoren und Primaten. — Diese Schichten sind deswegen von so großem Interesse, weil sie sich fast unverändert über die agranuläre retrospleniale Rinde hinweg bis an die Grenzen des Isocortex erstrecken. Vor allem die mittlere Zone (retrospleniale Schichten 5—6b) ist dann im Isocortex ganz unterschiedlich gestaltet, während vor allem bei den höheren Primaten die äußeren Schichten der agranulären Rinde cytoarchitektonisch jenen des Isocortex ähnlich sein können. Bei den Halbaffen und den Insectivoren sind sie hingegen in der agranulären retrosplenialen Rinde dichtzelliger als im Isocortex.

Eine architektonisch begründete Zusammenfassung der granulären und agranulären retrosplenialen Felder zu einer Region dürfte vor allem auf den Übereinstimmungen in den unteren Schichten und deren deutlichen Unterschieden gegenüber dem Isocortex beruhen. In den oberen Schichten zeigt die agranu-

---

[534]) Damit gewinnt dieses Feld Ähnlichkeit mit der entorhinalen Rinde (Abb. 376), bei der der äußere zellarme Streifen jedoch nicht als eigene Schicht beschrieben wurde. In der retrosplenialen Rinde geht die Abgrenzung dieser zellarmen Zone als getrennte Schicht (5) auf CAJAL (1924) zurück, der sie dann jedoch gar nicht näher erörtert (Abschnitt 8.13.5.). Auch cytoarchitektonisch ist die Schicht 6b eher auffälliger und konstanter als die Schicht 5. — Möglicherweise von Interesse für die Differenzierung der retrosplenialen Rinde in der aufsteigenden Primatenreihe ist der Befund, daß sich auch in der entorhinalen Rinde unter den etwas größeren oberflächlichen Zellen regional sehr kleine Körner differenzieren können (rechts oben in Abb. 376).

läre Rinde deutliche Übergänge in den Isocortex, die eine Höherstufung (Proisocortex) rechtfertigen.

Areale Differenzierung

Rose hat die granuläre Subregion der retrosplenialen Rinde bei Repräsentanten der Monotremen, Marsupialier, Fledermäuse und Insektenfresser nicht untergliedern können. Bei der Maus und beim Halbaffen *(Lemur)* unterscheidet er zwei, beim Schimpansen und beim Menschen drei Unterfelder. Trotz dieser Möglichkeit einer stärkeren Untergliederung[535]) hält Rose in Übereinstimmung mit Brodmann die granuläre retrospleniale Rinde der höheren Primaten für hochgradig rückgebildet. Bezüglich der laminären Differenzierung konnten wir dieser Aussage nicht beipflichten und bezüglich der arealen Differenzierung sprechen die Untersuchungen von Rose selbst eher dagegen.

Im folgenden soll nicht untersucht werden, inwieweit überhaupt eine unterschiedliche Intensität bei der vergleichenden arealen Gliederung berechtigt ist. Es soll nur geprüft werden, ob sich aus dem Vergleich begründete Hinweise für eine *konstante* Gliederung in je eine granuläre und agranuläre Subregion und für eine Weitergliederung der ersteren in zwei Felder (unserer weiter vorn gegebenen Grundgliederung entsprechend) finden lassen.

Beim Menschen haben wir die drei in der Abb. 424 dargestellten Felder mit den Feldern 26, 29 und 30 von Brodmann identifiziert. Das Gebiet mit der breiten Körnerzone direkt unter der Molekularschicht wurde hierbei als Feld 26 angesehen. Wenn dies so richtig ist, kann erwartet werden, daß auch beim Halbaffen das Feld mit den ähnlichen Merkmalen als 26 angesprochen wird. Dies scheint bei Brodmann *(Lemur)* auch der Fall zu sein (Feld 29 liegt als sehr schmaler Saum caudal von 26 im Übergang zu Feld 30[536])), während Bonin (1945) bei *Galago* den ganzen granulären Komplex als Feld 29 anspricht. Eine klare Differenzierung zwischen Feld 26 und Feld 29 haben wir bei *Galago* nicht finden können. In der Abb. 422 fällt nur auf, daß die Grenze zwischen dem zelldichten oberflächlichen Band und der Molekularschicht im lateralen (hippocampusnahen) Abschnitt schärfer ist als im medialen, der agranulären Rinde benachbarten[537]). Die oberflächlichen Zellen liegen im medialen Abschnitt lockerer als im lateralen und möglicherweise ist hierin die Vorstufe einer Differenzierung in zwei Schichten[538]), wie sie sich an entsprechender Stelle bei den höheren Primaten findet, zu sehen. Bei den Halbaffen sollte aber auf eine durchaus unsichere areale Differenzierung verzichtet und der granuläre Gesamtkomplex in einem Typus 26/29 zusammengefaßt werden. Dies gilt in gleicher Weise für den Igel.

Insgesamt zeigt sich, daß eigentlich nur die granuläre Subregion als Ganzes sicher homologisiert werden kann — bezüglich der agranulären Subregion finden sich bei vielen Autoren Hinweise auf Schwierigkeiten —, während sich bereits bei einer ausschließlich cyto- und myeloarchitektonischen begründeten Homologisierung der Grundfelder (26, 29) große Schwierigkeiten ergeben. Detaillierte Unter-

---

[535]) Diese Untergliederung von Rose steht in gutem Einklang mit unserer Aussage über eine zunehmende laminäre Differenzierung. Auch bei der entorhinalen Rinde gab es Hinweise dafür, daß die Möglichkeit der zunehmenden arealen Differenzierung im wesentlichen auf einer progressiven laminären Differenzierung basierte (s. 8.11.1.4.).

[536]) Auch bei den Untersuchungen über die Felder bei der Katze durch Gurewitsch u. Chatschaturian (1928) ist das Feld 29 kleiner als das Feld 26. Feld 30 ist hingegen bei diesen Autoren sehr groß und nimmt den ganzen hinteren Gyrus cinguli ein.

[537]) Beim Igel ist dieser hippocampusnahe Abschnitt kleinzelliger als der der agranulären Rinde benachbarte.

[538]) Eine weitere Möglichkeit war beim Vergleich mit der entorhinalen Rinde diskutiert worden (s. Fußnote 534).

suchungen mit anderen Methoden (Histochemie, Faserverbindungen), die diese Grundgliederung absichern könnten, stehen noch aus. — Sowohl aus der laminären als auch aus der arealen Differenzierung ergeben sich aber Hinweise darauf, daß die retrospleniale Rinde bei den Primaten — auch den höheren, einschließlich des Menschen — eher progressiv als regressiv ist. Anhaltspunkte für die von BRODMANN und ROSE vermutete hochgradige Rückbildung dieser Region haben wir nicht finden können. Eine klare Entscheidung wird aber erst durch exakte Messungen und einen allometrischen Vergleich der Meßergebnisse zu erreichen sein.

8.13.2. Die Regio retrosplenialis des Menschen

Wichtige Beiträge zur Charakterisierung und/oder Gliederung der retrosplenialen Rinde des Menschen haben BRODMANN (1909), ECONOMO u. KOSKINAS (1925) und ROSE (1928a) vorgelegt. Bei CAMPBELL (1905) ist die retrospleniale Rinde in einem größeren Komplex (Limbic C) enthalten, bei C. u. O. VOGT (1919) entspricht der Komplex wahrscheinlich den Feldern λ 1 bis λ 5 (Abb. 383a).

BRODMANN (1908a, 1909) hat die retrospleniale Region des Menschen in drei Felder (26, 29 und 30) gegliedert und die Lage dieser Felder dargestellt (Abb. 6). Die Felder, die überwiegend im Sulcus corporis callosi verborgen sind, sind von BRODMANN in seiner Rindenkarte vergleichsweise zu breit eingezeichnet worden, um ihre Lage überhaupt darstellen zu können. Im Feld 26 sind die Schichten nach BRODMANN stark verkümmert; im Feld 29 hat eine einseitige Entwicklung der inneren Körnerschicht unter gleichzeitiger Rückbildung der darüberliegenden Zellschichten stattgefunden; im Feld 30 ist im Gegensatz dazu die innere Körnerschicht rückgebildet, während die Nachbarschichten relativ stark ausgebildet sind. Eine nähere Beschreibung der Felder gibt BRODMANN beim Menschen aber nicht.

Eine sehr detaillierte Darstellung der retrosplenialen Rinde des Menschen haben ECONOMO u. KOSKINAS (1925) vorgelegt. Die von ihnen abgegliederten Felder LE_2, LE_1 und LD (Abb. 8) identifizieren wir mit den Feldern 26, 29 und 30 von BRODMANN, so daß hier eine weitgehende Übereinstimmung besteht[539]). — ECONOMO u. KOSKINAS geben reichlich Daten über Schichtenbreiten, Zelldichten und Zellgrößen in den einzelnen Feldern und Schichten, wobei sie grundsätzlich von der Sechsschichtung von BRODMANN ausgehen. Einzelheiten hierzu müssen dem Original entnommen werden.

Die *Area retrosplenialis agranularis (LD)* nimmt einen schmalen Streifen ein, der nur etwa 2 mm breit, aber etwa 6 cm lang ist (Abb. 8). Im Rindenquerschnitt fällt das Feld besonders dadurch auf, daß es zwischen zwei granulären Gebieten eingekeilt ist, von denen das innere durch die granuläre (granulöse) retrospleniale Rinde gebildet wird. Die Schichtung der Area LD ist nach ECONOMO u. KOSKINAS nicht gut ausgeprägt. Die III soll breit und gut entwickelt sein, die IV (innere Körnerschicht) hingegen fehlen. Ganz agranulär soll die Rinde aber nicht sein, weil von beiden Nachbarfeldern aus schmale Körnerzüge in sie hineingehen sollen. Die V soll absolut und relativ außerordentlich breit sein und sich in einen zellkleineren und dichteren Teil Va und einen lichteren, zellgrößeren und zellärmeren Teil Vb untergliedern lassen, unseren Unterschichten 6a und b entsprechend. Die Schicht VI (unsere 7) wird als nicht sehr zelldicht beschrieben.

---

[539]) Abweichend hiervon identifizieren ECONOMO u. KOSKINAS ihre $LE_1 + LE_2$ mit dem Feld 29 von BRODMANN und nehmen an, daß das Feld 26 ihrer LF_1 entspricht, d. h. einem Teil unseres Hippocampus supracommissuralis. Unsere abweichende Auffassung ist weiter vorn (s. S. 762) näher begründet worden.

ECONOMO u. KOSKINAS sprechen die Area LD als heterotypische isogenetische Rinde an.

Die in Richtung zum Fundus des Sulcus corporis callosi liegenden Felder sind nach ECONOMO u. KOSKINAS nicht nur granulär, sondern granulös (Koniocortex) und werden zusammen als Formatio retrosplenialis *granulosa* bezeichnet. In ihnen soll die Körnerschicht nicht nur der IV., sondern auch den tiefen Teilen der III. Schicht entsprechen. Diese Schicht soll insofern einen eigentümlichen Eindruck machen, als sie besonders wohlgeordnet aussieht und die Zellen schön rund und nur wenig mit anderen Zellen durchmischt sind. ECONOMO u. KOSKINAS unterscheiden zwei Felder.

Die *Area retrosplenialis granulosa superior* (LE_1) hat über der Körnerschicht noch eine Schicht III (unsere 2), die nach ECONOMO u. KOSKINAS aus phalanxartig geordneten kleinen Pyramidenzellen besteht. Die Zellen stehen ziemlich dicht und haben gleiche Größe. An der Grenze zur Molekularschicht fallen dunkel gefärbte Pyramiden auf, die stellenweise zur Haufenbildung neigen. Nach ECONOMO u. KOSKINAS handelt es sich hierbei möglicherweise um jene Zellen, die von CAJAL als Sternzellen bezeichnet wurden. Die Schicht V ist außerordentlich breit und zeigt eine Aufhellung beider Grenzzonen, unseren Schichten 5 und 6b entsprechend. Wie die Area LD wird auch LE_1 als heterotypische isogenetische Rinde angesprochen.

Die *Area retrosplenialis granulosa inferior* (LE_2) liegt in der Tiefe des Sulcus corporis callosi und hat keine oberflächliche Pyramidenzellschicht, sondern die Körnerschicht liegt unmittelbar unter der Molekularschicht. Die Schicht V ist zellärmer, aber großzelliger als in LE_1. Von ECONOMO u. KOSKINAS besonders hervorgehoben wird ein sehr heller Streifen unterhalb der Körnerschicht (unsere 5); auch der helle tiefe Streifen (unsere 6b) ist deutlich. Das Feld LE_2 wird als heterotypischer Cortex, Koniocortex und allogenetischer Cortex angesprochen.

ROSE (1928a) hat in seine breite, vergleichend-anatomische Untersuchung auch den Menschen einbezogen und unterscheidet neben einem agranulären Feld noch drei granuläre Felder (Abb. 426, 427). Im Sinne seines Holocortex 5-stratificatus faßt er in allen Feldern die äußeren Zellschichten II—IV (unseren Schichten 2—4 entsprechend) zusammen, selbst wenn eine deutliche Differenzierung zu erkennen ist. Im agranulären Feld (*Area retrosplenialis agranularis, RSag*) unterscheidet ROSE im äußeren Zellband zwei Unterschichten, von denen die äußere aus Körnerzellen und kleinen Pyramiden bestehen soll, die innere aus kleinen und mittelgroßen Pyramiden. Bezüglich der fehlenden IV und der Untergliederung der V stimmt ROSE mit ECONOMO u. KOSKINAS überein. — Myeloarchitektonisch ist das agranuläre Feld im Sinne von O. VOGT supraradiär. Die Molekularschicht ist bedeutend ärmer an Markfasern als in den granulären Feldern (Abb. 427).

In der Tiefe des Sulcus corporis callosi liegt die *Area retrosplenialis granularis medialis* (*RSg* α), deren Beschreibung deutlich an jene für das Feld LE_2 von

---

Legende zu den nachfolgenden Abbildungen

Abb. 426—427. Frontalschnitte durch die über dem Balkensplenium gelegene Regio retrosplenialis des Menschen (aus ROSE, 1928a). *cc* Corpus callosum, *G.fasc.* Gyrus fasciolaris, *Isoc* Isocortex, *RSag* Area retrosplenialis agranularis, *RSg* α, β und γ Area retrosplenialis granularis medialis, intermedia und lateralis, *tt* Taenia tecta (= Hippocampus supracommissuralis). *I—VII* bzw. *1—7* Schichten nach ROSE, die unseren Schichten (nach CAJAL, 1924) wahrscheinlich wie folgt entsprechen: I—IV identisch mit 1—4, Va oberflächlich = 5, Va tief und Vb = 6, VI = 7, VII von CAJAL nicht als eigene Schicht benannt. Abb. 426: Zellbild, 30 × vergrößert. Abb. 427: Faserbild, 23 × vergrößert

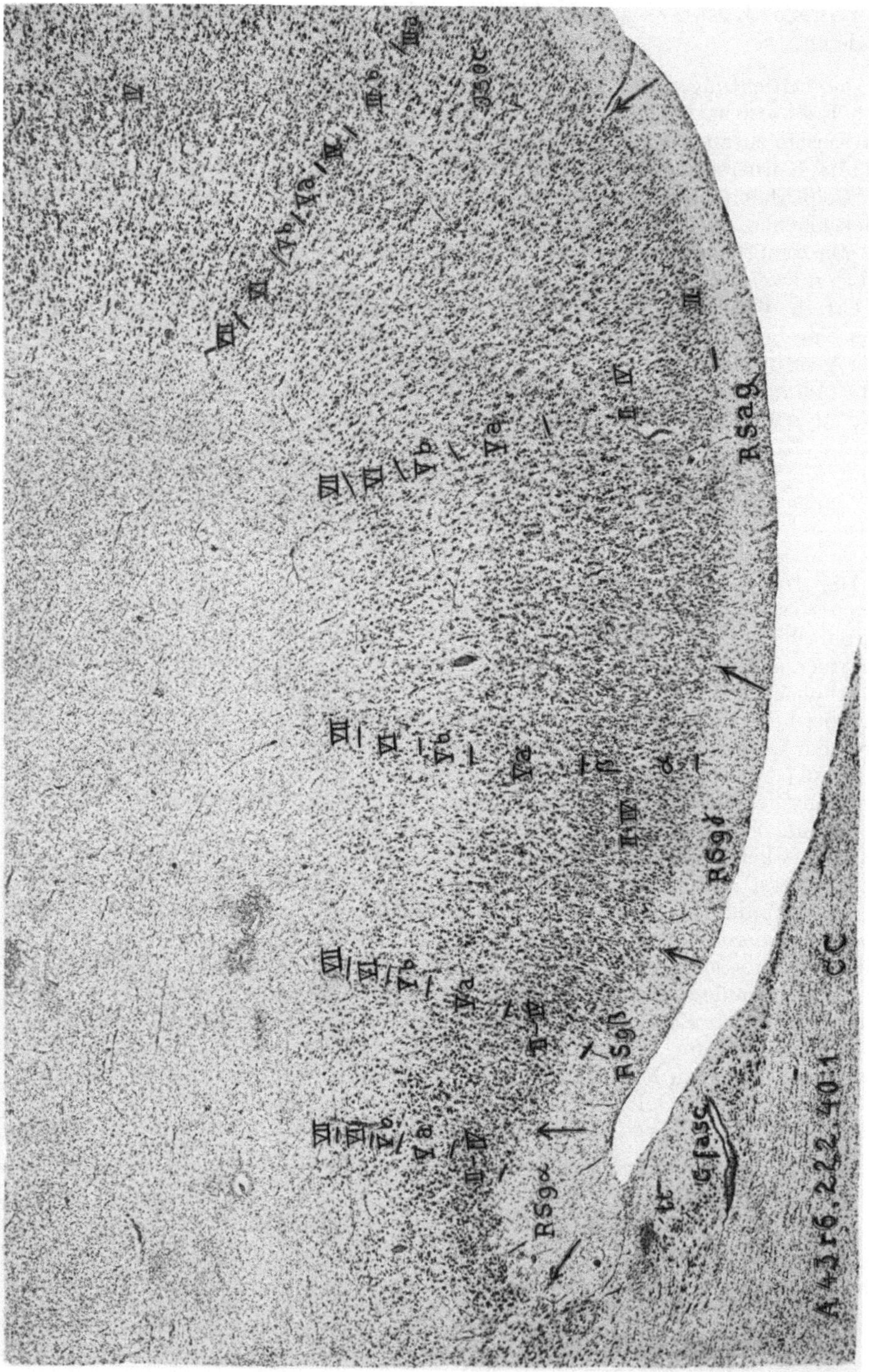

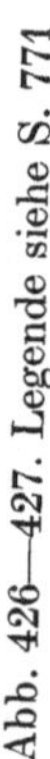

Abb. 426—427. Legende siehe S. 771

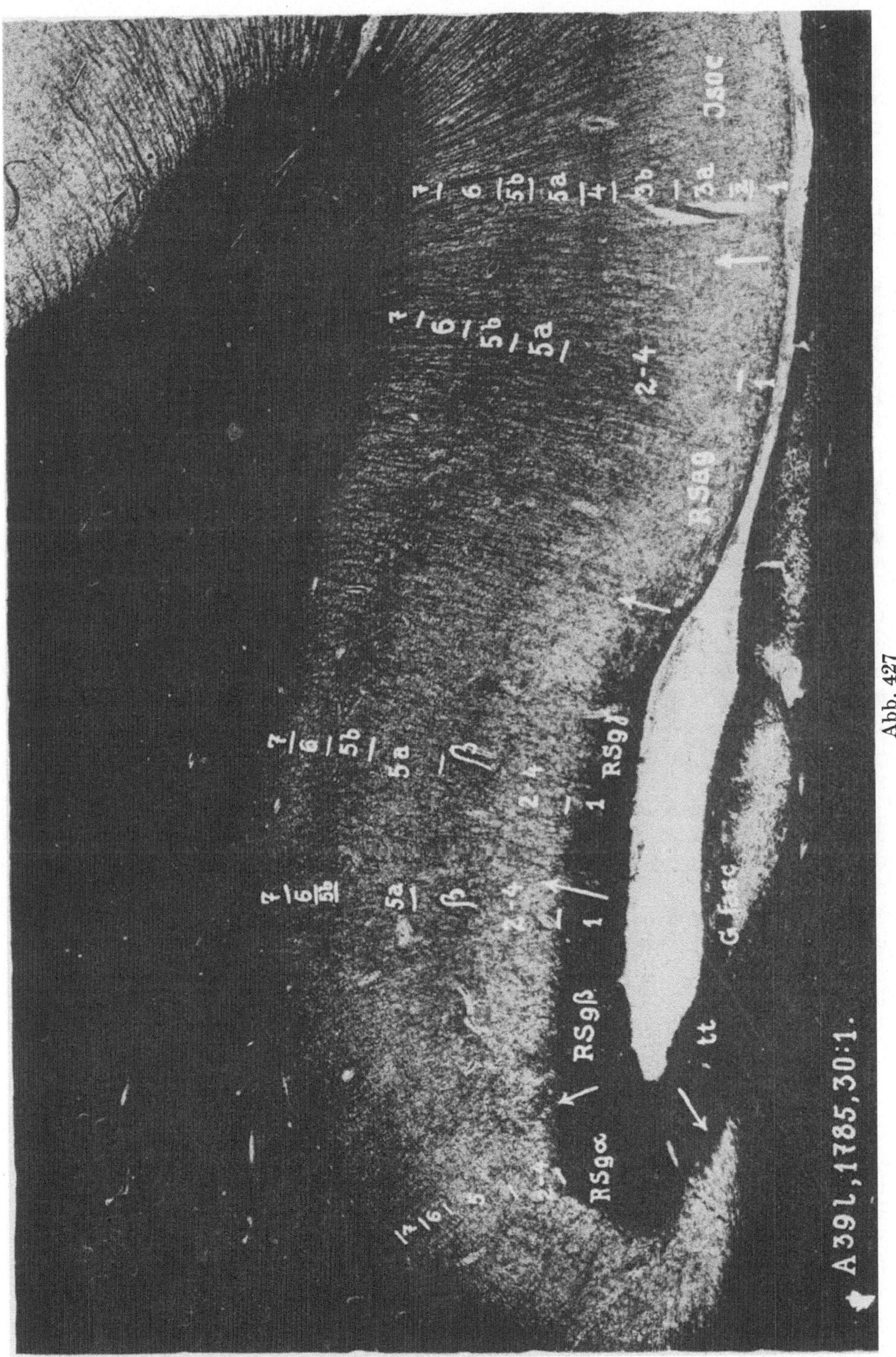

Abb. 427

ECONOMO u. KOSKINAS anklingt. Für die Körnerzone beschreibt ROSE jedoch auch eine beträchtliche Menge von kleinen Pyramidenzellen, die mit den Körnerzellen vermengt sind. Auch in der *Area retrosplenialis granularis intermedia (RSg β)*, die bedeutend breiter ist als die RSg α, sollen die Pyramidenzellen noch über den ganzen Querschnitt der Körnerschicht verteilt sein, während sie in der *Area retrosplenialis granularis lateralis (RSg γ)* in einer äußeren Unterschicht getrennt von den tieferen Körnern liegen sollen, nach ROSE ähnlich wie beim Kaninchen. Hierin finden sich deutliche Übereinstimmungen mit der Beschreibung von ECONOMO u. KOSKINAS (1925) für das Feld LE_1.

Es ergeben sich deutliche Hinweise dafür, daß 1. die agranulären Felder bei ECONOMO u. KOSKINAS (1925) und ROSE (1928a) einander entsprechen, 2. das Feld LE_2 von ECONOMO u. KOSKINAS mit dem Feld RSg α von ROSE identisch ist und 3. das Feld LE_1 mit dem Feld RSg γ. Es ist wahrscheinlich, daß sich diese drei Felder in der genannten Reihenfolge auch mit den Feldern 30, 26 und 29 von BRODMANN identifizieren lassen, obwohl bezüglich des Feldes 26 Unsicherheiten bestehen, weil BRODMANN mit 26 offensichtlich recht unterschiedliche Gebiete, bzw. Komplexe bezeichnet hat. Es erscheint deswegen am sinnvollsten, den granulären Komplex nicht weiter zu untergliedern. Dem Gesamtkomplex würde sich auch das Feld RSg β von ROSE, welches zwischen den beiden erwähnten granulären Stufen liegt und weder von BRODMANN noch von ECONOMO u. KOSKINAS abgegliedert wurde, zwanglos einfügen.

Dies gilt auch für die unterhalb des Balkenspleniums liegenden granulären Gebiete, die von BECK (1940) besonders abgegrenzt wurden. Das dem Praesubiculum benachbarte Gebiet 26 (in Abb. 425) hat in seinen äußeren Schichten Ähnlichkeit mit dem Feld 26 (Fehlen der zweiten Schicht, d. h. Fehlen größerer supragranulärer Zellen), in seinen tieferen Schichten hingegen mit dem benachbarten Feld 29 (größere Breite und bessere Ausbildung dieser Schichten). Auch hier kann die Schwierigkeit der Trennung durch einen gemeinsamen Typus umgangen werden.

Sowohl der granuläre als auch der agranuläre retrospleniale Komplex des Menschen haben mit den entsprechenden Komplexen der tierischen Primaten und der niederen Säuger so viele topographische und strukturelle Gemeinsamkeiten, daß eine Homologisierung dieser Komplexe gewagt werden sollte. Dies ist eine Voraussetzung für den Versuch, die bei Labortieren gewonnenen Ergebnisse für den Menschen nutzbar zu machen.

Abschließend soll noch einmal erwähnt werden, daß wir keine sicheren Anhaltspunkte für die von BRODMANN (1909) und ROSE (1928a) behauptete hochgradige Rückbildung der retrosplenialen Rinde des Menschen finden konnten.

8.13.3. Angioarchitektonik

Angaben zur Angioarchitektonik der retrosplenialen Rinde liegen offenbar nur von PFEIFER (1940, *Macaca*) vor. PFEIFER hat die Terminologie von ECONOMO u. KOSKINAS (1925, Mensch) übernommen, hat aber offensichtlich deren Art der Bezeichnungsweise mißverstanden. Er bezeichnet die in der dorsalen Wand des Sulcus corporis callosi liegenden Felder vom Furchengrund aus beginnend als LF_2, LF_1 und LE_1 (Abb. 428). Die LF-Felder liegen nach ECONOMO u. KOSKINAS aber dem Balken auf, also in der gegenüberliegenden Wand der Furche, und gehören nach den Abbildungen von ECONOMO u. KOSKINAS (Tafel LI) eindeutig zum supracommissuralen Hippocampus. Der Vergleich der angioarchitektonischen Darstellung von PFEIFER (Abb. 428, *Macaca*) mit unserer cytoarchitektonischen (Abb. 423 von der verwandten Art *Cercopithecus*) macht wahrscheinlich, daß LF_2 von PFEIFER dem Feld 26 entspricht (LE_2 bei ECONOMO u. KOSKINAS), LF_1 dem Feld 29 (LE_1) und LE_1 dem Feld 30 (LD). Sicherlich ist aber das Feld LE_1 von PFEIFER ausgedehnter als das Feld 30, welches nach cytoarchitektonischen Merkmalen im Bereich oberhalb des Balkens in der Tiefe des Sulcus corporis callosi verbleibt und nicht, wie bei PFEIFER, auch auf die Medianfläche der Hemisphäre übergeht.

Die nach unserer Auffassung den granulären retrosplenialen Feldern entsprechenden angioarchitektonischen Gebiete (LF_2 und LF_1 bei PFEIFER) sind beide ausgezeichnet durch eine auffällige Capillarverdichtung inmitten eines insgesamt

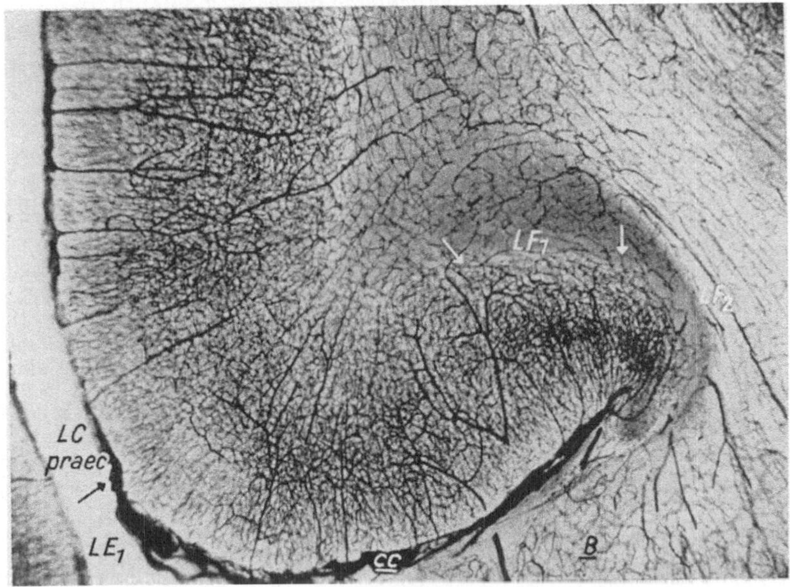

Abb. 428. Angioarchitektonik der retrosplenialen Rinde beim Rhesusaffen (aus PFEIFER, 1940). 20 × vergrößert. Der Vergleich mit Abb. 423 zeigt, daß es sich bei LF_2 wahrscheinlich um Feld 26 handelt, bei LF_1 um Feld 29 und bei dem hellen, direkt an LF_1 anliegenden Abschnitt von LE_1 wahrscheinlich um Feld 30. *B* Balken, *cc* Sulcus corporis callosi, *LC praec* Area angioarchitectonica limbica praecunei von PFEIFER

sehr schmalen Rindenbandes. — LF_1 (wahrscheinlich Feld 29) stellt angioarchitektonisch eine schmale dichte Rinde dar, die angedeutet dreischichtig ist. Die Capillardichte hat ihren deutlichen Schwerpunkt in der mittleren Schicht, sicherlich der Körnerschicht entsprechend. In dem dem Furchengrund benachbarten Feld LF_2 (wahrscheinlich Feld 26) wird das ganze Rindenband durch zunehmende Verschmälerung der hellen Oberschicht und auch der etwas dunkleren tiefen Schicht noch schmaler. Die mittlere Schicht, die schließlich allein übrigbleibt, zeigt eine wesentliche Capillarverdichtung und ist sehr dunkel. — LE_1 entspricht sicherlich in jenen Teilen, die in der Abb. 428 an LF_1 angrenzen, dem cytoarchitektonischen Feld 30. Die Angioarchitektonik beschreibt PFEIFER wie folgt: „Rinde von relativ geringer Breite mit heller, schmaler Oberschicht, breiterer, recht gut durchbluteter Mittelschicht und einer ebenso breiten, locker durchbluteten Unterschicht, die sich allmählich ins Mark verliert. Kennzeichnend für das Feld sind Geweihvenen in beträchtlicher Zahl“ (PFEIFER, 1940, S. 180). Eines dieser geweihartig verzweigten Gefäße ist in der Abb. 428 deutlich zu erkennen. Diese Art von Gefäßen soll für dieses Feld charakteristisch sein und am entsprechenden Ort auch beim Menschen vorkommen.

8.13.4. Histochemie, Chemoarchitektonik

Zur Histochemie der retrosplenialen Rinde liegen nur wenige Angaben vor, die sich ausschließlich auf deren *granuläre* Subregion zu beziehen scheinen. Etwas ausführlicher berichten hierüber FRIEDE (1960a, b, SDH, Meerschweinchen) und GENESER-JENSEN u. BLACKSTAD (1971, AChE, Meerschweinchen). Weitere Arbeiten, in denen Hinweise auf die Histochemie dieser Region enthalten sind, sind von PAASONEN *et al.* (1957, 5-Hydroxytryptamin, Hund); GEREBTZOFF (1959, 1960, AChE, Ratte); FELGENHAUER u. STAMMLER (1962, Dehydrogenasen, Diaphorasen, Meerschweinchen); HASHIMOTO *et al.* (1962, MAO, Kaninchen); FRIEDE (1966a, NAD-Diaphorase, Mensch); LEWIS u. SHUTE (1967, ChE, Ratte); ISHII u. FRIEDE (1967, AChE, NAD-Diaphorase, Mensch); LABEDSKY u. LIERSE (1968, SDH, Maus) und HAUG (1973, Zink nach der Sulfid-Silber-Methode, Ratte). ISHII u. FRIEDE erwähnen noch Messungen von OKINAKA *et al.* (1961) über den AChE-Gehalt der retrosplenialen Region des Menschen.

Nach PAASONEN *et al.* (1957) wurden in der retrosplenialen Rinde des Hundes nur sehr geringe Mengen von 5-Hydroxytryptamin festgestellt, ebenso wie in den vorderen cingulären Gebieten. Nach FELGENHAUER u. STAMMLER (1962) zeigen bei Untersuchung von Dehydrogenasen und Diaphorasen beim Meerschweinchen die Schichten zwei, drei und fünf eine mittlere Aktivität. — HASHIMOTO *et al.* (1962) erwähnen für das Meerschweinchen eine starke MAO-Aktivität in der retrosplenialen Rinde. — Nach FRIEDE (1966a) stimmt in der retrosplenialen Rinde des Menschen die Zone höchster NAD-Diaphorase-Aktivität mit der Schicht der höchsten Zelldichte (Körnerschicht) überein. — HAUG (1973) fand mit der Sulfid-Silber-Methode ein scharf begrenztes retrospleniales Gebiet mit deutlicher laminärer Verteilung der Niederschläge, geht auf diese Befunde jedoch nicht näher ein. — Etwas ausführlichere Angaben liegen über SDH und AChE vor.

SDH: FRIEDE (1960a, b) beschreibt für die SDH-Aktivität der Regio retrosplenialis (Area 29 oder Area retrolimbica) des Meerschweinchens (Rindenkarte in Abb. 23) ein typisches laminäres Muster mit drei Bändern starker Aktivität, die durch Zonen schwächerer Aktivität voneinander getrennt sind (Abb. 429). Die breite Molekularschicht zeigt in ihrer oberflächlichen Zone eine starke Aktivität, die in der tieferen Zone deutlich abnimmt. Zweite und dritte Schicht sind verschmolzen und zeigen eine starke Aktivität im Neuropil; die Zellkörper sind nicht erkennbar. In der vierten Schicht ist die Aktivität geringer und einige Zellkörper werden sichtbar. Die fünfte Schicht ist nach FRIEDE geteilt und zeigt im äußeren Teil starke Aktivität im Neuropil, aber schwächere im Neuropil des tieferen Teils (unseren Unterschichten 6a und b entsprechend?). Im Neuropil der sechsten Schicht (unsere Schicht 7?) nimmt die SDH ab und es werden dort Zellkörper mit geringer SDH gefunden. — LABEDSKY u. LIERSE (1968) berichten über eine mittlere SDH-Aktivität in den Schichten 2—4 sowohl in der granulären als auch in der agranulären retrosplenialen Rinde.

AChE: GEREBTZOFF (1960) erwähnt, daß bei der Ratte die AChE-Aktivität im ganzen Gyrus cinguli im Vergleich mit jener des Isocortex stärker sei. Dies gilt auch für die retrospleniale Region. In allen diesen Feldern soll die Aktivität wie folgt verteilt sein: hoch in I, praktisch null in II, wieder hoch in III, sehr niedrig in IV und mittelmäßig in V und VI (Schichtenzählung wie im Isocortex).

Auch LEWIS u. SHUTE (1967) beschreiben für die retrospleniale Rinde prominente Bänder von ChE in den Schichten I und III. In diesen Bändern sollen Fasern endigen, die aus dem Nucleus anterior dorsalis des Thalamus kommen.

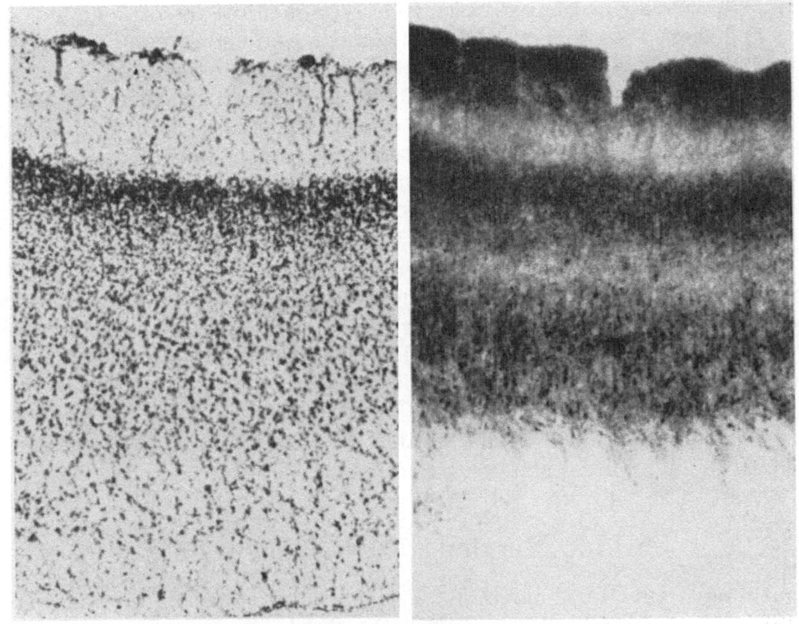

Abb. 429

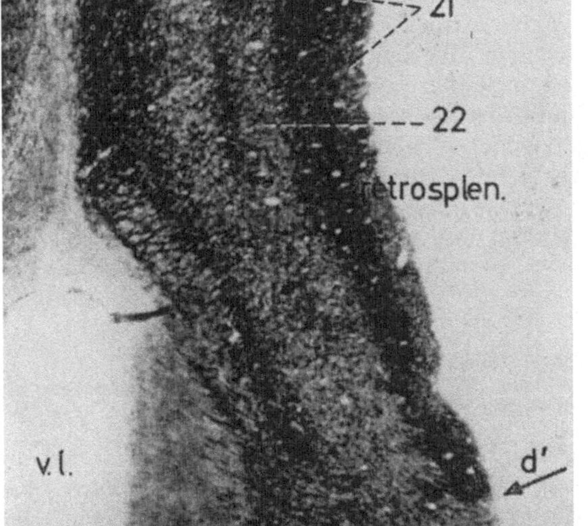

Abb. 430

Abb. 429—430. Histochemische Reaktionen der retrosplenialen Rinde des Meerschweinchens. Abb. 429: Succinat-Dehydrogenase (SDH) (aus FRIEDE, 1960b). Links zum Vergleich das Zellbild. Abb. 430: Acetylcholinesterase (AChE) (aus GENESER-JENSEN u. BLACKSTAD, 1971). Horizontalschnitt, 29 × vergrößert. *d'* Grenze zwischen retrosplenialer Rinde (retrosplen.) und Subiculum (sub.), *v.l.* Seitenventrikel. *21* entspricht der Schicht 1, *22* der Schicht 2 (und schließt wahrscheinlich auch die Schicht 3 ein). Der dunkle mittlere Streifen entspricht sicherlich dem dichten Plexus (CAJAL, 1893b, 1924) der Schicht 4

Geneser-Jensen u. Blackstad (1971) erwähnen die retrospleniale Rinde des Meerschweinchens vor allem im Vergleich zum Praesubiculum, und stellen fest, daß sie ein ganz anderes laminäres Muster hat. Die ganze erste Schicht (21 in Abb. 430) ist dunkel, im Unterschied zum Praesubiculum, wo nur der tiefe Teil dunkel ist. Diese Färbung setzt sich nicht in die zweite Schicht (22 in Abb. 430) fort.

Auch in den tieferen Teilen der Retrosplenialis ist die Schichtung anders als im Praesubiculum, wird aber von Geneser-Jensen u. Blackstad nicht näher erörtert. Wir wollen die von Geneser-Jensen u. Blackstad gegebenen Abbildungen interpretieren, ohne jedoch für die Identität der Schichten garantieren zu können. Nach unserer Auffassung könnte die Zone 22 in der Abb. 430 auch die Schicht 3 einschließen. Darunter folgt eine dunklere Zone, bei der es sich möglicherweise um die vierte (plexiforme) Schicht von Cajal handelt, dann wieder eine breitere helle Zone (mögliche Schichten 5 und 6) und schließlich eine breitere Zone (Schicht 7 und weiße Substanz), die nicht ganz einheitlich ist.

Insgesamt reichen die vorliegenden histochemischen Befunde nicht aus, um zu Fragen der laminären und/oder arealen Gliederung der retrosplenialen Rinde bereits begründet Stellung nehmen zu können.

8.13.5. Morphologie der Bauelemente

Untersuchungen zur Morphologie der Bauelemente (Golgi-Material) liegen offenbar nur von Cajal (1893b, 1924) vor[540]. Die Beschreibungen von Cajal beziehen sich auf die *granuläre* Formation des Kaninchens, für die er (1924) auch in Golgi-Untersuchungen die von Brodmann beschriebenen regionalen Unterschiede bestätigt. Bei der Maus (Abb. 439) fand Cajal die gleichen Schichten und Zellelemente, aber weniger deutlich differenziert. Golgi-Untersuchungen über die agranuläre Formation fehlen noch; desgleichen fehlen Untersuchungen über die retrospleniale Rinde der höheren Primaten und des Menschen und schließlich jegliche Art ergänzender elektronenmikroskopischer Untersuchungen, die über den Feinbau dieser Rinde Aufschluß geben könnten.

In der früheren laminären Gliederung von Cajal (1893b) sind die Schichten 2 und 5 der späteren Gliederung (1924) noch nicht als eigenständige Schichten aufgefaßt worden, so daß Cajal in dieser früheren Arbeit insgesamt nur fünf Schichten unterschieden hat.

(1) Stratum moleculare

Molekulare Zone (Cajal, 1893b), plexiforme Zone (Cajal, 1924). In der Architektonik zumeist Lamina zonalis; myeloarchitektonisch mit deutlicher Unterscheidung von Sublamina supratangentialis und Sublamina tangentialis.

Die Molekularschicht ist von außergewöhnlicher Dicke und enthält in der retrosplenialen Rinde viel mehr Nervenzellen, als in anderen Teilen der Hirnrinde. Diese Zellen sind von Cajal (1893b) besonders ausführlich beschrieben worden (Abb. 437, 438). Die Molekularschicht enthält weiterhin einen sehr dichten und komplizierten Plexus (A in Abb. 433), in dem terminale Nervenaufzweigungen enthalten sind, die aus exogenen, bis in die erste Schicht vordringenden Fasern hervorgehen. Cajal (1893b) teilt die Molekularschicht in zwei Unterzonen, eine äußere und eine innere, die den Unterschichten der Myeloarchitektonik entsprechen dürften.

Die *äußere Unterzone* enthält zahlreiche verzweigte Fasern, die einen dichten Filz bilden, in dessen Maschen sich einige Golgi II-Zellen finden (a in Abb. 431).

---

[540]) Einige Hinweise auf die postnatale Entwicklung des Golgi-Bildes finden sich bei Chevreau u. Marty (1962).

Diese Zellen sind sternförmig und liegen unregelmäßig verteilt; ihre protoplasmatischen Ausläufer teilen sich wiederholt und haben ein zackiges, unregelmäßiges Aussehen, das sich von dem der spindelförmigen Zellen stark abhebt. Das horizontal verlaufende Axon bildet nach kurzem Verlauf verwickelte Endaufzweigungen, deren varicöse Zweige die Grenzen der Molekularschicht niemals überschreiten. Bei Kaninchen, Ratte und Meerschweinchen ist diese Unterschicht nahezu frei von markhaltigen Fasern. Auch die in der tieferen Unterschicht häufigen spindelförmigen und multipolaren Horizontalzellen finden sich hier selten.

Die *tiefere, innere Unterzone* enthält reichlicher horizontale Zellen vom spindelförmigen (Abb. 437) und multipolaren Typ (Abb. 438). Ihre dickeren protoplasmatischen Ausläufer und ihre polaren Äste sind von großer Länge und haben die bemerkenswerte Eigenschaft, sehr feine Fasern nach Art der Kollateralen zu entsenden, die — horizontal verlaufend — sich rechtwinklig verzweigen und alle Eigenschaften von Axonen haben. In der inneren Unterzone enden viele aufsteigende Fasern unter Bildung sehr dichter Geflechte um die dort liegenden Zellen. Weiterhin kommen viele horizontal verlaufende Fasern vor, die dicke, markhaltige Hüllen haben. — 1924 beschrieb CAJAL noch dicke spindelförmige horizontale Zellen, deren horizontal verlaufende *Axone* über beträchtliche Strecken verfolgt werden konnten. Während ihres Verlaufs geben sie zahlreiche, sich in der ersten Schicht verzweigende Kollateralen ab.

(2) Stratum stellare

Zone der sternförmigen Zellen (CAJAL, 1924).

Die Zellen (B in Abb. 433 u. 434; a in Abb. 435; d in Abb. 439) stehen dichtgedrängt in unregelmäßigen Reihen (B in Abb. 432). Sie sind dreieckig, polygonal oder auch sternförmig und heben sich durch ihre besondere Größe von den Zellen der dritten Schicht ab. Die robusten Zellen sind deutlich verschieden von den an gleicher Stelle liegenden kleinen Pyramiden anderer Rindengegenden (Isocortex). Von den in allen Richtungen ausgehenden Dendriten verzweigen sich die aufsteigenden in der ganzen Dicke der Molekularschicht. Das verhältnismäßig dicke Axon geht von der tiefen Seite des Zellkörpers aus und gibt bei seinem Durchgang durch die vierte Schicht Kollateralen ab. Es läßt sich in günstigen Fällen bis in die weiße Substanz verfolgen, so daß die sternförmigen Zellen wahrscheinlich zu den langaxonigen Zellen gehören. — Neben den großen Zellen gibt es kleinere, die auch dünnere Dendriten haben (C in Abb. 434). Bezüglich des Axonverlaufs verhalten sie sich den großen Zellen entsprechend.

(3) Stratum granulare

Zone der senkrechten, spindelförmigen Zellen (CAJAL, 1893b), Zone der vertikalen Spindelzellen (CAJAL, 1924).

Diese Schicht besteht aus einer Zone kleiner Zellen, die in drei oder vier unregelmäßigen Lagen angeordnet sind. Die Zellen (d in Abb. 431; E in Abb. 434; b, c in Abb. 435; a, b in Abb. 439) zeichnen sich durch einen eiförmigen, senkrecht verlängerten Körper aus, von dessen Polen zwei protoplasmatische Ausläufer abgehen: ein aufsteigender, welcher sich in der Molekularschicht verzweigt und ein absteigender, der beim Erreichen der vierten Schicht mit drei oder vier Ästen eine waagerechte Verzweigung bildet. — Das Axon ist außerordentlich fein und entspringt in ziemlicher Entfernung vom Zellkörper aus dem absteigenden Dendritenstamm. Es kreuzt die vierte Schicht, in der es zwei oder drei Kollateralen

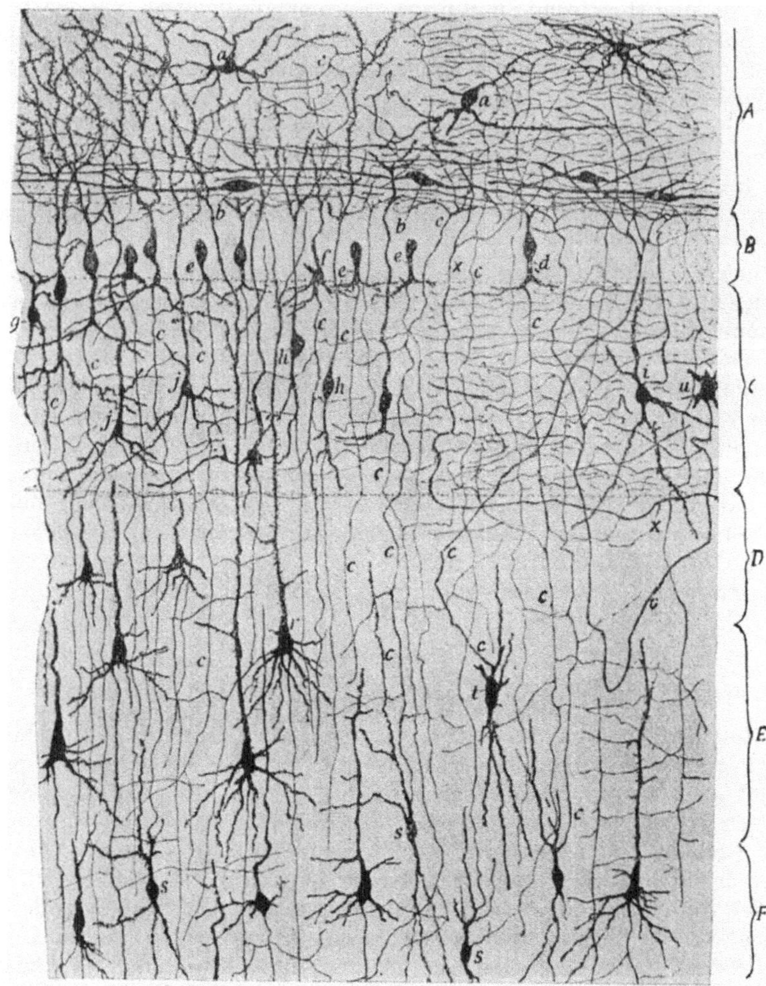

Abb. 431

Abb. 431—436. Zell- und Fasertypen aus der retrosplenialen Rinde des Kaninchens (aus CAJAL, 1924). Die Schichten entsprechen unserer Numerierung wie folgt: A bzw. I = 1, B bzw. II = 2, C bzw. III = 3, C′ bzw. C¹ bzw. IV = 4, D bzw. V = 5, E = 6, F = 7

Abb. 431: 8 Tage altes Kaninchen; Golgi-Methode. Diese Abbildung wurde bereits 1893 b veröffentlicht und enthält noch nicht die später abgegrenzte Schicht 2. Dementsprechend weichen die Schichtenbezeichnungen wie folgt ab: B = 3, C = 4. Die übrigen Buchstaben wie oben. *a* sternförmige Zellen der Molekularschicht, *b* spindelförmige Horizontalzellen der Molekularschicht, *c* Axone, *d* vertikale Spindelzellen der dritten Schicht, *e* birnenförmige Körperchen (= frühe Entwicklungsstufen der vertikalen Spindelzellen?), *f*, *j* kleine Pyramiden, *g*, *i*, *u* Zellen mit aufsteigenden Axonen, *h* vertikale Spindelzellen der vierten Schicht, *r* Riesenpyramide der sechsten Schicht, *s*, *t* Zellen mit aufsteigenden Axonen der Schichten 6 und 7

abgibt, und steigt bis zum unteren Drittel der Rinde ab. Nach CAJAL (1924) konnte das Axon manchmal bis in die weiße Substanz verfolgt werden. Es handelt sich also zweifellos um ein langes Axon, das dem kleiner Pyramiden in anderen Hirngegenden ähnelt. — Die beschriebenen Zellen ähneln weder hinsichtlich ihrer

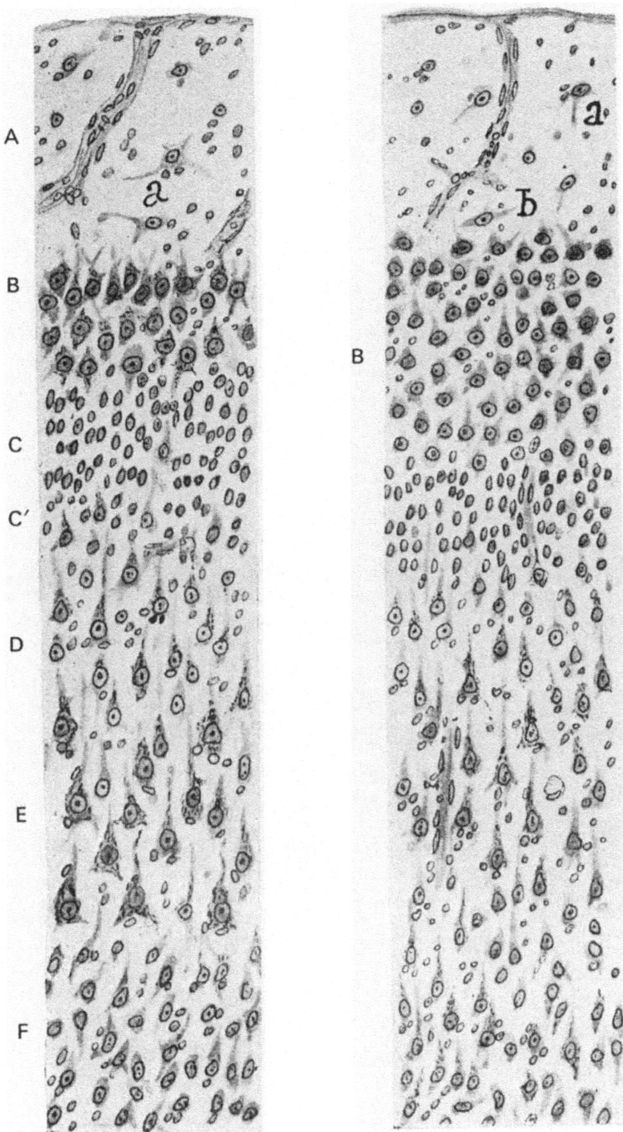

Abb. 432: Zellbilder aus zwei verschiedenen Unterfeldern der granulären retrosplenialen Rinde; links 29d, rechts 29f von CAJAL mit sehr breiter zweiter Schicht

Gestalt noch im Verhalten ihres Axons den echten Körnern der Schicht IV des Isocortex.

Unter den vertikalen Spindelzellen fand CAJAL (1893b) bei jüngeren Kaninchen mitunter solche, denen die aufsteigenden Verzweigungen fehlen (e in Abb. 431), und die den Spongioblasten der Netzhaut ähneln. Bei mehr als 25 Tage alten Tieren konnten sie hingegen nicht mehr gefunden werden (CAJAL, 1924), so daß sie als frühe Entwicklungsstufe des zweipoligen Typs aufzufassen sind.

Die dritte Schicht wird von zahlreichen perforierenden, für die Molekularschicht bestimmten Fasern und Bündeln durchzogen, sowie von den aufsteigenden

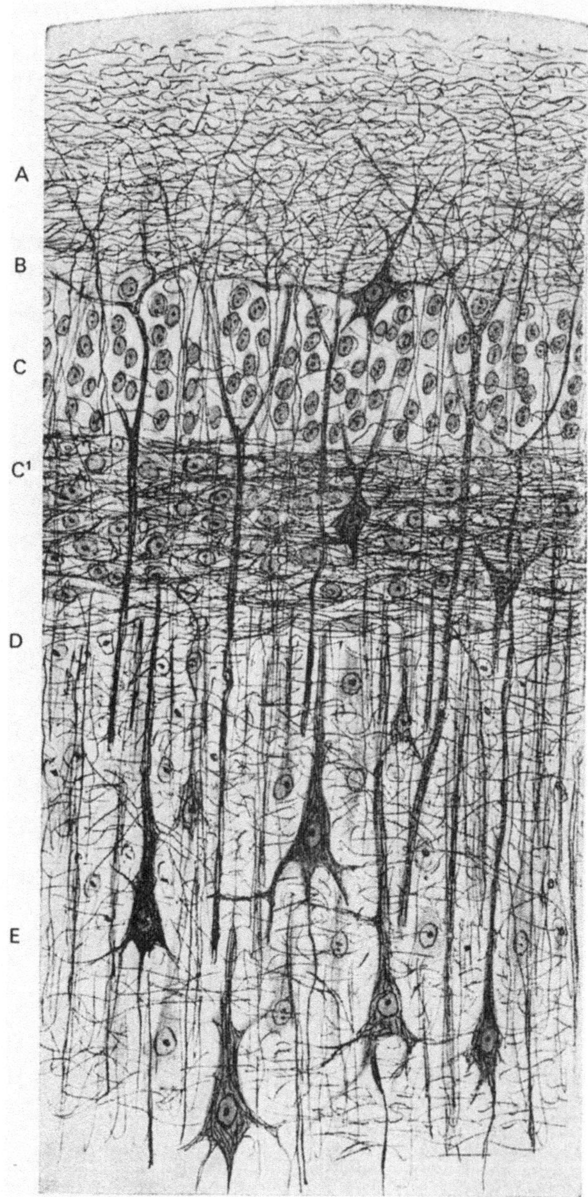

Abb. 433: Silberimprägnation des Unterfeldes 29c von CAJAL, den sehr reichen Plexus der vierten Schicht (C^1) zeigend. (Sammellegende der Abb. 431—436 auf S. 780)

Dendriten tieferer Schichten und den absteigenden Axonen der sternförmigen Zellen der zweiten Schicht.

(4) Stratum plexiforme

Schicht der mittleren markhaltigen Fasern (CAJAL, 1893b), plexiforme tiefe Zone (CAJAL, 1924). Mit myelo- und fibrilloarchitektonischen Methoden vielfach als äußerer Baillarger-Streifen beschrieben.

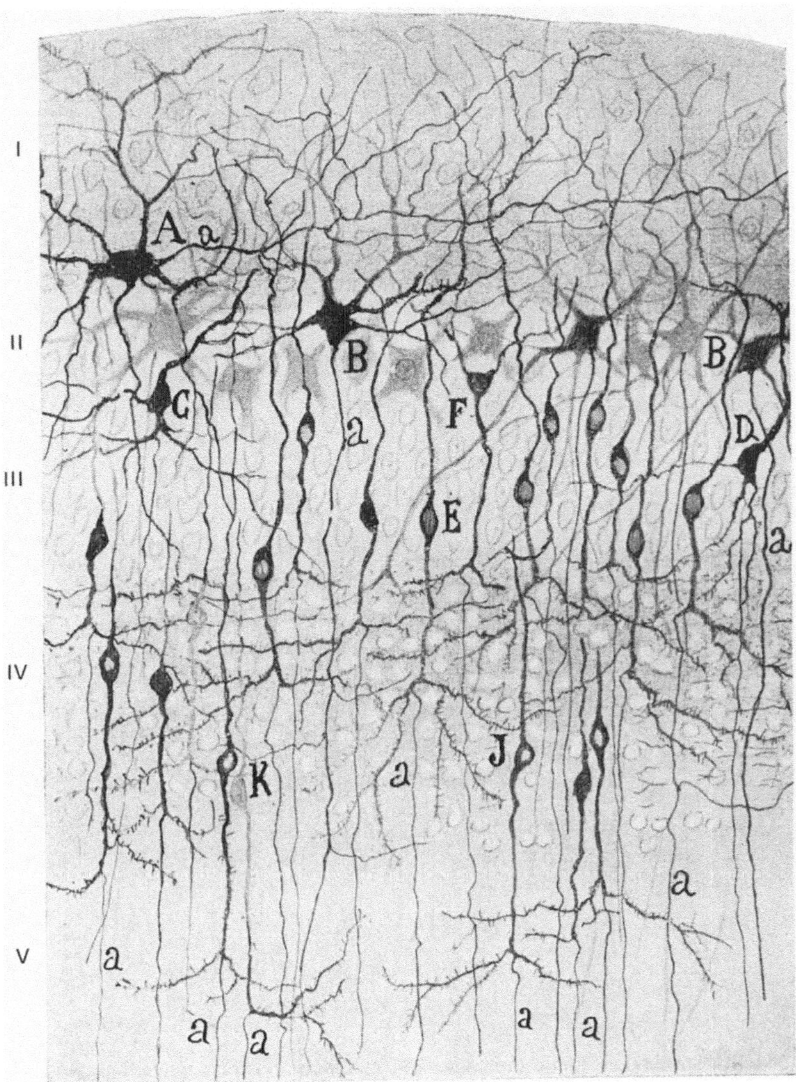

Abb. 434: Unterfeld 29c des 25 Tage alten Kaninchens; Golgi-Methode. *a* Axon, *A* großes Neuron der Molekularschicht mit horizontal liegendem Axon, *B* Sternzelle (Schicht 2), *E* vertikale Spindelzelle der dritten und *J* der vierten Schicht. Weitere Hinweise im Text

Diese Schicht hebt sich durch einen Plexus dicht gedrängter Fasern deutlich von den Nachbarschichten ab (C^1 in Abb. 433; D in Abb. 439). Neben den bevorzugt horizontal verlaufenden Fasern enthält sie eine beträchtliche Anzahl kleiner *Zellen*. Die am häufigsten vorkommenden Zellen sind kleine spindelförmige Elemente (J in Abb. 434; d in Abb. 435; c in Abb. 439), die jenen der Schicht 3 ähnlich sind. Daneben beschrieb CAJAL noch: 1. Kleine Pyramiden (j in Abb. 431), die sich ebenso verhalten wie die entsprechenden Zellen im Isocortex. 2. Größere dreieckige oder spindelförmige Elemente mit aufsteigenden Axonen (i in Abb. 431), die weit verzweigt in der Molekularschicht endigen. Vor dem Verlassen der vierten

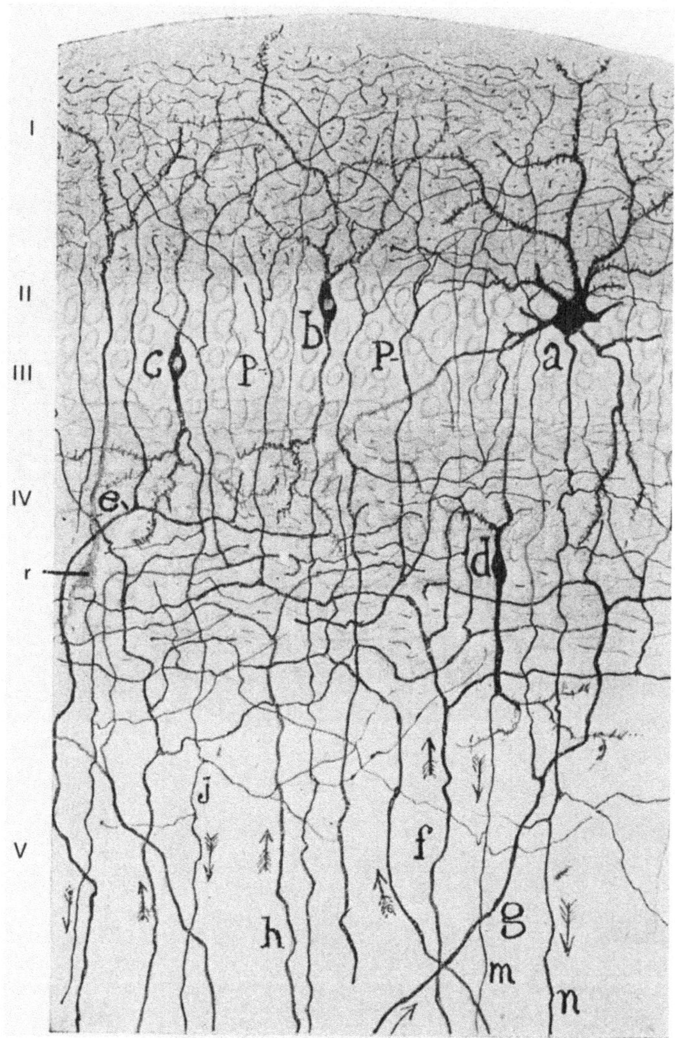

Abb. 435: Schnitt aus der dem Thalamus zugewandten Fläche der retrosplenialen Rinde („Regio suprathalamica“ von CAJAL). *a* Sternzelle der zweiten Schicht, deren Axon Kollateralen in die Schichten 4 und 5 abgibt, *b*, *c* vertikale Spindelzellen der dritten Schicht, *d* vertikale Spindelzelle der vierten Schicht, *e*, *f*, *g*, *h* exogene Fasern, die auf die beiden plexiformen Schichten 1 und 4 verteilt sind, *p* perforierende Fasern exogenen Ursprungs, die zur ersten Schicht gehen. (Sammellegende der Abb. 431—436 auf S. 780)

Schicht geben ihre Axone immer einige Kollateralen ab, die horizontal verlaufen und sich verzweigen. 3. Große dreieckige oder sternförmige Zellen, deren Axone zuerst nach unten oder mehr oder weniger waagerecht verlaufen, bevor sie schließlich aufsteigen (u in Abb. 431). Die starken Axone geben in der vierten Schicht eine große Zahl kräftiger Kollateralen ab. Ihre ausgedehnten terminalen Verzweigungen finden sich vor allem in der tiefen Zone der Molekularschicht.

Die am zahlreichsten vorkommenden kleinen spindelförmigen Zellen lassen sich morphologisch nur schwer von jenen der dritten Schicht trennen, so daß

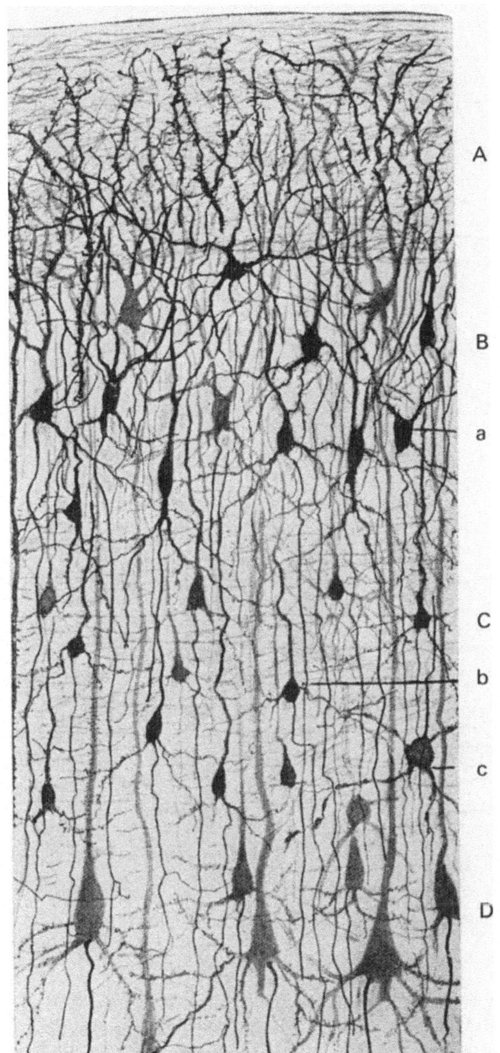

Abb. 436: Frontalschnitt durch das Unterfeld 29f. Beachtenswert sind 1. die Dicke der zweiten Schicht (B), in der hier auch große und mittelgroße Pyramiden enthalten sind, und 2. die Umwandlung der vertikalen Spindelzellen (C) in kleine Pyramiden

besonders im Nissl-Bild die Schichten 3 und 4 nicht klar unterscheidbar sind. Im Golgi-Bild gibt es aber — abgesehen von der Morphologie der sonst noch vorkommenden Neurone — ein besonderes Merkmal, welches der vierten Schicht ein eigentümliches Aussehen verleiht und in dem sie sich ganz deutlich von der dritten Schicht unterscheidet. Die vierte Schicht stellt nämlich dasjenige Gebiet dar, in dem allein die unteren terminalen Büsche sämtlicher spindelartiger Zellen der Schichten 3 und 4 sowie die starken und divergierenden absteigenden Dendriten der sternförmigen Zellen der Schicht 2 zusammenlaufen (Abb. 435, 439). Alle diese Dendriten erzeugen einen äußerst verwickelten horizontalen Plexus, der die kleinen, spindelförmigen Zellen umgibt. Zu diesem protoplasmatischen Plexus gehen zahlreiche Nervenfasern.

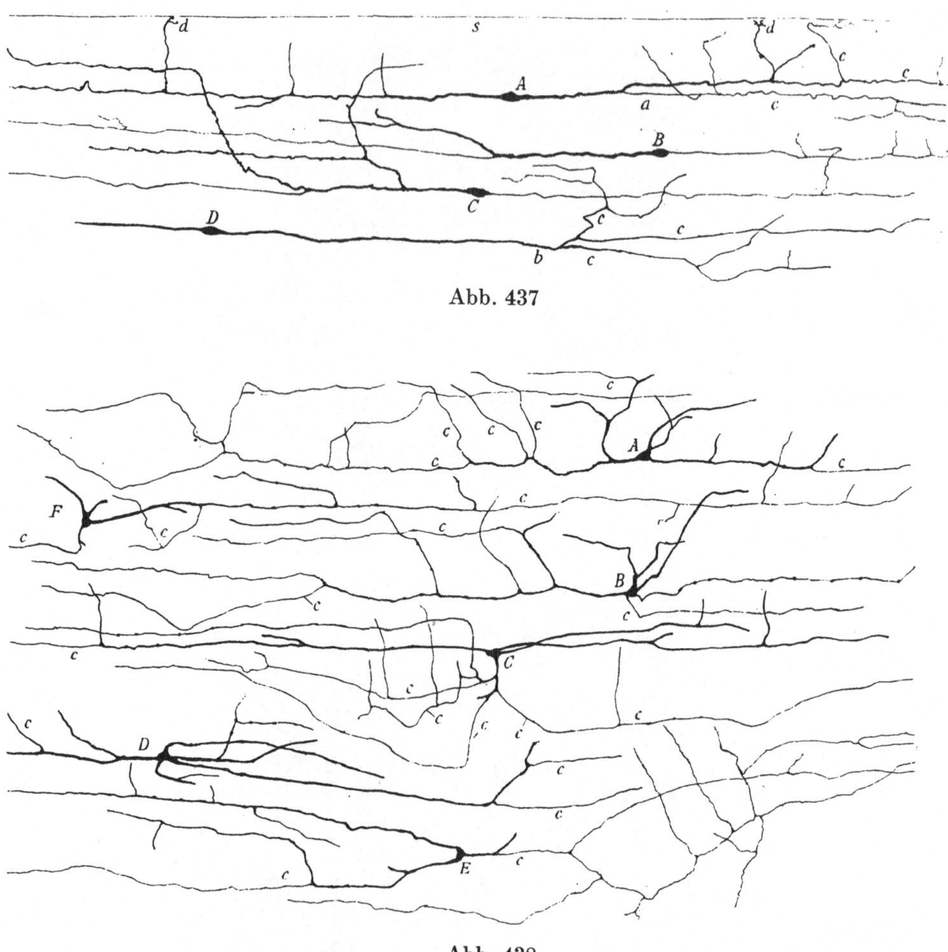

Abb. 437—438. Horizontalzellen aus der Molekularschicht des 8 Tage alten Kaninchens (aus CAJAL, 1893b). Golgi-Methode. *A—F* Zellen, deren polare Fortsätze nach und nach das Aussehen von Axonen annehmen, *c* Ausläufer, die deutliche Merkmale von Axonen aufweisen. Es ist möglich, daß auch die übrigen Ausläufer, wenn genügend weit verfolgbar, an ihren Enden die gleichen Eigenheiten zeigen würden. Abb. 437: Spindelförmige Horizontalzellen. Abb. 438: Multipolare Horizontalzellen

Die *Fasern* dieser Schicht, darunter viele markhaltige, sind sehr zahlreich (CAJAL, 1893b) und verlaufen überwiegend horizontal. Sie bilden einen dichten fibrillären Plexus, in dessen Lücken die Zellen, wie von einem dichten faserigen Filz umhüllt, liegen. Dieser Plexus besteht nach CAJAL (1893b) aus den Kollateralen endogener Fasern und möglicherweise auch aus den Endverzweigungen von Axonen, die aus tieferen Schichten aufsteigen (s, t in Abb. 431).

Daneben gibt es in großer Zahl aber auch exogene Fasern (CAJAL, 1924), die einen großen Teil der markhaltigen Fasern ausmachen sollen. Eine typische Form (f in Abb. 435) kreuzt als ziemlich dicke Faser aus der weißen Substanz kommend, unverzweigt die tieferen Schichten. An der Grenze zur tiefen plexiformen Schicht (4) verzweigt sie sich mehrfach in mehr oder weniger parallele Kollateralen, die

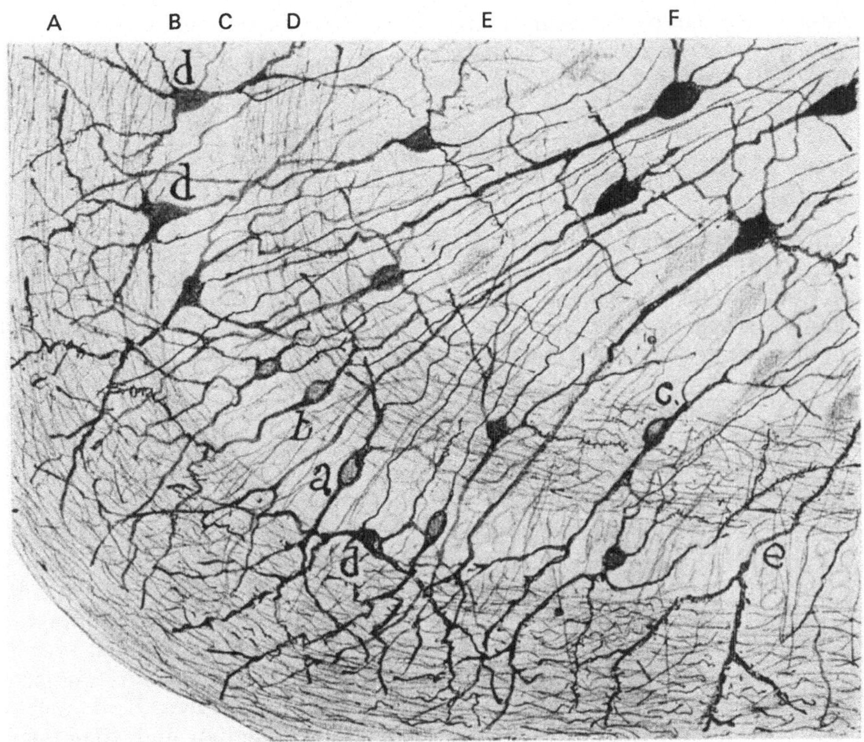

Abb. 439. Zell- und Fasertypen aus der unteren inneren Gegend der retrosplenialen Rinde der Maus (aus CAJAL, 1924). Die Schichten entsprechen unserer Numerierung wie folgt: A = 1, B = 2, C = 3, D = 4, E = 5, F = 6. *a*, *b* vertikale Spindelzellen der dritten Schicht, *c* solche der vierten Schicht, *d* Sternzellen der zweiten Schicht

zum Plexus dieser Schicht beitragen. Davon können aufsteigende Ästchen ausgehen, die sich in der Molekularschicht verzweigen. Eine ähnliche doppelte Verzweigung zeigt die Faser e der Abb. 435, während CAJAL bei den Fasern g und h eine Verzweigung in der Molekularschicht nicht finden konnte. Ein Ursprung dieser Fasern aus dem Cingulum wird diskutiert. Schließlich erwähnt CAJAL noch auf- und absteigende Axone, die die vierte Schicht senkrecht kreuzen.

(5) Stratum mediopyramidale

Schicht der mittelgroßen Pyramiden (CAJAL, 1924).

Wie in der typischen Hirnrinde (Isocortex) liegt über den großen Pyramiden (hier Schicht 6) eine Übergangszone, deren Zellen nach und nach an Größe abnehmen, bis sie den kleinen Pyramiden gleichen. Diese schmale Schicht (D in Abb. 431 u. 433) ist von CAJAL nicht näher beschrieben worden.

(6) Stratum magnopyramidale

Schicht der großen Pyramiden (CAJAL, 1893b), Zone der großen Pyramiden (CAJAL, 1924).

Nach CAJAL (1893b) sind die Zellen in dieser Schicht nicht sehr zahlreich. Sie verhalten sich wie jene der typischen Rinde (Isocortex). Es handelt sich um kräftige ei- oder pyramidenförmige Elemente (r in Abb. 431), deren Stamm in der

Molekularschicht ein protoplasmatisches, stacheliges Endbüschel entwickelt. Das Axon steigt unter Abgabe von Kollateralen in die weiße Substanz ab. Daneben kommen Zellen mit aufsteigenden Axonen vor (s, t in Abb. 431).

(7) Stratum multiforme

Schicht der polymorphen Körperchen (CAJAL, 1893b), Zone der polymorphen Körperchen (CAJAL, 1924).

In dieser Schicht finden sich nach CAJAL zahlreiche kleine Pyramiden, deren periphere Ausläufer die Molekularschicht nicht zu erreichen scheinen. Die Axone steigen in die weiße Substanz ab. Daneben finden sich häufig auch spindelförmige und dreieckige Elemente, unter den spindelförmigen solche mit aufsteigenden Axonen (s in Abb. 431). Die Axone gehen bis in die Molekularschicht, geben Kollateralen aber auch in die tiefe plexiforme Schicht. Hin und wieder kommen auch kurzaxonige Zellen vor.

Inwiefern diese, von CAJAL für die sehr spezifischen Verhältnisse der granulären retrosplenialen Rinde beim Kaninchen beschriebene Golgi-Struktur auch für die höheren Primaten und für den Menschen zutrifft, bleibt abzuwarten. Bei der prinzipiellen Ähnlichkeit des cytoarchitektonischen Bildes (vergl. Abb. 432 mit 423—425) kann aber erwartet werden, daß die wesentlichen Ergebnisse der Golgi-Untersuchungen auch für die höheren Primaten und den Menschen gelten. Gewisse Schwierigkeiten ergeben sich eigentlich nur in bezug auf das supragranuläre Band von Zellen, welches bei diesen höheren Formen regional recht breit und differenziert ist (z. B. in Feld 29 der Abb. 423, 424). Hier erscheint fraglich, ob es in voller Breite aus Sternzellen besteht, oder ob hier in größerer Zahl auch kleinere Zellen, möglicherweise typische Pyramiden, mit enthalten sind. Gehäuft vorkommende Sternzellen und eine entsprechend große Dicke der Schicht der sternförmigen Zellen hat CAJAL (1924) für ein Teilfeld (29f) des Kaninchens beschrieben (Abb. 432, rechts).

8.13.6. Synaptische Organisation

Auf die synaptische Organisation der retrosplenialen Rinde gibt es nur wenige Hinweise. VILLAVERDE (1932a, b) imprägnierte selektiv Fasern, die interhemisphärisch zu sein scheinen und in der Area retrosplenialis agranularis prinzipiell zu den Schichten I und V (unsere 6) gehen (nach BLACKSTAD, 1956). ADEY (1951) fand nach Läsionen in der vorderen cingulären Rinde terminale Degenerationen in der hinteren cingulären Rinde, die beim Kaninchen der granulären retrosplenialen Region entspricht (BRODMANN, 1909; CAJAL, 1924; ROSE, 1931). Die terminalen Degenerationen fanden sich nach ADEY in den Schichten I und IV — letztere entspricht wahrscheinlich unseren Schichten 3/4 nach CAJAL —, nicht hingegen in den „großen Pyramiden“ der Schichten II und III, die wahrscheinlich den Sternzellen von CAJAL (Schicht 2) entsprechen.

Bezüglich dieser laminären Endigungsorte der Fasern wurden die Befunde von ADEY durch LEWIS u. SHUTE (1967, Ratte, AChE) und DOMESICK (1970, 1972, Ratte, Fink-Heimer) bestätigt, nicht hingegen bezüglich ihres Ursprungs. Dieser liegt nach LEWIS u. SHUTE im Nucleus anterior dorsalis des Thalamus (AD), nach DOMESICK auch im Nucleus anterior ventralis (AD + AV). Die Fasern verlaufen durch das Cingulum und gruppieren sich nach DOMESICK (1970) im Bereich des Balkensplenium zu zwei deutlichen Faserschichten, die den von ADEY beschriebenen äußeren und inneren Bahnen entsprechen. In der Molekularschicht sind die Degenerationen im äußeren Viertel besonders dicht. Die hier endigenden Fasern kommen offensichtlich von AV (sie fehlen nach isolierten Läsionen in AD) und die Befunde weisen darauf hin, daß die Projektionen von AV weitgehend auf diesen äußeren Teil der Molekularschicht begrenzt sind[541]), während AD in beiden Degenerationszonen Endverzweigungen hat. DOMESICK nimmt an, daß sich die von AD kommenden Axone stärker verzweigen als die von AV kommenden Axone[542]). Die Zahl der großen AD-Zellen und dementsprechend auch die Degeneration der dicken Fasern im Cingulum ist zahlenmäßig gering, das Endgebiet hingegen ziemlich ausgedehnt.

Die Befunde von ADEY (1951), LEWIS u. SHUTE (1967) und DOMESICK (1972) stehen mit der Art der Aufzweigung, wie sie von CAJAL (1924) für den Haupttyp der exogenen Fasern beschrieben wurde (Abb. 435), in voller Übereinstimmung. Auch von CAJAL war für diese Fasern, die sich sowohl in der vierten, als auch in der ersten Schicht verzweigen sollen, eine Herkunft aus dem Cingulum angenommen worden.

Als postsynaptische Elemente bieten sich in der ersten Schicht die Dendriten der Zellen fast aller tieferen Schichten an, ausgenommen Schicht 7, während in der vierten Schicht sehr spezifisch die basilaren Dendriten der kleinen Zellen der Schichten 3/4 stark überwiegen und hier einen sehr dichten protoplasmatischen Plexus bilden (Abb. 431, 434).

8.13.7. Faserverbindungen, Funktion

Bezüglich der Faserverbindungen bestehen in jeder Hinsicht so enge Verquickungen der retrosplenialen Rinden mit jenen der übrigen Gebiete des Gyrus cinguli, daß es unzweckmäßig ist, sie getrennt von diesen darzustellen. Eine gemeinsame Erörterung findet sich im Abschnitt 8.14.7. Entsprechendes gilt für die funktionellen Probleme (Kapitel 9.).

8.14. Regio cingularis periarchicorticalis

Diese Region bildet den vorderen Abschnitt der periarchicorticalen Rinden, die hier den vorderen Hippocampus supracommissuralis und den Hippocampus praecommissuralis begleiten und alle Lage- und Formveränderungen dieser Strukturen mitmachen (hierzu 8.10. und Abb. 55—58). Sie liegen dementsprechend dem Balken bis zu dessen Rostrum benachbart, lösen sich dann von ihm und verlaufen in Richtung auf den Ansatz des Pedunculus olfactorius an die Hemisphären.

Die Regio cingularis periarchicorticalis ist Teil eines Gebietes, welches allgemein als vorderer Gyrus cinguli bzw. limbicus bezeichnet wird. Die Gesamtheit der hier liegenden Rinden wurde von BRODMANN (1909) als Regio cingularis be-

---

[541]) Dieser Befund ist von Interesse im Zusammenhang mit Messungen, die FRAHM *et al.* (1975) am vorderen Hauptkern des Thalamus und seinen Teilen durchgeführt haben. FRAHM *et al.* fanden eine Reduktion des AD in der aufsteigenden Primatenreihe und insbesondere beim Menschen, bei gleichzeitiger sehr deutlicher Vergrößerung des AV (APr bei FRAHM *et al.*). Nach den Befunden von DOMESICK wäre dann zu erwarten, daß beim Menschen die Projektionen auf die Molekularschicht stärker werden. Wenn sich dies bestätigt — die Untersuchungen von DOMESICK wurden an Ratten durchgeführt —, würde sich hieraus ein gewisser Widerspruch zur allgemeinen Tendenz ergeben, wonach das Ausmaß der über die Molekularschicht gehenden Zuflüsse bei höheren Arten abgebaut wird. Starke, zur Molekularschicht gehende Afferenzen sind ein Merkmal primitiver Rinden (auch SANIDES, 1972).

[542]) Möglicherweise ist dies nach DOMESICK (1972) der Grund, daß AD gegen retrograde Degenerationen resistenter ist als AV, wie ROSE u. WOOLSEY (1943b, 1948) fanden. Bei AD sind größere Rindenläsionen erforderlich als bei AV, um einen bemerkenswerten Zellverlust zu bekommen.

zeichnet. Nach kurzer Betrachtung der in dieser Region zusammengefaßten Rindenstrukturen kann jedoch sicher gesagt werden, daß sie bei weitem nicht alle dem Periarchicortex zugeordnet werden können, sondern in großen Teilen zu höher strukturierten Rinden (Proisocortex, Isocortex) gehören. Es ist in diesem Fall sinnvoll, primär das gesamte Gebiet in die Erörterungen einzubeziehen und die verschiedenen, für diesen Bereich vorliegenden Gliederungsversuche gegeneinander abzuwägen. Erst dann läßt sich entscheiden, welche von den Gliederungen überhaupt mit der Abgliederung einer Regio periarchicorticalis in Übereinstimmung gebracht werden kann, und welche der diversen Teilgebiete einer Regio cingularis periarchicorticalis zugeordnet werden können.

8.14.1. Vergleichende mikroskopische Anatomie

Eine Regio cingularis findet sich in ihrer spezifischen Ausbildung nur bei den Säugern. Wie bereits mehrfach erwähnt, gibt es eine median gelegene Parahippocampusrinde auch bei den höheren Nichtsäugern (Reptilien, Vögel; Abschnitt 4.1.4. und D_2am in Abb. 47), doch läßt sich diese nicht mit spezifischen Einzelgebieten der Säuger homologisieren. Bei den Säugern (Literaturauswahl nachstehend) wurde eine Regio cingularis stets gefunden.

Säuger, Nichtprimaten: CAJAL (1903, 1911, Maus, Meerschweinchen, Kaninchen); BRODMANN (1909, Igel, Kaninchen, Ziesel, Wickelbär, Flughund); ZUNINO (1909, Kaninchen, Myeloarchitektonik); FLORES (1911, Igel, Myeloarchitektonik); ISENSCHMID (1911, Maus); WINKLER u. POTTER (1911, Kaninchen; 1914, Katze); M. ROSE (1912, kleine Säuger; 1928a, diverse; 1929b, Maus; 1931, Kaninchen); DROOGLEEVER-FORTUYN (1914, Nager); KLEMPIN (1921, Hund); GUREWITSCH u. CHATSCHATURIAN (1928, Katze, Löwe); GUREWITSCH *et al.* (1929, Nager); VILLAVERDE (1932a, b, Nager, Fibrilloarchitektonik); STOFFELS (1939, Kaninchen); J. E. ROSE (1942, Schaf); KRIEG (1946a, b, Ratte); ROSE u. WOOLSEY (1948, Kaninchen, Katze); VAZ FERREIRA (1951, Ratte, Fibrilloarchitektonik); RYZEN u. CAMPBELL (1955, Spitzmaus); KREINER (1962, Hund, Myeloarchitektonik); GEREBTZOFF u. GOFFART (1966, Faultier).

Säuger, Primaten: CAJAL (1903, 1911, Mensch); BRODMANN (1905, 1908a, b, 1909, *Lemur, Hapale = Callithrix, Cercopithecus,* Mensch); MAUSS (1908, *Macaca, Cercopithecus*; 1911, Gibbon, Orang-Utan); O. VOGT (1910b, c, Mensch); C. u. O. VOGT (1919, Mensch); ECONOMO u. KOSKINAS (1925, Mensch); M. ROSE (1928a, *Lemur,* Schimpanse, Mensch); STRASBURGER (1937a, Mensch; 1937b, Schimpanse); BECK (1940, *Aotes, Macaca,* Pavian, Mensch); WALKER (1940, *Macaca*); BONIN (1945, *Galago;* 1951, *Tarsius*); ADEY u. MEYER (1952a, *Macaca*); STEPHAN (1964, Mensch); ROSABAL (1967, *Saimiri*); SANIDES u. KRISHNAMURTI (1967, *Nycticebus* = Plumplori); SANIDES (1970, Mensch); GUBSER (1970/71, *Macaca, Papio, Cercopithecus*); PREOBRASHENSKAJA (1970/71, Mensch).

8.14.1.1. Gliederung und Terminologie

Wesentliche Arbeiten zur Gliederung des vorderen Gyrus cinguli haben BRODMANN (1905, 1908a, b, 1909)[543]), O. VOGT (1910b, c), ECONOMO u. KOSKINAS (1925) und ROSE (1928a) vorgelegt. Der Vergleich dieser Gliederungen (um zu einer möglichst gut fundierten Grundgliederung zu kommen) und die Einordnung der Felder in die periarchicorticalen, proisocorticalen und isocorticalen Grundeinheiten sind sehr schwierig und erfordern eine detailliertere Darstellung.

[543]) Bereits vor BRODMANN weist CAJAL (1903, und später 1911) auf die „Zwischenhemisphärenrinde“ bzw. „Ecorce interhémisphérique“ hin und beschreibt sie in Golgi-Methoden, aber auch in Nissl-Bildern. Daneben erwähnt er rostral ein „Ganglion praecallosum“ („noyau précalleux“), welches bei den Nagern unterhalb und vor dem Balkenknie unmittelbar oberhalb der Bulbi olfactorii liegen soll, und schließlich eine „untere innere Rinde des Stirnlappens“ („écorce inféro-interne du lobe frontal“), die vor dem Septum liegen soll. Ob sich hierunter auch rostrale Gebiete des Gyrus cinguli verbergen ist möglich, aber doch recht ungewiß.

BRODMANN hat alle nicht zur retrosplenialen Rinde gehörenden Felder des Gyrus cinguli in einer cingulären Hauptregion (Regio cingularis) zusammengefaßt, zu der maximal sechs Felder (23, 24, 25, 31, 32 und 33) gehören (Abb. 6 vom Menschen). Davon hat BRODMANN 24, 25, 32 und 33 zu einem vorderen agranulären Komplex (Subregio praecingularis) zusammengefaßt und 23 und 31[544]) zu einem hinteren granulären Komplex. Deutliche Unterschiede zwischen diesen beiden Komplexen bestehen nach BRODMANN allerdings nur bei den Primaten[545]).

Vorkommen und Ausdehnung der Felder sowie ihre Terminologie ergeben sich aus den Untersuchungen von BRODMANN wie folgt:

Subregio praecingularis (agranulär)

Area 24

Gyrus limbicus anterior (1905, *Cercopithecus*), Area limbica anterior ventralis (1908a, Mensch), Area limbica anterior (1908b, Halbaffen), Area cingularis anterior (1909), Area cingularis anterior ventralis (1909, Mensch).

Das Feld 24 wurde von BRODMANN bei allen untersuchten Säugern beschrieben. In einer frühen Untersuchung (1905, *Cercopithecus*) schließt er auch das Feld 25 darin ein, wie aus dem Text der klassischen Monographie (1909, S. 159) hervorgeht[546]). Das Feld 24 liegt im allgemeinen über der vorderen Hälfte des Balkens und umgreift bei höheren Formen auch das Balkenknie. Bei manchen Arten wird es durch andere Felder vom Balken abgedrängt (Area 32 bei Igel und Kaninchen); beim Flughund hat es mit dem Balken keinen Kontakt.

Area 25

Area subgenualis (1908a, Mensch; 1909), Area praegenualis (1908b, Halbaffen).

Dieses ebenfalls konstant auftretende Feld stellt die Verbindung zwischen dem Balkenknie bzw. dem Balkenrostrum und dem Ansatz des Pedunculus olfactorius an die Hemisphären her. Es liegt unmittelbar vor dem Hippocampus praecommissuralis.

Area 32

Gyrus frontalis superior medianus (1905, *Cercopithecus*, hier als Feld 25 bezeichnet), Area praelimbica (1909, *Cercopithecus*), Area limbica anterior dorsalis (1908a, Mensch), Area cingularis anterior dorsalis (1909, Mensch).

Dieses Feld wurde von BRODMANN beim Ziesel nicht gefunden und auch beim Halbaffen nicht genannt. Es liegt im allgemeinen vor den Feldern 24 und 25, teilweise zwischen ihnen (Igel, Kaninchen). Nur beim Flughund wurde es von BRODMANN in zwei Unterfelder (32a und b) gegliedert.

Area 33

Area praegenualis[547]).

Dieses Feld wurde von BRODMANN nur beim Wickelbär und beim Menschen abgegliedert. Es begleitet als schmales Band den vorderen Balken, diesem direkt

[544]) Beim Flughund (*Pteropus*) wird das Feld 31 von BRODMANN allerdings zu den agranulären Gebieten gerechnet.

[545]) Nach W. K. SMITH (1945), der diese Unterschiede bei *Macaca* bestätigt hat, sind sie für den Menschen zuerst von BETZ und für andere Primaten von HAMMARBERG (1895) hervorgehoben worden. Nach KLEMPIN (1921) ist diese Zweiteilung auch beim Hund deutlich. ROSE (1912) konnte in Übereinstimmung mit BRODMANN bei kleinen Säugern (Spitzmaus, Fledermaus) diese Trennung nicht durchführen und auch die Felder 23 und 24 nicht voneinander trennen.

[546]) BRODMANN hatte in dieser frühen Arbeit (1905) das spätere Feld 32 als 25 bezeichnet, dies später (1909) geändert. WALKER (1940) hat für *Macaca* die alte Bezeichnungsweise von BRODMANN übernommen.

[547]) Die gleiche Bezeichnung war 1908b für das Feld 25 der Halbaffen verwendet worden.

anliegend. Beim Menschen reicht es ventral bis zum Balkenrostrum, dorsal aber nur über das vordere Drittel der Balkenlänge. Beim Wickelbär geht es über die Balkenmitte hinaus bis an die retrospleniale Rinde.

Subregio postcingularis (granulär)

Area 23

Gyrus limbicus posterior (1905, *Cercopithecus*), Area limbica posterior ventralis (1908a, Mensch), Area limbica posterior (1908b, Halbaffen), Area cingularis posterior (1909), Area cingularis posterior ventralis (1909, Mensch).

Dieses Feld wurde bei allen untersuchten Säugern beschrieben und liegt balkennah zwischen der Subregio praecingularis und der Regio retrosplenialis, letztere dorsal übergreifend. Beim Wickelbär erreicht es den Balken nicht.

Area 31

Area limbica posterior dorsalis (1908a, Mensch), Area cingularis posterior dorsalis (1909).

Dieses Feld wurde von Brodmann nur beim Flughund *Pteropus* und beim Menschen beschrieben; es liegt dorsal vom Feld 23. Nur bei *Pteropus* ist es von Brodmann in zwei Unterfelder (31a und b) gegliedert worden, von denen 31b teilweise auch dorsal vom Feld 24 liegt.

Parallel zu den cytoarchitektonischen Untersuchungen von Brodmann wurden myeloarchitektonische Studien durchgeführt, die zu ähnlichen Ergebnissen führten. Hierher gehören die Untersuchungen von Mauss (1908, 1911) bei Primaten, Zunino (1909) beim Kaninchen, Flores (1911) beim Igel und Rose (1912) bei kleinen Säugern. Rose hat ebenso wie Winkler u. Potter (1911, 1914) cyto- und myeloarchitektonische Methoden nebeneinander verwendet.

Mauss (1908) hat bei *Macaca* und *Cercopithecus* fünf Felder (23, 24, 31, 32 und 33), beim Gibbon und Orang-Utan (1911) auch die Area 25, also sechs Felder abgegrenzt. Er belegte sie mit gleichen Nummern wie Brodmann. ohne daß die so numerierten Felder miteinander identisch wären. Mit Brodmanns Feldern beim Menschen sind sie etwa wie folgt vergleichbar: 31 von Mauss = 32 von Brodmann und entsprechend 32 = 33, 33 = 25, 25 = 23 und 23 = 31.

Zunino (1909) kommt beim Kaninchen zur gleichen Gliederung wie Brodmann, bezeichnet aber das Feld 23 abweichend als Area limbica *media*. Flores (1911) benutzt beim Igel diesen gleichen Terminus. In seiner Gliederung kommt er zu einem ähnlichen Ergebnis wie Brodmann, doch reicht sein Feld 25 weiter über dem Balken nach caudal bis an das Feld 23 heran, so daß die Felder 32 und 24 den Balken nicht erreichen.

Rose (1912) stellt fest, daß die Gliederung in eine vordere agranuläre und in eine hintere granuläre Rinde bei kleinen Säugern (Spitzmaus, Maulwurf, Fledermaus, Maus, Meerschweinchen) nicht möglich ist und fand bei Fledermaus *(Vespertilio)* und Spitzmaus nur einen gemeinsamen Typ 23 + 24, den er als Area limbica bzw. cingularis communis bezeichnet. Daneben werden in der üblichen Lage noch die Felder 25 und 32 beschrieben. In der Lage der Felder und in ihrer Beziehung zum Balken ergeben sich zwischen den Arten ähnliche Unterschiede wie bei Brodmann.

Weitere Arbeiten, die auf der Gliederung und Terminologie von Brodmann fußen, und in denen ebenfalls in die von ihm beschriebenen, maximal sechs Felder gegliedert wurde, sind u. a. die von Winkler u. Potter (1911, 1914), Klempin (1921), Gurewitsch u. Chatschaturian (1928), Gurewitsch *et al.* (1929), Krieg (1946a, b) und Vaz Ferreira (1951).

Klempin (1921) fand beim Hund alle von Brodmann benannten Felder und konnte sie wie Brodmann in vordere agranuläre (24, 25, 32, 33) und hintere granuläre (23, 31) Felder gliedern. Das Feld 33 bildet er als schmalen, balkennahen Streifen ab, den er mit dem Indusium corporis callosi gleichsetzt. Zusammen mit dem Feld 25 rechnet er ihn zum Allocortex im Sinne von Vogt.

Winkler u. Potter (1911) unterscheiden beim Kaninchen von rostral nach caudal die Felder 32, 24 und 23, wobei 23 anders als bei Brodmann als breites Feld weit nach rostral bis über das Balkenknie geht. Bei der Katze (1914) wird neben einem sehr kleinen Feld 31 (Tafel XII der Originalarbeit) nun auch ein Feld 33 abgegliedert, welches in der Tiefe des Sulcus corporis callosi liegend den Balken begleitet. Es reicht rostral bis um das Balkenknie herum und geht nach caudal bis zum Balkensplenium, wo es dementsprechend die Position unseres retrosplenialen Feldes 26 einnimmt. In dieser weit nach caudal gehenden Ausdehnung unterscheidet sich dieses Feld auch von BRODMANNS Feld 33 beim Wickelbär. WINKLER u. POTTER haben in dieses Feld möglicherweise auch den supracommissuralen Hippocampus einbezogen, doch umfaßt es auf alle Fälle mehr als nur diesen. Rostroventral mögen auch Teile des BRODMANN-Feldes 25 hier einbezogen sein.

Ähnlich wie WINKLER u. POTTER haben auch GUREWITSCH u. CHATSCHATURIAN (1928) bei der Katze ein schmales Feld 33 abgegrenzt, welches den ganzen Balkenrücken begleitet. Beim Löwen wird dieses Feld hingegen nicht erwähnt. — KRIEG (1946a, b) und VAZ FERREIRA (1951) gliedern bei der Ratte in vier Felder (23, 24, 25, 32). KRIEG hat zusätzlich an der Basis des Frontalhirns zwischen den Feldern 8 und 25 noch ein Unterfeld 25a abgegrenzt.

Wenn in allen bisher erörterten Untersuchungen die Befunde dahingehend geprüft werden, welche der genannten Felder als periarchicortical angesprochen werden können, so begegnet man einer verwirrenden Vielfalt. Wenn der Prüfung das Hauptcharakteristikum des Periarchicortex, d. h. seine dem Hippocampus (hier Hippocampus supra- und praecommissuralis) benachbarte Lage zugrundegelegt wird, so ergibt sich, daß praktisch alle Felder, abgesehen vom Feld 31, bei manchen Arten periarchicortical sind, bei anderen nicht. Bald erreichen die Felder den Balken, genauer den Hippocampus anterior, in großer Ausdehnung, bald nur mit einer schmalen Zunge. Die größte Variabilität ergibt sich im Bereich des supracommissuralen Hippocampus, der bei den höheren Formen bis zum Balkenrostrum geht[548]), während dem praecommissuralen Hippocampus recht einheitlich das Feld 25 anliegt.

Diese verwirrende Vielfalt kann kaum mit einer Variabilität zwischen den Arten erklärt werden, sondern hier sind offensichtlich große Unsicherheiten in der Homologisierung der Felder vorhanden. Solche Schwierigkeiten wurden von BRODMANN ausdrücklich anerkannt und wiederholt hervorgehoben.

Unsere bisherigen Ausführungen über die caudalen, dem Hippocampus benachbarten Strukturen haben gezeigt, daß diese bei allen Arten ähnlich gebaut sind und eindeutig miteinander homologisiert werden können. Dies gilt auch für die Nachbargebiete im caudalen Bereich des supracommissuralen Hippocampus, d. h. für die retrospleniale Rinde, und es gibt keinen Grund anzunehmen, daß es für die Nachbargebiete des rostralen supracommissuralen Hippocampus und des präcommissuralen Hippocampus nicht gilt. Wenn dies so ist, können in Nachbarschaft dieser Hippocampusstrukturen homologe Gebiete erwartet werden, und es können nicht die gleichen Felder, die bei manchen Arten dem Balken anliegen — und damit zumindest in den direkt anliegenden Teilen periarchicortical sind —, bei anderen Arten ganz balkenfern liegen. Für die Felder des cingulären Periarchicortex ist damit bei allen Arten eher eine Orientierung in gürtelartige Parallelzonen zu erwarten, wie sie in ähnlicher Weise in der retrosplenialen Rinde auftraten. Diese Erwartung hat sich in den Gliederungen von O. VOGT (1910b, c), ECONOMO u. KOSKINAS (1925), M. ROSE (1928a) und STRASBURGER (1937a) voll bestätigt.

Nach den myeloarchitektonischen Untersuchungen von O. VOGT (1910b, c) liegen beim Menschen die Felder des vorderen Gyrus cinguli in fünf gürtelartigen Zonen um das Balkenknie herum. Diese Gürtel sind sektorartig in Felder untergliedert. Die Gesamtheit dieser Felder (15—32 in Abb. 440) wird als Regio unistri-

---

[548]) Zwischen dem Balkenrostrum und der retrosplenialen Rinde liegen von den von BRODMANN (1909) abgegliederten Feldern dem Balken an: beim Igel die Felder 32, 24, 23, bei Ziesel, *Lemur* und *Cercopithecus* 25, 24, 23, bei Kaninchen und Krallenaffe 25, 32, 24, 23, beim Wickelbär 25, 33, beim Flughund 25, 32, 23 und schließlich beim Menschen 33, 24 und 23.

ata infraradiata[549]) bezeichnet und von innen (balkennah) nach außen (balkenfern) in drei Unterregionen gegliedert: Subregio extrema mit den Feldern 15 und 16, Subregio typica mit zwei Gürteln und den Feldern 17 bis 24 und Subregio medioradiata mit ebenfalls zwei Gürteln und den Feldern 25 bis 32. Das Feld 15 liegt unter dem Balkenknie. Ventral von ihm liegen vor dem Hippocampus praecommissuralis von caudal nach rostral die Felder 14, 13 und 12. Feld 14 wurde von C. u. O. VOGT (1919) in zwei Unterfelder gegliedert (Abb. 450) und zusammen mit dem Feld 13 zum Allocortex gerechnet.

STRASBURGER (1937a) hat die Terminologie von VOGT übernommen und kommt zu einer etwas modifizierten, im wesentlichen aber übereinstimmenden Gliederung.

ECONOMO u. KOSKINAS (1925) kamen in ihren cytoarchitektonischen Untersuchungen zu einer wesentlich geringeren Untergliederung (keine Sektoren), bezüglich der gürtelartigen Zonen aber zu prinzipiell ähnlichen Ergebnissen. Auf den supracommissuralen Hippocampus, der bei ECONOMO u. KOSKINAS rostral durch die Bänder LB_2 und LB_1 vertreten wird (Abb. 8), folgt als erstes nichtarchicorticales Feld die Area LA_3. Sie beginnt wie LB_2 und LB_1 am Balkenrostrum und geht um das Balkenknie herum nach caudal. Sie reicht jedoch nicht bis an die Regio retrosplenialis, sondern wird von dieser durch LC_3 getrennt. Als nächste Stufen folgen im vorderen Gyrus cinguli LA_2 und LA_1 (letztere teilweise im Sulcus cinguli) und im caudalen Gyrus cinguli LC_2. LC_2 erstreckt sich dorsocaudal auch über die agranuläre retrospleniale Rinde (LD) (Abb. 8). Unter dem Balkenrostrum unterscheiden ECONOMO u. KOSKINAS von caudal nach rostral die Felder FN, FM und FL_1, $_2$ und $_3$. Davon liegen FN und FM in Verlängerung des supracommissuralen Hippocampus. Nach den gegebenen Abbildungen handelt es sich bei FN zumindest teilweise um Strukturen des Diagonalen Bandes (Abschnitt 8.6.), bei FM zumindest teilweise um den präcommissuralen Hippocampus.

Die Felder werden bei ECONOMO u. KOSKINAS wie folgt bezeichnet: $FL_{1,2,3}$ = Area parolfactoria (prima, secunda, tertia), FM = Area geniculata, FN = Area praecommissuralis, LA_1 = Area praecingularis, LA_2 = Area cingularis anterior, LA_3 = Area cinguli limitans anterior, LB_1 = Area ultracingularis anterior, LB_2 = Area indusei, LC_2 = Area cingularis posterior ventralis, LC_3 = Area cinguli limitans posterior. Lage der Felder in Abb. 8.

Die von M. ROSE (1928a) beim Menschen abgegliederten gürtelartigen Zonen haben in Lage und Ausdehnung sehr große Ähnlichkeit mit jenen von ECONOMO u. KOSKINAS, klingen aber auch an die Gliederung von O. VOGT an, und zwar dadurch, daß jede Zone sektorartig gegliedert ist. Neben einer balkennahen Regio infraradiata mit drei Zonen (IRa, IRb und IRc) beschreibt ROSE im Übergang zum Isocortex noch je eine Regio medioradiata (MR) und propeeuradiata (letztere im Sulcus cinguli) und unter dem Balkenrostrum eine Regio subgenualis mit zwei Feldern, und zwar Area subgenualis anterior und posterior (Sbga und Sbgp)[550]). In der balkennahen Zone der Regio infraradiata (Area infraradiata ventralis) unterscheidet ROSE vier Sektoren (IRa α—δ) die alle in der Tiefe des Sulcus corporis callosi verborgen liegen und in der Abb. 441 nicht zu erkennen sind. In den beiden äußeren Zonen der infraradiären Region (Area infraradiata intermedia und dorsalis) werden je drei Sektoren (Felder) abgegrenzt (IRb α—γ und IRc α—γ). Insgesamt unterscheidet ROSE in der Regio infraradiata des Menschen zehn Felder, deren Lage sich auch aus den Schnittdiagrammen der Abb. 442 ergibt. Der Übergang in die retrospleniale Rinde liegt beim Menschen ganz in der

[549]) Bei infraradiären Typen hören nach VOGT die aus der Tiefe kommenden Radiärfasern bereits an der Oberfläche der Schicht 5b auf, bei euradiären Typen erst in der dritten Schicht.

[550]) ROSE hat all diese Gebiete mit der retrosplenialen Rinde in einem „Cortex holoprotoptychos quinquestratificatus“ zusammengefaßt, der jedoch umstritten ist (hierzu auch S. 759).

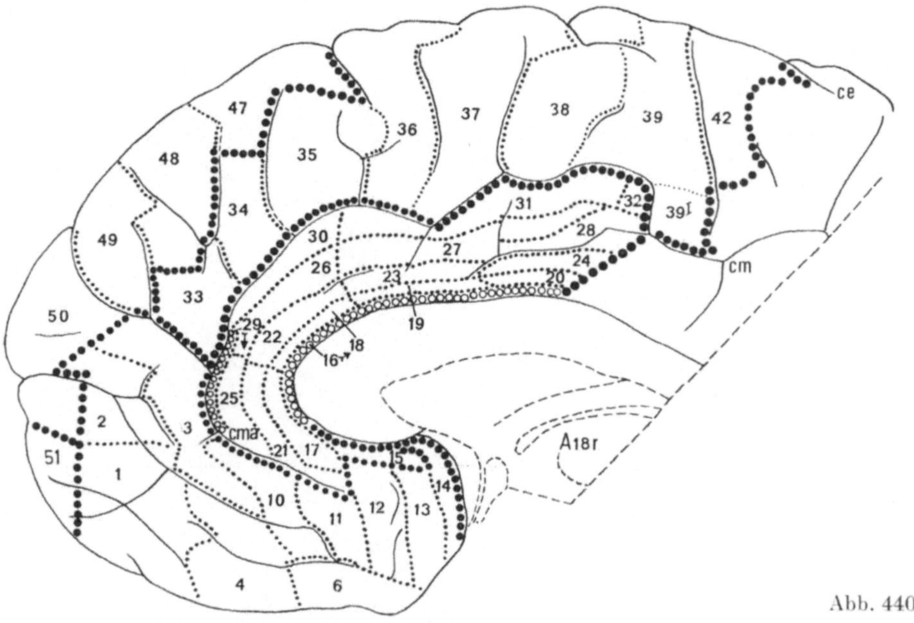

Abb. 440

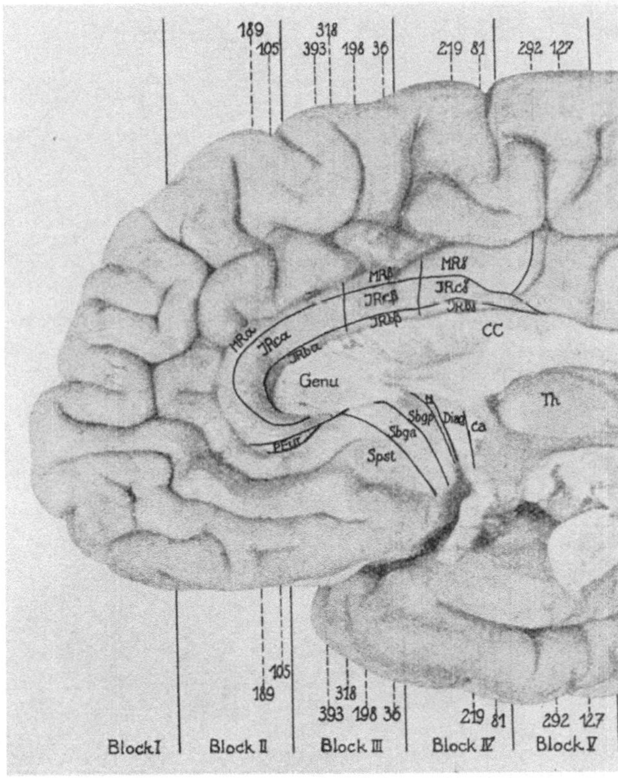

Abb. 441

Abb. 440—441. Areale Gliederungen der vorderen cingulären und subgenualen Rinde des Menschen durch O. Vogt (1910b) und C. u. O. Vogt (1919) (Abb. 440) und M. Rose (1928a) (Abb. 441). Die Block- und Schnittnummern in Abb. 441 zeigen die Lage der in Abb. 442 diagrammatisch dargestellten Schnitte im Gehirn an

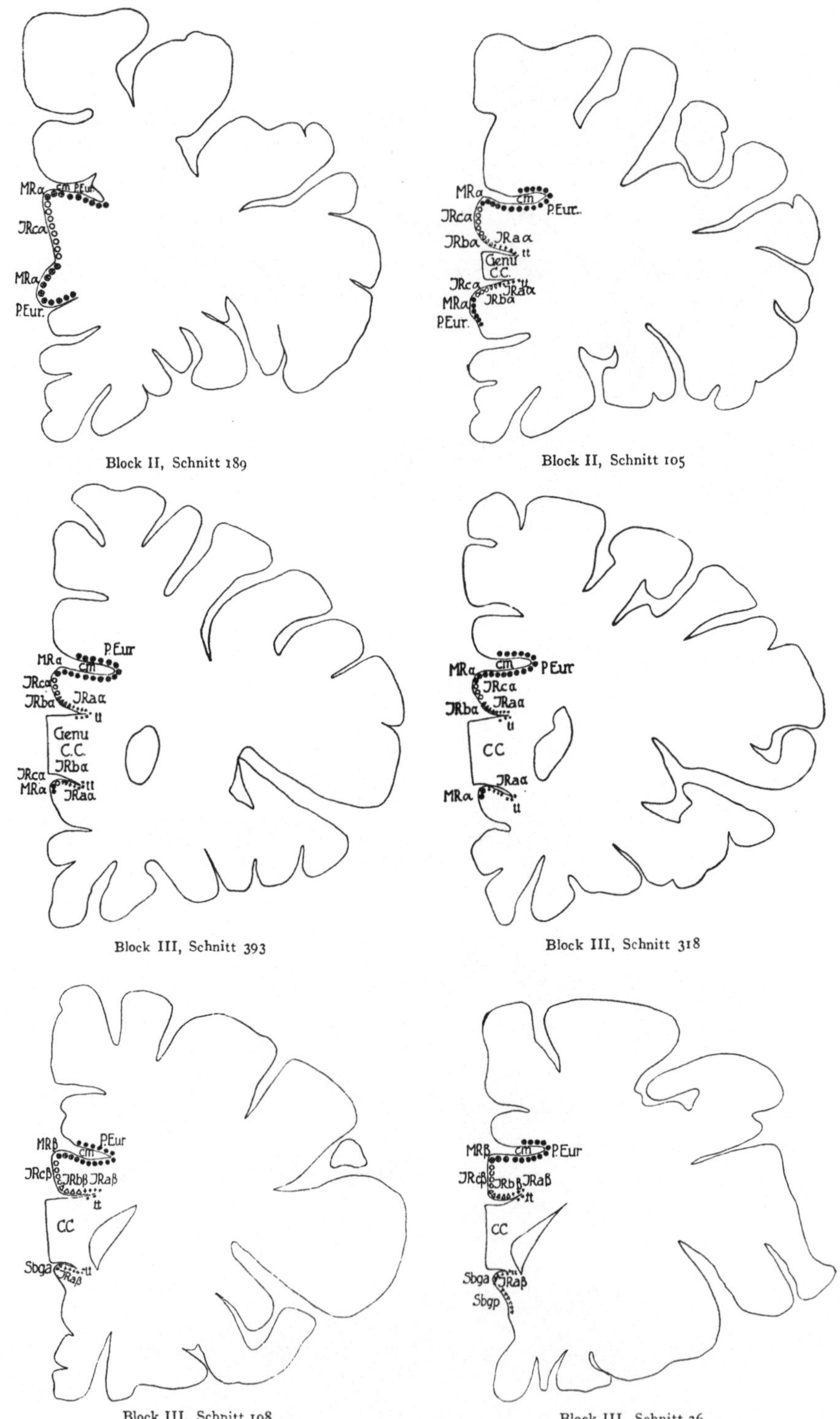

Abb. 442. Schnittdiagramme einer Frontalschnittserie durch die vordere cinguläre und subgenuale Rinde des Menschen (aus M. Rose, 1928a) Die Lage dieser Schnitte im Gehirn ist in Abb. 441 dargestellt

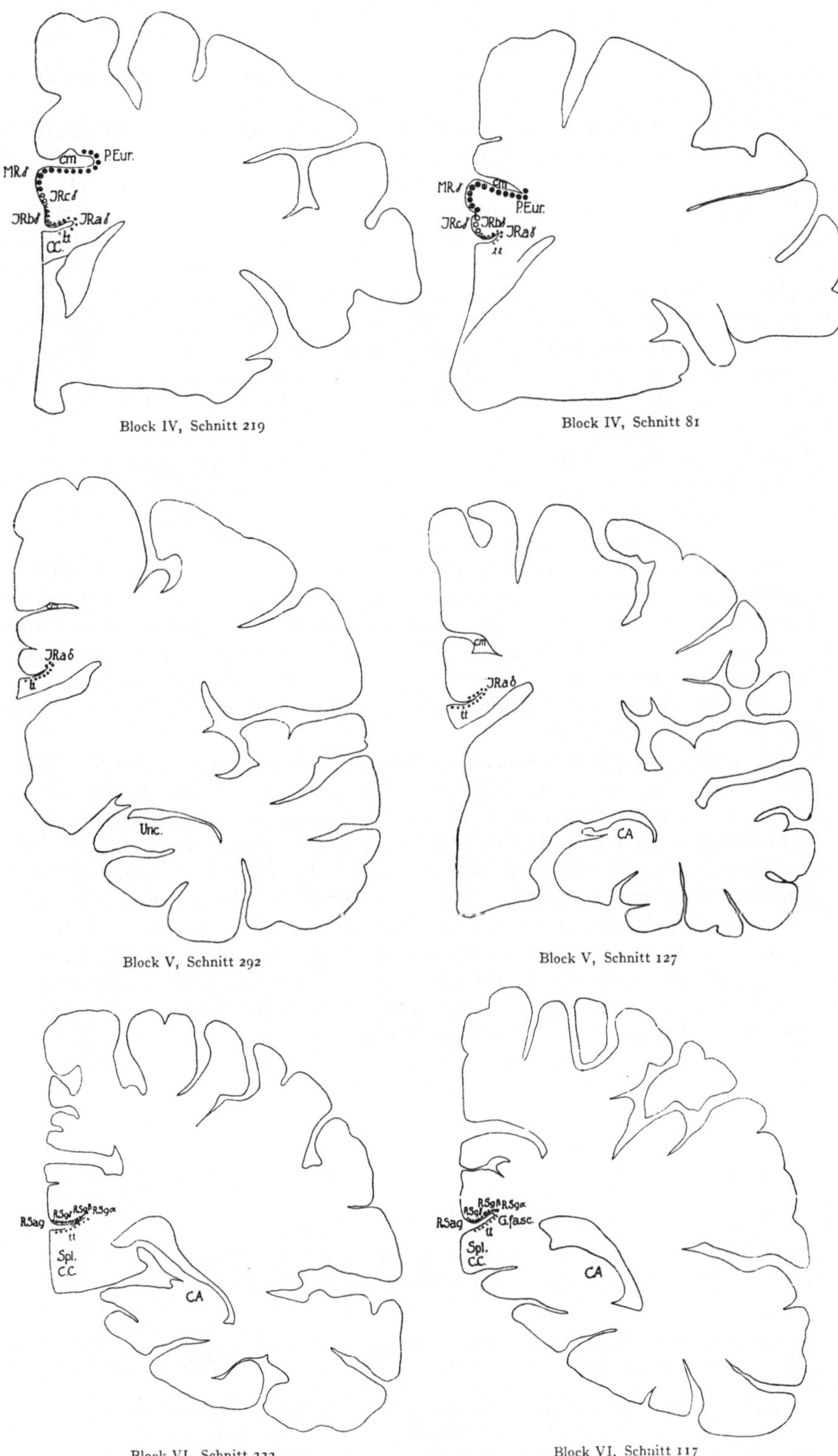

Block IV, Schnitt 219

Block IV, Schnitt 81

Block V, Schnitt 292

Block V, Schnitt 127

Block VI, Schnitt 222

Block VI, Schnitt 117

Abb. 442

Tiefe des Sulcus corporis callosi (Area IRa δ), doch sind auch beim Menschen die Nachbarschaftsbeziehungen ganz ähnlich wie bei niederen Säugern.

ROSE hat vergleichend-anatomisch die Gebiete des vorderen Gyrus cinguli bei Schimpanse, Halbaffe und bei niederen Säugern untersucht und versucht, die Homologie der verschiedenen Gebiete sicherzustellen. Die drei Gürtel (IRa, IRb und IRc) fand er auch beim Schimpansen, bei der Maus und beim Igel, während er beim Halbaffen und bei der Fledermaus die beiden äußeren Gürtel (IRb und c) nicht trennen konnte, sondern zu einer Area infraradiata *communis* zusammenfaßte. Die Zahl der Sektoren (Felder) innerhalb der Gürtel liegt bei den niederen Säugern durchschnittlich bei zwei. Bei Monotremen und Marsupialiern hat ROSE gar keine Gliederung durchführen können. Hier soll die Regio infraradiata vom agranulären Gebiet der Regio retrosplenialis nicht zu trennen sein; zusammen sollen sie ein „einheitlich gebautes, undifferenziertes Gebiet" darstellen.

Eine Regio medioradiata und eine Regio propeeuradiata fand ROSE nur bei den Primaten (*Lemur*, Schimpanse, Mensch), eine Regio subgenualis sogar nur beim Schimpansen und beim Menschen. Diese in Nachbarschaft zum Hippocampus praecommissuralis liegende „Region" hat ROSE beim Halbaffen *(Lemur)* nicht abgegliedert. Bei allen niederen placentalen Säugern liegt dem präcommissuralen Hippocampus das Feld IRa benachbart und es ist anzunehmen, daß sich ROSES „Regio subgenualis" aus diesem Feld entwickelt hat und mit ihm, zumindest teilweise, identisch ist[551]). Wir glauben, daß die dem Hippocampus praecommissuralis benachbarten Gebiete nicht nur bei den niederen Formen, sondern auch bei den höheren Primaten Teil der vorderen cingulären Rinde sind und halten, abweichend von ROSE, eine selbständige subgenuale „*Region*" bei den höheren Primaten nicht für vertretbar.

Für die übrigen Gebiete des Gyrus cinguli gibt ROSE eine vergleichend-anatomische Darstellung, der wir voll zustimmen und die auch in unsere Abb. 55—58 eingegangen ist. Daraus geht hervor, daß beim Igel die infraradiären Gebiete fast bis zur Mantelkante reichen. Bei den Prosimiern findet sich dann ein deutlicher Sulcus cinguli (Sulcus calloso-marginalis bei ROSE), der allgemein als dorsale Grenze der „limbischen Rinde" aufgefaßt wird. Hier nimmt die Regio infraradiata, die ROSE als eigentliche limbische Rinde auffaßt, aber nur noch den ventralen Teil des Gyrus cinguli ein und insgesamt nur noch etwa ein Drittel der Höhe der medialen Hemisphärenwand. Anders als beim Igel werden nun die dorsalen Gebiete von höheren Rindentypen eingenommen[552]). Beim Schimpansen und insbesondere beim Menschen schreitet diese Verdrängung weiter fort und einige der Felder liegen dann ganz im Sulcus corporis callosi verborgen. „Der durch den Sulcus calloso-marginalis begrenzte Gyrus limbicus ist somit sowohl genetisch als auch architektonisch nicht gleichartig" und „Die den niederen Säugern homologe limbische Rinde (Regio infraradiata) nimmt somit beim Menschen nur einen geringen Teil des makroskopisch abgrenzbaren Gyrus limbicus ein" (ROSE, 1928a, S. 162).

Zu klären ist nun, 1. welche *Grundgliederung* sich für den vorderen Gyrus cinguli anbietet, 2. ob und wie die Grundgebiete in den verschiedenen Gliederungen miteinander identisch sind, und schließlich 3. welche der Grundgebiete als

---

[551]) Auch ROSE u. WOOLSEY (1948) haben ihre Area infralimbica (s. Fußnote 553) sowohl mit der ventralen infraradiären Rinde von ROSE als auch mit dem Feld 25 von BRODMANN identifiziert.

[552]) Ein ganz entsprechender Befund findet sich bereits bei CAJAL (1903, S. 161), der darauf hinweist, daß offenbar nur die balkennahen Zweidrittel des menschlichen Gyrus cinguli der „Zwischenhemisphärenrinde" der Nager homolog sind. Katze und Hund sollen eine Zwischenstellung einnehmen.

periarchicortical angesehen werden können und welche möglicherweise bereits zu höher differenzierten Rinden gehören.

Insgesamt ergibt sich, daß in den bisher erörterten, wesentlichen Gliederungen[553]) gürtelartige, den Balken begleitende, longitudinale Zonen weit überwiegen. Auch der Gliederung von BRODMANN beim Menschen lassen sich Hinweise auf solche Zonen entnehmen. Die Zahl der abgegliederten Zonen ist verschieden[554]). Betrachten wir bei BRODMANN die Felder 33 und 24 als solche Zonen, dann hat dieser Autor mit zwei Zonen am geringsten gegliedert; bei ECONOMO u. KOSKINAS finden sich drei Zonen (LA_1—LA_3), bei ROSE vier[555]) und bei O. VOGT schließlich fünf, die sich jedoch in drei Unterregionen zusammenfassen lassen. Eine Gliederung in drei Zonen scheint damit am besten fundiert und wird für den vorliegenden Beitrag übernommen. Auch ROSE hat dieser Gliederung bei den Halbaffen den Vorzug gegeben[556]).

Wir wollen die Gürtel in Anlehnung an VOGT u. ROSE als Area infraradiata ventralis (IRv), Area infraradiata dorsalis (IRd) und Area medioradiata (MR) bezeichnen. Innerhalb der Gürtel bzw. Zonen haben VOGT und ROSE Sektoren in unterschiedlicher Zahl abgegliedert, während ECONOMO u. KOSKINAS hierauf ganz verzichtet haben. Da bezüglich dieser Gliederungsform keine Übereinstim-

---

[553]) Weitere Gliederungen bzw. Angaben, die sich nicht auf die bisher erwähnten Autoren beziehen, sind u. a. von ABBIE (1940, 1942), J. E. ROSE (1942), J. E. ROSE u. WOOLSEY (1948), KREINER (1962) und SANIDES u. KRISHNAMURTI (1967). ABBIE (1940, 1942) gliederte bei den Monotremen und den Marsupialiern zwei longitudinale Zonen ab; ventral (dem Hippocampus anliegend) PH 1 und dorsal PH 2. Es handelt sich um durchgehende Zonen, die offensichtlich auch die retrospleniale Rinde einschließen (ähnlich auch GRAY, 1924, beim Opossum). — Nach J. E. ROSE (1942) liegt beim Schaf die Regio limbica mit drei Feldern ganz vor dem Balkenknie. Von den drei Feldern liegt die Area limbica inferior in der Position des Feldes 25, die Area limbica posterior in der des Feldes 24 und die Area limbica anterior in der des Feldes 32. Das Gebiet über dem rostralen Balken wird von J. E. ROSE als „retrosplenialis anterior" bezeichnet. Möglicherweise handelt es sich hier um die granulären Felder 23 und 31 von BRODMANN. — J. E. ROSE u. WOOLSEY (1948, Kaninchen, Katze) unterscheiden in ihrer „anterior limbic region" nur ein großes Feld, die Area limbica anterior, und ventral davon einen schmalen Streifen, der den Hippocampus praecommissuralis begleitet und als Area infralimbica (Il) bezeichnet wird. Dieses Feld wird mit der ventralen infraradiären Rinde von M. ROSE und der Area 25 von BRODMANN identifiziert. — KREINER (1962) hat den vorderen Gyrus cinguli beim Hund in sieben myeloarchitektonische Felder gegliedert: Area genualis I und II (G I und II), Area limbica anterior ventralis (LAV), Area limbica anterior dorsalis I und II, (LAD I und II), Area limbica media (LM) und Area fissurae callosomarginalis (FCM). Die meisten Felder wurden weiter untergliedert. Balkennahe liegt das Feld FCM. Es umgreift rostral das Balkenknie und geht caudal bis zum Balkensplenium. Hierin besteht eine Ähnlichkeit mit dem bei der Katze durch WINKLER u. POTTER (1914) und GUREWITSCH u. CHATSCHATURIAN (1928) beschriebenen Feld 33 (s. S. 793). Bei der Katze hat KREINER (1971) ähnlich gegliedert wie beim Hund, insgesamt aber schwächer. — SANIDES u. KRISHNAMURTI (1967) gliedern beim Plumplori (*Nycticebus*, Halbaffe) die vordere limbische Rinde in einen ventralen Allocortex (All 1) und einen dorsalen Proisocortex (Prls und Prlm). Ersterer nimmt fast die ganze Wand des Gyrus cinguli ein und wird mit BRODMANNS Feld 33 identifiziert, letzterer liegt überwiegend in der unteren Wand des Sulcus cinguli und soll den Feldern 24 und 23 von BRODMANN entsprechen.

[554]) Ursache hierfür ist sicherlich eine unterschiedliche Einschätzung der gerichteten Veränderungen. SANIDES (1962) hat sie in Gradationen und Gradienten unterteilt (hierzu s. auch S. 23), wobei er unter Gradationen stufenweise Veränderungen, unter Gradienten fließende Übergänge versteht. J. E. ROSE u. WOOLSEY (1948) betrachten die feineren Stufungen, die in manchen Gliederungen zu einer größeren Zahl gürtelartiger Zonen geführt haben, als Gradienten, ebenso wie GUBSER (1970/71). Auch ECONOMO u. KOSKINAS (1925) weisen für den Menschen daraufhin, daß die Änderung der Rinde allmählich sei, aber doch so deutlich, daß einige Areale abgegrenzt werden können.

[555]) Von der Regio propeeuradiata in der Tiefe des Sulcus cinguli kann hier abgesehen werden.

[556]) Die Verhältnisse bei den Halbaffen machen wahrscheinlich, daß die von ROSE bei manchen Arten durchgeführte Gliederung in vier Zonen auf einer Zweiteilung der mittleren Zone beruht.

mung zu erkennen ist und für die Existenz solcher Sektoren auch keinerlei Hinweise aus anderen Forschungsrichtungen erkennbar sind, sollen sie hier unberücksichtigt bleiben. Es müssen jedoch kurz die Verhältnisse in den beiden Endgebieten (rostroventral und caudal) erörtert werden, weil diese besonders bei den höheren Primaten starken Veränderungen unterliegen.

Nach ROSE dringen im Bereich des caudalen Endgebietes beim Schimpansen und beim Menschen die höher differenzierten Rinden besonders stark zum Balken vor und der bei niederen Säugern breite Kontakt zwischen infraradiärer und retrosplenialer Rinde wird auf eine schmale, balkennahe Zone zusammengedrängt[557]. Bei ECONOMO u. KOSKINAS wird der Verbindungsstreifen als ein von der vorderen balkennahen Zone (LA_3) unabhängiges Feld LC_3 angesehen[558] (Abb. 8), bei ROSE stellt er den caudalen Teil des Gürtels IRa dar (IRa δ in Abb. 442). ROSE hat ein spezielles Feld IRa δ bei niederen Säugern nicht von IRa abgegrenzt; der Kontakt zur granulären retrosplenialen Rinde wird hier hauptsächlich von seinem Feld IRa β hergestellt. Es ist anzunehmen, daß das bei den höheren Primaten zungenartig ausgebildete Gebiet aus diesem Feld hervorgeht bzw. ihm (zumindest teilweise) entspricht. Wir werden es in die balkennahe Area infraradiata ventralis einbeziehen und, wenn notwendig, als Pars caudalis dieses Feldes bezeichnen.

Im rostralen bzw. ventralen Endgebiet finden sich besonders starke, durch die Ausdehnung des Balkens bedingte Lageveränderungen. Hier scheinen die Verhältnisse von BRODMANN (1909) am klarsten dargestellt worden zu sein. Bei BRODMANN begleitet ein einheitlich benanntes Feld (Area 25) den präcommissuralen Hippocampus von den niederen Formen bis hinauf zum Menschen. Diesem Gebiet wurde von allen Untersuchern eine Eigenständigkeit zugesprochen, doch wollen wir nicht soweit gehen, es wie O. VOGT (1910b, c) einer anderen Region zuzuordnen, oder wie M. Rose (1928a) als getrennte Region aufzufassen. Wir betrachten dieses Gebiet mit BRODMANN als Feld der cingulären Region und bezeichnen es wie dieser als Area subgenualis (Sg). Eine weitere Untergliederung dieses Feldes (bzw. des entsprechenden Gebietes) erscheint möglich und wurde u. a. von VOGT, ROSE und ECONOMO u. KOSKINAS durchgeführt. In der Grundgliederung soll hierauf aber verzichtet werden.

Für die Rinde des vorderen Gyrus cinguli bietet sich somit folgende *Grundgliederung* an:

Area subgenualis (Sg)
Area infraradiata ventralis (IRv)
Area infraradiata dorsalis (IRd)
Area medioradiata (MR).

Im Unterschied zu BRODMANNS Regio cingularis sind hierin die granulären caudalen Felder der höheren Säuger, insbesondere der Primaten, die BRODMANN auch bei diesen Arten als 23 und 31 bezeichnet hat, nicht einbezogen, weil an ihrer Homologie mit den bei niederen Säugern in entsprechenden Positionen liegenden Feldern gleicher Numerierung erhebliche Zweifel bestehen. Es ist somit wahrscheinlich, daß unsere vordere cinguläre Rinde bei den niederen Säugern der Regio cingularis von BRODMANN voll entspricht, bei den höheren Formen hingegen nur seiner Subregio praecingularis.

---

[557]) Die Differenzierung des Gyrus cinguli in rostrale agranuläre und caudale granuläre Gebiete bei den höheren Säugern, die bei niederen Formen nicht gefunden wurde, könnte mit dieser Art der Verdrängung zusammenhängen. Nach den Untersuchungen von ROSE ist es möglich, daß bei den *niederen* Säugern die vor den retrosplenialen Rinden gelegenen Gebiete des caudalen Gyrus cinguli zu den primitiveren infraradiären Rinden gehören, bei den *höheren* Säugern die in entsprechenden Positionen liegenden Rinden hingegen echt isocortical sind. Die Identität der von BRODMANN bei niederen und höheren Säugern mit gleichen Nummern belegten Areale ist hier besonders problematisch und unsicher.

[558]) ECONOMO u. KOSKINAS sehen diesen Streifen als homotypische isogenetische Rinde an, räumen aber ein, daß er auch als agranuläre heterotypische Formation aufgefaßt werden könnte.

In den Gliederungen der verschiedenen Untersucher entsprechen diese Grundgebiete einander wahrscheinlich wie folgt:

Die *Area subgenualis* (Sg) dürfte dem Feld 25 von BRODMANN entsprechen, der Regio subgenualis von ROSE und Teilen der Felder 13 und 14 von VOGT sowie der Area geniculata (FM) und parolfactoria (FL) von ECONOMO u. KOSKINAS (hierzu auch Fußnote 559). Die *Area infraradiata ventralis* (IRv) ist wahrscheinlich homolog mit dem Feld 33 von BRODMANN, der Subregio extrema von VOGT, dem Feld LA_3 von ECONOMO u. KOSKINAS und der Subregio infraradiata ventralis von ROSE. Ihre Pars caudalis läßt sich bei BRODMANN und VOGT nicht sicher identifizieren. Beim Menschen entspricht sie dem Feld LC_3 von ECONOMO u. KOSKINAS und dem Feld IRa δ von ROSE. — Die *Area infraradiata dorsalis* (IRd) dürfte im wesentlichen dem Feld 24 von BRODMANN entsprechen, der Subregio typica von VOGT, der Area LA_2 von ECONOMO u. KOSKINAS und der Subregio infraradiata communis (= infraradiata intermedia und dorsalis) von ROSE. — Die *Area medioradiata* (MR) schließlich ist wahrscheinlich homolog der Subregio medioradiata von VOGT, der Area LA_1 von ECONOMO u. KOSKINAS und der Regio medioradiata von ROSE. Bei BRODMANN dürfte dieses Feld in der Area 24 enthalten sein.

Welche dieser Grundfelder können nun als periarchicortical angesehen werden? Dem Hippocampus (hier Hippocampus supra- und praecommissuralis) unmittelbar benachbart liegen die Area subgenualis[559]) und die Area infraradiata ventralis. Diese beiden Felder können ohne Bedenken in den Periarchicortex einbezogen werden. Bezüglich der Area infraradiata dorsalis hatten wir uns beim Menschen

[559]) Der Bereich der Area subgenualis wurde beim Menschen (von ROSE auch beim Schimpansen) von verschiedenen Autoren (O. VOGT, 1910b, c; C. u. O. VOGT, 1919; ECONOMO u. KOSKINAS, 1925 und M. ROSE, 1928a) in mehrere Unterabschnitte gegliedert, und es ist von Interesse zu prüfen, welche dieser Abschnitte zur periarchicorticalen Area subgenualis gerechnet werden können. Nach SANIDES (1970) ist neben dem Feld 14 von VOGT noch etwa ein Drittel des Feldes 13 periarchicortical (Abb. 450). Nach den Schnittbildern von ECONOMO u. KOSKINAS (1925, Tafel XL) dürften die Felder FM und FL_3 periarchicortical sein (s. Abb. 8) und nach denen von M. ROSE (Tafel 26, Abb. 3 vom Schimpansen) seiner Area subgenualis posterior entsprechen. Beim Vergleich der Abb. 8, 440 und 441 ergibt sich für die so umgrenzten, identisch liegenden Gebiete auch eine etwa gleiche Ausdehnung.

Legenden zu den nachfolgenden Abbildungen

Abb 443—445 Frontalschnitte durch die vordere cinguläre Rinde. Zellfärbungen mit Kresylechtviolett. Die Pfeile markieren die wahrscheinlichen Grenzen der Area infraradiata ventralis, die ** mögliche Grenzen innerhalb dieses Feldes und weitere Grenzen in der vorderen cingulären Rinde. Die möglicherweise identischen Gebiete wurden mit gleichen Bezeichnungen belegt: *Hs* Hippocampus supracommissuralis, *IRv* Area infraradiata ventralis, *IRd* Area infraradiata dorsalis, *MR* Area medioradiata. Weitere Abkürzungen: *C.c* Corpus callosum, *S.c.c* Sulcus corporis callosi. Abb. 443: Sifaka (*Propithecus verreauxi*, Halbaffe), 15 μ dick, 34,4 × vergrößert. Abb 444: Weißnasen-Meerkatze *(Cercopithecus ascanius)*, 20 μ dick, 25,7 × vergrößert. Abb. 445: Mensch *(Homo sapiens)*, 20 μ dick, 15,8 × vergrößert

Abb. 446—449. Frontal- bzw. Horizontalschnitte durch die dem Hippocampus praecommissuralis benachbarte prae-, bzw. subgenuale Rinde. Zellfärbungen mit Kresylechtviolett. Die Pfeile markieren die wahrscheinlichen Grenzen der Area subgenualis (bzw. infraradiata), die ** mögliche Grenzen innerhalb dieses Feldes und weitere Grenzen. Die möglicherweise identischen Gebiete wurden mit gleichen Bezeichnungen belegt: *D* Diagonales Band, *Hp* Hippocampus praecommissuralis, *Sg* Area subgenualis, *IR* infraradiäres Gebiet. Abb. 446: Wüstenigel (*Hemiechinus auritus*, Insektenfresser), Frontalschnitt, 20 μ dick, 24,0 × vergrößert. Abb. 447: Schwarzkopfmaki (*Lemur fulvus*, Halbaffe), Horizontalschnitt, 15 μ dick, 25,6 × vergrößert. Abb. 448: Weißnasen-Meerkatze *(Cercopithecus ascanius*, höherer Affe), Horizontalschnitt, 20 μ dick, 26,3 × vergrößert. Abb. 449: Mensch *(Homo sapiens)*, Horizontalschnitt, 20 μ dick, 11,3 × vergrößert

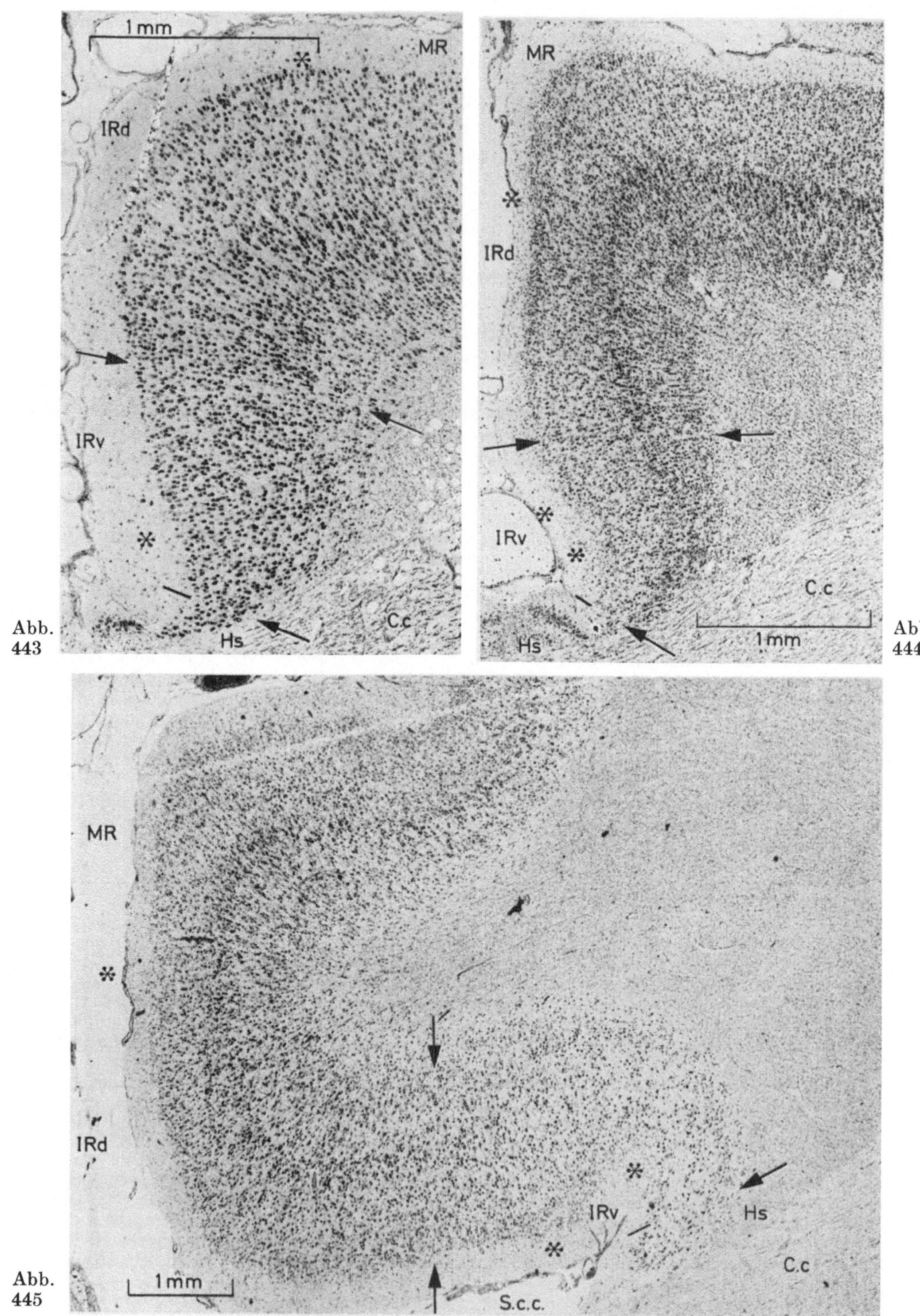

Abb. 443—449. Legenden siehe S. 801

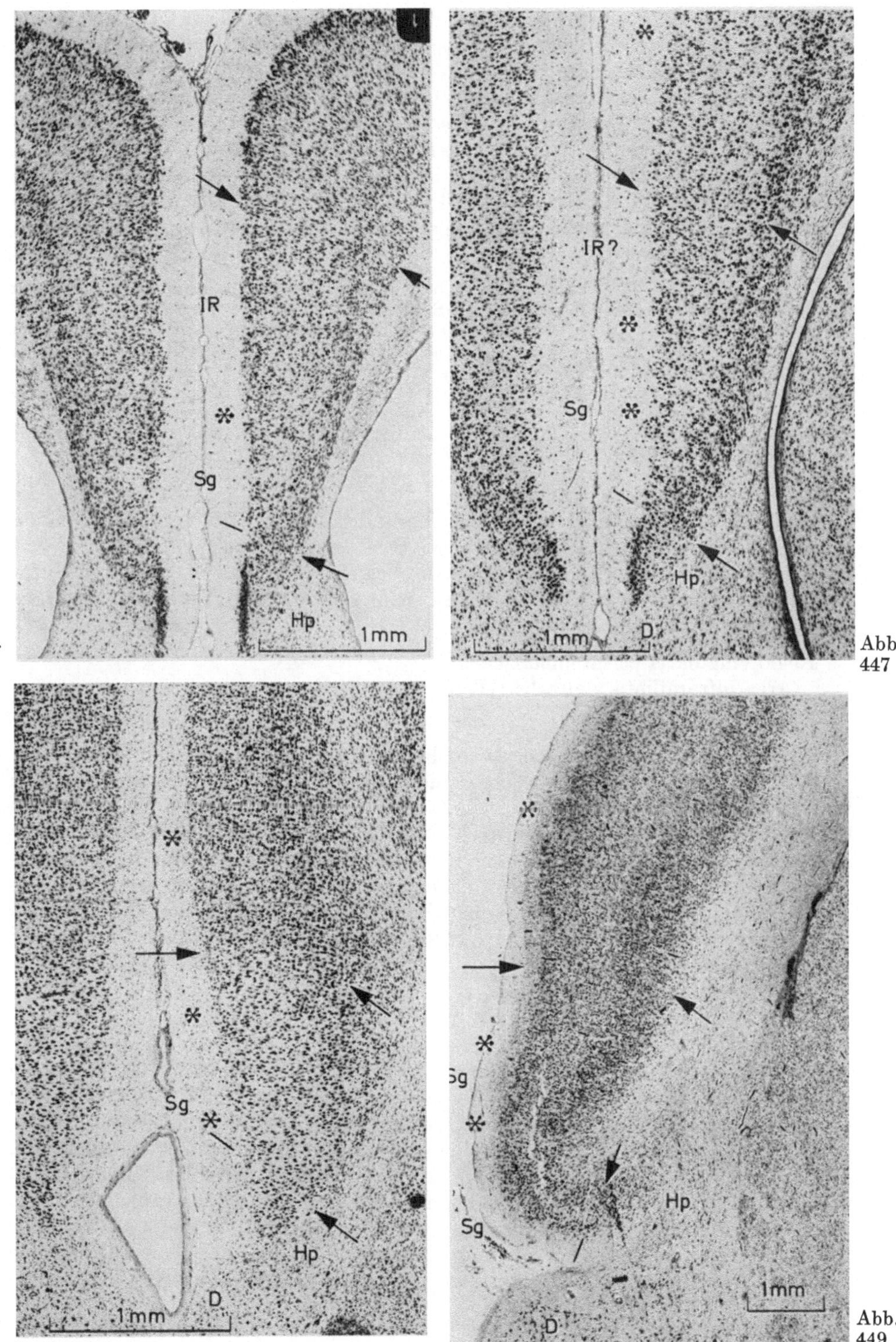

Abb. 446

Abb. 447

Abb. 448

Abb. 449

(Stephan, 1964) dahingehend geäußert, daß dieses Feld (1964 als 24b bezeichnet) eine sehr prägnante fünfte Schicht mit speziellen Stab- oder Korkzieherzellen hat und von SANIDES (1962) zum Proisocortex gestellt wurde. Wir schließen uns dieser Zuordnung an. Am Eingang zum Gyrus cinguli geht die Area infraradiata dorsalis in die cytoarchitektonisch ähnliche Area medioradiata über (1964 als 24c bezeichnet), die nach VOGT jedoch deutlich andere myeloarchitektonische Charakteristika aufweist, nämlich größere Länge der Radiärfasern (medioradiär), und sich dadurch klar von den vorigen (infraradiären) Typen abhebt. Ob auch diese Zone zum Proisocortex gerechnet werden muß oder bereits einen echten Isocortex darstellt, soll hier nicht untersucht werden.

Zwischen der Area infraradiata dorsalis und der Area infraradiata ventralis hatten wir noch ein intermediäres Feld abgegrenzt (bei STEPHAN, 1964, als 24a bezeichnet), das wir im Vergleich zur Area infraradiata ventralis als etwas breiter und schon besser geschichtet, aber insgesamt noch diffus und einförmig beschrieben haben. Die Area „stellt einen Übergang zwischen Periarchicortex und Proisocortex dar und wir sind nicht sicher, in welche der beiden Formationen wir sie einordnen sollen" (STEPHAN, 1964, S. 339). Wir neigen nun dazu, diesen Teil mit in die Area infraradiata ventralis einzubeziehen und diese insgesamt als Periarchicortex der proisocorticalen Area infraradiata dorsalis gegenüberzustellen. Eine entsprechende Auffassung haben wir auch bei SANIDES (1970, dort Abb. 3 von *Saimiri*) erkennen können.

Zusammengefaßt vereinigen wir in der Regio cingularis periarchicorticalis die dem Hippocampus anterior benachbart liegenden, wenig differenzierten Rinden, die den Übergang in höhere Rindentypen (Proisocortex, Isocortex) bilden. Soweit sie den Hippocampus supracommissuralis begleiten, werden sie als Area infraradiata ventralis (IRv) bezeichnet, soweit sie den Hippocampus praecommissuralis begleiten, als Area subgenualis (Sg).

Regio cingularis periarchicorticalis
- Area infraradiata ventralis (IRv)
- Area subgenualis (Sg)

In den Untersuchungen über Histochemie, Feinbau, Faserverbindungen usw. wird zumeist nur von einer vorderen cingulären Rinde gesprochen, wobei es sich im wesentlichen um die Area infraradiata dorsalis und Area medioradiata handeln dürfte, mitunter aber auch um noch ausgedehntere Gebiete. Die balkennahen periarchicorticalen Gebiete im engeren Sinne werden hingegen nur selten besonders erwähnt. Trotz oder gerade wegen dieser Unsicherheit (ob der Periarchicortex überhaupt betroffen ist) sollen die anatomischen Befunde, die über den vorderen Gyrus cinguli bekannt geworden sind, nachstehend möglichst umfassend erörtert werden.

8.14.1.2. Schichtung und Schichtenzahl

In fast allen architektonischen Untersuchungen wurde versucht, die typische *isocorticale* Sechs- bzw. Siebenschichtung auf die vordere cinguläre Rinde zu übertragen, wobei für die wenig differenzierten balkennahen Abschnitte Ausfall oder Verschmelzung von Schichten konstatiert wurde. Auch der laminären Gliederung von ROSE (1926, 1928a) liegt eine isocorticale Siebenschichtung zugrunde. ROSE hat hierin die Schichten II—IV zu einer Lamina granularis primaria zusammengefaßt und kommt dadurch zu einer Fünfschichtung, die für seinen „Cortex holoprotoptychos quinquestratificatus" charakteristisch sein soll[560]). Viele Autoren (unter ihnen BECK, 1940, und BONIN, 1945) haben auf die außerordentlich schlechte bzw. schwache Schichtung der cingulären Rinde hingewiesen, die auch

[560]) Auf die Kritik an diesem Konzept, die vor allem von BECK (1940) vorgetragen wurde, haben wir wiederholt hingewiesen.

aus den Abb. 443—449 hervorgeht. Die Abbildungen zeigen deutlich, daß eine dem Isocortex vergleichbare Schichtung kaum besteht. Auf die sehr breite Molekularschicht folgt eine breite Zone mittelgroßer Zellen, die in der Tiefe durch eine Zone größerer Zellen abgelöst wird, bevor die Rinde schließlich über eine Zone kleinerer polymorpher Zellen in die weiße Substanz übergeht. Diese vier Zonen können stets mit Sicherheit unterschieden werden[561]). Unmittelbar unter der Molekularschicht wird besonders bei den höheren Arten (Abb. 444 und 445) noch eine Zone kleiner dichtstehender Zellen deutlich, die auch von CAJAL (1903, 1911) in Golgi-Untersuchungen gefunden wurde (Abb. 457). Unter Einschluß dieser Zone kommen wir zu einer Fünfschichtung, die nicht mit der von ROSE identisch ist, wie sie ganz entsprechend aber von CAJAL für die Nager beschrieben wurde. CAJAL (1903) bezeichnet die Schichten als 1. plexiforme Schicht, 2. Schicht der eiförmigen und dreieckigen Zellen, 3. tiefe plexiforme Schicht, 4. Schicht der mittelgroßen und großen Pyramiden und 5. Schicht der polymorphen Zellen (1911 entsprechende Termini in Französisch). Im Unterschied dazu markiert CAJAL (1903, 1911) beim *Menschen* sieben Schichten (Abb. 455), von denen er im Text aber nur sechs beschreibt, und zwar 1. Molekular- oder plexiforme Schicht, 2. Schicht der kleinen Spindel- und Pyramidenzellen, 3. zellenarme plexiforme Schicht, 4. Schicht der großen Pyramiden und großen Spindelzellen, 5. tiefe mittelgroße Pyramiden und 6. weiße Substanz und polymorphe Zellen. Gegenüber der laminären Gliederung bei den Nagern ist hier offenbar deren fünfte Schicht noch einmal unterteilt worden. Wir werden diese Unterteilung, die in erster Linie wohl für die in den Isocortex übergehenden, balkenferneren Abschnitte zutrifft, nicht übernehmen, sondern die einfache Fünfschichtung, die auch auf die balkennahen Abschnitte anwendbar ist. Bei Annäherung an den Balken verschmälern sich vor allem die äußeren Schichten (1—3) stark. CAJAL hat eine Trennung in balkennahe und balkenferne Abschnitte nicht durchgeführt, weist aber auf Unterschiede hin (1903, S. 161).

Eine lateinische Terminologie für diese Schichten gibt es bislang nicht. Wir schlagen hierfür die nachstehend aufgeführten Bezeichnungen vor, werden jedoch in den weiteren Erörterungen, wo immer möglich, der einfachen Numerierung den Vorzug geben. Wir haben diese, wie bei allen bisher erörterten Strukturen des Allocortex, mit arabischen Nummern durchgeführt:

Laminäre Grundgliederung der Regio cingularis periarchicorticalis

(1) Stratum moleculare
(2) Stratum parvocellulare
(3) Stratum mediopyramidale
(4) Stratum magnopyramidale
(5) Stratum multiforme

Mit der am Isocortex orientierten Fünfschichtung von ROSE (1928a) sind diese Schichten wie folgt vergleichbar: Lamina zonalis (I von ROSE) entspricht unserer 1, Lamina granularis primaria (II—IV) = 2 + 3, Lamina ganglionaris (V) = 4, Lamina multiformis (VI) + Lamina infima (VII) = 5.

8.14.1.3. Quantitative Vergleiche

RYZEN u. CAMPBELL (1955) haben Messungen zur Zellzahl, -dichte und -größe der cingulären Rinde bei einer amerikanischen Spitzmaus *(Sorex pacificus)* vorgelegt.

[561]) Sie entsprechen der von HAMMARBERG (1895) gegebenen laminären Gliederung in 1. Molekularschicht, 2. Schicht der Pyramiden, 3. Schicht der großen Pyramiden und 4. Schicht der Spindelzellen (nach CAJAL, 1903, S. 160).

In der vorderen cingulären Rinde fanden sie die größte Zelldichte in der tiefsten Schicht, während die mittlere Schicht (unsere 3) von der Molekularschicht abgesehen die geringste Zelldichte aufweist.

HARDE (1950) hat die Oberfläche des Holocortex 5-stratificatus im Sinne von ROSE (d. h. cinguläre + retrospleniale Rinde) bei der weißen Maus ausgemessen. Er fand, daß die Oberfläche dieses Komplexes bei der erwachsenen Maus 11—13% der Gesamtoberfläche der Rinde ausmacht, wovon sicherlich mehr als die Hälfte auf unsere Regio cingularis entfällt.

Über Oberflächenmessungen an Brodmann-Feldern, die in die cinguläre Rinde einbezogen werden können, haben GUREWITSCH u. CHATSCHATURIAN (1928) bei der Katze und GUREWITSCH *et al.* (1929) bei Nagern berichtet. GUREWITSCH u. CHATSCHATURIAN (1928) geben für die Katze die folgenden prozentualen Anteile an der Gesamtoberfläche des Isocortex: Area 24 (einschl. 25?) = 1,4%, 32 = 1,8%, 23 = 0,4% und 31 = 2,6%. Area 33 wird zwar abgegliedert, in den Messungen aber nicht erwähnt. Bei den Nagern ist von GUREWITSCH *et al.* (1929) die Area 24 zusammen mit 23 vermessen worden und die Area 31 zusammen mit 29. Die Daten der letzten Felder sind im Zusammenhang mit der retrosplenialen Rinde bereits erwähnt worden (8.13.1.3.). Sie werden offensichtlich sehr stark von dem retrosplenialen Feld 29 beeinflußt, so daß evtl. bestehende Unterschiede zwischen den Arten für das Feld 31 sicherlich nicht repräsentativ sind. Für den Komplex 24 + 23 ergaben sich die folgenden prozentualen Anteile am Gesamt-Isocortex: Hase 5,5%, Kaninchen 4,6%, Eichhörnchen 4,8%, Meerschweinchen 4,2%, Springmaus 4,4%, Ratte 3,7% und Maus 6,1%. Ein Feld 32 wurde bei den Nagern nicht abgegrenzt und ist sicherlich ebenfalls in diesem Komplex enthalten. Im Vergleich zur Katze (32 + 24 + 23 = 3,6%) ergibt sich bei dieser eine leichte prozentuale Abnahme gegenüber den Nagern, doch sind die Daten zu unsicher, um hieraus irgendwelche Folgerungen ableiten zu können.

Der allgemeine Eindruck geht dahin, daß die Felder der Regio cingularis im Vergleich zum Isocortex von den niederen Säugern bis hinauf zum Menschen relativ kleiner werden. Es ist aber ganz unsicher, ob dies in gleicher Weise für alle Teile der hier gegebenen Grundgliederung gilt, z. B. in gleicher Weise für die balkennahe Area infraradiata ventralis und für die in höhere Rinden übergehende Area medioradiata. Vergleichende Messungen hierüber und vor allem auch ein allometrischer Vergleich stehen noch aus. Erst der allometrische Vergleich könnte zeigen, ob sich die Felder der Regio cingularis (trotz der wahrscheinlichen *relativen* Abnahme) in einer aufsteigenden Primatenreihe quantitativ progressiv entwickeln. Aufgrund qualitativer (struktureller) Unterschiede nimmt ROSE (1928a) eine solche progressive Entwicklung an.

8.14.1.4. Qualitative Vergleiche

ROSE (1928a) hat eine breite vergleichend-anatomische Untersuchung vorgelegt und kommt zu dem Schluß, daß die Regio infraradiata insgesamt bei den höheren Primaten besser ausgebildet und weiter differenziert ist, als bei den niederen Säugern, und daß sie trotz ihrer Verdrängung besonders beim Menschen die prägnanteste Ausprägung und weitestgehende Differenzierung erfahren hat. Ob dies für alle Felder gilt, sagt ROSE nicht, doch deutet sein Hinweis auf Spindelzellen[562]) auf die balkenferneren Abschnitte hin, in denen diese Zellen bei den höheren

[562]) Die Spindelzellen treten nach ROSE als besonders charakteristische Form zuerst bei den Affen auf und sind bei niederen Säugern noch nicht vorhanden bzw. nur schwach angedeutet. Bei den Primaten und speziell beim Menschen kommen sie besonders deutlich und in großer Zahl vor.

Primaten besonders zahlreich und charakteristisch sind. In den balkennahen, periarchicorticalen Abschnitten fehlen Spindelzellen hingegen weitgehend.

Eine progressive Entwicklung ist von ROSE vor allem für die *areale Differenzierung* hervorgehoben worden. Während ROSE bei den Monotremen und Marsupialiern eine Gliederung nicht durchführen konnte und auch die Regio infraradiata von den agranulären retrosplenialen Gebieten nicht trennen konnte, war diese Trennung bei allen placentalen Säugern möglich. Die Zahl der Felder in der Regio infraradiata steigt nach ROSE von vier bei *Vespertilio* (Fledermaus) über sechs beim Igel bis zu elf beim Schimpansen. Die Felder liegen, wie weiter vorn bereits ausgeführt, in gürtelartigen Zonen, die sektorartig untergliedert sind.

Wir haben diese von ROSE, und beim Menschen auch von VOGT und STRASBURGER durchgeführte starke Untergliederung, insbesondere die sektorielle Untergliederung, bei der Grundgliederung nicht berücksichtigt, weil eine Homologisierung dieser Kleingebiete mit entsprechenden Gebieten niederer Säuger nicht möglich ist und sich für diese Kleingebiete auch keinerlei Hinweise aus anderen Untersuchungsmethoden ergeben haben. Es ist jedoch wahrscheinlich, daß in der zunehmend detaillierten Gliederung von ROSE eine wirkliche progressive Differenzierung zum Ausdruck kommt. Bei der entorhinalen Rinde ging sie Hand in Hand mit einer zunehmenden laminären Differenzierung.

Eine zusammenfassende Darstellung der *laminären Differenzierung* hat ROSE nicht gegeben. Der Vergleich der Abb. 443—449 zeigt, daß eine deutliche progressive Differenzierung vor allem in den höheren Rinden der Area infraradiata dorsalis und Area medioradiata vorhanden ist, aber auch in der Area infraradiata ventralis erkennbar wird. Die beim Halbaffen (*Propithecus*, Abb. 443) noch recht einheitlich diffuse Zellverteilung in diesem Feld macht bei den Primaten einer etwas klareren Schichtung mit deutlicheren Unterschieden zwischen den Schichten Platz. Eine kleinzellige zweite Schicht hebt sich deutlicher ab, eine großzellige vierte Schicht wird etwas prägnanter und zwischen ihnen tritt eine zellarme dritte Schicht deutlicher hervor. Am geringsten scheinen die Unterschiede in der tiefen multiformen Schicht zu sein. — Weniger auffällig sind die Unterschiede in der Area subgenualis. Dieses im prinzipiellen Aufbau der Area infraradiata ventralis sehr ähnliche Feld zeigt in der aufsteigenden Primatenreihe keine bemerkenswerten Veränderungen.

Insgesamt überwiegen in den quantitativen und qualitativen Vergleichen die Hinweise auf eine mehr oder weniger starke progressive Entwicklung der Regio cingularis. Dies gilt nicht nur für die höher differenzierten balkenferneren Rindenabschnitte, sondern auch für die balkennahen Abschnitte des Periarchicortex.

8.14.2. Die Regio cingularis des Menschen

Wichtige Beiträge zur Charakterisierung und/oder Gliederung der vorderen cingulären Rinde des Menschen haben BRODMANN (1908a, 1909), O. VOGT (1910b, c), C. u. VOGT (1919), ECONOMO u. KOSKINAS (1925), M. ROSE (1928a) und STRASBURGER (1937a) vorgelegt. Weitere Angaben stammen von BECK (1940), STEPHAN (1964) und SANIDES (1970). CAJAL (1903, 1911) gibt vom Menschen einen Rindenquerschnitt (Zellbild) nicht näher bekannter Lage (Abb. 455). Bei CAMPBELL (1905) wird die balkennahe rostrale Rinde als „limbic B" bezeichnet; die balkenferneren Abschnitte sind Teil seines Gebietes „limbic A", welches sich über den ganzen Gyrus fornicatus (s. Def.) erstreckt.

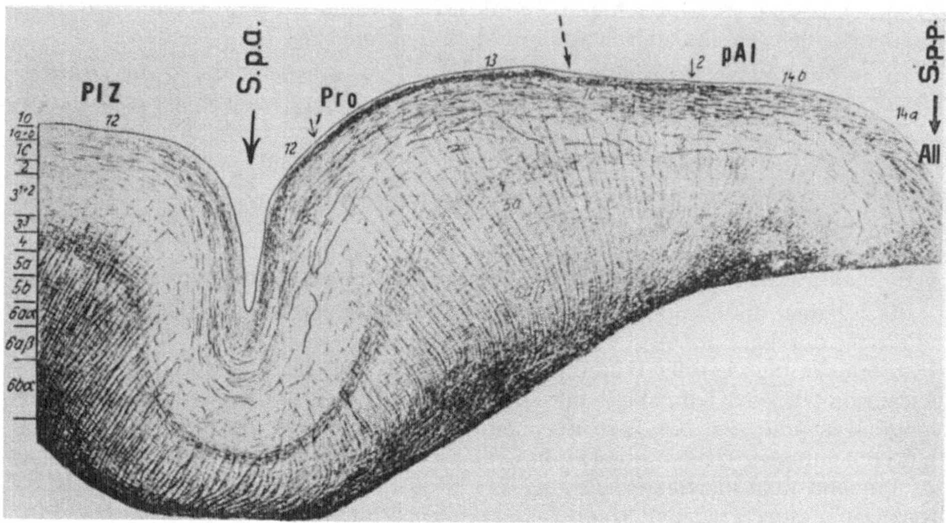

Abb. 450

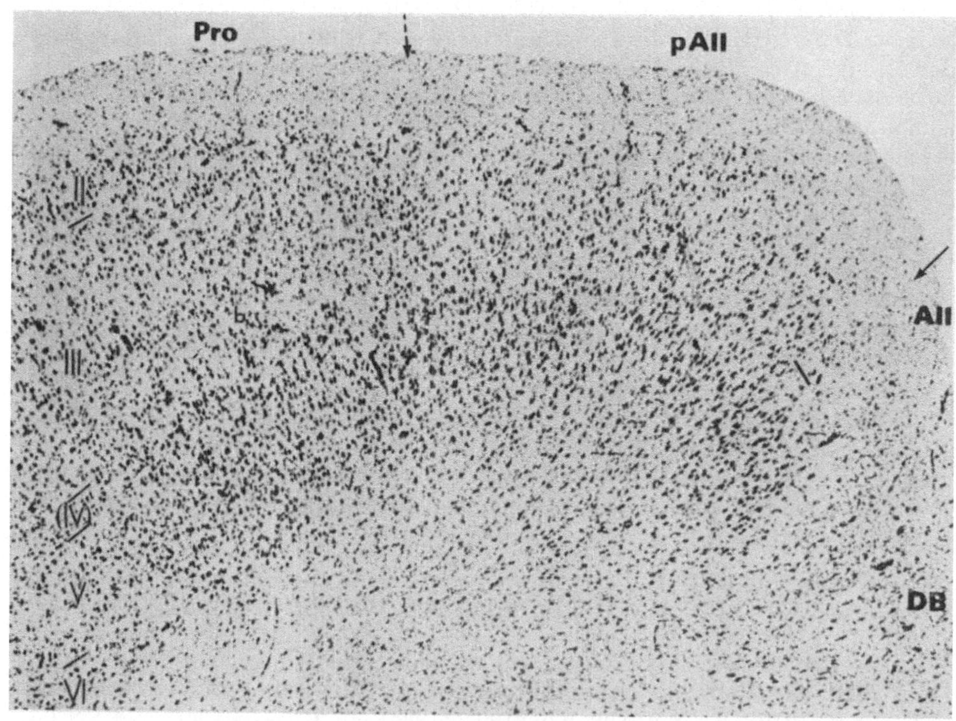

Abb. 451

Abb. 450—451: Horizontalschnitte durch die subgenuale Rinde des Menschen (aus Sanides, 1970). *All* Allocortex (unserem Hippocampus praecommissuralis entsprechend), *DB* Diagonales Band, *pAl* bzw. *pAll* Periallocortex (unserer Area subgenualis entsprechend), *Pro* Proisocortex, *PlZ* paralimbische Zone, *S.p.a.* Sulcus parolfactorius anterior, *S.p.p.* Sulcus parolfactorius posterior. Abb. 450: von O. Vogt (1910b) und C. u. O. Vogt (1919) publiziertes Markfaserbild; dicke Beschriftung und Pfeile stammen von Sanides. Abb. 451: Nissl-Färbung

Über die Gliederung von BRODMANN ist eingehend berichtet worden (8.14.1.1.). Die Lage der Felder ergibt sich aus der Abb. 6; eine architektonische Beschreibung der Felder gibt BRODMANN nicht.

Eine sehr kurze myeloarchitektonische Beschreibung geben O. VOGT (1910b, c) und C. u. O. VOGT (1919). Besonders berücksichtigt sind dabei Differenzen 1. in der generellen Ausprägung der Schichten, 2. im Fasergehalt der einzelnen Schichten und 3. in den Längen der Radiärfasern. Bezugnehmend auf diese Untersuchungen hat STRASBURGER (1937a) eine etwas ausführlichere myeloarchitektonische Beschreibung gegeben. Aus allen Untersuchungen geht hervor, daß ein gemeinsames charakteristisches Merkmal der balkennahen Felder in den kurzen Radiärfasern liegt, die nur bis zur fünften Schicht reichen (unsere 4). Die Gebiete wurden deswegen als *infraradiär* bezeichnet; in Richtung zum echten Isocortex gehen sie in eine Zone medioradiärer Felder über. Wir haben diese charakteristischen Merkmale bei der Benennung der Grundfelder berücksichtigt. Vom *subgenualen* Gebiet hat O. VOGT (1910b) einen Horizontalschnitt (Faserbild) publiziert, der oft reproduziert wurde (u. a. von SANIDES, 1970; s. unsere Abb. 450). Die septumnahe Area subgenualis (14 bei VOGT) ist nach VOGT *supraradiär* (die wenigen Radiärfasern gehen bis in die erste Schicht), die rostral folgende Area 13 fast supraradiär (propesupraradiata bei VOGT). Nach SANIDES (1970) umfaßt der Periallocortex (pAl in Abb. 450) nicht nur das Feld 14 von VOGT, sondern auch den caudalen Teil seines Feldes 13. SANIDES hat diese Auffassung durch ein Zellbild untermauert (Abb. 451). Die Grenzziehung darin stimmt, soweit am Einzelbild erkennbar, mit unserer Auffassung über die Grenze zwischen Periarchicortex und Proisocortex in diesem Bereich überein (vgl. mit Abb. 449).

Eine kurze Beschreibung der Cytoarchitektonik der infraradiären Gebiete des Menschen gibt ROSE wie folgt: ,,Die Subregio infraradiata ventralis (IRa) zeichnet sich durch die Schmalheit ihrer Rinde, durch die auffallende Breite der Lamina zonalis (I), durch eine Gliederung der V. Schicht in eine zellarme (Va) und zellreichere (Vb), eine sehr geringe Anzahl von Spindelzellen und eine nur schwach ausgebildete VI. und VII. Schicht aus.

Die Subregio infraradiata intermedia (IRb) ist durch eine größere Rindenbreite, schmälere Zonalschicht (I), zellreichere (Va) und zellärmere (Vb), dichter gefügte (VI) und zahlreiche Spindelzellen besonders in Vb gekennzeichnet. Die Hauptmerkmale der Subregio infraradiata dorsalis (IRc) sind: Verbreiterung der äußeren Hauptschicht, besonders deutliches Hervortreten von Va und zunehmendes Verschwinden von Spindelzellen in caudaler Richtung" (ROSE, 1928a, S. 163).

In unserer Grundgliederung haben wir die beiden letzten Unterregionen von ROSE (intermedia und dorsalis) zur Area infraradiata dorsalis zusammengefaßt. Es ergibt sich dann eine ähnliche Gliederung wie bei ECONOMO u. KOSKINAS (1925), die die detaillierteste cytoarchitektonische Beschreibung gegeben haben. Die von ECONOMO u. KOSKINAS (1925) abgegrenzten Felder LA_1—LA_3 (Abb. 8) kommen unserer Grundgliederung recht nahe und sollen etwas eingehender erörtert werden. Auf die sehr speziellen Angaben über Schichtendicken, Zelldichten und Zellgrößen werden wir dabei aber nicht eingehen. Hierfür sei auf das Original verwiesen.

Nach ECONOMO u. KOSKINAS (1925) ist die Rinde des vorderen Gyrus cinguli (LA) durchaus anders gebaut als die übrige Hirnrinde. Sie ist agranulär, zeichnet sich aber besonders durch die große Breite der inneren Schichten (V und VI) aus. Diese Schichten erreichen hier absolut und relativ beinahe den doppelten Wert wie sonst in der Rinde. Die Schicht V ist dichtzellig und durch das Vorkommen überschlanker Pyramiden[563]) besonders hervorgehoben. Wesentliche Teile dieser Charakterisierung gelten streng genommen aber nur für die Felder LA_1 und LA_2, nicht hingegen auch für das Feld LA_3. Dieses Feld (unsere Area infraradiata ventralis) hat, wie sich aus den nachstehenden Beschreibungen ergibt, stark abweichende Merkmale, und es scheint auch von da her berechtigt, an seiner Grenze die Trennung zwischen Allocortex und Isocortex zu vollziehen.

Die Area praecingularis (LA_1) entspricht wahrscheinlich unserer *Area medioradiata (MR)* und ist sicherlich nicht Teil des Periarchicortex (s. 804). Die breite Molekularschicht ist im Vergleich mit anderen Rindengebieten außergewöhnlich zellreich. Die zweite Schicht (äußere Körnerschicht bei ECONOMO u. KOSKINAS) ist nur schwach ausgebildet und stellt einen lückenhaften Rand dar, der wie zerfranst aussieht und teilweise in die erste Schicht hineinragt. Die dritte Schicht ist vergleichsweise schmal und von geringer Zelldichte. Alle Zellen sind nahezu gleich groß und pyramidenförmig. Eine innere Körnerschicht (isocorticale Schicht IV) fehlt ganz. Die ganglionäre Schicht (V) ist außergewöhnlich breit und es lassen sich in ihr eine äußere dichtere und eine innere lockere Zone unterscheiden. Die äußere besteht aus typischen, in mehreren Lagen übereinander geordneten, mittelschlanken Pyramidenzellen, die innere aus großen, schlanken Pyramidenzellen, deren peripherer Dendrit meist deutlich ist und „den Zellen ein eigentümliches lanzettförmiges überschlankes Aussehen gibt" (ECONOMO u. KOSKINAS, 1925, S. 438). In Annäherung an LA_2 werden die überschlanken Pyramiden zu spindelförmigen Stäbchenzellen (Stab- und Korkzieherzellen). Daneben finden sich sehr schmale, lang ausgezogene Spindelzellen. Die tiefe Schicht (unsere multiforme Schicht, Spindelzellenschicht bei ECONOMO u. KOSKINAS) ist ebenfalls von großer Breite und in zwei Unterschichten gliederbar. Die Grenze gegen das Mark ist unscharf.

Die Area cingularis anterior (LA_2) entspricht wahrscheinlich unserer *Area infraradiata dorsalis (IRd)* und dürfte dem proisocorticalen Gürtel zuzurechnen sein (s. S. 804). Sie ist nach ECONOMO u. KOSKINAS noch typischer agranulär als LA_1. Die Molekularschicht ist eine der breitesten der ganzen Hirnrinde und wie in LA_1 sehr zellreich. Eine zweite Schicht (äußere Körnerschicht) fehlt und soll auch nicht durch Verdichtung von Pyramiden der dritten Schicht vorgetäuscht werden. Die dritte Schicht ist breiter als in LA_1, ihre Pyramiden werden zur Tiefe hin etwas größer. Die ganglionäre Schicht (V) ist die am meisten charakteristische dieses Feldes und ist von außergewöhnlicher Breite; sie macht einen radiär gestreiften Eindruck. In ihrer tiefen Unterschicht (Vb) finden sich die sehr charakteristischen Stäbchen- und Korkzieherzellen. Ein großer Teil dieser Zellen „ist derartig spindelig in die Länge gezogen und der Zelleib derart schmal, daß man ganz dünne Stäbchen mit langausgezogenen Spitzen vor sich hat" (ECONOMO u. KOSKINAS, 1925, S. 440). Vielfach sind sie nicht geradlinig, sondern spiralig gewunden und korkzieherartig. Die Häufigkeit dieser Zellen ist individuell verschieden. Die tiefe multiforme Schicht (Spindelzellenschicht, VI bei ECONOMO u. KOSKINAS) läßt sich in eine zellreichere und zellgrößere VIa und in eine relativ schmale VIb gliedern.

Ventral reicht LA_2 bis in den Sulcus corporis callosi hinein (IRd in Abb. 445) und gerade hier, an der Grenze zu LA_3, wird dieses Feld nach ECONOMO u. KOSKINAS besonders charakteristisch, weil die typischen Stab- und Korkzieherzellen gehäuft vorkommen.

Die Area cinguli limitans anterior (LA_3) entspricht offensichtlich unserer *Area infraradiata ventralis (IRv)*, und stellt eine zweifelsfrei periarchicorticale Stufe

[563]) Große Spindelzellen waren bereits von CAJAL (1903) abgebildet und beschrieben worden (s. unsere Abb. 455).

dar. Dieses Feld wird von ECONOMO u. KOSKINAS nur kurz beschrieben. Es hat eine breite Molekularschicht, die wie in den übrigen LA-Feldern besonders zellreich ist. Eine zweite Schicht soll fehlen; an ihre Stelle soll eine Verdichtung oberflächlicher Zellen der dritten Schicht treten. Diese Zellen zeigen die Tendenz, sich zu kleineren und größeren Gruppen zusammenzuballen. Die dritte Schicht verschmälert sich zunehmend in Richtung zum supracommissuralen Hippocampus. Sie wird zellarm und enthält Lücken, in denen gar keine Zellen vorkommen. Die V (unsere 4) ist ebenfalls zellarm und enthält nur wenige überschlanke Pyramidenzellen. Die tiefe multiforme Schicht ist schmal und ebenfalls zellarm.

Die Befunde von ROSE und ECONOMO u. KOSKINAS zusammengenommen handelt es sich bei der periarchicorticalen Area infraradiata ventralis um eine relativ einförmige, wenig geschichtete Rinde, die sich ausschließlich aus Pyramidenzellen zusammensetzt. Die im Nachbargebiet zumeist sehr zahlreichen überschlanken Zellen finden sich hier nur sehr spärlich.

Die caudale Verbindung zu den retrosplenialen Feldern wird nach ECONOMO u. KOSKINAS von einer Area cinguli limitans posterior (LC_3) gebildet, die kurz beschrieben wird. Danach enthält die Molekularschicht mehrere Lagen von Gliakernen, die auf tangential verlaufende Markfasern hinweisen. Wie in LA_3 soll eine besondere äußere Körnerschicht nicht bestehen, jedoch eine leichte Verdichtung von Pyramidenzellen, die anders als in LA_3 nicht die auffallende Tendenz haben, sich in Gruppen zusammenzuballen. Die dritte Schicht besteht aus kleinen Pyramiden. Auch eine innere Körnerschicht wird von ECONOMO u. KOSKINAS beschrieben. Sie soll jedoch nur sehr schwach ausgeprägt und nicht einwandfrei bestimmbar sein. Die V. Schicht (unsere 4) wird in eine zelldichtere und zellkleinere Va und eine hellere und breitere Vb untergliedert. Letztere enthält größere Zellen und vereinzelt auch überschlanke Pyramiden. Die VI (unsere 5) soll auffallend schmal und zellklein sein und sich zum supracommissuralen Hippocampus hin stark verdünnen. — Wir haben in unserer Grundgliederung dieses caudale Gebiet von der Area infraradiata ventralis nicht getrennt, sondern es als Pars caudalis in dieses Feld einbezogen.

Unsere *Area subgenualis (Sg)* dürfte bei ECONOMO u. KOSKINAS (1925) im wesentlichen Teilen der Area parolfactoria (vor allem FL_3) entsprechen (Abb. 8)[564]). Gegenüber den benachbarten Rinden FL_1 und FL_2 heben ECONOMO u. KOSKINAS den sehr verschiedenen Bau von FL_3 hervor. Sie hegen Zweifel, ob man diese Rinde noch zum heterotypischen isogenetischen Cortex rechnen kann, oder ob sie bereits einen allogenetischen Typus darstellt.

Die Area parolfactoria tertia (FL_3) hat eine breite, zellreiche Molekularschicht. Die Zellen der zweiten Schicht bilden einen kleinen Wulst und ragen in die erste und dritte Schicht hinein. Die Zellen sind relativ groß, Körnerzellen sind selten. Die dritte Schicht ist recht zellarm, eine isocorticale innere Körnerschicht (IV) fehlt vollkommen. Für die V. Schicht (unsere 4) beschreiben ECONOMO u. KOSKINAS zwei Unterschichten, die sich ganz verschieden verhalten. Die Va bildet Zellhaufen, die sich in der dritten Schicht verlieren, die Vb enthält große, überschlanke Pyramidenzellen. Auch in der multiformen Schicht (Spindelzellenschicht bei ECONOMO u. KOSKINAS) werden zwei Unterschichten unterschieden, von denen

---

[564]) ECONOMO u. KOSKINAS identifizieren die Felder 13 und 14 von VOGT, die der Area subgenualis im wesentlichen entsprechen (14 ganz, 13 teilweise) mit ihren Feldern FL_3, FM und FN, wobei die Area 14 dem Feld FN entsprechen soll (ECONOMO u. KOSKINAS, 1925, S. 416). Die Tafeln zeigen jedoch eindeutig, daß es sich bei FN um das Diagonale Band (Tafel XLI, Abb. 1) bzw. den präcommissuralen Hippocampus (Tafel XL) handelt. Beim Feld 14 von VOGT handelt es sich hingegen um eindeutig periarchicorticale Rinde (vgl. Abb. 450 mit 451).

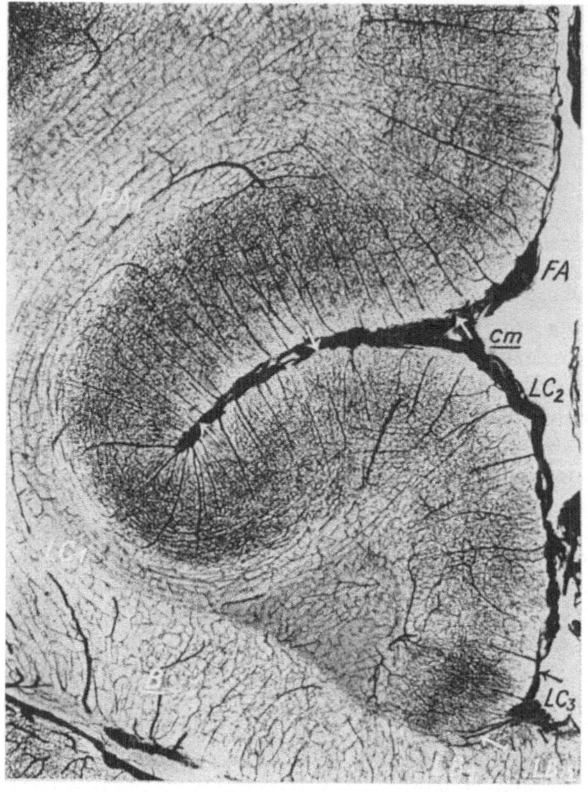

Abb. 452

Abb. 452—454. Angioarchitektonik der vorderen cingulären und subgenualen Felder beim Rhesusaffen (aus Pfeifer, 1940). *B* Balken, *cm* Sulcus callosomarginalis (Sulcus cinguli), *FA*, FL_3, *FM*, LA_3i, LA_3s, LB_1, LB_2, LC_1, LC_2, LC_3, PA_1 angioarchitektonische Felder von Pfeifer in der Terminologie von Economo u. Koskinas. *I—VI* Schichten nach Pfeifer (isocorticale Schichtenzählung). Folgende Felder gehören vermutlich zum Periarchicortex: LC_3 der Abb. 452, LA_3i der Abb. 453 und FL_3 und FM der Abb. 454

sich jedoch die VIa von der Vb nicht klar unterscheiden läßt. Die VIb, die von der weißen Substanz deutlich abgesetzt ist, besteht aus wenigen, flach ausgezogenen, dreieckigen und schmalen Spindelzellen.

Economo u. Koskinas heben Gemeinsamkeiten zwischen FL_3 und LA_3 hervor, die eine Zusammenfassung in der Regio cingularis periarchicorticalis stützen. Das FL-Gebiet wird als vordere limbische Formation auf dem medialen Stirnhirn betrachtet. Die einfach gebauten, wenig geschichteten Rinden werden aber sicherlich zu Unrecht vom Isocortex abgeleitet. „Wir erkennen also zwar noch die Entstehung dieses abnormen Baues aus den ursprünglichen sechs Schichten und können annehmen, daß es sich um eine exzessive Heterotypie handelt" (Economo u. Koskinas, 1925, S. 409). Genetisch ist umgekehrt eine Ableitung der höher differenzierten Rinden des Isocortex aus den einfacher gebauten allocorticalen und periallocorticalen Rinden anzunehmen.

Zusammengefaßt läßt sich sagen, daß — wie bei den nichtmenschlichen Säugern — auch beim Menschen eines der hervortretendsten Merkmale der periarchi-

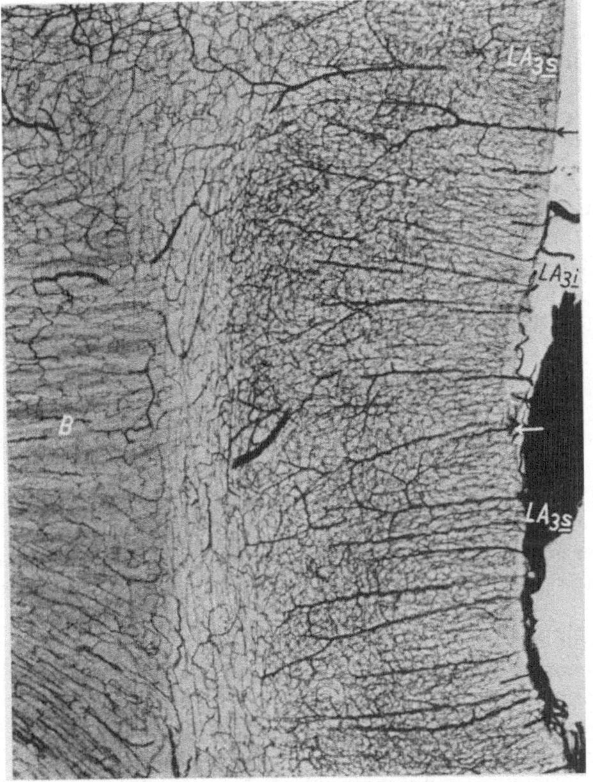

Abb. 453

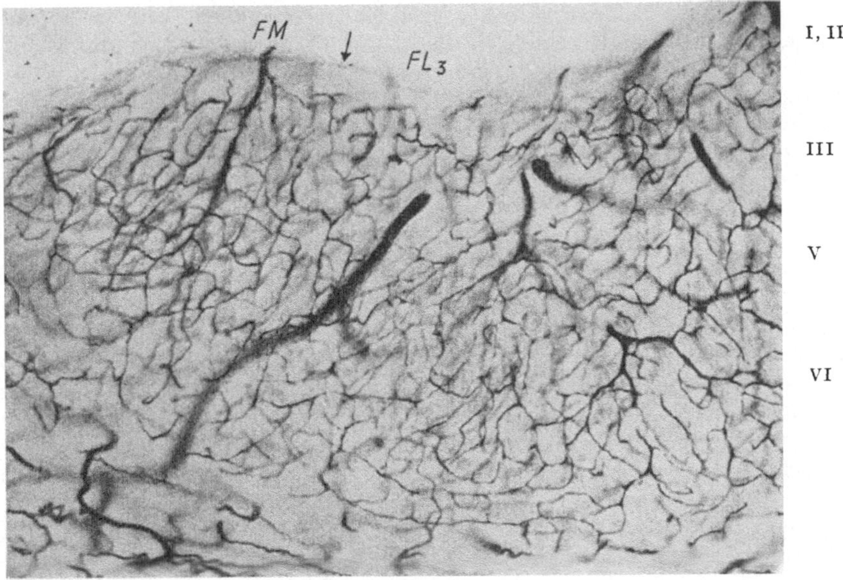

Abb. 454

corticalen Rinden der Regio cingularis periarchicorticalis die sehr geringe Ausbildung der laminären Differenzierung ist. Besonders charakteristische Merkmale fehlen diesen Rinden. Solche treten in den benachbarten proisocorticalen Stufen in Form gehäuft vorkommender überschlanker Pyramidenzellen hervor.

8.14.3. Angioarchitektonik

Angaben zur Angioarchitektonik des vorderen Gyrus cinguli liegen offenbar nur von PFEIFER (1940, *Macaca*) vor. PFEIFER hat die Terminologie von ECONOMO u. KOSKINAS (1925, Mensch) übernommen, doch bestehen bezüglich einiger gleichbenannter Areale Zweifel an der Homologie (s. 8.13.3.). Nach den von PFEIFER gegebenen Rindenkarten ist wahrscheinlich, daß unseren periarchicorticalen Stufen im Bereich des Balkens die Felder LC_3 (caudal) und LA_3i (rostral) entsprechen und subgenual die Felder FM, FL_3 und möglicherweise auch FL_2 (hierzu Abb. 18).

Die *Area angioarchitectonica* LC_3 zeigt eine Dreischichtigkeit, die durch eine dichtere Gefäßschicht in der Mitte des Rindenbandes (Abb. 452) hervorgerufen wird. „Etwa in der Mitte der Rinde zieht ein schmales, dunkles, gefäßdichtes Band, welches einen darüber gelegenen Rindenabschnitt, der weniger dicht durchblutet ist, von einem darunter gelegenen Rindenabschnitt, der viel weniger durchblutet ist, trennt. Diese grobe Dreischichtigkeit: breite Oberschicht dicht durchblutet, schmale Mittelschicht sehr dicht durchblutet und Unterschicht weniger dicht durchblutet, macht das Feld leicht auffindbar, welches ein Flachfeld mit relativ scharfer Markgrenze ist" (PFEIFER, 1940, S. 176). Die gefäßreiche Mittelzone soll in etwa der architektonischen Schicht V (unserer 4) entsprechen.

Die *Area angioarchitectonica cingularis limitans inferior* (LA_3i) zeigt deutliche Unterschiede gegenüber der LA_3s, die die LA_3i zwingenartig umfaßt (Abb. 18). Besonders deutlich zeigt sich das gegensätzliche Verhalten der Gefäßarchitektur in der Abb. 453, die von einem Schnitt dicht vor dem Balkenknie stammt und in der LA_3i auf beiden Seiten von LA_3s begrenzt wird. „Angioarchitektonisch ist nämlich das gegenseitige Verhältnis der Gefäßarchitekturen so, daß in Ar. ang. LA_3i die oberen Schichten locker und die unteren dicht und in Ar. ang. LA_3s umgekehrt die oberen Schichten dicht und die unteren locker durchblutet sind. Zwischen beiden Feldern entsteht daher nicht nur eine relativ scharfe Grenze, sondern in Ar. ang. LA_3i heben sich die unteren Schichten auch vom Mark deutlicher ab, so daß bei flüchtigem Hinsehen der Eindruck entsteht, als ob Ar. ang. LA_3i blockartig tiefer in das Mark hinabreiche, was indes nicht der Fall ist" (PFEIFER, 1940, S. 170).

Die beiden Felder LC_3 und LA_3 werden von PFEIFER als schmal und dürftig in der Schichtung bezeichnet.

Die subgenuale *Area angioarchitectonica FM* entspricht möglicherweise teilweise dem präcommissuralen Hippocampus und wurde dort bereits besprochen (8.10.3.).

Die *Area angioarchitectonica* FL_3 stellt ein Flachfeld mit scharfer Markgrenze dar. Sie wird von PFEIFER als schmale, sich balkenwärts (septumwärts) noch weiter verschmälernde Defektrinde beschrieben. Das Gefäßgefüge ist locker und undeutlich geschichtet. In der Abb. 454 tritt aus dem Netz lockerer Capillarmaschen in unscharfer Abgrenzung die cytoarchitektonische Schicht I als sehr gefäßarm hervor, II als schmale Gefäßgirlande, III ist äußerst spärlich gefäßversorgt.

Die Angioarchitektonik der *Area angioarchitectonica* FL_2 wird von PFEIFER (1940, S. 160) wie folgt beschrieben: „Dicht unter der Hirnoberfläche eine weitmaschige Gefäßgirlande, die einer breiten ersten Schicht entsprechen mag. Die nach innen davon gelegene Rindenzone zeigt Schichtung nur andeutungsweise, doch ist die zytoarchitektonische III., V. und VI. Schicht aus der wechselnden Dichte der Kapillarmaschen noch erkennbar. Die Markgrenze ist scharf. In bezug auf die Gefäßmorphologie ist bemerkenswert, daß der allokortische Einfluß ausgesprochener ist durch Fehlen der Stummelarterien und Häufung der Gabelarterien". — Dieser Hinweis auf die allocorticalen Felder und die Anmerkung von PFEIFER, daß gegenüber FL_1 die Schichtung völlig verändert ist — PFEIFER spricht von einem radikalen Umbau[565]) — machen es wahrscheinlich, daß FL_2 neben FL_3 den periarchicorticalen Rinden zugehört[566]).

8.14.4. Histochemie, Chemoarchitektonik

Zur Histochemie der vorderen cingulären Rinde liegen nur wenige Angaben vor, u. a. von PAASONEN *et al.* (1957, 5-Hydroxytryptamin, Hund); GEREBTZOFF (1959, 1960, AChE, Ratte); FRIEDE (1960a, SDH, Meerschweinchen); OKINAKA *et al.* (1961, AChE, Mensch); HASHIMOTO *et al.* (1962, MAO, Kaninchen); LABEDSKY u. LIERSE (1968, SDH, Maus, postnatale Ontogenese) und GIRGIS (1974, AChE, *Saimiri*). Die Angaben beziehen sich teilweise auf das Gesamtgebiet des vorderen Gyrus cinguli (PAASONEN *et al.*, HASHIMOTO *et al.*, GIRGIS), teilweise auf spezielle, von BRODMANN (FRIEDE, OKINAKA *et al.*) oder ROSE (LABEDSKY u. LIERSE) abgegrenzte Felder. Nach PAASONEN *et al.* (1957) wurden in der vorderen cingulären Rinde des Hundes nur sehr geringe Mengen von 5-Hydroxytryptamin festgestellt. Die Mengen liegen etwas höher als in den hinteren cingulären und retrosplenialen Gebieten. — HASHIMOTO *et al.* (1962) fanden in der Area limbica anterior des Kaninchens eine intensive MAO-Aktivität.

SDH: LABEDSKY u. LIERSE (1968) untersuchten die postnatale Entwicklung der SDH-Aktivität bei der Maus und fanden für die Area infraradiata eine mittlere Aktivität am 20. Tag. — FRIEDE (1960a) stellte fest, daß die vorderen und hinteren cingulären Felder (24 und 23 nach BRODMANN) bezüglich ihrer SDH-Verteilung nicht unterschieden werden können. Die Molekularschicht zeigt schwache SDH-Aktivität. Im Neuropil des Zellbandes ist die SDH-Aktivität oberflächlich stärker und nimmt zur Tiefe hin graduell ab, ohne daß hierbei Schichten markiert werden. In der tiefen Zone sind auch Zellkörper erkennbar, es bestehen jedoch keine Unterschiede zwischen den Zellen der fünften und der sechsten Schicht (isocorticale Schichtenzählung). In der Area 25 ist der oberflächliche Teil der Molekularschicht stark SDH-aktiv; dadurch erscheint diese Rinde als zweischichtig.

AChE: GIRGIS (1974) fand in der cingulären Rinde bei *Saimiri* eine zwar geringe aber doch deutliche AChE-Aktivität. — Nach GEREBTZOFF (1959) ist die AChE-Aktivität in der limbischen Rinde stärker als im Isocortex und zeigt in den verschiedenen Arealen dieser Rinde folgende einheitliche Verteilung: Hohe Aktivität in der Molekularschicht, praktisch keine Aktivität in der zweiten Schicht, wiederum höhere in der dritten Schicht, sehr niedrige in der vierten Schicht — als innere Körnerschicht bezeichnet; auf das Fehlen dieser Schicht in vielen limbischen Feldern geht GEREBTZOFF nicht ein —, mittel in der großzelligen Schicht (V) und noch etwas stärker in der multiformen Schicht (VI). — Messungen der ChE-Aktivität in verschiedenen Brodmann-Feldern durch OKINAKA *et al.* (196.) ergaben beim Menschen eine vergleichsweise hohe Aktivität in der Area 24 — die

[565]) Auch cytoarchitektonisch fanden wir an der entsprechenden Grenze sehr deutliche Unterschiede (Abb. 446—449).

[566]) Abweichend lagen bei ECONOMO u. KOSKINAS (1925) die stärksten Unterschiede zwischen FL_2 und FL_3. Dies erweckt Zweifel an der Homologie des von diesen Autoren einerseits und von PFEIFER andererseits gleichermaßen mit FL_2 bezeichneten Areals.

interindividuellen Schwankungen erwiesen sich jedoch als außerordentlich hoch — und eine vergleichsweise geringe in den Feldern 32 und 23 sowie in den retrosplenialen Feldern. Die Felder 33 und 25 zeigen intermediäre Werte. In den Feldern 23, 24 und 31 findet sich eine vergleichsweise starke Aktivität in einigen Nervenzellen und Fasern. Daneben gibt es Nervenzellen ohne ChE-Aktivität, während die meisten Gliazellen aktiv sind. Auch im Neuropil findet sich unspezifische ChE-Aktivität. Im Feld 32 ist die ChE-Aktivität deutlich in den Pyramidenzellen der dritten und fünften Schicht (isocorticale Schichtenzählung). Im balkennahen Feld 33 ist sie vergleichsweise stark in der Grundsubstanz. In diesem Feld sind Zellen, die unspezifische ChE enthalten, besonders prominent.

Insgesamt reichen die vorliegenden histochemischen Befunde bei weitem noch nicht aus, um zu den Problemen der laminären und/oder arealen Gliederung der vorderen cingulären Rinde einen wesentlichen Beitrag leisten zu können.

8.14.5. Morphologie der Bauelemente

Untersuchungen zur Morphologie der Bauelemente (Golgi-Methode) liegen offenbar nur von Cajal (1903, 1911) vor[567]. Cajal beschreibt eine ,,Zwischenhemisphärenrinde", die zumindest teilweise unserer Regio cingularis periarchicorticalis entsprechen dürfte. Er konnte diese Rinde mit der Golgi-Methode aber nur bei kleinen Säugern darstellen. Seine kurze Beschreibung der entsprechenden Rinde beim Menschen beruht auf Nissl-Präparaten. Neben der Zwischenhemisphärenrinde erwähnt Cajal ein ,,Ganglion praecallosum", welches bei den Nagern unterhalb und vor dem Balkenknie unmittelbar oberhalb des Bulbus olfactorius liegen soll, und eine ,,untere innere Rinde des Stirnlappens", die vor dem Septum liegen soll. Bei der letzteren handelt es sich wahrscheinlich um Teile des Diagonalen Bandes, während das präcallosale Ganglion sicherlich in die vordere cinguläre Rinde einzubeziehen ist (Area subgenualis ?). Vaz Ferreira (1951) hat es bei der Ratte mit den Feldern 25 und 32 von Brodmann bzw. Teilen davon identifiziert. Cajal hat das präcallosale Ganglion nur kurz erwähnt. Danach zeichnet sich dieses kleine Gebiet durch eine bedeutende Entwicklung der ersten Schicht aus. In diese Schicht sollen zahlreiche perforierende Bündel des Cingulum eintreten.

Die von Cajal für die supracallosale Zwischenhemisphärenrinde gegebene laminäre Gliederung ist weiter vorn ausführlicher erörtert worden (8.14.1.2.). Die für Nager beschriebene Fünfschichtung wird hier übernommen.

---

[567]) Elektronenmikroskopische Untersuchungen über den Feinbau der vorderen cingulären Rinde fehlen offenbar noch ganz. — Schierhorn u. Bossanyi (1972) haben die laminäre Verteilung der apikalen Dendritenspines der großen tiefen Pyramiden untersucht (hierzu 8.14.6.).

Abb. 455—457. Frontalschnitte durch die Zwischenhemisphärenrinde (aus Cajal, 1911) beim Menschen (Abb. 455, Nissl-Färbung), beim Meerschweinchen (Abb. 456, Nissl-Färbung) und bei der Maus (Abb. 457, Golgi-Methode). Schichtenbezeichnungen: *A* bzw. *1:* Stratum moleculare, *B* bzw. *2:* Stratum parvocellulare, *C* bzw. *3:* Stratum mediopyramidale, *D* + *E* bzw. *4:* Stratum magnopyramidale, *F* + *G* bzw. *5:* Stratum multiforme. Synonymielisten der von Cajal gebrauchten Bezeichnungen im Text. Weitere Abkürzungen: Abb. 456: *a* Balken, *b* Rinde der supracallosalen Striae longitudinales, *c* Nervenzellen der Striae longitudinales, *d* Cingulum. Abb. 457: *a* Axon bzw. Zelle mit aufsteigendem Axon, *b* Kollaterale des Cingulum, *c*, *d* Endfasern aus dem Cingulum, *f*, *h* Zellen mit aufsteigenden Axonen, *g* große Pyramidenzelle; *A* oberflächliche plexiforme Schicht (Molekularschicht), *B* tiefe plexiforme Schicht (unserem Stratum mediopyramidale entsprechend), *C* Cingulum, *D* Striae longitudinales, *E* Balken

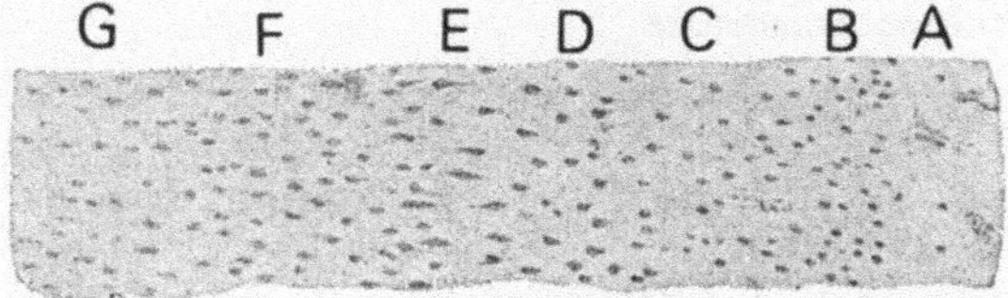

Abb. 455

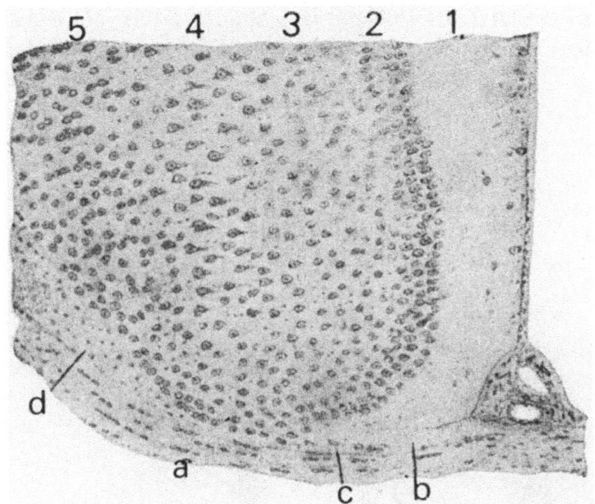

Abb. 456

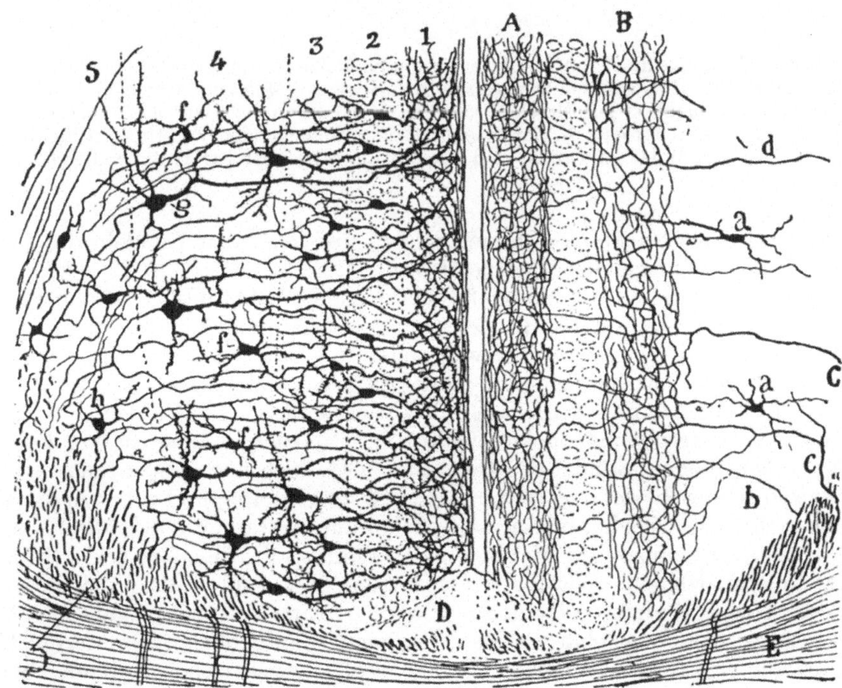

Abb. 457

(1) Stratum moleculare

Molekular- oder plexiforme Schicht (CAJAL, 1903), zone moléculaire ou plexiforme, couche plexiforme (CAJAL, 1911). In der Architektonik zumeist als Lamina zonalis bezeichnet.

Diese Schicht zeichnet sich nach CAJAL in der Zwischenhemisphärenrinde durch ihre besonders große Dicke aus und durch eine außergewöhnliche Menge an Nervenfasern, die ein sehr dichtes Geflecht bilden. Weiterhin enthält sie 1. kleine und mittelgroße Zellen mit kurzen Axonen, die innerhalb der Schicht endigen und 2. die apikalen dendritischen Endbüschel aller Zellen der darunterliegenden Schichten. Der Faserplexus dieser Schicht wird eingehend beschrieben. Er besteht nach CAJAL a) aus Kollateralen der Fasern des Cingulum, b) aus Endfasern, die

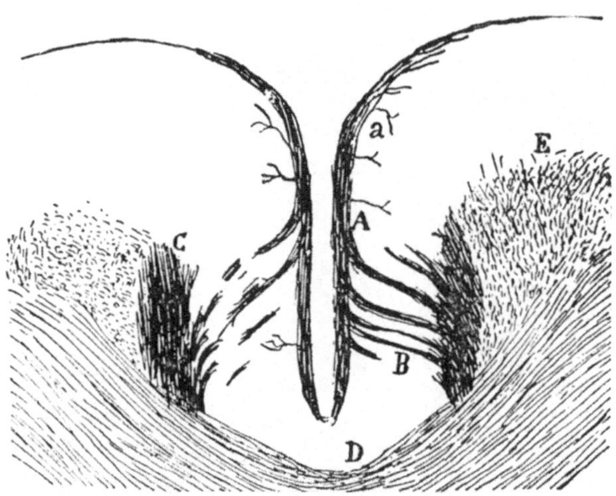

Abb. 458. Frontalschnitt durch die Zwischenhemisphärenrinde der Maus (aus CAJAL, 1911). Golgi-Methode. *A* oberflächliche plexiforme Schicht (Molekularschicht), *B* perforierende Bündel vom Cingulum zur Molekularschicht, *C* Cingulum, *D* Balken, *E* Querschnitt durch den Fasciculus arcuatus, *a* Kollateralen aus den aufsteigenden Fasern des Cingulum, die in der Molekularschicht und den darunterliegenden Schichten endigen

aus der weißen Substanz kommen, c) aus aufsteigenden Bündeln des Cingulum und d) aus aufsteigenden Martinotti-Axonen.

Die Kollateralen (b in Abb. 457) entspringen rechtwinklig aus den Fasern des Cingulum. Sie durchqueren die Zellschichten und endigen in der Molekularschicht mit weiten und reichlichen Verzweigungen. — Die Endfasern verzweigen sich in allen Schichten, besonders stark jedoch in der Molekularschicht (c in Abb. 457). Ihre Herkunft ist ungewiß. CAJAL diskutiert eine solche aus dem Fornix longus oder aus anderen Rindengebieten des Gyrus fornicatus (assoziative Fasern). — Die aufsteigenden Bündel des Cingulum lösen sich von dessen innerem Teil ab, kreuzen schräg die zellreichen Schichten (B in Abb. 458) und gehen in die Molekularschicht. Hier wenden sie sich tangential und verstärken beträchtlich den Faserplexus dieser Schicht. Die Mehrzahl der Fasern (A in Abb. 458) verläuft innerhalb der Molekularschicht schräg nach vorn und oben und stellt wahrscheinlich die Verbindung mit anderen Rindenregionen her. Eine erhebliche Zahl scheint jedoch in der Zwischenhemisphärenrinde zu endigen. Man beobachtet weiterhin Kollateralen, die sich teilweise in der ersten Schicht, teilweise in tiefer liegenden Schichten verzweigen (a in Abb. 458). — Die aufsteigenden Martinotti-Axone stammen aus spindel-, ei- oder sternförmigen Zellen, die über alle Schichten der Rinde verteilt sind, sich besonders jedoch in den Schichten vier und fünf finden (a, f in Abb. 457).

(2) Stratum parvocellulare

Schicht der kleinen Spindel- und Pyramidenzellen, Schicht der eiförmigen und dreieckigen Zellen (Cajal, 1903), couche des cellules fusiformes et petites pyramidales, couche granuleuse, couche des cellules ovoides et triangulaires (Cajal, 1911).

Diese Schicht (2 in Abb. 457) besteht nach Cajal bei den kleinen Säugern aus mehreren Reihen sehr dicht gedrängter Zellen, die in Golgi-Präparaten Ei-, Spindel- oder Dreiecksform haben. Ihr Körper ist glatt und sendet nur an den Polen Fortsätze aus. Diese Fortsätze bestehen im allgemeinen aus einem bis zwei aufsteigenden Dendriten, die mit Büscheln in der plexiformen Schicht endigen und aus einem oder zwei absteigenden, die sich im Niveau der dritten Schicht verzweigen. Das feine Axon entspringt entweder aus dem Zellkörper oder aus dem absteigenden Schaft und geht in das Cingulum, wo es sich als dünne markhaltige Faser fortsetzt. Beim Kreuzen der dritten Schicht gibt es Kollateralen an diese ab.

(3) Stratum mediopyramidale

Zellenarme plexiforme Schicht, tiefe plexiforme Schicht (Cajal, 1903), couche plexiforme pauvre en neurones, seconde couche plexiforme, couche plexiforme profonde (Cajal, 1911).

Cajal bezeichnet sie als plexiforme Schicht, weil in ihrem Niveau ein dichtes Fasergeflecht existiert (B in Abb. 457), das fast so reich ist, wie das der Molekularschicht. Es wird aus Kollateralen und Endverzweigungen der folgenden Fasern gebildet: a) Kollateraläste von Markfasern aus der weißen Substanz, b) Endverzweigungen von Kollateralen aus dem Cingulum, c) dünne Kollateralen von Axonen aus Zellen der zweiten Schicht und d) Endverzweigungen und Kollateralen aus Zellen tieferer Schichten mit aufsteigenden Axonen. Daneben finden sich kleine und mittelgroße Pyramiden (3 in Abb. 457) und einige Zellen mit kurzen und aufsteigenden Axonen.

(4) Stratum magnopyramidale

Schicht der großen Pyramiden und großen Spindelzellen, Schicht der mittelgroßen und großen Pyramiden (Cajal, 1903), couche des grandes cellules pyramidales et des cellules fusiformes géantes, assise des grandes cellules pyramidales, couche des cellules pyramidales grandes et moyennes (Cajal, 1911).

Möglicherweise ist hier auch die von Cajal beim Menschen als fünfte Schicht beschriebene Schicht der tiefen mittelgroßen Pyramiden einzubeziehen, die Cajal bei Nagern nicht beschrieben hat, und die in unsere Fünfschichtung nicht einbezogen ist (s. 8.14.1.2.). Wahrscheinlicher ist aber ihre Identität mit einem Teil des Stratum multiforme (unsere 5).

Die Zellen dieser Schicht (4 in Abb. 457) sind typische Pyramiden mit einem apikalen, in der ersten Schicht verzweigten Schaft und basilaren Dendriten, die sich in der vierten Schicht selbst oder in der darunterliegenden fünften verzweigen. Das starke Axon zieht nach außen und unten und setzt sich in einer Faser des Cingulum fort. Aus ihm entspringen verschiedene Kollateralen, darunter einige rückläufige, welche bis in die dritte und teilweise bis in die erste Schicht gehen. Die in den tieferen Ebenen dieser Schicht liegenden Zellen sind zumeist die größeren und verdienen nach Cajal fast den Namen Riesenzellen (g in Abb. 457). — Neben den erwähnten Zellen kommen stets Zellen mit aufsteigenden Axonen vor.

(5) Stratum multiforme

Weiße Substanz und polymorphe Zellen, Schicht der polymorphen Zellen (Cajal, 1903), couche de la substance blanche et des neurones polymorphes, couche des cellules polymorphes

(CAJAL, 1911). Wahrscheinlich ist hier auch die von CAJAL beim Menschen abgegrenzte Schicht der tiefen mittelgroßen Pyramiden einzubeziehen.

In dieser schmalen Schicht (5 in Abb. 457) liegen nach CAJAL einige mittelgroße Pyramidenzellen sowie Zellen von gleichem Volumen, aber dreieckiger Gestalt und schließlich einzelne ei- oder spindelförmige Zellen mit aufsteigenden Axonen (h in Abb. 457), die bis in die erste Schicht gehen, wo sie sich verzweigen.

Weiße Substanz

Nach CAJAL (1903, 1911) bilden die efferenten Axone der interhemisphärischen Rinde das Cingulum. Obwohl aufgrund späterer experimenteller Untersuchungen von KRIEG (1947) und vor allem von DOMESICK (1969, 1970, 1972) Zweifel an dieser Auffassung bestehen (8.14.7.), soll sie hier kurz erörtert werden. CAJAL beschreibt für das Cingulum drei Arten von Fasern: 1. direkte Axone aus den Pyramiden der Zwischenhemisphärenrinde, die nach hinten verlaufen und das Splenium und die retrospleniale Rinde (Ganglion der Occipitalspitze) erreichen, 2. direkte Axone gleichen Ursprungs, die nach vorn um das Balkenknie herumgehen und das vordere Ende des Septum erreichen, 3. Axone, die in einen zarten frontalen und einen dicken dorsalen Ast gespalten sind, oder umgekehrt in einen dicken frontalen und einen dünnen dorsalen Ast, oder in zwei gleiche. Der caudale Ast soll bis zur retrosplenialen Rinde gehen, der vordere sich im Balken verlieren. Derart gespaltene Fasern sollen die Mehrzahl der Cingulumfasern bilden.

8.14.6. Synaptische Organisation

Für die synaptische Organisation der vorderen cingulären Rinde gibt es nur wenige Anhaltspunkte. GEREBTZOFF (1939) hat Assoziationsfasern beschrieben, die zwischen den Feldern 25, 32 und 24 (u. evtl. auch 23) in der Tiefe der Molekularschicht verlaufen sollen. Nach SHUTE u. LEWIS (1967) endigen Fasern aus der Stria medialis des supracommissuralen Hippocampus, die ihren Ursprung im medialen Septalkern und im Diagonalen Band haben sollen, in der Molekularschicht der cingulären Rinde, nach OLMOS (1972) über die Stria terminalis aus dem Mandelkernkomplex kommende Fasern in der Schicht V (unsere 4, s. Abb. 456), während die oberflächlichen Schichten von Degenerationen fast komplett ausgespart sind.

Über die laminären Zielorte thalamischer Afferenzen gibt es Hinweise bei LEONARD (1969) und DOMESICK (1972). LEONARD fand in einem (wahrscheinlich proisocorticalen) Feld rostral und dorsal vom Balkenknie Fasern von der Pars lateralis des Nucleus medialis dorsalis (MD), die in einer nicht deutlich definierten Schicht oberhalb der V (isocorticale Schichtenzählung) endigen. In der Molekularschicht fanden sich hingegen nur sporadische Faserdegenerationen (DOMESICK, 1972). In der vorderen cingulären Rinde endigen die meisten der vom Nucleus anterior medialis (AM) kommenden Fasern nach DOMESICK mit spärlicher diffuser Verteilung in der tiefen Zellschicht (unsere 5) und noch spärlicher in der Molekularschicht. Die zum gleichen Gebiet gehenden Fasern des Nucleus ventralis medialis (VM in Abb. 460) endigen zahlreich in der äußeren Hälfte der Molekularschicht. DOMESICK weist auf die großen Unterschiede, die hierin zwischen der vorderen cingulären und der granulären retrosplenialen Rinde (8.13.6.) bestehen, besonders hin.

SCHIERHORN u. BOSSANYI (1972) und SCHIERHORN *et al.* (1972) haben die Verteilung der Spines auf den apikalen Dendriten der großen tiefen Pyramiden bei der Albinoratte untersucht. Sie fanden eine mittlere Spine-Anzahl/μ Dendritenlänge von 0,39 (0,43 in der Schicht V, 0,24 in der Schicht II) und damit einen deutlich geringeren Wert als für vergleichbare Strukturen der sensomotorischen Rinde. Sie schlossen daraus auf einen geringeren Zufluß von Afferenzen in der limbischen Rinde.

Die Verteilung der Spines zeigt eine Gesetzmäßigkeit. Nach einem dem Perikaryon unmittelbar benachbarten spinefreien initialen Dendritensegment („nackte Zone") nimmt die Spine-Dichte in den ersten 150—200 μ schnell und kontinuierlich zu, fällt in den nächsten 150—200 μ kontinuierlich ab, um dann in der distalen Hälfte des Spitzendendritenstammes ein Niveau von 13—20 Spines/50 μ zu erreichen (SCHIERHORN u. BOSSANYI, 1972, S. 258). Die Spine-Verteilung ist von der Distanz zum Perikaryon abhängig, nicht hingegen von den jeweils durchlaufenen Schichten. Hinweise auf laminäre Populationen von Spines ergaben sich aus den Untersuchungen von SCHIERHORN u. BOSSANYI (1972) nicht.

8.14.7. Faserverbindungen

Über die Faserverbindungen der cingulären Rinde (hier einschl. der retrosplenialen Gebiete) gibt es eine umfangreiche Literatur. Besonders häufig, auch in zusammenfassenden Darstellungen, sind die Verbindungen mit dem Thalamus erörtert worden und hier haben die Untersuchungen der retrograden Veränderungen im Zellbild, die nach WALKER (1944) erstmals von NISSL (1892) demonstriert wurden, eine wesentliche Rolle gespielt. Angaben über die übrigen Verbindungen sind seltener und in der Literatur weiter gestreut[568]).

Inwieweit die aus experimentellen Untersuchungen gewonnenen Befunde über Faserverbindungen der cingulären Rinde auch für die hier im Mittelpunkt stehenden Strukturen des *Periarchicortex* zutreffen, kann in den meisten Fällen nicht sicher entschieden werden. Wir werden deswegen eine möglichst umfassende Darstellung geben. Vor allem bei den höheren Primaten, bei denen die periarchicorticalen Rinden weitgehend im Sulcus corporis callosi verborgen sind, dürften sich die Ergebnisse aber überwiegend auf höherdifferenzierte Rindentypen beziehen.

Für die Faserverbindungen der cingulären Rinde wurde dem starken Längsbündel, das in der Tiefe dieser Rinde der Balkenfaserung aufliegt (C in Abb. 457) und als Cingulum bezeichnet wird, große Bedeutung zugesprochen. Es gibt unterschiedliche Auffassungen darüber, ob dieses Bündel in bezug auf die cinguläre Rinde überwiegend afferent, efferent oder aber assoziativ ist und ob es überwiegend aus kurzen oder aus langen Fasern zusammengesetzt ist. Ein Teil der unterschiedlichen Auffassungen könnte auf Unterschieden zwischen den untersuchten Arten beruhen. Auf die Möglichkeit solcher Unterschiede haben ADEY u. MEYER (1952a) und DOMESICK (1972) hingewiesen.

Cingulum

Untersuchungen über das Cingulum liegen u. a. vor von GANSER (1882, Maulwurf); BEEVOR (1891, *Callithrix*); CAJAL (1891, 1903, 1911, diverse Arten, Golgi); PROBST (1903, Katze, Hund, Marchi); REDLICH (1903, vergleichende Anatomie); ZUCKERKANDL (1904); GEREBTZOFF (1939, Kaninchen, Meerschweinchen, Marchi); KRIEG (1947, Ratte, Marchi); GARDNER u. FOX (1948, *Macaca*, Marchi); GLEES *et al.*

[568]) Vor allem bei den Untersuchungen über assoziative Verbindungen mit anderen Rinden hat die von DUSSER DE BARENNE u. Mitarb. entwickelte Methode der „physiologischen Neuronographie" (Strychninreizung und elektrophysiologische Ableitung) eine Zeitlang eine bedeutende Rolle gespielt. Diese umstrittenen Untersuchungen, über die bezüglich der cingulären Rinde zusammenfassend ADEY u. MEYER (1952a), SHOWERS (1959) und CROSBY *et al.* (1962) berichtet haben, sind heute eher von historischem Wert. Wir werden sie nur kurz streifen (s. S. 825).

(1950, *Macaca, Cebus*, Marchi); ADEY (1951, Kaninchen, Glees); ADEY u. MEYER (1952a, *Cercopithecus*, Glees); SHOWERS (1959, *Macaca*, Marchi); WHITE (1959, Ratte, Nauta); LARSON (1962, *Macaca*, Marchi); LOCKE *et al.* (1964a, Katze, Mangabe, Entmarkung, Gliose); CRAGG (1965, Kaninchen, Katze, Nauta); LOCKE u. YAKOVLEV (1965, Mensch, Entmarkung, Gliose); RAISMAN *et al.* (1965, Ratte, Nauta, Nauta-Gygax); BOSSY u. LACROIX (1968, Mensch); DOMESICK (1969, 1970, 1972, Ratte, Nauta, Fink-Heimer); PANDYA u. KUYPERS (1969, *Macaca*, Nauta); HAKOVA u. MARSALA (1970, Meerschweinchen, Nauta-Gygax); PANDYA *et al.* (1973a, *Macaca*, Fink-Heimer). — Zusammenfassende Darstellungen finden sich bei CAJAL (1903, 1911), GEREBTZOFF (1939), WHITE (1959), RAISMAN *et al.* (1965) und DOMESICK (1970). REDLICH (1903) hat eine breite vergleichend-anatomische Untersuchung über das Cingulum vorgelegt. Bedeutsam sind weiterhin die anatomischen Befunde nach präfrontaler Leukotomie beim Menschen, die u. a. von A. MEYER *et al.* (1947), M. MEYER (1949) und A. MEYER u. BECK (1954) veröffentlicht wurden.

Als *Ursprungsgebiete* der im Cingulum verlaufenden Fasern wurden beschrieben: 1. die Rinde des Gyrus cinguli (in mehr oder weniger starkem Ausmaß bei fast allen Autoren), 2. die mediale frontale Rinde (PROBST, 1903; GEREBTZOFF, 1939; ADEY, 1951; ADEY u. MEYER, 1952a; WHITE, 1959; LARSON, 1962; NAUTA, 1964, zit. nach DOMESICK, 1970), 3. die orbitofrontale Rinde (PANDYA u. KUYPERS, 1969), 4. der Thalamus (KRIEG, 1947; ROSE u. WOOLSEY, 1948; NAUTA u. WHITLOCK, 1954; DOMESICK, 1970, 1972, 1973)[569]) und 5. andere Quellen (BEEVOR, 1891, Tractus olfactorius medialis; PROBST, 1903, Septum, Riechfeld).

Als *Bestimmungsgebiete* der im Cingulum verlaufenden Fasern werden bevorzugt genannt: die Rinde des Gyrus cinguli einschließlich der retrosplenialen Rinde und die präsubiculäre Rinde (s. 8.12.7.1.). Zur Regio entorhinalis scheinen schwächere Projektionen zu bestehen (s. 8.11.7.1.). CAJAL (1903, 1911) und übereinstimmend LORENTE DE NO (1934) beschrieben nach Golgi-Studien Endigungen der cingulären Fasern im Occipitalganglion (= caudoventrale Retrosplenialis und dorsales Praesubiculum) sowie im Subiculum und Ammonshorn. Die Projektionen zum Ammonshorn haben sich mit experimentell-anatomischen Methoden nicht absichern lassen, und auch zum Subiculum sind sie umstritten (s. Abschnitt 8.9.7.1., S. 596).

Die Auffassung, daß das Cingulum in bezug auf die cinguläre Rinde überwiegend oder sogar ausschließlich *efferent* sei, wird offenbar nur von CAJAL (1903, 1911) vertreten. Befunde, die eine gegenteilige Auffassung stützen, finden sich bei KRIEG (1947) und DOMESICK (1969, 1970, 1972). Danach ist das Cingulum eine überwiegend oder fast ausschließlich aus dem Thalamus kommende *afferente* Bahn. DOMESICK (1969) fand keine Efferenzen von der cingulären Rinde die im Cingulum verlaufen. Nach DOMESICK perforieren die efferenten Fasern das Cingulum und sammeln sich in einer tieferen Faserzone. Für die große Mehrheit der Autoren ist das Cingulum eine überwiegend *assoziative* Bahn, durch die verschiedene Abschnitte der limbischen Rinde (Gyrus subgenualis, Gyrus cinguli, Gyrus parahippocampalis) miteinander in Verbindung stehen.

Abweichend von der vorherrschenden Auffassung, daß in den assoziativen Verbindungen *kurze und lange Fasern* nebeneinander vorkommen, waren nach GEREBTZOFF (1939) einige Autoren (u. a. GANSER, BEEVOR, KOELLIKER, DEJERINE und EDINGER) der Meinung, daß das Cingulum ausschließlich oder ganz überwiegend aus kurzen Fasern besteht. Als Hinweis auf das Vorkommen solcher kurzen

[569]) Projektionen des Thalamus zur cingulären Rinde waren schon eher beschrieben worden (s. S. 829), doch ergaben sich aus den dabei angewandten Methoden der retrograden Zellveränderungen keine sicheren Hinweise auf den Verlauf der Fasern.

Bahnen dient der Befund, daß bei kompletter Unterbrechung des Cingulum niemals alle Fasern degenerieren (u. a. ADEY u. MEYER, 1952a). — Auf das Vorkommen auch langer Assoziationsfasern weisen u. a. die Befunde von GARDNER u. FOX (1948), ADEY (1951), ADEY u. MEYER (1952a) und WHITE (1959) hin. Nach ADEY u. MEYER (1952a) gibt es in großer Zahl lange Fasern, die von der präfrontalen Rinde kommen und bis in Regionen hinter dem Balkensplenium gehen sollen. PROBST (1903) nahm an, daß das Cingulum hauptsächlich aus langen Bahnen besteht. Er nähert sich damit bezüglich der Länge der Fasern des Cingulum, nicht hinsichtlich ihres Ursprungs, der Auffassung von KRIEG und DOMESICK (s. oben).

Weitgehende Übereinstimmung besteht darin, daß die Fasern im Cingulum überwiegend *von rostral nach caudal* verlaufen[570]). Dies gilt sowohl für die vom Thalamus kommenden als auch für die assoziativen Fasern. Unter den assoziativen Fasern sollen aber auch von caudal nach rostral gerichtete vorkommen und schließlich gibt es einige Hinweise auf rostrale Projektionsfasern.

Auf das Vorkommen nach rostral verlaufender Fasern weist der Befund hin, daß bei Unterbrechung des Cingulum degenerierende Fasern auch nach rostral verfolgt werden können (PROBST, 1903; GARDNER u. FOX, 1948). WHITE (1959) und DOMESICK (1970) haben aber hervorgehoben, daß die Zahl der rostralen Degenerationen im Vergleich mit den massiven caudalen gering ist.

Hinweise auf rostral gerichtete *Projektionsfasern* finden sich bei CAJAL (1903, 1911) und GLEES *et al.* (1950). Nach GLEES *et al.* konnten die Fasern des Cingulum rostral in das Gebiet der Substantia perforata anterior verfolgt werden und diese Autoren hielten das Cingulum deswegen für eine Bahn, die eine bedeutende Verbindung zwischen der cingulären Rinde und der Substantia perforata anterior herstellt (SHOWERS, 1959; CROSBY *et al.*, 1962). — CAJAL hat nach seinen Golgi- und Faserstudien eine rostral gerichtete Projektion beschrieben, die aus den Pyramidenzellen der cingulären Rinde hervorgehen soll. Die aus rostralen Gebieten entspringenden Fasern sollen um das Balkenknie herumgehen, bündelweise zum vorderen Teil des Septum absteigen und den Kopf des Striatum erreichen. Die aus caudalen Gebieten entspringenden Fasern sollen den Balken durchbohren und quer durch das Septum in die unteren Schichten des Striatum absteigen. Sie sollen zu absteigenden Bündeln des Fornix longus (= dorsalis) werden. Der Fornix longus wurde von CAJAL als Projektionsbahn der hinteren und mittleren Teile des Gyrus fornicatus angesehen, deren Fasern den weiten Weg um das Balkenknie herum abkürzen. Die Fasern vereinigen sich mit den Fornixkörpern und sind nach VALENSTEIN u. NAUTA (1959) in ihrer Endverteilung nicht deutlich von den Fasern hippocampalen Ursprungs verschieden (nach LOCKE *et al.*, 1964a). Solche perforierenden Fasern sind nach CAJAL (1903) auch von SMITH und von KOELLIKER beschrieben worden, wobei nach KOELLIKER auch aufsteigende Fasern vorkommen sollen, die von CAJAL nicht gefunden wurden. Neuerdings sind sie von YAKOVLEV u. LOCKE (1961) und in Untersuchungen über die Markscheidenbildung auch von JACOBSON (1963, Ratte) wieder bestätigt worden.

Faserverlauf und Projektionen deuten nach WHITE (1959) auf eine gewisse *räumliche Organisation des Cingulum hin.* Danach leitet möglicherweise die *laterale* Kompenente die vom vorderen Hauptkern des Thalamus kommenden Fasern zu den hinteren dorsalen Segmenten des Praesubiculum, die *dorsolaterale* Komponente Fasern von der hinteren cingulären Rinde zum mittleren Praesubiculum, die *dorsale* Komponente von der vorderen cingulären Rinde zu vorderen dorsalen und ventralen Zonen des Praesubiculum. Die *dorsomediale* Komponente soll Fasern von

---

570) BEEVOR (1891, zit. nach GEREBTZOFF, 1939) und GEREBTZOFF (1939) nahmen an, daß im Cingulum *alle* Fasern diese Richtung haben.

rostralen Zonen der medialen frontalen Rinde und möglicherweise von subcorticalen Komponenten zum Parasubiculum leiten und die *mediale* Komponente schließlich thalamische Fasern zur Entorhinalis. Diese sollen teilweise, wenn nicht gänzlich von den intralaminären und Mittellinienkernen des Thalamus kommen, eine Verbindung, die von NAUTA u. WHITLOCK (1954) beschrieben wurde. — Auch KRIEG (1947) hat für das Cingulum eine laminäre Organisation erwähnt, während bei DOMESICK (1970, 1972) Hinweise hierauf fehlen.

In Gegensatz zu den von WHITE (1959) gemachten Angaben über den corticalen Ursprung mehrerer Komponenten des Cingulum und zu der verbreiteten Auffassung über den generell assoziativen Charakter dieses Bündels, geben neuere Untersuchungen über die von der medialen Wand ausgehenden efferenten Fasern Hinweise darauf, daß bei der Ratte nur relativ wenige corticale Assoziationsfasern in das Cingulum eingeschlossen sind (DOMESICK, 1969, 1970, 1972; LEONARD, 1969). Echte cortico-corticale Verbindungen sind nach DOMESICK (1969) deswegen so schwer zu verifizieren, weil bei Läsionen in der cingulären Rinde die thalamocorticalen Fasern im Cingulum leicht mitgeschädigt werden. Die starken caudal gerichteten Degenerationen, die von vielen Untersuchern beschrieben wurden, könnten auf solcher Mitläsion der thalamischen Bahnen beruhen. Wenn die Läsionen ganz auf die graue Substanz begrenzt waren, fanden DOMESICK und LEONARD keine erkennbaren Degenerationen im Cingulum, der cingulären Rinde oder im Praesubiculum.

DOMESICK (1969, 1970) räumt jedoch ein, daß diese bei der Ratte erhobenen Befunde nicht für alle Arten in gleicher Weise gelten müssen, und daß die Primaten möglicherweise mehr cortico-corticale Fasern haben.

8.14.7.1. Telencephale Verbindungen

Cortico-corticale Verbindungen

Die cortico-corticalen Verbindungen der cingulären Rinde sollen zwanglos untergliedert werden in solche mit dem Isocortex, mit dem Periarchicortex, mit der kontralateralen Hemisphäre und mit dem Archicortex.

Isocortex: Bei den Verbindungen mit dem Isocortex wollen wir unterscheiden zwischen 1. solchen mit mehr entfernten Gebieten der Konvexität und 2. solchen mit benachbart liegenden Rinden der medialen Hemisphärenwand.

1. Über *afferente* Zuflüsse aus entfernteren Gebieten des Isocortex finden sich Angaben bei SHOWERS (1959), CRAGG (1965), PANDYA u. KUYPERS (1969), JONES u. POWELL (1970), ASTRUC u. LEICHNETZ (1973) und PANDYA *et al.* (1973a), über efferente Abflüsse zu solchen Gebieten bei GARDNER u. FOX (1948) und WARD (1948a). — CRAGG (1965, Kaninchen, Katze) berichtete über Fasern, die aus dem mittleren Gyrus suprasylvius zur cingulären Rinde und zum „posterior splenial gyrus“ kommen. Letzterer soll auch Fasern vom ventralen temporalen Isocortex bekommen. — PANDYA u. KUYPERS (1969) beschrieben beim Rhesusaffen Afferenzen zu überwiegend balkenfernen Abschnitten des Gyrus cinguli von einem Feld in der Konkavität des Sulcus arcuatus, vom Lobulus parietalis inferior und vom caudalen Teil des Gyrus temporalis superior. Zu ventralen Teilen des Gyrus cinguli (einschl. retrosplenialen Gebieten) fanden sie Afferenzen von orbitofrontalen Rinden (auch ASTRUC u. LEICHNETZ, 1973) und zu den subcallosalen Abschnitten (unserer Area subgenualis oder Area 25 entsprechend) vom Pol des Temporallappens. — Nach JONES u. POWELL (1970) findet sich beim Rhesusaffen eine Projektion zum Gyrus cinguli (Felder 25, 24 und 23) in Form einer intracorticalen Konvergenz von den Feldern 7 (somatisch), 21 (visuell) und 22 (auditiv). Eine ähnliche Konvergenz war für die Area perirhinalis (Feld 35, s. 8.11.7.1.) beschrieben

worden. Nach PANDYA *et al.* (1973a) konvergieren diese Zuflüsse von sensorischen Assoziationsfeldern des Parietallappens und multimodalen Assoziationsfeldern des Frontallappens bevorzugt auf jene Gebiete, die cingulo-amygdaläre Projektionen entsenden (s. S. 828). — Nach SHOWERS (1959) verbinden intracorticale Bahnen den Gyrus cinguli mit dem Temporallappen (ausschl. Mandelkern), mit dem Frontallappen, dem Parietallappen und präoccipitalen Feldern.

Hinweise auf *efferente* Fasern zu den Feldern 18 und 19 haben sich nach GARDNER u. FOX (1948) aus den Degenerationen nach Unterbrechung des Cingulum im Bereich der Area 24 ergeben. WARD (1948a) hat ebenfalls über solche Fasern berichtet und erwähnt weitere zu präzentralen und postzentralen Gebieten.

2. Über *afferente* Zuflüsse aus mehr oder weniger benachbarten Rinden zur cingulären Rinde haben METTLER (1935, nach SHOWERS, 1959), GLEES *et al.* (1950), SHOWERS (1959), NAUTA (1964, nach DOMESICK, 1970), CRAGG (1965) und PANDYA u. KUYPERS (1969) berichtet, über Efferenzen aus der cingulären Rinde zu benachbarten Gebieten GLEES *et al.* (1950), YAKOVLEV u. LOCKE (1961) und LARSON (1962). Die Angaben beziehen sich überwiegend (bei den Efferenzen ausschl.) auf die *vordere* cinguläre Rinde[571]).

Von den Projektionen aus der präfrontalen Rinde, die bevorzugt zum Praesubiculum gehen sollen (ADEY u. MEYER, 1952a), endigen wahrscheinlich auch Fasern in der vorderen cingulären Rinde und in der Retrosplenialis (ADEY u. MEYER, 1952a; NAUTA, 1964, nach DOMESICK, 1970; PANDYA u. KUYPERS, 1969). Nach SHOWERS (1959) projizieren die isocorticalen Felder 4, 6, 8, 9 und 13 auf den vorderen Gyrus cinguli und es gibt Hinweise darauf, daß auch die Felder 2, 3 und 10 kurze, vergleichsweise direkte Assoziationsfasern mit dem Gyrus cinguli haben. — METTLER hat nach SHOWERS über Projektionen von den isocorticalen Feldern 6 und 9 zu cingulären und subcallosalen Gyri und vom Feld 17 zur hinteren cingulären Rinde berichtet. — Nach GLEES *et al.* (1950) bestehen reziproke Verbindungen mit den im äußeren Ring der medialen Rinde liegenden Feldern 6, 8, 9 und 10. Nach CRAGG (1965, Kaninchen, Katze) sendet die präzentrale agranuläre Rinde Fasern zu der über dem vorderen Balkendrittel liegenden „anterior limbic area".

Neben den *efferenten* Fasern, die in den von GLEES *et al.* erwähnten reziproken Verbindungen enthalten sind, haben YAKOVLEV u. LOCKE (1961) Fasern dargestellt, die von den LA-Feldern (auch vom balkennahen LA_3, s. Abb. 8) nach dorsal, zu den oberhalb des Sulcus cinguli liegenden Rinden gehen. Die Verbindung wird als dorsale oder arcuate Radiation zur supralimbischen Rinde beschrieben. — Schließlich erwähnt LARSON (1962) efferente Verbindungen von der Area 24 zu den Feldern 4 und 6, von der Area 23 zu 2, 4 und 6, und von der Area 31 zu 5 und 7.

Über solche Nachbarschaftsbeziehungen hat die „physiologische Neuronographie" (s. S. 821) reichhaltige Aussagen gemacht. In einigen zusammenfassenden Darstellungen (u. a. von ADEY u. MEYER, 1952a; SHOWERS, 1959, und CROSBY *et al.*, 1962) wurden hier insbesondere die Arbeiten von BAILEY *et al.*, (1944), DUNSMORE u. LENNOX (1950), PRIBRAM *et al.* (1950), PRIBRAM u. MAC LEAN (1953) und MAC LEAN u. PRIBRAM (1953) an Primaten und bei der Katze erwähnt. ADEY u. MEYER (1952a) geben den folgenden kurzen Abriß: BAILEY *et al.* (1944) strychninisierten die cinguläre Rinde bei *Macaca* und beim Schimpansen. Sie fanden einen Gürtel zu beiden Seiten des Sulcus cinguli, der Fasern von einem „Suppressor-Streifen" (Felder 8s, 4s, 2s und 19s) erhält, sich nach vorn ausdehnt und dort fast die ganze Area 32 von BRODMANN in sich einschließt. DUNSMORE u. LENNOX (1950) beobachteten bei *Macaca* Spikes in der Area 31 nach Strychninisierung der Area 24, aber keine von den Feldern 23 und 29. PRIBRAM *et al.* (1950) erzeugten Strychnin-Spikes im Hippocampus nach

[571]) Nach GLEES *et al.* (1950) sollen die vordere Area 24 hauptsächlich intracorticale, die hintere Area 24 und die Area 23 stärker thalamische Verbindungen haben. Für diese Aussage haben sich in späteren Untersuchungen keine weiteren Hinweise ergeben.

Reizung der retrosplenialen Rinde und der hinteren Entorhinalis, während Reizung der (nicht-retrosplenialen) hinteren cingulären Gebiete nur lokales Feuern bewirkte.

Periarchicortex: Die im engeren Sinne assoziativen Verbindungen — durch die Rinden verbunden werden, die auf dem mehr oder weniger gleichen Niveau des Periarchicortex liegen — können zwanglos in drei Gruppen gegliedert werden: 1. intraareale bzw. intraregionale, 2. intracinguläre und 3. zwischen cingulären und den übrigen caudalen periarchicorticalen Gebieten (Praesubicularis, Entorhinalis). Die letzten Verbindungen sind bereits eingehender erörtert worden (8.11.7., 8.12.7.).

Auf *intraareale Assoziationsfasern*, die besonders aus Golgi-Untersuchungen bekannt sind, gibt es einen Hinweis auch aus der experimentell-anatomischen Untersuchung von Domesick (1969). Danach können bei Läsionen im vorderen Teil der Retrosplenialis Fasern dargestellt werden, die zum hinteren Teil dieses Feldes gehen.

Hinweise auf *intraregionale*, innerhalb der vorderen cingulären Rinde verlaufende Fasern gibt es u. a. von Gerebtzoff (1939), Ward (1948a), Glees *et al.* (1950), Larson (1962), Cragg (1965) und Domesick (1969). — Nach Gerebtzoff gibt es neben den im Cingulum verlaufenden langen Bahnen ein mittellanges tangentiales System mit oberflächlich zwischen den Feldern 25, 32 und 24 (evtl. auch 23) verlaufenden Fasern. Die Fasern sollen in der Tiefe der Molekularschicht liegen und stellen nach Gerebtzoff die direkteste Assoziationsmöglichkeit dar, die man sich vorstellen kann. Sie werden als Axone von Sternzellen des zweiten Typs von Golgi angesehen, die nach Cajal assoziative Funktion haben. — Larson (1962) berichtet über Fasern, die zwischen den Feldern 32 und 24 sowie zwischen 23 und 31 verlaufen und Glees *et al.* (1950) über solche zwischen der vorderen cingulären Rinde (Area 24) und dem subgenualen Feld (Area 25). — Auch die von Ward (1948a) beschriebene Verbindung zwischen 24 und 31 und die von Cragg (1965) beschriebene zwischen der „anterior limbic area" und der sich caudal anschließenden, über dem mittleren Balkendrittel liegenden cingulären Rinde können hier eingeordnet werden, soweit sie nicht zum folgenden Komplex der intracingulären assoziativen Verbindungen gehören.

Intracinguläre assoziative Verbindungen zwischen der vorderen cingulären Region einerseits und den retrosplenialen Feldern andererseits sind zahlreich beschrieben worden, u. a. von Cajal (1891, 1903, 1911), Gardner u. Fox (1948), Ward (1948a), Glees *et al.* (1950), Adey (1951), Showers (1959), Cragg (1965), Domesick (1969) und Hakova u. Marsala (1970).

Dabei überwiegen bei weitem Berichte über von rostral nach caudal gerichtete Fasern, während assoziative Fasern umgekehrter Richtung nur bei Domesick (1969) und Showers (1959) erwähnt werden.

Nach Domesick (1969) führen Läsionen in hinteren cingulären und retrosplenialen Gebieten zu Faserdegenerationen, die sich nach rostral zu den balkennahen Teilen der vorderen cingulären Rinde verfolgen lassen. Nur eine kleine Zahl dieser Fasern geht in das Cingulum, während die Mehrzahl in der tiefsten Rindenschicht verläuft und dort oberhalb des eigentlichen Cingulum eine undeutliche Faserzone bildet. Nur sehr wenige dieser Fasern scheinen über das Balkenknie hinauszugehen. Die langen inneren Verbindungen gehen nach Domesick hauptsächlich von der retrosplenialen Rinde aus nach rostral und caudal. — Showers (1959) spricht von intracingulären Bahnen zwischen den rostralen Feldern (einschl. Area 25) und den caudalen Teilen des Gyrus cinguli (einschl. Area 29 = Retrosplenialis) und umgekehrt.

Nach Cajal (1891, 1903, 1911) besteht eine starke Verbindung aus den Pyramiden der Zwischenhemisphärenrinde zur retrosplenialen Rinde (Ganglion der

Occipitalspitze bei CAJAL)[572]). — Nach CRAGG (1965) gehen die Fasern von der cingulären Rinde im Bereich des Balkenspleniums durch die tiefen Schichten der retrosplenialen Rinde, wo viele von ihnen endigen.

Interhemisphärische Verbindungen: Auf Fasern, die aus der cingulären Rinde durch den Balken zu homo- und/oder heterotopischen Strukturen der kontralateralen Hemisphäre verlaufen, gibt es nur wenige Hinweise. Solche liegen vor u. a. von VILLAVERDE (1932a, b, Silber- und Golgi-Methoden; zit. nach BLACKSTAD, 1956); ADEY (1951, Kaninchen, Glees); SHOWERS (1959, *Macaca*, Marchi); LARSON (1962, *Macaca*, Marchi); JACOBSON (1963, Ratte, Markscheidenbildung) und LOCKE u. YAKOVLEV (1965, Mensch, Entmarkung, Gliose). Die Methoden, die zu diesen Aussagen geführt haben, und die Aussagen selbst sind recht heterogen und erlauben nicht annähernd ein geschlossenes Bild.

VILLAVERDE (1932a, b) erreichte nach BLACKSTAD (1956) mit Hilfe von Faser- und Fibrillenfärbungen und Golgi-Methoden bemerkenswerte Ergebnisse über die Endigungen von Balkenfasern in einigen Rindenfeldern bei neugeborenen Mäusen, Kaninchen, Meerschweinchen und Fledermäusen. VILLAVERDE konnte selektiv Fasern imprägnieren, die interhemisphärisch zu sein scheinen. Für die Area infraradiata anterior waren die Ergebnisse unbefriedigend. Sie war praktisch frei von imprägnierten interhemisphärischen Fasern, unterschied sich darin aber deutlich von den benachbarten präzentralen Feldern. Große Unterschiede fand VILLAVERDE auch in den retrosplenialen Feldern, wo in den granulären Abschnitten kaum Fasern dargestellt werden konnten, während sie im agranulären Teil reichlich und mit deutlicher laminärer Anordnung ihrer Endigungsgebiete vorhanden waren (8.13.6.). — JACOBSON (1963) hat bei Untersuchung der Markscheidenbildung bei der Ratte Balkenverbindungen für die Area 29c festgestellt.

Nach DEJERINE (zit. nach CAJAL, 1911), ADEY (1951) und SHOWERS (1959) verbinden über den Balken verlaufende commissurale Fasern die cinguläre Rinde beider Seiten. Nach ADEY verlaufen sie beim Kaninchen als großes Bündel dichter Fasern im dorsalen Teil des Balkensplenium. Der genaue Zielort in der kontralateralen cingulären Rinde konnte nicht bestimmt werden. — Nach LARSON (1962) scheint nur die Area 23 callosale Fasern zu haben und nach LOCKE u. YAKOVLEV (1965) enthält der Balken neben commissuralen und/oder cortico-corticalen Fasern der cingulären Rinde auch solche, die zum kontralateralen Striatum gehen. — CAJAL (1903, 1911) konnte in seinen Golgi-Studien an kleinen Säugern Commissuren- oder Balkenfasern nicht nachweisen.

Archicortex: Mögliche Verbindungen mit dem retrocommissuralen Hauptteil des Hippocampus wurden weiter vorn (8.9.7.) erörtert. Über mögliche Verbindungen mit dem Hippocampus anterior finden sich Hinweise bei YAKOVLEV u. LOCKE (1961), die über perforierende Fasern berichtet haben, die aus der cingulären Rinde zum Hippocampus *supra*commissuralis gehen und von WOODS *et al.* (1969), wonach Fasern aus dem *prä*commissuralen Hippocampus über das Cingulum zur cingulären Rinde gehen (8.10.7.). Die genaue caudale Ausdehnung des Degenerationsgebietes wurde von WOODS *et al.* nicht ermittelt.

Nichtcorticale telencephale Verbindungen

Afferente Verbindungen dieser Art zur cingulären Rinde sind vom Septum und vom Mandelkern beschrieben worden, Efferenzen von der cingulären Rinde zu Septum, Mandelkern, Striatum und Zona incerta.

[572]) Die Mehrzahl der hier endigenden Fasern sind nach CAJAL Kollateralfasern, die noch etwas weiter ziehen (Subiculum), oder aber auch Endäste. Andere Fasern perforieren die retrospleniale Rinde aus der weißen Substanz kommend und zur Molekularschicht gehend.

Septum: Über *afferente* Verbindungen aus dem Septum zur cingulären Rinde liegen Hinweise von SHUTE u. LEWIS (1961a, 1963, 1967) und von KEMPER *et al.* (1972) vor. Aufgrund der AChE-Verteilung nach stereotaktischen Läsionen gibt es nach SHUTE u. LEWIS (1961a) bei der Ratte Anhaltspunkte für eine um das Balkensplenium herumziehende Projektion mit möglichem Ursprung im Septum und nach SHUTE u. LEWIS (1967) eine vom medialen Septalkern und vom Diagonalen Band kommende „septale Radiation" (SHUTE u. LEWIS, 1963), die über die Stria medialis des Hippocampus supracommissuralis verläuft und auch einige Fasern in die cinguläre Rinde abgeben soll. Weitere Afferenzen zu den Feldern 32 und 25 („anterior limbic area" und „area infralimbica") kommen nach SHUTE u. LEWIS (1967) vom Interstitialkern der ventralen Hippocampuscommissur — der sicherlich unserem Nucleus septalis triangularis, ANDY u. STEPHAN, 1959—1968, entspricht — und von „präcallosalen Zellen".

KEMPER *et al.* (1972, *Macaca*) schlossen aus retrograden Zellveränderungen im lateralen Septalkern nach Läsionen im Gyrus cinguli auf eine afferente Verbindung zu letzterem.

Über *efferente* Verbindungen aus der cingulären Rinde zum Septum gibt es Hinweise bei CAJAL (1903, 1911), WARD (1948a, Marchi-Degenerationen *beid*seitig im Lateralkern), GLEES *et al.* (1950), YAKOVLEV u. LOCKE (1961, mediale oder septale Radiation) und POWELL u. ROBINSON (1974), während DOMESICK (1969) den Mangel einer solchen Verbindung besonders hervorhebt.

CAJAL (1903, 1911) hat über Fasern berichtet, die räumlich mit dem Septum in Kontakt treten. Nach seinen Golgi- und Faserstudien beschreibt er eine nach rostal gerichtete Projektion, die aus den Zellen der cingulären Rinde hervorgehen soll. Die aus rostralen Gebieten entspringenden Fasern sollen um das Balkenknie herumgehen, bündelweise zum vorderen Teil des Septum absteigen und den Kopf des Striatum erreichen. Hingegen sollen die aus caudalen Gebieten entspringenden Fasern den Balken durchbohren und quer durch das Septum in die unteren Schichten des Striatum absteigen (absteigende Bündel des Fornix longus bzw. Fornix dorsalis). Solche den Balken durchbohrenden Fasern wurden auch von YAKOVLEV u. LOCKE (1961) beschrieben. POWELL u. ROBINSON (1974) fanden mit autoradiographischen Methoden Markierungen im Dorsalkern des Septum nach Injektionen in Area 24, nicht hingegen nach solchen in den Feldern 23, 28 und 30. Nach DOMESICK (1969) wurden Faserdegenerationen im Fornix dorsalis nach Läsionen in caudalen cingulären Gebieten von CRAGG u. HAMLYN (1959) beim Kaninchen gefunden. DOMESICK vermutet aber, daß diese Degenerationen auf Zerstörungen im Hippocampus supracommissuralis zurückzuführen sind und zweifelt am Ursprung der Fasern in cingulären Gebieten.

Mandelkernkomplex: Über *afferente* Verbindungen aus dem Mandelkernkomplex haben NAUTA (1961, *Macaca*, Nauta-Gygax) und OLMOS (1972, Ratte, Kupfer-Silber-Methode) berichtet. Nach NAUTA enthält die ventrale amygdalofugale Bahn eine amygdalo-corticale Komponente, die in rostralen Teilen des Gyrus fornicatus (Gyrus subcallosus und rostrale cinguläre Rinde) endigt. Nach OLMOS gehen Fasern über die Stria terminalis, also auf einem anderen Weg als bei NAUTA, zu einem entsprechenden Zielgebiet, nämlich zur Area subgenualis (25, = praegenualis bei OLMOS). Die degenerativen Veränderungen sollen auf den hinteren Teil der Area 25 begrenzt sein. Über Fasern aus dem caudalen Lobus piriformis, der neben der periamygdalären Rinde auch präpiriforme und entorhinale Gebiete enthält, zu den Nachbargebieten des präcommissuralen Hippocampus hat auch HEIMER (1972) berichtet.

Über *efferente* Verbindungen von der vorderen cingulären Rinde zum Mandelkernkomplex, insbesondere zu dessen Nucleus basalis, finden sich Hinweise bei

PANDYA *et al.* (1973a). Das Ursprungsgebiet soll auf das Feld 24 begrenzt sein. Keine Degenerationen zeigten sich, wenn die Läsionen weiter rostral lagen (Area 32, von den Autoren als Area 25 bezeichnet; aber nicht Area 25 im gebräuchlichen Sinne, s. Fußnote 546 auf S. 791) oder auf das Feld 23 begrenzt waren.

Striatum: Angaben über *efferente* Verbindungen von der cingulären Rinde zum Nucleus caudatus finden sich bei NAUTA (1953), SHOWERS (1959), MANGHI (1962, zit. nach LOCKE *et al.*, 1964a), DOMESICK (1969) und POWELL *et al.* (1974). Dabei weisen NAUTA und DOMESICK besonders darauf hin, daß die Fasern von allen Feldern der cingulären Rinde, auch den retrosplenialen, ausgehen. — YAKOVLEV u. LOCKE (1961), LOCKE *et al.* (1964b) und LOCKE u. KRUPER (1965) berichten über ipsi- und kontralaterale Projektionen zum Striatum (Caudatus und Putamen). — POWELL (1973b) glaubt hingegen, daß die Projektionen zum Striatum überwiegend von den *oberhalb* der cingulären Rinde liegenden Gebieten ausgehen.

Zona incerta: DOMESICK (1969) fand Projektionen von allen Gebieten der cingulären Rinde, auch den retrosplenialen, zur Zona incerta.

8.14.7.2. Diencephale Verbindungen

Afferente Verbindungen vom Thalamus

So spärlich gesicherte Angaben über afferente Verbindungen zur cingulären Rinde aus den telencephalen und den nicht-thalamischen diencephalen Strukturen sind, so reichlich sind sie über *thalamische* Afferenzen (thalamo-corticale Fasern). Diese Fasern kommen überwiegend aus dem vorderen Hauptkern (Nucleus anterior) des Thalamus, aber auch aus anderen Kernen. — Die Untersuchungen wurden ganz überwiegend mit den Methoden der retrograden Degeneration durchgeführt. Daneben gibt es einige Marchi-Untersuchungen und in neuerer Zeit wenige Arbeiten mit modernen Silberimprägnationsmethoden. LEWIS u. SHUTE (1967) untersuchten die AChE-Verteilung nach stereotaktischen Läsionen. — Eine Literaturübersicht findet sich nachstehend:

Untersuchungen mit retrograden Degenerationen: CLARK u. BOGGON (1933, Katze); WALLER (1934, Ratte; 1937, 1940, Katze); WALKER (1936, 1938, *Macaca*); STOFFELS[573]) (1939, Kaninchen); LASHLEY (1941, Ratte); BODIAN (1942, Opossum); GRÜNTHAL (1945, Maus); FREEMAN u. WATTS (1947, Mensch); METTLER (1947a, diverse Affen); J. E. ROSE *et al.* (1947, Kaninchen, Katze, Affe); J. E. ROSE u. WOOLSEY (1948, Kaninchen, Katze); DROOGLEEVER-FORTUYN (1950, Kaninchen); POWELL u. COWAN (1954, Ratte); PRIBRAM u. FULTON (1954, diverse Affen); SIMMA (1955, Mensch); PILLERI (1959b, Mensch); YAKOVLEV *et al.* (1960, *Macaca*); LOCKE *et al.* (1961, Mensch; 1964a, Katze, Mangabe); ANGEVINE *et al.* (1964, Mensch).

Untersuchungen mit Marchi-Methoden: CLARK u. BOGGON (1933, Katze); BODIAN (1942, Opossum); KRIEG (1947, Ratte); METTLER (1947a, diverse Affen).

Silberimprägnationen: NAUTA u. WHITLOCK (1954, Katze, Nauta); LEONARD (1969, Ratte, Fink-Heimer); DOMESICK (1972, Ratte, Fink-Heimer).

Es gibt einige Zusammenfassungen der jeweils älteren Literatur, wobei die von STOFFELS (1939) bezüglich der ältesten Angaben über die Thalamusprojektionen besonders ausführlich ist. Detaillierte Aussagen über den Verlauf der degenerierten Fasern, über die Ausdehnung der Zielgebiete und über die laminäre Verteilung der terminalen Degenerationen wurden vor allem durch die modernen Silberimprägnationsmethoden möglich. Schlüsselarbeit ist hier die Arbeit von DOMESICK (1972) (s. Abb. 460).

---

[573]) Nach LASHLEY (1941) und ROSE u. WOOLSEY (1948) handelt es sich bei den Ausführungen von STOFFELS weniger um die Darstellung experimenteller Befunde, sondern mehr um theoretische Spekulationen über den generellen Plan der thalamischen Projektionen. Die Befunde sind jedoch in wesentlichen Punkten durch spätere Arbeiten bestätigt worden.

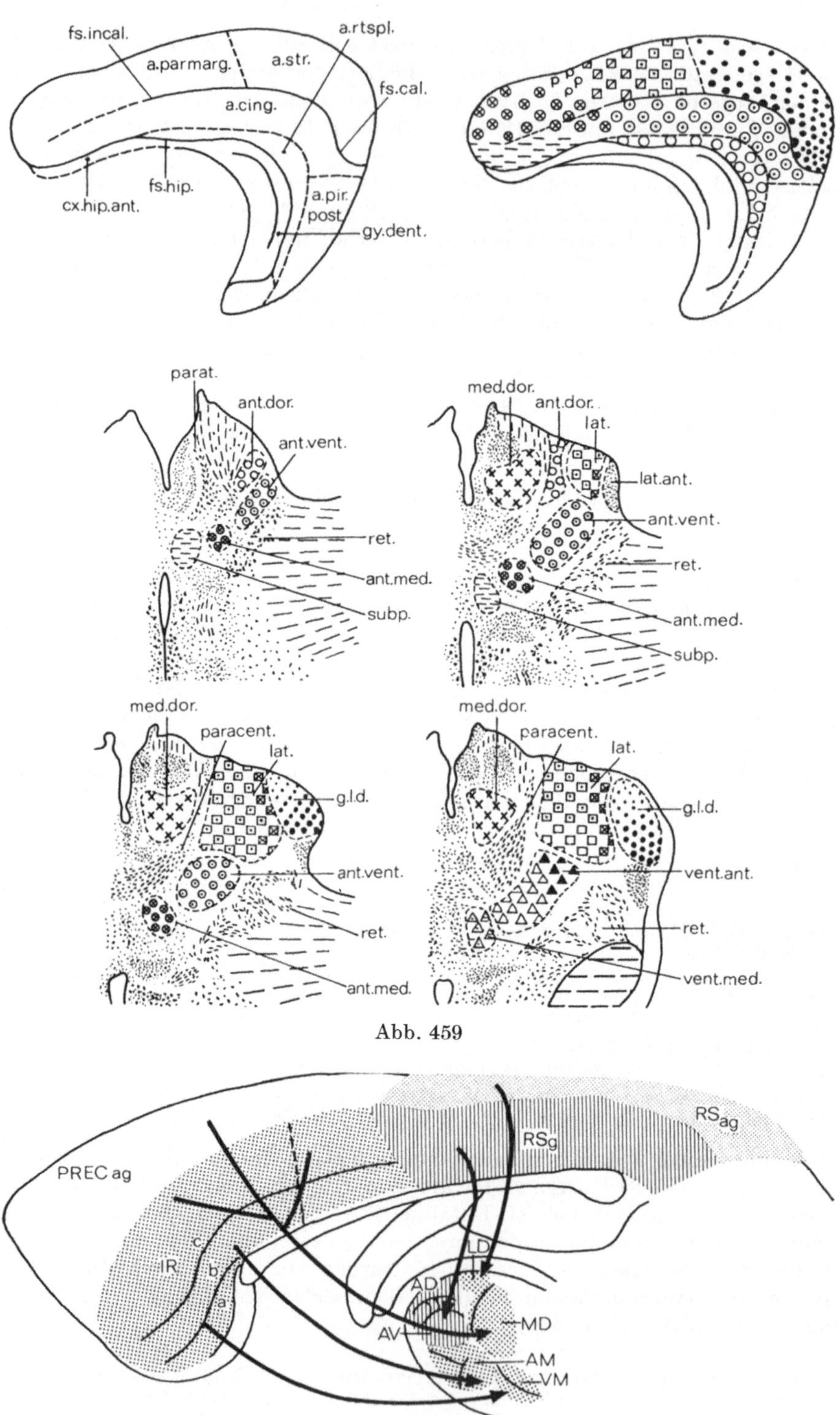

Abb. 459

Abb. 460

Afferenzen aus dem vorderen Hauptkern des Thalamus: Die in der Literaturübersicht aufgeführten Autoren und einige ältere Autoren stimmen darin überein, daß der vordere Hauptkern des Thalamus (Nucleus anterior thalami) zur cingulären Rinde projiziert[574]). Er läßt sich zumeist in drei Teile gliedern (anterior medialis AM, anterior ventralis AV und anterior dorsalis AD), die zu unterschiedlichen Teilen der cingulären Rinde projizieren.

Nucleus anterior medialis (AM): Es besteht eine recht gute Übereinstimmung darüber, daß der AM zu den vorderen cingulären Gebieten projiziert. Eingeschlossen hierin sind offenbar auch die balkennahen Abschnitte (unserer Area infraradiata ventralis) und die dem präcommissuralen Hippocampus benachbarten periarchicorticalen Gebiete (Area subgenualis oder Area 25). Im einzelnen werden als Projektionsgebiete angegeben: mediale Fläche des Frontallappens (Clark u. Boggon, 1933; Walker, 1936; Pribram u. Fulton, 1954), vordere interhemisphärische Rinde (Stoffels, 1939; Bodian, 1942), rostral vom Balken (Lashley, 1941; Droogleever-Fortuyn, 1950), präcallosale Teile des Gyrus cinguli (Meyer *et al.*, 1947, nach Crosby *et al.*, 1962), anterior limbic region (Rose u. Woolsey, 1948; Rose *et al.*, 1947), IRc und IRb von Rose (Droogleever-Fortuyn, 1950), Area 25 und 32 (= anterior limbic und infralimbic) (Lewis u. Shute, 1967), Area 25 und LA_3 (Yakovlev *et al.*, 1960), rostral und ventral vom Balken (Waller, 1934), ein der Area 25 entsprechendes Gebiet (Leonard, 1969; auch Rose u. Woolsey, 1948).

Abweichend hiervon geben Krieg (1947) Fasern zum hinteren Teil des Cingulum an und Meyer *et al.* (1947) neben den rostralen Fasern auch solche zum hinteren Gyrus cinguli. Möglicherweise sind diese caudalen Fasern mit jenen identisch, die Domesick (1972) vom AM ausgehend zum Praesubiculum fand. Der Nucleus anterior medialis projiziert nach Domesick (1972) zum ganzen Gyrus cinguli, auch zu den balkennahen Abschnitten, und zum Praesubiculum, aber nicht zur retrosplenialen Rinde. Die Fasern gehen nach Domesick vom vorderen Hauptkern aus nach rostral, steigen vor dem Balkenknie auf und schließen sich dem Cingulum von medial her an.

---

[574]) Diese Projektion bildet nach Krieg (1947) und Domesick (1970, 1972) den Hauptteil des Fasciculus cinguli (Cingulum).

Abb. 459. Die thalamo-corticalen Projektionen zur medialen Rinde beim Opossum (nach Bodian, 1942). Umgezeichnet. Die Symbole zeigen im Thalamus Kerne oder Teilkerne an, die nach Zerstörung entsprechend markierter Rindenpartien retrograd degenerieren. *a.cing.* Area cingularis, *a.prmarg.* Area parietomarginalis, *a.pir.post.* Area piriformis posterior (entorhinalis), *a.rtspl.* Area retrosplenialis, *a.str.* Area striata, *ant.dor.* Nucleus anterior dorsalis (AD), *ant.med.* Nucleus anterior medialis (AM), *ant.vent.* Nucleus anterior ventralis (AV), *cx.hip.ant.* Cortex hippocampi anterior (Hippocampus anterior), *fs.cal.* Fissura calcarina (Sulcus calcarinus), *fs.hip.* Fissura hippocampi (Sulcus hippocampi), *fs.incal.* Fissura intercalaris (Sulcus cinguli), *g.l.d.* Nucleus geniculatus lateralis (Corpus geniculatum laterale), *gy. dent.* Gyrus dentatus, *lat.* Nucleus lateralis, Pars intermedia, *lat.ant.* Nucleus lateralis, Pars anterior, *med.dor.* Nucleus medialis dorsalis (MD), *paracent.* Nucleus paracentralis, *parat.* Nucleus parataenialis, *ret.* Nucleus reticularis, *subp.* Nucleus subparataenialis, *vent.ant.* Nucleus ventralis, Pars anterior. *vent.med.* Nucleus ventralis, Pars medialis (VM)

Abb. 460. Thalamo-corticale und cortico-thalamische Verbindungen der medialen Rinde bei der Ratte (nach Domesick, 1972). Umgezeichnet. Die thalamo-corticalen Projektionen sind durch gleiche Markierungen gekennzeichnet, die cortico-thalamischen durch Pfeile. *AD* Nucleus anterior dorsalis, *AM* Nucleus anterior medialis, *AV* Nucleus anterior ventralis, *IRa, b* und *c* infraradiäre Felder. *LD* Nucleus lateralis dorsalis, *MD* Nucleus medialis dorsalis, *PRECag* Area praecentralis agranularis, *RSag* Area retrosplenialis agranularis, *RSg* Area retrosplenialis granularis, *VM* Nucleus ventralis medialis

Nucleus anterior ventralis (AV): Weniger gute Übereinstimmung besteht bezüglich des Projektionsgebietes des AV. Hier werden Regionen genannt, die über den ganzen Gyrus cinguli gestreut sind: ventraler Teil von AV zu Area 32, dorsaler Teil zu Area 24 (METTLER, 1947a; FREEMAN u. WATTS, 1947), Area 24 und 32 (MEYER u. BECK, 1945; MEYER *et al.*, 1947; MEYER, 1950; MCLARDY, 1950; alle nach YAKOVLEV *et al.*, 1960), LA_1 und LA_2 des vorderen Gyrus cinguli (YAKOVLEV *et al.*, 1960), hauptsächlich zum vorderen Teil des Cingulum (KRIEG, 1947), Area 24 (KRIEG, 1947, nach ROSE u. WOOLSEY, 1948), ganze Länge des Gyrus cinguli (WALLER, 1934, 1937; CLARK, nach WALLER, 1934), caudale cinguläre Rinde (CLARK u. BOGGON, 1933; PRIBRAM u. FULTON, 1954), Area 23 (LEWIS u. SHUTE, 1967), cinguläres Feld dorsal von der Retrosplenialis (ROSE u. WOOLSEY, 1948), agranuläre retrospleniale Rinde (LASHLEY, 1941), retrospleniale Region (ROSE *et al.*, 1947), lateraler Teil von AV zur dorsalen 29, medialer Teil zur ventralen 29 (STOFFELS, 1939), granuläre retrospleniale Rinde (STOFFELS, 1939; DOMESICK, 1972), Praesubiculum (DOMESICK, 1972).

Nucleus anterior dorsalis (AD): Wiederum bessere Übereinstimmung herrscht bezüglich des Projektionsgebietes von AD, für das nahezu von allen Autoren caudale cinguläre und retrospleniale Gebiete genannt werden: caudaler Gyrus cinguli, aber noch LA_1—LA_3 (YAKOVLEV *et al.*, 1960), caudale Teile des Gyrus cinguli (CLARK u. BOGGON, 1933; KRIEG, 1947), mittlere und hintere interhemisphärische Rinde (STOFFELS, 1939), retrospleniale Rinde (CLARK sowie CLARK u. BOGGON, 1933; beide nach WALLER, 1940; WALLER, 1934; LASHLEY, 1941; BODIAN, 1942; ROSE *et al.*, 1947; ROSE u WOOLSEY, 1948; SHUTE u. LEWIS, 1967), granuläre retrospleniale Rinde (DOMESICK, 1972), Felder 48 und 27a (STOFFELS, 1939), Praesubiculum (STOFFELS, 1939; DOMESICK, 1972). Die letztgenannte Projektion zum Praesubiculum wurde von LASHLEY (1941) ausdrücklich verneint.

DOMESICK (1972) hat grundsätzlich verschiedene Projektionen von AD und AV nicht finden können und faßt sie gemeinsam wie folgt zusammen: Nach Läsionen in AD/AV finden sich Degenerationen ausschließlich in der granulären retrosplenialen Rinde und im Praesubiculum. Die degenerierenden Fasern gehen von der Läsion nach rostral und dorsal, durchdringen die Balkenfaserung zwischen dem caudalen Septum und dem Balkenknie und gehen dann im Cingulum nach caudal. Es gibt Hinweise auf eine topographische Organisation derart, daß rostrale Läsionen in AD/AV zu Faserdegenerationen in caudalen Teilen der granulären retrosplenialen Rinde führen und umgekehrt. Bei Läsionen in medialen Teilen von AD/AV finden sich Degenerationen bevorzugt in den ventralen Abschnitten dieser Rinde. Nach BODIAN (1942) projizieren laterale Teile von AD/AV zu mehr caudalen Teilen der (cingulären und) retrosplenialen Felder, mediale Abschnitte zu mehr rostralen Teilen.

Bezüglich der Projektion des AD auf die granuläre retrospleniale Rinde ist von Interesse, daß dieser Kern beim Menschen nur gering entwickelt sein soll (u. a. CROSBY *et al.*, 1962). FRAHM *et al.* (1975) haben diese Annahme durch allometrische Vergleiche bestätigt, gleichzeitig aber gefunden, daß der AV beim Menschen besonders groß ist und der Gesamtkomplex AD/AV in der aufsteigenden Primatenreihe eine deutliche Progression zeigt. Dies läßt sich mit unserer Auffassung, daß die granuläre retrospleniale Rinde des Menschen keine Reduktion zeigt (8.13.1.4., 8.13.2.), gut vereinbaren.

Afferenzen aus anderen Thalamuskernen: Neben dem vorderen Hauptkern des Thalamus projizieren auch andere Thalamuskerne zu Rinden der medialen Hemisphärenwand. Die Projektionen vom Nucleus lateralis dorsalis (LD) und vom Nucleus medialis dorsalis (MD) gehen dabei offenbar zu höheren Rinden (Proisocortex,

Isocortex), während die des Nucleus ventralis medialis (VM) und der intralaminären und Mittellinienkerne offenbar besonders betont zu den einfachen Rinden des Periarchicortex und möglicherweise auch zum archicorticalen Hippocampus praecommissuralis projizieren.

Nucleus ventralis medialis (VM): Der VM projiziert nach DOMESICK (1972) nahezu auf das ganze Projektionsfeld des AM (Abb. 460).

Nucleus lateralis dorsalis (LD): Der LD ist nach LOCKE *et al.* (1961) der caudalste in der Gruppe der thalamischen Kerne, die hauptsächlich zur limbischen Rinde projizieren. Über sein Projektionsgebiet gibt es folgende Angaben: hinterer supracallosaler Sektor des Gyrus cinguli (YAKOVLEV *et al.*, 1960; LOCKE *et al.*, 1961; DOMESICK, 1972), hintere paraspleniale Teile des Gyrus cinguli (LOCKE *et al.*, 1964a), agranuläre retrospleniale Rinde (DOMESICK, 1972).

Auch die Ausführungen von CLARK u. BOGGON (1933) und KRIEG (1947) lassen sich mit der Auffassung von DOMESICK über eine spezifische Endigung der thalamo-corticalen Fasern von LD in der agranulären retrosplenialen Rinde in Einklang bringen. Nach unserer Auffassung ist diese Rinde dem proisocorticalen Gürtel zuzuordnen, gehört also nicht zum Periarchicortex im engeren Sinne.

Nucleus medialis dorsalis (MD): Der MD projiziert nach LEONARD (1969) bei der Ratte zu einem großen Feld der medialen Rinde rostral und dorsal vom Balkenknie. Dabei projiziert das vordere Segment des Kerns zu den mehr ventralen Regionen. Ein Teil des Projektionsgebietes liegt in der oberen Wand des vorderen Sulcus rhinalis, was mit der Auffassung von ANGEVINE *et al.* (1964), daß beim Menschen auch orbitale Rinde in das Projektionsgebiet einzubeziehen ist, in Einklang steht. Das Projektionsgebiet des MD wird von LEONARD (1969) als Juxtallocortex bezeichnet, ein Terminus, der in etwa unserem „Proisocortex" gleichzusetzen ist (s. S. 24). — Der MD zeigt nach LEONARD selbst nach großen Rindenläsionen keine retrograden Veränderungen, so daß seine Rindenprojektionen mit den Methoden der retrograden Degenerationen nicht gefunden wurden.

Intralaminäre und Mittellinienkerne: Die intralaminären und Mittellinienkerne[575]) zeigen nach POWELL u. COWAN (1954) nach Zerstörung der prägenualen interhemisphärischen Rinde retrograde Zellveränderungen. Nach NAUTA u. WHITLOCK (1954) projizieren sie zu phylogenetisch älteren Teilen der Rinde, u. a. zu den infralimbischen und limbischen Feldern, zu Praesubiculum und Entorhinalis. Hinweise auf Projektionen zu jenen Gebieten, die dem Hippocampus praecommissuralis benachbart liegen (Area subgenualis, Area 25), und evtl. auf Projektionen zum präcommissuralen Hippocampus selbst, finden sich auch bei STOFFELS (1939), LASHLEY (1941), BODIAN (1942), DROOGLEEVER-FORTUYN (1950), DROOGLEEVER-FORTUYN u. STEFENS (1951), PRIBRAM u. FULTON (1954) und YAKOVLEV *et al.* (1960).

STOFFELS, DROOGLEEVER-FORTUYN und STEFENS stimmen darin überein, daß der Nucleus parataenialis in die ventralste Rinde projiziert (Hippocampus praecommissuralis und benachbarte periarchicorticale Rinde), der Nucleus paramedianus in den dann folgenden Rindenstreifen (IRa und IRb von ROSE).

Experimentell-anatomisch fundierte Hinweise auf eine direkte Projektion vom Corpus geniculatum laterale zur retrosplenialen Rinde und benachbarten Rinden finden sich bei MAC LEAN (1966) und MAC LEAN u. CRESWELL (1970, *Saimiri*, Nauta-Gygax, Fink-Heimer). Die Autoren bestätigen eine Verbindung, für die

[575]) An Kernen wurden u. a. untersucht: Nucleus parataenialis (LASHLEY, 1941; DROOGLEEVER-FORTUYN, 1950; PRIBRAM u. FULTON, 1954), Nucleus parataenialis interna (STOFFELS, 1939), Nucleus subparataenialis (BODIAN, 1942), Nucleus paramedianus (STOFFELS, 1939; LASHLEY, 1941; DROOGLEEVER-FORTUYN, 1950), Nucleus submedialis (DROOGLEEVER-FORTUYN, 1950).

Casey *et al.* (1965, *Saimiri*) aufgrund elektrophysiologischer Reizexperimente Anhaltspunkte gefunden hatten. Die retrospleniale Rinde kann nach Cuenod *et al.* (1965) auch durch optische Reize erregt werden.

Efferente Verbindungen zum Thalamus

Weniger eingehend als die afferenten Verbindungen vom Thalamus sind die efferenten Projektionen von der cingulären Rinde zum Thalamus untersucht worden, doch gibt es auch hierüber eine recht ansehnliche Zahl von Untersuchungen. Solche wurden u. a. vorgelegt von: Clark u. Boggon (1933, Ratte, Katze, Marchi); Glees *et al.* (1950, *Macaca*, *Cebus*, Marchi); Nauta (1953, Ratte, Nauta-Gygax); Showers (1959, *Macaca*, Marchi); Yakovlev u. Locke (1961, *Macaca*, Entmarkung, Gliose); Larson (1962, *Macaca*, Marchi); Manghi (1962, Katze, Marchi); Domesick (1969, Ratte, Fink-Heimer); E. W. Powell (1973a, b, *Saimiri*, Fink-Heimer), Powell *et al.* (1974, Katze, Nauta-Gygax, Fink-Heimer) und Powell u. Robinson (1974, *Saimiri*, Autoradiographie).

Die u. a. von Clark u. Boggon (1933) und Glees *et al.* (1950) vertretene Auffassung, daß die cinguläre Rinde wesentliche Projektionen zum vorderen Hauptkern des Thalamus (Nucleus anterior) sendet, hat sich in der Folge mehr und mehr bestätigt, obwohl auch einige abweichende Ansichten vertreten wurden. So fand Showers (1959) nur wenige Fasern zum vorderen Hauptkern, und Adey (1951, Kaninchen, Glees) und Cragg u. Hamlyn (1959, Kaninchen, Nauta-Gygax) fanden keine Projektionen zum Thalamus. Powell u. Cowan (1964, Kaninchen, Nauta) interpretierten auftretende Degenerationen als retrograde Reaktionen von Axonen des Thalamus (nach Domesick, 1969). — Neben dem vorderen Hauptkern erhalten offensichtlich weitere thalamische Kerne Projektionen aus der cingulären Rinde. Als solche werden genannt die intralaminären und Mittellinienkerne, die nach Nauta (1953) von allen untersuchten Feldern (25, 32, 24 und 29) Fasern bekommen, und weiterhin der Nucleus ventralis medialis (VM), der Nucleus lateralis dorsalis (LD) und der Nucleus medialis dorsalis (MD). An spezifischen Projektionen werden genannt:

Subgenuale Rinde: Projektionen zu VM (Nauta, 1953; Domesick, 1969). Nach Nauta entsenden die Felder 25 und 32 neben dieser starken Projektion wenige Fasern, die zu den vorderen Teilen des retikulären Thalamuskerns und zum AM gehen. Die Fasern zum AM könnten jedoch von jenen Teilen der Rinde kommen, die vom Hippocampus praecommissuralis weiter entfernt liegen und bereits höher differenzierte Rinde enthalten (Area 32), wie nachstehend beschrieben.

Vordere cinguläre Rinde: Nach Glees *et al.* (1950) projiziert die vordere cinguläre Rinde zum Nucleus anterior thalami. In späteren Arbeiten werden als mehr spezifische Projektionsgebiete bevorzugt genannt: AM, AV und MD. Dabei kommen nach Larson (1962) die Fasern zum AM aus der Area 32, die zum AV aus der Area 24. Nach Nauta (1953) hat die Area 24 eine starke Projektion zum MD[576]) und geringere Projektionen zum AV und AM sowie zum Nucleus ventralis anterior und zu vorderen Teilen des reticulären Thalamuskerns. Die Projektionen zu MD kommen nach Domesick (1972) von der äußeren, d. h. balkenfernen infraradiären Rinde, die zu AM von den supracallosalen, d. h. balkennahen Teilen.

Retrospleniale Rinde: Die retrospleniale Rinde projiziert nach den übereinstimmenden Auffassungen von Nauta (1953), Manghi (1962, nach Locke *et al.* 1964a), Domesick (1969) und Powell *et al.* (1974) zum AV und LD; nur nach

[576]) Powell *et al.* (1974) fanden nur wenige Fasern zum MD; sie erwähnen daneben noch Fasern zum Nucleus lateralis centralis und dorsalis.

LARSON (1962) projiziert sie zum AD. Nach DOMESICK (1969) kommen die Fasern zum AV von der granulären retrosplenialen Rinde, die Fasern zum LD wahrscheinlich nur von der agranulären retrosplenialen Rinde. DOMESICK erwähnt in diesem Zusammenhang auch einen Befund von LARSON (1962), wonach die Area 23 zum LD projiziert. Diese Area 23, die bei LARSON möglicherweise der agranulären retrosplenialen Rinde entspricht, sendet eine kleine aber deutliche Komponente zum LD, aber nicht zum vorderen Hauptkern. — Auch POWELL *et al.* (1973a, b) fanden begrenzte Projektionen zum LD, die von einem entsprechenden Gebiet kommen könnten und weisen im übrigen darauf hin, daß die Projektionen, die nicht zum vorderen Hauptkern gehen, wahrscheinlich von Gebieten oberhalb der cingulären Rinde stammen.

Zusammengefaßt projizieren nach DOMESICK (1969) nur die granulären retrosplenialen Gebiete zum AV, während das dorsal benachbarte agranuläre retrospleniale Gebiet zum LD projiziert. Eine mehr diffuse Projektion scheint von vorderen und hinteren cingulären Gebieten zum AM zu gehen. Der größere Teil der vorderen cingulären Rinde projiziert zum MD, die mehr rostralen und die ventralen Gebiete der prägenualen Rinde projizieren zusätzlich zum VM. In MD und VM ergaben sich nie Degenerationen bei Läsionen in den retrosplenialen Gebieten. Bei äußeren Läsionen im vorderen Teil (Proisocortex, Isocortex) fanden sich immer terminale Degenerationen im lateralen Segment von MD, aber nie in AM oder VM. Bei Läsionen in balkennahen Gebieten finden sich Degenerationen auch in AM und bei solchen in subgenualen Gebieten auch in VM. Letztere sind besonders stark, wenn die ventrale Spitze der subgenualen Rinde lädiert ist.

Die thalamo-corticalen und cortico-thalamischen Projektionen sind nur teilweise reziprok. Nach DOMESICK (1972) bestehen zwischen der Area retrosplenialis agranularis und dem thalamischen Nucleus LD sowie zwischen der Area retrosplenialis granularis und AV reziproke Verbindungen. Solche fehlen jedoch für den AD, der wohl zur granulären retrosplenialen Rinde projiziert, aber von dort keinen Faserzufluß bekommt. In der vorderen cingulären Rinde sind nach DOMESICK (1972) reziprok: der äußere Sektor der infraradiären Rinde mit MD (laterales Segment), der prägenuale Teil der infraradiären Rinde mit VM und der supracallosale Teil mit AM. Cortico-thalamische Fasern zu AM vom äußeren Teil der infraradiären Rinde konnten nicht beobachtet werden, obwohl es Hinweise darauf gibt, daß dieser Thalamuskern zu diesen Rindengebieten projiziert (Abb. 460). DOMESICK (1972) hält es für möglich, daß sich diese Verhältnisse bei anderen Säugern von den bei der Ratte gefundenen unterscheiden.

Im Unterschied zu den thalamo-corticalen Fasern verlaufen die cortico-thalamischen nicht über den Fasciculus cinguli (Cingulum), sondern nehmen einen lateralen Verlauf (MANGHI, 1962, nach LOCKE *et al.*, 1964a; DOMESICK, 1969; POWELL, 1973a). Die Fasern perforieren das Cingulum und sammeln sich in einer tieferen Faserzone. Nach Durchdringung der Balkenfaserung gehen sie zum Pedunculus thalamicus lateralis (bzw. bei weiter absteigenden Fasern in die Capsula interna). — Nach YAKOVLEV u. LOCKE (1961) gehen Fasern nach lateral durch die sog. laterale

„cinguläre Radiation", die vor dem Balkenknie und dann im Cingulum nach caudal verlaufen soll. Die medial verlaufenden Fasern dieser Radiation sollen in die tiefen Schichten der cingulären Rinde gehen.

Über *Efferenzen* von der cingulären Rinde zum nichtthalamischen Diencephalon haben NAUTA (1953), SHOWERS (1959), POWELL (1973a) und POWELL *et al.* (1974) berichtet. — Nach NAUTA (1953) gehen von allen untersuchten Feldern (25, 32, 24, 29) Fasern zum Subthalamus und von den Feldern 25 und 32 starke Projektionen durch das mediale Vorderhirnbündel zum lateralen Feld der präoptischen Region und zum Hypothalamus. — SHOWERS (1959) berichtet über Fasern aus dem Gyrus cinguli zum Globus pallidus und zu periventrikulären Teilen des Hypothalamus sowie schließlich zum lateralen Vorderhirnbündel. — POWELL (1973a) weist auf hypothalamische Verbindungen vom Gyrus cinguli hin, die geringer sein sollen als die Projektionen zum Thalamus. — POWELL *et al.* (1974) erwähnen Fasern von der retrosplenialen Rinde zum Corpus geniculatum laterale sowie vom vorderen Gyrus cinguli zur präoptischen Region und zum Hypothalamus. — Hingegen konnte DOMESICK (1969) keine cingulären Projektionen zum Hypothalamus finden[577]) und auch W. K. SMITH (1945) und WARD (1948b) fanden nach SHOWERS (1959) hierfür keine Hinweise.

8.14.7.3. Mesencephale und rhombencephale Verbindungen

Hier liegen offenbar nur Angaben über efferente Verbindungen vor, u. a. von WARD (1948a), NAUTA (1953), CRAGG u. HAMLYN (1959), SHOWERS (1959), DOMESICK (1969) und POWELL *et al.* (1974). DOMESICK (1969) fand von allen Regionen der cingulären Rinde efferente Verbindungen zur *prätectalen* Region. Nach NAUTA (1953) soll die retrospleniale Area 29 eine starke Verbindung dieser Art haben. Nach NAUTA (1953) und DOMESICK (1969) gehen von allen Regionen der cingulären Rinde (einschl. der retrosplenialen) Fasern zum zentralen Grau und Tegmentum[578]) des Mittelhirns, zum Colliculus superior[579]) (nach NAUTA zu den mittleren und tiefen Lagen) und zu den Kernen der Brücke. Auch WARD (1948a) und CRAGG u. HAMLYN (1959) berichten über kräftige, durch Capsula interna und Pedunculus cerebri[580]) absteigende Projektionen zur grauen Substanz der mittleren Brücke (CRAGG u. HAMLYN), bzw. zur medialen reticulären Formation im Bereich der Brücke. Darüber hinaus berichtet SHOWERS (1959) über eine starke cortico-nigrale Verbindung zu medialen Teilen der Substantia nigra. Diese Verbindung wurde von anderen Untersuchern nicht gefunden. DOMESICK (1969) steht dem Befund von SHOWERS kritisch gegenüber und weist darauf hin, daß wegen zu großer Läsionen der Ursprung der Fasern ungewiß sei.

8.14.8. Funktion

Cinguläre und retrospleniale Rinde werden ebenso wie präsubikuläre und ento-

abschließend erörtert werden sollen (Kapitel 9). Hier soll nur die Stellung der verschiedenen Rindenstrukturen in diesem System diskutiert werden, weil sich aufgrund rein anatomischer Untersuchungen darüber am ehesten Aussagen machen lassen. Für die entorhinale Rinde wurde diese Frage bereits kurz diskutiert (8.11.8.).

Ein Vergleich der verschiedenen Rinden des Periarchicortex ergibt wesentliche Unterschiede in den Afferenzen einerseits und den Efferenzen andererseits, die zusammen mit den deutlichen strukturellen Unterschieden auf unterschiedliche Aufgaben im Gesamtsystem hinweisen. Für die *entorhinale Rinde* haben sich nach den bisherigen experimentell-anatomischen Untersuchungen starke Zuflüsse aus anderen Rinden, aber vergleichsweise schwache aus dem Thalamus ergeben. Die entorhinale Efferenz ist sehr stark auf den Hippocampus konzentriert. Bezüglich dieser efferenten Verbindung besteht sicherlich eine weitgehende Übereinstimmung mit der *präsubikulären Rinde*, obwohl hier noch keine eindeutigen experimentell-anatomischen Daten vorliegen[581]). Bezüglich des Ursprungs der Afferenzen zum Praesubiculum werden zwei Möglichkeiten diskutiert, und es wird durch weitere experimentell-anatomische Untersuchungen zu klären sein, ob die wesentliche afferente Bahn des Praesubiculum, der Fasciculus cinculi (Cingulum), ausschließlich oder ganz überwiegend aus dem Thalamus kommt, wie KRIEG (1947) und DOMESICK (1969) aufgrund ihrer Untersuchungen annehmen, oder ob die Hauptmasse des Cingulum aus den mehr rostral liegenden interhemisphärischen, insbesondere cingulären und präfrontalen Rinden kommt, wie die überwiegende Mehrzahl der Untersucher annimmt. Im Falle eines corticalen Ursprungs der wesentlichen Afferenzen wäre das Praesubiculum der Entorhinalis ähnlich, d. h. Hauptafferenzen aus der Rinde, Hauptefferenzen zum Hippocampus[581]). Im Falle eines thalamischen Ursprungs der Afferenzen würde das Praesubiculum in dieser Hinsicht einen Übergang zwischen der entorhinalen Rinde einerseits und der *cingulären Rinde (einschl. Retrosplenialis)* andererseits darstellen, weil die cinguläre Rinde neben isocorticalen ebenfalls starke thalamische Zuflüsse hat. Bezüglich der Efferenzen unterscheidet sich die cinguläre Rinde aber deutlich von der Praesubicularis und der Entorhinalis, weil sie offensichtlich keine wesentlichen Faserkontingente direkt zum Hippocampus entsendet[582]) [581]). Nach der allgemein vertretenen Auffassung gehen die wesentlichen Efferenzen der cingulären Rinde zur Praesubicularis — die ihrerseits zum Hippocampus bzw. zur Entorhinalis weiterleitet, s. oben —, damit den limbischen Kreis Hippocampus—(Corpora mamillaria) — Thalamus — cinguläre Rinde — Praesubicularis — Hippocampus (Abb. 461) schließend[583]). Nach der Auffassung von DOMESICK (1969, 1970, 1972) ist aber einerseits die Projektion von der cingulären Rinde zur Praesubicularis bei der Ratte außerordentlich gering[584]) und entläßt andererseits die cinguläre Rinde viele Projektionen, die diesen Kreis verlassen. Der Kreis selbst wird dadurch nicht unterbrochen, weil der Thalamus nach KRIEG (1947) und DOMESICK ja direkt zur Praesubicularis projiziert. Die Seitenabzweigungen aus dem Kreis, für die die cinguläre Rinde offensichtlich eine wesentliche Rolle spielt, wurden nach DOME-

[581]) SHIPLEY (1974) erwähnt in einer Untersuchung über die Efferenzen des Praesubiculum Projektionen zum Hippocampus nicht, sondern nur solche zur Entorhinalis.

[582]) Dies war ursprünglich von CAJAL (1903, 1911) aufgrund von Untersuchungen mit der Golgi-Methode angenommen worden, hat sich aber in experimentell-anatomischen Untersuchungen nicht bestätigt.

[583]) Bezüglich direkter Verbindungen des Praesubiculum zum Hippocampus sind aufgrund der Untersuchungen von SHIPLEY (1974) aber Einwände möglich. Hierzu s. auch Fußnote 581.

[584]) DOMESICK (1969) hält es für möglich, daß diese Verbindung bei höheren Säugern und insbesondere bei Primaten stärker ist als bei der Ratte.

SICK (1969) lange Zeit vernachlässigt. Wesentliche Projektionen gehen zu Nucleus caudatus, Zona incerta, Area praetectalis, zentrales Grau und Tegmentum des Mittelhirns und zu den Kernen der Brücke. Insgesamt erscheint die cinguläre Rinde nach DOMESICK (1969) als ein ausgedehnter und differenzierter neuronaler Mechanismus, der seinen Hauptzufluß vom limbischen System (Hippocampus-System) über den vorderen Hauptkern und andere Kerne des Thalamus erhält und diesen mit isocorticalen Zuflüssen integriert. Seine Efferenzen entsendet er hauptsächlich zu diencephalen und mesencephalen Hirnstrukturen, die nicht direkt in einen der gegenwärtig bekannten limbischen Kreise eingeschlossen sind[585]). Nach DOMESICK gehen z. B. keine Efferenzen zu Septum und Hypothalamus, Strukturen, die starke direkte Projektionen vom Hippocampus selbst erhalten. DOMESICK folgert, daß die cinguläre Rinde trotz ihrer zahlreichen limbischen Afferenzen ihre Hauptwirkung mehr in der somatischen als in der visceralen Sphäre ausübt.

Wir wollen es hier bei dieser Diskussion über die Stellung der periarchicorticalen Rinden im limbischen Ring belassen und verweisen bezüglich der möglichen Funktionen des limbischen Systems auf das folgende Kapitel 9.

Nachstehend sei aber noch eine kurze Auswahl aus physiologischen und pathophysiologischen Arbeiten gegeben, die sich bevorzugt mit der vorderen cingulären Rinde befassen. Diese Übersicht erhebt nicht den Anspruch vollständig oder repräsentativ zu sein: W. K. SMITH (1940, 1944, 1949, *Macaca*, Verhaltenseffekte bei elektrischer Reizung und nach Abtragung); KREMER (1947, Hund, automatische und somatische Reaktionen); WARD (1948b, vorderer Gyrus cinguli und Personalität); CLARK *et al.* (1949, Hund, elektrische Reizung); FULTON *et al.* (1949, Übersicht); POOL u. RANSOHOFF (1949, Mensch, autonome Effekte nach Reizung); SLOAN u. JASPER (1950, Katze, elektrische Aktivität); NIELSEN (1951); NIELSEN u. JACOBS (1951, Mensch, Läsionen und Verhalten); WALL u. DAVIS (1951, *Macaca*, Schimpanse, Blutdruckänderung bei Reizung); SLOAN *et al.* (1952, Mensch, elektrische Reizung und EEG-Antworten); WHITTY *et al.* (1952, Mensch, chirurgische Läsionen, Cingulektomie, Einfluß auf Geisteskrankheiten); BARRIS u. SCHUMAN (1953, Mensch, bilaterale Läsionen); TOW u. WHITTY (1953, Mensch, Personalitätsveränderungen nach chirurgischen Läsionen); LE BEAU (1954, Mensch, Cingulektomie); POOL (1954, Mensch, pathologische und chirurgische Läsionen, Elektrophysiologie); FOLTZ u. WHITE (1957, *Macaca*, Läsionen); MIRSKY *et al.* (1957, *Macaca*, Effekte der Cingulektomie); PRIBRAM u. WEISKRANTZ (1957, *Macaca*, Läsionseffekte, Verhalten); SHOWERS u. CROSBY (1957, *Macaca*, somatische und viscerale Antworten auf elektrische Reizung); HUGHES (1959a, b, Katze, Bewegungen bei Reizung, Elektrophysiologie); LEWIN u. WHITTY (1960, Mensch, Reizeffekte); WATSON *et al.* (1973, *Macaca*, Verhaltensänderungen, insbesondere Nachlässigkeit nach Cingulektomie).

[585]) Auch POWELL *et al.* (1974) betonen, daß die Hauptmasse der Projektionsbahnen vom Gyrus cinguli außerhalb des limbischen Systems verläuft.

9. Die funktionellen Systeme des Allocortex

Die Untersuchungen über die Faserverbindungen und die darauf basierenden kurzen Diskussionen über mögliche Funktionen der Einzelstrukturen, die für einige der Strukturen am Ende des jeweiligen Kapitels geführt wurden, haben gezeigt, daß nur einige der allocorticalen Strukturen direkte Zuflüsse vom primärolfactorischen Bulbus olfactorius (bzw. vom Bulbus olfactorius accessorius) bekommen. Hierzu gehören die Regio retrobulbaris, der Hippocampus praecommissuralis, das Tuberculum olfactorium, die Regio praepiriformis, die Regio periamygdalaris und ein Teil der Regio entorhinalis. Diese Strukturen lassen sich zum *olfactorischen System* im engeren Sinne zusammenfassen. Die der präpiriformen Rinde benachbarten Teile der Insel, die wir als Peripalaeocortex auffassen, scheinen in enger Beziehung zu diesem System zu stehen, doch lassen sich hierüber noch keine gesicherten Aussagen machen. Direkte Zuflüsse aus dem Bulbus scheinen jedoch nicht zu bestehen. Die restlichen Gebiete des Allocortex, bestehend aus dem Hippocampus (retro- und supracommissuralis), dem Hauptteil der Regio entorhinalis, der Regio praesubicularis, Regio retrosplenialis, Regio cingularis periarchicorticalis und schließlich den oberflächlichen Septumstrukturen (einschl. dem Diagonalen Band) haben keine direkten olfactorischen Zuflüsse. Miteinander stehen sie in enger Verbindung. Sie können zu einem System zusammengefaßt werden, das in größerer Zahl auch subcorticale Strukturen in sich einschließt und von MAC LEAN (1952) als „*Limbisches System*“ bezeichnet wurde. Bedeutendes Kernstück dieses Systems ist ein Leitungskreis, der erstmals von PAPEZ (1937) beschrieben und für den „Mechanismus der Emotionen“ in Anspruch genommen wurde (HASSLER, 1967). Dieser „Papez-circuit“ (Abb 461a) besteht aus Hippocampus — Fornix — Corpus mamillare — Fasciculus mamillo-thalamicus (Vicq d'Azyr) — vordere Kerne des Thalamus — vordere Thalamusstrahlung (Cingulum) — cinguläre Rinde — Cingulum — präsubikuläre und entorhinale Rinde — Hippocampus. Spätere Untersuchungen haben gezeigt, daß Zwischenglieder auch übersprungen werden, indem der Hippocampus direkt zum Thalamus projiziert (s. 8.9.7.2.) und dieser direkt zur präsubikulären Rinde (DOMESICK, 1970). Weiterhin gibt es nach DOMESICK (1969) eine Rückverbindung der cingulären Rinde zum Thalamus und stärkere Projektionen von dieser Rinde zum Hirnstamm. DOMESICK (1972) hat diesen erweiterten Leitungskreis diagrammatisch dargestellt (Abb. 461b).

In diesen Leitungskreis sind alle Rindengebiete des Allocortex einbezogen, die nicht zum olfactorischen System gehören, ausgenommen die peripheren Septumanteile und das Diagonale Band. Diese Strukturen werden aufgrund starker reziproker Verbindungen mit dem Hippocampus aber ebenfalls in das limbische System einbezogen. Ähnliche reziproke Verbindungen bestehen zwischen Hippocampus und vorderen Hypothalamus. Weitere subcorticale Projektionen und entsprechende Diskussionen über eine Zugehörigkeit zum limbischen System gibt es für weitere Strukturen des Telencephalon, wie Basalkern (HASSLER, 1964a), Epithalamus, Teile der Basalganglien (KAADA, 1960) und des Mesencephalon, wie dorsaler Kern des Isthmus und der Brückenhaube (nach HASSLER, 1964a). NAUTA (1958) hat diese Gegend deswegen als limbische Mittelhirnregion bezeichnet. Auch aus der Formatio reticularis des Mittelhirns soll es bedeutende Rückverbindungen geben (Abb. 465).

Eine etwas ungeklärte Stellung nehmen die subcorticalen Strukturen des Mandelkernkomplexes ein — sie werden von vielen Autoren ebenfalls zum limbischen System gestellt —, weil die direkten Verbindungen mit den Zentren des limbischen Ringes recht begrenzt zu sein scheinen (s. 8.5.7., 8.5.8.)[586]). Wir fassen den Mandelkernkomplex deswegen eher als Seitenzweig des limbischen Systems auf, mit dem er im Diencephalon wichtige Projektionsgebiete gemeinsam hat. Seine Sonderstellung ergibt sich auch aus den Ausführungen von PRIBRAM u.

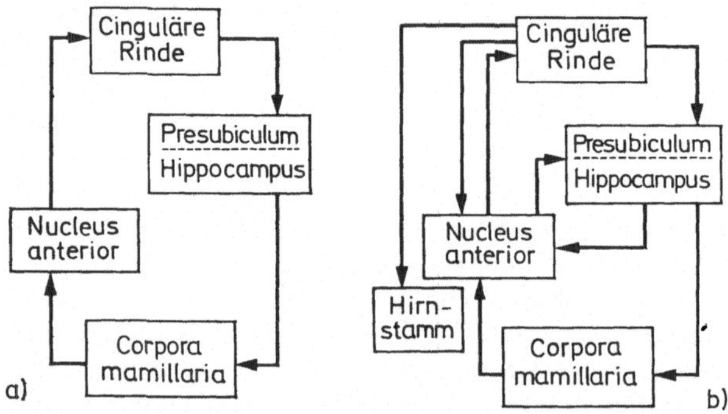

Abb. 461. Der limbische Leitungskreis („Papez-circuit") in Block-Diagrammen (nach DOMESICK, 1972). *a* Originalversion nach PAPEZ (1937), *b* moderne Version, in der später beschriebene Bahnen berücksichtigt sind

KRUGER (1954) und LIVINGSTON u. ESCOBAR (1971). LIVINGSTON u. ESCOBAR bringen den Mandelkern als wichtiges Zentrum ihres „basolateral limbic circuit" ins Gespräch, der bestehen soll aus: Mandelkernkomplex — vordere temporale Rinde — Fasciculus uncinatus — orbitale Rinde — dorsomedialer Thalamus — Mandelkernkomplex. Dieser Leitungskreis hat keine gemeinsamen Strukturen mit dem „Papez-circuit". PRIBRAM u. KRUGER haben den Mandelkern mit Septum und einem Teil der eben erwähnten Rindengebiete als drittes System neben dem olfactorischen System einerseits und dem Hippocampussystem andererseits diskutiert.

Die beiden großen Systeme des Allocortex stehen nicht beziehungslos nebeneinander, sondern sind mehrfach miteinander verzahnt. Einmal gehen direkte Fasern vom olfactorischen Primärzentrum zu Rinden, die in ihren Hauptanteilen zum limbischen System gehören, wie Hippocampus (olfactorische Fasern zum Hippocampus praecommissuralis) und Regio entorhinalis, und zum anderen haben die sekundären olfactorischen Zentren starke Verbindungen mit Strukturen, die zum limbischen System gehören, insbesondere mit dem Septum. Auch dem Mandelkernkomplex, in dem die allocorticale periamygdaläre Rinde eingeschlossen ist, wird eine Mittlerrolle zwischen den beiden Systemen zugesprochen (u. a. von

[586]) Hingegen wurden nach GREEN (1964) ziemlich direkte, in beiden Richtungen verlaufende Verbindungen zwischen Hippocampus und Amygdala mit elektrophysiologischen Methoden von GLOOR (1955a, b, 1956), GREEN (1956) und GREEN u. ADEY (1956) gefunden.

GIRGIS, 1969b). HASSLER (1967) hat den Geruchssinn dementsprechend als peripheren Fühler des limbischen Systems bezeichnet.

Die Strukturen des limbischen Systems sind aber durchaus nicht im gleichen Ausmaß vom Riechsinn abhängig, wie die sekundären olfactorischen Strukturen. Während letztere bei einer Reduktion des Riechsinns, etwa in der aufsteigenden Primatenreihe oder bei anosmatischen Walen, kleiner werden oder auch ganz verschwinden können, bleiben die Strukturen des limbischen Systems erhalten und sind bei den höheren Primaten und beim Menschen sogar besonders gut entwickelt. BRODAL (1947a) hat die möglichen Beziehungen des Hippocampus zum olfactorischen System eingehend erörtert. Da das limbische System auch nicht von einem anderen spezifischen Sinnessystem abhängig ist[587]), kann es insofern mit HASSLER (1964a) zu den „sinnesunabhängigen" Hirnsystemen gerechnet werden.

Die deutlichen architektonischen Unterschiede zwischen den Strukturen in Verbindung mit den Unterschieden in ihren jeweiligen Faserverbindungen deuten darauf hin, daß die Einzelstrukturen in ihrem System jeweils unterschiedliche funktionelle Aufgaben erfüllen. Zur Funktion selbst können aber vergleichend- und experimentell-anatomische Untersuchungen und Befunde nur begrenzt Aussagen machen. Hierzu müssen die Ergebnisse weiterer Methoden, wie Reiz-, Ableitungs- und Ausschaltungsexperimente, Klinik und Pathologie mit herangezogen werden. Solche liegen besonders für das limbische System in großer Fülle und mit einer verwirrenden Vielfalt von Zeugnissen vor.

9.1. Olfactorisches System

Bezüglich der Grundfunktion liegt es bei den Zentren des olfactorischen Systems auf der Hand, daß sie dem Riechsinn dienen. Hingegen gibt es kaum Hinweise darauf, welche Teilfunktionen die unterschiedlich strukturierten und in ihren Faserverbindungen differierenden Teilgebiete im Rahmen des Gesamtsystems erfüllen[588]).

Von den Leistungen makrosmatischer Säuger ausgehend könnten solche Teilfunktionen eingebettet sein in die Steuerung von Verhaltensweisen, die mit der Nahrungssuche[589]), Nahrungsdifferenzierung, allgemeinen Raumorientierung,

[587]) Für den Hippocampus führt OTTOSON (1963a) hierzu aus: Durch mehrere Untersucher (GOZZANO *et al.*, 1954; GREEN, 1956; GREEN u. ARDUINI, 1954; GREEN u. MACHNE, 1955) ist gezeigt worden, daß die tiefen Teile der Hippocampusformation Einheiten enthalten, die durch optische, akustische, vestibuläre, taktile und olfactorische Reize aktiviert werden können. Die langen Latenzen der Antworten zeigen, daß die afferenten Impulse verschiedene Synapsen durchlaufen, bevor sie den Hippocampus erreichen. Es gibt jedoch keine Hinweise auf eine Lokalisation der verschiedenen Modalitäten. Nach CRAGG (1960) variiert der olfactorische Einfluß auf den Hippocampus bei den verschiedenen Arten stark.

[588]) Im folgenden soll nur dieser Teilaspekt erörtert werden. Auf die Physiologie des Riechsinnes soll nur Bezug genommen werden, soweit sie hierzu einen Beitrag liefert. Darüber hinausgehende zusammenfassende Darstellungen finden sich u. a. bei OTTOSON (1963a), MOULTON u. TUCKER (1964) und ADEY (1970).

[589]) Es ist erstaunlich, wie stark die olfactorischen Zentren bei Säugern, bei denen der Riechsinn für die Nahrungsfindung nicht eingesetzt werden kann, reduziert werden. Dies gilt nicht nur für die stark an das Wasserleben angepaßten hochentwickelten Formen (Robben, Wale), sondern auch für semiaquatile Insectivoren (BAUCHOT u. STEPHAN, 1968), deren rein terrestrische Verwandte sehr stark entwickelte olfactorische Systeme haben, und für solche Fledermäuse, die ihre Beute im Flug fangen (STEPHAN u. PIRLOT, 1970; STEPHAN *et al.*, 1974). Demgegenüber haben fruchtfressende Fledermäuse sehr gut entwickelte olfactorische Systeme. Es ist anzunehmen, daß die Reduktion der olfactorischen Zentren auch bei den tierischen Primaten und beim Menschen auf einer nachlassenden Bedeutung des Riechsinns bei der Nahrungsfindung beruht und nicht etwa auf einer Verdrängung durch den Neocortex infolge Höherentwicklung. Auch bei großem Neocortex können die olfactorischen Zentren gut entwickelt sein (z. B. bei Elefanten).

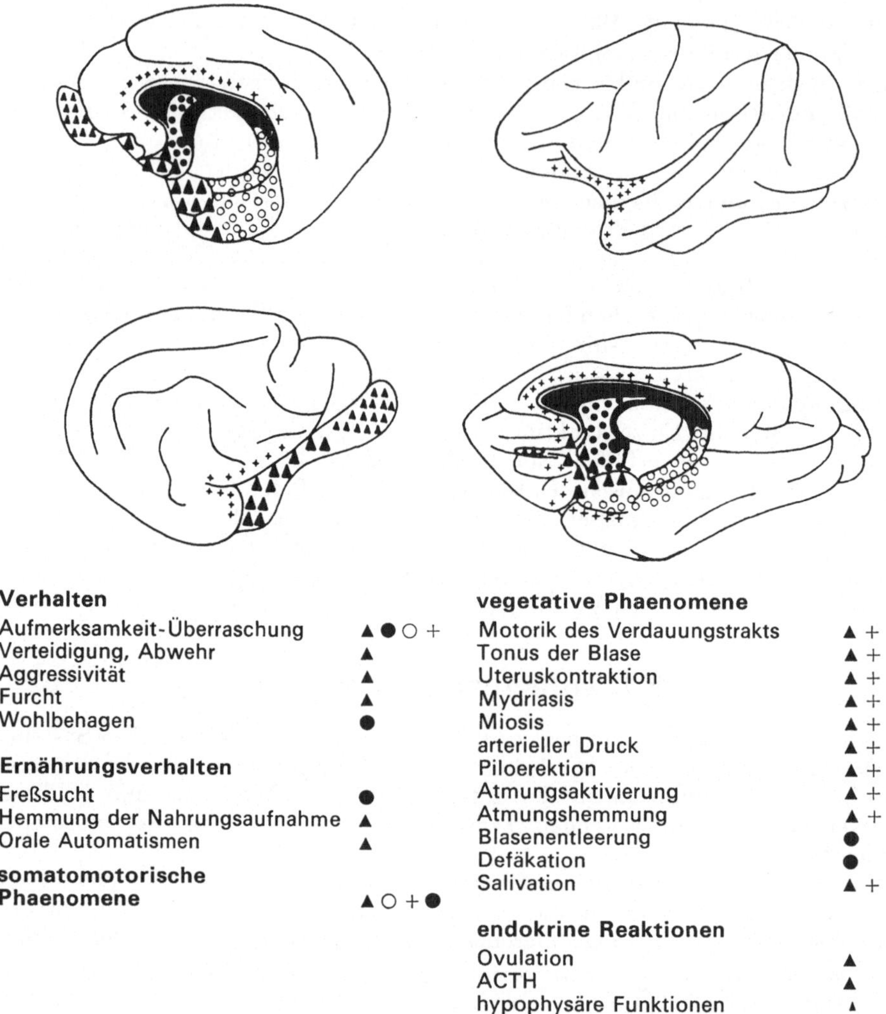

Abb. 462. Schematische Darstellung der verschiedenen Reizeffekte im Allocortex bei Katze (links) und Schimpanse (rechts) (nach MACCHI, 1968)

Witterung und Feinderkennung, Individualerkennung und Sexualität zusammenhängen. Sicherlich werden mit der starken Reduktion des olfactorischen Systems beim Menschen nicht alle diese Teilfunktionen in gleichem Ausmaß reduziert, sondern etwa jene Komponenten besonders stark, die mit der Orientierung, Witterung und Feinderkennung zusammenhängen.

Es ist noch ungeklärt, ob und in welcher Weise so umrissene Leistungen und Verhaltensweisen direkt mit olfactorischen Teilstıukturen in Beziehung gesetzt werden können. Reizung und Zerstörung verschiedener Teile des Rhinencephalon führen nach GREEN (1964) zu einer Vielzahl von Effekten, u. a. Veränderungen in der Atmungsfrequenz, Hemmung der Bewegung, diverse autonome Effekte, Veränderungen des Blutdrucks, Piloerektion, zunehmende Bewegung der Eingeweide, Entleerung der Blase, Defäkation, Salivation, Reaktion die an Furcht und/oder

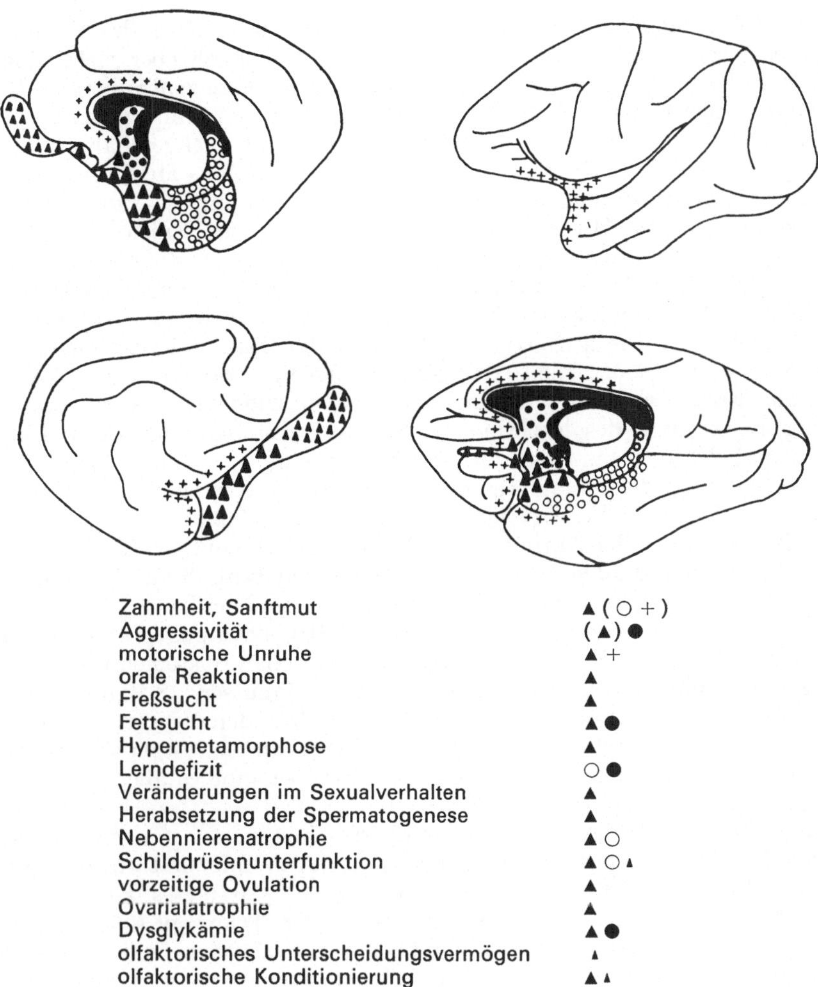

Abb. 463. Schematische Darstellung der verschiedenen Abtragungseffekte des Allocortex bei Katze (links) und Schimpanse (rechts) (nach Macchi, 1968)

Wut erinnern, Uterusbewegungen, Veränderungen in der Körpertemperatur, Schwachsinn, Gemütsruhe, orales Verhalten, Katalepsie, Östrusverhalten, Hypersexualität im männlichen Geschlecht und Freßsucht.

Solche, sich aus Reiz- und Ausschaltungs-(Abtragungs-)experimenten ergebenden Reaktionen bzw. Änderungen von Verhaltensweisen, die mögliche Hinweise auf eine Zuordnung verschiedener Leistungskomplexe zu den diversen palaeocorticalen Strukturen geben können, hat Macchi (1968) unter eingehender Berücksichtigung der Literatur zusammengefaßt und übersichtlich dargestellt (Abb. 462—464) Insgesamt ergeben sich daraus aber nur geringe Anhaltspunkte für eine Zuordnung, weil die Ergebnisse — von Macchi gegliedert nach Verhaltensänderungen, somatomotorischen Phänomenen, vegetativen und endokrinen Effekten — für die einzelnen Strukturen nur wenig differieren. Es wird nachstehend trotzdem der Versuch gemacht, aus der Vielzahl der verfügbaren Quellen (einschl. Faserverbindungen) einige Hinweise auf mögliche spezifische Funktionen der diversen Teilgebiete des Palaeocortex zu gewinnen. Über das Stadium begründeter Vermutungen gehen diese Erörterungen vielfach aber nicht hinaus.

Bulbus olfactorius: Der Bulbus olfactorius ist die erste zentralnervöse Schaltstation des olfactorischen Hauptsystems[590]). Alle von den Sinneszellen der Riechschleimhaut kommenden Erregungen werden hier auf nachgeschaltete Neurone übertragen und es gibt Hinweise darauf, daß 1. der Bulbus Mechanismen für olfactorische Unterscheidungen enthält (s. auch 8.1.8.) und 2. durch regulative Einflüsse aus tieferen Hirnzentren bereits im Bulbus die Effizienz des nachgeschalteten olfactorischen Apparates beeinflußt wird (z. B. Erregbarkeit für Geruchsreize). Nach Adey (1970) scheinen sowohl die spontane als auch die evozierte elektrische Aktivität des Bulbus olfactorius unter strenger zentraler Kontrolle zu stehen. Neben sensorischen Reizen (z. B. Hör- und Geschmacksreizen) Hernandez-Peon *et al.*, 1960; Ottoson, 1963a, b) verändern auch Sexualhormone die Erregbarkeit des Bulbus olfactorius. Umgekehrt verursacht seine Reizung Reaktionen des hypothalamo-hypophysären Systems (Abb. 462), die aber sicherlich nicht monosynaptisch hervorgerufen werden, sondern unter Zwischenschaltung der sekundären olfactorischen Rindenstrukturen

Regio retrobulbaris: Es gibt einige Hinweise darauf, daß die Regio retrobulbaris bei der Koordination der Aktivität der Bulbi olfactorii beider Seiten eine wesentliche Rolle spielt und *bilateral* einen modifizierenden Einfluß auf die vom Bulbus kommenden und zu ihm hingehenden Erregungen nehmen kann (s. 8.3.6.).

Hippocampus praecommissuralis: Für den Hippocampus praecommissuralis wurden von Woods *et al.* (1969) Beziehungen zu jenen Systemen diskutiert, die die neurohypophysäre Hormonausschüttung beeinflussen (8.10.8.). Weiterhin könnte über diese Struktur ein olfactorischer Zufluß zu den übrigen Hippocampusstrukturen gehen, oder auch umgekehrt das Hippocampussystem seinerseits Einfluß auf das olfactorische System nehmen. Hierüber gibt es aber keine nur annähernd gesicherten Unterlagen.

Tuberculum olfactorium: Das Tuberculum olfactorium hat enge zu- und ableitende Verbindungen mit dem medialen Vorderhirnbündel und wird von Mizuno *et al.* (1969a) als Knotenpunkt angesehen, durch den dieses Fasersystem die limbischen und autonomen Strukturen des basalen Telencephalon und des Diencephalon miteinander verbindet (s. 8.4.6.). Die Verbindung mit dem medialen Vorderhirnbündel teilt es aber mit den übrigen, nachstehend noch zu erörternden palaeocorticalen Strukturen (präpiriforme und periamygdaläre Rinde) und mit subcorticalen Strukturen des Mandelkernkomplexes, und so ist es nicht überraschend, daß viele der in diesen Gebieten bei Reiz- und Ausschaltungsexperimenten auftretenden Erscheinungen nur vergleichsweise geringfügig differieren. Es gibt keine klaren Hinweise auf funktionelle Komponenten, mit denen das Tuberculum olfactorium mehr oder weniger spezifisch befaßt ist.

Regio praepiriformis: Die Regio praepiriformis ist von allen Strukturen, die direkte Projektionen vom Bulbus olfactorius erhalten, die mit Abstand ausgedehnteste und damit wahrscheinlich auch bedeutendste. Dementsprechend dürfte sie eine der Hauptstrukturen sein, über die durch olfactorische Reize ausgelöste Erregungen schließlich in motorische Reaktionen umgesetzt werden. In diesem Sinne wurde sie von Johnston (nach Allen, 1941) zusammen mit dem corticalen Mandelkern als olfactorisch-somatisches Korrelationszentrum angesehen (s. 8.7.8.). Powell *et al.* (1963, 1965) haben auf die Rolle hingewiesen, die die präpiriforme Rinde aufgrund ihrer Verbindungen für Sexualverhalten und Fortpflanzung

[590]) Das olfactorische Nebensystem ist für den Menschen praktisch ohne Bedeutung. Über seine mögliche Funktion wurde im Zusammenhang mit dem Bulbus olfactorius accessorius weiter vorn (8.2.6.) eingehender berichtet.

spielen könnte. Bezüglich der Spezifität gelten aber auch hier die für das Tuberculum olfactorium gemachten Einschränkungen.

Regio periamygdalaris und Mandelkernkomplex: Ein Teil der Regio periamygdalaris hat reziproke Verbindungen mit dem olfactorischen Nebensystem (Vomeronasalorgan — Nebenbulbus — corticaler Mandelkern). — Für die Regio periamygdalaris scheinen ebenso wie für Tuberculum olfactorium und Regio praepiriformis starke Verbindungen mit dem Hypothalamus funktionell von großer Bedeutung zu sein. Nach KAADA (1972) scheint die periamygdaläre Rinde besonders für die mit Ernährung und Geschlechtsleben verbundenen Aktivitäten zuständig zu sein (8.5.8.). Auch HASSLER (1967) weist darauf hin, daß die periamygdaläre Rinde und andere Teile der medialen Temporalrinde eine Steuerung und Hemmung auf die hypothalamischen gonadotropen und Sexualverhaltenszentren ausüben. Beiderseitige *Abtragung* der Rinden, wahrscheinlich unter Ein-

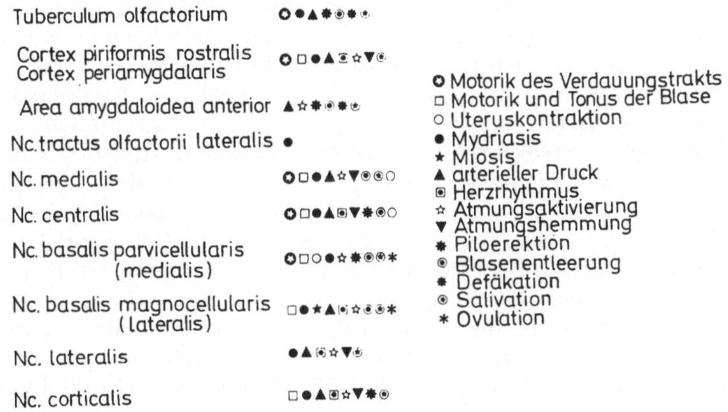

Abb. 464. Zusammenstellung der Reizeffekte in verschiedenen Feldern des Palaeocortex und in den Kernen des Mandelkernkomplexes (nach MACCHI, 1968)

schluß von Teilen der präpiriformen und entorhinalen Rinde, führt zu Hypersexualität mit Perversionen der Partnerwahl, während Läsionen des darunterliegenden Mandelkerns allein diese Wirkung nicht haben. Diese Ergebnisse gehen auf Untersuchungen u. a. von SCHREINER u. KLING (1953, 1954) und GREEN (1963) zurück.

Die tieferen Teile des Mandelkernkomplexes scheinen stärker mit dem emotionalen Verhalten (z. B. Flucht- und Abwehrreaktionen) verbunden zu sein (u. a. KAADA, 1972); besonders häufig wird in diesem Zusammenhang auf Aggressionsverhalten hingewiesen (u. a. LIVINGSTON u. ESCOBAR, 1971). Nach KAADA (1972) scheint die Amygdala dabei mehr Plastizität in den starren Reflexmechanismus des Hirnstamms zu bringen, möglicherweise durch Einbringung älterer Erfahrungen in die augenblickliche Reizsituation. Auf dem Wege über den Hypothalamus scheint sie eine starke Kontrolle über verschiedene (unbewußte) Funktionen des Körpers und des Verhaltens auszuüben (u. a. GREEN, 1963; EGGER u. FLYNN, 1963; SMYTHIES, 1967).

Reizung der Amygdala führt zu verschiedenen visceralen Empfindungen (Mensch) und zu vielfältigen visceralen und autonomen Reaktionen (u. a. SMYTHIES, 1967). Für die einzelnen Teilkomponenten hat MACCHI (1968) die diversen vegetativen und endokrinen Reizeffekte zusammengestellt (Abb. 464). Klare

Hinweise auf eine Bindung der diversen Effekte an spezifische Strukturen ergeben sich daraus aber nicht.

Mit dem Septum, subcallosalen und frontotemporalen Rinden wurde der Mandelkernkomplex von PRIBRAM u. KRUGER (1954) zu einem System zusammengefaßt, das bei verschiedenen olfactorisch-gustatorischen, metabolischen und sozioemotionalen Funktionen eine Rolle spielen soll.

Die Verhaltensänderungen, die sich aus Abtragungen des Mandelkerns ergeben, wurden vielfach für das Hippocampussystem (d. h. für das limbische System im engeren Sinne) in Anspruch genommen. Dies geht teilweise auf die Untersuchungen von KLÜVER u. BUCY (1937, 1939) zurück. KLÜVER u. BUCY fanden nach beidseitiger Abtragung der Schläfenlappen mit Ammonshorn und Mandelkern bei Affen ein bizarres Verhaltenssyndrom (in der Folge Klüver-Bucy-Syndrom) mit optischer Agnosie, zwanghafter oraler Untersuchung von eßbaren und nicht eßbaren Gegenständen, Hypersexualität und Verlust an Scheu.

SCHREINER u. KLING (1953) fanden aber, daß auch bei Entfernung *nur* der Mandelkerne mit der darüberliegenden Rinde, also viel kleinerer Hirnteile, ähnliche Veränderungen, nämlich gesteigerte Sexualität, gesteigerte Freßlust, Übergang von vegetarischer Nahrung auf Fleischkost (bei Affen) auftreten (nach GREEN, 1964). Auch wurde nach solchen Operationen größere Zahmheit beobachtet. Die morphologischen Strukturen wesentlicher Komponenten des Klüver-Bucy-Syndroms sind danach nicht im Hippocampussystem, sondern im Mandelkernkomplex zu lokalisieren. GREEN versuchte durch weitere Einschränkung des Operationsfeldes eine Sonderung in Teileffekte zu erzielen. Bei Katzen fand er abnormes sexuales Verhalten bei Eingriffen von weniger als 1 mm Größe in der „Area piriformis, wo vermutlich die Riechnerven endigen". Dies war nicht von anderen Anomalien begleitet, wenn die Verletzung nicht auf den Mandelkernkomplex übergegriffen hatte. War dies der Fall, fand sich auch eine gesteigerte Freßlust. Auch traten epileptiforme Anfälle auf, die aber auf eine Schädigung der Blutversorgung im Operationsgebiet zurückgeführt wurden und auch bei kleinen Verletzungen am Gyrus hippocampi (Gyrus parahippocampalis ?), d. h. im engeren limbischen System zu beobachten waren.

Über die möglichen funktionellen Verzahnungen zwischen Hippocampus und Mandelkern finden sich Hinweise bei NAUTA (zit. nach LIVINGSTON u. ESCOBAR, 1971), SMYTHIES (1967) und LIVINGSTON u. ESCOBAR (1971). Nach SMYTHIES findet sich eine weite Konvergenz aller sensorischen Modalitäten auf Hippocampus und Amygdala, wobei die Amygdala insbesondere aus visceralen Quellen gespeist wird und ihre Informationen in das limbische System einzubringen scheint. — LIVINGSTON u. ESCOBAR (1971) haben den Mandelkernkomplex mit der vorderen temporalen Rinde, der orbitalen Rinde und dem dorsomedialen Thalamus zu einem basolateralen limbischen Kreis („basolateral limbic circuit") zusammengefaßt, der in der Sphäre der Motilität emotionaler Äußerungen eine Rolle spielen soll. Dieser Kreis hat nur begrenzt direkte Beziehungen zum Hippocampussystem, nach LIVINGSTON u. ESCOBAR aber reichlich gemeinsame Projektionsgebiete in septalen und supraoptischen Regionen und caudal in identischen Gebieten des Hypothalamus und Mittelhirns. Nach NAUTA (zit. nach LIVINGSTON u. ESCOBAR, 1971) sind die beiden Systeme zumindest teilweise wechselseitige Antagonisten („mutual antagonists").

Zusammengefaßt bleiben bei Kenntnis der Grundfunktion des olfactorischen Systems die Aussagemöglichkeiten über Teilfunktionen der diversen, architektonisch unterscheidbaren Strukturen sehr begrenzt. Dies gilt in noch stärkerem Ausmaß für das limbische System, von dem die Grundfunktion — falls man in diesem sinnesunabhängigen System überhaupt von einer einheitlichen Grundfunktion sprechen kann — nicht einmal sicher bekannt ist.

9.2. Limbisches System

Für das limbische System werden in großer Zahl Beziehungen zu funktionellen Komplexen vermutet, von denen einige im Zusammenhang mit der möglichen Funktion des Hippocampus (8.9.9.) schon aufgeführt wurden, wie Beziehungen zum emotionalen Verhalten, emotionale Reaktionen und Aggressivität, Integration emotionaler Prozesse mit somatischen und autonomen Funktionen, affektive und intellektuelle Leistungen, Aufmerksamkeit, Aktivität, Antriebs- und Aktivierungsfunktionen, Kurz- und Langzeitgedächtnis, Merkfähigkeit, zeitliche Einordnung und Markierung der Erlebnisse und Bewußtseinsinhalte, Bedeutung beim Lernprozeß, Arterhaltung (8.9.9.). Mac Lean (1949) hatte die visceralen Funktionen dieser Strukturen hervorgehoben und den später (1952) als limbisches System bezeichneten Komplex als „visceral brain" angesprochen. Wesentliche Teile der visceralen Funktionen scheinen jedoch auf den Mandelkernkomplex, der dem engeren Kreis der limbischen Strukturen nicht zugehört, begrenzt zu sein.

Zusammenfassende Darstellungen mit Diskussion funktioneller Fragen finden sich u. a. bei Brodal (1947a), Yakovlev (1948), Klüver (1952), Papez (1958), Nauta (1960b), Prick (1963), Green (1964), Hassler (1964a, b, 1967), Macchi (1964, 1968), Mac Lean (1964), Landolt (1969), Karli (1972) und Nauta (1973). Ausführliche Literaturnachweise finden sich bei Green, Meissner, Macchi und Karli. In den nachstehenden Erörterungen wird überwiegend auf die ausführlichen, klar geordneten und übersichtlichen Darstellungen von Hassler Bezug genommen.

Einen frühen Hinweis auf die Funktionen des späteren limbischen Systems gab Gamper (1928), indem er das amnestische Syndrom auf die Veränderungen des Corpus mamillare bei der Polioencephalitis haemorrhagica superior von Wernicke bezog (Hassler, 1964a). Teile des gleichen Systems nahm Papez (1937) für den Mechanismus der Emotionen in Anspruch, Mac Lean (1949) für viscerale Funktionen („visceral brain") und später (1958) speziell für Funktionen der Selbst- und Arterhaltung.

Hassler (1964a, b, 1967) und Green (1964) haben sich kritisch dagegen geäußert, das ganze limbische System mit Emotionen und/oder visceralen Funktionen und/oder Selbst- und Arterhaltung in Beziehung zu bringen. Bezüglich der Emotionen weist Hassler darauf hin, daß emotionale Reaktionen nur von einem kleinen Teil der limbischen Strukturen zu erhalten sind, hauptsächlich vom medialen Mandelkern mit Stria terminalis und Septum (noch ausgeprägter vom Hypothalamus), nicht hingegen vom Ammonshorn und den Strukturen des limbischen Ringes (Abb. 461a). Die typischen Ausfallerscheinungen des Ammonshorns, des Fornix und des Corpus mamillare sind nach Hassler (1964b) nicht emotionale Störungen, sondern Störungen der Orientierung, der Zeitmarkierung und der Merkfähigkeit. Wenn ein Patient mit einem Korsakoff sich auffällig benimmt, ist das eine Folge seiner gestörten Orientierung und nicht ein primäres Symptom. Durch Reizungen sind im Tierversuch emotionale Veränderungen ebensowenig zu erzielen, wie vegetative Erscheinungen, wenn eine Narkose vermieden wird (Hassler, 1967). Wenn die Tiere während Ammonshornkrämpfen emotional gestört sind, so ist dies ebenfalls eine sekundäre Folge der Bewußtseinsstörung und Verwirrtheit.

Begriffe wie Selbst- und Arterhaltung sind nach HASSLER (1967) zu weit, um ein Hirnsystem funktionell zu kennzeichnen. Daß einige Teile, wie etwa die Strukturen des Mandelkerns, mit selbst- und arterhaltenden Verhaltensweisen zusammenhängen, ist nach HASSLER wahrscheinlich, gilt aber nicht für Ammonshorn und Gyrus cinguli. Ähnliche Einschränkungen können für die *visceralen* Funktionen gemacht werden, die sicherlich überwiegend ebenfalls vom Mandelkernkomplex ausgehen. Dies zeigt sich deutlich auch in den Zusammenstellungen von MACCHI (1968) (Abb. 462—464). Aufgrund der direkten Verbindungen, die der Hippocampus mit dem Hypothalamus hat (8.9.7.2.), muß aber angenommen werden, daß das limbische System über den Hippocampus ebenfalls eine direkte Einwirkungsmöglichkeit auf hypothalamische Funktionen hat. SMYTHIES (1967) weist ihm eine bedeutende neuroendokrinologische Rolle zu.

Ammonshorn: Versuche, die funktionelle Bedeutung des Ammonshorns durch *Reizung* aufzuklären, haben nach HASSLER (1964a) keine großen Erfolge gebracht. Die Reizeffekte sind wenig eindrucksvoll und bestehen größtenteils aus uncharakteristischen Symptomen. Eigentlich sieht man nur wie zufällig eine Unterbrechung der vorherigen Bewegung des Versuchstiers auf schwache Reizung. Stärkere Reizungen führen zu einem Ammonshornkrampf[591]), der die Reizung lange überdauert. Während des Krampfes fallen die Tiere durch Mangel an Spontan-, Ausdrucks- und Reaktivbewegungen, an Haltungskorrekturen und an Reaktionen auf Sinnes- und Schmerzreize auf. Plötzliche heftige Wutausbrüche unter Verkennung der Situation kommen vor, und eine ebenso schnelle Rückkehr zur statuenhaften Regungslosigkeit (MAC LEAN), ohne daß sich am elektrophysiologischen Ammonshornkrampf etwas geändert hätte. Es ist bisher nicht entschieden, welcher der beiden Zustände der physiologischen Erregung des Ammonshorn entspricht. Nach dem Krampf kommt es häufig zu klagenden Lautäußerungen und danach zu einem länger dauernden Zustand mit Kontaktsuche, Schnurren, Fellreinigung und Lecken an Körper und Genitalien. Auch unverträgliche, aggressive Affen und Katzen sind nach einem Ammonshornkrampf zutraulich und schmeichelnd (HASSLER, 1964a, 1967). HASSLER glaubt, daß der Zustand der Kontaktsuche und Zahmheit das Gegenteil der Ammonshornerregung ist, also Ausdruck seines —vorübergehenden— Funktionsausfalls infolge Erschöpfung im Krampf.

„Die Reizung des Ammonshorns im Unterhorn nicht narkotisierter Patienten hat keine sensible oder genitalen Sensationen, keine Wut, keine tonisch-klonischen Bewegungen zur Folge (PAMPIGLIONE u. FALCONER sowie PASSOUANT). Am häufigsten treten bei solchen Reizungen, abgesehen von den Auraerscheinungen der Patienten mit temporaler Epilepsie, nur Unterbrechungen der Unterhaltung und anschließende *Unansprechbarkeit* der sonst bewußtseinsklaren Patienten für viele Sekunden auch nach Ende der Reizung auf; nachträglich besteht eine *Amnesie* für diese Periode der Reizung und der Nachentladung“ (HASSLER, 1967, S. 230).

Bei *Ausschaltung* oder *Ausfall* des Ammonshorns beim Menschen ergeben sich deutlichere Hinweise auf seine Funktion. Seit GRÜNTHAL (1947) ist für den Menschen mehrfach kompletter beidseitiger Ausfall des Ammonshorns und Fornix, besonders nach Insulinkoma oder Encephalitiden, beschrieben worden (ULE u. KONRAD, GLEES u. GRIFFITH, HEGGLIN). „Klinisch zeigen diese Fälle Verlust der Reaktionsfähigkeit, völlige *zeitliche und örtliche Desorientiertheit*, emotionale Verödung und später Verlust der Merkfähigkeit“ (HASSLER, 1967, S. 239). Beider-

---

[591]) Das Ammonshorn ist nach JUNG (1949) die am meisten krampfbereite Struktur des Gehirns. Beim Versuch, Reizeffekte auszulösen, treten statt solchen gleich die Reizung überdauernde Krampfeffekte auf (HASSLER, 1967).

seitige chirurgische Entfernung des Ammonshorns (MILNER u. PENFIELD, 1955) haben den Gedächtnisverlust bestätigt. Das unmittelbare Gedächtnis und zumeist auch ein gutes Alt-Gedächtnis bleiben erhalten, aber die Fähigkeit des Neuerwerbs und Einprägens von Wahrnehmungen und Informationen geht verloren, also die Voraussetzungen des Neu-Gedächtnisses, die Merkfähigkeit (HASSLER, 1967).

„Durch DUNCAN, RAMSMEIER u. GERARD sowie THOMPSON scheint es gesichert, daß die Zeit von wenigen Minuten erforderlich ist, damit ein Sinneserlebnis oder eine Wahrnehmung als permanente Erinnerungsspur fixiert wird, offenbar weil ein so lange dauerndes, kontinuierliches Kreisen der Impulse in den verantwortlichen Neuronen-Netzen für die ‚engraphische Wirkung' (SEMON) von Bewußtseinsinhalten nötig ist. Wenn diese einschleifenden Wiederholungsvorgänge durch Anoxie, Unterkühlung oder Elektroschock unterbrochen werden, kommt die offenbar strukturgebundene Bildung von dauernden Erinnerungsspuren nicht zustande. Die Erinnerungslücke nach spontan auftretenden oder therapeutisch hervorgerufenen großen Anfällen ist ebenso zu erklären, daß die generalisierte Massenentladung der Hirnzellen die zeitbeanspruchenden Rückführungsvorgänge (reverberating) zur Ausbildung einer Erinnerungsspur unterbrechen und damit die abrufbare Aufspeicherung des Ereignisses verhindern. Nach beiderseitiger Ammonshornzerstörung ist also besonders der Prozeß des Merkens, der Bildung der wieder ekphorierbaren Erinnerungsspuren gestört oder verhindert, weniger das Gedächtnis selbst" (HASSLER, 1967, S. 239—240).

Damit ist *nicht* gesagt, daß das Ammonshorn der Speicher der Erinnerungen ist. „Dazu sind alle neuronalen Komplexe fähig" (HASSLER, 1967). Auch tierexperimentell ist nachgewiesen, daß das Ammonshorn nicht der Sitz der Erinnerungsspuren ist. Wenn ein Affe oder eine Katze einen Test erlernt haben, so behält das Versuchstier die richtige Reaktion, auch wenn das Ammonshorn beiderseits exstirpiert oder der Fornix beiderseits unterbrochen ist.

Direkte Ausfallserscheinungen bei experimenteller Ausschaltung des Ammonshorns im Tierversuch sind kaum feststellbar. Tierversuche leiden unter der Schwierigkeit, ein amnestisches Syndrom im Tierexperiment zu beurteilen. Da das Ammonshorn aber für den Neuerwerb von Gedächtnismaterial unentbehrlich ist, können nach YASUKOCHI *et al.* (1962) Tiere mit Ammonshorn- oder Fornixzerstörungen keine neuen Dressuren erlernen, zumindest ist dies erheblich erschwert (HASSLER, 1967).

Regio entorhinalis: Auch die entorhinale Rinde scheint für den Neuerwerb von Erinnerungsspuren von Bedeutung zu sein. „Im Beginn des Einübens oder Erlernens einer bedingten Reaktion zeigt das *Ammonshorn* bereits langsame große Potentiale, bevor diese in der *entorhinalen Region* auftreten. Später dreht sich die Reihenfolge des Auftretens der Potentiale in Ammonshorn und Entorhinalis jedoch um (ADEY, 1961)". „Die entorhinale Region vermag die zum Ammonshorn aufsteigenden Impulse aus der Formatio reticularis über Subthalamus und Septum oder die Impulse der Formatio reticularis zum Centre médian stark und anhaltend zu hemmen mittels ihrer durch die Stria medullaris thalami zum Mittelhirntegmentum absteigenden Bahnen (ADEY). Dadurch könnte die Entorhinalis die Tätigkeit und Leistungen des Ammonshorns sowie seine Versorgung mit unspezifischen Afferenzen, welche für die emotionale Tönung der Erinnerungsspuren wichtig sind, entscheidend steuern. Dies erfolgt offenbar im Lauf des Erlernens einer Unterscheidungsreaktion oder von bedingten Reaktionen dadurch, daß die Regio entorhinalis bald nach Beginn der Einübung elektrophysiologisch die Führung übernimmt" (HASSLER, 1967, S. 241—242).

Corpora mamillaria: Beidseitige Zerstörung der Corpora mamillaria, die ganz auf die Erregungszufuhr aus dem Fornix angewiesen sind, führt zum Korsakoff-

Syndrom, d. h. einer zeitlichen, örtlichen und situativen Desorientiertheit. Diese tritt auch bei Zerstörung des Nucleus anterior thalami auf (HASSLER, 1967).

Gedanken zur möglichen *Funktion der bisher erörterten Strukturen* hat HASSLER wie folgt zusammengefaßt:

„Wenn man sich auf Grund dieser lokalisatorischen und experimentellen Erfahrungen die Frage nach der *Funktion des Ammonshorns* und seiner efferenten Systeme stellt, sind die bisherigen Erklärungsversuche, daß es sich um einen Mechanismus der Gefühle oder ein für die Intelligenz entscheidendes System handelt, unbefriedigend. Emotionale und Intelligenz-Störungen kommen bei Läsionen sehr verschiedener anderer Lokalisationen ebenso vor. Spezifisch dagegen für das Ammonshorn-System sind, wie zuerst GAMPER erkannt hat, die Störungen der Merkfähigkeit und des Gedächtnisses. Sie sind die führenden Symptome nach subakuten beiderseitigen Läsionen aller Abschnitte vom Hippocampus bis zum vorderen Thalamuskern.

Diesen Korsakoff-Zuständen liegt eine Unfähigkeit zugrunde, von Erlebnissen und Wahrnehmungen permanente, wieder ekphorierbare Erinnerungsspuren zu bilden. Für die „engraphische Wirkung von Bewußtseinsinhalten" (SEMON) ist (nach DUNCAN sowie RAMSMEIER und THOMPSON) die Zeit von einigen Minuten erforderlich, ohne daß in dieser Zeit der Einprägung das Erlebnis bewußt gegeben sein müßte. Die zur strukturgebundenen Bildung von bleibenden Erinnerungsspuren erforderlichen neurophysiologischen Prozesse (kontinuierlich kreisende Erregungen?) können in diesen ersten Minuten durch Anoxie, Unterkühlung, generalisierte Krampfanfälle und Elektroschock unterbrochen werden, so daß der Bewußtseinsinhalt nicht als Engramm fixiert wird. Diese Vorgänge scheinen unter der Steuerung des Ammonshornsystems abzulaufen. Im Ablauf befindliche Lernvorgänge prägen sich elektrophysiologisch durch besondere Potentialschwankungen des Ammonshorns aus und können durch seine elektrische Reizung unterbrochen werden (ADEY *et al.*). Die Ammonshorntätigkeit hat eine abschirmende Wirkung gegen Sinnesreize, so daß sein beiderseitiger Ausfall z. B. im Klüver-Bucy-Syndrom eine völlige Reizgebundenheit, Hypermetamorphose, zur Folge hat.

Die den Korsakoff-Zuständen nach Ausfall des Ammonshornsystems zugrunde liegende Störung scheint allerdings nicht eine primäre Merkstörung zu sein. Will man dieses alte, bereits bei den Amphibien auftretende Hirnsystem des Ammonshorns mit einer biologisch bedeutsamen Funktion in Zusammenhang bringen, liegt es nahe, eine Störung der zeitlichen Einordnung und *zeitlichen Markierung* der Erlebnisse und Bewußtseinsinhalte anzunehmen. Während es für die Erfassung der räumlichen Koordinaten zahlreiche Hirnsysteme gibt, sind solche für die Funktion der Registrierung von Zeit-Koordinaten nicht bekannt. Wenn eine solche Zeitmarkierung der Erlebnisse wegfällt oder, bildlich ausgedrückt, wenn ihnen der zeitfixierende Eingangsstempel fehlt, besteht nicht die Möglichkeit, diese Erinnerungsspuren in das Registriersystem des Gedächtnisses einzuordnen. Dadurch allein ist die Bildung eines geordneten Gedächtnisses, dessen Teile jeweils abrufbar sind, gestört. Mit einer solchen Störung der zeitlichen Markierung und Registrierung könnte man die meisten Beobachtungen und Ausfallserscheinungen nach Läsion des Ammonshornsystems einheitlich erklären. Man darf diese Zeitmarkierungsstörung aber nicht mit einer Störung der Schätzung von Zeitstrecken konfundieren. Diese letztere Fähigkeit ist nämlich beim Korsakoff erhalten, wie insbesondere die Untersuchungen von EHRENWALD gezeigt haben. Aber die zeitliche Orientierung in der Umwelt geht beim Korsakoff verloren, ebenso wie die Möglichkeit, Erinnerungsspuren in geordneter Weise neu zu erwerben" (HASSLER,

1964a, S. 394—395). — Nach HASSLER (1967) hat McLARDY unabhängig davon gleiche Gedanken über die Ammonshornfunktion geäußert.

Gyrus cinguli: „Nach doppelseitiger *Läsion* des vorderen Gyrus cinguli, des Projektionsgebietes des vorderen Hauptkerns, ist kein Korsakoff-Syndrom mehr beobachtet worden; dafür aber starke affektive Veränderungen und in extremen Fällen ein kompletter Antriebsverlust (BERINGER)[592]. Auch die therapeutische Ausschaltung des Gyrus cinguli beiderseits durch LEBEAU und WHITTY geht nicht mit Intelligenzminderung einher. Tierexperimentell ist interessant, daß doppelseitige Cingulumzerstörung einen Verlust der Scheu, mangelhafte Einordnung in die soziale Gruppe und sogar einen Verlust der Nestpflege und des Mutterinstinktes hervorruft (STAMM)" (HASSLER, 1964a, S. 394). Charakteristisch sind weiterhin gesteigertes Herumsuchen mit der Schnauze und Vernachlässigung der Fellreinigung. Doppelseitige Ausschaltung des Gyrus cinguli hat zur Folge, daß die Tiere zahm werden und in der Rangordnung unter ihre Gefährten absinken (HASSLER).

Reizung des Gyrus cinguli ruft eine Wendung des Kopfes und der Augen zur Gegenseite mit vermehrtem Muskeltonus und Zuwendung dorthin hervor. Gleichzeitig ablaufende motorische Reaktionen werden ebenso wie Atembewegungen durch solche Reizungen gehemmt (KAADA, WARD). Der zugehörige thalamische Projektionskern, der vordere Hauptkern, hat sehr ähnliche Reizeffekte (HASSLER, 1964b, S. 18—19).

Der Befund, daß bei doppelseitiger Läsion des vorderen Gyrus cinguli beim Menschen kein Korsakoff-Syndrom zu beobachten ist, kann als Bestätigung der Aussagen von DOMESICK (1969, 1970, 1972) aufgefaßt werden, daß der vordere Gyrus cinguli in den Verbindungen des limbischen Leitungskreises (Papez-circuit, Abb. 461a) keine so wesentliche Rolle spielt, wie allgemein angenommen, sondern daß dieser Kreis im wesentlichen am Gyrus cinguli vorbei geschlossen wird, der Gyrus cinguli selbst aber zu einem davon abzweigenden Weg gehört (Abb. 461b).

Septum und Diagonales Band: Das Diagonale Band stellt wahrscheinlich die Verbindung vom unspezifischen reticulären Aktivierungssystem zum Ammonshorn her. Auf diesem Wege kommen Erregungen sehr verschiedener Sinnessysteme ins Ammonshorn, wie elektrophysiologisch übereinstimmend nachgewiesen wurde (HASSLER, 1967).

„Wenn durch Reizungen des retikulären Aktivierungssystems im medialen Mittelhirn eine Desynchronisierung über den meisten Rindenfeldern hervorgerufen wird, entstehen gleichzeitig im Hippocampus langsame große Wellen 4—6mal in der Sekunde, die *ϑ-Wellen*[593]. Sie wurden zuerst von JUNG und KORNMÜLLER beim Kaninchen beschrieben. Auch durch überraschende Sinnesreize akustischer, sensibler oder olfactorischer Natur können ϑ-Wellen im Hippocampus gleichzeitig mit einer Desynchronisierung des Isocortex hervorgerufen werden. Sie erscheinen auch während der sog. paradoxen Phase des Schlafes, welche durch Reizung der Brückenhaube erzeugt werden kann (KLAUE, JOUVET). Die Entstehung dieser ϑ-Wellen kann durch eine beiderseitige Koagulation im medialen Septum und Unterbrechung des diagonalen Bandes verhindert werden, ohne daß dadurch die Desynchronisierung über der Rinde gestört wird. Durch Reizungen im diagonalen Band konnten PETSCHE und STUMPF einen Schrittmacher-Effekt auf den Hippocampus erzielen. Demnach ist das Brocasche Band und das von ihm ausgehende Faserkontingent des präcommissuralen Fornix eine entscheidende und sogar die den Rhythmus beherrschende Afferenz des Ammonshorns" (HASSLER, 1964a, S. 391).

Reizung des Septum führte gelegentlich zu Schmeichelreaktionen und Brunsterscheinungen (MEYER u. HESS, TREMBLY), Reizungen in der Gegend des Diagonalen Bandes bewirken eine Unterbrechung der augenblicklichen Tätigkeit und

[592]) Charakteristisch sind pathologische Gefälligkeit, emotionale Abstumpfung und Enthemmung, Verlust des Verantwortungsgefühls.

[593]) Theta-Wellen.

ein Herumsuchen. Beide Strukturen waren in den Selbstreizungsversuchen von Olds bei der Ratte und Brady beim Rhesusaffen mit die am stärksten wirksamen positiven Reizorte. — Beiderseitige Zerstörung am Hinterrand des Orbitalhirns, wie sie zuerst von Fulton u. Ingram durchgeführt wurde, bewirkt eine extreme Steigerung der motorischen Aktivität, weniger eine Wutreaktion. Ratten mit Septumausschaltung sind bissig (Hassler, 1964a, b).

Über die mögliche Stellung des Septum und des Diagonalen Bandes sowie reticulärer Strukturen des Mittelhirns im limbischen System hat Meissner (1966, 1967) einige interessante Ausführungen gemacht. Nach Meissner soll der „Papez-

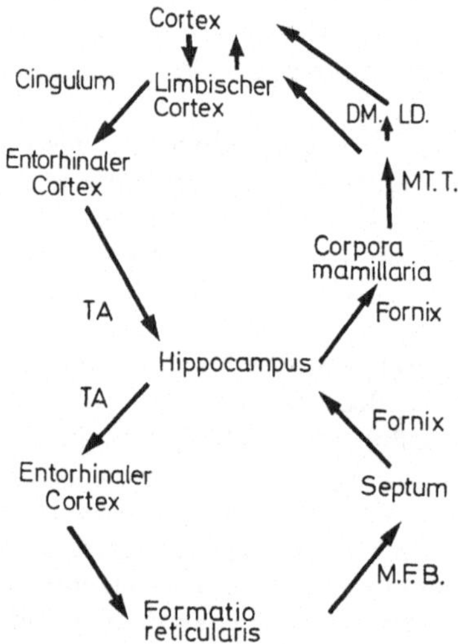

Abb. 465. Die Leitungskreise des Hippocampus nach Meissner (1967). *DM.* Nucleus medialis dorsalis (thalami), *LD.* Nucleus lateralis dorsalis (thalami), *M.F.B.* Fasciculus medialis telencephali, mediales Vorderhirnbündel, *MT.T.* Fasciculus mamillo-thalamicus, *TA* temporo-ammonische Bahn von Cajal (= Tractus perforans + Tractus alvearis)

circuit" (Abb. 461a) bei den Lern- und Gedächtnisfunktionen des limbischen Systems als Abrufkreis („recall-circuit") für die Reaktivierung der Gedächtniselemente bedeutsam sein, während ein sog. Eingabekreis („input-circuit") für deren Bildung wesentlich ist. Der Hippocampus ist gemeinsamer Bestandteil beider Kreise (Abb. 465). Der Eingabekreis besteht aus Teilen der Formatio reticularis — mediales Vorderhirnbündel — Septum — Fornix — Hippocampus — entorhinale Rinde — Formatio reticularis.

Die Entstehung der ϑ-Aktivität ist abhängig von der Integrität der Verbindungen von der Formatio reticularis zum Hippocampus. Läsionen in diesem System eliminieren sie, Reizungen evozieren sie. Eine Rückmeldung vom Hippocampus erreicht die Formatio reticularis über die entorhinale Rinde, deren Einfluß auf das reticuläre System größer sein soll als der irgendeines anderen descendierenden cerebralen Systems. Diese Rückprojektionen können die Zuflüsse zum Hippocampus regulierend beeinflussen (ähnlich Smythies, 1967). Meissner nimmt an, daß der Hippocampus primär über die septo-hippocampalen Verbindungen (Eingabekreis) aktiviert wird und diese Aktivierung in frühen Stadien der

Lernvorgänge maximal ist. Bei fortgeschrittenen Lernvorgängen soll die Aktivität mehr und mehr auf den Abrufkreis übergehen.

Moderne anatomische und physiologische Untersuchungen haben ergeben, daß das limbische System in mehrere Einheiten mit unterschiedlichen Projektionen und funktioneller Bedeutung aufzugliedern ist (Kaada, 1960). Wenn sich die Auffassungen von Meissner über den Eingabekreis bestätigen, lassen sich die in ihm zusammengefaßten Strukturen zwanglos in das limbische System und in den Funktionskomplex Lernen — Merkfähigkeit — Gedächtnis eingliedern. In einem solchen Rahmen unklarer ist hingegen die Stellung des Mandelkernkomplexes, des Hypothalamus (d. h. der Projektionen vom Hippocampus zum Hypothalamus) und der vorderen cingulären Rinde. Der Mandelkernkomplex scheint zu einem relativ unabhängigen System zu gehören, welches überwiegend mit autonomen und visceralen Funktionen betraut zu sein scheint. Einfluß auf solche Funktionen scheint auch der Hippocampus über seine Projektionen zum Hypothalamus zu nehmen. Die vordere cinguläre Rinde scheint nach den neueren Untersuchungen von Domesick (1969, 1970, 1972) weniger ein Glied *im* limbischen Kreis („Papez-circuit") zu sein, als vielmehr ein Ausgang *aus* diesem Kreis (und in begrenzterem Maße wohl auch ein Eingang in diesen Kreis). Die überwiegend somatomotorischen und visceromotorischen Effekte bei Reizung und die starken affektiven Veränderungen bei Läsionen lassen sich damit in Einklang bringen. — Nach Kaada (1960) ist die reiche Vielfalt autonomer und somatomotorischer Antworten von den rostralen allo- und juxtallocorticalen (= periarchicorticalen und proisocorticalen) Feldern und der Amygdala unabhängig vom Hippocampus-Fornixsystem.

Nicht ohne Schwierigkeiten lassen sich die Ergebnisse der vergleichend-quantitativen Untersuchungen mit Lern- und Gedächtnisfunktionen in Einklang bringen. Die extrem starke Ausbildung der limbischen Zentren bei den Rüsselspringern (Macroscelididae, afrikanische Insektenfresser) und unter den Halbaffen beim Fingertier *(Daubentonia)*, sowie die sehr schwache Ausbildung bei manchen, als hoch intelligent angesehenen Walen, spricht gegen eine einseitige Inanspruchnahme für solche Funktionen. Hingegen ließen sich Beziehungen zu Aufmerksamkeits- und Aktivierungsfunktionen auch bei den genannten Säugern vertreten. In diesem Sinne haben wir Unterschiede interpretiert, die sich innerhalb der Fledermäuse und beim Vergleich zwischen Wild- und Haustieren ergeben.

Stephan *et al.* (1974) fanden, daß die Megachiropteren im allometrischen Vergleich deutlich größere limbische Strukturen (entorhinale Rinde, Hippocampus, Septum) haben als Microchiropteren. Die stärksten Unterschiede bestehen zwischen den fruchtfressenden Megachiropteren und den insektenfangenden Arten unter den Microchiropteren. Diese Unterschiede wurden im Hinblick auf Unterschiede in der Lebensweise dieser Tiere diskutiert. Während die insektenfressenden Microchiropteren verborgen leben und überwiegend erst in der Dämmerung und freifliegend in der Luft ihre Nahrung fangen, haben die meisten Megachiropteren eine sehr offene Lebensweise, indem sie tagsüber unverborgen in den Bäumen ruhen und während der Nacht in anderen Bäumen ihre Nahrung aufnehmen. Diese Lebensweise erfordert sicherlich einen höheren Grad an Aufmerksamkeit und Wachsamkeit mit entsprechender Ausbildung zentralnervöser Systeme.

Beim Vergleich von Wild- und Hausschweinen fanden Kruska u. Stephan (1973) besonders starke domestikationsbedingte Größenreduktionen in den limbischen Zentren, die ebenfalls im Hinblick auf Aufmerksamkeit und Aktivität diskutiert wurden. „Eine ganz wesentliche Änderung in der Umwelt der Haustiere besteht ja darin, daß der Mensch die Sorge um die Nahrung und den Schutz vor natürlichen Feinden übernimmt. Diese Eingriffe führen zu einem tiefgreifenden Abbau der aktiven Auseinandersetzung mit der Umwelt. Die fast dauernd gespannte Aufmerksamkeit der Wildtiere ist beim Haustier nicht mehr vorhanden" (Kruska u. Stephan, 1973, S. 410).

Die vielfach angenommene und diskutierte Bedeutung des limbischen Systems für Lern- und Gedächtnisleistungen könnten mit solchen Funktionen der Aktivierung, Aufmerksamkeit und Wachsamkeit im Zusammenhang stehen. Diese Funktionen sind ja ohne Zweifel eine der wesentlichsten Voraussetzungen für Lern- und Gedächtnisleistungen.

Beim Vergleich der architektonischen Grundgliederung des Allocortex mit der Zuordnung der diversen Strukturen zu Funktionssystemen zeigt sich, daß das olfactorische System ganz überwiegend palaeocortical ist, das limbische System (in seinen Rindenstrukturen) ganz überwiegend archicortical bzw. periarchicortical. Die größten Schwierigkeiten in der architektonischen Begrenzung des Allocortex bestehen im Bereich der vorderen cingulären Rinde, d. h. in jenem Bereich, der auch in seiner Stellung im limbischen System neuerdings nicht mehr so unumstritten ist.

10. Definitionen

BNA Baseler Nomina Anatomica 1895
JNA Jenaer Nomina Anatomica 1936
PNA Pariser Nomina Anatomica 1955 (2. Auflage 1961)
Wiesbadener Nomina Anatomica 1965
NAV Nomina Anatomica Veterinaria, Paris 1967

Alveus, Alveus hippocampi: Die tiefe Markschicht des retrocommissuralen → Hippocampus, deren Fasern in die Fimbria übergehen, bzw. aus dieser kommen. Bei niederen Säugern liegt der A. in erheblichem Ausmaß frei an der inneren Oberfläche der Hemisphäre (→ Cornu ammonis inversum).

Ammonsformation: → Hippocampus.

Ammonshorn: → Cornu ammonis.

Angulus gyri olfactorii lateralis, Angulus olfactorius: Bei den höheren Primaten und beim Menschen die Umbiegungsstelle zwischen dem vorderen und dem hinteren Schenkel des → Gyrus olfactorius lateralis in der → Fossa lateralis cerebri (Sylvii).

Area adolfactoria: → Area subcallosa.

Area fimbrio-dentata: → Cornu ammonis inversum.

Area olfactoria: Zusammenfassender Begriff für einige basale Zentren des Palaeocortex, der von THOMALSKE *et al.* (1957) und CLARA (1959) im gleichen Sinne wie → Substantia perforata anterior gebraucht wird. Diese Autoren verstehen darunter jedoch (im Gegensatz zu uns) ein Gebiet *ohne* das → Diagonale Band, so daß die A.o. etwa unserem → Tuberculum olfactorium entspricht. CLARA schließt unter A.o. im weiteren Sinne auch → Tractus olfactorius lateralis und medialis mit ein. Bei GASTAUT u. LAMMERS (1961) schließlich umfaßt die A.o.: Nucleus olfactorius anterior (unsere Regio retrobulbaris), Tuberculum olfactorium und Substantia perforata anterior. Bei BECCARI (1943) bildet sie einen Teil von dessen parolfactorischer Region. Wegen der sehr unterschiedlichen Anwendung des Terminus A.o. haben wir diese Bezeichnung nicht übernommen.

Area parolfactoria: → Area subcallosa.

Area praecommissuralis: → Corpus paraterminale.

Area subcallosa (PNA), *Area parolfactoria* (Brocae) (BNA), *Area adolfactoria* (JNA), *Carrefour de l'hémispère* (BROCA, 1878): Bei höheren Säugern und beim Menschen unterhalb des Balkenknies bzw. -rostrums gelegenes Rindengebiet, welches architektonisch von einer Übergangsrinde (Mesocortex) eingenommen wird, und welches zum → Gyrus cinguli im weiteren Sinne gerechnet werden kann. Beim Menschen kann die A.s. vorn durch einen → Sulcus parolfactorius anterior begrenzt sein. Caudal schließt sich der schmale Hippocampus praecommissuralis (→ Gyrus olfactorius medialis) an.

Basaler Neocortex (Spatz, 1955): Der in der Basalansicht des Gehirns sichtbare Abschnitt des Neocortex (= Isocortex), ohne nähere architektonische Definition. Der ursprünglich (1937, 1949, 1951) gebrauchte Begriff „Basale Rinde" wurde von Spatz wieder aufgegeben, da er zu Verwechslungen Anlaß gab, z. B. mit der zum Palaeocortex gehörenden, aus → Tuberculum olfactorium und Regio periamygdalaris bestehenden „Basalen Rinde" von Kuhlenbeck (1927).

Cavum septi pellucidi: Höhle im stark gedehnten Septum pellucidum größerer Säuger und des Menschen, die sich beim Menschen während des 4. Embryonalmonats als sekundäre Spalte im zuvor massiven und soliden Septum bilden kann (u. a. Marchand, 1891; Hochstetter, 1919; Dart, 1924/25; Solcher, 1968). Die Bildung des C.s.p. kann unterbleiben; die Weite ist sehr variabel. Das Cavum ist primär nicht von einem Epemdym ausgekleidet und enthält auch keinen Plexus chorioideus. Es stellt damit keinen echten Ventrikel dar, wie nach der Bezeichnung „Ventriculus septi pellucidi" durch Mihalkovics (1877) und His (1895) zu vermuten war, und ist wahrscheinlich auch nicht eine Abschnürung von der interhemisphärischen Furche (Fissura longitudinalis cerebri, Mantelspalte), wie u. a. Mihalkovics (1877), Goldstein (1903) und Rakic u. Yakovlev (1968) annehmen, bzw. auch nicht der caudale Ausläufer (unterhalb des Balkenknies) dieser Furche selbst, wie von Thompson (1932) angenommen. Die Wandstrukturen sind verschieden. Die Wände der interhemisphärischen Spalte sind mediale Hemisphärenwände, die Wände des C.s.p. sekundär veränderte Abschnitte der Lamina terminalis (Kuhlenbeck, 1927, 1969). Die das Cavum begrenzenden Zellen können jedoch nach Liss u. Mervis (1964) bei älteren Menschen alle morphologischen und funktionellen Charakteristika eines Ependyms bekommen. Oliveros (1965) vermutet, daß sich diese Zellen unabhängig von der Bekleidung des Ventrikelependyms entwickeln und eine allgemein den neuroektodermalen spongioblastischen Elementen zukommende Potentialität zum Ausdruck bringen. — Eine gelegentliche Fortsetzung des C.s.p. nach caudal zwischen die Fornixsäulen und den Balken (beim Menschen etwa 4%) wird als „Ventriculus Vergae" bezeichnet.

Commissura fornicis: → Commissura hippocampi.

Commissura hippocampi (BNA), *Commissura fornicis* (PNA), *Psalterium:* Dorsal in der → Commissurenplatte liegende Commissur zwischen den Ammonsformationen beider Seiten. Bei den Beuteltieren besteht sie aus zwei Lamellen, von denen bei den placentalen Säugern die dorsale durch den Balken ersetzt wird (Smith, 1896a). Nach Smith (1897b) ist es seit Gudden und Ganser üblich, die Hauptmasse der Hippocampuscommissur als „Psalterium ventrale", die obere Ausdehnung als „Psalterium dorsale" zu bezeichnen (auch Koelliker, 1896). Bei den niederen Säugern haben sich die Fasern im Bereich der Commissur noch nicht zu einem deutlich umschriebenen → Fornix gesammelt. Wir halten deswegen die neuerdings bevorzugte Bezeichnung Commissura fornicis für unzweckmäßig und übernehmen sie nicht.

Commissurenplatte: Der verdickte mediale Teil der frontalen Wand des Endhirns, in dem sich bei allen Vertebraten das Commissurensystem des Endhirns entwickelt (Smith, 1895a, 1896b, 1897a). Es ist nicht eindeutig entschieden, ob die C. durch Verschmelzung von Teilen der medialen Hirnwand entsteht, wie u. a. Mihalkovics (1877), Grönberg (1901), Zuckerkandl (1901, 1909), His (1904) und Ziehen (1906) annahmen, oder ob sie eine Verdickung der → Lamina terminalis darstellt (u. a. Reichert, 1859; Martin, 1894; Smith, 1895a; Goldstein, 1903, 1904; Marchand, 1909; Johnston, 1913; Kappers, 1921 und Kuhlen-

BECK, 1927). Nach HOCHSTETTER (1919, S. 21) (auf den der Terminus „Commissurenplatte" zurückgeht) findet diese Verdickung *vor* der Lamina terminalis statt. Ventral, vor der Opticus- oder Chiasmaplatte (HOCHSTETTER) bleibt die Lamina terminalis dünn erhalten. — Zwischen den Commissuren kommt das → Septum zur Ausbildung (s. auch Corpus paraterminale).

Cornu ammonis, *Cornu arietis, Ammonshorn:* Ursprünglich ein vorwiegend makromorphologischer Begriff, der im gleichen Sinne wie → Hippocampus gebraucht wurde. In der Architektonik (BRODMANN, ROSE) wurde der Begriff eingeengt und auf das dichtzellige Band der Ammonshornpyramiden begrenzt. Dieses bildet zusammen mit → Subiculum und → Fascia dentata die Ammonsformation (→ Hippocampus).

Cornu ammonis inversum, *Hippocampus inversus* (SMITH, 1898), *Area fimbriodentata* (HALLERSTEIN, 1934), *extraventricular alveus* (LOO, 1930), *Alveus externus* (CLARA, 1959): Ein Gebiet des retrocommissuralen → Hippocampus, das unter dem Balkensplenium (→ Gyrus fasciolaris), und im Bereich des → Uncus (→ Gyrus intralimbicus) mit seiner tiefsten Schicht (→ Alveus) frei an der Oberfläche, also extraventrikulär liegt. Durch die von uns gewählte Bezeichnung soll hervorgehoben werden, daß das inverse Gebiet streng auf das → Cornu ammonis begrenzt ist. Möglicherweise verdankt es seine Entstehung einer Verlagerung der Ansatzstelle der Fimbria an das Ammonshorn.

Corpus paraterminale (SMITH, 1901), *Corpus praecommissurale, Corpus paracommissurale* (SMITH, 1895a), *Corpus praeterminale* (JOHNSTON, 1913, 1923), *Corpus trapezoides* (HIS, 1904): Gebiet an der Medianseite der Hemisphären, welches nicht ganz eindeutig umschrieben ist und nach SMITH vorn bis zum → Pedunculus olfactorius, hinten bis zur → Lamina terminalis und oben bis zum Balken reicht. Seine mediale Oberfläche wurde, soweit sie freiliegt, von SMITH (1895a) als Area praecommissuralis bezeichnet (Trapezfeld, Area trapezoides nach HIS u. a. Autoren) und nimmt beim Menschen den → Gyrus paraterminalis (Gyrus subcallosus) ein. Architektonisch enthält das C.p. die Kerne und Rindengebiete des → Septum und das → Diagonale Band Brocas, wobei die Septumgebiete überwiegend in der zur → Commissurenplatte verdickten Lamina terminalis liegen, das sich rostral und ventral anschließende Diagonale Band hingegen vorwiegend mit freier Oberfläche dem interhemisphärischen Spalt anliegt (Gyrus paraterminalis beim Menschen). GASTAUT u. LAMMERS (1961) bezeichnen das so umrissene Gebiet als Area septalis, KUHLENBECK (1927) direkt als Septum, was seine Berechtigung hat, wenn man das Diagonale Band mit in das Septum im weiteren Sinne einbezieht (wie auch ANDY u. STEPHAN, 1959). Auch SMITH (1895a) betont, daß beide Regionen Teile einer morphologisch einheitlichen Platte darstellen. Hingegen trennt JOHNSTON (1913) das Septum scharf vom übrigen Corpus paraterminale ab und gliedert es eng an den Hippocampus an. Hippocampus und Septum stellen nach JOHNSTON zusammen eine kontinuierliche Graumasse dar, die aus dem → Primordium hippocampi hervorgehen und völlig unabhängig von der Lamina terminalis und dem Corpus paraterminale sein soll. JOHNSTON steht damit in direktem Widerspruch zu SMITH (1895a), der besonders betont hat, daß sich das Septum als Teil der verdickten Lamina terminalis entwickelt hat und möglicherweise auch zu einem Teil aus der Area praecommissuralis, also einem Teil des Corpus paraterminale.

Während JOHNSTON das Primordium hippocampi dem Corpus paraterminale gegenüberstellt, ist es nach HERRICK (1910a) ein Teil von diesem. HERRICK gliedert das Corpus paraterminale in zwei Abschnitte: einen dorsalen (Primordium hippocampi), aus dem der ganze Hippocampus hervorgehen soll und einen ventralen (Corpus praecommissurale), in dem sich die Septumkerne und das Commissurenbett der Lamina terminalis differenzieren sollen. Die Differenzierung beider Abschnitte soll in enger funktioneller Beziehung zueinander vor sich gehen.

Cortex: → Pallium.

Diagonales Band (Brocae), *Brocasches Band, Diagonales Brocasches Band:* Zwischen dem → Septum an der Medialfläche des Gehirns und dem → Tuberculum olfactorium und der periamygdalären Rinde an der Hirnbasis verlaufendes, aus Fasern und Zellen gemischtes, cortexähnliches Band. Seine basalen Abschnitte stellen einen Teil der → Substantia perforata anterior dar. Das Diagonale Band kann oberflächlich markiert sein (→ Gyrus diagonalis, beim Menschen auch → Gyrus paraterminalis). Zusammen mit dem Septum bildet es das → Corpus paraterminale.

Diverticulum unci: „Eine horizontale, spaltförmige Nische, die vom Cornu inferius her mehr oder weniger tief in die Substanz des Uncus vordringt. Nach vorn hängt sie mit der Rima frontalis cornus inferioris zusammen, nach hinten setzt sie sich in die ventrikuläre Rinne der Fimbria hippocampi fort. Die obere Wand erstreckt sich lateralwärts bis an den Hemisphärenrand, den die *Fimbria unci* bzw. das Velum terminale bildet; nach vorn geht sie in die ventrikuläre Fläche des Corpus amygdaloideum über. Der Boden des Divertikels ist die vorletzte, das Dach die letzte Digitatio pedis hippocampi, und sein Grund entspricht dem letzten Sulcus interdigitalis" (aus Ludwig u. Klingler, 1956, S. 11).

Fascia dentata, *Fascia dentata hippocampi* (BNA): Im → Gyrus dentatus und seinen Ausläufern (→ Limbus Giacomini, → Fasciola cinerea) gelegene Struktur des retrocommissuralen → Hippocampus, die dem Ende des → Cornu ammonis dachförmig aufliegt. Die charakteristische schmale Zellschicht besteht aus dicht gelagerten Körnern.

Fasciola cinerea (BNA): Im Gehirn des Menschen und der höheren Primaten der flache, d. h. nicht mehr in Dentes gegliederte, spindelförmige, dorsocaudale Ausläufer des → Gyrus dentatus im Bereich des Balkensplenium (Flexura subsplenialis). Die F.c. liegt dem → Sulcus hippocampi an und enthält architektonisch einen Teil der → Fascia dentata. Über die unsichere makroskopische und terminologische Abgrenzung → Gyrus fasciolaris.

Fimbria, Fimbria hippocampi: Der aus der tiefen Markschicht des → Hippocampus (→ Alveus) hervorgehende Marksaum, der sich an der Grenze zwischen dem intra- und extraventrikulären Ammonshorn (→ Cornu ammonis inversum) im Bereich der stärksten Krümmung verdichtet und sich dann bei den höheren Säugetieren als → Fornix vom Hippocampus ablöst.

Fissura chorioidea, Fissura choroidea: Nach den Nomina anatomica (1961) die im Bereich des zentralen Teils des Seitenventrikels zwischen der oberen Oberfläche des Thalamus und dem lateralen Rand des → Fornix und im Bereich des Unterhorns zwischen der Stria terminalis und dem Rand der → Fimbria hippocampi liegende Furche.

Fornix, Fornix cerebri: Nach Smith (1897a) alle Fasern die vom → Hippocampus kommen oder zu ihm hinziehen, und die in einigen Teilen ihres Verlaufs Bestandteile der → Fimbria und des → Alveus sind. Diese Definition ist nicht mehr voll zutreffend, da der Fornix offenbar auch Fasern vom bzw. solche zum → Gyrus fornicatus enthält, wie schon Koelliker (1896) angenommen hatte. Beim Menschen unterscheidet man im Fornix Crus fornicis, Corpus fornicis und Columna fornicis (BNA). Bei vielen, vor allem niederen Säugern lassen sich diese Teile nicht unterscheiden, weil bei ihnen der Hippocampus direkt in das → Septum übergeht (auch → Commissura hippocampi statt Commissura fornicis). — Als Fornix transversus wird von Ludwig u. Klingler (1956) die früher als Lyra Davidis bezeichnete, vom Corpus callosum mehr oder weniger getrennte Schicht zwischen den nach vorn konvergierenden Crura fornicis verstanden.

In modernen experimentellen Untersuchungen, die zumeist an niederen Säugern durchgeführt werden, ist es üblich, alle Fasern, die nicht über die Fimbria („Fornix fimbrialis") verlaufen, zum „Fornix dorsalis" (= Fornix longus) zusammenzufassen. Dieser dorsale Fornix umfaßt die subcallosalen Längsbündel und die den Balken perforierenden Fasern.

Im Septum spaltet sich der Gesamtkomplex in bezug auf die Commissura anterior in zwei Teile: präcommissurale(r) Fasern (Fornix) und postcommissurale(r) Fasern (Fornix). Beide Teile werden sowohl von Fasern des fimbrialen als auch von solchen des dorsalen Fornix beschickt (Abb. 362).

Fossa lateralis cerebri (PNA), *Fossa cerebri lateralis* (Sylvii) (BNA), *Fossa Sylvii.* Der mit zunehmender Entwicklung des Temporallappens aus der → Vallecula lateralis cerebri hervorgehende tiefe Einschnitt im allocorticalen Bereich der Hirnbasis zwischen der Pars anterior und der Pars posterior des → Lobus piriformis bzw. → Gyrus olfactorius lateralis, der vom Sulcus lateralis (cerebri) des neocorticalen Bereichs zu unterscheiden ist. Die Grenze zwischen diesen beiden Bildungen (Fossa und Sulcus) ist der bei den meisten Säugern sehr deutliche → Sulcus rhinalis. Durch das progressive Zurücktreten dieses Sulcus bei den höheren Primaten und beim Menschen sowie durch die starke Überlagerung von Temporal- und Frontalhirn wird der Einschnitt sehr vertieft, und Fossa und Sulcus lateralis sind nicht mehr klar voneinander zu trennen. Prinzipiell sind diese beiden Bildungen jedoch zu unterscheiden; hingegen sind Fossa und Vallecula lateralis cerebri lediglich als verschiedene Entwicklungszustände einer identischen Einheit zu betrachten.

Griseum: Auf Vogt zurückgehender Sammelbegriff für die grauen Zellmassen des Gehirns soweit sie architektonische Einheiten bilden, sei es in Form von Rindenfeldern, sei es als subcorticale Kerne.

Gyri Andreae Retzii (G. Retzius, 1896), *Balkenwindungen* (Zuckerkandl, 1877), *Hippocampus nudus* (Smith, 1901), *Gyri subcallosi* (Kappers, 1921), *Gyri callosi* (Hallerstein, 1934), auch *Gyri Anders Retzii:* Unter dem Balkensplenium caudal vom → Margo denticulatus und der → Fasciola cinerea frei an die Oberfläche tretende, inkonstante, meist in Mehrzahl auftretende kleine Windungszüge im menschlichen Gehirn, die nach G. Retzius (1896) zuerst von A. Retzius in einer schwedischen Arbeit (1856) genauer beschrieben wurden. Unabhängig davon wurden sie von Zuckerkandl (1877) als Balkenwindungen neu entdeckt. G. Retzius (1896) hat ihnen den nunmehr gebräuchlichen Namen gegeben. Architektonisch lassen sich mindestens drei recht verschiedene Typen unterscheiden, wie Klingler (1948) gezeigt hat.

Gyrus ambiens, *Gyrus rhinencephali ambiens* (Retzius, 1896): Im menschlichen Gehirn rostral vom → Uncus zwischen dem → Gyrus semilunaris und → Gyrus parahippocampalis gelegene flache Erhebung, die gegen den ersteren durch den → Sulcus semiannularis, gegen den letzteren häufig durch einen → Sulcus rhinencephali inferior begrenzt ist. Der größte Teil der Rinde des Gyrus ambiens gehört, wie die Rinde des Gyrus parahippocampalis, zur entorhinalen Region und wir beziehen deswegen den Gyrus ambiens mit in den Gyrus parahippocampalis ein. Der von Retzius (1898a) vorgenommenen Homologisierung mit ähnlich gelegenen, architektonisch jedoch verschiedenen Bildungen des Tiergehirnes schließen wir uns nicht an.

Gyrus cinguli, *Gyrus corporis callosi:* Die zwischen dem Balken bzw. dem → Sulcus corporis callosi und dem Sulcus cinguli gelegene Windung, die im menschlichen Gehirn zumeist nur rostral deutlich begrenzt ist. Der Gyrus cinguli im weiteren Sinne umgreift rostral und caudal den Balken. Rostral schließt er dann auch die → Area subcallosa mit ein, caudal reicht er bis an den → Gyrus parahippocampalis heran, in den er im → Isthmus gyri cinguli übergeht. Architektonisch ist er bei niederen Säugern ganz, bei den höheren Primaten zunehmend geringer von den Regionen des medialen Mesocortex (Periarchicortex und Proisocortex) bedeckt. Zusammen mit dem Gyrus parahippocampalis bildet er den Gyrus fornicatus (→ Rhinencephalon).

Gyrus dentatus (PNA), *Gyrus involutus* (KLINGLER, 1948): Teil des → Hippocampus, der dem distalen Ende des → Cornu ammonis dachförmig aufliegt. Enthält architektonisch die → Fascia dentata, deren schmale Zellschicht sich aus dicht gelagerten Körnerzellen zusammensetzt. Bei den höheren Primaten und beim Menschen tritt nur noch ein schmaler Saum als → Margo denticulatus (KLINGLER) frei an die Oberfläche und geht nach dorsal in die → Fasciola cinerea, nach ventral in den → Limbus Giacomini über. SMITH (1896c) hat die Bezeichnung Gyrus dentatus abgelehnt, da es sich nicht um einen echten Gyrus handeln soll.

Gyrus diagonalis: Bei manchen Säugern in der Medianebene vor der → Commissurenplatte und an der Basis hinter dem → Tuberculum olfactorium auftretende makromorphologische Markierung des → Diagonalen Bandes. Beim Menschen setzt sich der Gyrus diagonalis nach dorsal in den → Gyrus paraterminalis fort; wird auch als Teil von diesem aufgefaßt.

Gyrus fasciolaris (RETZIUS, 1896), *Eminentia della fasciola* (GIACOMINI, 1883), *Cauda cornu ammonis* (ZUCKERKANDL, 1887): Im Gehirn des Menschen eine nach LUDWIG u. KLINGLER (1956) relativ selten auftretende, flache, spindelförmige Rindenformation im Bereich der Flexura subsplenialis des → Hippocampus, die architektonisch ein → Cornu ammonis inversum enthält und sich rostral an die → Fasciola cinerea anschließt. Häufig kann sie von dieser makroskopisch nicht sicher unterschieden werden, obwohl nach RETZIUS (1896) beide Gebiete verschiedene Farben haben und zwischen ihnen eine kleine Rinne (Sulcus dentato-fasciolaris) verlaufen kann. Die meisten Autoren trennen diese Gebiete nicht und benennen sie gemeinsam mit dem einen oder anderen Namen.

Gyrus fornicatus, *Zwingenwulst:* Aus → Gyrus cinguli und → Gyrus parahippocampalis bestehender Windungszug, der bogenförmig Balken und Hilus der Hemisphäre umgibt (→ Rhinencephalon) und architektonisch ganz oder teilweise Rinde des mesocorticalen Typus beherbergt.

Gyrus geniculi (ZUCKERKANDL, 1887), *Gyrus geniculatus* (ECONOMO u. KOSKINAS, 1925; FILIMONOFF, 1955): Schmaler Windungszug, der zwischen dem Balkenknie (Genu corporis callosi) und dem → Sulcus corporis callosi auftreten kann und dann den → Gyrus supracallosus nach rostral fortsetzt. Er geht unterhalb des Balkens in den → Gyrus olfactorius medialis über und enthält architektonisch Rindengebiete des supra- und präcommissuralen → Hippocampus (→ Indusium griseum).

Gyrus hippocampi: → Gyrus parahippocampalis.

Gyrus intermedius, *Gyrus intermedius rhinencephali, Gyrus olfactorius intermedius* (RETZIUS, 1898a), *Tuber rhinencephali, Tuberculum rhinencephali* (ZIEHEN, 1897), *Tuberculum tractus olfactorii* (SMITH, 1898), *Eminentia olfactorii posterior* (FLATAU u. JACOBSOHN, 1899): Eine bei vielen, besonders den niederen Säugern auftretende Vorwölbung am Ende des → Tractus olfactorius lateralis, die den

Nucleus tractus olfactorii (lateralis) (GANSER, 1882; KAPPERS; THOMALSKE *et al.*, 1957) enthält. Synonyme für letzteren: Kern des sagittalen Längsbündels der Stria terminalis (MITTELSTRASS, 1937); Zellkomplex D′ (VÖLSCH, nach MITTELSTRASS); Nucleus striae semicircularis (HATSCHEK, 1909); Sphenoidalkern der Taenia semicircularis (LÖWENTHAL, nach HATSCHEK). — Architektonisch ist das Gebiet des Gyrus intermedius in die Regio periamygdalaris einzubeziehen (unsere Area nuclei tractus olfactorii, Pam Ao). Beim Menschen existiert eine Vorwölbung nicht und auch die Existenz des Kernes ist umstritten. Unter anderem wurde sie von KAPPERS (1921) behauptet, von MACCHI (1951) bestritten.

Gyrus intralimbicus (RETZIUS, 1896): Distaler (caudaler) Abschnitt des → Uncus, der rostral durch den → Limbus Giacomini begrenzt wird. Enthält architektonisch ein → Cornu ammonis inversum, was bereits von SMITH erkannt war und auch von RETZIUS (1896, 1898b) und HALLERSTEIN (1934) richtig beschrieben wurde, ohne daß die Inversion richtig gedeutet werden konnte. Diese wird aus der phylogenetischen Ableitung des Uncus aus dem → Tuberculum hippocampi leicht verständlich (STEPHAN, 1963). — Von ECONOMO u. KOSKINAS (1925) wird der → Gyrus supracallosus (ZUCKERKANDL) als Gyrus intralimbicus bezeichnet, eine Bezeichnungsweise, der wir uns nicht anschließen.

Gyrus involutus (KLINGLER, 1948): → Gyrus dentatus.

Gyrus lunaris: → Gyrus semilunaris.

Gyrus marginalis, *Randbogen:* → Rhinencephalon.

Gyrus olfactorius lateralis: Bei den höheren Primaten und beim Menschen ein makroskopisch nur undeutlich begrenzter Windungszug, der vom → Trigonum olfactorium an der Basis des Stirnlappens nach caudolateral zieht und in der Tiefe der → Fossa lateralis cerebri unter starkem Winkel (→ Angulus gyri olfactorii lateralis) auf den Temporallappen übergeht. Der G.o.l. entspricht jenen Teilen des → Lobus piriformis der Säuger, die architektonisch die (olfactorische) präpiriforme Rinde enthalten. Weitere, sicher olfactorische Zentren des Lobus piriformis sind die periamygdalären Rindengebiete, die bei den höheren Primaten oft in einer besonderen Erhebung, dem → Gyrus semilunaris liegen. Wir beziehen auch diese in den G.o.l. ein, und stimmen hierin mit DROOGLEEVER FORTUYN (1956) und THOMALSKE *et al.* (1957) überein. Im Gegensatz zu letzteren schließen wir jedoch den → Gyrus ambiens aus dem G.o.l. aus. — RETZIUS (1896) gliedert den G.o.l. in eine Pars anterior (Gyrus transversus insulae von EBERSTALLER) und in eine Pars posterior, die durch den Angulus gegeneinander begrenzt sind. Der vordere Schenkel entspricht unserer Pars anterior lobi piriformis der makrosmatischen Säuger, der hintere Schenkel geht aus dem vorderen Abschnitt der Pars posterior lobi piriformis hervor, deren hinterer Abschnitt zum → Gyrus parahippocampalis wird. Auf der Oberfläche des G.o.l. verläuft der → Tractus olfactorius lateralis.

Gyrus olfactorius medialis: Nur undeutlich definierter Windungszug der höheren Primaten und des Menschen, der vom → Trigonum olfactorium auf die mediale Hemisphärenfläche übergeht. Als caudale Grenze dieses Gyrus wird einheitlich der → Sulcus parolfactorius posterior akzeptiert, der ihn gegen den → Gyrus paraterminalis begrenzt. Seine vordere Grenze ist zumeist makroskopisch nicht klar fixiert. Keinesfalls sollte, wie VOGT es tut, fast die ganze → Area subcallosa mit in den G.o.m. einbezogen werden, der dann bis zum → Sulcus parolfactorius anterior reichen würde. Wir sind mit GASTAUT u. LAMMERS (1961) und THOMALSKE *et al.* (1957) der Auffassung, daß nur ein schmaler, unmittelbar vor dem und im Sulcus parolfactorius posterior liegender Streifen diesem Gyrus entspricht und wir teilen die Meinung von FILIMONOFF (1955), daß der G.o.m. das gleiche Gebiet einnimmt, wie der rostrale Ausläufer des → Hippocampus praecommissuralis (Archicortex). Entgegen dieser Auffassung ordnen MACCHI (1951) und GASTAUT u. LAMMERS (1961) dieses Gebiet dem Palaeocortex zu. Vergleichend-anatomisch kann aber eindeutig nachgewiesen werden, daß der präcommissurale Hippocampus bei allen Säugern vorn bis zu einem, dem Trigonum olfactorium des Menschen homologen Gebiet reicht. Das so umrissene Gebiet kann nach ECONOMO u. KOSKINAS (1925) beim Menschen rostral durch einen, meist sehr flachen → Sulcus parolfactorius medius begrenzt sein. Die in dieses Gebiet einstrahlenden Fasern werden oft als Tractus olfactorius medialis (Stria olfactoria medialis) bezeichnet.

Gyrus parahippocampalis (PNA), *Gyrus parahippocampi, Gyrus hippocampi* (BNA): Der bei den höheren Primaten und beim Menschen aus dem caudalen → Lobus piriformis hervorgegangene G.p. enthält architektonisch ganz überwiegend Rinde der Regio entorhinalis. Nach innen wird die Windung vorn gegen den → Gyrus semilunaris durch einen → Sulcus semiannularis begrenzt (RETZIUS, 1896), weiter caudal gegen den → Uncus durch die → Incisura unci und noch weiter caudal durch den → Sulcus hippocampi; außen wird sie rostral durch die Pars posterior des → Sulcus rhinalis und caudal beim Menschen durch den vorderen Abschnitt des → Sulcus collateralis begrenzt. Nach caudal ist der G.p. meist offen. Er kommuniziert mit seinem caudalen Abschnitt, der nach den Nomina anatomica (1961) auch als Gyrus lingualis bezeichnet werden kann, meist mit dem Gyrus occipito-temporalis medialis.

Wir schließen, wie auch THOMALSKE *et al.* (1957), aber im Gegensatz zu FILIMONOFF (1955), GASTAUT u. LAMMERS (1961) und den Nomina anatomica (1961), weder den Uncus noch den Gyrus semilunaris in den G.p. ein. Der Uncus gehört strukturell zum → Hippocampus und entspricht dem → Tuberculum hippocampi der Säuger. Der Gyrus semilunaris bildet die Fortsetzung des → Gyrus olfactorius lateralis und ist strukturell eng an diesen anzugliedern. Von THOMALSKE *et al.* wird auch der → Gyrus ambiens in den Gyrus olfactorius lateralis einbezogen. Von diesem gehört jedoch der weitaus größere Teil strukturell zur entorhinalen Region und wir halten es deswegen für sinnvoller, ihn an den G.p. anzugliedern. Oft hebt er sich durch einen → Sulcus rhinencephali inferior vom übrigen G.p. makroskopisch ab. — Zusammen mit dem → Gyrus cinguli bildet der G.p. den → Gyrus fornicatus.

Die ältere Bezeichnung Gyrus hippocampi, gegen die bereits SMITH (1903d) starke Bedenken erhoben hatte, ist von den NAP (1955) in Gyrus parahippocampalis geändert worden, um Verwechslungen mit dem eigentlichen Hippocampus zu vermeiden.

Gyrus paraterminalis (PNA), *Gyrus subcallosus* (BNA) (ZUCKERKANDL, 1887), *Pedunculus corporis callosi* (VICQ D'AZYR), *Pedunculus septi pellucidi* (BURDACH): Windungszug im menschlichen Gehirn in der interhemisphärischen Spalte unterhalb des Balkenrostrums, der vorn durch den → Sulcus parolfactorius posterior und hinten durch die → Commissurenplatte begrenzt ist. Den mehr ventralen Teil kann man mit RETZIUS (1896, 1898b) als → Gyrus diagonalis (Brocae) bezeichnen. Enthält architektonisch überwiegend Teile des → Diagonalen Bandes. Homologe Bildungen bei den Säugern werden auch als Area praecommissuralis (SMITH, 1895a) oder Area trapezoides (MARTIN, 1894; HIS) bezeichnet. Der Terminus G.p. geht auf das → Corpus paraterminale von SMITH (1901) zurück, doch ist dieses umfassender, da es auch das vorwiegend in der Commissurenplatte gelegene → Septum enthält.

Gyrus semilunaris, *Gyrus rhinencephali semilunaris* (RETZIUS, 1896): Beim Menschen und einigen höheren Primaten ein sich auf dem dorsomedialen Temporallappen meist halbmondförmig hervorwölbender Teil des Corpus amygdaloideum. Der G.s. enthält architektonisch periamygdaläre Rinde, und wir beziehen ihn deswegen mit in den → Gyrus olfactorius lateralis ein. Gegen den benachbarten, zum → Gyrus parahippocampalis gehörenden → Gyrus ambiens ist er durch den → Sulcus semiannularis (RETZIUS, 1896) begrenzt. — Bei Tieren entspricht ihm der Gyrus lunaris (RETZIUS, 1898a).

Gyrus subcallosus: → Gyrus paraterminalis.

Gyrus supracallosus (ZUCKERKANDL, 1887): Schmaler Windungszug, der zwischen der Dorsalfläche des Balkens und dem → Sulcus corporis callosi auftreten kann, und der architektonisch den supracommissuralen → Hippocampus enthält. Nach rostral setzt er sich in den → Gyrus geniculi fort. Entgegen ZUCKERKANDL haben wir ihn auch bei Primaten in nennenswerter Ausdehnung gefunden. Bei ECONOMO u. KOSKINAS (1925) wurde er als Gyrus intralimbicus oder Gyrus dentatus superior bezeichnet. Beide Bezeichnungen sind unzweckmäßig und irreführend und sollten daher vermieden werden.

Gyrus uncinatus: Rostrale Zone des → Uncus, durch die dieser mit dem → Gyrus semilunaris und/oder dem → Gyrus ambiens verbunden ist. Der G.u. enthält architektonisch einen Teil des → Cornu ammonis und ist caudal durch den → Limbus Giacomini begrenzt. RETZIUS (1896) hält den G.u. für einen Teil des → Gyrus parahippocampalis. Wir schließen uns dem nicht an, weil dann die durchaus vorhandene Übereinstimmung zwischen → Hippocampus und Archicortex einerseits sowie zwischen Gyrus parahippocampalis und Periarchicortex andererseits wieder verwischt wird. Eine klare makroskopische Grenze zwischen diesen beiden Strukturgebieten besteht in diesem vorderen Bereich nicht, weder bei den Säugern noch beim Menschen.

Hippocampus (ARANTIUS), *Ammonsformation:* Das mediale Wandgebiet der Großhirnhemisphären, welches sich mit seinem Hauptteil (ventral und caudal vom Balken) unter Bildung einer Furche (→ Sulcus hippocampi) in den Seitenventrikel hineinwölbt. Architektonisch enthält es den Gesamtkomplex des schichtenarmen Archicortex (→ Cornu ammonis, → Subiculum und → Fascia dentata). DROOGLEEVER FORTUYN (1956) schließt im Gegensatz hierzu das Subiculum aus. — Der Archicortex erstreckt sich an beiden Enden des Sulcus hippocampi über den typischen, eingefalteten Hippocampus hinweg und liegt dann entweder ganz oberflächlich —im Bereich des → Tuberculum hippocampi bzw. des → Uncus und auf der Medianfläche vor dem Balken — oder in der Tiefe des → Sulcus corporis callosi. Architektonisch rechnen wir mit SMITH (1897a, d) auch diese Gebiete zum Hippocampus und gliedern ihn mit diesem Autor in Hippocampus prae-, supra- und retrocommissuralis. Dieser gesamte Komplex liegt bogenförmig um Balken und Hilus der Hemisphäre herum und bildet den inneren Rand der Rinde (Randbogen, Gyrus marginalis, → Rhinencephalon).

Der *H. retrocommissuralis* ist der eigentliche, wohlausgebildete, eingefaltete Abschnitt. Nur er enthält eine klar ausgeprägte Fascia dentata. Ein Teil von ihm liegt mit seiner tiefsten Schicht, dem → Alveus, in der dem Thalamus anliegenden Ausbuchtung und im Uncus frei an der Oberfläche (→ Cornu ammonis inversum). Im Bereich des Balkensplenium geht der retrocommissurale H. in den supracommissuralen H. über.

Der *H. supracommissuralis* liegt als dünner grauer Belag (→ Indusium griseum) dem Balken auf oder bildet einen schmalen Windungszug (→ Gyrus supracallosus). Lateral geht er in den Periarchicortex des → Gyrus cinguli über. Die mit dem Indusium griseum verlaufenden Fasern der → Striae longitudinales (lateralis und medialis) stellen nach SMITH (1897b) die → Fimbria bzw. den → Fornix des supracommissuralen H. dar.

Rostral, im Bereich des Balkenknies bzw. -rostrums geht der H. supracommissuralis in den *H. praecommissuralis* über. Beide Strukturen ähneln einander, doch bringen vor allem im distalen Ausläufer andere Nachbargebiete (Septum und Diagonales Band statt des Balkens) und möglicherweise auch unterschiedliche Beziehungen zu den Striae longitudinales einige strukturelle Veränderungen mit sich, die für einige Autoren (MACCHI, 1951; GASTAUT u. LAMMERS, 1961) Anlaß dazu waren, dieses Gebiet beim Menschen ganz aus dem Hippocampus herauszunehmen und zum Palaeocortex zu stellen (→ Gyrus olfactorius medialis).

Incisura unci (KLINGLER, 1948): Der tiefe Einschnitt zwischen dem → Uncus und dem → Gyrus parahippocampalis, der durch ein Sichaneinanderlegen von ursprünglichen Außenkonturen entsteht. Der → Sulcus hippocampi verläuft teilweise in der Tiefe dieser Falte (ist aber nicht mit ihr identisch) und tritt dann vor dem → Limbus Giacomini als seichte Furche frei hervor.

Indusium griseum (PNA), *Indusium corporis callosi, Stratum griseum:* Dem Balken aufliegende, dünne graue Rinde, die dem → Cornu ammonis des retrocommissuralen → Hippocampus entspricht und wie dieses über ein → Subiculum in den benachbarten Periarchicortex übergeht. Mit anderen Autoren (s. Hippocampus) sind wir der Meinung, daß sich die → Fascia dentata des retrocommissuralen Hippocampus normalerweise *nicht* im I.g. fortsetzt. Wenn sie caudal über den Balken hinweggreift, wie bei manchen Fledermäusen, dann hebt sie sich deutlich ab. Nach den Nomina anatomica (1961) schließt das I.g. die Striae longitudinales in sich ein. Abweichend davon akzeptieren wir beide Termini und fassen diese Strukturen unter dem Oberbegriff des Hippocampus supracommissuralis zusammen.

Isthmus gyri cinguli (PNA), *Isthmus gyri fornicati* (BNA), *Isthmus gyri limbici:* Die vom rostralen Ausläufer des Sulcus calcarinus (nach KUHLENBECK, 1927, des gemeinsamen Stammes von Sulcus calcarinus und parieto-occipitalis) gebildete Einengung des → Gyrus fornicatus im Übergangsgebiet zwischen → Gyrus cinguli und → Gyrus parahippocampalis.

Lamina terminalis (cerebri) (PNA): Die das embryonale Hirnrohr vorn abschließende End- oder Schlußplatte, die teilweise durch Verschmelzung der Ränder des Neuroporus entsteht. Bei den Fischen und Amphibien bleibt sie als Vorderwand des unpaaren Endhirnventrikels, bei den Reptilien, Vögeln und Säugern als Vorderwand des dritten Ventrikels erhalten. Aus ihr differenzieren sich → Commissurenplatte und → Septum. Nur der unmittelbar vor der Sehnervenkreuzung gelegene Teil bleibt dünn und wird zur grauen Endplatte [Lamina cinerea terminalis (MIHALKOVICS, 1877), L. terminalis cinerea].

Limbus Giacomini (RETZIUS, 1896), *Limbus unci* (LUDWIG u. KLINGLER, 1956): Über den → Uncus quer hinüberziehendes und ihn damit in → Gyrus uncinatus und → Gyrus intralimbicus aufgliederndes, schmales, nur wenige Millimeter breites Bändchen, welches architektonisch die → Fascia dentata enthält. In der Tiefe der → Incisura unci steht es mit dem → Gyrus dentatus in Verbindung. Seine rostrale Grenze ist mit dem → Sulcus hippocampi identisch. Nach LUDWIG u. KLINGLER (1956) erstreckt es sich genau bis zum vorderen Ende des → Velum terminale.

Limen insulae (SCHWALBE, 1881), *Inselschwelle:* Bei den höheren Primaten und beim Menschen das Gebiet der Umbiegungsstelle (→ Angulus gyri olfactorii lateralis) zwischen der Pars anterior und der Pars posterior des → Gyrus olfactorius lateralis, die der Tiefenwindung der Insel eng anliegt und gewissermaßen deren Schwelle darstellt. RETZIUS (1896) hat mit Recht gegen den Terminus L.i. Bedenken erhoben, weil dieses Gebiet nicht zur eigentlichen Insel gehört. Es enthält präpiriforme Rinde und ist nach HIS (1895) als Teil des Rhinencephalon aufzufassen.

Lobus falciformis, *Sichellappen:* → Rhinencephalon.

Lobus limbicus: → Rhinencephalon.

Lobus piriformis: Der ventrale Endhirnabschnitt der makrosmatischen Säuger, der rostral bis zum Bulbus olfactorius, dorsolateral bis zum → Sulcus rhinalis, ventromedial bis zum → Sulcus endorhinalis und caudomedial bis zum → Tuberculum hippocampi und → Sulcus hippocampi reicht. Caudal geht der L.p. meist ohne makroskopisch deutliche Grenze in den Neocortex über. Gegenüber dem mehr flachen vorderen Abschnitt (Pars anterior lobi piriformis) tritt der hintere Abschnitt (Pars posterior lobi piriformis) in der aufsteigenden Säugerreihe zunehmend kugelförmig hervor. Die sich dadurch bildende Falte zwischen den beiden Abschnitten, die zunächst noch flach ist (→ Vallecula lateralis cerebri), vertieft sich bei den Primaten zunehmend und wird zur teilweise sehr tiefen → Fossa lateralis cerebri.

KOELLIKER (1896) hat den L.p. in einen Lobus olfactorius (unsere Pars anterior) und einen Lobus hippocampi (unsere Pars posterior) gegliedert. Von vielen Autoren wird hingegen nur der hintere Abschnitt als L.p. angesprochen und auch als Protuberantia oder Eminentia natiformis, Lobus oder Gyrus hippocampi (z. B. TURNER, 1891) oder als Gyrus uncinatus bezeichnet. Schon SMITH (1895a, 1899, 1901) hat sich mit Recht gegen diese Auffassung gewandt, denn auch architektonisch wird, vor allem bei den makrosmatischen Säugern, der ganze L.p. mit Ausnahme des caudalen Teils der Pars posterior von einer einheitlichen palaeocorticalen Rinde (Regio praepiriformis und verwandte Regio periamygdalaris) eingenommen. Der caudale Abschnitt der Pars posterior enthält mit der Regio entorhinalis einen Periallocortex, der zum Neocortex überleitet. Auf die Sonderstellung des caudalen Gebietes, das in einem echten Hirnmantel (→ Pallium) liegt, haben ältere Autoren (REICHERT, KOELLIKER, SMITH) wiederholt hingewiesen. Die Grenze zwischen diesen beiden Rindengebieten der Pars posterior lobi piriformis ist makroskopisch nicht markiert. Sie ist aber mit Sicherheit nicht mit der Vallecula bzw. Fossa lateralis cerebri identisch, und es ist deswegen unrichtig, wenn KAPPERS (1921) und andere Autoren dem Lobus olfactorius anterior (unserer Pars anterior) den Cortex praepiriformis zuordnen, und dem Lobus olfactorius posterior oder Lobus piriformis (unserer Pars posterior) den „Cortex piriformis". Häufig wird dann der Cortex piriformis mit der entorhinalen Rinde homologisiert (z. B. HALLERSTEIN, 1934). Der Cortex praepiriformis greift selbst bei den höchsten Primaten und beim Menschen auf die Pars posterior über, nur spricht man hier im allgemeinen nicht mehr von einem L.p., sondern man verwendet eine abweichende Terminologie. Das der Pars anterior lobi piriformis entsprechende Gebiet wird nun als Pars anterior gyri olfactorii lateralis bezeichnet (→ Gyrus olfactorius lateralis); aus dem vorderen Teil der Pars posterior lobi piriformis geht die Pars posterior gyri olfactorii lateralis (einschl. → Gyrus semilunaris) hervor, aus dem hinteren Teil der → Gyrus parahippocampalis (einschl. → Gyrus ambiens). Die Schreibweise „pyriformis" ist unrichtig, da zweifellos auf die Birnenform hingewiesen werden soll. Schon WALDEYER (1898) hat sie beanstandet. Die Birnenform ist aber nur deutlich, wenn man auch den vorderen Abschnitt einbezieht.

Margo denticulatus: Von KLINGLER (1948) in Anlehnung an TARIN bzw. SOEMMERING benannter Teil der → Fascia dentata. Der eigentliche → Gyrus dentatus ist bei den höheren Primaten und beim Menschen verborgen, und nur eine schmale seitliche Kante tritt als M.d. zwischen dem → Sulcus hippocampi und dem → Sulcus fimbrio-dentatus (also zwischen → Gyrus parahippocampalis und → Fimbria hippocampi) frei hervor. Der M.d. ist eingekerbt (Dentes gyri dentati) und geht dorsocaudal in die glatte → Fasciola cinerea über.

Pallium (REICHERT, 1859), *Mantel:* REICHERT unterscheidet in seiner „Entwicklung des menschlichen Gehirns" den Stammlappen und das Pallium. Unter Pallium versteht er nach SMITH (1901) die dünneren, oberen Teile der Wand des embryonalen Hirnbläschens, d. h. die von den Basalganglien freien Teile. Diese Definition schließt den → Hippocampus und die caudalen Teile des → Lobus piriformis (Regio entorhinalis) mit ein (auch MINOT, 1890), schließt aber die Insel (zumindest in Teilen) aus. TURNER (1891) gliederte die Oberflächen des Endhirns in → „Rhinencephalon" und Pallium, wobei er die caudalen Teile des Lobus piriformis dem „Rhinencephalon" zuordnete. SMITH (1901) sonderte weiterhin den Hippocampus ab und faßte beide Gebiete unter dem Begriff des „old pallium" zusammen. Diesem stellte er den Rest des Pallium, d. h. den wohlausgeprägten dorsalen Teil, als Neopallium gegenüber. EDINGER (1904, S. 288) hat dann die Bezeichnung „old pallium" in Archipallium übersetzt, diesen Terminus aber SMITH zugeschrieben. Gleichzeitig erweiterte er das so bezeichnete Gebiet, indem er praktisch die ganze Riechrinde einbezog. SMITH (1910b) wendet sich nicht nur gegen diese Erweiterung mit dem berechtigten Hinweis, daß große Teile des Lobus piriformis nicht Pallium im Sinne REICHERTS seien, sondern lehnt auch den Begriff Archipallium überhaupt ab. — Vom Archipallium im Sinne EDINGERS wurde dann von KAPPERS (1909a, b) ein Palaeopallium abgespalten, bei dem es sich um ein Mantelgebiet handeln soll, welches „does not receive tertiary but only secondary olfactory fibers". KAPPERS unterscheidet nach den Faserverbindungen dann drei Sorten von Pallium: Palaeopallium (sekundäre olfactorische Fasern treten ein), Archipallium (tertiäre olfactorische Fasern) und Neopallium (tertiäre *nicht*-olfactorische Fasern). Gegenüber dem Terminus Palaeopallium bleibt der Einwand von SMITH bestehen, daß große Teile nicht als pallial angesehen werden können, und auch KAPPERS selbst äußert, daß bei den Säugetieren diese Bezeichnung kaum noch zutrifft, weil große Gebiete dem Striatum aufliegen. Für die corticalen Strukturen der drei Mantelgebiete führte KAPPERS die Bezeichnungen Palaeocortex, Archicortex und Neocortex ein, wobei ersterer mit dem Cortex olfactorii, Cortex lobi olfactorii oder Cortex lobi piriformis älterer Autoren identisch ist. Die Bezeichnung Palaeocortex wird von den gegen den Terminus Palaeopallium erhobenen Einwänden nicht betroffen, weil ein Cortex nicht in einem pallialen Hirnabschnitt liegen muß. Wir haben deswegen die Termini in der Zusammensetzung mit „-pallium" nach Möglichkeit ganz vermieden und beschränken uns auf die Termini Palaeocortex, Archicortex (zusammen = Allocortex) und Neocortex (= Isocortex). Die Begriffe Allocortex und Isocortex (VOGT, 1910a) entstammen der architektonischen Gliederung, lassen sich aber mit den mehr entwicklungsgeschichtlich entstandenen Begriffen Palaeo-, Archi- und Neocortex in der aufgezeigten Weise in Deckung bringen. Die dem Allocortex anliegenden Übergangsstrukturen werden mit FILIMONOFF (1947) in einem Periallocortex zusammengefaßt, der in der gleichen Weise wie der Allocortex untergliedert wird, also in einen Peripalaeocortex und in einen Periarchicortex.

Als *Cortex* bezeichnet ROSE „jedes Gebilde der Wand des sekundären Hirnbläschens, welches Ganglienzellen und eine Stratifikation aufweist, wobei die zellarme, aus dem Randschleier entstandene Zonalschicht die stabilste Schicht bildet“ (1926, S. 104). Diese Definition ist nach KUHLENBECK (1929) nicht ausreichend, weil sie die durchaus klaren und prinzipiell sehr verschiedenen Begriffe des Cortex und des Praecortex, bzw. des periventrikulären Graus wieder zusammenwirft. „Nach ROSES Definition von 1926 würden sowohl die Amphibien, wie sehr junge Säugetierembryonen, bei denen nach Ansicht des Verfassers noch keine Rinde ausdifferenziert ist, während sich schon eine Stratifikation erkennen läßt, bereits eine Rinde besitzen“, was KUHLENBECK (1929) ablehnt. KUHLENBECK selbst definiert den Cortex als eine „unmittelbar unter der Oberfläche der Wandungen des Endhirns in einer mehr oder weniger dünnen Lage ausgebreitete graue Substanz, die von der periventrikulären Matrix bzw. deren Differenzierungen durch eine deutliche, an Ganglienzellen relativ arme (bzw. ganglienzellfreie) Faserschicht getrennt ist und somit auch peripher von mindestens einem Teil ihrer Leitungsbahnen liegt“ (1929, S. 3). Dabei behalten manche Rindengebiete, insbesondere des Allocortex, durchaus oberflächliche, in der Molekularschicht gelegene Leitungsbahnen bei.

Wir schließen uns dieser Definition von KUHLENBECK vor allem aus praktischen Gründen an. Sie ermöglicht es nämlich, durch Einbeziehung aller Oberflächenstrukturen des Endhirns zu einer möglichst einfachen Gesamtgliederung dieses Hirnteils zu kommen. Nach der Definition von KUHLENBECK ist es nicht notwendig, daß ein Cortex unbedingt in einem mantelartigen, also pallialen Hirnabschnitt liegt, sondern er kann auch, wie z. B. das Tuberculum olfactorium, den Basalganglien aufliegen. Hiervon abweichende Cortexdefinitionen finden sich u. a. bei HERRICK (1910a) und PIGACHE (1970). Nach HERRICK entwickelt sich ein Cortex nur in den pallialen Wänden der Großhirnhemisphären und weder das Septum noch das Tuberculum olfactorium gehören zum Cortex, sondern nur der Hippocampus (Cortex medialis), Teile des Lobus piriformis (Cortex lateralis) und das Neopallium (Cortex intermedius). Eine ähnliche Begrenzung findet sich bei PIGACHE, der eine mehr funktionelle Cortexdefinition gibt. Nach PIGACHE muß eine Struktur mindestens drei Schichten haben, von denen die oberste plexiform ist, um als Cortex klassifiziert werden zu können. Der Cortex muß radiär organisiert sein, d. h. die Schichten müssen in säulenartigen Systemen integriert sein, die als getrennte oder überlappende „Einheiten“ funktionieren. Zwischen den Schichten und innerhalb der Schichten wird eine tangentiale Organisation gefordert.

Gebiete des periventrikulären oder zentralen Graus niederer Wirbeltiere, die morphologisch Großhirnrindengebieten differenzierter Formen entsprechen (homolog sind), bezeichnet KUHLENBECK (1929) als *Rindenprimordien.* Aus dieser Definition und aus der Homologietabelle (Tabelle 1, S. 65) geht hervor, daß KUHLENBECK Rindenprimordien bereits bei *Petromyzon* und den Selachiern anerkennt. So gehen Septum, Tuberculum olfactorium und periamygdaläre Rinde (Rindenanteil des Mandelkerns) aus dem basalen Primordium (= Nucleus basalis, B) hervor, Hippocampus (Archicortex), Cortex piriformis, Parahippocampus und Neopallium (= Neocortex, = Isocortex) aus dem dorsalen Primordium oder Pallium (= Nucleus pallialis, D).

Pedunculus olfactorius (TURNER, 1891; SMITH, 1898): Verbindet den Bulbus olfactorius mit der Hemisphäre. Bei den makrosmatischen Säugern ist der P.o. sehr kurz und zellreich. Er enthält architektonisch ganz überwiegend Rinde der Regio retrobulbaris (= Nucleus olfactorius anterior der angloamerikanischen Autoren) und stellt eine echte Rindenformation mit Faserbelag dar. Die beiden wichtigen Tractus olfactorii (→ Tractus olfactorius lateralis) sind durch die grauen Rindenmassen voneinander gesondert. Bei den Mikrosmatikern und besonders beim Menschen findet eine Reduktion der grauen Substanz statt und die Fasern überwiegen dann. Der P.o. wird dann zumeist als „Tractus olfactorius“ (z. B. BNA) bezeichnet, eine Bezeichnung, die vergleichend-anatomisch unhaltbar ist und deswegen auch bei den Mikrosmatikern und beim Menschen nicht angewandt werden sollte, obwohl hier die Graumassen der Regio retrobulbaris weitgehend (nicht völlig) reduziert sind, und das ganze Gebilde dadurch die Merkmale einer geschlossenen Faserbahn bekommt.

Primordium hippocampi: Von SMITH (1903c) eingeführt, um jene Teile des Amphibien- und Reptiliengehirns zu kennzeichnen, die dem → Hippocampus der Säuger entsprechen. JOHNSTON (1913) faßt den Begriff weiter. Er spricht bereits den Selachiern ein Primordium hippocampi zu und bezeichnet bei diesen damit die gering organisierte mediale Mantelstruktur, in die die pallialen Commissuren eingebettet sind. Er benutzt den Terminus weiterhin für die Reste, die bei den höheren Vertebraten von diesem medialen Gebiet übrigbleiben, nachdem sich der Hippocampus entwickelt hat. Diese Reste sollen im wesentlichen das Septum pellucidum bilden. Hippocampusformation und Septum zusammen stellen nach JOHNSTON eine kontinuierliche Graumasse dar, die völlig unabhängig von der → Lamina terminalis und dem → Corpus paraterminale sein soll. Wir stimmen dem letzteren nicht zu (s. Verweise). HERRICK (1910a) betrachtet das P.h. als dorsalen Teil des Corpus paraterminale, aus dem der ganze Hippocampus hervorgehen soll.

Psalterium: → Commissura hippocampi.

Randbogen, *Gyrus marginalis:* → Rhinencephalon.

Rhinencephalon (BNA), *Riechhirn:* Der Terminus „Rhinencephalon“ geht nach MIHALKOVICS (1877) auf HUXLEY zurück. TURNER (1891) gliedert die Oberfläche der Hemisphären in eine basale Region, das Rhinencephalon, und in einen oberen Teil, das → Pallium. Die Trennlinie zwischen beiden Teilen ist der → Sulcus rhinalis. Ähnliche Gliederungen haben HIS (1895) und EDINGER (1905) vorgelegt. HIS gliedert die Hemisphären in Corpus striatum, Rhinencephalon und Pallium. EDINGER faßt Corpus striatum und Rhinencephalon zu einem Hyposphärium zusammen und stellt diesem ein Episphärium (= Pallium) gegenüber. EDINGERS Nomenklatur hat sich nicht durchgesetzt.

Das Rhinencephalon gliedert TURNER in Bulbus olfactorius, Pedunculus olfactorius (unseren → Pedunculus plus Pars anterior lobi piriformis umfassend, → Lobus piriformis) und Lobus hippocampi (unserer Pars posterior lobi piriformis entsprechend). Das Rhinencephalon ist bei TURNER also praktisch noch auf den Lobus piriformis, bzw. auf die entsprechenden Gebiete bei den höheren Primaten und beim Menschen beschränkt. In offenbar noch stärker begrenztem Sinne taucht der Terminus bei HIS (1895) wieder auf, wobei HIS die BNA interpretiert. Dort war der Terminus „Rhinencephalon“ aufgenommen worden und dieses in eine Pars anterior und in eine Pars posterior untergliedert worden. Unter der Pars anterior sind aufgeführt: Lobus olfactorius mit Bulbus, → Tractus und → Trigonum sowie mit einer Stria medialis und intermedia; Area parolfactoria (Brocae) (→ Area subcallosa) und → Sulcus parolfactorius posterior. Unter der Pars posterior sind aufgeführt: Gyrus subcallosus (→ Gyrus paraterminalis) mit → Substantia perforata anterior; Stria olfactoria lateralis und → Limen insulae. Gegenüber der Gliederung von TURNER fehlt offensichtlich die ganze Pars posterior lobi piriformis, die beim Menschen hauptsächlich aus dem → Gyrus parahippocampalis besteht. Weder bei TURNER, noch in den BNA und bei HIS ist der → Hippocampus in das Rhinencephalon einbezogen. Dies ist eindeutig bei KOELLIKER (1896) und RETZIUS (1896) geschehen. Bei anderen Autoren ist nicht immer klar, ob unter dem Terminus „Gyrus hippocampi“ nur der Gyrus parahippocampalis neuerer Bezeichnungsweise oder auch der Hippocampus selbst in das Rhinencephalon einzubeziehen ist.

Neben den Hippocampus hat RETZIUS auch den ganzen → Gyrus cinguli in das Rhinencephalon einbezogen. Dies scheint jedoch auf einen Irrtum zurückzugehen, denn RETZIUS (1896, S. 68) nahm an, daß TURNER in sein Rhinencephalon auch den ganzen „grand lobe limbique" von BROCA, sowie dessen von SCHWALBE (1881) und ZUCKERKANDL (1887) vorgenommene Erweiterung einbezogen hat, was aber nicht der Fall ist. RETZIUS schließt sich dieser, auf einem Irrtum beruhenden Auffassung an und wird damit zum eigentlichen Schöpfer einer sehr weiten Fassung des Begriffs Rhinencephalon. — BROCA (1878, 1879) hatte unter dem „grand lobe limbique" drei Abschnitte zusammengefaßt, und zwar einen „lobe olfactif" (Lobus olfactorius), eine „circonvolution du corps calleux" (Gyrus cinguli) und eine „circonvolution de l'hippocampe" (Gyrus parahippocampalis?). Je nach Ausbildung seines „lobe olfactif" gliedert BROCA die Säuger in osmatische und anosmatische. TURNER hat diese Einteilung erweitert, indem er die osmatischen in makrosmatische und mikrosmatische aufgliederte, eine Einteilung, die auch heute noch allgemein anerkannt wird.

Der „grand lobe limbique" von BROCA bildet, da er den „lobe olfactif" in sich einschließt, einen geschlossenen Ring um Balken und Hilus der Hemisphäre. Die Erkenntnis, daß in den Großhirnhemisphären ein den Hemisphärenblasenstiel umschließender Ring eine besondere morphologische Rolle spielt, geht nach KUHLENBECK (1927) u. a. Autoren auf GERDY zurück. Dieser beschrieb eine „circonvolution annulaire".

SCHWALBE (1881) hat den „grand lobe limbique" von BROCA um Hippocampus, → Fornix, → Septum pellucidum und Balken erweitert, den Bulbus olfactorius ausgeschlossen und das ganze als Lobus falciformis (Sichellappen) bezeichnet. Dieser schließt ebenso wie BROCAS „grand lobe limbique" den Gyrus fornicatus (cinguli plus parahippocampalis) mit ein. Die neu hinzugefügten Teile faßt SCHWALBE als *innere Bogenwindung* (Gyrus marginalis internus) zusammen und stellt sie dem Gyrus fornicatus als *äußerer Bogenwindung* (Gyrus marginalis externus) gegenüber. ZUCKERKANDL (1887) und RETZIUS (1896) untergliedern den bis an die Fissura chorioidea reichenden Randbogen ebenso wie SCHWALBE in einen inneren und äußeren Abschnitt, doch umfaßt bei ihnen der innere nur Fimbria, Fornix und Septum, der äußere den Hippocampus (einschl. der supra- und präcommissuralen Abschnitte). Die Randbögen sind also enger gefaßt als bei SCHWALBE. Der „Lobus limbicus" liegt bei ZUCKERKANDL um den äußeren Randbogen herum und ist von diesem durch den → Sulcus hippocampi abgetrennt. Auch SMITH (1895a) hat sich gegen die Einbeziehung des Gyrus fornicatus gewandt, mit dem Hinweis darauf, daß dieser nicht „marginal" oder „limbisch" im Sinne von BROCA, FOVILLE oder GERDY sei, da er vom Hilus durch den Hippocampus abgetrennt ist. SMITH bezeichnet als „true limbic lobe" einen Bogen, dem die Hauptkomponente des ursprünglichen „grand lobe limbique" von BROCA, d. h. der Gyrus fornicatus, fehlt. Der „true limbic lobe" von SMITH setzt sich zusammen aus 1. einem dorsalen Glied, dem Hippocampus, 2. einem ventralen, dem Lobus piriformis und 3. einer Pars intermedia, die den Ring schließt, und aus Area praecommissuralis, → Lamina terminalis einschl. Septum und → Tuberculum olfactorium besteht.

Während SMITH den Gyrus fornicatus aus dem „Lobus limbicus" ausschließt, wird er, und nur er allein von einigen Autoren (z. B. CLARA, 1959; ZUCKERKANDL s. oben) als Gyrus limbicus bezeichnet. Die Termini werden also sehr unterschiedlich gebraucht. — Die Frage der Zugehörigkeit des Gyrus fornicatus zum Rhinencephalon wird auch von den modernen Autoren nicht einheitlich beantwortet.

Während THOMALSKE *et al.* (1957) und MACCHI (1968) diese Gebiete insgesamt einbeziehen und das Riechhirn überhaupt sehr weit fassen, sind Teile des Gyrus fornicatus, nämlich Gyrus cinguli und Area subcallosa bei GASTAUT u. LAMMERS (1961) ausgeschlossen.

Abgesehen von diesen Unsicherheiten in der Umgrenzung und Gliederung des Rhinencephalon ist der Terminus auch funktionell belastet, indem er impliziert, daß die in ihm zusammengefaßten Gebiete olfactorisch sind. Dies würde aber nur gelten, wenn man die jetzt stärker vertretene weite Umgrenzung wieder (etwa im Sinne von HIS, s. oben) sehr stark einschränken würde. Die Rindengebiete des „Rhinencephalon" im weiteren Sinne decken sich recht genau mit den im Allocortex zusammengefaßten Gebieten. Die Probleme der Abgrenzung im Bereich des Gyrus cinguli sind im Allocortex ebenso vorhanden wie im Rhinencephalon.

Rindenprimordium: → Pallium.

Septum, Septum telencephali (ANDY u. STEPHAN, 1966a), *Septum pellucidum* (BNA, PNA): Der aus der → Commissurenplatte und den sich rostral anschließenden Teilen der medialen Hemisphärenwand bestehende Endhirnbereich, der nach vorn bzw. oben bis zum präcommissuralen Hippocampus bzw. Balken, nach unten bis zum Nucleus accumbens bzw. → Tuberculum olfactorium und nach hinten bis zum 3. Ventrikel bzw. Hypothalamus reicht und von corticoiden (Regio periseptalis) und subcorticalen Grisea sowie von Faserbahnen eingenommen wird. Die laterale Begrenzung wird durch den Seitenventrikel gebildet. Unmittelbar in das Septum (im engeren Sinne) übergehend und von diesem nicht eindeutig zu trennen ist das → Diagonale Band. Beide Strukturen können auch als Septum im weiteren Sinne zusammengefaßt werden (ANDY u. STEPHAN, 1959), von SMITH (1901) im → Corpus paraterminale. — Beim Menschen, den höchsten Primaten und einigen anderen sehr großen Tieren (z. B. dem Pferd) ist der dorsale Teil durch die starke Entfaltung des Balkens dünn ausgezogen und bildet dann ein weitgehend nervenzellfreies Septum pellucidum. Dieses besteht beim Menschen aus zwei Blättern (Laminae septi pellucidi), die zwischen den Pfeilern des → Fornix und dem Balken ausgespannt sind und ein → Cavum septi pellucidi zwischen sich einschließen können. Das eigentliche, massive und zellhaltige Septum verum schließt sich ventral an. Zumeist wird beim Menschen auch dieses und das bei den Säugern in ganzer Ausdehnung dicke Septum als Septum pellucidum bezeichnet. Wir halten eine Unterscheidung von Septum verum und Septum pellucidum für zweckmäßig. KUHLENBECK (1969) bezeichnet die beiden Teile als Septum gliosum und Septum gangliosum.

Entgegen KUHLENBECK (1927), bei dem das Septum nicht pallialen Ursprungs ist, leitet es sich nach JOHNSTON (1913) von einem pallialen Areal ab, und zwar führt JOHNSTON es gemeinsam mit dem Hippocampus auf das → Primordium hippocampi der Selachier zurück. Das Septum soll gegenüber dem Hippocampus nur auf einer anderen (niederen ?) Entwicklungsstufe verblieben sein. Nach den ontogenetischen Untersuchungen von MACCHI (1951) entwickeln sich beim Menschen nur geringfügige Teile des Septum pellucidum aus dem Primordium hippocampi. Auch HERRICK (1910a) trennt Septum und Primordium hippocampi voneinander ab, faßt aber beide im Corpus paraterminale, welches umfassender ist als bei SMITH, zusammen. Zweifellos bestehen enge räumliche und funktionelle Beziehungen, aber genetisch sind diese Gebiete nach KUHLENBECK klar zu trennen.

Striae longitudinales: Auf der Dorsalfläche des Balkens longitudinal verlaufende Faserbündel. Lateral in der Tiefe des → Sulcus corporis callosi verläuft jederseits die Stria longitudinalis lateralis (Stria obtecta, Taenia tecta), medial die Stria longitudinalis medialis (Stria oder Nervus Lancisii, Taenia libera). Zusammen mit dem → Indusium griseum bilden die S. l. den → Hippocampus supracommissuralis. Bei kleinen Säugern (Maus, Ratte, Kaninchen) ist nach RAMON (nach KOELLIKER, 1896) und ROSE (1927b) nur *ein* Bündel (Stria medialis) nachweisbar.

Stria olfactoria: → Tractus olfactorius lateralis.

Subiculum: Architektonisch das Gebiet zwischen den Feldern des → Cornu ammonis und dem Praesubiculum des → Gyrus parahippocampalis. Makromorphologisch wird auch das Gebiet des architektonischen Praesubiculum (Regio praesubicularis) als S. bezeichnet (z. B. bei KOELLIKER, 1896). Wir schließen uns dem architektonischen Sprachgebrauch an. Nach LUDWIG u. KLINGLER (1956) ist das S. der etwas variable Übergang des Gyrus parahippocampalis in den Pes hippocampi.

Substantia perforata anterior: Hinter dem → Trigonum olfactorium an der Basis des Orbitalhirns des Menschen und der höheren Primaten gelegenes Gebiet, welches durch in die Basis eindringende und diese stark perforierende Gefäße charakterisiert ist. Bezeichnungsweise und Umgrenzung der S.p.a. werden unterschiedlich gehandhabt. Am gebräuchlichsten ist es, in der S.p.a. → Tuberculum olfactorium (rostral) und → Diagonales Band (caudal) zusammenzufassen. Wir schließen uns dieser Version an. Mitunter wird das laterale, am stärksten perforierte Gebiet als gesonderter Abschnitt behandelt. Vergleichend-anatomisch läßt sich indes eine solche Verselbständigung des lateralen Abschnittes nicht begründen, weil ein solcher Abschnitt bei den makrosmatischen Säugern nicht als selbständige Einheit existiert. — Durch das Diagonale Band rückt die Substantia perforata anterior in enge Beziehung zum → Septum. BECCARI (1943) hat deswegen die Gesamtheit dieser Gebiete zu einer parolfactorischen Region, bestehend aus einem ventralen und einem medialen parolfactorischen Feld, zusammengefaßt. Ersteres wird vom Tuberculum olfactorium und der basalen Zone des Diagonalen Bandes, letzteres durch das → Corpus paraterminale, welches sich aus → Gyrus paraterminalis (mit der dorsalen Zone des Diagonalen Bandes) und Septum zusammensetzt, gebildet.

Substantia reticularis alba (ARNOLD, 1851), *Substantia reticularis alba (Arnoldi)* (BNA; in PNA eliminiert): Die in der Zonalschicht liegende, aus Tangentialfasern bestehende, oberflächliche weiße Substanz im Bereich des retrocommissuralen → Hippocampus und der sich anschließenden, aus dem → Sulcus hippocampi hervortretenden präsubikulären Gebiete des → Gyrus parahippocampalis (bzw. der Pars posterior lobi piriformis). Die S.r.a. hat ein reticuläres Aussehen.

Sulcus arcuatus: → Sulcus endorhinalis.

Sulcus calloso-marginalis: → Sulcus cinguli, → Sulcus corporis callosi.

Sulcus cinguli (BNA, PNA), *Sulcus splenialis* (NAV): Den → Gyrus cinguli begrenzende, dem Balken etwa parallel laufende Furche auf der Medianseite der Hemisphären (meist nur rostral deutlich). Wiederholt als Sulcus calloso-marginalis bezeichnet, jedoch nicht eindeutig, da dieser Terminus auch für den → Sulcus corporis callosi gebraucht wird.

Sulcus collateralis (PNA), *Fissura collateralis* (BNA): Im menschlichen Gehirn an der ventromedialen Fläche des Temporallappens gelegene Furche, die in Fortsetzung des → Sulcus rhinalis (Pars posterior) mit ihrem vorderen Abschnitt den caudalen → Gyrus parahippocampalis begrenzt. Die beiden Sulci werden deswegen — in Anlehnung an frühere Autoren — von THOMALSKE *et al.* (1957) auch als Sulcus limbicus anterior (= rhinalis) und Sulcus limbicus posterior (= collateralis) bezeichnet. Häufig gehen beide direkt ineinander über.

Sulcus corporis callosi: Furche in der Medianwand der Hemisphäre, die in unmittelbarer Nähe des Balkens und mit dessen Dorsalfläche parallel läuft. Trotzdem ist der S.c.c. eine Furche zwischen zwei Hirnwindungen, wie besonders von ZUCKERKANDL (1900) hervorgehoben wurde, denn zwischen ihr und dem Balken liegt noch der → Gyrus supracallosus bzw. rostral der → Gyrus geniculi (ZUCKERKANDL, 1887). Diese Windungen können jedoch so schwach ausgebildet sein, daß ihre Rinde nur noch als schmale Schicht (→ Indusium griseum) der Oberfläche des Balkens aufliegt. Caudal kann der S.c.c. in den → Sulcus hippocampi übergehen. — Wiederholt wurde der S.c.c. auch als Sulcus calloso-marginalis bezeichnet. Dieser Terminus ist aber nicht eindeutig, da er auch für den Sulcus cinguli gebraucht wird.

Sulcus dentato-ammonis: Flache, aber doch recht deutliche Einsenkung zwischen dem → Gyrus dentatus und dem → Cornu ammonis inversum im Bereich der durch den Thalamus hervorgerufenen Einbuchtung der Hemisphären vieler Säuger (bei GASTAUT u. LAMMERS als Sulcus fimbrio-dentatus première bezeichnet). Dorsal verschmilzt der S.d.-a. mit dem → Sulcus fimbrio-ammonis zum → Sulcus fimbrio-dentatus. Im Bereich des → Gyrus fasciolaris, wo er beim Menschen allein noch an die Oberfläche tritt, wurde er von RETZIUS als Sulcus dentato-fasciolaris bezeichnet. Unser S.d.-a. schließt diesen Abschnitt mit ein.

Sulcus dentato-fasciolaris: → Sulcus dentato-ammonis.

Sulcus endorhinalis (TURNER, 1891; SMITH, 1895a; KAPPERS, 1921; HALLERSTEIN, 1934; BECCARI, 1943; GASTAUT u. LAMMERS, 1961), *Sulcus arcuatus rhinencephali* (RETZIUS, 1896; THOMALSKE *et al.*, 1957), *Sulcus arcuatus* (HALLERSTEIN, 1934; BECCARI, 1943), *Fissura rhinica arcuata* (LOO, 1930; BURKITT, 1938), *Fissura rhinalis medialis* (ZIEHEN, 1906), *Fissura rhinencephali interna* (GULDBERG, nach ZIEHEN, 1906): Grenzfurche zwischen dem vorderen → Lobus piriformis (bzw. → Gyrus olfactorius lateralis) und dem → Tuberculum olfactorium. Wir verwenden den Terminus S.e. und nicht Sulcus arcuatus, um eine Verwechslung mit den embryonalen Bogenfurchen zu vermeiden. Nach HERRICK (1924a), KUHLENBECK (1927), LOO (1930) und einigen anderen Autoren wird zwischen S.e. und Sulcus rhinalis arcuatus unterschieden, wobei der erstere den → Tractus olfactorius lateralis außen (lateral) begrenzen soll, der letztere innen. Ob es indes noch möglich ist, einen in diesem Sinne einheitlichen Sprachgebrauch durchzusetzen, erscheint zweifelhaft.

Sulcus fimbrio-ammonis: Flache Einsenkung zwischen dem → Cornu ammonis inversum und der → Fimbria (bei GASTAUT u. LAMMERS, 1961, als Sulcus fimbrio-dentatus secondaire bezeichnet). Dorsal verschmilzt der S.f.-a. mit dem → Sulcus dentato-ammonis zum → Sulcus fimbrio-dentatus.

Sulcus fimbrio-dentatus: Furche im Bereich des retrocommissuralen → Hippocampus, die aus der Verschmelzung des → Sulcus dentato-ammonis mit dem → Sulcus fimbrio-ammonis hervorgeht, d. h. überall dort, wo das → Cornu ammonis inversum nicht mehr oberflächlich liegt und dadurch → Fimbria und → Gyrus dentatus direkt benachbart liegen. Bei den höheren Primaten und beim Menschen tritt (vom → Uncus abgesehen) ein Cornu ammonis inversum nur noch ganz dorsal an die Oberfläche, so daß ventral über lange Strecken Teile des Gyrus dentatus als → Margo denticulatus der Fimbria benachbart liegen. Auch hier ist die dazwischen liegende Furche als S.f.-d. anzusprechen. Sinkt auch der Margo denticulatus in die Tiefe, fallen oberflächlich S.f.-d. und → Sulcus hippocampi zusammen.

Sulcus hippocampi (PNA), *Fissura hippocampi* (BNA): Im Bereich des retrocommissuralen → Hippocampus liegende und diesen charakterisierende Furche, deren wesentlichstes Merkmal darin besteht, daß sie den → Gyrus dentatus nach außen begrenzt. Die äußere Wand des Furcheneingangs wird im mittleren Abschnitt vom Praesubiculum des → Lobus piriformis bzw. des → Gyrus parahippocampalis gebildet, an beiden Enden jedoch (dort wo die Furche verflacht) von Gebieten des → Cornu ammonis, die aus der Tiefe des Sulcus hervortreten. Bei den niederen Säugern bleibt dies klar überschaubar. Im ventralen Ende des retrocommissuralen Hippocampus bleiben bei den höheren Primaten und beim Menschen diese Verhältnisse im → Uncus im Prinzip unverändert erhalten. Die rostrale Grenze des → Limbus Giacomini entspricht dem Endabschnitt des S.h. Im dorsalen Ende geht der S.h. direkt in den → Sulcus corporis callosi über. Es ist aber nicht berechtigt, den Sulcus corporis callosi deswegen als dorsalen Anteil des S.h. zu betrachten, wie u. a. bei ZUCKERKANDL (1900). Vergleichend-anatomisch läßt sich zeigen, daß es sich um eine oberflächliche Verschmelzung von zwei verschiedenen Furchen handelt, die bei den niederen Placentaliern getrennt verlaufen. — Die starke Einfaltung des Hippocampus bei den höheren Primaten und beim Menschen wirkt sich auf den mittleren Bereich des S.h. aus. Der Gyrus dentatus kann ganz in die Tiefe versenkt werden, so daß → Fimbria und Praesubiculum nun den Eingang in eine gemeinsame Spalte bilden, in der neben dem S.h. noch der → Sulcus dentato-ammonis und der → Sulcus fimbrio-ammonis enthalten sind, oder wenn diese zwei miteinander verschmelzen, der → Sulcus fimbrio-dentatus.

Sulcus limbicus: → Sulcus collateralis.

Sulcus limitans bulbi olfactorii: Caudale Begrenzung des Bulbus olfactorius gegen den → Pedunculus olfactorius, die meist durch eine mehr oder weniger deutliche Einsenkung dargestellt wird. Der Terminus Fissura circularis (KUHLENBECK, 1927; BURKITT, 1938) ist unzweckmäßig, da er auch bei der Insel und mitunter auch beim → Tuberculum olfactorium gebraucht wird.

Sulcus limitans trigoni olfactorii (HOCHSTETTER, 1919; THOMALSKE *et al.*, 1957): Caudale Begrenzung des → Trigonum olfactorium, die sich nach medial im → Sulcus parolfactorius posterior fortsetzt. Von HIS (1904) bei Embryonen als Fissura mesorhinica bezeichnet. Eine klare Homologie mit dem → Sulcus endorhinalis, der bei den makrosmatischen Säugern das → Tuberculum olfactorium umgibt, besteht nicht, weil 1. das architektonische Tuberculum olfactorium beim Menschen offenbar auf das Trigonum olfactorium übergreift und 2. der S.l.t.o. das Tuberculum olfactorium bzw. die → Substantia perforata anterior nicht auch von caudal umgreift.

Sulcus olfactorius: Bei vielen Säugern, vor allem jedoch bei den höheren Primaten und beim Menschen, im Neopallium der Stirnhirnbasis gelegene Längsfurche, die durch den von ventral aufliegenden → Pedunculus olfactorius mehr oder weniger verdeckt wird.

Sulcus parolfactorius anterior (BNA; in PNA eliminiert): Vordere, nicht konstant auftretende Begrenzung der → Area subcallosa unterhalb des Balkenknies in der Medianen des menschlichen Gehirns. Bei CLARA (1959) als Sulcus adolfactorius anterior bezeichnet.

Sulcus parolfactorius medius (ECONOMO u. KOSKINAS, 1925), *Sulcus parolfactorius medialis* (SARKISSOW *et al.*, 1955): Die äußere (bzw. rostrale) Begrenzung des → Hippocampus praecommissuralis (→ Gyrus olfactorius medialis) gegen die → Area subcallosa; nicht konstant auftretend und zumeist sehr flach. Der S.p.m. entspricht wahrscheinlich der Fissura serotina (HIS, 1889a; GASTAUT u. LAMMERS, 1961) und Fissura rhinica medialis (HIS, 1904) der Ontogenese sowie dem Sulcus limitans pallii von SMITH (1898).

Sulcus parolfactorius posterior (BNA; in PNA eliminiert): Die aus der embryonalen Fissura prima von HIS hervorgehende Furche, die unterhalb vom Balkenrostrum an der Medialfläche der Hemisphären zwischen der → Area subcallosa, d. h. genauer dem sich caudal anschließenden, meist sehr schmalen → Hippocampus praecommissuralis (→ auch Gyrus olfactorius medialis) und dem → Gyrus paraterminalis bzw. dem → Gyrus diagonalis liegt (Sulcus diagonalis bei BECCARI, 1943). Ventral geht der S.p.p. in den → Sulcus limitans trigoni olfactorii über. Da der S.p.p. zwischen → Septum (im weiteren Sinne) und Archicortex (Hippocampus) liegt, wird er von HALLERSTEIN (1934) bei niederen Säugern auch als Fissura septopallialis und F. septocorticalis bezeichnet.

Sulcus rhinalis *(lateralis)* (KOELLIKER, 1896; GASTAUT u. LAMMERS, 1961; u. a.), *Fissura rhinalis (lateralis)* (TURNER, 1891; ZIEHEN, 1897; SMITH, 1898; KAPPERS, 1921; HALLERSTEIN, 1934; u. a.), *Fissura ectorhinalis* (TURNER, 1891), *Fissura rhinica* (RETZIUS, 1896), *Sulcus rhinicus* (THOMALSKE *et al.*, 1957), *Sulcus limbicus anterior* (THOMALSKE *et al.*, 1957), *Fissura limbica* (RETZIUS, 1896; JAKOB, 1911), *Fossa* oder *Fovea limbica* (EDINGER, 1905), *Fissura* oder *Incisura marginalis* (JAKOB, 1911), *Fissura palaeo-neocorticalis* (SPATZ, 1949; STEPHAN, 1956a; CLARA, 1959): Die den → Lobus piriformis nach außen begrenzende Furche. Wie dieser läßt sie sich in zwei Teile gliedern, eine Pars anterior und eine Pars posterior, die im Abgang des Sulcus lateralis (Sylvii) meist gegeneinander gewinkelt sind („Rhinalisknick"). Zu den höheren Primaten und zum Menschen hin verflacht der S.rh. zunehmend von rostral her, und beim Menschen ist nur noch der caudale Abschnitt der Pars posterior erhalten. Dessen vorderer Einschnitt in den Temporallappen wurde von SCHWALBE als Incisura temporalis bezeichnet. Nach RETZIUS ist diese Incisur stets, der sich caudal anschließende Abschnitt des S.rh. in 95% der Gehirne vorhanden. Nach ZUCKERKANDL ist der S.rh. in 86% der menschlichen Gehirne klar ausgeprägt, in 14% nur angedeutet. Nach caudal geht er entweder direkt in den → Sulcus collateralis über oder ist von diesem durch eine schmale Brückenwindung getrennt.

Entgegen der Ansicht von KAPPERS (1921) ist der Lobus piriformis nicht stets durch einen S.rh. begrenzt. So kann diese Furche bei sehr kleinen Säugern, z. B. den Spitzmäusen, ganz fehlen. Wenn sie aber vorhanden ist, stellt sie stets eine auch für architektonische Einheiten echte Grenzfurche dar, und zwar begrenzt sie im vorderen Abschnitt den Palaeo- gegen den Peripalaeocortex und im hinteren Abschnitt den Periarchicortex gegen den Neocortex. Die Bezeichnung „Fissura palaeo-neocorticalis" verwenden wir aus diesem Grund nicht mehr.

Sulcus rhinalis medialis (ZIEHEN; WINKLER u. POTTER, 1914; u. a.), *Fissura rhinalis medialis* (LOHMAN, 1963; u. a.), *Incisura rhinica* (WINKLER u. POTTER, 1911), *Sulcus arcuatus rhinalis* (RETZIUS, 1898a, b): Innerer Zugang in die Spalte zwischen Bulbus und Pedunculus olfactorius einerseits und der Hemisphäre andererseits.

Sulcus rhinencephali inferior (RETZIUS, 1896): Die Grenze zwischen → Gyrus ambiens und → Gyrus parahippocampalis markierende Furche, die nach RETZIUS (1896) in 54% der untersuchten menschlichen Gehirne in verschieden starker Ausprägung auftritt.

Sulcus semiannularis, *Sulcus rhinencephali semiannularis* (RETZIUS, 1896): Äußere Begrenzung des → Gyrus semilunaris bzw. des Gyrus lunaris gegen den → Gyrus ambiens (Mensch) bzw. den Hauptteil des → Lobus piriformis. Von ZIEHEN (1897) auch als Fissura basorhinalis, von LOO (1930 beim Opossum) und BURKITT (1938 bei *Notoryctes*) und anderen Autoren auch als Fissura amygdaloidea bzw. amygdalae bezeichnet.

Taenia tecta: Die Stria longitudinalis lateralis (→ Striae longitudinales); bei ROSE (1926 und später) abweichend hiervon der ganze prä- und supracommissurale Hippocampus.

Tractus olfactorius internus, *Tractus olfactorius intermedius:* → Tractus olfactorius lateralis.

Tractus olfactorius lateralis: Dem → Pedunculus olfactorius und dem → Lobus piriformis bzw. (bei den höheren Primaten und beim Menschen) dem → Gyrus olfactorius lateralis aufliegende Faserbahn, die den Bulbus olfactorius mit sekundären olfactorischen Rindenzentren verbindet und sich makroskopisch bis zum → Gyrus intermedius verfolgen läßt. Eine Untergliederung der Gesamtbahn in einen vorderen, bis zum → Trigonum olfactorium reichenden Tractus und in eine sich caudal anschließende Stria olfactoria, wie sie für den Menschen in den Nomina anatomica fixiert ist, läßt sich bei makrosmatischen Säugern nicht durchführen. Um die Homologien nicht zu verschleiern, verzichten wir auf den Begriff der Stria olfactoria ganz und bezeichnen die gesamte Bahn als Tractus olfactorius lateralis. Neben diesem gibt es noch einen medialen sowie einen internen Tractus. Der erstere (Tractus olfactorius medialis) ist allgemein sehr schwach ausgeprägt und verläuft vor dem → Tuberculum olfactorium nach medial in Richtung auf den präcommissuralen → Hippocampus (→ auch Gyrus olfactorius medialis), der letztere (Tractus olfactorius internus) wird zur rostralen Komponente der Commissura anterior und verläuft bei den makrosmatischen Säugern in der Tiefe des Pedunculus olfactorius.

Tractus olfactorius medialis: → Tractus olfactorius lateralis.

Trigonum olfactorium: Im Gehirn der höheren Primaten und des Menschen die dreieckige Oberfläche einer Windung, die als Tuber olfactorium (RETZIUS, 1896) bezeichnet wird und in der der → Pedunculus olfactorius an die Hemisphären ansetzt. Nach beiden Seiten gehen die Gyri olfactorii (→ Gyrus olfactorius lateralis und medialis) ab und caudal schließt sich, durch einen → Sulcus limitans trigoni olfactorii getrennt, die → Substantia perforata anterior an. Häufig werden Tuber und → Tuberculum olfactorium nicht sauber gegeneinander getrennt, was nach SMITH (1909) darauf zurückgeht, daß GEGENBAUR ursprünglich das Gebiet des Tuber olfactorium als Tuberculum olfactorium bezeichnet hat. Diese von THOMALSKE *et al.* (1957) bis in neuere Zeit hinein verwendete Bezeichnungsweise läßt sich nicht aufrecht erhalten, weil der Begriff Tuberculum olfactorium in der vergleichenden Neuroanatomie einen festen Platz hat für ein Strukturgebiet, welches auch architektonisch klar umrissen ist, und einem Teil der Substantia perforata anterior des Menschen homolog ist. Die architektonischen Strukturen des Tuberculum olfactorium scheinen beim Menschen allerdings auf das caudale Tuber olfactorium überzugreifen. Auf keinen Fall ist aber das ganze Tuber olfactorium des Menschen dem Tuberculum olfactorium der makrosmatischen Säuger homolog. Wegen der Möglichkeit der Verwechslung meiden wir ,,Tuber olfactorium" und bevorzugen ,,Trigonum olfactorium".

Tuberculum hippocampi (SMITH, 1898): Ein im Grenzbereich zwischen dem caudalen Abschnitt des → Lobus piriformis und dem → Hippocampus hervorspringender Wulst, der ganz überwiegend Rinde des hippocampalen Typus beherbergt und als Vorläufer des → Uncus angesprochen werden muß.

Tuberculum olfactorium: Eine charakteristische, wellige und überwiegend kleinzellige Rindenstruktur, die bei den meisten makrosmatischen Säugern in einer rundlichen Erhebung liegt, die hinter dem Pedunculus olfactorius an der Basis der Hemisphären imponiert und durch einen → Sulcus endorhinalis auch makroskopisch von ihrer Umgebung abgegrenzt ist. Die Größe des T.o. ist der des Bulbus olfactorius direkt proportional (SMITH, 1896a; STEPHAN, 1961). Obwohl es bei den Makrosmatikern nicht auffallend durch Gefäße perforiert ist, steht seine Homologie mit der → Substantia perforata anterior (bzw. dem rostralen Teil von dieser) des Menschen und der höheren Primaten außer Zweifel, wie schon SMITH (1895a) hervorgehoben hat. Vom → Trigonum (Tuber) olfactorium ist es zu unterscheiden. Nach SMITH (1896a, 1909) geht der Terminus, so wie wir ihn gebrauchen, auf KOELLIKER (1894) zurück. Bei KOELLIKER (1896) konnten wir aber keine klare Trennung zwischen Tuberculum und Tuber olfactorium finden. Von GEGENBAUR wurde der Begriff T.o. offenbar ursprünglich für das dem → Trigonum olfactorium entsprechende Gebiet verwandt, eine Anwendung, die sich teilweise bis in die neuere Zeit hinein erhalten hat (VILLIGER, 1922; LUDWIG u. KLINGLER, 1956; THOMALSKE *et al.*, 1957), während KAPPERS (1921) umgekehrt auch das ganze Gebiet unseres Tuberculum olfactorium als Trigonum olfactorium bezeichnet.

Andere ältere Bezeichnungen für das Tuberculum olfactorium sind nach SMITH (1896a): „Rinde am Streifenhügelkopf" (GANSER), „espace quadrilatère" (BROCA), „postrhinal lobe" (HERRICK) und „orbital lobe" (TURNER). BECCARI (1910) bezeichnet es als „Lobus parolfactorius".

Tuber olfactorium: → Trigonum olfactorium.

Uncus (PNA), *Uncus gyri hippocampi* (BNA): Aus dem → Tuberculum hippocampi der Säuger hervorgehende kleine hakenförmige Windung an der Medialseite des caudalen → Lobus piriformis bzw. → Gyrus parahippocampalis bei einigen Halbaffen, den höheren Affen und beim Menschen. Der U. entsteht im Übergangsgebiet zwischen dem Lobus piriformis und dem → Hippocampus, ist aber dem letzteren zuzuordnen, da er architektonisch einen hippocampalen Cortex beherbergt (hierzu auch → Gyrus uncinatus). Es ist aus strukturellen Gründen unzweckmäßig, ihn dem Gyrus parahippocampalis zuzurechnen, wie es GASTAUT u. LAMMERS (1961) und die Nomina anatomica tun. GASTAUT u. LAMMERS beziehen darüber hinaus auch → Gyrus semilunaris und → Gyrus ambiens in den U. ein, was offenbar auf ältere Autoren zurückgeht, bei denen der U. z. T. viel weiter gefaßt wurde. (Bei TURNER, 1891, wurde er z. B. dem ganzen caudalen Lobus piriformis gleichgesetzt). Mit KUHLENBECK (zuletzt 1957) beschränken wir den Uncus auf das eigentliche, rein archicorticale Häkchen.

Von rostral nach caudal lassen sich zumeist schon makroskopisch drei Zonen unterscheiden, die auch architektonisch differente Gebiete enthalten, und zwar 1. → Gyrus uncinatus mit einem normal orientierten → Cornu ammonis, 2. → Limbus Giacomini mit der → Fascia dentata und 3. → Gyrus intralimbicus mit einem → Cornu ammonis inversum. — Ein vom Unterhorn ausgehender Recessus dringt als → Diverticulum unci (LUDWIG u. KLINGLER, 1956) mehr oder weniger tief in den U. vor.

Vallecula lateralis cerebri, *Vallecula Sylvii* (TURNER, 1891): Die bei den höheren makrosmatischen Säugern auftretende Einsenkung zwischen Pars anterior und Pars posterior lobi piriformis (→ Lobus piriformis). Bei den höheren Primaten und beim Menschen vertieft sie sich und wird dann zur → Fossa lateralis cerebri.

Velum terminale (AEBY, 1871): Nach RETZIUS (1896) die am → Gyrus intralimbicus des → Uncus ansetzende dreieckige Platte, die den vorderen unteren Recessus des Ventrikelunterhorns (→ Diverticulum unci) bedeckt und verschließt, und die allmählich in die Lamina chorioidea übergeht. KLINGLER (1948) interpretiert das V.t. aufgrund der Arbeiten von HOCHSTETTER (1919) über die Entwicklung der Adergeflechte als einen mehr oder weniger langen Rest der Area chorioidea, der bei der Bildung des Plexus chorioideus nicht mit eingestülpt wird. AEBY selbst hat es als dünnes Blättchen definiert, das sich zwischen den vordersten Enden der → Fimbria (unci) und der Taenia chorioidea ausspannt.

11. Literatur

Arbeiten mit drei und mehr Autoren wurden im Text mit „Nomen *et al.*“ und Jahreszahl zitiert. Da der zweite Autor in den Textzitaten nicht genannt ist, sind diese „*et al.*-Zitate“ auch nachstehend nicht alphabetisch nach dem Zweitautor, sondern chronologisch geordnet. Hat der erste Autor (nachstehend als „Nomen A“ bezeichnet) auch allein publiziert und/oder mit nur *einem* weiteren Autor, dann sind diese Literaturangaben wie folgt geordnet:

1. Nomen A (chronologisch geordnet).
2. Nomen A und Nomen B (alphabetisch nach Nomen B geordnet).
3. Nomen A *et al.* (chronologisch geordnet).

Wenn mehrere Arbeiten zitiert sind, die unter 3. einzuordnen sind, oder wenn die unter 3. zitierten Arbeiten keine alphabetische Fortsetzung der unter 1. oder 2. zitierten Arbeiten sind, dann wird zur besseren Orientierung das Zitat, wie es im Text erscheint, dem Literaturnachweis vorangestellt. Beispiel:

ANDERSEN *et al.* (1964a): ANDERSEN, P., ECCLES, J. C., LØYNING, Y.: Location of postsynaptic ...

ANDERSEN *et al.* (1964b): ANDERSEN, P., ECCLES, J. C., LØYNING, Y.: Pathway of postsynaptic ...

ANDERSEN *et al.* (1966a): ANDERSEN, P., BLACKSTAD, T. W., LØMO, T.: Location and identification ...

ANDERSEN *et al.* (1966b): ANDERSEN, P., HOLMQUIST, B., VOORHOEVE, P. E.: Entorhinal activation ... usw.

ABBIE, A. A.: The blood supply of the lateral geniculate body, with a note on the morphology of the choroidal arteries. J. Anat. (Lond.) **67**, 491—521 (1933a)

ABBIE, A. A.: The clinical significance of the anterior choroidal artery. Brain **56**, 233—246 (1933b)

ABBIE, A. A.: The morphology of the fore-brain arteries, with especial reference to the evolution of the basal ganglia. J. Anat. (Lond.) **68**, 433—470 (1934)

ABBIE, A. A.: The relations of the fascia dentata, hippocampus and neocortex, and the nature of the subiculum. J. comp. Neurol. **68**, 307—333 (1938)

ABBIE, A. A.: The origin of the corpus callosum and the fate of the structures related to it. J. comp. Neurol. **70**, 9—44 (1939)

ABBIE, A. A.: Cortical lamination in the monotremata. J. comp. Neurol. **72**, 429—467 (1940)

ABBIE, A. A.: Cortical lamination in a polyprotodont marsupial, *Perameles nasuta*. J. comp. Neurol. **76**, 509—536 (1942)

ACHUCARRO, N.: Contribución al estudio gliotectónico de la corteza cerebral. El asta de Ammon y la fascia dentata. Trab. Inst. Cajal Invest. biol. **12**, 229—272 (1914)

ADACHI, B.: Das Arteriensystem der Japaner, Bd. I. Kyoto: 1928

ADAIR, J. S.: The olfactory bulb and related nuclei of the sturgeon *(Scaphirhynchus platorhynchus)*. Ala. J. med. Sci. **1**, 386—398 (1964)

ADDISON, W. H. F.: On the rhinencephalon of *Delphinus delphis* L. J. comp. Neurol. **25**, 497—522 (1915)

ADEY, W. R.: An experimental study of the hippocampal connexions of the cingulate cortex in the rabbit. Brain **74**, 233—247 (1951)

ADEY, W. R.: An experimental study of the central olfactory connexions in a marsupial *(Trichosurus vulpecula)*. Brain **76**, 311—330 (1953)

ADEY, W. R.: Organization of the rhinencephalon. In: Reticular formation of the brain (eds. H. H. JASPER *et al.*), pp. 621—644. Boston: Little Brown 1958

ADEY, W. R.: Recent studies of the rhinencephalon in relation to temporal lobe epilepsy and behavior disorders. Int. Rev. Neurobiol. **1**, 1—46 (1959)

ADEY, W. R.: Studies of hippocampal electrical activity during approach learning. In: Brain mechanisms and learning (ed. J. F. DELAFRESNAYE), pp. 577—588. Unesco Symp. Montevideo, 1959. Oxford: Blackwell 1961

ADEY, W. R.: Hippocampal states and functional relations with corticosubcortical systems in attention and learning. In: Structure and function of the limbic system (eds. W. R. ADEY, T. TOKIZANE). Progr. Brain. Res. **27**, 228—245. Amsterdam: Elsevier 1967

ADEY, W. R.: Higher olfactory centres. In: Taste and smell in vertebrates (eds. G. E. W WOLSTENHOLME, J. KNIGHT), pp. 357—378. Ciba Symp. London: Churchill 1970

ADEY, W. R., MEYER, M.: An experimental study of hippocampal afferent pathways from prefrontal and cingulate areas in the monkey. J. Anat. (Lond.) **86**, 58—74 (1952a)

ADEY, W. R., MEYER, M.: Hippocampal and hypothalamic connexions of the temporal lobe in the monkey. Brain **75**, 358—384 (1952b)

ADEY *et al.* (1956): ADEY, W. R., MERRILLEES, N. C. R., SUNDERLAND, S.: The entorhinal area; behavioural, evoked potential and histological studies of its interrelationships with brain-stem regions. Brain **79**, 414—439 (1956)

ADEY *et al.* (1957): ADEY, W. R., SUNDERLAND, S., DUNLOP, C. W.: The entorhinal area; electrophysiological studies of its interrelations with rhinencephalic structures and the brainstem. Electroenceph. clin. Neurophysiol. **9**, 309—324 (1957)

ADEY *et al.* (1958): ADEY, W. R., DUNLOP, C. W., SUNDERLAND, S.: A survey of rhinencephalic interconnections with the brain stem. J. comp. Neurol. **110**, 173—203 (1958)

ADRIAN, E. D.: Olfactory reactions in the brain of the hedgehog. J. Physiol. (Lond.) **100**, 459—473 (1942)

ADRIAN, E. D.: Sensory discrimination: with some recent evidence from the olfactory organ. Brit. med. Bull. **6**, 330—333 (1950a)

ADRIAN, E. D.: The electrical activity of the mammalian olfactory bulb. Electroenceph. clin. Neurophysiol. **2**, 377—388 (1950b)

ADRIAN, E. D.: Olfactory discrimination. Ann. psychol. **50**, 107—113 (1950c)

ADRIAN, E. D.: The mechanism of olfactory stimulation in the mammal. Advanc. Sci. **9**, 417—420 (1953a)

ADRIAN, E. D.: Sensory messages and sensation: The response of the olfactory organ to different smells. Acta physiol. scand. **29**, 5—14 (1953b)

ADRIAN, E. D.: Synchronized discharges from the organ of Jacobsen. J. Physiol. (Lond.) **126**, 28—29P (1954a)

ADRIAN, E. D.: The basis of sensation: Some recent studies of olfaction. Brit. med. J. **1**, 287—290 (1954b)

ADRIAN, E. D.: Potential oscillations in the olfactory organ. J. Physiol. (Lond.) **128**, 21—22P (1955)

ADRIAN, E. D.: The action of the mammalian olfactory organ. J. Laryng. **70**, 1—14 (1956)

ADRIAN, E. D.: Electrical oscillations recorded from the olfactory organ. J. Physiol. (Lond.) **136**, 29P (1957)

AEBY, CHR.: Der Bau des menschlichen Körpers. Leipzig: Vogel 1871

AHMED, D. S., AHMED, R. H.: The recurrent branch of the anterior cerebral artery. Anat. Rec. **157**, 699—700 (1967)

AITKEN, H. F.: A report on the circulation of the lobar ganglia, made to Dr. James B. Ayer. Boston med. surg. J. **160** (Suppl.), 26 Seiten (1909)

AKAGI, K., POWELL, E. W.; Differential projections of habenular nuclei. J. comp. Neurol. **132**, 263—273 (1968)

AKERT, K., HUMMEL, P.: Anatomie und Physiologie des limbischen Systems. Wiss. Dienst. Basel: Hoffmann-La Roche & Co. 1963

ALKSNE, J. F., BLACKSTAD, T. W.: Use of the electron microscope in mapping the terminal area of a nervous pathway. J. Ultrastruct. Res. **12**, 236 (1965)

ALKSNE, J. F., BLACKSTAD, T. W., WALBERG, F., WHITE, L. E.: Electron microscopy of axon degeneration: A valuable tool in experimental neuroanatomy. Ergebn. Anat. Entwickl.-Gesch. **39**, 1—32 (1966)

ALLEN, W. F.: Effect of ablating the pyriform-amygdaloid areas and hippocampi on positive and negative olfactory conditioned reflexes and on conditioned olfactory differentiation. Amer. J. Physiol. **132**, 81—92 (1941)

ALLEN, W. F.: Degeneration in the dog's mammillary body and ammon's horn following transection of the fornix. J. comp. Neurol. **80**, 283—291 (1944)

ALLEN, W. F.: Fiber degeneration in ammon's horn resulting from extirpations of the piriform and other cortical areas and from transection of the horn at various levels. J. comp. Neurol. **88**, 425—438 (1948a)

ALLEN, W. F.: Effects of certain lesions on degeneration in the hippocampus (Ammon's horn). Anat. Rec. **100**, 730 (1948b)

ALLISON, A. C.: An investigation of the morphology of the mammalian olfactory system. Universität Oxford: Unveröffentlichte Thesis 1950
ALLISON, A. C.: The morphology of the olfactory system in the vertebrates. Biol. Rev. **28**, 195–244 (1953a)
ALLISON, A. C.: The structure of the olfactory bulb and its relationship to the olfactory pathways in the rabbit and the rat. J. comp. Neurol. **98**, 309–353 (1953b)
ALLISON, A. C.: The secondary olfactory areas in the human brain. J. Anat. (Lond.) **88**, 481–488 (1954)
ALLISON, A. C., MEYER, M.: Secondary olfactory connexions in monkeys. J. Anat. (Lond.) **84**, 63–64 (1950)
ALLISON, A. C., WARWICK, R. T. T.: Quantitative observations on the olfactory system of the rabbit. Brain **72**, 186–197 (1949)
ALMEIDA, F. DE: Note sur les collatérales de l'artère communicante cérébrale antérieure. Arch. Anat. Antrop. (Lisboa) **13**, 551 (1931)
ALPERS, J. B., BERRY, R. G., PADDISON, R. M.: Anatomical studies of the circle of Willis in normal brain. Arch. Neurol. Psychiat. (Chic.) **81**, 409–418 (1959)
ALPHEN, H. A. M. VAN: The anterior commissure of the rabbit. Acta anat. (Basel) **74** (Suppl. 57), 1–112 (1969)
ALTMAN, J.: Autoradiographic and histological studies of postnatal neurogenesis. II. A longitudinal investigation of the kinetics, migration and transformation of cells incorporating tritiated thymidine in infant rats, with special reference to postnatal neurogenesis in some brain regions. J. comp. Neurol. **128**, 431–473 (1966)
ALTMAN, J.: Autoradiographic and histological studies of postnatal neurogenesis. IV. Cell proliferation and migration in the anterior forebrain, with special reference to persisting neurogenesis in the olfactory bulb. J. comp. Neurol. **137**, 433–457 (1969)
ALTMAN, J., DAS, G. D.: Autoradiographic and histological evidence of postnatal hippocampal neurogenesis in rats. J. comp. Neurol. **124**, 319–335 (1965)
ALTMAN, J., DAS, G. D.: Autoradiographic and histological studies of postnatal neurogenesis. I. A longitudinal investigation of the kinetics, migration and transformation of cells incorporating tritiated thymidine in neonate rats, with special reference to postnatal neurogenesis in some brain regions. J. comp. Neurol. **126**, 337–389 (1966)
ALTMAN *et al.* (1973): ALTMAN, J., BRUNNER, R. L., BAYER, S. A.: The hippocampus and behavioral maturation. Behav. Biol. **8**, 557–596 (1973)
ALTSCHUL, R.: Vom Uncus (mit Berücksichtigung des Gyrus hippocampi im allgemeinen). Z. ges. Neurol. Psychiat. **140**, 742–764 (1932)
ALTSCHUL, R.: Vergleichende Untersuchungen über den Uncus gyri hippocampi (Affenuncus). Z. ges. Neurol. Psychiat. **147**, 478–488 (1933a)
ALTSCHUL, R.: Die Glomeruli der Area praesubicularis. Z. ges. Neurol. Psychiat. **148**, 50–54 (1933b)
ALTSCHUL, R.: Der Uncus als Index der Entwicklungshöhe des Gehirnes. Z. ges. Neurol. Psychiat. **152**, 451–479 (1935)
ALTSCHUL, R.: Die Blutgefäßverteilung im Ammonshorn. Z. ges. Neurol. Psychiat. **163**, 634–642 (1938)
ANDERSEN, P.: Electrophysiological studies of the hippocampal commissure. Electroenceph. clin. Neurophysiol. **11**, 365 (1959a)
ANDERSEN, P.: Interhippocampal impulses. I. Origin, course and distribution in cat, rabbit and rat. Acta physiol. scand. **47**, 63–90 (1959b)
ANDERSEN, P.: Interhippocampal impulses. II. Apical dentritic activation of CA1 neurons. Acta physiol. scand. **48**, 178–208 (1960a)
ANDERSEN, P.: Interhippocampal impulses. III. Basal dendritic activation of CA3 neurons. Acta physiol. scand. **48**, 209–230 (1960b)
ANDERSEN, P., LØMO, T.: Mode of activation of hippocampal pyramidal cells by excitatory synapses on dendrites. Exp. Brain Res. **2**, 247–260 (1966)
ANDERSEN, P., LØYNING, Y.: Interaction of various afferents of CA1 neurons and dentata granule cells. In: Physiologie de l'hippocampe (ed. P. PASSOUANT), pp. 23–42. Colloque Int. CNRS, Montpellier, 1961. Paris: Centre National de la Recherche Scientifique 1962.
ANDERSEN *et al.* (1961a): ANDERSEN, P., BRULAND, H., KAADA, B. R.: Activation of the dentata area by septal stimulation. Acta physiol. scand. **51**, 17–28 (1961a)
ANDERSEN *et al.* (1961b): ANDERSEN, P., BRULAND, H., KAADA, B. R.: Activation of the field CA1 of the hippocampus by septal stimulation. Acta physiol. scand. **51**, 29–40 (1961b)
ANDERSEN *et al.* (1963): ANDERSEN, P., ECCLES, J. C., LØYNING, Y.: Recurrent inhibition in the hippocampus with identification of the inhibitory cell and its synapses. Nature (Lond.) **198**, 540–542 (1963)
ANDERSEN *et al.* (1964a): ANDERSEN, P., ECCLES, J. C., LØYNING, Y.: Location of postsynaptic inhibitory synapses on hippocampal pyramids. J. Neurophysiol. **27**, 592–607 (1964a)

ANDERSEN *et al.* (1964b): ANDERSEN, P., ECCLES, J. C., LØYNING, Y.: Pathway of postsynaptic inhibition in the hippocampus. J. Neurophysiol. **27**, 608–619 (1964b)

ANDERSEN *et al.* (1966a): ANDERSEN, P., BLACKSTAD, T. W., LØMO, T.: Location and identification of excitatory synapses on hippocampal pyramidal cells. Exp. Brain Res. **1**, 236 bis 248 (1966a)

ANDERSEN *et al.* (1966b): ANDERSEN, P., HOLMQUIST, B., VOORHOEVE, P. E.: Entorhinal activation of dentate granule cells. Acta physiol. scand. **66**, 448–460 (1966b)

ANDERSEN *et al.* (1966c): ANDERSEN, P., HOLMQUIST, B., VOORHOEVE, P. E.: Excitatory synapses on hippocampal apical dendrites activated by entorhinal stimulation. Acta physiol. scand. **66**, 461–472 (1966c)

ANDERSEN *et al.* (1969): ANDERSEN, P., BLISS, T. V. P., LØMO, T., OLSEN, L. I., SKREDE, K. K.: Lamellar organization of hippocampal excitatory pathways. Acta physiol. scand. **76**, 4A–5A (1969)

ANDERSEN *et al.* (1971a): ANDERSEN, P., BLISS, T. V. P., SKREDE, K. K.: Unit analysis of hippocampal population spikes. Exp. Brain Res. **13**, 208–221 (1971a)

ANDERSEN *et al.* (1971b): ANDERSEN, P., BLISS, T. V. P., SKREDE, K. K.: Lamellar organization of hippocampal excitatory pathways. Exp. Brain Res. **13**, 222–238 (1971b)

ANDERSON, C. A., WESTRUM, L. E.: An electron microscopic study of the normal synaptic relationships and early degenerative changes in the rat olfactory tubercle. Z. Zellforsch. **127**, 462–482 (1972)

ANDRES, K. H.: Der Feinbau des Bulbus olfactorius der Ratte unter besonderer Berücksichtigung der synaptischen Verbindungen. Z. Zellforsch. **65**, 530–561 (1965)

ANDRES, K. H.: Der Feinbau der Regio olfactoria von Makrosmatikern. Z. Zellforsch. **69**, 140–154 (1966)

ANDRES, K. H.: Der olfaktorische Saum der Katze. Z. Zellforsch. **96**, 250–274 (1969)

ANDRES, K. H.: Anatomy and ultrastructure of the olfactory bulb in fish, amphibia, reptiles, birds and mammals. In: Taste and smell in vertebrates (eds. G. E. W. WOLSTENHOLME, J. KNIGHT), pp. 177–196. Ciba Symp. London: Churchill 1970

ANDY, O. J., STEPHAN, H.: The nuclear configuration of the septum of *Galago demidovii.* J. comp. Neurol. **111**, 503–545 (1959)

ANDY, O. J., STEPHAN, H.: Septal nuclei in the Soricidae (Insectivors). Cyto-architectonic study. J. comp. Neurol. **117**, 251–273 (1961)

ANDY, O. J., STEPHAN, H.: The septum of the cat. Springfield (Ill.): Thomas 1964

ANDY, O. J., STEPHAN, H.: Phylogeny of the primate septum telencephali. In: Evolution of the forebrain (eds. R. HASSLER, H. STEPHAN), pp. 389–399. Stuttgart: Thieme 1966a

ANDY, O. J., STEPHAN, H.: Septal nuclei in primate phylogeny. A quantitative investigation. J. comp. Neurol. **126**, 157–170 (1966b)

ANDY, O. J., STEPHAN, H.: The septum in the human brain. J. comp. Neurol. **133**, 383–409 (1968)

ANDY, O. J., STEPHAN, H.: Comparative primate neuroanatomy of structures relating to aggressive behavior. In: Primate aggression, territoriality, and xenophobia. A comparative perspective (ed. R. L. HOLLOWAY), pp. 305–330. New York-London: Academic Press 1974

ANGEVINE, J. B.: Autoradiographic study of histogenesis in the hippocampal formation of the mouse. Anat. Rec. **145**, 201 (1963)

ANGEVINE, J. B.: Autoradiographic study of histogenesis in the area dentata of the cerebral cortex in the mouse. Anat. Rec. **148**, 255 (1964)

ANGEVINE, J. B.: Time of neuron origin in the hippocampal region. An autoradiographic study in the mouse. Exp. Neurol. **13** (Suppl. 2), 1–70 (1965)

ANGEVINE, J. B., SIDMAN, R. L.: Autoradiographic study of cell migration during histogenesis of cerebral cortex in the mouse. Nature (Lond.) **192**, 766–768 (1961)

ANGEVINE, J. B., SIDMAN, R. L.: Autoradiographic study of histogenesis in the cerebral cortex of the mouse. Anat. Rec. **142**, 210 (1962)

ANGEVINE *et al.* (1964): ANGEVINE, J. B., LOCKE, S., YAKOVLEV, P. I.: Limbic nuclei of thalamus and connections of limbic cortex. Arch. Neurol. (Chic.) **10**, 165–180 (1964)

ARNOLD, J. C.: Handbuch der Anatomie des Menschen, 2 Bd. Freiburg i. Br.: Herder 1851

ASTRUC, J., LEICHNETZ, G. R.: Fiber degeneration following lesions of the orbital cortex in *Macaca mulatta.* Anat. Rec. **175**, 266–267 (1973)

AVANZINI, G., MANCIA, D., PELLICCIOLI, G.: Ascending and descending connections of the insular cortex of the cat. Arch. ital. Biol. **107**, 696–714 (1969)

BAILEY, P., BONIN, G. v.: The isocortex of man. Urbana: Univ. Illinois Press 1951

BAILEY, P., BONIN, G. v., DAVIS, E. W., GAROL, H. W., MCCULLOCH, W. S., ROSEMAN, E., SILVEIRA, A.: Functional organization of the medial aspect of the primate cortex. J. Neurophysiol. **7**, 51–55 (1944)

BALOGH, C.: Das Jacobson'sche Organ des Schafes. S.-B. Akad. Wiss. Wien, math.-nat. Kl. **42**, 449—476 (1861)

BAN, T., OMUKAI, F.: Experimental studies on the fiber connections of the amygdaloid nuclei in the rabbit. J. comp. Neurol. **113**, 245—279 (1959)

BAN, T., ZYO, K.: Experimental studies on the fiber connections of the rhinencephalon. I. Albino rat. Med. J. Osaka Univ. **12**, 385—424 (1962)

BANG, B. G.: Functional anatomy of the olfactory system in 23 orders of birds. Acta anat. (Basel) **79** (Suppl. 58), 1—76 (1971)

BAPTISTA, A. G.: Studies on the arteries of the brain. II. The anterior cerebral artery: some anatomic features and their clinical implications. Neurology (Minneap.) **13**, 825—835 (1963)

BARADI, A. F., BOURNE, G. H.: Histochemical localization of cholinesterase in gustatory and olfactory epithelia. J. Histochem. Cytochem. **7**, 2—7 (1959)

BARBERA, S., GALLETTI, C.: Contributo istochimico allo studio del bulbo olfattivo e dell'area acustica del coniglio e del cane. Otorinolaring. ital. **32**, 163—176 (1963)

BARRIS, R., SCHUMAN, H.: Bilateral anterior cingulate gyrus lesions. Neurology (Minneap.) **3**, 44—52 (1953)

BARTELMEZ, G. W., DEKABAN, A. S.: The early development of the human brain. Contr. Embryol. Carneg. Instn **37**, 13—32 (1962)

BAUCHOT, R., STEPHAN, H.: Etude quantitative de quelques structures commissurales du cerveau des insectivores. Mammalia **25**, 314—341 (1961)

BAUCHOT, R., STEPHAN, H.: Données nouvelles sur l'encéphalisation des insectivores et des prosimiens. Mammalia **30**, 160—196 (1966)

BAUCHOT, R., STEPHAN, H.: Etude des modifications encéphaliques observées chez les insectivores adaptés à la recherche de nourriture en milieu aquatique. Mammalia **32**, 228—275 (1968)

BAUCHOT, R., STEPHAN, H.: Encéphalisation et niveau évolutif chez les simiens. Mammalia **33**, 225—275 (1969)

BAUMGARTEN, R. VON: Hemmungsmechanismen im Bulbus olfactorius. Pflügers Arch. ges. Physiol. **278**, 76—77 (1963)

BAUMGARTEN *et al.* (1961): BAUMGARTEN, R. VON, GREEN, J. D., MANCIA, M.: Inhibition and excitation of single neurons of the olfactory bulb. Jap. J. Physiol. **11**, 545—554 (1961)

BAUMGARTEN *et al.* (1962): BAUMGARTEN, R. VON, GREEN, J. D., MANCIA, M.: Recurrent inhibition in the olfactory bulb. II. Effects of antidromic stimulation of commissural fibres. J. Neurophysiol. **25**, 489—500 (1962)

BECCARI, N.: Il lobo parolfattoria nei mammiferi. Arch. ital. Anat. Embriol. **9**, 173—220 (1910)

BECCARI, N.: Neurologia comparata. Florenz: Sansoni Edizione Scientifiche 1943

BECK, ED.: Die myeloarchitektonische Felderung des in der Sylvischen Furche gelegenen Teiles des menschlichen Schläfenlappens. J. Psychol. Neurol. (Lpz.) **36**, 1—21 (1928)

BECK, ED.: Die Myeloarchitektonik der dorsalen Schläfenlappenrinde beim Menschen. J. Psychol. Neurol. (Lpz.) **41**, 129—262 (1930/31)

BECK, ED.: Morphogenie der Hirnrinde. Monogr. Gesamtgeb. Neurol. Psychiat, H. 69. Berlin: Springer 1940

BECK, ED.: Neues zur Morphogenie des Cornu Ammonis. Allg. Z. Psychiat. **124**, 69—86 (1949)

BECK, EL., CORSELLIS, J. A. N.: Das Fornixsystem des Menschen im Lichte anatomischer und pathologischer Untersuchungen. Zbl. ges. Neurol. Psychiat. **173**, 220—221 (1963)

BECK, EL., GAJDUSEK, D. C.: Variable size of the septal nuclei in man. Nature (Lond.) **210**, 1338—1340 (1966)

BECKERS, H. J. A., PLATEL, R., NIEUWENHUYS, R.: Les aires corticales de quelques reptiles squamates *(Lacerta viridis, Chamaeleo lateralis, Monopeltis guentheri)*. Acta morph. neerl.-scand. **9**, 337—364 (1971/72)

BEDFORD, E. A.: The early history of the olfactory nerve in swine. J. comp. Neurol. **14**, 390—410 (1904)

BEEVOR, C. E.: On the course of the fibres of the cingulum and the posterior parts of the corpus callosum and fornix in the marmoset monkey. Phil. Trans. B **182**, 135—199 (1891)

BEEVOR, C. E.: The cerebral arterial supply. Brain **30**, 403—425 (1907/08)

BEEVOR, C. E.: On the distribution of the different arteries supplying the human brain. Phil. Trans. B **200**, 1—55 (1909)

BENEVENTO, L. A.: Synaptic mechanisms of orbital, insular, temporal tip cortex in the rhesus monkey. Anat. Rec. **175**, 498 (1973)

BENJAMIN, R. M., AKERT, K.: Cortical and thalamic areas involved in taste discrimination in the albino rat. J. comp. Neurol. **111**, 231—259 (1959)

BENJAMIN, R. M., BURTON, H.: Projection of taste nerve afferents to anterior opercular-insular cortex in squirrel monkey *(Saimiri sciureus)*. Brain Res. **7**, 221—231 (1968)

BENJAMIN, R. M., JACKSON, J. C.: Unit discharges in mediodorsal nucleus of squirrel monkey evoked by electrical stimulation of olfactory bulb. Brain Res. **75**, 181—191 (1974)

BERGER, B.: Ultrastructure de la couche superficielle du bulbe olfactif principal chez le lapin. Arch. Anat. micr. Morph. exp. **58**, 41—61 (1969)

BERKE, J. J.: The claustrum, the external capsule and the extreme capsule of *Macaca mulatta*. J. comp. Neurol. **115**, 297—331 (1960)

BERKELBACH VAN DER SPRENKEL, H.: Stria terminalis and amygdala in the brain of the opossum *(Didelphys virginiana)*. J. comp. Neurol. **42**, 211—254 (1926)

BERLUCCHI, C.: Ricerche de fine anatomia sul claustrum e sull'insula del gatto. Riv. sper. Freniat. **51**, 125—157 (1927)

BERRY *et al.* (1952): BERRY, C. M., HAGAMEN, W. D., HINSEY, J. C.: Distribution of potentials following stimulation of olfactory bulb in cat. J. Neurophysiol. **15**, 139—148 (1952)

BERRY, M., EAYRS, J. T.: Histogenesis of the cerebral cortex. Nature (Lond.) **197**, 984—985 (1963)

BERRY, M., ROGERS, A. W.: The migration of neuroblasts in the developing cerebral cortex. J. Anat. (Lond.) **99**, 691—709 (1965)

BERRY, M., ROGERS, A. W.: Histogenesis of mammalian neocortex. In: Evolution of the forebrain (eds. R. HASSLER, H. STEPHAN), pp. 197—205. Stuttgart: Thieme 1966

BERRY *et al.* (1964a): BERRY, M., ROGERS, A. W., EAYRS, J. T.: The pattern and mechanism of migration of the neuroblasts of the developing cerebral cortex. J. Anat. (Lond.) **98**, 291 bis 292 (1964a)

BERRY *et al.* (1964b): BERRY, M., ROGERS, A. W., EAYRS, J. T.: Pattern of cell migration during cortical histogenesis. Nature (Lond.) **203**, 591—593 (1964b)

BIALOWAS, J., NITECKA, L., NARKIEWICZ, O.: Distribution of acetylcholinesterase in the septal nuclei in the cat's brain. Folia morph. (Warszawa) **31**, 145—154 (1972)

BIANCHI, L.: The mechanism of the brain and the functions of the frontal lobes. Edinburgh: Livingstone 1922

BIANCHI, L.: Il cosi detto ganglio olfattivo e i suoi rapporti d'origine coi nervi olfattivo e terminale. Arch. ital. Anat. Embriol. **29**, 187—209 (1931)

BIEDENBACH, M. A., STEVENS, C. F.: Electrical activity in cat cortex produced by synchronous orthodromic volleys. J. Neurophysiol. **32**, 193—203 (1969a)

BIEDENBACH, M. A., STEVENS, C. F.: Synaptic organization of cat olfactory cortex as revealed by intracellular recording. J. Neurophysiol. **32**, 204—214 (1969b)

BIELSCHOWSKY, M.: Die Silberimprägnation der Neurofibrillen. J. Psychol. Neurol. (Lpz.) **3**, 169—189 (1904)

BIELSCHOWSKY, M.: Die Darstellung der Axenzylinder peripherischer Nervenfasern und der Axenzylinder zentraler markhaltiger Nervenfasern. J. Psychol. Neurol. (Lpz.) **4**, 227—231 (1905)

BIELSCHOWSKY, M.: Eine Modifikation meines Silberimprägnationsverfahrens zur Darstellung der Neurofibrillen. J. Psychol. Neurol. (Lpz.) **12**, 135—137 (1909)

BLACKSTAD, T. W.: Commissural connections of the hippocampal region in the rat, with special reference to their mode of termination. J. comp. Neurol. **105**, 417—537 (1956)

BLACKSTAD, T. W.: On the termination of some afferents to the hippocampus and fascia dentata. An experimental study in the rat. Acta anat. (Basel) **35**, 202—214 (1958)

BLACKSTAD, T. W.: A note on the electron microscopy of the fascia dentata. Acta morph. neerl.-scand. **3**, 395—404 (1960)

BLACKSTAD, T. W.: Further studies on the mossy fiber system in the hippocampal region of the cerebral cortex. In: Fifth int. Congress for Electron Microscopy, Philadelphia (ed. S. S. BREESE), **2**, N-10. New York: Academic Press 1962

BLACKSTAD, T. W.: Ultrastructural studies on the hippocampal region. In: The rhinencephalon and related structures (eds. W. BARGMANN, J. P. SCHADÉ), Progr. Brain Res. **3**, 122—148. Amsterdam: Elsevier 1963

BLACKSTAD, T. W.: Cortical gray matter — A correlation of light and electron microscopic data. In: The neuron (ed. H. HYDÉN), pp. 49—118. Amsterdam: Elsevier 1967

BLACKSTAD, T. W., DAHL, H.: Quantitative evaluation of structures in contact with neuronal somata. An electron microscopic study on the fascia dentata of the rat. Acta morph. neerl.-scand. **4**, 329—343 (1962)

BLACKSTAD, T. W., FLOOD, P. R.: Ultrastructure of hippocampal axo-somatic synapses. Nature (Lond.) **198**, 542—543 (1963)

BLACKSTAD, T. W., KJAERHEIM, A.: Special axo-dendritic synapses in the hippocampal cortex: electron and light microscopic studies on the layer of mossy fibers. J. comp. Neurol. **117**, 133—159 (1961)

BLACKSTAD *et al.* (1965): BLACKSTAD, T. W., WALBERG, F., WHITE, L. E.: Early stages of terminal axonal degeneration in the fascia dentata. J. Ultrastruct. Res. **12**, 236 (1965)

BLACKSTAD *et al.* (1967): BLACKSTAD, T. W., FUXE, K., HÖKFELT, T.: Noradrenaline nerve terminals in the hippocampal region of the rat and the guinea pig. Z. Zellforsch. **78**, 463—473 (1967)

BLACKSTAD *et al.* (1970): BLACKSTAD, T. W., BRINK, K., HEM, J., JEUNE, B.: Distribution of hippocampal mossy fibers in the rat. An experimental study with silber impregnation methods. J. comp. Neurol. **138**, 433—449 (1970)

BLANES, T.: Sobre algunos puntos dudosos de la estructura del bulbo olfatorio. Rev. trim. micrograf. **3**, 99—127 (1898)

BLINKOV, S. M., GLEZER, I. I.: Das Zentralnervensystem in Zahlen und Tabellen. Jena: Fischer 1968

BODIAN, D.: Studies on the diencephalon of the virginian opossum. III. The thalamo-cortical projection. J. comp. Neurol. **77**, 525—575 (1942)

BÖHNE, C.: Über die arterielle Versorgung des Gehirns. 1. Über die arterielle Blutversorgung der subcorticalen Ganglien. Z. Anat. Entwickl.-Gesch. **81**, 151—164 (1926)

BOND, D. D., RANDT, C. T., BIDDER, T. G., ROWLAND, V.: Posterior septal, fornical, and anterior thalamic lesions in the cat. Arch. Neurol. Psychiat. (Chic.) **78**, 143—162 (1957)

BONIN, G. v.: The cortex of *Galago*. Its relation to the pattern of the primate cortex, Urbana (Ill.): Univ. Illinois Press 1945

BONIN, G. v.: The isocortex of *Tarsius*. J. comp. Neurol. **95**, 387—428 (1951)

BONIN, G. v., BAILEY, P.: The neocortex of *Macaca mulatta*. Urbana (Ill.): Univ. Illinois Press 1947

BORRE, C., GENESER-JENSEN, F. A.: Distribution of aspartate aminotransferase in the hippocampal region of the guinea pig. I. Entorhinal area, parasubiculum, presubiculum, and subiculum. Z. Zellforsch. **127**, 209—219 (1972)

BOSSY, J., KATZ, J.: Note sur la cytoarchitectonie du bulbe olfactif chez l'homme adulte. Bull. Ass. Anat. (Nancy) **121**, 37—49 (1964)

BOSSY, J., LACROIX, A.: Aspect macroscopique du cingulum chez l'homme adulte. C. R. Ass. Anat. **141**, 580—587 (1968)

BOSSY *et al.* (1962): BOSSY, J., DUVERNOY, H., GONDY, B.: Etude morphologique et volumétrique des noyaux du septum chez l'homme. Arch. Anat. path. **10**, 171—173 (1962)

BOUDREAU, J. C., FREEMAN, W. J.: Spectral analysis of electrical activity in the prepyriform cortex of the cat. Exp. Neurol. 8, 423—439 (1963)

BOYCOTT, B. B., DOWLING, J. E.: Organization of the primate retina: Light microscopy. Phil. Trans. B **255**, 109—184 (1969)

BRAAK, H.: Zur Pigmentarchitektonik der Großhirnrinde des Menschen. I. Regio entorhinalis. Z. Zellforsch. **127**, 407—438 (1972a)

BRAAK, H.: Zur Pigmentarchitektonik der Großhirnrinde des Menschen. II. Subiculum. Z. Zellforsch. **131**, 235—254 (1972b)

BRADY, J. V.: The paleocortex and behavioral motivation. In: Biological and biochemical bases of behavior (eds. H. F. HARLOW, C. N. WOOLSEY), pp. 193—235. Madison: Univ. Wisconsin Press 1958

BRAFORD, M. R.: Degeneration patterns following lesions of the olfactory bulb in *Polypterus*. Anat. Rec. **175**, 276—277 (1973)

BRAFORD, M. R., NORTHCUTT, R. G.: Olfactory bulb projections in the bichir, *Polypterus*. J. comp. Neurol. **156**, 165—178 (1974)

BRATZ, J.: Ammonshornbefunde bei Epileptischen. Arch. Psychiat. Nervenkr. **31**, 820—836 (1899)

BREATHNACH, A. S.: The olfactory tubercle, prepyriform cortex and precommissural region of the porpoise *(Phocaena phocaena)*. J. Anat. (Lond.) **87**, 96—113 (1953)

BREATHNACH, A. S., GOLDBY, F.: The amygdaloid nuclei, hippocampus and other parts of the rhinencephalon in the porpoise *(Phocaena phocaena)*. J. Anat. (Lond.) **88**, 267—291 (1954)

BROBEIL, A.: Hirndurchblutungsstörungen. Ihre Klinik und arteriographische Diagnose. Stuttgart: Thieme 1950

BROCA, P.: Anatomie comparée des circonvolutions cérébrales. Le grand lobe limbique et la scissure limbique dans la série des mammifères. Rev. Antropol. **1**, 385—498 (1878)

BROCA, P.: Recherches sur les centres olfactifs. Rev. Antropol. **2**, 385—455 (1879)

BROCKHAUS, H.: Zur normalen und pathologischen Anatomie des Mandelkerngebietes. J. Psychol. Neurol. (Lpz.) **49**, 1—136 (1940a)

BROCKHAUS, H.: Die Cyto- und Myeloarchitektonik des Cortex claustralis und des Claustrum beim Menschen. J. Psychol. Neurol. (Lpz.) **49**, 249—348 (1940b)

BROCKHAUS, H.: Zur feineren Anatomie des Septum und des Striatum. J. Psychol. Neurol. (Lpz.) **51**, 1—56 (1942a)

BROCKHAUS, H.: Vergleichend-anatomische Untersuchungen über den Basalkernkomplex. J. Psychol. Neurol. (Lpz.) **51**, 57—95 (1942b)

BRODAL, A.: The hippocampus and the sense of smell. A review. Brain **70**, 179—222 (1947a)

BRODAL, A.: The present status of our knowledge of the olfactory system of the brain. Schweiz. med. Wschr. **77**, 971—977 (1947b)

BRODAL, A.: The amygdaloid nucleus in the rat. J. comp. Neurol. **87**, 1—16 (1947c)

BRODAL, A.: The origin of the fibers of the anterior commissure in the rat; experimental studies. J. comp. Neurol. **88**, 157—205 (1948a)

BRODAL, A.: Neurological anatomy in relation to clinical medicine. Oxford: Clarendon Press 1948b; 2. ed. New York-London-Toronto: Oxford Univ. Press 1969

BRODMANN, K.: Beiträge zur histologischen Lokalisation der Großhirnrinde. III. Die Rindenfelder der niederen Affen. J. Psychol. Neurol. (Lpz.) **4**, 177—226 (1905)

BRODMANN, K.: Beiträge zur histologischen Lokalisation der Großhirnrinde. VI. Die Cortexgliederung des Menschen. J. Psychol. Neurol. (Lpz.) **10**, 231—246 (1908a)

BRODMANN, K.: Beiträge zur histologischen Lokalisation der Großhirnrinde. VII. Die cytoarchitektonische Cortexgliederung der Halbaffen (Lemuriden). J. Psychol. Neurol. (Lpz.) **10** (Erg. H.), 287—334 (1908b)

BRODMANN, K.: Vergleichende Lokalisationslehre der Großhirnrinde. Leipzig: Barth 1909

BROMAN, I.: Das Organon Vomero-nasale Jacobsoni — ein Wassergeruchsorgan! Anat. H. **58**, 137—192 (1920)

BROWN, J. W.: Some aspects of the early development of the hippocampal formation in certain insectivorous bats. In: Evolution of the forebrain (eds. R. HASSLER, H. STEPHAN), pp. 92—103. Stuttgart: Thieme 1966

BROWN, J. W.: The development of the amygdaloid complex in insectivorous bat embryos. Ala. J. med. Sci. **4**, 399—415 (1967)

BRUCE, H. M., PARROTT, D. M. V.: Role of olfactory sense in pregnancy block by strange males. Science **131**, 1526 (1960)

BRÜCKE, F. VON: Über die Natur des sogenannten Theta-Rhythmus im Hippocampus. Arzneimittel-Forsch. (Drug Res.) **10**, 327—330 (1960)

BRÜCKE, F., GOGOLÁK, G., STUMPF, CH.: Mikroelektrodenuntersuchung der Reizantwort und der Zelltätigkeit im Hippocampus bei Septumreizung. Pflügers Arch. ges. Physiol. **276**, 456—470 (1963)

BRUNNER, H.: Beiträge zur Histologie des menschlichen Bulbus olfactorius. Z. Hals-, Nas.- u. Ohrenheilk. **6**, 438—447 (1923)

BUCHER, V. M., BÜRGI, S. M.: Some observations on the fiber connections of the di- and mesencephalon in the cat. III. The supraoptic decussations. J. comp. Neurol. **98**, 355—379 (1953)

BÜRGI, S., BUCHER, V. M.: Stria terminalis and related structures. In: The rhinencephalon and related structures (eds. W. BARGMANN, J. P. SCHADÉ). Progr. Brain Res. **3**, 163—169. Amsterdam: Elsevier 1963

BURKITT, A. N.: The external morphology of the brain of *Notoryctes typhlops*. Proc. kon. ned. Akad. Wet. **41**, 921—933 (1938)

CAIRNEY, J.: A general survey of the forebrain of *Sphenodon punctatum*. J. comp. Neurol. **42**, 255—348 (1926)

CAJAL, P. R. Y: El cerebro de los batracios. Libro en honor de D. S. RAMÓN Y CAJAL, vol. I, pag. 13—59. Madrid: Publicaciones de la junta para el homenaje a Cajal 1922

CAJAL, S. R. Y: Origen y terminacion de las fibras nerviosas olfatorias. Gac. sanitaria municipal de Barcelona, 10. Dez. 1890

CAJAL, S. R. Y: Sur la structure de l'écorce cérébrale de quelques mammifères. Cellule **7**, 125—176 (1891)

CAJAL, S. R. Y: Beiträge zur feineren Anatomie des großen Hirns. I. Über die feinere Struktur des Ammonshornes. Z. wiss. Zool. **56**, 615—663 (1893a)

CAJAL, S. R. Y: Beiträge zur feineren Anatomie des großen Hirns. II. Über den Bau der Rinde des unteren Hinterhauptslappens der kleinen Säugethiere. Z. wiss. Zool. **56**, 664—672 (1893b)

CAJAL, S. R. Y: Studien über die Hirnrinde des Menschen. 3. H., Die Hörrinde, Leipzig: Barth 1902a

CAJAL, S. R. Y: Estructura de la corteza cerebral olfativa del hombre y mamiferos. Trab. Inst. Cajal Invest. biol **1**, 1—140 (1902b)

CAJAL, S. R. Y: Textura del lobulo olfativo accesorio. Trab. Inst. Cajal Invest. biol. **1**, 141—150 (1902c)

CAJAL, S. R. Y: Estructura del septum lucidum. Trab. Inst. Cajal Invest. biol. **1**, 159—188 (1902d)

CAJAL, S. R. Y: Sobre un ganglio especial de la corteza esfeno-occipital. Trab. Inst. Cajal Invest. biol. **1**, 189—206 (1902e)

CAJAL, S. R. Y: Studien über die Hirnrinde des Menschen. 4. H., Die Riechrinde beim Menschen und Säugetier. Leipzig: Barth 1903

CAJAL, S. R. Y: Histologie du système nerveux, part 2. Paris: Maloine 1911. (Neudruck: Madrid: Inst. Ramon y Cajal 1955)

CAJAL, S. R. Y: Studien über den feineren Bau der regionalen Rinde bei den Nagetieren. I. Suboccipitale Rinde (Brodmannsche retrospleniale Rinde). J. Psychol. Neurol. (Lpz.) **30**, 1–28 (1924)

CALLEJA, C.: La region olfatoria del cerebro. Madrid: Moya 1893

CALLENS, M.: Peripheral and central regulatory mechanisms of the excitability in the olfactory system. Brussels: Arscia Uitgaven 1967

CAMERON, J., MILLIGAN, W.: The development of the olfactory nerves in vertebrates. Trans. Int. Congr. Med. Lond., Sec. 15, Rhino Laryng. **2**, 1913, 451–465 (1914)

CAMPBELL, A. W.: Histological studies on the localisation of cerebral function. Cambridge: Univ. Press 1905

CAMPBELL, B. A., BALLANTINE, P., LYNCH, G.: Hippocampal control of behavioral arousal: duration of lesion effects and possible interactions with recovery after frontal cortical damage. Exp. Neurol. **33**, 159–170 (1971)

CAMPBELL, J. B., FORSTER, F. M.: The anterior cerebral artery in the macaque monkey *(Macaca mulatta)*. J. nerv. ment. Dis. **99**, 229–242 (1944)

CAMPENHOUT, E. VAN: Origine du nerf olfactif chez le porc. Arch. Anat. micr. Morph. exp. **32**, 391–407 (1936)

CAREY, J. H.: The nuclear pattern of the telencephalon of the blacksnake, *Coluber constrictor constrictor*. In: Evolution of the forebrain (eds. R. HASSLER, H. STEPHAN), pp. 73–80. Stuttgart: Thieme 1966

CARMAN *et al.* (1963): CARMAN, J. B., COWAN, W. M., POWELL, T. P. S.: The organisation of cortico-striate connexions in the rabbit. Brain **86**, 525–562 (1963)

CARMAN *et al.* (1964): CARMAN, J. B., COWAN, W. M., POWELL, T. P. S.: The cortical projection upon the claustrum. J. Neurol. Neurosurg. Psychiat. **27**, 46–51 (1964)

CARPENTER, M. B., NOBACK, C. R., MOSS, M. L.: The anterior choroidal artery: Its origins, course, distribution and variations. Arch. Neurol. Psychiat. (Chic.) **71**, 714–722 (1954)

CARRERES QUEVEDO J.: RNA, hippocampus and learning: an autoradiographic study. Acta anat. (Basel) **75**, 27–36 (1970)

CASEY, K. L., CUENOD, M., MACLEAN, P. D.: Unit analysis of visual input to posterior limbic cortex. II. Intracerebral stimuli. J. Neurophysiol. **28**, 1118–1131 (1965)

CATTANEO, L.: Particolari nuovi sulla struttura del bulbo olfattivo dei mammiferi. Nota II. Inst. Lambardo Sci. Lett. Mailand, **84**, 1–6 (1951)

CATTANEO, L.: Particolari nuovi sulla struttura del bulbo olfattivo dei mammiferi. Atti Soc. ital. Anat., XIII congresso sociale, Pavia, Ottobre 1951, pag. 1–5 (1952)

CATTANEO, L., BERLUCCHI, G.: Alcune osservazioni e considerazioni sul „nucleus amygdalae“ della cavia. Atti Soc. ital. Anat. **23**, Pt. I., Mon. zool. ital. **71** (Suppl.), 30–31 (1963)

CAVINESS, V. S.: Time of neuron origin in the hippocampus and dentate gyrus of normal and reeler mutant mice: An autoradiographic analysis. J. comp. Neurol. **151**, 113–119 (1973)

CAVINESS, V. S., SIDMAN, R. L.: Olfactory structures of the forebrain in the reeler mutant mouse. J. comp. Neurol. **145**, 85–104 (1972)

CAVINESS, V. S., SIDMAN, R. L.: Retrohippocampal, hippocampal and related structures of the forebrain in the reeler mutant mouse. J. comp. Neurol. **147**, 235–253 (1973)

CHAPMAN, W. P.: Studies of the periamygdaloid area in relation to human behavior. Res. Publ. Ass. nerv. ment. Dis. **36**, 258–277 (1958)

CHAPMAN, W. P., SCHROEDER, H. R., GEYER, G., BRAZIER, M. A. B., FAGER, CH., POPPEN, J. L., SOLOMON, H. C., YAKOVLEV, P.: Physiological evidence concerning importance of the amygdaloid nuclear region in the integration of circulatory function and emotion in man. Science **120**, 949–950 (1954)

CHARCOT, J. M.: Lectures on the localisation of cerebral and spinal disease. London: New Sydenham Soc. 1883

CHEVREAU, J., MARTY, R.: Développement post-natal de la région limbique du cerveau du lapin. C. R. Acad. Sci. (Paris) **255**, 1316–1318 (1962)

CHOW, K. L., PRIBRAM, K. H.: Cortical projection of the thalamic ventrolateral nuclear group in monkeys. J. comp. Neurol. **104**, 57–75 (1956)

CHOY, A. E., CRAVIOTO, H.: A study of aryl sulfatase and acid phosphatase in the developing nervous system of the rat. J. Histochem. Cytochem. **16**, 582–589 (1968)

CHRONISTER, R. B., WHITE, L. E.: Ipsilateral afferents to the dentate fascia of rodents. Anat. Rec. **172**, 289–290 (1972)

CHRONISTER, R. B., ZORNETZER, S. F.: The fiber connections of allocortex: the subiculum hippocampi. Anat. Rec. **175**, 292 (1973)

CHRONISTER *et al.* (1973): CHRONISTER, R. B., BERNSTEIN, J. J., ZORNETZER, S. F., WHITE, L. E.: Synaptic boutons and the hippocampus: Changes are produced by age and experience. Experientia (Basel) **29**, 588—589 (1973)

CHRONISTER *et al.* (1974): CHRONISTER, R. B., ZORNETZER, S. F., BERNSTEIN, J. J., WHITE, L. E.: Hippocampal theta rhythm: Intra-hippocampal formation contributions. Brain Res. **65**, 13—28 (1974)

CLAIRAMBAULT, P.: Le télencéphale de *Discoglossus pictus* (Oth). Etude anatomique chez le têtard et chez l'adulte. J. Hirnforsch. **6**, 87—121 (1963)

CLAIRAMBAULT, P.: Le télencéphale du jeune têtard de *Discoglossus pictus* (Oth). J. Hirnforsch. **7**, 499—512 (1965)

CLAIRAMBAULT, P.: Etude architectonique du télencéphale de *Rana pipiens* en début de métamorphose. J. Hirnforsch. **11**, 203—225 (1969)

CLAIRAMBAULT, P., DERER, P.: Contributions à l'étude architectonique du télencéphale des ranidés. J. Hirnforsch. **10**, 123—172 (1968)

CLAIRAMBAULT, P., DERER, P.: Les migrations cellulaires au cours du développement du télencéphale des tétrapodes. Ann. Biol. anim. **8**, 629—655 (1969)

CLARA, M.: Das Nervensystem des Menschen. Leipzig: Barth 1942; 2. Aufl. 1953; 3. Aufl. 1959

CLARK, G., CHOW, K. L., GILLASPY, C. C., KLOTZ, D. A.: Stimulation of anterior limbic region in dogs. J. Neurophysiol. **12**, 459—463 (1949)

CLARK, W. E. LE GROS: On the brain of the Macroscelididae *(Macroscelides* and *Elephantulus)*. J. Anat. (Lond.) **62**, 245—275 (1928)

CLARK, W. E. LE GROS: The brain of the insectivora. Proc. Zool. Soc. (Lond.) **4**, 975—1013 (1932)

CLARK, W. E. LE GROS: The projection of the olfactory epithelium on the olfactory bulb in the rabbit. J. Neurol. Neurosurg. Psychiat. **14**, 1—10 (1951)

CLARK, W. E. LE GROS: Observations on the structure and organization of olfactory receptors in the rabbit. Yale J. Biol. Med. **29**, 83—95 (1956)

CLARK, W. E. LE GROS: Inquiries into the anatomical basis of olfactory discrimination. Proc. roy. Soc. B**146**, 299—319 (1957)

CLARK, W. E. LE GROS, BOGGON, R. H.: On the connections of the anterior nucleus of the thalamus. J. Anat. (Lond.) **67**, 215—226 (1933)

CLARK, W. E. LE GROS, MEYER, M.: The terminal connexions of the olfactory tract in the rabbit. Brain **70**, 304—328 (1947)

CLARK, W. E. LE GROS, RUSSEL, W. R.: Observations on the efferent connexions of the centre median nucleus. J. Anat. (Lond.) **73**, 255—262 (1939)

CLARK, W. E. LE GROS, WARWICK, R. T. T.: The pattern of olfactory innervation. J. Neurol. Neurosurg. Psychiat. **9**, 101—111 (1946)

CLARKE, J. L.: Über den Bau des Bulbus olfactorius und der Geruchsschleimhaut. Z. wiss. Zool. **11**, 31—42 (1862)

COBB, S.: The cerebral circulation: VIII. A quantitative study of the capillaries in the hippocampus. Arch. Surg. **18**, 1200—1209 (1929)

COBB, S.: The cerebral circulation: XIII. The question of ,,End-Arteries" of the brain and the mechanism of infarction. Arch. Neurol. Psychiat. (Chic.) **25**, 273—280 (1931)

COLMANT, H. J.: Ergebnisse der Enzymhistochemie am zentralen und peripheren Nervensystem. Fortschr. Neurol. Psychiat. **29**, 61—124 (1961)

CONEL, J. L.: The postnatal development of the human cerebral cortex. 1. The cortex of the newborn. Cambridge (Mass.): Harvard Univ. Press 1939

CONEL, J. L.: The postnatal development of the human cerebral cortex. 2. The cortex of the one-month infant. Cambridge (Mass.): Harvard Univ. Press 1941

CONEL, J. L.: The postnatal development of the human cerebral cortex. 3. The cortex of the three-month infant. Cambridge (Mass.): Harvard Univ. Press 1947

CONEL, J. L.: The postnatal development of the human cerebral cortex. 4. The cortex of the six-month infant. Cambridge (Mass.): Harvard Univ. Press 1951

CONEL, J. L.: The postnatal development of the human cerebral cortex. 5. The cortex of the fifteen-month infant. Cambridge (Mass.): Harvard Univ. Press 1955

CONEL, J. L.: The postnatal development of the human cerebral cortex. 6. The cortex of the twenty-four-month infant. Cambridge (Mass.): Harvard Univ. Press 1959

CONNOLLY, C. J.: External morphology of the primate brain. Springfield (Ill.): Thomas 1950

CORMAN, C. D., MEYER, P. M., MEYER, D. R.: Open-field activity and exploration in rats with septal and amygdaloid lesions. Brain Res. **5**, 469—476 (1967)

COSTIN, A., MOISE, S. L.: Relationship between lateral geniculate body and hippocampus during discriminative performance in the monkey. Electroenceph. clin. Neurophysiol. **34**, 746 (1973)

COWAN *et al.* (1965): COWAN, W. M., RAISMAN, G., POWELL, T. P. S.: The connexions of the amygdala. J. Neurol. Neurosurg. Psychiat. **28**, 137—151 (1965)

COWAN *et al.* (1972): COWAN, W. M., GOTTLIEB, D. I., HENDRICKSON, A. E., PRICE, J. L., WOOLSEY, T. A.: The autoradiographic demonstration of axonal connections in the central nervous system. Brain Res. **37**, 21—51 (1972)

COX, W. H.: Imprägnation des centralen Nervensystems mit Quecksilbersalzen. Arch. mikr. Anat. **37**, 16—21 (1891)

CRAGG, B. G.: A specific response in the hippocampus of the rabbit to olfactory stimulation. Nature (Lond.) **184**, 1697—1699 (1959)

CRAGG, B. G.: Responses of the hippocampus to stimulation of the olfactory bulb and of various afferent nerves in five mammals. Exp. Neurol. **2**, 547—572 (1960)

CRAGG, B. G.: The connections of the habenula in the rabbit. Exp. Neurol. **3**, 388—409 (1961a)

CRAGG, B. G.: Olfactory and other afferent connections of the hippocampus in the rabbit, rat, and cat. Exp. Neurol. **3**, 588—600 (1961b)

CRAGG, B. G.: Centrifugal fibers to the retina and olfactory bulb, and composition of the supraoptic commissures in the rabbit. Exp. Neurol. **5**, 406—427 (1962)

CRAGG, B. G.: Afferent connexions of the allocortex. J. Anat. (Lond.) **99**, 339—357 (1965)

CRAGG, B. G., HAMLYN, L. H.: Action potentials of the pyramidal neurones in the hippocampus of the rabbit. J. Physiol. (Lond.) **129**, 608—627 (1955)

CRAGG, B. G., HAMLYN, L. H.: Some commissural and septal connexions of the hippocampus in the rabbit. A combined histological and electrical study. J. Physiol. (Lond.) **135**, 460—485 (1957)

CRAGG, B. G., HAMLYN, L. H.: Histologic connections and electrical and autonomic responses evoked by stimulation of the dorsal fornix in the rabbit. Exp. Neurol. **1**, 187—213 (1959)

CRAGG, B. G., HAMLYN, L. H.: Histological connections and visceral actions of components of the fimbria in the rabbit. Exp. Neurol. **2**, 581—597 (1960)

CRAIGIE, E. H.: The vascularity of the cerebral cortex of the albino rat. J. comp. Neurol. **33**, 193—212 (1921)

CRAIGIE, E. H.: An introduction to the finer anatomy of the central nervous system based upon that of the albino rat. Toronto: University Press 1925a

CRAIGIE, E. H.: Postnatal changes in vascularity in the cerebral cortex of the male albino rat. J. comp. Neurol. **39**, 301—324 (1925b)

CRAIGIE, E. H.: Studies on the brain of the kiwi *(Apteryx australis)*. J. comp. Neurol. **49**, 223—357 (1930a)

CRAIGIE, E. H.: The vascular supply of the archicortex of the rat. I. The albino rat *(Mus norvegicus albinus)*. J. comp. Neurol. **51**, 1—11 (1930b)

CRAIGIE, E. H.: The vascular supply of the archicortex of the rat. II. The albino rat at birth. J. comp. Neurol. **52**, 353—357 (1931)

CRAIGIE, E. H.: The cell structure of the cerebral hemisphere of the humming bird. J. comp. Neurol. **56**, 135—168 (1932)

CRAIGIE, E. H.: The hippocampal and parahippocampal cortex of the emu *(Dromiceius)*. J. comp. Neurol. **61**, 563—591 (1935)

CRAIN, B., COTMAN, C., TAYLOR, D., LYNCH, G.: A quantitative electron microscopic study of synaptogenesis in the dentate gyrus of the rat. Brain Res. **63**, 195—204 (1973)

CRAWFORD, I. L., CONNOR, J. D.: Zinc in maturing rat brain: Hippocampal concentration and localization. J. Neurochem. **19**, 1451—1458 (1972)

CREUTZFELDT, O.: Die Krampfausbreitung im Temporallappen der Katze. Die Krampfentladungen des Ammonshorns und ihre Beziehungen zum übrigen Rhinencephalon und Isocortex. Schweiz. Arch. Neurol. Psychiat. **77**, 163—194 (1956)

CREUTZFELDT, O. D., BELL, F. R., ADEY, W. R.: The activity of neurons in the amygdala of the cat following afferent stimulation. In: The rhinencephalon and related structures (eds. W. BARGMANN, J. P. SCHADÉ). Progr. Brain Res. **3**, 31—49. Amsterdam: Elsevier 1963

CRINIS, M. DE: Eine neue Fixations- und Imprägnationsmethode des nervösen Gewebes und die praktischen Ergebnisse derselben. Dtsch. Z. Nervenheilk. **124**, 171—181 (1932a)

CRINIS, M. DE: Die Cytodendrogenese der menschlichen Großhirnrinde. Ein Beitrag zur Kenntnis der morphologischen Grundlagen der Ganglienzellfunktion. Proc. kon. ned. Akad. Wet. **35**, 197—204 (1932b)

CRITCHLEY, M.: The anterior cerebral artery and its syndromes. Brain **53**, 120—165 (1930)

CROSBY, E. C.: The forebrain of *Alligator mississippiensis*. J. comp. Neurol. **27**, 325—402 (1917)

CROSBY, E. C., HUMPHREY, T.: The accessory olfactory bulb in phylogeny. Anat Rec. **70** (Suppl.), 19 (1938)

Crosby, E. C., Humphrey, T.: A comparison of the olfactory and the accessory olfactory bulbs in certain representative vertebrates. Mich. Acad. Sci., Arts Letters **24** (1938), 95—104 (1939a)

Crosby, E. C., Humphrey, T.: Studies of the vertebrate telencephalon. I. The nuclear configuration of the olfactory and accessory olfactory formations and of the nucleus olfactorius anterior of certain reptiles, birds and mammals. J. comp. Neurol. **71**, 121—213 (1939b)

Crosby, E. C., Humphrey, T.: Studies of the vertebrate telencephalon. II. The nuclear pattern of the anterior olfactory nucleus, tuberculum olfactorium and the amygdaloid complex in adult man. J. comp. Neurol. **74**, 309—352 (1941)

Crosby, E. C., Humphrey, T.: Studies of the vertebrate telencephalon. III. The amygdaloid complex in the shrew (*Blarina brevicauda*). J. comp. Neurol. **81**, 285—305 (1944)

Crosby, E. C., Schnitzlein, H. N.: The comparative anatomy of the telencephalon of the hagfish, *Myxine glutinosa*. J. Hirnforsch. **15**, 211—236 (1974)

Crosby *et al.* (1962): Crosby, E. C., Humphrey, T., Lauer, E. W.: Correlative anatomy of the nervous system. New York: Macmillan 1962

Crosby *et al.* (1966): Crosby, E. C., De Jonge, B. R., Schneider, R. C.: Evidence for some of the trends in the phylogenetic development of the vertebrate telencephalon. In: Evolution of the forebrain (eds. R. Hassler, H. Stephan), pp. 117—135. Stuttgart: Thieme 1966

Csillik, B., Gerebtzoff, A. M., Kiss, J., Knyihár, E.: Zur Histochemie der limbischen Hemmung. Zytochemische und autoradiographische Untersuchungen über die Lokalisation der Enzyme des Gamma-amino-Buttersäure-Stoffwechsels im Hippocampus der Ratte. Histochemie **28**, 38—54 (1971)

Cuénod, M., Casey, K. L., MacLean, P. D.: Unit analysis of visual input to posterior limbic cortex. I. Photic stimulation. J. Neurophysiol. **28**, 1101—1117 (1965)

Cupedo, R. N. J.: A golgi study of glial cells in the hippocampal formation. Acta morph. neerl.-scand. **8**, 85—100 (1970)

Curwen, A. O.: The amygdala of *Tupinambis nigropunctatus*. Anat. Rec. **61** (Suppl.), 13 (1935)

Curwen, A. O.: The telencephalon of *Tupinambis nigropunctatus*. I. Medial and cortical areas. J. comp. Neurol. **66**, 375—404 (1937)

Curwen, A. O.: The telencephalon of *Tupinambis nigropunctatus*. III. Amygdala. J. comp. Neurol. **71**, 613—636 (1939)

Cus, M., Stern, P.: Beitrag zur funktionellen Beziehung des Hippocampus und Septum pellucidum bei der Ratte. Z. ges. exp. Med. **134**, 443—445 (1961)

Dahl, H. A.: Fine structure of cilia in rat cerebral cortex. Z. Zellforsch. **60**, 369—386 (1963)

Dahlström, A., Fuxe, R., Ohlson, L., Ungerstedt, U.: On the distribution and possible function of monoamine nerve terminals in the olfactory bulb of the rabbit. Life Sci. **4**, 2071—2074 (1965)

Daitz, H. M.: Certain aspects of the non-cortical telencephalic centres of *Galago moholi*. J. Anat. (Lond.) **85**, 423—424 (1951)

Daitz, H. M.: Note on the fibre content of the fornix system in man. Brain **76**, 509—512 (1953)

Daitz, H. M., Powell, T. P. S.: Studies of the connexions of the fornix system. J. Neurol. Neurosurg. Psychiat. **17**, 75—82 (1954)

Dart, R. A.: The genesis of the cavum septi pellucidi. J. Anat. (Lond.) **59**, 369—378 (1924/25)

Dart, R. A.: The dual structure of the neopallium: its history and significance. J. Anat. (Lond.) **69**, 3—19 (1934/35)

Das, G. D.: Experimental studies on the postnatal development of the brain. I. Cytogenesis and morphogenesis of the accessory fascia dentata following hippocampal lesions. Brain Res. **28**, 263—282 (1971)

Das, G. D., Kreutzberg, G. W.: Postnatal differentiation of the granule cells in the hippocampus and cerebellum: A histochemical study. Histochemie **10**, 246—260 (1967)

DeFrance *et al.* (1971): DeFrance, J. F., Shimono, T., Kitai, S. T.: Anatomical distribution of the hippocampal fibers afferent to the lateral septal nucleus. Brain Res. **34**, 176—180 (1971)

DeFrance *et al.* (1972): DeFrance, J. F., Shimono, T., Kitai, S. T.: Hippocampal inputs to the lateral septal nucleus: patterns of facilitation and inhibition. Brain Res. **37**, 333—339 (1972)

DeFrance *et al.* (1973a): DeFrance, J. F., Kitai, S. T., Shimono, T.: Electrophysiological analysis of the hippocampal-septal projections: I. Response and topographical characteristics. Exp. Brain Res. **17**, 447—462 (1973a)

DeFrance *et al.* (1973b): DeFrance, J. F., Kitai, S. T., Shimono, T.: Electrophysiological analysis of the hippocampal-septal projections: II. Functional characteristics. Exp. Brain Res. **17**, 463—476 (1973b)

DeFrance *et al.* (1973c): DeFrance, J. F., Kitai, S. T., Hatada, K., Christensen, C.: Contrasting effects of fimbria stimulation in the septum of the cat. Brain Res. **58**, 240—244 (1973c)

Dejerine, J.: Anatomie des centres nerveux, part 1. Paris: Rueff et Cie. 1895—1901

Delmas, A., Bousquet, M.: Les deux cerveaux de l'homme. Concours méd. **90**, 8571—8574 (1968)

Dennis, B. J., Kerr, D. I. B.: An evoked potential study of centripetal and centrifugal connections of the olfactory bulb in the cat. Brain Res. **11**, 373—396 (1968)

DeVito, J. L.: Efferent projection of the hippocampus in the squirrel monkey. Anat. Rec. **178**, 510 (1974)

DeVito, J. L., White, L. E.: Projections from the fornix to the hippocampal formation in the squirrel monkey. J. comp. Neurol. **127**, 389—397 (1966)

Diamond, I. T., Jones, E. G., Powell, T. P. S.: The association connections of the auditory cortex of the cat. Brain Res. **11**, 560—579 (1968)

Diepen, R.: Der Hypothalamus. In: Handbuch der mikroskopischen Anatomie des Menschen, Bd. 4, Teil 7 (Hrsg. W. Bargmann). Berlin-Göttingen-Heidelberg: Springer 1962

Disse, J.: Die erste Entwicklung des Riechnerven. Anat. H. **9**, 255—300 (1897)

Dodgson, M. C. H.: A congenital malformation of insular cortex in man, involving the claustrum and certain subcortical centres. J. comp. Neurol. **102**, 341—364 (1955)

Doinikow, B.: Beitrag zur vergleichenden Histologie des Ammonshorns. J. Psychol. Neurol. (Lpz.) **13**, 166—202 (1908)

Döllken, A.: Beiträge zur Entwicklung des Säugergehirns. 4. Ursprung und Zentren des Nervus terminalis. Mschr. Psychiat. Neurol. **26** (Erg. H.), 10—33 (1909)

Domesick, V. B.: Projections from the cingulate cortex in the rat. Brain Res. **12**, 296—320 (1969)

Domesick, V. B.: The fasciculus cinguli in the rat. Brain Res. **20**, 19—32 (1970)

Domesick, V. B.: Thalamic relationships of the medial cortex in the rat. Brain Behav. Evol. **6**, 457—483 (1972)

Domesick, V. B.: Thalamic projections in the cingulum bundle to the parahippocampal cortex of the rat. Anat. Rec. **175**, 308 (1973)

Donaldson, H. H., Hatai, Sh.: On the weight of the parts of the brain and on the percentage of water in them according to brain weight and to age, in albino and in wild norway rats. J. comp. Neurol. **53**, 263—307 (1931)

Douglas, R. J.: The hippocampus and behavior. Psychol. Bull. **67**, 416—442 (1967)

Drachman, D. A., Arbit, J.: Memory and the hippocampal complex. II. Is memory a multiple process? Arch. Neurol. (Chic.) **15**, 52—61 (1966)

Drachman, D. A., Ommaya, A. K.: Memory and the hippocampal complex. Arch. Neurol. (Chic.) **10**, 411—425 (1964)

Droogleever-Fortuyn, A. B.: Cortical cell-lamination of the hemispheres of some rodents. Arch. Neurol. Psychiat. (Lond.) **6**, 221—354 (1914)

Droogleever-Fortuyn, J.: On the configuration and the connections of the medioventral area and the midline cells in the thalamus of the rabbit. Folia psychiat. neerl. **53**, 213—254 (1950)

Droogleever-Fortuyn, J.: Introduction à l'anatomie du rhinencéphale. Acta neurol. belg. **56**, 115—131 (1956)

Droogleever-Fortuyn, J., Stefens, R.: On the anatomical relations of the intralaminar and midline cells of the thalamus. Electroenceph. clin. Neurophysiol. **3**, 393—400 (1951)

Droogleever-Fortuyn *et al.* (1959): Droogleever-Fortuyn, J., Hiddema, F., Sanders-Woudstra, J. A. R.: A note on rhinencephalic components of the dorsal thalamus. The parataenial and dorsomedial nuclei. In: Recent neurological research (eds. A. Biemond *et al.*), pp. 46—53. Amsterdam: Elsevier 1959

Druga, R.: The claustrum of the cat *(Felis domestica)*. Folia morph. (Praha) **14**, 7—16 (1966a)

Druga, R.: Cortico-claustral connections. I. Fronto-claustral connections. Folia morph. (Praha) **14**, 391—399 (1966b)

Druga, R.: Cortico-claustral connections. II. Connections from the parietal, temporal and occipital cortex to the claustrum. Folia morph. (Praha) **16**, 142—149 (1968)

Druga, R.: Contralateral cortico-striatic and cortico-claustral connections and the commissura anterior in the cat. Sborn. lék. **71**, 100—107 (1969)

Druga, R.: Neocortical projections to the amygdala (An experimental study with the Nauta method). J. Hirnforsch. **11**, 467—476 (1969/70)

Druga, R.: Projection of prepyriform cortex into claustrum. Folia morph. (Praha) **19**, 405 bis 410 (1971)

Druga, R.: Efferent projections from the claustrum (An experimental study using Nauta's method). Folia morph. (Praha) **20**, 163—165 (1972a)

DRUGA, R.: Efferent projections from the olfactory bulb (An experimental study using Nauta's method). Folia morph. (Praha) **20**, 166—168 (1972b)

DRUGA, R.: The projection field of the prepyriform cortex (An experimental study using Nauta's method). Folia morph. (Praha) **20**, 169—171 (1972c)

DUBOIS, E.: Über die Abhängigkeit des Hirngewichtes von der Körpergröße bei den Säugetieren. Arch. Anthrop. **25**, 1—28 (1897)

DUCKETT, S., PEARSE, A. G. E.: Histoenzymology of the developing human hippocampus. Acta histochem. (Jena) **33**, 128—134 (1969)

DUNLOP, C. W.: Viscero-sensory and somato-sensory representation in the rhinencephalon. Electroenceph. clin. Neurophysiol. **10**, 297—304 (1958)

DUNSMORE, R. H., LENNOX, M. A.: Stimulation and strychninization of supracallosal anterior cingulate gyrus. J. Neurophysiol. **13**, 207—214 (1950)

DURET, H.: Recherches anatomiques sur la circulation de l'encéphale. Arch. Physiol. (Paris) **1**, 2. sér., 60—91, 316—353, 664—693, 919—957 (1874)

DURWARD, A.: The cell masses in the forebrain of *Sphenodon punctatum*. J. Anat. (Lond.) **65**, 8—44 (1930)

DURWARD, A.: Observations on the cell masses in the cerebral hemisphere of the New Zealand Kiwi *(Apteryx australis)*. J. Anat. (Lond.) **66**, 437—477 (1932)

DUVAL, M.: La corne d'ammon (Morphologie et embryologie) I. Arch. Neurol. (Paris) **2**, 161—173 (1881)

DUVAL, M.: La corne d'ammon (Morphologie et embryologie) II. Arch. Neurol. (Paris) **3**, 1—35, 389—392 (1882)

DVORAK, K.: The postnatal differentiation of the Golgi Apparatus in the neurons of the hippocampal area of the rat. A histological and histochemical study. Acta histochem. (Jena) **36**, 246—260 (1970)

EBBESSON, S. O. E., HEIMER, L.: Projections of the olfactory tract fibers in the nurse shark *(Ginglymostoma cirratum)*. Brain Res. **17**, 47—55 (1970)

EBINGER, P.: Vergleichend-quantitative Untersuchungen an Wild- und Laborratten. Tierzücht. Züchtungsbiol. **89**, 34—57 (1972)

EBINGER, P.: A cytoarchitectonic volumetric comparison of brains in wild and domestic sheep. Z. Anat. Entwickl.-Gesch. **144**, 267—302 (1974)

EBNER, F. F., MYERS, R. E.: Distribution of corpus callosum and anterior commissure in cat and raccoon. J. comp. Neurol. **124**, 353—365 (1965)

ECONOMO, C. VON: Über den feineren Bau des Uncus. Anat. Anz. **60**, 406—414 (1925/26)

ECONOMO, C. VON, KOSKINAS, G. N.: Die Cytoarchitektonik der Hirnrinde des erwachsenen Menschen. Wien-Berlin: Springer 1925

EDINGER, L.: Vergleichend-entwicklungsgeschichtliche und anatomische Studien im Bereiche der Hirnanatomie. 3. Riechapparat und Ammonshorn. Anat. Anz. **8**, 305—321 (1893)

EDINGER, L.: Untersuchungen über die vergleichende Anatomie des Gehirns. 3. Neue Studien über das Vorderhirn der Reptilien. Abh. Senckenb. naturforsch. Ges. (Frankfurt) **19**, 313—386 (1896)

EDINGER, L.: Vorlesungen über den Bau der nervösen Zentralorgane des Menschen und der Tiere, I. Bd., 7. Aufl. Leipzig: Vogel 1904

EDINGER, L.: Die Herkunft des Hirnmantels in der Tierreihe. Umschau (Frankfurt) 1905, 786—789 (1905)

EDINGER, L.: Vorlesungen über den Bau der nervösen Zentralorgane des Menschen und der Tiere, 2. Bd., 7. Aufl. Leipzig: Vogel 1908a

EDINGER, L.: Über die dem Oralsinne dienenden Apparate am Gehirn der Säuger. Dtsch. Z. Nervenheilk. **36**, 151—160 (1908b)

EDINGER, L.: Der Lobus parolfactorius (Tuberculum olfactorium, Lobus olf. post.). Anat. Anz. **38**, 1—9 (1911a)

EDINGER, L.: Vorlesungen über den Bau der nervösen Centralorgane des Menschen und der Thiere, 1. Bd., 8. Aufl. Leipzig: Vogel 1911b

EDINGER, L., WALLENBERG, A.: Untersuchungen über den Fornix und das Corpus mamillare. Arch. Psychiat. **35**, 1—21 (1902)

EDINGER, L., WALLENBERG, A., HOLMES, G.: Untersuchungen über die vergleichende Anatomie des Gehirns. 5. Untersuchungen über das Vorderhirn der Vögel. Abh. Senckenb. naturforsch. Ges. (Frankfurt) **20**, 343—426 (1903)

EGGER, M. D., FLYNN, J. P.: Effects of electrical stimulation of the amygdala on hypothalamically elicited attack behavior in cats. J. Neurophysiol. **26**, 705—720 (1963)

EHRLICH, P.: Über die Methylenblaureaction der lebenden Nervensubstanz. Dtsch. med. Wschr. **12**, 49—52 (1886)

ELAZAR, Z., ADEY, W. R.: Spectral analysis of low frequency components in the electrical activity of the hippocampus during learning. Electroenceph. clin. Neurophysiol. **23**, 225 bis 240 (1967)

EMMERS, R., AKERT, K.: A stereotaxic atlas of the brain of the squirrel monkey *(Saimiri sciureus)*. Madison: Univ. Wisconsin Press 1963

ENGELHARDT, E., ESBÉRARD, C.-A., ALBUQUERQUE, A. M.: Développement des cellules pyramidales de l'hippocampe chez le rat. C. R. Soc. Biol. (Paris) **161**, 1165—1168 (1967)

ENTINGH, D.: Perseverative responding and hyperphagia following entorhinal lesions in cats. J. comp. physiol. Psychol. **75**, 50—58 (1971)

ESCOLAR, J.: El complejo amigdalino en relación con el allocortex, considerado ontogénica y filogénicamente. An. Anat. (Zaragoza) **8**, 215—231 (1959)

ESCOLAR, J.: El espacio perforado anterior de la base del cerebro (Su organización como zona de confluencia. Estudio ontogénico y comparativo con miras a la experimentación). An. Anat. (Zaragoza) **12**, 197—216 (1963)

ESTES, R. D.: The role of the vomeronasal organ in mammalian reproduction. Mammalia **36**, 315—341 (1972)

ETIENNE, A.: Premiers résultats sur l'histologie quantitative comparée du bulbe olfactif dans la lignée des Insectivores aux Primates. Acta oto-rhino-laryng. belg. **26**, 493—505 (1972)

EULER, C. VON: Excitatory and inhibitory mechanisms in hippocampus. In: Structure and function of the cerebral cortex (eds. D. B. TOWER, J. P. SCHADÉ), pp. 272—277. Proc. 2. Int. Meeting Neurobiol., Amsterdam, 1959. Amsterdam: Elsevier 1960

EULER, C. VON: On the significance of the high zinc content in the hippocampal formation. In: Physiologie de l'hippocampe (ed. P. PASSOUANT), pp. 135—145. Colloque Int. CNRS, Montpellier, 1961. Paris: Centre National de la Recherche Scientifique 1962.

EULER, C. VON, GREEN, J. D.: Activity in single hippocampal pyramids. Acta physiol. scand. **48**, 95—109 (1960a)

EULER, C. VON, GREEN, J. D.: Excitation, inhibition and rhythmical activity in hippocampal pyramidal cells in rabbit. Acta physiol. scand. **48**, 110—125 (1960b)

FARKAS-BARGETON, E., THIEFFRY, S.: Maturation histoenzymologique du cortex cérébelleux et de la corne d'ammon chez l'enfant. C. R. Acad. Sci. (Paris) D **262**, 2271—2274 (1966)

FAUL, J.: The ontogenetic development of the claustrum in mammals. Proc. kon. ned. Akad. Wet. **29**, 642—647 (1926)

FELDMANN, S.: Neurophysiological mechanisms modifying afferent hypothalamo-hippocampal conduction. Exp. Neurol. **5**, 269—291 (1962)

FELGENHAUER, K.: Die Lokalisation der spezifischen und unspezifischen Phosphatasen im Meerschweinchengehirn. Z. Zellforsch. **60**, 518—531 (1963)

FELGENHAUER, K., STAMMLER, A.: Das Verteilungsmuster der Dehydrogenasen und Diaphorasen im Zentralnervensystem des Meerschweinchens. Z. Zellforsch. **58**, 219—233 (1962)

FEREMUTSCH, K.: Die Morphogenese des Palaeocortex und des Archicortex. In: Beiträge zur Entwicklungsgeschichte und normalen Anatomie des Gehirns (Hrsg. K. FEREMUTSCH, E. GRÜNTHAL). Mschr. Psychiat. Neurol., Suppl.: Bibl. psychiat. neurol. (Basel) **91**, 33—73 (1952)

FEREMUTSCH, K.: Die embryonale Fundamentalgliederung der Hirnrinde. Z. Anat. Entwickl.-Gesch. **123**, 264-270 (1962)

FERNANDEZ, V.: An autoradiographic study of the development of the anterior thalamic group and limbic cortex in the rabbit. J. comp. Neurol. **136**, 423—451 (1969)

FERNER, H., KAUTZKY, R.: Angewandte Anatomie des Gehirns und seiner Hüllen. In: Handbuch der Neurochirurgie, Bd. 1, 1. Teil, Grundlagen I (Hrsg. H. OLIVECRONA, W. TÖNNIS), S. 1—90. Berlin-Göttingen-Heidelberg: Springer 1959

FERRER, N. G.: Olfactory projection in hamsters. Ala. J. med. Sci. **4**, 51—67 (1967)

FERRER, N. G.: Secondary olfactory projections in the galago *(Galago crassicaudatus)* and the tree shrew *(Tupaia glis)*. J. comp. Neurol. **136**, 337—347 (1969a)

FERRER, N. G.: Efferent projections of the anterior olfactory nucleus. J. comp. Neurol. **137**, 309—319 (1969b)

FERRER, N. G.: Projections of the olfactory tubercle in the golden hamster *(Mesocricetus auratus)*. J. Hirnforsch. **13**, 203—210 (1971/72)

FERRES-TORRES, E.: Hallazgos sobre la ultraestructura del estrato polimórfico en el allocortex ammónico. An. Anat. (Zaragoza) **21**, 409—416 (1972)

FIELD, P. M.: A quantitative ultrastructural analysis of the distribution of amygdaloid fibres in the preoptic area and the ventromedial hypothalamic nucleus. Exp. Brain Res. **14**, 527—538 (1972)

FIFKOVÁ-FISCHEROVÁ, E., MARŠALA, J.: Archicortex kočky *(Felis domestica)*. Čs. Morfol. **8**, 195—214 (1960)

FILIMONOFF, I. N.: A rational subdivision of the cerebral cortex. Arch. Neurol. Psychiat. (Chic.) **58**, 296—311 (1947)

FILIMOMOFF, I. N. (1955): siehe SARKISSOV *et al.* (1955).

FILIMONOFF, I. N.: Homologies of the cerebral formations of mammals and reptiles. J. Hirnforsch. **7**, 229–251 (1964)

FILIMONOFF, I. N.: On the so-called rhinencephalon in the dolphin. J. Hirnforsch. **8**, 1–23 (1965)

FILIMONOFF, I. N.: The claustrum, its origin and development. J. Hirnforsch. **8**, 503–528 (1966)

FINK, R. P., HEIMER, L.: Two methods for selective silver impregnation of degenerating axons and their synaptic endings in the central nervous system. Brain Res. **4**, 369–374 (1967)

FISH, P. A.: The indusium of the callosum. J. comp. Neurol. **3**, 61–68 (1893)

FISHER, R. R., DESALVA, S. J.: Distribution of the anterior commissure in the monkey. Anat. Rec. **100**, 660–661 (1948)

FLATAU, E., JAKOBSOHN, L.: Handbuch der Anatomie und vergleichenden Anatomie des Centralnervensystems der Säugetiere. Berlin: Karger 1899

FLECHSIG, P.: Anatomie des menschlichen Gehirns und Rückenmarks auf myelogenetischer Grundlage, 1. Bd. Leipzig: Thieme 1920.

FLEISCHHAUER, K.: Darstellung rhinencephaler Strukturen durch Dithizon. Anat. Anz. **104** (Erg. H. 2), 135–137 (1958)

FLEISCHHAUER, K.: Zur Chemoarchitektonik der Ammonsformation. Nervenarzt **30**, 305–309 (1959)

FLEISCHHAUER, K., HORSTMANN, E.: Intravitale Dithizonfärbung homologer Felder der Ammonsformation von Säugern. Z. Zellforsch. **46**, 598–609 (1957)

FLORES, A.: Die Myeloarchitektonik und die Myelogenie des Cortex Cerebri beim Igel *(Erinaceus europaeus)*. J. Psychol. Neurol. (Lpz.) **17**, 215–247 (1911)

FOIX, C., HILLEMAND, P.: Note sur la disposition générale des artères de l'axe encéphalique. C. R. Soc. Biol. (Paris) **92**, 31–36 (1925)

FOIX, C., NICOLESCO, J.: Les noyaux gris centraux et la région mésencéphalo-sous-optique. Paris: Masson et Cie 1925

FOLDES, F. F., ZSIGMOND, E. K., FOLDES, V. M., ERDÖS, E. G.: The distribution of acetylcholinesterase and butyrylcholinesterase in the human brain. J. Neurochem. **9**, 559–572 (1962)

FOLTZ, E. L., WHITE, L. E.: Experimental cingulumotomy and modification of morphine withdrawal. J. Neurosurg. **14**, 655–670 (1957)

FONBERG, E.: The inhibitory role of amygdala stimulation. Acta Biol. exp. (Warszawa) **23**, 171–180 (1963)

FONBERG, E., DELGADO, J. M. R.: Avoidance and alimentary reactions during amygdala stimulation. J. Neurophysiol. **24**, 651–664 (1961)

FONNUM, F.: Topographical and subcellular localization of choline acetyltransferase in rat hippocampal region. J. Neurochem. **17**, 1029–1037 (1970)

FOX, C. A.: Certain basal telencephalic centers in the cat. J. comp. Neurol. **72**, 1–62 (1940)

FOX, C. A.: The stria terminalis, longitudinal association bundle and precommissural fornix fibers in the cat. J. comp. Neurol. **79**, 277–295 (1943)

FOX, C. A.: Amygdalo-thalamic connections in *Macaca mulatta*. Anat. Rec. **103**, 537–538 (1949)

FOX, C. A., SCHMITZ, J. T.: The anterior limb of the anterior commissure in the cat. Anat. Rec. **82**, 413 (1942)

FOX, C. A., SCHMITZ, J. T.: A marchi study of the distribution of the anterior commissure in the cat. J. comp. Neurol. **79**, 297–314 (1943)

FOX *et al.* (1944): FOX, C. A., MCKINLEY, W. A., MAGOUN, H. W.: An oscillographic study of olfactory system of cats. J. Neurophysiol. **7**, 1–16 (1944)

FOX *et al.* (1948): FOX, C. A., FISHER, R. R., DESALVA, S. J.: The distribution of the anterior commissure in the monkey *(Macaca mulatta)*. J. comp. Neurol. **89**, 245–277 (1948)

FRAHM, H., HASSLER, R., POBLETE, M.: Volumenvergleiche des Nucleus anterior thalami und des Corpus mamillare bei Insektivoren und Primaten (in Vorbereitung)

FREEMAN, W. J.: Distribution in time and space of prepyriform electrical activity. J. Neurophysiol. **22**, 644–665 (1959)

FREEMAN, W. J.: Correlation of electrical activity of prepyriform cortex and behavior in cat. J. Neurophysiol. **23**, 111–131 (1960a)

FREEMAN, W. J.: Repetitive electrical stimulation of prepyriform cortex in cat. J. Neurophysiol. **23**, 383–396 (1960b)

FREEMAN, W. J.: Relations between unit activity and evoked potentials in prepyriform cortex of cats. J. Neurophysiol. **31**, 337–348 (1968a)

FREEMAN, W. J.: Effects of surgical isolation and tetanization on prepyriform cortex in cats. J. Neurophysiol. **31**, 349–357 (1968b)

FREEMAN, W. J.: Spatial divergence and temporal dispersion in primary olfactory nerve of cat. J. Neurophysiol. **35**, 733–744 (1972a)

FREEMAN, W. J.: Measurement of open-loop responses to electrical stimulation in olfactory bulb of cat. J. Neurophysiol. **35**, 745—761 (1972b)

FREEMAN, W. J.: Measurement of oscillatory responses to electrical stimulation in olfactory bulb of cat. J. Neurophysiol. **35**, 762—779 (1972c)

FREEMAN, W. J.: Depth recording of averaged evoked potential of olfactory bulb. J. Neurophysiol. **35**, 780—796 (1972d)

FREEMAN, W. J.: Topographic organization of primary olfactory nerve in cat and rabbit as shown by evoked potentials. Electroenceph. clin. Neurophysiol. **36**, 33—45 (1974a)

FREEMAN, W. J.: Attenuation of transmission through glomeruli of olfactory bulb on paired shock stimulation. Brain Res. **65**, 77—90 (1974b)

FREEMAN, W. J.: Relation of glomerular neuronal activity to glomerular transmission attenuation. Brain Res. **65**, 91—107 (1974c)

FREEMAN, W. J., WATTS, J. W.: Retrograde degeneration of the thalamus following prefrontal lobotomy. J. comp. Neurol. **86**, 65—93 (1947)

FREEMAN, W. J., WILLIAMS, J. M.: The amygdaloid nucleus in relation to auditory hallucinations. J. nerv. ment. Dis. **116**, 456—462 (1952)

FRIANT, M.: Les sillons des hémisphères cérébraux, chez l'homme, jusqu' au centième jour de la vie prénatale. Acta neurol. belg. **62**, 374—383 (1962)

FRIANT, M.: Les sillons des hémisphères cérébraux chez l'homme, du septième mois de la vie prénatale à la naissance. Acta neurol. belg. **63**, 751—765 (1963)

FRIED, P. A.: Septum and behavior. A review. Psychol. Bull. **78**, 292—310 (1972)

FRIEDE, R. L.: Histochemical investigations on succinic dehydrogenase in the central nervous system. IV. A histochemical mapping of the cerebral cortex of the guinea pig. J. Neurochem. **5**, 156—171 (1960a)

FRIEDE, R. L.: A comparative study of cytoarchitectonics and chemoarchitectonics of the cerebral cortex of the guinea pig. Z. Zellforsch. **52**, 482—493 (1960b)

FRIEDE, R. L.: Histochemical investigations on succinic dehydrogenase in the central nervous system. V. The diencephalon and basal telencephalic centers of the guinea pig. J. Neurochem. **6**, 190—199 (1961a)

FRIEDE, R. L.: Enzymes d'oxydation du système nerveux central. Données recentes d'études histochimiques. Wld Neurol. **2**, 1094—1107 (1961b)

FRIEDE, R. L.: Topographic brain chemistry. New York-London: Academic Press 1966a

FRIEDE, R. L.: The histochemical architecture of the ammon's horn as related to its selective vulnerability. Acta neuropath. (Berl.) **6**, 1—13 (1966b)

FRIEDE, R. L.: A comparative histochemical mapping of the distribution of butyryl cholinesterase in the brains of four species of mammals, including man. Acta anat. (Basel) **66**, 161—177 (1967)

FRIEDE, R. L., FLEMING, L. M.: A mapping of oxidative enzymes in the human brain. J. Neurochem. **9**, 179—198 (1962)

FRIEDE, R. L., FLEMING, L. M.: A mapping of the distribution of lactic dehydrogenase in the brain of the rhesus monkey. Amer. J. Anat. **113**, 215—234 (1963)

FRIEDE, R. L., KNOLLER, M.: A quantitative mapping of acid phosphatase in the brain of the rhesus monkey. J. Neurochem. **12**, 441—450 (1965)

FRIEDE *et al.* (1963): FRIEDE, R. L., FLEMING, L. M., KNOLLER, M.: A comparative mapping of enzymes involved in hexosemonophosphate shunt and citric acid cycle in the brain. J. Neurochem. **10**, 263—277 (1963)

FUJITA, Y., NAKAMURA, Y.: Effect of fornical stimulation upon the CA1 and CA2 apical dendrite of rabbit's hippocampus. Jap. J. Physiol. **11**, 357—368 (1961)

FUJITA, Y., SAKATA, H.: Electrophysiological properties of CA1 and CA2 apical dendrites of rabbit hippocampus. J. Neurophysiol. **25**, 209—222 (1962)

FUKUCHI, S.: Comparative-anatomical studies on the amygdaloid complex in mammals, especially in ungulata. Folia psychiat. neurol. jap. **5**, 241—262 (1952)

FULTON, J. F., PRIBRAM, K. H., STEVENSON, J. A. F., WALL, P. D.: Interrelations between orbital gyrus, insula, temporal tip, and anterior cingulate. Trans. Amer. neurol. Ass., **47**. meeting, 175—178 (1949)

GAMBLE, H. J.: An experimental study of the secondary olfactory connexions in *Lacerta viridis*. J. Anat. (Lond.) **86**, 180—196 (1952)

GAMBLE, H. J.: An experimental study of the secondary olfactory connexions in *Testudo graeca*. J. Anat. (Lond.) **90**, 15—29 (1956)

GAMPER, E.: Zur Frage der Polioencephalitis haemorrhagica der chronischen Alkoholiker. Anatomische Befunde beim alkoholischen Korsakow und ihre Beziehungen zum klinischen Bilde. Dtsch. Z. Nervenheilk. **102**, 122—129 (1928)

GANSER, S.: Über die vordere Hirncommissur der Säugethiere. Arch. Psychiat. Nervenkr. **9**, 286—299 (1879)

GANSER, S.: Vergleichend-anatomische Studien über das Gehirn des Maulwurfs. Morph. Jb. **7**, 591—725 (1882)

GARDNER, W. D., FOX, C. A.: Degeneration of the cingulum in the monkey. Anat. Rec. **100**, 663—664 (1948)

GASSER, H. S.: Olfactory nerve fibers. J. gen. Physiol. **39**, 473—496 (1956)

GASTAUT, H., LAMMERS, H. J.: Anatomie du Rhinencéphale. In: Les grandes activités du rhinencéphale (ed. ALAJOUANINE), pp. 1—166. Paris: Masson 1961

GEHUCHTEN, A. VAN: Contributions a l'étude de la muqueuse olfactive chez les mammifères. Cellule **6**, 393—407 (1890)

GEHUCHTEN, A. VAN: Contribution a l'étude des voies olfactives. Le Névraxe **6**, 193—200 (1904)

GEHUCHTEN, A. VAN, MARTIN, I.: Le bulbe olfactif chez quelques mammifères. Cellule **7**, 205—237 (1891)

GENESER-JENSEN, F. A.: Distribution of monoamine oxidase in the hippocampal region of the guinea pig. I. Entorhinal area, parasubiculum, and presubiculum. Z. Zellforsch. **117**, 46—64 (1971a)

GENESER-JENSEN, F. A.: Distribution of monoamine oxidase in the hippocampal region of the guinea pig. II. Subiculum and hippocampus. Z. Zellforsch. **121**, 327—340 (1971b)

GENESER-JENSEN, F. A.: Distribution of acetyl cholinesterase in the hippocampal region of the guinea pig. II. Subiculum and hippocampus. Z. Zellforsch. **124**, 546—560 (1972a)

GENESER-JENSEN, F. A.: Distribution of acetyl cholinesterase in the hippocampal region of the guinea pig. III. The dentate area. Z. Zellforsch. **131**, 481—495 (1972b)

GENESER-JENSEN, F. A.: Distribution of monoamine oxidase in the hippocampal region of the guinea pig. III. The dentate area. Z. Zellforsch. **137**, 1—12 (1973)

GENESER-JENSEN, F. A., BLACKSTAD, T. W.: Distribution of acetyl cholinesterase in the hippocampal region of the guinea pig. I. Entorhinal area, parasubiculum, and presubiculum. Z. Zellforsch. **114**, 460—481 (1971)

GENESER-JENSEN, F. A., HAUG, F.-M. S., DANSCHER, G.: Distribution of heavy metals in the hippocampal region of the guinea pig. A light microscope study with Timm's sulfide silver method. Z. Zellforsch. **147**, 441—478 (1974)

GENTON, C.: Etude, par la technique de Nauta, des dégénérescences consécutives à une lésion électrolytique de la région septale chez le mulot sylvestre *(Apodemus sylvaticus)*. Brain Res. **14**, 1—23 (1969)

GEREBTZOFF, M. A.: Sur quelques voies d'association de l'écorce cérébrale. (Recherches anatomo-expérimentales.) J. belge Neurol. Psychiat. **39**, 205—221 (1939)

GEREBTZOFF, M. A.: Note anatomo-expérimentale sur le fornix, la corne d'Ammon et leurs relations avec diverses structures encéphaliques, notamment l'épiphyse. J. belge Neurol. Psychiat. **41/42**, 199—206 (1941/42)

GEREBTZOFF, M. A.: Cholinesterases. A histochemical contribution to the solution of some functional problems. London: Pergamon-Press 1959

GEREBTZOFF, M. A.: Apport de l'histochimie à la connaissance de l'écorce cérébrale. In: Structure and function of the cerebral cortex (eds. D. B. TOWER, J. P. SCHADÉ), pp. 334—339. Proc. 2. Int. Meeting Neurobiol., Amsterdam, 1959. Amsterdam: Elsevier 1960

GEREBTZOFF, M. A.: Les cholinestérases dans le système nerveux central. En guise d'introduction à la chémoarchitectonique de ce système. Ann. Histochim. 8, 187—194 (1963)

GEREBTZOFF, M. A., GOFFART, M.: Cytoarchitectonic study of the isocortex in the sloth *(Choloepus hoffmanni* Peters*)*. J. comp. Neurol. **126**, 523—533 (1966)

GERGEN, J. A.: Functional properties of the hippocampus in the sub-human primate. In: Structure and function of the limbic system (eds. W. R. ADEY, T. TOKIZANE). Progr. Brain Res. **27**, 442—461. Amsterdam: Elsevier 1967

GERTZ, S. D., LINDENBERG, R., PIAVIS, G. W.: Structural variations in the rostral human hippocampus. Johns Hopk. med. J. **130**, 367—376 (1972)

GESSI *et al.* (1966a): GESSI, T., SPERTI, L., VOLTA, F.: Local response of the hippocampal cortex to direct stimulation in the guinea pig. Arch. Sci. biol. (Bologna) **50**, 20—40 (1966a)

GESSI *et al.* (1966b): GESSI, T., SPERTI, L., VOLTA, F.: Risposte della corteccia ippocampica alla stimolazione diretta superficiale o profonda, nella cavia. Boll. Soc. ital. Biol. sper. **42**, 987—990 (1966b)

GIACOMINI, C.: Fascia dentata del grande hippocampo nel cervello umano. G. Accad. Med. Torino **31**, 674—742 (1883)

GIACOMO, P. DE: Attivitá colinesterasica nel complesso amigdaloideo della cavia. Lav. neuropsichiat. **27**, 3—14 (1960a)

GIACOMO, P. DE: Studio istochimico sulla distribuzione dell' attivitá colinesterasica nell' amigdala cerebrale umana. Lav. neuropsichiat. **27**, 38—52 (1960b)

GIESEMANN, R.: Die Verbreitung von Spezialzellen im Vorderhirn einiger Reptiliengruppen. J. Hirnforsch. **7**, 25—46 (1964)
GILLILAN, L. A.: Significant superficial anastomoses in the arterial blood supply to the human brain. J. comp. Neurol. **112**, 55—74 (1959)
GILLILAN, L. A.: The arterial and venous blood supplies to the forebrain (including the internal capsule) of primates. Neurology (Minneap.) **18**, 653—670 (1968)
GIRGIS, M.: Distribution of cholinesterase in the basal rhinencephalic structures of the coypu *(Myocastor coypus)*. J. comp. Neurol. **129**, 85—95 (1967)
GIRGIS, M.: Some features of the basal rhinencephalic structures in the coypu rat, *Myocastor coypus*. Acta anat. (Basel) **70**, 352—381 (1968a)
GIRGIS, M.: Distribution of cholinesterase in the basal rhinencephalic structures of the grivet monkey *(Cercopithecus aethiops aethiops)*. Acta anat. (Basel) **70**, 568—576 (1968b)
GIRGIS, M.: Histochemical localization of cholinesterase in a rodent, a sub-primate and a primate brain. Histochemie **16**, 307—314 (1968c)
GIRGIS, M.: Distribution of cholinesterase in the basal rhinencephalic structures of the senegal bush baby *(Galago senegalensis senegalensis)*. Acta anat. (Basel) **72**, 94—100 (1969a)
GIRGIS, M.: The amygdala and the sense of smell. Acta anat. (Basel) **72**, 502—519 (1969b)
GIRGIS, M.: The rhinencephalon. Acta anat. (Basel) **76**, 157—199 (1970)
GIRGIS, M.: The distribution of acetylcholinesterase enzyme in the amygdala and its role in aggressive behavior. In: The neurobiology of the amygdala (ed. B. E. ELEFTHERIOU), pp. 283—292. New York-London: Plenum Press 1972
GIRGIS, M.: Histochemical localization of acetylcholinesterase enzyme in the ‚limbic system' of the brain of the cebus monkey *(Cebus apella)*. Acta anat. (Basel) **84**, 202—223 (1973)
GIRGIS, M.: Histochemical localization of acetylcholinesterase enzyme in the ‚limbic system' of the brain of the squirrel monkey *(Saimiri sciureus)*. Acta anat. (Basel) **87**, 321—333 (1974)
GIRGIS, M., GOLDBY, F.: Secondary olfactory connexions and the anterior commissure in the coypu, *Myocastor coypus*. J. Anat. (Lond.) **101**, 33—44 (1967)
GIROUD, A., MARTINET, M., DELUCHAT, C.: Mécanisme de développement du bulbe olfactif. Arch. Anat. (Strasbourg) **48**, 205—217 (1965)
GLEES, P.: Terminal degeneration within the central nervous system as studied by a new silver method. J. Neuropath. exp. Neurol. **5**, 54—59 (1946)
GLEES, P., GRIFFITH, H. B.: Bilateral destruction of the hippocampus (Cornu ammonis) in a case of dementia. Mschr. Psychiat. Neurol. **123**, 193—204 (1952)
GLEES *et al.* (1950): GLEES, P., COLE, J., WHITTY, C. W. M., CAIRNS, H.: The effects of lesions in the cingular gyrus and adjacent areas in monkeys. J. Neurol. Neurosurg. Psychiat. **13**, 178—190 (1950)
GLOOR, P.: Subcortical and cortical responses to stimulation of the amygdaloid nucleus in the cat. Electroenceph. clin. Neurophysiol. **6**, 711 (1954)
GLOOR, P.: Electrophysiological studies on the connections of the amygdaloid nucleus in the cat. Part I: The neuronal organization of the amygdaloid projection system. Electroenceph. clin. Neurophysiol. **7**, 223—242 (1955a)
GLOOR, P.: Electrophysiological studies on the connections of the amygdaloid nucleus in the cat. Part II: The electrophysiological properties of the amygdaloid projection system. Electroenceph. clin. Neurophysiol. **7**, 243—264 (1955b)
GLOOR, P.: Telencephalic influences upon the hypothalamus. In: Hypothalamic-hypophysial interrelationships (eds. W. S. FIELDS *et al.*), pp. 74—113. Symp. Houston Neurol. Soc. Springfield (Ill.): Thomas 1956
GLOOR, P.: Amygdala. In: Handbook of physiology, Sect. 1. Neurophysiology, vol. II (eds. J. FIELD *et al.*), pp. 1394—1420. Amer. Physiol. Soc., Washington. Baltimore: Williams and Wilkins Co. 1960
GLOOR, P.: Identification of inhibitory neurones in the hippocampus. Nature (Lond.) **199**, 699 (1963)
GLOOR *et al.* (1961): GLOOR, P., VERA, C. L., SPERTI, L., RAY, S. N.: Investigations on the mechanisms of epileptic discharge in the hippocampus (a preliminar report). Epilepsia (Boston) **2**, 42—62 (1961)
GLOOR *et al.* (1962): GLOOR, P., SPERTI, L., VERA, C. L.: An analysis of hippocampal evoked responses and seizure discharges with extracellular microelectrode and DC-recordings. In: Physiologie de l'hippocampe (ed. P. PASSOUANT), pp. 147—170. Colloque Int. CNRS, Montpellier, 1961. Paris: Centre National de la Recherche Scientifique 1962
GLOOR *et al.* (1963a): GLOOR, P., VERA, C. L., SPERTI, L.: Electrophysiological studies of hippocampal neurons. I. Configuration and laminar analysis of the „resting" potential gradient, of the main-transient response to perforant path, fimbrial and mossy fiber volleys and of „spontaneous" activity. Electroenceph. clin. Neurophysiol. **15**, 353—378 (1963a)

Gloor *et al.* (1963b): Gloor, P., Sperti, L., Vera, C. L.: Electrophysiological studies of hippocampal neurons. II. Secondary postsynaptic events and single cell unit discharges. Electroenceph. clin. Neurophysiol. **15**, 379—402 (1963b)

Gloor *et al.* (1964): Gloor, P., Vera, C. L., Sperti, L.: Electrophysiological studies of hippocampal neurons. III. Responses of hippocampal neurons to repetitive perforant path volleys. Electroenceph. clin. Neurophysiol. **17**, 353—370 (1964)

Godina, G., Barasa, A.: Morfogenesi ed istogenesi della formazione ammonica. Z. Zellforsch. **63**, 327—355 (1964)

Godina, G., Barasa, A.: La morphogénèse de la corne d'ammon. C. R. Ass. Anat. **125**, 699 bis 705 (1965)

Goldby, F.: The cerebral hemispheres of *Lacerta viridis*. J. Anat. (Lond.) **68**, 157—215 (1934)

Goldby, F.: An experimental investigation of the cerebral hemispheres of *Lacerta viridis*. J. Anat. (Lond.) **71**, 332—355 (1937)

Goldby, F.: On the relative position of the hippocampus and the corpus callosum in placental mammals. J. Anat. (Lond.) **74**, 227—238 (1940)

Goldby, F., Gamble, H. J.: The reptilian cerebral hemispheres. Biol. Rev. **32**, 383—420 (1957)

Goldstein, K.: Beiträge zur Entwicklungsgeschichte des menschlichen Gehirns. I. Die erste Entwicklung der großen Hirnkommissuren und die ,,Verwachsung" von Thalamus und Striatum. Arch. Anat. Physiol. 1903, Anat. Abt., 29—60 (1903)

Goldstein, K.: Zur Frage der Existenzberechtigung der sogenannten Bogenfurchen des embryonalen menschlichen Gehirnes, nebst einigen weiteren Bemerkungen zur Entwicklung des Balkens und der Capsula interna. Anat. Anz. **24**, 579—595 (1904)

Goldstein, M.: Beitrag zur Anatomie und funktionellen Bedeutung der Arterien des Gehirns, insbesondere des Balkens. Z. ges. Neurol. Psychiat. **26**, 361—396 (1914)

Golgi, C.: Sulla struttura della sostanza grigia dell cervello. Gazz. med. lombarda **33**, 244 bis 246 (1873) und Sulla sostanza grigia del cervello. Opera omnia, pag. 91—98. Milano: Hoepli 1903

Golgi, C.: Sulla fina struttura dei bulbi olfattori. Freniatria e di medicina legale. Reggio-Emilia **1**, 405—425 (1875) und Opera omnia, pag. 113—132. Milano: Hoepli 1903

Golgi, C.: Di una nuova reazione apparentemente nera delle cellule nervose cerebrali ottenuta col bicloruro di mercurio. Arch. Sci. med. **3**, 1—7 (1879) und Opera omnia, pag. 143—148. Milano: Hoepli 1903

Golgi, C.: Sulla fina anatomia degli organi centrali del sistema nervoso. Mailand, 1886, und Opera omnia, pag. 295—536. Milano: Hoepli 1903

Golgi, C.: Untersuchungen über den feineren Bau des centralen und peripherischen Nervensystems. Jena: Fischer 1894

Gottlieb, D. I.: EM and autoradiographic studies of the commissural connections of the hippocampus and dentate gyrus. Anat. Rec. **169**, 327—328 (1971)

Gottlieb, D. I., Cowan, W. M.: On the distribution of axonal terminals containing spheroidal and flattened synaptic vesicles in the hippocampus and dentate gyrus of the rat and cat. Z. Zellforsch. **129**, 413—429 (1972a)

Gottlieb, D. I., Cowan, W. M.: Evidence for a temporal factor in the occupation of available synaptic sites during the development of the dentate gyrus. Brain Res. **41**, 452—456 (1972b)

Gottlieb, D. I., Cowan, W. M.: Autoradiographic studies of the commissural and ipsilateral association connections of the hippocampus and dentate gyrus of the rat. I. The commissural connections. J. comp. Neurol. **149**, 393—421 (1973)

Gozzano, M., Ricci, G., Vizioli, R.: Risposte rinencefaliche a stimoli olfattori. Arch. Fisiol. **54**, 320—329 (1954)

Grantyn, A., Grantyn, R.: Die Beziehungen unspezifischer Strukturen des Hirnstamms zum Hippokampus. Übersicht morphologischer und elektrophysiologischer Befunde. Wiss. Z. Karl-Marx-Univ. (Lpz.), Math. Naturw. R. **19**, 249—263 (1970)

Grantyn *et al.* (1971): Grantyn, A., Grantyn, R., Hang, T. H.: Hippokampale Einzelzellantworten auf mesenzephale Reizungen nach Septumläsion. Acta biol. med. germ. **26**, 985—996 (1971)

Grantyn *et al.* (1972): Grantyn, A., Broggi, G., Mancia, M., Margnelli, M.: Postsynaptic responses of brain stem reticular neurons induced by hippocampal stimulation. Brain Res. **36**, 441—443 (1972)

Gray, P. A.: The cortical lamination pattern of the opossum, *Didelphys virginiana*. J. comp. Neurol. **37**, 221—263 (1924)

Green, J. D.: Neural pathways to the hypophysis. In: Hypothalamic-hypophysial interrelationship (eds. W. S. Fields *et al.*), pp. 3—16. Symp. Houston Neurol. Soc. Springfield (Ill.): Thomas 1956

GREEN, J. D.: The hippocampus. In: Handbook of physiology, Sect. 1: Neurophysiology, vol. II (eds. J. FIELD *et al.*), pp. 1373–1389. Amer. Physiol. Soc., Washington. Baltimore: Williams and Wilkins Co. 1960 a

GREEN, J. D.: Some recent electrophysiological and electron microscope studies of Ammon's horn. In: Structure and function of the cerebral cortex (eds. D. B. TOWER, J. P. SCHADÉ), pp. 266–271. Proc. 2. Int. Meeting Neurobiol., Amsterdam, 1959. Amsterdam: Elsevier 1960b

GREEN, J. D.: Das Rhinenzephalon. Endeavour **23**, 80–84 (1963)

GREEN, J. D.: The hippocampus. Physiol. Rev. **44**, 561–608 (1964)

GREEN, J. D., ADEY, W. R.: Electrophysiological studies of hippocampal connections and excitability. Electroenceph. clin. Neurophysiol. **8**, 245–262 (1956)

GREEN, J. D., ARDUINI, A. A.: Hippocampal electrical activity in arousal. J. Neurophysiol. **17**, 533–557 (1954)

GREEN, J. D., MACHNE, X.: Unit activity of rabbit hippocampus. Amer. J. Physiol. **181**, 219–224 (1955)

GREEN, J. D., MAXWELL, D. S.: Electron microscopy of hippocampus and other central nervous structures. Anat. Rec. **133**, 449 (1959)

GREEN, J. D., MAXWELL, D. S.: Hippocampal electrical activity. I. Morphological aspects. Electroenceph. clin. Neurophysiol. **13**, 837–846 (1961)

GREEN, J. D., SHIMAMOTO, T.: Hippocampal seizures and their propagation. Arch. Neurol. Psychiat. (Chic.) **70**, 687–702 (1953)

GREEN *et al.* (1962): GREEN, J. D., MANCIA, M., BAUMGARTEN, R. VON: Recurrent inhibition in the olfactory bulb. I. Effects of antidromic stimulation of the lateral olfactory tract. J. Neurophysiol. **25**, 467—488 (1962)

GRIMMER, W.: Die Verteilung der Succinodehydrogenase-Aktivität im Gehirn von *Macaca mulatta*. Z. Anat. Entwickl.-Gesch. **122**, 414–440 (1961)

GRÖNBERG, G.: Die Ontogenese eines niedern Säugergehirns nach Untersuchungen an *Erinaceus europaeus*. Zool. Jb., Anat. Ontogenie **15**, 261–384 (1901)

GROSSE, G., LINDNER, G., KIRSCHE, W.: Zur Differenzierung verschiedener Neuronformen des Hippocampus embryonaler Ratten unter den Bedingungen der In-vitro-Kultur. Z. mikr.-anat. Foisch. **87**, 627–636 (1973)

GROTH, W.: Der Ursprung der Riechzellenneuroblasten und ihre erste Entwicklung bis zur Ausbildung der Riechnervenanlage beim Kaninchen. Z. mikr.-anat. Forsch. **43**, 207–234 (1938)

GRÜNTHAL, E.: Die Rindenprojektion der Thalamuskerne bei der Maus. Eine experimentell-anatomische Untersuchung. Mschr. Psychiat. Neurol. **110**, 245–268 (1945)

GRÜNTHAL, E.: Über das klinische Bild nach umschriebenem beiderseitigem Ausfall der Ammonshornrinde. Ein Beitrag zur Kenntnis der Funktion des Ammonshorns. Mschr. Psychiat. Neurol. **113**, 1–16 (1947)

GRÜNTHAL, E.: Untersuchungen zur Ontogenese und über den Bauplan des Gehirnes. In: Beiträge zur Entwicklungsgeschichte und normalen Anatomie des Gehirns (Hrsg. K. FEREMUTSCH, E. GRÜNTHAL). Mschr. Psychiat. Neurol., Suppl.: Bibl. psychiat. neurol. (Basel) **91**, 5–32 (1952)

GUBSER, M.: Die Rindenformationen des Gyrus cinguli bei Cercopitheciden *(Macaca, Papio, Cercopithecus)*. Zur Problematik der Cytoarchitektonik der Rinde. J. Hirnforsch. **12**, 449–462 (1970/71)

GUDDEN, B. VON: Experimentaluntersuchungen über das peripherische und centrale Nervensystem. Arch. Psychiat. Nervenkr. **2**, 693–723 (1870)

GUDDEN, B. VON: Beitrag zur Kenntnis des Corpus mammillare und der sogenannten Schenkel des Fornix. Arch. Psychiat. Nervenkr. **11**, 428–452 (1881)

GUILLERY, R. W.: A quantitative study of the mamillary bodies and their connexions. J. Anat. (Lond.) **89**, 19–32 (1955)

GUILLERY, R. W.: Degeneration in the post-commissural fornix and the mamillary peduncle of the rat. J. Anat. (Lond.) **90**, 350–370 (1956)

GUILLERY, R. W.: Degeneration in the hypothalamic connexions of the albino rat. J. Anat. (Lond.) **91**, 91–115 (1957)

GUILLERY, R. W.: Afferent fibres to the dorso-medial thalamic nucleus in the cat. J. Anat. (Lond.) **93**, 403–419 (1959)

GURDJIAN, E. S.: Olfactory connections in the albino rat, with special reference to the stria medullaris and the anterior commissure. J. comp. Neurol. **38**, 127–163 (1925)

GURDJIAN, E. S.: The diencephalon of the albino rat. J. comp. Neurol. **43**, 1–114 (1927)

GURDJIAN, E. S.: The corpus striatum of the rat. Studies on the brain of the rat. J. comp. Neurol. **45**, 249–281 (1928 a)

GURDJIAN, E. S.: The hippocampus of the rat. Anat. Rec. **38**, 47 (1928 b)

GUREWITSCH, M., CHATSCHATURIAN, A.: Zur Cytoarchitektonik der Großhirnrinde der Feliden. Z. Anat. Entwickl.-Gesch. **87**, 100–138 (1928)
GUREWITSCH *et al.* (1929): GUREWITSCH, M., BYCHOWSKY, G., URANOWSKY, J.: Zur vergleichenden Zytoarchitektonik der Großhirnrinde der Säugetiere. I. Mitteilung. Nager. Z. Anat. Entwickl.-Gesch. **90**, 549–596 (1929)
HAECKEL, E.: Generelle Morphologie, 2 Bd. Berlin: Reimer 1866
HAGER, H.: Die Cytoarchitektonik des Bulbus olfactorius des Igels, *Erinaceus e. europaeus* Linné, 1758. Säugetierkdl. Mitt. **2**, 8–15 (1954)
HAKOVA, A., MARSALA, J.: Experimental analysis of projections of cingulum fibres in guinea pigs *(Cavia aperea f. porcellus L.)*. I. Microtopography of the fibres after lesions in the occipital part of the cingulum. Folia morph. (Praha) **18**, 220–227 (1970)
HALL, E.: Efferent pathways of the lateral and basal nuclei of the amygdala in the cat. Anat. Rec. **136**, 205 (1960)
HALL, E.: Efferent connections of the basal and lateral nuclei of the amygdala in the cat. Amer. J. Anat. **113**, 139–151 (1963)
HALL, E.: Some observations on the ultrastructure of the amygdala. Z. Zellforsch. **92**, 169 bis 185 (1968)
HALL, E.: Some aspects of the structural organization of the amygdala. In: The neurobiology of the amygdala (ed. B. E. ELEFTHERIOU), pp. 95–121. New York-London: Plenum Press 1972a
HALL, E.: The amygdala of the cat: A Golgi study. Z. Zellforsch. **134**, 439–458 (1972b)
HALL, E., GENESER-JENSEN, F. A.: Distribution of acetyl-cholinesterase and monoamine oxidase in the amygdala of the guinea pig. Z. Zellforsch. **120**, 204–221 (1971)
HALL, E., HAUG, F. M. S., URSIN, H.: Dithizone and sulphide silver staining of the amygdala in the cat. Z. Zellforsch. **102**, 40–48 (1969)
HALLER, B.: Beiträge zur Phylogenese des Großhirns der Säugetiere. Arch. mikr. Anat. **69**, 117–222 (1906)
HALLERSTEIN, V. HALLER v.: Äußere Gliederung des Zentralnervensystems. In: Handbuch der Vergleichenden Anatomie der Wirbeltiere, 2. Bd., 1. Hälfte (Hrsg. L. BOLK *et al.*), S. 1–318. Berlin-Wien: Urban und Schwarzenberg 1934
HALPERN, M.: Olfactory bulb and accessory olfactory bulb projections in the snake, *Thamnophis sirtalis*. Anat. Rec. **175**, 337 (1973)
HALPERN, M., KNAPP, H. D., RISS, W.: Degeneration in the olfactory tracts of the frog as studied by a silver impregnation technique. Anat. Rec. **151**, 357 (1965)
HAMEL, E. G.: A study of the hippocampal formation in the opossum, *Didelphys virginiana*. In: Evolution of the forebrain (eds. R. HASSLER, H. STEPHAN), pp. 81–91. Stuttgart: Thieme 1966
HAMLYN, L. H.: Electron microscopy of mossy fibre endings in ammon's horn. Nature (Lond.) **190**, 645–646 (1961)
HAMLYN, L. H.: The fine structure of the mossy fibre endings in the hippocampus of the rabbit. J. Anat. (Lond.) **96**, 112–120 (1962)
HAMLYN, L. H.: An electron microscope study of pyramidal neurons in the ammon's horn of the rabbit. J. Anat. (Lond.) **97**, 189–201 (1963)
HAMMARBERG, C.: Studien über Klinik und Pathologie der Idiotie nebst Untersuchungen über die normale Anatomie der Hirnrinde. Upsala: Berling 1895
HARDE, K. W.: Das postnatale Wachstum cytoarchitektonischer Einheiten im Großhirn der Weißen Maus. Zool. Jb., Anat. (Jena) **70**, 225–268 (1950)
HARDE, K. W.: Quantitative Differenzen cytoarchitektonischer Einheiten im Großhirn indischer Sciuriden-Arten von stark unterschiedener Körpergröße. Zool. Jb., Physiol. (Jena) **66**, 179–197 (1955)
HARRISON, J. M., LYON, M.: The role of the septal nuclei and components of the fornix in the behavior of the rat. J. comp. Neurol. **108**, 121–137 (1957)
HASAMA, B.: Über die elektrischen Begleiterscheinungen an der Riechsphäre bei der Geruchsempfindung. Pflügers Arch. ges. Physiol. **234**, 748–755 (1934)
HASEGAWA, K.: The so-called central artery and the internal vein in the brain: An attempt of classification of the cerebral angioarchitecture. Fukuoka Acta med. **60**, 342–365 (1969)
HASHIMOTO, P. H., MAEDA, T., TORII, K., SHIMIZU, N.: Histochemical demonstration of autonomic regions in the central nervous system of the rabbit by means of a monoamine oxidase staining. Med. J. Osaka Univ. **12**, 425–465 (1962)
HASSLER, R.: Architektonik der Hirnrinde. Naturforsch. Med. Dtschl. 1939–1946. Fiat review of German science **80**, Neurologie, Teil I, Grundlagen, 13–28 (1948)
HASSLER, R.: Ref. über: BAILEY, P., BONIN, G. v.: The isocortex of man. In: Zbl. ges. Neurol. Psychiat. **117**, 272–273 (1952)
HASSLER, R.: Zur funktionellen Anatomie des limbischen Systems. Nervenarzt **35**, 386–396 (1964a)

HASSLER, R.: Limbische und diencephale Systeme der Affektivität und Psychomotorik. In: Muskel und Psyche (Hrsg. H. HOFF *et al.*), S. 3–33. Symp. Wien, 1963. Basel-New York: Karger 1964b

HASSLER, R.: Funktionelle Neuroanatomie und Psychiatrie. In: Psychiatrie der Gegenwart, Bd. I/1 A, Grundlagenforschung zur Psychiatrie. (Hrsg. H. W. GRUHLE *et. al.*), S. 152 bis 285. Berlin-Heidelberg-New York: Springer 1967

HASSLER, R., RIECHERT, T.: Über einen Fall von doppelseitiger Fornicotomie bei sogenannter temporaler Epilepsie. Acta neurochir. (Wien) **5**, 330–340 (1957)

HATSCHEK, R.: Beitrag zur Kenntnis des Riechhirns der Säugetiere. Arb. neurol. Inst. Univ. Wien **17**, 359–372 (1909)

HAUG, F. M. S.: Electron microscopical localization of the zinc in hippocampal mossy fibre synapses by a modified sulfide silver procedure. Histochemie **8**, 355–368 (1967)

HAUG, F. M. S.: Heavy metals in the brain. A light microscope study of the rat with Timm's sulfide silver method. Methodological considerations and cytological and regional staining patterns. Ergebn. Anat. Entwickl.-Gesch. **47/4**, 1–71 (1973)

HAUG, F. M. S., BLACKSTAD, T. W., SIMONSEN, A. H., ZIMMER, J.: Timm's sulfide silver reaction for zinc during experimental anterograde degeneration of hippocampal mossy fibers. J. comp. Neurol. **142**, 23–31 (1971)

HEATH, R. G., HARPER, J. W.: Ascending projections of the cerebellar fastigial nucleus to the hippocampus, amygdala, and other temporal lobe sites: Evoked potential and histological studies in monkeys and cats. Exp. Neurol. **45**, 268–287 (1974)

HEIER, P.: Fundamental principles in the structure of the brain. A study of the brain of *Petromyzon fluviatilis*. Acta anat. (Basel) **8** (Suppl.), 9–16 (1948)

HEIMAN, M.: Über Gefäßstudien am aufgehellten Gehirn. I. Die Gefäße des Ammonshornes. Schweiz. Arch. Neurol. Neurochir. Psychiat. **40**, 277–301 (1937/38)

HEIMER, L.: Synaptic distribution of centripetal and centrifugal nerve fibres in the olfactory system of the rat. An experimental anatomical study. J. Anat. (Lond.) **103**, 413–432 (1968)

HEIMER, L.: The secondary olfactory connections in mammals, reptiles and sharks. Ann. N.Y. Acad. Sci. **167**, 129–146 (1969)

HEIMER, L.: The olfactory connections of the diencephalon in the rat. An experimental light- and electron-microscopic study with special emphasis on the problem of terminal degeneration. Brain Behav. Evol. **6**, 484–523 (1972)

HEIMER, L., NAUTA, W. J. H.: The hypothalamic distribution of the stria terminalis in the rat. Brain Res. **13**, 284–297 (1969)

HENLE, J.: Handbuch der systematischen Anatomie des Menschen. Braunschweig: Vieweg 1868

HENLE, J.: Handbuch der systematischen Anatomie des Menschen, 3. Bd., 2. Abt. Nervenlehre. Braunschweig: Vieweg 1871

HEREC, S.: Structure of the olfactory tubercle and nucleus of the diagonal tract of Broca in the pig. Folia morph. (Warszawa) **26**, 452–458 (1967)

HERMAN, CH. J., LAPHAM, L. W.: DNA content of neurons in the cat hippocampus. Science **160**, 537 (1968)

HERMAN *et al.* (1966): HERMAN, L. H., FERNANDO, O. U., GURDJIAN, E. S.: The anterior choroidal artery: An anatomical study of its area of distribution. Anat. Rec. **154**, 95–101 (1966)

HERNÁNDEZ-PEÓN *et al.* (1960): HERNÁNDEZ-PEÓN, R., LAVIN, A., ALCOCER-CUARÓN, C., MARCELIN, J. P.: Electrical activity of the olfactory bulb during wakefulness and sleep. Electroenceph. clin. Neurophysiol. **12**, 41–58 (1960)

HERNÁNDEZ-PEÓN *et al.* (1963): HERNÁNDEZ-PEÓN, R., CHÁVEZ-IBARRA, G., MORGANE, P. J., TIMO-IARIA, C.: Limbic cholinergic pathways involved in sleep and emotional behavior. Exp. Neurol. **8**, 93–111 (1963)

HERRE, W., RÖHRS, M.: Haustiere — zoologisch gesehen. Stuttgart: Fischer 1973

HERRICK, C. L.: The cerebrum and olfactories of the opossum, *Didelphys virginica*. J. comp. Neurol. **2**, 1–20 (1892)

HERRICK, C. L.: Topography and histology of the brain of certain reptiles. J. comp. Neurol. **3**, 77–106 (1893)

HERRICK, C. J.: The morphology of the forebrain in amphibia and reptilia. J. comp. Neurol. **20**, 413–547 (1910a)

HERRICK, C. J.: The morphology of the cerebral hemispheres in amphibia. Anat. Anz. **36**, 645–652 (1910b)

HERRICK, C. J.: The connections of the vomeronasal nerve, accessory olfactory bulb and amygdala in amphibia. J. comp. Neurol. **33**, 213–280 (1921)

HERRICK, C. J.: The amphibian forebrain. II. The olfactory bulb of *Amblystoma*. J. comp. Neurol. **37**, 373–396 (1924b)
HERRICK, C. J.: The amphibian forebrain. IV. The cerebral hemispheres of *Amblystoma*. J. comp. Neurol. **43**, 231–325 (1927)
HERRICK, C. J.: Localization of function in the nervous system. Proc. nat. Acad. Sci. (Wash.) **16**, 643–650 (1930)
HERRICK, C. J.: The amphibian forebrain. V. The olfactory bulb of *Necturus*. J. comp. Neurol. **53**, 55–69 (1931)
HERRICK, C. J.: The amphibian forebrain. VI. *Necturus*. J. comp. Neurol. **58**, 1–288 (1933a)
HERRICK, C. J.: The amphibian forebrain. VII. The architectural plan of the brain. J. comp. Neurol. **58**, 481–505 (1933b)
HERRICK, C. J.: Morphogenesis of the brain. J. Morph. **54**, 233–258 (1933c)
HERRICK, C. J.: The functions of the olfactory parts of the cerebral cortex. Proc. nat. Acad. Sci. (Wash.) **19**, 7–14 (1933d)
HERRICK, C. J.: The brain of the Tiger Salamander. Chicago: Univ. Chicago Press 1948
HERRICK, C. J., OBENCHAIN, J. B.: Notes on the anatomy of a cyclostome brain: *Ichthyomyzon concolor*. J. comp. Neurol. **23**, 635–675 (1913)
HEUBNER, O.: Zur Topographie der Ernährungsgebiete der einzelnen Hirnarterien. Zbl. med. Wiss. 1872, 817–821 (1872)
HEUBNER, O.: Die luetische Erkrankung der Hirnarterien. Leipzig: Vogel 1874
HEWITT, W.: The development of the human caudate and amygdaloid nuclei. J. Anat. (Lond.) **92**, 377–382 (1958)
HILL, A.: The fasciola cinerea; its relation to the fascia dentata and to the nerves of Lancisi. Proc. roy. Soc. Med. **58**, 98–103 (1895)
HILLER, F.: Über die krankhaften Veränderungen im Zentralnervensystem nach Kohlenoxyd-vergiftung. Z. ges. Neurol. Psychiat. **93**, 594–646 (1924)
HILPERT, P.: Anatomie und Bedeutung des Fornix longus beim Menschen. Mschr. Psychiat. Neurol. **49**, 13–42 (1921)
HILPERT, P.: Der Mandelkern des Menschen. I. Cytoarchitektonik und Faserverbindungen. J. Psychol. Neurol. (Lpz.) **36**, 44–74 (1928)
HILTON, J.: Lectures on rest and pain. London: Bell & Sons 1880
HILTON, S. M., ZBROZYNA, A. W.: Amygdaloid region for defence reactions and its efferent pathway to the brain stem. J. Physiol. (Lond.) **165**, 160–173 (1963)
HINDS, J. W.: Autoradiographic study of histogenesis in the mouse olfactory bulb. Harvard Univ. Cambridge (Mass.): Ph. D. Thesis 1967
HINDS, J. W.: Autoradiographic study of histogenesis in the mouse olfactory bulb. I. Time of origin of neurons and neuroglia. J. comp. Neurol. **134**, 287–304 (1968a)
HINDS, J. W.: Autoradiographic study of histogenesis in the mouse olfactory bulb. II. Cell proliferation and migration. J. comp. Neurol. **134**, 305–321 (1968b)
HINDS, J. W.: Reciprocal and serial dendrodendritic synapses in the glomerular layer of the rat olfactory bulb. Brain Res. **17**, 530–534 (1970)
HINDS, J. W.: Early neuron differentiation in the mouse olfactory bulb. I. Light micro-scopy. J. comp. Neurol. **146**, 233–252 (1972a)
HINDS, J. W.: Early neuron differentiation in the mouse olfactory bulb. II. Electron micro-scopy. J. comp. Neurol. **146**, 253–276 (1972b)
HINDS, J. W., ANGEVINE, J. B.: Autoradiographic study of histogenesis in the area pyriformis and claustrum in the mouse. Anat. Rec. **151**, 456–457 (1965)
HINDS, J. W., HINDS, P. L.: Reconstruction of dendritic growth cones in neonatal mouse olfactory bulb. J. Neurocytol. **1**, 169–187 (1972)
HINDS, J. W., RUFFETT, T. L.: Mitral cell development in the mouse olfactory bulb: Re-orientation of the perikaryon and maturation of the axon initial segment. J. comp. Neurol. **151**, 281–305 (1973)
HINDZE, B.: Die Hirnarterien des Schimpansen. Z. Morph. Anthrop. **27**, 468–491 (1930)
HINES, M.: Studies in the growth and differentiation of the telencephalon in man. The fissura hippocampi. J. comp. Neurol. **34**, 73–171 (1922)
HINES, M.: The development of the telencephalon in *Sphenodon punctatum*. J. comp. Neurol. **35**, 483–537 (1923)
HIRATA, Y.: Subcortical projection from the orbital surface of cat's brain. Acta anat. jap. **38**, 32 (1963)
HIRATA, Y.: Some observations on the fine structure of the synapses in the olfactory bulb of the mouse, with particular reference to atypical synaptic configurations (japanisch). Arch. histol. jap. **24**, 293–302 (1964)
HIS, W.: Die Formentwicklung des menschlichen Vorderhirns. Vom Ende des ersten bis zum Beginn des dritten Monats. Abh. königl. sächs. Ges. Wiss. **26**, Math.-phys. Kl. **15**, 673–736 (1889a)

HIS, W.: Über die Entwicklung des Riechlappens und des Riechganglions und über diejenige des verlängerten Markes. Anat. Anz. **4**, 63–66 (1889b)

HIS, W.: Die Neuroblasten und deren Entstehung im embryonalen Mark. Arch. Anat. Physiol. 1889, Anat. Abt., 249–300 (1889c)

HIS, W.: Zur allgemeinen Morphologie des Gehirns. Arch. Anat. Physiol. 1892, Anat. Abt., 346–383 (1892)

HIS, W.: Die Anatomische Nomenclatur. Arch. Anat. Physiol. 1895, Anat. Abt., Suppl., 80—87, 155—180 (1895)

HIS, W.: Die Entwicklung des menschlichen Gehirns während der ersten Monate. Leipzig: Hirzel 1904

HJORTH-SIMONSEN, A.: Hippocampal efferents to the ipsilateral entorhinal area: An experimental study in the rat. J. comp. Neurol. **142**, 417–437 (1971)

HJORTH-SIMONSEN, A.: Projection of the lateral part of the entorhinal area to the hippocampus and fascia dentata. J. comp. Neurol. **146**, 219–231 (1972)

HJORTH-SIMONSEN, A.: Some intrinsic connections of the hippocampus in the rat: An experimental analysis. J. comp. Neurol. **147**, 145–161 (1973)

HJORTH-SIMONSEN, A., JEUNE, B.: Origin and termination of the hippocampal perforant path in the rat studied by silver impregnation. J. comp. Neurol. **144**, 215–231 (1972)

HOCHSTETTER, F.: Beiträge zur Entwicklungsgeschichte des Gehirns. Bibl. Med., Abt. A, Anat., S. 1–26. Stuttgart: Nägele 1898

HOCHSTETTER, F.: Beiträge zur Entwicklungsgeschichte des menschlichen Gehirns, Bd. 1. Wien-Leipzig: Deuticke 1919

HOCHSTETTER, F.: Über die Entwicklung des Gehirns. Anat. Anz. **58**, 3–23 (1924)

HOFFMAN, B. L., RASMUSSEN, TH.: Stimulation studies of insular cortex of *Macaca mulatta*. J. Neurophysiol. **16**, 343–351 (1953)

HOFFMAN, H. H.: The olfactory bulb, accessory olfactory bulb, and hemisphere of some anurans. J. comp. Neurol. **120**, 317–368 (1963)

HOFFMAN, H. H.: The hippocampal and septal formations in anurans. In: Evolution of the forebrain (eds. R. HASSLER, H. STEPHAN), pp. 61–72. Stuttgart: Thieme 1966a

HOFFMAN, H. H.: The structure of the forebrain of *Bufo marinus*. Ala. J. med. Sci. **3**, 286–298 (1966b)

HOFMANN, M.: Zur vergleichenden Anatomie der Gehirn- und Rückenmarksarterien der Vertebraten. Z. Morph. Anthrop. **2**, 247–322 (1900)

HOLLANDER, F. DE: Contribution anatomo-expérimentale à l'étude du cingulum et des localisations cortico-aréales. Bull. Acad. roy. Méd. Belg., Nov. 1921

HOLMES, J. E., ADEY, W. R.: Electrical activity of the entorhinal cortex during conditioned behavior. Amer. J. Physiol. **199**, 741–744 (1960)

HOLMGREN, N.: Zur Anatomie des Gehirns von *Myxine*. Kungl. Svenska Vetenskapsakad. Handl. **60**, nr. 7, 1—96 (1919)

HOLMGREN, N.: Zur Anatomie und Histologie des Vorder- und Zwischenhirns der Knochenfische. Acta zool. **1**, 137–315 (1920)

HOLMGREN, N.: Points of view concerning forebrain morphology in higher vertebrates. Acta zool. **6**, 414–477 (1925)

HOLT, C. M.: Studies on the olfactory bulbs of the albino rat. J. comp. Neurol. **27**, 201–259 (1917)

HONEGGER, J.: Vergleichende anatomische Untersuchungen über den Fornix. Rec. zool. (Suisse) **5**, 201–434 (1892)

HORSTMANN, E.: Die postnatale Entwicklung der Kapillarisierung im Gehirn eines Nesthockers (Ratte) und eines Nestflüchters (Meerschweinchen). Verh. anat. Ges. (Zürich) 1959. Anat. Anz., Erg. H. **106/107**, 405–410 (1960)

HOWE, H. A., BODIAN, D.: Neural mechanisms in poliomyelitis. New York: Commonwealth Fund 1942

HUBER, G. C., CROSBY, E. C.: The nuclei and fiber paths of the avian diencephalon, with consideration of telencephalic and certain mesencephalic centers and connections. J. comp. Neurol. **48**, 1–225 (1929)

HUGHES, J. R.: Studies on the supracallosal mesial cortex of unanesthetized, conscious mammals. I. Cat. A. Movements elicited by electrical stimulation. Electroenceph. clin. Neurophysiol. **11**, 447–458 (1959a)

HUGHES, J. R.: Studies on the supracallosal mesial cortex of unanesthetized, conscious mammals. I. Cat. B. Electrical activity. Electroenceph. clin. Neurophysiol. **11**, 459–469 (1959b)

HUMPHREY, T.: The telencephalon of the bat. I. The non-cortical nuclear masses and certain pertinent fiber connections. J. comp. Neurol. **65**, 603–711 (1936)

HUMPHREY, T.: The hippocampal vestiges in relation with the dorsal commissural systems in mammals. Univ. Mich. med. Bull. **3**, 34–35 (1937)

HUMPHREY, T.: The development of the olfactory and the accessory olfactory formations in human embryos and fetuses. J. comp. Neurol. **73**, 431—468 (1940)
HUMPHREY, T.: The development of the anterior olfactory nucleus of human fetuses. In: The rhinencephalon and related structures (eds. W. BARGMANN, J. P. SCHADÉ). Progr. Brain Res. **3**, 170—190. Amsterdam: Elsevier 1963
HUMPHREY, T.: Embryology of the central nervous system: with some correlations with functional development. Ala. J. med. Sci. **1**, 60—64 (1964)
HUMPHREY, T.: The development of the human hippocampal formation correlated with some aspects of its phylogenetic history. In: Evolution of the forebrain (eds. R. HASSLER, H. STEPHAN), pp. 104—116. Stuttgart: Thieme 1966a
HUMPHREY, T.: Correlations between the development of the hippocampal formation and the differentiation of the olfactory bulbs. Ala. J. med. Sci. **3**, 235—269 (1966b)
HUMPHREY, T.: The development of the human tuberculum olfactorium during the first three months of embryonic life. J. Hirnforsch. **9**, 437—469 (1967a)
HUMPHREY, T.: The development of the human hippocampal fissure. J. Anat. (Lond.) **101**, 655—676 (1967b)
HUMPHREY, T.: The development of the human amygdala during early embryonic life. J. comp. Neurol. **132**, 135—165 (1968)
HUMPHREY, T.: The development of the human amygdaloid complex. In: The neurobiology of the amygdala (ed. B. E. ELEFTHERIOU), pp. 21—80. New York-London: Plenum Press 1972
HUMPHREY, T., CROSBY, E. C.: The human olfactory bulb. Univ. Mich. med. Bull. **4**, 61—62 (1938)
HURST, E. M.: Some cortical association systems related to auditory functions. J. comp. Neurol. **112**, 103—119 (1959)
IBATA, Y.: Electron microscopy of the hippocampal formation of the rabbit. J. Hirnforsch. **10**, 451—469 (1968)
IBATA, Y., OTSUKA, N.: Fine structure of synapses in the hippocampus of the rabbit with special reference to dark presynaptic endings. Z. Zellforsch. **91**, 547—553 (1968)
IBATA, Y., OTSUKA, N.: Electron microscopic demonstration of zinc in the hippocampal formation using Timm's sulfide silver technique. J. Histochem. Cytochem. **17**, 171—175 (1969)
IBATA *et al.* (1971): IBATA, Y., DESIRAJU, T., PAPPAS, G. D.: Light and electron microscopic study of the projection of the medial septal nucleus to the hippocampus of the cat. Exp. Neurol. **33**, 103—122 (1971)
IIJIMA, K., SHANTHA, T. R., BOURNE, G. H.: Histochemical studies on the distribution of some enzymes of the glycolytic pathways in the olfactory bulb of the squirrel monkey *(Saimiri sciureus)*. Histochemie **10**, 224—229 (1967)
ISENSCHMID, R.: Zur Kenntnis der Großhirnrinde der Maus. Abh. königl. preuss. Akad. Wiss., Phys.-math. Kl., Anhang, Abh. **3**, 1—46 (1911)
ISHII, T., FRIEDE, R. L.: A comparative histochemical mapping of the distribution of acetylcholinesterase and nicotinamide adenine dinucleotide-diaphorase activities in the human brain. Int. Rev. Neurobiol. **10**, 231—275 (1967)
ISHII, Y.: The histochemical studies of cholinesterase in the central nervous system. I. Normal distribution in rodents. Arch. histol. jap. **12**, 587—601 (1957)
ISHIKAWA, I., KAWAMURA, S., TANAKA, O.: An experimental study on the efferent connections of the amygdaloid complex in the cat. Acta Med. Okayama **23**, 519—539 (1969)
JACOBS, B. L., MCGINTY, D. J.: Amygdala unit activity during sleep and waking. Exp. Neurol. **33**, 1—15 (1971)
JACOBS, B. L., MCGINTY, D. J.: Participation of the amygdala in complex stimulus recognition and behavioral inhibition: Evidence from unit studies. Brain Res. **36**, 431—436 (1972)
JACOBS, M. S., MORGANE, P. J., MCFARLAND, W. L.: The anatomy of the brain of the bottlenose dolphin *(Tursiops truncatus)*. Rhinic lobe (Rhinencephalon) I. The paleocortex. J. comp. Neurol. **141**, 205—271 (1971)
JACOBSON, ST.: Sequence of myelinization in the brain of the albino rat. A. Cerebral cortex, thalamus and related structures. J. comp. Neurol. **121**, 5—29 (1963)
JAIN, K. K.: Some observations on the anatomy of the middle cerebral artery. Canad. J. Surg. **7**, 134—139 (1964)
JAKOB, CH.: Vom Tierhirn zum Menschenhirn, I. Teil. München: Lehmann 1911
JANSEN, J.: The brain of *Myxine glutinosa*. J. comp. Neurol. **49**, 359—507 (1930)
JANSEN, J., jr., JANSEN, J.: A note of the amygdaloid complex in the fin whale *[Balaenoptera physalus (L.)]*. Hvalrådets Skrifter, Sci. Res., Marine Biol. Res. **39**, 1—14 (1953)
JESERICH, M. W.: The nuclear pattern and the fiber connections of certain non-cortical areas of the telencephalon of the mink *(Mustela vison)*. J. comp. Neurol. **83**, 173—211 (1945)

JIMENEZ-CASTELLANOS, J.: The amygdaloid complex in monkey studied by reconstructional methods. J. comp. Neurol. **91**, 507—526 (1949)

JOHNSON, T. N.: Studies on the brain of the guinea pig. I. The nuclear pattern of certain basal telencephalic centers. J. comp. Neurol. **107**, 353—377 (1957a)

JOHNSON, T. N.: The olfactory centers and connections in the cerebral hemisphere of the mole *(Scalopus aquaticus machrinus)*. J. comp. Neurol. **107**, 379—425 (1957b)

JOHNSON, T. N.: Studies on the brain of the guinea pig. II. The olfactory tracts and fornix. J. comp. Neurol. **112**, 121—139 (1959)

JOHNSON, T. N.: An experimental study of the fornix and hypothalamo-tegmental tracts in the cat. J. comp. Neurol. **125**, 29—39 (1965)

JOHNSTON, J. B.: The olfactory lobes, fore-brain, and habenular tracts of *Acipenser*. Zool. Bull. **1**, 221—241 (1898)

JOHNSTON, J. B.: The brain of *Petromyzon*. J. comp. Neurol. **12**, 1—86 (1902)

JOHNSTON, J. B.: The morphology of the forebrain vesicle in vertebrates. J. comp. Neurol. **19**, 458—539 (1909)

JOHNSTON, J. B.: The evolution of the cerebral cortex. Anat. Rec. **4**, 143—166 (1910)

JOHNSTON, J. B.: The telencephalon in cyclostomes. J. comp. Neurol. **22**, 341—404 (1912)

JOHNSTON, J. B.: The morphology of the septum, hippocampus, and pallial commissures in reptiles and mammals. J. comp. Neurol. **23**, 371—478 (1913)

JOHNSTON, J. B.: The cell masses in the forebrain of the turtle, *Cistudo carolina*. J. comp. Neurol. **25**, 393—468 (1915)

JOHNSTON, J. B.: Further contributions to the study of the evolution of the forebrain. J. comp. Neurol. **35**, 337—481 (1923)

JOHNSTON, J. B.: Further contributions to the study of the evolution of the forebrain. V. Survey of forebrain morphology. J. comp. Neurol. **36**, 143—192 (1924)

JONES, E. G., POWELL, T. P. S.: An anatomical study of converging sensory pathways within the cerebral cortex of the monkey. Brain **93**, 793—820 (1970)

JONES, W. H., THOMAS, D. B.: Changes in the dendritic organization of neurons in the cerebral cortex following deafferentation. J. Anat. (Lond.) **96**, 375—381 (1962)

JORDAN, J.: The vomeronasal organ (of Jacobson) in primates. Folia morph. (Warszawa) **31**, 418—432 (1972)

JUNG, C. G.: Über die Struktur des Ammonshornes. Arch. Anat. Physiol. 1838, Anat. Abt., **446** bis 449 (1838)

JUNG, R.: Hirnelektrische Untersuchungen über den Elektrokrampf: Die Erregungsabläufe in corticalen und subcorticalen Hirnregionen bei Katze und Hund. Arch. Psychiat. Nervenkr. **183**, 206—244 (1949)

KAADA, B. R.: Somato-motor, autonomic and electrocorticographic responses to electrical stimulation of „rhinencephalic" and other structures in primates, cat and dog. Acta physiol. scand. **83** (Suppl.), 1—285 (1951)

KAADA, B. R.: Cingulate, posterior orbital, anterior insular and temporal polar cortex. In: Handbook of physiology, Sect. 1: Neurophysiology, vol. II (eds. J. FIELD *et al.*), pp. 1345 bis 1372. Amer. Physiol. Soc., Washington. Baltimore: Williams and Wilkins Co. 1960

KAADA, B. R.: Stimulation and regional ablation of the amygdaloid complex with reference to functional representations. In: The neurobiology of the amygdala (ed. B. E. ELEFTHERIOU), pp. 205—281. New York-London: Plenum Press 1972

KAADA, B. R., ANDERSEN, P., JANSEN, J.: Stimulation of the amygdaloid nuclear complex in unanesthetized cats. Neurology (Minneap.) **4**, 48—64 (1954)

KAHLE, W.: Studien über die Matrixphasen und die örtlichen Reifungsunterschiede im embryonalen menschlichen Gehirn. 1. Mitt. Die Matrixphasen im allgemeinen. Dtsch. Z. Nervenheilk. **166**, 273—302 (1951)

KAHLE, W.: Zur praenatalen Entwicklung der menschlichen Großhirnhemisphäre. Würzburg: Habilitationsschrift 1962

KAHLE, W.: Die Entwicklung der menschlichen Großhirnhemisphäre. Schriftrh. Neurol., Neurol. Ser. **1**, S. 1—116. Berlin-Heidelberg-New York: Springer 1969

KAHMANN, H.: Sinnesphysiologische Studien an Reptilien. I. Experimentelle Untersuchungen über das Jakobson'sche Organ der Eidechsen und Schlangen. Zool. Jb., Allg. Zool. **51**, 173—238 (1932)

KALLIUS, E.: Geruchsorgan (Organon olfactus). In: Bardelebens Handbuch der Anatomie des Menschen, Bd. 5. Jena: Fischer 1905

KAPLAN, H. A., FORD, D. H.: The brain vascular system. Amsterdam: Elsevier 1966

KAPPERS, C. U. ARIENS: Phylogenese der Palaeocortex und der Archicortex verglichen mit der progressiven Entwicklung der Sehrinde. Dtsch. Z. Nervenheilk. **36**, 188—190 (1909a)

KAPPERS, C. U. ARIENS: The phylogenesis of the palaeo-cortex and archi-cortex compared with the evolution of the visual neo-cortex. Arch. Neurol. Psychiat. (Lond.) **4**, 161—173 (1909b)

KAPPERS, C. U. ARIENS: Die vergleichende Anatomie des Nervensystems der Wirbeltiere und des Menschen, Bd. II. Haarlem: Bohn 1921

KAPPERS, C. U. ARIENS: Le développement ontogénétique du corps strié des oiseaux en comparaison avec celui des mammifères et de l'homme. Schweiz. Arch. Neurol. Psychiat. **13**, 348—370 (1923)

KAPPERS, C. U. ARIENS: The development of the cortex and the functions of its different layers. Acta psychiat. (Kbh.) **3**, 115—132 (1928)

KAPPERS, C. U. ARIENS: The evolution of the nervous system in invertebrates, vertebrates and man. Haarlem: Bohn 1929

KAPPERS, C. U. ARIENS: The forebrain arteries in plagiostomes, reptiles, birds and monotremes. Proc. kon. ned. Akad. Wet. **36**, 52—62 (1933)

KAPPERS, C. U. ARIENS: Feinerer Bau- und Bahnverbindungen des Zentralnervensystems. In: Handbuch der Vergleichenden Anatomie der Wirbeltiere, 2. Bd., 1. Hälfte (Hrsg. L. BOLK *et al.*), S. 319—486. Berlin-Wien: Urban und Schwarzenberg 1934

KAPPERS, C. U. ARIENS: Introductory note on the phylogenetic and ontogenetic development of the cortex cerebri. Proc. kon. ned. Akad. Wet. **44**, 521—528 (1941)

KAPPERS, C. U. ARIENS, HAMMER, E.: Das Zentralnervensystem des Ochsenfrosches (*Rana catesbyana*). Psychiat. neurol. Bl. (Amst.) **22**, 368—415 (1918)

KAPPERS, C. U. ARIENS, THEUNISSEN, W. F.: Zur vergleichenden Anatomie des Vorderhirnes der Vertebraten. Anat. Anz. **30**, 496—509 (1907)

KAPPERS, C. U. ARIENS, THEUNISSEN, W. F.: Die Phylogenese des Rhinencephalons, des Corpus striatum und der Vorderhirnkommissuren. Folia neuro-biol. (Lpz.) **1**, 173—288 (1908)

KAPPERS *et al.* (1936): KAPPERS, C. U. ARIENS, HUBER, G. C., CROSBY, E. C.: The comparative anatomy of the nervous system of vertebrates, including man, 2 Vol. New York: Macmillan Co. 1936

KARIBE, H.: Comparative anatomical studies on the amygdaloid nuclear complex, especially on the carnivora (japanisch). Acta anat. (Niigata) **50**, 99—134 (1961)

KARLI, P.: Role du système limbique dans le déterminisme physiologique de la réactivité émotionnelle et sociale. Actualités pharmacol. **25**, 61—90 (1972)

KARTEN, H. J.: Projections of the parahippocampal gyrus of the cat. Anat. Rec. **145**, 247—248 (1963)

KASSELL, N. F., LANGFITT, T. W.: Variations in the circle of Willis in *Macaca mulatta*. Anat. Rec. **152**, 257—263 (1965)

KATO, H.: Zur Faserbeziehung der Area 52 bei der Katze. Z. mikr.-anat. Forsch. **44**, 606—615 (1938)

KEIBEL, F.: The development of the sense organs. In: Manual of human embryology vol. 2, Sect. 16 (eds. F. KEIBEL, F. P. MALL). Philadelphia-London: Lippincott 1910

KEMPER, T. L., WRIGHT, S. J., LOCKE, S.: Relationship between the septum and the cingulate gyrus in *Macaca mulatta*. J. comp. Neurol. **146**, 465—477 (1972)

KERR, D. I. B., DENNIS, B. J.: Collateral projection of the lateral olfactory tract to entorhinal cortical areas in the cat. Brain Res. **36**, 399—403 (1972)

KERR, D. I. B., HAGBARTH, K. E.: An investigation of olfactory centrifugal fiber system. J. Neurophysiol. **18**, 362—374 (1955)

KIESEWALTER, C.: Zur Morphologie der Ganglienkerne im Großhirn von *Lacerta*. Jena. Z. Med. Naturw. **58** (N.F. 51), 485—532 (1922)

KIESEWALTER, C.: Zur allgemeinen und speziellen Morphogenie des Hemisphärenhirns der Tetrapoden. Jena. Z. Med. Naturw. **63**, 369—454 (1928)

KIRSCHE, W.: Über postembryonale Matrixzonen im Gehirn verschiedener Vertebraten und deren Beziehung zur Hirnbauplanlehre. Z. mikr.-anat. Forsch. **77**, 313—406 (1967)

KIRSCHE, W.: Weitere Untersuchungen über das Vorkommen postembryonaler Matrixzonen im Telencephalon einiger Säugetiere. Z. mikr.-anat. Forsch. **82**, 122—145 (1970)

KIRSCHE, W.: Die Entwicklung des Telencephalons der Reptilien und deren Beziehung zur Hirn-Bauplanlehre. Nova Acta Leopoldina **37/2** (N.F. 204). Leipzig: Barth 1972

KIRSCHE, W.: Zur vergleichenden funktionsbezogenen Morphologie der Hirnrinde der Wirbeltiere auf der Grundlage embryologischer und neurohistologischer Untersuchungen. Z. mikr.-anat. Forsch. **88**, 21—51 (1974)

KIRSCHE, W., KIRSCHE, K.: Zur Fibrilloarchitektonik des Neocortex von *Macaca mulatta* Zimmermann. J. Hirnforsch. **5**, 83—124 (1962)

KLEISS, E.: Die Arteria cerebralis anterior. Anat. Anz. **95**, 353—372 (1945)

KLEMPIN, R.: Über die Architektonik der Großhirnrinde des Hundes. J. Psychol. Neurol. (Lpz.) **26**, 229—249 (1921)

KLING, A., MASS, R.: Alterations of social behavior with neural lesions in nonhuman primates. In: Primate aggression, territoriality, and xenophobia. A comparative perspective (ed. R. L. HOLLOWAY), pp. 361—386. New York-London: Academic Press 1974

KLINGBERG, F., PICKENHAIN, L.: Über langsame atemsynchrone Potentiale vom Bulbus olfactorius der Ratte. Acta biol. med. germ. **14**, 593—595 (1965a)

KLINGBERG, F., PICKENHAIN, L.: Über induzierte Salven im Bulbus olfactorius der Ratte und ihre Beziehung zum Verhalten des Tieres. Acta biol. med. germ. **15**, 58—70 (1965b)

KLINGLER, J.: Makroskopische Darstellung des Faserverlaufes im Rhinencephalon. Verh. Freie Vereinigung Anat. Schweiz. Hochsch., 14th Meeting, Basel, 1940

KLINGLER, J.: Die makroskopische Anatomie der Ammonsformation. Denkschr. schweiz. naturforsch. Ges. **78**, Abh. 1. Zürich: Gebrüder Fretz 1948

KLINGLER, J., GLOOR, P.: The connections of the amygdala and of the anterior temporal cortex in the human brain. J. comp. Neurol. **115**, 333—369 (1960)

KLÜVER, H.: Brain mechanisms and behavior with special reference to the rhinencephalon. Lancet **72**, 567—577 (1952)

KLÜVER, H., BUCY, P. C.: „Psychic blindness" and other symptoms following bilateral temporal lobectomy in rhesus monkeys. Amer. J. Physiol. **119**, 352—353 (1937)

KLÜVER, H., BUCY, P. C.: Preliminary analysis of functions of the temporal lobes in monkeys. Arch. Neurol. Psychiat. (Chic.) **42**, 979—1000 (1939)

KNAPPE, H.: Zur Funktion des Jacobsonschen Organs (Organon vomeronasale Jacobsoni). Zool. Garten (N.F.) **28**, 188—194 (1964)

KNOLLE, J.: Über die Reifung des cerebralen Fermentmusters der Succinodehydrogenase in der Ontogenese von „Nesthockern" und „Nestflüchtern" (Portmann) bei Vögeln und Säugetieren (Eine histochemische Studie). Z. Zellforsch. **50**, 183—231 (1959)

KNOOK, H. L.: The fibre-connections of the forebrain. Assen: Van Gorcum 1965

KODAMA, S.: Über die Entwicklung des striären Systems beim Menschen. Abh. Schweiz. Arch. Neurol. Psychiat., H. 5. Zürich-Leipzig-Berlin: Orell Füssli 1927

KOELLE, G. B.: The histochemical localization of cholinesterases in the central nervous system of the rat. J. comp. Neurol. **100**, 211—235 (1954)

KOELLIKER, A. VON: Der Lobus olfactorius und die Nervi olfactorii bei jungen menschlichen Embryonen. S.-B. phys.-med. Ges. Würzb. 1882, 68—72 (1882)

KOELLIKER, A. VON: Über den feineren Bau des Bulbus olfactorius. S.-B. phys.-med. Ges. Würzb. 1892, 1—5 (1892)

KOELLIKER, A. VON: Über den Fornix longus von Forel und die Riechstrahlungen im Gehirn des Kaninchens. Verh. anat. Ges. (Jena) 8, 45—52 (1894)

KOELLIKER, A. VON: Handbuch der Gewebelehre des Menschen. 2. Bd.: Nervensystem des Menschen und der Thiere, 6. Aufl. Leipzig: Engelmann 1896

KOIKEGAMI, H.: Amygdala and other related limbic structures; experimental studies on the anatomy and function. I. Anatomical researches with some neurophysiological observations. Acta med. biol. (Niigata) **10**, 161—277 (1963)

KOIKEGAMI, H., FUSE, S., YOKOYAMA, T., WATANABE, T., WATANABE, H.: Contributions to the comparative anatomy of the amygdaloid nuclei of mammals with some experiments of their destruction or stimulation. Folia psychiat. neurol. jap. 8, 336—370 (1955)

KOLISKO, A.: Über die Beziehung der Arteria choroidea anterior zum hinteren Schenkel der inneren Kapsel des Gehirnes. Samml. med. Schriften **21**. Wien: Hölder 1891

KOLLMANNSBERGER, A.: Vergleichende Studien über die A. Heubneri und die Aa. chorioideae an anatomischen Präparaten, an Korrosionspräparaten und Angiogrammen der Hirngefäße. Morph. Jb. **102**, 180—199 (1961/62)

KOLNBERGER, I.: Vergleichende Untersuchungen am Riechepithel insbesondere des Jacobsonschen Organs von Amphibien, Reptilien und Säugetieren. Z. Zellforsch. **122**, 53—67 (1971)

KOMISARUK, B. R., BEYER, C.: Responses of diencephalic neurons to olfactory bulb stimulation, odor, and arousal. Brain Res. **36**, 153—170 (1972)

KONONENKO, T. K.: Blutversorgung des Mandelkernkomplexes (russisch). In: Voprosy Kollateralnogo Krovoobrashcheniya V Funktsinalnoanatomicheskom osveshchenii, S. 52—54. Stanislav 1962; Ref. 3857 in Excerpta medica, Sect. I, **17**, part II (1962)

KRABBE, K. H.: Morphogenesis of the vertebrate brain. I. Studies on the morphogenesis of the brain in reptiles, 1939. II. Studies on the morphogenesis of the brain in lower mammals, 1942. III. Studies on the morphogenesis of the brain in rodentia, prosimiae and edentates, 1944. IV. Studies on the morphogenesis of the brain in hyracoidea, ungulata, carnivora and pinnepedia, 1947. Copenhagen: Munksgaard 1939—1947

KRAMER, I., LIERSE, W.: Die postnatale Entwicklung der Kapillarisation im Gehirn der Maus *(Mus musculus L.)*. Acta anat. (Basel), **66**, 446—459 (1967)

KRATZING, J.: The structure of the vomeronasal organ in the sheep. J. Anat. (Lond.) **108**, 247—260 (1971)

KRAUSE, C. F. T.: Handbuch der Menschlichen Anatomie, Bd. I. Allgemeine und Microscopische Anatomie. Hannover: Hahn'sche Hofbuchhandlung 1876

KREINER, G.: Bulbus olfactorius der weißen Ratte (Topographie und Myeloarchitektonik). Z. Anat. Entwickl.-Gesch. **102**, 232—245 (1933)

KREINER, G.: Die Commissura anterior der weißen Ratte. Z. Anat. Entwickl.-Gesch. **106**, 663–677 (1936)

KREINER, J.: The olfactory bulb in man. Bull. Acad. pol. Sci. Cl. 2 1947, 1–20 (1947)

KREINER, J.: Myeloarchitectonics of the lateral olfactory tract and of the piriform cortex of the albino rat. J. comp. Neurol. **91**, 103–127 (1949)

KREINER, J.: Myeloarchitectonics of the cingular cortex in dog. J. comp. Neurol. **119**, 255–267 (1962)

KREINER, J.: The neocortex of the cat. Acta neurobiol. exp. **31**, 151–201 (1971)

KREMER, W. F.: Autonomic and somatic reactions induced by stimulation of the cingular gyrus in dogs. J. Neurophysiol. **10**, 371–379 (1947)

KRETSCHMANN, H.-J., WINGERT, F.: Über die quantitative Entwicklung der Hippocampusformation der Albinomaus. J. Hirnforsch. **10**, 471–486 (1968)

KRETSCHMANN, H.-J., WINGERT, F.: Biometrische Analyse der Volumina des Cortex piriformis einer ontogenetischen Reihe von Albinomäusen. Z. Anat. Entwickl.-Gesch. **129**, 234–258 (1969)

KRIEG, W. J. S.: Connections of the cerebral cortex. I. The albino rat. A. Topography of the cortical areas. J. comp. Neurol. **84**, 221–275 (1946a)

KRIEG, W. J. S.: Connections of the cerebral cortex. I. The albino rat. B. Structure of the cortical areas. J. comp. Neurol. **84**, 277–323 (1946b)

KRIEG, W. J. S.: Connections of the cerebıal cortex. I. The albino rat. C. Extrinsic connections. J. comp. Neurol. **86**, 267–394 (1947)

KRNJEVIĆ, K., SILVER, A.: A histochemical study of cholinergic fibres in the cerebral cortex. J. Anat. (Lond.) **99**, 711–759 (1965)

KRUSKA, D.: Vergleichend cytoarchitektonische Untersuchungen an Gehirnen von Wild- und Hausschweinen. Z. Anat. Entwickl.-Gesch. **131**, 291–324 (1970)

KRUSKA, D., STEPHAN, H.: Volumenvergleich allokortikaler Hirnzentren bei Wild- und Hausschweinen. Acta anat. (Basel) **84**, 387–415 (1973)

KRYSPIN-EXNER, W.: Vergleichend-anatomische Studien über die Substantia perforata anterior der Säugetiere. Arb. neurol. Inst. Univ. Wien **23**, 148–187 (1922)

KUHLENBECK, H.: Über den Ursprung der Großhirnrinde. Eine phylogenetische und neurobiotaktische Studie. Anat. Anz. **55**, 337–365 (1922a)

KUHLENBECK, H.: Zur Morphologie des Gymnophionengehirns. Jena. Z. Med. Naturw. **58** (N.F. 51), 453–484 (1922b)

KUHLENBECK, H.: Über den Ursprung der Basalganglien des Großhirns. Anat. Anz. **58**, 49–74 (1924a)

KUHLENBECK, H.: Über die Homologien der Zellmassen im Hemisphärenhirn der Wirbeltiere. Folia anat. jap. **2**, 325–364 (1924b)

KUHLENBECK, H.: Vorlesungen über das Zentralnervensystem der Wirbeltiere. Jena: Fischer 1927

KUHLENBECK, H.: Die Grundbestandteile des Endhirns im Lichte der Bauplanlehre. Anat. Anz. **67**, 1–51 (1929)

KUHLENBECK, H.: Brain and consciousness. Some prolegomena to an approach of the problem. Confin. neurol. (Basel) **17** (Suppl.), 1–344 (1957)

KUHLENBECK, H.: Diskussionsbemerkung zum Vortrag Stephan. In: Structure and function of the cerebral cortex (eds. D. B. TOWER, J. P. SCHADÉ), p. 58. Proc. 2. Int. Meeting Neurobiol., Amsterdam, 1959. Amsterdam: Elsevier 1960

KUHLENBECK, H.: The central nervous system of vertebrates. A general survey of its comparative anatomy with an introduction to the pertinent fundamental biologic and locical concepts. Vo.. 1: Propaedeutics to comparative neurology, 1967. Vol. 2: Invertebrates and origin of vertebrates, 1967. Vol. 3/I: Structural elements: Biology of nervous tissue, 1970. Vol. 3/II: Overall morphologic pattern, 1973. Basel-New York: Karger 1967–1973

KUHLENBECK, H.: Some comments on the development of the human corpus callosum and septum pellucidum. Acta anat. jap. **44**, 245–256 (1969)

KUHLENBECK, H., MALEWITZ, T. D., BEASLEY, A. B.: Further observations on the morphology of the forebrain in Gymnophiona, with reference to the topologic vertebrate forebrain pattern. In: Evolution of the forebrain (eds. R. HASSLER, H. STEPHAN), pp. 9–19. Stuttgart: Thieme 1966

KULTAS, K. N., POTAPINA, N. V., VINOGRADOVA, O. S.: Acetylcholinesterase distribution in structures of hippocampal formation in rabbit (russisch). Arkh. Anat. Gistol. Embriol. **57**, 33–39 (1969)

KUNZ, G., WINKELMANN, E., KIRSCHE, W.: Über die postnatale Entwicklung der Hippocampusformation der Ratte unter besonderer Berücksichtigung des Matrixaufbrauches. Anat. Anz. **129**, 289–303 (1971)

KUPFFER, G.: De cornus Ammonis textura disquisitiones praecipue in cuniculis institutae. Dorpat: Schünmann und Mattiesen 1859

KUPFFER, K. VON: Die Morphogenie des Centralnervensystems. In: Handbuch der Vergleichenden und Experimentellen Entwicklungsgeschichte der Wirbeltiere, Bd 2, 3. Teil (Hrsg. O. HERTWIG), S. 1—272. Jena: Fischer 1903

KUSAMA, T., HAGINO, N.: Medial forebrain bundle and stria medullaris thalami in rabbits. Folia psychiat. neurol. jap. **15**, 229—245 (1961)

LAATSCH, R. H., COWAN, W. M.: Electron microscopic studies of the dentate gyrus of the rat. I. Normal structure with special reference to synaptic organization. J. comp. Neurol. **128**, 359—395 (1966)

LAATSCH, R. H., COWAN, W. M.: Electron microscopic studies of the dentate gyrus of the rat. II. Degeneration of commissural afferents. J. comp. Neurol. **130**, 241—261 (1967)

LABEDSKY, L., LIERSE, W.: Die Entwicklung der Succinodehydrogenaseaktivität im Gehirn der Maus während der Postnatalzeit. Histochemie **12**, 130—151 (1968)

LAISSUE, J.: Die histogenetische Gliederung der Rindenanlage des Endhirns. Acta anat. (Basel) **53**, 158—185 (1963)

LAKOMY, M.: Cytoarchitectonics of the lobus pyriformis in the cow. J. Hirnforsch. **12**, 185—194 (1970)

LAMMERS, H. J.: Experimental-anatomical study of the secondary olfactory connexions in the cat. Acta morph. neerl.-scand. **2**, 189 (1958)

LAMMERS, H. J.: Experimenteel anatomisch onderzoek van de secundaire olfactorische verbindingen bij de kat. Ned. T. Geneesk. **103**, 702—703 (1959)

LAMMERS, H. J.: The neural connections of the amygdaloid complex in mammals. In: The neurobiology of the amygdala (ed. B. E. ELEFTHERIOU), pp. 123—144. New York-London: Plenum Press 1972

LAMMERS, H. J., GASTAUT, H.: Relations cyto-architectoniques et enzymo-architectoniques dans l'hippocampe. In: Physiologie de l'hippocampe (ed. P. PASSOUANT), pp. 13—20. Colloque Int. CNRS, Montpellier, 1961. Paris: Centre National de la Recherche Scientifique 1962

LAMMERS, H. J., LOHMAN, A. H. M.: Experimenteel anatomisch onderzoek naar de verbindingen van piriforme cortex en amygdalakernen bij de kat. Ned. T. Geneesk. **101**, 602—604 (1957)

LAMMERS, H. J., LOHMAN, A. H. M.: Sur les connexions efférentes et afférentes du bulbe olfactif chez quelques mammifères. C. R. Ass. Anat. **126**, 941—946 (1965)

LAMMERS, H. J., MAGNUS, O.: Etude expérimentale de la région du noyau amygdalien du chat. C. R. Ass. Anat. **42**, 840—844 (1955)

LAND, L. J.: Localized projection of olfactory nerves to rabbit olfactory bulb. Brain Res. **63**, 153—166 (1973)

LAND, L. J., EAGER, R. P., SHEPHERD, G. M.: Olfactory nerve projections to the olfactory bulb in rabbit: demonstration by means of a simplified ammoniacal silver degeneration method. Brain Res. **23**, 250—254 (1970)

LANDAU, E.: The comparative anatomy of the nucleus amygdalae, the claustrum and the insular cortex. J. Anat. (Lond.) **53**, 351—360 (1919)

LANDAU, E.: Anatomie des Großhirns, formanalytische Untersuchungen. Bern: Bircher 1923a

LANDAU, E.: Zur Kenntnis der Beziehungen des Claustrums zum Nucleus amygdalae und zur Area piriformis, im speziellen zum Tractus olfactorius. Schweiz. Arch. Neurol. Psychiat. **13**, 391—400 (1923b)

LANDAU, E.: Zur Kenntnis der Gyri Andreae Retzii. Anat. Anz. **61**, 159—165 (1926)

LANDAU, E.: Quelques nouvelles considérations sur l'avant-mur (Claustrum). Arch. Anat. (Strasbourg) **23**, 165—181 (1936)

LANDAU, E.: Le claustrum parvum chez l'homme. Mém. Soc. vaud. Sci. Nat. **41**, 45—62 (1938)

LANDOLT, A. M.: Zur Anatomie und Physiologie des limbischen Systems. Ärztl. Mh. berufl. Fortb. **17**, 97—103 (1969)

LANGE, S. J. DE: Das Vorderhirn der Reptilien. Folia neuro-biol. (Lpz.) **5**, 548—597 (1911)

LANGMAN, J., WELCH, G. W.: Excess vitamin A and development of the cerebral cortex. J. comp. Neurol. **131**, 15—25 (1967)

LARSON, S. J.: The efferent connections of the cingulate gyrus in the Macaque. Anat. Rec. **142**, 251 (1962)

LASHLEY, K. S.: Thalamo-cortical connections of the rat's brain. J. comp. Neurol. **75**, 67—121 (1941)

LAUER, E. W.: The nuclear pattern and fiber connections of certain basal telencephalic centers in the macaque. J. comp. Neurol. **82**, 215—254 (1945)

LAUER, E. W.: Certain olfactory centers of the forebrain of the giant panda *(Ailuropoda melanoleuca)*. J. comp. Neurol. **90**, 213—241 (1949)

LAZORTHES, G.: Vascularisation et circulation cérébrales. Paris: Masson 1961

LAZORTHES, G., AMARAL-GOMES, F.: L'angioarchitectonie artérielle de l'écorce cérébrale. Essai de systématisation par une technique personelle. Bull. Acad. nat. Méd. (Paris) **145**, 698–703 (1961)

LAZORTHES, G., GAUBERT, J., POULHES, J.: La distribution centrale et corticale de l'artère cérébrale antérieure. Etude anatomique et incidences neuro-chirurgicales. Neuro-chirurgie **2**, 237–253 (1956)

LEBEAU, J.: Anterior cingulectomy in man. J. Neurosurg. **11**, 268–276 (1954)

LEE, S. VAN DER, BOOT, L. M.: Spontaneous pseudopregnancy in mice. Acta psysiol. pharmacol. neerl. **4**, 442 (1955)

LEICHNETZ, G. R., ASTRUC, J.: A new „extrarhinal" source of afferents to the hippocampus in the squirrel monkey. Society for Neuroscience, 4. Meeting, Oct. 1974, p. 302 (1974)

LENNOX, M., MADSEN, A.: Sensory representation in olfactory brain. Acta physiol. scand. **25** (Suppl. 89), 53–54 (1951)

LEONARD, C. M.: The prefrontal cortex of the rat. I. Cortical projection of the mediodorsal nucleus. II. Efferent connections. Brain Res. **12**, 321–343 (1969)

LEONARD, C. M.: Origin of the amygdalofugal pathways in the rat. Anat. Rec. **166**, 337 (1970)

LEONARD, C. M., SCOTT, J. W.: Origin and distribution of the amygdalofugal pathways in the rat: An experimental neuroanatomical study. J. comp. Neurol. **141**, 313–329 (1971)

LESCAULT, H.: Some neocortico-amygdaloid connections in the cat. Proc. Can. Fed. Biol. Soc. **12**, 24 (1969)

LESCAULT, H.: Some neocortico-amygdaloid connections in the cat. Univ. Ottawa: Thesis 1971

LEVETEAU, J., MAC LEOD, P.: Olfactory discrimination in the rabbit olfactory glomerulus. Science **153**, 175–176 (1966)

LEVI, G.: Sull'origine filogenetica della formazione ammonica. Arch. ital. Anat. Embriol. **3**, 234–247 (1904a)

LEVI, G.: Über die Entwicklung und Histogenese der Ammonshornformation. Arch. mikr. Anat. **64**, 389–404 (1904b)

LEVI, G.: A proposito della comunicazione di Wiedersheim. Ein Beitrag zur Kenntnis des menschlichen Ammonshornes. Anat. Anz. **25**, 494–497 (1904c)

LEVI, G.: Morfologia e minuta struttura dell'ippocampo dorsale. Arch. ital. Anat. Embriol. **3**, 438–484 (1904d)

LEVI, G.: Cenni sulla costituzione e sullo sviluppo dell'uncus dell'ippocampo nell'uomo. Arch. ital. Anat. Embriol. **8**, 535–562 (1909)

LEWIN, W., WHITTY, C. W. M.: Effects of anterior cingulate stimulation in conscious human subjects. J. Neurophysiol. **23**, 445–447 (1960)

LEWIS, F. T.: The significance of the term hippocampus. J. comp. Neurol. **35**, 213–230 (1923)

LEWIS, P. R., SHUTE, C. C. D.: The cholinergic limbic system: projections to hippocampal formation, medial cortex, nuclei of the ascending cholinergic reticular system, and the subfornical organ and supra-optic crest. Brain **90**, 521–540 (1967)

LEWIS *et al.* (1964): LEWIS, P. R., SHUTE, C. C. D., SILVER, A.: Confirmation from choline acetylase analyses of a massive cholinergic innervation of the hippocampus. J. Physiol. (Lond.) **172**, 9P–10P (1964)

LEWIS *et al.* (1967): LEWIS, P. R., SHUTE, C. C. D., SILVER, A.: Confirmation from choline acetylase analyses of a massive cholinergic innervation to the rat hippocampus. J. Physiol. (Lond.) **191**, 215–224 (1967)

LIBERSON *et al.* (1950): LIBERSON, W. T., SCOVILLE, W. B., DUNSMORE, R. H.: Stimulation studies on the uncus in man. Electroenceph. clin. Neurophysiol. **2**, 357–358 (1950)

LIBERSON *et al.* (1951): LIBERSON, W. T., SCOVILLE, W. B., DUNSMORE, R. H.: Stimulation studies of the prefrontal lobe and uncus in man. Electroenceph. clin. Neurophysiol. **3**, 1–8 (1951)

LIERSE, W.: Über die Beeinflussung der Hirnangioarchitektur durch die Morphogenese. Acta anat. (Basel) **53**, 1–54 (1963a)

LIERSE, W.: Die Kapillardichte im Wirbeltiergehirn. Acta anat. (Basel) **54**, 1–31 (1963b)

LIERSE, W.: Die Kapillardichte im Rhinencephalon verschiedener Wirbeltiere und des Menschen. In: The rhinencephalon and related structures (eds. W. BARGMANN, J. P. SCHADÉ). Progr. Brain Res. **3**, 230–235. Amsterdam: Elsevier 1963c

LINDENBERG, R.: Die Gefäßversorgung und ihre Bedeutung für Art und Ort von kreislaufbedingten Gewebsschäden und Gefäßprozessen. In: Handbuch der speziellen pathologischen Anatomie und Histologie, 13/1, Bandteil B (Hrsg. O. LUBARSCH *et al.*), S. 1071–1164. Berlin-Göttingen-Heidelberg: Springer 1957

LISS, L.: The histology of the human olfactory bulb and the extracerebral part of the tract. A study with silver-carbonate. Ann. Otol. (St. Louis) **65**, 680–691 (1956)

LISS, L., MERVIS, L.: The ependym lining of the cavum septi pellucidi: A histological and histochemical study. J. Neuropath. exp. Neurol. **23**, 355–367 (1964)

LIVINGSTON, K. E., ESCOBAR, A.: Anatomical bias of the limbic system concept. A proposed reorientation. Arch. Neurol. (Chic.) **24**, 17—21 (1971)
LOCKARD, I.: Certain developmental relations and fiber connections of the triangular gyrus in primates. J. comp. Neurol. **89**, 349—386 (1948)
LOCKE, S.: Thalamic connections to insular and opercular cortex of monkey. J. comp. Neurol. **129**, 219—239 (1967)
LOCKE, S., KRUPER, D. C.: Transcallosal connections of the cingulate gyrus in monkey. Anat. Rec. **153**, 377—381 (1965)
LOCKE, S., YAKOVLEV, P. I.: Transcallosal connections of the cingulum of man. Arch. Neurol. (Chic.) **13**, 471—476 (1965)
LOCKE *et al.* (1961): LOCKE, S., ANGEVINE, J. B., YAKOVLEV, P. I.: Limbic nuclei of thalamus and connections of limbic cortex. II. Thalamo-cortical projection of the lateral dorsal nucleus in man. Arch. Neurol. (Chic.) **4**, 355—364 (1961)
LOCKE *et al.* (1964a): LOCKE, S., ANGEVINE, J. B., YAKOVLEV, P. I.: Limbic nuclei of thalamus and connections of limbic cortex. VI. Thalamocortical projection of lateral dorsal nucleus in cat and monkey. Arch. Neurol. (Chic.) **11**, 1—12 (1964a)
LOCKE *et al.* (1964b): LOCKE, S., KRUPER, D. C., YAKOVLEV, P. I.: Limbic nuclei of thalamus and connections of limbic cortex. VII. Transcallosal connections of cerebral hemisphere with striatum in monkey and man. Arch. Neurol. (Chic.) **11**, 571—582 (1964b)
LOEWENTHAL, S.: Über das Riechhirn der Säugethiere. Festschr. 69. Vers. dtsch. Naturforsch. u. Ärzte, Braunschweig. Beitr. wiss. Med. 213—220 (1897)
LOHMAN, A. H. M.: The anterior olfactory lobe of the guinea pig. A descriptive and experimental anatomical study. Acta anat. (Basel) **53** (Suppl. 49), 1—109 (1963)
LOHMAN, A. H. M., LAMMERS, H. J.: An experimental study of the secondary olfactory connexions in the guinea pig and the cat. Acta morph. neerl.-scand. **14**, 285 (1961)
LOHMAN, A. H. M., LAMMERS, H. J.: On the connections of the olfactory bulb and the anterior olfactory nucleus in some mammals. An experimental anatomical study. In: The rhinencephalon and related structures (eds. W. BARGMANN, J. P. SCHADÉ). Progr. Brain Res. **3**, 149—162. Amsterdam: Elsevier 1963
LOHMAN, A. H. M., LAMMERS, H. J.: On the structure and fibre connections of the olfactory centres in mammals. In: Sensory mechanisms (ed. Y. ZOTTERMAN). Progr. Brain Res. **23**, 65—82. Amsterdam: Elsevier 1967
LOHMAN, A. H. M., MENTINK, G. M.: The anterior limb of the anterior commissure of the rabbit. Acta morph. neerl.-scand. **VI**, 408 (1966)
LOHMAN, A. H. M., MENTINK, G. M.: The lateral olfactory tract, the anterior commissure and the cells of the olfactory bulb. Brain Res. **12**, 396—413 (1969)
LØMO, T.: Patterns of activation in a monosynaptic cortical pathway: The perforant path input to the dentate area of the hippocampal formation. Exp. Brain Res. **12**, 18—45 (1971a)
LØMO, T.: Potentiation of monosynaptic EPSPs in the perforant path — dentate granule cell synapse. Exp. Brain Res. **12**, 46—63 (1971b)
LOO, S. K., KANAGASUNTHERAM, R.: The vomeronasal organ in tree shrew and slow loris. J. Anat. (Lond.) **112**, 165—172 (1972)
LOO, Y. T.: The forebrain of the opossum, *Didelphys virginiana*. I. Gross anatomy. J. comp. Neurol. **51**, 13—64 (1930)
LOO, Y. T.: The forebrain of the opossum, *Didelphys virginiana*. II. Histology. J. comp. Neurol. **52**, 1—148 (1931)
LORENTE DE NÓ, R.: Ein Beitrag zur Kenntnis der Gefäßverteilung in der Hirnrinde. J. Psychol. Neurol. (Lpz.) **35**, 19—27 (1928)
LORENTE DE NÓ, R.: Studies on the structure of the cerebral cortex. I. The area entorhinalis. J. Psychol. Neurol. (Lpz.) **45**, 381—438 (1933)
LORENTE DE NÓ, R.: Studies on the structure of the cerebral cortex. II. Continuation of the study of the ammonic system. J. Psychol. Neurol. (Lpz.) **46**, 113—177 (1934)
LORENZO, A. J. D. DE: Electron microscopy of the hippocampus and olfactory nerve. Anat. Rec. **124**, 328 (1956)
LORENZO, A. J. D. DE: Electron microscopic observations of the olfactory mucosa and olfactory nerve. J. biophys. biochem. Cytol. **3**, 839—850 (1957)
LORENZO, A. J. D. DE: Electronmicroscopy of the olfactory and taste pathways. Ann. Otol. (St. Louis) **69**, 410—420 (1960)
LORENZO, A. J. D. DE: Studies on the ultrastructure and histophysiology of cell membranes, nerve fibers and synaptic junctions in chemoreceptors. In: Olfaction and taste (ed. Y. ZOTTERMAN), pp. 5—17. Wenner-Gren-Symposium, 1962. Oxford: Pergamon Press 1963
LORENZO, A. J. D. DE: The chemical senses: Taste and olfaction. In: Med. physiol. **2**, 12th ed., Chap. 69 (ed. V. B. MOUNTCASTLE), pp. 1626—1642. St. Louis: Mosby 1968

LORENZO, A. J. D. DE: The olfactory neuron and the blood-brain barrier. In: Taste and smell in vertebrates (eds. G. E. W. WOLSTENHOLME, J. KNIGHT), pp. 151—176. Ciba Symp. London: Churchill 1970

LOWRY, O. H., ROBERTS, N. R., LEINER, K. Y., WU, M. L., FARR, A. L., ALBERS, R. W.: The quantitative histochemistry of brain. III. Ammons's horn. J. biol. Chem. **207**, 39—49 (1954)

LUBAR, J. F., NUMAN, R.: Behavioral and physiological studies of septal function and related medial cortical structures. Behav. Biol. **8**, 1—25 (1973)

LUCKHAUS, G.: Licht- und elektronenmikroskopische Befunde an der Lamina epithelialis des Vomeronasalorgans vom Kaninchen. Anat. Anz. **124**, 477—489 (1969)

LUDWIG, E., KLINGLER, J.: Atlas cerebri humani. Der innere Bau des Gehirns, dargestellt auf Grund makroskopischer Präparate. Basel-New York: Karger 1956

LUYS, J.: Recherches sur le système nerveux cérébro-spinal. Paris: Baillière et Fils 1865

LYNCH *et al.* (1972): LYNCH, G., MATTHEWS, D. A., MOSKO, S., PARKS, T., COTMAN, C.: Induced acetylcholinesterase-rich layer in rat dentate gyrus following entorhinal lesions. Brain Res. **42**, 311—318 (1972)

LYNCH *et al.* (1973a): LYNCH, G., MOSKO, S., PARKS, T., COTMAN, C. W.: Relocation and hyperdevelopment of the dentate gyrus commissural system after entorhinal lesions in immature rats. Brain Res. **50**, 174—178 (1973a)

LYNCH *et al.* (1973b): LYNCH, G., SMITH, R. L., MENSAH, P., COTMAN, C.: Tracing the dentate gyrus mossy fiber system with horseradish peroxidase histochemistry. Exp. Neurol. **40**, 516—524 (1973b)

LYNCH *et al.* (1973c): LYNCH, G., STANFIELD, B., COTMAN, C. W.: Developmental differences in post-lesion axonal growth in the hippocampus. Brain Res. **59**, 155—168 (1973c)

LYNCH *et al.* (1974): LYNCH, G., STANFIELD, B., PARKS, T., COTMAN, C. W.: Evidence for selective post-lesion axonal growth in the dentate gyrus of the rat. Brain Res. **69**, 1—11 (1974)

MACCHI, G.: Considerazioni sull'origine e il significato del claustre nell'uomo. Rass. biol. umana **2**, 134—143 (1941)

MACCHI, G.: Il problema del claustro umano dal punto di vista ontogenetico. Pontif. Acad. Sci. Commentationes **11** (6), 205—240 (1947)

MACCHI, G.: Sulla morfologia, struttura e rapporti del claustro nell'uomo. Cervello **24**, 1—26 (1948a)

MACCHI, G.: Sullo sviluppo ontogenetico dell'ippocampo dorsale nell'uomo. Arch. ital. Anat. Embriol. **53** (1/2), 175—206 (1948b)

MACCHI, G.: Sviluppo ontogenetico del nucleo amigdaloideo dell'uomo. Arch. ital. Anat. Embriol. **53** (3), 1—43 (1948c)

MACCHI, G.: The ontogenetic development of the olfactory telencephalon in man. J. comp. Neurol. **95**, 245—305 (1951)

MACCHI, G.: Sui rapporti ipotalamo-rinencefalici: opportunità e limiti delle correlazioni clinico-sperimentali. Lav. neuropsichiat. **32**, 1—20 (1964)

MACCHI, G.: Aspetti della organizzazione anatomo-funzionale delle strutture rinencefaliche. Acta neurol. (Bari) **23**, 965—1021 (1968)

MAC LEAN, P. D.: Psychosomatic disease and the "visceral brain". Psychosom. Med. **11**, 338—353 (1949)

MAC LEAN, P. D.: Some psychiatric implications of physiological studies on frontotemporal portion of limbic system (visceral brain). Electroenceph. clin. Neurophysiol. **4**, 407—418 (1952)

MAC LEAN, P. D.: The limbic system and its hippocampal formation. Studies in animals and their possible application to man. J. Neurosurg. **11**, 29—44 (1954)

MAC LEAN, P. D.: The limbic system with respect to self-preservation and the preservation of the species. J. nerv. ment. Dis. **127**, 1—11 (1958)

MAC LEAN, P. D.: Phylogenesis. Expression of the emotions in man. J. nerv. ment. Dis. **135**, 289—301 (1962)

MAC LEAN, P. D.: Man and his animal brains. Mod. Med. (Minneap.) 1964, 95—106 (1964)

MAC LEAN, P. D.: The limbic and visual cortex in phylogeny: Further insights from anatomic and microelectrode studies. In: Evolution of the forebrain (eds. R. HASSLER, H. STEPHAN), pp. 443—453. Stuttgart: Thieme 1966

MAC LEAN, P. D., CRESWELL, G.: Anatomical connections of visual system with limbic cortex of monkey. J. comp. Neurol. **138**, 265—278 (1970)

MAC LEAN, P. D., PRIBRAM, K. H.: Neuronographic analysis of medial and basal cerebral cortex. I. Cat. J. Neurophysiol. **16**, 312—323 (1953)

MAC LEAN *et al.* (1952): MAC LEAN, P. D., HORWITZ, N. H., ROBINSON, F.: Olfactory-like responses in pyriform area to non-olfactory stimulation. Yale J. Biol. Med. **25**, 159—172 (1952)

MAC LEAN *et al.* (1955/56): MAC LEAN, P. D., FLANIGAN, S., FLYNN, J. P., KIM, C., STEVENS, J. R.: Hippocampal function: Tentative correlations of conditioning, EEG, drug and radio-autographic studies. Yale J. Biol. Med. **28**, 380—395 (1955/56)

MAC LEAN *et al.* (1957): MAC LEAN, P. D., ROSNER, B. S., ROBINSON, F.: Pyriform responses to electrical stimulation of olfactory fila, bulb and tract. Amer. J. Physiol. **189**, 395—400 (1957)

MAGNUS, O., LAMMERS, H. J.: The amygdaloid-nuclear complex. I. Electrical stimulation of the amygdala and peri-amygdaloid cortex in the waking cat. Folia psychiat. neerl. **59**, 555—582 (1956)

MAGOUN, H. W., MCKINLEY, W. A., FOX, C. A.: Conduction systems in the olfactory brain. Anat. Rec. **85**, 327 (1943)

MAKSYMOWICZ, K.: Amygdaloid complex of the dog. Acta Biol. exp. (Warszawa) **23**, 63—73 (1963)

MALL, F. P.: On the transitory or artificial fissures of the human cerebrum. Amer. J. Anat. **2**, 333—339 (1903)

MANCIA *et al.* (1962a): MANCIA, M., BAUMGARTEN, R. VON, GREEN, J. D.: Response patterns of olfactory bulb neurons. Arch. ital. Biol. **100**, 449—462 (1962a)

MANCIA *et al.* (1962b): MANCIA, M., GREEN, J. D., BAUMGARTEN, R. VON: Reticular control of single neurons in the olfactory bulb. Arch. ital. Biol. **100**, 463—475 (1962b)

MANCIA *et al.* (1969): MANCIA, M., CARRERAS, M., MANCIA D., RUSTIONI, A.: Thalamic influences on the olfactory bulb as revealed by induced d.c. potential changes. Anatomo-functional correlations. Arch. ital. Biol. **107**, 685—695 (1969)

MANGAKIS, M.: Ein Fall von Jacobsonschem Organ beim Erwachsenen. Anat. Anz. **21**, 106 bis 109 (1902)

MANGHI, E.: Le fibre cortico-gangliari e cortico-talamiche. Studio sperimentale nel Gatto. Ateneo parmense **33**, 95—121 (1962)

MANN, G.: Bulbus olfactorius accessorius in Chiroptera. J. comp. Neurol. **116**, 135—144 (1961)

MANOCHA, S. L.: Histochemical distribution of alkaline and acid phosphatase and adenosine triphosphatase in the brain of squirrel monkey *(Saimiri sciureus)*. Histochemie **21**, 221 bis 235 (1970a)

MANOCHA, S. L.: Histochemical distribution of acetylcholinesterase and simple esterases in the brain of squirrel monkey *(Saimiri sciureus)*. Histochemie **21**, 236—248 (1970b)

MANOCHA, S. L., BOURNE, G. H.: Histochemical mapping of succinic dehydrogenase and cytochrome oxidase in the diencephalon and basal telencephalic centers of the brain of squirrel monkey *(Saimiri sciureus)*. Histochemie **9**, 300—319 (1967)

MANOCHA, S. L., SHANTHA, T. R., BOURNE, G. H.: Histochemical mapping of the distribution of monoamine oxidase in the diencephalon and basal telencephalic centers of the brain of squirrel monkey *(Saimiri sciureus)*. Brain Res. **6**, 570—586 (1967)

MARBURG, O.: The amygdaloid complex. Confin. neurol. (Basel) **9**, 211—216 (1949)

MARCHAND, F.: Über die Entwicklung des Balkens im menschlichen Gehirn. Arch. mikr. Anat. **37**, 298—334 (1891)

MARCHAND, F.: Über die normale Entwicklung und den Mangel des Balkens im menschlichen Gehirn. Abh. königl. sächs. Ges. Wiss., Math.-phys. Kl. **31**, nr. 8, 369—492 (1909)

MARCO, J., REYES, S. DE, MONTERO, E., GUIRAO, M.: Investigacion de colinesterasas en bulbo olfatorio. Acta oto-rino-laring. ibero-amer. **13**, 301—312 (1962)

MARSCHNER, CH.: Qualitative und quantitative Untersuchungen am Bulbus olfactorius des Elefanten im Vergleich mit dem des Menschen und des Schweines. Acta anat. (Basel) **75**, 578—595 (1970)

MARTIN, P.: Bogenfurche und Balkenentwicklung bei der Katze. Jena. Z. Med. Naturw. **29** (N.F. 22), 221—246 (1894)

MASCITTI, T. A., ORTEGA, S. N.: Efferent connections of the olfactory bulb in the cat. An experimental study with silver impregnation methods. J. comp. Neurol. **127**, 121—135 (1966)

MASKE, H.: Über den topochemischen Nachweis von Zink im Ammonshorn verschiedener Säugetiere. Naturwissenschaften **42**, 424 (1955)

MATHEWS, D. F.: Response patterns of single units in the olfactory bulb of the rat to odor. Brain Res. **47**, 389—400 (1972)

Matthews, D. A., Nadler, J. V., Lynch, G. S., Cotman, C. W.: Development of cholinergic innervation in the hippocampal formation of the rat. I. Histochemical demonstration of acetylcholinesterase activity. Develop. Biol. **36**, 130—141 (1974)

Matthews, M. R., Powell, T. P. S.: Some observations on transneuronal cell degeneration in the olfactory bulb of the rabbit. J. Anat. (Lond.) **96**, 89—102 (1962)

Mauss, Th.: Die faserarchitektonische Gliederung der Großhirnrinde bei den niedèren Affen. J. Psychol. Neurol. (Lpz.) **13**, 263—325 (1908)

Mauss, Th.: Die faserarchitektonische Gliederung des Cortex cerebri der antropomorphen Affen. J. Psychol. Neurol. (Lpz.) **18**, 410—467 (1911)

McCotter, R. E.: The connection of the vomeronasal nerves with the accessory olfactory bulb in the opossum and other mammals. Anat. Rec. **6**, 299—318 (1912)

McGeer, E. G., Wada, J. A., Terao, A., Jung, E.: Amine synthesis in various brain regions with caudate or septal lesions. Exp. Neurol. **24**, 277—284 (1969)

McLardy, T.: Thalamic projection to frontal cortex in man. J. Neurol. Neurosurg. Psychiat. **13**, 198—202 (1950)

McLardy, T.: Observations on the fornix of the monkey. I. Cell studies. J. comp. Neurol. **103**, 305—325 (1955a)

McLardy, T.: Observations on the fornix of the monkey. II. Fiber studies. J. comp. Neurol. **103**, 327—343 (1955b)

McLardy, T.: Neurosyncytial aspects of the hippocampal mossy fibre system. Confin. neurol. (Basel) **20**, 1—17 (1960)

McLardy, T.: Zinc enzymes and the hippocampal mossy fibre system. Nature (Lond.) **194**, 300—302 (1962)

McLardy, T.: Some cell and fibre peculiarities of uncal hippocampus. In: The rhinencephalon and related structures (eds. W. Bargmann, J. P. Schadé). Progr. Brain. Res. **3**, 71—88. Amsterdam: Elsevier 1963

McLardy, T.: Second hippocampal zinc-rich synaptic system. Nature (Lond.) **201**, 92—93 (1964)

McLardy, T.: Hilum hippocampi: Some primate and subprimate histologic features relevant to modelling of habituation circuitry. IRCS (Research on: Anatomy and Human Biology; Neurobiology and Neurophysiology; Neurology and Neurosurgery) **2**, 1442 (1974)

Meissner, W. W.: Hippocampal functions in learning. J. psychiat. Res. **4**, 235—304 (1966)

Meissner, W. W.: Hippocampus and learning. Int. J. Neuropsychiat. **3**, 298—310 (1967)

Meller, K., Breipohl, W., Glees, P.: The cytology of the developing molecular layer of mouse motor cortex. An electron microscopical and a Golgi impregnation study. Z. Zellforsch. **86**, 171—183 (1968)

Mellgren, S. I.: The distribution of lactate dehydrogenase (lactate tetrazolium reductase) in the hippocampal region of the rat. A reinvestigation with the polyvinyl alcohol method. Z. Zellforsch. **120**, 187—203 (1971)

Mellgren, S. I.: Distribution of succinate-, α-glycerophosphate-, NADH-, and NADPH dehydrogenases (tetrazolium reductases) in the hippocampal region of the rat during postnatal development. Z. Zellforsch. **141**, 347—373 (1973a)

Mellgren, S. I.: Distribution of acetylcholinesterase in the hippocampal region of the rat during postnatal development. Z. Zellforsch. **141**, 375—400 (1973b)

Mellgren, S. I., Blackstad, T. W.: Oxidative enzymes (tetrazolium reductases) in the hippocampal region of the rat. Distribution and relation to architectonics. Z. Zellforsch. **78**, 167—207 (1967)

Mellgren, S. I., Geneser-Jensen, F. A.: Distribution of monoamine oxidase in the hippocampal region of the rat. Z. Zellforsch. **124**, 354—366 (1972)

Mellgren, S. I., Srebro, B.: Changes in acetylcholinesterase and distribution of degenerating fibres in the hippocampal region after septal lesions in the rat. Brain Res. **52**, 19—36 (1973)

Mettler, F. A.: Corticifugal fiber connections of the cortex of *Macaca mullatta*. The frontal region. J. comp. Neurol. **61**, 509—542 (1935)

Mettler, F. A.: Extensive unilateral cerebral removals in the primate: physiologic effects and resultant degeneration. J. comp. Neurol. **79**, 185—245 (1943)

Mettler, F. A.: Fiber connections of the corpus striatum of the monkey and baboon. J. comp. Neurol. **82**, 169—204 (1945)

Mettler, F. A.: Extracortical connections of the primate frontal cerebral cortex: I. Thalamocortical connections. J. comp. Neurol. **86**, 95—117 (1947a)

Mettler, F. A.: Extracortical connections of the primate frontal cerebral cortex: II. Cortici-

MEYER, A.: Anatomical lessons from prefrontal leukotomy: A report based on the investigation of 122 brains. In: Congr. Int. Psychiat., Paris, 1950, III. Anatomo-physiologie cérébrale et biologie, pp. 107—146. Paris: Hermann et Cie 1950

MEYER, A., BECK, E.: Neuropathological problems arising from prefrontal leucotomy. J. ment. Sci. **91**, 411—425 (1945)

MEYER, A., BECK, E.: Prefrontal leucotomy and related operations: Anatomical aspects of success and failure. London: Oliver and Boyd 1954

MEYER, A., BECK, E., MCLARDY, T.: Prefrontal leucotomy: A neuroanatomical report. Brain **70**, 18—49 (1947)

MEYER, M.: A study of efferent connexions of the frontal lobe in the human brain after leucotomy. Brain **72**, 265—296 (1949)

MEYER, M., ALLISON, A. C.: An experimental investigation of the connexions of the olfactory tracts in the monkey. J. Neurol. Neurosurg. Psychiat. **12**, 274—286 (1949)

MEYER *et al.* (1971): MEYER, U., RITTER, J., WENK, H.: Zur Histochemie der Körnerzellneurone der Hippocampusformation der Ratte. Acta histochem. (Jena) **41**, 193—209 (1971)

MEYER *et al.* (1971/72): MEYER, U., RITTER, J., WENK, H.: Zur Chemodifferenzierung der Hippocampusformation in der postnatalen Entwicklung der Albinoratte. I. Oxydoreduktasen. J. Hirnforsch. **13**, 235—253 (1971/72)

MEYNERT, TH.: Vierteljahresschrift f. Psychiatrie 1867, 90—91 (1867) (zit. nach GUDDEN, 1870)

MEYNERT, TH.: Der Bau der Großhirnrinde und seine örtlichen Verschiedenheiten nebst einem pathologisch-anatomischen Corollarium. Neuwied-Leipzig: Heusersche Buchhandlung 1868a

MEYNERT, TH.: Neue Untersuchungen über den Bau der Großhirnrinde und ihre örtlichen Verschiedenheiten. Allg. Wien. med. Zeitung **13**, 410, 419—420, 427—428 (1868b)

MEYNERT, TH.: Vom Gehirn der Säugethiere. In: Stricker's Handbuch der Lehre von den Geweben des Menschen und der Tiere, S. 694—808. Leipzig: Engelmann 1870—1872

MEYNERT, TH.: Psychiatrie. Klinik der Erkrankungen des Vorderhirns, begründet auf dessen Bau, Leistung und Ernährung. Erste Hälfte. Wien: Braumüller 1884

MICHUNSKAYA, A. B., BUSNYUK, M. M., PIGAREVA, Z. D.: Cytochemical characteristics of neurons of some regions of the olfactory analyser of the rabbit (russisch). Tsitologiya **14**, 1003—1010 (1972)

MIETKIEWSKI, K., KOZIK, M.: Histotopochemische Untersuchungen über die Aktivität der Arylsulfatase im Nervensystem des Kaninchens. Acta histochem. (Jena) **25**, 205—218 (1966)

MIHALKOVICS, V. VON: Entwicklungsgeschichte des Gehirns nach Untersuchungen an höheren Wirbeltieren und dem Menschen. Leipzig: Engelmann 1877

MIKAMI, Y.: An embryological study on the amygdaloid and periamygdaloid complex in man (japanisch). Niigata med. J. **66**, 45—56 (1952a)

MIKAMI, Y.: A cytoarchitectonic study on the amygdaloid complex of the macaque monkey, especially on the differences compared with that of man (japanisch). Niigata med. J. **66**, 155—162 (1952b)

MILLHOUSE, O. E.: A Golgi study of the descending medial forebrain bundle. Brain Res. **15**, 341—363 (1969)

MILNER, B., PENFIELD, W.: The effect of hippocampal lesions on recent memory. Trans. Amer. neurol. Ass. **80**. meeting, 42—48 (1955)

MINOT, C. S.: Human embryology. New York: Wood and Co. 1892

MIODONSKI, A.: Myeloarchitectonics of the septum in the brain of the dog. Acta Biol. exp. (Warszawa) **27**, 11—59 (1967)

MIODONSKI, R.: Myeloarchitectonics of the amygdaloid complex of the dog. Acta Biol. exp. (Warszawa) **25**, 263—287 (1965)

MIODONSKI, R.: Myeloarchitectonics of stria terminalis in the dog. Acta Biol. exp. (Warszawa) **26**, 135—147 (1966)

MIODONSKI, R.: Myeloarchitectonics and connections of substantia innominata in the dog brain. Acta Biol. exp. (Warszawa) **27**, 61—84 (1967)

MIODONSKI, R.: Bulbus olfactorius of the dog *(Canis familiaris)*. Acta Biol. (Cracow), Zool. **11**, 65—76 (1968)

MIODONSKI, R.: Olfactory cortex of the dog. Acta Biol. (Cracow), Zool. **14**, 105—119 (1971)

MIRSKY, A. F., ROSVOLD, H. E., PRIBRAM, K. H.: Effects of cingulectomy on social behavior in monkeys. J. Neurophysiol. **20**, 588—601 (1957)

MITCHELL, R.: Connections of the habenula and of the interpeduncular nucleus in the cat. J. comp. Neurol. **121**, 441—457 (1963)

MITTELSTRASS, H.: Vergleichend-anatomische Untersuchungen über den Mandelkern der Säugetiere. Z. Anat. Entwickl.-Gesch. **106**, 717—738 (1937)

MITTERWALLNER, F. VON: Variationsstatistische Untersuchungen an den basalen Hirngefäßen. Acta anat. (Basel) **24**, 51–87 (1955)
MIZUNO *et al.* (1969a): MIZUNO, N., CLEMENTE, C. D., SAUERLAND, E. K.: Fiber projections from rostral basal forebrain structures in the cat. Exp. Neurol. **25**, 220–237 (1969a)
MIZUNO *et al.* (1969b): MIZUNO, N., CLEMENTE, C. D., SAUERLAND, E. K.: Projections from the orbital gyrus in the cat. II. To telencephalic and diencephalic structures. J. comp. Neurol. **136**, 127–141 (1969b)
MÖHRES, F. P., KULZER, E.: Über die Orientierung der Flughunde (Chiroptera-Pteropodidae). Z. vergl. Physiol. **38**, 1–29 (1956)
MOK, A. C. S., MOGENSON, G. J.: An evoked potential study of the projections to the lateral habenular nucleus from the septum and the lateral preoptic area in the rat. Brain Res. **43**, 343–360 (1972a)
MOK, A. C. S., MOGENSON, G. J.: Effect of electrical stimulation of the septum and the lateral preoptic area on unit activity of the lateral habenular nucleus in the rat. Brain Res. **43**, 361–372 (1972b)
MOLINA, A. F. DE, HUNSPERGER, R. W.: Central representation of affective reactions in forebrain and brain stem: Electrical stimulation of amygdala, stria terminalis and adjacent structures. J. Physiol. (Lond.) **145**, 251–265 (1959)
MONDINO, C.: Untersuchungen über die Vormauer und über den Mandelkern. Int. Mschr. Anat. Histol. **2**, 245–258 (1885)
MOORE, R. Y., BJÖRKLUND, A., STENEVI, U.: Plastic changes in the adrenergic innervation of the rat septal area in response to denervation. Brain Res. **33**, 13–35 (1971)
MOREST, D. K.: Connexions of the dorsal tegmental nucleus in rat and rabbit. J. Anat. (Lond.) **95**, 229–246 (1961)
MORILLO, A.: Participation of the pyriform cortex in the conduction of the amygdala hippocampal impulses. Fed. Proc. **21**, 346 (1962)
MORIN, F.: An experimental study of hypothalamic connections of the guinea pig. J. comp. Neurol. **92**, 193–213 (1950)
MOSKO, S., LYNCH, G., COTMAN, C. W.: The distribution of septal projections to the hippocampus of the rat. J. comp. Neurol. **152**, 163–174 (1973)
MOULTON, D. G., TUCKER, D.: Electrophysiology of the olfactory system. Ann. N.Y. Acad. Sci. **116**, 380–428 (1964)
MOZELL, M. M.: Electrophysiology of olfactory bulb. J. Neurophysiol. **21**, 183–196 (1958)
MUKHINA, Y. K.: Neuronal structure of Pml[1] area in periamygdalar cortex of the cat (russisch). Arkh. Anat. Gistol. Embriol. **61**, 108–113 (1971)
MUKHINA, Y. K., LEONTOVICH, T. A.: Pecularities of neuronal structure in certain nuclei of the amygdaloid complex in the dog (russisch). Arkh. Anat. Gistol. Embriol. **59**, 62–70 (1970)
MÜLLER, W.: Vergleichende elektrophysiologische Untersuchungen an den Sinnesepithelien des Jacobsonschen Organs und der Nase von Amphibien *(Rana)*, Reptilien *(Lacerta)* und Säugetieren *(Mus)*. Z. vergl. Physiol. **72**, 370–385 (1971)
NADLER, J. V., MATTHEWS, D. A., COTMAN, C. W., LYNCH, G. S.: Development of cholinergic innervation in the hippocampal formation of the rat. II. Quantitative changes in choline acetylcholinesterase activities. Develop. Biol. **36**, 142—154 (1974)
NAFSTAD, P. H. J.: An electron microscope study of the termination of the perforant path fibres in the hippocampus and the fascia dentata. Z. Zellforsch. **76**, 532–542 (1967)
NAFSTAD, P. H. J., BLACKSTAD, T. W.: Distribution of mitochondria in pyramidal cells and boutons in hippocampal cortex. Z. Zellforsch. **73**, 234–245 (1966)
NANDY, K.: Histochemical study of the olfactory bulb in the rodent. Ann. Histochim. **10**, 245–255 (1965)
NANDY, K., BOURNE, G. H.: Histochemical study on localization of adenosine triphosphatase and 5-nucleotidase in the olfactory bulb of the rat. Histochemie **4**, 488–493 (1965)
NANDY, K., BOURNE, G. H.: Histochemical study of the oxidative enzymes in the olfactory bulb of the rat. Acta histochem. (Jena) **23**, 86–93 (1966)
NARKIEWICZ, O.: Degenerations in the claustrum after regional neocortical ablations in the cat. J. comp. Neurol. **123**, 335–355 (1964)
NARKIEWICZ, O.: Connections of the claustrum with the cerebral cortex. Folia morph. (Warszawa) **25**, 517–523 (1966)
NAUTA, W. J. H.: Über die sogenannte terminale Degeneration im Zentralnervensystem und ihre Darstellung durch Silberimprägnation. Schweiz. Arch. Neurol. Psychiat. **66**, 353–376 (1950)
NAUTA, W. J. H.: Some projections of the medial wall of the hemisphere in the rat's brain (cortical areas 32 and 25, 24 and 29). Anat. Rec. **115**, 352 (1953)
NAUTA, W. J. H.: An experimental study of the fornix system in the rat. J. comp. Neurol. **104**, 247–271 (1956)

NAUTA, W. J. H.: Silver impregnation of degenerating axons. In: New research techniques of neuroanatomy (ed. W. F. WINDLE), pp. 17–26. Springfield (Ill.): Thomas 1957

NAUTA, W. J. H.: Hippocampal projections and related neural pathways to the mid-brain in the cat. Brain **81**, 319–340 (1958)

NAUTA, W. J. H.: Anatomical relationships between the amygdaloid complex, the dorsomedial thalamic nucleus and the orbitofrontal cortex in the monkey. Anat. Rec. **136**, 251 (1960a)

NAUTA, W. J. H.: Limbic system and hypothalamus: Anatomical aspects. Physiol. Rev. **40**, (Suppl. 4), 102–104 (1960b)

NAUTA, W. J. H.: Fibre degeneration following lesions of the amygdaloid complex in the monkey. J. Anat. (Lond.) **95**, 515–531 (1961)

NAUTA, W. J. H.: Neural associations of the amygdaloid complex in the monkey. Brain **85**, 505–520 (1962)

NAUTA, W. J. H.: Some efferent connections of the prefrontal cortex in monkey. In: The frontal granular cortex and behavior (eds. J. M. WARREN, K. AKERT), pp. 397–409. New York: McGraw-Hill 1964.

NAUTA, W. J. H.: Connections of the frontal lobe with the limbic system. In: Surgical approaches in psychiatry (eds. L. V. LAITINEN, K. E. LIVINGSTON), pp. 303–314. Lancaster: Med. and Technical Publ. 1973

NAUTA, W. J. H., GYGAX, P. A.: Silver impregnation of degenerating axon terminals in the central nervous system: (1) Technic. (2) Chemical notes. Stain Technol. **26**, 5–11 (1951)

NAUTA, W. J. H., GYGAX, P. A.: Silver impregnation of degenerating axons in the central nervous system: A modified technic. Stain Technol. **29**, 91–93 (1954)

NAUTA, W. J. H., VALENSTEIN, E.: Some projections of the amygdaloid complex in the monkey. Anat. Rec. **130**, 346 (1958)

NAUTA, W. J. H., WHITLOCK, D. G.: An anatomical analysis of the non-specific thalamic projection system. In: Brain mechanisms and consciousness (ed. J. F. DELAFRESNAYE), pp. 81–104. Oxford: Blackwell 1954

NICOLL, R. A.: Inhibitory mechanisms in the rabbit olfactory bulb: dendrodendritic mechanisms. Brain Res. **14**, 157–172 (1969)

NICOLL, R. A.: Evidence for dendrodendritic facilitation in the olfactory bulb glomerulus. Fed. Proc. **30**, 206 (1971a)

NICOLL, R. A.: Recurrent excitation of secondary olfactory neurons: a possible mechanism for signal amplification. Science **171**, 824–826 (1971b)

NICOLL, R. A.: Olfactory nerves and their excitatory action in the olfactory bulb. Exp. Brain Res. **14**, 185–197 (1972)

NIELSEN, J. M.: Anterior cingulate gyrus and corpus callosum. Bull. Los Angeles neurol. Soc. **16**, 235–243 (1951)

NIELSEN, J. M., JACOBS, L. L.: Bilateral lesions of the anterior cingulate gyri. Bull. Los Angeles neurol. Soc. **16**, 231–234 (1951)

NIELSON, H. C., MCIVER, A. H., BOSWELL, R. S.: Effect of septal lesions on learning, emotionality, activity and exploratory behavior in rats. Exp. Neurol. **11**, 147–157 (1965)

NIEUWENHUYS, R.: Comparative anatomy of olfactory centres and tracts. In: Sensory mechanisms (ed. Y. ZOTTERMAN). Prog. Brain Res. **23**, 1–64. Amsterdam: Elsevier 1967

NIKLOWITZ, W.: Elektronenmikroskopische Untersuchungen an den Pyramidenzellen des Ammonshorns. Nervenarzt **35**, 463–467 (1964)

NIKLOWITZ, W.: Elektronenmikroskopische Untersuchungen am Ammonshorn. II. Über die Substruktur der Pyramidenzellen nach Methoxypyridoxin-Vergiftung. Z. Zellforsch. **70**, 220–239 (1966a)

NIKLOWITZ, W.: Elektronenmikroskopische Untersuchungen am Ammonshorn. III. Vergleichende Phasenkontrast- und elektronenmikroskopische Darstellung der Moosfaserschicht. Z. Zellforsch. **75**, 485–500 (1966b)

NIKLOWITZ, W.: Zur Anwendung der Phasenkontrastmikroskopie für histologische Untersuchungen des Nervensystems. Brain Res. **3**, 150–157 (1966c)

NIKLOWITZ, W., BAK, I. J.: Elektronenmikroskopische Untersuchungen am Ammonshorn. I. Die normale Substruktur der Pyramidenzellen. Z. Zellforsch. **66**, 529–547 (1965)

NILGES, R. G.: The arteries of the mammalian cornu ammonis. J. comp. Neurol. **80**, 177–190 (1944)

NISSL, F.: Über die Veränderungen der Ganglienzellen am Facialiskern des Kaninchens nach Ausreißung der Nerven. Allg. Z. Psychiat. **48**, 197–198 (1892)

NOBACK, CH. R., PURPURA, D. P.: Postnatal ontogenesis of neurons in cat neocortex. J. comp. Neurol. **117**, 291–307 (1961)

NOBEL, K. W., DEWSON, J. H.: A corticofugal projection from insular and temporal cortex to the homolateral inferior colliculus in cat. J. Aud. Res. **6**, 67–75 (1966)

NOBLE, G. K., CLAUSEN, H. J.: The aggregation behavior of *Storeria dekayi* and other snakes, with especial reference to the sense organs involved. Ecol. Monogr. **6**, 269–316 (1936)

NOBLE, G. K., KUMPF, K. F.: The function of Jacobson's organ in lizards. Pedag. Sem., J. Genet. Psychol. **48**, 371–382 (1936)

Nomina anatomica, Privatdruck. London-Colchester: Spottiswoode, Ballantyne, Co., 1955

Nomina anatomica, 2. Aufl. Hrsg. vom Internationalen anatomischen Nomenklaturkomitee. Excerpta Medica Foundation, Amsterdam, 1961

Nomina anatomica, 3. Aufl. Excerpta Medica Foundation, Amsterdam, 1966

Nomina anatomica veterinaria, 1. Aufl., 2. Aufl. Wien: Adolf Holzhausens Successors 1968/1972

Nomina histologica. Moskau: Verlag Medizin 1970

NORTHCUTT, R. G.: Analysis of reptilian cortical structure. Nature (Lond.) **210**, 848–850 (1966)

NORTHCUTT, R. C.: Architectonic studies of the telencephalon of *Iguana iguana*. J. comp. Neurol. **130**, 109–147 (1967)

NORTHCUTT, R. G.: Discussion of the preceeding paper. Ann. N.Y. Acad. Sci. **167**, 180–185 (1969)

OBENCHAIN, J. B.: The brains of the south american marsupials *Caenolestes* and *Orolestes*. Field Mus. Nat. Hist. (Chic.), Zool. Ser., Publ. **224**, **14**, 175–232 (1925)

OBERSTEINER, H.: Anleitung beim Studium des Baues der nervösen Centralorgane im gesunden und kranken Zustande, 2. Aufl., 5. Aufl. Leipzig: Deuticke 1892/1912

OCHI, J.: Olfactory bulb response to antidromic olfactory tract stimulation in the rabbit. Jap. J. Physiol. **13**, 113–128 (1963)

OCHI, J.: Über die Chemodifferenzierung des Bulbus olfactorius von Ratte und Meerschweinchen. Histochemie **6**, 50–84 (1966)

OCHI, J.: Elektronenmikroskopische Untersuchung des Bulbus olfactorius der Ratte während der Entwicklung. Z. Zellforsch. **76**, 339–348 (1967)

O'KEEFE, J., BOUMA, H.: Complex sensory properties of certain amygdala units in the freely moving cat. Exp. Neurol. **23**, 384–398 (1969)

OKINAKA, S., YOSHIKAWA, M., UONO, M., MURO, T., MOZAI, T., IGATA, A., TANABE, H., UEDA, S., TOMONAGA, M.: Distribution of cholinesterase activity in the human cerebral cortex. Amer. J. phys. Med. **40**, 135–145 (1961)

O'LEARY, J. L.: Structure of the primary olfactory cortex of the mouse. J. comp. Neurol. **67**, 1–31 (1937)

OLIVEROS, N. L.: Observations on the lining of the cavum septi pellucidi in the brain of newborn and adult man. Confin. neurol. (Basel) **26**, 45–55 (1965)

OLMOS, J. S. DE: A cupric-silver method for impregnation of terminal axon degeneration and its further use in staining granular argyrophilic neurons. Brain Behav. Evol. **2**, 213–237 (1969)

OLMOS, J. S. DE: The amygdaloid projection field in the rat as studied with the cupric-silver method. In: The neurobiology of the amygdala (ed. B. E. ELEFTHERIOU), pp. 145–204. New York-London: Plenum Press 1972

OLMOS, J. S. DE, INGRAM, W. R.: The projection field of the stria terminalis in the rat brain. An experimental study. J. comp. Neurol. **146**, 303–333 (1972)

OMUKAI, F.: Experimental studies on fiber connection of the amygdaloid complex in rabbit (japanisch). Acta anat. jap. **33**, 499–522 (1958)

ORREGO, F.: The reptilian forebrain. II. Electrical activity in the olfactory bulb. Arch. ital. Biol. **99**, 446–465 (1961)

ORTMANN, R.: Histochemische Untersuchungen auf Succinodehydrogenase am Gehirn bei verschiedenen Vertebraten. Acta histochem. (Jena) **4**, 158–165 (1957a)

ORTMANN, R.: Über Succinodehydrogenase im olfactorischen System. Histochemische Untersuchungen an verschiedenen Säugetier-Gehirnen. Acta anat. (Basel) **30**, 542–565 (1957b)

ORTMANN, R.: Die Chemoarchitektonik des Gehirns. Dtsch. med. Wschr. **86**, 2063–2068 (1961)

ORTMANN, R.: Über die Chemische Spezifität von Neuronensystemen. In: Topics in basic neurology (eds. W. BARGMANN, J. P. SCHADÉ). Progr. Brain Res. **6**, 4–25. Amsterdam: Elsevier 1964

ORTON, S. T.: A note on the circulation of the cornu ammonis. Anat. Rec. 8, 199–202 (1914)

OTSUKA, N., KAWAMOTO, M.: Histochemische und autoradiographische Untersuchungen der Hippocampusformation der Maus. Histochemie **6**, 267–273 (1966)

OTSUKA *et al.* (1962): OTSUKA, N., UMETANI, M., TSUJI, S., NAKAMOTO, T., HARA, M.: Histochemical studies on zinc in ammon's formation (japanisch). J. Kyoto Prefect. Med. Univ. **71**, 621–624 (1962)

Otsuka *et al.* (1965): Otsuka, N., Asako, T., Kataoka, A.: Über den histotopochemischen Nachweis von Zink in der Hippocampusformation verschiedener Säugetiere (japanisch mit dtsch. Zus.-fass.). Acta anat. jap. **40**, 267—273 (1965)

Otsuka *et al.* (1966): Otsuka, N., Asako, T., Iida, T., Kataoka, A.: Intravitale Dithizonfärbung des Zentralnervensystems von Säugetieren (japanisch mit dtsch. Zus.-fass.). Acta anat. jap. **41**, 239—245 (1966).

Ottoson, D.: Some aspects of the function of the olfactory system. Pharmacol. Rev. **15**, 1—42 (1963a)

Ottoson, D.: Generation and transmission of signals in the olfactory system. In: Olfaction and taste (ed. Y. Zotterman), pp. 35—44. Wenner-Gren-Symposium, 1962. Oxford: Pergamon Press 1963b

Ottoson, D., Shepherd, G. M.: Experiments and concepts in olfactory physiology. In: Sensory mechanisms (ed. Y. Zotterman). Progr. Brain Res. **23**, 83—138. Amsterdam: Elsevier 1967

Owsiannikow, Ph.: Über die feinere Structur der Lobi olfactorii der Säugethiere. Arch. Anat. Physiol. 1860, 469—477 (1860)

Paasonen, M. K., Mac Lean, P. D., Giarman, N. J.: 5-hydroxytryptamine (serotonin, enteramine) content of structures of the limbic system. J. Neurochem. **1**, 326—333 (1957)

Pampiglione, G., Falconer, M. A.: Electrical stimulation of the hippocampus in man. In: Handbook of physiology, Sect. 1: Neurophysiology, vol. II (eds. J. Field *et al.*), pp. 1391 to 1420. Amer. Physiol. Soc., Washington. Baltimore: Williams and Wilkins Co. 1960

Pandya, D. N., Kuypers, H. G. J. M.: Cortico-cortical connections in the rhesus monkey. Brain Res. **13**, 13—36 (1969)

Pandya, D. N., Sanides, F.: Architectonic parcellation of temporal operculum in the rhesus monkey and its projection pattern. Z. Anat. Entwickl.-Gesch. **139**, 127—161 (1973)

Pandya *et al.* (1971): Pandya, D. N., Karol, E. A., Heilbronn, D.: The topographical distribution of interhemispheric projections in the corpus callosum of the rhesus monkey. Brain Res. **32**, 31—43 (1971)

Pandya *et al.* (1973a): Pandya, D. N., van Hoesen, G. W., Domesick, V. B.: A cingulo-amygdaloid projection in the rhesus monkey. Brain Res. **61**, 369—373 (1973a)

Pandya *et al.* (1973b): Pandya, D. N., Karol, E. A., Lele, P. P.: The distribution of the anterior commissure in the squirrel monkey. Brain Res. **49**, 177—180 (1973b)

Papez, J. W.: Comparative neurology. A manual and text for the study of the nervous system of vertebrates. New York: Crowell 1929

Papez, J. W.: A proposed mechanism of emotion. Arch. Neurol. Psychiat. (Chic.) **38**, 725—743 (1937)

Papez, J. W.: Fiber tracts of the amygdaloid region in the human brain, from a graphic reconstruction of fiber connections and nuclear masses. Anat. Rec. **91**, 294 (1945)

Papez, J. W.: The visceral brain, its components and connections. In: Reticular formation of the brain (eds. H. H. Jasper *et al.*), pp. 591—605. Boston: Little Brown 1958

Parent, A.: Comparative histochemical study of the amygdaloid complex. J. Hirnforsch. **13**, 89—96 (1971)

Parkes, A. S., Bruce, H. M.: Olfactory stimuli in mammalian reproduction. Science **134**, 1049—1054 (1961)

Parkes, A. S., Bruce, H. M.: Pregnancy-block in female mice placed in boxes soiled by males. J. Reprod. Fertil. **4**, 303—308 (1962)

Paul, S. M., Heath, R. G., Ellison, J. P.: Histochemical demonstration of a direct pathway from the fastigial nucleus to the septal region. Exp. Neurol. **40**, 798—805 (1973)

Pearson, A. A.: The development of the nervus terminalis in man. J. comp. Neurol. **75**, 39—66 (1941a)

Pearson, A. A.: The development of the olfactory nerve in man. J. comp. Neurol. **75**, 199—217 (1941b)

Penfield, W., Milner, B.: Memory deficit produced by bilateral lesions in the hippocampal zone. Arch. Neurol. Psychiat. (Chic.) **79**, 475—497 (1958)

Pensa, A.: Il significato dei granuli del bulbo olfattivo. Monit. zool. ital. **59** (Suppl.), 3—8 (1951)

Peter, K.: Die Entwicklung des Geruchsorgans und Jacobson'schen Organs in der Reihe der Wirbeltiere. Bildung der äußeren Nase und des Gaumens. In: Handbuch der Vergleichenden und Experimentellen Entwicklungsgeschichte der Wirbeltiere, 2. Bd., 2. Teil (Hrsg. O. Hertwig), S. 1—82 (1901). Jena: Fischer 1906

Petrovicky, P.: Some efferent connections of the rat's brain septum. Folia morph. (Praha) **14**, 346—352 (1966)

Petsche *et al.* (1962): Petsche, H., Stumpf, Ch., Gogolák, G.: The significance of the rabbit's septum as a relay station between the midbrain and the hippocampus. I. The control of hippocampus arousal activity by the septum cells. Electroenceph. clin. Neurophysiol. **14**, 202—211 (1962)

PETSCHE *et al.* (1964): PETSCHE, H., GOGOLÁK, G., STUMPF, CH., NEWKIRK, T.: Die Beeinflussung des Thetarhythmus im Kaninchenhippocampus durch elektrische Reizung von Septum und Formatio reticularis. Pflügers Arch. ges. Physiol. **278**, 520–531 (1964)

PETSCHE *et al.* (1966): PETSCHE, H., GOGOLÁK, G., STUMPF, CH.: Die Projektion der Zellen des Schrittmachers für den Thetarhythmus auf den Kaninchenhippocampus. J. Hirnforsch. **8**, 129–136 (1966)

PFEIFER, R. A.: Grundlegende Untersuchungen für die Angioarchitektonik des menschlichen Gehirns. Berlin: Springer 1930

PFEIFER, R. A.: Die angioarchitektonische areale Gliederung der Großhirnrinde. Leipzig: Thieme 1940

PHILLIPS *et al.* (1961): PHILLIPS, C. G., POWELL, T. P. S., SHEPHERD, G. M.: The mitral cells of the rabbit's olfactory bulb. J. Physiol. (Lond.) **156**, 26–27P (1961)

PHILLIPS *et al.* (1963): PHILLIPS, C. G., POWELL, T. P. S., SHEPHERD, G. M.: Responses of mitral cells to stimulation of the lateral olfactory tract in the rabbit. J. Physiol. (Lond.) **168**, 65–88 (1963)

PIGACHE, R. M.: The anatomy of ,,Paleocortex". A critical review. Ergebn. Anat. Entwickl.-Gesch. **43** (6), 1–62 (1970)

PILLERI, G.: Über die Faserdegeneration der Fimbria hippocampi nach Ausfall der Ammonshornrinde und der benachbarten Gebiete. Arch. Psychiat. Nervenkr. **198**, 287–302 (1959a)

PILLERI, G.: Zur Frage der Projektion des Nucleus anterior thalami. Acta anat. (Basel) **37**, 335–351 (1959b)

PILLERI, G.: Beiträge zur vergleichenden Morphologie des Nagetiergehirnes. 7. Beitrag: Die primären Riechzentren des kanadischen Bibers (*Castor canadensis*, Kuhl). — Feinere Anatomie des Bulbus olfactorius und vergleichend-neurohistologische Untersuchungen. Acta anat. (Basel) **44** (Suppl.), 5–35 (1961a)

PILLERI, G.: Beiträge zur vergleichenden Morphologie des Nagetiergehirnes. 10. Beitrag: Der Bulbus olfactorius accessorius und die sekundären Riechzentren des Kanadischen Bibers (*Castor canadensis*, Kuhl). Acta anat. (Basel) **44** (Suppl.), 57–82 (1961b).

PILLERI, G.: Das Claustrum des kanadischen Bibers (*Castor canadensis*, Kuhl). — Struktur und vergleichende Anatomie. J. Hirnforsch. **5**, 59–81 (1961/62)

PINCHING, A. J.: Persistence of post-synaptic membrane thickenings after degeneration of olfactory nerves. Brain Res. **16**, 277–281 (1969)

PINCHING, A. J.: Synaptic connexions in the glomerular layer of the olfactory bulb. J. Physiol. (Lond.) **210**, 14–15P (1970)

PINCHING, A. J.: Myelinated dendritic segments in the monkey olfactory bulb. Brain Res. **29**, 133–138 (1971)

PINCHING, A. J., BROOKE, R. N. L.: Electron microscopy of single cells in the olfactory bulb using Golgi impregnation. J. Neurocytol. **2**, 157–170 (1973)

PINCHING, A. J., POWELL, T. P. S.: Ultrastructural features of transneuronal cell degeneration in the olfactory system. J. Cell Sci. **8**, 253–287 (1971a)

PINCHING, A. J., POWELL, T. P. S.: The neuron types of the glomerular layer of the olfactory bulb. J. Cell Sci. **9**, 305–345 (1971b)

PINCHING, A. J., POWELL, T. P. S.: The neuropil of the glomeruli of the olfactory bulb. J. Cell Sci. **9**, 347–377 (1971c)

PINCHING, A. J., POWELL, T. P. S.: The neuropil of the periglomerular region of the olfactory bulb. J. Cell Sci. **9**, 379–409 (1971d)

PINCHING, A. J., POWELL, T. P. S.: A study of terminal degeneration in the olfactory bulb of the rat. J. Cell Sci. **10**, 585–619 (1972a)

PINCHING, A. J., POWELL, T. P. S.: The termination of centrifugal fibres in the glomerular layer of the olfactory bulb. J. Cell Sci. **10**, 621–635 (1972b)

PINCHING, A. J., POWELL, T. P. S.: Experimental studies on the axons intrinsic to the glomerular layer of the olfactory bulb. J. Cell Sci. **10**, 637–655 (1972c)

PINTUS, G. S.: Connessioni bianche dell'antimuro umano. Arch. gen. Neurol. Psichiat. **13**, 9–20 (1932)

PLATEL, R.: Contribution à l'étude du nucleus olfactorius anterior des reptiles. In: Problèmes actuels de paléontologie (Evolution des vertébrés), (ed. J.-P. LEHMAN), pp. 441–451. Colloque Int. CNRS, Paris, 1966. Paris: Centre National de la Recherche Scientifique 1967

PLATEL, R.: Etude cytoarchitectonique qualitative et quantitative des aires corticales d'un Saurien: *Scincus scincus* (L.) Scincidés. J. Hirnforsch. **11**, 31–66 (1969)

PLATEL, R.: Etude cytoarchitecturale qualitative et quantitative des aires basales d'un Saurien Scincidé: *Scincus scincus* (L.). I. Etude cytoarchitecturale qualitative. J. Hirnforsch. **13**, 65–87(1971)

POHLE, W., MATTHIES, H.: Die Topohistochemie von Transmittersystemen im Kortex und Hippocampus des Kaninchens. Acta biol. med. germ. **25**, 447–454 (1970)

POLIAKOV, G. I.: Some results of research into the development of the neuronal structure of the cortical ends of the analyzers in man. J. comp. Neurol. **117**, 197—212 (1961)

PONCELET, P.: Convergence de fibres cholinergiques et non cholinergiques sur les cellules pyramidales ammoniques et les grains du fascia dentata. Acta neurol. belg. **60**, 631—637 (1960)

POOL, J. L.: The visceral brain of man. J. Neurosurg. **11**, 45—63 (1954)

POOL, J. L., RANSOHOFF, J.: Autonomic effects on stimulating rostral portion of cingulate gyri in man. J. Neurophysiol. **12**, 385—392 (1949)

POPOFF, I., POPOFF, N.: Allocortex bei der Ratte *(Mus decumanus)*. J. Psychol. Neurol. (Lpz.) **39**, 257—322 (1929)

POWELL, E. W.: Septal efferents revealed by axonal degeneration in the rat. Exp. Neurol. **8**, 406—422 (1963)

POWELL, E. W.: Septal efferents in the cat. Exp. Neurol. **14**, 328—337 (1966)

POWELL, E. W.: Septohabenular connections in the rat, cat and monkey. J. comp. Neurol. **134**, 145—150 (1968)

POWELL, E. W.: Limbic projections to the thalamus. Exp. Brain Res. **17**, 394—401 (1973a)

POWELL, E. W.: Projections of middle cingulate gyrus in the squirrel monkey. Anat. Rec. **175**, 416 (1973b)

POWELL, E. W., HOELLE, D. F.: Septotectal projections in the cat. Exp. Neurol. **18**, 177—183 (1967)

POWELL, E. W., ROBINSON, P. F.: Cinguloseptal connections. Anat. Rec. **178**, 440 (1974)

POWELL *et al.* (1972): POWELL, E. W., WINTER, C. G., KIRBY, M. E., AUSTIN, B.: Mammillary body fluorescence changes following septal or hippocampal lesions in the rat. Neurobiology **2**, 149—153 (1972)

POWELL *et al.* (1974): POWELL, E. W., AKAGI, K., HATTON, J. B.: Subcortical projections of the cingulate gyrus in cat. J. Hirnforsch. **15**, 269—278 (1974)

POWELL, T. P. S., COWAN, W. M.: The connexions of the midline and intralaminar nuclei of the thalamus of the rat. J. Anat. (Lond.) 88, 307—319 (1954)

POWELL, T. P. S., COWAN, W. M.: An experimental study of the efferent connexions of the hippocampus. Brain **78**, 115—132 (1955)

POWELL, T. P. S., COWAN, W. M.: Centrifugal fibres in the lateral olfactory tract. Nature (Lond.) **199**, 1296—1297 (1963)

POWELL, T. P. S., COWAN, W. M.: A note on retrograde fibre degeneration. J. Anat. (Lond.) **98**, 579—585 (1964)

POWELL *et al.* (1957): POWELL, T. P. S., GUILLERY, R. W., COWAN, W. M.: A quantitative study of the fornix-mammillo-thalamic system. J. Anat. (Lond.) **91**, 419—437 (1957)

POWELL *et al.* (1963): POWELL, T. P. S., COWAN, W. M., RAISMAN, G.: Olfactory relationships of the diencephalon. Nature (Lond.) **199**, 710—712 (1963)

POWELL *et al.* (1965): POWELL, T. P. S., COWAN, W. M., RAISMAN, G.: The central olfactory connexions. J. Anat. (Lond.) **99**, 791—813 (1965)

PREOBRASHENSKAJA, N. S.: Faserarchitektonik der Großhirnrinde des Menschen. J. Hirnforsch. **12**, 439—448 (1970/71)

PREOBRASHENSKAJA, N. S., KESSAREW, W. S., STANKEWITSCH, I. A., MINAJEWA, W. M.: Morphologische Gesetzmäßigkeiten der Evolution des Großhirns. Z. mikr.-anat. Forsch. **87**, 490—504 (1973)

PRIBRAM, K. H., FULTON, J. F.: An experimental critique of the effects of anterior cingulate ablations in monkey. Brain **77**, 34—44 (1954)

PRIBRAM, K. H., KRUGER, L.: Functions of the "olfactory brain". Ann. N.Y. Acad. Sci. **58**, 109—138 (1954)

PRIBRAM, K. H., MAC LEAN, P. D.: Neuronographic analysis of medial and basal cerebral cortex. II. Monkey. J. Neurophysiol. **16**, 324—340 (1953)

PRIBRAM, K. H., WEISKRANTZ, L.: A comparision of the effects of medial and lateral cerebral resections on conditioned avoidance behavior of monkeys. J. comp. physiol. Psychol. **50**, 74—80 (1957)

PRIBRAM *et al.* (1950): PRIBRAM, K. H., LENNOX, M. A., DUNSMORE, R. H.: Some connections of the orbito-fronto-temporal, limbic and hippocampal areas of *Macaca mulatta*. J. Neurophysiol. **13**, 127—135 (1950)

PRICE, J. L.: The termination of centrifugal fibres in the olfactory bulb. Brain Res. **7**, 483—486 1968 a

PRICE, J. L.: The synaptic vesicles of the reciprocal synapse of the olfactory bulb. Brain Res. **11**, 697—700 (1968b)

PRICE, J. L.: The origin of the centrifugal fibres to the olfactory bulb. Brain Res. **14**, 542—545 (1969)

PRICE, J. L.: Organization of afferent fibers to olfactory cortex. Anat. Rec. **172**, 386 (1972)

PRICE, J. L.: An autoradiographic study of complementary laminar patterns of termination of afferent fibers to the olfactory cortex. J. comp. Neurol. **150**, 87—108 (1973)
PRICE, J. L., POWELL, T. P. S.: The morphology of the granule cells of the olfactory bulb. J. Cell Sci. **7**, 91—123 (1970a)
PRICE, J. L., POWELL, T. P. S.: The synaptology of the granule cells of the olfactory bulb. J. Cell Sci. **7**, 125—155 (1970b)
PRICE, J. L., POWELL, T. P. S.: An electron-microscopic study of the termination of the afferent fibres to the olfactory bulb from the cerebral hemisphere. J. Cell Sci. **7**, 157—187 (1970c)
PRICE, J. L., POWELL, T. P. S.: The mitral and short axon cells of the olfactory bulb. J. Cell Sci. **7**, 631—651 (1970d)
PRICE, J. L., POWELL, T. P. S.: An experimental study of the origin and the course of the centrifugal fibres to the olfactory bulb in the rat. J. Anat. (Lond.) **107**, 215—237 (1970e)
PRICE, J. L., POWELL, T. P. S.: The afferent connexions of the nucleus of the horizontal limb of the diagonal band. J. Anat. (Lond.) **107**, 239—256 (1970f)
PRICE, J. L., POWELL, T. P. S.: Certain observations on the olfactory pathway. J. Anat. (Lond.) **110**, 105—126 (1971)
PRICK, J. J. G.: The structural-functional organisation of the limbic system in relation to clinical problems. Psychiat. Neurol. Neurochir. (Amst.) **66**, 410—417 (1963)
PROBST, M.: Zur Kenntnis des Faserverlaufes des Temporallappens, des Bulbus olfactorius, der vorderen Commissur und des Fornix nach entsprechenden Exstirpations- und Durchschneidungsversuchen. Arch. Anat. Physiol. 1901, Anat. Abt., 338—356 (1901)
PROBST, M.: Über die Rinden-Sehhügelfasern des Riechfeldes, über das Gewölbe, die Zwinge, die Randbogenfasern, über die Schweifkernfaserung und über die Vertheilung der Pyramidenfasern im Pyramidenareal. Arch. Anat. Physiol. 1903, Anat. Abt., 138—152 (1903)
PURPURA, D. P., PAPPAS, G. D.: Structural characteristics of neurons in the feline hippocampus during postnatal ontogenesis. Exp. Neurol. **22**, 379—393 (1968)
PUTNAM, S. J., CONE, D. M.: Terminal connections of the olfactory tract fibers in the opossum, *Didelphys virginiana*. Anat. Rec. **154**, 405 (1966)
QUANDT, J.: Die zerebralen Durchblutungsstörungen des Erwachsenenalters. Ihre Grundlagen und Klinik. Berlin: VEB Verlag Volk und Gesundheit 1959
RAE, A. S. L.: The form and structure of the human claustrum. J. comp. Neurol. **100**, 15—39 (1954a)
RAE, A. S. L.: The connections of the claustrum. Confin. neurol. (Basel) **14**, 211—219 (1954b)
RAISMAN, G.: The connexions of the septum. Brain **89**, 317—348 (1966)
RAISMAN, G.: Neuronal plasticity in the septal nuclei of the adult rat. Brain Res. **14**, 25—48 (1969a)
RAISMAN, G.: A comparison of the mode of termination of the hippocampal and hypothalamic afferents of the septal nuclei as revealed by electron microscopy of degeneration. Exp. Brain Res. **7**, 317—343 (1969b)
RAISMAN, G.: An evaluation of the basic pattern of connections between the limbic system and the hypothalamus. Amer. J. Anat. **129**, 197—202 (1970)
RAISMAN, G.: An experimental study of the projection of the amygdala to the accessory olfactory bulb and its relationship to the concept of a dual olfactory system. Exp. Brain Res. **14**, 395—408 (1972)
RAISMAN, G., FIELD, P. M.: A quantitative investigation of the development of collateral reinnervation after partial deafferentation of the septal nuclei. Brain Res. **50**, 241—246 (1973)
RAISMAN *et al.* (1965): RAISMAN, G., COWAN, W. M., POWELL, T. P. S.: The extrinsic afferent commissural and association fibres of the hippocampus. Brain **88**, 963—996 (1965)
RAISMAN *et al.* (1966): RAISMAN, G., COWAN, W. M., POWELL, T. P. S.: An experimental analysis of the efferent projection of the hippocampus. Brain **89**, 83—108 (1966)
RAKIC, P., YAKOVLEV, P. I.: Development of the corpus callosum and cavum septi in man. J. comp. Neurol. **132**, 45—72 (1968)
RALL, W., SHEPHERD, G. M.: Theoretical reconstruction of field potentials and dendrodendritic synaptic interactions in olfactory bulb. J. Neurophysiol. **31**, 884—915 (1968)
RALL, W., SHEPHERD, G. M., REESE, T. S., BRIGHTMAN, W. M.: Dendrodendritic synaptic pathway for inhibition in the olfactory bulb. Exp. Neurol. **14**, 44—56 (1966)
RAMON, P.: Estructura del bulbo olfatorio. Gaz. San. de Barcelona, julio, 1890
RAMON-MOLINER, E.: A tungstate modification of the Golgi-Cox method. Stain Technol. **33**, 19—29 (1958)
RAMON-MOLINER, E.: The histology of the postcruciate gyrus in the cat. III. Further observations. J. comp. Neurol. **117**, 229—249 (1961)
RANCK, J. B.: Behavioral types of neurons in hippocampal formation of rat. Fed. Proc. **30**, 266 (1971)

RAUSCH, L. J., LONG, C. J.: Habenular nuclei: a crucial link between the olfactory and motor systems. Brain Res. **29**, 146–150 (1971)

READ, E. A.: A contribution to the knowledge of the olfactory apparatus in dog, cat and man. Amer. J. Anat. **8**, 17–47 (1908)

REDLICH, E.: Zur vergleichenden Anatomie der Assoziationssysteme des Gehirns der Säugetiere. I. Das Cingulum. Arb. neurol. Inst. Univ. Wien **10**, 104–184 (1903)

REESE, T. S.: Further studies on dendro-dendritic synapses in the olfactory bulb. Anat. Rec. **154**, 408 (1966)

REESE, T. S., BRIGHTMAN, M. W.: Electron microscopic studies of the rat olfactory bulb. Anat. Rec. **151**, 492 (1965)

REESE, T. S., BRIGHTMAN, M. W.: Olfactory surface and central olfactory connexions in some vertebrates. In: Taste and smell in vertebrates (eds. G. E. W. WOLSTENHOLME, J. KNIGHT), pp. 115–149. Ciba Symp. London: Churchill 1970

REHMER, H., SCHULZ, E., SCHÖNHEIT, B.: Variabilität der Form und Größe des Bulbus olfactorius der erwachsenen weißen Laborratte *(Rattus norvegicus, forma alba)*. J. Hirnforsch. **12**, 111–122 (1970)

REICHERT, C. B.: Der Bau des menschlichen Gehirns. Leipzig: Engelmann 1859

REMANE, A.: Die Grundlagen des natürlichen Systems, der vergleichenden Anatomie und der Phylogenetik. Leipzig: Akad. Verl. Ges. 1952

RÉTHELYI, M., SZENTÁGOTHAI, J.: The large synaptic complexes of the substantia gelatinosa. Exp. Brain Res. **7**, 258–274 (1969)

RETZIUS, G.: Die Endigungsweise des Riechnerven. Biol. Unters., N.F. **3**, 25–28. Stockholm: Samson und Wallin; Leipzig: Vogel 1892

RETZIUS, G.: Das Menschenhirn. Studien in der Makroskopischen Morphologie. Stockholm: Norstedt & Söhne 1896

RETZIUS, G.: Zur äußeren Morphologie des Riechhirns der Säugethiere und des Menschen. Biol. Unters., N.F. **8**, 23–48. Stockholm: Aftonbladet; Jena: Fischer 1898a

RETZIUS, G.: Zur Morphologie der Fascia dentata und ihrer Umgebungen. Biol. Unters., N.F. **8**, 49–58. Stockholm: Aftonbladet; Jena: Fischer 1898b

RETZIUS, G.: Zur Frage der transitorischen Furchen des embryonalen Menschenhirns. Biol. Unters., N.F. **10**, 65–66. Stockholm: Aftonbladet; Jena: Fischer 1902

REUCK, J. DE: The cortico-subcortical arterial angioarchitecture in the human brain. Acta neurol. belg. **72**, 323–329 (1972)

RICHARDSON, J. S.: The amygdala: Historical and functional analysis. Acta Neurobiol. exp. **33**, 623–648 (1973)

RICOTTI, M. P.: Sviluppo et accrescimento del corpo amigdaleo nel ratto albino. Arch. ital. Anat. Embriol. **70**, 157–176 (1965)

RIOCH, D. MCK., BRENNER, CH.: Experiments on the corpus striatum and rhinencephalon. J. comp. Neurol. **68**, 491–507 (1938)

RISS, W., HALPERN, M., SCALIA, F.: Anatomical aspects of the evolution of the limbic and olfactory systems and their potential significance for behavior. Ann. N.Y. Acad. Sci. **159**, 1096–1111 (1969)

RITTER, J., MEYER, U., WENK, H.: Zur Chemodifferenzierung der Hippocampusformation in der postnatalen Entwicklung der Albinoratte. II. Transmitterenzyme. J. Hirnforsch. **13**, 255–278 (1971/72)

ROBERTS, TH. S., AKERT, K.: Insular and opercular cortex and its thalamic projection in *Macaca mulatta*. Schweiz. Arch. Neurol. Neurochir. Psychiat. **92**, 1–43 (1963)

ROBINSON, N.: Histochemistry of monoamine oxidase in the developing rat brain. J. Neurochem. **14**, 1083–1089 (1967)

ROSABAL, F.: Cytoarchitecture of the frontal lobe of the squirrel monkey. J. comp. Neurol. **130**, 87–108 (1967)

ROSE, J. E.: Zur normalen und pathologischen Architektonik der Ammonsformation (1938). J. Psychol. Neurol. (Lpz.) **49**, 137–188 (1940)

ROSE, J. E.: A cytoarchitectural study of the sheep cortex. J. comp. Neurol. **76**, 1–55 (1942)

ROSE, J. E., WOOLSEY, C. N.: Potential changes in the olfactory brain produced by electrical stimulation of the olfactory bulb. Fed. Proc. **2**, 42 (1943a)

ROSE, J. E., WOOLSEY, C. N.: A study of thalamo-cortical relations in the rabbit. Bull. Johns Hopk. Hosp. **73**, 65–128 (1943b)

ROSE, J. E., WOOLSEY, C. N.: Structure and relations of limbic cortex and anterior thalamic nuclei in rabbit and cat. J. comp. Neurol. **89**, 279–347 (1948)

ROSE, J. E., WOOLSEY, C. N., JARCHO, L. W.: Relations of anterior thalamic nuclei and mammillothalamic tract to limbic cortex. Fed. Proc. **6**, 193 (1947)

ROSE, M.: Histologische Lokalisation der Großhirnrinde bei kleinen Säugetieren (Rodentia, Insectivora, Chiroptera). J. Psychol. Neurol. (Lpz.) **19**, 391–479 (1912)

ROSE, M.: Über die cytoarchitektonische Gliederung des Vorderhirns der Vögel. J. Psychol. Neurol. (Lpz.) **21**, 278—352 (1914/15)
ROSE, M.: Histologische Lokalisation des Vorderhirns der Reptilien. J. Psychol. Neurol. (Lpz.) **29**, 219—272 (1923)
ROSE, M.: Über das histogenetische Prinzip der Einteilung der Großhirnrinde. J. Psychol. Neurol. (Lpz.) **32**, 97—160 (1926)
ROSE, M.: Der Allocortex bei Tier und Mensch. I. Teil. J. Psychol. Neurol. (Lpz.) **34**, 1—111 (1927a)
ROSE, M.: Die sog. Riechrinde beim Menschen und beim Affen. II. Teil des „Allocortex bei Tier und Mensch". J. Psychol. Neurol. (Lpz.) **34**, 261—401 (1927b)
ROSE, M.: Gyrus limbicus anterior und Regio retrosplenialis (Cortex holoprotoptychos quinquestratificatus). Vergleichende Architektonik bei Tier und Mensch. J. Psychol. Neurol. (Lpz.) **35**, 65—173 (1928a)
ROSE, M.: Die Ontogenie der Inselrinde. Zugleich ein Beitrag zur histogenetischen Rindeneinteilung. J. Psychol. Neurol. (Lpz.) **36**, 182—209 (1928b)
ROSE, M.: Die Inselrinde des Menschen und der Tiere. J. Psychol. Neurol. (Lpz.) **37**, 467—624 (1929a)
ROSE, M.: Cytoarchitektonischer Atlas der Großhirnrinde der Maus. J. Psychol. Neurol. (Lpz.) **40**, 1—51 (1929b)
ROSE, M.: Cytoarchitektonischer Atlas der Großhirnrinde des Kaninchens. J. Psychol. Neurol. (Lpz.) **43**, 353—440 (1931)
ROSE, M.: Cytoarchitektonik und Myeloarchitektonik der Großhirnrinde. In: Handbuch der Neurologie, Bd. 1. Allgemeine Neurologie I, Anatomie (Hrsg. O. BUMKE, O. FOERSTER), S. 588—778. Berlin: Springer 1935
ROSE, ST.: Vergleichende Messungen im Allocortex bei Tier und Mensch. J. Psychol. Neurol. (Lpz.) **34**, 250—255 (1927)
ROTHFIELD, L., HARMAN, P. J.: On the relation of the hippocampal-fornix system to the control of rage responses in cats. J. comp. Neurol. **101**, 265—282 (1954)
RÖTHIG, P.: Riechbahnen, Septum und Thalamus bei *Didelphys marsupialis*. Abh. Senckenb. naturforsch. Ges. (Frankfurt) **31**, 3—19 (1910)
ROTHMANN, M.: Über das Verhalten der Arteria cerebri anterior beim Affen, Anthropoiden und Menschen. Arch. Psychiat. Nervenkr. **38**, 278—287 (1904)
ROYCE, G. J., NORTHCUTT, R. G.: Olfactory bulb projections in the tiger salamander *(Ambystoma tigrinum)* and the bullfrog *(Rana catesbiana)*. Anat. Rec. **163**, 254 (1969)
RUBINO, A.: The arterial supply of the cerebral cortex in a Chinese brain. Proc. kon. ned. Akad. Wet. **36**, 694—700 (1933)
RUDEBECK, B.: Contributions to forebrain morphology in Dipnoi. Acta zool. **26**, 9—156 (1945)
RUGGERI, A.: Sui nuclei dell'amigdala nei mammiferi macrosmatici. Arch. ital. Anat. Embriol. **71**, 149—169 (1966)
RYZEN, M., CAMPBELL, B.: Organization of the cerebral cortex. III. Cortex of *Sorex pacificus*. J. comp. Neurol. **102**, 365—424 (1955)
SAGER, O., BUTKHUZI, S.: Electrographical study of the relationship between the dorsomedian nucleus of the thalamus and the rhinencephalon (hippocampus and amygdala). Electroenceph. clin. Neurophysiol. **14**, 835—846 (1962)
SAKAI, M.: Comparative anatomical studies on the amygdaloid nuclear complex, especially on the Proboscidea *(Elephas indicus)* (japanisch). Niigata Igakkai Zasshi (Niigata Med. J.) **75**, 605—620 (1961)
SALA, L.: Zur feineren Anatomie des großen Seepferdefußes. Z. wiss. Zool. **52**, 18—45 (1891)
SALAMON, G.: Atlas of the arteries of the human brain. Paris: Sandoz Editions 1971
SANDERS-WOUDSTRA, J. A. R.: Experimenteel anatomisch onderzoek over de verbindingen van enkele basale telencefale hersengebieden bij de albinorat. Thesis, Univ. Groningen. Groningen: Van Denderen 1961
SANIDES, F.: Untersuchungen über die histologische Struktur des Mandelkerngebietes. 1. Cytologie und Involution des Amygdaleum profundum. J. Hirnforsch. **3**, 56—77 (1957a)
SANIDES, F.: Die Insulae terminales des Erwachsenengehirns des Menschen. J. Hirnforsch. **3**, 243—273 (1957b)
SANIDES, F.: Vergleichend-morphologische Untersuchungen an kleinen Nervenzellen und an Gliazellen. J. Hirnforsch. **4**, 113—148 (1958)
SANIDES, F.: Die Architektonik des menschlichen Stirnhirns. Zugleich eine Darstellung der Prinzipien seiner Gestaltung als Spiegel der stammesgeschichtlichen Differenzierung der Großhirnrinde. Monographien aus dem Gesamtgebiet der Neurol. u. Psychiat., Bd. 98. Berlin-Göttingen-Heidelberg: Springer 1962
SANIDES, F.: The architecture of the cortical taste nerve areas in squirrel monkey *(Saimiri sciureus)* and their relationships to insular, sensorimotor and prefrontal regions. Brain Res. **8**, 97—124 (1968)

SANIDES, F.: Comparative architectonics of the neocortex of mammals and their evolutionary interpretation. Ann. N.Y. Acad. Sci. **167**, 404–423 (1969)

SANIDES, F.: Functional architecture of motor and sensory cortices in primates in the light of a new concept of neocortex evolution. In: The primate brain. Advances in primatology, vol. 1 (eds. CH. R. NOBACK, W. MONTAGNA), pp. 137–208. New York: Appleton-Century-Crofts 1970

SANIDES, F.: Representation in the cerebral cortex and its areal lamination patterns. In: Structure and function of nervous tissue, vol. 5 (ed. G. H. BOURNE), pp. 329–453. New York-London: Academic Press 1972

SANIDES, F., KRISHNAMURTI, A.: Cytoarchitectonic subdivions of sensorimotor and prefrontal regions and of bordering insular and limbic fields in slow loris *(Nycticebus coucang coucang)*. J. Hirnforsch. **9**, 225–252 (1967)

SARKISSOW, S. A., FILIMONOFF, I. N.: Les travaux de l'Institute du cerveau, Moscow. Izdanie Gosudastvennogo Institute Mozga, vol. III–IV (1938)

SARKISSOW, S. A., FILIMONOFF, I. N., KONONOWA, E. P., PREOBRASCHENSKAJA, I. S., KUKUEW, L. A.: Atlas der Cytoarchitektonik der Großhirnrinde des Menschen (russisch). Moskau: Staatsverlag für medizinische Literatur Medgis 1955

SASAGAWA, H.: Amygdaloid nuclear complex of chimpanzee (japanisch). Niigata Igakkai Zasshi (Niigata Med. J.) **74**, 1770–1785 (1960a)

SASAGAWA, H.: A cytoarchitectonic study on the amygdaloid nuclear complex of a woolly monkey (*Lagothrix lagotricha* Humboldt) (japanisch). Niigata Igakkai Zasshi (Niigata Med. J.) **74**, 1815–1822 (1960b)

SASAGAWA, H.: A cytoarchitectonic study on the amygdaloid nuclear complex of a howling monkey (japanisch). Niigata Igakkai Zasshi (Niigata Med. J.) **75**, 13–18 (1961)

SCALIA, F.: Some olfactory pathways in the rabbit brain. J. comp. Neurol. **126**, 285–310 (1966)

SCALIA, F.: A review of recent experimental studies on the distribution of the olfactory tracts in mammals. Brain Behav. Evol. **1**, 101–123 (1968)

SCALIA, F.: The projection of the accessory olfactory bulb in the frog. Brain Res. **36**, 409–411 (1972)

SCALIA, F., EBBESSON, S. O. E.: The central projections of the olfactory bulb in a teleost *(Gymnothorax funebris)*. Brain Behav. Evol. **4**, 376–399 (1971)

SCALIA *et al.* (1968): SCALIA, F., HALPERN, M., KNAPP, H., RISS, W.: The efferent connexions of the olfactory bulb in the frog: a study of degenerating unmyelinated fibres. J. Anat. (Lond.) **103**, 245–262 (1968)

SCALIA *et al.* (1969): SCALIA, F., HALPERN, M., RISS, W.: Olfactory bulb projections in the South American Caiman. Brain Behav. Evol. **2**, 238–262 (1969)

SCHAEFFER, J. P.: The nose, paranasal sinuses, nasolacrimal passageways, and olfactory organ in man. Philadelphia: P. Blakiston's Son and Co. 1920

SCHAEFFER, J. P.: In: Special cytology, vol. 1, Sect. III (ed. E. V. COWDRY). New York: Paul B. Hoeber Inc. 1928

SCHAFFER, K.: Beitrag zur Histologie der Ammonshornformation. Arch. mikr. Anat. **39**, 611–632 (1892)

SCHALTENBRAND, G., SPULER, H., WAHREN, W.: The anatomy of the corpus callosum determined electrically during stereotactic stimulation in man and the reactions after stimulation of limbic structures. International Symposium on Stereoencephalotomy. Excerpta Medica Foundation, ICS 217. Amsterdam, 1970

SCHARRER, E.: Vascularization and vulnerability of the cornu ammonis in the opossum. Arch. Neurol. Psychiat. (Chic.) **44**, 483–506 (1940)

SCHARRER, E., SINDEN, J. A.: A contribution to the „chemoarchitectonics" of the optic tectum of the brain of the pigeon. J. comp. Neurol. **91**, 331–336 (1949)

SCHEIBEL, M. E., SCHEIBEL, A. B.: Of pattern and place in dendrites. Int. Rev. Neurobiol. **13**, 1–26 (1970)

SCHEPERS, G. W. H.: Evolution of the forebrain. Cape Town: Maskew Miller Limited 1948

SCHIERHORN, H., BOSSÁNYI, P. v.: Über die laminäre Verteilung der apikalen Dendritenspines von Lamina V-Pyramidenzellen in der vorderen limbischen und sensomotorischen Hirnrinde der Albinoratte. Z. mikr.-anat. Forsch. **86**, 257–272 (1972)

SCHIERHORN, H., BOSSÁNYI, P. v., NAGEL, I., WEBER, T.: Spine-Verteilung an den Apikaldendriten der großen Pyramidenzellen (Lamina V) in der sensomotorischen und limbischen Hirnrinde der Ratte. Morph. Jb. **118**, 423–447 (1972)

SCHMIDT, F.: Beiträge zur Entwicklungsgeschichte des Gehirns. Z. wiss. Zool. **11**, 43–61 (1862)

SCHMIDT, H., LIERSE, W.: Die Duraverhältnisse, Hirngefäße und Kapillardichte in den Gehirnen des europäischen Igels *(Erinaceus europaeus)* und des Wüstenigels *(Erinaceus algirus levaudeni)*. Acta anat. (Basel) **70**, 465–492 (1968)

SCHMIDT, R., MANHART, H. J.: Qualitative und quantitative Zinkbestimmung in Ammonshorn, Kleinhirn, Großhirn und Hirnstamm des Menschen. Morph. Jb. **111**, 508–514 (1968)
SCHNEIDER, R.: Morphologische Untersuchungen am Gehirn der Chiroptera (Mammalia). Abh. Senckenb. naturforsch. Ges. (Frankfurt) **495**, 1–92 (1957)
SCHNITZLEIN, H. N.: The habenula and the dorsal thalamus of some teleosts. J. comp. Neurol. **118**, 225–267 (1962)
SCHNITZLEIN, H. N.: The olfactory tubercle of the african lungfish, *Protopterus*. Ala. J. med. Sci. **3**, 39–45 (1966a)
SCHNITZLEIN, H. N.: The primordial amygdaloid complex of the african lungfish, *Protopterus*. In: Evolution of the forebrain (eds. R. HASSLER, H. STEPHAN), pp. 40–49. Stuttgart: Thieme 1966b
SCHNITZLEIN, H. N., CROSBY, E. C.: The telencephalon of the lungfish, *Protopterus*. J. Hirnforsch. **9**, 105–149 (1967)
SCHOBER, W.: Vergleichend-anatomische Untersuchungen am Gehirn der Larven und adulten Tiere von *Lampetra fluviatilis* (Linné, 1758) und *Lampetra planeri* (Bloch, 1784). J. Hirnforsch. **7**, 107–209 (1964)
SCHOLZ, W.: Die Krampfschädigungen des Gehirns. Monographien Neurol., H. 75. Berlin-Göttingen-Heidelberg: Springer 1951
SCHOLZ, W.: An nervöse Systeme gebundene (topistische) Kreislaufschäden. In: Handbuch der speziellen pathologischen Anatomie und Histologie, Bd. 13, 1. Teil, B, Erkrankungen des zentralen Nervensystems I, S. 1326–1383. Berlin-Göttingen-Heidelberg: Springer 1957
SCHÖNHEIT, B.: Die Variabilität der Körpergröße, des Hirngewichtes und der Form und Größe des Bulbus olfactorius in der postnatalen Entwicklung der Albinomaus (*Mus musculus* L. 1758, *forma alba*), Stamm „Strong A". Anat. Anz. **126**, 363–390 (1970)
SCHÖNHEIT, B.: Zytoarchitektonische Untersuchungen zur postnatalen Entwicklung des Bulbus olfactorius der Albinomaus (*Mus musculus* L. 1758, *forma alba*), Stamm „Strong A". J. Hirnforsch. **12**, 355–373 (1970/71a)
SCHÖNHEIT, B.: Quantitative zytoarchitektonische Untersuchungen zur postnatalen Entwicklung des Bulbus olfactorius der Albinomaus (*Mus musculus* L. 1758, *forma alba*), Stamm „Strong A". J. Hirnforsch. **12**, 375–388 (1970/71b)
SCHREINER, L., KLING, A.: Behavioral changes following rhinencephalic injury in cat. J. Neurophysiol. **16**, 643–659 (1953)
SCHREINER, L., KLING, A.: Effects of castration on hypersexual behavior induced by rhinencephalic injury in cat. Arch. Neurol. Psychiat. (Chic.) **72**, 180–186 (1954)
SCHROEDER, A. H.: La glia-aquitectura de la corteza cerebral y cerebelosa del hombre. Actas Congr. internac. Biol. Montevideo, 1931
SCHROEDER, A. H.: Gliaarchitektonik des Zentralnervensystems. In: Handbuch der Neurologie, Bd. 1, Allgemeine Neurologie I, Anatomie (Hrsg. O. BUMKE, O. FOERSTER), S. 791–810. Berlin: Springer 1935
SCHULTZE, M.: Untersuchungen über den Bau der Nasenschleimhaut, namentlich die Struktur und Endigungsweise der Geruchsnerven beim Menschen und den Wirbeltieren. Abh. naturforsch. Ges. Halle **7**, 1–100 (1862)
SCHULZ, E.: Zur postnatalen Biomorphose des Ependyms im Telencephalon von *Lacerta agilis agilis* (L.). Z. mikr.-anat. Forsch. **81**, 111–152 (1969)
SCHULZ, E., THAMKE, B., REHMER, H., SCHÖNHEIT, B.: Qualitative und quantitative zytoarchitektonische Untersuchungen zur Variabilität des Bulbus olfactorius der erwachsenen weißen Laborratte (*Rattus norvegicus, forma alba*). J. Hirnforsch. **13**, 211–221 (1971/72)
SCHWALBE, G.: Lehrbuch der Neurologie. Erlangen: Besold 1881
SCHWARTZ, I. R., PAPPAS, G. D., PURPURA, D. P.: Fine structure of neurons and synapses in the feline hippocampus during postnatal ontogenesis. Exp. Neurol. **22**, 394–407 (1968)
SCOTT, J. W.: Characteristics of responses of lateral hypothalamic neurons to olfactory stimulation in the rat. Anat. Rec. **166**, 375 (1970)
SCOTT, J. W., LEONARD, CH. M.: The olfactory connections of the lateral hypothalamus in the rat, mouse and hamster. J. comp. Neurol. **141**, 331–344 (1971)
SCOTT, J. W., PFAFFMANN, C.: Olfactory input of the hypothalamus: Electrophysiological evidence. Science **158**, 1592–1594 (1967)
SCOTT, T. G.: The specificity of 5'-nucleotidase in the brain of the mouse. J. Histochem. Cytochem. **13**, 657–667 (1965)
SCOTT, T. G.: The distribution of 5'-nucleotidase in the brain of the mouse. J. comp. Neurol. **129**, 97–113 (1967)
SCOVILLE, W. B.: The limbic lobe in man. J. Neurosurg. **11**, 64–66 (1954)
SCOVILLE, W. B., CORRELL, R. E.: Memory and the temporal lobe. A review for clinicians. Acta neurochir. (Wien) **28**, 251–258 (1973)
SCOVILLE, W. B., MILNER, B.: Loss of recent memory after bilateral hippocampal lesions. J. Neurol. Neurosurg. Psychiat. **20**, 11–21 (1957)

SEGAL, M.: Hippocampal unit responses to perforant path stimulation. Exp. Neurol. **35**, 541–546 (1972)

SEGAL, M.: Dissecting a short-term memory circuit in the rat brain. I. Changes in entorhinal unit activity and responsiveness of hippocampal units in the process of classical conditioning. Brain Res. **64**, 281–292 (1973)

SEGAL, M., LANDIS, ST.: Afferents to the hippocampus of the rat studied with the method of retrograde transport of horseradish peroxidase. Brain Res. **78**, 1–15 (1974)

SEGAL, M., OLDS, J.: Behavior of units in hippocampal circuit of the rat during learning. J. Neurophysiol. **35**, 680–690 (1972)

SEGAL, M., OLDS, J.: Activity of units in the hippocampal circuit of the rat during differential classical conditioning. J. comp. physiol. Psychol. **82**, 195–204 (1973)

SEIFERT, K.: Die Feinstruktur des Riechsaumes. Arch. klin. exp. Ohr.-, Nas.- u. Kehlk.-Heilk. **192**, 182–213 (1968)

SEIFERT, K.: Geschichte und Bibliographie der Erforschung des peripheren Geruchsorgans. Clio med. **4**, 305–337 (1969)

SEIFERT, K.: Die Ultrastruktur des Riechepithels beim Makrosmatiker. Eine elektronenmikroskopische Untersuchung. Normale und pathol. Anat., H. 21. Stuttgart: Thieme 1970

SEIFERT, K.: Licht- und elektronenmikroskopische Untersuchungen am Jacobsonschen Organ (Organon vomero nasale) der Katze. Arch. klin. exp. Ohr.-, Nas.- u. Kehlk.-Heilk. **200**, 223–251 (1971)

SELTZER, B., PANDYA, D. N.: Polysensory cortical projections to the parahippocampal gyrus in the rhesus monkey. Anat. Rec. **178**, 460–461 (1974)

SENBA, K., IWAHARA, S.: Effects of medial septal lesions on the hippocampal electrical activity and the orienting response to auditory stimulation in drinking rats. Brain Res. **66**, 309–320 (1974)

SENN, D. G.: Der Bau des Reptiliengehirns im Licht neuer Ergebnisse. Verh. naturforsch. Ges. Basel **79**, 25–43 (1968)

SENN, D. G.: The stratification in the reptilian central nervous system. Acta anat. (Basel) **75**, 521–552 (1970)

SGONINA, K.: Zur vergleichenden Anatomie der Entorhinal- und Präsubikularregion. J. Psychol. Neurol. (Lpz.) **48**, 56–163 (1938).

SHANKLIN, W. M.: The central nervous system of *Chameleon vulgaris*. Acta zool. **11**, 425–490 (1930)

SHANTHAVEERAPPA, T. R., BOURNE, G. H.: Histochemical studies on the olfactory glomeruli of squirrel monkey. Histochemie **5**, 125–129 (1965a)

SHANTHAVEERAPPA, T. R., BOURNE, G. H.: The thiamine pyrophosphatase technique as an indicator of the morphology of the Golgi apparatus in the neurons. III. Studies on the olfactory bulb. Exp. Cell Res. **40**, 292–300 (1965b)

SHANTHAVEERAPPA, T. R., BOURNE, G. H.: Histochemical studies on distribution of dephosphorylating and oxydative enzymes and esterases in olfactory bulb of the squirrel monkey. J. nat. Cancer Inst. **35**, 153–165 (1965c)

SHARMA, N. N.: Studies on the histochemical distribution of 5′-nucleotidase, acid and alkaline phosphatases in olfactory bulb of rat. Acta histochem. (Jena) **27**, 100–106 (1967a)

SHARMA, N. N.: Studies on the histochemical distribution of glucose-6-phosphatase, glucose-6-phosphatase dehydrogenase, β-glucuronidase and glucosan phosphorylase in olfactory bulb of rat. Acta histochem. (Jena) **27**, 165–171 (1967b)

SHARMA, N. N.: Studies on the histochemical distribution of simple esterase and cholinesterases in the olfactory bulb of the rat. Acta anat. (Basel) **69**, 168–175 (1968a)

SHARMA, N. N.: Studies on the histochemical distribution of oxidative enzymes in olfactory bulb of rat. Acta anat. (Basel) **69**, 349–357 (1968b)

SHELDON, R. E.: The olfactory tracts and centers in teleosts. J. comp. Neurol. **22**, 177–339 (1912)

SHELLSHEAR, J. L.: The basal arteries of the forebrain and their functional significance. J. Anat. (Lond.) **55**, 27–35 (1920)

SHELLSHEAR, J. L.: A contribution to our knowledge of the arterial supply of the cerebral cortex in man. Brain **50**, 236–253 (1927)

SHELLSHEAR, J. L.: A study of the arteries of the brain of the spiny anteater (*Echidna aculeata*), to illustrate the principles of arterial distribution. Phil. Trans. B **218**, 1–36 (1929)

SHELLSHEAR, J. L.: The arterial supply of the cerebral cortex in the chimpanzee (*Anthropopithecus troglodytes*). J. Anat. (Lond.) **65**, 45–87 (1931)

SHELLSHEAR, J. L.: The arterial supply of the cerebral cortex. Proc. kon. ned. Akad. Wet. **36**, 700–710 (1933)

SHEPHERD, G. M.: Responses of mitral cells to olfactory nerve volleys in the rabbit. J. Physiol. (Lond.) **168**, 89–100 (1963a)

SHEPHERD, G. M.: Neuronal systems controlling mitral cell excitability. J. Physiol. (Lond.) **168**, 101—117 (1963b)
SHEPHERD, G. M.: The orientation of mitral cell dendrites. Exp. Neurol. **14**, 390—395 (1966)
SHEPHERD, G. M.: Physiological evidence for dendrodendritic synaptic interactions in the rabbit's olfactory glomerulus. Brain Res. **32**, 212—217 (1971)
SHEPHERD, G. M.: Synaptic organization of the mammalian olfactory bulb. Physiol. Rev. **52**, 864—917 (1972)
SHIMADA, M.: Cytokinetics and histogenesis of early postnatal mouse brain as studied by ^{3}H-thymidine autoradiography. Arch. histol. jap. **26**, 413—437 (1966)
SHIMADA, M.: Oxydative enzymes in maturing hippocampus and cerebellum of hamsters. Experientia **26**, 181—182 (1970)
SHIMADA, M., LANGMAN, J.: Cell proliferation, migration and differentiation in the cerebral cortex of the golden hamster. J. comp. Neurol. **139**, 227—243 (1970)
SHIMAZONO, J.: Das Septum pellucidum des Menschen. Arch. Anat. Physiol. 1912, Anat. Abt. 55—61 (1912)
SHIMIZU, N., MORIKAWA, N.: Histochemical studies of succinic dehydrogenase of the brain of mice, rats, guinea pigs and rabbits. J. Histochem. Cytochem. **5**, 334—345 (1957)
SHIMIZU *et al.* (1957): SHIMIZU, N., MORIKAWA, N., ISHI, Y.: Histochemical studies of succinic dehydrogenase and cytochrome oxidase of the rabbit brain, with special reference to the results in the paraventricular structures. J. comp. Neurol. **108**, 1—21 (1957)
SHIMIZU *et al.* (1959): SHIMIZU, N., MORIKAWA, N., OKADA, M.: Histochemical studies of monoamine oxidase of the brain of rodents. Z. Zellforsch. **49**, 389—400 (1959)
SHIPLEY, M. T.: Presubiculum afferents to the entorhinal area and the Papez circuit. Brain Res. **67**, 162—168 (1974)
SHOWERS, M. J. C.: Correlation of medial thalamic nuclear activity with cortical and subcortical neuronal arcs. J. comp. Neurol. **109**, 261—315 (1958)
SHOWERS, M. J. C.: The cingulate gyrus: additional motor area and cortical autonomic regulator. J. comp. Neurol. **112**, 231—301 (1959)
SHOWERS, M. J. C., CROSBY, E. C.: Somatic and visceral responses from the cingulate gyrus. Neurology (Minneap.) **8**, 561—565 (1958)
SHOWERS, M. J. C., LAUER, E. W.: Somatovisceral motor patterns in the insula. J. comp. Neurol. **117**, 107—115 (1961)
SHUTE, C. C. D., LEWIS, P. R.: The use of cholinesterase techniques combined with operative procedures to follow nervous pathways in the brain. In: Histochemistry of cholinesterase (Symposium, Basel, 1960). Bibl. anat. (Basel) **2**, 34—49 (1961a)
SHUTE, C. C. D., LEWIS, P. R.: Cholinergic nervous pathways in the forebrain. Nature (Lond.) **189**, 332—333 (1961b)
SHUTE, C. C. D., LEWIS, P. R.: Cholinesterase-containing systems of the brain of the rat. Nature (Lond.) **199**, 1160—1164 (1963)
SHUTE, C. C. D., LEWIS, P. R.: The fine localization of cholinesterase in the hippocampal formation. J. Anat. (Lond.) **99**, 938 (1965)
SHUTE, C. C. D., LEWIS, P. R.: Electron microscopy of cholinergic terminals and acetylcholinesterase-containing neurons in the hippocampal formation of the rat. Z. Zellforsch. **69**, 334—343 (1966)
SHUTE, C. C. D., LEWIS, P. R.: The ascending cholinergic reticular system: Neocortical, olfactory and subcortical projections. Brain **90**, 497—520 (1967)
SIDMAN, R. L., ANGEVINE, J. B.: Autoradiographic analysis of time of origin of nuclear versus cortical components of mouse telencephalon. Anat. Rec. **142**, 326—327 (1962)
SIDMAN, R. L., ANGEVINE, J. B., PIERCE, E. T.: Atlas of the mouse brain and spinal cord. Cambridge (Mass.): Harvard Univ. Press 1971
SIEGEL, A., TASSONI, J. P.: Differential efferent projections from the ventral and dorsal hippocampus of the cat. Brain Behav. Evol. **4**, 185—200 (1971a)
SIEGEL, A., TASSONI, J. P.: Differential efferent projections of the lateral and medial septal nuclei to the hippocampus in the cat. Brain Behav. Evol. **4**, 201—219 (1971b)
SIEGEL *et al.* (1974): SIEGEL, A., OHGAMI, S., EDINGER, H. M.: Projections of the hippocampus in the squirrel monkey, p. 426. Society for Neuroscience, 4. Meeting, Oct. 1974
SIMMA, K.: Das Projektionsfeld des Nucleus anterior thalami beim Menschen. Mschr. Psychiat. Neurol. **129**, 234—242 (1955)
SIMMONS, H. J., POWELL, E. W.: A quantitative analysis of septothalamic projections in the squirrel monkey. Anat. Rec. **166**, 378 (1970)
SIMMONS, H. J., POWELL, E. W.: Septomammillary projections in the squirrel monkey. Acta anat. (Basel) **82**, 159—178 (1972)
SIMPSON, D. A.: The efferent fibres of the hippocampus in the monkey. J. Neurol. Neurosurg. Psychiat. **15**, 79—92 (1952)

SIMPSON, G. G.: The principles of classification and a classification of mammals. Bull. Amer. Museum Nat. Hist. **85**, 1—350 (1945)

SLOAN, N., JASPER, H.: Studies of the regulatory functions of the limbic cortex. Electroenceph. clin. Neurophysiol. **2**, 317—327 (1950)

SLOAN, N., POOL, J. L., RANSOHOFF, J.: Electrocortical responses to electrical stimulation of the peri-amygdaloid, anterior temporal, posterior orbital and anterior cingulate cortices in non-epileptic man. Electroenceph. clin. Neurophysiol. **4**, 243 (1952)

SMIALOWSKI, A.: Amygdaloid complex of the macaque. Acta Biol. exp. (Warszawa) **25**, 77—89 (1965a)

SMIALOWSKI, A.: The precommissural hippocampus in the dog. Acta Biol. exp. (Warszawa) **25**, 289—296 (1965b)

SMITH, C. G.: The change in volume of the olfactory and accessory olfactory bulbs of the albino rat during postnatal life. J. comp. Neurol. **61**, 477—508 (1935)

SMITH, C. G.: Pathologic change in olfactory nasal mucosa of albino rats with „stunted" olfactory bulbs. Arch. Otolaryng. **25**, 131—143 (1937)

SMITH, C. G.: Incidence of atrophy of the olfactory nerves in man. Arch. Otolaryng. **34**, 533 bis 539 (1940)

SMITH, C. G.: The incidence of "stunted" olfactory bulbs in man. Anat. Rec. **79** (Suppl.), 78—79 (1941)

SMITH, C. G.: Age incidence of atrophy of olfactory nerves in man. A contribution to the study of the process of ageing. J. comp. Neurol. **77**, 589—595 (1942)

SMITH, G. E.: The morphology of the true "limbic lobe", corpus callosum, septum pellucidum and fornix. J. Anat. (Lond.) **30**, 157—167, 185—205 (1895a)

SMITH, G. E.: The connection between the olfactory bulb and the hippocampus. Anat. Anz. **10**, 470—474 (1895b)

SMITH, G. E.: Jacobson's organ and the olfactory bulb in *Ornithorhynchus*. Anat. Anz. **11**, 161—166 (1895c)

SMITH, G. E.: The morphology of the smell-centre. Anat. Anz. **11**, 49—55 (1896a)

SMITH, G. E.: Notes upon the morphology of the cerebrum and its commissures in the vertebrate series. Anat. Anz. **11**, 91—96 (1896b)

SMITH, G. E.: The fascia dentata. Anat. Anz. **12**, 119—126 (1896c)

SMITH, G. E.: The structure of the cerebral hemisphere of *Ornithorhynchus*. J. Anat. (Lond.) **30**, 465—487 (1896d)

SMITH, G. E.: The "fornix superior". J. Anat. (Lond.) **31**, 80—94 (1896e)

SMITH, G. E.: The relation of the fornix to the margin of the cerebral cortex. J. Anat. (Lond.) **32**, 23—58 (1897a)

SMITH, G. E.: Further observations upon the fornix, with special reference to the brain of *Nyctophilus*. J. Anat. (Lond.) **32**, 231—246 (1897b)

SMITH, G. E.: The brain of a foetal *Ornithorhynchus*. Part I. The fore-brain. Quart. J. micr. Sci. **39**, 181—206 (1897c)

SMITH, G. E.: The morphology of the indusium and striae lancisii. Anat. Anz. **13**, 23—27 (1897d)

SMITH, G. E.: The brain in the edentata. Trans. Linn. Soc. (Lond.), 2. Ser., Zool. **7**, 277—394 (1898)

SMITH, G. E.: Further observations on the anatomy of the brain in the monotremata. J. Anat. (Lond.) **33**, 309—342 (1899)

SMITH, G. E.: Notes upon the natural subdivision of the cerebral hemisphere. J. Anat. (Lond.) **35**, 431—454 (1901)

SMITH, G. E.: Zuckerkandl on the phylogeny of the corpus callosum. Anat. Anz. **23**, 384—390 (1903a)

SMITH, G. E.: On the morphology of the brain in the mammalia, with special reference to that of the lemurs, recent and extinct. Trans. Linn. Soc. (Lond.), 2. Ser., Zool. **8**, 319—432 (1900—1903) (1903b)

SMITH, G. E.: On the morphology of the cerebral commissures in the Vertebrata, with special reference to an aberrant commissure found in the forebrain of certain reptiles. Trans. Linn. Soc. (Lond.), 2. Ser., Zool. **8**, 455—500 (1900—1903) (1903c)

SMITH, G. E.: On the so-called "gyrus hippocampi". J. Anat. (Lond.) **37**, 324—328 (1903d)

SMITH, G. E.: A new topographical survey of the human cerebral cortex, being an account of the distribution of the anatomically distinct cortical areas and their relationship to the cerebral sulci. J. Anat. (Lond.) **41**, 237—254 (1907)

SMITH, G. E.: The cerebral cortex in *Lepidosiren*, with comparative notes on the interpretation of certain features of the forebrain in other vertebrates. Anat. Anz. **33**, 513—540 (1908)

SMITH, G. E.: The tuberculum olfactorium. Anat. Anz. **34**, 200—206 (1909)

SMITH, G. E.: Some problems relating to the evolution of the brain. The Arris and Gale lectures. Lancet **1910 I**, 147—153, 221—227 (1910a)

SMITH, G. E.: The term "Archipallium" — a disclaimer. Anat. Anz. **35**, 429—430 (1910b)
SMITH, G. E.: The central nervous system. In: Cunningham's text-book of anatomy (ed. A. ROBINSON). Rev. 4. ed. New York: Wood & Co. 1917
SMITH, G. E.: A preliminary note on the morphology of the corpus striatum and the origin of the neopallium. J. Anat. (Lond.) **53**, 271—291 (1919a)
SMITH, G. E.: A note on Professor Landau's memoir on "the comparative anatomy of the nucleus amygdalae, the claustrum and the insular cortex". J. Anat. (Lond.) **53**, 361—362 (1919b)
SMITH, L. A.: A comparison of the number of nerve cells in the olfactory bulbs of domesticated albino and wild norway rats. J. comp. Neurol. **45**, 483—501 (1928)
SMITH, O. C.: The corpus striatum, amygdala and stria terminalis of *Tamandua tetradactyla*. J. comp. Neurol. **51**, 65—127 (1930)
SMITH, R. W., WHITE, L. E.: The fiberarchitectonics of the cat hippocampal formation. J. comp. Neurol. **123**, 11—27 (1964)
SMITH, W. K.: Vocalization from excitation of the gyrus cinguli in the monkey *(Macaca rhesus)*. Anat. Rec. **76** (Suppl. 2), 52 (1940)
SMITH, W. K.: The results of ablation of the cingular region of the cerebral cortex. Fed. Proc. **3**, 42 (1944)
SMITH, W. K.: The functional significance of the rostral cingular cortex as revealed by its responses to electrical excitation. J. Neurophysiol. 8, 241—255 (1945)
SMITH, W. K.: Responses from the posterior pyriform cortex. Anat. Rec. **100**, 713 (1948)
SMITH, W. K.: Studies on the cingular and pyriform regions of the cerebral cortex. Trans. Amer. neurol. Ass., 74. Meeting, pp. 169—171 (1949)
SMYTHIES, J. R.: Brain mechanisms and behaviour. Brain **90**, 697—706 (1967)
SNELL, O.: Die Abhängigkeit des Hirngewichts von dem Körpergewicht und den geistigen Fähigkeiten. Arch. Psychiat. Nervenkr. **23**, 436—446 (1892)
SÖDERBERG, G.: Contributions to the forebrain morphology in amphibians. Acta zool. **3**, 65—121 (1922)
SOLCHER, H.: Zur Neuroanatomie und Neuropathologie der Frühfetalzeit. Monogr. Ges.-gebiet Neurol. Psychiat, H. 127. Berlin-Heidelberg-New York: Springer 1968
SONNTAG, C. F., WOOLLARD, H. H.: A monograph of *Orycteropus afer*. II. Nervous system, sense-organs and hairs. Proc. Zool. Soc. (Lond.) 1925, 1185—1235 (1925)
SOOD, P. P., TEWARI, H. B.: On the distribution of succinic dehydrogenase in the constituents of the various layers of the olfactory bulb of mouse. Anat. Anz. **132**, 114—122 (1972a)
SOOD, P. P., TEWARI, H. B.: Study on the distribution of some hydrolytic enzymes and their functional significance in the olfactory bulb of mouse. Acta histochem. (Jena) **43**, 218—234 (1972b)
SPATZ, H.: Über die Bedeutung der Basalen Rinde. Auf Grund von Beobachtungen bei Pickscher Krankheit und bei gedeckten Hirnverletzungen. Z. ges. Neurol. Psychiat. **158**, 208 bis 232 (1937)
SPATZ, H.: Gegensätzlichkeit und Verknüpfung bei der Entwicklung von Zwischenhirn und Basaler Rinde. Allg. Z. Psychiat. **125**, 166—177 (1949)
SPATZ, H.: Menschwerdung und Gehirnentwicklung. Nachr. Gießener Hochschulges. **20**, 32—55 (1951)
SPATZ, H.: Die Evolution des Menschenhirns und ihre Bedeutung für die Sonderstellung des Menschen. Nachr. Gießener Hochschulges. **24**, 52—74 (1955)
SPATZ, H.: Über Anatomie, Entwicklung und Pathologie des „Basalen Neocortex". Livre jubilaire du Dr. Ludo van Bogaert, Editions Acta med. belg. 766—779 (1962)
SPATZ, H.: Gehirnentwicklung (Introversion-Promination) und Endocranialausguß. Übersicht über drei cerebrale Entwicklungsprinzipien. In: Evolution of the forebrain (eds. R. HASSLER, H. STEPHAN), pp. 136—152. Stuttgart: Thieme 1966
SPENCER, W. A., KANDEL, E. R.: Hippocampal neuron responses to selective activation of recurrent collaterals of hippocampofugal axons. Exp. Neurol. **4**, 149—161 (1961)
SPERTI *et al.* (1970a): SPERTI, L., GESSI, T., VOLTA, F., SANSEVERINO, E. R.: Synaptic organization of commissural projections of the hippocampal region in the guinea pig. I. Dorsal psalterium: Mode of activation of granule cells and CA1 pyramidal neurons. Arch. Sci. biol. (Bologna) **54**, 141—182 (1970a)
SPERTI *et al.* (1970b): SPERTI, L., GESSI, T., VOLTA, F., SANSEVERINO, E. R.: Synaptic organization of commissural projections of the hippocampal region in the guinea pig. II. Dorsal psalterium: Pre-hippocampal and intra-hippocampal relays. Arch. Sci. biol. (Bologna) **54**, 183—210 (1970b)
SPIEGEL, E. A.: Die Kerne im Vorderhirn der Säuger. Arb. neurol. Inst. Univ. Wien **22**, 418 bis 497 (1919)
SPIEGEL, E. A., MILLER, H. R., OPPENHEIMER, M. J.: Forebrain and rage reactions. J. Neurophysiol. **3**, 538—548 (1940)

SPRAGUE, J. M., MEYER, M.: An experimental study of the fornix in the rabbit. J. Anat. (Lond.) **84**, 354—368 (1950)

STARCK, D.: Die Evolution des Säugetiergehirns. S.-B. Wiss. Ges. Univ. Frankfurt **1**, 23—60. Wiesbaden: Steiner 1962

STENSAAS, L. J.: The development of hippocampal and dorsolateral pallial regions of the cerebral hemisphere in fetal rabbits. I. Fifteen millimeter stage, spongioblast morphology. J. comp. Neurol. **129**, 59—69 (1967a)

STENSAAS, L. J.: The development of hippocampal and dorsalateral pallial regions of the cerebral hemisphere in fetal rabbits. II. Twenty millimeter stage, neuroblast morphology. J. comp. Neurol. **129**, 71—83 (1967b)

STENSAAS, L. J.: The development of hippocampal and dorsolateral pallial regions of the cerebral hemisphere in fetal rabbits. III. Twenty-nine millimeter stage, marginal lamina. J. comp. Neurol. **130**, 149—161 (1967c)

STENSAAS, L. J.: The development of hippocampal and dorsolateral pallial regions of the cerebral hemisphere in fetal rabbits. IV. Forty-one millimeter stage, intermediate lamina. J. comp. Neurol. **131**, 409—421 (1967d)

STENSAAS, L. J.: The development of hippocampal and dorsolateral pallial regions of the cerebral hemisphere in fetal rabbits. V. Sixty millimeter stage, glial cell morphology. J. comp. Neurol. **131**, 423—436 (1967e)

STENSAAS, L. J.: The development of hippocampal and dorsolateral pallial regions of the cerebral hemisphere in fetal rabbits. VI. Ninety millimeter stage, cortical differentiation. J. comp. Neurol. **132**, 93—108 (1968)

STEPHAN, H.: Vergleichende Untersuchungen über den Feinbau des Hirnes von Wild- und Haustieren. Nach Studien am Schwein und Schaf. Zool. Jb., Anat. Ontogenie **71**, 487—586 (1951)

STEPHAN, H.: Vergleichend-anatomische Untersuchungen an Hirnen von Wild- und Haustieren. II. Die Oberflächen des Allocortex bei Wild- und Hausform von *Epimys norvegicus* ERXL. Morph. Jb. **93**, 425—471 (1954a)

STEPHAN, H.: Vergleichend-anatomische Untersuchungen an Hirnen von Wild- und Haustieren. III. Die Oberflächen des Allocortex von Wild- und Gefangenschaftsfüchsen. Biol. Zbl. **73**, 96—115 (1954b)

STEPHAN, H.: Vergleichend-anatomische Untersuchungen an Insektivorengehirnen. I. Hirnform, palaeo-neocortikale Grenze und relative Zusammensetzung der Cortexoberfläche. Morph. Jb. **97**, 77—122 (1956a)

STEPHAN, H.: Vergleichend-anatomische Untersuchungen an Insektivorengehirnen. II. Oberflächenmessungen am Allocortex im Hinblick auf funktionelle und phylogenetische Probleme. Morph. Jb. **97**, 123—142 (1956b)

STEPHAN, H.: Die quantitative Zusammensetzung der Oberflächen des Allocortex bei Insektivoren und Primaten. In: Structure and function of the cerebral cortex (eds. D. B. TOWER, J. P. SCHADÉ), pp. 51—58. Proc. 2. Int. Meeting Neurobiol., Amsterdam, 1959. Amsterdam: Elsevier 1960a

STEPHAN, H.: Methodische Studien über den quantitativen Vergleich architektonischer Struktureinheiten des Gehirns. Z. wiss. Zool. **164**, 143—172 (1960b)

STEPHAN, H.: Vergleichend-anatomische Untersuchungen an Insektivorengehirnen. V. Die quantitative Zusammensetzung der Oberflächen des Allocortex. Acta anat. (Basel) **44**, 12—59 (1961)

STEPHAN, H.: Vergleichend-anatomische Untersuchungen am Uncus bei Insectivoren und Primaten. In: The rhinencephalon and related structures (eds. W. BARGMANN, J. P. SCHADÉ). Progr. Brain Res. **3**, 111—121. Amsterdam: Elsevier 1963

STEPHAN, H.: Die kortikalen Anteile des limbischen Systems (Morphologie und Entwicklung). Nervenarzt **35**, 396—401 (1964)

STEPHAN, H.: Der Bulbus olfactorius accessorius bei Insektivoren und Primaten. Acta anat. (Basel) **62**, 215—253 (1965)

STEPHAN, H.: Größenänderungen im olfaktorischen und limbischen System während der phylogenetischen Entwicklung der Primaten. In: Evolution of the forebrain (eds. R. HASSLER, H. STEPHAN), pp. 377—388. Stuttgart: Thieme 1966

STEPHAN, H.: Quantitative Vergleiche zur phylogenetischen Entwicklung des Gehirns der Primaten mit Hilfe von Progressionsindices. Mitt. Max-Planck-Ges. **1967**, 63—86 (1967a)

STEPHAN, H.: Zur Entwicklungshöhe der Insektivoren nach Merkmalen des Gehirns und die Definition der „Basalen Insektivoren". Zool. Anz. **179**, 177—199 (1967b)

STEPHAN, H.: Zur Entwicklungshöhe der Primaten nach Merkmalen des Gehirns. In: Neue Ergebnisse der Primatologie (Hrsg. D. STARCK *et al.*), S. 108—119. Stuttgart: Fischer 1967c

STEPHAN, H.: Evolution of primate brains: A comparative anatomical investigation. In: The functional and evolutionary biology of primates (ed. R. TUTTLE), pp. 155—174. Chicago: Aldine/Atherton Inc. 1972

STEPHAN, H., ANDY, O. J.: The septum. A comparative study on its size in insectivores and primates. J. Hirnforsch. **5**, 229–244 (1962)

STEPHAN, H., ANDY, O. J.: Quantitative comparisons of brain structures from insectivores to primates. Amer. Zoologist **4**, 59–74 (1964a)

STEPHAN, H., ANDY, O. J.: Cytoarchitectonics of the septal nuclei in old worlds monkeys (*Cercopithecus* and *Colobus*). J. Hirnforsch. **7**, 1–23 (1964b)

STEPHAN, H., ANDY, O. J.: Quantitative comparative neuroanatomy of primates: An attempt at a phylogenetic interpretation. In: Comparative and evolutionary aspects of the vertebrate central nervous system. Ann. N.Y. Acad. Sci. **167**, 370–387 (1969)

STEPHAN, H., ANDY, O. J.: The allocortex in primates. In: The primate brain. Advances in primatology, vol. 1 (eds. CH. R. NOBACK, W. MONTAGNA), pp. 109—135. New York: Appleton-Century-Crofts 1970

STEPHAN, H., ANDY, O. J.: Quantitative comparison of the amygdala in insectivores and primates, (ready for publication) (1975)

STEPHAN, H., BAUCHOT, R.: Le cerveau de *Galemys pyrenaicus* Geoffroy, 1811 (Insectivora Talpidae) et ses modifications dans l'adaption a la vie aquatique. Mammalia **23**, 1—18 (1959)

STEPHAN, H., PIRLOT, P.: Volumetric comparisons of brain structures in bats. Z. zool. Syst. Evol.-Forsch. **8**, 200–236 (1970)

STEPHAN, H., SPATZ, H.: Vergleichend-anatomische Untersuchungen an Insektivorengehirnen. IV. Gehirne afrikanischer Insektivoren. Versuch einer Zuordnung von Hirnbau und Lebensweise. Morph. Jb. **103**, 108–174 (1962)

STEPHAN *et al.* (1970): STEPHAN, H., BAUCHOT, R., ANDY, O. J.: Data on size of the brain and of various brain parts in insectivores and primates. In: The primate brain. Advances in primatology, vol. 1 (eds. CH. R. NOBACK, W. MONTAGNA), pp. 289–297. New York: Appleton-Century-Crofts 1970

STEPHAN *et al.* (1974): STEPHAN, H., PIRLOT, P., SCHNEIDER, R.: Volumetric analysis of pteropid brains. Acta anat. (Basel) **87**, 161–192 (1974)

STEPIEN, L. S., CORDEAU, J. P., RASMUSSEN, T.: The effect of temporal lobe and hippocampal lesions on auditory and visual recent memory in monkeys. Brain **83**, 470–489 (1960)

STEVENS, C. F.: Structure of cat frontal olfactory cortex. J. Neurophysiol. **32**, 184–192 (1969)

STEWARD *et al.* (1973): STEWARD, O., COTMAN, C. W., LYNCH, G. S.: Re-establishment of electrophysiologically functional entorhinal cortical input to the dentate gyrus deafferented by ipsilateral entorhinal lesions: Innervation by the contralateral entorhinal cortex. Exp. Brain Res. **18**, 396–414 (1973)

STEWARD *et al.* (1974): STEWARD, O., COTMAN, C. W., LYNCH, G. S.: Growth of a new fiber projection in the brain of adult rats: Re-innervation of the dentate gyrus by the contralateral entorhinal cortex following ipsilateral entorhinal lesions. Exp. Brain Res. **20**, 45–66 (1974)

STOFFELS, J.: La projections des noyaux antérieurs du thalamus sur l'écorce interhémisphérique. Etude anatomo-expérimentale. J. belge Neurol. Psychiat. **39**, 743–776, 783–833 (1939)

STOPFORD, J. S. B.: The arteries of the pons and medulla oblongata. J. Anat. (Lond.) **50**, 131–164, 255–280 (1916)

STORM-MATHISEN, J.: Quantitative histochemistry of acetylcholinesterase in rat hippocampal region correlated to histochemical staining. J. Neurochem. **17**, 739–750 (1970)

STORM-MATHISEN, J.: Glutamate decarboxylase in the rat hippocampal region after lesions of the afferent fibre systems. Evidence that the enzyme is localized in intrinsic neurones. Brain Res. **40**, 215–235 (1972)

STORM-MATHISEN, J., BLACKSTAD, T. W.: Cholinesterase in the hippocampal region. Distribution and relation to architectonics and afferent systems. Acta anat. (Basel) **56**, 216–253 (1964)

STORM-MATHISEN, J., FONNUM, F.: Neurotransmitter synthesis in excitatory and inhibitory synapses of rat hippocampus. In: 2. Int. Meeting, Int. Soc. Neurochem. (eds. R. PAOLETTI *et al.*), pp. 382–383. Mailand: Tamburini 1969

STORM-MATHISEN, J., FONNUM, F.: Quantitative histochemistry of glutamate decarboxylase in the rat hippocampal region. J. Neurochem. **18**, 1105–1111 (1971)

STORM-MATHISEN, J., FONNUM, F.: Localization of transmitter candidates in the hippocampal region. In: Biochemical and pharmacological mechanisms underlying behaviour (eds. P. B. BRADLEY, R. W. BRIMBLECOMBE). Progr. Brain Res. **36**, 41–58. Amsterdam: Elsevier 1972

STRASBURGER, E. H.: Die myeloarchitektonische Gliederung des Stirnhirns beim Menschen und Schimpansen. I. Myeloarchitektonische Gliederung des menschlichen Stirnhirns. J. Psychol. Neurol. (Lpz.) **47**, 461–491 (1937a)

STRASBURGER, E. H.: Die myeloarchitektonische Gliederung des Stirnhirns beim Menschen und Schimpansen. II. Der Faserbau des Stirnhirns beim Schimpansen. J. Psychol. Neurol. (Lpz.) **47**, 565—606 (1937b)

STREETER, G. L.: Die Entwicklung des Nervensystems. In: Handbuch der Entwicklungsgeschichte des Menschen, 2. Bd. (Hrsg. F. KEIBEL, F. P. MALL). Leipzig: Hirzel 1911

SUGITA, N.: Comparative studies on the growth of the cerebral cortex. I. On the changes in the size and shape of the cerebrum during postnatal growth of the brain. Albino rat. J. comp. Neurol. **28**, 495—510 (1917)

SUZUKI, M.: Studies on the distribution of the basal branches of human cerebral arteries (japanisch). Sapporo Med. J. **19**, 307—327 (1961)

SWEET, W. H., TALLAND, G. A., ERVIN, F. R.: Loss of recent memory following section of fornix. Trans. Amer. neurol. Ass., 84. Meeting, 76—82 (1959)

SZENTÁGOTHAI, J., FLERKÓ, B., MESS, B., HALÁSZ, B.: Hypothalamic control of the anterior pituitary: An experimental-morphological study. Budapest: Akadémiai Kiadó 1962

TAKAHASHI, K.: Experiments on the periamygdaloid cortex of cat and dog. Folia psychiat. neurol. jap. **5**, 147—154 (1951)

TAKIMOTO, T., SAKOMOTO, E., MITSUI, Y.: A cytoarchitectural study of the anterior perforated substance and its neighboring structures in man. Tokushima J. exp. Med. **9**, 8—23 (1962)

TEWARI, H. B., SOOD, P. P.: On the distribution of acid phosphatase among the olfactory neurons of some vertebrates. Histochemie **11**, 62—70 (1967)

TEWARI, H. B., SOOD, P. P.: Histochemical studies on the distribution of alkaline and acid phosphatases amongst the constituents of the various layers of the olfactory lobe of the rat. Acta anat. (Basel) **72**, 276—303 (1969)

THAMKE, B., SCHULZ, E., SCHÖNHEIT, B.: Neurohistologische Studien am Bulbus olfactorius der erwachsenen weißen Laborratte *(Rattus norvegicus, forma alba)*. J. Hirnforsch. **14**, 435—449 (1973)

THOMALSKE, G., KLINGLER, J., WORINGER, E.: Über das Rhinencephalon. Physiologischer und anatomischer Überblick. Acta anat. (Basel) **30**, 865—901 (1957)

THOMAS, E.: Die genaue Lokalisation von Dehydrogenasen im Nervensystem. IV. Int. Kongr. Neuropath. München, 1961, Bd. 1, S. 102—104. Stuttgart: Thieme 1962

THOMAS, E., PEARSE, A. G. E.: The fine localization of dehydrogenases in the nervous system. Histochemie **2**, 266—282 (1961)

THOMAS, E., PEARSE, A. G. E.: The solitary active cells. Histochemical demonstration of damage-resistant nerve cells with a TPN-diaphorase reaction. Acta neuropath. **3**, 238—249 (1964)

THOMPSON, I. M.: On the cavum septi pellucidi. J. Anat. (Lond.) **67**, 59—77 (1932)

TILNEY, F.: Behavior in its relation to the development of the brain. Part II. Correlation between the development of the brain and behavior in the albino rat from embryonic states to maturity. Bull. neurol. Inst. N.Y. **3**, 252—358 (1933/34)

TILNEY, F.: The hippocampus and its relations to the corpus callosum. J. nerv. ment. Dis. **89**, 433—513 (1939)

TIMM, F.: Zur Histochemie des Ammonshorngebietes. Z. Zellforsch. **48**, 548—555 (1958)

TOMASCH, J.: A quantitative analysis of the human anterior commissure. Acta anat. (Basel) **30**, 902—906 (1957)

TÖNNIS, W., SCHIEFER, W.: Zirkulationsstörungen des Gehirns im Serienangiogramm. Berlin-Göttingen-Heidelberg: Springer 1959

TORII, S., KAWAMURA, H.: Effects of amygdaloid stimulation on blood pressure and electrical activity of hippocampus. Jap. J. Physiol. **10**, 374—384 (1960)

TORSKAYA, I. V., BURCHINSKAYA, L. F., KOROTCHENKO, V. V.: Location of biogenic amines and monoamine oxidase in the rabbit hippocampus (russisch). Neirofiziologiya **5**, 40—46 (1973)

TOW, P. M., WHITTY, C. W. M.: Personality changes after operations on the cingulate gyrus in man. J. Neurol. Neurosurg. Psychiat. **16**, 186—193 (1953)

TREMBLY, B., SUTIN, J.: Septal projections to the dorsomedial thalamic nucleus in the cat. Electroenceph. clin. Neurophysiol. **13**, 880—888 (1961)

TURNER, W.: The convolutions of the brain: A study in comparative anatomy. J. Anat. (Lond.) **25**, 105—153 (1891)

TYLER, H. R.: Enzyme distribution in human brain. Lactic and malic dehydrogenases. Proc. Soc. exp. Biol. (N.Y.) **104**, 79—83 (1960)

UCHIDA, Y.: A contribution to the comparative anatomy of the amygdaloid nuclei in mammals, especially in rodents. Part I. Rat and mouse. Folia psychiat. neurol. jap. **4**, 25—42 (1950a)

UCHIDA, Y.: A contribution to the comparative anatomy of the amygdaloid nuclei in mammals, especially in rodents. Part II. Guinea pig, rabbit and squirrel. Folia psychiat. neurol. jap. **4**, 91—107 (1950b)

UCHIMURA, J.: Über die Gefäßversorgung des Ammonshornes. Z. Neurol. Psychiat. **112**, 1–19 (1928a)
UCHIMURA, J.: Zur Pathogenese der örtlich elektiven Ammonshornerkrankung. Z. Neurol. Psychiat. **114**, 567–601 (1928b)
ULE, G.: Über das Ammonshorn. Fortschr. Neurol. Psychiat. **22**, 510–530 (1954)
URSIN, H., KAADA, B. R.: Functional localization within the amygdaloid complex in the cat. Electroenceph. clin. Neurophysiol. **12**, 1–20 (1960)
UYEMATSU, S.: A study of the cortical olfactory center. Arch. Neurol. Psychiat. (Chic.) **6**, 146–156 (1921)
VACCAREZZA, O. L., SAAVEDRA, J. P.: Granulated vesicles in mitral cells and synaptic terminals of the monkey olfactory bulb. Z. Zellforsch. **87**, 118–129 (1968)
VALENSTEIN, E. S., NAUTA, W. J. H.: Experimental study of the fornix system in the rhesus monkey. Anat. Rec. **127**, 380 (1957)
VALENSTEIN, E. S., NAUTA, W. J. H.: A comparison of the distribution of the fornix system in the rat, guinea pig, cat and monkey. J. comp. Neurol. **113**, 337–363 (1959)
VALVERDE, F.: Intrinsic organization of the amygdaloid complex. A Golgi study in the mouse. Trab. Inst. Cajal Invest. biol. **54**, 291–314 (1962)
VALVERDE, F.: Studies on the forebrain of the mouse. Golgi observations. J. Anat. (Lond.) **97**, 157–180 (1963a)
VALVERDE, F.: Efferent connections of the amygdala in the cat. Anat. Rec. **145**, 355 (1963b)
VALVERDE, F.: Amygdaloid projection field. In: The rhinencephalon and related structures (eds. W. BARGMANN, J. P. SCHADÉ). Progr. Brain Res. **3**, 20–30. Amsterdam: Elsevier 1963c
VALVERDE, F.: The commissura anterior, pars bulbaris. Anat. Rec. **148**, 406–407 (1964a)
VALVERDE, F.: Indirect amygdalo-hippocampal connections. Anat. Rec. **148**, 407 (1964b)
VALVERDE, F.: Studies on the piriform lobe. Cambridge (Mass.): Harvard Univ. Press 1965
VAN BUREN, J. M., BORKE, R. C.: Hippocampal projections to the nucleus dorsalis superficialis (lateralis dorsalis) in man. Anat. Rec. **166**, 392 (1970)
VAN HOESEN, G. W., PANDYA, D. N.: Projections from the parahippocampal area to the hippocampus in the rhesus monkey. Anat. Rec. **169**, 445 (1971)
VAN HOESEN, G. W., PANDYA, D. N.: Afferent and efferent connections of the perirhinal cortex (area 35) in the rhesus monkey. Anat. Rec. **175**, 460–461 (1973)
VAN HOESEN, G. W., PANDYA, D. N., BUTTERS, N.: Cortical afferents to the entorhinal cortex of the rhesus monkey. Science **175**, 1471–1473 (1972)
VAZ FERREIRA, A.: Hippocampal region in the cerebral cortex of the albino rat, studied with silver impregnation. Anat. Rec. **106**, 294 (1950)
VAZ FERREIRA, A.: The cortical areas of the albino rat studied by silver impregnation. J. comp. Neurol. **95**, 177–243 (1951)
VICTOR, M., ANGEVINE, J. B., MANCALL, E. L., FISHER, C. M.: Memory loss with lesions of hippocampal formation. Arch. Neurol. (Chic.) **5**, 244–263 (1961)
VILLAVERDE, J. M. DE: Sur la terminaison des fibres calleuses dans l'écorce cérébrale. Trab. Inst. Cajal Invest. biol. **27**, 275–297 (1932a)
VILLAVERDE, J. M. DE: Quelques détails sur la manière dont les fibres calleuses se distribuent dans l'écorce cérébrale. Trab. Inst. Cajal Invest. biol. **27**, 345–375 (1932b)
VILLIGER, E.: Gehirn und Rückenmark, 8.–10. Aufl. Leipzig: Engelmann 1922
VLAHOVITCH, B., FUENTES, J. M.: Les homologies insulaires données de l'anatomie comparée chez les mammifères. Neuro-chirurgie **18**, 511–520 (1972)
VOGT, C., VOGT, O.: Allgemeinere Ergebnisse unserer Hirnforschung. J. Psychol. Neurol. (Lpz.) **25** (Erg.-H. 1), 279–462 (1919)
VOGT, C., VOGT, O.: Die Grundlagen und die Teildisziplinen der mikroskopischen Anatomie des Zentralnervensystems. In: Handbuch der mikroskopischen Anatomie des Menschen, Bd. 4 (1) (Hrsg. W. VON MOELLENDORFF), S. 448–477. Berlin: Springer 1928
VOGT, C., VOGT, O.: Über die Neuheit und den Wert des Pathoklisenbegriffes. J. Psychol. Neurol. (Lpz.) **38**, 147–154 (1929)
VOGT, C., VOGT, O.: Kaiser-Wilhelm-Institut für Hirnforschung in Berlin-Buch. 25 Jahre Kaiser Wilhelm-Gesellschaft zur Förderung der Wissenschaften, Bd. II. Naturwissenschaften **2**, 1–14 (1936)
VOGT, C., VOGT, O.: Sitz und Wesen der Krankheiten im Lichte der topistischen Hirnforschung und des Variierens der Tiere. J. Psychol. Neurol. (Lpz.) **47**, 237–457 (1937)
VOGT, C., VOGT, O.: Weitere Ausführungen zum Arbeitsprogramm des Hirnforschungsinstitutes in Neustadt (Schwarzwald). J. Hirnforsch. **2**, 403–427 (1956)
VOGT, O.: Über Fasersysteme in den mittleren und caudalen Balkenabschnitten. Neurol. Zbl. **5**, 208–218, 253–260 (1895)
VOGT, O.: Sur un faisceau septo-thalamique. C.R. Soc. Biol. (Paris) **5**, 206–207 (1898a)
VOGT, O.: Sur le pilier anterieur du trigone. C.R. Soc. Biol. (Paris) **5**, 207–208 (1898b)

VOGT, O.: Zur anatomischen Gliederung des Cortex cerebri. J. Psychol. Neurol. (Lpz.) **2**, 160—180 (1903)
VOGT, O.: Der Wert der myelogenetischen Felder der Großhirnrinde (Cortex pallii). Anat. Anz. **29**, 273—287 (1906)
VOGT, O.: Nouvelle contribution à l'étude de la myéloarchitecture de l'écorce cérébrale. Congrès des neurologistes et aliénistes de langue française à Bruxelles, 1910a
VOGT, O.: Quelques considérations générales sur la myéloarchitecture du lobe frontal. Rev. neurol. **19**, 405—420 (1910b)
VOGT, O.: Die myeloarchitektonische Felderung des menschlichen Stirnhirns. J. Psychol. Neurol. (Lpz.) **15**, 221—232 (1910c)
VOGT, O.: Die Myeloarchitektonik des Isocortex parietalis. J. Psychol. Neurol. (Lpz.) **18** (Erg.-H. 2), 379—390 (1911/12)
VOGT, O.: Architektonik der menschlichen Hirnrinde. Allg. Z. Psychiat. **86**, 247—266 (1927)
VOLKER, V. S., Hamel, E. G.: The nuclear configuration and cytoarchitecture of the amygdaloid complex in *Didelphis virginiana*. Ala. J. med. Sci. **3**, 54—69 (1966)
VÖLSCH, M.: Zur vergleichenden Anatomie des Mandelkerns und seiner Nachbargebilde, I. Teil. Arch. mikr. Anat. **68**, 573—683 (1906)
VÖLSCH, M.: Zur vergleichenden Anatomie des Mandelkerns und seiner Nachbargebilde, II. Teil. Arch. mikr. Anat. **76**, 373—523 (1911)
VORONKOV, G. S., GUSEL'NIKOVA, K. G.: Inhibition in glomeruli of the olfactory bulb. Neurosci. Transl. **4**, 425—426 (1968)
VOTAW, CH. L.: The hippocampus as a supplementary motor area. Anat. Rec. **127**, 382—383 (1957)
VOTAW, CH. L.: Certain functional and anatomical relations of the cornu ammonis of the macaque monkey. I. Functional relations. J. comp. Neurol. **112**, 353—382 (1959)
VOTAW, CH. L.: Study of septal stimulation and ablation in the macaque monkey. Neurology (Minneap.) **10**, 202—209 (1960a)
VOTAW, CH. L.: Certain functional and anatomical relations of the cornu ammonis of the macaque monkey. II. Anatomical relations. J. comp. Neurol. **114**, 283—293 (1960b)
VOTAW, CH. L., LAUER, E. W.: An afferent hippocampal fiber system in the fornix of the monkey. J. comp. Neurol. **121**, 195—206 (1963)
VRIES, E. DE: Note on the ganglion vomeronasale. Proc. kon. ned. Akad. Wet. **7**, 704—708 (1905)
VRIES, E. DE: Das Corpus striatum der Säugetiere. Anat. Anz. **37**, 385—405 (1910a)
VRIES, E. DE: Bemerkungen zur Ontogenie und vergleichenden Anatomie des Claustrums. Folia neuro-biol. (Lpz.) **4**, 481—513 (1910b)
VRIESE, B. DE: Sur les artères de la base du cerveau. Anat. Anz. **25** (Suppl.), 88—99 (1904)
VRIESE, B. DE: Zur Entwicklungsgeschichte der Arteriae cerebrales anteriores. Anat. Anz. **30** (Suppl.), 125—129 (1907)
WAKEFIELD, C.: University of Ottawa: Thesis 1971 (zit. nach HALL, 1972)
WALDEYER, W.: Hirnfurchen und Hirnwindungen, Hirnkommissuren, Hirngewicht. Ergebn. Anat. Entwickl.-Gesch. **8**, 362—401 (1898)
WALKER, A. E.: An experimental study of the thalamocortical projection of the macaque monkey. J. comp. Neurol. **64**, 1—39 (1936)
WALKER, A. E.: The primate thalamus. Chicago (Ill.): Univ. Chicago Press 1938
WALKER, A. E.: A cytoarchitectural study of the prefrontal area of the macaque monkey. J. comp. Neurol. **73**, 59—86 (1940)
WALKER, A. E.: Afferent connections. In: The precentral motor cortex, 2. ed., chapt. 4 (ed. P. C. BUCY), pp. 111—132. Urbana: Univ. Illinois Press 1944
WALL, P. D., DAVIS, G. D.: Three cerebral cortical systems affecting autonomic function. J. Neurophysiol. **14**, 507—517 (1951)
WALLENBERG, A.: Das basale Riechbündel des Kaninchens. Anat. Anz. **20**, 175—187 (1902)
WALLENBERG, A.: Der Ursprung des Tractus isthmo-striatus (oder bulbo-striatus) der Taube. Neurol. Zbl. **22**, 98—101 (1903)
WALLENBERG, A.: Sekundäre Bahnen aus dem frontalen sensiblen Trigeminuskerne des Kaninchens. Anat. Anz. **26**, 145—155 (1905)
WALLER, W. H.: Topographical relations of cortical lesions to thalamic nuclei in the albino rat. J. comp. Neurol. **60**, 237—269 (1934)
WALLER, W. H.: A cortical lesion causing cell reaction in the anteromedial thalamic nucleus. J. comp. Neurol. **66**, 443—448 (1937)
WALLER, W. H.: Thalamic connections of the frontal cortex of the cat. J. comp. Neurol. **73**, 117—138 (1940)
WALSH, R. N., BUDTZ-OLSEN, O. E., PENNY, J. E., CUMMINS, R. A.: The effects of environmental complexity on the histology of the rat hippocampus. J. comp. Neurol. **137**, 361 bis 365 (1969)

WALTER, G.: Über den feineren Bau des Bulbus olfactorius. Virchows Arch. path. Anat. **22**, 241–259 (1861)
WARD, A. A.: The cingular gyrus: area 24. J. Neurophysiol. **11**, 13–23 (1948a)
WARD, A. A.: The anterior cingulate gyrus and personality. Res. Publ. Ass. nerv. ment. Dis. **27**, 438–445 (1948b)
WARNER, F. J.: The cellmasses in the telencephalon and diencephalon of the rattle snake, *Crotalus atrox*. Proc. kon. ned. Akad. Wet. **34**, 1156–1163 (1931)
WATANABE, Y.: Laminar development of the regio presubicularis in the brain of human embryos between 6 and 24 weeks of age (japanisch). Hirosaki Med. J. **14**, 27–37 (1962)
WATSON, R. T., HEILMAN, K. M., CAUTHEN, J. C., KING, F. A.: Neglect after cingulectomy. Neurology (Minneap.) **23**, 1003–1007 (1973)
WATTS, J. W.: A comparative study of the anterior cerebral artery and the circle of Willis in primates. J. Anat. (Lond.) **68**, 534–550 (1934)
WEBER, A.: Les synapses dans les glomérules olfactifs du Cobaye adulte. Schweiz. Arch. Neurol. Psychiat. **55**, 317–328 (1945)
WEBSTER, K. E.: Cortico-striate interrelations in the albino rat. J. Anat. (Lond.) **95**, 532–544 (1961)
WEBSTER, K. E.: The cortico-striatal projection in the cat. J. Anat. (Lond.) **99**, 329–337 (1965)
WEIDEMANN, W.: Vergleichende Untersuchungen an Gehirnen südamerikanischer Nagetiere. Z. wiss. Zool. **181**, 66–139 (1970)
WEISS, F., BRUNNER, H.: Zur postembryonalen Entwicklung des menschlichen Bulbus olfactorius. Z. Hals-, Nas.- u. Ohrenheilk. **12**, 367–372 (1925)
WEISS, P., HOLLAND, Y.: Neuronal dynamics and axonal flow. II. The olfactory nerve as model test object. Proc. nat. Acad. Sci. (Wash.) **57**, 258–264 (1967)
WENDER, M., KOZIK, M.: Zur Chemoarchitektonik des Ammonshorngebietes während der Entwicklung des Mäusegehirns. Acta histochem. **31**, 166–181 (1968)
WENDER, M., KOZIK, M.: Studies of the histoenzymatic architecture of the Ammon's horn region in the developing rabbit brain. Acta anat. (Basel) **75**, 248–262 (1970)
WENK, H., KRUG, H., FLETCHER, A. M.: Eine mikrospektrophotometrische Methode zur quantitativen Aktivitätsbestimmung von Acetylcholinesterase an Gewebeschnitten. Acta histochem. **45**, 37–60 (1973)
WENZEL *et al.* (1969/70): WENZEL, J., KUNDE, D., DAVID, E., KOREK, G., CHOINOWSKI, H.: Zur Chemoarchitektonik des Meerschweinchengehirnes (*Cavia porcellus* L.). J. Hirnforsch. **11**, 447–466 (1969/70)
WENZEL *et al.* (1972): WENZEL, J., WENZEL, M., KIRSCHE, W., KUNZ, G., NEUMANN, H.: Quantitative Untersuchungen über die Verteilung der Dendritenspines an Pyramidenneuronen des Hippocampus (CA1). Z. mikr.-anat. Forsch. **85**, 23–34 (1972)
WENZEL *et al.* (1973): WENZEL, J., KIRSCHE, W., KUNZ, G., NEUMANN, H., WENZEL, M., WINKELMANN, E.: Licht- und elektronenmikroskopische Untersuchungen über die Dendritenspines an Pyramiden-Neuronen des Hippocampus (CA1) bei der Ratte. J. Hirnforsch. **13**, 387–408 (1973)
WERKMAN, H.: L'évolution ontogénique de la paroi antérieure du cerveau intermédiaire et des commissures du cerveau antérieur chez les mammifères inférieurs. Arch. neerl. Sci. exact. nat. **III b**, 2 (1913)
WESTBERG, G.: The recurrent artery of Heubner and the arteries of the central ganglia. Acta radiol. (Stockh.) N.S. **1**, 949–954 (1963)
WESTECKER, M. E.: Excitatory and inhibitory interactions in the olfactory bulb involving dendrodendritic synapses between mitral cells and granular cells. Pflügers Arch. **317**, 173–186 (1970)
WESTON, J. K.: Notes on the telencephalon of *Mormyrus* and *Gnathonemus*. Proc. kon. ned. Akad. Wet. **40**, 894–904 (1937)
WESTRUM, L. E.: Synaptic contacts on axons in the cerebral cortex. Nature (Lond.) **210**, 1289–1290 (1966)
WESTRUM, L. E.: Electron microscopy of degeneration in the lateral olfactory tract and plexiform layer of the prepyriform cortex of the rat. Z. Zellforsch. **98**, 157–187 (1969)
WESTRUM, L. E., BLACKSTAD, TH. W.: An electron microscopic study of the stratum radiatum of the rat hippocampus (regio superior, CA1) with particular emphasis on synaptology. J. comp. Neurol. **119**, 281–309 (1962)
WHITE, E. L.: Synaptic organization in the olfactory glomerulus of the mouse. Brain Res. **37**, 69–80 (1972)
WHITE, E. L.: Synaptic organization of the mammalian olfactory glomerulus: new findings including an intraspecific variation. Brain Res. **60**, 299–313 (1973)
WHITE, L. E.: Ipsilateral afferents to the hippocampal formation in the albino rat. I. Cingulum projections. J. comp. Neurol. **113**, 1–41 (1959)

WHITE, L. E.: Terminal and pre-terminal degeneration pattern following olfactory bulb lesions in the rat. Anat. Rec. **142**, 333 (1962)

WHITE, L. E.: Olfactory bulb projections of the rat. Anat. Rec. **152**, 465–479 (1965a)

WHITE, L. E.: A morphologic concept of the limbic lobe. Int. Rev. Neurobiol. 8, 1–34 (1965b)

WHITE, L. E., WESTRUM, L. E.: Dendritic spine changes in prepyriform cortex following olfactory bulb lesions. Rat, Golgi method. Anat. Rec. **148**, 410–411 (1964)

WHITE *et al.* (1960): WHITE, L. E., NELSON, W. M., FOLTZ, E. L.: Cingulum fasciculus study by evoked potentials. Exp. Neurol. **2**, 406–421 (1960)

WHITLOCK, D. G., NAUTA, W. J. H.: Subcortical projections from the temporal neocortex in *Macaca mulatta*. J. comp. Neurol. **106**, 183–212 (1956)

WHITTEN, W. K.: Modification of the oestrous cycle of the mouse by external stimuli associated with the male. Changes in the oestrous cycle determined by vaginal smears. J. Endocr. **17**, 307–313 (1958)

WHITTY, C. W. M., DUFFIELD, J. E., TOW, P. M., CAIRNS, H.: Anterior cingulectomy in the treatment of mental disease. Lancet **262**, 475–481 (1952)

WIEDERSHEIM, R.: Ein Beitrag zur Kenntnis des menschlichen Ammonshornes. Anat. Anz. **25**, 113–118 (1904)

WILDE, W. S.: The role of Jacobson's organ in the feeding reaction of the common garter snake, *Thamnophis sirtalis sirtalis* (Linn.). J. exp. Zool. **77**, 445–465 (1937)

WILLEY, T. J.: Fine structure of reciprocal synapses in the cat olfactory bulb. J. cell. Biol. **43**, 158a (1969)

WILLEY, T. J.: The ultrastructure of the cat olfactory bulb. J. comp. Neurol. **152**, 211–232 (1973)

WILLEY, T. J., LONGO, L. D.: Electrical and histological properties of the cat lateral olfactory tract. Fed. Proc. **30**, 616 (1971)

WILLIAMS, D. J.: The origin of the posterior cerebral artery. Brain **59**, 175–180 (1936)

WILLIAMS, J. M.: The amygdaloid nucleus. A clinical study of its ablation and a theory as to its function. Confin. neurol. (Basel) **13**, 202–221 (1953)

WINANS, S. S., SCALIA, F.: Projection of the accessory olfactory bulb in the rabbit. Anat. Rec. **166**, 398 (1970a)

WINANS, S. S., SCALIA, F.: Amygdaloid nucleus: New afferent input from the vomeronasal organ. Science **170**, 330–332 (1970b)

WINKLER, C.: On the olfactory tract in the rabbit. Opera omnia **5**, 395–414. Haarlem: Bohn 1918

WINKLER, C., POTTER, A.: An anatomical guide to experimental researches on the rabbit's brain. Amsterdam: Versluys 1911

WINKLER, C., POTTER, A.: An anatomical guide to experimental researches on the cat's brain. Amsterdam: Versluys 1914

WIRTH, F. P.: Insular-diencephalic connections in the macaque. J. comp. Neurol. **150**, 361 bis 392 (1973)

WISLOCKI, G. B., CAMPBELL, A. C. P.: The unusual manner of vascularization of the brain of the opossum *(Didelphys virginiana)*. Anat. Rec. **67**, 177–191 (1937)

WITKAM, W. G. M.: Some applications of enzymo-histochemical techniques to the study of the maturing allocortex cerebri. In: Evolution of the forebrain (eds. R. HASSLER, H. STEPHAN), pp. 276–284. Stuttgart: Thieme 1966

WOLF, G., SUTIN, J.: Fiber degeneration after lateral hypothalamic lesions in the rat. J. comp. Neurol. **127**, 137–155 (1966)

WOODS, W. H., HOLLAND, R. C., POWELL, E. W.: Connections of cerebral structures functioning in neurohypophysial hormone release. Brain Res. **12**, 26–46 (1969)

WRIGHT, R. H., HUGHES, J. R., HENDRIX, D. E.: Olfactory coding. Nature (Lond.) **216**, 404 bis 406 (1967)

YAKOVLEV, P. I.: Motility, behavior and the brain. Stereodynamic organization and neural co-ordinates of behavior. J. nerv. ment. Dis. **107**, 313–335 (1948)

YAKOVLEV, P. I.: Pathoarchitectonic studies of cerebral malformations. III. Arrhinencephalies (Holotelencephalies). J. Neuropath. exp. Neurol. **18**, 22–55 (1959)

YAKOVLEV, P. I., LOCKE, S.: Limbic nuclei of thalamus and connections of limbic cortex. III. Corticocortical connections of the anterior cingulate gyrus, the cingulum and the subcallosal bundle in monkey. Arch. Neurol. (Chic.) **5**, 364–400 (1961)

YAKOVLEV, P. I., LOCKE, S., KOSKOFF, D. Y., PATTON, R. A.: Limbic nuclei of thalamus and connections of limbic cortex. I. Organization of the projections of the anterior group of nuclei and of the midline nuclei of the thalamus to the anterior cingulate gyrus and hippocampal rudiment in the monkey. Arch. Neurol. (Chic.) **3**, 620–641 (1960)

YAMAMOTO, CH., IWAMA, K.: Intracellular potential recording from olfactory bulb neurones of the rabbit. Proc. Jap. Acad. **38**, 63–67 (1962)

YAMAMOTO, CH., YAMAMOTO, T., IWAMA, K.: The inhibitory systems in the olfactory bulb studied by intracellular recording. J. Neurophysiol. **26**, 403—415 (1963)

YANAGIHARA, T., HYDÉN, H.: Protein synthesis in various regions of rat hippocampus during learning. Exp. Neurol. **31**, 151—164 (1971)

YASUKOCHI, G., HARUTA, Y., TSUTSUMI, S.: The effect of hippocampal lesions upon conditioned avoidance behavior in cats. Folia psychiat. neurol. jap. **16**, 159—167 (1962)

YOUNG, A. W.: The comparative anatomy of the septum pellucidum. Psychiat. neurol. Bl. (Amst.) **30**, 203—234 (1926)

YOUNG, M. W.: The nuclear pattern and fiber connections of the non-cortical centers of the telencephalon of the rabbit *(Lepus cuniculus)*. J. comp. Neurol. **65**, 295—401 (1936)

YOUNG, M. W.: Degeneration of the fiber tracts following experimental transection of the olfactory bulb. Anat. Rec. **79** (Suppl.), 65—66 (1941)

YOUNG, M. W.: Further studies on the interbulbar fibers. Anat. Rec. **82**, 480 (1942)

YU, H.: The amygdaloid complex in the rat. University of Ottawa: Thesis 1969

YUTZEY, D. A., MEYER, D. R., MEYER, P. M.: Effects of simultaneous septal and neo- or limbic-cortical lesions upon emotionality in the rat. Brain Res. **5**, 452—458 (1967)

ZBROZYNA, A. W.: The anatomical basis of the patterns of autonomic and behavioural response effected via the amygdala. In: The rhinencephalon and related structures (eds. W. BARGMANN, J. P. SCHADÉ). Progr. Brain Res. **3**, 50—70. Amsterdam: Elsevier 1963

ZEMAN, W., INNES, J. R. M.: Craigie's neuroanatomy of the rat. New York-London: Academic Press 1963

ZIEHEN, TH.: Das Centralnervensystem der Monotremen und Marsupialier, I. Teil, Makroskopische Anatomie. In: Zoologische Forschungsreisen (Hrsg. R. SEMON). Jena: Fischer 1897

ZIEHEN, TH.: Morphogenie des Central-Nervensystems der Säugetiere. In: Handbuch der Vergleichenden und Experimentellen Entwicklungsgeschichte der Wirbeltiere, Bd. 2, 3. Teil (Hrsg. O. HERTWIG), S. 273—394. Jena: Fischer 1906

ZIMMER, J.: Ipsilateral afferents to the commissural zone of the fascia dentata, demonstrated in decommissurated rats by silver impregnation. J. comp. Neurol. **142**, 393—416 (1971)

ZIMMER, J.: Extended commissural and ipsilateral projections in postnatally deentorhinated hippocampus and fascia dentata demonstrated in rats by silver impregnation. Brain Res. **64**, 293—311 (1973a)

ZIMMER, J.: Changes in the Timm sulfide silver staining pattern of the rat hippocampus and fascia dentata following early postnatal deafferentation. Brain Res. **64**, 313—326 (1973b)

ZIMMER, J.: Proximity as a factor in the regulation of aberrant axonal growth in postnatally deafferented fascia dentata. Brain Res. **72**, 137—142 (1974)

ZUCKERKANDL, E.: Beitrag zur Morphologie des Gehirnes. Z. Anat. Entwickl.-Gesch. **2**, 442 bis 450 (1877)

ZUCKERKANDL, E.: Über das Riechzentrum. Eine vergleichend-anatomische Studie. Stuttgart: Enke 1887

ZUCKERKANDL, E.: Das Riechbündel des Ammonshornes. Anat. Anz. **3**, 425—434 (1889)

ZUCKERKANDL, E.: Beiträge zur Anatomie des Riechzentrums. S.-B. Akad. Wiss. Wien, math.-nat. Kl., Abt. III **109**, 459—500 (1900)

ZUCKERKANDL, E.: Zur Entwickelung des Balkens und des Gewölbes. S.-B. Akad. Wiss. Wien, math.-nat. Kl. **110**, 233—307 (1901)

ZUCKERKANDL, E.: Die Rindenbündel des Alveus bei Beuteltieren. Anat. Anz. **23**, 49—60 (1903)

ZUCKERKANDL, E.: Die Riechstrahlung. Arb. neurol. Inst. Univ. Wien **11**, 1—28 (1904)

ZUCKERKANDL, E.: Das Jacobson'sche Organ. Ergebn. Anat. Entwickl.-Gesch. **18**, 801—843 (1908)

ZUCKERKANDL, E.: Zur Entwicklung des Balkens. Arb. neurol. Inst. Univ. Wien **17**, 373—409 (1909)

ZUNINO, G.: Die myeloarchitektonische Differenzierung der Großhirnrinde beim Kaninchen *(Lepus cuniculus)*. J. Psychol. Neurol. (Lpz.) **14**, 38—70 (1909)

ZYO, K., OKI, T., BAN, T.: Experimental studies on the medial forebrain bundle, medial longitudinal fasciculus and supraoptic decussations in the rabbit. Med. J. Osaka Univ. **13**, 193—239 (1963)

11.1. Nachtrag zur Literatur

Nach Abschluß des Literaturverzeichnisses erwies es sich aufgrund der Arbeiten am nachstehenden Autorenverzeichnis als vorteilhaft für den Leser, noch einige Zitate aufzunehmen, die im Text nur unter Bezugnahme auf andere, im Literaturverzeichnis aufgenommene Autoren erwähnt wurden. Sie sind im folgenden Nachtrag zusammengestellt:

Arantius, J. C.: Anatomicarum observationum liber. Venetiis (1587)

Azoulay, L. S.: Structure de la corne d'Ammon chez l'enfant. C. R. Soc. Biol. (Paris) (1894) (zit. nach Lorente de No, 1934)

Bergquist, H., Källén, B.: Notes on the early histogenesis and morphogenesis of the central nervous system in vertebrates. J. comp. Neurol. **100**, 627—659 (1954)

Beringer, K.: Antriebsschwund mit erhaltener Fremdanregbarkeit bei beiderseitiger frontaler Marklagerschädigung. Z. ges. Neurol. Psychiat. **176**, 10—30 (1943)

Betz: Zbl. med. Wiss. (1874) u. (1881) (zit. nach Economo u. Koskinas, 1925)

Blumenau, L.: Zur Entwicklungsgeschichte und feineren Anatomie des Hirnbalkens. Arch. mikr. Anat. **37**, 1—15 (1891)

Brady, J. V.: Motivational-emotional factors and intracranial self-stimulation. In: Electrical stimulation of the brain (ed. D. E. Sheer), pp. 413—430. Austin: Univ. of Texas Press 1961

Burdach, C. F.: Vom Baue und Leben des Gehirns. Leipzig: Dyk 1819/26

Desmedt, J. E., Mechelse, K.: Corticofugal projections from temporal lobe in cat and their possible role in acoustic discrimination. J. Physiol. (Lond.) **147**, 17P—18P (1959)

Diamond, I. T., Chow, K. L., Neff, W. D.: Degeneration of caudal medial geniculate body following cortical lesion ventral to auditory area II in the cat. J. comp. Neurol. **109**, 349—362 (1958)

Dorello: Sopra lo sviluppo dei solchi e delle circonvol. nel cervello del maiale. Ric. Lab. anat. norm d. Univ. di Roma **8** (1901) (zit. nach Hallerstein, 1934)

Duncan, C. P.: The retroactive effect of electroshock on learning in rats. J. comp. physiol. Psychol. **42**, 32—44 (1948)

Dusser de Barenne, J. G.: Experimentelle Untersuchungen über die Lokalisation des sensiblen Rindengebietes im Großhirn des Affen (Macacus). Dtsch. Z. Nervenheilk. **83**, 273—301 (1925)

Dusser de Barenne, J. G., Garol, H. W., McCulloch, W. S.: Functional organization of sensory and adjacent cortex of monkey. J. Neurophysiol. **4**, 324—330 (1941)

Ehrenwald, H.: Über den Zeitsinn und die gnostische Störung der Zeitauffassung beim Korsakow. Z. ges. Neurol. Psychiat. **134**, 512—521 (1931)

Forel, A.: Gesammelte hirnanatomische Abhandlungen. München: Reinhardt 1907

Foville, M.: Traité complet de l'anatomie, de la physiologie et de la pathologie du système nerveux cérébro-spinal. Paris 1844

Gegenbaur, C.: Vergleichende Anatomie der Wirbeltiere. Leipzig: Engelmann 1898

Gerard, R. W.: The fixation of experience. In: Brain mechanisms and learning (eds. A. Fessard *et al.*), pp. 21—35. Springfield (Ill.): Thomas 1961

Gerdy, M.: Recherches sur l'encéphale. Journ. des Connaissances médico-chirurgical (1838)

Huxley, Th. H.: On the brain of Ateles paniscus. Proc. Zool. Soc. (Lond.) **17** (1861)

Jastrowitz, M.: Studien über die Encephalitis und Myelitis des ersten Kindesalters. Arch. Psychiat. Nervenkr. **3**, 162—213 (1872)

Jouvet, M.: Recherches sur les structures nerveuses et les mécanismes responsables des différentes phases du sommeil physiologique. Arch. ital. Biol. **100**, 125—206 (1962)

Jung, R., Kornmüller, A. E.: Eine Methodik zur Ableitung lokalisierter Potentialschwan-

KAAS, J., AXELROD, S., DIAMOND, I. T.: An ablation study of the auditory cortex in the cat using binaural tonal patterns. J. Neurophysiol. **30**, 710–724 (1967)

LANCISIUS, J. M.: Opera Omnia Lib. **7** de sede cogitantis Animae. Genevae 1718 (zit. nach FISH, 1893)

LÖWY, R.: Zur Frage der Mikrogyrie. Arb. neurol. Inst. Univ. Wien **21**, 1–40 (1916)

LUGARO, E.: Contributo alla fina anatomia del grande piede del hippocampo. Arch. Sci. med. **18** (1893) (zit. nach LORENTE DE NO, 1934)

MARINESCO, G., GOLDSTEIN, M.: Quelques contributions à l'étude de l'insula de Reil. Bull. Soc. Roum. Neurol. Psychiat. Psychol. Endocrinol. **4**, no. 1 (1927) (zit. nach ROSE, 1929a)

MARIN-PADILLA, M.: Prenatal and early postnatal ontogenesis of the human motor cortex: A Golgi study. I. The sequential development of the cortical layers. Brain Res. **23**, 167–183 (1970)

MARIN-PADILLA, M.: Early prenatal ontogenesis of the cerebral cortex (Neocortex) of the cat (Felis domestica). A Golgi study. I. The primordial neocortical organization. Z. Anat. Entwickl.-Gesch. **134**, 117–145 (1971)

MEYER, A. E., HESS, W. R.: Diencephal ausgelöstes Sexualverhalten und Schmeicheln bei der Katze. Helv. physiol. pharmacol. Acta **15**, 401–407 (1957)

MOZELL, M. M., PFAFFMANN, C.: The afferent neural processes in odor perception. Ann. N.Y. Acad. Sci. **58**, 96–108 (1954)

NGOWYANG, G.: Beschreibung einer Art von Spezialzellen in der Inselrinde. J. Psychol. Neurol. (Lpz.) **44**, 671–674 (1932)

OLDS, J.: Self-stimulation of the brain. Science **127**, 315–324 (1958)

PASSOUANT, P., GROS, C., CADILHAC, J., VLAHOVITCH, B.: Les postdécharges par stimulation électrique de la corne d'ammon chez l'homme. Rev. Neurol. **90**, 265–274 (1954)

PERESE, D. M.: Superficial veines of the brain from a surgical parital. J. Neurosurg. **17**, 402–412 (1960) (zit. nach LAZORTHES, 1961)

RANSMEIER, R. E., GERARD, R. W.: Effects of temperature, convulsion and metabolic factors on rodent memory and EEG. Amer. J. Physiol. **179**, 663–664 (1954)

RANSON, S. W., CLARK, S. L.: The anatomy of the nervous system. Philadelphia: Saunders & Co. 1950

RASMUSSEN, G. L.: Efferent fibers of the cochlear nerve and cochlear nucleus. In: Neural mechanisms of the auditory and vestibular systems (eds. G. L. RASMUSSEN, W. F. WINDLE), pp. 105–115. Springfield (Ill.): Thomas 1960

ROSE, J. E., WOOLSEY, C. N.: The relations of thalamic connections, cellular structure and evocable electrical activity in the auditory region of the cat. J. comp. Neurol. **91**, 441–466 (1949)

SEMON, R.: Die Mneme als erhaltendes Prinzip im Wechsel des organischen Geschehens. Leipzig: Engelmann 1904

SEMON, R.: Bewußtseinsvorgang und Gehirnprozess. Wiesbaden: Bergmann 1920

SOEMMERING, S. TH. v.: Hirn- und Nervenlehre. Leipzig: L. Voss 1841

SPIELMEYER, W.: Zur Pathogenese örtlich elektiver Gehirnveränderungen. Z. ges. Neurol. Psychiat. **99**, 756–776 (1925)

STAMM, J. S.: J. comp. physiol. Psychol. **48**, 347–356 (1955) (zit. nach HASSLER, 1964a)

STOLL, J., AJMONE-MARSAN, C., JASPER, H. H.: Electrophysiological studies of subcortical connections of anterior temporal region in cat. J. Neurophysiol. **14**, 305–316 (1951)

SYCHOWA, B.: Degeneration of the medial geniculate body following ablation of various temporal regions in the dog. Acta Biol. exp. (Warszawa) **23**, 75–99 (1963) (zit. nach AVANCINI *et al.*, 1969)

TARIN, P.: Adversaria anatomica prima. De omnibus cerebri, nervorum et organorum functionibus animalibus inservientium, descriptionibus et iconismis. Parisiis 1750

TOLDT, KAHLER: Lehrbuch der Gewebelehre (1888) (zit. nach LORENTE DE NO, 1934)

TREMBLY, B.: A study of the functions of the septal nuclei. Yale Univ. School of Medicine: Thesis 1956 (zit. nach HASSLER, 1964b)

VICQ D'AZYR, M.: Traité d'Anatomie et de Physiologie. Paris 1786

WALTHER, J. B., RASMUSSEN, G. L.: Descending connections of auditory cortex and thalamus of the cat. Fed. Proc. **19**, 241 (1960) (zit. nach AVANCINI *et al.*, 1969)

12. Autorenverzeichnis

Die gewöhnlich gesetzten Ziffern weisen auf die entsprechende Stelle im Text und die *kursiven* Seitenzahlen auf die Literatur hin

13. Sachverzeichnis

Alle angegebenen Nummern beziehen sich auf Seitennummern, nicht auf Abbildungsnummern. Bei Hinweisen auf Abbildungen sind die entsprechenden Seitennummern in *kursiv* gedruckt. Seitennummern in **halbfett** beziehen sich auf die im Kapitel Definitionen (Seiten 855–876) erörterten Stichwörter.

Nervensystem

(Handbuch der mikroskopischen Anatomie des Menschen, Band 4)

Teil 2
Plexus und Meningen. Saccus vasculosus
176 z.Tl. farbige Abb. VI, 195 Seiten. 1955
DM 110,—; US $47.30
ISBN 3-540-01912-X
Einbanddecke DM 19,80; US $8.60
ISBN 3-540-01913-8

Teil 3
Sensible Ganglien
298 z.Tl. farbige Abb. VIII, 485 Seiten. 1958
Gebunden DM 320,—; US $137.60
ISBN 3-540-02282-1

Teil 4
Das Neuron. Die Nervenzelle. Die Nervenfaser
374 z.Tl. farbige Abb. XII, 763 Seiten. 1959
Gebunden DM 490,—; US $210.70
ISBN 3-540-02406-9

Teil 5
Mikroskopische Anatomie des vegetativen Nervensystems
501 z.Tl. farbige Abb. XII, 678 Seiten. 1957
Gebunden DM 385,—; US $165.60
ISBN 3-540-02161-2

Teil 6
Glia
In Vorbereitung

Teil 7
Hypothalamus
287 z.Tl. farbige Abb. XII, 525 Seiten. 1962
Gebunden DM 445,—; US $191.40
ISBN 3-540-02837-4

Teil 8
Das Kleinhirn
197 z.Tl. farbige Abb. VIII, 323 Seiten. 1958
Gebunden DM 220,—; US $94.60
ISBN 3-540-02283-X

Preisänderungen vorbehalten

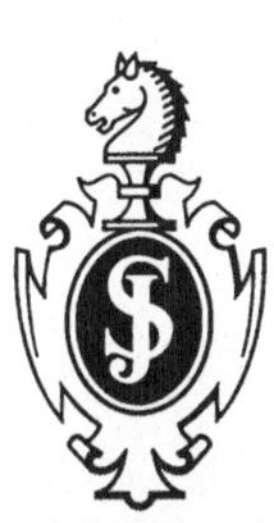

Springer-Verlag
Berlin
Heidelberg
New York